执业医师资格考试医学综合通关全攻略丛书

中西医结合执业医师资格考试医学综合通关全攻略

（基础、经典分册）

徐　雅　杜庆红◎主编

U0403895
U0372951

全国百佳图书出版单位
中国中医药出版社
·北　京·

图书在版编目（CIP）数据

中西医结合执业医师资格考试医学综合通关全攻略：全 3 册 / 徐雅，杜庆红主编 . —北京：中国中医药出版社，2021.1
（执业医师资格考试医学综合通关全攻略丛书）
ISBN 978 – 7 – 5132 – 6591 – 1

Ⅰ . ①中… Ⅱ . ①徐… ②杜… Ⅲ . ①中西医结合—资格考试—自学参考资料 Ⅳ . ① R2-031

中国版本图书馆 CIP 数据核字（2020）第 256886 号

中国中医药出版社出版
北京经济技术开发区科创十三街 31 号院二区 8 号楼
邮政编码 100176
传真 010-64405721
山东临沂新华印刷物流集团有限责任公司印刷
各地新华书店经销

开本 889 × 1194 1/16 印张 104.25 字数 3970 千字
2021 年 1 月第 1 版 2021 年 1 月第 1 次印刷
书号 ISBN 978 – 7 – 5132 – 6591 – 1

定价 468.00 元
网址 www.cptcm.com

社 长 热 线 010-64405720
购 书 热 线 010-89535836
维 权 打 假 010-64405753

微信服务号 zgzyycbs
微商城网址 https：//kdt.im/LIdUGr
官 方 微 博 http：//e.weibo.com/cptcm
天猫旗舰店网址 https：//zgzyycbs.tmall.com

如有印装质量问题请与本社出版部联系（010-64405510）
版权专有 侵权必究

《中西医结合执业医师资格考试医学综合通关全攻略》

编委会

主　编　徐　雅　杜庆红

副主编　李卫红　禄　颖　储著朗

编　委（以姓氏笔画为序）

王宇同　王丽涛　王珊珊　田　甜　闫凤娜　杜烨君
李　爽　李　雪　李腾辉　吴子彧　宋楚玉　张国亮
张明霞　陈子杰　范德会　赵　歆　徐强强　唐博杰
董一昕　韩宁宁　薛贝珊　穆　青　穆　岩　穆千祥
穆志超

编写说明

执业（助理）医师资格考试是行业准入考试，是评价申请医师资格者是否具备从事医师工作所必需的专业知识与技能的考试。本套丛书的编者长期从事执业医师考试培训工作，对考试规律和特点有深刻的认识，同时也深谙考生的心理和需求，在研究了市场上同类图书的长短优劣，总结多年医考培训经验的基础上，编写了这套“执业医师资格考试医学综合通关全攻略丛书”。

本套丛书根据《医师资格考试大纲（中医、中西医结合）2020 年版》编写。包括《中医执业医师资格考试医学综合通关全攻略》《中医执业助理医师资格考试医学综合通关全攻略》《中西医结合执业医师资格考试医学综合通关全攻略》和《中西医结合执业助理医师资格考试医学综合通关全攻略》四个分册。

全套丛书注重应试的实用性，具有以下特色：

1. 科目通关攻略

每科目开头设有【本章通关攻略】，向考生介绍该科目的性质特点，历年执业医师资格考试中所占的分值，考试的重点内容和学习的基本方法，使考生能把握好重点，合理地分配时间。

2. 重难点突出

在每个细目下设【考点突破攻略】，除详细讲解每个要点以外，对考试中涉及的重要知识点采用“下划线”的形式突出标示，并在要点下以【常考考点】的形式提示高频考点，使读者对考试的重点难点一目了然。

3. 图表、比较，强化记忆

在单元、细目或要点下设【知识纵横比较】，主要是针对读者在学习过程中一些容易混淆的知识点进行归纳、比较和鉴别，从纵向和横向两个维度梳理，帮助读者加深记忆。如纵向比较方面，中医内科肺系病证中咳嗽、哮证、喘证、肺胀等，中西医结合内科呼吸系统疾病中慢性支气管炎、慢性阻塞性肺疾病和慢性肺源性心脏病，在证型、治疗方剂方面有很多相同或相近之处，很容易记混，鉴于此，书中就以表格的形式对其进行了比较。再如，横向方面，中医内科和中医儿科均有感冒、泄泻等同名的疾病，中西医结合内科和中西医结合儿科均有上呼吸道感染等同名的疾病，其证候类型和使用方剂也有相同和相近的地方，书中也以表格的形式对类似情形进行梳理。通过图表，不仅能帮助读者准确记忆，也提高了记忆效率。

4. 真题、仿真题实战练习

每个单元或细目下设【例题实战模拟】，主要是针对该部分内容中的重要知识点，以 A 和 B 型题的形式，检验读者学习的效果，后附【参考答案】，使读者在加深对重点知识记忆理解的基础上，熟悉执业医师资格考试的出题思路和考试方向。

本套丛书集备考攻略、考点解析和真题实练于一体，非常适合考生在第一阶段系统复习使用。希望本套丛书能成为广大考生顺利通过执业医师资格考试的通关利器。

徐　雅

2020 年 2 月 26 日于北京

总目录

基础、经典分册

中西医结合临床分册

西综、人文分册

目 录

（基础、经典分册）

中医学基础

中医基础理论

中医诊断学

中药学

方剂学

中医经典

中医学基础

中医基础理论

【本章通关攻略】

中医基础理论是中医学的基础课程，也是入门课程。在历年中西医结合执业医师资格考试中占据重要地位。其中在综合笔试考试中，平均每年出题约50道，占50分左右。

本部分考查的重点主要分布在阴阳学说、五行学说、五脏、气血津液、经络、病因、病机、治则8个方面。要求考生主要掌握中医的基本概念和基本理论，在理解的基础上强化记忆，并注意该部分知识与后面基础课程和临床课程的结合，做到融会贯通，提高辨证能力。

第一单元　中医学理论体系

细目一　中医学概念与学科属性

【考点突破攻略】

要点

1. 中医学的概念　中医学是研究人体生理、病理，以及疾病的诊断、预防和治疗为主的一门学科。它具有自己完整的理论体系，在漫长的历史发展进程中，在常见病和疑难病的诊治中，所形成的丰富的理、法、方、药理论知识和临床经验，一直有效地指导着临床实践，在疾病的防治和人类卫生保健事业中，发挥了不可忽视的作用。

2. 中医学的学科属性　中医学是研究人体生理、病理，疾病的诊断、防治，以及养生和生命本质等内容的一门科学，是世界医学科学的一个组成部分。

科学是关于自然、社会和思维的知识体系，是社会实践经验的总结，并能在社会实践中得到检验和发展的知识体系，是运用范畴、定理、定律等思维形式，反映现实世界各种现象的本质和规律的知识体系。医学科学是研究人类生命过程及其同疾病做斗争的一门科学体系，属于自然科学范畴。它的任务是：从人的整体性及其同外界环境的辩证关系出发，用实验研究、现场调查、临床观察等方法，不断总结经验，研究人类生命活动和外界环境的相互关系，研究人类疾病的发生、发展及其防治的规律，以及增进健康、延长寿命和提高劳动能力的有效措施。中医学是经过千百年临床应用发展起来的，集理、法、方、药理论知识为一体，强调临床实践为主，以研究人体生理、病理，疾病诊断和防治，以及养生康复等理论为主要内容，具有明确的医学科学特性的知识体系。

医学科学主要的研究对象是人类自身生命的生存、繁衍和运动变化。人是社会性劳动的产物，它的生存离不开自然和社会两大环境，因此，它是具有自然属性和社会属性两大特性所构成的有机体而不同于其他生物。中医学在研究人类生命现象和疾病变化时，一个明显的特征是在关注有形之脏腑气血变化的同时，又重视人的社会属性，结合我国的人文社会科学的某些学术思想和人自身的思维、意识、精神情绪，阐述关于生命、健康、疾病等一系列的医学问题，形成了中医学独特的医学理论和医学理论体系。中医学按照研究内容、对象和方法，分为基础医学、临床医学和养生康复预防医学。

[常考考点] 中医学的学科属性是既属于自然科学，又属于社会科学。

细目二 中医学理论体系的形成与发展

【考点突破攻略】

要点

1. 中医学理论体系的形成 中医药学发源于先秦之春秋战国，其理论体系的形成是在战国至秦汉时期，其理论的发展则又经历了两晋隋唐时期、宋金元时期、明清时期以及近代和现代，而每一阶段中医理论体系的发展，则又各有其特点。

（1）形成时间的界定：根据历史学界的考据和推断，中医学的理论体系最迟在战国至秦汉时期已初步形成。春秋战国时期，社会急剧变化，政治、经济、文化、科学技术都有显著的发展，学术思想亦比较活跃，特别是古代的唯物辩证法哲学思想的发展和不断成熟，精气学说和阴阳五行学说更是盛行。这种有利的客观形势及条件，为中医学理论体系的形成奠定了哲学基础，并为其丰富的医疗经验，从感性认识上升为理性认识，形成较为系统、完整的医学理论体系提供了理论方法和思想基础。而汉以前对临床诊治实践经验的系统总结和药物学知识的积累则又为医疗规律的探索奠定了科学基础。

（2）形成的基础和条件：中医学之所以能在战国至秦汉这个时期形成理论体系，其主要原因有如下几个方面：

1）长期医疗经验的丰富积累和总结：这是中医理论体系形成的实践基础。殷代甲骨文的考证表明，从公元前21世纪以后，随着长期医疗实践经验的积累，人们对于疾病的认识，亦逐步地广泛、系统和深化。例如关于病名的记载，除了部分疾病予以专门命名，如瘸、疥、蛊、龋等，或以症状命名，如耳鸣、下利、不眠等外，大多则是以人体的患病部位而命名的，如疾首、疾目、疾耳、疾鼻、疾身等。正如胡厚宣在《甲骨文商史论丛·殷人疾病考》中所说："殷人之病，凡有头、眼、耳、口、牙、舌、喉、鼻、腹、足、趾、尿、产、妇、小儿、传染等16种，具备今日之内、外、脑、眼、耳鼻喉、牙、泌尿、妇产、小儿、传染诸科。"说明已具备了近代医学疾病分科诊治的雏形。

西周及春秋战国时期，对于疾病的认识进一步深化。古代文献中有关病名的统计分析表明，早在《山海经》中即已记载了38种疾病，其中以专用病名来命名者则有痹、风、疸、瘕、瘸、疥、疯、疫等23种之多；以症状为病命名者，亦有腹痛、嗌痛、呕、聋等12种。1973年底，长沙马王堆三号汉墓出土了战国时期的医学著作《五十二病方》，书中除载有较完整的52种病证外，还提到不少的病名，计有103个。而在战国以前的著作《诗》《书》《易》《礼》《春秋》等十三经中，据不完全统计，其所载病证名称，则已达180余种。这就说明当时对疾病的认识已相当深刻，并积累了较为丰富的治病经验，从而为医学规律的总结和理论体系的整理提供了资料，奠定了基础。

与此同时，中国古代医家在长期的医疗实践中逐步积累了药物学的知识，在当时的著作如《淮南子·修务训》《诗经》《山海经》《离骚》等书中，保留了丰富的药物学资料。如在《五十二病方》中其所用药物包括植物药、矿物药和动物药，即有247种之多。此外，在治疗手段上除药物疗法外，还创造了针砭、艾灸、醪醴、导引等疗法。另据《周礼·天官》所载，从周代起我国即有了初步的医学分科。如《左传》所记载的医和、医缓等人，即是当时专门以治病为职业的著名医生，而扁鹊则是这一历史时期著名的医学家。

2）古代社会科学和自然科学的相互渗透：从春秋战国到秦汉时期中华民族文化的发展呈现出"诸子蜂起，百家争鸣"的繁荣景象，众多学术流派，诸如儒家、道家、墨家、法家、阴阳家等，对天文、地理、社会等问题进行了广泛的探讨和交流，取得了显著的学术成就，从而为中医学理论体系的形成奠定了文化基础。而任何自然科学的发展，从来都是相互渗透、相互影响和相互促进的。中医学理论体系的形成和发展，与我国古代科学技术的发展是分不开的，如中国古代高度发展的天文学、历法学、气象学、地理学、物候学、声学、农学、数学以及生理学、解剖学等多学科知识对中医学的渗透和影响，或被吸收、移植和交融，均为中医学理论体系的形成奠定了科学基础。如医和所提出的"六气致病说"，就说明了当时的医家已经认识到自然界气候的异常变化对人体健康具有重要的影响。

3）古代哲学思想的深刻影响：自然科学是关于物质运动规律的知识体系。哲学是关于世界观和方法论的学说。任何一门自然科学的形成和发展都离不开哲学，必然要受到当时哲学思想的支配和制约，特别是中国古代社会哲学与自然科学密不可分，则尤为显著。中医学属于传统自然科学范畴，其理论体系的形成具有深刻的哲学渊源。古代医家在整理长期积累下来的医疗经验时，受到古代哲学思想的深刻影响，并有意识地运用了我国古代的唯物论和辩证法哲学观点，如精气学说（即气一元论）、阴阳五行学说等，这不仅为中医学提供了朴素的唯物辩证的自然观和生命观，而且亦确立了中医学整体综合的研究方法，运用宏观的、动态的、联系的观点去认识自然、认识生命，借以构建成独特的中医学理论体系，用以阐明人与自然、生命本质、健康与疾病等重大问题。古人通过实践，把散在的、零碎的医疗经验，通过整理和归纳总结，并加以分析研究，使之逐步系统化和完整化，从而升华为比较完整的医学理论体系。某些哲学理论内容，如精气学说、阴阳学说、五行学说等，已经淡化了其原有的哲学色彩，直接融合于中医学的理论体系之中，成为中医学理论体系中不可分割的有机组成部分。

（3）形成的标志和体系的确定

1）形成的标志：中医学理论体系的形成，以中医学经典医学文献《黄帝内经》一书的问世为标志。《黄帝内经》总结了春秋战国及秦汉时期的医疗经验和学术理论，并吸收了秦汉以前有关天文、历法、生物、地理、心理以及哲学等多学科的重要成就，从而初步形成了中医学独特的理论体系。《黄帝内经》及其重大的理论贡献，一直为中国医药学发展的理论基础和源泉。《黄帝内经》中的某些理论或观点至今仍在卓有成效地指导着中医学的临床实践。

《黄帝内经》一书，包括《素问》81 篇和《灵枢》81 篇。其内容是以精气学说、阴阳五行学说为理论方法，以整体观念为主导思想，用以阐释人体内在生命活动的规律性、人体与外在环境（自然界）的统一性，对人体的解剖形态、脏腑经络、生理病理，以及关于疾病的诊断和防治等各方面，都做了比较全面而系统的阐述。并对当时哲学领域中一系列重大问题，诸如气的概念、天人关系、形神关系等进行了深入的探讨。如在形态学方面，关于人体骨骼、血脉的长度、内脏器官的大小和容量等的记载，基本上是符合实际情况的，如食管与肠管的比例是 1∶35，现代解剖学则是 1∶37，两者非常接近。生理学方面提出“心主血脉”，已认识到血液是在脉管内循环运行的，且对动静脉也有一定的认识。以上这些关于血液循环的认识比英国哈维于公元 1638 年（明・崇祯元年）所发现的血液循环要早 1000 多年。

可以看出，《黄帝内经》以医学内容为中心，把自然科学与哲学理论有意识地结合起来，进行多学科的统一的考查和研究，因而其中许多理论观点已经具有较高的水平，对当时的世界医学做出了重要的贡献。特别是某些独特的理论认识，诸如“天人相应”的时间医学观点、人体脏腑多功能的系统认识，以及关于人体生理活动、病理变化的整体联系和相互影响等，直至今天，仍有其重要的研究和实用价值。

2）体系的确立：《黄帝内经》问世之后，《难经》的成书，并与《伤寒杂病论》和《神农本草经》一起，被历代医家奉为经典之作，并由此而确立了中医学独特的理论体系，对后世中医药学的发展产生了深远的影响。

《难经》成书于汉以前，相传为秦越人所著。全书以问答形式撰述（共 81 个问答），其内容包括了生理、病理、诊断及治则等各个方面的问题，并对三焦和命门学说、奇经八脉理论，以及虚则补其母、实则泻其子等治疗原则有所创见，尤其在脉诊和针灸治疗等方面有重大发展，从而能补《黄帝内经》之不足，成为当时可与《黄帝内经》相媲美的经典医籍，故亦成为中医学理论之基础，并对后世各科的临床实践具有重要的指导意义。

《伤寒杂病论》由东汉末年著名医家张仲景，在《内》《难》的基础上，总结前人医学成就，结合自己临证经验，写成的我国第一部临床医学专著。其倡导以六经辨证和脏腑辨证等方法，对外感疾病和内伤杂病进行辨证论治，从而确立了中医临床医学的辨证论治体系和理、法、方、药的运用原则，为后世临床医学的发展，奠定了良好的基础。该书后经晋代医家王叔和编纂整理成《伤寒论》与《金匮要略》两书。前书以外感病辨治规律阐述为主，后书则主要阐释内伤杂病的辨治规律。《金匮要略》书中，张仲景以脏腑病机理论进行证候分析，发展了《内经》的病因学说，指出“千般疢难，不越三条，一者经络受邪入脏腑，为内所因也；二者四肢九窍，血脉相传，壅塞不通，为外皮肤所中也；三者房室金刃虫兽所伤，以此详之，病由都尽”，给后世病因病机学的发展以深刻影响。

《神农本草经》成书于汉代，托名神农所著，为我国第一部药物学专著。书中收载药品 365 种，系统总结了汉代及汉以前药物学理论知识。该书根据养生、治疗和有毒无毒，将药品分为上、中、下三品，并根据功效分为寒、凉、温、热四性，以及酸、苦、甘、辛、咸五味，为后世中药学理论体系的形成和发展奠定了基础。

［常考考点］中医学理论体系形成和确立的标志。

2. 中医学理论体系的发展 中医学理论体系在其自身的发展过程中，不断地进行着分化和综合，新的理论学派和新的学科分支的产生，促进着中医学理论体系在理论与实践、传统与创新等方面的不断深化和发展。在中医学理论发展的过程中，历代医家在《黄帝内经》《伤寒杂病论》等经典著作基础上，通过各自临床实践经验的归纳总结和理论观点的系统研究，则又从不同的方面发展了中医学理论体系。

（1）魏、晋、隋、唐时期：此时期的特点是一方面继承经典，阐发理论；一方面则是重视临床经验总结，揭示疾病现象与本质的关系，使中医理论体系得以进一步充实和系统。对于中医学的经络理论、脉学理论和病机学说均有进一步的整理和探讨。晋代著名医家皇甫谧著《针灸甲乙经》对经络学说进行了深入的探讨，系统地论述十二经脉、奇经八脉之循行，骨度分寸，及经络腧穴主病，从而为后世针灸学的发展奠定了良好基础，为我国最早的针灸学专著。晋代著名医家王叔和著《脉经》，奠定了脉学理论与方法的系统化和规范化基础，成为我国最早的脉学专著。隋代著名医家巢元方所著《诸病源候论》，为中医学第一部病理学专著。该书详尽论述各科疾病的病因与症状，继承和发展了病因病机学理论，对后世病证分类学的发展有很大影响，具有重要的研究价值。唐代著名医家孙思邈所著《千金要方》和《千金翼方》及王焘所著《外台秘要》，集唐代以前医药学发展之大成，代表了盛唐医学的先进水平和成就，从理论到临床均有新的发展。

（2）宋、金、元时期：此时期的特点是许多医家在继承前人已有成就的基础上结合自己的实践经验，有所创新，提出了许多独到的见解，从而使中医学术有了新的突破。如宋代医家钱乙著《小儿药证直诀》，开创脏腑证治之先河，并对小儿生理、病理特点论述精详，对后世有较大影响。陈言则在其所著《三因极一病证方论》中提出了著名的"三因学说"，对发病原因进行了较为具体的分类概括，即内因为七情所伤，外因为六淫外邪所感，不内外因为饮食饥饱、呼叫伤气、虫兽所伤、中毒金疮、跌损压溺等所致。可以看出，此种病因分类方法比较符合临床实际，无疑是中医病因学新的进展。两者对于脏腑证治和发病原因的认识均有了更进一步的发展。

在《内经》《难经》《伤寒论》和《金匮要略》的基础上，此时期的医家从不同的角度丰富和发展了中医学的基础理论。在金元时期各具特色的医学流派的形成与出现，有力地促进着中医学理论体系的发展和完善，其代表医家是刘完素、张从正、李杲、朱震亨，后世称之为"金元四大家"。刘完素受运气学说的影响，强调"六气皆从火化""五志过极皆能生火"之说，因而，对火热病机多有所阐发，用药偏于寒凉，为后世"寒凉派"医家的代表。张从正主张"邪气"致病说，"病由邪生"，"邪去则正安"，因而倡导以汗、吐、下三法攻邪而祛病，为后世"攻下派"（有称"攻邪派"）医家的代表。李杲则提出"内伤脾胃，百病由生"的观点，认为疾病的发生，多与脾胃内伤有关。他对脾胃升降理论多有阐发，并创立了甘温除热等理论和方法，为后世"补土派"（或"补脾派"）医家的代表。朱震亨提倡"相火论"，谓"阳常有余，阴常不足"，主张滋阴降火，对"相火"学说有所发挥，为后世"养阴派"（或"滋阴派"）医家的代表。这个时期的医学思想和理念对中医学理论体系的充实和推进作用、对后世医家成长的影响都是不可磨灭的。

（3）明、清时期：明代至清代中期是中医学术发展的重要时期，此时期的特点，一是整理已有的医学成就和临证经验，编撰了门类繁多的医学全书、类书、丛书，并对经典医籍进行了注释，使中医学理论和临床诊治有所发展；二是在医学理论和方法上出现了具有重大意义的创新和发明，即温热理论和温病学派的产生。

以薛己、张介宾、赵献可为代表的温补学派，重视脾肾，提出了"命门学说"，认为命门寓有阴阳水火，为脏腑阴阳之根本，是调控全身阴阳的枢纽。李中梓则提出了"肾为先天之本，脾为后天之本""乙癸同源"等见解，为中医学理论特别是藏象学说的发展做出了新的贡献。

应当指出，此时的重大发明和突出的成就，在于对温热病学的深入研究和温病学派的形成。温热病学，是研究四时温热疾病发生、发展规律及其诊治方法的学科。到了明清时期，随着中医学对传染性热病认识的逐步深化，创新和发展了温热学说，并形成了温病学派，标志着对于温热疾病的认识和论治经验已经发展到了一个新的阶段，其代表医家首推明代的吴又可。其所著《温疫论》一书，首先提出了"戾气"学说，认为"温疫"的病原是"非风非寒非暑非湿，乃天地间别有一种异气所成"，其传染途径是从口鼻而入，而不是从肌表侵袭。这是对温病（特别是温疫）病因学的很大突破与发展，为以后温病学说的形成和完善奠定了基础。著名温病学家叶天士著《外感温热论》，发展了卫气营血理论，首创卫气营血辨证。吴鞠通著《温病条辨》，则创立三焦辨证，并发展了三焦湿热病机和临床湿温病辨证规律。薛生白著《湿热病篇》，则提出"湿热之病，不独与伤寒不同，且与温病大异"的独到见解。王孟英著《温热经纬》等，系统地总结了明清时期有关外感热病的发病规律，突破了"温病不越伤寒"的传统观念，创立了以卫气营血和三焦为核心的温热病辨证论治法则，从而使温热病学在病因、病机及辨证论治等方面形成了较为完整的理论体系。此学派的理论和方法，对后世临床医学的影响颇大，到目前为止仍具有较高的研究价值。此外，如清代医家王清任重视解剖，著有《医林改错》一书，改正古医书在人体解剖方面的错误，并发展了瘀血致病的理论及血瘀病证的治疗方法，对中医基础理论的发展亦有一定的贡献。

另外，在这个时期以李时珍的《本草纲目》为代表的药物学专著的刊行，说明当时中药学的研究也有了深入和规范的发展。《本草纲目》是一部内容丰富、论述广泛，全面总结了16世纪以前中国药学研究成就的药物学巨著，后来被翻译成多国文字，流传于世，至今仍然受到世界药物学界以及植物学界的关注。书中在研究考察中药的功效特性之外，还对人体生理、病理，疾病的诊断、治疗，以及预防等中医理论做了相关的论述，对中医学理论体系的完善起到了推动作用。

（4）近现代时期

1）近代时期（1840—1949）：由于西学东渐，近代中国社会发生着急剧变化，从而出现了"旧学"与"新学"，"中学"与"西学"之争。此时期的特点是出现了中西医汇通和中医科学化的思潮。

随着西方医学的广泛传播和发展，中医界中具有近代科学思想的人物，诸如唐宗海、朱沛文、恽铁樵、张锡纯等，提倡既要坚持中医学之所长，如整体观、藏象、四诊、八纲、辨证论治等，又提倡要学习西医学先进之处，试图将中西医学术加以汇通，从理论到临床提出了一些汇通中西医的见解，形成中西医学汇通思潮和学派，而以陆渊雷、谭次仲为代表的人物，则主张中医科学化，提倡吸收其他学科知识，用科学方法研究中医，并对中医科学化的途径和方法亦做了某些探索。应当指出，由于历史条件、科学发展以及自身条件所限，中西医汇通学派对中医理论体系发展道路的探索，虽然未能成功，确有不足之处，但其科学进取的精神及经验教训，对当前实现中医学现代化亦不无借鉴和启迪。

2）现代时期（1949年至今）：中华人民共和国成立之后，党和政府制定了中医政策，强调“中西医并重”，且把“发展现代医药和传统医药”“实现中医学现代化”正式载入宪法，为中医药学的发展提供了法律保证。随着中医药事业蓬勃发展，对中医理论体系的研究亦有了深入进展，现代中医学理论研究的态势和特点，是以系统整理和发扬提高为前提，运用传统方法和现代科学方法，多学科多途径去揭示中医学理论体系的奥秘，使中医学理论发展不断深化，并有所更新，向有所突破的前景进展。70多年来，随着整个中医药事业的发展，中医学基础理论的整理、继承和研究，亦取得了相当的成绩，特别是近几年来，中医学基础理论已经发展成为一门独立的基础学科，无论在文献的系统整理和理论的实验研究方面都取得了一定的成果。

所谓中医药学的现代化，是对科学技术范畴的一门学科而言，属于我国总体科学技术现代化范畴，即指中医药学必须顺应现代科学技术发展的趋势，伴随时代的发展，在继承发扬自身优势和特色的基础上，勇于突破、改造和创新，从而使传统的中医药学逐步发展成为适应现代社会需要、具有现代科学内涵和水平的医学科学，以便更好地为患者服务。

实际上中医理论现代化的研究工作早已开始，并已经取得众多可喜的苗头和成就，如关于中医文献的整理和研究，以高等院校统编教材《中医基础理论》《中医学概论》为标志，构建了中医基础理论的基本体系，众多有关理论专题探讨的论文、论著的发表和出版，则反映了现代中医学理论的水平。

在中医学理论的研究方法上，运用多学科知识和方法来探讨中医学理论体系已成为现代理论研究的重要特点。而中医基础理论中所蕴含的某些现代自然科学中的前沿理论和观点，则亦为现代哲学、天文学、气象学、数控理论、物理学、系统科学、生命科学等提供了某些思维原点和理论模式，如《内经的哲学与中医学的方法》《内经多学科研究》等书的问世，以及诸如泛系理论与辨证论治、天文学与运气和太极阴阳理论、运气学说与气象学、控制论与中医学治则治法、气与场、气与量子力学等研究成果的发表，从而使中医学理论研究与前沿学科相沟通，因而具有明显的时代气息。

特别是运用现代科学技术的实验方法来研究中医学的藏象、经络、气血、证候等问题，更是取得了可观的成果，有可能初步阐明中医学理论体系的某些概念、原理的科学内涵。如从肌电、皮肤温度、皮肤电阻、血流图、超声波、激光及同位素示踪、内分泌、神经化学等多方面，证实了经络现象的客观存在。关于经络实质的研究，则提出了神经体液学说、低阻抗说、皮层内脏相关说、第三平衡系统说、波导说和液晶态说等。虽然这些学说不够完备，尚待进一步验证，但确是中医学现代科学研究的正确途径，应是无疑的。关于中医学藏象学说的研究，诸如阳虚、阴虚及寒热本质的研究，肾本质、脾本质的研究等都取得了一定的进展，其他如肝、心、肺的研究亦取得举世瞩目的成就。总之，中医理论研究已成为世界性的研究课题，各国学者亦多有建树。我们相信，随着中医学现代化研究的不断深入，中医学理论体系必将取得重大突破，为生命科学做出应有的贡献。

［常考考点］中医学理论体系发展过程中著名的医家、医著及其学术观点。

细目三　中医学理论体系的主要特点

【考点突破攻略】

要点

1. 整体观

（1）整体观的概念：整体观念，是中医学关于人体自身的完整性及人与自然、社会环境的统一性的认识。整体观念认为，人体是一个由多层次结构构成的有机整体。构成人体的各个部分之间，各个脏腑形体官窍之间，结构上不可分割，功能上相互协调、相互为用，病理上相互影响。人生活在自然和社会环境中，人体的生理功能和病理变化，必然受到自然环境、社会条件的影响。人类在适应和改造自然与社会环境的斗争中维持着机体的生命活动。

（2）整体观念的内容

1）人体是一个有机整体：人体是一个内外联系、自我调节和自我适应的有机整体。主要体现于：①五脏一体观，即构成人体的脏腑、形体、官窍等各个组成部分，通过经络的沟通联络作用，构成以五脏为中心的五个生理病理系统，系统之间在结构与功能上是完整统一的。②形神一体观，即人的形体与精神是相互依附、不可分割的。

2）人与自然环境的统一性：人类生活在自然界中，自然界存在着人类赖以生存的必要条件。自然气候和地理环境的变化又可直接或间接地影响人体的生命活动，而人也在适应自然环境变化的过程中维持生命活动的稳定。这种人与自然环境息息相关的认识，即是“天人一体”的整体观。

3）人与社会环境的统一性：人与社会环境是统一的，相互联系的。政治、经济、文化、宗教、法律、婚姻、人际关系等社会因素，必然通过与人的信息交换影响着人体的各种生理、心理活动和病理变化，而人也在认识世界和改造世界的交流中，维持着生命活动的稳定、有序、平衡、协调，此即人与社会环境的统一性。

［常考考点］整体观念的内涵。

2. 辨证论治

（1）病、证、症的概念和关系：病，即疾病，是致病邪气作用于人体，人体正气与之抗争而引起的机体阴阳失调、脏腑组织损伤、生理功能失常或心理活动障碍的一个完整的异常生命过程。

证，是疾病过程中某一阶段或某一类型的病理概括。一般由一组相对固定的、有内在联系的、能揭示疾病某一阶段或某一类型病变本质的症状和体征构成。证是病机的外在反映；病机是证的内在本质。

症，即症状和体征的总称，是疾病过程中表现出的个别、孤立的现象，可以是病人异常的主观感觉或行为表现，也可以是医生检查病人时发现的异常征象。症是判断疾病、辨识证的主要依据。

［常考考点］证的概念及证、病、症的关系。

（2）辨证论治的概念：辨证论治，是运用中医学理论辨析有关疾病的资料以确立其证候，论证其治则治法与方药并付诸实施的思维和实践过程。

辨证，是在认识疾病的过程中确立证的思维和实践过程，即将四诊（望、闻、问、切）所收集的有关疾病的所有资料，包括症状和体征，运用中医学理论进行分析、综合，辨清疾病的原因、性质、部位及发展趋向，然后概括、判断为某种性质的证的过程。由于证是疾病过程中某一阶段或某一类型的病理概括，只能反映疾病某一阶段和某一类型的病变本质，故中医学在辨识证时，要求同时辨明疾病的病因、病位、病性及其发展变化趋向，即辨明疾病从发生到转归的总体病机。

论治，是在通过辨证思维得出证的诊断的基础上，确立相应的治疗原则和方法，选择适当的治疗手段和措施来处理疾病的思维和实践过程。论治过程一般分为因证立法、随法选方、据方施治三个步骤。

（3）同病异治和异病同治：同病异治，指同一种病，由于发病的时间、地域不同，或所处的疾病的阶段或类型不同，或病人的体质有异，故反映出的证候不同，因而治疗也就有异。

异病同治，指几种不同的疾病，在其发展变化过程中出现了大致相同的病机，即大致相同的证候，故可用大致相同的治法和方药来治疗。

［常考考点］同病异治和异病同治的概念。

【知识纵横比较】

病和证的比较

知识点	相同点	不同点	举例
病	都是对疾病本质的认识，均由症状和体征构成	强调全过程	感冒、泄泻、消渴、痹证、内伤发热
证		强调现阶段	肝阳上亢证、心脉痹阻证、肾精亏虚证

【例题实战模拟】

A1 型题

1. 奠定了中医理论体系基础的著作是

A.《伤寒杂病论》　B.《黄帝内经》　C.《千金要方》　D.《中藏经》　E.《诸病源候论》

2. 确立六经辨证论治纲领的医家是

A. 张介宾　B. 华佗　C. 钱乙　D. 陈无择　E. 张仲景

3. 现存最早的药物学专著是

A.《神农本草经》 B.《炮炙论》 C.《新修本草》 D.《本草纲目》 E.《本草图经》

4. 提出“内伤脾胃，百病由生”观点，治疗用药以补脾胃为主的医家是

A. 刘完素 B. 张从正 C. 李杲 D. 朱震亨 E. 陈无择

5. 首创卫气营血辨证方法的医家是

A. 吴又可 B. 叶天士 C. 吴鞠通 D. 王孟英 E. 薛生白

6. 中医学中的整体观念是指

A. 自然界是一个整体 B. 时令、晨昏与人体阴阳相应 C. 五脏与六腑是一个有机整体

D. 人体是一个有机的整体 E. 人体是一个有机的整体，并且人与自然社会、环境相统一

7. 证候不包括

A. 内外致病因素 B. 四诊检查所得 C. 疾病的全过程 D. 疾病的性质 E. 疾病的特征

8. 同病异治的实质是

A. 证同治异 B. 证异治异 C. 病同治异 D. 证异治同 E. 病同治同

9. 因外感风寒所致的多种疾病，都可采用发散风寒法治疗，此属于

A. 因人制宜 B. 同病异治 C. 虚则补之 D. 审因论治 E. 异病同治

10. 胃痛的治疗，可分别采用温胃散寒或消食化积，此属于

A. 辨病论治 B. 因人制宜 C. 同病异治 D. 异病同治 E. 对症论治

【参考答案】

1. B 2. E 3. A 4. C 5. B 6. E 7. C 8. B 9. E 10. C

第二单元 精气学说

细目一 精气学说的概念

【考点突破攻略】

要点

1. 精的概念 精，又称精气，在中国古代哲学中，一般泛指气，是一种充塞宇宙之中的无形（指肉眼看不见形质）而运动不息的极细微物质，是构成宇宙万物的本原；在某些情况下专指气中的精粹部分，是构成人类的本原。

精概念的产生，源于“水地说”。

2. 气的概念 气，在古代哲学中，指存在于宇宙之中的无形而不断运动的极细微物质，是宇宙万物的共同构成本原。

气的概念源于“云气说”。

两汉时期的元气说同化了之前的各种气概念，认为元气是构成宇宙万物的最基本、最原始的物质，这就是后世所谓的“元气一元论”。

3. 精气的概念 精气，又称为“精”。精，首见于《老子》一书。书中云：“寂兮冥兮，其中有精，其精甚真，其中有信。”《管子》认为精的存在形态是“气”，其曰：“精也者，气之精者也。”可见“精”与“气”同义，指一切细微、精粹的物质，亦是生成宇宙万物的原始物质。故《易经》和《管子》将气直接称为精气或精，并认为宇宙万物皆由精气所构成。如《易传·系辞上》说：“精气为物。”《管子·心术下》说：“一气能变曰精。”可见精或精气，即是精粹的、能够运动变化的“气”。故精、精气与气所指实为一物，其内涵是同一的。

精气不但是生成天地万物及人类的原始精微物质，亦是万物运动、变化和发展的共同物质基础和客观存在。正如《淮南子·天文训》所说：“天地之袭精为阴阳，阴阳之专精为四时，四时之散精为万物。”由于精气是存在于宇宙之中运动不息的极精微物质，故其运动变化亦推动和促进着宇宙万物的发生、发展和变化。

[常考考点] 精、气和精气的概念内涵及三者的关系。

细目二　精气学说的基本内容

【考点突破攻略】

要点

1. 精气是构成宇宙的本原　精气学说认为，宇宙中的一切事物都是由精或气构成的，宇宙万物的生成皆为精或气自身运动的结果，精或气是构成天地万物包括人类的共同原始物质。精气生万物的机理，古代哲学家常用天地之气交感，阴阳二气合和来阐释。精气自身的运动变化，分为天地阴阳二气。天地阴阳二气的交感合和是宇宙万物包括人类的发生、发展与变化的根本机制。

精气有“无形”与“有形”两种不同的存在形式。所谓“无形”，即精气处于弥散而运动状态，充塞于无垠的宇宙空间，是精气的基本存在形式。由于用肉眼看不见，故称其“无形”。

2. 精气的运动与变化　精气是活动力很强，运行不息的精微物质。自然界一切事物的纷繁变化，都是精气运动的结果。气的运动，称为气机。气运动的形式多种多样，但主要有升、降、聚、散等几种。气的运动产生宇宙各种变化的过程称为气化，宇宙万物在形态、性能及表现方式上所出现的各种变化，皆是气化的结果。气的运动是产生气化过程的前提和条件，而在气化过程中又寓有气的各种形式的运动。

3. 精气是天地万物的中介　由于精气是天地万物生成的本原，天地万物之间又充斥着无形之气，且这无形之气还能渗入有形实体，与已构成有形实体的气进行各种形式的交换活动，因而精气可为天地万物相互联系、相互作用的中介性物质。这种中介物质维系着天地万物之间的相互联系，使它们成为一个整体，同时，使万物得以相互感应、相互影响、相互作用。

4. 天地精气化生为人　人为宇宙万物之一，宇宙万物皆由精气构成，是由天地阴阳精气交感聚合而化生。人类与宇宙中的他物不同，不仅有生命，还有精神活动，故由“精气”，即气中的精粹部分所化生。气聚则成形，气散则形亡，人的生死过程也就是气的聚散过程。

［常考考点］精气学说的基本内容。

【例题实战模拟】

A1 型题

1. 下列不属于气化形式的是

A. 气与形之间的转化　B. 气与气之间的转化　C. 形与形之间的转化
D. 内与外之间的变化　E. 有形之体自身不断更新变化

2. 气的运动产生宇宙各种变化的过程称为

A. 运化　B. 升华　C. 气化　D. 气机　E. 感化

3. 气的运动称为

A. 运化　B. 升华　C. 气化　D. 气机　E. 感化

4. 人的生命过程是气的什么过程

A. 升降　B. 出入　C. 聚散　D. 气化　E. 运化

【参考答案】

1. D　2. C　3. D　4. C

第三单元 阴阳学说

细目一 阴阳的概念

【考点突破攻略】

要点

1. 阴阳的含义 阴阳，是中国古代哲学的一对范畴，是对自然界相互关联的某些事物或现象对立双方属性的概括。阴阳，既可以标示相互对立的事物或现象，又可以标示同一事物或现象内部对立着的两个方面。

一般来说，凡是运动的、外向的、上升的、弥散的、温热的、明亮的、兴奋的都属于阳；相对静止的、内守的、下降的、凝聚的、寒冷的、晦暗的、抑制的都属于阴。寒热、动静、明暗是阴阳的标志性属性，而水火皆具备，故称"水火者，阴阳之征兆也"。

［常考考点］阴阳的哲学概念及阴阳划分标准。

2. 事物阴阳属性的绝对性和相对性 事物阴阳属性的绝对性，主要表现在其属阴或属阳的不可变性，即绝对性。

事物阴阳属性的相对性，主要体现在三个方面：一是阴阳属性可互相转化；二是阴阳之中复有阴阳；三是因比较的对象的改变而发生改变。

昼夜阴阳属性的一般说法是：上午属阳中之阳，下午属阳中之阴；前半夜属阴中之阴，后半夜属阴中之阳。

四季阴阳属性的一般说法是：夏天属太阳（阳中之阳），秋天属少阴（阳中之阴），冬天属太阴（阴中之阴），春天属少阳（阴中之阳）。

［常考考点］昼夜和四季阴阳的划分。

细目二 阴阳学说的基本内容

【考点突破攻略】

要点

1. 阴阳对立制约 指属性相反的阴阳双方在一个统一体中的相互斗争、相互制约和相互排斥。阴阳的相互对立，主要表现于它们之间的相互斗争、相互制约。阴与阳之间的对立制约，维持了阴阳之间的动态平衡，因而促进了事物的发生发展和变化。人体处于正常生理状态下，相互对立着的阴阳两方面，处在相互制约、相互排斥、相互消长的动态之中。如果阴阳之间的对立制约关系失调，动态平衡遭到了破坏，则标志着疾病的产生。

2. 阴阳互根互用 阴阳互根，指一切事物或现象中相互对立着的阴阳两个方面，具有相互依存、互为根本的关系，即阴和阳任何一方都不能脱离另一方而单独存在，每一方都以相对的另一方的存在作为自己存在的前提和条件。如果由于某些原因，阴和阳之间的互根关系遭到破坏，就会导致"孤阴不生，独阳不长"，甚则"阴阳离决，精气乃绝"而死亡。

阴阳互用，指阴阳双方具有相互资生、促进和助长的关系。《素问·阴阳应象大论》说："阴在内，阳之守也；阳在外，阴之使也。"阳以阴为基，阴以阳为偶；阴为阳守持于内，阳为阴役使于外。老年人"昼不精，夜不瞑"，就是因阴阳双方相互为用的关系失调而致。如果相互为用的关系破坏，阴阳不得相互资助，则出现阴损及阳、阳损及阴的病变。

3. 阴阳交感互藏 阴阳交感，指阴阳二气在运动中相互感应而交合，亦即发生相摩、相错、相荡的相互作用。阴阳交感是宇宙万物赖以生成和变化的根源。古代哲学家认为，构成宇宙万物的本原之气，由自身的运动分化为相互对立的阴阳二气：阳气升腾而为天，阴气凝聚而为地。天气下降，地气上升，天地阴阳二气相互作用，交感合和，产生了宇宙万物，并推动着它们的发展和变化。《周易·系辞下》说："天地氤氲，万物化醇，男女构精，万物化生。"

阴阳互藏，指相互对立的阴阳双方中的任何一方都包含着另一方，即阴中有阳，阳中有阴。宇宙中的任何事物都含有阴与阳两种属性不同的成分，属阳的事物含有阴性成分，属阴的事物也寓有属阳的成分。事物或现象的阴阳属性是依据其所涵属阴与属阳成分的比例大小而定的。一般来说，表示事物属性的成分占绝对大的比例并呈显象状态，而被寓涵于事物或现象内部不得显露的成分占较小的比例，它虽不能代表事物的属性，但有非常重要的调控作用。

阴阳互藏是阴阳双方交感合和的动力根源。天气下降，地气上升，古代哲学家是用“本乎天者亲上，本乎地者亲下”（《周易·乾传》）来解释的，即阴中有阳则能升，阳中有阴则能降。阴阳互藏是阴阳消长与转化的内在依据。

4. 阴阳的消长 阴阳消长是阴阳运动变化的一种形式，而导致阴阳出现消长变化的根本原因在于阴阳之间存在着的对立制约与互根互用的关系。由阴阳对立制约关系导致的阴阳消长主要表现为阴阳的互为消长，有阴长阳消、阳长阴消、阴消阳长、阳消阴长4种形式；由阴阳互根互用关系导致的阴阳消长主要表现为阴阳的皆消皆长，有阴随阳消、阳随阴消、阴随阳长、阳随阴长4种形式。阴阳双方在一定限度内的消长变化，反映了事物之间对立制约和互根互用关系的协调平衡，在自然界可表征气候的正常变化，在人体则表征生命过程的协调有序。

5. 阴阳的转化 阴阳转化，指事物的总体属性，在一定条件下可以向其相反的方向转化，即属阳的事物可以转化为属阴的事物，属阴的事物可以转化为属阳的事物。阴阳双方的消长运动发展到一定阶段，事物内部阴与阳的比例出现了颠倒，则该事物的属性即发生转化，所以说转化是消长的结果。阴阳相互转化，一般都产生于事物发展变化的“物极”阶段，即所谓“物极必反”。因此，在事物的发展过程中，如果说阴阳消长是一个量变的过程，阴阳转化则是在量变基础上的质变。

阴阳转化一般有两种形式：一是渐变，如一年四季的温热寒凉变化；二是突变，如气候出现剧烈的寒热变化。

6. 阴阳的自和与平衡 阴阳自和，指阴阳双方自动维持和自动恢复其协调平衡状态的能力和趋势。对生命体来说，阴阳自和是生命体内的阴阳二气在生理状态下的自我协调和在病理状态下的自我恢复平衡的能力。自和是阴阳的本性，是阴阳双方自动地向最佳目标的发展和运动，是维持事物或现象协调发展的内在机制。

阴阳平衡，指阴阳双方在相互斗争、相互作用中处于大体均势的状态，即阴阳协调和相对稳定状态。阴阳双方虽然不断地处在相互斗争、相互排斥、相互作用的运动之中，彼此之间随时发生着消长和转化，但阴阳双方仍然维持着相对稳定的结构关系，阴阳之间的这种平衡，是动态的常阈平衡。

［常考考点］阴阳学说的6方面内容及经典阐释。

【知识纵横比较】

阴阳互根和阴阳互藏的鉴别。阴阳互根是指阴阳互以对方为自己的存在前提，即没有阴就无所谓阳，没有阳也就无所谓阴。阴阳互藏是指阴中有阳，阳中有阴，强调阴阳二者你中有我，我中有你。

细目三　阴阳学说在中医学中的应用

【考点突破攻略】

要点

1. 在组织结构和生理功能方面的应用 脏腑及形体组织的阴阳属性，就大体部位来说，上部为阳，下部为阴；体表属阳，体内属阴。就其腹背四肢内外侧来说，则背为阳，腹为阴；四肢外侧为阳，四肢内侧为阴。以脏腑来分，五脏属里，为阴，六腑属表，为阳。由于阴阳之中复有阴阳，所以分属于阴阳的脏腑形体组织还可以再分阴阳。如体表属阳，然皮肉为阳中之阳，筋骨为阳中之阴。再继续分，则皮肤为阳中之阳，肌肉为阳中之阴，筋为阴中之阳，骨为阴中之阴。再如五脏分阴阳，心、肺居于膈上属阳，而心属火，位南方，通于夏，属阳中之阳的太阳；肺属金，位西方，通于秋，属阳中之阴的少阴。肝、脾、肾居膈下属阴，而肝属木，位东方，通于春，属阴中之阳的少阳；肾属水，位北方，通于冬，属阴中之阴的太阴；脾属土，居中央，主四时，属阴中之至阴。《素问·金匮真言论》说：“背为阳，阳中之阳，心也；背为阳，阳中之阴，肺也；腹为阴，阴中之阴，肾也；腹为阴，阴中之阳，肝也；腹为阴，阴中之至阴，脾也。”

经络系统的阴阳属性：十二正经中有手足三阴三阳经。属腑而行于肢体外侧面的为阳经，一阳分为三阳，因行于上肢与下肢的不同而分称为手足阳明、少阳、太阳经；属脏而行于肢体内侧面的为阴经，一阴化为三阴，分称为手足太阴、厥阴、少阴经。奇经八脉中的跷脉与维脉，行于身之内侧者，称阴跷、阴维；行于身体之外侧者，称阳跷、阳维。督脉行于背，有总督一身之阳经的作用，称为“阳脉之海”；任脉行于腹，有总任一身之阴经的作用，称为“阴脉之海”。络脉中分布于体表及身体上部的称为阳络；分布于内脏、肢体深层及身体下部的称为阴络。

人体的整体生命活动，是由各脏腑经络形体官窍各司其职，协调一致来完成的，而脏腑经络的功能，是由贮藏和运行于其中的精与气为基础的，精藏于脏腑之中，主内守而属阴；气由精所化，藏于脏腑，运行于全身而属阳。精与气的相互资生、相互促进，维持了脏腑经络形体官窍的功能活动稳定有序。人体之气，含有具有不同作用和运动趋向的阴阳两部分：具有凉润、宁静、抑制、沉降等作用和运动趋向的为阴气；具有温煦、推动、兴奋、升发等作用和运动趋向的为阳气。正是由于阴阳二气的交感相错、相互作用，推动着人体内物质与物质之间、物质与能量之间的相互转化，推动和调控着人体的生命进程。

［常考考点］阴阳在组织结构和生理功能方面的应用实例。

2. 在病理方面的应用 病邪可以分为阴、阳两大类："夫邪之生也，或生于阴，或生于阳。"（《素问·调经论》）一般而言，六淫属阳邪，饮食居处、情志失调等属阴邪。阴阳之中复有阴阳：六淫之中，风邪、暑邪、火（热）邪属阳，寒邪、湿邪属阴。

疾病的发生发展过程就是邪正斗争的过程：阳邪侵犯人体，人体正气中的阴气奋而抗之；阴邪侵犯人体，正气中的阳气与之斗争。如此产生了邪正相搏，导致了阴阳失调而发生疾病。因此，阴阳失调是疾病的基本病机之一。阴阳失调的主要表现形式是阴阳的偏盛偏衰和互损。"阳胜则热，阴胜则寒"，"阳胜则阴病，阴胜则阳病"，"阳虚则寒，阴虚则热"，是寒热性疾病的病理总纲。

［常考考点］"阳胜则热，阴胜则寒""阳虚则寒，阴虚则热"。

【知识纵横比较】

阴胜则寒和阳虚则寒的比较

知识点	共同点	不同点
阴胜则寒	二者均有寒象	实寒证：形寒肢冷、脘腹冷痛、吐泻物清冷味小、舌淡苔白、脉沉迟，虚象不明显
阳虚则寒		虚寒证：畏寒肢冷、面色皖白、舌淡白胖嫩、脉沉迟无力，虚象明显

阳胜则热和阴虚则热的比较

知识点	共同点	不同点
阳胜则热	二者均有热象	实热证：高热、面赤、大汗、口渴喜饮、大便秘结、小便短赤、舌红而干、苔黄、脉洪数，虚象不明显
阴虚则热		虚热证：潮热、盗汗、五心烦热、两颧潮红、舌红少苔、脉细数，虚象明显

3. 在疾病诊断方面的应用 中医诊断疾病的过程包括诊察疾病和辨识证候两个方面。"善诊者，察色按脉，先别阴阳"。阴阳学说用于疾病的诊断，主要包括分析四诊所收集的资料和概括各种证候的阴阳属性两个方面。

（1）四诊分阴阳

四诊	阴	阳
望诊	面色晦暗	面色鲜明
	蜷卧静默	躁动不安
闻诊	语声低微无力、少言而沉静者，多属虚、属寒	语声高亢洪亮，多言而躁动，属实、属热
问诊	身寒喜暖	身热恶热
脉诊	尺脉	寸脉
	迟脉	数脉
	脉去	脉至
	沉涩细小	浮大洪滑

（2）辨证分阴阳：在临床辨证中，阴阳学说用来概括分析错综复杂的各种证候。在八纲辨证中，表证、热证、实证属阳，里证、寒证、虚证属阴。阴阳是八纲辨证的总纲。

［常考考点］阴阳学说在四诊方面的应用实例。

4. 在疾病预防和治疗方面的应用 调整阴阳，使之保持或恢复相对平衡，达到阴平阳秘，是防治疾病的基本原则，也是阴阳学说用于疾病防治的主要内容。

（1）指导养生：注重养生是保持身体健康无病的重要手段，而其最根本的原则就是要"法于阴阳"。"春夏养阳，秋冬养阴"，即遵循自然界阴阳的变化规律来调理人体之阴阳，使人体中的阴阳与四时阴阳的变化相适应。如以"春夏养阳，秋冬养阴"及"冬病夏治，夏病冬养"之法，调养"能夏不能冬""能冬不能夏"之人。

（2）确定治疗原则

1）阴阳偏盛：治疗原则是"实则泻之"，即损其有余。阳偏盛而导致的实热证，用"热者寒之"的治疗方法；阴偏盛而导致的寒实证，用"寒者热之"的治疗方法。若在阳盛或阴盛的同时，由于"阳胜则阴病"或"阴胜则阳病"而出现阴虚或阳虚时，则又当兼顾其不足，于"实者泻之"之中配以滋阴或助阳之品。

2）阴阳偏衰：治疗原则是"虚则补之"，即补其不足。①通过阴阳互制调补阴阳：阴偏衰产生的是"阴虚则热"的虚热证，治疗当滋阴制阳，《内经》称之为"阳病治阴"，即"壮水之主，以制阳光"；阳偏衰产生的是"阳虚则寒"的虚寒证，治疗当扶阳抑阴，《内经》称之为"阴病治阳"，即"益火之源，以消阴翳"。②通过阴阳互济调补阴阳：对于阴偏衰导致的虚热证，采用"阳中求阴"的方法；阳偏衰导致的虚寒证，采用"阴中求阳"的方法。

3）阴阳互损：导致阴阳两虚应采用阴阳双补的治疗原则。对阳损及阴导致的以阳虚为主的阴阳两虚证，当以补阳为主，兼以补阴；对阴损及阳导致的以阴虚为主的阴阳两虚证，当以补阴为主，兼以补阳。如此则阴阳双方相互资生，相互为用。

（3）分析和归纳药物的性能：药物的性能，一般来说，主要靠它的气（性）、味和升降浮沉来决定。而药物的气、味和升降沉浮，又皆可以用阴阳来归纳说明。

药性，主要是寒、热、温、凉四种药性，又称"四气"。其中寒凉属阴，温热属阳。五味，就是酸、苦、甘、辛、咸五种滋味，辛、甘、淡三味属阳；酸、苦、咸三味属阴。升降浮沉，是指药物在体内发挥作用的趋向，升浮之药，其性多具有上升、发散的特点，故属阳；沉降之药，其性多具有收涩、泻下、重镇的特点，故属阴。

	阳			阴		
四气	温		热	寒		凉
作用趋势	升		浮	降		沉
五味	辛	甘	淡	酸	苦	咸

［常考考点］损其有余、补其不足及阳病治阴、阴病治阳。

【知识纵横比较】

阴病治阳与阴中求阳、阳病治阴与阳中求阴的鉴别

	共同点	不同点	
		内涵不同	依据的阴阳关系不同
阴病治阳	都用于治疗阳虚则寒的虚寒证	是指对于阳虚则寒的虚寒证，采用温阳以抑阴的方法来治疗，即"益火之源，以消阴翳"	阴阳的对立制约
阴中求阳		是指对于阳虚则寒的虚寒证，在大剂温阳的同时，少佐滋阴药，即阴中求阳	阴阳的互根互用
阳病治阴	都用于治疗阴虚则热的虚热证	是指对于阴虚则热的虚热证，采用滋阴以抑阳的方法来治疗，即"壮水之主，以制阳光"	阴阳的对立制约
阳中求阴		是指对于阴虚则热的虚热证，在大剂滋阴的同时，少佐温阳药，即阳中求阴	阴阳的互根互用

【例题实战模拟】

A1 型题

1."在阴或阳的任何一方，还可以再分阴阳"体现的阴阳属性是

A. 阴阳的相关性　B. 阴阳的相对性　C. 阴阳的普遍性
D. 阴阳的可分性　E. 阴阳的规定性

2.“热者寒之”体现的阴阳关系是
A. 阴阳互根　B. 阴阳消长　C. 阴阳交感　D. 阴阳对立制约　E. 阴阳互藏

3.“重阴必阳，重阳必阴”说明了阴阳之间的哪种关系
A. 相互交感　B. 对立制约　C. 互根互用　D. 消长平衡　E. 相互转化

4. 言人身脏腑之阴阳，则肺被称之为
A. 阴中之阳　B. 阳中之阴　C. 阴中之阴　D. 阴中之至阴　E. 阳中之阳

5. 阴中求阳的治法适用于
A. 阴虚　B. 阳虚　C. 阴盛　D. 阳盛　E. 阴阳两虚

6.“壮水之主，以制阳光”的治法，最适于治疗的是
A. 阴盛则寒之证　B. 阴虚则热之证　C. 阴盛伤阳之证
D. 阴损及阳之证　E. 阳损及阴之证

B1 型题
A. 实热　B. 实寒　C. 虚热　D. 虚寒　E. 真寒假热

7. 阳偏衰所形成的病理变化是
8. 阳偏盛所形成的病理变化是

【参考答案】
1. D　2. D　3. E　4. B　5. B　6. B　7. D　8. A

第四单元　五行学说

细目一　五行学说的概念

【考点突破攻略】

要点

1. 五行的概念　五行，即木、火、土、金、水五种物质及其运动变化，是归纳宇宙万物并阐释其相互关系的五种基本属性。

2. 五行的特性和事物与现象的五行归类

（1）五行特性：是古人在长期的生活和生产实践中对木、火、土、金、水五种物质的直观观察和朴素认识的基础上，进行抽象而逐渐形成的理性概念，是用以识别各种事物的五行属性的基本依据。“水曰润下，火曰炎上，木曰曲直，金曰从革，土爰稼穑”是对五行特性的经典性概括。

“木曰曲直”：“曲”，屈也；“直”，伸也。曲直，是指树木的枝条具有生长、柔和，能屈又能伸的特性。引申为凡具有生长、升发、条达、舒畅等性质或作用的事物和现象，归属于木。

“火曰炎上”：“炎”，是焚烧、炎热、光明之义；“上”，是上升。炎上，是指火具有炎热、上升、光明的特性。引申为凡具有温热、上升、光明等性质或作用的事物和现象，归属于火。

“土爰稼穑”：“爰”，通“曰”；“稼”，即种植谷物；“穑”，即收获谷物。稼穑，泛指人类种植和收获谷物的农事活动。引申为凡具有生化、承载、受纳性质或作用的事物和现象，归属于土，故有“土载四行”“万物土中生”“万物土中灭”和“土为万物之母”说。

“金曰从革”：“从”，顺也；“革”，即变革。从革，是指金有刚柔相济之性：金之质地虽刚硬，可作兵器以杀戮，但亦有随人意而更改的柔和之性。引申为凡具有沉降、肃杀、收敛等性质或作用的事物和现象，归属于金。

“水曰润下”：“润”，即滋润、濡润；“下”，即向下、下行。润下，是指水具有滋润、下行的特性。引申为凡具有滋

润、下行、寒凉、闭藏等性质或作用的事物和现象，归属于水。

（2）事物与现象的五行归类：五行学说依据五行各自的特性，对自然界的各种事物和现象进行归类，从而构建了五行系统。

事物属性的五行归类表

自然界							五行	人体						
五音	五味	五色	五化	五气	方位	季节		五脏	五腑	五官	形体	情志	五声	变动
角	酸	青	生	风	东	春	木	肝	胆	目	筋	怒	呼	握
徵	苦	赤	长	暑	南	夏	火	心	小肠	舌	脉	喜	笑	忧
宫	甘	黄	化	湿	中	长夏	土	脾	胃	口	肉	思	歌	哕
商	辛	白	收	燥	西	秋	金	肺	大肠	鼻	皮	悲	哭	咳
羽	咸	黑	藏	寒	北	冬	水	肾	膀胱	耳	骨	恐	呻	栗

3. 事物五行属性的归类依据和方法 中医学在天人相应思想指导下，以五行为中心，以空间结构的四方方位，时间结构的五季或四时，人体结构的五脏为基本框架，将自然界的各种事物和现象以及人体的生理病理现象，按其属性进行归纳，从而将人体的生命活动与自然界的事物或现象联系起来，形成了联系人体内外环境的五行结构系统，用以说明人体以及人与自然环境的统一。

事物和现象五行归类的方法，主要有取象比类法和推演络绎法两种。

（1）取象比类法：“取象”，即是从事物的形象（形态、作用、性质）中找出能反映本质的特有征象。“比类”，即是以五行各自的抽象属性为基准，与某种事物所特有的征象相比较，以确定其五行归属。

（2）推演络绎法：即根据已知的某些事物的五行归属，推演归纳其他相关的事物，从而确定这些事物的五行归属。

［常考考点］五行的特性及各种事物现象的五行归类。

细目二　五行学说的基本内容

【考点突破攻略】

要点

1. 五行相生与相克 五行相生，指木、火、土、金、水之间存在着有序的递相资生、助长和促进的关系。相生次序是：木生火，火生土，土生金，金生水，水生木。在五行相生关系中，任何一行都具有“生我”和“我生”两方面的关系。《难经》将此关系比喻为母子关系：“生我”者为母，“我生”者为子。五行相生，实际上是指五行中的某一行对其子行的资生、促进和助长。

五行相克，指木、火、土、金、水之间存在着有序的递相克制、制约的关系。相克次序是：木克土，土克水，水克火，火克金，金克木。在五行相克关系中，任何一行都具有“克我”和“我克”两方面的关系。《内经》把相克关系称为“所胜”“所不胜”关系：“克我”者为“所不胜”，“我克”者为“所胜”。五行相克，实为五行中的某一行对其所胜行的克制和制约。

［常考考点］五行生克规律，重点是所胜、所不胜关系。

2. 五行制化 指五行之间既相互资生，又相互制约，维持平衡协调，推动事物间稳定有序的变化与发展。

五行制化的规律是：五行中一行亢盛时，必然随之有制约，以防止亢而为害。即在相生中有克制，在克制中求发展。

3. 五行相乘与相侮 五行相乘，指五行中一行对其所胜的过度制约或克制。相乘的次序与相克相同，即木乘土，土乘水，水乘火，火乘金，金乘木。导致五行相乘的原因有两种情况：一是指五行中的某一行过于亢盛，对其所胜的进行超过正常限度的克制，产生相乘，如木亢乘土等；二是五行中某一行过于虚弱，难以抵御其所不胜的正常限度的克制，产生相乘，如土虚木乘等。

五行相侮，指五行中一行对其所不胜的反向制约和克制。相侮的次序是：木侮金，金侮火，火侮水，水侮土，土侮木。导致五行相侮的原因有二：一是五行中的某一行过于强盛，使原来克制它的一行不仅不能克制它，反而受到它的反向克制，产生相侮，如木亢侮金等；二是五行中某一行过于虚弱，不仅不能制约其所胜的一行，反而受到其所胜的相侮，如金虚木侮等。

［常考考点］五行相乘和相侮的规律。

4. 五行的母子相及 母子相及包括母病及子和子病及母两种情况，属于五行之间相生关系异常的变化。

母病及子，指五行中的某一行异常，累及其子行，导致母子两行皆异常。母病及子的一般规律是：母行虚弱，引起子行亦不足，终致母子两行皆不足。

子病及母，指五行中的某一行异常，影响到其母行，终致子母两行皆异常。子病及母的一般规律有三种：一是子行亢盛，引起母行亦亢盛，结果是子母两行皆亢盛，一般称为“子病犯母”；二是子行虚弱，上累母行，引起母行亦不足，终致子母俱不足；三是子行亢盛，损伤母行，以致子盛母衰，一般称为“子盗母气”。

细目三 五行学说在中医学中的应用

【考点突破攻略】

要点

1. 在生理方面的应用

（1）说明五脏的生理特点：五行学说将人体的五脏分别归属于五行，并以五行的特性来说明五脏的生理功能。如木有生长、升发、舒畅、条达的特性，肝喜条达而恶抑郁，有疏通气血，调畅情志的功能，故以肝属木。

（2）构建天人一体的五脏系统：五脏学说除以五行特性类比五脏的生理特点，确定五脏的五行属性外，还以五脏为中心，推演络绎整个人体的各种组织结构与功能，将人体的形体、官窍、精神、情志等分归于五脏，构建以五脏为中心的生理病理系统。同时又将自然界的五方、五气、五色、五味等与人体的五脏联系起来，建立了以五脏为中心的天人一体的五脏系统，将人体内外环境联结成一个密切联系的整体。

（3）说明五脏之间的生理联系：五脏的功能活动不是孤立的，而是互相联系的。五行学说运用生克制化理论来说明脏腑生理功能的内在联系，即五脏之间存在着既相互资生又相互制约的关系。以五行相生说明五脏之间的资生关系，以五行相克说明五脏之间的制约关系，以五行制化说明五脏之间的协调平衡。

2. 在病理方面的应用 五行学说可以说明在病理情况下脏腑间的相互影响。某脏有病可以传至他脏，他脏疾病也可以传至本脏，这种病理上的相互影响称之为传变。五脏病变的相互影响，可用五行的乘侮和母子相及规律来阐释。相生关系的传变，包括“母病及子”和“子病及母”两个方面；相克关系的传变，包括“相乘”和“相侮”两个方面。如肝有病，影响到心，为母病及子；影响到肾，为子病及母；影响到脾，称为乘；影响到肺，称为侮。他脏以此类推。

［常考考点］五脏疾病按照五行的传变规律。

3. 在疾病诊断方面的应用 五行学说将人体五脏与自然界的五色、五音、五味等都作了相应联系，构成了天人一体的五脏系统。因而观察分析望、闻、问、切四诊所搜集的外在表现，依据事物属性的五行归类和五行生克乘侮规律，可确定五脏病变的部位，推断病情进展和判断疾病的预后，即所谓“视其外应，以知其内脏”。

4. 在疾病治疗方面的应用

（1）指导脏腑用药：不同的药物，有不同的颜色与气味。以颜色分，有青、赤、黄、白、黑“五色”。以气味辨，则有酸、苦、甘、辛、咸“五味”。药物的五色、五味与五脏的关系是以天然色味为基础，以其不同性能与归经为依据，按照五行归属来确定的。青色、酸味入肝；赤色、苦味入心；黄色、甘味入脾；白色、辛味入肺；黑色、咸味入肾。

（2）控制疾病的传变：根据五行生克乘侮理论，五脏中一脏有病，可以传及其他四脏而发生传变。如肝有病可以影响到心、肺、脾、肾等脏。心、肺、脾、肾有病也可以影响肝脏。不同脏腑的病变，其传变规律不同。因此，临床治疗时除对所病本脏进行治疗之外，还要依据其传变规律，治疗其他脏腑，以防止其传变。如“见肝之病，则知肝当传之于脾，故先实其脾气”（《难经·七十七难》）。

（3）确定治则治法：运用五行相生规律来治疗疾病，其基本治疗原则是补母和泻子，即“虚则补其母，实则泻其子”。补母适用于母子关系的虚证；泻子适用于母子关系的实证。依据五行相生规律确定的治法，常用的有滋水涵木法、益火补土法、培土生金法和金水相生法四种。

运用五行相克规律来治疗疾病，其基本治疗原则是抑强扶弱。抑强，适用于相克太过引起的相乘和相侮；扶弱，适用于相克不及引起的相乘和相侮。依据五行相克规律确定的治法，常用的有抑木扶土法、培土制水法、佐金平木法和泻南补北法四种。

[常考考点]根据五行生克规律确立的治疗原则和方法。

（4）指导针灸取穴：在针灸疗法中，针灸学家将手足十二经近手足末端的井、荥、输、经、合“五输穴”，分别配属于木、火、土、金、水“五行”（配属规律是阴井木，阳井金，余此类推）。在治疗脏腑病证时，根据不同的病情以五行的生克规律进行选穴治疗。

（5）指导情志疾病的治疗：依据五行的相生相克，人的情志活动也有相互抑制的作用。临床上可以运用不同情志变化的相互抑制关系来达到治疗目的。如“怒伤肝，悲胜怒……喜伤心，恐胜喜……思伤脾，怒胜思……忧伤肺，喜胜忧……恐伤肾，思胜恐”。这就是情志病治疗中的所谓“以情胜情”之法。

【知识纵横比较】

五行相乘与相侮的关系对比

相互关系	主要联系	主要区别
相乘	二者都是不正常的相克现象。相乘与相侮可同时发生，均可由“太过”“不及”引起	是按五行相克次序发生过度克制
相侮		是按五行相克次序发生反向克制

【例题实战模拟】

A1 型题

1. 属于五行之“火”的是

A. 宫音　B. 商音　C. 徵音　D. 角音　E. 羽音

2. 肺病及肝的五行传变是

A. 母病及子　B. 子病犯母　C. 相乘　D. 相侮　E. 反克

3. 肺病及心的五行传变是

A. 母病及子　B. 子病犯母　C. 相侮　D. 相乘　E. 反克

4. 五行学说指导诊断，面见青色，脉见弦象，则病位在

A. 心　B. 肝　C. 脾　D. 肺　E. 肾

5. 培土生金法的理论基础是

A. 五行相生　B. 五行制化　C. 五行相克　D. 五行相乘　E. 五行相侮

6. 佐金平木法的适应证是

A. 肝火犯肺证　B. 肝肾阴虚证　C. 肝火上炎证　D. 肝胆湿热证　E. 肝火犯胃证

B1 型题

A. 肝病及心　B. 肝病及肾　C. 肝病及肺　D. 肝病及脾　E. 脾病及心

7. 属五行相乘传变的是

8. 属五行相侮传变的是

【参考答案】

1. C　2. C　3. C　4. B　5. A　6. A　7. D　8. C

第五单元　藏象学说

【考点突破攻略】

要点

1. 藏象及藏象学说的概念与特点　藏象，近年来又写作”脏象”，是指藏于体内的内脏及其表现于外的生理病理征象，以及与自然界相通应的应时而表现于外的生理现象。

“藏”，是藏于体内的内脏，包括五脏、六腑和奇恒之腑。由于五脏是所有内脏的中心，故“藏”之所指，实际上是

以五脏为中心的五个生理病理系统。

“象”，是这五个生理病理系统的外在现象和比象。其涵义有二：一是表现于外的生理病理征象；二是内在以五脏为中心的五个生理病理系统与外在自然环境的事物与现象类比所获得的比象。

藏象学说的主要特点是以五脏为中心的整体观，主要体现在以五脏为中心的人体自身的整体性及五脏与自然环境的统一性两个方面。

［常考考点］藏象的含义及藏象学说的特点。

2. 藏象学说形成的基础 藏象学说的形成基础主要有：①古代解剖学知识的积累，认识了内脏的某些功能；②长期生活实践的观察总结，认识了人体的复杂功能，并赋予相应的脏腑；③古代哲学思想的渗透，使藏象理论系统化；④临床经验的大量积累，可升华而形成理论，并通过临床疗效来探索和反证脏腑的生理病理，使藏象理论不断得到丰富充实和修正完善。

3. 五脏、六腑、奇恒之腑的分类 脏腑分为脏、腑和奇恒之腑三类。脏有五，即心、肺、脾、肝、肾，合称五脏（在经络学说中，心包亦作为脏，故又称“六脏”）。腑有六，即胆、胃、小肠、大肠、膀胱、三焦，合称六腑。奇恒之腑亦有六，即脑、髓、骨、脉、胆、女子胞。

中医学以生理特点的不同作为区分脏与腑的主要依据。五脏共同的生理特点是化生和贮藏精气，六腑共同的生理特点是受盛和传化水谷。“所谓五脏者，藏精气而不泻也，故满而不能实；六腑者，传化物而不藏，故实而不能满也”。奇恒之腑在形态上中空有腔与六腑相类，功能上贮藏精气与五脏相同，与五脏和六腑都有明显区别，故称之。

五脏六腑的生理特点，对临床辨证论治有重要指导意义。一般说来，病理上，“脏病多虚”，“腑病多实”。治疗上，“五脏宜补”，“六腑宜泻”。

［常考考点］五脏、六腑、奇恒之府的生理特点。

【例题实战模拟】

A1 型题

1. 五脏共同的生理特点是
   A. 传化物　B. 实而不能满　C. 藏精气　D. 泻而不藏　E. 受盛传化水谷
2. 五脏的生理特性是
   A. 传化物而不藏，实而不能满　B. 藏精气而不泻，实而不能满
   C. 传化物而不藏，满而不能实　D. 藏精气而不泻，满而不能实
   E. 虚实交替，泻而不藏
3. 区分五脏、六腑、奇恒之腑的最主要依据是
   A. 解剖形态的差异　B. 分布部位的不同　C. 功能特点的不同
   D. 经脉阴阳属性的不同　E. 病理表现的不同
4. 对“满而不实”理解正确的是
   A. 精气充满且流通布散　B. 形态中空且贮藏精气　C. 形态中空且传化水谷
   D. 水谷充满且化生精气　E. 形态充实，不传化水谷
5. 对“实而不满”理解正确的是
   A. 精气充满且流通布散　B. 形态中空且贮藏精气　C. 传化水谷但不化生精气
   D. 水谷充满且化生精气　E. 形态充实且传化水谷

【参考答案】

1. C　2. D　3. C　4. A　5. C

第六单元　五　脏

细目一　五脏的生理功能与特性

【考点突破攻略】

要点

1. 心的生理功能与特性

（1）主血脉：指心气推动和调控血液在脉道中运行，流注全身，发挥营养和滋润作用。心主血脉包括心主血和主脉两个方面。

心主血的基本内涵，是心气能推动血液运行，以输送营养物质于全身脏腑形体官窍。另一内涵是心有生血的作用，即所谓“奉心化赤”。饮食水谷经脾胃之气的运化，化为水谷之精，水谷之精再化为营气和津液，营气和津液入脉，经心火（即心阳）的作用，化为赤色血液，即《素问·经脉别论》所谓“浊气归心，淫精于脉。”

心主脉，指心气推动和调控心脏的搏动和脉的舒缩，使脉道通利，血流通畅。心气充沛，心脏有规律的搏动，脉有规律的舒缩，血液则被输送到各脏腑形体官窍，发挥濡养作用，以维持人体正常的生命活动。

心、脉、血三者密切相连，构成一个血液循环系统。血液在脉中正常运行，必须以心气充沛、血液充盈、脉道通利为基本条件，其中心脏的正常搏动，起着主导作用。

（2）藏神：又称主神明或主神志，指心有统帅全身脏腑、经络、形体、官窍的生理活动和主司意识、思维、情志等精神活动的作用。人体之神，有广义与狭义之分。广义之神，是整个人体生命活动的主宰和总体表现；狭义之神，指人的意识、思维、情感、性格等精神活动。心所藏之神，既是主宰人体生命活动的广义之神，又包括意识、思维、情感等狭义之神。《素问·灵兰秘典论》说：“心者，君主之官也，神明出焉。”《素问·六节藏象论》说：“心者，生之本，神之变也。”

心的主血脉与藏神功能是密切相关的。血是神志活动的物质基础之一，心血充足则能化神养神而使心神灵敏不惑；而心神清明，则能驭气以调控心血的运行，濡养全身脏腑形体官窍及心脉自身。

（3）生理特性：①心为阳脏而主通明。心在五行属火，属阳中之阳的太阳，故称为阳脏，又称“火脏”。心主通明，指心脉以通畅为本，心神以清明为要。心脉畅通和心神清明，是心阳的温煦、推动作用与心阴的凉润、宁静作用相协调的结果。②心气下降。心火在心阴的牵制下合化为心气下行以温肾，维持人体上下协调。

（4）心血、心气、心阴、心阳的生理作用：心血，指在心、脉中流动的血液，具有濡养心脏及其形体官窍和化生心神的生理作用。心血不足，可见心悸怔忡、面色萎黄无华、舌色不荣、脉细无力，以及精神委顿、失眠健忘等病理表现。

心气由心血化生，具有推动和调控心脏搏动、脉管舒缩及精神活动的生理作用。心气充沛，则心脏搏动有力，脉管舒缩有度，血运通畅，精神振奋，思维敏捷。心气虚衰，则心搏无力，血运失常，精神委顿，可见心悸气短、自汗、乏力，活动时尤甚，脉弱或结代。

心阴是心气中具有凉润、宁静、抑制作用的部分；心阳是心气中具有温煦、推动、兴奋作用的部分。心阴能制约心阳，抑制心脏的搏动和精神活动；心阳能制约心阴，激发心脏的搏动和精神活动。心阴与心阳协调，则心气冲和畅达，心脏搏动和精神活动稳定有度。心阴不足则凉润、宁静、抑制等作用减退，虚热内生，可见心悸、烦躁、手足心热、少寐多梦、舌红少苔、脉细数等症；心阳虚衰则温煦、推动作用减退，虚寒内生，可见心悸、胸闷、形寒肢冷、精神困倦、气喘自汗、面浮肢肿，或心痛暴作，面色㿠白，舌淡润，脉迟弱等症。

［常考考点］心的生理功能及其含义。

2. 肺的生理功能与特性

（1）主气司呼吸：包括主呼吸之气和主一身之气两个方面。

1）肺主呼吸之气：指肺是气体交换的场所。通过肺的呼吸作用，不断吸进清气，排出浊气，吐故纳新，实现机体与外界环境之间的气体交换，以维持人体的生命活动。肺主呼吸，实际上是肺气的宣发与肃降运动在气体交换过程中的具体表现：肺气宣发，浊气得以呼出；肺气肃降，清气得以吸入。肺气的宣发与肃降运动协调有序，则呼吸均匀通畅。

2）肺主一身之气：指肺有主司一身之气的生成和运行的作用，体现在两个方面：①宗气的生成。一身之气主要由先天之气和后天之气构成。宗气属后天之气，由肺吸入的自然界清气，与脾胃运化的水谷之精所化生的谷气相结合而生成。宗气在肺中生成，积存于胸中"气海"，上走息道出喉咙以促进肺的呼吸，并能贯注心脉以助心推动血液运行，还可沿三焦下行至脐下丹田以资先天元气，故在机体生命活动中占有非常重要的地位。②对全身气机的调节作用。肺有节律的呼吸，对全身之气的升降出入运动起着重要的调节作用。《素问·六节藏象论》说："肺者，气之本。"

（2）主行水：指肺气的宣发肃降运动推动和调节全身水液的输布和排泄。肺主行水表现在两个方面：一是通过肺气的宣发运动，将脾气转输至肺的水液和水谷之精中的较轻清部分，向上向外布散，上至头面诸窍，外达全身皮毛肌腠以濡润之；输送到皮毛肌腠的水液在卫气的推动作用下化为汗液，并在卫气的调节作用下有节制地排出体外。二是通过肺气的肃降运动，将脾气转输至肺的水液和水谷精微中的较稠厚部分，向内向下输送到其他脏腑以濡润之，并将脏腑代谢所产生的浊液下输至膀胱，成为尿液生成之源。肺以其气的宣发与肃降运动输布水液，故说"肺主行水"。又因为肺为华盖，故称"肺为水之上源"。若肺气的宣发或肃降失常，均可致津液代谢障碍而出现尿少、痰饮、水肿等病证，可用宣肺利水或降气利水方法进行治疗。

（3）朝百脉，主治节

1）肺朝百脉：指全身的血液都通过百脉流经于肺，经肺的呼吸，进行体内外清浊之气的交换，然后再通过肺气宣降作用，将富有清气的血液通过百脉输送到全身。全身的血脉均统属于心，心气是血液循环运行的基本动力，而血液的运行，又赖于肺气的推动和调节，即肺气具有助心行血的作用。肺通过呼吸运动，调节全身气机，从而促进血液运行。宗气有"贯心脉"以推动血液运行的作用，肺气充沛，宗气旺盛，气机调畅，则血运正常。

2）肺主治节：指肺气具有治理调节肺之呼吸及全身之气、血、水的作用，是对肺的主要生理功能的高度概括。主要表现在四个方面：一是治理调节呼吸运动：肺气的宣发与肃降运动协调，维持通畅均匀的呼吸，使体内外气体得以正常交换；二是调理全身气机：通过呼吸运动，调节一身之气的升降出入，保持全身气机调畅；三是治理调节血液的运行：通过肺朝百脉和气的升降出入运动，辅佐心脏，推动和调节血液的运行；四是治理调节津液代谢：通过肺气的宣发与肃降，治理和调节全身水液的输布与排泄。《素问·灵兰秘典论》说："肺者，相傅之官，治节出焉。"

（4）生理特性

1）肺为华盖：肺位于胸腔，覆盖五脏六腑之上，位置最高，因而有"华盖"之称。肺居高位，又能行水，故称之为"水之上源"。肺覆盖于五脏六腑之上，又能宣发卫气于体表，具有保护诸脏免受外邪侵袭的作用，故有"脏之长"之称。

2）肺为娇脏：肺脏清虚而娇嫩，不耐寒热燥湿诸邪之侵；外感六淫之邪从皮毛或口鼻而入，常易犯肺而为病。

3）肺气宣降：肺气宣发，是肺气向上向外的布散运动，主要体现在以下三个方面：一是呼出体内浊气；二是将脾所转输来的津液和部分水谷精微上输头面诸窍；外达于全身皮毛肌腠；三是宣发卫气于皮毛肌腠，以温分肉、充皮肤、肥腠理、司开阖，将代谢后的津液化为汗液，并控制和调节其排泄。肺气肃降，是肺气向内向下的布散运动，主要体现在以下三个方面：一是吸入自然界之清气，并将吸入之清气与谷气相融合而成的宗气向下布散至脐下，以资元气；二是将脾转输至肺的津液及部分水谷精微向下向内布散于其他脏腑以濡润之；三是将脏腑代谢后产生的浊液下输于膀胱，成为尿液生成之源。肺气的宣发与肃降，是相互制约、相互为用的两个方面，宣降运动协调，维持着肺的呼吸和行水功能。

（5）肺津、肺气、肺阴、肺阳的生理作用：肺津，即脾转输至肺的津液，具有濡养滋润肺、大肠、皮毛、鼻、喉等脏器的作用。肺津不足，津伤化燥，不但本脏不得濡养，呼吸运动失常，而且大肠、皮肤、毛发、鼻、喉亦失其滋润而见肠燥便秘、皮肤粗糙、毛发枯槁稀疏或声音嘶哑等干燥表现。

肺气，主要由肺津化生，具有推动和调控呼吸、行水等作用。肺气不足则呼吸无力而见少气不足以息，津液不得输布而见痰饮内生，阻塞气道，咳喘并作。肺气不足，不得布散卫气以卫外，则多发感冒。

肺气中具有凉润、沉降等作用和运动趋向的部分称为肺阴；具有温煦、宣发等作用和运动趋向的部分称为肺阳。肺阴能够凉润肺脏，使肺气下行；肺阳能温暖肺脏，使肺气上行。肺阴与肺阳的作用协调，则肺气的宣发与肃降运动相反相成，呼吸均匀，和缓有度，"水精四布，五经并行"。肺阴亏虚则肺失凉润，气不下降而上逆，故见咳喘、逆气、潮热、五心烦热等症；肺阳虚衰则宣发无力，津液不得四布而停聚肺中为痰为饮，阻塞气道，常见咳喘憋气、痰多清稀，遇寒易发或加重，伴有肢冷等。

[常考考点] 肺的生理功能及其含义。

3. 脾的生理功能与特性

（1）主运化：指脾具有把饮食水谷转化为水谷精微（即谷精）和津液（即水精），并把水谷精微和津液吸收、转输到全身各脏腑的生理功能。包括运化食物和运化水液两个方面：

1）运化食物：食物经胃的受纳腐熟，被初步消化后，变为食糜，下送于小肠作进一步消化，经脾气的作用，则分为清浊两部分。其精微部分，经脾气的激发作用由小肠吸收，再由脾气的转输作用输送到其他四脏，内养五脏六腑，外养四肢百骸。

2）运化水液：指脾气将水液化为水精，亦即津液，并将其吸收、转输到全身脏腑的生理功能。脾气转输津液的途径及方式有四：一是上输于肺，通过肺气宣降输布全身；二是向四周布散，"以灌四傍"，发挥其滋养濡润脏腑的作用；三是将胃、小肠、大肠中的部分水液经过三焦（六腑之一的三焦）下输膀胱，成为尿液生成之源；四是居中枢转津液，使全身津液随脾胃之气的升降而上腾下达：肺之上源之水下降，膀胱水府之津液上升，脾气健运，津液化生充足，输布正常，脏腑形体官窍得养。

运化食物和运化水液，是脾主运化的两个方面，二者是同时进行的。饮食物的消化及其精微的吸收、转输都由脾所主，脾气不但将饮食物化为水谷精微，而且能将水谷精微吸收并转输至全身促进人体的生长发育，是维持人体生命活动的根本，故称为"后天之本"。脾为"后天之本"的理论，对养生防病有着重要意义。

（2）主统血：指脾气具有统摄、控制血液在脉中正常运行而不逸出脉外的作用。脾气统摄血液，实际上是气的固摄作用的体现。脾气是一身之气分布到脾脏的部分，一身之气充足，脾气必然充盛；而脾气健运，一身之气自然充足。气足则能摄血，故脾统血与气摄血是统一的。

（3）生理特性：①脾气上升，指脾气具有向上运动以维持水谷精微的上输和内脏位置相对稳定的生理特性。脾主升清，指脾气的升动转输作用，将胃肠道吸收的水谷精微和水液上输于心、肺等脏，通过心、肺的作用化生气血，以营养濡润全身。若脾气虚衰或为湿浊所困，不得升清，可见"清气在下，则生飧泄"。脾主升举内脏，指脾气上升能起到维持内脏位置的相对稳定，防止其下垂的作用。若脾气虚弱，无力升举，可见胃下垂、肾下垂、子宫脱垂、脱肛等。②喜燥恶湿。脾的喜燥恶湿的特性，与其运化水饮的生理功能相关。脾气健旺，运化水饮正常，水精四布，自然无痰饮水湿的停聚。脾气升动，才能将水液布散全身，而脾气升运的条件之一就是脾体干燥而不被痰饮水湿所困，因而有"脾生湿""湿困脾""脾恶湿""脾燥则升"等说法。据以上两生理特性推测，脾气下陷的病机主要有二：一是脾气虚衰，无力升举，又称为中气下陷；二是脾气为湿所困，不得上升反而下陷。③脾为孤脏。脾属土，居中央，与四方、四时无配。脾主运化，为精血津液生化之源，"灌四傍"而长养四脏，称为后天之本，属人体中最大最重要的脏，故称孤脏。

（4）脾精、脾气、脾阴、脾阳的生理作用：脾精，主要指脾吸收的水谷之精。脾精由脾气转输到其他四脏，化为诸脏之精，故《素问·玉机真脏论》有"脾为孤脏，中央土以灌四旁"之说。其中脾精之浓厚者化营化血，轻清者化卫化气，故又有脾为"后天之本，气血生化之源"之论。脾精不足则既乏化营生血之源，亦缺生卫化气之本，可出现形体消瘦、面色萎黄、少气乏力、倦怠神疲等血与气皆虚的症状。

脾气，由脾精化生，具有化水谷为精微，化水饮为津液，转输水谷之精于全身各脏腑形体官窍，并能统摄血液等作用。脾气虚衰，可见食少腹胀、少气懒言、四肢乏力、面色㿠白、形体消瘦或浮肿、舌淡苔白、脉弱等症，还可出现内脏下垂及各种出血或失精（如蛋白尿、乳糜尿）症状。

脾阴即脾气中的具有凉润、宁静等作用的部分；脾阳是脾气中具有温煦、推动等作用的部分。脾阴与脾阳协调统一，维护着脾生理功能的正常发挥。脾阴虚则其凉润、宁静等作用减退，虚热内生，可见消瘦、烦热、食少、口唇生疮、舌红少津、脉细数；脾阳虚则其温煦、推动等作用减退，虚寒内生，表现为腹胀食少、腹痛喜温、大便清稀、形寒肢冷、面色㿠白，或周身浮肿、舌质淡胖、苔白滑、脉沉迟无力。

［常考考点］脾的生理功能及其含义。

4. 肝的生理功能与特性

（1）主疏泄：指肝气具有疏通、畅达全身气机的作用。主要表现于以下几个方面：①促进血液与津液的运行输布：血液的运行和津液的输布代谢，有赖于气机的调畅，肝气疏泄，调畅气机，使全身脏腑经络之气的运行畅达有序，气能运血，气行则血行，故说肝气的疏泄作用能促进血液的运行，使之畅达而无瘀滞。②促进脾胃运化和胆汁的分泌排泄：肝气疏泄，畅达气机，促进和协调脾胃之气的升降，从而促进脾胃的运化。胆汁乃肝之余气所化，其分泌和排泄受肝气疏泄作用的影响，肝气疏泄，气机调畅，胆汁才能够正常的分泌与排泄。③调畅情志：肝气疏泄，能调畅气机，因而能使人心情舒畅，既无亢奋，也无抑郁。情志活动分属五脏，依赖于气机的调畅，因肝主疏泄，调畅气机，所以肝具有调畅情志的生理功能。④促进男子排精与女子排卵行经："主闭藏者肾也，司疏泄者肝也。"男子精液的贮藏与排泄，是肝肾二脏之气的闭藏与疏泄作用相互协调的结果。肝气疏泄，则精液排泄通畅有度；肝失疏泄，则排精不畅而致精瘀。女子的按时排卵，也是肝气疏泄和肾气闭藏作用相互协调的体现。气机调畅又是女子行经能否通畅有度的重要条件，因而亦受肝气的疏泄作用的影响。

肝气的疏泄作用失常，称为肝失疏泄。其病机主要有三个方面：一为肝气郁结，疏泄失职。多因情志抑郁，郁怒伤肝而致。临床多见闷闷不乐，悲忧欲哭，胸胁、两乳或少腹等部位胀痛不舒等症。二是肝气亢逆，疏泄太过。多因暴怒伤肝，或气郁日久化火，导致肝气亢逆，升发太过。临床表现为急躁易怒，失眠头痛，面红目赤，胸胁、乳房走窜胀痛，或血随气逆而吐血、咯血，甚则突然昏厥。如《素问·调经论》说："血之与气并走于上，则为大厥，厥则暴死，气复反（返）则生，不反则死。"三是肝气虚弱，疏泄不及，升发无力。表现出一系列因虚而郁滞的临床表现，如忧郁胆怯、懈怠乏力、头晕目眩、两胁虚闷、时常太息、脉弱等。《灵枢·本神》说："肝气虚则恐。"

（2）主藏血：指肝脏具有贮藏血液、调节血量和防止出血的功能。肝藏血的生理意义有以下六个方面：①涵养肝气：肝贮藏充足的血液，化生和涵养肝气，使之冲和畅达，发挥其正常的疏泄作用。②调节血量：在正常情况下，人体各部分的血量是相对恒定的，但是随着机体活动量的增减、情绪的变化、外界气候的变化等因素，人体各部分的血量也随之有所变化，如剧烈运动或情绪激动时，外周血流量增加；而在安静或休息时，外周血液分配量则减少。《素问·五脏生成》说："人卧则血归于肝。"唐代王冰注解说："肝藏血，心行之，人动则血运于诸经，人静则血归于肝脏。何者？肝主血海故也。"这种变化是通过肝的藏血和疏泄功能协调而实现的。③濡养肝及筋目：肝贮藏充足的血液，可濡养肝脏及其形体官窍，使其发挥正常的生理功能。《素问·五脏生成》云："肝受血而能视，足受血而能步，掌受血而能握，指受血而能摄。"④化生和濡养魂，维持正常神志及睡眠。《灵枢·本神》说："肝藏血，血舍魂。"肝血不足，魂不守舍，可见失眠、梦呓、梦游等。⑤为经血之源：肝藏血而称为血海。冲脉起于胞中而通于肝，与女子月经来潮密切相关，也称为"血海"。女子以血为本，肝藏血充足，冲脉血液充盛，是其月经按时来潮的重要保证。⑥防止出血：肝主藏血以防止出血。气有固摄血液之能，肝气充足，则能固摄肝血而不致出血；又因阴气主凝，肝阴充足，肝阳被涵，阴阳协调，则血藏于肝而防止出血。

（3）生理特性：①肝为刚脏：指肝气主升主动，具有刚强躁急的生理特性而言。肝在五行属木，木性曲直，肝气具有木的冲和条达、伸展舒畅之能；肝有主疏泄的生理功能；肝气性喜条达而恶抑郁；肝内寄相火，主升主动，皆反映了肝为刚脏的生理特性。②肝气升发：指肝气的向上升动和向外发散以调畅气机的生理特性。肝在五行属木，通于春气，比类春天树木的生长伸展和生机勃发之性，肝气具有条达疏畅、升发生长和生机盎然的特性。

（4）肝血、肝气、肝阴、肝阳的生理作用：肝血，即肝所藏之血，有濡养目、筋、爪，化生和涵养魂与怒的作用。肝血亏虚，筋、目、魂、怒等不得濡养或涵养，则出现头昏眼花、夜盲、梦呓、易怒，或肢体震颤等征象。

肝气，由肝血化生，具有升发的特性，能畅达全身气的运行，进而调畅血液与津液的运行输布，调畅脾胃之气的升降，调畅胆汁的分泌与排泄，调畅情志活动，调畅男子泄精、女子排卵和月经等。

肝阴是肝气中具有凉润、宁静、抑制作用的部分；肝阳是肝气中具有温煦、推动、兴奋作用的部分。肝阴与肝阳协调，肝气冲和条达，肝阴不足则肝阳偏亢，可见眩晕、头痛、耳鸣、目涩、少寐、急躁易怒、脉弦细等症。阳亢化风又可见抽搐、掉摇等症。肝阳虚衰则肝阴偏盛，寒滞肝脉，可见少腹冷痛拘急，或小腹隐痛而畏寒，囊冷阴湿或阳痿，四肢厥冷，颠顶疼痛，舌淡苔白滑，脉沉缓等症。

［常考考点］肝的生理功能及其含义。

5. 肾的生理功能与特性

（1）藏精，主生长发育生殖与脏腑气化

1）肾藏精：指肾具有贮存、封藏精的生理功能。精，是构成人体和维持人体生命活动的最基本物质，是生命之本原，是脏腑形体官窍功能活动的物质基础。肾藏的精包括先天之精和后天之精。先天之精来源于父母的生殖之精，是禀受于父母的生命遗传物质，与生俱来，藏于肾中。人出生后，机体由脾胃的运化作用从饮食物中摄取的营养物质，称为"后天之精"。后天之精经脾气的转输作用以"灌四旁"，则为脏腑之精。肾精的构成，是以先天之精为基础，加之部分后天之精的充养而化成。先天之精是肾精的主体成分，后天之精仅起充养作用。先、后天之精相互资助，相互为用。《素问·六节藏象论》说："肾者，主蛰封藏之本，精之处也。"

2）主生长发育与生殖：指肾精、肾气促进机体生长发育与生殖功能成熟的作用。《素问·上古天真论》记述了肾气由稚嫩到充盛，由充盛到衰少，继而耗竭的演变过程："女子七岁，肾气盛，齿更发长。二七而天癸至，任脉通，太冲脉盛，月事以时下，故有子。三七，肾气平均，故真牙生而长极。四七，筋骨坚，发长极，身体盛壮。五七，阳明脉衰，面始焦，发始堕。六七，三阳脉衰于上，面皆焦，发始白。七七，任脉虚，太冲脉衰少，天癸竭，地道不通，故形坏而无子也。丈夫八岁，肾气实，发长齿更。二八，肾气盛，天癸至，精气溢泻，阴阳和，故能有子。三八，肾气平均，筋骨劲强，故真牙生而长极。四八，筋骨隆盛，肌肉满壮。五八，肾气衰，发堕齿槁。六八，阳气衰竭于上，面焦，发鬓颁白。七八，肝气衰，筋不能动，天癸竭，精少，肾脏衰，形体皆极。八八，则齿发去。”

人体的生、长、壮、老、已的生命过程，可分为幼年期、青年期、壮年期和老年期等几个阶段，而每一阶段机体的生长发育或衰退情况，都取决于肾精及肾气的盛衰。

3）脏腑气化：指由脏腑之气的升降出入运动推动和调控着各脏腑形体官窍的生理功能，进而推动和调控着机体精气血津液各自的新陈代谢及其与能量的相互转化的过程。肾精、肾气及其分化的肾阴、肾阳在推动和调控脏腑气化过程中起着极其重要的作用。肾气由肾精所化，也是一身之气分布到肾的部分。由于肾精的主体成分是先天之精，肾气也主要属先天之气，与元气的概念大致相同，故为脏腑之气中最重要者，称为脏腑之气的根本。肾气也涵有阴阳两种成分：肾阴是其中具有凉润、宁静、抑制、凝聚等作用的部分；肾阳是其中具有温煦、推动、兴奋、宣散等作用的部分。肾阴与肾阳对立统一，协调共济，则肾气冲和畅达。肾阳为一身阳气之本，“五脏之阳气，非此不能发”，能推动和激发脏腑的各种功能，温煦全身脏腑形体官窍。肾阴为一身阴气之本，“五脏之阴气，非此不能滋”，能宁静和抑制脏腑的各种功能，凉润全身脏腑形体官窍。肾精、肾气及其所含的肾阴、肾阳称为机体生命活动的根本。肾阴、肾阳又称为“五脏阴阳之本”。生理上，肾之精、气、阴、阳与他脏之精、气、阴、阳之间，存在着相互资助和相互为用的动态关系。病理上，两者也相互影响，各脏之精、气、阴、阳不足，最终必然会累及肾，故有“久病及肾”之说。

（2）主水：指肾气具有主司和调节全身水液代谢的作用。主要体现在两方面：一是肾气对参与水液代谢脏腑的促进作用：肾气及肾阴、肾阳对水液代谢过程中各脏腑之气的功能，尤其是脾肺之气的运化和输布水液的功能，具有促进和调节作用。二是肾气的生尿和排尿作用：水液代谢过程中，各脏腑形体官窍代谢后产生的浊液，下输于膀胱，在肾气的蒸化作用下，分为清浊，清者回吸收，由脾气的转输作用通过三焦水道上腾于肺，重新参与水液代谢；浊者则化为尿液，在肾与膀胱之气的推动作用下排出体外。

（3）主纳气：指肾气有摄纳肺所吸入的自然界清气，保持吸气的深度，防止呼吸表浅的作用。人体的呼吸，由肺所主，但吸入的清气，由肺气的肃降下达于肾，必须再经肾气的摄纳潜藏，使其维持一定的深度，以利于气体的交换，故《难经·四难》说：“呼出心与肺，吸入肾与肝。”《类证治裁·喘证》说：“肺为气之主，肾为气之根。”

（4）生理特性：①主蛰守位：主蛰，喻指肾有潜藏、封藏、闭藏之生理特性，是对其藏精功能的高度概括。肾的藏精、主纳气、主生殖、主二便等功能，都是肾主蛰藏生理特性的具体体现。守位，是指肾中相火（肾阳）涵于肾中，潜藏不露，以发挥其温煦、推动等作用。相火与君火相对而言。君火，即心阳，心之生理之火，又称心火。相对于心火，其他脏腑之火皆称为相火。生理状态下，各脏腑的阳气称“少火”；病理状态下，各脏腑的亢盛之火称“壮火”。相火以其所在脏腑的不同而有不同的称谓，肝之相火称为“雷火”，肾之相火称为“龙火”。君火与相火的关系是“君火以明，相火以位”（《素问·天元纪大论》），即君火在心，主发神明，以明著为要；相火在肝肾，禀命行令，以潜藏守位为要。心神清明，机体的生命活动有序稳定，相火自然潜藏守位以发挥其温煦、激发等作用。肾阴充足，涵养相火，相火则潜藏于肾中而不上僭。②肾气上升：肾阳鼓动肾阴，合化为肾气上升以济心，维持人体上下的协调。

（5）肾精、肾气、肾阴、肾阳的生理作用：肾精，为生命产生之本原，决定人体的生长发育与生殖，并能化髓充骨通脑。肾精不足常见不育不孕，小儿发育迟缓、囟门迟闭，或未老先衰，牙齿过早脱落，精神委顿，健忘恍惚等表现。

肾气由肾精化生，具有推动和调控人体的生长发育，使人具备生殖能力，促进与调节全身津液的代谢，并使肺吸入的清气下纳于肾以维持呼吸的深度的作用。同时，肾气还是人体防御功能的根本，肾气不足，可见发育迟缓、生殖能力低下、水肿尿少或尿失禁、遗精、滑精、虚喘，或卫外不固而易感冒等。

肾阴是肾气中具有凉润、宁静、抑制等作用的部分，肾阳是肾气中具有温煦、推动、兴奋等作用的部分。肾阴与肾阳协调共济，则合化为冲和之肾气，推动和调控肾的各种功能活动。若肾阴不足，不能制阳，则相火偏亢，出现潮热盗汗、五心烦热、性欲亢进、遗精或梦交、舌红少苔、脉细数等症。治当滋养肾阴，“壮水之主，以制阳光”。若肾阳虚衰，不能制阴，则虚寒内盛，出现畏寒肢冷、腰痛阴冷、性欲减退，或浮肿，或泄泻、夜尿频数、舌淡苔白、脉沉迟无力等症。治当温补肾阳，“益火之源，以消阴翳”。

［常考考点］肾的生理功能及其含义。

6. 命门的概念和功用　命门学说是研究命门的概念、形态、部位、功用，以及与脏腑之间关系的理论。

命门一词，最早见于《灵枢·根结》：“太阳根于至阴，结于命门。命门者，目也。”命门指眼睛。《难经》将命门始作为内脏，指右肾。

关于命门的功用，有主火、水火共主、非水非火为肾间动气之不同。明·赵献可认为命门即是真火，主持一身阳气。明·张介宾则强调了命门之中具有阴阳水火二气，从而发挥对全身的滋养、激发作用。明·孙一奎则认为命门在两肾中间，非水非火，只是存在着的一种元气发动之机，是一种生生不息造化之机枢而已。

历代医家虽对命门的形态、部位有不同见解，但对命门与肾息息相通的认识又是基本一致的。历代医家大多认为命门与肾同为五脏之本，内寓真阴真阳。因此，目前多数医家认为：肾阳即命门之火，肾阴即命门之水。肾阴、肾阳，即是真阴、真阳，或元阴、元阳。古代医家之所以称之“命门”，亦即“生命之门”，无非是强调肾气及肾阴、肾阳在生命活动中的重要性。

细目二　五脏之间的关系

【考点突破攻略】

要点

1. 心与肺的关系　心主血而肺主气，心主行血而肺主呼吸。心与肺的关系，主要表现在血液运行与呼吸吐纳之间的协同调节关系。

血液的正常运行，必须依赖于心气的推动，亦有赖于肺气的辅助。由于宗气具有贯心脉而司呼吸的生理功能，从而加强了血液运行与呼吸吐纳之间的协调平衡。因此，积于胸中的宗气是连接心之搏动和肺之呼吸的中心环节。

2. 心与脾的关系　心主血而脾生血，心主行血而脾主统血。心与脾的关系，主要表现在血液生成方面的相互为用及血液运行方面的相互协同。

3. 心与肝的关系　心与肝的关系，主要表现在行血与藏血以及精神调节两个方面。

（1）血液运行方面：心主行血，心为一身血液运行的枢纽。肝藏血，肝是贮藏血液、调节血量的重要脏器。两者相互配合，共同维持血液的正常运行。

（2）精神调节方面：心藏神，主宰意识、思维、情感等精神情志活动。肝主疏泄，调畅气机，维护情志的舒畅。心肝两脏，相互为用，共同维持正常的精神情志活动。

4. 心与肾的关系　心与肾在生理上的联系，主要表现为“心肾相交”。心肾相交的机理，主要从水火既济、精神互用、君相安位来阐发。

（1）水火既济：心居上焦属阳，在五行中属火；肾居下焦属阴，在五行中属水。在上者宜降，在下者宜升。升已而降，降已而升。心位居上，故心火（阳）必须下降于肾，使肾水不寒；肾位居下，故肾水（阴）必须上济于心，使心火不亢。肾无心火之温煦则水寒，心无肾阴之凉润则火炽。心与肾之间的水火升降互济，维持了两脏之间生理功能的协调平衡。

（2）精神互用：心藏神，肾藏精。精能化气生神，为气、神之源。神能控精驭气，为精、气之主。故积精可以全神，神清可以控精。

（3）君相安位：心为君火，肾为相火（命火）。君火在上，如日照当空，为一身之主宰；相火在下，系阳气之根，为神明之基础。命火秘藏，则心阳充足。心阳充盛，则相火亦旺。君火相火，各安其位，则心肾上下交济。

5. 肺与脾的关系　肺与脾的关系，主要表现在气的生成与水液代谢两个方面。

（1）气的生成：肺主呼吸，吸入自然界的清气。脾主运化，化生水谷之精并进而化为谷气。清气与谷气在肺中汇为宗气，宗气与元气再合为一身之气。一身之气的盛衰，主要取决于宗气的生成。

（2）水液代谢：肺气宣降以行水，使水液正常地输布与排泄。脾气运化，散精于肺，使水液正常地生成与输布。人体的水液，由脾气上输于肺，通过肺气的宣发肃降而布散周身及下输膀胱。肺脾两脏协调配合，相互为用，是保证津液正常输布与排泄的重要环节。

6. 肺与肝的关系　肺与肝的生理联系，主要体现在人体气机升降的调节方面。“肝生于左，肺藏于右”。肝气从左升发，肺气由右肃降。肝气以升发为宜，肺气以肃降为顺。此为肝肺气机升降的特点所在。肝升肺降，升降协调，对全身气机的调畅，气血的调和，起着重要的调节作用。

7. 肺与肾的关系　肺与肾的关系，主要表现在水液代谢、呼吸运动及阴阳互资三个方面。

（1）水液代谢：肺主行水，为水之上源。肾主水液代谢，为主水之脏。肺气宣发肃降而行水的作用，有赖于肾气及肾阴、肾阳的促进。肾气所蒸化的水液，有赖于肺气的肃降运动使之下归于膀胱。肺肾之气的协同作用，保证了体内水液输布与排泄的正常。

（2）呼吸运动：肺主气而司呼吸，肾藏精而主纳气。人体的呼吸运动，虽由肺所主，但亦需肾的纳气功能协助。只有肾精及肾气充盛，封藏功能正常，肺吸入的清气才能经过其肃降而下纳于肾，以维持呼吸的深度。

（3）阴阳互资：肺肾阴阳，相互资生。肺阴充足，下输于肾，使肾阴充盈。肾阴为诸阴之本，肾阴充盛，上滋于肺，使肺阴充足。肾阳为诸阳之本，能资助肺阳，推动津液输布，则痰饮不生，咳喘不作。

8. 肝与脾的关系 肝与脾的生理联系，主要表现在疏泄与运化的相互为用、藏血与统血的相互协调关系。

（1）饮食物消化：肝主疏泄，调畅气机，协调脾胃升降，并疏利胆汁，输于肠道，促进脾胃对饮食物的消化及对精微的吸收和转输。脾气健运，水谷精微充足，气血生化有源，肝得以濡养而使肝气冲和条达。

（2）血液运行：肝主藏血，调节血量。脾主生血，统摄血液。脾气健运，水谷精微充足，气血生化有源，肝得以濡养而使肝气冲和条达。肝脾相互协作，共同维持血液的正常运行。

9. 肝与肾的关系 肝肾之间的关系，有“肝肾同源”或“乙癸同源”之称。主要表现在精血同源、藏泄互用以及阴阳互滋互制等方面。

（1）精血同源：肝藏血，肾藏精，精血皆由水谷之精化生和充养，且能相互资生，故曰同源互化。

（2）藏泄互用：肝主疏泄，肾主封藏，二者之间存在着相互为用、相互制约的关系。肝气疏泄可促使肾气封藏有度，肾气闭藏可防肝气疏泄太过。疏泄与封藏，相反而相成，从而调节女子的月经来潮、排卵和男子的排精。

（3）阴阳互滋互制：肝气由肝血所化所养，内含肝阴与肝阳。肾气由肾精化生，内含肾阴与肾阳。不仅肝血与肾精之间存在着同源互化的关系，而且肝肾阴阳之间也存在着相互资养和相互制约的联系。

10. 脾与肾的关系 脾为后天之本，肾为先天之本。脾肾两者首先表现为先天与后天的互促互助关系。脾主运化水液，肾为主水之脏，脾肾的关系还表现在水液代谢方面。

（1）先天后天相互资生：脾主运化水谷精微，化生气血，为后天之本。肾藏先天之精，是生命之本原，为先天之本。脾的运化水谷，有赖于肾气及肾阴、肾阳的资助和促进，始能健旺。肾所藏先天之精及其化生的元气，亦赖脾气运化的水谷之精及其化生的谷气的不断充养和培育方能充盛。后天与先天，相互资生，相互促进。

（2）水液代谢：脾气运化水液功能的正常发挥，须赖肾气的蒸化及肾阳温煦作用的支持。肾主水液输布代谢，又须赖脾气及脾阳的协助，即所谓“土能制水”。脾肾两脏相互协同，共同主司水液代谢的协调平衡。

［常考考点］五脏之间的关系。

细目三　五脏与五体、五官九窍、五志五神、五液和季节的关系

【考点突破攻略】

要点

1. 五脏与五体的关系 五体是指脉、筋、肉、皮、骨五种形体组织。

（1）心在体合脉：指全身的血脉统属于心，由心主司。

（2）肺在体合皮：又称肺合皮毛。肺对皮毛的作用有二：一是肺气宣发，将卫气外输于皮毛，以发挥其“温分肉，充皮肤，肥腠理，司开阖”及防御外邪的作用；二是肺气宣发，将水谷精微和津液外输于皮毛，以发挥其濡养、滋润的作用。若肺津亏、肺气虚，既可致卫表不固而见自汗或易罹感冒，又可因皮毛失养而见枯槁不泽。皮毛对肺的作用也主要有二：一是皮毛宣散肺气，以调节呼吸。《内经》把汗孔称作“玄府”，又叫“气门”，是说汗孔不仅是排泄汗液之门户，而且是随着肺气宣发肃降进行体内外气体交换的场所。二是皮毛受邪，可内合于肺，如寒邪客表，卫气被遏，可见恶寒发热、头身疼痛、无汗、脉紧等症。若伴有咳喘等症，则表示病邪已伤及肺脏，故治疗外感表证时，解表与宣肺常同时并用。

（3）脾在体合肉：指脾气的运化与肌肉的壮实及其功能发挥之间有着密切的联系。全身的肌肉，都有赖于脾胃运化的水谷精微及津液的营养滋润，才能壮实丰满，并发挥其收缩运动。

（4）肝在体合筋：筋依赖肝血的濡养。肝血充足，筋得其养，才能运动灵活而有力，能耐受疲劳，并能较快地解除疲劳，故称肝为“罢极之本”。

（5）肾在体合骨，生髓：髓分骨髓、脊髓和脑髓，皆由肾精化生。肾藏精，精生髓，髓居于骨中称骨髓。骨的生长发育，有赖于骨髓的充盈及其所提供的营养。脊髓上通于脑，脑由髓聚而成，故称“脑为髓海”。肾精的盛衰，不仅影响骨骼的发育，而且影响脊髓及脑髓的充盈。故《素问・灵兰秘典论》说：“肾者，作强之官，伎巧出焉。”齿与骨同出一源，亦由肾精充养，故称“齿为骨之余”。

2. 五脏的外华 内在脏腑精气的盛衰及其功能的强弱，可显露于外在相应的体表组织器官。

（1）心之华在面：心血、心气的盛衰，可从面部的色泽表现出来。由于全身血气皆上注于面，故心的精气盛衰及其生理功能正常与否，可以显露于面部的色泽变化。

（2）肺之华在毛：由于肺气宣发，将输送于肺的津液和部分水谷之精向上向外布散于全身皮毛肌腠以滋养之，使之红润光泽。

（3）脾之华在唇：口唇的色泽可以反映脾精、脾气的盛衰。

（4）肝之华在爪：爪甲，包括指甲和趾甲，乃筋之延续，所以有"爪为筋之余"之说。爪甲亦赖肝血的濡养，因而肝血的盈亏，可以影响到爪甲的荣枯。而观察爪甲的荣枯，又可以测知肝血是否充足。

（5）肾之华在发：发的生长，赖血以养，故称"发为血之余"。但发的生机根源于肾，肾藏精，精化血，精血旺盛，则毛发粗壮而润泽。由于发为肾之外候，所以发之生长与脱落、润泽与枯槁，常能反映肾精的盛衰。

3. 五脏与五官九窍的关系 五脏的生理功能可通过相应官窍反映出来。

（1）心在窍为舌：又称心开窍于舌，指心之精气盛衰及其功能常变可从舌的变化得以反映。因而观察舌的变化可以了解心的主血脉及藏神功能是否正常。另外，《素问·金匮真言论》有"南方，赤色，入通于心，开窍于耳"的说法。

（2）肺开窍于鼻：鼻为呼吸道之最上端，通过肺系（喉咙、气管等）与肺相连，具有主通气和主嗅觉的功能。鼻的通气和嗅觉功能，都必须依赖肺气的宣发运动。喉为肺之门户，主司发音，有赖于肺津的滋养与肺气的推动。肺津充足，喉得滋养，或肺气充沛，宣降协调，则呼吸通畅，声音洪亮。若各种内伤或过用，耗损肺津、肺气，以致喉失滋养或推动，发音失常，出现声音嘶哑、低微，称为"金破不鸣"。若各种外邪袭肺，导致肺气宣降失常，郁滞不畅，出现声音嘶哑、重浊，甚或失音，称为"金实不鸣"。

（3）脾开窍于口：指人的食欲、口味与脾气的运化密切相关。脾的经脉"连舌本，散舌下"，舌又主司味觉，所以，食欲和口味都可反映脾的运化功能是否正常。

（4）肝在窍为目：目为视觉器官，具有视物的功能，故又称"精明"。目之所以能视物辨色，依赖肝血之濡养和肝气之疏泄的协调。肝的经脉上连目系，肝之血气循此经脉上注于目，使其发挥视觉作用。肝血充足，肝气调和，目才能正常发挥其视物辨色的功能。除肝之外，目的视物辨色还依赖于五脏六腑之精的濡养。《灵枢·大惑论》说："五脏六腑之精气，皆上注于目而为之精。精之窠为眼，骨之精为瞳子，筋之精为黑眼，血之精为络，其窠气之精为白眼，肌肉之精为约束。"后世在此基础上发展了"五轮"学说，为眼科疾病的辨证论治奠定了理论基础。

（5）肾在窍为耳及二阴：耳是听觉器官，耳的听觉灵敏与否，与肾精、肾气的盛衰密切相关。临床常以耳的听觉变化，作为判断肾精及肾气盛衰的重要标志，故说肾开窍于耳。二阴，指前阴和后阴。前阴是指排尿和生殖的器官，后阴是指排泄粪便的通道，都与肾精、肾气及肾阴、肾阳的关系密切。

4. 五脏与五志、五神的关系 情志活动由脏腑精气应答外在环境因素的作用所产生。脏腑精气是情志活动产生的内在生理学基础。

（1）五脏与五志

1）心在志为喜：喜，是心之精气对外界刺激的应答而产生的良性情绪反应。心精、心血、心气充沛，心阴、心阳协调，是产生喜乐情绪的内在基础。喜乐愉悦有益于心主血脉的功能。但喜乐过度则可使心神受伤，如《灵枢·本神》说："喜乐者，神惮散而不藏。"心为神明之主，不仅喜能伤心，而且五志过极均能损伤心神，所以《灵枢·邪气脏腑病形》说："愁忧恐惧则伤心。"

2）肺在志为忧（悲）：悲忧皆为人体正常的情绪变化或情感反映，由肺精、肺气所化生。过度悲哀或过度忧伤，又可损伤肺精、肺气，或导致肺气的宣降运动失调。

3）脾在志为思：思即思虑，属人体的情志活动。思虽为脾志，但与心神有关。故有"思出于心，而脾应之"之说。思虑过度，或所思不遂，最易妨碍脾气运化，致使脾胃之气结滞，脾气不能升清，胃气不能降浊，因而出现不思饮食、脘腹胀闷、头目眩晕等症。

4）肝在志为怒：怒是人在情绪激动时的一种情志变化，由肝血、肝气所化。一般来说，怒志人人皆有，一定限度内的情绪发泄对维持机体的生理平衡有重要的意义，但大怒或郁怒不解，对于机体是一种不良的刺激，可引起肝气上逆或肝气郁结的病机变化。

5）肾在志为恐：恐，是一种恐惧、害怕的情志活动。由肾精、肾气对外在环境的应答而产生，人人皆有。过度恐惧可伤肾精、肾气，出现二便失禁，甚则遗精、滑精等症。

（2）五脏与五神：所谓五神，指神、魂、魄、意、志。其属神志，分藏于五脏，总统于心，称之为五神。神志，主要是指人的精神、意识和思维活动。中医学将其概括为神、魂、魄、意、志及思、虑、智等。在中医学里，它们往往具有独特的含义并分属于不同的脏腑，体现了中医整体的、系统的观点。如《灵枢·本神》说："故生之来谓之精，两精相搏谓之神，随神往来者谓之魂，并精出入者谓之魄，所以任物者谓之心，心有所忆谓之意，意之所存谓之志，因志而存变谓之思，因思而远慕谓之虑，因虑而处物谓之智。"这段原文论述人的神志活动的整个过程，还强调了精气是神志活动的物质基础，而心是神志活动产生的主要脏器。

1）心与神："心藏脉，脉舍神"。神是对一切生命活动及其外在表现的高度概括，主要指人的精神、意识和思维活动，实际上神概括了人的高级生命活动。神产生的物质基础是精，而精是构成人体的原始物质。父母两性之精相互结合，构成了人体，神也随之产生了。

神与五脏中心的关系极为密切，神产生后，其活动的场所为心，并依靠心的气血作为物质基础，故《灵枢·本神》说："心藏脉，脉舍神。"

2）肝与魂："肝藏血，血舍魂"。魂是精神活动的一部分。中医学认为，魂是伴随神而产生并随神往来而进行的精神活动。魂之安藏，对神的活动具有辅助作用。正如《类经·藏象类》所说："魂之为言，如梦寐恍惚，变幻游行之境，皆是也。"

魂与五脏中肝的关系极为密切，以肝之精血为物质基础。如《灵枢·本神》说："肝藏血，血舍魂。"只有肝血充盈，魂才能安藏。若肝血亏虚，则魂不守舍，就会脱离于神，临床可见梦寐不安、梦游等症。中医常采用养肝血的方法进行治疗。

3）肺与魄："肺藏气，气舍魄"。魄是精神活动的组成部分。魄以肺的精气作为物质基础，其与身俱来，为人的某些本能的感觉及动作。如人初生即有的感觉、啼哭、吸吮，以及痛、痒感觉等，都属魄的范围。如《类经·藏象类》说："魄之为用，能动能作，痛痒由之而觉也。"

魄与五脏中肺的关系极为密切。魄在五脏中属肺，如《灵枢·本神》说："肺藏气，气舍魄。"魄的功能失常，主要表现为感觉迟钝、动作迟缓、反应不灵等。

4）脾与意："脾藏营，营舍意"。意是对某种事物具有忆念并准备实施的神志活动。如《类经·藏象类》说："一念之生，心有所向而未定者曰意。"

意与五脏中脾的关系密切，以脾的精气作为物质基础。如《灵枢·本神》说："脾藏营，营舍意。"意的功能失常，则主要表现为思维能力减退或意志消沉等。

5）肾与志："肾藏精，精舍志"。志是指对人的思维活动内容及经验的存记。即《灵枢·本神》所说的"意之所存谓之志"。

志与五脏中肾的关系极为密切，志的活动归属于肾，以肾的精气作为物质基础。故《灵枢·本神》说："肾藏精，精舍志。"志的功能失常，可出现意志薄弱及记忆力减退等。所以《灵枢·本神》又说："肾盛怒不止则伤志，志伤则喜忘其前言。"

此外，按《内经》的理论体系，人的神志活动还有思、虑、智等。思，即思考；虑，即在思考的基础上做长远的预测；智，即经过深思熟虑而做出正确决定的思维过程。思、虑、智与心、肝、脾的调控有直接的关系，同时肾和胆也参与了这些神志活动过程。

5. 五脏与五液的关系 五液包括汗、泪、涎、唾、涕，这些都是人体官窍正常的分泌液，其生成和代谢，又都依赖于脏腑的正常生理活动才得以进行。

（1）心在液为汗：指心精、心血为汗液化生之源。汗液的生成、排泄与心血、心神的关系密切。心主血脉，血液与津液同源互化，故又有"血汗同源""汗为心之液"之说。心又藏神，汗液的生成与排泄又受心神的主宰与调节。

（2）肺在液为涕：鼻涕由肺津所化，由肺气的宣发运动布散于鼻窍，有润泽鼻窍、防御外邪、利于呼吸的作用。肺津、肺气的作用是否正常，亦能从涕的变化中得以反映。

（3）脾在液为涎：涎为口津，即唾液中较清稀的部分，由脾精、脾气化生并转输布散。涎具有保护口腔、润泽口腔、助食物的咀嚼和消化的作用。

（4）肝在液为泪：泪由肝精、肝血所化。肝开窍于目，泪从目出，有濡润、保护眼睛的作用。

（5）肾在液为唾：唾，即唾液中较稠厚的部分，由肾精化生，经肾气的推动作用，沿足少阴肾经，从肾向上经过肝、膈、肺、肺系，直达舌下之金津、玉液二穴，分泌而出，有润泽口腔、滋润食物及滋养肾精的作用。

6. 五脏与季节的关系 五脏和自然界的四时阴阳相通应。

（1）心气通于夏：夏季气候炎热，在人体则心为火脏而阳气最盛，同气相求，故夏季与心相应。

（2）肺气通于秋：时令至秋，暑去而凉生，草木皆凋，人体肺脏主清肃下行，为阳中之少阴，同气相求，故与秋气相应。

（3）脾气与四时之外的“长夏”（夏至至处暑）相通应：长夏之季，气候炎热，雨水较多，天气下迫，地气上腾，湿为热蒸，蕴酿生化，万物华实，合于土生万物之象，而人体的脾主运化，化生精气血津液，以奉生身，类于“土爰稼穑”之理，故脾与长夏，同气相求而相通应。

另外，脾气通于四时，又称脾主四时。《素问·太阴阳明论》说：“脾者土也，治中央，常以四时长四脏，各十八日寄治，不得独主于时也。”提出脾主四季之末的各十八日，表明四时之中皆有土气，而脾不独主一时。人体生命活动的维持，依赖脾胃所化生的水谷精微的充养，心、肺、肝、肾的生理功能，赖脾气运化及其化生的精微物质的支持。脾气健运，则四脏得养，功能正常发挥，人体康健，正气充足，不易得病，既病也易于康复，即所谓“四季脾旺不受邪”。

（4）肝气通于春：春季为一年之始，阳气始生，自然界生机勃发，一派欣欣向荣的景象。人体之肝主疏泄，其气升发，恶抑郁而喜条达，为阴中之少阳，故与春气同气相求而相通应。

（5）肾气通于冬：冬季是一年中气候最寒冷的季节，一派霜雪严凝，冰凌凛冽之象。自然界的物类，则静谧闭藏以度冬时。人体中肾为水脏，有润下之性，藏精而为封藏之本，同气相求，故肾与冬气相通应。

［常考考点］五脏与五体、五官九窍、五志、五液和五时的关系。

【知识纵横比较】

五脏与五体、五官九窍、五志、五液和五时的关系

	心	肺	肝	脾	肾
五体	在体合脉	在体合皮	在体合筋	在体合肌肉	在体合骨
五华	其华在面	其华在毛	其华在爪	其华在唇	其华在发
五官九窍	开窍于舌	开窍于鼻	开窍于目	开窍于口	开窍于耳和二阴
五志	在志为喜	在志为悲忧	在志为怒	在志为思	在志为惊恐
五液	在液为汗	在液为涕	在液为泪	在液为涎	在液为唾
五时	夏	秋	春	长夏	冬

【例题实战模拟】

A1 型题

1. 心的主要生理功能是

A. 主藏血　B. 主神志　C. 主运化　D. 主统血　E. 主疏泄

2. 肺主气的功能取决于

A. 司呼吸　B. 宗气的生成　C. 全身气机的调节　D. 朝百脉　E. 主治节

3. 下列不属于脾的生理功能的是

A. 水谷的受纳和腐熟　B. 水谷精微的转输　C. 水液的吸收和转输

D. 脏器位置的维系　E. 血液的统摄

4. 肝主疏泄的基本生理功能是

A. 调畅情志活动　B. 调畅全身气机　C. 促进脾胃运化

D. 促进血行和津液代谢　E. 调节月经和精液的排泄

5. 肾中精气的主要生理功能是

A. 促进机体的生长发育　B. 促进生殖功能的成熟　C. 主生长发育和生殖

D. 化生血液的物质基础　E. 人体生命活动的根本

B1 型题

A. 心与脾　B. 心与肺　C. 肺与脾　D. 肺与肾　E. 肾与肝

6. 与正常生殖功能有关的脏是

7. 与正常呼吸功能有关的脏是

A. 心、肺　B. 心、肝　C. 肺、脾　D. 肺、肝　E. 肺、肾

8. 与气的生成关系最密切的是
9. 与呼吸运动关系最密切的是
【参考答案】
1. B 2. A 3. A 4. B 5. C 6. E 7. D 8. C 9. E

第七单元 六 腑

细目一 六腑的生理功能

【考点突破攻略】

要点

六腑，即胆、胃、小肠、大肠、膀胱、三焦六个脏器的总称。其共同生理特点是传化物而不藏，实而不能满。后世医家将此概括为“六腑以通为用”。

1. 胆的生理功能 胆位于右胁腹腔内，与肝紧密相连，附于肝之短叶间。胆为中空的囊状器官，内盛胆汁，因胆汁清静，称为“精汁”，故《灵枢·本输》称胆为“中精之腑”，亦有医家将其称为“中清之腑”。胆为中空器官而类腑，其内盛的胆汁应适时排泄，具有“泻而不藏”的特性，故胆为六腑之一；又因其内盛精汁，与六腑传化水谷、排泄糟粕有别，故又属奇恒之腑。胆的生理功能主要有两个方面。

（1）贮藏和排泄胆汁：胆汁来源于肝，由肝之余气凝聚而成。胆汁生成后，进入胆腑，由胆腑浓缩并贮藏。贮藏于胆腑的胆汁，在肝气的疏泄作用下排泄而注入肠中，以促进饮食水谷的消化和吸收。

（2）主决断：指胆具有判断事物、作出决定的作用。胆的这一作用对于防御和消除某些精神刺激的不良影响，以维持精气血津液的正常运行和代谢，确保脏腑之间的协调关系，有着极为重要的意义。所以《素问·灵兰秘典论》说：“胆者，中正之官，决断出焉。”

［常考考点］胆的生理功能及其含义。

2. 胃的生理功能与生理特性 胃位于腹腔之内，横膈膜以下，上接食管，下连小肠。胃又称“胃脘”，分为上、中、下三部。上部为上脘，包括贲门；下部为下脘，包括幽门；上下脘之间为中脘，包括胃体。其中贲门上接食管，幽门下连小肠。

（1）生理功能：①主受纳水谷：指胃气具有接受和容纳饮食水谷的作用。饮食入口，经过食管（咽）进入胃中，在胃气的通降作用下，由胃接受和容纳，暂存于其中，故胃有“太仓”“水谷之海”之称。②主腐熟水谷：指胃气将饮食物初步消化，并形成食糜的作用。容纳于胃中的饮食物，经过胃气的磨化和腐熟作用后，精微物质被吸收，并由脾气转输而营养全身，未被消化的食糜则下传于小肠作进一步消化。经过胃的腐熟，水谷才能游溢出人体所需要的精微物质，人的气血才能充盛，脏腑组织才能得到水谷精微的充养而发挥其各自的生理功能，故又称胃为“水谷气血之海”“五脏六腑之海也”。如胃火亢盛，腐熟作用亢进，表现为吞酸嘈杂、消谷善饥等。胃的腐熟作用减退，可见胃脘部胀满疼痛，食欲不振，甚或饮食停滞等。

（2）生理特性：①胃气下降：指胃气的向下通降运动以下传水谷及糟粕的生理特性。胃气下降，主要体现于饮食物的消化和糟粕的排泄过程中：一是饮食物入胃，胃容纳而不拒之；二是经胃气腐熟作用而形成的食糜，下传小肠作进一步消化；三是食物残渣下移大肠，燥化后形成粪便；四是粪便有节制地排出体外。②喜润恶燥：指胃当保持充足的津液以利饮食物的受纳和腐熟。胃的受纳腐熟，不仅依赖胃气的推动和蒸化，亦需胃中津液的濡润。胃中津液充足，则能维持饮食水谷的受纳腐熟和胃气的通降下行。

（3）胃津、胃气、胃阴、胃阳的生理作用：胃津，即胃中津液。含义有二：一指胃中分泌的津液及摄入的水饮，有滋润胃腑、促进胃气向下运动及有助于饮食物受纳和腐熟等作用。胃津不足则滋润作用减退，可出现纳呆食少、饥不欲食、口燥咽干、大便干结等。二是泛指水谷精微，如《素问·厥论》所谓“脾主为胃行其津液者也”，其津液即指水谷之精。

胃气的含义，主要有以下四点：一是指推动胃的运动以发挥受纳腐熟水谷作用的一类精微物质，是一身之气分布到胃的部分。二是指脾气与胃气的合称，又称为“中气”。中气的盛衰影响着整个消化系统的功能，关系着机体的营养来源，乃至于人体生命活动的强弱与存亡。三是指水谷之气，即水谷之精化生的气，简称谷气。谷气是一身之气的重要组成部分，谷气充则五脏之气足，故有“胃为五脏之本”之说。谷气充盛，随脉运行，则脉见从容和缓、节律一致之象，所谓脉有“胃气”。脉中胃气的强弱有无，对判断病情预后有着重要价值，故《素问·平人气象论》说：“人以水谷为本，故人绝水谷则死，脉无胃气亦死。”四是指代一身之气或正气。如李杲、张介宾等都视胃气为一身之气或正气。胃阴、胃阳都是胃气（上述第一义）的一部分：胃阴为胃气中具有凉润、抑制作用的部分，胃阳为胃气中具有温煦、推动作用的部分，二者相辅相成，对立统一，共同完成胃气的受纳、腐熟水谷的生理作用。胃阴不足，凉润、抑制作用减退，可出现胃脘嘈杂、隐隐灼痛、干呕、呃逆、舌红少苔、脉细数等症。胃阳虚弱，温煦、推动作用减退，可出现腹胀脘冷、喜食热饮、食欲减退、呕逆、舌淡苔白、脉沉缓等症。

［常考考点］胃的生理功能及其含义。

3. 小肠的生理功能 小肠位于腹中，其上口与胃在幽门相接，下口与大肠在阑门相连。小肠的生理功能有：

（1）主受盛化物：表现于以下两个方面：一是小肠接受由胃腑下传的食糜而盛纳之，即受盛作用。小肠承受适时下降的经过胃初步腐熟的饮食物，并在小肠内停留一定的时间，以便进一步充分的消化和吸收。二是由脾气对小肠中的食糜进一步消化，化为精微和糟粕两部分，即化物作用。故《素问·灵兰秘典论》说：“小肠者，受盛之官，化物出焉。”若小肠的受盛失常，可见腹部胀闷疼痛。如化物失常，可致消化、吸收障碍，出现消化不良、腹泻便溏，甚或完谷不化等。

（2）主泌别清浊：指小肠中的食糜在进一步消化的过程中，随之分为清浊两部分：清者，即水谷精微和津液，由小肠吸收，经脾气的转输至全身；浊者，即食物残渣和部分水液，经胃和小肠之气的作用通过阑门传送到大肠。

（3）小肠主液：指小肠在吸收谷精的同时，吸收了大量的津液。小肠吸收的津液与谷精合为水谷之精，由脾气转输到全身，其中部分津液经三焦下渗膀胱，成为尿液生成之源。如《类经·藏象类》说：“小肠居胃之下，受盛胃中水谷而分清浊，水液由此而渗于前，糟粕由此而归于后，脾气化而上升，小肠化而下降，故曰化物出焉。”临床上，以“利小便所以实大便”的方法治疗泄泻，就是“小肠主液”理论的具体应用。

［常考考点］小肠的生理功能及其含义。

4. 大肠的生理功能 大肠居腹中，其上口在阑门与小肠相接，其下端连肛门，是一个管腔性器官。大肠的主要生理功能有：

（1）主传化糟粕：大肠将食物残渣经过燥化变成粪便，并将粪便传送至大肠末端，经肛门有节制地排出体外。《素问·灵兰秘典论》说：“大肠者，传导之官，变化出焉。”大肠的传化糟粕，实为对小肠泌别清浊的承接，并与胃气的通降、肺气的肃降、脾气的运化、肾气的推动和固摄作用相关。

（2）大肠主津：指大肠接受食物残渣，吸收津液，使之形成粪便，即所谓燥化作用。大肠吸收食物残渣中的津液，由脾气转输全身，部分津液经三焦下渗于膀胱，成为尿液生成之源。由于大肠参与体内的津液代谢，故说“大肠主津”。大肠主津的功能失常，津液不得吸收，与糟粕俱下，可出现肠鸣、腹痛、泄泻等症。若大肠实热，消烁津液，或大肠津亏，肠道失润，又会导致大便秘结不通。

［常考考点］大肠的生理功能及其含义。

5. 膀胱的生理功能 膀胱位于小腹部，下有尿道，开口于前阴。膀胱的主要生理功能有：

（1）汇聚水液：人体的津液通过肺、脾、肾等脏腑的作用，布散至全身脏腑形体官窍，发挥其滋养濡润作用。其代谢后的浊液则下归于膀胱，胃、小肠、大肠中的部分津液由脾吸收后，经三焦之腑渗入膀胱，成为尿液生成之源。因此，膀胱是水液汇聚之处，故《灵枢》称之为“津液之腑”。《素问·灵兰秘典论》说：“膀胱者，州都之官，津液藏焉。”汇聚于膀胱中的水液，经肾气和膀胱之气的蒸化作用，其清者上输于脾，重新参与津液代谢，而剩余者则留于膀胱为尿。

（2）贮存和排泄尿液：膀胱中尿液的贮存和排泄，由肾气及膀胱之气的激发和固摄作用调节。肾气及膀胱之气的激发与固摄作用协调，则膀胱开阖有度，尿液可及时地从溺窍排出体外。若肾气与膀胱之气的激发与固摄作用失调，膀胱开阖失权，既可出现小便不利或癃闭，又可出现尿频、尿急、遗尿、小便不禁等。故《素问·宣明五气》说：“膀胱不利为癃，不约为遗尿。”此外，由于膀胱通过尿道与外界直接相通，故湿热邪气易从外直接侵入膀胱，引起膀胱湿热蕴结，气化不利之膀胱湿热证，主要表现为尿频、尿急、尿痛，甚或可见血尿等症。

［常考考点］膀胱的生理功能及其含义。

6. 三焦的概念和生理功能 三焦是上焦、中焦、下焦的合称。三焦概念有六腑三焦、部位三焦与辨证三焦的不同。

（1）六腑三焦：三焦作为六腑之一，位于腹腔中，与其他五腑相同，有着特定形态结构与生理功能。

三焦的形态结构，据多年来的研究和考证，大多认为是腹腔中的肠系膜及大小网膜、淋巴管道等组织。这些组织充填于腹腔脏腑之间，能通透津液，为津液自胃肠渗入于膀胱的通道，与六腑中空有腔的形态结构特点相符。《灵枢·经脉》说"三焦手少阳之脉……下膈，循属三焦"，"心主手厥阴心包络之脉……下膈，历络三焦"，也说明三焦是位于腹腔中的实体性脏器。

六腑三焦的主要生理功能是疏通水道，运行津液。《素问·灵兰秘典论》说："三焦者，决渎之官，水道出焉。"津液自胃肠经三焦下渗膀胱，三焦水道通畅，则津液源源不断渗入膀胱，成为尿液生成之源。《灵枢·本输》说："三焦者，中渎之府也，水道出焉，属膀胱。"

（2）部位三焦：三焦作为人体上中下部位的划分，源于《灵枢·营卫生会》的"上焦如雾，中焦如沤，下焦如渎"之论，与《难经·三十八难》所谓"有名而无形"的三焦相通。部位三焦，包含了上至头、下至足的整个人体，已经超出了实体六腑的概念。张介宾等医家将其称之为"孤府"。

部位三焦的总体生理功能有二：一是通行诸气，即部位三焦是一身之气上下运行的通道。肾精化生的元气，自下而上运行至胸中，布散于全身。胸中气海的宗气，自上而下达于脐下，以资先天元气。诸气运行输布于周身，皆以三焦为通道。故《难经·六十六难》说："三焦者，原气之别使也。"《难经·三十八难》指出三焦"有原气之别焉，主持诸气"。二是运行津液，即部位三焦是全身津液上下输布运行的通道。全身津液的输布和排泄，是在肺、脾、肾等脏腑的协同作用下完成的，但必须以三焦为通道。三焦水道不利，肺、脾、肾等脏腑输布调节津液代谢的作用则难以实现，所以又把津液代谢的协调平衡状态，称作"三焦气化"。

上中下三焦部位的划分及其生理特点如下：

1）上焦：横膈以上的胸部，包括心、肺两脏，以及头面部。"上焦如雾"（《灵枢·营卫生会》）作为其生理特点，是对心肺输布营养至全身的作用和形式的形象描写与概括，喻指上焦宣发卫气，敷布水谷精微和津液，如雾露之灌溉。如《灵枢·决气》说："上焦开发，宣五谷味，熏肤、充身、泽毛，若雾露之溉，是谓气。"

2）中焦：在横膈以下、脐以上的脘腹部，包括脾胃、肝胆等脏腑。"中焦如沤"（《灵枢·营卫生会》）作为其生理特点，是对脾胃、肝胆等脏腑的消化饮食物的作用和形式的形象描写与概括，喻指中焦消化饮食物，如发酵酿造之过程。如《灵枢·营卫生会》说："中焦……此所受气（通'氣'，指饮食物）者，泌糟粕，蒸津液，化其精微，上注于肺脉。"《灵枢·决气》说："中焦受气（通'氣'）取汁，变化而赤是谓血。"

就解剖位置而言，肝胆属中焦，《内经》的脉法以及《脉经》等，均以肝应左关而属于中焦。就功能联系而言，肝肾同源，肾居下焦，故肝从肾又属下焦。明清温病学以"三焦"作为辨证纲领，将外感热病后期出现的精血亏虚和动风病证，归于"下焦"的范围，即以肝属下焦。

3）下焦：脐以下的部位，包括小肠、大肠、肾、膀胱、女子胞、精室等脏腑。"下焦如渎"（《灵枢·营卫生会》）作为其生理特点，是对小肠、大肠、肾和膀胱的排泄糟粕的作用和形式的描写与概括，喻指肾、膀胱、大肠等脏腑排泄二便，如沟渠之通导。

（3）辨证三焦：既非六腑三焦，亦非部位三焦，而是温病发生发展过程中由浅及深的三个不同病理阶段。究其概念的来源，则可能是由部位三焦的概念延伸而来。

［常考考点］三焦的生理功能及其含义。

细目二　五脏与六腑之间的关系

【考点突破攻略】

要点

脏与腑的关系，即是脏腑阴阳表里相合的关系。五脏属阴，六腑属阳；五脏为里，六腑为表。脏腑之间之所以构成这种紧密关系，主要根据有以下几方面：①经脉属络：即属脏的经脉络于所合之腑，属腑的经脉络于所合之脏。如手太阴肺经属肺络大肠，手阳明大肠经属大肠络肺。肺与大肠构成脏腑表里关系，手太阴经与手阳明经则构成表里经。其他脏腑依此类推。②生理配合：六腑功能受五脏之气的支持和调节，五脏功能也有赖于六腑的配合。如肺气肃降，有利于大肠的传导，而大肠的传导也有助于肺气的肃降。③病理相关：脏病可影响到其相合的腑，腑病也可影响其相合的脏。如心经有热，可以循经下移于小肠，小肠火亦可循经上扰于心等。因此，在治疗上，相应的就有脏病治腑、腑病治脏、脏腑同治诸法。

1. 心与小肠的关系 心与小肠通过手少阴经与手太阳经的相互属络构成表里关系。

生理上，心主血脉，心阳之温煦，心血之濡养，有助于小肠的化物等功能。小肠化物，泌别清浊，清者经脾上输心肺，化赤为血，以养心脉，即《素问·经脉别论》所谓"浊气归心，淫精于脉"。

病理上，心经实火，可移热于小肠，引起尿少、尿赤涩刺痛、尿血等小肠实热的症状。反之，小肠有热，亦可循经上熏于心，可见心烦、舌赤糜烂等症状。此外，小肠虚寒，化物失职，水谷精微不生，日久可出现心血不足的病证。

2. 肺与大肠的关系 肺与大肠通过手太阴经与手阳明经的相互属络构成表里关系。

在生理上，肺气的下降可以推动大肠的传导，有助于糟粕下行。而大肠传导正常，腑气通畅，亦有利于肺气的下降。

在病理上，肺失清肃，津液不能下达，大肠失润，传导失常，可见大便干结难下。若肺气虚弱，推动无力，大肠传导无力，可见大便困难，中医称之为"气虚便秘"。反之，若大肠腑气不通，传导不利，则肺气壅塞而不能下降，出现胸闷、咳喘、呼吸困难等，是谓上窍不通则下窍不利，下窍不利则上窍为之闭塞。在治疗中，常通过通腑泄热治疗肺热咳喘，亦常采用宣降肺气治疗大肠腑气不通。

3. 脾与胃的关系 脾与胃以膜相连，通过足太阴经与足阳明经的相互属络而构成表里关系。脾与胃在生理上密切配合，共同完成饮食物的消化吸收。

（1）纳运相成：脾主运化，胃主受纳，受纳与运化相辅相成，二者一纳一运，紧密配合，完成饮食物的消化吸收。正如《景岳全书》所说："胃司受纳，脾司运化，一运一纳，化生精气。"在病理上，胃之受纳失常则脾之运化不利，脾失健运则胃纳失常，出现恶心呕吐、脘腹胀满、不思饮食等，称为"脾胃不和"。

（2）升降相因：脾气主升，以升为顺；胃气主降，以降为和。脾气主升，将水谷精微输布于头目心肺；胃气主降，将水谷下降于小肠而泌别清浊，糟粕并得以下行。脾胃之气，升降相因，相反相成，饮食物得以正常的消化吸收。在病理上，脾气不升，水谷夹杂而下，出现泄泻，甚则完谷不化。胃气不降反而上逆，可见恶心呕吐、呃逆嗳气。故《素问·阴阳应象大论》说："清气在下，则生飧泄；浊气在上，则生䐜胀。"

（3）燥湿相济：脾为阴脏，喜燥而恶湿；胃为阳腑，喜润而恶燥。正如《临证指南医案》所说："太阴湿土，得阳始运；阳明燥土，得阴自安。以脾喜刚燥，胃喜柔润故也。"脾易生湿，得胃阳以制之，使脾不至于湿；胃易生燥，得脾阴以制之，使胃不至于燥。脾胃阴阳燥湿相济是保证两者纳运、升降协调的必要条件。病理上，脾属阴，阳气易损；胃属阳，津液和阴气易伤。如湿困脾运，可导致胃纳不振；胃津不足，亦可影响脾气运化。脾湿则其气不升，胃燥则其气不降，可见中满痞胀、排便异常等症。

4. 肝与胆的关系 胆附于肝，通过足厥阴经与足少阳经的互为属络构成表里关系。

（1）同司疏泄：肝主疏泄，分泌胆汁。胆附于肝，藏泄胆汁。两者协调合作，疏利胆汁于小肠，帮助脾胃消化饮食物。肝气疏泄正常，促进胆汁的分泌和排泄，而胆汁排泄无阻，又有利于肝气疏泄的正常发挥。病理上，若肝气郁滞，可影响胆汁疏利。胆腑郁热，也可影响肝气疏泄，最终均可导致肝胆气滞、肝胆湿热，或郁而化火、肝胆火旺之证。

（2）共主勇怯：《素问·灵兰秘典论》说："肝者，将军之官，谋虑出焉；胆者，中正之官，决断出焉。"胆主决断与人的勇怯有关，而决断又基于肝之谋虑。肝胆相互配合，情志活动正常，处事果断，如《类经·藏象类》说："胆附于肝，相为表里，肝气虽强，非胆不断。肝胆相济，勇敢乃成。"实际上，肝胆共主勇怯是以两者同司疏泄为生理学基础。病理上，若肝胆气滞，或胆郁痰扰，均可导致情志抑郁或惊恐胆怯等病证。

5. 肾与膀胱的关系 肾与膀胱通过足少阴经与足太阳经的相互属络构成了表里关系。

生理上，肾为主水之脏，开窍于二阴；膀胱为津液之腑。肾与膀胱相互协作，共同完成尿液的生成、贮存与排泄。膀胱的汇聚水液及贮尿排尿，取决于肾气的盛衰。肾气充足，蒸化及固摄作用正常发挥，则尿液正常生成，贮于膀胱并有度地排泄。膀胱贮尿排尿有度，也有利于肾气的主水作用。

病理上，若肾气虚弱，蒸化无力，或固摄无权，可影响膀胱的汇聚水液及贮尿排尿，而见尿少、癃闭或尿失禁。膀胱湿热，或膀胱失约，也可影响到肾气的蒸化和固摄，出现尿液排泄异常。

［常考考点］脾与胃的关系可概括为纳运相成、升降相因、燥湿相济。

【知识纵横比较】

胃与小肠生理功能的比较

	共同点	不同点		
		接受	加工	运输
胃	功能均是三步：接受→加工→运输	受纳	腐熟	通降
小肠		受盛	化物	泌别清浊

小肠与大肠生理功能的比较

	津液代谢方面	《素问·灵兰秘典论》
小肠	小肠主液	小肠者，受盛之官，化物出焉
大肠	大肠主津	大肠者，传导之官，变化出焉

【例题实战模拟】

A1 型题

1. 下列属于胃的生理功能的是

A. 水谷精微的转输　B. 水谷的受纳和腐熟　C. 水液的吸收和转输

D. 脏器位置的维系　E. 血液的统摄

2. 利小便而实大便的理论依据是

A. 脾主运化　B. 肺主通调水道　C. 小肠主受盛　D. 小肠主化物　E. 小肠主泌别清浊

3. 大肠的主要生理功能是

A. 受盛　B. 传化糟粕　C. 化物　D. 泌别清浊　E. 通行元气

4. 被称为“决渎之官”的是

A. 胆　B. 胃　C. 三焦　D. 小肠　E. 膀胱

B1 型题

A. 肺与大肠　B. 肾与膀胱　C. 心与肾　D. 肺与肝　E. 脾与胃

5. 脏腑关系中，被称为“燥湿相济”的是

6. 脏腑关系中，被称为“纳运相得”的是

【参考答案】

1. B　2. E　3. B　4. C　5. E　6. E

第八单元　奇恒之腑

奇恒之腑，包括脑、髓、骨、脉、胆、女子胞六个脏器组织。它们在形态上类腑，但其功能上似脏，主贮藏精气，与六腑传化水谷有别，故称之为奇恒之腑，亦即有别于六腑的腑。如《素问·五脏别论》所说：“脑、髓、骨、脉、胆、女子胞，此六者，地气之所生也，皆藏于阴而象于地，故藏而不泻，名曰奇恒之腑。”

细目一　脑

【考点突破攻略】

要点

脑位于头部的颅腔之内，为髓汇聚之处，故《灵枢·海论》说：“脑为髓之海。”《素问·五脏生成》说：“诸髓者，皆

属于脑。”

1. 脑的生理功能

（1）主宰生命活动：脑为神明之所出，称为“元神之府”（《本草纲目》），是生命的枢机，主宰人体的生命活动。

（2）主司感觉运动：人的感官位于头部，与脑相通，依赖脑髓的充养才能发挥感觉功能，脑主元神，神能驭气，各类感觉随气运行于诸筋百节，调控肢体运动。脑髓充盈，则视物精明，听力正常，嗅觉灵敏，感觉无碍，运动如常，轻劲多力。

（3）主司精神活动：人的精神活动，包括思维、意识和情志活动等，都是客观外界事物反映于脑的结果。思维意识是精神活动的高级形式，是“任物”的结果。脑为髓海，主人的思维、意识和记忆，是精神活动的枢纽。

2. 脑与脏腑精气的关系 脑的生理病理统归于心而分属于五脏。心是君主之官，五脏六腑之大主，神明之所出，故将人的意识、思维及情志活动统归于心，称之曰“心藏神”。但又把神分为神、魂、魄、意、志五种不同的表现，分别由心、肝、肺、脾、肾五脏主司，即所谓“五神脏”。如《素问·宣明五气》说：“心藏神，肺藏魄，肝藏魂，脾藏意，肾藏志。”脑的功能与五脏密切相关，五脏之精充盈，五脏之气畅达，才能化养五神并发挥其生理功能。

［常考考点］脑为髓海，主宰生命活动。脑为“元神之府”。

细目二　女子胞

【考点突破攻略】

要点

女子胞，又称胞宫、胞脏、子宫、子脏等。女子胞位于小腹部，膀胱之后，直肠之前，通过阴道与外界相通，是女性的生殖器官。男子之胞称为“精室”。

1. 女子胞的生理功能

（1）主持月经：月经，又称月信、月事、月水，是女子天癸来至后周期性子宫出血的生理现象。健康女子，约到14岁，天癸至，生殖器官发育成熟。子宫发生周期性变化，约1个月（28天）周期性排血一次，即月经开始来潮。到49岁左右，天癸竭绝，月经闭止。月经周期中还要排卵一次。月经的产生，是脏腑经脉气血及天癸作用于胞宫的结果。胞宫的形态与功能正常与否直接影响月经的来潮，所以胞宫有主持月经的作用。

（2）孕育胎儿：胞宫是女性孕育胎儿的器官，女子在发育成熟后，月经应时来潮。经后便要排卵，因而有受孕生殖的能力。此时，两性交媾，两精相合，就构成了胎孕。女子在其受孕后，女子胞即成为孕育胎儿的场所。此时，女子胞停止排泄月经，全身的气血，有相当一部分输送到胞宫，保护胎元，促进胎儿的发育，直至分娩。故《类经》说：“女子之胞，子宫是也，亦以出纳精气而成胎孕者为奇。”

［常考考点］女子胞的功能是排泄月经和孕育胎儿。

2. 女子胞与脏腑经脉的关系

（1）与天癸的关系：天癸，是肾精、肾气充盈到一定程度时体内出现的一种精微物质，有促进生殖器官发育成熟、女子月经来潮及排卵、男子精气溢泻，因而具备生殖能力的作用。如《素问·上古天真论》说：“女子二七而天癸至，任脉通，太冲脉盛，月事以时下，故有子……七七，任脉虚，太冲脉衰少，天癸竭，地道不通，故形坏而无子也。”可见，肾精、肾气的盛衰，对天癸的来至、女子生殖器官的发育和生殖能力的维持，具有决定性的作用。

（2）与经脉的关系：女子胞与冲、任、督、带及十二经脉，均有密切关系。其中与冲脉和任脉联系最紧密。冲、任二脉，同起于胞中，冲脉与肾经并行且与阳明经相通，能调节十二经气血，与女子月经排泄关系密切，有“冲为血海”“冲为十二经脉之海”之称。任脉与足三阴经相会，能调节全身阴经，为“阴脉之海”。任脉又与胎儿孕育密切相关，故有“任主胞胎”之称。

（3）与脏腑的关系：女子以血为本，经水为血液所化，月经的来潮和周期，以及孕育胎儿，均离不开气血的充盈和血液的正常运行。而心主血，肝藏血，脾胃为气血生化之源又主统血，肾藏精，关乎天癸，且精能化血，肺主气，朝百脉而输精微，诸脏分司血的生化、统摄与调节等，故脏腑安和，血脉流畅，血海充盈，则经候如期，胎孕乃成。五脏之中，女子胞与心、肝、脾、肾的关系尤为密切。

［常考考点］女子胞与脏腑、经脉的关系。

【例题实战模拟】

A1 型题

1. 下列被称为“元神之府”的是

A. 脑　B. 髓　C. 骨　D. 脉　E. 胆

2. 下列与女子胞功能无关的是

A. 肾　B. 肝　C. 脾　D. 肺　E. 心

3. 下列经脉中与女子胞关系最密切的是

A. 足三阴经　B. 阴阳跷脉　C. 冲任二脉　D. 阴阳维脉　E. 任督二脉

【参考答案】

1. A　2. D　3. C

第九单元　精、气、血、津液、神

细目一　精

【考点突破攻略】

要点

1. 人体之精的概念　精，是由禀受于父母的生命物质与后天水谷精微相融合而形成的一种精华物质，是人体生命的本原，是构成人体和维持人体生命活动的最基本物质。《素问 · 金匮真言论》说：“夫精者，身之本也。”

人体之精的概念与古代哲学中的精概念有严格的区别：人体之精是人体生命的本原，古代哲学的精是宇宙万物的生成本原。

人体之精，有狭义之精、广义之精和一般意义之精之分：狭义之精，特指具有繁衍后代作用的生殖之精，是精的本始含义。广义之精，指一切构成人体和维持人体生命活动的液态精华物质，如先天之精、水谷之精、生殖之精、脏腑之精以及血、津液等，都属广义之精范畴。一般意义的精，即通常所说的先天之精、水谷之精、生殖之精、脏腑之精，不包含血、津液。

2. 人体之精的生成　精气学说认为万物的本原是精气，生命现象的本质是精气，生命过程就是精气的运动过程。故天地自然的物质性，决定着生命过程的物质性。新生命的产生，乃是由于精气凝聚而成，同时，精气亦维持着生命活动的全过程，故精气一旦离散，则生命活动亦随之终止。因而，人之生命始于精气之聚合，而终于精气之散失，从而说明了生命过程的物质性。精气也是生成人类的原始精微物质。

人体之精，是构成人体和维持人体生长发育及各种功能活动的基本物质。中医学认为人体之精藏于肾，包括“先天之精”和“后天之精”两部分。

先天之精来源于父母，是禀受于父母的生殖之精。它与生俱来，是构成胚胎发育的原始物质。人出生后，这种精藏于肾，成为繁衍下一代的物质基础。所以有人又将先天之精称为“生殖之精”。后天之精来源于脾胃，是胎儿出生以后，通过脾胃的运化功能从饮食物摄取来的精微物质。它是维持人体脏腑组织器官功能的物质基础，具有滋养脏腑的功能，故有人又称之为“脏腑之精”。正如《素问 · 上古天真论》所说：“肾者主水，受五脏六腑之精而藏之。”“先天之精”与“后天之精”虽然来源与功能有异，但均同归于肾，二者之间存在着相互依存、相互为用的关系。“先天之精”的存在以及所产生的激发、推动作用，为“后天之精”的摄取提供了物质基础和前提条件，而“后天之精”又不断地充养“先天之精”，使之经常保持充盛而不枯竭，保持长久的活力。它们之间的这种关系，可概括为“先天生后天，后天养先天”。

此外，人体之精血可以相互化生，如《诸病源候论》说：“肾藏精，精者，血之所成也。”故肾精充盛与血液充盈也密切相关。

综上所述，人体之精的生成与全身脏腑经络功能的协调和旺盛，尤其是脾胃运化功能的正常、肾所藏精的充盛以及气血的充盈直接相关。

[常考考点]人体之精的生成与脾胃运化功能的正常、肾所藏精的充盛以及气血的充盈直接相关。

3. 人体之精的功能

(1)繁衍生命：由先天之精与后天之精合化而生成的生殖之精，具有繁衍生命的作用。由于具有遗传功能的先天之精主要藏于肾，并且五脏六腑之精都可资助藏于肾的先天之精，故生殖之精实由肾精化生。

(2)濡养作用：精能滋润濡养人体各脏腑形体官窍。先天之精与后天之精充盛，则脏腑之精充盈，肾精也充盛，因而全身脏腑组织官窍得到精的濡养，各种生理功能得以正常发挥。

(3)化血作用：一是精可以转化为血，是血液生成的来源之一。二是精作为精微的生命物质，既可单独存在于脏腑组织中，也可不断地融合于血液中。如心精一般融入心血中，肝精一般融入肝血中以发挥其濡养作用。

(4)化气作用：先天之精可以化生先天之气(元气)，水谷之精可以化生谷气，再加上肺吸入的自然界清气，综合而成一身之气。精是气的化生本原。

(5)化神作用：精是神化生的物质基础之一。神是人体生命活动的主宰及其外在总体现。其产生离不开精这一基本物质。只有积精，才能全神，这是生命存在的根本保证。反之，精亏则神疲，精亡则神散，生命休矣。

[常考考点]人体之精的功能。

4. 人体之精的分类

(1)先天之精与后天之精：人体之精从生成来源来说，有先天之精与后天之精之分。先天之精禀受于父母，源于父母的生殖之精，是构成胚胎的原始物质，是生命产生的本原。后天之精源于饮食水谷，由脾胃等脏腑吸取饮食精华而产生，是维持人体生命活动的重要物质。先天之精为基础，后天之精为补充，二者相辅相成，使一身之精生成有源，逐渐充盛。

(2)生殖之精：生殖之精源于肾精，在天癸的促发下由肾藏的先天之精在水谷之精的资助充养下合化而成，起着繁衍后代的作用。人们在生殖活动过程中，通过生殖之精的交合将生命物质遗传给下一代。男女双方生殖之精结合成为胚胎，产生了新的生命体。

(3)脏腑之精：一身之精分藏于脏腑，成为脏腑之精。脏腑之精，指脏腑所藏的具有濡养、滋润本脏腑及其所属的形体、官窍等作用的液态精华物质。各脏腑之精都由先天之精与后天之精相融合而成，其中肾精主要由先天之精构成，而心、肺、脾、肝四脏之精主要由后天之精构成。

各脏腑之精具有不同的存在形式及生理作用：心精的概念源于《素问·大奇论》，心精与心血相融合贮存于心内，起到濡养心脏、血脉和心神的作用。肝精与肝血融合贮存于肝内，发挥濡养肝脏及筋目的作用。肺精的概念源于《素问·经脉别论》"输精于皮毛"之论。肺精与脾转输至肺的水谷之精和津液融合贮藏于肺中，具有滋养肺脏及皮毛的作用。脾精的概念源于《素问·示从容论》，主要由水谷之精构成，并由脾气输布到其他脏腑，化为该脏腑之精，故有"脾主为胃行其津液"(《素问·厥论》)、"中央土以灌四旁"(《素问·玉机真脏论》)、"脾气散精，上归于肺"(《素问·脉要精微论》)之说。脾精还有化生气血、生长肌肉的作用。肾精由禀受于父母的先天之精，加之分藏于肾的水谷之精的充养而生成。肾精主要有濡养肾脏、化生殖之精以繁衍生命、化髓通脑以养神等作用。

脏腑之精不仅濡养脏腑，而且化生脏腑之气，推动和调控脏腑的生理功能。如心精、心血化生心气，推动和调节心脏搏动、血脉的舒缩以及精神活动。肺精、肺津化生肺气，推动和调节呼吸运动和水液的输布。肝精、肝血化生肝气，疏泄气机，调畅情志，促进精血津液的运行。脾精化生脾气，推动和调节水谷和水液的运化、血液的生成和运行。肾精化生肾气，推动和调节人体的生长发育和生殖以及水液代谢、呼吸运动等。

[常考考点]先天之精与后天之精、脏腑之精与生殖之精的关系。

细目二　气

【考点突破攻略】

要点

1. 人体之气的概念　气是人体内活力很强、运行不息的极精微物质，是构成人体和维持人体生命活动的基本物质之一。气运行不息，推动和调控着人体内的新陈代谢，维系着人体的生命进程。气的运动停止，意味着生命的终止。

人体之气的概念与古代哲学的气的概念是有严格区别的。人体之气是客观存在于人体中的运动不息的细微物质，既是构成人体的基本物质，又对生命活动起着推动和调控作用。古代哲学认为存在于宇宙中的气，是宇宙万物包括人类的生成本原。

精与气的概念在中医学中是有严格区别的。精是构成人体的最基本物质，也是维持人体生命活动的基本物质。《灵枢·经脉》说："人始生，先成精。"气是由精化生的运行不息的极细微物质。《素问·阴阳应象大论》说："精化为气。"精为脏腑功能活动的物质基础，气是推动和调控脏腑生理功能的动力。精是人体生命的本原，气是人体生命的维系。

人体之精化为人体之气。人体之气含有阴气、阳气两部分。阴气是气中具有寒凉、抑制等特性的部分；阳气是气中具有温热、兴奋等特性的部分。气中的阴阳两部分对立互根，协调共济，共同推动和调控机体的生命进程。

2. 人体之气的生成

（1）人体之气的生成之源：人体之气来源于先天之精所化生的先天之气（即元气）、水谷之精所化生的水谷之气和自然界的清气，后两者又合称为后天之气（即宗气），并通过肺、脾、胃和肾等脏腑的综合作用，将此三者结合起来而成一身之气。《内经》称为"人气"。

（2）与气生成的相关脏腑

1）肾为生气之根：肾藏先天之精，并受后天之精的充养。先天之精化生元气。

2）脾胃为生气之源：脾主运化，胃主受纳，共同完成对饮食水谷的消化和水谷精微的吸收。水谷之精化生水谷之气。

3）肺为生气之主：肺主气，主司宗气的生成，在气的生成过程中占有重要地位。

肾与先天之气的生成关系密切，脾胃和肺与后天之气的生成关系密切。诸多脏腑的功能协调，密切配合，则人体之气的生成来源不断，人体之气得以充足旺盛。

[常考考点] 人体之气的生成来源和相关脏腑。

3. 人体之气的功能

（1）推动与调控作用

1）气的推动作用：指气中属阳部分（阳气）的激发、兴奋、促进等作用。主要体现于：①激发和促进人体的生长发育及生殖功能。②激发和促进各脏腑经络的生理功能。③激发和促进精血津液的生成及运行输布。④激发和兴奋精神活动。

2）气的调控作用：指气中属阴部分（阴气）的减缓、抑制、宁静等作用。主要体现于：①抑制和减缓人体的生长发育及生殖功能。②抑制和宁静各脏腑经络的生理功能。③抑制和减缓精血津液的生成及运行输布。④抑制和宁静精神活动。

人体的各种功能活动的协调平衡和稳定有序，是一身之气中阳气部分的推动作用与阴气部分的调控作用相反相成的结果。若阴气不足，宁静、抑制等作用减弱，阴不制阳，阳气相对亢盛，激发、兴奋作用过亢，则脏腑功能虚性亢奋，精气血津液的生成、输布、运行、代谢加快，消耗过多，精神亢奋，可见遗精、多汗、出血、烦躁、失眠等症。反之，若阳气不足，激发、兴奋等作用减退，阳不制阴，阴气相对过盛，宁静、抑制等作用过亢，则脏腑功能减弱，精气血津液的生成、输布、代谢减缓，运行不畅，精神抑制，可见精瘀、血瘀、痰饮、精神委顿等病症。

（2）温煦与凉润作用

1）气的温煦作用：指气中属阳部分（阳气）的促进产热，消除寒冷，使人体温暖的作用。气的温煦作用对人体有重要的生理意义：①温煦机体，维持相对恒定的体温。②温煦各脏腑、经络、形体、官窍，助其进行正常的生理活动。③温煦精血津液，助其正常疏泄、循行、输布，即所谓"得温而行，得寒而凝"。

2）气的凉润作用：指气中属阴部分（阴气）的抑制产热，消除热量，使人体寒凉的作用。气的凉润作用对人体有重要的生理意义：①凉润机体，维持相对恒定的体温。②凉润各脏腑、经络、形体、官窍，防其生理功能过亢。③凉润精血津液，防其过度代谢和运行失常。

人体体温的恒定、脏腑功能的稳定发挥及精血津液的正常运行输布，是一身之气中阳气部分的温煦作用和阴气部分的凉润作用对立统一的结果。清·何梦瑶《医碥·杂症·气》说："阳气者，温暖之气也。"若阳气不足，温煦作用减退，产热过少，可见虚寒性病变，表现为畏寒肢冷、脏腑生理活动减弱、精血津液代谢减弱、运行迟缓等。若阴气不足，凉润作用减退，产热相对增多，可出现低热、盗汗、五心烦热、脉细数等脏腑功能虚性亢奋、精血津液代谢加快的虚热性病变。

（3）防御作用：气既能护卫肌表，防御外邪入侵，同时也可以祛除侵入人体内的病邪。《素问遗篇·刺法论》说："正气存内，邪不可干。"说明气的防御功能正常，则邪气不易入侵。若气的防御作用低下，邪气易于入侵而发生疾病。故

《素问·评热病论》说："邪之所凑，其气必虚。"气的防御功能决定着疾病的发生、发展和转归。

邪气有阴邪、阳邪之分，人体正气含有阴气、阳气两部分。正气中的阳气部分能抵抗寒冷等阴邪的入侵并能祛除已侵入的阴邪，正气中的阴气部分能抵抗火热等阳邪的入侵并能祛除已侵入的阳邪。

（4）固摄作用：指气对体内血、津液、精等液态物质的固护、统摄和控制作用，防止其无故流失，保证它们发挥正常的生理作用。气的固摄作用表现为：①统摄血液，使其在脉中正常运行，防止其逸出脉外。②固摄汗液、尿液、唾液、胃液、肠液，控制其分泌量、排泄量，使之有度而规律地排泄，防止其过多排出及无故流失。③固摄精液，防止其妄泄。

若气的固摄作用减弱，则有可能导致体内液态物质的大量丢失。例如，气不摄血引起各种出血症；气不摄津引起自汗、多尿、小便失禁、流涎、呕吐清水、泄泻滑脱等症；气不固精可以引起遗精、滑精、早泄等病症。

（5）中介作用：指气能感应传导信息以维系机体的整体联系。气充斥于人体各个脏腑组织器官之间，是感应传递信息之载体，彼此相互联系的中介。外在信息感应并传递于内脏，内脏的各种信息反映于体表，以及内脏之间各种信息的相互传递，都以人体之气作为信息的载体来感应和传导。例如，针灸、按摩或其他外治方法产生的刺激和信息，是通过气的感应运载而传导于内脏，达到调节机体生理活动协调的目的。

［常考考点］人体之气的功能：推动与调控、温煦与凉润、防御、固摄和中介。

4. 人体之气的分类 人体之气，因其生成来源、分布部位及功能特点的不同而有着各自不同的名称。一般可从三个层次进行分类：第一层次是人身之气，亦即一身之气；第二层次是元气、宗气、营气和卫气，都属一身之气的组成部分；第三层次是脏腑之气和经络之气，它们都由先天元气和后天宗气来构成。

（1）人身之气：是活力很强、运行于全身的极细微物质，简称"人气"或"气"。人身之气与邪气相对而言，称为正气。人身之气从生成来源而言，先天之精化生为元气，水谷之精化生为谷气。人身之气从分布部位而言，其行于脉中为营气，行于脉外为卫气。谷气与自然界清气相聚于胸中者为宗气，分布于脏腑、经络者称为脏腑之气、经络之气。

（2）元气：是人体最根本、最重要的气，是人体生命活动的原动力。元气在《难经》中又称"原气"。《内经》中无"元气"或"原气"之称，但有"真气"之说。"元""真""原"本为儒家或道家术语，中医学用之表述先天禀赋。元气、原气、真气，三者的内涵是同一的，都是由先天之精化生的先天之气。

元气由肾精化生，根于命门。《难经·三十六难》说："命门者……原气之所系也。"肾精的主体成分是先天之精，但必须得到水谷之精的充养，方能充盛而化生充足的元气。元气通过三焦流行于全身。《难经·六十六难》说："三焦者，原气之别使也，主通行三气，经历于五脏六腑。"

元气的生理功能主要有两个方面：一是推动和调节人体的生长发育和生殖功能；二是推动和调控各脏腑、经络、形体、官窍的生理活动。

元气含有元阴、元阳，为一身阴阳之根，脏腑阴阳之本。元阳具有推动、兴奋、温煦等作用，元阴具有宁静、抑制、凉润等作用。元阴与元阳协调平衡，元气则能发挥推动和调控各脏腑的生理功能及人体的生长发育和生殖功能。元气根于命门，故《景岳全书·传忠录下》说："命门为元气之根，为水火之宅。五脏之阴气非此不能滋，五脏之阳气非此不能发。"

（3）宗气：是由谷气与自然界清气相结合而积聚于胸中的气，属后天之气的范畴。宗气的生成直接关系到一身之气的盛衰。宗气在胸中积聚之处，《灵枢·五味》称为"气海"，又名为"膻中"。

宗气的生成有两个来源：一是脾胃运化的水谷之精所化生的水谷之气，一是肺从自然界中吸入的清气，二者相结合生成宗气。宗气聚于胸中，通过上出息道（呼吸道），贯注心脉及沿三焦下行的方式布散全身。

宗气的生理功能主要有走息道以行呼吸、贯心脉以行血气和下蓄丹田以资先天三个方面。凡语言、声音、呼吸的强弱，气血的运行，肢体的寒温和活动能力，视听的感觉能力，心搏的强弱及其节律等，皆与宗气的盛衰有关。

《素问·平人气象论》说："胃之大络，名曰虚里，贯膈络肺，出于左乳下，其动应衣，脉宗气也。"临床上常以"虚里"处（相当于心尖搏动部位）的搏动情况和脉象变化来测知宗气的盛衰。

（4）营气：是行于脉中而具有营养作用的气。营气在脉中，是血液的重要组成部分。营与血关系密切，可分不可离，故常常将"营血"并称。营气与卫气从性质、功能和分布进行比较，则营属阴，卫属阳。有些医籍将营气称为"营阴"，将卫气称为"卫阳"。

营气由水谷精微中的精华部分化生，并进入脉中运行全身。《素问·痹论》说："营者，水谷之精气也，和调于五脏，洒陈于六腑，乃能入于脉也，故循脉上下，贯五脏，络六腑也。"

营气的生理功能有化生血液和营养全身两个方面。营气注于脉中，化为血液。《灵枢·邪客》说："营气者，泌其津液，注之于脉，化以为血。"营气循血脉流注于全身，五脏六腑、四肢百骸都得到营气的滋养。

（5）卫气：是运行于脉外而具有保卫作用的气。因其有卫护人体，避免外邪入侵的作用，故称之为卫气。

卫气由水谷精微中的慓悍滑利部分化生，在脉外运行。《素问 · 痹论》说："卫者，水谷之悍气也，其气慓疾滑利，不能入于脉也。故循皮肤之中，分肉之间，熏于肓膜，散于胸腹。"卫气行于脉外，外而皮肤肌腠，内而胸腹脏腑，布散全身。

卫气的生理功能，主要有：①防御外邪。②温养全身。③调控腠理。《灵枢 · 本脏》说："卫气者，所以温分肉，充皮肤，肥腠理，司开阖者也。"又说："卫气和，则分肉解利，皮肤润柔，腠理致密矣。"

营气与卫气，既有联系，又有区别。营气与卫气都来源于脾胃化生的水谷精微，但是营气性质精纯，富有营养。卫气性质慓疾滑利，易于流行。营气行于脉中，卫气行于脉外。营卫相偕而行：白天以卫气为主导，营气随卫气由体内行于体表。夜间以营气为主导，卫气随营气由体表行于内脏。若营卫二者失和，则可能出现恶寒发热、无汗或汗多，"昼不精，夜不瞑"，以及抗病能力低下而易于感冒等。

（6）脏腑之气、经络之气：一身之气分布到某一脏腑或某一经络，即成为某一脏腑或某一经络之气。

脏腑之气由脏腑之精化生，也可以说是一身之气分布到各脏腑的部分。一身之气含有阴气与阳气两个部分，因而各脏腑之气也含有阴气与阳气两个部分：脏腑之阴气，是脏腑之气中具有凉润、宁静、抑制等作用的部分。脏腑之阳气，是脏腑之气中具有温煦、推动、兴奋等作用的部分。在正常情况下，脏腑之阴气与脏腑之阳气维持着协调平衡关系，因而脏腑之气冲和畅达，运行有序，各发挥其应有的作用。

由于肾气由肾精所化，而肾精的主体是先天之精，故肾气也主要属于先天之气，其所含有的肾阴、肾阳分别是各脏腑阴气与脏腑阳气的根本。所谓"五脏之阴气，非此不能滋"，"五脏之阳气，非此不能发"。

脏腑之气不足，如心气虚、肺气虚、脾气虚、肝气虚、肾气虚等，一般出现推动、调控、固摄、防御等作用减退的虚弱无力的病证。脏腑之阴气不足，如心阴虚、肺阴虚、脾阴虚、胃阴虚、肝阴虚、肾阴虚等，一般出现因凉润、宁静等作用减退而产生的虚热性病证和虚性亢奋的病证。脏腑之阳气不足，如心阳虚、肺阳虚、脾阳虚、胃阳虚、肝阳虚、肾阳虚等，一般出现因温煦、推动等作用减退而产生的虚寒性病证和抑制太过的病证。

经络之气，是一身之气运行于经络系统的极细微物质，是各种刺激、信息的感应、负载和传导者。经络之气在经络系统中运行，感应、负载和传导各种刺激、信息（如针灸、推拿、拔罐等）到达病所，因而起到治疗作用。

［常考考点］元气、宗气、营气、卫气的概念、生成、分布和作用。

5. 人体之气的气化 气的运动称之为气机，升降出入是气运动变化的基本形式，气的运动而产生的各种变化称为气化。诸如体内精微物质的化生及输布，精微物质之间、精微物质与能量之间的互相转化，以及废物的排泄等都属气化。气化的形式多种多样。《素问 · 阴阳应象大论》说："味归形，形归气，气归精，精归化，精食气，形食味，化生精，气生形……精化为气。"就是对气化过程的简要概括。体内精气血津液各自的代谢及其相互转化，是气化的基本形式。如精的生成，包括先天之精的充盛和后天水谷之精的化生；精化为气，包括先天之精化生元气和后天之精化生谷气，以及谷气分化为营卫二气；精化为髓，髓充骨而造血或汇脑而化神；精与血同源互化；津液与血同源互化；血的化生与其化气养神；津液的化生与其化汗化尿；气的生成与代谢，包括化为能量、热量以及生血、化精、化神，并分化为脏腑之气和经络之气。如此等等，皆属气化的具体体现。气化过程的有序进行，是脏腑生理活动相互协调的结果。

［常考考点］气化的概念及其表现形式。

细目三 血

【考点突破攻略】

要点

1. 血的基本概念 血是循行于脉中而富有营养的红色液态物质，又称血液。它是构成人体和维持人体生命活动的基本物质之一，具有很高的营养和滋润作用。血液必须在脉管中循行，才能发挥其正常的生理效应。如因某些原因而致血液逸出于脉外，则失去其正常的生理作用，即为出血，又称为"离经之血"。

2. 血的生成

（1）血液生化之源

1）水谷之精化血：《灵枢 · 决气》指出："中焦受气取汁，变化而赤，是谓血。"即是说明中焦脾胃受纳运化饮食水谷，吸取其中的精微物质，即所谓"汁"，其中包含营气和津液，二者进入脉中，变化而成红色的血液。因此，由水谷之精化生的营气和津液是化生血液的主要物质，也是血液的主要构成成分。

2）肾精化血：精与血之间存在着相互资生和相互转化的关系，因而肾精充足，则可化为肝血以充实血液。如《张氏医通·诸血门》说："精不泄，归精于肝而化清血。"

（2）与血生成相关的脏腑：①脾胃是血液生化之源：脾胃运化的水谷精微所产生的营气和津液，是化生血液的主要物质。②心肺对血液的生成起重要作用：脾胃运化水谷精微所化生的营气和津液，由脾向上升输于心肺，与肺吸入的清气相结合，贯注心脉，在心气的作用下变化而成为红色血液。③肾藏精，精生髓，精髓是化生血液的基本物质之一。同时肾精充足，肾气充沛，也可以促进脾胃的运化，有助于血液的化生。

［常考考点］血的生成来源及相关脏腑。

3. 血的运行

（1）影响血液运行的因素：①血液的正常运行需要气的推动与调控作用的协调、温煦与凉润作用的平衡。②血的运行还需要气的固摄作用的发挥。③血的运行需要脉道的完好无损与通畅无阻。④血的运行还与血液的清浊及黏稠状态相关。⑤血液的或寒或热，直接影响着血运的或迟或速。⑥阳邪侵入则阳盛，易致血液妄行；阴邪侵袭则阴盛，可致血行缓慢，甚至出现瘀血。

（2）影响血液运行的相关脏腑：心、肝、脾、肺等脏生理功能的相互协调与密切配合，共同保证了血液的正常运行。心阳的推动和温煦、肺气的宣发与肃降、肝气的疏泄是推动和促进血液运行的重要因素。心阴的宁静与凉润、脾气的统摄、肝气的藏血是控制和固摄血液运行的重要因素。

［常考考点］血液运行的相关脏腑及影响血液运行的因素。

4. 血的功能

（1）濡养作用：血液由水谷精微所化生，含有人体所需的丰富的营养物质，对全身各脏腑组织器官起着濡养和滋润作用。《难经·二十二难》提出"血主濡之"。《素问·五脏生成》也提出："肝受血而能视，足受血而能步，掌受血而能握，指受血而能摄。"血的濡养作用，较明显地反映在面色、肌肉、皮肤、毛发、感觉和运动等方面。血量充盈，濡养作用正常，则面色红润，肌肉壮实，皮肤和毛发润泽，感觉灵敏，运动自如。如若血量亏少，濡养作用减弱，则可能出现面色萎黄，肌肉瘦削，肌肤干涩，毛发不荣，肢体麻木或运动无力失灵等。

此外，血液亦是化生经水、乳汁，养育胎儿，哺育婴儿的物质基础。若血液亏虚，则经水无源，乳汁亦见缺少，临床则可见经少，甚则经闭，以及缺乳等症。

（2）化神作用：血是机体精神活动的主要物质基础。《素问·八正神明论》说："血气者，人之神，不可不谨养。"《灵枢·平人绝谷》说："血脉和利，精神乃居。"说明人体的精神活动必须得到血液的营养。只有物质基础的充盛，才能产生充沛而舒畅的精神活动。若人体血气充盛，则精神充沛，神志清晰，感觉灵敏，思维敏捷。反之，在诸多因素影响下，出现血液亏耗，血行异常时，都可能出现不同程度的精神方面的病症，如精神疲惫、健忘、失眠、多梦、烦躁、惊悸，甚至神志恍惚、谵妄、昏迷等。

［常考考点］血液的功能是濡养和化神。

细目四　津液

【考点突破攻略】

要点

1. 津液的基本概念　津液，是机体一切正常水液的总称，包括各脏腑形体官窍的内在液体及其正常的分泌物。津液是构成人体和维持生命活动的基本物质之一。

津液是津和液的总称。质地较清稀，流动性较大，布散于体表皮肤、肌肉和孔窍，并能渗入血脉之内，起滋润作用的，称为津。质地较浓稠，流动性较小，灌注于骨节、脏腑、脑、髓等，起濡养作用的，称为液。《灵枢·决气》说："腠理发泄，汗出溱溱，是谓津。""谷入气满，淖泽注于骨，骨属屈伸，泄泽补益脑髓，皮肤润泽，是谓液。

［常考考点］津液的概念及津和液的鉴别。

2. 津液的生成输布与排泄

（1）津液的生成：津液来源于饮食水谷，通过脾胃的运化及有关脏腑的生理功能而生成。胃主受纳腐熟，"游溢精气"而吸收饮食水谷的部分精微。小肠泌别清浊，将水谷精微和水液大量吸收后并将食物残渣下送大肠。大肠主津，在传导过程中吸收食物残渣中的水液，促使糟粕成形为粪便。

（2）津液的输布：津液的输布主要是依靠脾、肺、肾、肝和三焦等脏腑生理功能的协调配合来完成的：①脾气转输布散津液。②肺气宣降以行水。③肾气蒸腾气化水液。④肝气疏泄促水行。⑤三焦决渎利水道。

（3）津液的排泄：津液的排泄主要通过排出尿液和汗液来完成。除此之外，呼气和粪便也将带走一些水分。因此，津液的排泄主要与肾、肺、脾的生理功能有关。由于尿液是津液排泄的最主要途径，因此肾在津液排泄中的地位最为重要。

［常考考点］津液生成、输布和排泄的相关脏腑及功能。

3. 津液的功能

（1）滋润濡养：津液是液态物质，有着较强的滋润作用。津液中含有营养物质，又有着丰富的濡养作用。如若津液不足，可致皮毛、肌肉、孔窍、关节、脏腑失去滋润而出现一系列干燥的病变，骨髓、脊髓、脑髓失去濡养而生理活动受到影响。

（2）充养血脉：津液入脉，成为血液的重要组成部分。《灵枢·邪客》中已说明津液在营气的作用下，渗注于脉中，化生为血液，以循环全身发挥滋润、濡养作用。

另外，津液的代谢能调节机体体温以适应自然环境的气温变化。当天气炎热或体内发热时，津液化为汗液向外排泄以散热。当天气寒冷或体温低下时，津液因腠理闭塞而不外泄，如此则可维持人体体温相对恒定。

［常考考点］津液的功能。

细目五　神

【考点突破攻略】

要点

1. 人体之神的基本概念　人体之神，是人体生命活动的主宰及其外在总体表现的统称。人体之神的含义有广义与狭义之分：广义之神指人体生命活动的主宰及其外在的表现，包括形色、眼神、言谈、表情、应答、举止、精神、情志、声息、脉象等方面；狭义之神指人的意识、思维、情感等精神活动。

人体之神与古代哲学中的神，在概念内涵和生成来源上有严格的区别：人体之神，是有关人体生命的认识，其产生有着物质依赖性，由精化生，由气培养。古代哲学中的神，指宇宙的主宰及规律，是有关宇宙万物发生发展变化的认识。

2. 人体之神的生成

（1）人体内的精气血津液，是神产生的物质基础。

（2）脏腑精气对自然环境与社会环境的各种刺激作出应答，便产生了意识、思维、情感等精神活动。心是接受自然环境和社会环境的事物和刺激而作出应答，产生精神活动的脏腑，故《灵枢·本神》说："所以任物者，谓之心。"自然环境与社会环境的刺激，作用于心及其他脏腑，其精气血对各种刺激作出相应的反应，则产生了相应的情绪、意识、思维、认知、感觉等精神活动。

［常考考点］人体之神的生成。

3. 人体之神的分类　人体之神有广义与狭义之分，而狭义之神又有五神、情志及思维活动之别。

（1）五神：即神、魂、魄、意、志，是对人的感觉、意识等精神活动的概括。五神分属于五脏，如《素问·宣明五气》所说："心藏神，肺藏魄，肝藏魂，脾藏意，肾藏志。"魄是与生俱来的感知觉和运动能力；魂是人的意识活动；意、志是人类特有的理智、理性等精神活动。心神统率魂、魄、意、志诸神，是精神活动的主宰，故张介宾说："心为五脏六腑之大主，而总统魂魄，兼赅意志。"

（2）情志：包括七情、五志，亦是精神活动的表现，属于神的范畴。七情，是喜、怒、忧、思、悲、恐、惊七种情志活动的概括。根据五行学说，情志分属于五脏：心在志为喜，肝在志为怒，肺在志为忧，脾在志为思，肾在志为恐，合称五志。情志是脏腑功能活动的表现形式，脏腑精气是情志活动产生的物质基础。如《素问·阴阳应象大论》说："人有五脏化五气，以生喜怒悲忧恐。"五志虽分属五脏，但受心神统摄调节。

（3）思维：思维活动，《内经》概括为意、志、思、虑、智，是对客观事物的整个认识过程，是以心神为主导的各脏腑的功能活动协调的结果。即《灵枢·本神》所说："所以任物者谓之心，心有所忆谓之意，意之所存谓之志，因志而存变谓之思，因思而远慕谓之虑，因虑而处物谓之智。"外界事物的信息通过耳目等感官入心，心接受外界事物信息进行思维活动，通过心的忆念活动形成对事物表象的认识，称为意。将忆念保存下来，即通过记忆来累计事物表象认识，形成志向，称为志。在此基础上酝酿思索，反复分析、比较事物的过程，称为思。在反复思索的基础上，由近而远地估计未来的思维过程，称为虑。最后在上述基础上，准确处理事物，支配行为对事物作出适当反应的措施，称为智。

[常考考点] 五神和情志与五脏的关系。

4. 人体之神的作用

（1）调节精气血津液的代谢：神既由精、气、血、津液等作为物质基础而产生，又能反作用于这些物质。神具有统领、调控这些物质在体内进行正常代谢的作用。《类经·摄生类》说："虽神由精气而生，然所以统驭精气而为运用之主者，则又在吾心之神。"

（2）调节脏腑的生理功能：脏腑精气产生神，神通过对脏腑精气的主宰来调节其生理活动。

（3）主宰人体的生命活动：《素问·移精变气论》说："得神者昌，失神者亡。"神的盛衰是生命力盛衰的综合体现。因此神是人体生理活动和心理活动的主宰。神是机体生命存在的根本标志，形离开神则形亡，形与神俱，神为主宰。

细目六 精、气、血、津液之间的关系

【考点突破攻略】

要点

精、气、血、津液均是人体内的精微物质，是产生一切生理功能和维持生命活动的物质基础，皆归属为"形"。而人体生命的主宰及总体现，包括意识、思维、情志等精神活动，概称之为"神"。形与神二者之间相互依附而不可分割：无形则神无以附，无神则形无以活。形为神之宅，神为形之主。形神统一是生命存在的根本保证。

1. 气与血的关系

（1）气为血之帅：①气能生血：气能参与、促进血液的化生。血液的化生以营气、津液和肾精作为物质基础，在这些物质本身的生成以及转化为血液的过程中，每一个环节都离不开相应脏腑之气的推动和激发作用，这是血液生成的动力。②气能行血：气能推动与调控血液在脉中稳定运行。血液的运行主要依赖于心气、肺气的推动和调控，以及肝气的疏泄调畅。③气能摄血：气能控制血液在脉中正常循行而不逸出脉外。气的摄血主要体现在脾气统血的生理作用中。

（2）血为气之母：①血能养气：指血液对气的濡养作用，血足则气旺。②血能载气：指气存于血中，依附于血而不致散失，赖血之运载而运行全身。大失血的病人，气亦随之发生大量丧失，导致气的涣散不收，漂浮无根的气脱病变，称为"气随血脱"。

[常考考点] 气和血之间的关系及临床应用。

2. 气与津液的关系

（1）气能生津：气是津液生成的动力。津液的生成依赖于气的推动作用，在津液生成的一系列气化过程中，诸多脏腑之气，尤其是脾胃之气起到至关重要的作用。

（2）气能行津：气是津液在体内正常输布运行的动力。津液的输布、排泄等代谢活动离不开气的推动与调控作用的协调和升降出入运动的有序。津液由脾胃化生之后，经过脾、肺、肾及三焦之气的有序的升降出入运动，输布到全身各处，以发挥其生理作用。

（3）气能摄津：气的固摄作用可以防止体内津液无故地大量流失。气通过对津液排泄的有节制的控制，维持着体内津液量的相对恒定。例如，卫气司汗孔开阖，固摄肌腠，不使津液过多外泄。肾气固摄下窍，使膀胱正常贮尿，不使津液过多排泄等，都是气对于津液发挥固摄作用的体现。

（4）津能生气：津液在输布过程中受到各脏腑阳气的蒸腾温化，可以化生为气，以敷布于脏腑、组织、形体、官窍，促进正常的生理活动。

（5）津能载气：津液是气运行的载体之一。在血脉之外，气的运行必须依附于津液，否则也会使气漂浮失散而无所归，故说津能载气。因此，津液的丢失，必定导致气的损耗。例如，暑热病证不仅伤津耗液，而且气亦随汗液外泄，出现少气懒言、体倦乏力等气虚表现。而当大汗、大吐、大泻等津液大量丢失时，气亦随之大量外脱，称之为"气随津脱"。

[常考考点] 气和津液之间的关系及临床应用。

3. 精、血、津液之间的关系

（1）精血同源：精与血都由水谷精微化生和充养，化源相同，两者之间又互相资生、互相转化，并都具有濡养和化

神等作用。精与血的这种化源相同而又相互资生的关系称为精血同源。

（2）津血同源：血和津液都由饮食水谷精微所化生，都具有滋润濡养作用。二者之间可以相互资生、相互转化，这种关系称为“津血同源”。由于汗由津液化生，故又有“汗血同源”之说。《灵枢·营卫生会》有“夺血者无汗，夺汗者无血”之论。

［常考考点］精血同源和津血同源的含义及临床应用。

4. 精、气、神之间的关系 精是生命产生的本原，气是生命维系的动力，神是生命活动的体现及主宰。精、气、神三者为人身之“三宝”，可分而不可离。

（1）气能化精、摄精：气的运行不息能促进精的化生。气又能固摄精，防止其无故耗损外泄。气虚可致精的化生不足而出现精亏，或致精不固聚而出现失精等病证。临床上常常采用补气生精、补气固精的治疗方法。

（2）精能化气：人体之精在气的推动激发作用下可化生为气。各脏之精化生各脏之气，而藏于肾中的先天之精化为元气，水谷之精化为谷气。精为气化生的本原，精足则人身之气得以充盛，分布到各脏腑经络，则各脏腑经络之气亦充足。各脏之精充足则各脏之气化生充沛，自能推动和调控各脏腑形体官窍的生理活动。

（3）精与气化神：精与气都是神得以化生的物质基础。神必须得到精和气的滋养才能正常发挥作用。精盈则神明，精亏则神疲。故《内经》倡导“积精全神”以养生。气充则神明，气虚则神衰，故称气为“神之母”。

（4）神驭精气：神以精气为物质基础，但神又能驭气统精。人体脏腑形体官窍的功能活动及精气血等物质的新陈代谢，都必须受神的调控和主宰。形是神之宅，但神乃形之主，神安则精固气畅，神荡则精失气衰。

【例题实战模拟】

A1 型题

1. 气机升降出入的枢纽是

A. 肝、肺　B. 肺、肾　C. 脾、胃　D. 肝、胆　E. 心、肾

2. 下列与患者自汗、多尿、滑精有关的是

A. 推动　B. 温煦　C. 防御　D. 固摄　E. 气化

3. 具有推动呼吸和血行功能的气是

A. 心气　B. 肺气　C. 营气　D. 卫气　E. 宗气

4. 具有助心行血、助肺呼吸功能的气是

A. 元气　B. 卫气　C. 宗气　D. 营气　E. 中气

5. 推动人体生长发育及脏腑功能活动的气是

A. 元气　B. 宗气　C. 营气　D. 卫气　E. 中气

6. 与血液运行关系最密切的脏腑是

A. 肝、脾、肾　B. 心、肝、脾　C. 心、肺、肾　D. 心、肝、肾　E. 肺、脾、肾

B1 型题

A. 推动功能　B. 温煦功能　C. 防御功能　D. 固摄功能　E. 气化功能

7. 易于外感病邪，是气的何种功能减弱

8. 使血不溢出脉外而在脉中循行，是气的何种功能失调

A. 气　B. 血　C. 津　D. 液　E. 精

9. 对孔窍起滋润作用的主要是

10. 对关节起润泽和滑利作用的主要是

A. 气能生血　B. 气能摄血　C. 气能行血　D. 血能载气　E. 血能生气

11. 治疗血虚，常配伍补气药，其根据是

12. 气随血脱的生理基础是

【参考答案】

1. C　2. D　3. E　4. C　5. A　6. B　7. C　8. D　9. C　10. D　11. A　12. D

第十单元 经 络

细目一 经络学说概述

【考点突破攻略】

要点

1. 经络的基本概念 经络，是经脉和络脉的总称，是运行全身气血，联络脏腑形体官窍，沟通上下内外，感应传导信息的通路系统，是人体结构的重要组成部分。经脉是经络系统中的主干，是气血运行和信息传导的主要通道。络脉是经脉的分支，网络全身。《灵枢·本脏》说："经脉者，所以行血气而营阴阳，濡筋骨，利关节者也。"《灵枢·海论》说："夫十二经脉者，内属于腑脏，外络于肢节。"说明经络是运行气血、沟通联系脏腑肢节的通路。

在经络中运行的气称为经络之气，简称经气。经气是一身之气分布到经络的部分，与脏腑之气相通。经气是信息的载体，有感应和传导信息的作用，是经络沟通联络脏腑、形体、官窍的中介。

2. 经络系统的组成 人体的经络系统由经脉、络脉及其连属部分组成。

（1）经脉：是经络系统的主干，主要有正经、经别和奇经三大类。

正经有十二，故又称"十二正经"或"十二经脉"，包括手三阴经、足三阴经、手三阳经、足三阳经。十二正经是气血运行的主要通道，在肢体的分布及走向有一定的规律，相互之间有表里关系，与脏腑有直接的属络关系。

奇经八脉是十二经脉以外的重要经脉，包括督脉、任脉、冲脉、带脉、阴维脉、阳维脉、阴跷脉、阳跷脉，有统率、联络和调节十二经脉的作用。

十二经别是从十二经脉别出的经脉，有加强十二经脉中相为表里的两经之间联系的作用。

（2）络脉：包括别络、浮络和孙络三部分。

别络是十二经脉及任、督各分出一支别络，加脾之大络，共十五支，有加强十二经脉表里两经在体表的联系和渗灌气血的作用。浮络是浮现于体表的络脉。孙络是最细小的络脉。

（3）连属部分：十二经脉对内连属脏腑，对外连于筋肉、皮肤。经筋，是十二经脉之气濡养和支持筋肉骨节的体系，为十二经脉的附属部分，具有约束骨骼、屈伸关节的作用。皮部，是十二经脉及其所属络脉在体表的分区，经气布散之所在，具有保卫机体、抗御外邪的作用，并能反映十二经脉的病证。

［常考考点］经络系统的组成。

细目二 十二经脉

【考点突破攻略】

要点

1. 十二经脉的走向规律 手三阴经，起于胸中走向手指端，与手三阳经交会；手三阳经，起于手指端走向头面部，与足三阳经交会；足三阳经，起于头面部走向足趾端，与足三阴经交会；足三阴经，起于足趾端走向腹部和胸部，在胸中与手三阴经交会。《灵枢·逆顺肥瘦》说："手之三阴，从脏走手；手之三阳，从手走头；足之三阳，从头走足；足之三阴，从足走腹。"手三阳经从手走头，足三阳经从头走足，手足六阳经均行经头面部，故称"头为诸阳之会"。

［常考考点］十二经脉的走向规律歌诀：手之三阴胸内手，手之三阳手外头；足之三阳头外足，足之三阴足内腹（胸）。

2. 十二经脉的交接规律

（1）相为表里的阴经与阳经在四肢末端交接：如手太阴肺经和手阳明大肠经在食指端交接；手少阴心经和手太阳小肠经在小指端交接；手厥阴心包经和手少阳三焦经在无名指端交接。足阳明胃经和足太阴脾经在足大趾端交接；足太阳膀胱经和足少阴肾经在足小趾端交接；足少阳胆经和足厥阴肝经在足大趾爪甲后交接。

（2）同名手足阳经在头面部交接：如手阳明大肠经与足阳明胃经交接于鼻翼旁；手太阳小肠经与足太阳膀胱经交接于目内眦；手少阳三焦经与足少阳胆经交接于目外眦。

（3）异名的手足阴经在胸部交接：如足太阴脾经与手少阴心经交接于心中；足少阴肾经与手厥阴心包经交接于胸中；足厥阴肝经与手太阴肺经交接于肺中。

［常考考点］十二经脉的交接规律。

3. 十二经脉的分布规律

（1）头面部的分布：阳经在头面部的分布特点是：阳明经主要行于面部，其中足阳明经行于额部；少阳经主要行于侧头部；手太阳经主要行于面颊部；足太阳经行于头顶和头后部。

（2）四肢部的分布：十二经脉在四肢的分布特点是：阴经行于内侧面，阳经行于外侧面。上肢内侧为太阴在前，厥阴在中，少阴在后；上肢外侧为阳明在前，少阳在中，太阳在后。下肢内侧，内踝尖上八寸以下为厥阴在前，太阴在中，少阴在后；内踝尖上八寸以上则太阴在前，厥阴在中，少阴在后；下肢外侧为阳明在前，少阳在中，太阳在后。

（3）躯干部的分布：十二经脉在躯干部的分布特点是：手三阴经均从胸部行于腋下；手三阳经行于肩部和肩胛部。足三阳经则阳明经行于前（胸腹面），太阳经行于后（背面），少阳经行于侧面。足三阴经均行于腹胸面。循行于腹胸面的经脉，自内向外依次为足少阴肾经、足阳明胃经、足太阴脾经和足厥阴肝经。

［常考考点］十二经脉的分布规律：头面、四肢、躯干。

4. 十二经脉的表里关系 手足三阴与三阳经，通过各自的经别和别络相互沟通，组成六对表里相合关系。如《素问·血气形志》说："手太阳与少阴为表里，少阳与心主为表里，阳明与太阴为表里，是为手之阴阳也。""足太阳与少阴为表里，少阳与厥阴为表里，阳明与太阴为表里，是为足阴阳也。"见下表。

十二经脉的表里关系

	表	里
手经	手阳明大肠经	手太阴肺经
	手少阳三焦经	手厥阴心包经
	手太阳小肠经	手少阴心经
足经	足阳明胃经	足太阴脾经
	足少阳胆经	足厥阴肝经
	足太阳膀胱经	足少阴肾经

5. 十二经脉的流注次序 十二经脉是气血运行的主要通道，它们首尾相贯、依次衔接，因而脉中气血的运行也是循经脉依次传注的。

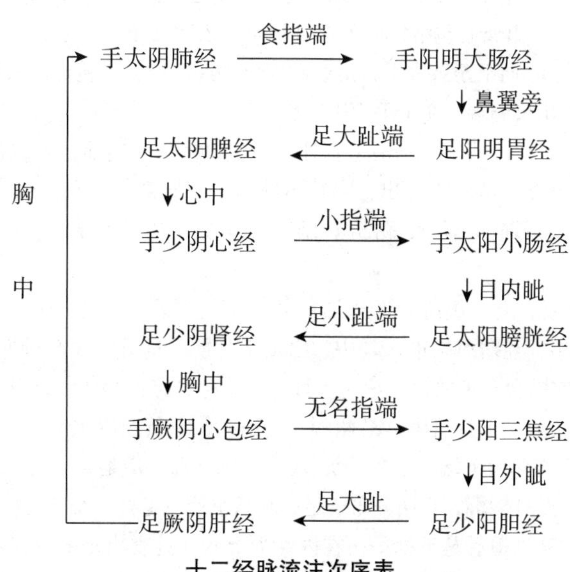

十二经脉流注次序表

［常考考点］十二经脉的流注次序歌诀：肺大胃脾心小肠，膀肾包焦胆肝藏。

6. 十二经脉循行中的重要部位和交接点

（1）手太阴肺经：起于中焦，下络大肠，还循胃口（下口幽门，上口贲门），通过膈肌，属肺，从肺系横出腋下，沿上肢内侧前缘下行，过肘窝，入寸口，上鱼际，直出拇指桡侧端（少商穴）。分支：从手腕的后方（列缺穴）分出，沿掌背侧走向食指桡侧端（商阳穴），交于手阳明大肠经。

（2）手阳明大肠经：起于食指桡侧端（商阳穴），经过手背部行于上肢伸侧（外侧）前缘，上肩，至肩关节前缘，向后到第七颈椎棘突下（大椎穴），再向前下行入缺盆（锁骨上窝），进入胸腔络肺，向下通过膈肌下行至大肠，属大肠。分支：从锁骨上窝上行，经颈部至面颊，入下齿中，回出夹口两旁，左右交叉于人中，至对侧鼻翼旁，交于足阳明胃经。

（3）足阳明胃经：起于鼻翼旁（迎香穴）……旁行入目内眦，向下沿鼻柱外侧，入上齿中，出而夹口两旁，环绕口唇……沿发际，到额前。分支：从颌下缘（大迎穴）分出，下行到人迎穴，沿喉咙向下后行至大椎，折向前行，入缺盆，深入体腔，下行穿过膈肌，属胃，络脾。直行者：从缺盆出体表，沿乳中线下行，夹脐两旁，下行至腹股沟处的气街。分支：从胃下口幽门处分出，沿腹腔内下行至气街，与直行之脉会合，而后沿大腿前侧下行，至膝髌，向下沿胫骨前缘行至足背，入足第二趾外侧端（厉兑穴）。分支：从膝下三寸处（足三里穴）分出，下行入中趾外侧端。分支：从足背（冲阳穴）分出，前行入足大趾内侧端（隐白穴），交于足太阴脾经。

（4）足太阴脾经：起于足大趾内侧端……至内踝尖上八寸处，交出足厥阴肝经之前……进入腹中，属脾，络胃。向上穿过膈肌，沿食道两旁，连舌本，散舌下。分支：从胃别出，上行通过膈肌，注入心中，交于手少阴心经。

（5）手少阴心经：起于心中，走出后属心系，向下穿过膈肌，络小肠。分支：从心系分出，夹食道上行，连于目系。直行者：从心系出来……出小指桡侧端（少冲穴），交于手太阳小肠经。

（6）手太阳小肠经：起于小指尺侧端……循上肢外侧后缘，过肘部，到肩关节后面，绕行肩胛部，交肩上后过大椎穴，再前行入缺盆，深入体腔，络心，沿食道下行，穿过膈肌，到达胃部，下行，属小肠。分支：从缺盆出来，沿颈部上行到面颊，至目外眦后，退行进入耳中（听宫穴）。分支：从面颊部分出，向上行于目眶下，至目内眦，交于足太阳膀胱经。

（7）足太阳膀胱经：起于目内眦，向上到达额部，左右交会于头顶部。分支：从头顶部分出，到耳上角处的头侧部。直行者：从头顶部分出，向后行至枕骨处，进入颅腔，络脑，回出后下行到项部（天柱穴），下行交会于大椎穴，再分左右沿肩胛内侧、脊柱两旁下行，到达腰部，进入脊柱两旁的肌肉，深入体腔，络肾，属膀胱。分支：从腰部分出，沿脊柱两旁下行，穿过臀部，从大腿后侧外缘下行至腘窝中。分支：从项部（天柱穴）分出下行，经肩胛内侧，从附分穴夹脊下行至髀枢，经大腿后侧至腘窝中，与前一支脉会合，然后下行穿过腓肠肌，出走于足外踝后，沿足背外侧缘至小趾外侧端，交于足少阴肾经。

（8）足少阴肾经：起于足小趾下，斜行于足心（涌泉穴），出行于舟骨粗隆之下，沿内踝后，分出进入足跟部，向上沿小腿内侧后缘，至腘窝内侧，上股内侧后缘入脊内（长强穴），穿过脊柱至腰部，属肾，络膀胱。直行者：从肾上行，穿过肝和膈肌，进入肺，沿喉咙到舌根两旁。分支：从肺中分出，络心，注入胸中，交于手厥阴心包经。

（9）手厥阴心包经：起于胸中，出属心包络，向下穿过膈肌，依次络于上、中、下三焦。分支：从胸中分出，沿胸浅出胁部，当腋下三寸处（天池穴），向上至腋窝下，沿上肢内侧中线入肘，过腕部，入掌中，沿中指桡侧，出中指桡侧端。分支：从掌中分出，沿无名指出尺侧端，交于手少阳三焦经。

（10）手少阳三焦经：起于无名指尺侧端……沿上臂外侧向上至肩部，向前行入缺盆，布于膻中，散络心包，穿过膈肌，依次属上、中、下三焦。分支：从膻中分出，上行出缺盆，至肩部，左右交会于大椎，分开上行到项部，沿耳后（翳风穴），直上出耳上角，然后屈曲向下经面颊部至目眶下。分支：从耳后分出，进入耳中，出走耳前……至目外眦（瞳子髎穴），交于足少阳胆经。

（11）足少阳胆经：起于目外眦，上至额角（颔厌穴），再向下到耳后（完骨穴）……左右交会于大椎穴，分开前行入缺盆。分支：从耳后完骨穴分出，经翳风穴进入耳中，出走于耳前，过听宫穴至目外眦后方。分支：从目外眦分出，下行至下颌部的大迎穴处……与前脉会合于缺盆，然后下行进入胸腔，穿过膈肌，络肝，属胆，沿胁里浅出气街，绕毛际，横向至髋关节处。直行者：从缺盆下行至腋，沿侧胸，过季胁，下行至髋关节处与前脉会合，再向下沿大腿外侧、膝关节外缘，行于腓骨前面，直下至腓骨下端（绝骨穴），浅出外踝之前，沿足背下行，出于足第四趾外侧端。分支：从足背（临泣穴）分出，前行出足大趾外侧端，折回分布于足大趾爪甲后丛毛处，交于足厥阴肝经。

（12）足厥阴肝经：起于足大趾爪甲后丛毛处……在内踝尖上八寸处交出足太阴脾经之后，上行过膝内侧，沿大腿内侧中线进入阴毛中，绕阴器，至小腹，夹胃两旁，属肝，络胆。向上穿过膈肌，分布于胁肋部，沿喉咙的后边，向上进入鼻咽部，上行连接目系，出于额，上行与督脉会于头顶部。分支：从目系分出，下行颊里，环绕口唇的里边。分支：从肝分出，穿过膈肌，向上注入肺，交于手太阴肺经。

［常考考点］十二经脉循行中的重要部位和交接点。

【知识纵横比较】

重要部位和交接点	经脉
舌	脾经连舌本，散舌下；肾经循喉咙，夹舌本
齿	大肠经连下齿；胃经连上齿（记忆要点：上胃下大肠）
喉咙	肺经联络喉咙（少商为咽痛要穴，列缺任脉连肺系）
目眦	既到目内眦，也走目外眦的经脉：小肠经
阴器	足厥阴肝经

细目三　奇经八脉

【考点突破攻略】

要点

1. 奇经八脉的含义及其循行和功能特点

（1）含义：奇经八脉，是督脉、任脉、冲脉、带脉、阴跷脉、阳跷脉、阴维脉、阳维脉的总称。奇经是与正经相对而言的，由于其分布不如十二经脉那样有规律，与五脏六腑没有直接的属络联系，相互之间也没有表里关系，又异于十二正经，故曰“奇经”。又因其数有八，故曰“奇经八脉”。

（2）循行和功能

1）密切十二经脉的联系：奇经八脉在循行分布过程中，不但与十二经脉交叉相接，加强十二经脉间的联系，补充十二经脉在循行分布上的不足，而且对十二经脉的联系还起到分类组合的作用。

2）调节十二经脉气血：奇经八脉具有蓄溢和调节十二经气血的作用。当十二经脉气血满溢时，则流入奇经八脉，蓄以备用；当十二经脉气血不足时，奇经中所蓄溢的气血则溢出给予补充，以保持十二经脉气血的相对恒定状态，有利于维持机体生理功能的需要。

3）与某些脏腑关系密切：奇经八脉虽然不似十二经脉那样与脏腑有直接的属络关系，但它在循行分布过程中与脑、髓、女子胞等奇恒之腑以及肾脏等有较为密切的联系。

［常考考点］奇经八脉的含义及其分布特点。

2. 督脉、任脉、冲脉、带脉、跷脉和维脉的循行特点和基本功能

（1）督脉

1）循行特点：督脉起于胞中，下出会阴，沿脊柱里面上行，至项后风府穴处进入颅内，络脑，并由项沿头部正中线，经头顶、额部、鼻部、上唇，到上唇系带处。分支：从脊柱里面分出，络肾。分支：从小腹内分出，直上贯脐中央，上贯心，到喉部，向上到下颌部，环绕口唇，再向上到两眼下部的中央。

2）基本功能：①调节阳经气血，为“阳脉之海”：督脉行于背部正中，背为阳，其脉与手足三阳经交会于大椎穴；督脉又与阳维脉会合于头部，故能蓄溢、调节全身阳经之气血，总督一身之阳经。②与脑、髓和肾的功能有关：督脉循行于脊柱后面，入颅络脑，分支属肾，肾能藏精生髓，脑为髓海，故督脉与脑、髓和肾的功能活动有着密切的联系。《素问·骨空论》说：“督脉为病，脊强反折。”说明督脉病变，可引起脊髓与脑的病变。督脉属肾，故与肾的功能也有着密切的关系。肾藏精，主生殖，精冷不孕等生殖系统疾病与督脉有关。

（2）任脉

1）循行特点：任脉起于胞中，下出会阴，经阴阜，沿腹部和胸部正中线上行，至咽喉，上行至下颌部，环绕口唇，沿面颊，分行至目眶下。分支：由胞中别出，与冲脉相并，行于脊柱前。

2）基本功能：①调节阴经气血，为“阴脉之海”：任脉循行于腹面正中线，与足三阴经交会于关元、气海，而足三阴经上接手三阴经，任脉又与阴维脉交会于廉泉、天突，故能总任阴脉之间的相互联系，对阴经气血起着调节作用。②任主胞胎：任脉起于胞中，与女子月经来潮及妊养生殖功能有关，故为生养之本，有“任主胞胎”之说。

（3）冲脉

1）循行特点：冲脉起于胞中，下出会阴，从气街部起与足少阴经相并，夹脐上行，散布于胸中，再向上行，经喉，环绕口唇，到目眶下。分支：从少腹输注于肾下，浅出气街，沿大腿内侧进入腘窝，再沿胫骨内缘，下行到足底。分支：从内踝后分出，向前斜入足背，进入大趾。分支：从胞中分出，向后与督脉相通，上行于脊柱内。

2）基本功能：①调节十二经气血：冲脉上行于头，下至于足，后行于背，前布于胸腹，贯穿全身，通受十二经之气血，为总领诸经气血之要冲。当脏腑经络气血有余时，冲脉能加以涵蓄和贮存；而在脏腑经络气血不足时，则冲脉给予补充灌注，以维持人体各组织器官正常生理活动的需要。由于冲脉能调节十二经脉气血，故又称其为“十二经脉之海”或“五脏六腑之海”。②与女子月经及孕育功能有关：冲脉起于胞中，具有调节妇女月经的功能，与人体生殖功能有着密切的联系。如《素问·上古天真论》说：“太冲脉盛，月事以时下，故有子。”“太冲脉”即冲脉，故亦称其为“血海”（《灵枢·海论》）。冲脉起于胞中，分布广泛，又为“十二经脉之海”。

（4）带脉

1）循行特点：带脉起于季胁，斜向下行到带脉穴，绕身一周，并于带脉穴处再向前下方沿髂骨上缘斜行到少腹。

2）基本功能：①约束纵行诸经：十二正经与奇经中的其余七脉均为上下纵行，唯有带脉环腰一周，有总束诸脉的作用。②固护胞胎：《傅青主女科》载：“带脉者，所以约束胞胎之系也，带脉无力，则难以提系，必然胞胎不固。”说明带脉还有维络腰腹，提系胞胎，固护胎儿的作用。③主司带下：因带脉有病，常见妇人带下，故有“带脉主司带下”之说。

（5）跷脉的基本功能：①主司下肢运动：具有交通一身阴阳之气和调节肢体肌肉运动的作用。主要使下肢运动灵活跷捷。②司眼睑开阖：阴阳跷脉有司眼睑开阖的作用。跷脉有病则目不阖。

（6）维脉的基本功能：阴维有维系联络全身阴经的作用；阳维有维系联络全身阳经的作用。

［常考考点］奇经八脉各自的生理功能。

细目四　经别、别络、经筋、皮部

【考点突破攻略】

要点

1. 经别的概念、特点和生理功能

（1）经别的概念：经别，即别行的正经。十二经别，是从十二经别行分出，深入躯体深部，循行于胸腹及头部的重要支脉。

（2）经别的分布特点：十二经别，多分布于肘膝、脏腑、躯干、颈项及头部，其循行分布特点，可用“离、合、出、入”来加以概括。十二经别循行，多从四肢肘膝以上部位别出，称为“离”；走入体腔脏腑深部，呈向心性循行，称为“入”；然后浅出体表，而上头面，称为“出”；阴经的经别合于相表里的阳经经别，然后一并注入六条阳经，称为“合”。每一对相表里的经别组成一“合”，这样十二经别分手足三阴、三阳共组成六对，称为“六合”。

（3）经别的生理功能：①加强十二经脉表里两经在体内的联系。②加强体表与体内、四肢与躯干的向心性联系。③加强了十二经脉和头面部的联系。这为“十二经脉，三百六十五络，其血气皆上于面而走空窍”（《灵枢·邪气脏腑病形》）的理论奠定了基础。④扩大十二经脉的主治范围。⑤加强足三阴、足三阳经脉与心脏的联系。

2. 别络的概念、特点和生理功能

（1）别络的概念：别络，也是从经脉分出的支脉，大多分布于体表。别络有十五条，即十二经脉各有一条，加之任脉、督脉的别络和脾之大络。另外，若再加胃之大络，也可称为十六别络。

（2）别络的特点：别络多为斜行的支脉，其分布亦均有一定的规律。在四肢部，十二经脉的别络都是从四肢肘、膝以下分出，阴经的络脉走向与其相为表里的阳经，阳经的络脉走向与其相为表里的阴经，以沟通表里两经。在躯干部，共有三络分布于身前、身后、身侧，即任脉的络脉散布于腹部，督脉的络脉行于背部，散于头上并别走足太阳经，脾之大络散布于胸胁部。

（3）别络的生理功能：①加强十二经脉表里两经在体表的联系。②加强人体前、后、侧面统一联系，统率其他络脉。③渗灌气血以濡养全身。

3. 经筋的概念、特点和生理功能

（1）经筋的概念：经筋，是十二经脉之气濡养和支持筋肉骨节的体系，为十二经脉的附属部分，具有约束骨骼、屈伸关节的作用。

（2）经筋的特点：经筋均起于四肢末端，走向头身。经筋一般分布在周身的浅部，多结聚于关节和骨骼附近，有的进入胸腹腔，但不属络于脏腑。其中手足三阴经筋分布在肢体的内侧，手足三阳经筋分布在肢体的外侧。

（3）经筋的生理功能：经筋多附于骨和关节，具有约束骨骼，主司关节运动的作用。

4. 皮部的概念和应用

（1）皮部的基本概念：皮部，是十二经脉及其所属络脉在体表的分区。经气布散之所在，具有保卫机体，抗御外邪的作用，并能反映十二经脉的病证。《素问·皮部论》说："皮有分部。""皮者，脉之部也。""欲知皮部，以经脉为纪。"由于正经有十二条，所以体表皮肤亦相应地划分为十二个部分，称之为十二皮部"。皮部不仅是经脉在体表的分区，也与络脉的分布有密切的关系。故《素问·皮部论》还说："凡十二经络脉者，皮之部也。"因此可以认为，十二皮部是指十二经脉及其所属络脉在皮表的分区，也是十二经脉之气的散布所在，皮部的分布范围比经络更为广泛。

（2）皮部的应用

1）用于疾病的诊断：由于十二皮部分属于十二经脉，而十二经脉又内属于脏腑，所以脏腑、经络的病变亦能在相应的皮部分区反映出来。故在临床上观察不同部位皮肤的色泽和形态变化，即可以诊断某些脏腑、经络的病变。

2）用于疾病的治疗：通过对浅表皮部的刺激和渗透作用，结合经络穴位所形成的敷贴、药浴、温灸、热熨、梅花针等疗法，可温通气血、疏通经络、增强机体抗病能力，治疗内在脏腑的病变。

［常考考点］经别、别络、经筋和皮部的功能。

细目五　经络的生理功能和经络学说的应用

【考点突破攻略】

要点

1. 经络的生理功能

（1）沟通联系作用：经络沟通联系的作用加强了脏腑与体表、脏腑与官窍、脏腑与脏腑之间，以及经脉与经脉之间的联系。

（2）运输渗灌作用：经脉作为运行气血的主要通道而具有运输气血的作用。络脉作为经脉的分支而具有布散和渗灌经脉气血到脏腑形体官窍及经络自身的作用。

（3）感应传导作用：感应传导，是指经络系统具有感应及传导针灸或其他刺激等各种信息的作用。如对经穴刺激引起的感应及传导，通常称为"得气"，即局部有酸、麻、胀的感觉及沿经脉走向传导，就是经络感应传导作用的体现。

（4）调节作用：经络系统通过其沟通联系、运输渗灌气血作用及其经气的感受和负载信息的作用，对各脏腑形体官窍的功能活动进行调节，使人体复杂的生理功能相互协调，维持阴阳动态平衡状态。

2. 经络学说的应用

（1）阐释病理变化及其传变：①外邪由表传里的途径：由于经络内属于脏腑，外布于肌表，因此当体表受到病邪侵袭时，可通过经络由表及里、由浅入深，逐次向里传变而波及脏腑。②体内病变反映于外的途径：由于内在脏腑与外在形体、官窍之间，通过经络密切相连，故脏腑病变可通过经络的传导反映于外。③脏腑病变相互传变的途径：由于脏腑之间有经脉相互联系，所以一脏腑的病变可以通过经络传到另一脏腑。

（2）指导疾病的诊断：①循经诊断，即根据疾病表现的症状和体征，结合经络循行分布部位及其属络脏腑进行诊断。②分经诊断，即根据病变所在部位，详细区分疾病所属经脉进行诊断。

（3）指导疾病的治疗：①指导针灸推拿治疗。②指导药物治疗。

［常考考点］经络的生理功能。

【例题实战模拟】

A1 型题

1. 在十二经的走向中，手三阳经的走向为

A. 从头走足　B. 从足上腹　C. 从胸走手　D. 从手走头　E. 从手走足

2. 手三阳经与足三阳经交接在

A. 四肢部　B. 肩胛部　C. 头面部　D. 胸部　E. 背部

3. 足厥阴肝经与足太阴脾经循行交叉，变换前中位置，是在

A. 外踝上 8 寸处　B. 内踝上 2 寸处　C. 内踝上 3 寸处

D. 内踝上 5 寸处　E. 内踝上 8 寸处

4. 按十二经脉气血流注次序，小肠经上接

A. 胆经　B. 心经　C. 胃经　D. 膀胱经　E. 三焦经

5. 八脉中既称“血海”又称“经脉之海”的是

A. 冲脉　B. 任脉　C. 督脉　D. 带脉　E. 维脉

6. 与女子妊娠密切相关的经脉是

A. 督脉　B. 任脉　C. 冲脉　D. 带脉　E. 阴维脉

B1 型题

A. 下肢外侧后缘　B. 上肢内侧中线　C. 下肢外侧前缘

D. 上肢外侧中线　E. 上肢内侧后缘

7. 患者疼痛沿三焦经放散，其病变部位在

8. 患者病发心绞痛，沿手少阴经放散，其病变部位在

A. 督脉　B. 任脉　C. 冲脉　D. 带脉　E. 维脉

9. 与女子妊娠关系密切，主胞胎的是

10. 与妇女月经关系密切的是

【参考答案】

1. D　2. C　3. E　4. B　5. A　6. B　7. D　8. E　9. B　10. C

第十一单元　体　质

细目一　体质的概念和构成

【考点突破攻略】

要点

1. 体质的概念　体质是指人体生命过程中，在先天禀赋和后天获得的基础上所形成的形态结构、生理功能和心理状态方面综合的相对稳定的固有特质。

［常考考点］体质的概念。

2. 体质的构成　体质由形态结构、生理功能和心理状态三个方面的差异性构成。

（1）形态结构的差异性：人体形态结构是个体体质特征的重要组成部分，包括外部形态结构和内部形态结构（有脏腑、经络、气血津液等）。根据中医学“司外揣内”的认识方法，内部形态结构与外观形象之间是有机的整体。外部形态结构是体质的外在表现，内部形态结构是体质的内在基础。

（2）生理功能的差异性：形态结构是产生生理功能的基础。个体不同的形态结构特点决定着机体生理功能及对刺激反应的差异，而机体生理功能的个性特征，又会影响其形态结构，引起一系列相应的改变。因此，生理功能上的差异也是个体体质特征的组成部分。

（3）心理状态的差异性：心理是指客观事物在大脑中的反映，是感觉、知觉、情感、记忆、思维、性格、能力等的总称，属于中医学“神”的范畴。形与神是统一的整体，体质是特定的形态结构、生理功能与相关心理状况的综合体。

形态、功能、心理之间具有内在的相关性。

［常考考点］体质的构成。

3. 体质的特点

（1）先天遗传性：父母之精是生命个体形成的基础，人类的外表形态、脏腑功能、精神状态等的个性特点均形成于胎儿期，取决于个体的遗传背景。遗传因素维持着个体体质特征的相对稳定，是决定体质形成和发展的基础。

（2）差异多样性：体质特征因人而异，其有明显的个体差异性，且千变万化，呈现出多样性特征。它通过人体形态、功能和心理活动的差异现象表现出来。因此，个体多样性差异现象是体质学说研究的核心问题。

（3）形神一体性："形神合一"是中医学体质概念的基本特征之一。复杂多样的体质差异现象全面地反映着人体在形态结构（形）以及由脏腑功能活动所产生的各种精神活动（神）这两个方面的基本特征，是特定的生理特性与心理特性的综合体，是对个体身心特性的概括。

（4）群类趋同性：同一种族或聚居在同一地域的人，因为生存环境和生活习惯相同，遗传背景和生存环境具有同一性和一致性，从而使人群的体质具有相同或类似的特点，形成了地域人群的不同体质特征，使特定人群的体质呈现类似的特征，因此体质具有群类趋同性。

（5）相对稳定性：个体禀承于父母的遗传信息，使其在生命过程中遵循某种既定的内在规律，呈现出与亲代类似的特征。这些特征一旦形成，不会轻易改变，在生命过程某个阶段的体质状态具有相对的稳定性。

（6）动态可变性：先天禀赋决定着个体体质的相对稳定性和个体体质的特异性。后天各种环境因素、营养状况、饮食习惯、精神因素、年龄变化、疾病损害、针药治疗等，又使体质具有可变性。

（7）连续可测性：体质的连续性体现在不同个体体质的存在和演变时间的不间断性。体质的特征伴随着生命自始至终的全过程，具有循着某种类型体质固有的发展演变规律缓慢演化的趋势，这就使得体质具有可预测性，为治未病提供了可能。

（8）后天可调性：体质既是相对稳定的，又是动态可变和连续可测的，这就为改善体质的偏倾、防病治病提供了可能。

［常考考点］体质的特点。

细目二　体质的生理学基础

【考点突破攻略】

要点

1. 体质与脏腑精气血津液的关系

（1）体质与脏腑经络的关系：脏腑经络的盛衰偏倾决定体质的差异。脏腑是构成人体，维持正常生命活动的中心。人体的各项生理活动均离不开脏腑，所以个体体质的差异必然以脏腑为中心，反映出构成身体诸要素的某些或全部的素质特征。

（2）体质与精气血津液的关系：精气血津液是决定体质特征的重要物质基础，其中精的多少优劣是体质差异的根本。

2. 影响体质的因素

（1）先天禀赋：先天禀赋，是指子代出生以前在母体内所禀受的一切，包括父母生殖之精的质量，父母血缘关系所赋予的遗传性，父母生育的年龄，以及在母体内孕育过程中母亲是否注意养胎和妊娠期疾病所给予的一切影响。

（2）年龄因素：体质是一个随着个体发育的不同阶段而不断演变的生命过程。某个阶段的体质特点与另一个阶段的体质特点是不同的。这是因为人体有生、长、壮、老、已的变化规律，在这一过程中，人体的脏腑经络的生理功能及精气血津液的盛衰都发生着相应的变化。

（3）性别差异：就体质学说而论，人类最基本的体质类型可分为男性体质与女性体质两大类。由于男女在遗传性征、身体形态、脏腑结构等方面的差别，相应的生理功能、心理特征也就有异，因而体质上存在着性别差异。

（4）饮食因素：饮食结构和营养状况对体质有明显的影响。饮食物各有不同的成分或性味特点，而人之五脏六腑，各有所好，脏腑之精气阴阳，需五味阴阳和合而生。长期的饮食习惯和固定的膳食品种质量，日久可因体内某些成分的增减等变化而影响体质。

（5）劳逸所伤：过度的劳动和安逸是影响体质的又一重要因素。劳逸结合，有利于人体的身心健康，保持良好的体质。

（6）情志因素：情志活动由脏腑精气对外界环境的应答而产生，而过度或持久的情志变化，可损伤脏腑精气，从而影响人体的体质。

（7）地理因素：不同地区或地域具有不同的地理特征，影响着不同地域人群的饮食结构、居住条件、生活方式、社会民俗等，从而制约着不同地域生存的不同人群的形态结构、生理功能和心理行为特征的形成和发展。

（8）疾病针药及其他因素：疾病是促使体质改变的一个重要因素。一般来说，疾病改变体质多是向不利方面变化。针药作为治疗方法，直接参与对脏腑经络的调节，久之可影响机体的基本功能而改变体质。

［常考考点］影响体质的8大因素。

细目三　体质学说的应用

【考点突破攻略】

要点

人体的体质是正气盛衰偏倾的反映。因此，体质强弱决定着发病与否及发病情况。中医学认为“正气存内，邪不可干”。邪正交争是疾病发生的基本原理，正气虚是发病的内在根据，邪气是疾病形成的外在条件。疾病发生与否，主要取决于正气的盛衰，而体质正是正气盛衰偏倾的反映。

1. 体质与病因病机

（1）决定个体对某些病因的易感性：体质反映了机体自身生理范围内阴阳寒热的盛衰偏倾。这种偏倾性决定了个体的功能状态的不同，因而对外界刺激的反应性、亲和性、耐受性不同。因此，体质因素决定着个体对某些病邪的易感性、耐受性。

（2）决定病变的从化和传变：从化，即病情随体质而变化。由于体质的特殊性，不同的体质类型有其潜在的、相对稳定的倾向性，可称之为“质势”。人体遭受致病因素的作用时，即在体内产生相应的病理变化，而且不同的致病因素具有不同的病变特点，这种病理演变趋势称之为“病势”。病势与质势结合就会使病变性质发生不同的变化，这种病势依附于质势，从体质而发生的转化，称之为“质化”，亦即从化。

传变，指病变部位在脏腑经络等之间的传递转移。体质因素决定疾病的传变，主要体现于两个方面：一是通过影响正气强弱而决定疾病的传变：体质强者，正气亦强，不易发生传变。体质弱者，正气亦弱，易于发生传变。二是通过决定病邪的从化而影响传变：体质为阳盛阴虚者，感邪易从阳化热。体质为阴盛阳虚者，感邪多从阴化寒。

2. 体质与诊治

（1）指导辨证：体质是辨证的基础，体质决定疾病的证的类型。感受相同的致病因素或患同一种疾病，因个体体质的差异可表现出阴阳、表里、寒热、虚实等不同的证的类型，即同病异证。感受不同的病因或患不同的疾病，而体质在某些方面具有共同点时，常常可表现为相同或类似的证的类型。

（2）指导治疗

1）区别体质特征而治：在治疗中，常以患者的体质状态作为立法、处方、用药的重要依据。针对证的治疗实际上包含了对体质内在偏颇的调整，是根本的治疗，也是治病求本的反映。如面色白而体胖，属阳虚体质者，感受寒湿阴邪，易从阴化寒化湿，当用附子、肉桂、干姜等大热之品以温阳祛寒或通阳利湿。面色红而形瘦，属阴虚体质者，内火易动，若同感受寒湿阴邪，反易从阳化热伤阴，治宜清润之品。因此，偏阳质者，多发实热证，当慎用温热伤阴之剂。偏阴质者，多发实寒证，当慎用寒凉伤阳之药。针刺治疗也要依据病人体质施以补泻之法：体质强壮者，多发为实性病证，当用泻法。体质虚弱者，多发为虚性病证，当用补法，如《灵枢·根结》说：“刺布衣者深以留之，刺大人者微以徐之。”

2）根据体质特征注意针药宜忌：一般来说，体质偏阳者宜甘寒、酸寒、咸寒、清润，忌辛热温散。体质偏阴者宜温补益火，忌苦寒泻火。素体气虚者宜补气培元，忌耗散克伐。阴阳平和质者宜视病情权衡寒热补泻，忌妄攻蛮补。痰湿质者宜健脾芳香化湿，忌阴柔滋补。湿热质者宜清热利湿，忌滋补厚味。瘀血质者宜疏利气血，忌固涩收敛等。

不同的体质对药物的反应不同。一般说来，体质强壮者，对药物耐受性强，剂量宜大，用药可峻猛。体质瘦弱者，对药物耐受性差，剂量宜小，药性宜平和。

体质不同，针灸治疗后的疼痛反应和得气反应有别。一般体质强壮者，对针石、火焫的耐受性强。体质弱者，耐受性差。肥胖体质者，多气血迟涩，对针刺反应迟钝，进针宜深，刺激量宜大，多用温针艾灸。瘦长体型者气血滑利，对针刺反应敏感，进针宜浅，刺激量相应宜小，少用温灸。

3）兼顾体质特征，重视善后调理：疾病初愈或趋向恢复时，调理时皆须兼顾患者的体质特征。如体质偏阳者大病初愈，慎食狗肉、羊肉、桂圆等温热及辛辣之味。体质偏阴者大病初愈，慎食龟鳖、熟地黄等滋腻之物和五味子、诃子、乌梅等酸涩收敛之品。

3. 体质与养生 善于养生者，要根据各自不同的体质特征，选择相应的措施和方法。如在饮食调养方面：体质偏阳者，进食宜凉而忌热；体质偏寒者，进食宜温而忌寒。形体肥胖者多痰湿，食宜清淡而忌肥甘。阴虚之体，饮食宜甘润生津之品，忌肥腻厚味、辛辣燥烈之品。阳虚之体宜多食温补之品。在精神调摄方面，气郁质者，精神多抑郁不爽，神情多愁闷不乐，性格多孤僻内向，多愁善感，气度狭小，应注意情感上的疏导，消解其不良情绪，以防过极。阳虚质者，精神多萎靡不振，神情偏冷漠，多自卑而缺乏勇气，应帮助其树立起生活的信心。

[常考考点] 体质学说的应用。

【例题实战模拟】

A1 型题

1. 下列属于影响体质的因素是

A. 年龄　B. 生活习惯　C. 生活起居　D. 居住方位　E. 穿着打扮

2. 下列属于体质特点的是

A. 先天遗传性　B. 个体相似性　C. 静态可控性　D. 群类趋异性　E. 随意改变性

【参考答案】

1. A　2. A

第十二单元　病　因

病因，即导致疾病发生的原因，又称为致病因素。如六气异常、疠气传染、七情内伤、饮食失宜、劳逸失度、持重努伤、跌仆金刃、外伤及虫兽所伤等，均可导致发病而成为病因。某些病理产物如痰饮、瘀血，医、药失当及先天因素等，也可成为病因。

《内经》将病因分为阴阳两类，如《素问·调经论》说："夫邪之生也，或生于阴，或生于阳。其生于阳者，得之风雨寒暑；其生于阴者，得之饮食居处，阴阳喜怒。"《内经》还提出了病因的"三部"分类，如《灵枢·百病始生》说："夫百病之始生也，生于风雨寒暑，清湿喜怒。喜怒不节则伤脏，风雨则伤上，清湿则伤下。"宋·陈言在《三因极一病证方论》中将病因分为外所因、内所因和不内外因三类，即六淫邪气侵犯为外所因，七情所伤为内所因，饮食劳倦、跌仆金刃及虫兽所伤等为不内外因。

中医探求病因，主要是以临床表现为依据，通过分析病证的症状、体征来推求病因，为治疗用药提供依据，这种方法称为"辨症求因"，又称"审症求因"，是中医病因学的主要特点之一。

细目一　六淫

【考点突破攻略】

要点

1. 六淫的概念 六淫，指风、寒、暑、湿、燥、火（热）六种外感病邪。正常情况下，风、寒、暑、湿、燥、火是自然界六种不同的气候变化，是万物生长变化和人类赖以生存的条件，称为"六气"。当自然界气候变化异常，超过了人体的适应能力，或人体正气不足，抗病能力下降，不能适应自然界气候变化而导致发病时，六气则成为六淫，又称为"六邪"。

[常考考点] 六淫与六气的区别。

2. 六淫的共同致病特点

（1）外感性：六淫致病，其侵犯途径多从肌表、口鼻而入，或两者同时受邪。如风寒湿邪易犯人肌表，温热燥邪易自口鼻而入等。由于六淫邪气均是自外界侵犯人体，故称其为外感致病因素，所致疾病即称为“外感病”。

（2）季节性：六淫致病常具有明显的季节性。如春季多风病，夏季多暑病，长夏多湿病，秋季多燥病，冬季多寒病等。六淫致病与时令气候变化密切相关，故其所致病变又称之为“时令病”。由于气候异常变化的特殊性，因此夏季也可见寒病，冬季也可有热病。

（3）地域性：六淫致病与生活、工作的区域环境密切相关。如西北多燥病、东北多寒病、江南多湿热病；久居潮湿环境多湿病；长期高温环境作业者，多燥热或火邪为病等。

（4）相兼性：六淫邪气既可单独伤人致病，又可两种以上同时侵犯人体而为病。如风热感冒、暑湿感冒、湿热泄泻、风寒湿痹等。如《素问·痹论》说：“风寒湿三气杂至，合而为痹也。其风气胜者为行痹，寒气胜者为痛痹，湿气胜者为着痹也。”

［常考考点］六淫共同的致病特点：外感性、季节性、地域性和相兼性。

3. 六淫各自的性质及致病特点

（1）风邪的性质及致病特点

1）风性轻扬开泄，易袭阳位：风邪具轻扬、向上、向外的特性。开泄，指风邪伤人易使腠理不固而汗出，故风邪侵袭，常伤及人体的上部（头、面）和肌表，易出现头痛、汗出、恶风、咽痒、咳嗽等症。

2）风性善行而数变：“善行”，指风性善动不居，游走不定，故风邪致病具有病位游走、行无定处的特点。如风、寒、湿三气杂至而引起的痹证，若见游走性关节疼痛，痛无定处，即是风邪偏盛的表现，称为“行痹”或“风痹”。“数变”，指风邪致病变幻无常，发病迅速，如风疹块（中医称瘾疹，西医称荨麻疹）常表现为皮肤瘙痒时作，疹块发无定处，此起彼伏，时隐时现等。而且，以风邪为先导的外感病，一般发病急，传变也较快。

3）风性主动：指风邪致病具有动摇不定的特征。如风邪伤人，常见颜面肌肉抽掣，或眩晕、震颤、抽搐、颈项强直、角弓反张、两目上视等。

4）风为百病之长：一指风邪常兼他邪而伤人致病，故凡寒、湿、暑、燥、热诸邪，常依附于风而侵犯人体，从而形成外感风寒、风湿、风热、风燥等证。二指风邪伤人致病最多，风邪终岁常在；且风邪伤人，无孔不入，表里内外均可伤及，易发生多种病证。古人习惯将风邪作为外感致病因素的总称。

（2）寒邪的性质及致病特点

1）寒为阴邪，易伤阳气：寒即阴气盛的表现，故称其为阴邪。感受寒邪，最易损伤人体阳气，即“阴盛则阳病”。寒邪袭于肌表，卫阳被遏，可见恶寒、发热、无汗、鼻塞、流清涕等症。寒邪直中脾胃，脾阳受损，可见脘腹冷痛、呕吐、腹泻等症。若心肾阳虚，寒邪直中于少阴，则可见恶寒蜷卧、手足厥冷、下利清谷、小便清长、精神萎靡、脉微细等症。

2）寒性凝滞：指寒邪伤人，易致所伤部位之气血津液凝结，经脉阻滞。寒邪伤人，阳气受损，失其温煦，易使经脉气血运行不畅，甚或凝结阻滞不通，不通则痛。故寒邪是最易导致疼痛的外邪，如寒客肌表经络，气血凝滞不通，则头身肢体关节疼痛。痹证中若以关节冷痛为主者，称为“寒痹”或“痛痹”；寒邪直中脾胃，则脘腹剧痛；寒客肝脉，可见少腹或外阴部冷痛等。

3）寒性收引：指寒邪伤人，可致气机收敛，腠理、筋脉挛急收缩。如寒邪伤及肌表，卫阳被郁遏不得宣泄，可见无汗等。寒客血脉，则气血凝滞，血脉挛缩，可见头身疼痛、脉紧等。《素问·举痛论》说：“寒则气收。”

（3）暑邪的性质及致病特点

1）暑为阳邪，其性炎热：暑为盛夏火热之气所化，故暑邪为阳邪。暑邪伤人多表现为一系列阳热症状，如高热、心烦、面赤、脉洪大等。

2）暑性升散，易扰心神，易伤津耗气：暑为阳邪，易升发上犯，故易上扰心神、头目，出现心胸烦闷不宁、头昏、目眩、面赤等。暑邪伤人，可致腠理开泄而多汗，且汗出过多，不仅伤津，而且气随津泄则易耗气，故临床除常见口渴喜饮、尿赤短少等津伤之症外，往往可见气短、乏力，甚则耗伤太过，清窍失养而突然昏倒、不省人事等。《素问·举痛论》说：“炅则气泄。”

3）暑多夹湿：暑季气候炎热，且常多雨潮湿，热蒸湿动，故暑邪致病，多夹湿邪为患。临床表现除发热、烦渴等暑热症状外，常可见身热不扬、汗出不畅、四肢困重、倦怠乏力、胸闷呕恶、大便溏泄不爽等湿滞症状。

（4）湿邪的性质及致病特点

1）湿为阴邪，易伤阳气：湿与水同类，故属阴邪。阴邪侵人，机体阳气与之抗争，故湿邪侵人，易伤阳气。脾主运化水液，性喜燥而恶湿，故外感湿邪，常易困脾，致脾阳不振，运化无权，从而使水湿内生、停聚，发为泄泻、水肿、痰饮等，所以说湿易损伤脾阳。《素问 · 六元正纪大论》说："湿胜则濡泄，甚则水闭胕肿。"清 · 叶桂《温热论》说："湿胜则阳微。"

2）湿性重浊：湿邪致病，常出现以沉重感及附着难移为特征的临床表现，如头身困重、四肢酸楚沉重并且附着难移等。湿邪外袭肌表，困遏清阳，清阳不升，则头重如束布帛，如《素问 · 生气通天论》说："因于湿，首如裹。"湿邪阻滞经络关节，阳气不得布达，则可见肌肤不仁、关节疼痛重着或屈伸不利等，病位多固定且附着难移，称之为"湿痹"或"着痹"。湿邪为患，易出现分泌物和排泄物秽浊不清的特征。如湿浊在上，则面垢、眵多；湿浊下注，则小便混浊或滞涩不利、妇女白带过多；湿滞大肠，则大便溏泄、下痢脓血；湿邪浸淫肌肤，则可见湿疹浸淫流水等。

3）湿性黏滞，易阻气机：湿邪致病，其黏腻停滞的特性，主要表现在三个方面：一是症状的黏滞性。湿邪为患，易呈现分泌物和排泄物黏滞不爽的特征，如湿热痢疾的大便排泄不爽，淋证的小便滞涩不畅，以及汗出而黏、口黏、口甘和舌苔厚滑黏腻等。二是病程的缠绵性。因湿性黏滞，易阻气机，气不行则湿不化，胶着难解。故湿邪为病，起病隐缓，病程较长，反复发作，或缠绵难愈。如湿温、湿疹、湿痹（着痹）等，皆因其湿邪难除而不易速愈，或反复发作。三是易阻气机。因湿为重浊之邪，故伤人最易留滞于脏腑经络，阻遏气机，使脏腑气机升降失常，经络阻滞不畅。如湿阻胸膈，气机不畅则胸膈满闷；湿阻中焦，脾胃气机升降失常，纳运失司，则脘痞腹胀、食欲减退；湿停下焦，肾与膀胱气机不利，则小腹胀满、小便淋涩不畅等。

4）湿性趋下，易袭阴位：湿邪类水属阴而有趋下之势，故湿邪为病，多易伤及人体下部，如水肿、湿疹、脚气等病以下肢较为多见。故《素问 · 太阴阳明论》说："伤于湿者，下先受之。"小便混浊、泄泻、下痢、妇女带下等，多由湿邪下注所致。但易伤人体下部的病邪尚有寒邪，如《灵枢 · 百病始生》说："清（寒）湿袭虚，病起于下。"

（5）燥邪的性质及致病特点

1）燥性干涩，易伤津液：燥邪为多发于秋季的干燥涩滞之病邪，侵犯人体，最易损耗津液，出现各种干燥、涩滞的症状，如口燥咽干，皮肤干涩，甚则皲裂，毛发不荣，小便短少，大便干结等。《素问 · 阴阳应象大论》说："燥胜则干。"

2）燥易伤肺：肺为娇脏，喜润而恶燥；肺司呼吸，开窍于鼻，燥邪易从口鼻而入，故最易损伤肺津，从而影响肺气之宣降；或燥伤肺络，出现干咳少痰，或痰黏难咳，或痰中带血，甚则喘息胸痛等。由于肺与大肠相表里，肺津耗伤，大肠失润，传导失司，可现大便干涩不畅等症。

（6）火（热）邪的性质及致病特点

1）火热为阳邪，其性燔灼趋上：火热之性燔灼、升腾，故为阳邪。阳邪伤人，发为实热性病证，临床多见高热、恶热、烦渴、汗出、脉洪数等症。火性炎上，火热之邪易侵害人体上部，故火热病证，多发生在人体上部，尤以头面部为多见，如目赤肿痛、咽喉肿痛、口舌生疮糜烂、口苦咽干、牙龈肿痛、头痛眩晕、耳内肿痛或流脓等。

2）火热易扰心神：火性炎上躁扰，故火邪伤人尤易影响心神。轻者心神不宁而心烦、失眠；重者可扰乱心神，出现狂躁不安，或神昏、谵语等症。

3）火热易伤津耗气：火热之邪伤人，因其性燔灼急迫，一是可迫津外泄，使气随津泄而致津亏气耗；二是直接消灼津液，耗伤人体的阴气。故火热之邪致病，临床表现除热象外，往往伴有口渴喜冷饮、咽干舌燥、小便短赤、大便秘结等津伤阴亏的征象。若阳热过盛，大量伤津耗气，还可兼见体倦乏力、少气懒言等气虚症状；重者可致全身津气脱失的虚脱证。

4）火热易生风动血："生风"，指火热之邪侵犯人体，燔灼津液，劫伤肝阴，筋脉失养失润，易引起肝风内动的病证，临床表现为高热神昏、四肢抽搐、两目上视、角弓反张等。"动血"，指火热邪气入于血脉，迫血妄行和损伤血络，轻则血行加速而脉数；甚则可灼伤脉络，迫血妄行，引起各种出血证，如吐血、衄血、便血、尿血、皮肤发斑、妇女月经过多、崩漏等。

5）火邪易致疮痈：火邪入于血分，结聚于局部，燔灼腐肉，易发为痈肿疮疡，以局部红肿热痛为临床特征。

［常考考点］六淫各自的性质及致病特点。

【知识纵横比较】

暑邪和火热之邪的比较

	相同点	不同点
暑邪	均为阳邪，其性炎热，易于扰神、伤津、耗气	暑性升散，暑多夹湿
火热之邪		火热之邪燔灼趋上，易于生风动血，易致疮痈

寒邪和湿邪的比较

	相同点	不同点
寒邪	均为阴邪，易伤人体阳气	寒性凝滞，寒性收引
湿邪		湿性黏滞，湿性重浊，湿性趋下，易袭阴位

细目二　疠气

【考点突破攻略】

要点

1. 疠气的概念　疠气，是一类具有强烈致病性和传染性病邪的统称，又称为“疫毒”“疫气”“异气”“戾气”“毒气”“乖戾之气”等。明·吴又可《温疫论·原序》说：“夫瘟疫之为病，非风非寒非暑非湿，乃天地间别有一种异气所感。”

疠气可通过空气传染，多从口鼻侵犯人体而致病，也可随饮食污染、蚊虫叮咬、虫兽咬伤、皮肤接触、性接触、血液传播等途径感染而发病。

疠气种类繁多，其所引起的疾病，统称为疫疠，又称疫病、瘟病，或瘟疫病。如时行感冒、痄腮（腮腺炎）、烂喉丹痧（猩红热）、白喉、天花、疫毒痢（中毒性痢疾）、肠伤寒、霍乱、鼠疫、疫黄（急性传染性肝炎）以及流行性出血热、艾滋病（AIDS）、严重急性呼吸道综合征（SARS）、禽流感、甲型 H1N1 流感等，都属感染疠气引起的疫病，实际上包括了现代临床许多传染病和烈性传染病。

［常考考点］疠气的概念以及疠气与六淫的区别。

2. 疠气的致病特点

（1）发病急骤，病情危笃：疠气之邪，其性暴戾，其伤人致病大多具有发病急骤、来势凶猛、变化多端、病情险恶的特点，病程中常出现发热、扰神、动血、生风、剧烈吐泻等危重病状。所以说疠气致病病情凶险，死亡率高。

（2）传染性强，易于流行：疠气可通过空气、食物、接触等多种途径伤人致病。无论男女老少，体质强弱，凡触之者，多可发病，且疠气发病，传染性强，可致疫病流行。

（3）一气一病，症状相似：疠气种类不同，所致之病各异，不同的疠气可专门侵犯某脏腑、经络或某一部位而发病。每一种疠气所致之疫病，均有各自的临床特点和传变规律，所谓“一气致一病”，且大都症状相似。例如，痄腮无论男女，大都表现为耳下腮部肿胀等。

［常考考点］疠气的致病特点。

【知识纵横比较】

六淫与疠气的鉴别

	相同点	不同点
六淫	均属于外感病邪，从肌表或口鼻侵入人体	外感性、季节性、地域性、相兼性、不具有传染性
疠气		传染性、流行性

细目三　七情内伤

【考点突破攻略】

要点

1. 七情内伤的基本概念　七情，指喜、怒、忧、思、悲、恐、惊七种正常的情志活动，是人体脏腑生理和精神活动对内外环境变化产生的情志反应，一般不会导致或诱发疾病。

七情内伤，指喜、怒、忧、思、悲、恐、惊七种引发和诱发疾病的情志活动，过于突然、强烈或持久不解的七情反应，超越了人体生理和心理的适应和调节能力，导致脏腑精气损伤，功能失调，或人体正气虚弱，脏腑精气虚衰，对情志刺激的适应和调节能力低下，引发或诱发疾病时，七情则成为病因。因病从内发而称之为“七情内伤”。

［常考考点］内伤七情的概念。

2. 七情与脏腑精气的关系 情志活动与脏腑精气有着密切的关系。五脏精气是情志活动产生和保持正常的物质基础。外界的各种刺激只有作用于相应的内脏，五脏精气应答，才能表现出不同的情志反应。《素问・天元纪大论》说：“人有五脏化五气，以生喜、怒、思、忧、恐。”即心“在志为喜”，肝“在志为怒”，脾“在志为思”，肺“在志为忧”，肾“在志为恐”。如果五脏精气发生病变，就会影响人的情志活动，出现异常的情志反应，如《灵枢・本神》说：“肝气虚则恐，实则怒……心气虚则悲，实则笑不休。”

另一方面，外在环境的变化过于强烈，情志过激或持续不解，又可导致五脏精气的失常，气血运行失调，如大喜大惊伤心，大怒郁怒伤肝，过度思虑伤脾，过度悲忧伤肺，过度恐惧伤肾等。

3. 七情内伤的致病特点

（1）直接伤及内脏：七情过激致病，大都直接损伤内脏而导致内伤疾病的发生。《灵枢・百病始生》说：“喜怒不节则伤脏。”

1）损伤相应之脏：七情过激损伤相应之脏。即心在志为喜，过喜则伤心。肝在志为怒，过怒则伤肝。脾在志为思，过度思虑则伤脾。肺在志为悲为忧，悲忧过度则伤肺。肾在志为恐，过恐则伤肾。

2）影响心神：心主神志，七情皆从心而发，故七情内伤均可作用于心神，导致心神不宁，甚至精神失常。如《灵枢・本神》说：“是故怵惕思虑者则伤神……喜乐者，神惮散而不藏；愁忧者，气闭塞而不行；盛怒者，迷惑而不治；恐惧者，神荡惮而不收。”《素问・举痛论》也说“惊则心无所倚，神无所归”，“思则心有所存，神有所归”。说明不仅喜乐过度可伤心，致使精神涣散，神志失常，而且怵惕思虑、盛怒、恐惧、大惊等情志太过都可伤及心神。七情发于心而应于五脏，无论何种情志致病，均可影响心神和损伤相应的脏腑。对此，《类经・疾病类・情志九气》解释说：“情志之伤，虽五脏各有所属，然求其所由，则无不从心而发。”又说：“心为五脏六腑之大主，而总统魂魄，兼赅志意，故忧动于心则肺应，思动于心则脾应，怒动于心则肝应，恐动于心则肾应。此所以五志惟心所使也。”《灵枢・口问》也说：“心者，五脏六腑之大主也……故悲哀愁忧则心动，心动则五脏六腑皆摇。”

3）数情交织，易伤心肝脾：七情伤脏，既可单一情志伤人，又可两种以上情志交织伤人。由于心、肝、脾三脏在人体生理和情志活动中发挥着重要作用，故情志内伤，最易损伤心、肝、脾三脏。

4）易损伤潜病之脏腑：潜病，是指已经存在但无明显临床表现的病证。潜病之脏腑是指潜病所在的脏腑。潜病之脏腑因其正气已虚，即是情志易伤之所，故七情内伤易于损伤潜病之脏腑。例如，曾患胸痹、飧泄、头痛等病证的患者，若遭遇情志刺激，最易导致潜病发作或反复发作。

（2）影响脏腑气机：情志内伤影响脏腑之气的运行，导致脏腑气机升降失常而出现相应的临床表现，故《素问・举痛论》说：“百病生于气也，怒则气上，喜则气缓，悲则气消，恐则气下……惊则气乱……思则气结。”

1）怒则气上：指大怒致使肝气上逆，甚则血随气逆的病机变化。临床主要表现为：头胀头痛，面红目赤，急躁易怒，血随气逆则呕血，甚则昏厥猝倒。若肝气横逆犯脾，可兼见腹痛、腹泻等症。《素问・生气通天论》说：“大怒则形气绝，而血菀于上，使人薄厥。”《素问・举痛论》说：“怒则气逆，甚则呕血及飧泄。”

2）喜则气缓：指过度喜乐，致使心气涣散或心神惮散的病机变化。轻者可见心悸失眠、少气无力、精神不集中等；重者神志失常、狂乱，或见心气暴脱而大汗淋漓、气息微弱、脉微欲绝等。如《素问・阴阳应象大论》说：“暴喜伤阳。”《灵枢・本神》又说：“喜乐者，神惮散而不藏。”

3）悲则气消：指过度悲忧，导致肺气耗伤或宣降失常的病机变化。临床常见意志消沉、精神不振、气短胸闷、乏力懒言等症。《素问・举痛论》说：“悲则心系急，肺布叶举，而上焦不通，荣卫不散，热气在中，故气消矣。”

4）恐则气下：指过度恐惧，致使肾气失固，气陷于下的病机变化。临床可见二便失禁、遗精、滑精、骨痿等症。《灵枢・本神》说：“恐惧而不解则伤精，精伤则骨酸痿厥，精时自下。”

5）惊则气乱：指猝然受惊，导致心神不定，气机逆乱的病机变化。临床可见惊悸不安、慌乱失措，甚则神志错乱。《素问・举痛论》说：“惊则心无所倚，神无所归，虑无所定，故气乱矣。”

6）思则气结：指过度思虑，导致心脾气机郁滞，运化失职的病机变化。临床可见心悸、失眠、多梦、精神萎靡及倦怠乏力、食少、腹胀、便溏等症状。《素问・举痛论》说：“思则心有所存，神有所归，正气留而不行，故气结矣。”

（3）多发为情志病：情志病，系指发病与情志刺激有关或具有情志异常表现的病证。包括：①因情志刺激而发的病证，如郁证、癫、狂等。②因情志刺激而诱发的病证，如胸痹、真心痛、眩晕、胃脘疼痛等。③其他原因所致但具有情志异常表现的病证，如消渴、恶性肿瘤、慢性肝胆疾病等，大都有异常的情志表现，并且其病情也随其情绪变化而有相应的变化。

（4）影响病情变化：七情变化对病情具有两方面的影响：一是有利于疾病康复。良性的或积极乐观的情绪，有利于病情的好转乃至痊愈。二是诱发疾病发作或加重病情。消极悲观的情绪，或七情强烈波动，可诱发疾病发作或使病情加重、恶化。

［常考考点］内伤七情的致病特点。

细目四　饮食失宜

【考点突破攻略】

要点

1. 饮食不节　即饮食失于节制，如过饥过饱，或饥饱无常，均可影响健康，导致疾病发生。

（1）过饥：指摄食不足，如饥而不得食，或有意识限制饮食，或因脾胃功能虚弱而纳少，或因七情强烈波动而不思饮食，或不能按时饮食等。过饥，一方面因气血亏虚而脏腑组织失养，功能衰退，全身虚弱；另一方面因正气不足，抗病力弱，易感邪而发病。

（2）过饱：即饮食过量，或暴饮暴食，或中气虚弱而强食，以致脾胃难以运化而致病。轻则饮食积滞不化，以致“宿食”内停，可见脘腹胀满疼痛、嗳腐泛酸、呕吐、泄泻、厌食等。重则食滞日久，可至脾胃大伤，或可聚湿、化热、生痰而变生他病。

2. 饮食偏嗜　指过于喜食某种性味的食物或专食某些食物，包括饮食偏寒偏热、偏嗜五味，或食类偏嗜等。

（1）寒热偏嗜：良好的饮食习惯要求寒温适中。若过于偏嗜寒热饮食，可导致人体阴阳失调而发生某些病变。如偏食生冷寒凉之品日久，则易损伤脾胃阳气，导致寒湿内生。如偏嗜辛温燥热，饮食日久，则易致肠胃积热等。

（2）五味偏嗜：指长期嗜食酸、苦、甘、辛、咸不同味道的饮食物。五味各入五脏，如果长期嗜好某种性味的食物，就会导致该脏的脏气偏盛、功能失调而发生多种病变。故《素问·至真要大论》又说：“久而增气，物化之常也，气增日久，夭之由也。”

（3）食类偏嗜：指偏食某种或某类食品，或厌恶某类食物而不食等，久之也可成为导致某些疾病发生的原因。如过食肥甘厚味，可聚湿生痰、化热，易致肥胖、眩晕、中风、胸痹、消渴等病变。若嗜酒成癖，久易聚湿、生痰、化热而致病，甚至变生癥积。

3. 饮食不洁　指因食用不清洁、不卫生或陈腐变质或有毒的食物而成为致病因素。饮食不洁所致病变以胃肠病为主。如进食腐败变质食物，则胃肠功能紊乱，出现脘腹疼痛、恶心呕吐、肠鸣腹泻等。如进食或误食被毒物污染或有毒性的食物，则会发生食物中毒，轻则脘腹疼痛、呕吐腹泻；重则毒气攻心，神志昏迷，危及生命。

［常考考点］饮食失宜的分类。

细目五　劳逸失度

【考点突破攻略】

要点

1. 过度劳累　包括劳力过度、劳神过度和房劳过度。

（1）劳力过度：即过度劳伤形体而积劳成疾，或是病后体虚，勉强劳作而致病。其病变特点主要表现在两个方面：一是过度劳力而耗气，出现少气懒言、体倦神疲、喘息汗出等。《素问·举痛论》说：“劳则气耗。”二是劳伤筋骨。长时间用力太过，则致形体组织损伤，久而积劳成疾。《素问·宣明五气》说：“久立伤骨，久行伤筋。”

（2）劳神过度：即长期思虑劳神而积劳成疾，长思久虑，暗耗心血，损伤脾气，以致心神失养而心悸、健忘、失眠、多梦和脾失健运而纳少、腹胀、便溏、消瘦等。

（3）房劳过度：即房事太过，或手淫恶习，或妇女早孕多育等，以致耗伤肾精肾气而致病。常见腰膝酸软、眩晕耳鸣、精神萎靡、性功能减退、早衰等。

［常考考点］过劳的分类：劳力过度、劳神过度和房劳过度。

2. 过度安逸 包括体力过逸和脑力过逸。其致病特点主要表现在三个方面：一是安逸少动，气机不畅。若长期运动减少，则人体气机失于畅达，可致脾胃等脏腑功能活动呆滞不振，出现食少、胸闷、腹胀、肌肉软弱或发胖臃肿等，久则进一步影响血液运行和津液代谢，导致气滞血瘀、水湿痰饮内生等。二是阳气不振，正气虚弱。过度安逸，或长期卧床则阳气失于振奋，以致脏腑经络功能减退，体质虚弱，正气不足，抗病力下降等，常见动则心悸、气喘汗出等，或易感外邪致病。《素问·宣明五气》说："久卧伤气，久坐伤肉。"三是长期用脑过少，加之阳气不振，可致神气衰弱，常见精神萎靡、健忘、反应迟钝等。

细目六 痰饮

【考点突破攻略】

要点

1. 痰饮的概念 痰饮是人体水液代谢障碍所形成的病理产物。一般以较稠浊者称为痰，清稀者称为饮。痰分为有形之痰和无形之痰。有形之痰，指视之可见，闻之有声的痰液，如咳嗽吐痰、喉中痰鸣等，或指触之有形的痰核等。无形之痰，是指只见其征象，不见其形质，但从痰治疗有效，从而推测其病因为痰。如眩晕、癫狂等，是无形之痰在作祟。饮则流动性较大，可留积于人体脏器组织的间隙或疏松部位，因其停留的部位不同而表现各异，如《金匮要略·痰饮咳嗽病脉证并治》的"痰饮""悬饮""溢饮""支饮"等。

［常考考点］痰饮的概念及鉴别。

2. 痰饮的形成 多因外感六淫，或七情内伤，或饮食不节等，以致脏腑功能失调，气化不利，水液代谢障碍，津液停聚而形成。由于肺、脾、肾、肝及三焦等对水液代谢起着重要作用，故痰饮的形成，多与肺、脾、肾、肝及三焦的功能失常密切相关。

［常考考点］痰饮的形成多与肺、脾、肾、肝及三焦的功能失常密切相关。

3. 痰饮的致病特点 痰饮一旦产生，可随气流行，外而经络、肌肤、筋骨，内而脏腑，无处不到，易导致各种不同的病变。

（1）阻滞气血运行：痰饮通常称为有形实邪，其随气流行，或停滞于经脉，或留滞于脏腑。若流注经络，可致经络阻滞，气血运行不畅，出现肢体麻木、屈伸不利，甚则半身不遂等。若结于局部，可形成瘰疬痰核、阴疽流注等。若留滞于脏腑，可致脏腑气机失常，如肺失宣降而胸闷气喘、咳嗽吐痰等；胃失和降而恶心呕吐等；痹阻心脉而胸闷、心痛等；痰结咽喉形成"梅核气"等。

（2）影响水液代谢：痰饮本为水液代谢障碍所形成的病理产物，但痰饮形成之后又可作为致病因素反过来作用于机体，进一步影响肺、脾、肾等脏腑的功能活动而加重水液代谢失常。如痰湿困脾，脾气不升，可致水湿不运；痰饮阻肺，肺失宣降，可致水液不布；痰饮停滞下焦，影响肾气的蒸化，可致水液停蓄。

（3）易于蒙蔽心神：痰饮致病，随气上逆，易于蒙蔽清窍，扰乱心神，致使心神活动失常，出现头晕目眩、精神不振等；或痰浊上犯，与风、火相合，尤易扰乱神明，出现神昏谵妄，甚或引起癫、狂、痫等疾病。

（4）致病广泛，变幻多端：由于痰饮随气流行，内可五脏六腑，外可四肢百骸、肌肤腠理，故其致病面广，发病部位不一。且又易于兼邪致病，因而痰饮所形成的病证繁多，症状表现十分复杂，故有"百病多由痰作祟"之说。且痰饮停滞体内，还可夹风、夹热，化寒、化火、化燥，既可上犯清窍，也可下注足膝，且病势缠绵，病程较长。

［常考考点］痰饮的致病特点。

细目七　瘀血

【考点突破攻略】

要点

1. 瘀血的概念　瘀血是指体内因血行滞缓或血液停积而形成的病理产物，又称"恶血""衃血""蓄血""败血""污血"等。瘀血既是病理产物，又是具有致病作用的"死血""瘀血"与"血瘀"的概念不同。血瘀是指血液运行不畅或血液瘀滞不通的病理状态，属于病机学概念。瘀血是指具有致病性的病理产物，属于病因学概念。

2. 瘀血的形成　凡是影响血液正常运行，引起血液运行不畅，或致血离经脉而瘀积的内外因素，均可导致瘀血。

（1）血出致瘀：各种外伤，如跌打损伤、金刃所伤、手术创伤等，致血脉损伤而出血，或其他原因，如脾不统血、肝不藏血、热灼脉络而致出血以及妇女经行不畅、流产等。其所出之血未能排出或及时消散，留积于体内则成瘀血。

（2）血行不畅致瘀：凡是影响血液正常运行，使血液运行不畅的各种因素，均可致瘀血。如气滞致瘀、因虚致瘀（气虚而推动无力、阳虚而脉道失于温通、阴虚而脉道失于柔润、津液亏虚而无以充养血脉等）、血寒致瘀（寒邪入于血脉则血液凝涩而运行不畅）、血热致瘀（火热邪气入舍于血，血热互结，煎灼血中津液，血液黏稠而不畅）等。

［常考考点］瘀血的形成原因。

3. 瘀血的致病特点

（1）易于阻滞气机：瘀血一旦形成，必然影响和加重气机郁滞，即所谓"血瘀则气滞"。且气机郁滞，又可引起局部或全身的血液运行不畅，出现局部青紫、肿胀、疼痛等症。

（2）影响血脉运行：瘀血形成之后，无论其瘀滞于脉内，还是留积于脉外，均可导致局部或全身的血液运行失常。如瘀血阻滞于心，心脉痹阻，气血运行不畅，可致胸痹心痛。瘀血阻滞于脉道，损伤脉络，血逸脉外，可致出血，血色紫黯有块等。

（3）影响新血生成：瘀血为病理性产物，不仅已失去其对机体的濡养滋润作用，且因其阻滞于体内，尤其是瘀血日久不散，还可严重影响气血的运行，导致脏腑功能失常，生机受阻，影响新血的生成，因而有"瘀血不去，新血不生"之说。故久瘀之人，常可表现出肌肤甲错、毛发不荣等失于濡养的临床特征。

（4）病位固定，病证繁多：瘀血一旦停滞于某脏腑组织，多难于及时消散，故其致病又具有病位相对固定的特征，如局部刺痛、固定不移，或肿块形成等。而且，因瘀血阻滞的部位不同、形成原因各异、兼邪不同，其病理表现也就不同。如瘀阻于心，血行不畅则胸闷心痛。瘀阻于肺，则宣降失调，或致脉络破损，可见胸痛、气促、咯血。瘀阻胞宫，经行不畅，可见痛经、闭经、经色紫黯有块。瘀阻于肢体肌肤，可见局部肿痛青紫，所以说瘀血致病，病证繁多。

［常考考点］瘀血的致病特点。

4. 瘀血致病的症状特点　瘀血致病，症状错综繁多，其主要病症特点如下：①疼痛：多为刺痛，痛处固定不移，拒按，夜间痛甚。②肿块：瘀血积于皮下或体内则可见肿块，肿块部位固定。③出血：因瘀血阻滞，损伤血络，血逸脉外而见出血色紫黯，或夹有瘀血块。④色紫黯：一是面色紫黯，口唇、爪甲青紫等。二是舌质紫黯，或舌有瘀斑、瘀点等。⑤可出现肌肤甲错，脉涩或脉结代等。

［常考考点］瘀血所致病证的症状特点。

【例题实战模拟】

A1 型题

1. 最易导致身体疼痛部位游走不定的外邪是

A. 燥　B. 暑　C. 湿　D. 风　E. 寒

2. 患者关节疼痛重着，四肢困重，头重如裹，其病因是

A. 风邪　B. 寒邪　C. 暑邪　D. 湿邪　E. 痰饮

3.《素问·五脏生成》说：多食辛，则

A. 肉胝皱而唇揭　B. 脉急而爪枯　C. 骨痛而发落
D. 脉凝泣而变色　E. 皮槁而毛拔

4. 症见肠鸣沥沥有声，其病机为

A. 饮在胸胁　B. 饮在胸膈　C. 饮在肠间
D. 饮在肌肤　E. 饮在体内

5. 下列各项，属于瘀血内阻临床表现的是
A. 面色黧黑　B. 面黑干焦　C. 面黑浅淡
D. 眼周发黑　E. 耳轮焦黑

B1 型题

A. 小腹胀痛　B. 下肢水肿　C. 大便黏滞不爽　D. 头身困重　E. 脘痞腹胀

6. 由于湿性重浊，其致病可出现的症状是
7. 由于湿性黏滞，其致病可出现的症状是

A. 气上　B. 气下　C. 气结　D. 气消　E. 气乱

8. 过度思虑可导致的是
9. 过度恐惧可导致的是

【参考答案】

1. D　2. D　3. B　4. C　5. A　6. D　7. C　8. C　9. B

第十三单元　发　病

发病，是机体处于病邪损害与正气抗损害的相搏交争过程。《灵枢·根结》有“正邪相搏”的记载。

《内经》提出了“两虚相得”和“外内合邪”的发病观，如《灵枢·百病始生》说：“卒然逢疾风暴雨而不病者，盖无虚，故邪不能独伤人。此必因虚邪之风，与其身形，两虚相得，乃客其形。”《素问·咳论》则指出：先有脏腑损伤，内疾产生，若再有外邪侵袭，则“外内合邪因而客之”，导致疾病发生。

细目一　发病的基本原理

【考点突破攻略】

要点

1. 正气与邪气的概念

（1）正气的基本概念：正气，相对“邪气”而言，指人体内具有抗病、祛邪、调节、修复等作用的一类细微物质。正气含有阴气、阳气两部分：阴气有凉润、宁静、抑制、沉降等作用和运动趋向；阳气有温煦、推动、兴奋、升发等作用和运动趋向。阴气能抵抗阳邪的侵袭，并能抑制、祛除阳邪，阻止阳热病证的发展以使病情向愈；阳气能抵抗阴邪的入侵，并能制约、祛除阴邪，阻止阴寒病证的传变并使之康复。阳虚体质者，易引致寒邪的侵袭；阴虚体质者，易引致热邪的伤害。

正气的防御作用主要表现为：①抵御外邪：正气强盛，抗邪有力，则病邪难以入侵，故不发病，或虽邪气已经进入，但正气盛，能及时抑制或消除邪气的致病力，亦不发病。②祛除病邪：正气强盛，可祛除入侵病邪，或阻止邪气的深入，致病较轻浅，预后良好。③修复调节：正气，对邪气侵入而导致的机体阴阳失调、脏腑组织损伤、精血津液亏耗及生理功能失常，有调节、修复的作用，可使疾病向愈。④维持脏腑经络功能的协调，防止痰饮、瘀血、结石等病理产物以及内风、内寒、内湿、内燥、内火等内生五“邪”的产生。

（2）邪气的基本概念：邪气，泛指各种致病因素，简称为“邪”，包括由外而入或由体内产生的各种具有致病作用的因素，如六淫、疠气、外伤、虫兽伤、寄生虫、七情内伤、饮食失宜、痰饮、瘀血、结石等。

《素问·调经论》根据病邪来源不同，用阳邪与阴邪区分外感和内伤两类病邪。“夫邪之生也，或生于阴，或生于阳。其生于阳者，得之风雨寒暑；其生于阴者，得之饮食居处，阴阳喜怒”。《素问·八正神明论》将邪气分为“虚邪”与“正邪”。《灵枢·刺节真邪》称为“虚风”和“正风”，指出四时不正之气（如六淫、疠气）乘虚侵入，致病较重者，为

虚邪或虚风。四时之正气（六气）因人体一时之虚而侵入，致病轻浅者，称为正邪或正风。

邪气对机体的损害作用主要体现为：①导致生理功能失常：邪气侵人发病，可导致机体的阴阳失调，脏腑经络等组织器官的功能紊乱，气血精津液的代谢失常。②造成脏腑组织的形质损害：邪气作用于人体，可对机体的皮肉筋骨、脏腑经络等组织器官造成不同程度的损伤，或致气血精津液等物质的亏耗而为病。③改变体质类型：邪气侵人，还能改变个体的体质特征，进而影响其对疾病的易罹倾向。如阴邪致病，损伤阳气，久之可使体质由原型转变为阳虚体质，使之易感阴寒之邪；阳邪致病，易伤阴气，可使体质转化为阴虚体质，使之易感阳热之邪。

2. 正气不足是疾病发生的基础 《素问遗篇·刺法论》说："正气存内，邪不可干。"《素问·评热病论》说："邪之所凑，其气必虚。"正气在发病中起主导作用，主要体现在以下几个方面：

（1）正虚感邪而发病：正气不足，抗邪无力，外邪乘虚而入，疾病因之发生。如《灵枢·百病始生》说："卒然逢疾风暴雨而不病者，盖无虚，故邪不能独伤人。此必因虚邪之风，与其身形，两虚相得，乃客其形。"

（2）正虚生邪而发病：正气不足，调节脏腑经络功能活动的能力下降，易致脏腑功能紊乱，精气血津液的代谢失常，可"内生五邪"而发病，或导致病理产物的积聚而引起新的病变。如《灵枢·口问》说："故邪之所在，皆为不足。"

（3）正气强弱可决定发病的证候性质：邪气侵人，若正气充盛，奋起抗邪，邪正相搏剧烈，多表现为实证。正气不足，脏腑功能减退，气血精津液亏损，多表现为虚证或虚实夹杂证。若正气虚衰，不能敌邪，邪气易于深入内脏，为病多重。

3. 邪气是发病的重要条件 邪气在发病中的作用主要有：

（1）邪气是疾病发生的原因：一般说来，没有邪气侵袭，人体不会发病。

（2）影响发病的性质、类型和特点：不同的邪气作用于人体，表现出不同的发病特点、证候类型。如六淫邪气致病，发病急，病程较短，初起多有卫表证候，证属风、寒、暑、湿、燥、火。七情内伤，发病多缓慢，病程较长，多直接伤及内脏，或致气机紊乱、气血失调，产生病变。

（3）影响病情和病位：邪气的性质、感邪的轻重、邪所中的部位与发病时病情的轻重有关。

（4）某些情况下主导疾病的发生：在邪气的毒力和致病力特别强，超越人体正气抗御能力和调节范围时，邪气对疾病的发生起着决定性的作用。如疠气、高温、高压、电流、枪弹伤、虫兽伤等，即使正气强盛，也难免被损伤而产生病变。

4. 邪正相搏的胜负与发病 邪气伤人，必然引起邪正相争，而邪正相争的胜负，不仅关系着疾病的发生，还关系疾病全过程病变的发展、变化与转归。就发病而言，邪气伤人，若正胜邪却则不发病。即病邪伤人之初，由于机体正气充足，正气驱邪外出，正胜邪却，机体不被邪气所侵害，可不发病。

邪胜正负则发病。即邪气伤人之后，正虚抗邪无力，邪气得以深入，则引起疾病发生，而且发病后，邪正相争的状态还决定其证候类型、病变性质、病情轻重。如正盛邪实，多形成实证；正虚邪衰，多形成虚证；正虚邪盛，多形成较为复杂的虚实夹杂证。感受阳邪，易形成实热证；感受阴邪，易形成实寒证或寒湿证。感邪轻或正气强，病位多轻浅；感邪重或正气弱，病位常较深重。

[常考考点] 中医的发病原理。

细目二　影响发病的主要因素

【考点突破攻略】

要点

1. 环境与发病 环境，指与人类生存密切相关的自然环境与社会环境而言，主要包括气候变化、地域因素、生活工作环境、社会环境等。这些因素均可形成病邪或导致正气不足而影响发病。

2. 体质与发病 不同的体质，在发病中可：①决定发病倾向，如体质虚弱，则易感邪发病，且发病后易形成虚实夹杂证。②决定对某种病邪的易感性，如阳虚之体，每易感受寒邪；阴虚之质，每易感受热邪等。③决定某些疾病发生的证候类型，如感湿邪，阳盛之体易热化形成湿热病变，阳虚者则易寒化为寒湿病变等。

3. 精神状态与发病 精神状态能影响内环境的协调平衡，故能影响发病。精神状态好，情志舒畅，气机通畅，气血调和，脏腑功能协调，则正气强盛，邪气难以入侵，或虽受邪也易祛除。

[常考考点] 影响发病的因素包括环境、体质与精神状态。

细目三 发病类型

【考点突破攻略】

要点

1. 感邪即发 又称为猝发、顿发，即感邪后立即发病，多见于：①新感外邪较盛。如感受风寒、风热、温热、暑热、温毒邪气，邪气较盛时，多感邪即发。②情志剧变。剧烈的情绪变化，如暴怒、过度悲伤均可致气机逆乱，气血失调，脏腑功能障碍而顷刻发病。③毒物所伤。误服有毒食品、药物中毒、吸入有毒的秽浊之气，可使人中毒而迅速发病。④外伤。无论何种外伤，伤人后立即发病。⑤感受疠气。由于其性毒烈，致病力强，来势凶猛，感邪后多呈暴发。

2. 徐发 又称为缓发，指感邪后缓慢发病。徐发与致病因素的种类、性质，以及体质因素等密切相关。徐发多见于内伤邪气致病，如思虑过度、房室不节、忧愁不解、嗜酒成癖，引起机体渐进性病理改变，不断积累，而逐渐出现临床症状。在外感病邪中，如感受湿邪，其性黏滞重浊，起病多缓慢。正气不足之人，若感邪较轻，正气抗邪缓慢，亦可见到徐发。

3. 伏而后发 指感受邪气后，并不立即发病，病邪在机体内潜伏一段时间，或在诱因的作用下，过时而发病。这种发病形式多见于外感性疾病和某些外伤。外感性疾病多见于感受温热邪气所形成的“伏气温病”等。外伤所致的肌肤破损，经过一段时间后，发为破伤风、狂犬病等，亦属伏而后发。伏邪发病时，病情一般较重且多变。

4. 继发 指在原发疾病的基础上，继发新的疾病。其特点是新的疾病与原发病在病理上有密切联。如肝阳上亢所致的中风，小儿食积而致的疳积等。

5. 合病与并病 合病之说，首见于《伤寒论》，指外感病初起时两经同时受邪而发病，如太阳与少阳合病，太阳与阳明合病等。并病，指一经病证未罢又出现另一经病证的发病特点，也可指具体疾病的病后增病，即可视为并发病证。如胃脘痛并发大量出血、腹痛厥脱、反胃等。

6. 复发 指疾病初愈或慢性疾病的缓解阶段，在某些诱因的作用下，引起疾病再度发作或反复发作的一种发病形式。引起复发的机理是余邪未尽，正气未复，或慢性病变宿根未除，均可在诱因的作用下而引起复发。

（1）复发的基本特点：①原病基本病症特点再度出现，但又不是原有病理过程的完全重现。大多比原病更复杂，病情更重。②复发的次数愈多，其宿根难除，大多反复发作，且容易留下后遗症。③大多有诱因。

（2）复发的诱因：①外感致复：疾病初愈，邪气未尽，正气未复；或宿根未除，抗病力低下，易外感邪气而复发。②食复：因饮食失宜而致疾病复发。③劳复：因形神过劳，或早犯房事而致疾病复发。④药复：因病后滥用补剂，或药物调理失当而致疾病复发。⑤情志致复：因情志失调引起疾病复发。⑥某些气候因素、地域因素也可成为复发的诱因。

［常考考点］常见的六种发病类型及实例。

【例题实战模拟】

A1 型题

1. 下列与疾病发生有关的外环境的叙述，错误的是

A. 气候因素　B. 地域因素　C. 生活环境　D. 工作场所　E. 外界精神刺激

B1 型题

A. 体质因素　B. 精神刺激　C. 工作环境　D. 气候因素　E. 精神状态

2.“恬淡虚无，真气从之。精神内守，病安从来”，指出与防病关系密切的因素是

3.“肉不坚，腠理疏，则善病风”，指出与发病关系密切的因素是

【参考答案】

1. E　2. E　3. A

第十四单元 病 机

病机，即疾病发生、发展与变化的规律和机理。

《素问·至真要大论》总结归纳了脏腑病机和六气病机，被后世称为“病机十九条”：“诸风掉眩，皆属于肝；诸寒收引，皆属于肾；诸气膹郁，皆属于肺；诸湿肿满，皆属于脾；诸热瞀瘛，皆属于火；诸痛痒疮，皆属于心；诸厥固泄，皆属于下；诸痿喘呕，皆属于上；诸禁鼓栗，如丧神守，皆属于火；诸痉项强，皆属于湿；诸逆冲上，皆属于火；诸胀腹大，皆属于热；诸躁狂越，皆属于火；诸暴强直，皆属于风；诸病有声，鼓之如鼓，皆属于热；诸病胕肿，疼酸惊骇，皆属于火；诸转反戾，水液浑浊，皆属于热；诸病水液，澄澈清冷，皆属于寒；诸呕吐酸，暴注下迫，皆属于热。”

［常考考点］病机十九条原文。

细目一 邪正盛衰

【考点突破攻略】

要点

1. 邪正盛衰与虚实变化

（1）虚实病机：《素问·通评虚实论》说：“邪气盛则实，精气夺则虚。”

实，指以邪气亢盛为主，而正气未衰，正邪激烈相争，临床上出现一系列以太过、亢奋、有余为特征的一种病理变化。常见壮热、狂躁、声高气粗、腹痛拒按、二便不通、脉实有力、舌苔厚腻等。常见于外感六淫和疠气致病的初期和中期，或由于湿、痰、水饮、食积、气滞、瘀血等引起的内伤病变。

虚，指以正气虚损为主，而邪气已退或不明显，正邪难以激烈相争，出现一系列以虚弱、衰退和不足为特征的一种病理变化。常见神疲体倦、面色无华、气短、自汗、盗汗，或五心烦热，或畏寒肢冷、脉虚无力等。多见于素体虚弱，精气不充；或外感病的后期及各种慢性病证日久，耗伤人体的精血津液；或因暴病吐利、大汗、亡血等致使正气脱失的病变。

（2）虚实变化

1）虚实错杂：①虚中夹实：即以正虚为主，又兼有实邪为患的病理变化。如脾虚湿滞病变，即是由于脾气亏损，运化无力，而致湿自内生，阻滞中焦所致。临床上既有脾气虚弱的神疲肢倦、食少、食后腹胀、大便稀等症状，又兼见湿滞的口黏、舌苔厚腻等。②实中夹虚：即以邪实为主，又兼有正气虚损的病理变化。如外感热病发展过程中，由于热邪耗伤津液，可形成邪热炽盛兼津液损伤之证。临床表现既有高热气粗、心烦不安、面红目赤、尿赤便秘、苔黄脉数等实热，又兼见口渴引饮、舌燥少津等津液不足之症。

2）虚实真假：①真实假虚：指病机的本质为“实”，但表现出“虚”的假象。大多是因邪气过盛，结聚体内，阻滞经络，气血不能外达所致。故真实假虚又称为“大实有羸状”，如因瘀血内阻而出现的妇女崩漏下血；热结肠胃而见泻下稀水臭秽的“热结旁流”等。②真虚假实：是指病机的本质为“虚”，但表现出“实”的假象。大多是因正气虚弱，脏腑经络之气不足，推动无力所致。故真虚假实证又称为“至虚有盛候”，如脾气虚弱，运化无力之食少脘腹胀满；气血亏损，血海空虚之女子经闭等。

［常考考点］邪正盛衰与虚实的关系及虚实的转化。

2. 邪正盛衰与疾病转归

（1）正胜邪退：指在疾病过程中，正气渐复并趋强盛，而邪气渐趋衰减，疾病向好转和痊愈方向发展的一种病理变化。多是因为患者的正气较盛，抗邪能力较强，或因为邪气较弱，或因治疗及时、正确，疾病可以较快地趋于好转、痊愈。

（2）邪去正虚：指在疾病过程中，正气抗御邪气，邪气退却而正气大伤的病理变化。多因邪气亢盛，正气耗伤较重；或正气素虚，感邪后重伤正气；或攻邪猛烈，正气大伤所致。此时的病机特点是邪气已退，对机体的损害作用也已消失，但正气被消耗的状况尚有待恢复。邪去正虚多见于重病的恢复期，其最终的转归一般仍然是趋向好转、痊愈。

（3）邪胜正衰：指在疾病过程中，邪气亢盛，正气渐弱，机体抗邪无力，疾病趋于恶化、危重，甚至向死亡方面转归的一种病理变化。多是由于机体的正气大虚，或邪气过盛，或失于治疗，或治疗不当，以致机体正气不能制止邪气的致病性，病情因而趋向恶化和加剧。

（4）邪正相持：指在疾病过程中，机体正气不甚虚弱，而邪气亦不亢盛，则邪正双方势均力敌，相持不下，病势处于迁延状态的一种病理变化。此时，由于正气不能完全祛邪外出，邪气可以稽留于一定的部位，病邪既不能消散，亦不能深入，又称为"邪留"或"邪结"。一般说来，邪气留结之处，即是邪正相搏病理表现明显之所。疾病则随邪留部位的不同而有不同的临床表现。

（5）正虚邪恋：指在疾病过程中，正气大虚，余邪未尽，或邪气深伏伤正，正气无力祛除病邪，致使疾病处于缠绵难愈的病理变化。一般多见于疾病后期，且是多种疾病由急性转为慢性，或慢性病久治不愈，或遗留某些后遗症的主要原因之一。

［常考考点］邪正盛衰与疾病转归的关系。

【知识纵横比较】

虚和实的比较

	定义	病机特点	好发阶段	临床表现
虚	指正气不足，是以正气虚损为矛盾主要方面的一种病理状态	正气亏虚，邪气不胜，正邪斗争不激烈	素体虚弱或疾病后期，以及多种慢性病	虚弱、衰退和不足的证候，可见神疲体倦、面色无华、气短、自汗、盗汗，或五心烦热，或畏寒肢冷、脉虚无力
实	指邪气亢盛，是以邪盛为矛盾主要方面的病理状态	邪气亢盛，正气不亏，正邪剧烈交争	外感病初期和中期，或由于痰、食、水、饮等留滞于体内而引起的病证	病理性反应比较剧烈的证候，外感病实证常见壮热、狂躁、声高气粗、腹痛拒按、二便不通、脉实有力、舌苔厚腻等；而内伤病实证则表现为痰涎壅盛、食积不化、水湿泛滥、气滞血瘀等各种病变

真虚假实和真实假虚的比较

	定义	病机本质	举例
真实假虚	指病机的本质为"实"，但表现出"虚"的临床假象，称"大实有羸状"	实	饮食积滞导致的腹泻，其中食积（实）实病机本质，但是出现泻下（假虚）之象
真虚假实	指病机的本质为"虚"，但表现出"实"的临床假象，称"至虚有盛候"	虚	脾虚所致的腹胀，其中脾虚（虚）实病变的本质，但是由于脾运化无力，导致腹胀（假实）之象

细目二　阴阳失调

【考点突破攻略】

要点

1. 阴阳偏盛　指人体在邪正斗争及其盛衰变化中，阴或阳一方病理性亢盛的病变，属于"邪气盛则实"的实性病机。

（1）阳偏胜：即阳盛，指机体在疾病过程中所出现的一种阳气病理性偏盛、功能亢奋、机体反应性增强、热量过剩的病理变化。一般来说，其病机特点多表现为阳盛而阴未虚的实热病变。形成阳偏胜的原因，多由于感受温热阳邪，或阴邪从阳化热，也可由于情志内伤，五志过极而化火，或气滞、血瘀、食积等郁而化热所致。阳气病理性亢盛，多以热、动、燥为其特点，故常见壮热、烦渴、面红、目赤、尿黄、便干、苔黄、脉数等症。

阳气亢盛，必然消灼津液和阴气，所以说"阳盛则阴病"。阳盛之初，对津液和阴气的损伤一般不明显，因而表现为实热病变。如果病情发展，阳气亢盛且明显耗伤机体津液和阴气，病变可从实热转化为实热兼津亏阴虚。若致阴气大伤，则病由实转虚而发展为虚热性病变。

（2）阴偏胜：即阴盛，指机体在疾病过程中所出现的一种阴气病理性偏盛、功能抑制、热量耗伤过多的病理变化。一般来说，其病机特点多表现为阴盛而阳未虚的实寒病变。形成阴偏胜的主要原因，多由于感受寒湿阴邪，或过食生冷，寒邪中阻等。阴气过盛，多以寒、静、湿为其特点，故常见形寒、肢冷、蜷卧、舌淡而润、脉迟等症。

阴气过盛，必然损伤阳气，所以说“阴盛则阳病”。故在阴偏胜时，常同时伴有程度不同的阳气不足，若阳气损伤较重，可发展为虚寒性病变。

［常考考点］阴阳偏盛的成因、所致证候的性质及其表现。

2. 阴阳偏衰 指人体在疾病过程中，阴或阳一方虚衰不足的病变，属于”精气夺则虚”的虚性病机。

（1）阳偏衰：即阳虚，指机体阳气虚损，温煦、推动、兴奋等作用减退，出现功能减退或衰弱、代谢减缓、产热不足的病理变化。一般而言，其病机特点多表现为阳气不足，阳不制阴，阴气相对偏亢的虚寒证。

阳偏衰的形成，多因先天禀赋不足，或后天失养，或劳倦内伤，或久病损伤阳气所致。阳偏衰虽也可见到面色㿠白、畏寒肢冷、脘腹冷痛、舌淡、脉迟等寒象，但还有喜静蜷卧、脉微细等虚象。所以，阳虚则寒与阴胜则寒，不仅在病机上有区别，而且在临床表现方面也有不同：前者是虚而有寒；后者是以寒为主，虚象不明显。

阳气不足可发于五脏六腑，如心阳、脾阳和肾阳等，皆可出现虚衰病变，但一般以肾阳虚衰最为重要。肾阳为人身诸阳之本，所以肾阳虚衰在阳气偏衰的病机中占有极其重要的地位。

（2）阴偏衰：即阴虚，指机体阴气不足，凉润、宁静、抑制等作用减退，出现代谢相对增快、功能虚性亢奋、产热相对增多的病理变化。一般来说，其病机特点多表现为阴气不足，阴不制阳，阳气相对偏盛的虚热证。

阴偏衰的形成，多因阳邪伤阴，或因五志过极，化火伤阴，或因久病伤阴所致。阴气虚衰，主要表现为凉润、抑制与宁静的作用减退，阴不能制约阳，阳气相对偏亢，从而形成阴虚内热、阴虚火旺和阴虚阳亢等多种病变，表现出虚热及虚性亢奋的症状，如低热、五心烦热、骨蒸潮热、面红升火、消瘦、盗汗、舌红少苔、脉细数等，即所谓“阴虚则热”。阴虚则热与阳胜则热的病机不同，其临床表现也有所区别：前者是虚而有热；后者是以热为主，虚象并不明显。

阴气不足可见于五脏六腑，如肺阴、脾阴、胃阴、心阴、肝阴和肾阴皆可发生亏虚的病变，但一般以肾阴亏虚为主。肾阴为人身诸阴之本，所以肾阴不足在阴偏衰的病机中占有极其重要的地位。

［常考考点］阴阳偏衰的成因、所致证候的性质及其表现。

3. 阴阳互损 指在阴或阳任何一方虚损的前提下，病变发展损及另一方，形成阴阳两虚的病机。

（1）阴损及阳：指由于阴气亏损日久，以致阳气生化不足，形成以阴虚为主的阴阳两虚病理。如肝肾阴虚，水不涵木，阴不制阳的肝阳上亢。随着病变发展，可进一步损及阳气，可继而出现畏寒、肢冷、面白，脉沉细等阳虚征象．

（2）阳损及阴：指由于阳气虚损日久，以致阴气化生不足，形成以阳虚为主的阴阳两虚病理。如肾阳亏虚之水肿，其病机主要为阳气不足，温煦、推动作用减退，水液停聚所致。但其病变发展，则又可因阳气不足而导致阴气化生无源而阴虚，出现日益消瘦，烦躁升火，甚至阴虚风动而抽搐等。

［常考考点］阴阳互损的成因、所致证候的性质及其表现。

4. 阴阳格拒 指在阴阳偏盛至极的基础上，阴阳双方相互排斥而出现寒热真假病变的一类病机。

（1）阴盛格阳：指阴气偏盛至极，壅闭于里，寒盛于内，逼迫阳气浮越于外的一种病理变化。寒盛于内是疾病的本质，由于排斥阳气于外，可在原有面色苍白、四肢逆冷、精神萎靡、畏寒蜷卧、脉微欲绝等寒盛于内表现的基础上，又出现面红、烦热、口渴、脉大无根等假热之象，故称为真寒假热证。

（2）阳盛格阴：指阳气偏盛至极，深伏于里，热盛于内，格阴于外的一种病理变化。热盛于内是疾病的本质，但由于格阴于外，可在原有壮热、面红、气粗、烦躁、舌红、脉数大有力等热盛于内表现的基础上，又现四肢厥冷、脉象沉伏等假寒之象，故称为真热假寒证。

［常考考点］阴阳格拒的成因、证候性质和表现。

5. 阴阳亡失 指机体的阴气或阳气突然大量地脱失，导致生命垂危的一种病理变化。

（1）亡阳：指机体的阳气突然大量脱失，而致全身功能严重衰竭的一种病理变化。多因邪气过盛，正不敌邪，阳气突然脱失所致；也可因汗出过多，或吐泻太过，气随津泄，阳气外脱；或由于素体阳虚，劳伤过度，阳气消耗过多所致；亦可因慢性疾病，长期大量耗散阳气所致。阳气暴脱，多见冷汗淋漓、面色苍白、四肢逆冷、精神萎靡、脉微欲绝等生命垂危的临床征象。

（2）亡阴：指由于机体阴气发生突然大量消耗或丢失，而致全身功能严重衰竭的一种病理变化。亡阴多由于热邪炽盛，或邪热久留，大量伤耗阴气，煎灼津液，或逼迫津液大量外泄而为汗，以致阴气随之大量消耗而突然脱失；也可由于长期大量耗损津液和阴气，日久导致亡阴者。阴气脱失，多见手足虽温而大汗不止、烦躁不安、心悸气喘、体倦无力、脉数疾躁动等危重征象。

由于机体的阴和阳存在着互根互用的关系，阴亡则阳无所依附而散越，阳亡则阴无以化生而耗竭，故亡阴可以迅速导致亡阳，亡阳也可继而出现亡阴，最终导致“阴阳离决，精气乃绝”，生命活动终止而死亡。

阴阳失调的病机虽然是复杂的，但其中最基本的病机是阴阳的偏盛和偏衰。阴阳偏盛不仅可以导致其对方的亏损，也可以形成阴阳格拒或阴阳转化。阴阳偏衰不仅可发展为阴阳互损，也可导致阴阳亡失。

［常考考点］阴阳亡失的成因、证候性质和表现。

6. 阴阳转化 就疾病的发生发展过程而言，由阳转阴或由阴转阳的证候变化，也很常见。如某些急性温热病，由于热毒极重，大量耗伤机体元气，在持续高热的情况下，可突然出现体温下降、面色苍白、四肢厥冷、脉微欲绝等阳气暴脱之危象，此种病证变化，即属于由阳而转阴。当此之时，若抢救及时，处理得当，患者四肢转温，色脉转和，则说明病者阳气得以恢复，病情已出现好的转机。再如寒饮中阻患者，本为阴证，但由于某种原因，寒饮可以从阳而化热，其临床表现亦可以由阴证转化为阳证。从上述两个病证的转化中可以看出，前者的热毒极重，阳气随津液外泄而亡脱，以及后者的寒饮郁而化热，即是促成阴阳相互转化的条件。

此外，临床常见病证的由实转虚（如急性肝炎的脾胃湿热证或肝郁气滞证，迁延成慢性肝炎之脾虚不运而见腹胀、便溏）、由虚转实（如慢性肝炎脾虚不运证，发展成肝硬化，由于气滞血瘀致水邪停蓄而产生腹水，形成虚实夹杂病证）、由表入里（如脑炎初起，症见恶寒、发热等表证，如治不及时，表邪入里，内陷心包，转化为高热、神昏、惊厥等里证）、由里出表（如麻疹患儿，皮疹出透，疹毒出表而解）等病证变化，都是阴阳转化的例证。应当指出，这些病证的转化，主要是由机体抗病能力的强弱、病邪性质的差异、治疗方法是否得当以及抢救是否及时等条件所决定的，如是方能导致病情的寒热、虚实、表里等发生转化。所以，阴阳的转化是以一定的条件为前提，不具备内部或外在的一定的条件，其阴阳的属性就不会转化。

总之，阴阳转化是指事物或现象的阴阳属性，在一定的条件下，当阴阳两方面的消长运动发展到一定的阶段，其消长变化达到一定的阈值，就可能导致阴阳属性的转化，即阴可以转化为阳，阳也可以转化为阴，这对我们分析病机有着重要的指导意义。

［常考考点］阴阳转化的成因、证候性质和表现。

【知识纵横比较】

阴偏盛和阳偏盛的比较

证型	定义	病机特点	临床表现
阳偏盛	机体在疾病过程中出现的一种阳气偏盛、功能亢奋、热量过剩的病理状态	多表现为阳热亢盛而阴液未亏的实热证。成因：①感受温热阳邪；②感受阴邪，从阳化热；③情志内伤，五志过极而化火；④因气滞、血瘀、食积等郁而化热	“阳盛则热”，表现为壮热、面红耳赤、舌红、脉弦数洪等；“阳盛则阴病”，表现为口干、口渴等（热、动、燥）
阴偏盛	机体在疾病过程中所出现的一种阴气偏盛、功能障碍或减退、产热不足，以及病理性代谢产物积聚的病理状态	多表现为阴盛而阳未虚的实寒证。成因：①感受寒湿阴邪；②过食生冷，寒邪中阻	“阴盛则寒”“阴盛则阳病”，表现为形寒、肢冷、舌淡而润、脉沉迟等（寒、静、湿）

阴偏衰和阳偏衰的比较

证型	定义	病机特点	临床表现
阳偏衰	机体阳气虚损、功能减退、热量不足的病理状态	表现为机体阳不制阴，阴气相对偏亢的虚寒证——“阳虚则寒”。成因：先天禀赋不足，后天饮食失养；或劳倦内伤；或久病损伤阳气所致	畏寒肢冷、舌淡、脉迟等寒象，以及喜静蜷卧、小便清长、下利清谷等阳虚之象
阴偏衰	机体精、血、津液等物质亏耗，以及阴不制阳，导致阳相对亢盛、功能活动虚性亢奋的病理状态	表现为阴不制阳，阳气相对偏盛的虚热证——“阴虚则热”。成因：热性病证，邪热炽盛，灼耗阴液；或五志过极，化火伤阴；或久病损耗阴液所致	五心烦热、骨蒸潮热、面红升火、盗汗、咽干燥、舌红少苔、脉细数等阴虚内热、阴虚火旺和阴虚阳亢

细目三　精、气、血失常

【考点突破攻略】

要点

1. 精的失常

（1）精虚：指肾精（主要为先天之精）和水谷之精不足，及其功能低下所产生的病理变化。因先天禀赋不足，或后天失养，或过劳伤肾，以及脏腑精亏不足，日久累及于肾等，均能导致肾精不足的病理变化。肾精不足常见生长发育不良、女子不孕、男子精少不育或滑遗过多、精神委顿、耳鸣、健忘，以及体弱多病、未老先衰等。脾失健运，或饮食不当等，可致水谷之精生成不足的病理变化。水谷之精不足，可出现面黄无华、肌肉瘦削、头昏目眩、疲倦乏力等虚弱状态。

（2）精的施泄失常：主要包括失精或精瘀。

1）失精：指生殖之精和水谷之精大量丢失的病理变化。失精的临床表现有两类：一是生殖之精的大量丢失，表现为精液排泄过多，或兼有滑精、梦遗、早泄等症，并兼有精力不支、思维迟钝、失眠健忘、少气乏力、耳鸣目眩等症。治疗一般宜补肾气加填肾精，而偏实者当泻肝火兼滋肾阴。二是水谷之精大量丢失，表现为长期蛋白尿或乳糜尿，并兼有少气乏力、精力不支、面黄无华、肌肉瘦削、失眠健忘等，。治疗当用补脾气以摄精。

精脱为失精之重证。若精泄不止，则成精脱。精为气的化生本原，精脱必致气的大量损耗而致气脱。精脱的治疗以固气为要。

2）精瘀：指男子精滞留精道，排精障碍而言。多因房劳过度，忍精不泄，少年手淫，或久旷不交，或惊恐伤肾，或瘀血、败精、湿热瘀阻，或手术所伤等所致。精瘀的主要临床表现是排精不畅或排精不能，可伴随精道疼痛、睾丸小腹重坠、精索小核硬结如串珠、腰痛、头晕等症状。治疗则应审因论治，或补气，或疏肝，或活血化瘀，或祛痰利湿。

［常考考点］精亏、失精、精瘀的病因及表现。

2. 气的失常

（1）气虚：指一身之气不足及其功能低下的病理变化。多因先天禀赋不足，或后天失养，或肺、脾、肾的功能失调而致气的生成不足，也可因劳倦内伤，或久病不复等，过多耗气而致。常见神疲、乏力、眩晕、自汗、易感冒、面白、舌淡、脉虚等。

（2）气机失调：即气的升降出入运动失常，包括气滞、气逆、气陷、气闭、气脱等病理变化。

1）气滞：指气的运行不畅，或郁滞不通的病理变化。多是由于情志抑郁，或痰、湿、食积、热郁、瘀血等的阻滞，影响到气的流通；或因脏腑功能失调，如肝气失于疏泄、大肠失于传导等所致。气滞大多属于邪实，但亦有因气虚推动无力而致者。气滞的病理表现有多个方面：气滞于某一经络或局部，可出现相应部位的胀满、疼痛。气滞则血行不利，津液输布不畅，故气滞甚者可引起血瘀、津停，形成瘀血、痰饮、水湿等病理产物。由于肝升肺降、脾升胃降，在调整全身气机中起着极其重要的作用，故脏腑气滞以肺、肝、脾胃为多见。肺气壅塞，见胸闷、咳喘；肝郁气滞，见情志不畅、胁肋或少腹胀痛；脾胃气滞，见脘腹胀痛，休作有时，大便秘结等。气滞的表现虽然各不一样，但共同的特点不外闷、胀、疼痛。因气虚而滞者，一般在闷、胀、痛方面不如实证明显，并兼见相应的气虚征象。

2）气逆：指气升之太过，或降之不及，以致气逆于上的一种病理变化。气逆，多因情志所伤，或饮食不当，或外邪侵犯，或痰浊壅阻所致，亦可因虚而无力下降导致气机上逆者。气逆多见于肺、肝、胃等脏腑。肺气上逆，发为咳逆上气；胃气上逆，发为恶心、呕吐、嗳气、呃逆；肝气上逆，发为头痛头胀、面红目赤、易怒等。

3）气陷：指气的上升不足或下降太过，以气虚升举无力而下陷为特征的一种病理变化。气陷多由气虚发展而来，与脾的关系最为密切，通常又称“脾气下陷”。气陷的病理变化，主要表现为“上气不足”与“中气下陷”两方面。“上气不足”，主要指上部之气不足，头目失养的病变，多因脾气虚损，升清无力，以致头目失养，可见头晕、目眩、耳鸣等症。“中气下陷”，指脾气虚损，升举无力，气机趋下，甚至内脏下垂，常见气短乏力、语声低微、小腹坠胀、便意频频，以及胃下垂、子宫脱垂、脱肛等。

4）气闭：指气机闭阻，失于外达，甚至清窍闭塞，出现昏厥的一种病理变化。多与情志刺激，或外邪、痰浊等闭塞气机有关。气闭病机有因触冒秽浊之气所致的闭厥，突然精神刺激所致的气厥，剧痛所致的痛厥，痰闭气道之痰厥等。

5）气脱：指气虚至极，不能内守而大量脱失，以致生命功能突然衰竭的一种病理变化。多是由于正不敌邪，或慢性疾病，长期耗气而衰竭，以致突然气不内守而外脱；或因大出血、大汗等气随血脱，或气随津泄而致气脱。可见面色苍白、汗出不止、目闭口开、全身瘫软、手撒、二便失禁、脉微欲绝或虚大无根等症状。

气脱与亡阳、亡阴在病机和临床表现方面多有相同之处。病机都属气的大量脱失，临床上都可见因气脱失而致生命功能严重衰竭的表现。但亡阳是阳气突然大量脱失，当见冷汗淋漓、四肢厥冷等寒象；亡阴是阴气突然大量脱失，当出现大汗而皮肤尚温、烦躁、脉数疾等热性征象；若无明显寒象或热象，但见气虚不固及生命功能衰竭的上述表现，则称为气脱。

［常考考点］气虚和气机失调的成因及临床表现。

3. 血的失常

（1）血虚：指血液亏少，濡养功能减退的病理变化。多因失血过多，或脾胃虚弱，血液生化乏源，或血液的化生障碍，或久病消耗等因素而致营血暗耗等，均可导致血虚。常见面色淡白或萎黄、唇舌爪甲色淡无华、神疲乏力、头目眩晕、心悸不宁、脉细等临床表现。血虚以心、肝两脏为多见。

（2）血运失常：血液运行失常主要有血瘀和出血两种病理变化。

1）血瘀：指血液的运行不畅，甚至血液瘀滞不通的病理变化。血瘀主要是血液运行不畅，或形成瘀积，可为全身性病变，亦可瘀阻于脏腑、经络、形体、官窍等某一局部。血瘀病机的形成，多与气虚、气滞、痰浊、瘀血、血寒、血热、津亏等致血行不畅有关。

2）出血：指血液溢出血脉的病理变化。若突然大量出血，可致气随血脱而引起全身功能衰竭。出血病机的形成多与血热、气虚、外伤及瘀血内阻等有关。

［常考考点］血虚、血瘀、出血等病理变化的形成及表现。

4. 精、气、血关系失调

（1）精与气血关系的失调

1）精气两虚：由于精可化气，气聚为精，故精气两虚或精伤及气、气伤及精，都可见精气两虚。肾主藏精化元气，因此，精气两虚多与肾有关。肾之精气亏虚，以生长、发育迟缓，生殖功能障碍以及早衰等为临床特征。

2）精血不足：肾藏精，肝藏血，两者精血同源。病及肝肾，或肝病及肾、肾病及肝皆可形成肝肾精血不足的病机。常见面色无华、眩晕、耳鸣、神疲健忘、毛发脱落稀疏、腰膝酸软，男子精少、不育，女子月经愆期、经少、不孕等。

3）气滞精瘀和血瘀精阻：气机阻滞，疏泄失司，或瘀血内阻，血瘀气滞，皆可致精道瘀阻而形成气滞精瘀或血瘀精阻的病机变化。

（2）气与血关系的失调

1）气滞血瘀：指气机阻滞，导致血液运行障碍，出现血瘀的病理变化。气滞可致血瘀，血瘀可致气滞，两者互相影响。多见于肝肺气滞而致心血、肝血瘀滞的病变，出现疼痛、瘕聚、癥积、咳喘、心悸、胸痹等。

2）气虚血瘀：指因气虚推动无力而致血行不畅，甚至瘀阻不通的病理变化。多见于心气不足，运血无力而致的惊悸怔忡、喘促、胸闷、水肿等症。

3）气不摄血：指因气虚统摄无力，以致血逸脉外而出血的病理变化。由于脾主统血，所以气不摄血的病变，多与脾气亏虚有关。

4）气随血脱：指在大量出血的同时，气随血液的流失而脱失，形成气血两脱的危重病理变化。常见于外伤失血、呕血，或妇女产后大出血的过程中。

5）气血两虚：即气虚和血虚同时存在的病理变化。多因久病气血耗伤，或先有失血，气随血耗，或先因气虚，血液生化障碍而日渐衰少而形成气血两虚。气血两虚，则脏腑经络、形体官窍失之濡养，功能衰退，出现脏腑组织不荣的病变。常见面色淡白或萎黄、少气懒言、疲乏无力、形体瘦怯、心悸失眠、肌肤干燥、肢体麻木，甚至感觉障碍、肢体痿废不用等。

［常考考点］气、血关系失调病机的形成原因和临床表现。

【知识纵横比较】

血证的比较

证型	定义	形成原因	临床表现
血虚	血液不足或血的濡养功能减退的病理状态	失血过多、化生不足、久病及劳倦耗伤	主要为器官组织失荣，与血密切相关的脏器功能减退，如面色不华、唇舌爪甲不荣、目干涩及心悸、神衰

续表

证型	定义	形成原因	临床表现
血瘀	血液的循行迟缓和不流畅，甚则血液停滞的病理状态	气滞、气虚、痰浊、寒凝、邪热煎熬等。病机是血行不畅	主要有疼痛，痛有定处，面目黧黑，唇舌紫暗，或有瘀斑，肌肤失荣
血热	热入血分，使血行加速、脉络扩张，或血液妄行的病理状态	邪热、五志化火	以热象、动血、耗血伤阴为特点。多见壮热、面红、目赤、吐血、尿血、皮肤斑疹、心烦或躁扰不安

细目四　津液代谢失常

【考点突破攻略】

要点

1. 津液不足　指津液亏损，脏腑组织失于滋养，表现一系列干燥枯涩征象的病理变化。导致津液不足的原因：一是热邪伤津，如外感燥热之邪，灼伤津液；二是耗失过多，如吐泻、大汗、多尿或久病耗津等；三是生成不足，如脏腑功能减退，津液生成不足。轻者，常见口渴引饮、大便燥结、小便短少色黄及口、鼻、皮肤干燥等；重者可出现目眶深陷、小便全无、精神委顿，甚至大肉尽脱、手足震颤、舌光红无苔等。

［常考考点］津液不足的成因及临床表现。

2. 津液输布、排泄障碍　津液输布障碍，指津液转输、运行失调，津液停滞于体内某些部位的病变。津液排泄障碍，指津液化为汗、尿的作用失调，导致水液贮留体内为患。

津液的输布障碍和排泄障碍，均导致痰饮水湿形成，且两者常相互影响，导致湿浊困阻、痰饮凝聚、水液贮留等多种病变。

3. 津液与气血关系失调

（1）水停气阻：指津液代谢障碍，水湿痰饮停留导致气机阻滞的病理变化。因水湿痰饮的形成，可因气滞而水停，而痰饮等有形之邪停滞，又易阻碍气的运行，故水停与气滞常常并见。

（2）气随津脱：指津液大量耗失，气失其依附而出现暴脱亡失的病理变化。多由高热伤津或大汗伤津，或严重吐泻耗伤津液等所致。如《金匮要略心典·痰饮篇》说："吐下之余，定无完气。"

（3）津枯血燥：指津液亏损，导致血燥虚热内生或血燥生风的病理变化。多因高热伤津，或烧伤导致津液耗损，或阴虚痨热，津液暗耗，而致津枯血燥。

（4）津亏血瘀：指津液耗损导致血行瘀滞不畅的病理变化。津液充足是保持血脉充盈，血行通畅的重要条件。若因高热、烧伤，或吐泻、大汗出等因素，致使血中津液大量亏耗，则血液循行滞涩不畅，从而发生血瘀之病变。

（5）血瘀水停：指因血脉瘀阻，血行不畅导致津液输布障碍而水液停聚的病理变化。血瘀则津液不行，从而导致津停为水湿痰饮。

［常考考点］津亏血瘀与津枯血燥的比较。

【知识纵横比较】

津亏血瘀与津枯血燥的比较

证型	共同点	不同点
津枯血燥	都是在津液不足的基础上产生的；均有津液不足的表现，如口干咽燥、鼻干少津、小便短少	津液不足导致血燥虚热内生或血燥生风，临床除津液不足的表现外，尚有虚热和生风的表现，如五心烦热、皮肤瘙痒
津亏血瘀		津液不足致血行瘀滞不畅，临床除津液不足的表现外，尚有瘀血的特点，如舌质紫降、有瘀点或瘀斑、斑疹显露

细目五　内生“五邪”

【考点突破攻略】

要点

1. 内生“五邪”的概念　内生“五邪”，指在疾病过程中，机体自身由于脏腑功能异常而导致化风、化火、化寒、化燥、化湿的病理变化。因病起于内，又与风、寒、湿、燥、火外邪所致病证的临床征象类似，故分别称为“内风”“内寒”“内湿”“内燥”和“内火”，统称为内生“五邪”。内生“五邪”并不是致病因素，而是由于脏腑功能失调及精气血津液代谢失常所引起的综合性病机变化。

内生“五邪”与外感六淫有一定区别：内生“五邪”属内伤病的病机；外感六淫属于外感病的病因。

［常考考点］内生“五邪”与外感六淫的鉴别。

2. 风气内动　即“内风”，与外风相对，指脏腑精气阴阳失调，体内阳气亢逆而致风动之征的病理变化。凡是在疾病发展过程中，因为阳盛，或阴虚不能制阳，阳升无制，出现动摇、眩晕、抽搐、震颤等类似风动的征象，都是风气内动的具体表现。

（1）肝阳化风：指肝阳偏亢，或肝肾阴亏，阴不制阳，致肝阳亢逆无制而动风的病理变化。多由于情志所伤，肝郁化火，或年老肝肾阴亏，或操劳过度等，耗伤肝肾之阴，导致阴虚阳亢，风气内动。常见临床表现：轻者可见筋惕肉瞤、肢麻震颤、眩晕欲仆，或见口眼㖞斜、半身不遂；严重者则因血随气升而发猝然仆倒，或为闭证，或为厥证。

（2）热极生风：又称热甚动风，指邪热炽盛，燔灼津液，劫伤肝阴，筋脉失养而动风的病理变化。多见于热性病的极期，由于火热亢盛，煎灼津液，致使筋脉失养，动而生风。常见临床表现：在高热不退基础上出现痉厥、抽搐、鼻翼扇动、目睛上吊、神昏谵语等。

（3）阴虚风动：指阴气虚衰，宁静、抑制作用减退而动风的病理变化。多见于热病后期，或由于久病耗伤，阴气和津液大量亏损，阴虚则阳亢，抑制能力减弱，加之筋脉失之滋润，变生内风。临床可见筋挛肉瞤、手足蠕动等动风症状，并见低热起伏、舌光红少苔、脉细如丝等阴气衰少表现。

（4）血虚生风：指血液虚少，筋脉失养而动风的病理变化。多由于生血不足或失血过多；或久病耗伤营血，肝血不足，筋脉失养；或血不荣络，致虚风内动。临床可见肢体麻木不仁、筋肉跳动，甚则手足拘挛不伸等症。

此外，血燥生风，指血虚津亏，失润化燥，肌肤失于濡养而生风的病理变化。临床可见皮肤干燥或肌肤甲错，并有皮肤瘙痒或落屑等症状。

［常考考点］风气内动的常见分类及鉴别。

3. 寒从中生　又称“内寒”，指机体阳气虚衰，温煦作用减退，阳不制阴而虚寒内生的病理变化。多因先天禀赋不足，阳气素虚，或久病伤阳，或外感寒邪，过食生冷，损伤阳气，以致阳气虚衰所致。常见面色苍白、畏寒喜热、四肢不温、舌质淡胖、苔白滑润、脉沉迟弱或筋脉拘挛、肢节痹痛等症。

阳虚阴盛之寒从中生，与外感寒邪之外寒的区别是：“内寒”的临床特点主要是虚而有寒，以虚为主。“外寒”的临床特点是以寒为主，多为实寒。两者之间的联系：寒邪侵犯人体，必然会损伤机体阳气，日久可致阳虚。阳气素虚之体，易感寒邪而致病。

［常考考点］寒从中生的原因及表现。

4. 湿浊内生　又称“内湿”，指因体内水液输布排泄障碍而致湿浊停滞的病理变化。多因过食肥甘，嗜烟好酒，恣食生冷，内伤脾胃，以致脾失健运；或喜静少动，素体肥胖，情志抑郁，以致气机不利，津液输布障碍，聚而成湿所致。脾气的运化失职是湿浊内生的关键，但脾气运化有赖肾阳的温煦，故肾阳虚亦易导致湿浊内生。

其临床表现常因湿邪阻滞部位不同而异。如湿邪留滞经脉之间，则见头闷重如裹、肢体重着或屈伸不利；湿犯上焦，则胸闷咳嗽；湿阻中焦，则脘腹胀满、食欲不振、口腻或口甜、舌苔厚腻；湿滞下焦，则腹胀便溏、小便不利。

外感湿邪与内生湿浊常密切相关，湿邪外袭每易伤脾，困遏脾气；而脾失健运，内湿素盛之体，又易外感湿邪而发病。

［常考考点］湿浊内生的关键是脾气的运化失职。

5. 津伤化燥　又称“内燥”，指津液耗伤，各脏腑形体官窍失其滋润而出现干燥枯涩的病理状态。多因久病伤津耗液，或大汗、大吐、大下，或亡血失精导致津亏，也可因热性病过程中热盛伤津所致。内燥病变可发生于各脏腑形体官窍，但以肺、胃及大肠为多见。常见肌肤干燥不泽，起皮脱屑，甚则皲裂，口燥咽干，舌上无津，大便燥结，小便短赤等症。如以肺燥为主，还兼见干咳无痰，甚则咯血；以胃燥为主时，可见食少、舌干少津；若系肠燥，则兼见便秘等症。

另外，因气虚或气滞，津液不得布散而发挥滋润作用，也可导致内燥产生。

[常考考点] 津伤化燥以肺、胃及大肠为多见。

6. 火热内生 火热内生有虚实之分，其病机也各有不同。

（1）实火：①阳气过盛化火的“壮火”，又称为“气有余便是火”。②外感六淫病邪，郁而从阳化火。③病理性代谢产物（如痰饮、瘀血、结石等）和食积、虫积等邪郁化火。④情志刺激，气机郁结，日久化火等。临床多表现为壮热、烦渴、尿赤、便结、舌苔黄、脉数有力等。

（2）虚火：阴气亏虚，不能制阳，阳气相对亢盛而化热化火，虚热虚火内生。一般说来，阴虚内热多见全身性的虚热征象，如五心烦热、骨蒸潮热、面部烘热、消瘦、盗汗、舌红少苔、脉细数无力等。阴虚火旺，多见集中于机体某一部位的火热征象，如虚火上炎所致的牙痛、齿衄、咽痛、升火颧红等。此外，气虚无力推动机体的精血津液代谢，可致代谢迟缓或郁滞而虚火内生。

[常考考点] 火热内生的常见分类及鉴别。

【知识纵横比较】

内风的分类

证型	形成原因	临床表现
热极生风（实）	多由高热至极，热灼津液、营血，筋脉失濡，阳热亢盛化风	惊厥、抽搐、鼻翼扇动、目睛上吊，并伴高热、神昏谵语等。发病急且重
肝阳化风（上盛下虚）	肝肾阴亏，水不涵木，肝阳上亢而化风	筋惕肉瞤、眩晕欲仆、口眼㖞斜、半身不遂，甚则闭厥或脱厥。发病急且重
阴虚风动（虚）	多由热病或久病伤阴，筋脉失于濡养，变为内风	筋惕肉颤，手足蠕动。发病缓慢，病轻
血虚生风（虚）	多由血化生不足，失血，耗血，使肝血不足，筋脉失濡，血不荣络而化风	肢体麻木不仁，筋肉跳动，甚则手足拘挛不伸。发病缓慢，病轻

细目六　疾病传变

【考点突破攻略】

要点

1. 疾病传变的形式

（1）病位传变：包括表里之间与内脏之间的传变。

表与里，是一个相对的概念。疾病表里的传变，即是病邪的表里出入，包括表邪入里和里病出表。表邪入里，指外邪侵袭肌表之后，由表传里，病及脏腑的病理传变过程。多是由于机体正气受损，抗病能力减退，病邪入里；或因邪气过盛，或因失治、误治等，以致表邪不解，迅速传变入里所致。里病出表，指病邪原本位于脏腑，由于正气渐复，抗邪有力，病邪由里透达于外的病理传变过程。如温热病变之汗出而热邪外解，脉静身凉，症状缓解等。

（2）外感病传变：外感病的发展变化，可表现为自表入里、由浅而深的传变。

1）六经传变：指疾病的病位在六经之间的传移。实际上是对伤寒热病六个不同发展阶段的病变规律和本质的概括。六经由表入里传变的基本形式是由阳入阴，即先太阳、阳明、少阳，而后太阴、少阴、厥阴的六个层次，以说明疾病由轻到重的发展过程。若正气不支，邪气亢盛，病邪也可不经阳经而直接侵犯阴经，称为直中三阴。

2）三焦传变：指外感病循上、中、下三焦发生传移。温热病邪，多自口鼻而入，首先侵犯上焦肺卫，病邪深入，则从上焦传入中焦脾胃，再入下焦肝肾。这是疾病由浅入深，由轻而重的一般发展过程，故称之为顺传。若病邪从肺卫直接传入心包，病情恶化，则称为逆传。

3）卫气营血传变：指温热病过程中，病变部位在卫、气、营、血四个阶段的传移变化。卫分是温病的初期阶段，病位在肺卫；气分为温病的中期，病位在胃、肠、脾及肺、胆；营分是温病的严重阶段，病位在心包及心；血分属温病的晚期，病位在肝、肾及心。卫气营血传变，一般从卫分，发展为气分，再入营分、血分，反映病邪由浅入深，病势由轻而重的发展过程，称为“顺传”。若邪入卫分后，不经过气分阶段，直接深入营分或血分，称为“逆传”。此外，卫气营血传变，还有初起即不见卫分阶段，而径入气分、营分者；亦有卫分证未罢，又兼见气分证的“卫气同病”；或气分证尚存，同时出现营分、血分证而成“气营两燔”“气血两燔”等。

（3）内伤病传变：内伤病的病位在脏腑，其基本传变形式是脏腑传变，包括：①脏与脏之间的传变：即指病位传变发生于五脏之间。这是内伤病最主要的病位传变形式。②脏与腑传变：具体传变形式则是按脏腑之间表里关系而传。③腑与腑传变：指病变部位在六腑之间发生传移变化。④形脏内外传变：包括病邪通过形体而内传相关之脏腑，及脏腑病变影响外在形体，如《素问·痹论》说：“五脏皆有合，病久而不去者，内舍于其合也。故骨痹不已，复感于邪，内舍于肾；筋痹不已，复感于邪，内舍于肝；脉痹不已，复感于邪，内舍于心；肌痹不已，复感于邪，内舍于脾；皮痹不已，复感于邪，内舍于肺。所谓痹者，各以其时，重感于风寒湿之气也。”

［常考考点］外感病的传变途径。

2. 病性转化

（1）寒热转化：指疾病过程中，病机性质由寒转化为热，或由热转化为寒的病理变化。

由寒化热，主要有两种形式：一是实寒转为实热病变，以寒邪化热入里为常见。如太阳表寒证，疾病初起恶寒重、发热轻、脉浮紧，继则出现阳明里热证，而见壮热、不恶寒反恶热、心烦口渴、脉数。二是虚寒转化为虚热病变，即“阳损及阴”。

由热转寒，主要有三种形式：一是实热转化为虚寒病变，一般多是“壮火食气”所致。如外感高热患者，由于大汗不止，阳从汗脱，或因吐泻过度，阳随津脱，病机就由实热转为虚寒的亡阳危证，出现冷汗淋漓、体温骤降、四肢厥冷、面色苍白、脉细微欲绝等症。二是实热转化为实寒病变。如风湿热邪痹阻肢体关节的热痹证，或因治疗用药，或素体阳虚，热去而从寒化为风寒湿邪痹阻的寒痹证。三是虚热转化为以阴阳为主的阴阳两虚病变，即“阴损及阳”。

（2）虚实转化：包括由实转虚、因虚致实。

由实转虚，指疾病本来是以邪气盛为矛盾主要方面的实性病变，转化为以正气虚损为矛盾主要方面的虚性病变。多是由于邪气过于强盛，正不敌邪，正气耗损所致。此外，因失治、误治等原因，致使病程迁延，虽邪气渐去，然正气已伤，亦可由实转虚。如肝火上炎的眩晕，日久可因火盛伤阴而发展为肝肾阴虚的病变。

因虚致实，指疾病本来是以正气亏损为矛盾主要方面的虚性病变，转变为以邪气盛为主的实性病变。多是由于脏腑功能减退，气化失常，以致全身气血津液等代谢障碍，从而产生食积、水饮、痰浊、瘀血等病理变化；或因正虚病证，复感外邪，邪盛致实。如肺肾两虚的哮喘，因肺卫不固，复感风寒，哮喘复发，表现为寒邪束表、痰涎壅肺的实性病变。

【例题实战模拟】

A1 型题

1. 患者身患外感实热病证，兼见喘咳、气短，甚则心悸。其病机是
   A. 实中夹虚　B. 真虚假实　C. 虚中夹实　D. 真实假虚　E. 因虚致实
2. 导致虚热证的病理变化是
   A. 阴偏盛　B. 阴偏衰　C. 阳偏盛　D. 阳偏衰　E. 阴阳两虚
3. 以阴阳失调来阐释实热或实寒，其病机是
   A. 阴阳离决　B. 阴阳偏盛　C. 阴阳偏衰　D. 阴阳格拒　E. 阴阳互损
4. 恶心呕吐，呃逆、嗳气频作，其病机是
   A. 痰浊上壅　B. 肺气上逆　C. 肝气上逆　D. 胃气上逆　E. 奔豚气逆
5. 患者高热，3 日后热退，现见口鼻干燥，形瘦，目陷，舌质紫绛，边有瘀斑、瘀点。其病机是
   A. 津液不足　B. 津亏血瘀　C. 津枯血燥　D. 津停气阻　E. 气阴两亏
6. 下列关于火热内生形成机理的叙述，错误的是
   A. 气有余便是火　B. 邪郁化火　C. 五志过极化火
   D. 精亏血少，阴虚阳亢　E. 外感暑热阳邪

B1 型题

A. 内风　B. 内寒　C. 内湿　D. 内燥　E. 内火

7. 久病累及脾肾，以致脾肾阳虚，温煦气化失司，可以形成

8. 邪热炽盛，煎灼津液，伤及营血，燔灼肝经，可以形成

【参考答案】

1. A 2. B 3. B 4. D 5. B 6. E 7. B 8. A

第十五单元 防治原则

细目一 预防

【考点突破攻略】

要点

1. 治未病的概念 预防，就是采取一定的措施，防止疾病的发生与发展，传统称为“治未病”。预防，对于健康人来说，可增强体质，预防疾病的发生。对于病者而言，可防止疾病的发展与传变。中医学历来重视预防，早在《内经》就提出“治未病”的预防思想。孙思邈在《千金要方·论诊候》中提出：“古人善为医者，上医医未病之病，中医医欲病之病，下医医已病之病。”将疾病分为未病、欲病、已病三类，这是中医学最早的三级预防概念，亦与现代预防医学的三级预防思想甚为相合。治未病，包括未病先防和既病防变两个方面。

2. 未病先防 指在未病之前，采取各种措施，以防止疾病的发生。未病先防，包括：

（1）养生以增强正气：其措施主要有：①顺应自然。②养性调神。③护肾保精。④形体锻炼。⑤调理饮食。⑥针灸、推拿、药物调养等。

（2）防止病邪侵害：其措施主要有：①避其邪气，《素问·上古天真论》曰：“虚邪贼风，避之有时。”②药物预防，以防止病邪伤害。

3. 既病防变 指在疾病发生之后，力求做到早期诊治，防止疾病的传变。

（1）早期诊治：《素问·阴阳应象大论》说：“故邪风之至，疾如风雨，故善治者治皮毛，其次治肌肤，其次治筋脉，其次治六腑，其次治五脏。治五脏者，半死半生也。”《素问·八正神明论》说：“上工救其萌芽……下工救其已成。”

（2）防止疾病的传变：①阻截病传途径。②先安未受邪之地。

［常考考点］未病先防和既病防变的常见措施。

细目二 治则

【考点突破攻略】

要点

1. 治则、治法的基本概念 治则，是治疗疾病时所必须遵循的基本原则，是在整体观念和辨证论治精神指导下而制定的治疗疾病的准绳。如扶正祛邪、调整阴阳、正治反治、治标治本、调理精气血津液及三因制宜等，属于基本治则，从属于治病求本的指导思想。

治法，是在一定治则指导下制订的针对疾病与证的具体治疗大法、治疗方法和治疗措施。其中治疗大法是针对一类相同病机的证而确立的，如汗、吐、下、和、清、温、补、消法等八法，其适应范围相对较广，是治法中的较高层次。治疗方法则是在治疗大法限定范围之内，针对某一具体的证所确立的具体治疗方法，如辛温解表、镇肝息风、健脾利湿等，它可以决定选择何种治疗措施。治疗措施，是在治法指导下对病证进行治疗的具体技术、方式与途径，包括药治、针灸、按摩、导引、熏洗等，是治法中的较低层次。

2. 正治与反治 是针对疾病过程中病变本质与征象是否一致而提出的治则。

（1）正治：指采用与疾病的证候性质相反的方药以治疗的一种原则。适用于疾病的征象与其本质相一致的病证。由于采用的方药与疾病证候性质相逆，如热证用寒药，故又称“逆治”。包括寒者热之、热者寒之、虚者补之、实者泻之。

（2）反治：指顺从病证的外在假象而治的一种治疗原则。适用于疾病的征象与其本质不相符的病证，即病有假象者。由于采用的方药性质与病证假象性质相同，故又称为“从治”。究其实质，仍然是针对疾病本质而进行的治疗，包括：①热因热用，即以热治热，是用热性药物来治疗具有假热征象的病证。适用于阴盛格阳的真寒假热证。②寒因寒用，即以寒治寒，是用寒性药物来治疗具有假寒征象的病证。适用于阳盛格阴的真热假寒证。③塞因塞用，即以补开塞，是用补益药物来治疗具有闭塞不通症状的虚证。适用于“至虚有盛候”的真虚假实证。④通因通用，即以通治通，是用通利的药物来治疗具有通泻症状的实证。适用于“大实有羸状”的真实假虚证。

［常考考点］正治与反治的概念及临床应用。

3. 治标与治本 标与本是相对而言的，这里主要是用来概括病变过程中矛盾的主次关系。如邪与正，正气为本，邪气为标；病机与症状，病机为本，症状为标；疾病先后，旧病、原发病为本，新病、继发病为标。在复杂多变的疾病过程中，根据标本主次的不同，治疗上就有先后缓急之分。

（1）缓则治本：多用在病情缓和、病势迁延、暂无急重症状的情况下。此时必须着眼于疾病本质的治疗，因标病产生于本病，本病得治，标病自然也随之而去。如痨病肺肾阴虚之咳嗽，肺肾阴虚是本，咳嗽、潮热、盗汗是标，标病不至于危及生命，故治疗多不选用单纯止咳、敛汗之剂来治标，而采滋补肺肾之阴以治其本。本病得以恢复，咳嗽盗汗等诸症也自然会消除。

（2）急则治标：适用于病情严重，在疾病过程中又出现某些急重症状的情况。这时则应当先治或急治，此时的危重症状已成为疾病矛盾的主要方面，若不及时解决就要危及生命，或影响本病的治疗，故必须采取紧急措施先治其标。如病因明确的剧痛、频繁呕吐、二便不通等，可分别采用缓急止痛、降逆止呕、通利二便等治标之法，缓解危机再图其本。又如水臌病人，就原发病与继发病而言，臌胀多是在肝病基础上形成的，则肝血瘀阻为本，腹水为标；如腹水不重，则宜化瘀为主，兼以利水。但若腹水严重、腹部胀满、呼吸急促、二便不利时，则为标急，此时当先治标病之腹水，待腹水减退，病情稳定后，再治其肝病。又如大出血病人，由于大出血会危及生命，故不论何种原因的出血，均应采用“急则治其标”紧急止血，待血止，病情缓和后再治其本。

（3）标本兼治：病变过程中标本错杂并重时，当标本兼治。如素体气虚，抗病力低下，反复感冒，如单补气则易留邪，只解表则易伤正，当标本兼顾，治宜益气解表等。

［常考考点］标本缓急的临床应用。

4. 扶正与祛邪 扶正，即扶助正气以提高机体的抗病能力，适用于各种虚性病变，即“虚则补之”。祛邪，即祛除邪气以安正气，适用于各种实性病变，即所谓“实则泻之”。

扶正祛邪的运用，包括：①单独运用。扶正，适用于虚性病变或真虚假实。祛邪，适用于实性病变或真实假虚。②同时运用。即攻补兼施，适用于虚实夹杂的病变。按主次有扶正兼祛邪和祛邪兼扶正的不同。③先后运用。适用于虚实夹杂病变。先扶正后祛邪，即先补后攻，适应于正虚为主，兼祛邪反更伤正气，或机体不能耐受攻伐者。先祛邪后扶正，即先攻后补，适用于邪盛为主，兼扶正反会助邪，或正气尚能耐受攻伐者。

［常考考点］扶正祛邪的适应证及临床应用。

5. 调整阴阳 即针对疾病过程中机体阴阳的偏盛偏衰，损其有余、补其不足，以恢复人体阴阳的相对平衡的治则。

（1）损其有余：即“实则泻之”，适用于疾病过程中人体阴阳偏盛有余的实性病变。“阳盛则热”的实热则”热者寒之”，“阴盛则寒”的实寒则“寒者热之”。

（2）补其不足：即“虚则补之”，适用于疾病过程中人体阴阳中一方虚损不足的病变。“阴虚则热”的虚热，当“壮水之主，以制阳光”，也可“阳中求阴”，即在补阴时适当佐以补阳药，如肾阴虚衰而相火上僭的虚热证，可用滋阴降火的知柏地黄丸少佐温热药性的肉桂以阳中求阴。“阳虚则寒”的虚寒则“益火之源，以消阴翳”，也可“阴中求阳”，即补阳时适当佐以补阴药，如真武汤中大量补阳药中配以芍药，以阴中求阳。

（3）阴阳两补：适用于阴阳两虚病变。阳损及阴者，以阳虚为主，则在补阳的基础上辅以补阴；阴损及阳者，以阴虚为主，则应在补阴的基础上辅以补阳。

［常考考点］调整阴阳的临床应用。

6. 调理精气血津液

（1）调理气与血的关系：气虚生血不足，而致血虚者，宜补气为主，辅以补血，或气血双补。气虚行血无力而致血瘀者，宜补气为主，辅以活血化瘀。气滞致血瘀者，行气为主，辅以活血化瘀；气虚不能摄血者，补气为主，辅以收涩止血。血虚不足以养气，可致气虚，宜补血为主，辅以益气。但气随血脱者，应先益气固脱以止血，待病势缓和后再进补血之品。

（2）调理气与津液的关系：气虚而致津液化生不足者，宜补气生津；气不行津而成水湿痰饮者，宜补气、行气以行津；气不摄津而致体内津液丢失者，宜补气以摄津；津停而致气阻者，在治水湿痰饮的同时，应辅以行气导滞；气随津脱者，宜补气以固脱，辅以补津。

（3）调理气与精的关系：气滞致精阻而排出障碍者，治宜疏利精气；精亏不化气或气虚不化精的精气两虚，治宜补气填精并用。

（4）调理精血津液的关系："精血同源"，故血虚者在补血的同时，也可填精补髓；精亏者在填精补髓的同时，也可补血。"津血同源"，病理上常有津血同病而见津血亏少或津枯血燥，治当补血养津或养血润燥。

7. 三因制宜

（1）因时制宜：是根据时令气候特点，考虑用药的治则。如《素问·六元正纪大论》所说："用寒远寒，用凉远凉，用温远温，用热远热，食宜同法。"

（2）因地制宜：是根据不同地域环境特点，考虑用药的治则。不同的地域，地势有高下，气候有寒热湿燥，水土性质各异，以及生活习惯与方式的不同，病理变化亦不尽相同。因此，处方用药要因地制宜。

（3）因人制宜：是根据病人的年龄、性别、体质等不同特点，考虑用药的治则。所谓老年慎泻，少年慎补即是。

［常考考点］三因制宜的含义及临床应用。

【知识纵横比较】

阴病治阳与阴中求阳及阳病治阴与阳中求阴的鉴别

	共同点	不同点		
		内涵不同	依据的阴阳关系不同	使用药物不同
阴病治阳	都用于治疗阳虚则寒的虚寒证	是指对于阳虚则寒的虚寒证，采用温阳以抑阴的方法来治疗，即"益火之源，以消阴翳"	阴阳的对立制约	纯用温阳药
阴中求阳		是指对于阳虚则寒的虚寒证，在大剂温阳的同时，少佐滋阴药，即阴中求阳	阴阳的互根互用	大剂温阳的药中少佐滋阴药
阳病治阴	都用于治疗阴虚则热的虚热证	是指对于阴虚则热的虚热证，采用滋阴以抑阳的方法来治疗，即"壮水之主，以制阳光"	阴阳的对立制约	纯用滋阴药
阳中求阴		是指对于阴虚则热的虚热证，在大剂滋阴的同时，少佐温阳药，即阳中求阴	阴阳的互根互用	大剂滋阴药中少佐温阳药

【例题实战模拟】

A1 型题

1. 用补益方剂治疗具有闭塞不通症状的虚证，属于

A. 实者泻之　B. 虚者补之　C. 通因通用　D. 塞因塞用　E. 攻补兼施

2. 调整阴阳，其中满者，应

A. 因而越之　B. 按而收之　C. 泻之于内　D. 引而竭之　E. 散而泻之

3. 少年慎补、老年慎泻，属于

A. 因人制宜　B. 因时制宜　C. 因病制宜　D. 因地制宜　E. 因证制宜

B1 型题

A. 因地制宜　B. 因时制宜　C. 正治　D. 反治　E. 调整阴阳

4. 用寒远寒，属于

5. 寒因寒用，属于

【参考答案】

1. D　2. C　3. A　4. B　5. D

第十六单元　养生与寿夭

细目一　养生

【考点突破攻略】

要点

1. 养生的基本概念　养生，又称道生、摄生、保生，即采取各种方法以保养身体，增强体质，预防疾病，延缓衰老。

2. 养生的原则与方法

（1）养生的原则：①顺应自然：了解和把握自然界各种变化的规律和特点，保持与自然的统一，即“天人合一”。②形神兼养：注意将调养形体与调摄精神活动相结合，使“形与神俱”，即保持形神合一。③调养脾肾：脾为后天之本，肾为先天之本，保养肾精，“食饮有节”，才能保养脾肾。④因人而异：根据每个人的体质特点、所患疾病、生活习惯等的不同制定具体的养生方法，才能达到有效养生的目的。

（2）养生的方法：主要包括：①适应自然，避其邪气：即提高自身的适应能力，顺应自然界四季气候变化规律，注意“虚邪贼风，避之有时”，防止疾病的发生。②调摄精神，内养真气：保持良好心态，精神内守，喜怒有节对养生具有重要意义。《素问・上古天真论》就指出：“恬惔虚无，真气从之，精神内守，病安从来？”③饮食有节，谨和五味：注意饮食不可过饥过饱，不可过于偏食。④劳逸结合，不可过劳：讲究“起居有常，不妄作劳”，“与天地同纪”。⑤和于术数，适当调补：术数，包括导引、吐纳等，即要注意活动肢体，动静结合才有益养生。同时，可以根据自身的体质适当进食调补之品。

［常考考点］养生的原则和方法。

细目二　生命的寿夭

【考点突破攻略】

要点

1. 生命的寿夭规律　关于人体生命的产生，《内经》有两种说法：一是人体生命由父母媾精而产生。如《灵枢・天年》说：“人之始生……以母为基，以父为楯。”《素问・金匮真言论》说：“夫精者，身之本也。”《灵枢・经脉》说：“人始生，先成精，精成而脑髓生。骨为干，脉为营，筋为刚，肉为墙，皮肤坚而毛发长。”这是中医学的生命观。二是人类如同宇宙万物，由天地精气相合而生成。如《素问・宝命全形论》说：“人以天地之气生……天地合气，命之曰人。”这是中国古代哲学的生命观。

关于人体生命进程及其规律，《内经》有多篇作了描述。《素问・上古天真论》以女子七七、男子八八之数论述人体生长发育到衰老的过程：“女子七岁，肾气盛，齿更发长……五七，阳明脉衰，面始焦……七七，任脉虚，太冲脉衰少……丈夫八岁，发长齿更……八八，则齿发去》。”《灵枢・天年》以十岁为纪描述了人体生命活动的进程和发展变化规律：“人生十岁，五脏始定，血气已通，其气在下，故好走。二十岁，血气始盛，肌肉方长，故好趋。三十岁，五脏大定，肌肉坚固，血气盛满，故好步。四十岁，五脏六腑十二经络皆大盛以平定，腠理始疏，荣华颓落，发颇斑白，平盛不摇，故好坐。五十岁，肝气始衰，肝叶始薄，胆汁始灭，目始不明。六十岁，心气始衰，苦忧悲，血气懈惰，故好卧。七十岁，脾气虚，皮肤枯。八十岁，肺气衰，魄离，故言善误。九十岁，肾气焦，四脏经脉空虚。百岁，五脏皆虚，神皆去，形骸独居而终矣。”

《内经》对人体生命的产生及其发展变化的论述，主要强调三点：一是脏腑精气的充盛及其生理功能的协调是生命进程的基础；二是形神合一是生命的保证；三是肾精、肾气是构成生命、维持生命活动的根本。

2. 决定寿夭的基本因素　依据《内经》有关论述，决定人之生命长短的基本因素有：

（1）脏腑功能协调者寿:《灵枢·天年》说:“人之寿夭各不同，或夭寿，或卒死，或病久，愿闻其道……五脏坚固，血脉和调，肌肉解利，皮肤致密，营卫之行不失其常，呼吸微徐，气以度行，六腑化谷，津液布扬，各如其常，故能长久。”

（2）肾精肾气充盛者寿:《素问·上古天真论》说:“有其年已老而有子者，何也……此其天寿过度，气脉常通，而肾气有余也。”

（3）与天地融为一体，顺应自然规律者寿:《素问·四气调神大论》说:“夫四时阴阳者，万物之根本也，所以圣人春夏养阳，秋冬养阴，以从其根，故与万物沉浮于生长之门。”

《素问·上古天真论》说:“夫上古圣人之教下也，皆谓之虚邪贼风，避之有时，恬惔虚无，真气从之，精神内守，病安从来。是以志闲而少欲，心安而不惧，形劳而不倦，气从以顺，各从其欲，皆得所愿，故美其食，任其服，乐其俗，高下不相慕，其民故曰朴。是以嗜欲不能劳其目，淫邪不能惑其心，愚智贤不肖不惧于物，故合于道。所以能年皆度百岁而动作不衰者，以其德全不违也。”

【例题实战模拟】

A1 型题

1. 下列不属于养生原则的是

A. 顺应自然　B. 形神兼养　C. 因人而异　D. 节制饮食　E. 调养脾肾

2. 下列不属于养生方法的是

A. 适应自然，避其邪气　B. 节制情欲，保养肾精　C. 饮食有节，谨合五味

D. 劳逸结合，不可过劳　E. 合于术数，适当调补

【参考答案】

1. D　2. B

中医诊断学

【本章通关攻略】

中医诊断学是中医基础理论与临床学科的桥梁课程，是临床诊断病证的依据和基础。本章内容在中西医结合执业医师资格考试中，实践技能部分常考四诊操作及病史采集，第二站操作技能中常考望诊、按诊、脉诊操作，第三站临床答辩中常考问诊，共20分（实践技能总分100分）；综合笔试考试中，平均每年出题50道，占50分左右（综合笔试总分600分）。

本学科重点考查四诊、八纲辨证、气血辨证和脏腑辨证的内容。要求考生重点掌握各证的辨证要点，以及类似证候间的鉴别，以便为后面临床各科辨证能力的提升打好基础。

第一单元　绪　论

细目　绪论

【考点突破攻略】

要点一　中医诊断的基本原理

中医诊断的基本原理是建立在整体观念、相互联系认识基础之上的。具体有如下三点：司外揣内、见微知著、以常衡变。

（一）司外揣内

外，指疾病表现于外的症状、体征。内，指脏腑等内在的病理本质，即通过诊察其反映于外部的现象，便有可能测知内在的变动情况。

《灵枢·本脏》说："视其外应，以知其内脏，则知所病矣。"说明脏腑与体表是内外相应的，观察外部的表现，可以测知内脏的变化，从而了解内脏所发生的疾病。认识了内在的病理本质，便可解释显现于外的证候。这一认识与近代控制论的"黑箱"理论有着惊人的相似之处。

（二）见微知著

"见微知著"，语出《医学心悟·医中百误歌》。微，指微小、局部的变化。著，指明显的、整体的情况。见微知著，是指机体的某些局部表现，常包含着整体的生理、病理信息，通过微小的变化，可以测知整体的情况。

临床实践证明，某些局部的改变，确实有诊断全身疾病的意义。因而有人说，中医学含有当代"生物全息"的思想，认为人体的某些局部，可以看作是脏腑的"缩影"。

（三）以常衡变

以常衡变又称以常达变。常，指健康的、生理的状态；变，指异常的、病理的状态。以常衡变，是指在认识正常的基础上，发现太过、不及的异常变化。

［常考考点］中医诊断的基本原理：司外揣内、见微知著、以常衡变。

要点二　中医诊断的基本原则

在中医基础理论指导下，正确运用科学的诊断思维方法，才能在错综复杂的临床表现中找出疾病的根结所在，才能确诊无误。中医诊断的三大原则：整体审察、四诊合参、病证结合。

（一）整体审察

整体审察，是指诊断疾病时，重视病人整体的病理联系，同时，还要将病人与其所处环境结合起来综合地判断病情。因此，整体审察可视为整体观念在中医诊断学中的集中体现。

1. 整体审察的理论依据　人是一个有机的整体，内在的脏腑与体表的形体官窍之间是密切相关的，整个人体又受到社会环境和自然环境的影响。人体一旦患了疾病，局部的病变可以影响全身；精神的刺激可以导致气血甚至形体的变化，脏腑的病变可以造成气血阴阳的失常和精神活动的改变等，任何疾病都或多或少地具有整体性的变化。

2. 整体审察的含义

（1）通过诊法收集病人的临床资料时，必须从整体上进行多方面的考虑，而不能只看到局部的痛苦。要从整体上了解疾病的病因病机、脏腑气血阴阳的变动状况，不仅应对局部的病状进行详细的询问、检查，而且要通过寒热、饮食、二便、睡眠、精神状况、舌象、脉象等了解全身的情况。

（2）要了解病史、体质、家庭、环境、时令、气候等对疾病有无影响。

（二）四诊合参

“四诊合参”，是指四诊并重，诸法参用，综合收集病情资料。

1. 疾病是一个复杂的过程，其临床表现可体现于多个方面，必须四诊合参，才能全面、详尽地获取诊断所需的临床资料。

2. 望、闻、问、切四诊是从不同的角度检查病情和收集临床资料，各有其独特的方法与意义，不能互相取代。

（三）病证结合

中医诊断包括辨病和辨证，中医的诊断结论由病名和证名组成。病与证是疾病诊断的两个不同的侧重点，辨病是探求病变全过程总的发展规律，认识贯穿疾病始终的基本矛盾；而辨证则是识别疾病某一阶段的主要病理症结，抓住当前疾病的主要矛盾。中医历来既强调辨证，也不忽视辨病，把辨证与辨病结合起来。

1. 病是对疾病全过程的特点与规律所作的概括。

2. 证是对疾病当前阶段的病位、病性等所作的结论。

3. 病注重从贯穿疾病始终的根本矛盾上认识病情，证主要是从机体反应状况上认识病情。辨病有利于从疾病全过程、特征上认识疾病的本质，重视疾病的基本矛盾。辨证则重在从疾病当前的表现中判断病变的位置与性质，抓住当前的主要矛盾。

［常考考点］中医诊断的基本原则：整体审察、四诊合参、病证结合。

第二单元　望　诊

望诊，是医生运用视觉对人体外部情况进行有目的的观察，以了解健康状况，测知病情的方法。

细目一　望神

【考点突破攻略】

要点一　得神、失神、少神、假神的常见临床表现及其意义

（一）得神

得神即有神，是精充气足神旺的表现。

1. 临床表现　神志清楚，语言清晰；目光明亮，精彩内含；面色荣润含蓄，表情丰富自然；反应灵敏，动作灵活，体态自如；呼吸平稳，肌肉不削。

2. 临床意义 提示精气充盛，体健神旺，为健康的表现；或虽病而精气未衰，病轻易治，预后良好。

（二）少神

少神又称为神气不足，是指精气不足，神气不旺的表现，介于得神与失神之间。

1. 临床表现 精神不振，两目乏神，面色少华，肌肉松软，倦怠乏力，少气懒言，动作迟缓等。

2. 临床意义 提示正气不足，精气轻度损伤，脏腑功能减弱。常见于虚证患者，或病后恢复期病人。

（三）失神

失神即无神，是精亏神衰或邪盛神乱的表现。

1. 精亏神衰

（1）临床表现：精神萎靡，意识模糊，反应迟钝，面色无华，晦暗暴露，目无光彩，眼球呆滞，呼吸微弱，或喘促无力，肉削著骨，动作艰难等。

（2）临床意义：提示脏腑精气亏虚已极，正气大伤，功能活动衰竭。多见于慢性久病重病之人，预后不良。

2. 邪盛神乱

（1）临床表现：神昏谵语，躁扰不宁，循衣摸床，撮空理线；或猝然昏倒，双手握固，牙关紧闭等。

（2）临床意义：提示邪气亢盛，热扰神明，邪陷心包，或肝风夹痰，蒙蔽清窍，阻闭经络。多见于急性病人，亦属病重。

（四）假神

假神是指久病、重病患者，精气本已极度衰竭，而突然出现某些神气暂时“好转”的虚假表现，是脏腑精气极度衰竭的表现。

1. 临床表现 如久病、重病患者，本已神昏或精神极度萎靡，突然神识清楚，想见亲人，言语不休，但精神烦躁不安；或原本目无光彩，突然目光转亮，但却浮光外露，目睛直视；或久病面色晦暗无华，突然两颧泛红如妆等；或原本身体沉重难移，忽思起床活动，但并不能自己转动；或久病本无食欲，而突然欲进饮食等。

2. 临床意义 提示脏腑精气耗竭殆尽，正气将绝，阴不敛阳，虚阳外越，阴阳即将离决，属病危。常见于临终之前，为死亡的预兆，故古人比喻为回光返照、残灯复明。

［常考考点］得神、失神、少神、假神的常见表现及临床意义。

要点二　神乱的常见临床表现及其意义

神乱是指神志错乱失常。临床常表现为焦虑恐惧、狂躁不安、淡漠痴呆和猝然昏倒等，多见于癫、狂、痴、痫、脏躁等病人。

1. 焦虑恐惧 焦虑恐惧是指病人时时恐惧，焦虑不安，心悸气促，不敢独处的症状。多由心胆气虚，心神失养所致，常见于脏躁等病人。

2. 狂躁不安 狂躁不安是指患者毫无理智，狂躁不安，胡言乱语，少寐多梦，甚则打人毁物，不避亲疏的症状。多由痰火扰乱心神所致，常见于狂病等。

3. 淡漠痴呆 淡漠痴呆是指病人表情淡漠，神识痴呆，喃喃自语，哭笑无常，悲观失望的症状。多由痰浊蒙蔽心神，或先天禀赋不足所致，常见于癫病、痴呆等。

4. 猝然昏倒 猝然昏倒是指病人突然昏倒，不省人事，口吐白沫，目睛上视，四肢抽搐，移时苏醒，醒后如常的症状。多由于脏气失调，肝风夹痰上逆，蒙蔽清窍所致，属痫病。

［常考考点］神乱的常见表现及临床意义。

细目二　望面色

【考点突破攻略】

要点一　常色与病色的分类、临床表现及其意义

（一）常色的分类、临床表现及意义

常色指健康人面部皮肤的色泽，表示人体精神气血津液充盈。

我国正常人的面色应是红黄隐隐，明润含蓄，是有神气、有胃气的表现。所谓有神气，即光明润泽。所谓有胃气，即隐约微黄，含蓄不露。由于时间、气候、环境等变化，常色又有主色、客色之分。

1. 主色 主色为人生来就有的基本面色，属于个体特征，终生基本不变。但由于种族、禀赋的原因，主色也有偏白、偏黑、偏红、偏黄、偏青的差异。

2. 客色 客色是指因外界因素（如季节、昼夜、阴晴气候等）的不同，或生活条件的差异，而微有相应变化的面色。如春应稍青，夏应稍红，长夏应稍黄，秋应稍白，冬应稍黑等。

主色和客色都是正常的生理现象。此外，如饮酒、跑步、七情等一时的影响，或因职业、工作关系少见阳光，或久经日晒，以及风土、种族等而有所变化，也不是病色，诊断时必须注意。

（二）病色的分类、临床表现及意义

病色是指人体在疾病状态时面部显示的色泽。病色是以晦暗（即面部皮肤枯槁发暗而无光泽）、暴露（即某种面色异常明显地显露于外）为特点。

一般情况下，面部颜色显露程度与光泽的有无，受疾病轻重等不同情况的直接影响。一般而言，新病、轻病、阳证，面色多显露但尚有光泽；久病、重病、阴证，面色则多暴露而晦暗。观察病色的关键在于分辨面色的善、恶。

1. 善色 善色指病人面色虽有异常，但仍光明润泽。说明病变尚轻，脏腑精气未衰，胃气尚能上荣于面。其病易治，预后较好。

2. 恶色 恶色指病人面色异常，且枯槁晦暗。说明病变深重，脏腑精气已衰，胃气不能上荣于面。其病难治，预后较差。

［常考考点］常色与病色的特征及其意义。

要点二 五色主病的临床表现及其意义

病色大致可分为赤、白、黄、青、黑五种，分别见于不同脏腑和不同性质的疾病。

（一）赤色

赤色主热证，亦可见于戴阳证。

1. 满面通红者，多属外感发热，或脏腑火热炽盛的实热证。

2. 两颧潮红者，多属阴虚阳亢的虚热证。

3. 久病、重病面色苍白，却颧颊部嫩红如妆，游移不定者，属戴阳证。是脏腑精气衰竭殆尽，阴阳虚极，阴不敛阳，虚阳浮越所致，属病重。

（二）白色

白色主虚证（包括血虚、气虚、阳虚）、寒证、失血证。

1. 面色淡白无华，舌、唇色淡者，多属血虚证或失血证。

2. 面色㿠白者，多属阳虚证；面色㿠白而虚浮者，多属阳虚水泛。

3. 面色苍白（白中透青）者，多属阳气暴脱之亡阳证；或阴寒凝滞，血行不畅之实寒证；或大失血之人。

（三）黄色

黄色主虚证、湿证。

1. 面色淡黄，枯槁无华，称“萎黄”，常见于脾胃气虚、气血不足者。

2. 面黄虚浮，称为“黄胖”，多是脾气虚衰，湿邪内阻所致。

3. 若面目一身俱黄，称为“黄疸”，黄而鲜明如橘子色者，属“阳黄”，为湿热熏蒸之故；黄而晦暗如烟熏者，属“阴黄”，为寒湿郁阻之故。

（四）青色

青色主寒证、气滞、血瘀、疼痛和惊风。

1. 面色淡青或青黑者，属寒盛、痛剧。

2. 突然面色青灰，口唇青紫，肢凉脉微，多为心阳暴脱，心血瘀阻之象。

3. 久病面色与口唇青紫，多属心气、心阳虚衰，血行瘀阻，或肺气闭塞，呼吸不利。

4. 面色青黄（苍黄），多见于肝脾不调。

5. 小儿眉间、鼻柱、唇周色青者，多属惊风或惊风先兆。

（五）黑色

黑色主肾虚、寒证、水饮、瘀血、疼痛。

1. 面黑暗淡者，多属肾阳虚。

2. 面黑干焦者，多属肾阴虚。

3. 眼眶周围色黑者，多属肾虚水饮或寒湿带下。

4. 面色黧黑、肌肤甲错者，多由瘀血日久所致。

［常考考点］五色主病的临床表现及其意义。

要点三　面部色诊的意义

（一）判断气血的盛衰

面部是观察人体气血变化的窗口，体内气血的盛衰在面部反映最及时而明显。例如，面色红润光泽，为气血充盛；面色淡白无华，为气血不足；面色晦暗青紫，多属气血瘀滞等。

（二）识别病邪的性质

机体感受不同病邪，会引起体内不同的病理变化，反映在面部就会出现不同的色泽改变。如面部色赤多为热邪，色白多为寒邪，色青紫多为气滞血瘀，面目色黄鲜明为湿热熏蒸等。

（三）确定疾病的部位

1. 按照五色与五脏的对应关系诊察　青为肝色，赤为心色，白为肺色，黄为脾色，黑为肾色。正常情况下，五色隐约见于皮肤光泽之间，含蓄而不外露。一旦脏腑有病，其病色则可明显暴露于外，称为真脏之色外露。故观察不同的面色变化，有助于判断不同的脏腑病位。

2. 按照颜面的脏腑分部位诊察

（1）《灵枢·五色》划分法：先将面部划分为不同的部位并给予命名，如前额——庭、颜，眉间——阙，鼻——明堂，颊侧——藩，耳门——蔽，等。然后规定脏腑在面部的分属，庭候首面，阙上候咽喉，阙中（印堂）候肺，阙下（下极、山根）候心，下极之下（年寿）候肝，肝部左右候胆，肝下（鼻端、准头、面王）候脾，方上（即鼻翼）候胃，中央（颧下）候大肠，挟大肠（颊部下方）候肾，面王以上（即鼻端两旁上方）候小肠，面王以下（即人中部位）候膀胱、胞宫。

（2）《素问·刺热》划分法：左颊候肝，右颊候肺，额候心，鼻候脾，颏候肾。

当脏腑有病时，可在面部对应的区域出现色泽的改变，观察面部不同区域的色泽变化，有助于判断病变的具体脏腑定位。

（四）预测疾病的轻重与转归

色属阴主血，常反映血液的盈亏与运行情况；泽属阳主气，常反映脏腑精气和津液的盛衰。不论何色，凡无光泽，均属病重，预后较差。

【知识纵横比较】

五色	常见病证
青色	主寒证、气滞、血瘀、疼痛和惊风
白色	主虚证（包括血虚、气虚、阳虚）、寒证、失血证
黄色	主虚证、湿证
红色	主热证，戴阳证
黑色	主肾虚、寒证、水饮、瘀血、剧痛

细目三　望形态

【考点突破攻略】

要点一　形体强弱胖瘦的临床表现及其意义

（一）形体强弱

1. 体强　指身体强壮。表现为胸廓宽厚，筋强骨健，肌肉充实有力，皮肤光滑润泽，同时精力充沛，食欲旺盛。说明内脏坚实，气血旺盛，抗病力强。这种人不易患病，即使有病，也容易治愈，预后较好。

2. 体弱　指身体衰弱。表现为胸廓狭窄，筋细骨弱，肌肉瘦软无力，皮肤干枯不泽，同时精神不振，食少乏力。说明内脏脆弱，气血不足，抗病力弱。这种人容易患病，且病后多迁延难愈，预后较差。

（二）形体胖瘦

1. 肥胖　体重超过正常标准 20% 者，一般可视为肥胖。其体形特点是头圆形，颈短粗，肩宽平，胸厚短圆，大腹便便，体形肥胖。

（1）若形体肥胖，肌肉坚实，食欲旺盛，为形气有余。

（2）若形体肥胖，肉松皮缓，食少懒动，动则乏力气短，属形盛气虚。

肥胖多因嗜食肥甘，喜静少动，脾失健运，痰湿脂膏积聚等所致。因形盛气虚，水湿难以周流，则痰湿积聚，故有“肥人湿多”“肥人多痰”之说。

2. 消瘦　指体重明显下降，较标准体重减少 10% 以上者。其体形特点是头长形，颈细长，肩狭窄，胸狭平坦，腹部瘦瘪，体形瘦长。形体较瘦但精力充沛，神旺有力，抗病力强，也应属正常健康之人。

（1）形瘦食多，为中焦有火。

（2）形瘦食少，为中气虚弱。

由于消瘦者，形瘦皮皱，多属阴血不足，内有虚火的表现，易患肺痨等病，故有“瘦人多火”之说。

要点二　姿态异常（动静姿态、异常动作）的临床表现及其意义

（一）动静姿态

1. 坐形

（1）坐而喜仰，但坐不得卧，卧则气逆，多为咳喘肺胀，或水饮停于胸腹等所致的肺实气逆。

（2）坐而喜俯，少气懒言，多属体弱气虚。

（3）但卧不得坐，坐则神疲或昏眩，多为气血俱虚，或夺气脱血，或肝阳化风。

（4）坐时常以手抱头，头倾不能昂，凝神熟视，为精神衰败。

2. 卧式

（1）卧时常向外，躁动不安，身轻能自转侧，多为阳证、热证、实证。

（2）卧时喜向里，喜静懒动，身重不能转侧，多为阴证、寒证、虚证。

（3）蜷卧缩足，喜加衣被者，多为虚寒证。

（4）仰卧伸足，掀去衣被，多属实热证。

（5）咳逆倚息不得卧，卧则气逆，多为肺气壅滞，或心阳不足，水气凌心，或肺有伏饮。

3. 立姿

（1）站立不稳，伴见眩晕者，多属肝风内动，或脑有病变。

（2）不耐久站，站立时常欲倚靠他物支撑，多属气虚血衰。

（3）若以两手护腹，俯身前倾者，多为腹痛之征。

4. 行态

（1）以手护腰，弯腰曲背，行动艰难，多为腰腿痛。

（2）行走之际，突然止步不前，以手护心，多为脘腹痛或心痛。

（3）行走时身体震动不定，为肝风内动。

（二）异常动作

1.病人睑、面、唇、指（趾）不时颤动者，在外感热病中，多是动风预兆；在内伤杂病中，多是气血不足，筋脉失养，虚风内动。

2.四肢抽搐或拘挛，项背强直，角弓反张者，常见于小儿惊风、痫病、破伤风、子痫、马钱子中毒等。

3.猝然昏倒，不省人事，口眼㖞斜，半身不遂者，属中风；猝倒神昏，口吐涎沫，四肢抽搐，醒后如常者，属痫病。

4.恶寒战栗（寒战），见于疟疾发作，或伤寒、温病邪正剧争欲作战汗之时。

5.肢体软弱无力，行动不灵而无痛，多是痿病；关节拘挛，屈伸不利，多属痹病。

6.儿童手足伸曲扭转，挤眉眨眼，呶嘴伸舌，状似舞蹈，不能自制，多由气血不足，风湿内侵所致。

［常考考点］姿态异常的意义。

细目四　望头面五官

【考点突破攻略】

要点一　望头、发的主要内容及其临床意义

头发的生长与肾气和精血的盛衰关系密切，故望发可以诊察肾气的强弱和精血的盛衰。正常人发黑稠密润泽，是肾气充盛，精血充足的表现。

（一）发黄

指发黄干枯，稀疏易落，多属精血不足，可见于慢性虚损病人或大病之后精血未复。

（1）小儿头发稀疏黄软，生长迟缓，甚至久不生发，或枕后发稀，或头发稀疏不匀者，多因先天不足，肾精亏损而致。

（2）小儿发结如穗，枯黄无泽，伴见面黄肌瘦，多为疳积。

（二）发白

指青少年白发。发白伴有耳鸣、腰酸者，属肾虚；伴有失眠健忘症状者，为劳神伤血所致；但亦有因先天禀赋所致者。

（三）脱发

1.突然片状脱发，脱落处显露圆形或椭圆形光亮头皮而无自觉症状，称为斑秃，多为血虚受风所致。

2.青壮年头发稀疏易落，有眩晕、健忘、腰膝酸软等表现者，多为肾虚。

3.头发已脱，头皮瘙痒、多屑、多脂者，多为血热化燥所致。

［常考考点］头发各种变化的临床意义。

要点二　面肿、腮肿及口眼㖞斜的临床表现及其意义

（一）面肿

面部浮肿，按之凹陷者，为水肿病，属全身水肿的一部分。

1.颜面浮肿，发病迅速者，为阳水，多为外感风邪，肺失宣降所致。

2.颜面浮肿，兼见面色㿠白，发病缓慢者，属阴水，多由脾肾阳虚，水湿泛滥所致。

3.颜面浮肿，兼见面唇青紫，心悸气喘，不能平卧者，多属心肾阳虚，多由血行瘀滞，水气凌心所致。

（二）腮肿

1.痄腮　指一侧或两侧腮部以耳垂为中心肿起，边缘不清，局部灼热疼痛的症状。为外感温毒之邪所致，多见于儿童，属传染病。

2.发颐　指颧下颌上耳前发红肿起，伴有寒热、疼痛的症状。为阳明热毒上攻所致。

（三）口眼㖞斜

1.口僻　单见口眼㖞斜，肌肤不仁，面部肌肉患侧偏缓、健侧紧急，患侧目不能合，口不能闭，不能皱眉鼓腮，饮食言语皆不利者，为风邪中络所致。

2.中风　若口眼㖞斜兼半身不遂者，则为中风。

［常考考点］面肿、腮肿及口眼㖞斜的临床表现及其意义。

要点三　目的脏腑分属，望目色、目形、目态的主要内容及其临床意义

（一）目的脏腑分属

1. 目内眦及外眦的血络属心，称为“血轮”。

2. 黑珠属肝，称为“风轮”。

3. 白睛属肺，称为“气轮”。

4. 瞳仁属肾，称为“水轮”。

5. 眼胞属脾，称为“肉轮”。

（二）望目色

1. 目赤肿痛　多属实热证。如白睛色红为肺火或外感风热；两眦赤痛为心火；睑缘赤烂为脾有湿热；全目赤肿为肝经风热上攻。

2. 白睛发黄　为黄疸的主要标志。多由湿热或寒湿内蕴，肝胆疏泄失常，胆汁外溢所致。

3. 目眦淡白　属血虚、失血。是血少不能上荣于目所致。

4. 目胞色黑晦暗　多属肾虚。

5. 黑睛灰白混浊　称为目生翳。多因邪毒侵袭，或肝胆实火上攻，或湿热熏蒸，或阴虚火炎等，使黑睛受伤而成。

（三）望目形

1. 目胞浮肿　为水肿的常见表现。

2. 眼窠凹陷　多为伤津耗液或气血不足，可见于吐泻伤津或气血虚衰的病人；若久病、重病眼球深陷，伴形瘦如柴，则为脏腑精气竭绝，正气衰竭，属病危。

3. 眼球突出　眼球突出兼喘满上气者，属肺胀，为痰浊阻肺，肺气不宣，呼吸不利所致。若眼球突出兼颈前微肿、急躁易怒者，称为瘿病，因肝郁化火，痰气壅结所致。

4. 胞睑红肿　睑缘肿起结节如麦粒，红肿较轻者，称为针眼；胞睑漫肿，红肿较重者，称为眼丹，皆为风热邪毒或脾胃蕴热上攻于目所致。

（四）望目态

1. 瞳孔缩小　可见于川乌、草乌、毒蕈、有机磷类农药及吗啡、氯丙嗪等药物中毒。

2. 瞳孔散大　可见于颅脑损伤（如头部外伤）、出血中风等，提示病情危重；若两侧瞳孔完全散大，对光反射消失则是临床死亡的指征之一；也可见于青风内障或颠茄类药物中毒等。

3. 目睛凝视　指病人两眼固定，不能转动，固定前视者，称瞪目直视；固定上视者，称戴眼反折；固定侧视者，称横目斜视。多属肝风内动所致。

4. 睡眠露睛　指病人昏昏欲睡，睡后胞睑未闭而睛珠外露。多属脾气虚弱，气血不足，胞睑失养所致。常见于吐泻伤津和慢脾风的患儿。

5. 胞睑下垂　又称睑废，指胞睑无力张开而上睑下垂者。双睑下垂者，多为先天不足、脾肾亏虚；单睑下垂者，多见于外伤所致。

［常考考点］五轮学说及目色、目形、目态主病。

要点四　望口、唇、齿、龈的主要内容及其临床意义

（一）望口

1. 口之形色

（1）口角流涎：小儿见之多属脾虚湿盛；成人见之多为中风口㖞，不能收摄。

（2）口疮：唇内和口腔肌膜出现灰白色小溃疡，周围红晕，局部疼痛。多由心脾二经积热上熏所致。

（3）口糜：口腔肌膜糜烂成片，口气臭秽，多由湿热内郁，上蒸口腔而成。

（4）鹅口疮：小儿口腔、舌上出现片状白屑，状如鹅口者。多因感受邪毒，心脾积热，上熏口舌所致。

2. 口之动态

（1）口张：口开而不闭，属虚证。若状如鱼口，但出不入，则为肺气将绝。

（2）口噤：口闭而难开，牙关紧急，属实证。多因筋脉拘急所致，可见于中风、痫病、惊风、破伤风等。

（3）口撮：上下口唇紧聚，不能吸吮，可见于小儿脐风。

（4）口㖞：口角向一侧歪斜，见于风邪中络，或中风的中经络。
（5）口振：战栗鼓颔，口唇振摇。多为阳虚寒盛或邪正剧争所致，可见于温病、伤寒欲作汗时，或疟疾发作时。
（6）口动：口频繁开合，不能自禁，是胃气虚弱的表现；若口角掣动不止，是热极生风或脾虚生风之象。

（二）望唇

1. 唇之色泽

（1）唇色红润：此为正常人的表现，说明胃气充足，气血调匀。
（2）唇色淡白：多属血虚或失血。
（3）唇色深红：多属热盛。
（4）口唇赤肿而干：多为热极。
（5）口唇樱桃红色：多见于煤气中毒。
（6）口唇青紫：多属瘀血证。
（7）口唇青黑：多属寒盛、痛极。

2. 唇之形态

（1）口唇干裂，为津液损伤，多属燥热伤津或阴虚液亏。
（2）口唇糜烂，多为脾胃积热上蒸。
（3）唇内溃烂，其色淡红，为虚火上炎。
（4）唇边生疮，红肿疼痛，为心脾积热。
（5）唇角生疔，麻木痒痛，多为锁口疔；人中部生疔，多为人中疔。
（6）人中满唇反。久病而人中沟变平，口唇翻卷不能覆齿，称"人中满唇反"，为脾气将绝，属病危。

（三）望齿

1. 牙齿色泽

（1）牙齿洁白润泽，是津液内充、肾气充足的表现。
（2）牙齿干燥，为胃阴已伤。
（3）牙齿光燥如石，是阳明热盛，津液大伤。
（4）牙齿燥如枯骨，是肾阴枯涸，精不上荣，见于温热病的晚期。
（5）牙齿枯黄脱落，见于久病者，多为骨绝。
（6）齿焦有垢，为胃肾热盛，但气液未竭；齿焦无垢，为胃肾热甚，气液已竭。

2. 牙齿动态

（1）牙关紧急：多属风痰阻络或热极生风。
（2）咬牙龂齿：为热盛动风。
（3）睡中龂齿：多因胃热或虫积所致，也可见于正常人。

（四）望牙龈

1. 牙龈色泽

（1）牙龈淡红而润泽：是胃气充足，气血调匀。
（2）牙龈淡白：多是血虚或失血。
（3）牙龈红肿疼痛：多是胃火亢盛。

2. 牙龈形态

（1）齿衄：齿缝出血，痛而红肿，多为胃热伤络；若不痛、不红、微肿者，多为气虚，或肾火伤络。
（2）牙宣：龈肉萎缩，牙根暴露，牙齿松动，多属肾虚或胃阴不足。
（3）牙疳：牙龈溃烂，流腐臭血水，多因外感疫疠之邪，积毒上攻所致。

［常考考点］口、唇、齿、龈色态的特点及其临床意义。

要点五　望咽喉的主要内容及其临床意义

（一）望咽喉色泽

1. 咽部深红，肿痛明显　属实热证，多因肺胃热毒壅盛所致。

2. 咽部嫩红，肿痛不显　属阴虚证，多由肾水亏少，阴虚火旺所致。

3. 咽喉淡红漫肿 多属痰湿凝聚所致。

（二）望咽喉形态

1. 乳蛾 一侧或两侧喉核红肿肥大，形如乳头或乳蛾，表面或有脓点，咽痛不适。属肺胃热盛，邪客喉核；或虚火上炎，气血瘀滞所致。

2. 喉痈 咽喉部红肿高突，疼痛剧烈，吞咽困难。多因脏腑蕴热，复感外邪，热毒客于咽喉所致。

3. 咽喉腐烂 溃烂成片或凹陷者，为肺胃热毒壅盛；若腐烂分散浅表者，为肺胃之热尚轻；若溃腐日久，周围淡红或苍白者，多属虚证。

4. 伪膜 咽部溃烂处上覆白腐，形如白膜者。如伪膜松厚，容易拭去，去后不复生，此属肺胃热浊上壅于咽，证较轻；如伪膜坚韧，不易剥离，重剥则出血，或剥去随即复生，此属重证，多是白喉，又称“疫喉”，因肺胃热毒伤阴而成，属烈性传染病。

5. 成脓 咽喉局部红肿高突，有波动感，压之柔软凹陷者，多已成脓；压之坚硬则尚未成脓。

［常考考点］咽喉形态异常代表的临床意义。

细目五　望躯体四肢

要点一　望颈项的主要内容及其临床意义

（一）瘿瘤

瘿瘤指颈部结喉处有肿块突起，或大或小，或单侧或双侧，可随吞咽而上下移动。多因肝郁气结痰凝，或水土失调，痰气搏结所致。

（二）瘰疬

瘰疬指颈侧颌下有肿块如豆，累累如串珠。多由肺肾阴虚，虚火内灼，炼液为痰，结于颈部；或外感风火时毒，夹痰结于颈部所致。

（三）颈瘘

颈瘘指颈部痈肿、瘰疬溃破后，久不收口，形成管道，病名曰鼠瘘。因痰火久结，气血凝滞，疮孔不收而成。

（四）项痈、颈痈

项部或颈部两侧焮红漫肿，疼痛灼热，甚至溃烂流脓者，谓之项痈或颈痈。多由风热邪毒蕴蒸，气血壅滞，痰毒互结于颈项所致。

（五）气管偏移

指气管不居中，向一侧偏移。多为胸膈有水饮或气体，或因单侧瘿瘤、肿物等，挤压、牵拉气管所致，可见于悬饮、气胸、石瘿、肉瘿、肺部肿瘤等病。

（六）项强

项强指项部拘紧或强硬。

1. 项部拘急牵引不舒，兼有恶寒、发热，是风寒侵袭太阳经脉，经气不利所致。
2. 项部强硬，不能前俯，兼壮热、神昏、抽搐者，多属温病火邪上攻，或脑髓有病。
3. 项强不适，兼头晕者，多属阴虚阳亢，或经气不利所致。
4. 睡眠之后，项强而痛，并无他苦者，为落枕，多因睡姿不当，项部经络气滞所致。

（七）项软

项软指颈项软弱，抬头无力。小儿项软，多因先天不足，肾精亏损，后天失养，发育不良，可见于佝偻病患儿。久病、重病颈项软弱，头垂不抬，眼窝深陷，多为脏腑精气衰竭之象，属病危。

（八）颈脉搏动

颈脉搏动指在安静状态时出现颈侧人迎脉搏动明显，可见于肝阳上亢或血虚重证等病人。

（九）颈脉怒张

颈脉怒张指颈部脉管明显胀大，平卧时更甚。多见于心血瘀阻、肺气壅滞及心肾阳衰、水气凌心的病人。

［常考考点］瘿瘤、瘰疬、项强的临床表现及含义。

要点二 望四肢的主要内容及其临床意义

（一）外形

1. 四肢萎缩 指四肢或某一肢体肌肉消瘦、萎缩、松软无力。多因气血亏虚或经络闭阻，肢体失养所致。

2. 肢体肿胀 指四肢或某一肢体肿胀。

（1）四肢红肿疼痛者，多为热壅血瘀所致。

（2）足部或下肢肿胀，甚至兼全身浮肿者，多见于水肿。

（3）下肢肿胀，皮肤粗厚如象皮者，多见于丝虫病。

3. 膝部肿大

（1）膝部红肿热痛，屈伸不利，多见于热痹，为风湿郁久化热所致。

（2）膝部肿大而股胫消瘦，称为“鹤膝风”，多因寒湿久留，气血亏虚所致。

4. 小腿青筋 指小腿青筋暴露，形似蚯蚓，多因寒湿内侵，络脉血瘀所致。

5. 下肢畸形 指膝内翻、膝外翻、足内翻、足外翻等，均属先天不足，肾气不充，或后天失养，发育不良。

（1）直立时两踝并拢而两膝分离，称为膝内翻（又称“O”形腿）。

（2）两膝并拢而两踝分离，称为膝外翻（又称“X”形腿）。

（3）踝关节呈固定型内收位，称足内翻。

（4）踝关节呈固定型外展位，称足外翻。

（二）动态

1. 肢体痿废 指肢体肌肉萎缩，筋脉弛缓，痿废不用，多见于痿病。常因精津亏虚或湿热浸淫，筋脉失养所致；若双下肢痿废不用者，多见于截瘫病人。

2. 四肢抽搐 指四肢筋脉挛急与弛张间作，舒缩交替，动作有力。多因肝风内动，筋脉拘急所致。

3. 手足拘急 指手足筋肉挛急不舒，屈伸不利。多因寒邪凝滞，或气血亏虚，筋脉失养所致。

4. 手足颤动 指双手或下肢颤抖，或振摇不定，不能自主。多由血虚筋脉失养，或饮酒过度所致。

5. 手足蠕动 指手足时时掣动，动作弛缓无力，如虫之蠕行。多为阴虚动风所致。

6. 扬手掷足 指热病中，神志昏迷，手足躁动不宁，是热扰心神所致。

7. 循衣摸床，撮空理线 指重病神志不清，病人不自主地伸手抚摸衣被、床沿，或伸手向空，手指时分时合，为病重失神之象。

［常考考点］望四肢外形及动态的内容及临床意义。

细目六 望皮肤

【考点突破攻略】

要点一 望皮肤色泽的内容及其临床意义

（一）皮肤发赤

皮肤突然鲜红成片，色如涂丹，边缘清楚，灼热肿胀者，为丹毒。

1. 发于头面者，名抱头火丹。

2. 发于小腿足部者，名流火。

3. 发于全身、游走不定者，名赤游丹。发于上部者，多由风热化火所致；发于下部者，多因湿热化火而成；亦有因外伤染毒而引起者。

（二）皮肤发黄

面目、皮肤、爪甲俱黄者，为黄疸。多因外感湿热、疫毒，内伤酒食，或脾虚湿困，血瘀气滞等所致。

1. 黄色鲜明如橘皮色者，属阳黄，因湿热蕴蒸，胆汁外溢肌肤而成。

2. 黄色晦暗如烟熏色者，属阴黄，因寒湿阻遏，胆汁外溢肌肤所致。

（三）皮肤紫黑

面、手、乳晕、腋窝、外生殖器、口腔黏膜等处呈弥漫性棕黑色改变者，多为黑疸，由劳损伤肾所致，周身皮肤发黑亦可见于肾阳虚衰的病人。

（四）皮肤白斑

四肢、面部等处出现白斑，大小不等，界限清楚，病程缓慢者，为白驳风。多因风湿侵袭，气血失和，血不荣肤所致。

［常考考点］丹毒和黄疸的临床鉴别。

要点二　望斑疹的内容及其临床意义

斑和疹都是全身性疾病表现于皮肤的症状。

（一）斑

斑指皮肤黏膜出现深红色或青紫色片状斑块，平摊于皮肤，摸之不碍手，压之不褪色的症状。可由外感温热邪毒，热毒窜络，内迫营血，或脾虚血失统摄，或阳衰寒凝血瘀，或外伤血溢肌肤所致。

（二）疹

疹指皮肤出现红色或紫红色、粟粒状疹点，高出皮肤，抚之碍手，压之褪色的症状。常见于麻疹、风疹、瘾疹等病，也可见于温热病中。多因外感风热时邪，或过敏，或热入营血所致。

1. 麻疹　疹色桃红，形似麻粒，先见于耳后发际，渐延及颜面、躯干和四肢，疹发透彻后按出疹顺序依次消退。因外感时邪所致，属儿科常见传染病。

2. 风疹　疹色淡红，细小稀疏，瘙痒不已，时发时止。为外感风热时邪所致。

3. 瘾疹　皮肤上出现淡红色或苍白色风团，大小形态各异，瘙痒，搔之融合成片，高出皮肤，发无定处，出没迅速，时隐时现。为外感风邪或过敏所致。

［常考考点］斑疹的特征及临床意义。

【知识纵横比较】

斑和疹的鉴别

病变名称	特点
斑	凡色深红或青紫，成片平铺于皮肤，抚之不碍手，压之不褪色者，为斑
疹	凡色红，点小如粟米，高出皮肤，抚之碍手，压之褪色者，为疹

麻疹、风疹和瘾疹的鉴别

病名	皮疹特点	病机
麻疹	疹色桃红，形似麻粒，先见于耳后发际，渐延及颜面、躯干和四肢，疹发透彻后按出疹顺序依次消退	外感病毒时邪；儿童常见传染病
风疹	疹色淡红，细小稀疏，瘙痒不已，时发时止	外感风热时邪
瘾疹	皮肤上出现淡红色或苍白色风团，大小形态各异，瘙痒，搔之融合成片，高出皮肤，发无定处，出没迅速，时隐时现	外感风邪或过敏所致

细目七　望排出物

【考点突破攻略】

要点一　望痰、涕的内容及其临床意义

（一）望痰

1. 痰黄黏稠，坚而成块者，属热痰。因热邪煎熬津液之故。

2. 痰白而清稀，或有灰黑点者，属寒痰。因寒伤阳气，气不化津，湿聚为痰之故。

3. 痰白滑而量多，易咳出者，属湿痰。因脾虚不运，水湿不化，聚而成痰之故。

4. 痰少而黏，难于咳出者，属燥痰。因燥邪伤肺，或肺阴虚津亏所致。

5. 痰中带血，色鲜红者，为热伤肺络。多因肺阴亏虚，或肝火犯肺，或痰热壅肺所致。

6. 咳吐脓血腥臭痰，属肺痈。是热毒蕴肺，化腐成脓所致。

（二）望涕

1. 新病鼻塞流清涕，是外感风寒；鼻流浊涕，是外感风热。

2. 阵发性清涕，量多如注，伴喷嚏频作，多属鼻鼽，是风寒束于肺卫所致。

3. 久流浊涕，质稠、量多、气腥臭者，为鼻渊，是湿热蕴阻所致。

[常考考点] 痰和涕的不同改变及其临床意义。

要点二　望呕吐物的内容及其临床意义

1. 呕吐物清稀无臭，多因胃阳不足，难以腐熟水谷，或寒邪犯胃，损伤胃阳，导致水饮内停，胃失和降所致。

2. 呕吐物秽浊酸臭，多因邪热犯胃，胃失和降所致。

3. 呕吐清水痰涎，伴胃脘振水声，多为饮停胃脘，胃失和降所致。

4. 吐物酸腐，夹杂不化食物，多属伤食，因暴饮暴食，损伤脾胃，宿食不化，胃气上逆所致。

5. 呕吐黄绿苦水，多为肝胆湿热或郁热所致。

6. 吐血色暗红或紫暗有块，夹杂食物残渣，多属胃有积热，或肝火犯胃，或胃腑素有瘀血所致。

[常考考点] 呕吐物的不同特点及其临床意义。

细目八　望小儿食指络脉

【考点突破攻略】

要点一　望小儿食指络脉的方法及其正常表现

（一）望小儿食指络脉的方法

诊察小儿食指络脉时，令家长抱小儿面向光亮。医生用左手拇指和食指握住小儿食指末端，再以右手拇指的侧缘在小儿食指掌侧前缘从指尖向指根部推擦几次，用力要适中，使食指络脉显露，便于观察。

（二）小儿食指络脉正常表现

1. 食指络脉特点　在食指掌侧前缘，隐隐显露于掌指横纹附近，纹色浅红略紫，呈单支且粗细适中。

2. 影响因素　小儿食指络脉亦受多种因素的影响。

（1）年幼儿络脉显露而较长；年长儿络脉不显而略短。

（2）皮肤薄嫩者，食指络脉较显而易见；皮肤较厚者，络脉常模糊不显。

（3）肥胖儿络脉较深而不显；体瘦儿络脉较浅而易显。

（4）天热脉络扩张，食指络脉增粗变长；天冷脉络收缩，食指络脉变细缩短。

要点二　小儿食指络脉病理变化的临床表现及其意义

对小儿病理食指络脉的观察，应注意其纹位、纹态、纹色、纹形四方面的变化，其要点可概括为：三关测轻重，浮沉分表里，红紫辨寒热，淡滞定虚实。

（一）三关测轻重

小儿食指按指节分为三关：食指第一节（掌指横纹至第二节横纹之间）为风关，第二节（第二节横纹至第三节横纹之间）为气关，第三节（第三节横纹至指端）为命关。根据络脉在食指三关出现的部位，可以测定邪气的浅深，病情的轻重。

1. 食指络脉显于风关　是邪气入络，邪浅病轻，可见于外感初起。

2. 食指络脉达于气关　是邪气入经，邪深病重。

3. 食指络脉达于命关　是邪入脏腑，病情严重。

4. 食指络脉直达指端（称透关射甲）　提示病情凶险，预后不良。

（二）浮沉分表里

1. 食指络脉浮而显露　为病邪在表，见于外感表证。因外邪袭表，正气抗争，鼓舞气血趋向于表，故食指络脉浮显。

2. 食指络脉沉隐不显 为病邪在里，见于内伤里证。因邪气内困，阻滞气血难于外达，故食指络脉沉隐。

（三）红紫辨寒热

1. 食指络脉鲜红 属外感表证。因邪正相争，气血趋向于表，食指络脉浮显，故色偏红。

2. 食指络脉紫红 属里热证。因里热炽盛，脉络扩张，气血壅滞，故见紫红。

3. 食指络脉色青 主疼痛、惊风。因痛则不通，或肝风内动，使脉络郁滞，气血不通，故纹色变青紫。

4. 食指络脉淡白 属脾虚、疳积。因脾胃气虚，生化不足，气血不能充养脉络，故纹色淡白。

5. 食指络脉紫黑 为血络郁闭，病属重危。因邪气亢盛，心肺气衰，脉络瘀阻，故见紫黑。

一般来说，食指络脉色深暗者，多属实证，是邪气有余；色浅淡者，多属虚证，是正气不足。

（四）淡滞定虚实

1. 食指络脉浅淡而纤细者，多属虚证。因气血不足，脉络不充所致。

2. 食指络脉浓滞而增粗者，多属实证。因邪正相争，气血壅滞所致，

［常考考点］望小儿食指络脉的内容及临床意义。

【例题实战模拟】

A1 型题

1. 下列除哪项外，均提示病情严重、预后不良

A. 目暗睛迷　B. 舌苔骤剥　C. 脉微欲绝　D. 抽搐吐沫　E. 昏迷烦躁

2. 湿热熏蒸的面色是

A. 黄而鲜明　B. 黄如烟熏　C. 苍黄　D. 淡黄消瘦　E. 淡黄浮肿

3. 下列各项，不属于面色青主病的是

A. 寒证　B. 惊风　C. 湿证　D. 气滞　E. 血瘀

4. 下列各项，属疳积表现的是

A. 发黄干枯　B. 头发稀疏黄软　C. 发结如穗　D. 少年白发　E. 枕后发稀

5. 下列各项，与牙齿干燥如枯骨关系最密切的是

A. 热盛伤津　B. 阳明热盛　C. 胃阴不足　D. 肾阴枯涸　E. 肺阴亏虚

6. 疹的主要特点是

A. 色深红或青紫　B. 平铺于皮肤　C. 抚之碍手　D. 压之不褪色　E. 点大成片

B 型题

A. 白滑而量多，易咳　B. 清稀而多泡沫　C. 少而黏，难咳

D. 白而清稀　E. 黄而黏稠，坚而成块

7. 寒痰的特征是

8. 热痰的特征是

【参考答案】

1. D　2. A　3. C　4. C　5. D　6. C　7. D　8. E

第三单元　望　舌

舌诊是观察病人舌质和舌苔的变化以诊察疾病的方法，是望诊的重要内容，是中医诊法的特色之一。

细目一　舌诊原理与方法

【考点突破攻略】

要点一　舌诊原理

舌为一肌性器官，由黏膜和舌肌组成。它附着于口腔底部、下颌骨、舌骨，呈扁平而长形。其主要功能是辨别滋味，调节声音，拌和食物，协助吞咽。舌由肌肉、血脉和经络所构成，三者都与脏腑存在着密切的联系。

（一）舌可反映心、神的病变

1. 舌为心之苗，手少阴心经之别系舌本。因心主血脉，而舌的脉络丰富，心血上荣于舌，故人体气血运行情况，可反映在舌质的颜色上。

2. 心主神明，舌体的运动又受心神的支配，因而舌体运动是否灵活自如，语言是否清晰，与神志密切相关，故舌可反映心、神的病变。

（二）舌可反映脾胃的功能状态

舌为脾之外候，足太阴脾经连舌本、散舌下。舌居口中司味觉，舌苔是禀胃气而生，与脾胃运化功能相应，故舌可反映脾胃的功能状态；脾胃为后天之本、气血生化之源，故舌象亦是全身营养和代谢功能的反映，代表了全身气血津液的盛衰。

（三）舌可反映其他脏腑的病变

1. 肝藏血，主筋，足厥阴肝经络舌本。

2. 肾藏精，足少阴肾经循喉咙、夹舌本。

3. 足太阳膀胱经经筋结于舌本。

4. 肺系上达咽喉，与舌根相连。

5. 其他脏腑组织，由经络沟通，也直接、间接与舌产生联系，因此，脏腑的病变亦必然通过经络气血的变化而反映于舌。

（四）脏腑的病变反映于舌，具有一定的规律

1. 舌质多候五脏病变，侧重血分。

2. 舌苔多候六腑病变，侧重气分。

3. 舌尖多反映上焦心肺的病变。

4. 舌中多反映中焦脾胃的病变。

5. 舌根多反映下焦肾的病变。

6. 舌两侧多反映肝胆的病变。

7. 另外，还有“舌尖属上脘，舌中属中脘，舌根属下脘”的说法。

舌尖红赤或破溃，多为心火上炎；舌体两侧出现青紫色斑点，多为肝经气滞血瘀；若舌见厚腻苔，多见于脾失健运所致的湿浊、痰饮、食积等；若舌苔出现剥脱，在舌中多为胃阴不足，在舌根多为肾阴虚等。

（五）舌可反映气血津液的盛衰

舌为血脉丰富的肌性组织，有赖气血的濡养和津液的滋润。舌体的形质和舌色与气血的盈亏和运行状态有关。舌苔和舌体的润燥与津液的多少有关。舌下肉阜部有唾液腺腺体的开口。中医认为唾为肾液，涎为脾液，为津液的一部分，其生成、输布离不开脏腑功能，尤其与肾、脾、胃等脏腑密切相关，所以通过观察舌体的润燥，可以判断体内津液的盈亏及邪热的轻重。

要点二　舌诊方法与注意事项

舌诊以望诊为主，有时还须结合闻诊、问诊和扪、摸、揩、刮等方法进行全面诊察。

（一）舌诊方法

1. 望舌的体位和伸舌姿势　望舌时，医者姿势可略高于患者，以便俯视口舌部位，患者可以采用坐位或仰卧位，面向自然光线，头略扬起，自然地将舌伸出口外，舌体放松，舌面平展，舌尖略向下，尽量张口使舌体充分暴露。如伸舌过分用力，舌体紧张卷曲，或伸舌时间过久，都会影响舌体血液循环而引起舌色改变，或舌苔紧凑变样，或干湿度发生变化。

2. 诊舌的方法 望舌的顺序是先看舌尖，再看舌中、舌边，最后看舌根部。先看舌质，再看舌苔，再根据舌质、舌苔的基本特征，分项察看。望舌质，主要观察舌质的颜色、光泽、形状、动态、舌下脉络等；察舌苔，重点观察舌苔的有无、色泽、质地及分布状态等。在望舌过程中，既要迅速敏捷，又要全面准确，尽量减少患者伸舌的时间，以免口舌疲劳。若一次望舌判断不准，可让病人休息片刻（3～5分钟）后，再重新望舌。

3. 刮舌与揩舌 刮舌可用消毒压舌板的边缘，以适中的力量，在舌面上由舌根向舌尖刮三五次。若刮之不去或刮而留有污质，多为里有实邪；刮之即去，舌体明净光滑者，多为虚证。

揩舌可用消毒纱布卷在食指上，蘸少许清洁水在舌面上揩抹数次。可用于鉴别舌苔有根无根，以及是否属于染苔。

此外，还可以询问舌上味觉的情况，舌体是否有疼痛、麻木、灼辣等异常感觉，舌体运动是否灵活等，以协助诊断。

（二）诊舌的注意事项

为了使舌诊所获得的信息准确，必须注意排除各种操作因素所造成的虚假舌象。望舌时应注意以下几点：

1. 光线影响 光线的强弱与色调，对颜色的影响极大，常常会使望诊者对同一颜色产生不同的感觉，望舌以白天充足而柔和的自然光线为佳，如在夜间或暗处，用日光灯为好，光线要直接照射到舌面，避免面对有色的门窗。如光线过暗，可使舌色暗滞；日光灯下，舌色多偏紫；白炽灯下，舌苔偏于黄色；用普通灯泡或手电筒照明，易使舌苔黄、白二色难于分辨。周围有色物体的反射光，可使舌色发生相应的改变。

2. 饮食或药品影响 饮食及药物可使舌象发生变化。如进食之后，由于食物的反复摩擦，使舌苔由厚变薄；饮水后，可使干燥舌苔变为湿润。过冷过热的饮食及刺激性食物可使舌色发生改变，如刚进辛热食物，舌色可由淡红变为鲜红，或由红色转为绛色。过食肥甘之品及服大量镇静剂，可使舌苔厚腻；长期服用某些抗生素，可产生黑腻苔或霉腐苔。某些饮食或药物，会使舌苔染色，称为染苔。如饮用牛奶、豆浆、钡剂、椰汁等可使舌苔变白、变厚；食用花生、瓜子、豆类、核桃、杏仁等富含脂肪的食品，往往在短时间可使舌面附着黄白色渣滓，易与腐腻苔相混；食用蛋黄、橘子、柿子、核黄素等，可将舌苔染成黄色；各种黑褐色食品、药品，或吃橄榄、酸梅，长期吸烟等，可使舌苔染成灰色、黑色。一般染苔多在短时间内自然退去，或经揩舌除去，与病情亦不相符，如有疑问，可询问饮食、服药等情况进行鉴别。

3. 口腔对舌象的影响 牙齿残缺，可造成同侧舌苔偏厚；镶牙可以使舌边留有齿痕；睡觉时张口呼吸者，可以使舌苔增厚、干燥等。

[常考考点] 舌的脏腑定位以及舌诊的方法。

细目二　正常舌象

【考点突破攻略】

要点　正常舌象的特点及临床意义

舌诊的内容主要分望舌质和望舌苔两方面。舌质，又称舌体，是舌的肌肉脉络组织。舌苔，是舌体上附着的一层苔状物。

（一）正常舌象的主要特征

1. 正常舌象的主要特征 舌色淡红鲜明，舌质滋润，舌体大小适中、柔软灵活，舌苔均匀薄白而润。简称“淡红舌，薄白苔”。

2. 影响因素 正常舌象受体内外环境的影响，可以产生生理性变异。

（1）年龄：儿童的舌质多淡嫩，舌苔偏少易剥；老年人的舌色多暗红。

（2）性别：受女性生理特点的影响，在月经期可以出现蕈状乳头充血而舌质偏红，或舌尖边部有明显的红刺，月经过后可以恢复正常。

（3）体质、禀赋：受禀赋体质因素的影响，舌象可以出现一些差异。如裂纹舌、齿痕舌、地图舌等，均有属于先天性者。

（4）气候、环境：夏天舌苔多厚，秋天舌苔偏干燥，冬季舌常湿润等。

（二）正常舌象的临床意义

正常舌象说明胃气旺盛，气血津液充盈，脏腑功能正常。

[常考考点] 正常舌象为“淡红舌，薄白苔”。

细目三　望舌质

【考点突破攻略】

要点一　舌神变化（荣、枯）的特征与临床意义

舌神的基本特征主要表现在舌体的色泽和舌体运动两方面。其中尤以舌色是否“红活润泽”作为辨别要点。舌之颜色反映气血的盛衰，舌体润泽与否可反映津液的盈亏，而舌体运动可反映脏腑的虚实。

（一）荣舌的特征

舌色红活明润，舌体活动自如者，为有神之舌。

（二）枯舌的特征

舌色晦暗枯涩，活动不灵者，为无神之舌。

（三）临床意义

有神之舌，说明阴阳气血精神皆足，生机旺盛，虽病也是善候，预后较好；无神之舌，说明阴阳气血精神皆衰，生机已微，预后较差。

［常考考点］荣舌和枯舌的表现及临床含义。

要点二　舌色变化（淡白、淡红、红、绛、青紫）的特征与临床意义

舌色是指舌质的颜色。

（一）淡白舌

1. 表现特征　淡白舌指舌色较正常人的淡红色浅淡，白色偏多，红色偏少，甚至全无血色者（枯白舌）的表现。

2. 临床意义　淡白舌主气血两虚、阳虚。枯白舌主脱血夺气。气血两亏，血不荣舌，或阳气不足，推动血液运行无力，致使血液不能充分营运于舌质中，故舌色浅淡。脱血夺气，病情危重，舌无血气充养，则显枯白无华。

（1）淡白湿润，舌体胖嫩多为阳虚水湿内停。

（2）淡白光莹，舌体瘦薄属气血两亏。

（二）淡红舌

1. 表现特征　淡红舌指舌体颜色淡红润泽、白中透红的表现。

2. 临床意义　淡红舌为气血调和的征象，多见于正常人，或病之轻者。淡红舌为心血充足，胃气旺盛的生理状态；若外感病初起，病情轻浅，尚未伤及气血及内脏，舌色仍可保持正常。

（三）红舌

1. 表现特征　舌色较淡红色为深，甚至呈鲜红色的表现，红舌可见于整个舌体，亦可只见于舌尖。

2. 临床意义　红舌主实热、阴虚。血得热则行，热盛则气血沸涌，舌体脉络充盈，或阴液亏虚，虚火上炎，故舌色鲜红。

（1）舌色稍红，或舌边尖略红：多属外感风热表证初期。

（2）舌色鲜红，舌体不小，或兼黄苔：多属实热证。

（3）舌尖红：多为心火上炎。

（4）舌两边红：多为肝经有热。

（5）舌体小，舌鲜红而少苔，或有裂纹，或光红无苔：属虚热证。

（四）绛舌

1. 表现特征　绛舌指舌色较红色更深，或略带暗红色的表现。

2. 临床意义　绛舌主里热亢盛、阴虚火旺。

绛舌多由红舌进一步发展而来，其形成是因热入营血，耗伤营阴，血液浓缩而瘀滞，或虚火上炎，舌体脉络充盈。

（1）舌绛有苔，或伴有红点、芒刺：多属温病热入营血，或脏腑内热炽盛。

（2）舌绛少苔或无苔，或有裂纹：多属久病阴虚火旺，或热病后期阴液耗损。

（五）青紫舌

1. 表现特征　全舌呈现青紫色，或局部出现青紫斑点的表现。舌淡而泛现青紫者，为淡紫舌；舌红而泛现紫色者，

为紫红舌；舌绛而泛现紫色者，为绛紫舌；舌体局部出现青紫色斑点者，为斑点舌。

2. 临床意义 紫舌，主血行不畅。

（1）全舌青紫：多是全身性血行瘀滞。

（2）舌有紫色斑点：多属瘀血阻滞于某局部。

（3）舌色淡红中泛现青紫：多因肺气壅滞，或肝郁血瘀，亦可见于先天性心脏病，或某些药物、食物中毒。

（4）舌淡紫而湿润：阴寒内盛，或阳气虚衰所致寒凝血瘀。

（5）舌紫红或绛紫而干枯少津：为热盛伤津，气血壅滞。

［常考考点］淡白舌、红舌、绛舌、紫舌的临床意义。

要点三　舌形变化（老嫩、胖瘦、点刺、裂纹、齿痕）的特征与临床意义

舌形是指舌体的形状。

（一）老舌

1. 表现特征 舌质纹理粗糙或皱缩，坚敛而不柔软，舌色较暗者，为苍老舌。

2. 临床意义 老舌多见于实证。实邪亢盛，充斥体内，而正气未衰，邪正交争，邪气壅滞于上，故舌质苍老。

（二）嫩舌

1. 表现特征 舌质纹理细腻，浮胖娇嫩，舌色浅淡者，为娇嫩舌。

2. 临床意义 多见于虚证。气血不足，舌体脉络不充，或阳气亏虚，运血无力，寒湿内生，故舌嫩色淡白。

（三）胖舌（胖大舌）

1. 表现特征 舌体较正常舌大而厚，伸舌满口者，称为胖大舌；舌体肿大，盈口满嘴，甚者不能闭口，不能缩回者，称为肿胀舌。

2. 临床意义 胖大舌多主水湿内停、痰湿热毒上泛。

（1）舌淡胖大：多为脾肾阳虚，水湿内停。

（2）舌红胖大：多属脾胃湿热或痰热内蕴。

（3）肿胀舌：舌红绛肿胀者，多见于心脾热盛，热毒上壅。

（4）先天性舌血管瘤患者，可呈现青紫肿胀。

（四）瘦舌（瘦薄舌）

1. 表现特征 舌体比正常舌瘦小而薄者，称为瘦薄舌。

2. 临床意义 多主气血阴液不足。

（1）舌体瘦薄而色淡：多是气血两虚。

（2）舌体瘦薄而色红绛干燥：多见于阴虚火旺，津液耗伤。

（五）点、刺舌

1. 表现特征 点是指突起于舌面的红色或紫红色星点。大者为星，称红星舌；小者为点，称红点舌。刺是指舌乳头突起如刺，摸之棘手的红色或黄黑色点刺，称为芒刺舌。点、刺相似，多见于舌的边尖部分。

2. 临床意义 点、刺舌提示脏腑热极，或血分热盛。点、刺是由蕈状乳头增生，数目增多，充血肿大而形成。一般点、刺越多，邪热越盛。

（1）舌红而起芒刺：多为气分热盛。

（2）舌红而点刺色鲜红：多为血热内盛，或阴虚火旺。

（3）舌红而点刺色绛紫：多为热入营血而气血壅滞。

3. 根据点刺出现的部位，可区分热在何脏

（1）舌尖生点刺：多为心火亢盛。

（2）舌边有点刺：多属肝胆火盛。

（3）舌中生点刺：多为胃肠热盛。

（六）裂纹舌

1. 表现特征 是指舌面出现各种多少不等、深浅不一、各种形态的裂沟，有深如刀割剪碎的，有横直皱纹而短小的，有纵形、横形、“井”字形、“爻”字形，以及辐射状、脑回状、鹅卵石状等。

2. 临床意义 裂纹舌多属阴血亏损，不能荣润舌面所致。

（1）舌红绛而有裂纹：多是热盛伤津，或阴液虚损。

（2）舌淡白而有裂纹：多为血虚不润。

（3）舌淡白胖嫩，边有齿痕而又有裂纹：属脾虚湿侵。

（4）健康人舌面上出现裂纹、裂沟，裂纹中一般有舌苔覆盖，且无不适感觉者，为先天性舌裂，应与病理性裂纹舌作鉴别。

（七）齿痕舌

1. 表现特征 齿痕舌指舌体边缘见牙齿压迫的痕迹。

2. 临床意义 齿痕舌多主脾虚、水湿内停证。齿痕舌多因舌体胖大而受齿缘压迫所致，故常与胖大舌同见。

（1）舌淡胖大润而有齿痕：多属寒湿壅盛，或阳虚水湿内停。

（2）舌淡红而有齿痕：多是脾虚或气虚。

（3）舌红肿胀而有齿痕：为内有湿热痰浊壅滞。

（4）舌淡红而嫩，舌体不大而边有轻微齿痕：可为先天性齿痕；如病中见之提示病情较轻，多见于小儿或气血不足者。

［常考考点］7 种舌形的特点及临床意义。

要点四 舌态变化（强硬、痿软、颤动、歪斜、吐弄、短缩）的特征与临床意义

舌态是指舌体的动态。

（一）强硬舌

1. 表现特征 强硬舌指舌体板硬强直，运动不灵活的表现。

2. 临床意义 强硬舌多见于热入心包，或高热伤津，或风痰阻络。外感热病，热入心包，扰乱心神，使舌无主宰；高热伤津，筋脉失养，使舌体失其灵活与柔和；肝风夹痰，阻于廉泉络道，以致舌体强硬失和。

（1）舌红绛少津而强硬：多因邪热炽盛。

（2）舌胖大兼厚腻苔而强硬：多见于风痰阻络。

（3）舌强语言謇涩，伴肢体麻木、眩晕：多为中风先兆。

（二）痿软舌

1. 表现特征 痿软舌指舌体软弱，无力屈伸，痿废不灵的表现。

2. 临床意义 痿软舌多见于伤阴，或气血俱虚。多因气血亏虚，阴液亏损，舌肌筋脉失养而废弛，致使舌体痿软。

（1）舌淡白而痿软：多是气血俱虚。

（2）新病舌干红而痿软：多是热灼津伤。

（3）久病舌绛少苔或无苔而痿软：多见于外感病后期，热极伤阴，或内伤杂病，阴虚火旺。

（三）颤动舌

1. 表现特征 颤动舌指舌体震颤抖动，不能自主的表现，轻者仅伸舌时颤动，重者不伸舌时亦抖颤难宁。

2. 临床意义 颤动舌为肝风内动的表现，可因热盛、阳亢、阴亏、血虚等所致。气血两虚，使筋脉失于濡养而无力平稳伸展舌体，或因热极阴亏而动风、肝阳化风等导致舌抖颤难安。

（1）久病舌淡白而颤动：多属血虚动风。

（2）新病舌绛而颤动：多属热极生风。

（3）舌红少津而颤动：多属阴虚动风。

（4）酒毒内蕴：可见舌体颤动。

（四）歪斜舌

1. 表现特征 歪斜舌指伸舌时舌体偏向一侧，或左或右。

2. 临床意义 歪斜舌多见于中风、喑痱或中风先兆。多因肝风内动，夹痰或夹瘀，痰瘀阻滞一侧经络，受阻侧舌肌弛缓，收缩无力，而健侧舌肌如常所致。

（五）吐弄舌

1. 表现特征 舌伸于口外，不即回缩者，为“吐舌”；舌微露出口，立即收回，或舐口唇上下左右，摇动不停者，叫

作“弄舌”。

2. 临床意义 吐弄舌两者皆因心、脾二经有热所致。心热则动风，脾热则津耗，以致筋脉紧缩不舒，频频动摇。

（1）吐舌可见于疫毒攻心或正气已绝。

（2）弄舌多见于热甚动风先兆。

（3）吐弄舌可见于小儿智能发育不全。

（六）短缩舌

1. 表现特征 指舌体卷短、紧缩，不能伸长的表现。

2. 临床意义 短缩舌，多属危重证候的表现。

（1）舌短缩，色淡白或青紫而湿润：多属寒凝筋脉。

（2）舌短缩，色淡白而胖嫩：多属气血俱虚。

（3）舌短缩，体胖而苔滑腻：多属痰浊内蕴。

（4）舌短缩，色红绛而干：多属热盛伤津。

［常考考点］6种舌态的特点及临床意义。

细目四 望舌苔

【考点突破攻略】

要点一 苔质变化（厚薄、润燥、腐腻、剥落、真假）的特征与临床意义

苔质，是指舌苔的质地、形态，主要观察舌苔的厚薄、润燥、腐腻、剥落、真假等方面的改变。

（一）薄、厚苔

1. 表现特征 苔质的厚薄以“见底”和“不见底”为标准，即透过舌苔能隐隐见到舌体的为“薄苔”，不能见到舌体则为“厚苔”。

2. 临床意义 苔的厚薄主要反映邪正的盛衰和邪气之深浅。

（1）薄苔：本是胃气所生，属正常舌苔。若有病见之，亦属疾病轻浅，正气未伤，邪气不盛。故薄苔主外感表证，或内伤轻病。

（2）厚苔：是胃气夹湿浊邪气熏蒸所致，故厚苔主邪盛入里，或内有痰湿、食积等。

3. 舌苔厚薄变化的临床意义

（1）舌苔由薄转厚：提示邪气渐盛，或表邪入里，为病进。

（2）舌苔由厚转薄：提示正气胜邪，内邪消散外达，为病退。

舌苔的厚薄变化，一般是渐变的过程，如果薄苔突然增厚，提示邪气极盛，迅速入里；舌苔骤然消退，舌上无新生舌苔，为正不胜邪，或胃气暴绝。

（二）润、燥苔

1. 表现特征

（1）润苔：舌苔干湿适中，不滑不燥。

（2）滑苔：舌面水分过多，伸舌欲滴，扪之湿而滑。

（3）燥苔：舌苔干燥，扪之无津，甚则舌苔干裂。

（4）糙苔：苔质粗糙如砂石，扪之糙手，津液全无。

2. 临床意义 舌苔的润燥主要反映体内津液的盈亏和输布情况。

（1）润苔：是正常的舌苔表现，疾病过程中见润苔，提示体内津液未伤，多见于风寒表证、湿证初起、食滞、瘀血等。

（2）滑苔：多因水湿之邪内聚，主寒证、湿证、痰饮。外感寒邪、湿邪，或脾阳不振，寒湿、痰饮内生，均可出现滑苔。

（3）燥苔：提示体内津液已伤。如高热、大汗、吐泻、久不饮水或过服温燥药物等，导致津液不足，舌苔失于濡润而干燥。亦有因痰饮、瘀血内阻，阳气被遏，不能上蒸津液濡润舌苔而见燥苔者，属津液输布障碍。

（4）糙苔：糙苔可由燥苔进一步发展而成。多见于热盛伤津之重症。若苔质粗糙而不干者，多为秽浊之邪盘踞中焦。

3. 舌苔润燥变化的临床意义

（1）舌苔由润变燥：表示热重津伤，或津失输布。

（2）舌苔由燥变润：主热退津复，或饮邪始化。

但在特殊情况下也有湿邪苔反燥而热邪苔反润者，如湿邪传入气分，气不化津，则舌苔反燥；热邪传入血分，阳邪入阴，蒸动阴气，则舌苔反润，均宜四诊合参。

（三）腻苔

1. 表现特征 苔质颗粒细腻致密，揩之不去，刮之不脱，如涂有油腻之状，中间厚边周薄者。

2. 临床意义 多由湿浊内蕴，阳气被遏，湿浊痰饮停聚于舌面所致。

（1）舌苔薄腻，或腻而不板滞：多为食积，或脾虚湿困。

（2）舌苔白腻而滑：为痰浊、寒湿内阻。

（3）舌苔黏腻而厚，口中发甜：为脾胃湿热。

（4）舌苔黄腻而厚：为痰热、湿热、暑湿等邪内蕴。

（四）腐苔

1. 表现特征 苔质颗粒疏松，粗大而厚，形如豆腐渣堆积舌面，揩之可去。若舌上黏厚一层，有如疮脓，则称“脓腐苔”。

2. 临床意义 腐苔，主痰浊、食积；脓腐苔主内痈。腐苔的形成，多因阳热有余，蒸腾胃中腐浊邪气上泛，聚集于舌面而成。

（1）腐苔：多见于食积胃肠，或痰浊内蕴。

（2）脓腐苔：多见于内痈，或邪毒内结，是邪盛病重的表现。

（3）病中腐苔渐退，续生薄白新苔：为正气胜邪之象，是病邪消散。

（4）病中腐苔脱落，不能续生新苔：为病久胃气衰败，属于无根苔。

（五）剥落苔

1. 表现特征 舌面本有苔，疾病过程中舌苔全部或部分脱落，脱落处光滑无苔。根据舌苔剥脱的部位和范围大小，可分为以下几种：

（1）光剥苔：舌苔全部退去，以致舌面光洁如镜（又称为光滑舌或镜面舌）。

（2）花剥苔：舌苔剥落不全，剥脱处光滑无苔，余处斑斑驳驳地残存舌苔，界限明显。

（3）地图舌：舌苔不规则地大片脱落，边缘凸起，界限清楚，形似地图。

（4）类剥苔：剥脱处并不光滑，似有新生颗粒。

（5）前剥苔：舌前半部分苔剥脱。

（6）中剥苔：舌中部分苔剥脱。

（7）根剥苔：舌根部分苔剥脱。

（8）鸡心苔：舌苔周围剥脱，仅留中心一小块。

2. 临床意义 观苔之剥落，可了解胃气胃阴之存亡及气血的盛衰，从而判断疾病的预后。

（1）舌红苔剥：多为阴虚。

（2）舌淡苔剥或类剥：多为血虚或气血两虚。

（3）镜面舌而舌色红绛：胃阴枯竭，胃乏生气。

（4）舌色白如镜，甚至毫无血色：主营血大虚，阳气虚衰。

（5）舌苔部分脱落，未剥处仍有腻苔者：为正气亏虚，痰浊未化。

（6）动态观察舌苔之剥脱：舌苔从全到剥是胃的气阴不足，正气衰败的表现。舌苔剥脱后，复生薄白之苔为邪去正胜，胃气渐复之佳兆。

（六）真、假苔

1. 表现特征 判断舌苔之真假，以有根无根作为标准。

（1）真苔：指舌苔紧贴舌面，似从舌里生出，乃胃气所生，又称为有根苔。

（2）假苔：指舌苔浮涂舌上，不像从舌上长出来者，又称为无根苔。

2. 临床意义 舌苔之真假，对于辨别疾病的轻重与预后有重要意义。

（1）真苔：真苔是脾胃生气熏蒸食浊等邪气上聚于舌面而成。

病之初期、中期，舌见真苔且厚，为胃气壅实，病邪深重；久病见真苔，说明胃气尚存。

（2）假苔：假苔乃胃气告匮，不能接生新苔，而旧苔仅浮于舌面，并逐渐脱离舌体。新病出现假苔，乃邪浊渐聚，病情较轻；久病出现假苔，是胃气匮乏，不能上潮，病情危重。

［常考考点］6种苔质变化的特点及临床意义。

要点二　苔色变化（白、黄、灰黑）的特征与临床意义

苔色，指舌苔的颜色，主要有白、黄、灰黑苔。

（一）白苔

1. 表现特征　舌面上所附着的苔垢呈现白色。白苔有厚薄之分，苔白而薄，透过舌苔可看到舌体者，是薄白苔；苔白而厚，不能透过舌苔见到舌体者，是厚白苔。

2. 临床意义　白苔一般常见于表证、寒证、湿证。但在特殊情况下，白苔也主热证。

（1）薄白苔：正常舌象，或见于表证初期，或是里证病轻，或是阳虚内寒。

（2）苔薄白而滑：多为外感寒湿，或脾肾阳虚，水湿内停。

（3）苔薄白而干：多见于外感风热。

（4）苔白厚腻：多为湿浊内停，或为痰饮、食积。

（5）苔白厚而干：主痰浊、湿热内蕴。

（6）苔白如积粉，扪之不燥（称“积粉苔”）：常见于瘟疫或内痈等病，系秽浊时邪与热毒相结而成。

（7）苔白燥裂如砂石，扪之粗糙（“糙裂苔”）：提示内热暴起，津液暴伤。

（二）黄苔

1. 表现特征　舌苔呈现黄色。根据苔黄的程度，有淡黄、深黄和焦黄之分。淡黄苔又称微黄苔，苔呈浅黄色，多由薄白苔转化而来；深黄苔又称正黄苔，苔色黄而深厚；焦黄苔又称老黄苔，是正黄色中夹有灰黑色苔。

2. 临床意义　黄苔一般主里证、热证。由于热邪熏灼，所以苔现黄色。淡黄热轻，深黄热重，焦黄为热结。外感病苔由白转黄，或黄白相兼，为外感表证处于入里化热的阶段。

（1）薄黄苔：提示热势轻浅，多见于外感风热表证或风寒化热。

（2）苔淡黄而滑润多津（黄滑苔）：多是阳虚寒湿之体，痰饮聚久化热，或为气血亏虚，复感湿热之邪。

（3）苔黄而干燥，甚至干裂：多见于邪热伤津，燥结腑实之证。

（4）苔黄而腻：主湿热或痰热内蕴，或食积化腐。

（三）灰黑苔

1. 表现特征　苔色浅黑，为灰苔；苔色深黑，为黑苔。灰苔与黑苔只是颜色深浅之别，故常并称为灰黑苔。

2. 临床意义　灰黑苔主阴寒内盛，或里热炽盛。

（1）苔灰黑而湿润：主阳虚寒湿内盛，或痰饮内停。

（2）苔灰黑而干燥：主热极津伤。

（3）苔黄黑（霉酱苔）：多见于胃肠素有湿浊宿食，积久化热，或湿热夹痰。

［常考考点］3种苔色变化的临床意义。

细目五　舌下络脉

【考点突破攻略】

要点　舌下络脉变化的特征与临床意义

舌下络脉是指位于舌下舌系带两侧的大络脉。正常的舌下络脉，其管径小于2.7mm，长度不超过舌下肉阜至舌尖的3/5，颜色呈淡紫色，少有怒张、纡曲的表现。舌下络脉的变化可反映气血的运行情况。

望舌下络脉，主要观察其长度、形态、色泽、粗细、舌下小血络等情况。

（1）舌下络脉粗胀，或呈青紫、绛、绛紫、紫黑色，或舌下细小络脉呈暗红色或紫色网络，或舌下络脉曲张如紫色珠子大小不等的结节改变，均为血瘀的征象。可因气滞、寒凝、热郁、痰湿、气虚、阳虚等所致，需结合其他症状进行分析。

（2）舌下络脉短而细，周围小络脉不明显，舌色偏淡者，多属气血不足。

［常考考点］舌下络脉变化的特征与临床意义。

细目六　舌象综合分析

【考点突破攻略】

要点一　舌质和舌苔的综合诊察

舌体颜色、形质主要反映脏腑气血津液的情况。舌苔的变化主要与感受病邪和病证的性质有关，所以，观察舌体可以了解脏腑虚实，气血津液的盛衰；察舌苔重在辨病邪的寒热、邪正消长及胃气的存亡。

（一）舌苔或舌质单方面异常

一般无论病之久暂，舌苔或舌质单方面异常意味着病情尚属单纯。如淡红舌而伴有干、厚、腻、滑、剥等苔质变化，或苔色出现黄、灰、黑等异常时，主要提示病邪性质、病程长短、病位深浅、病邪盛衰和消长等方面的情况，正气尚未明显损伤，故临床治疗时应以祛邪为主。舌苔薄白而出现舌质老嫩，舌体胖瘦或舌色红绛、淡白、青紫等变化时，主要反映脏腑功能强弱，或气血、津液的盈亏以及运行的畅滞，或为病邪损及营血的程度等，临床治疗应着重于调整阴阳，调和气血，扶正祛邪。

（二）舌质和舌苔均出现异常

1. 舌苔和舌体变化一致　提示病机相同，所主病证一致，说明病变比较单纯。例如：舌质红，舌苔黄而干燥，主实热证；舌体红绛而有裂纹，舌苔焦黄干燥，多主热极津伤；青紫舌与白腻苔并见，提示气血瘀阻、痰湿内阻等病理特征。

2. 舌苔和舌体变化不一致　多提示病因病机复杂，应对二者的病因病机以及相互关系进行综合分析。

淡白舌黄腻苔者，其舌淡白多主虚寒，而苔黄腻又常为湿热之征，脾胃虚寒而感受湿热之邪可见上述之舌象，表明本虚标实，寒热夹杂的病变特征。

红绛舌白滑腻苔，舌色红绛属内热盛，而白滑腻苔又常见于寒湿内阻，分析其成因可能是由于外感热病，营分有热，故舌色红绛，但气分有湿则苔白滑而腻；又有素体阴虚火旺，复感寒湿之邪或饮食积滞，亦可见红绛舌白滑腻苔。所以，当舌苔和舌体变化不一致时，往往提示体内存在两种或两种以上的病理变化，病情一般比较复杂。

（三）舌象的动态分析

无论外感与内伤病，在疾病发展过程中，都有一个发生、发展、变化的动态过程，舌象亦随之相应变化。因此，观察舌象的动态改变，可以了解疾病的进退、顺逆。

1. 外感病中舌苔由薄变厚表明邪由表入里；舌苔由白转黄，为病邪化热的征象。

2. 舌色转红，舌苔干燥为邪热充斥，气营两燔。

3. 舌苔剥落，舌质红绛为热入营血，气阴俱伤。

4. 在内伤杂病的发展过程中，舌象亦会产生一定的变化，如中风病人舌色淡红，舌苔薄白，表示病情较轻，预后良好；如舌色由淡红转红，转暗红、红绛、紫暗，舌苔黄腻或焦黑，或舌下络脉怒张，表明风痰化热，瘀血阻滞。反之，舌色由暗红、紫暗转为淡红，舌苔渐化，多提示病情趋向稳定好转。

要点二　舌诊的临床意义

舌象变化能较客观地反映病情，故对临床辨证、立法、处方、用药以及判断疾病转归，分析病情预后，都有十分重要的意义。

（一）判断邪正盛衰

邪正的盛衰能明显地在舌上反映出来，如气血充盛则舌色淡红而润；气血不足则舌色淡白；气滞血瘀则舌色青紫或舌下络脉怒张；津液充足则舌质舌苔滋润，津液不足则舌干苔燥。舌苔有根，表明胃气旺盛；舌苔无根或光剥无苔，表明胃气衰败等。

（二）区别病邪性质

不同的病邪致病，舌象特征亦各异，如外感风寒，苔多薄白；外感风热，苔多薄黄。寒湿为病，舌淡而苔白滑；痰饮、湿浊、食滞或外感秽浊之气，均可见舌苔厚腻；燥热为病，则舌红苔燥；瘀血内阻，则舌紫暗或有瘀点等。故风、寒、热、燥、湿、痰、瘀、食等诸种病因，大多可从舌象上加以辨别。

（三）辨别病位浅深

病邪轻浅多见舌苔变化，而病情深重可见舌苔舌体同时变化。以外感温热病而言，其病位可划分为卫、气、营、血四个层次。邪在卫分，则舌苔薄白；邪入气分，舌苔白厚而干或见黄苔，舌色红；舌绛则为邪入营分；舌色深红、紫绛或紫暗，舌枯少苔或无苔为邪入血分。说明不同的舌象提示病位浅深不同。

（四）推断病势进退

病情发展的进退趋势，可从舌象上反映出来。从舌苔上看，舌苔由薄转厚，由白转黄，由黄转焦黑色，苔质由润转燥，提示热邪由轻变重、由表及里、津液耗损；反之，苔由厚变薄，由黄转白，由燥变润，为邪热渐退，津液复生，病情向好的趋势转变。若舌苔突然剥落，舌面光滑无苔，是邪盛正衰，胃气、胃阴暴绝的证候；薄苔突然增厚，是病邪急剧入里的表现。从舌质观察，舌色淡红转红、绛，甚至转为绛紫，或舌上起刺，是邪热深入营血，有伤阴、血瘀之势；舌色由淡红转为淡白、淡青紫，或舌胖嫩湿润，则为阳气受伤，阴寒渐盛，病邪由表入里，由轻转重，由单纯变复杂，病势在进展。

（五）估计病情预后

舌荣有神，舌面薄苔，舌态正常者为邪气未盛，正气未伤之象，预后较好。舌质枯晦，舌苔无根，舌态异常者为正气亏损，胃气衰败，病情多凶险。

【例题实战模拟】

A1 型题

1. 脏腑病变可反映于舌面，舌两侧多反映的是

A. 心、肺　B. 脾、胃　C. 肝、胆　D. 肾　E. 膀胱

2. 淡白舌的主病是

A. 阳虚证　B. 虚热证　C. 寒凝证　D. 瘀血证　E. 气滞证

3. 气血两虚证的舌象是

A. 舌体淡瘦　B. 舌淡齿痕　C. 舌尖芒刺　D. 舌暗瘀点　E. 舌红裂纹

4. 舌绛少苔有裂纹，多见于

A. 热邪内盛　B. 气血两虚　C. 阴虚火旺　D. 瘀血内阻　E. 脾虚湿侵

5. 患者腹部痞胀，纳呆呕恶，肢体困重，身热起伏，汗出热不解，尿黄便溏。其舌象应是

A. 舌红苔黄腻　B. 舌红苔黄糙　C. 舌绛苔少而干　D. 舌绛苔少而润　E. 舌红苔白而干

B1 型题

A. 舌鲜红苔黄厚　B. 舌淡苔白而润　C. 舌红胖苔厚腻

D. 舌淡红苔薄白　E. 舌红绛少苔

6. 虚寒证的舌象是

7. 阴虚证的舌象是

【参考答案】

1. C　2. A　3. A　4. C　5. A　6. B　7. E

第四单元　闻　诊

闻诊是通过听声音和嗅气味来诊察疾病的方法。听声音包括诊察病人的声音、呼吸、语言、咳嗽、心音、呕吐、呃逆、嗳气、太息、喷嚏、呵欠、肠鸣等各种响声。嗅气味包括嗅病体发出的异常气味、排出物的气味及病室的气味。

细目一 听声音

【考点突破攻略】

要点一 音哑与失音的临床表现及其意义

语声嘶哑者为音哑，语而无声者为失音，或称为“喑”。前者病轻，后者病重。

1. 新病音哑或失音者，多属实证。多因外感风寒或风热袭肺，或痰湿壅肺，肺失清肃，邪闭清窍所致，即所谓“金实不鸣”。

2. 久病音哑或失音者，多属虚证。多因各种原因导致阴虚火旺，肺肾精气内伤所致，即所谓“金破不鸣”。

3. 暴怒喊叫或持续高声宣讲，伤及喉咙所致音哑或失音者，亦属气阴耗伤。

4. 久病重病，突见语声嘶哑，多是脏气将绝之危象。

5. 妇女妊娠末期出现音哑或失音者，称为妊娠失音（子喑），系因胎儿渐长，压迫肾之络脉，使肾精不能上荣于舌咽所致。

［常考考点］音哑与失音的临床表现及意义

要点二 谵语、郑声、独语、错语、狂言、言謇的临床表现及其意义

1. 谵语 谵语指神识不清，语无伦次，声高有力的症状。多属邪热内扰神明所致，属实证，故《伤寒论》谓“实则谵语”。见于外感热病，温邪内入心包或阳明实热证、痰热扰乱心神等。

2. 郑声 郑声指神识不清，语言重复，时断时续，语声低弱模糊的症状。多因久病脏气衰竭，心神散乱所致，属虚证，故《伤寒论》谓“虚则郑声”。见于多种疾病的晚期、危重阶段。

3. 独语 独语指自言自语，喃喃不休，见人语止，首尾不续的症状。多因心气虚弱，神气不足，或气郁痰阻，蒙蔽心神所致，属阴证，常见于癫病、郁病。

4. 错语 错语指病人神识清楚而语言时有错乱，语后自知言错的症状。证有虚实之分，虚证多因心气虚弱，神气不足所致，多见于久病体虚或老年脏气衰微之人；实证多为痰湿、瘀血、气滞阻碍心窍所致。

5. 狂言 狂言指精神错乱，语无伦次，狂叫骂詈的症状。《素问·脉要精微论》说：“衣被不敛，言语善恶，不避亲疏者，此神明之乱也。”多因情志不遂，气郁化火，痰火互结，内扰神明所致。多属阳证、实证，常见于狂病、伤寒蓄血证。

6. 言謇 言謇指神志清楚、思维正常而吐字困难，或吐字不清。因习惯而成者，不属病态。病中言语謇涩，每与舌强并见者，多因风痰阻络所致，为中风之先兆或后遗症。

［常考考点］谵语、郑声、独语、错语的概念及临床意义。

要点三 咳嗽、喘、哮的临床表现及其意义

（一）咳嗽

咳嗽指肺气向上冲击喉间而发出的一种“咳——咳”声音。古人将其分为三种，有声无痰谓之咳，有痰无声谓之嗽，有痰有声谓之咳嗽。多因六淫外邪袭肺、有害气体刺激、痰饮停肺、气阴亏虚等而致肺失清肃宣降，肺气上逆所致。临床上首先应分辨咳声和痰的色、量、质的变化，其次参考时间、病史及兼症等，以鉴别病证的寒热虚实性质。

1. 咳声重浊沉闷，多属实证。是寒痰湿浊停聚于肺，肺失肃降所致。

2. 咳声轻清低微，多属虚证。多因久病肺气虚损，失于宣降所致。

3. 咳声不扬，痰稠色黄，不易咳出，多属热证。多因热邪犯肺，肺津被灼所致。

4. 咳有痰声，痰多易咳，多属痰湿阻肺所致。

5. 干咳无痰或少痰，多属燥邪犯肺或阴虚肺燥所致。

6. 咳声短促，呈阵发性、痉挛性，连续不断，咳后有鸡鸣样回声，并反复发作者，称为顿咳（百日咳）。多因风邪与痰热搏结所致，常见于小儿。

7. 咳声如犬吠，伴有声音嘶哑、吸气困难，是肺肾阴虚，疫毒攻喉所致，多见于白喉。

（二）喘

喘即气喘，指呼吸困难、急迫，张口抬肩，甚至鼻翼扇动，难以平卧。常由肺、心病变及白喉、急喉风等导致，而辨证还与脾、肾有关。喘有虚实之分。

1. 实喘 发作急骤，呼吸深长，息粗声高，唯以呼出为快者，为实喘。多为风寒袭肺或痰热壅肺，痰饮停肺，肺失宣肃，或水气凌心所致。

2. 虚喘 病势缓慢，呼吸短浅，急促难续，息微声低，唯以深吸为快，动则喘甚者，为虚喘。是肺肾亏虚，气失摄纳，或心阳气虚所致。

（三）哮

哮指呼吸急促似喘，喉间有哮鸣音的症状。多因痰饮内伏，复感外邪所诱发，或因久居寒湿之地，或过食酸咸生冷所诱发。

喘不兼哮，但哮必兼喘。喘以气息急迫、呼吸困难为主，哮以喉间哮鸣声为特征。临床上哮与喘常同时出现，所以常并称为哮喘。

［常考考点］咳嗽、喘、哮的概念及临床意义。

要点四　短气、少气的临床表现及其意义

（一）短气

短气指自觉呼吸短促而不相接续，气短不足以息的轻度呼吸困难。其表现似喘而不抬肩，气急而无痰声，即只自觉短促，他觉征象不明显。

短气有虚实之别。虚证短气，兼有形瘦神疲、声低息微等，多因体质衰弱或元气虚损所致；实证短气，常兼有呼吸声粗，或胸部窒闷，或胸腹胀满等，多因痰饮、胃肠积滞，或气滞，或瘀阻所致。

（二）少气

少气，又称气微，指呼吸微弱而声低，气少不足以息，言语无力的症状。少气属诸虚劳损。多因久病体虚或肺肾气虚所致。

［常考考点］短气与少气的表现及临床意义。

要点五　呕吐、呃逆、嗳气的临床表现及其意义

（一）呕吐

呕吐指饮食物、痰涎从胃中上涌，由口中吐出的症状，是胃失和降，胃气上逆的表现。前人以有声有物为呕吐，有物无声为吐，有声无物为干呕。但临床上难以截然分开，一般统称为呕吐。根据呕吐声音的强弱和吐势的缓急，可判断证候的寒热虚实等。

1. 吐势徐缓，声音微弱，呕吐物清稀者，多属虚寒证。常因脾胃阳虚，脾失健运，胃失和降，胃气上逆所致。

2. 吐势较猛，声音壮厉，呕吐出黏稠黄水，或酸或苦者，多属实热证。常因热伤胃津，胃失濡养所致。

3. 呕吐呈喷射状者，多为热扰神明，或因头颅外伤，颅内有瘀血、肿瘤等，使颅内压力增高所致。

4. 呕吐酸腐味的食糜，多因暴饮暴食，或过食肥甘厚味，以致食滞胃肠，胃失和降，胃气上逆所致。

5. 共同进餐者皆发吐泻，多为食物中毒。朝食暮吐、暮食朝吐者，为胃反。多属脾胃阳虚证。

6. 口干欲饮，饮后则吐者，称为水逆。因饮邪停胃，胃气上逆所致。

（二）呃逆

呃逆指从咽喉发出的一种不由自主的冲击声，声短而频，呃呃作响的症状，俗称打呃，唐代以前称“哕”，是胃气上逆的表现。

1. 呃声频作，高亢而短，其声有力者，多属实证。呃声低沉，声弱无力，多属虚证。

2. 新病呃逆，其声有力，多属寒邪或热邪客于胃；久病、重病呃逆不止，声低气怯无力者，属胃气衰败之危候。

3. 突发呃逆，呃声不高不低，无其他病史及兼症者，多属饮食刺激，或偶感风寒，一时胃气上逆动膈所致，一般为时短暂，不治自愈。

（三）嗳气

嗳气指胃中气体上出咽喉所发出的一种声长而缓的症状，古称“噫”，是胃气上逆的一种表现。饱食之后，或饮汽水后，偶有嗳气，无其他兼症者，是饮食入胃排挤胃中气体上出所致，不属病态。临床根据嗳声和气味的不同，可判断虚实寒热。

1. 嗳气酸腐，兼脘腹胀满者，多因宿食内停，属于实证。

2. 嗳气频作而响亮，嗳气后脘腹胀减，嗳气发作因情志变化而增减者，多为肝气犯胃，属于实证。

3. 嗳气频作，兼脘腹冷痛，得温症减者，多为寒邪犯胃，或为胃阳亏虚。

4. 嗳声低沉断续，无酸腐气味，兼见纳呆食少者，为胃虚气逆，属虚证。多见于老年人或体虚之人。

[常考考点] 呕吐、呃逆、嗳气的概念及临床意义。

要点六　太息的临床表现及其意义

太息又称叹息，指情志抑郁、胸闷不畅时发出的长吁或短叹声。不自觉地发出太息声，太息之后自觉宽舒者，是情志不遂，肝气郁结之象。

细目二　嗅气味

【考点突破攻略】

要点一　口气、排泄物之气味异常的临床意义

（一）口气

口气指从口中散发出的异常气味。正常人呼吸或讲话时，口中无异常气味散出。若口中散发臭气者，称为口臭，多与口腔不洁、龋齿、便秘或消化不良有关。

1. 口气酸臭，并伴食欲不振，脘腹胀满者，多属食积胃肠。

2. 口气臭秽者，多属胃热。

3. 口气腐臭，或兼咳吐脓血者，多是内有溃腐脓疡。

4. 口气臭秽难闻，牙龈腐烂者，为牙疳。

（二）排泄物

1. 便酸臭难闻者，多属肠有郁热。

2. 大便溏泄而腥者，多属脾胃虚寒。

3. 大便泄泻，臭如败卵，或夹有未消化食物，矢气酸臭者，为伤食，是食积化腐而下趋的表现。

4. 小便黄赤混浊，有臊臭味者，多属膀胱湿热。

5. 尿甜并散发烂苹果样气味者，为消渴病。

6. 妇女经血臭秽者，多为热证。

7. 经血气腥者，多为寒证。

8. 妇女带下臭秽而黄稠者，多属湿热。

9. 带下腥而清稀者，多属寒湿。

10. 带下奇臭而色杂者，多见于癌症。

[常考考点] 排泄物气味异常的临床意义。

要点二　病室气味异常的临床意义

病室气味是由病体本身或排出物、分泌物散发而形成。气味从病体发展到充斥病室，说明病情重笃。临床上通过嗅病室气味，可作为推断病情及诊断特殊疾病的参考。

1. 病室臭气触人，多为瘟疫类疾病。

2. 病室有血腥味，病者多患失血。

3. 病室散有腐臭气，病者多患溃腐疮疡。

4. 病室尸臭，多为脏腑衰败，病情重笃。

5. 病室尿臊气（氨气味），见于肾衰竭。

6. 病室有烂苹果样气味（酮体气味），多为消渴并发症患者，属危重病症。

7. 病室有蒜臭气味，多见于有机磷中毒。

［常考考点］病室气味异常的临床意义。

【例题实战模拟】

A1 型题

1. 外感风寒或风热之邪，或痰湿壅肺，肺失宣肃导致的音哑或失音，称为

A. 子喑　B. 金破不鸣　C. 金实不鸣　D. 少气　E. 短气

2. 独语、错语的共同病因是

A. 风痰阻络　B. 热扰心神　C. 中气大伤　D. 心气不足　E. 痰火扰心

3. 下列除哪项外，均可出现口臭

A. 龋齿　B. 心火　C. 胃热　D. 宿食　E. 内痈

4. 呕吐吞酸，胸胁胀满，嗳气频作，脘闷食少。其证候是

A. 食滞胃脘　B. 胃阴虚　C. 肝脾不调　D. 肝胃不和　E. 胃阳虚

5. 干呕呃逆，胃脘嘈杂，口干咽燥，舌红少苔。其证候是

A. 胆火犯胃　B. 胃气不足　C. 肝脾不调　D. 肝胃不和　E. 胃阴不足

B1 型题

A. 郑声　B. 独语　C. 狂言　D. 谵语　E. 错语

6. 神志不清，语无论次，声高有力，是指

7. 精神错乱，语无伦次，狂躁妄言，是指

8. 神志不清，语言重复，时断时续，是指

A. 自觉呼吸短促而不相接续，不足以息　B. 呼吸微弱而声低，气少不足以息，言语无力

C. 语言低微，气短不续，欲言不能言（夺气）　D. 气息急迫，呼吸困难

E. 呼吸急促，喉间哮鸣

9. 少气是指

10. 短气是指

【参考答案】

1. C　2. D　3. B　4. D　5. E　6. D　7. C　8. A　9. B　10. A

第五单元　问　诊

"问诊"是询问病人有关疾病的情况、病人的自觉症状、既往病史、生活习惯等，从而了解患者的各种病态感觉以及疾病的发生发展、诊疗等情况的诊察方法。

细目一　问诊内容

【考点突破攻略】

要点一　主诉的概念与意义

（一）主诉的概念

主诉是病人就诊时最感痛苦的症状、体征及持续时间。

（二）主诉的意义

主诉通常是病人就诊的主要原因，也是疾病的主要矛盾所在，是调查、认识、分析及处理疾病的重要线索。确切的主诉常可作为某系统疾病的诊断向导，可初步估计疾病的范畴和类别、病势的轻重缓急等情况。

要点二　十问歌

明代医家张介宾在《景岳全书·十问篇》中，将问诊归纳为十问，便于临床应用。“一问寒热二问汗，三问头身四问便，五问饮食六胸腹，七聋八渴俱当辨，九问旧病十问因，再兼服药参机变，妇女尤必问经期，迟速闭崩皆可见，再添片语告儿科，天花麻疹全占验”。

［常考考点］主诉的概念和十问歌的内容。

细目二　问寒热

【考点突破攻略】

“寒”指病人自觉怕冷的感觉，临床上有恶风、恶寒和畏寒之分。病人遇风觉冷，避之可缓者，谓之恶风；病人自觉怕冷，多加衣被或近火取暖而不能缓解者，谓之恶寒；病人自觉怕冷，多加衣被或近火取暖而能够缓解者，谓之畏寒。

“热”指发热，包括病人体温升高，或体温正常而病人自觉全身或局部（如手足心）发热。

寒与热的产生，主要取决于病邪的性质和机体阴阳的盛衰两个方面。邪气致病者，由于寒为阴邪，其性清冷，故寒邪致病，恶寒症状突出；热为阳邪，其性炎热，故热邪致病，发热症状明显。机体阴阳失调时，阳盛则热，阴盛则寒，阴虚则热，阳虚则寒。

要点一　恶寒发热的临床表现及其意义

恶寒发热，是指病人恶寒的同时，伴有体温升高，是表证的特征性症状。恶寒发热产生的原因是由于外邪袭表，影响卫阳“温分肉”的功能所致。肌表失煦则恶寒；正气奋起抗邪，则阳气趋向于表，又因邪气外束，玄府闭塞，阳气不得宣发，则郁而发热。

根据恶寒发热的轻重不同和有关兼症，又可分为以下三种类型：

（1）恶寒重发热轻：是风寒表证的特征。因寒为阴邪，束表伤阳，故恶寒明显。

（2）发热轻而恶风：是伤风表证的特征。因风性开泄，使玄府开张，故自汗恶风。

（3）发热重恶寒轻：是风热表证的特征。因热为阳邪，易致阳盛，故发热明显。

表证寒热的轻重，除与感受外邪的性质有关外，还与感邪轻重关系密切。一般而言，病邪轻者，则恶寒发热俱轻；病邪重者，则恶寒发热俱重。

［常考考点］恶寒发热的临床表现及其意义。

要点二　但寒不热的临床表现及其意义

但寒不热是指病人只感寒冷而不发热的症状，是里寒证的寒热特征。临床常有新病恶寒、久病畏寒之分。

（一）新病恶寒

新病恶寒是指病人突然感觉怕冷，且体温不高的症状。常伴有四肢不温，或脘腹、肢体冷痛，或呕吐泄泻，或咳喘痰鸣，脉沉紧等症。主要见于里实寒证。多因感受寒邪较重，寒邪直中脏腑、经络，郁遏阳气，机体失于温煦所致。

（二）久病畏寒

久病畏寒是指病人经常怕冷，四肢凉，得温可缓的症状。常兼有面色㿠白，舌淡胖嫩，脉弱等症。主要见于里虚寒证。因阳气虚衰，形体失于温煦所致。

［常考考点］但寒不热的临床表现及其意义。

要点三　但热不寒（壮热、潮热、微热）的临床表现及其意义

但热不寒是指病人只发热而无怕冷感觉的症状，是里热证的寒热特征。根据发热的不同，临床表现可有壮热、潮热、微热之别。

（一）壮热

壮热即病人身发高热，持续不退（体温超过 39℃以上），属里实热证。可见有满面通红、口渴饮冷、大汗出、脉洪大等症，是风寒之邪入里化热，或风热内传，正盛邪实，邪正剧争，里热亢盛，蒸达于外的表现。多见于伤寒阳明经证和

温病气分阶段。

（二）潮热

潮热即病人定时发热或定时热甚，有一定规律，如潮汐之有定时。

1. 日晡潮热 其特点是热势较高，日晡热甚，兼见腹胀便秘等，属阳明腑实证。因热结于阳明胃与大肠，日晡（申时，即下午 3 ～ 5 时）为阳明经气当旺之时，阳明气盛而又加之有实热，故日晡热甚。

2. 阴虚潮热 午后或夜间潮热，其特点是午后和夜间有低热。有热自骨内向外透发的感觉者，称为骨蒸发热，多属阴虚火旺所致。由于阴液亏虚，不能制阳，机体阳气偏亢，午后卫阳渐入于里，夜间卫阳行于里，使体内偏亢的阳气更加亢盛而生内热。

3. 湿温潮热 午后发热明显，其特点是身热不扬，肌肤初扪之不觉很热，扪之稍久即觉灼手，此属湿温，为湿郁热蒸之象。

4. 瘀血潮热 午后和夜间有低热，可兼见肌肤甲错，舌有瘀点瘀斑者，属瘀血积久，郁而化热。

（三）微热

微热指发热不高，体温一般在 37 ～ 38℃，或仅自觉发热的症状。常见于某些内伤病和温热病的后期。按病机有气虚发热、血虚发热、阴虚发热、气郁发热和小儿夏季热等。

1. 气虚发热 长期微热，烦劳则甚，兼见有少气自汗、倦怠乏力等症。

2. 血虚发热 时有低热，兼面白、头晕、舌淡、脉细等症。

3. 阴虚发热 长期低热，兼颧红、五心烦热等症。

4. 气郁发热 每因情志不舒而时有微热，兼胸闷、急躁易怒等症。

5. 小儿夏季热 小儿在夏季气候炎热时长期发热不已，兼见烦躁、口渴、无汗、多尿等症，至秋凉时不治自愈。是由于小儿气阴不足，不能适应夏令炎热气候所致。

［常考考点］但热不寒的临床表现及其意义。

要点四　寒热往来的临床表现及其意义

寒热往来是指病人自觉恶寒与发热交替发作的症状，是正邪相争，互为进退的病理反映，为半表半里证寒热的特征。在临床上有以下两种类型：

（一）寒热往来无定时

病人自觉时冷时热，一日多次发作而无时间规律的症状，多见于少阳病。兼见口苦、咽干、目眩、胸胁苦满、不欲饮食、脉弦等症，是外感病邪由表入里而尚未达于里，邪气停于半表半里之间的阶段。因邪正交争于半表半里之间，邪胜则恶寒，正胜则发热，故恶寒与发热交替发作。

（二）寒热往来有定时

病人恶寒战栗与高热交替发作，发有定时，每日发作一次，或二三日发作一次的症状，兼见头痛剧烈、口渴、多汗等症，常见于疟疾。是因疟邪侵入人体，潜伏于半表半里的膜原部位，疟邪内入与阴争则恶寒战栗，外出与阳争则身发壮热，故寒战与壮热交替出现。

［常考考点］寒热往来热的临床表现及其意义。

细目三　问汗

【考点突破攻略】

要点一　特殊汗出（自汗、盗汗、绝汗、战汗）的临床表现及其意义

（一）自汗

自汗指醒时经常汗出，活动后尤甚的症状。兼见畏寒、神疲、乏力等症，多见于气虚证和阳虚证。因阳虚（卫阳不足）不能固密肌表，玄府不密，津液外泄，故自汗出。动则耗伤阳气，故出汗更为明显。

（二）盗汗

盗汗指睡时汗出，醒则汗止的症状。兼见潮热、颧红等症，多见于阴虚证。因阴虚阳亢而生内热，入睡时卫阳入里，不能固密肌表，虚热蒸津外泄，故睡眠时汗出较多；醒时卫气复出于表，肌表固密，故醒则汗止。

（三）绝汗

绝汗指在病情危重的情况下，出现大汗不止的症状。常是亡阳或亡阴的表现。

1. 亡阳之汗 病人冷汗淋漓，兼见面色苍白、四肢厥冷、脉微欲绝者，属亡阳证，是阳气暴脱于外，不能固密津液，津无所依而随阳气外泄之象。

2. 亡阴之汗 汗热而黏腻如油，兼见躁扰烦渴、脉细数疾者，属亡阴证，为内热逼涸竭之阴外泄之象。

（四）战汗

战汗指病人先恶寒战栗，表情痛苦，几经挣扎，而后汗出的症状。战汗者多属邪盛正馁，邪伏不去。一旦正气来复，邪正剧争，则发战汗。见于温病或伤寒病邪正相争剧烈之时，是疾病发展的转折点。如汗出后热退脉缓，则是邪去正安、疾病好转的表现；如汗出后仍身发高热，脉来急疾，则是邪盛正衰、疾病恶化的表现，故战汗为疾病好转或恶化的转折点。

［常考考点］自汗、盗汗、绝汗、战汗的表现及临床意义。

要点二　黄汗的临床表现及其意义

黄汗指病人汗出沾衣，色如黄柏汁的症状。多因风湿热邪交蒸所致。

要点三　局部汗出（头汗、半身汗、手足心汗、阴汗）的临床表现及其意义

（一）头汗

头汗指病人仅头部或头颈部出汗较多，又称为“但头汗出”。多因上焦热盛，或中焦湿热蕴结，或病危虚阳上越，或进食辛辣、热汤，饮酒，使阳气旺盛，热蒸于头。

（二）半身汗

半身汗是指病人仅半侧身体汗出的症状，或左侧，或右侧，或上半身，或下半身。经常无汗出的半侧是病变的部位，可见于中风、痿证、截瘫等病人。多因风痰、痰瘀、风湿等阻滞经络，营卫不能周流，气血失和所致。

（三）手足心汗

手足心汗指病人手足心汗出较多的症状。可因阴经郁热熏蒸，或阳明燥热内结，或阴虚阳亢，或中焦湿热郁蒸，或阳气内郁所致。

（四）阴汗

阴汗指外生殖器及其周围汗出的症状。多因下焦湿热郁蒸所致。

细目四　问疼痛

【考点突破攻略】

要点一　疼痛的性质及其临床意义

不同病因、病机所致疼痛，其性质特点表现各异，故询问疼痛的性质特点，有助于辨析疼痛的病因与病机。常见疼痛的性质如下：

（一）胀痛

胀痛指疼痛带有胀满的症状，是气滞作痛的特点。如胸胁、脘腹等处胀痛，时发时止，多属肺、肝、胃肠气滞之证；但头目胀痛，多见于肝阳上亢或肝火上炎的病证。

（二）刺痛

刺痛指疼痛如针刺之状，是瘀血致痛的特征之一。以头部及胸胁、脘腹等处较为常见。

（三）冷痛

冷痛指疼痛伴有冷感而喜暖的症状，是寒证疼痛的特点。常见于腰脊、脘腹及四肢关节等处。因寒邪侵入，阻滞脏腑、组织、经络所致者，属实寒证；因阳气不足，脏腑、组织、经络失于温煦所致者，属虚寒证。

（四）灼痛

灼痛指疼痛伴有灼热感而喜凉的症状，是热证疼痛的特点。常见于咽喉、口舌、胁肋、脘腹、关节等处。因火邪窜络，阳热熏灼所致者，属实热证；因阴虚火旺所致者，属虚热证。

（五）重痛

重痛指疼痛伴有沉重感的症状，多因湿邪困阻气机所致。常见于头部、四肢及腰部。但头部重痛，亦可因肝阳上亢，气血上壅所致。

（六）酸痛

酸痛指疼痛伴有酸软不适感的症状，多因风湿侵袭，气血运行不畅，或肾虚、气血不足，组织失养所致。常见于四肢、腰背的关节、肌肉处。

（七）绞痛

绞痛指疼痛剧烈如刀绞一般而难于忍受的症状，多因瘀血、气滞、结石、虫积等有形实邪阻闭气机，或寒邪凝滞气机所致。如心脉痹阻引起的真心痛、结石阻塞尿路引起的腰腹痛、寒邪内侵胃肠所致的脘腹痛等，往往都具有绞痛的特点。

（八）空痛

空痛指疼痛带有空虚感的症状，是虚证疼痛的特点。常见于头部、腹部，多因阴精不足，或气血亏虚，组织器官失养所致。

（九）隐痛

隐痛指痛势较缓，尚可忍耐，但绵绵不休的症状，是虚证疼痛的特点。常见于头、脘腹、胁肋、腰背等部位，多因精血亏虚，或阳气不足，机体失养所致。

（十）走窜痛

走窜痛指疼痛的部位游走不定，或走窜攻冲作痛的症状，或为气滞所致，或见于行痹。若胸胁、脘腹疼痛而走窜不定者，称为窜痛，多因肝郁气滞所致；若肢体关节疼痛而游走不定者，称为游走痛，多见于痹病的行痹。

（十一）固定痛

固定痛指疼痛部位固定不移的症状。若胸胁、脘腹等处固定作痛，多是瘀血为患；若四肢关节固定作痛，多因寒湿、湿热阻滞，或热壅血瘀所致。

（十二）掣痛

掣痛指抽掣牵引作痛，由一处连及他处的症状，也称引痛、彻痛。多因筋脉失养，或筋脉阻滞不通所致。

一般而言，新病疼痛，痛势剧烈，持续不解，或痛而拒按，多属实证；久病疼痛，痛势较轻，时痛时止，或痛而喜按，多属虚证。

［常考考点］12 种疼痛的表现及临床意义。

要点二　头痛、胸痛、胁痛、胃脘痛、腹痛、腰痛的要点及其临床意义

（一）头痛

头痛指头的某一部位或整个头部疼痛的症状。

1. 根据头痛部位的不同，可辨识病在何经

（1）前额部连眉棱骨痛，属阳明经头痛。

（2）侧头部痛，痛在两侧太阳穴附近为甚者，属少阳经头痛。

（3）后头部连项痛，属太阳经头痛。

（4）颠顶痛，属厥阴经头痛。

（5）全头重痛，多为太阴经头痛。

（6）脑中痛，或牵及于齿，多属少阴经头痛。

2. 根据头痛的不同性质，可辨识病性的寒热虚实

（1）头痛连项，遇风加重者，属风寒头痛。

（2）头痛怕热，面红目赤者，属风热头痛。

（3）头痛如裹，肢体困重者，属风湿头痛。

（4）头痛绵绵，过劳则盛者，属气虚头痛。

（5）头痛眩晕，面色苍白者，属血虚头痛。

（6）头脑空痛，腰膝酸软者，属肾虚头痛。

头痛有虚实的不同，凡外感风、寒、暑、湿、燥、火以及瘀血、痰浊、郁火等阻滞或上扰脑窍所致者，多属实证；

凡气血阴精亏虚，不能上荣于头，脑窍空虚所致者，多属虚证。

（二）胸痛

胸痛指胸的某一部位疼痛的症状，胸痛多与心肺病变有关。

1. 左胸心前区憋闷作痛，时痛时止者，多因痰、瘀等邪气阻滞心脉所致。
2. 胸痛剧烈，面色青灰，手足青冷者，多因心脉急骤闭塞不通所致，可见于真心痛等病。
3. 胸痛，壮热面赤，喘促鼻扇者，多因热邪壅肺，脉络不利所致，可见于肺热病等。
4. 胸痛，颧赤盗汗，午后潮热，咳痰带血者，多因肺阴亏虚，虚火灼络所致，可见于肺痨等病。
5. 胸痛，壮热，咳吐脓血腥臭痰者，多因痰热阻肺，热壅血瘀所致，可见于肺痈等病。

（三）胁痛

胁痛指胁的一侧或两侧疼痛的症状，胁痛多与肝胆病变有关。

1. 胁肋胀痛，太息易怒者，为肝郁气滞。
2. 胁肋胀痛，纳呆厌食，身目发黄者，为肝胆湿热。
3. 胁肋灼痛，面红目赤者，为肝胆火盛。
4. 胁肋刺痛，或胁下触及肿块，固定而拒按者，属肝血瘀阻。
5. 胁痛，患侧肋间饱满胀，咳唾引痛者，为悬饮痛，是饮邪停留胸胁所致。

（四）胃脘痛

胃脘痛指上腹部、剑突下，胃之所在部位疼痛的症状。胃失和降，气机不畅，则会导致胃脘痛。

1. 实证多在进食后疼痛加剧；虚证多在进食后疼痛缓解。
2. 胃脘突然剧痛暴作，出现压痛及反跳痛者，多因胃脘穿孔所致。
3. 胃脘疼痛失去规律，痛无休止而明显消瘦者，应考虑胃癌的可能。

（五）腹痛

腹痛指剑突下至耻骨毛际以上的腹部疼痛（胃脘所在部位除外）。

腹有大腹、小腹和少腹之分，大腹疼痛多属脾胃之病变，小腹疼痛多属膀胱、大小肠及胞宫的病变，少腹疼痛多属肝经的病变。

1. 腹部持续性疼痛，阵发性加剧，伴腹胀、呕吐、便闭者，多见于肠痹或肠结，因肠道麻痹、梗阻、扭转或套叠，气机闭塞不通所致。
2. 全腹痛，有压痛及反跳痛者，多因腹部脏器穿孔或热毒弥漫所致。
3. 脐外侧及下腹部突然剧烈绞痛，向大腿内侧及阴部放射，尿血者，多系结石所致。
4. 腹部脏器破裂，或癌瘤亦可引起腹痛，疼痛部位多是破裂脏器或癌瘤所在部位。
5. 妇女小腹及少腹部疼痛，常见于痛经、异位妊娠破裂等病。

另外，某些心肺病变可引起上腹部疼痛。肠痨、脂膜痨等病，可致全腹、脐周或右少腹疼痛。

（六）腰痛

腰痛指腰部两侧，或腰脊正中疼痛的症状。

1. 腰部经常酸软而痛，多因肾虚所致。
2. 腰部冷痛沉重，阴雨天加重，多因寒湿所致。
3. 腰部刺痛，或痛连下肢者，多因瘀血阻络所致。
4. 腰部突然剧痛，向少腹部放射，尿血者，多因结石阻滞所致。
5. 腰痛连腹，绕如带状，多因带脉损伤所致。

［常考考点］头痛、胃脘痛、腹痛、腰痛的要点及临床意义。

【知识纵横比较】

头痛的分经辨证

疼痛部位	分经辨证
前额部连眉棱骨痛	阳明经
两侧头痛	少阳经

续表

疼痛部位	分经辨证
后头部连头项痛	太阳经
颠顶痛	厥阴经
头痛连齿	少阴经
全头重痛	太阴经

头痛的病因辨证

疼痛特点	病因辨证
头痛连项，遇风加重者	风寒头痛
头痛怕热，面红目赤者	风热头痛
头痛如裹、肢体困重者	风湿头痛
头痛绵绵，过劳则盛者	气虚头痛
头痛眩晕，面色苍白者	血虚头痛
头部空痛，腰膝酸软者	肾虚头痛

细目五　问头身胸腹

【考点突破攻略】

要点一　问头晕、胸闷、心悸、脘痞、腹胀、麻木、疲乏的要点及其临床意义

（一）头晕

头晕是指病人自觉头脑眩晕，轻者闭目自止，重者感觉自身或眼前景物旋转，不能站立的症状。

1. 头晕而胀，烦躁易怒，舌红苔黄，脉弦数者，多因肝火上炎。
2. 头晕胀痛，头重脚轻，舌红少津，脉弦细者，多因肝阳上亢。
3. 头晕面白，神疲乏力，舌淡，脉细弱者，多因气血亏虚。
4. 头晕且重，如物裹缠，痰多苔腻者，多因痰湿内阻。
5. 头晕耳鸣，腰酸遗精者，多因肾虚精亏。
6. 若外伤后头晕刺痛者，多属瘀血阻络。

（二）胸闷

胸闷是指患者自觉胸部痞塞满闷的症状。胸闷与心、肺等脏气机不畅，肺失宣降，肺气壅滞有关。

1. 胸闷，心悸气短者，多属心气不足，或心阳不足。
2. 胸闷，咳喘痰多者，多属痰饮停肺。
3. 胸闷，壮热，鼻翼扇动者，多因热邪或痰热壅肺。
4. 胸闷气喘，畏寒肢冷者，多因寒邪客肺。
5. 胸闷气喘，少气不足以息者，多因肺气虚或肾气虚所致。

（三）心悸

心悸是指病人自觉心跳不安的症状。

惊悸：因惊恐而心悸，或心悸易惊，恐惧不安者，称为惊悸。

怔忡：无明显外界诱因，心跳剧烈，上至心胸，下至脐腹，悸动不安者，称为怔忡。

1. 突受惊吓，气短神疲，惊悸不安，舌淡苔薄，脉细数，为心胆气虚。
2. 心神不安，惊惕不宁，胆怯烦躁，失眠眩晕，呕恶，为胆郁痰扰。
3. 心悸，胸闷，气短，精神疲倦，或有自汗，活动后诸症加重，面色淡白，舌质淡，脉虚，为心气虚。
4. 心悸怔忡，心胸憋闷或痛，气短，自汗，畏冷肢凉，舌质淡胖或紫暗，苔白滑，脉弱或结或代，为心阳虚。

5. 心悸，兼见面色无华，舌淡脉细，为心血不足。

6. 心悸，兼见心烦少寐，头晕目眩，五心烦热，盗汗，舌红少苔，脉细数，为心阴虚。

7. 心悸怔忡，心胸憋闷疼痛，痛引肩背内臂，时作时止，为心脉痹阻。

8. 心悸，气短，咳喘痰鸣，形寒肢冷，下肢浮肿，舌质淡胖，苔白滑，脉沉迟无力，为肾虚水泛。

9. 心悸，头晕目眩，纳差乏力，失眠多梦，舌淡，脉细弱，为心脾两虚。

（四）脘痞

脘痞指病人自觉胃脘胀闷不舒的症状，是脾胃病变的表现。

1. 脘痞，嗳腐吞酸者，多为食积胃脘。

2. 脘痞，食少，便溏者，多属脾胃气虚。

3. 脘痞，饥不欲食，干呕者，多为胃阴亏虚。

4. 脘痞，纳呆呕恶，苔腻者，多为湿邪困脾。

5. 脘痞，胃脘有振水声者，为饮邪停胃。

（五）腹胀

腹胀指病人自觉腹部胀满不舒，如物支撑。多因脾、胃肠、肝肾等病变，导致气机不畅所致。腹胀有虚实之分。

1. 腹部时胀时减而喜按者，多属虚证，因脾胃虚弱，健运失司所致。

2. 持续胀满不减而拒按者，多属实证，因食积胃肠，或实热内结，气机阻塞所致。

3. 若腹部胀大如鼓，皮色苍黄，腹壁青筋暴露者，称为臌胀。多因酒食不节、情志内伤或房劳太过，致使肝脾肾功能失常，气血水等邪结聚于腹内而成。

（六）麻木

麻木指病人肌肤感觉减退，甚至消失的症状，亦称不仁。麻木可因气血亏虚、风寒入络、肝风内动、风痰阻络、痰湿或瘀血阻络，肌肤、经脉失养所致。

1. 肌肤麻木，神疲乏力，舌淡白者，多为气血亏虚。

2. 肢体麻木，眩晕欲仆者，属肝风内动。

3. 半身麻木，兼有口眼㖞斜者，多属痰瘀阻结。

4. 四肢麻木，伴关节疼痛者，多为寒湿阻滞，见于痹证。

（七）疲乏

疲乏指患者自觉肢体倦怠，运动无力，是多种内科疾病的常见症状，常因气血亏虚，或阳气虚衰，或脾虚湿困等导致，与肝、脾、肾脏关系最为密切。临床常见于虚劳、肝病、消渴、肾病、瘿病等。

［常考考点］头晕、胸闷、心悸、脘痞、腹胀的要点及临床意义。

要点二　身重、身痒的要点及其临床意义

（一）身重

身重是指患者自觉身体沉重的症状，主要与水湿泛溢及气虚不运有关。

1. 身重，脘闷苔腻者，多因湿困脾阳，阻滞经络所致。

2. 身重，浮肿，系水湿泛溢肌肤所致。

3. 身重，嗜卧，疲乏者，多因脾气虚，不能运化精微布达四肢、肌肉所致。

4. 热病后期见身重乏力，多系邪热耗伤气阴，形体失养所致。

（二）身痒

身痒是指患者自觉全身皮肤瘙痒不适的表现。多由风邪袭表、血虚风燥、湿热浸淫等所致。多见于风疹、瘾疹、疮疥、黄疸等疾患。

细目六　问耳目

【考点突破攻略】

要点一　耳鸣、耳聋的临床表现及其意义

耳鸣是指患者自觉耳内鸣响的症状。耳聋是指听力减退，甚至听觉完全丧失的症状。耳鸣、耳聋的病因病机及辨证基本相同。

（一）实证

突发耳鸣，声大如雷，按之鸣声不减，或新病暴聋者，多属实证。可因肝胆火盛、肝阳上亢、痰火壅结、气血瘀阻、风邪上袭，或药毒损伤耳窍等所致。

（二）虚证

渐起耳鸣，声细如蝉，按之可减，或耳渐失聪而听力减退者，多属虚证。可因肾精亏虚、脾气亏虚、肝阴血不足等引起。

要点二　目眩的临床表现及其意义

目眩是指病人自觉视物旋转动荡，如在舟车之上，或眼前如有蚊蝇飞动的症状。实者，多因肝阳上亢、肝火上炎、肝阳化风及痰湿上蒙清窍所致；虚者，多因气虚、血亏、阴精不足，目失充养所致。

要点三　目昏、雀盲的临床表现及其意义

目昏是指视物昏暗不明，模糊不清的症状。雀盲是指白昼视力正常，每至黄昏视物不清，如雀之盲的症状。

目昏、雀盲的病因、病机基本相同，多由肝肾亏虚，精血不足，目失充养而致，常见于久病或年老、体弱之人。

[常考考点] 耳鸣、耳聋、目眩、目昏、雀盲的临床表现及其意义。

细目七　问睡眠

【考点突破攻略】

要点一　失眠的临床表现及其意义

失眠是指病人经常不易入睡，或睡而易醒不能再睡，或睡而不酣时易惊醒，甚至彻夜不眠的病症，常伴有多梦，又称“不寐”或“不得眠”。

正常人睡眠时间的长短有个体差异，且与年龄大小相关，不能单以睡眠时间的长短判断是否失眠。

失眠是阳不入阴，神不守舍的病理表现，多由阴虚或阳盛所致，其病机有虚实之分。虚者多因阴血亏虚，心神失养，或心胆气虚，心神不安所致，常见于心脾两虚、心肾不交、心胆气虚等证；实者多因邪气内扰心神所致，如心肝火盛，或痰火扰神，或食滞内停所致的“胃不和则卧不安”等。临床常见有四种类型：

（1）不易入睡，甚至彻夜不眠，兼心烦不寐者，多见于心肾不交。

（2）睡后易醒，不易再睡者，兼心悸、便溏，多见于心脾两虚。

（3）睡眠时时惊醒，不易安卧者，多见于胆郁痰扰。

（4）夜卧不安，腹胀嗳气酸腐者，多为食滞内停。

要点二　嗜睡的临床表现及其意义

嗜睡指患者神疲困倦，睡意很浓，经常不自主地入睡的症状。嗜睡常因痰湿内盛，或阳虚阴盛导致。

1. 困倦嗜睡，伴头目昏沉，胸闷脘痞，肢体困重者，乃痰湿困脾，清阳不升所致。

2. 饭后嗜睡，兼神疲倦怠，食少纳呆者，多由脾失健运，清阳不升所致。

3. 大病之后，精神疲乏而嗜睡，是正气未复的表现。

4. 精神极度疲惫，神识蒙眬，困倦欲睡，肢冷脉微者，系心肾阳衰，神失温养所致。

［常考考点］失眠与嗜睡的临床意义。

细目八 问饮食与口味

【考点突破攻略】

要点一 口渴与饮水：口渴多饮、渴不多饮的临床表现及其意义

询问病人口渴与饮水的情况，可以了解病人津液的盛衰和输布是否障碍，以及病性的寒热虚实。口渴饮水的多少直接反映体内津伤的程度。

（一）口渴多饮

口渴多饮指口干，欲饮水，饮水则舒的症状。

1. 口渴咽干，鼻干唇燥，发于秋季者，多因燥邪伤津。
2. 口干微渴，兼发热者，多见于外感温热病初期，伤津较轻。
3. 大渴喜冷饮，兼壮热面赤，汗出，脉洪数者，属里热炽盛，津液大伤，多见于里实热证。
4. 口渴多饮，伴小便量多，多食易饥，体渐消瘦者，为消渴病。
5. 口渴咽干，夜间尤甚，兼颧红盗汗，舌红少津者，属阴虚证。

（二）渴不多饮

1. 渴不多饮，兼身热不扬，头身困重，苔黄腻者，属湿热证。
2. 口渴饮水不多，兼身热夜甚，心烦不寐，舌红绛者，属温病营分证。
3. 渴喜热饮，饮水不多，或饮后即吐者，多为痰饮内停。
4. 口干但欲漱水而不欲咽，兼面色黧黑，或肌肤甲错者，为瘀血内停。

［常考考点］口渴多饮、渴不多饮的临床表现及其意义。

要点二 食欲与食量：食欲减退、厌食、消谷善饥、饥不欲食、除中的临床表现及其意义

询问病人的食欲和食量情况，可以了解脾胃功能的强弱、判断疾病的轻重和估计预后的好坏。

（一）食欲减退

食欲减退指病人进食的欲望减退，甚至不思进食的症状。

1. 食欲减退，兼见面色萎黄，食后腹胀，疲乏无力者，多属脾胃虚弱。
2. 纳呆食少，兼见脘闷腹胀，头身困重，便溏苔腻者，多属湿邪困脾。
3. 纳呆食少，兼见脘腹胀闷，嗳腐食臭者，多属食滞胃肠。

（二）厌食

厌食指患者厌恶食物，或恶闻食味的症状。

1. 厌食，兼脘腹胀满，嗳气酸腐，舌苔厚腻者，多属食滞胃肠。
2. 厌食油腻之物，兼脘腹痞闷，呕恶便溏，肢体困重者，多属湿热蕴脾。
3. 厌食油腻厚味，伴胁肋胀痛灼热，口苦泛呕，身目发黄者，为肝胆湿热。

妇女在妊娠早期，若有择食或厌食反应，多为妊娠后冲脉之气上逆，影响胃之和降所致，属生理现象。严重者，反复出现恶心呕吐，厌食，甚至食入即吐，则属病态，称为妊娠恶阻。

（三）消谷善饥

消谷善饥指患者食欲过于旺盛，进食量多，食后不久即感饥饿的症状。

1. 消谷善饥，兼多饮多尿，形体消瘦者，多见于消渴病。
2. 消谷善饥，兼大便溏泄者，多属胃强脾弱。

（四）饥不欲食

饥不欲食指病人虽然有饥饿感，但不想进食或进食不多。

饥不欲食，兼脘痞，胃中有嘈杂、灼热感，舌红少苔，脉细数者，是因胃阴不足，虚火内扰所致。

（五）除中

危重病人，本来毫无食欲，突然索食，食量大增，称为“除中”，是假神的表现之一，因胃气败绝所致。

［常考考点］食欲不振、厌食、消谷善饥，饥不欲食、除中的表现及临床意义。

要点三　口味：口淡、口甜、口黏腻、口酸、口涩、口苦、口咸的临床表现及其意义

口味异常是指病人口中的异常味觉，询问病人口味的异常变化，可诊察内在脏腑的疾病。

（一）口淡

口淡是指病人味觉减退，口中乏味，甚至无味的症状。多见于脾胃虚弱证。

（二）口甜

口甜是指病人自觉口中有甜味的症状。多见于脾胃湿热或脾虚之证。

（三）口黏腻

口黏腻是指病人自觉口中黏腻不爽的症状。常见于痰热内盛、湿热蕴脾及寒湿困脾之证。

（四）口酸

口酸是指病人自觉口中有酸味，或泛酸。多因肝胃郁热或饮食停滞所致。

（五）口涩

口涩是指病人自觉口有涩味，如食生柿子的症状。为燥热伤津，或脏腑热盛所致。

（六）口苦

口苦是指病人自觉口中有苦味的症状。多见于心火上炎，或肝胆火热之证。

（七）口咸

口咸是指病人自觉口中有咸味的症状。多见于肾病，或寒水上泛的病证。

［常考考点］口淡、口甜、口黏腻、口酸、口涩、口苦、口咸的临床意义。

细目九　问二便

要点一　大便异常（便次、便质、排便感觉）的临床表现及其意义

（一）便次异常

1. 便秘　指大便燥结，排出困难，便次减少，甚则多日不便。

便秘可因胃肠积热，或阳虚寒凝，或气血阴津亏损，或腹内癥块阻结等，导致肠道燥化太过，肠失濡润，或推运无力，传导迟缓，气机阻滞所致。

2. 泄泻　指大便次数增多，粪质稀薄不成形，甚至呈水样的症状。

泄泻可因外感风寒湿热疫毒之邪，或饮食所伤，食物中毒，痨虫或寄生虫寄生于肠道，或情志失调，肝气郁滞，或脾肾阳气亏虚等，导致脾失健运所致。

（二）便质异常

除便秘便燥、泄泻便稀外，常见的便质异常有：

1. 完谷不化　即大便中含有较多未消化食物的症状，多见于脾虚、肾虚或食滞胃肠的泄泻。

2. 溏结不调　即大便时干时稀的症状，多因肝脾不调所致，若大便先干后溏，多属脾虚。

3. 脓血便　即大便中含有脓血黏液。多见于痢疾或肠癌，常因湿热疫毒等邪，阻滞肠道，肠络受损所致。

4. 便血　指血从肛门排出体外，或大便带血，或便血相混，或便后滴血，或全为血便。多因脾胃虚弱，气不摄血，或胃肠积热、湿热蕴脾、气血瘀滞等所致。

（1）远血：便黑如柏油，或便血紫暗，其来较远，为远血，多见于胃脘等部位出血。

（2）近血：便血鲜红，血附在大便表面，或于排便前后滴出者，为近血，多见于内痔、肛裂等。

（三）排便感异常

1. 肛门灼热　指排便时肛门有灼热感的症状。多因大肠湿热下注，或大肠郁热下迫直肠所致，见于湿热泄泻或湿热痢疾。

2. 里急后重　指腹痛窘迫，时时欲便，肛门重坠，便出不爽的症状。多因湿热内阻，肠道气滞所致，常见于湿热痢疾。

3. 排便不爽　指排便不通畅，有滞涩难尽之感的症状。多因湿热蕴结，肠道气机不畅；或肝气犯脾，肠道气滞；或因食滞胃肠等所致。

4. 大便失禁 指大便不能控制，滑出不禁，甚则便出而不自知的症状。多因脾肾虚衰、肛门失约所致，见于久病年老体衰，或久泻不愈的患者。

5. 肛门重坠 指肛门有下坠之感的症状。常于劳累或排便后加重。多属脾虚中气下陷，常见于久泻或久利不愈的患者。

［常考考点］大便异常（便次、便质、排便感觉）的临床意义。

要点二 小便异常（尿次、尿量、排尿感觉）的临床表现及其意义

（一）尿次异常

1. 小便频数 指排尿次数增多，时欲小便的症状。

（1）小便短赤，频数急迫者，为淋证，是湿热蕴结下焦，膀胱气化不利所致。

（2）小便澄清，频数量多，夜间明显者，是因肾阳虚或肾气不固，膀胱失约所致。

2. 癃闭 小便不畅，点滴而出为"癃"；小便不通，点滴不出为"闭"，一般统称为"癃闭"。

癃闭有虚实的不同，因湿热蕴结，或瘀血、结石，或败精阻滞、阴部手术者，多属实证；因老年气虚，肾阳不足，膀胱气化不利者多属虚证。

（二）尿量异常

1. 尿量增多 指尿次、尿量皆明显超过正常量次的症状。

（1）小便清长量多，属虚寒证。

（2）多饮多尿而形体消瘦者，属消渴病。

2. 尿量减少 指尿次、尿量皆明显少于正常量次的症状。

（1）小便短赤量少，多属实热证，或汗、吐、下后伤津所致。

（2）尿少浮肿，是肺、脾、肾三脏功能失常，气化不利，水湿内停所致。

（三）排尿感异常

1. 尿道涩痛 即排尿不畅，且伴有急迫、疼痛、灼热感，见于淋证。可因湿热蕴结、热灼津伤、结石或瘀血阻塞等所致。

2. 余沥不尽 即排尿后小便点滴不尽，多因老年人肾阳亏虚，肾气不固所致。

3. 小便失禁 病人神志清醒时，小便不能随意控制而自遗，多属肾气不固，膀胱失约所致。

4. 遗尿 即睡时不自主排尿，多属肾气不足，膀胱虚衰所致。

［常考考点］小便异常（便次、便质、排便感觉）的临床意义。

细目十 问经带

【考点突破攻略】

要点一 经期、经量异常的临床表现及其意义

（一）经期异常

1. 月经先期 指月经周期提前7天以上，并连续两个月经周期以上的症状。多因脾气亏虚、肾气不足，冲任不固，或因阳盛血热、肝郁化热、阴虚火旺，热扰冲任，血海不宁所致。

2. 月经后期 指月经周期延后7天以上，并连续两个月经周期以上的症状。因营血亏损、肾精不足，或因阳气虚衰，生血不足，使血海空虚所致者，属虚证；因气滞或寒凝血瘀，痰湿阻滞，冲任受阻所致者，属实证。

3. 月经先后无定期 指经期不定，月经或提前或延后7天以上，并连续两个月经周期以上的症状。多因肝气郁滞，或脾肾虚损，使冲任气血失调，血海蓄溢失常所致。

（二）经量异常

1. 月经过多 指月经周期、经期基本正常，但经量较常量明显增多。多因热伤冲任，迫血妄行；或气虚，冲任不固；或瘀阻胞络，络伤血溢等所致。

2. 月经过少 月经周期基本正常，但经量较常量明显减少，甚至点滴即净。属虚者，多因精血亏少，血海失充所致；

属实者，常因寒凝瘀阻，痰湿阻滞，冲任气血不畅所致。

［常考考点］经期、经量异常的临床表现及其意义。

要点二　闭经、痛经、崩漏的临床表现及其意义

（一）闭经

闭经是指女子年逾 18 周岁，月经尚未来潮，或已行经，未受孕、不在哺乳期，而停经达 3 个月以上的症状。多因肝肾不足，气血亏虚，阴虚血燥，血海空虚；或因痨虫侵及胞宫，或气滞血瘀、阳虚寒凝、痰湿阻滞胞脉，冲任不通所致。

（二）痛经

痛经是指正值经期或行经前后，出现周期性小腹疼痛，或痛引腰骶，甚至剧痛难忍的症状。

1. 经前或经期小腹胀痛或刺痛，多属气滞或血瘀。
2. 小腹冷痛，得温痛减者，多属寒凝或阳虚。
3. 经期或经后小腹隐痛，多属气血两虚或肾精不足，胞脉失养所致。

（三）崩漏

非行经期间，阴道内大量出血，或持续下血，淋沥不止者，称为崩漏。一般来势急，出血量多者，称为崩，或称崩中；来势缓，出血量少者，称为漏，或称漏下。

崩与漏在病势上虽有缓急之分，但发病机理基本相同，在疾病演变过程中，又常互相转化，交替出现，故统称为崩漏。其形成多因热伤冲任，迫血妄行；或脾肾气虚，冲任不固；或瘀阻冲任，血不归经所致。

［常考考点］闭经、痛经、崩漏的临床表现及其意义。

要点三　带下异常（白带、黄带）的临床表现及其意义

（一）白带

白带是指带下色白量多，质稀如涕，淋沥不绝的症状，多属脾肾阳虚，寒湿下注所致。

（二）黄带

黄带是指带下色黄，质黏，气味臭秽的症状，多属湿热下注或湿毒蕴结所致。

［常考考点］白带、黄带的临床表现及其意义。

【例题实战模拟】

A1 型题

1. 自汗、盗汗并见，其病机是

　A. 精血亏虚　B. 气阴两虚　C. 阳气不足　D. 津液不足　E. 气血两虚

2. 外感病，汗出热退，脉静身凉者，属于

　A. 表邪入里　B. 阳气衰少　C. 汗出亡阳　D. 真热假寒　E. 邪去正安

3. 有形实邪闭阻气机所致的疼痛性质是

　A. 胀痛　B. 灼痛　C. 冷痛　D. 绞痛　E. 隐痛

4. 情志郁结不疏所致胸痛的特点是

　A. 胸背掣痛　B. 胸痛喘促　C. 胸痛咳血　D. 胸痛走窜　E. 胸部刺痛

5. 视物旋转动荡，如在舟车之上，称为

　A. 目昏　B. 目痒　C. 目眩　D. 雀目　E. 白内障

B1 型题

　A. 恶寒重发热轻　B. 发热重恶寒轻　C. 发热轻而恶风
　D. 恶寒重发热重　E. 恶寒轻发热轻

6. 风寒表证的寒热特征是

7. 伤风表证的寒热特征是

　A. 热　B. 寒　C. 风　D. 气　E. 虚

8. 疼痛而皮色不红、不热，得暖则痛缓，其痛的原因是

9. 攻痛无常，时感抽掣，喜缓怒甚，其痛的原因是

A. 口酸　B. 口苦　C. 口淡　D. 口咸　E. 口甜

10. 寒湿中阻，其口味是

11. 湿热蕴脾，其口味是

A. 小便点滴短少　B. 小便混浊如米泔水　C. 小便有血

D. 小便点滴不通　E. 小便时尿道刺痛有血

12. 尿浊的主症是

13. 血淋的主症是

A. 脾气虚　B. 脾阳虚　C. 脾虚气陷　D. 寒湿困脾　E. 湿热蕴脾

14. 白带清稀量多，食少腹胀，畏寒怕冷，舌质淡胖，舌苔白滑，脉沉迟无力。辨证为

15. 白带量多，脘腹胀闷，纳呆便溏，头身困重，舌淡苔白腻，脉濡缓。辨证为

【参考答案】

1. B　2. E　3. D　4. D　5. C　6. A　7. C　8. B　9. D　10. C　11. E　12. B　13. E　14. B　15. D

第六单元　脉　诊

细目一　脉诊概说

【考点突破攻略】

脉诊又称切脉，是医生用手指对患者身体某些特定部位的动脉进行切按，体验脉动应指的形象，以了解健康或病情，辨别病证的一种诊察方法。

要点一　脉象形成原理

脉象是手指感觉脉搏跳动的形象，或称为脉动应指的形象。人体的血脉贯通全身，内连脏腑，外达肌表，运行气血，周流不休，所以，脉象能够反映全身脏腑功能、气血、阴阳的综合信息。脉象的产生，与心脏的搏动，心气的盛衰，脉管的通利和气血的盈亏及各脏腑的协调作用直接有关。

（一）心、脉是形成脉象的主要脏器

1. 心脏的搏动　在宗气和心气的作用下，心脏一缩一张的搏动，把血液排入脉管而形成脉搏。脉动源出于心，脉搏是心功能的具体表现。因此，脉搏的跳动与心脏搏动的频率、节律基本一致。

2. 脉管的舒缩　脉是气血运行的通道，脉管尚有约束、控制和推进血液沿着脉管运行的作用。当血液由心脏排入脉管，则脉管必然扩张，然后血管依靠自身的弹性收缩，压迫血液向前运行，脉管的这种一舒一缩功能，既是气血周流、循行不息的重要条件，也是产生脉搏的重要因素。所以脉管的舒缩功能正常与否，能直接影响脉搏，产生相应的变化。

3. 心阴与心阳的协调　心血和心阴是心脏生理功能活动的物质基础，心气和心阳主导心脏的功能活动。心阴心阳的协调，是维持脉搏正常的基本条件。当心气旺盛，血液充盈，心阴心阳调和时，心脏搏动的节奏和谐有力，脉搏亦从容和缓，均匀有力。反之，可以出现脉搏的过大过小，过强过弱，过速过迟或节律失常等变化。

（二）气血是形成脉象的物质基础

气、血是构成人体组织和维持生命活动的基本物质。脉道必赖血液以充盈，因而血液的盈亏，直接关系到脉象的大小；气属阳主动，血液的运行全赖于气的推动，脉的壅遏营气有赖于气的固摄，心搏的强弱和节律亦赖气的调节。脉乃血脉，赖血以充，赖气以行。心与脉、血相互作用，共同形成“心主血脉”的活动整体。

（三）其他脏腑与脉象形成的关系

脉象的形成不仅与心、脉、气、血有关，同时与脏腑的整体功能活动亦有密切关系。

1. 肺 肺主气，司呼吸。肺对脉的影响，首先体现在肺与心，以及气与血的功能联系上。由于气对血有运行、统藏、调摄等作用，所以肺的呼吸运动是主宰脉动的重要因素。一般情况下，呼吸平缓则脉象徐和；呼吸加快，脉率亦随之急促；呼吸匀和深长，脉象流利盈实；呼吸急迫浅促，或肺气壅滞；而呼吸困难，脉象多呈细涩；呼吸不已则脉动不止，呼吸停息则脉搏亦难以维持。

2. 脾胃 脾胃能运化水谷精微，为气血生化之源，“后天之本”。气血的盛衰和水谷精微的多寡，表现为脉之“胃气”的多少。脉有胃气为平脉（健康人的脉象），胃气少为病脉，无胃气为死脉，所以临床上根据胃气的盛衰，可以判断疾病预后的善恶。同时，血液之所以能在脉管中正常运行而形成脉搏，还依赖脾气的统摄与裹护，使血液不溢于脉管之外而在脉管内运行，即“脾主统血”之谓。

3. 肝 肝藏血，具有贮藏血液、调节血量的作用。肝主疏泄，可使气血调畅，经脉通利。肝的生理功能失调，可以影响气血的正常运行，从而引起脉象的变化。

4. 肾 肾藏精，为元气之根，是脏腑功能的动力源泉，亦是全身阴阳的根本。肾气充盛则脉搏重按不绝，尺脉有力，是谓“有根”；若精血衰竭，虚阳浮越则脉象变浮，重按不应指，是为无根脉，提示阴阳离散、病情危笃。

要点二　诊脉部位

（一）寸口

寸口又称气口或脉口，是指单独切按桡骨茎突内侧一段桡动脉的搏动，根据其脉动形象，以推测人体生理、病理状况的一种诊察方法。寸口脉分为寸、关、尺三部。通常以腕后高骨（桡骨茎突）为标记，其内侧的部位为关，关前（腕侧）为寸，关后（肘侧）为尺。两手各有寸、关、尺三部，共六部脉。每部又分浮、中、沉三候。

（二）寸口诊法的原理

1. 寸口部为“脉之大会” 寸口脉属手太阴肺经之脉，气血循环流注起始于手太阴肺经，营卫气血遍布周身，循环五十度又终止于肺经，复会于寸口，为十二经脉的始终。脉气流注肺而总会聚于寸口，故全身各脏腑生理功能的盛衰，营卫气血的盈亏，均可从寸口部的脉象上反映出来。

2. 寸口部脉气最明显 寸口部是手太阴肺经“经穴”（经渠）和“输穴”（太渊）的所在处，为手太阴肺经经气流注和经气渐旺，以至达到最旺盛的特殊反应点，故前人有“脉会太渊”之说，其脉象变化最有代表性。

3. 可反映宗气的盛衰 肺脾同属太阴经，脉气相通，手太阴肺经起于中焦，而中焦为脾胃所居之处，脾将通过胃所受纳腐熟的食物之精微上输于肺，肺朝百脉而将营气与呼吸之气布散至全身。脉气变化见于寸口，故寸口脉动与宗气一致。

4. 便于诊察 寸口处为桡动脉，该动脉所在桡骨茎突处，其行径较为固定，解剖位置亦较浅表，毗邻组织比较分明，方便易行，便于诊察，脉搏强弱易于分辨。同时诊寸口脉沿用已久，在长期医疗实践中，积累了丰富的经验，所以说寸口部为诊脉的理想部位。

（三）其他诊脉部位

1. 三部九候诊法 三部九候诊法，又称为遍诊法，出自《素问·三部九候论》，是遍诊上、中、下三部有关的动脉，以判断病情的一种诊脉方法。上为头部、中为手部、下为足部。上、中、下三部又各分为天、地、人三候，三三合而为九，故称为三部九候诊法。

2. 人迎寸口诊法 人迎寸口诊法，是对人迎和寸口脉象互相参照，进行分析的一种方法。寸口主要反映内脏的情况，人迎（颈总动脉）主要反映体表情况，这二处脉象是相应的，来去大小亦相一致。在正常情况下，春夏季人迎脉稍大于寸口脉；秋冬季寸口脉稍大于人迎脉。如果人迎脉大于寸口脉一倍、二倍、三倍时，疾病由表入里，并说明表邪盛为主，如果人迎脉大于寸口脉四倍者名为“外格”，大而数者是危重的证候。反之，寸口脉大于人迎脉一倍、二倍、三倍时，为寒邪在里，或内脏阳虚，寸口脉四倍于人迎脉者名为“内关”，大而数者亦为危重征象。

3. 仲景三部诊法 张仲景在《伤寒杂病论》中常用寸口、趺阳、太溪三部诊法。三部诊法是以诊寸口脉候脏腑病变，诊趺阳脉候胃气，诊太溪脉候肾气。现在这种方法多在寸口无脉搏或者观察危重病人时运用。如两手寸口脉象十分微弱，而趺阳脉尚有一定力量时，提示患者的胃气尚存，尚有救治的可能；如趺阳脉难以触及时，提示患者的胃气已绝，难以救治。也有以寸口、人迎、趺阳三脉为三部诊法，其中以寸口候十二经，以人迎、趺阳分候胃气。

要点三　诊脉方法及注意事项

（一）患者体位

诊脉时患者应取正坐位或仰卧位，前臂自然向前平展，与心脏置于同一水平，手腕伸直，手掌向上，手指微微弯曲，在腕关节下面垫一松软的脉枕，使寸口部位充分伸展，局部气血畅通，便于诊察脉象。

（二）医生指法

诊脉指法主要包括有选指、布指、运指三部分。

1. 选指　医生用左手或右手的食指、中指和无名指三个手指指目诊察。指目是指尖和指腹交界棱起之处，是手指触觉较灵敏的部位。诊脉者的手指指端要平齐即三指平齐，手指略呈弓形，与受诊者体表约呈45°左右为宜，这样的角度可以使指目紧贴于脉搏搏动处。

2. 布指　中指定关，医生先以中指按在掌后高骨内侧动脉处，然后食指按在关前（腕侧）定寸，无名指按在关后（肘侧）定尺。布指的疏密要与患者手臂长短、医生手指粗细相适应，如病人的手臂长或医者手指较细者，布指宜疏，反之宜密。定寸时可选取太渊穴所在位置（腕横纹上），定尺时可考虑按寸到关的距离确定关到尺的长度以明确尺的位置。寸关尺不是一个点，而是一段脉管的诊察范围。

3. 运指　医生运用指力的轻重、挪移及布指变化以体察脉象。常用的指法有举、按、寻、循、总按和单诊等。注意诊察患者的脉位（浮沉、长短）、脉次（至数与均匀度）、脉形（大小、软硬、紧张度等）、脉势（强弱与流利度等）及左右手寸关尺各部表现。常用具体指法：

（1）举法：是指医生用较轻的指力，按在寸口脉搏跳动部位，以体察脉搏部位的方法，亦称“轻取”或“浮取”。

（2）按法：是指医生用较重的指力，甚至按到筋骨体察脉象的方法，此法又称“重取”或“沉取”。

（3）寻法：寻是指切脉时指力从轻到重，或从重到轻，左右推寻，调节最适当指力的方法。在寸口三部细细寻找脉动最明显的部位，统称寻法，以捕获最丰富的脉象信息。医生手指用力适中，按至肌肉以体察脉象的方法称为“中取”。

（4）循法：循是指切脉时三指沿寸口脉长轴循行，诊察脉之长短，比较寸、关、尺三部脉象的特点。

（5）总按：总按即三指同时用力诊脉的方法。从总体上辨别寸、关、尺三部和左右两手脉象的形态、脉位的浮沉等。总按时一般指力均匀，但亦有三指用力不一致的情况。

（6）单诊：单诊是用一个手指诊察一部脉象的方法。主要用于分别了解寸、关、尺各部脉象的形态特征。

首先用总按的方法，从总体上辨别脉象的形态、脉位的浮沉，然后再使用循法和单诊手法等辨别左右手寸、关、尺各部脉象的形态特征。

（三）平息

医生在诊脉时注意调匀呼吸，即所谓“平息”。一方面医生保持呼吸调匀，清心宁神，可以自己的呼吸计算病人的脉搏至数；另一方面，平息有利于医生思想集中，可以仔细地辨别脉象。

（四）切脉时间

一般每次诊脉每手应不少于1分钟，两手以3分钟左右为宜。

诊脉时需注意每次诊脉的时间至少应在五十动，一则有利于仔细辨别脉象变化，再则切脉时初按和久按的指感有可能不同，对临床辨证有一定意义，所以切脉的时间要适当长些。

（五）注意事项

1. 保持环境安静　诊脉时应注意诊室环境安静，避免因环境嘈杂对医生和患者的干扰。

2. 注意静心凝神　医生诊脉时应安神定志，集中注意力认真体察脉象，最好不要同时进行问诊，以避免医生分散精力；患者必须平心静气，如果急走远行或情绪激动时，应让其休息片刻，待其平静后方可诊脉，避免由于活动及情绪波动引起脉象变化。

3. 选择正确体位　诊脉时避免让患者坐得太低或太高，保证手与心脏在同一水平上；不宜佩带手表或其他手饰诊脉；肩上、手臂上不宜挎包，也不要将一手搭在另一手上诊脉，以避免脉管受到压迫。卧位诊脉也要注意手与心在同一水平上，不宜将患者的手臂过高抬起，也不宜侧卧诊脉。

［常考考点］诊脉指法（选指、布指、运指）的操作。

要点四　脉象要素

（一）四要素

1. 脉位　脉位指脉搏跳动显现的部位和长度。每次诊脉均应诊察脉搏显现部位的浅深、长短。正常脉搏的脉位不浮不沉，中取可得，寸、关、尺三部有脉。

（1）脉位表浅者为浮脉。

（2）脉位深沉者为沉脉。

（3）脉搏超越寸、关、尺三部者为长脉。

（4）脉动不及寸、尺者为短脉。

2. 脉数　脉数指脉搏跳动的至数和节律。每次诊脉均应诊察脉搏的频率快慢和节律是否均匀。正常成人，脉搏的频率约每分钟 72 ～ 90 次，且节律均匀，没有歇止。

（1）如一息五至以上为数脉。

（2）一息不满四至为迟脉。

（3）出现歇止者，有促、结、代等脉的不同。

（4）脉律快慢不匀者，为三五不调。

3. 脉形　脉形指脉搏跳动的宽度等形态。每次诊脉均应诊察脉搏的大小、软硬等形状。脉形主要与脉管的充盈度、脉搏搏动的幅度等因素有关。

（1）如脉管较充盈，搏动幅度较大者为洪脉。

（2）脉管充盈度较小，搏动幅度较小者为细脉。

（3）脉管弹性差、欠柔和者为弦脉。

（4）脉体柔软无力者为濡脉、缓脉等。

4. 脉势　脉势指脉搏应指的强弱、流畅等趋势。脉势包含着多种因素，如脉动的轴向和径向力度；主要有由心脏和阻力影响所产生的流利度；由血管弹性和张力影响而产生的紧张度等。每次诊脉均应诊察脉动势力的强弱及流畅程度。正常脉象，应指和缓，力度适中。

（1）应指有力为实脉。

（2）应指无力为虚脉。

（3）通畅状态较好，脉来流利圆滑者为滑脉。

（4）通畅状态较差，脉来艰涩不畅者为涩脉。

（二）八要素

脉位：指脉动显现部位的浅深。脉位表浅为浮脉；脉位深沉为沉脉。

脉率（至数）：指脉搏的频率。中医以一个呼吸周期为脉搏的计量单位，一呼一吸为“一息”。一息脉来四五至为平脉，一息六至为数脉，一息三至为迟脉。

脉长：指脉动应指的轴向范围长短，即脉动范围超越寸、关、尺三部称为长脉；应指不及三部，但见关部或寸部者均称为短脉。

脉势（脉力）：指脉搏的强弱。脉搏应指有力为实脉，应指无力为虚脉。

脉宽：指脉动应指的径向范围大小，即手指感觉到脉道的粗细（不等于血管的粗细）。脉道宽大的为大脉，狭小的为细脉。

流利度：指脉搏来势的流利通畅程度。脉来流利圆滑者为滑脉；来势艰难，不流利者为涩脉。

紧张度：指脉管的紧急或弛缓程度。脉管绷紧为弦脉，弛缓为缓脉。

均匀度：均匀度包括两个方面：一是脉动节律是否均匀。脉律不均匀，脉搏搏动无规律可见于散脉、微脉等，出现歇止者，有促、结、代等脉的不同。二是脉搏力度、大小是否一致。一致为均匀，不一致为参差不齐。

［常考考点］诊脉的四要素和八要素。

细目二　正常脉象

【考点突破攻略】

要点一　正常脉象的表现

正常脉象的主要特点是：寸关尺三部有脉，一息四五至，相当于72～90次/分，不浮不沉，不大不小，从容和缓，节律一致，尺部沉取有一定力量，并随生理活动、气候、季节和环境不同而有相应变化。这些特征在脉学中称为有胃、有神、有根。

［常考考点］正常脉象的表现。

要点二　正常脉象的特点（胃、神、根）

（一）胃

胃也称胃气。脉之胃气主要反映脾胃运化功能的盛衰和营养状况的优劣。脉有胃气的特点是从容、和缓、流利的感觉。

（二）神

脉搏有力是有神的标志，故有胃即有神。脉之有神是指有力柔和、节律整齐。

（三）根

脉之有根关系到肾。脉之有根主要表现在尺脉有力、沉取不绝两个方面。

总之，胃、神、根是从不同侧面强调了正常脉象所必备的条件，三者相互补充而又不能截然分开。

［常考考点］正常脉象的特点。

细目三　常见脉象的特征与临床意义

【考点突破攻略】

要点一　常见脉象的脉象特征及鉴别（浮脉、沉脉、迟脉、数脉、虚脉、实脉、洪脉、细脉、滑脉、涩脉、弦脉、紧脉、缓脉、濡脉、弱脉、微脉、结脉、促脉、代脉、散脉、芤脉、革脉、伏脉、牢脉、疾脉、长脉、短脉、动脉）

（一）常见脉象的脉象特征

1. 浮脉　轻取即得，重按稍减而不空，举之有余，按之不足。其脉象特征是脉管的搏动在皮下较浅表的部位，即位于皮下浅层。因此，轻取即得，按之稍减而不空。

2. 沉脉　轻取不应，重按始得，举之不足，按之有余。其脉象特征是脉管搏动的部位在皮肉之下靠近筋骨之处，因此用轻指力按触不能察觉，用中等指力按触搏动也不明显，只有用重指力按到筋骨间才能感觉到脉搏明显的跳动。

3. 迟脉　脉来迟慢，一息不足四至（相当于每分钟脉搏在60次以下）。其脉象特征是脉管搏动的频率小于正常脉率。

4. 数脉　脉来急促，一息五至以上而不满七至（每分钟在91～120次）。其脉象特征是脉率较正常为快，比疾脉慢。

5. 虚脉　三部脉举之无力，按之空豁，应指松软，亦是无力脉象的总称。其脉象特征是脉搏搏动力量软弱，寸、关、尺三部，浮、中、沉三候均无力。

6. 实脉　三部脉充实有力，其势来去皆盛，亦为有力脉象的总称。其脉象特征是脉搏搏动力量强，寸、关、尺三部，浮、中、沉三候均有力量，脉管宽大。

7. 洪脉　脉体宽大，充实有力，来盛去衰，状若波涛汹涌。其脉象特征主要表现在脉搏显现的部位、形态和气势三个方面。脉体宽大，搏动部位浅表，指下有力。

8. 细脉　脉细如线，但应指明显。其脉象特征是脉道狭小，指下寻之往来如线，但按之不绝，应指起落明显。

9. 滑脉　往来流利，应指圆滑，如盘走珠。其脉象特征是脉搏形态应指圆滑，如同圆珠流畅地由尺部向寸部滚动，浮、中、沉取皆可感觉到。

10. 涩脉　形细而行迟，往来艰涩不畅，脉势不匀。其脉象特征是脉形较细，脉势滞涩不畅，如“轻刀刮竹”，至数较缓而不匀，脉力大小亦不均，呈三五不调之状。

11. 弦脉 端直以长，如按琴弦。其脉象特征是脉形端直而似长，脉势较强，脉道较硬，切脉时有挺然指下、直起直落的感觉。

12. 紧脉 绷急弹指，状如牵绳转索。其脉象特征是脉势紧张有力，坚搏抗指，脉管的紧张度、力度均比弦脉高，其指感比弦脉更加绷急有力，且有旋转绞动或左右弹指的感觉，但脉体较弦脉柔软。

13. 缓脉

（1）平缓脉：脉来和缓，一息四至（每分钟 60 ～ 71 次），应指均匀，脉有胃气的一种表现，称为平缓脉，多见于正常人。

（2）病缓脉：脉来怠缓无力，弛纵不鼓的病脉。

14. 濡脉 浮细无力而软。其脉象特征是位浮、形细、势软。其脉管搏动的部位在浅层，形细而软，如絮浮水，轻取即得，重按不显。

15. 弱脉 沉细无力而软。其脉象特征是位沉、形细、势软，由于脉管细小不充盈，其搏动部位在皮肉之下靠近筋骨处，指下感到细而无力。

16. 微脉 极细极软，按之欲绝，若有若无。其脉象特征是脉形极细小，脉势极软弱，以致轻取不见，重按起落不明显，似有似无。

17. 结脉 脉来缓慢，时有中止，止无定数。其脉象特征是脉来迟缓，脉律不齐，有不规则的歇止。

18. 促脉 脉来数而时有一止，止无定数。其脉象特征是脉率较快且有不规则的歇止。

19. 代脉 脉来一止，止有定数，良久方还。其脉象特征是脉律不齐，表现为有规则的歇止，歇止的时间较长，脉势较软弱。

20. 散脉 浮取散漫，中候似无，沉取不应，伴节律不齐或脉力不匀。其脉象特征是脉位表浅，脉动不规则，时快时慢而不匀（但无明显歇止），或脉力往来不一致。

21. 芤脉 浮大中空，如按葱管。其脉象特征是应指浮大而软，按之上下或两边实而中间空。说明芤脉脉位偏浮、形大、势软而中空。

22. 革脉 浮而搏指，中空外坚，如按鼓皮。其脉象特征是浮取感觉脉管搏动的范围较大而且较硬，有搏指感，但重按则乏力，有豁然而空之感，因而恰似以指按压鼓皮上的外急内空之状。

23. 伏脉 重按推筋着骨始得，甚则暂伏而不显。其脉象特征是脉管搏动的部位比沉脉更深，隐伏于筋下，附着于骨上。因此，诊脉时浮取、中取均不见，需用重指力直接按至骨上，然后推动筋肉才能触到脉动，甚至伏而不见。

24. 牢脉 沉取实大弦长，坚牢不移。其脉象特征是脉位沉长，脉势实大而弦。牢脉轻取、中取均不应，沉取始得，但搏动有力，势大形长，为沉、弦、大、实、长五种脉象的复合脉。

25. 疾脉 脉来急疾，一息七八至（每分钟 121 次以上）。其脉象特征是脉率比数脉更快。

26. 长脉 首尾端直，超过本位。其脉象特征是脉搏的搏动范围较长，超过寸、关、尺三部。

27. 短脉 首尾俱短，常只显于关部，而在寸尺两部多不显。其脉象特征是脉搏搏动的范围短小，脉体不如平脉之长，脉动不满本位，多在关部及寸部应指较明显，而尺部常不能触及。

28. 动脉 见于关部，滑数有力。其脉象特征是具有短、滑、数三种脉象的特。，其脉搏搏动部位在关部明显，应指如豆粒动摇。

［常考考点］28 部脉象的脉象特点。

（二）常见脉象的脉象鉴别

1. 比类法鉴别

（1）归类：或称分纲，即将 28 种脉象进行归类、分纲，就能提纲挈领，执简驭繁。如浮脉类有浮、洪、濡、散、芤、革；沉脉类有沉、伏、弱、牢。迟脉类有迟、缓、涩、结；数脉类有数、疾、促、动。虚脉类有虚、细、微、代、短；实脉类有实、滑、弦、紧、长、大。

（2）辨异：在了解同类脉象相似特征的基础上，再将不同之处进行比较而予以区别，这就是脉象的辨异。

相似脉部位比较

脉位	脉名	特征
脉位表浅	浮脉	举之有余，重按稍减而不空
	芤脉	浮大中空，有边无中
	濡脉	浮细无力而软
	革脉	浮取弦大搏指，外急中空，如按鼓皮
	散脉	浮而无根，至数不齐，脉力不匀
脉位在皮下深层	沉脉	轻取不应，重按始得
	伏脉	脉位比沉脉更深更沉，须推筋着骨始得，甚则暂时伏而不见
	牢脉	沉取实大弦长，坚牢不移
	弱脉	沉而细软无力

相似脉至数比较

脉率	脉名	特征
脉率快于正常脉象	数脉	一息五至以上，不足七至（91 ～ 120 次 / 分）
	疾脉	一息七八至（121 次 / 分以上）
	促脉	脉率每息在五至以上，且有不规则的歇止
脉率慢于正常脉象	迟脉	一息不足四至（60 次 / 分以下）
	缓脉	一息四至，脉来怠缓无力（60 ～ 71 次 / 分）
	结脉	脉来缓慢，且有不规则的歇止

相似脉节律不整比较

节律不整	脉名	节律
节律有间歇的脉象	促脉	数而时止，止无定数
	结脉	缓而时止，止无定数
	代脉	脉来一止，止有定数，良久方还
无间歇的脉象	涩脉	脉律不齐，三五不调，往来艰涩，形态不匀
	散脉	脉律不齐，浮散无根
	微脉	极细极软，似有似无

相似脉脉宽比较

脉象宽细	脉名	脉宽
具有细的特征的脉象	细脉	脉细如线，应指显然
	濡脉	浮细无力而软
	弱脉	沉细无力而软
	微脉	脉极细极软，似有若无
具有宽的特征的脉象	洪脉	脉体宽大，充实有力，来盛去衰
	实脉	三部脉充实有力，其势来去皆盛

相似脉脉长比较

脉象长短	脉名	特征
具有长的特征的脉象	长脉	脉动应指超逾三部
	弦脉	端直以长，如按琴弦
	牢脉	长而沉、实、弦
具有短的特征的脉象	短脉	脉动应指不及三部
	动脉	短而滑数

相似脉脉紧张度比较

脉体紧张度	脉名	特征
脉体较硬	弦脉	端直以长，如按琴弦
	紧脉	紧张有力，如按绳索，在脉势绷急和脉形宽大两方面超过弦脉
	革脉	浮大搏指，弦急中空，如按鼓皮
脉体柔软	濡脉	脉浮细而软
	弱脉	沉而软小无力
	缓脉	脉来怠缓无力，弛纵不鼓

相似脉脉流利度比较

流利度	脉名	特征
脉来流利	数脉	频率快，一息五至以上而不满七至（91～120次/分）
	滑脉	往来流利圆滑，如珠走盘
	动脉	短而滑数，厥厥动摇
脉来艰涩	涩脉	形细而行迟，往来艰涩不畅，脉势不匀，如轻刀刮竹

［常考考点］相似脉的鉴别。

2. 对举法鉴别 对举法就是把两种相反的脉象对比而加以鉴别的方法。如分别进行浮与沉、迟与数、虚与实、滑与涩、洪与细、长与短、弦与紧、紧与缓、散与牢的鉴别比较。

要点二 常见脉象的临床意义

（一）常见病脉的临床意义

1. 浮脉 一般见于表证，亦见于虚阳浮越证。

2. 散脉 多见于元气离散，脏腑精气衰败，尤其是心、肾之气将绝的危重病证。

3. 芤脉 常见于大量失血、伤阴之际。

4. 革脉 多见于亡血、失精、半产、漏下等病证。

5. 沉脉 多见于里证。有力为里实；无力为里虚。亦可见于正常人。

6. 伏脉 常见于邪闭、厥证和痛极的病人。

7. 牢脉 多见于阴寒内盛，疝气癥积之实证。

8. 迟脉 多见于寒证。迟而有力为实寒；迟而无力为虚寒。亦见于邪热结聚之实热证。

9. 缓脉 多见于湿证，脾胃虚弱。亦可见于正常人。

10. 数脉 多见于热证，亦见于里虚证。

11. 疾脉 多见于阳极阴竭，元气欲脱之证。

12. 虚脉 见于虚证，多为气血两虚。

13. 短脉 多见于气虚或气郁。

14. 实脉 见于实证，亦见于常人。

15. 长脉 常见于阳证、热证、实证，亦可见于平人。
16. 洪脉 多见于阳明气分热盛。
17. 细脉 多见于气血两虚、湿邪为病。
18. 濡脉 多见于虚证或湿困。
19. 弱脉 多见于阳气虚衰、气血俱虚。
20. 微脉 多见于气血大虚，阳气衰微。
21. 滑脉 多见于痰湿、食积和实热等病证，亦是青壮年的常脉，妇女的孕脉。
22. 动脉 常见于惊恐、疼痛等。
23. 涩脉 多见于气滞、血瘀、精伤、血少、痰食内停。
24. 弦脉 多见于肝胆病、疼痛、痰饮等，或为胃气衰败者。亦见于老年健康者。
25. 紧脉 见于实寒证、疼痛和食积等。
26. 结脉 多见于阴盛气结、寒痰血瘀，亦可见于气血虚衰。
27. 代脉 见于脏气衰微、疼痛、惊恐、跌仆损伤等病证。
28. 促脉 多见于阳盛实热、气血痰食停滞，亦见于脏气衰败。

（二）脉象鉴别与主病比较

脉象鉴别与主病比较

脉纲	共同特点	脉名	脉象	主病
浮脉类	轻取即得	浮	举之有余，按之不足	表证，亦见于虚阳浮越证
		洪	脉体宽大，充实有力，来盛去衰	热盛
		濡	浮细无力而软	虚证，湿困
		散	浮取散漫而无根，伴至数或脉力不匀	元气离散，脏气将绝
		芤	浮大中空，如按葱管	失血，伤阴
		革	浮而搏指，中空边坚	亡血、失精、半产、崩漏
沉脉类	重按始得	沉	轻取不应，重按始得	里证
		伏	重按推至筋骨始得	邪闭、厥证、痛极
		弱	沉细无力而软	阳气虚衰，气血俱虚
		牢	沉按实大弦长	阴寒内积、疝气、癥积
迟脉类	一息不足四至	迟	一息不足四至	寒证，亦见于邪热结聚
		缓	一息四至，脉来怠缓	湿病，脾胃虚弱，亦见于平人
		涩	往来艰涩，迟滞不畅	精伤，血少，气滞，血瘀，痰食内停
		结	迟而时一止，止无定数	阴盛气结，寒痰瘀血，气血虚衰
数脉类	一息五至以上	数	一息五至以上，不足七至	热证，亦主里虚证
		疾	脉来急疾，一息七八至	阳极阴竭，元气欲脱
		促	数而时一止，止无定数	阳热亢盛，瘀滞，痰食停积，脏气衰败
		动	脉短如豆，滑数有力	疼痛，惊恐
虚脉类	应指无力	虚	举按无力，应指松软	气血两虚
		细	脉细如线，应指明显	气血俱虚，湿证
		微	极细极软，似有似无	气血大虚，阳气暴脱
		代	迟而中止，止有定数	脏气衰微，疼痛，惊恐，跌仆损伤
		短	首尾俱短，不及本部	有力主气郁，无力主气虚

续表

脉纲	共同特点	脉名	脉象	主病
实脉类	应指有力	实	举按充实而有力	实证，平人
		滑	往来流利，应指圆滑	痰湿、食积、实热，青壮年，孕妇
		弦	端直以长，如按琴弦	肝胆病、疼痛、痰饮等，老年健康者
		紧	绷急弹指，状如转索	实寒证、疼痛、宿食
		长	首尾端直，超过本位	阳气有余，阳证、热证、实证，平人
		大	脉体宽大，无汹涌之势	健康人，病进

[常考考点] 28部常见病脉的主病及比较。

细目四　相兼脉与真脏脉

【考点突破攻略】

要点一　相兼脉的概念与主病

（一）相兼脉的概念

相兼脉是两种或两种以上的单因素脉相兼出现，复合构成的脉象。

（二）相兼脉的主病

临床常见相兼脉及其临床意义如下：

1. 浮紧脉　多见于外感寒邪之表寒证，或风寒痹病疼痛。

2. 浮缓脉　多见于风邪伤卫，营卫不和的太阳中风证。

3. 浮数脉　多见于风热袭表的表热证。

4. 浮滑脉　多见于表证夹痰，常见于素体多痰湿而又感受外邪者。

5. 沉迟脉　多见于里寒证。

6. 沉弦脉　多见于肝郁气滞，或水饮内停。

7. 沉涩脉　多见于血瘀，尤常见于阳虚而寒凝血瘀者。

8. 沉缓脉　多见于脾虚，水湿停留。

9. 沉细数脉　多见于阴虚内热或血虚。

10. 弦紧脉　多见于寒证、痛证，常见于寒滞肝脉，或肝郁气滞等所致的疼痛等。

11. 弦数脉　多见于肝郁化火或肝胆湿热、肝阳上亢。

12. 弦滑数脉　多见于肝火夹痰，肝胆湿热或肝阳上扰，痰火内蕴等病证。

13. 弦细脉　多见于肝肾阴虚或血虚肝郁，或肝脾不调等证。

14. 滑数脉　多见于痰热（火）、湿热或食积内热。

15. 洪数脉　多见于阳明经证、气分热盛、外感热病。

[常考考点] 常见的相兼脉的主病。

要点二　真脏脉的概念与临床意义

（一）真脏脉的概念

真脏脉又称“败脉”“绝脉”“死脉”“怪脉”，是在疾病危重期出现的无胃、无神、无根的脉象，表示病邪深重，元气衰竭，胃气已败。

（二）真脏脉的临床意义

1. 无胃之脉　无胃的脉象以无冲和之意，应指坚搏为主要特征。临床提示邪盛正衰，胃气不能相从，心、肝、肾等脏气独现，是病情重危的征兆之一。

（1）如脉来弦急，如循刀刃称偃刀脉。

（2）脉动短小而坚搏，如循薏苡子为转豆；或急促而坚硬如弹石称弹石脉。

2. 无神之脉　无神之脉象以脉律无序，浮形散乱为主要特征。主要由脾（胃）、肾阳气衰败所致，提示神气涣散，生命即将告终。

（1）如脉在筋肉间连连数急，三五不调，止而复作，如雀啄食状，称雀啄脉。

（2）如屋漏残滴，良久一滴者，称屋漏脉。

（3）脉来乍疏乍密，如解乱绳状，称解索脉。

3. 无根之脉　无根脉象以虚大无根或微弱不应指为主要特征。为三阴寒极，亡阳于外，虚脉阳浮越的征象。

（1）若浮数之极，至数不清，如釜中沸水，浮泛无根，称釜沸脉。为三阳热极，阴液枯竭之候。

（2）脉在皮肤，头定而尾摇，似有似无，如鱼在水中游动，称鱼翔脉。

（3）脉在皮肤，如虾游水，时而跃然而去，须臾又来，伴有急促躁动之象，称虾游脉。

七怪脉形态及临床意义

雀啄连来三五啄	脉位较深，脉来数急，三五不调，止而复作	脾胃之气将绝
屋漏半日一滴落	脉位较深，脉良久一滴，间歇不匀	胃气、营气俱绝
弹石硬来寻即散	脉位深，脉来急促，坚硬如弹石	肾绝
搭指散乱真解索	脉位较深，乍疏乍密，散乱无序	肾与命门皆亡
鱼翔似有又似无	脉位表浅，头定尾摇，至数不清，似有似无	三阴寒极，亡阳之候
虾游静中跳一跃	脉位表浅，如虾跃水，伴急促躁动	神魂将去
更有釜沸涌如羹	脉位表浅，浮数之极，至数不清，泛泛无根	三阳热极，阴液枯竭

［常考考点］真脏脉的临床意义。

细目五　诊小儿脉

【考点突破攻略】

要点一　小儿正常脉象的特点

由于小儿脏腑娇嫩、形气未充，且又生机旺盛、发育迅速，故正常小儿的平和脉象，较成人脉软而速，年龄越小，脉搏越快。若按成人正常呼吸定息，2～3岁的小儿，脉动6～7至为常脉，每分钟脉跳100～120次;5～10岁的小儿，脉动6至为常脉，每分钟脉跳100次左右；4～5至为迟脉。

要点二　常见小儿病脉的临床意义

由于小儿疾病一般都比较单纯，故其病脉也不似成人那么复杂，主要以脉的浮、沉、迟、数辨病证的表、里、寒、热；以脉的有力、无力定病证的虚、实。

1. 浮脉多见于表证，浮而有力为表实，浮而无力为表虚。
2. 沉脉多见于里证，沉而有力为里实，沉而无力为里虚。
3. 迟脉多见于寒证，迟而有力为实寒，迟而无力为虚寒。
4. 数脉多见于热证，浮数为表热，沉数为里热。数而有力为实热，数而无力为虚热。

细目六　诊妇人脉

【考点突破攻略】

要点　月经脉与妊娠脉的脉象及临床意义

妇人有经、孕、产育等特殊的生理活动及其病变，因而其脉诊亦有一定的特殊性。

1. 诊月经脉 妇人左关、尺脉忽洪大于右手，口不苦，身不热，腹不胀，是月经将至。寸、关脉调和而尺脉弱或细涩者，月经多不利。妇人闭经，尺脉虚细而涩者，多为精血亏少的虚闭；尺脉弦或涩者，多为气滞血瘀的实闭；脉象弦滑者，多为痰湿阻于胞宫。

2. 诊妊娠脉 已婚妇女，平时月经正常，突然停经，脉来滑数冲和，兼饮食偏嗜者，多为妊娠之征。妇人两尺脉搏动强于寸脉或左寸脉滑数动甚者，均为妊娠之征。

【例题实战模拟】

A1 型题

1. 按寸口脉分候脏腑，左关脉可候

A. 心与膻中　B. 肾与小腹　C. 脾与胃　D. 肝、胆与膈　E. 肺与胸中

2. 在脉象上濡脉与弱脉的主要区别是

A. 节律　B. 至数　C. 脉力　D. 脉位　E. 流利度

3. 脉来极细而软，按之欲绝，若有若无，称为

A. 弱脉　B. 虚脉　C. 涩脉　D. 微脉　E. 濡脉

4. 下列脉象除哪项外，均主实证

A. 弦　B. 濡　C. 滑　D. 紧　E. 长

5. 下列除哪项外，均有脉率快的特点

A. 数　B. 促　C. 滑　D. 疾　E. 动

B1 型题

A. 滑　B. 促　C. 弦　D. 涩　E. 数

6. 胸痹心痛患者，脉象多见

7. 心烦不寐患者，脉象多见

A. 紧脉　B. 滑脉　C. 弦脉　D. 疾脉　E. 洪脉

8. 脉来绷急，状如牵绳转索的脉象，称为

9. 脉来急疾，一息七八至的脉象，称为

A. 结脉　B. 促脉　C. 代脉　D. 微脉　E. 弱脉

10. 脉来缓而时止，止无定数者，称为

11. 脉沉细而软者，称为

【参考答案】

1. D　2. D　3. D　4. B　5. C　6. C　7. E　8. A　9. D　10. A　11. E

第七单元　按　诊

【考点突破攻略】

按诊是医生用手直接触摸或按压病人某些部位，以了解局部冷热、润燥、软硬、压痛、肿块或其他异常变化，从而推断疾病部位、性质和病情轻重等情况的一种诊断方法。

细目　按诊

要点一　按诊的方法与注意事项

（一）按诊的方法

主要有触、摸、按、叩四法。

1. 触法　医生将自然并拢的第二、三、四、五手指掌面或全手掌轻轻接触或轻柔地进行滑动触摸病人局部皮肤，以了解肌肤的凉热、润燥等情况，用于分辨病属外感还是内伤，是否汗出，以及阳气津血的盈亏。

2. 摸法　医生用指掌稍用力寻抚局部，如胸腹、腧穴、肿胀部位等，探明局部的感觉情况，如有无疼痛和肿物，肿胀部位的范围及肿胀程度等，以辨别病位及病性的虚实。

3. 按法　医生以重手按压或推寻局部，如胸腹部或某一肿胀或肿瘤部位，了解深部有无压痛或肿块，肿块的形态、大小，质地的软硬、光滑度，活动程度等，以辨脏腑虚实和邪气的痼结情况。

4. 叩法　医生用手叩击病人身体某部，使之震动产生叩击音、波动感或震动感，以此确定病变的性质和程度的一种检查方法。叩击法有直接叩击法和间接叩击法两种。

（1）直接叩击法：医生用中指指尖或并拢的二、三、四、五指的掌面轻轻地直接叩击或拍打按诊部位，通过听音响和叩击手指的感觉来判断病变部位的情况。

（2）间接叩击法：有拳掌叩击法和指指叩击法。

1）拳掌叩击法：医生用左手掌平贴在病人的诊察部位，右手握成空拳叩击左手背，边叩边询问患者叩击部位的感觉，有无局部疼痛。医生根据病人感觉以及左手震动感，以推测病变部位、性质和程度，临床常用以诊察腹部和腰部疾病。

2）指指叩击法：医生用左手中指第二指节紧贴病体需诊察的部位，其他手指稍微抬起，勿与体表接触，右手指自然弯曲，第二、四、五指微翘起，以中指指端叩击左手中指第二指节前端，叩击方向应与叩击部位垂直，叩时应用腕关节与掌指关节活动之力，指力要均匀适中，叩击动作要灵活、短促、富有弹性，叩击后右手中指应立即抬起，以免影响音响。此法病人可采取坐位或仰卧位，常用于对胸、背、腹及肋间的诊察，如两肋叩击音实而浊，多为悬饮之表现。

（二）按诊注意事项

1. 体位与手法的选择　按诊的体位及触、摸、按、叩四种手法的选择应具有针对性。临诊时，必须根据不同疾病要求的诊察目的和部位，选择适当的体位和方法。否则，将难以获得准确的诊断资料，亦即失去按诊的意义。

2. 医生举止　医生举止要稳重大方，态度要严肃认真，手法要轻巧柔和，避免突然暴力或冷手按诊，以免引起病人精神和肌肉紧张，以致不能配合，影响诊察的准确性。

3. 争取病人配合　注意争取病人的主动配合，使病人能准确地反映病位的感觉。如诊察病人肝、脾时，请病人作腹式呼吸运动，随着病人的深吸气，有节奏地进行按诊，同时亦可让病人由仰卧位改为侧卧位配合诊察。

4. 边检查边观察边询问　要边检查边注意观察病人的反应及表情变化，注意对侧部位以及健康部位与疾病部位的比较，以了解病痛所在的准确部位及程度，要边询问是否有压痛及疼痛程度，边通过谈话了解病情，以转移病人的注意力，减少病人因精神紧张而出现的假象反应，保证按诊检查结果的准确性。

要点二　按肌肤手足的内容及其临床意义

（一）按肌肤

1. 诊寒热　按肌肤的寒热可了解人体阴阳的盛衰、表里虚实和邪气的性质。

（1）肌肤寒冷、体温偏低者为阳气衰少。

（2）肌肤冷而大汗淋漓、面色苍白、脉微欲绝者为亡阳之征象。

（3）肌肤灼热，体温升高者为阳气盛，多为实热证。

（4）若汗出如油，四肢肌肤尚温而脉躁疾无力者，为亡阴之征象。

（5）身灼热而肢厥为阳热内盛，格阴于外所致，属真热假寒证。

（6）外感病汗出热退身凉，为表邪已解。

（7）皮肤无汗而灼热者，为热甚。

（8）身热初按热甚，久按热反转轻者为热在表，久按其热反甚者为热在里。

（9）肌肤初扪之不觉很热，但扪之稍久即感灼手者，称身热不扬。常兼头身困重、脘痞、苔腻等症，主湿热蕴结证。

（10）局部病变通过按肌肤之寒热可辨证之阴阳。皮肤不热，红肿不明显者，多为阴证；皮肤灼热而红肿疼痛者，多为阳证。

2. 诊润燥滑涩 通过触摸患者皮肤的滑润和燥涩，可以了解汗出与否及气血津液的盈亏情况。

（1）皮肤干燥者，尚未出汗。

（2）干瘪者，为津液不足；湿润者，身已出汗。

（3）肌肤滑润者，为气血充盛；肌肤枯涩者，为气血不足。

（4）新病皮肤多滑润而有光泽，为气血未伤之表现；久病肌肤枯涩者，为气血两伤。

（5）肌肤甲错者，多为血虚失荣或瘀血所致。

3. 诊疼痛 通过触摸肌肤疼痛的程度，可以分辨疾病的虚实。

（1）肌肤濡软，按之痛减者，为虚证。

（2）硬痛拒按者，为实证。

（3）轻按即痛者，病在表浅。

（4）重按方痛者，病在深部。

4. 诊肿胀

（1）按之凹陷，举手不能即起者，为水肿。

（2）按之凹陷，举手即起者，为气肿。

5. 诊疮疡 触按疮疡局部的凉热、软硬，判断证之阴阳、寒热。

（1）肿硬不热者，属寒证。

（2）肿处灼手而压痛者，属热证。

（3）根盘平塌漫肿者，属虚证。

（4）根盘收束而隆起者，属实证。

（5）患处坚硬多无脓，边硬顶软者已成脓。

6. 诊尺肤 即触摸从肘部内侧至掌后横纹处之间的皮肤，根据其缓急、滑涩、寒热的情况，来判断疾病的性质。

（1）尺肤热甚，其脉象洪滑数盛者多为热证。

（2）尺肤凉，而脉象细小者，多为泄泻、少气。

（3）按尺肤窅而不起者，多为风水。

（4）尺肤粗糙如枯鱼之鳞者，多为精血不足，或瘀血内阻，或脾阳虚衰，水饮不化之痰饮病。

［常考考点］诊尺肤的操作方法。

（二）按手足

诊手足寒温，对判断阳气存亡，推测疾病预后，具有重要意义。

1. 阳虚之证，四肢犹温，为阳气尚存；若四肢厥冷，多病情深重。
2. 手足俱冷者，为阳虚寒盛，属寒证。
3. 手足俱热者，多为阳盛热炽，属热证。
4. 热证见手足热者，属顺候；热证反见手足逆冷者，属逆候。
5. 手足心与手足背比较，若手足背热甚者，多为外感发热；手足心热甚者，多为内伤发热。
6. 手心热与额上热比较，若额上热甚于手心热者为表热；手心热甚于额上热者为里热。

要点三 按腹部辨疼痛、痞满、积聚的要点

（一）辨疼痛

1. 腹痛

（1）腹痛喜按，按之痛减，腹壁柔软者，多为虚证，常见的有脾胃气虚等。

（2）腹痛拒按，按之痛甚，并伴有腹部硬满者，多为实证，如饮食积滞、胃肠积热之阳明腑实、瘀血肿块等。

（3）局部肿胀拒按者，多为内痈。

（4）按之疼痛，固定不移，多为内有瘀血。

（5）按之胀痛，病处按此联彼者，为病在气分，多为气滞气闭。

2. 腹部压痛

（1）右季肋部压痛，见于肝、胆、右肾和升结肠的病变。

（2）上腹部压痛，见于肝、胆、胃腑、胰和横结肠病变。

（3）左季肋部压痛，见于脾、左肾、降结肠病变。

（4）脐部压痛，见于小肠、横结肠、输尿管病变。

（5）下腹部压痛，常见于膀胱疾病、肠痈或女性生殖器官病变。

（6）左少腹作痛，按之累累有硬块者，多为肠中有宿粪。

（7）右少腹作痛而拒按，或出现"反跳痛"（按之局部有压痛，若突然移去手指，腹部疼痛加剧），或按之有包块应手者，常见于肠痈等病。

［常考考点］实痛和虚痛的鉴别；反跳痛的临床意义。

（二）辨痞满

1. 脘腹痞满 痞满是自觉心下或胃脘部痞塞不适和胀满的一种症状。

（1）心下部按之较硬而疼痛者，多属实证。多因邪实积聚胃脘部。

（2）按之濡软而无疼痛者，则属于虚证，多因胃腑虚弱所致。

2. 脘腹胀满

（1）凡腹部按之手下饱满充实而有弹性，有压痛者，多为实满。

（2）若腹部虽膨满，但按之手下虚软而缺乏弹性，无压痛者，多为虚满。

（3）腹部高度胀大，如鼓之状者，称为臌胀。

（4）臌胀中气臌和水臌的鉴别，可以通过以下方法：两手分置于腹部两侧对称位置，一手轻轻叩拍腹壁，另一手若有波动感，按之如囊裹水者为水臌；一手轻轻叩拍腹壁，另一手无波动感，以手叩击如击鼓之膨膨然者为气臌。

（5）肥胖之人腹如鼓，按之柔软，无脐突，无病证表现者，不属病态。

（三）辨积聚

1. 癥瘕积聚的鉴别

（1）凡肿块推之不移，肿块痛有定处者，为癥积，病属血分。

（2）肿块推之可移，或痛无定处，聚散不定者，为瘕聚，病属气分。

（3）肿块大者为病深，形状不规则，表面不光滑者为病重。

（4）坚硬如石者为恶候。

（5）腹中结块，按之起伏聚散，往来不定；或按之形如条索状，久按转移不定；或按之手下如蚯蚓蠕动者，多为虫积。

（6）小腹部触及肿物，若触之有弹性，不能被推移，呈横置的椭圆形或球形，按压时有压痛，有尿意，排空尿后肿物消失者，多因积尿所致。

（7）排空尿后小腹肿物不消，若系妇女停经后者，多为怀孕而胀大的胞宫；否则可能是石瘕等胞宫或膀胱的肿瘤。

2. 辨妇女妊娠 妊娠3个月后，一般可以在其小腹部触及胀大的胞宫；妊娠5～6个月时，胞宫底约与脐平；妊娠7个月时，胞宫底在脐上3横指；妊娠9个月至足月时，胞宫底在剑突下二横指。

（1）妊娠后腹形明显大于正常，皮肤光亮，按之胀满者，多为胎水肿满。

（2）腹形明显小于正常，而胎儿尚存活者，多为胎萎不长。

［常考考点］癥积和瘕聚的鉴别。

要点四 按胸部虚里的内容及其临床意义

（一）虚里的部位

虚里即心尖搏动处，位于左乳下第四、五肋间，乳头下稍内侧，当心脏收缩时，心尖向胸壁冲击而引起的局部胸壁的向外搏动，可用手指指尖触到。

（二）正常表现

虚里为诸脉之所宗。虚里按之应手，动而不紧，缓而不怠，动气聚而不散，节律清晰一致，一息4～5至，是心气充盛，宗气积于胸中的正常征象。

（三）按虚里的病理表现与临床意义

1. 虚里按之其动微弱者为不及，是宗气内虚之征，或为饮停心包之支饮。

2. 搏动迟弱，或久病体虚而动数者，多为心阳不足。

3. 按之弹手，洪大而搏，或绝而不应者，是心肺气绝，属于危候。

4. 孕妇胎前产后，虚里动高者为恶候。

5. 虚损劳瘵之病，虚里日渐动高者为病进。

6. 虚里搏动数急而时有一止，为宗气不守。

7. 胸高而喘，虚里搏动散漫而数者，为心肺气绝之兆。

8. 虚里动高，聚而不散者，为热甚，多见于外感热邪、小儿食滞或痘疹将发之时。

9. 因惊恐、大怒或剧烈运动后，虚里动高，片刻之后即能平复如常不属病态；肥胖之人因胸壁较厚，虚里搏动不明显，亦属生理现象。

［常考考点］按虚里的方法及临床意义。

要点五　按腧穴的内容及其临床意义

按腧穴是按压身体的某些特定穴位，通过穴位的变化和反应来判断内脏某些疾病的方法。腧穴是脏腑经络之气转输之处，是内脏病变反映于体表的反应点。

按腧穴可据按诊需要，取坐位或卧（仰卧、俯卧、侧卧）位，医生用单手或双手的食指或拇指按压腧穴，若有结节或条索状物时，手指应在穴位处滑动按寻，进一步了解指下物的形态、大小、软硬程度、活动情况等。

按腧穴要注意发现穴位上是否有结节或条索状物，有无压痛或其他敏感反应，然后结合望、闻、问诊所得的资料综合分析，判断疾病。

1. 正常与病理表现　正常腧穴按压时有酸胀感，无压痛，无结节或条索状物，无异常感觉和反应。腧穴的病理反应，则有明显压痛，或有结节，或有条索状物，或又其他敏感反应等。

2. 诊断脏腑病变的常用腧穴

（1）肺病：中府、肺俞、太渊。

（2）心病：巨阙、膻中、大陵。

（3）肝病：期门、肝俞、太冲。

（4）脾病：章门、太白、脾俞。

（5）肾病：气海、太溪。

（6）大肠病：天枢、大肠俞。

（7）小肠病：关元。

（8）胆病：日月、胆俞。

（9）胃病：胃俞、足三里。

（10）膀胱病：中极。

［常考考点］按腧穴的方法及临床意义。

【例题实战模拟】

A1 型题

1. 身热初按热甚，久按热反轻者多属

A. 热在表　B. 热在里　C. 虚阳外越　D. 阴虚证　E. 以上均不是

2. 腹内结块，痛有定处，按之有形而不移，其证为

A. 臌胀　B. 痞满　C. 积　D. 聚　E. 结胸

3. 下列各项，可见腹部肿、痛无定处、聚散不定的是

A. 痞满　B. 食积　C. 臌胀　D. 瘕聚　E. 癥积

B1 型题

A. 中府、肺俞、太渊　B. 巨阙、膻中、大陵　C. 期门、肝俞、太冲

D. 章门、太向、脾俞　E. 气海、太溪

4. 肺病在体表的反映腧穴是

5. 肝病在体表的反映腧穴是

【参考答案】

1. A 2. C 3. D 4. A 5. C

第八单元 八纲辨证

细目一 概述

【考点突破攻略】

要点 八纲辨证的概念

八纲：指表、里、寒、热、虚、实、阴、阳八个纲领。

根据病情资料，运用八纲进行分析综合，从而辨别疾病现阶段病变部位的浅深、病情性质的寒热、邪正斗争的盛衰和病证类别的阴阳，以作为辨证纲领的方法，称为八纲辨证。

[常考考点]八纲包括表、里、寒、热、虚、实、阴、阳，其中阴阳是总纲。

细目二 表里

【考点突破攻略】

要点一 表证与里证的概念

表证指六淫、疫疠等邪气，经皮毛、口鼻侵入机体的初期阶段，正（卫）气抗邪于肌表浅层，以新起恶寒发热为主要表现的轻浅证候。

里证指病变部位在内，脏腑、气血、骨髓等受病所表现的证候。

要点二 表证与里证的临床表现、辨证要点

（一）表证的临床表现、辨证要点

表证常见临床表现有新起恶风寒，或恶寒发热，头身疼痛，喷嚏，鼻塞，流涕，咽喉痒痛，微有咳嗽、气喘，舌淡红，苔薄，脉浮。

表证是正气抗邪于外的表现，一般以新起恶寒，或恶寒发热并见，脉浮，内部脏腑的症状不明显为共同特征。多见于外感病初期，具有起病急、病位浅、病程短的特点。

（二）里证的临床表现、辨证要点

里证的范围极为广泛，其临床表现多种多样。概而言之，凡非表证（及半表半里证）的特定证候，一般都属里证的范畴，即所谓“非表即里”。其证候特征是无新起恶寒发热并见，以脏腑症状为主要表现。

里证可见于外感疾病的中、后期阶段，或为内伤疾病。不同的里证，可表现为不同的证候，故很难用几个症状全面概括，但其基本特征是一般病情较重、病位较深、病程较长。

要点三 表证与里证的鉴别要点

表证和里证的辨别，主要审察寒热症状、脏腑症状是否突出，舌象、脉象等变化。《医学心悟·寒热虚实表里阴阳辨》说：“一病之表里，全在发热与潮热，恶寒与恶热，头痛与腹痛，鼻塞与口燥，舌苔之有无，脉之浮沉以分之。假如发热恶寒，头痛鼻塞，舌上无苔（或作薄白），脉息浮，此表也；如潮热恶热，腹痛口燥，舌苔黄黑，脉息沉，此里也。”可作为辨别表里证的参考。

（1）外感病中，发热恶寒同时并见者属表证，但热不寒或但寒不热者属里证，寒热往来者属半表半里证。

（2）表证以头身疼痛、鼻塞或喷嚏等为常见症状，脏腑症状不明显；里证以脏腑症状如咳喘、心悸、腹痛、呕泻之类表现为主症，鼻塞、头身痛等非其常见症状；半表半里证则有胸胁苦满等特有表现。

（3）表证及半表半里证舌苔变化不明显，里证舌苔多有变化；表证多见浮脉，里证多见沉脉或其他多种脉象。

（4）此外，辨表里证尚应参考起病的缓急、病情的轻重、病程的长短等。

［常考考点］表证与里证的临床表现及鉴别要点。

【知识纵横比较】

表证与里证鉴别

鉴别要点	表证	里证
热型	发热恶寒并见	但热不寒或但寒不热
常见症状	头身疼痛、喷嚏、鼻塞流涕，内脏症状不明显	以内脏症状为主，如咳喘、心悸、腹痛、呕吐；鼻塞、头身疼痛少见
舌象	舌苔变化不明显	舌苔多有变化
脉象	多见浮脉	多见沉脉或其他多种脉象

细目三　寒热

【考点突破攻略】

要点一　寒证与热证的概念

寒证指感受寒邪，或阳虚阴盛，导致机体功能活动衰退所表现的具有冷、凉特点的证候。

热证指感受热邪，或脏腑阳气亢盛，或阴虚阳亢，导致机体机能活动亢进所表现的具有温、热特点的证候。

要点二　寒证与热证的临床表现、鉴别要点

（一）寒证与热证的临床表现

寒证常见的临床表现有恶寒，畏寒，冷痛，喜暖，口淡不渴，肢冷蜷卧，痰、涎、涕清稀，小便清长，大便稀溏，面色白，舌淡，苔白而润，脉紧或迟等。

热证常见的临床表现有发热，恶热喜冷，口渴欲饮，面赤，烦躁不宁，痰、涕黄稠，小便短黄，大便干结，舌红，苔黄燥少津，脉数等。

（二）寒证与热证的鉴别要点

寒证与热证的鉴别，应对疾病的全部表现进行综合观察，尤其是恶寒发热、对寒热的喜恶、口渴与否、面色的赤白、四肢的温凉、二便、舌象、脉象等，是辨别寒证与热证的重要依据。《医学心悟·寒热虚实表里阴阳辨》说："一病之寒热，全在口渴与不渴，渴而消水与不消水，饮食喜热与喜冷，烦躁厥逆，溺之长短赤白，便之溏结，脉之迟数以分之。假如口渴而能消水，喜冷饮食，烦躁，溺短赤，便结，脉数，此热也；假如口不渴，或假渴而不能消水，喜饮热汤，手足厥冷，溺清长，便溏，脉迟，此寒也。"可作为辨别寒热证的参考。鉴别要点如下表：

寒证与热证的鉴别

鉴别要点	寒证	热证
寒热喜恶	恶寒喜温	恶热喜凉
口渴	不渴	渴喜冷饮
面色	白	红
四肢	冷	热
大便	稀溏	秘结
小便	清长	短赤

续表

鉴别要点	寒证	热证
舌象	舌淡苔白润	舌红苔黄
脉象	迟或紧	数

［常考考点］寒证与热证的临床表现及鉴别要点。

细目四　虚实

【考点突破攻略】

要点一　虚证与实证的概念

虚证指人体阴阳、气血、津液、精髓等正气亏虚，而邪气不著，表现为不足、松弛、衰退特征的各种证候。

实证指人体感受外邪，或疾病过程中阴阳气血失调，体内病理产物蓄积，以邪气盛、正气不虚为基本病理，表现为有余、亢盛、停聚特征的各种证候。

要点二　虚证与实证的临床表现、鉴别要点

（一）虚证与实证的临床表现

一般久病、势缓者多为虚证，耗损过多者多虚证，体质素弱者多虚证。由于各种虚证的表现极不一致，各脏腑虚证的表现更是各不相同，所以很难用几个症状来全面概括。

一般新起、暴病者多为实证，病情急剧者多实证，体质壮实者多实证。由于感受邪气的性质及致病特点的差异，以及病邪侵袭、停积部位的不同，实证的证候表现各不相同，所以很难以哪几个症状作为实证的代表。

（二）虚证与实证的鉴别要点

虚证与实证主要从病程、病势、体质及症状、舌脉等方面加以鉴别。鉴别要点如下表。

虚证与实证的鉴别

鉴别要点	虚证	实证
病程	长（久病）	短（新病）
体质	多虚弱	多壮实
精神	萎靡	兴奋
声息	声低息微	声高气粗
疼痛	喜按	拒按
胸腹胀满	按之不痛，胀满时减	按之疼痛，胀满不减
发热	五心烦热，午后微热	蒸蒸壮热
恶寒	畏寒，得衣近火则减	恶寒，添衣加被不减
舌象	质嫩，苔少或无苔	质老，苔厚
脉象	无力	有力

［常考考点］虚证与实证的临床表现及鉴别要点。

细目五　阴阳

【考点突破攻略】

要点一　阴证与阳证的概念

凡见抑制、沉静、衰退、晦暗等表现的里证、寒证、虚证，以及症状表现于内的、向下的、不易发现的，或病邪性

质为阴邪致病、病情变化较慢等，均属阴证范畴。

凡见兴奋、躁动、亢进、明亮等表现的表证、热证、实证，以及症状表现于外的、向上的、容易发现的，或病邪性质为阳邪致病、病情变化较快等，均属阳证范畴。

要点二　阴证与阳证的鉴别要点

阴证与阳证的鉴别，其要点可见于表里、寒热、虚实证候的鉴别之中，亦可从四诊角度进行对照鉴别。鉴别要点如下表。

阴证与阳证的鉴别

四诊	阴证	阳证
问	恶寒畏冷，喜温，食少乏味，不渴或喜热饮，小便清长或短少，大便溏泄气腥	身热，恶热，喜凉，恶食，心烦，口渴引饮，小便短赤涩痛，大便干硬，或秘结不通，或有奇臭
望	面色苍白或暗淡，身重蜷卧，倦怠无力，精神萎靡，舌淡胖嫩，舌苔润滑	面色潮红或通红，狂躁不安，口唇燥裂，舌红绛，苔黄燥或黑而生芒刺
闻	语声低微，静而少言，呼吸怯弱，气短	语声壮厉，烦而多言，呼吸气粗，喘促痰鸣
切	腹痛喜按，肢凉，脉沉、细、迟、无力等	腹痛拒按，肌肤灼热，脉浮、洪、数、大、滑、有力等

[常考考点] 阴证与阳证的鉴别。

要点三　阳虚证、阴虚证的临床表现

（一）阳虚证的临床表现

阳虚证的特征性表现有：畏寒，肢凉，口淡不渴或喜热饮，或自汗，小便清长或尿少不利，大便稀薄，面色皖白，舌淡胖，苔白滑，脉沉迟无力。可兼有神疲，乏力，气短等气虚表现。

本证多因久病损伤，阳气亏虚，或气虚进一步发展；久居寒凉之处或过服寒凉清苦之品，阳气逐渐耗伤；年高而命门之火渐衰所致。

由于阳气亏虚，机体失于温煦，不能抵御阴寒之气，而寒从内生，故见畏寒肢凉等一派虚寒的证候；阳气不能蒸腾、气化水液，则见便溏、尿清或尿少不利、舌淡胖等症；阳虚水湿不化，则口淡不渴；阳虚不能温化和蒸腾津液上承，则可见渴喜热饮。

阳虚可见于许多脏器组织的病变，临床常见者有心阳虚证、脾阳虚证、胃阳虚证、肾阳虚证、胞宫（精室）虚寒证，以及虚阳浮越证等，并表现有各自脏器的证候特征。

阳虚证易与气虚同存，即阳气亏虚证；阳虚则寒，必有寒象并易感寒邪；阳虚可发展演变成阴虚（即阴阳两虚）和亡阳；阳虚可导致气滞、血瘀、水泛，产生痰饮等病理变化。

（二）阴虚证的临床表现

阴虚证的特征性表现有：形体消瘦，口燥咽干，两颧潮红，五心烦热，潮热，盗汗，小便短黄，大便干结，舌红少津或少苔，脉细数等。

本证多因热病之后，或杂病日久，伤耗阴液；情志过极，火邪内生，久而伤及阴精；房事不节，耗伤阴精；过服温燥之品，使阴液暗耗所致。

阴液亏少，则机体失于濡润滋养，同时由于阴不制阳，则阳热之气相对偏旺而生内热，故表现为一派虚热、干燥不润、虚火内扰的证候。

阴虚证可见于多个脏器组织的病变，常见肺阴虚证、心阴虚证、胃阴虚证、肝阴虚证、肾阴虚证等，并表现出各自脏器的证候特征。

阴虚可与气虚、血虚、阳虚、阳亢、精亏、津液亏虚或燥热等证候同时存在，或互为因果，而表现为气阴亏虚证、阴血亏虚证、阴阳两虚证、阴虚阳亢证、阴精亏虚证、阴津（液）亏虚证、阴虚燥热证等。阴虚可发展成阳虚、亡阴；阴虚可导致动风、气滞、血瘀、水停等病理变化。

[常考考点] 阳虚证与阴虚证的鉴别要点。

要点四　亡阳证、亡阴证的临床表现与鉴别要点

（一）亡阳证的临床表现

冷汗淋漓，汗质稀淡，神情淡漠，肌肤不温，手足厥冷，呼吸气弱，面色苍白，舌淡而润，脉微欲绝等。

亡阳一般是在阳气由虚而衰基础上的进一步发展，但亦可因阴寒之邪极盛而致阳气暴伤，或因大汗、失精、大失血等阴血消亡而阳随阴脱，或因剧毒刺激、严重外伤、瘀痰阻塞心窍等使阳气暴脱所致。

由于阳气极度衰微而欲脱，失却温煦、固摄、推动之能，故见冷汗、肢厥、面色苍白、神情淡漠、气息微弱、脉微等垂危病状。

（二）亡阴证的临床表现

汗热味咸而黏，如珠如油，身灼肢温，虚烦躁扰，恶热，口渴饮冷，皮肤皱瘪，小便极少，面赤颧红，呼吸急促，唇舌干燥，脉细数疾等。

亡阴可以是在病久而阴液亏虚基础上的进一步发展，也可因壮热不退、大吐大泻、大汗不止、大量出血、严重烧伤致阴液暴失而成。

由于阴液欲绝，阴不能制阳，故见脉细数疾、身灼烦渴、面赤唇焦、呼吸急促等阴竭阳盛的证候。阳热逼迫欲绝之阴津外泄，故见汗出如油。

（三）亡阳证、亡阴证的鉴别要点

亡阳证与亡阴证均在疾病的危重阶段，突然大汗淋漓，必须及时、准确地辨识。根据汗质的稀冷如水或黏热如油，结合病情，身凉或身灼、四肢厥逆或温和、面白或面赤、脉微或数疾等，一般不难辨别。亡阳证与亡阴证鉴别见下表。

亡阳证与亡阴证的鉴别

证名	汗出	寒热	四肢	面色	气息	口渴	舌象	脉象
亡阳	汗冷清稀	身冷畏寒	厥冷	苍白	微弱	不渴或渴喜热饮	苔白润	脉微欲绝
亡阴	汗热黏稠	身热恶热	温暖	面赤颧红	急促	渴喜冷饮	舌红干	脉细数疾而无力

［常考考点］亡阳证与亡阴证的鉴别要点。

细目六　八纲证候间的关系

【考点突破攻略】

八纲证候间的关系，主要可归纳为证候相兼、证候错杂、证候转化、证候真假四个方面。

要点一　证候相兼、错杂与转化（寒证转化为热证、热证转化为寒证、实证转虚）的概念

（一）证候相兼的概念

广义的证候相兼，指各种证候的相兼存在。本处所指为狭义的证候相兼，即在疾病某一阶段，出现不相对立的两纲或两纲以上的证候同时存在的情况。

临床常见的八纲相兼证候有表实寒证、表实热证、里实寒证、里实热证、里虚寒证、里虚热证等。其临床表现一般是有关纲领证候的相加，如恶寒重发热轻，头身疼痛，无汗，脉浮紧等，为表实寒证；五心烦热，盗汗，口咽干燥，颧红，舌红少津，脉细数等，为里虚热证。

所谓表虚，主要是指卫表（阳）不固证（偏于虚寒），然而以往常将表证有汗出者，称之为“表虚”。表证无汗者，称之为“表实”。其实表证的有无汗出，只是在外邪的作用下，毛窍的闭与未闭，是邪正相争的不同反应。毛窍未闭、肌表疏松而有汗出，不等于疾病的本质属虚。

（二）证候错杂的概念

证候错杂指疾病某一阶段同时存在八纲中对立两纲的证候。

八纲中表里寒热虚实的错杂关系，可以表现为表里同病、寒热错杂、虚实夹杂。临床辨证应对其进行综合分析，证候间的错杂关系有四种情况：第一类是表里同病而寒热虚实性质并无矛盾，如表里实寒证；第二类是表里同病，寒热性质相同，但虚实性质相反的证候，如表实寒里虚寒证；第三类是表里同病，虚实性质相同，但寒热性质相反的证候，如

表实寒里实热证，即“寒包火”证；第四类是表里同病，而寒与热、虚与实的性质均相反的证候。临床上除可有表实寒里虚热证外，其余组合则极少见到。

（三）证候转化的概念

证候转化指疾病在其发展变化过程中，其病位、病性，或邪正盛衰的状态发生变化，由一种证候转化为对立的另一种证候。证候的转化包括表里出入、寒热转化、虚实转化。

1. 表里出入 表里出入是指病情表与里的相互转化，或病情由表入里而转化为里证，或病邪由里出表而有出路。一般而言，这种病位上的变化，由表入里多提示病情转重；由里出表多预示病情减轻。掌握病势的表里出入变化，对于预测疾病的发展与转归，及时改变治法，及时截断、扭转病势，或因势利导，均具有重要意义。

（1）由表入里：指证候由表证转化为里证，即表证入里。表明病情由浅入深，病势发展。

（2）由里出表：指在里的病邪向外透达所表现的证候。表明邪有出路，病情有向愈的趋势。

2. 寒热转化 指疾病的寒热性质发生相反的转变。寒证化热示阳气旺盛，热证转寒示阳气衰惫。

（1）寒证化热：指原为寒证，后出现热证，而寒证随之消失。

寒证化热常见于外感寒邪未及时发散，而机体阳气偏盛，阳热内郁到一定程度，寒邪化热，形成热证；或是寒湿之邪郁遏，而机体阳气不衰，由寒而化热；或因使用温燥之品太过，亦可使寒证转化为热证。如寒湿痹病，初为关节冷痛、重着、麻木，病程日久，或过服温燥药物，而变成患处红肿灼痛；哮病因寒引发，痰白稀薄，久之见舌红苔黄，痰黄而稠；痰湿凝聚的阴疽冷疮，其形漫肿无头、皮色不变，以后转为红肿热痛而成脓等，均属寒证转化为热证。

（2）热证转寒：指原为热证，后出现寒证，而热证随之消失。

常见于邪热毒气严重的情况之下，或因失治、误治，以致邪气过盛，耗伤正气，正不胜邪，机能衰败，阳气耗散，故而转为虚寒证，甚至出现亡阳的证候。如疫毒痢初期，高热烦渴，舌红脉数，泻利不止，若急骤出现四肢厥冷、面色苍白、脉微，或病程日久，而表现出畏寒肢凉、面白舌淡，皆属由热证转化为寒证。

3. 虚实转化 指疾病的虚实性质发生相反的转变。提示邪与正之间的盛衰关系出现了本质性变化。实证转虚为疾病的一般规律；虚证转实常常是证候的虚实夹杂。所谓实证转虚，指原先表现为实证，后来表现为虚证，提示病情发展。

邪正斗争的趋势，或是正气胜邪而向愈，或是正不胜邪而迁延。故病情日久，或失治误治，正气伤而不足以御邪，皆可形成实证转化为虚证。如本为咳嗽吐痰、息粗而喘、苔腻脉滑，久之见气短而喘、声低懒言、面白、舌淡、脉弱；或初期见高热、口渴、汗多、脉洪数，后期见神疲嗜睡、食少、咽干、舌嫩红无苔、脉细数等，均是邪虽去而正已伤，由实证转化为虚证。

［常考考点］证候相兼、证候错杂、证候转化的含义。

要点二 证候真假（寒热真假、虚实真假）的鉴别要点

某些疾病在病情的危重阶段，可以出现一些与疾病本质相反的“假象”，掩盖病情的真象。所谓“真”，是指与疾病内在本质相符的证候；所谓“假”，是指疾病表现出某些不符合常规认识的假象，即与病理本质所反映的常规证候不相应的某些表现。证候真假的内容主要包括寒热真假与虚实真假，其鉴别主要指真寒假热与真热假寒的鉴别以及真虚假实与真实假虚的鉴别。

（一）寒热真假的概念

当病情发展到寒极或热极的时候，有时会出现一些与其寒热本质相反的“假象”症状或体征，即所谓真热假寒、真寒假热。

1. 真热假寒 指内有真热而外见某些假寒的“热极似寒”证候。其临床表现有四肢凉甚至厥冷，神识昏沉，面色紫暗，脉沉迟，身热，胸腹灼热，口鼻气灼，口臭息粗，口渴引饮，小便短黄，舌红苔黄而干，脉有力。

由于邪热内盛，阳气郁闭于内而不能布达于外，故可表现出四肢凉甚至厥冷、脉沉迟等类似阴证的假寒现象；邪热内闭，气血不畅，故见神识昏沉、面色紫暗；热邪内蕴，伤津耗液，故见身热、胸腹灼热、口鼻气灼、口臭息粗、口渴引饮、小便短黄、舌红苔黄而干、脉有力等实热证的表现。

真热假寒证常有热深厥亦深的特点，故可称作热极肢厥证，古代亦有称阳盛格阴证者。

2. 真寒假热 指内有真寒而外见某些假热的“寒极似热”证候。其临床表现有自觉发热，欲脱衣揭被，触之胸腹无灼热，下肢厥冷；面色浮红如妆，非满面通红；神志躁扰不宁，疲乏无力；口渴但不欲饮；咽痛而不红肿；脉浮大或数，按之无力；便秘而便质不燥，或下利清谷；小便清长（或尿少浮肿），舌淡，苔白。

由于阳气虚衰，阴寒内盛，逼迫虚阳浮游于上、格越于外，故可表现为自觉发热，欲脱衣揭被，面色浮红如妆，躁

扰不宁，口渴咽痛，脉浮大或数等颇似阳热证的表现。但因其本质为阳气虚衰，肢体失其温煦，水液不得输布、气化，故触之胸腹必然无灼热，且下肢厥冷，口渴而不欲饮，咽部不红肿，面色亦不会满面通红，并见疲乏无力，小便清长，或尿少而浮肿，便质不燥，甚至下利清谷，脉按之无力，舌淡，苔白等里虚寒的证候。故可知其所现“热”症为假象。

真寒假热实际是阳虚阴盛而阳气浮越，故又称虚阳浮越证，古代亦有称阴盛格阳证、戴阳证者。

（二）寒热真假的鉴别要点

辨别寒热证候的真假，应以表现于内部、中心的症状为准、为真，肢末、外部的症状是现象，可能为假象，故胸腹的冷热是辨别寒热真假的关键，胸腹灼热者为热证，胸腹部冷而不灼热者为寒证。

对于寒热真假的辨别，《温疫论·论阳证似阴》指出：“捷要辨法，凡阳证似阴，外寒而内必热，故小便血赤；凡阴证似阳者，格阳之证也，上（外）热下（内）寒，故小便清白。但以小便赤白为据，以此推之，万不失一。”确为经验之谈。

［常考考点］真寒假热证和真热假寒证的临床表现及鉴别。

（三）虚实真假的概念

虚证与实证，都有真假疑似的情况，《内经知要》所谓“至虚有盛候”“大实有羸状”，就是指证候的虚实真假。

1. 真实假虚 指本质为实证，反见某些虚羸现象的证候。其临床表现可有神情默默，倦怠懒言，身体羸瘦，脉象沉细等表现。但虽默默不语却语时声高气粗，虽倦怠乏力却动之觉舒，肢体羸瘦而腹部硬满拒按，脉沉细而按之有力。

由于热结肠胃、痰食壅积、湿热内蕴、瘀血停蓄等，邪气大积大聚，以致经脉阻滞，气血不能畅达，因而表现出神情默默、倦怠懒言、身体羸瘦、脉象沉细等类似虚证的假象。但病变的本质属实，故虽默默不语却语时声高气粗，虽倦怠乏力却动之觉舒，虽肢体羸瘦而腹部硬满拒按，脉虽沉细却按之有力。因此《顾氏医镜》云：“聚积在中，按之则痛，色红气粗，脉来有力，实也；甚则默默不欲语，肢体不欲动，或眩晕昏花，或泄泻不实，是大实有羸状。”

2. 真虚假实 指本质为虚证，反见某些盛实现象的证候。其临床表现可有腹部胀满，呼吸喘促，或二便闭涩，脉数等表现。但腹虽胀满而有时缓解，或触之腹内无肿块而喜按，虽喘促但气短息弱，虽大便闭塞而腹部不甚硬满，虽小便不利但无舌红口渴等症。并有神疲乏力，面色萎黄或淡白，脉虚弱，舌淡胖嫩等症。

多为脏腑虚衰，气血不足，运化无力，气机不畅，故可出现腹部胀满、呼吸喘促、二便闭塞等类似实证的假象。但其本质属虚，故腹部胀满而有时缓解，或内无肿块而喜按，可知并非实邪内积，而是脾虚不运所致；喘促而气短息弱，可知并非邪气壅滞、肺失宣降，而是肺肾气虚、摄纳无权之故；大便闭塞而腹部不甚硬满，系阳气失其温运之能而腑气不行的表现；阳气亏虚而不能气化水液，或肾关开阖不利，可表现为小便不通，神疲乏力，面色萎黄或淡白，脉虚弱，舌淡胖嫩，更是正气亏虚的本质表现。因此《顾氏医镜》云：“心下痞痛，按之则止，色悴声短，脉来无力，虚也；甚则胀极而不得食，气不舒，便不利，是至虚有盛候。”

（四）虚实真假的鉴别要点

虚实真假的辨别，关键在于脉象的有力无力、有神无神，其中尤以沉取之象为真谛；其次是舌质的嫩胖与苍老，言语呼吸的高亢粗壮与低怯微弱；病人体质状况、病之新久、治疗经过等，也是辨析的依据。

［常考考点］真虚假实证和真实假虚证的表现及鉴别要点。

【知识纵横比较】

真寒假热和真热假寒的比较

证候	假象	本质
真寒假热	自觉发热，欲脱衣揭被	触之胸腹无灼热，下肢厥冷
	面色浮红如妆	非满面通红
	神志躁扰不宁	疲乏无力
	口渴	不欲饮
	咽痛	不红肿
	脉浮大或数	按之无力
	便秘	便质不燥，或下利清谷
	—	小便清长（或尿少浮肿），舌淡，苔白

续表

证候	假象	本质
真热假寒	四肢凉甚至厥冷，神识昏沉，面色紫暗，脉沉迟	身热，胸腹灼热，口鼻气灼，口臭息粗，口渴引饮，小便短黄，舌红苔黄而干，脉有力

真虚假实和真实假虚的比较

证候	假象	本质
真虚假实	腹部胀满	腹虽胀满而有时缓解，或触之腹内无肿块而喜按
	呼吸喘促	虽喘促但气短息弱
	二便闭涩	虽大便闭塞而腹部不甚硬满；虽小便不利但无舌红、口渴
	脉数	脉虚弱
	—	神疲乏力，面色萎黄或淡白
	—	舌淡胖嫩
真实假虚	神情默默	虽默默不语却语时声高气粗
	倦怠懒言	倦怠乏力却动之觉舒
	身体羸瘦	肢体羸瘦而腹部硬满拒按
	脉象沉细	按之有力

【例题实战模拟】

A1 型题

1. 下列属于虚热证与实热证鉴别要点的是

A. 发热口干　B. 盗汗颧红　C. 大便干结　D. 小便短赤　E. 舌红而干

2. 恶寒发热并见，常见的病证是

A. 虚证　B. 实证　C. 表证　D. 里证　E. 寒证

3. 危重病人，突然额头冷汗大出，四肢厥冷，属于

A. 亡阴　B. 亡阳　C. 阳虚　D. 阴虚　E. 阴损及阳

B1 型题

A. 实热证　B. 实寒证　C. 虚热证　D. 虚寒证　E. 真寒假热证

4. 阴偏衰所形成的证候是

5. 阴偏盛所形成的证候是

【参考答案】

1. B　2. C　3. B　4. C　5. B

第九单元　病因辨证

细目一　六淫辨证

【考点突破攻略】

要点　风淫证、寒淫证、暑淫证、湿淫证、燥淫证、火淫证的临床表现

（一）风淫证

风淫证指风邪侵袭人体肌表、经络，卫外机能失常，表现出符合“风”性特征的证候。

1. 临床表现 恶风寒，微发热，汗出，脉浮缓，苔薄白，或有鼻塞、流清涕、喷嚏，或伴咽喉痒痛、咳嗽，或为突发皮肤瘙痒、丘疹，或为突发肌肤麻木、口眼㖞斜，或肢体关节游走作痛，或新起面睑肢体浮肿等。

2. 证候分析 风为阳邪，其性开泄，易袭阳位，善行而数变，常兼夹其他邪气为患，故风淫证具有发病迅速、变化快、游走不定的特点。由于风邪侵袭的部位及兼夹的邪气不同，风淫证常见风邪袭表、风邪犯肺、风客肌肤、风中经络、风毒窜络、风胜行痹、风水相搏证等。

风邪袭表，肺卫失调，腠理疏松，卫气不固，则具有恶寒发热、脉浮等表证的特征症状，并以汗出、恶风、脉浮缓为特点，是为风邪袭表证。外邪易从肺系而入，风邪侵袭肺系，肺气失宣，鼻窍不利，则见咳嗽、咽喉痒痛、鼻塞、流清涕或喷嚏等症，而为风邪犯肺证。风邪侵袭肤腠，邪气与卫气搏击于肌表，则见皮肤瘙痒、丘疹，从而形成风客肌肤证。风邪或风毒侵袭经络、肌肤，经气阻滞，肌肤麻痹，则可出现肌肤麻木、口眼㖞斜等症，是为风邪中络证。风与寒湿合邪，侵袭筋骨关节，阻痹经络，则见肢体关节游走疼痛，从而形成风胜行痹证。风邪侵犯肺卫，宣降失常，通调水道失职，则见突起面睑肢体浮肿，是为风水相搏证。

（二）寒淫证

寒淫证指寒邪侵袭机体，阳气被遏，以恶寒甚、无汗、头身或胸腹疼痛、苔白、脉弦紧等为主要表现的实寒证候。

1. 临床表现 恶寒重，或伴发热，无汗，头身疼痛，鼻塞或流清涕，脉浮紧，或见咳嗽、哮喘、咳稀白痰，或为脘腹疼痛、肠鸣腹泻、呕吐，或为肢体厥冷、局部拘急冷痛等，口不渴，小便清长，面色白甚或青，舌苔白，脉弦紧或脉伏。

2. 证候分析 寒淫证主要是因感受阴寒之邪所致。寒为阴邪，具有凝滞、收引、易伤阳气的特性。寒淫证有伤寒证和中寒证之分，两者在病因、病位、证候表现、病机等方面有异有同。

（1）伤寒证：伤寒证是指寒邪外袭于肌表，阻遏卫阳，阳气抗邪于外所表现的表实寒证，又称外寒证、表寒证、寒邪束表证、太阳表实证、太阳伤寒证等。寒邪袭表，郁闭肌肤，阳气失却温煦，故见恶寒、头身疼痛、无汗、苔白、脉浮紧等症。

（2）中寒证：中寒证是指寒邪直接内侵脏腑、气血，遏制及损伤阳气，阻滞脏腑气机和血液运行所表现的里实寒证，又称内寒证、里寒证等。寒邪客于不同脏腑，可有不同的证候特点，寒邪客肺，肺失宣降，故见咳嗽、哮喘、咳稀白痰等症；寒滞胃肠，使胃肠气机失常，运化不利，则见脘腹疼痛、肠鸣腹泻、呕吐等症。

寒邪常与风、湿、燥、痰、饮等邪共存，而表现为风寒证、寒湿证、凉燥证、寒痰证、寒饮证等。寒邪侵袭，常可形成寒凝气滞证、寒凝血瘀证，耗伤阳气则可演变成虚寒证，甚至导致亡阳。

（三）暑淫证

暑淫证指感受暑热之邪，耗气伤津，以发热口渴、神疲气短、心烦头晕、汗出、小便短黄、舌红苔黄干等为主要表现的证候。

1. 临床表现 发热恶热，汗出，口渴喜饮，气短，神疲，肢体困倦，小便短黄，舌红，苔白或黄，脉虚数；或发热，猝然昏倒，汗出不止，气喘，甚至昏迷、惊厥、抽搐等；或见高热，神昏，胸闷，腹痛，呕恶，无汗等。

2. 证候分析 本证因感受暑热之邪所致，暑为阳邪，具有暑性炎热升散，耗气伤津，易夹湿邪等致病特点。

由于暑性炎热升散，故见发热恶热、汗出多；暑邪耗气伤津，而见口渴喜饮、气短神疲、尿短黄等症；暑夹湿邪，阻碍气机，故见肢体困倦、苔白或黄；暑闭心神，引动肝风，则见神昏，甚至猝然昏倒、昏迷、惊厥、抽搐；暑闭气机，心胸气滞而见胸闷；脾胃运化失司，气机升降失调，则表现为腹痛、呕恶；肺气闭阻，玄府不通，则为无汗、气喘。

（四）湿淫证

湿淫证指感受外界湿邪，阻遏气机与清阳，以身体困重、肢体酸痛、腹胀腹泻、纳呆、苔滑脉濡等为主要表现的证候。

1. 临床表现 头昏沉如裹，嗜睡，身体困重，胸闷脘痞，口腻不渴，纳呆，恶心，肢体关节、肌肉酸痛，大便稀，小便混浊，或为局部渗漏湿液，或皮肤出现湿疹、瘙痒；妇女可见带下量多，面色晦垢，舌苔滑腻，脉濡缓或细等。

2. 证候分析 湿淫证多因外湿侵袭，如淋雨下水、居处潮湿、冒受雾露等而形成。

湿为阴邪，具有阻遏气机、损伤阳气、黏滞缠绵、重浊趋下等致病特点。湿邪阻滞气机、困遏清阳，故湿淫证以困重、闷胀、酸楚、腻浊、脉濡缓或细等为证候特点。外湿的临床表现以肢体困重、酸痛为主，或见皮肤湿疹、瘙痒，或有恶寒微热，病位偏重于体表，是因湿郁于肌表，阻滞经气所致。

（五）燥淫证

燥淫证指外界气候干燥，耗伤津液，以皮肤、口鼻、咽喉干燥等为主要表现的证候。

1. 临床表现 皮肤干燥甚至皲裂、脱屑，口唇、鼻孔、咽喉干燥，口渴饮水，舌苔干燥，大便干燥，或见干咳少痰，痰黏难咳，小便短黄，脉象偏浮等。

燥邪具有干燥、伤津耗液、损伤肺脏等致病特点，有凉燥与温燥之分。除以上临床表现外，凉燥常有恶寒发热、无汗、头痛、脉浮缓或浮紧等表寒症状；温燥常见发热有汗、咽喉疼痛、心烦、舌红、脉浮数等表热症状。

2. 证候分析 燥淫证是秋天的常见证候，有明显的季节性。发于初秋气温者为温燥，发于深秋气凉者为凉燥。

燥邪侵袭，易伤津液，而与外界接触的皮肤、清窍和肺系首当其冲，所以燥淫证的证候主要表现为皮肤、口唇、鼻孔、咽喉、舌苔干燥，干咳少痰等症；大便干燥，小便短黄，口渴饮水，系津伤自救的表现。由于燥淫证主要是感受外界燥邪所致，所以除了"干燥"的证候以外，还有"表证"的一般表现，如轻度恶寒或发热、脉浮等。

（六）火淫证

火淫证指外感火热邪毒，阳热内盛，以发热、口渴、胸腹灼热、面红、便秘尿黄、舌红苔黄而干、脉数或洪等为主要表现的证候，又称火热证。

1. 临床表现 发热恶热，烦躁，口渴喜饮，汗多，大便秘结，小便短黄，面色赤，舌红或绛，苔黄干燥或灰黑，脉数有力（洪数、滑数、弦数等），甚者或见神昏、谵语、惊厥、抽搐、吐血、衄血、痈肿疮疡等。

2. 证候分析 本证多因外界阳热之邪侵袭，或寒湿等邪气郁久化热等所致。火为阳邪，具有炎上、耗气伤津、生风动血、易致肿疡等特性。

阳热之气过盛，火热燔灼急迫，气血沸涌，则见发热恶热、颜面色赤、舌红或绛、脉数有力；热扰心神，则见烦躁不安；邪热迫津外泄，则汗多；阳热之邪耗伤津液，则见口渴喜饮、大便秘结、小便短黄等。

由火热所导致的病理变化，最常见者为伤津耗液，甚至亡阴；火热迫血妄行可见各种出血；火热使局部气血壅聚，血肉腐败而形成痈肿脓疡；火热炽盛可致肝风内动，则见抽搐、惊厥；火热闭扰心神，则见神昏谵语等，其中不少为危重证候。

［常考考点］六淫证候的表现。

细目二　情志辨证

【考点突破攻略】

要点一　喜证的临床表现

喜证是指由于过度喜乐，导致神气失常，以喜笑不休、精神涣散等为主要表现的情志证候。

临床表现 喜笑不休，心神不安，精神涣散，思想不集中，甚则语无伦次，举止失常，肢体疲软，脉缓。

要点二　怒证的临床表现

怒证是指由于暴怒或过于愤怒，导致肝气横逆、阳气上亢，以烦躁多怒、胸胁胀闷、面赤头痛等为主要表现的情志证候。

临床表现 烦躁多怒，胸胁胀闷，头胀头痛，面红目赤，眩晕，或腹胀、泄泻，甚至呕血、发狂、昏厥，舌红苔黄，脉弦劲有力。

要点三　悲证的临床表现

悲证是指由于悲伤过度，导致神气涣散，以善悲喜哭、精神沮丧、意志消沉等为主要表现的情志证候。

临床表现 善悲喜哭，精神沮丧，面色惨淡，神疲乏力，甚者心悸怔忡，健忘失眠，意志消沉。

要点四　忧证的临床表现

忧证是指由于忧伤过度，导致气机沉郁，以情绪抑郁、闷闷不乐、善叹息为主要表现的情志证候。

临床表现 情绪抑郁，闷闷不乐，善叹息，胸闷脘痞，干咳少痰，甚则咯血或痰中带血，面白无华，消瘦，神疲乏力。

要点五 恐证的临床表现

恐证是指由于恐惧过度，导致肾虚气陷、恐惧不安，以怵惕不安、遗精遗尿、二便失禁为主要表现的情志证候。

临床表现 怵惕不安，常欲闭户独处；暴病则二便失禁，身体不支；久病则骨瘦痿厥，遗精遗尿。

要点六 思证的临床表现

思证是指由于思虑过度，导致心脾功能紊乱，以神思恍惚、纳呆、胸闷、腹胀为主要表现的情志证候。

临床表现 表情淡漠，神思恍惚，食少纳呆，胸闷脘痞，腹胀便溏，甚者心悸健忘，失眠消瘦，面色萎黄。

［常考考点］喜证、怒证、悲证、忧证、恐证、思证的临床表现。

【例题实战模拟】

A1 型题

1. 下列不属于风淫证候临床表现的是
   A. 恶风寒，微发热，汗出，脉浮缓　B. 突发肌肤麻木、口眼㖞斜
   C. 突发皮肤瘙痒、丘疹　D. 咳嗽，哮喘，咳稀白痰
   E. 新起面睑肢体浮肿
2. 下列属于暑淫证候和火淫证候鉴别要点的是
   A. 发热恶热，烦躁，口渴喜饮，汗出　B. 大便秘结，小便短黄
   C. 舌红或绛，苔黄干燥，脉数　D. 神昏，谵语，惊厥，抽搐
   E. 吐血、衄血，痈肿疮疡
3. 下列属于湿淫证候表现的是
   A. 恶寒重，或伴发热，无汗，头身疼痛　B. 肢体关节、肌肉酸痛
   C. 咳嗽，哮喘，咳稀白痰　D. 脘腹疼痛，肠鸣腹泻，呕吐
   E. 鼻塞或流清涕，脉浮紧
4. 下列属于悲证临床表现的是
   A. 善悲喜哭，精神沮丧　B. 情绪抑郁，闷闷不乐　C. 面白无华，消瘦
   D. 干咳少痰，甚则咯血或痰中带血　E. 善叹息，胸闷脘痞

【参考答案】

1. D　2. E　3. B　4. A

第十单元 气血津液辨证

细目一 气病辨证

【考点突破攻略】

要点一 气虚证的临床表现、辨证要点

气虚证是指元气不足，气的推动、固摄、防御、气化等功能减退，或脏器组织的机能减退，以气短、乏力、神疲、脉虚等为主要表现的虚弱证候。

（一）临床表现

气短声低，少气懒言，精神疲惫，体倦乏力，脉虚，舌质淡嫩，或有头晕目眩，自汗，动则诸症加重。

（二）证候分析

气虚证所反映的是机体气生成不足，消耗太过的状态。其原因主要有：久病、重病、劳累过度等，使元气耗伤太过；先天不足，后天失养，致元气生成匮乏；年老体弱，脏腑机能减退而元气自衰。由于元气不足，脏腑机能衰退，故出现

气短、声低、懒言、神疲、乏力；气虚而不能推动营血上荣，则头晕目眩、舌淡嫩；卫气虚弱，不能固护肌表，故为自汗；“劳则气耗”，故活动劳累则诸症加重；气虚鼓动血行之力不足，故脉象虚弱。气虚证临床常见于心、肺、脾、肾、胃等脏腑疾病，此时除见气虚证一般表现外，还有各脏腑气虚的特定表现。

（三）辨证要点

病体虚弱，以神疲、乏力、气短、脉虚为主要表现。

［常考考点］气虚证的临床表现及辨证要点。

要点二　气陷证的临床表现、辨证要点

气陷证是指气虚无力升举，清阳之气下陷，以自觉气坠，或脏器下垂为主要表现的虚弱证候。

（一）临床表现

头晕眼花，气短疲乏，脘腹坠胀感，大便稀溏，形体消瘦，或见内脏下垂、脱肛、阴挺等。

（二）证候分析

气陷多是气虚的发展，或为气虚的一种特殊表现形式，一般指脾（中）气的下陷。清阳之气不升，则自觉气短、气坠、头晕眼花；气陷而机体失却营精的充养，则见神疲乏力、形体消瘦；脾失健运，水谷精微下趋，则见大便稀溏；气陷无力升举，不能维持脏器正常位置，故觉脘腹坠胀，甚至出现内脏下垂。

（三）辨证要点

体弱而瘦，以气短、气坠、脏器下垂为主要表现。

［常考考点］气陷证的临床表现及辨证要点。

要点三　气不固证的临床表现、辨证要点

气不固证是指气虚失其固摄之能，以自汗，或大便、小便、血液、精液、胎元等不固为主要表现的虚弱证候。

（一）临床表现

气短，疲乏，面白，舌淡，脉虚无力，或见自汗不止，或为流涎不止，或见遗尿、余溺不尽、小便失禁，或为大便滑脱失禁，或各种慢性出血，妇女出现崩漏，或为滑胎、小产，或见男子遗精、滑精、早泄等。

（二）证候分析

本证因气虚固摄失职所致。气不固，包括不能固摄津液、血液、小便、大便、精液、胎元等。其辨证是有气虚证的一般证候表现，并有各自“不固”的证候特点。气不摄血则可导致妇女崩漏及各种慢性出血；气不摄津则可表现为自汗、流涎；气虚不能固摄二便，可表现为遗尿、余溺不尽、小便失禁，或大便滑脱失禁；气不摄精则见遗精、滑精、早泄；气虚胎元不固，可导致滑胎、小产。

（三）辨证要点

病体虚弱，以疲乏、气短、脉虚及自汗或出血，或二便、精等的不固为主要表现。

［常考考点］气不固证的临床表现及辨证要点。

要点四　气脱证的临床表现、辨证要点

气脱证是指元气亏虚已极，急骤外泄，以气息微弱、汗出不止等为主要表现的危重证候。

（一）临床表现

呼吸微弱而不规则，汗出不止，口开目合，全身瘫软，神识朦胧，二便失禁，面色苍白，口唇青紫，脉微，舌淡，舌苔白润。

（二）证候分析

本证可由气虚证、气不固证发展而来；也可以在大失血、大汗、大吐、大泻、出血中风等情况下，出现“气随血脱”“气随津脱”；或于长期饥饿、极度疲劳、暴邪骤袭等状态下发生。

真气欲脱，则心、肺、脾、肾等脏腑之气皆衰。气息微弱欲绝、汗出不止，为肺气外脱之征；面白、脉微、神识朦胧，为心气外越之象；二便失禁为肾气欲脱的表现；全身瘫软、口开、手撒，为脾气外泄之征。

（三）辨证要点

病势危重，以气息微弱、汗出不止、脉微等为主要表现。

［常考考点］气脱证的临床表现及辨证要点。

要点五　气滞证的临床表现、辨证要点

气滞证是指人体某一部分或某一脏腑、经络的气机阻滞，运行不畅，以胀闷疼痛为主要表现的证候。

（一）临床表现

胸胁、脘腹等处或损伤部位的胀闷或疼痛，疼痛性质可为胀痛、窜痛、攻痛，症状时轻时重，部位不固定，按之一般无形，通常随嗳气、肠鸣、矢气等而减轻，或症状随情绪变化而增减，脉象多弦，舌象可无明显变化。

（二）证候分析

引起气滞证的原因，主要有三方面：一是情志不舒，忧郁悲伤，思虑过度，而致气机郁滞；二是痰饮、瘀血、宿食、蛔虫、砂石等病理物质的阻塞，或阴寒凝滞、湿邪阻碍、外伤络阻等，都能导致气机郁滞；三是脏气虚弱，运行乏力而气机阻滞。

气机阻滞的主要机理是气的运行发生障碍，气机不畅则痞胀，障碍不通则疼痛，气得运行则症减，故气滞以胀闷疼痛为主要临床表现。

（三）辨证要点

以胸胁、脘腹或损伤部位的胀闷、胀痛、窜痛为主要表现。

［常考考点］气滞证的临床表现及辨证要点。

要点六　气逆证的临床表现、辨证要点

气逆证是指气机失调，气上冲逆，以咳嗽、喘促、呃逆、呕吐等为主要表现的证候。

（一）临床表现

咳嗽频作，呼吸喘促，呃逆、嗳气不止，或恶心呕吐、呕血；头痛、眩晕，甚至昏厥、咯血等。

（二）证候分析

气逆一般是在气滞基础上的一种表现形式。表现为气机的当降不降而反上升，或升发太过。主要是指肺胃之气不降而上逆，或肝气升发太过而上逆。导致气逆的原因，可有外邪侵袭、痰饮瘀血内停、寒热刺激、情志过激等。

（三）辨证要点

以咳喘或呕吐、呃逆等为突出表现。

［常考考点］气逆证的临床表现及辨证要点。

要点七　气闭证的临床表现、辨证要点

气闭证指邪气阻闭神机或脏器、官窍，以突发昏厥或绞痛为主要表现的实性急重证候。

（一）临床表现

突然发生势急、症重之昏厥，或内脏绞痛，或二便闭塞，呼吸气粗，声高，脉沉弦有力等。

（二）证候分析

形成气闭证的主要原因有：强烈精神刺激，使神机闭塞；砂石、虫、痰等阻塞脉络、管腔，导致气机闭塞；溺水、电击等意外事故，致使心、肺气闭。

（三）辨证要点

以突发昏厥或绞痛、二便闭塞、息粗、脉实为主要表现。

［常考考点］气闭证的临床表现及辨证要点。

细目二　血病辨证

【考点突破攻略】

要点一　血虚证的临床表现、辨证要点

血虚证是指血液亏虚，不能濡养脏腑、经络、组织，以面、睑、唇、舌色白，脉细为主要表现的虚弱证候。

（一）临床表现

面色淡白或萎黄，眼睑、口唇、舌质、爪甲的颜色淡白，头晕，或见眼花、两目干涩，心悸，多梦，健忘，神疲，

手足发麻，或妇女月经量少、色淡、延期甚或经闭，脉细无力等。

（二）证候分析

本证多因血液耗损过多或生化不足所致。可因先天禀赋不足，或因脾胃、肾脏病变，生化乏源；或因各种急慢性出血；或因思虑劳神过度，暗耗阴血；或因虫积肠道，耗吸营养等导致。

血液亏虚，脉络空虚，形体组织缺乏濡养荣润，则见颜面、眼睑、口唇、舌质、爪甲的颜色淡白，脉细无力；血虚而脏器、组织得不到足够的营养，则见头晕，眼花，两目干涩，心悸，手足发麻，妇女月经量少、色淡；血虚失养而心神不宁，故症见多梦、健忘、神疲等。

（三）辨证要点

病体虚弱，以面、睑、唇、舌、爪甲的颜色淡白、脉细为主要表现。

［常考考点］血虚证的临床表现及辨证要点。

要点二　血脱证的临床表现、辨证要点

血脱证是指突然大量出血或长期反复出血，血液亡脱，以面色苍白、心悸、脉微或芤为主要表现的危重证候。

（一）临床表现

面色苍白，头晕，眼花，心悸，气短，四肢逆冷，舌色枯白，脉微或芤。

（二）证候分析

导致血脱证的主要原因是突然大量出血，诸如呕血、便血、崩漏、外伤失血等，也可以是因长期失血、血虚进一步发展而成。所以大失血、严重血虚等病史可以作为血脱证的主要诊断依据。

血液大量耗失，血脉空虚，不得荣润，则见面色苍白、舌色枯白、脉微或芤；血液亡失，心脏、清窍失养，则见心悸、头晕、眼花等症。

（三）辨证要点

有血液严重损失的病史，以面色苍白、脉微或芤为主要临床表现。

［常考考点］血脱证的临床表现及辨证要点。

要点三　血瘀证的临床表现、辨证要点

血瘀证是指瘀血内阻，血行不畅，以固定刺痛、肿块、出血、瘀血色脉征为主要表现的证候。

（一）临床表现

疼痛特点为刺痛，痛久拒按，固定不移，常在夜间痛甚；肿块的性状是在体表者包块色青紫，腹内者触及质硬而推之不移；出血的特征是出血反复不止，色紫暗或夹血块，或大便色黑如柏油状，或妇女血崩、漏血；瘀血色脉征主要有面色黧黑，或唇甲青紫，或皮下紫斑，或肌肤甲错，或腹露青筋，或皮肤出现丝状红缕，或舌有紫色斑点、舌下络脉曲张，脉多细涩或结、代、无脉等。

（二）证候分析

本证多因气滞而血行不畅，或阳气亏虚，运血无力，或血寒、血热，或外伤出血等引起；也可因湿热、痰浊、砂石阻遏，使血行不畅，脉络阻滞不通所致。

血瘀证的机理主要为瘀血内积，气血运行受阻，不通则痛，故有刺痛、固定、拒按等特点；夜间阳气内藏，阴气用事，血行较缓，瘀滞益甚，故夜间痛增，血液瘀积不散而凝结成块，则见肿块紫暗、出血紫暗成块；血不循经而溢出脉外，则见各种出血；血行障碍，气血不能濡养肌肤，则见皮肤干涩、肌肤甲错；血行瘀滞，则血色变紫变黑，故见面色黧黑、唇甲青紫；脉络瘀阻，则见络脉显露、丝状红缕、舌现斑点、脉涩等症。

瘀血可阻滞于各种脏器、组织，而有不同的血瘀证名，如心脉瘀阻证、瘀阻脑络证、胃肠血瘀证、肝经血瘀证、瘀阻胞宫证、瘀滞胸膈证、下焦瘀血证、瘀滞肌肤证、瘀滞脉络证等，并表现出各自脏器、组织的证候特点。

（三）辨证要点

以固定刺痛、肿块、出血、瘀血色脉征为主要表现。

［常考考点］血瘀证的临床表现及辨证要点。

要点四　血热证的临床表现、辨证要点

血热证是指火热内炽，侵迫血分，以身热口渴、斑疹吐衄、烦躁谵语、舌绛、脉数等为主要表现的实热证候，即血

分的热证。

（一）临床表现

身热夜甚，或潮热，口渴，面赤，心烦，失眠，躁扰不宁，甚或狂乱、神昏谵语，或见各种出血色深红，或斑疹显露，或为疮痈，舌绛，脉数疾等。

（二）证候分析

本证多因外感温热之邪；或情志过极，气郁化火；或过食辛辣燥热之品，导致火热内炽所致。

热在血分，血行加速，脉道扩张，则见面红目赤、舌绛、脉数疾；血热迫血妄行，可见各种出血；血热内扰心神，而见心烦、失眠、躁扰不宁，甚则狂乱、神昏谵语；热邪内犯营血，灼肉腐血，可为疮痈脓疡；身热夜甚、口渴，为热邪升腾，耗伤津液之象。

血热证常见于外感温热病中，即卫气营血辨证中的血分证，又可见于外科疮疡病、妇科月经病、其他杂病之中。

（三）辨证要点

以身热口渴、斑疹吐衄、烦躁谵语、舌绛、脉数等为主要表现。

［常考考点］血热证的临床表现及辨证要点。

要点五　血寒证的临床表现、辨证要点

血寒证是指寒邪客于血脉，凝滞气机，血行不畅，以患处冷痛拘急、畏寒、唇舌青紫，妇女月经愆期、经色紫暗夹块等为主要表现的实寒证候，即血分的寒证。

（一）临床表现

畏寒，手足或少腹等患处冷痛拘急、得温痛减，肤色紫暗发凉；或为痛经，月经愆期，经色紫暗，夹有血块，唇舌青紫，苔白滑，脉沉迟弦涩等。

（二）证候分析

血寒证主要因寒邪侵犯血脉，或阴寒内盛，凝滞脉络而成。

寒凝脉络，气血运行不畅，阳气不得流通，组织失于温养，故常表现为患处的寒冷、疼痛；寒性凝滞收引，故其痛具有拘急冷痛、得温痛减的特点；肤色紫暗，月经愆期、经色紫暗、夹有血块，唇舌青紫，脉沉迟弦涩等，均为血行不畅之瘀血征象。

血寒证属实寒证的范畴，寒滞肝脉证、寒凝胞宫证、寒凝脉络证等，均属于血寒证。

（三）辨证要点

以患处冷痛拘急，畏寒，唇舌青紫，妇女月经愆期、经色紫暗夹块等为主要表现。

［常考考点］血寒证的临床表现及辨证要点。

细目三　气血同病辨证

【考点突破攻略】

要点　气滞血瘀、气虚血瘀、气血两虚、气不摄血、气随血脱证的临床表现、辨证要点

气病或血病发展到一定的程度，往往影响到另一方的生理功能而发生病变，从而表现为气血同病的证候。

临床常见的气血同病证候，有气滞血瘀证、气虚血瘀证、气血两虚证、气不摄血证和气随血脱证等。各证的临床表现，一般是两个基本证候的相合而同时存在。

（一）气滞血瘀证的临床表现、辨证要点

气滞血瘀证是指气机郁滞，导致血行瘀阻所产生的证候。

临床表现：胸胁胀满疼痛，乳房胀痛，情志抑郁或易怒，兼见痞块刺痛、拒按，妇女痛经，经血紫暗有块，或闭经，舌紫暗或有瘀点瘀斑，脉弦涩。

证候分析：气机郁滞日久，血行瘀阻不畅，故见气滞及血瘀证表现。本证以情志不舒，同时伴有胸胁胀满疼痛、刺痛，女子月经不调为诊断要点。肝主疏泄而藏血，具有条达气机、调节情志的功能，情志不遂或外邪侵袭肝脉则肝气郁滞，疏泄失职，故情志抑郁或急躁易怒，胸胁胀满疼痛，乳房胀痛；气为血帅，肝郁气滞，日久不解，必致瘀血内停，故渐成胁下痞块，刺痛拒按；肝主藏血，为妇女经血之源，肝血瘀滞，瘀血停滞，积于血海，阻碍经血下行，经血不畅则致经闭、痛经；舌质紫暗或有瘀斑，脉弦涩，均为瘀血内停之症。

辨证要点：临床以身体局部胀闷走窜疼痛，甚或刺痛，疼痛固定、拒按，或有肿块坚硬，局部青紫肿胀，或有情志抑郁，性急易怒，或有面色紫暗，皮肤青筋暴露，妇女可见经闭或痛经，经色紫暗或夹血块，或乳房胀痛，舌质紫暗或有斑点，脉弦涩等为辨证依据。

［常考考点］气滞血瘀证的临床表现、辨证要点。

（二）气虚血瘀证的临床表现、辨证要点

气虚血瘀证是指气虚运血无力，导致血液瘀滞于体内所产生的证候，属本虚标实证。

临床表现：面色淡白，神疲乏力，气短懒言，食少纳呆，面色晦滞，局部青紫、肿胀、刺痛不移而拒按，或肢体瘫痪、麻木，或可触及肿块，舌淡紫或有瘀点瘀斑，脉细涩。

证候分析：气为血之帅，气虚则推动血行无力，导致血液瘀滞难行，形成气虚血瘀证，故见气虚和血瘀表现。气虚血瘀证虚中夹实，以气虚和血瘀的证候表现为辨证要点。面色淡白，身倦乏力，气短懒言，食少纳呆为气虚之证；气虚运血无力，血行缓慢，终致瘀阻络脉，故面色晦滞，局部青紫、肿胀。血行瘀阻，不通则痛，故疼痛如刺，拒按不移；瘀阻脑络则肢体瘫痪、麻木；结成癥瘕积聚时可触及肿块。气虚舌淡，血瘀舌紫暗，气虚血少则脉细，涩脉主瘀，是为气虚血瘀证的常见舌脉。

辨证要点：临床以面色淡白无华或面色紫暗，倦怠乏力，少气懒言，局部疼痛如刺，痛处固定不移、拒按，舌淡紫或有斑点，脉涩等为辨证依据。

［常考考点］气虚血瘀证的临床表现、辨证要点。

（三）气血两虚证的临床表现、辨证要点

气血两虚证是指气虚证和血虚证同时存在所表现的证候。

临床表现：头晕目眩，少气懒言，神疲乏力，自汗，面色淡白或萎黄，唇甲淡白，心悸失眠，形体消瘦，舌淡而嫩，脉细弱。

证候分析：本证多由久病不愈，气虚不能生血，或血虚无以化气所致。气血互根、互化，血虚则脏腑组织失养，气虚则机能活动减退，故见气血亏虚表现。气血两虚证，以气虚与血虚的证候共见为辨证要点。少气懒言，乏力自汗，为脾肺气虚之象；心悸失眠，为血不养心所致；血虚不能充盈脉络，见唇甲淡白，脉细弱；气血两虚不得上荣于面、舌，则见面色淡白或萎黄，舌淡嫩；不得外养肌肉则致形体瘦弱。

辨证要点：以少气懒言，神疲乏力，自汗，面色淡白无华或萎黄，口唇、爪甲颜色淡白，或见心悸失眠，头晕目眩，形体消瘦，手足发麻，舌质淡白，脉细无力等为辨证依据。

［常考考点］气血两虚证的临床表现、辨证要点。

（四）气不摄血证的临床表现、辨证要点

气不摄血证是指气虚摄血无力，导致血溢脉外所产生的证候。

临床表现：吐血、便血、崩漏、皮下瘀斑、鼻衄，神疲乏力，气短懒言，面色淡白，舌淡，脉弱。

证候分析：气为血之帅，统摄血液运行。气虚则统血无权，血不归经而外溢，故见气虚及各种出血表现。气不摄血证，以出血和气虚证共见为辨证要点。血液能循行脉内而不溢于脉外，全赖气的统摄作用，如气虚统摄无权，血即离经而外溢，溢于胃肠，便为吐血、便血；溢于肌肤，则见皮下瘀斑；脾虚统摄无权，冲任不固，渐成月经过多或崩漏；气虚则气短、倦怠乏力；血虚则面白无华；舌淡，脉细弱，皆为气血不足之征。

辨证要点：临床以衄血、便血、尿血、崩漏、皮下青紫色斑块等各种慢性出血，并见面色淡白无华、神疲乏力、少气懒言、心慌心悸、食少、舌淡白、脉弱等为辨证依据。

［常考考点］气不摄血证的临床表现、辨证要点。

（五）气随血脱证的临床表现、辨证要点

气随血脱证是指由于大失血，导致元气外脱所产生的危重证候。

临床表现：大出血时，突然面色苍白，大汗淋漓，四肢厥冷，呼吸微弱，甚至晕厥，舌淡，脉微欲绝或见芤脉。

证候分析：血为气之母，血脱则气无所依附，元气随血外脱，导致温运、推动、固摄等功能失职。本证以大出血时突然出现气脱之证为辨证要点。由于气血相互依存，当血液大量亡失之时，则气无所依，乃随之外脱，气脱阳亡，不能上荣于面，故面色苍白；不能温煦四末，故手足厥冷；不能温固肌表，故见大汗淋漓；神随气散，神无所主，故昏厥；舌淡，脉微欲绝或芤，皆为失血亡阳气脱之象。

辨证要点：临床以大量出血的同时，出现面色苍白、气少息微、冷汗淋漓、舌淡、脉微欲绝或散大无根等为辨证依据。

［常考考点］气随血脱证的临床表现、辨证要点。

细目四　津液病辨证

【考点突破攻略】

要点一　痰证的临床表现、辨证要点

痰证是指痰浊内阻或流窜，以咳吐痰多、胸闷、呕恶、眩晕、体胖，或局部有圆滑包块，苔腻，脉滑等为主要表现的证候。

（一）临床表现

常见咳嗽痰多，痰质黏稠，胸脘痞闷，呕恶，纳呆，或头晕目眩，或形体肥胖，或神昏而喉中痰鸣，或神志错乱而为癫、狂、痴、痫，或某些部位出现圆滑柔韧的包块等，舌苔腻，脉滑。

（二）证候分析

本证多因外感六淫、饮食不当、情志刺激、过逸少动等，影响肺、脾、肾等脏的气化功能，以致水液未能正常输布而停聚凝结成痰所致。

痰的生成与脾的运化功能失常，水湿不化而凝聚密切相关。痰浊为病，颇为广泛，见症多端。痰浊最易内停于肺，而影响肺气的宣发肃降，故痰证以咳吐痰多、胸闷等为基本表现。痰浊中阻，胃失和降，可见脘痞、纳呆、泛恶、呕吐痰涎等症。痰的流动性小而难以消散，故常凝积聚于某些局部而形成圆滑包块；痰亦可随气升降，流窜全身，如痰蒙清窍，则头晕目眩；痰蒙心神则见神昏、神乱；痰泛于肌肤，则见形体肥胖；苔腻、脉滑等为痰浊内阻的表现。

（三）辨证要点

以咳吐痰多、胸闷、呕恶、眩晕、体胖，或局部有圆滑包块，苔腻，脉滑为主要表现。

［常考考点］痰证的临床表现、辨证要点。

要点二　饮证的临床表现、辨证要点

饮证是指水饮停聚于腔隙或胃肠，以胸闷脘痞、呕吐清水、咳吐清稀痰涎、肋间饱满、苔滑等为主要表现的证候，

（一）临床表现

脘腹痞胀，泛吐清水，脘腹部水声辘辘；肋间饱满，咳唾引痛；胸闷，心悸，息促不得卧；身体、肢节疼重；咳吐清稀痰涎，或喉间哮鸣有声；头目眩晕，舌苔白滑，脉弦或滑等。

（二）证候分析

本证可因外邪侵袭，或为中阳素虚，使水液输布障碍而停聚成饮所致。饮邪主要停积于胃肠、胸胁、心包、肺等身体的管腔部位。

饮邪停留于胃肠，阻滞气机，胃失和降，可见泛吐清水、脘腹痞胀、腹部水声辘辘，是为狭义的“痰饮”；饮邪停于胸胁，阻碍气机，压迫肺脏，则有肋间饱满、咳唾引痛、胸闷息促等症，为悬饮；饮邪停于心肺，阻遏心阳，阻滞气血运行，则见胸闷心悸、气短不得卧等症，为支饮；饮邪犯肺，肺失宣降，气道滞塞，则见胸部紧闷、咳吐清稀痰涎，或喉间哮鸣有声；饮邪内阻，清阳不能上升，则见头目眩晕；舌苔白滑，脉弦或滑等，亦为饮证的表现。

根据饮停主要部位的不同，临床有饮停胃肠证、饮停胸胁证、饮停心包证、饮邪客肺证等，并表现出各自的证候特点。

（三）辨证要点

以胸闷脘痞、呕吐清水、咳吐清稀痰涎、肋间饱满、苔滑等为主要表现。

（四）痰饮、悬饮、支饮、溢饮四饮的鉴别

痰饮、悬饮、支饮、溢饮的鉴别

分类	临床表现	病机
痰饮——饮停胃肠	脘腹痞胀，呕吐清涎，胃中振水音，肠间水声辘辘	饮停胃肠，胃失和降
悬饮——饮停胸胁	胸胁饱满、胀痛，咳嗽、转侧则痛增，脉弦	饮停胸胁，阻碍气机
支饮——饮停心肺	胸闷心悸，气短不能平卧	饮停心包，阻遏心阳
溢饮——饮溢四肢	肢体沉重、酸痛，或浮肿，小便不利	饮邪流行，溢于四肢

[常考考点] 饮证的临床表现、辨证要点及痰饮、悬饮、支饮、溢饮的鉴别。

要点三　水停证的临床表现、辨证要点

水停证是指体内水液因气化失常而停聚，以肢体浮肿、小便不利，或腹大痞胀、舌淡胖等为主要表现的证候。

（一）临床表现

头面、肢体甚或全身水肿，按之凹陷不易起，或为腹水而见腹部膨隆，叩之音浊，小便短少不利，身体困重，舌淡胖，苔白滑，脉濡缓等。

（二）证候分析

本证多因风邪外袭，或湿邪内阻，亦可因房劳伤肾，或久病肾虚等，影响肺、脾、肾的气化功能，使水液运化、输布失常而停聚为患。此外，瘀血内阻，经脉不利，亦可影响水液的运行，使水蓄腹腔等部位，而成血瘀水停。

水为有形之邪，水液输布失常而泛溢肌肤，故以水肿、身体困重为主症；水液停聚腹腔，而成腹水，故见腹部膨隆、叩之音浊；膀胱气化失司，水液停蓄而不泄，故见小便不利；舌淡胖，苔白滑，脉濡，是水湿内停之征。

根据形成水停的机理、脏器的不同，临床常见的水停证有风水相搏（风袭水停）证、脾虚水泛证、肾虚水泛证、水气凌心证等。

（三）辨证要点

以肢体浮肿、小便不利，或腹大痞胀、舌淡胖等为主要表现。

（四）阳水与阴水的鉴别

阳水与阴水的鉴别

类型	病因	病机	性质	发病特点	临床表现
阳水	多因外邪侵袭所致	风邪犯肺，通调失职，湿邪困脾，脾失健运	实证	发病急，病程短	眼睑、颜面先肿，迅速遍及全身，皮薄光亮，小便短少，伴咽喉肿痛、咳嗽及表证
阴水	多因久病脾肾阳气虚衰所致	脾肾阳气虚衰，运化、主水失职	虚实夹杂	发病缓，病程长	足胫、下肢先肿，渐至全身，腰以下肿甚，按之凹陷难复，小便短少，兼脾肾阳虚的表现

[常考考点] 水停证的辨证要点以及阳水和阴水的鉴别。

要点四　津液亏虚证的临床表现、辨证要点

津液亏虚证是指体内津液亏少，脏腑、组织、官窍失却滋润、濡养、充盈，以口渴尿少，口、鼻、唇、舌、皮肤、大便干燥等为主要表现的证候。

（一）临床表现

口、鼻、唇、舌、咽喉、皮肤、大便等干燥，皮肤枯瘪而缺乏弹性，眼球深陷，口渴欲饮水，小便短少而黄，舌红，脉细数无力等。

（二）证候分析

本证多因大汗、大吐、大泻、高热、烧伤等，使津液耗损过多；或外界气候干燥，或体内阳气偏亢，使津液耗损；饮水过少，或脏气虚衰，使津液生成不足所致。

津液亏少，不能充养、濡润脏器、组织、官窍，则见口、鼻、唇、舌、咽喉、皮肤、大便等干燥，皮肤枯瘪而缺乏弹性，眼球深陷，口渴欲饮水等一派干燥少津的症状；津液亏少，阳气偏旺，则有舌红、脉细数等症。

津液亏虚的常见证有肺燥津伤证、胃燥津亏证、肠燥津亏证等，均有干燥见症，并表现出各自脏器的证候重点。

（三）辨证要点

以口渴尿少，口、鼻、唇、舌、皮肤、大便干燥等为主要表现。

[常考考点] 津液亏虚证的临床表现、辨证要点。

【例题实战模拟】

A2 型题

1. 患者，今晨小便时突发腰腹绞痛，小便中断，呼吸气粗，舌淡红，苔薄白，脉沉实。其证候是

A. 气滞证　B. 血瘀证　C. 气脱证　D. 血寒证　E. 气闭证

2. 患者，头昏眼花，少气倦怠，腹部有坠胀感，脱肛，舌淡苔白，脉弱。其证候是

A. 气滞证　B. 气虚证　C. 气陷证　D. 气脱证　E. 气逆证

3. 患者，男，56 岁。素患眩晕，因情急恼怒而突发头痛而胀，继则昏厥仆倒，呕血，不省人事，肢体强痉，舌红苔黄，脉弦。其病机是

A. 气郁证　B. 气逆证　C. 气脱证　D. 气陷证　E. 气闭证

4. 患者，女，53 岁。腹中可扪及积块，软而不坚，固着不移，胀痛并见，舌苔薄，脉弦。其证候是

A. 肝气郁滞证　B. 瘀血内结证　C. 气滞血阻证　D. 气滞痰阻证　E. 气虚血瘀证

5. 患者，女，42 岁。眩晕昏蒙，头重如裹，胸闷恶心，纳呆多寐，舌苔白腻，脉濡滑。其病机是

A. 风湿证　B. 气虚证　C. 血虚证　D. 痰浊证　E. 肾虚证

B1 型题

A. 刺痛拒按，固定不移，舌暗，脉涩

B. 气短疲乏，脘腹坠胀，舌淡，脉弱

C. 胸胁胀闷窜痛，时轻时重，脉弦

D. 面色淡白，口唇爪甲色淡，舌淡，脉细

E. 少气懒言，疲乏无力，自汗，舌淡，脉虚

6. 血瘀证可见的症状是

7. 气陷证可见的症状是

【参考答案】

1. E　2. C　3. B　4. C　5. D　6. A　7. B

第十一单元　脏腑辨证

细目一　心与小肠病辨证

【考点突破攻略】

要点一　心气虚、心阳虚、心阳虚脱证的临床表现、鉴别要点

（一）心气虚证

心气虚证是指心气不足，鼓动无力，以心悸、神疲及气虚症状为主要表现的虚弱证候。

临床表现：心悸，胸闷，气短，精神疲倦，或有自汗，活动后诸症加重，面色淡白，舌质淡，脉虚。

本证以心悸、神疲与气虚症状共见为辨证的主要依据。

（二）心阳虚证

心阳虚证是指心阳虚衰，温运失司，鼓动无力，虚寒内生，以心悸怔忡、心胸憋闷及阳虚症状为主要表现的虚寒证候。

临床表现：心悸怔忡，心胸憋闷或痛，气短，自汗，畏冷肢凉，神疲乏力，面色㿠白，或面唇青紫，舌质淡胖或紫暗，苔白滑，脉弱或结或代。

本证以心悸怔忡、心胸憋闷与阳虚症状共见为辨证的主要依据。

（三）心阳虚脱证

心阳虚脱证是指心阳衰极，阳气欲脱，以心悸、胸痛、冷汗、肢厥、脉微为主要表现的危重证候。

临床表现：在心阳虚证的基础上，突然冷汗淋漓，四肢厥冷，面色苍白，呼吸微弱，或心悸，心胸剧痛，神志模糊或昏迷，唇舌青紫，脉微欲绝。

本证以心悸、胸痛、冷汗、肢厥、脉微等表现为辨证依据。

（四）心气虚证与心阳虚证的鉴别要点

心气虚证与心阳虚证均可见心悸、胸闷、气短等症，但阳虚证有畏冷肢凉、面色晦暗等表现，气虚证无寒象，疲乏等症表现明显。

（五）心气虚证、心阳虚证、心阳虚脱证的鉴别要点

心气虚证、心阳虚证、心阳虚脱证是心的功能损伤由轻到重的三个阶段，三者之间相互联系。心气虚证以心悸、胸闷兼气虚证为特征；心阳虚证是在心气虚的基础上，出现心胸闷痛、畏寒肢冷等虚寒证候为特征；心阳虚脱证是在心阳虚的基础上，突然出现冷汗、肢厥、脉微等亡阳证候为特征。

【知识纵横比较】

心气虚、心阳虚、心阳虚脱证的鉴别

证候	共同症状	不同症状
心气虚证	心的功能损伤由轻到重的三个阶段，共有心悸、胸闷等定位症状	兼有气虚证
心阳虚证		气虚证 + 寒象（如畏寒肢冷、面色㿠白）
心阳暴脱证		冷汗淋漓，四肢厥冷，脉微欲绝

［常考考点］心气虚证、心阳虚证和心阳虚脱证的辨证要点及鉴别要点。

要点二　心血虚证、心阴虚证的临床表现、鉴别要点

（一）心血虚证

心血虚证是指血液亏虚，心与心神失于濡养，以心悸、失眠、多梦及血虚症状为主要表现的虚弱证候。

临床表现：心悸，头晕眼花，失眠，多梦，健忘，面色淡白或萎黄，舌色淡，脉细无力。

本证多有久病、失血等病史，以心悸、失眠、多梦与血虚症状共见为辨证的主要依据。

（二）心阴虚证

心阴虚证是指阴液亏损，心与心神失养，虚热内扰，以心烦、心悸、失眠及阴虚症状为主要表现的虚热证候。

临床表现：心烦，心悸，失眠，多梦，口燥咽干，形体消瘦，或见手足心热，潮热盗汗，两颧潮红，舌红少苔乏津，脉细数。

本证以心烦、心悸、失眠与阴虚症状共见为辨证的主要依据。

（三）心血虚证与心阴虚证的鉴别要点

心血虚与心阴虚虽均可见心悸、失眠、多梦等症，但血虚以“色白”为特征而无热象，阴虚以“色赤”为特征而有明显热象，详见下表。

心血虚证与心阴虚证的鉴别

证型	相同症状	不同症状
心血虚证	心失所养，心神不安、心悸、失眠多梦	有血虚表现：面色淡白或萎黄，唇舌色淡，脉细无力
心阴虚证		有阴虚表现：口燥咽干，形体消瘦，五心烦热，潮热盗汗，两颧潮红，舌红少苔乏津，脉细数

［常考考点］心血虚证与心阴虚证的辨证要点和鉴别要点。

要点三　心脉痹阻证的临床表现及瘀阻心脉、痰阻心脉、寒凝心脉、气滞心脉四证的鉴别

（一）心脉痹阻证

心脉痹阻证是指瘀血、痰浊、阴寒、气滞等因素阻痹心脉，以心悸怔忡、胸闷、心痛为主要表现的证候，又名心血（脉）瘀阻证。由于诱因的不同，临床又有瘀阻心脉证、痰阻心脉证、寒凝心脉证、气滞心脉证等之分。

临床表现：心悸怔忡，心胸憋闷疼痛，痛引肩背内臂，时作时止；或以刺痛为主，舌质晦暗或有青紫斑点，脉细、涩、结、代；或以心胸憋闷为主，体胖痰多，身重困倦，舌苔白腻，脉沉滑或沉涩；或以遇寒痛剧为主，得温痛减，畏寒肢冷，舌淡苔白，脉沉迟或沉紧；或以胀痛为主，与情志变化有关，喜太息，舌淡红，脉弦。

本证以心悸怔忡，心胸憋闷疼痛与瘀血症状共见为辨证的主要依据。

1. 瘀阻心脉证 以刺痛为特点，伴见舌暗，或有青紫色斑点，脉细涩或结或代等瘀血内阻的症状。

2. 痰阻心脉证 以闷痛为特点，多伴体胖痰多，身重困倦，苔白腻，脉沉滑或沉涩等痰浊内盛的症状。

3. 寒凝心脉证 以痛势剧烈，突然发作，遇寒加剧，得温痛减为特点，伴见畏寒肢冷，舌淡苔白，脉沉迟或沉紧等寒邪内盛的症状。

4. 气滞心脉证 以胀痛为特点，其发作往往与精神因素有关，常伴见胁胀，善太息，脉弦等气机郁滞的症状。

（二）瘀阻心脉、痰阻心脉、寒凝心脉、气滞心脉四证的鉴别要点

心脉痹阻只是病理结果，导致心脉不通的原因主要有瘀血、痰浊、阴寒、气滞几个方面。心脉痹阻证以心悸怔忡、心胸憋闷疼痛、痛引肩背内臂、时作时止为主症。但由于导致心脉痹阻的原因不同，临床必须辨证求因。心脉痹阻证辨证比较见下表。

心脉痹阻证的鉴别

证型	相同症状	不同症状
瘀阻心脉证	心悸怔忡，心胸憋闷作痛，痛引肩背内臂，时作时止	心胸刺痛，舌暗或有青紫斑点，脉细涩或结代
痰阻心脉证		心胸闷痛，体胖痰多，身重困倦，苔白腻，脉沉滑或沉涩
寒凝心脉证		心胸剧痛，遇寒加重，得温痛减，形寒肢冷，舌淡苔白，脉沉迟或沉紧
气滞心脉证		心胸胀痛，胁胀善太息，舌淡红，脉弦

［常考考点］瘀阻心脉、痰阻心脉、寒凝心脉、气滞心脉四证的鉴别要点。

要点四　痰蒙心神证、痰火扰神证的临床表现、鉴别要点

（一）痰蒙心神证

痰蒙心神证是指痰浊蒙蔽心神，以神志抑郁、错乱、痴呆、昏迷为主要表现的证候，又名痰迷心窍证。

临床表现：神情痴呆，意识模糊，甚则昏不知人；或神情抑郁，表情淡漠，喃喃独语，举止失常；或突然昏仆，不省人事，口吐涎沫，喉有痰声，并见面色晦暗，胸闷，呕恶，舌苔白腻，脉滑等症。

本证以神志抑郁、错乱、痴呆、昏迷与痰浊症状共见为辨证的主要依据。

（二）痰火扰神证

痰火扰神证是指火热痰浊交结，扰闭心神，以狂躁、神昏及痰热症状为主要表现的证候，又名痰火扰心（闭窍）证。

临床表现：发热，口渴，胸闷，气粗，咳吐黄痰，喉间痰鸣，心烦，失眠，甚则神昏谵语，或狂躁妄动，打人毁物，不避亲疏，胡言乱语，哭笑无常，面赤，舌质红，苔黄腻，脉滑数。

本证以神志狂躁、神昏谵语与痰热症状共见为辨证的主要依据。

（三）痰蒙心神证与痰火扰神证的鉴别要点

痰蒙心神证与痰火扰神证均有神志异常的表现，均可或见神昏，但痰蒙心神证为痰浊，其症以抑郁、痴呆、错乱为主，有痰无火，无热证表现；痰火扰神证则为痰热，其症以神志狂躁、神昏谵语为主，既有痰，又有火。

［常考考点］痰蒙心神证与痰火扰神证的辨证要点及鉴别。

【知识纵横比较】

痰蒙心神和痰火扰神的鉴别要点

证候	共同症状	鉴别要点
痰蒙心神证	均有神志异常的表现，均可或见神昏	以抑郁、痴呆、错乱为主，有痰无火，无热证表现
痰火扰神证		以神志狂躁、神昏谵语为主，既有痰，又有火

要点五　心火亢盛证的临床表现

心火亢盛证是指火热内炽，扰乱心神，迫血妄行，上炎口舌，热邪下移，以发热、心烦、吐衄、舌赤生疮、尿赤涩灼痛等为主要表现的实热证候。

临床表现：发热，口渴，心烦，失眠，便秘，尿黄，面红，舌尖红绛，苔黄，脉数有力，甚或口舌生疮、溃烂疼痛，

或见小便短赤、灼热涩痛，或见吐血、衄血，或见狂躁谵语、神识不清。

（1）以口舌生疮、赤烂疼痛为主者，称为心火上炎证。

（2）兼小便赤、涩、灼、痛者，称为心火下移证，习称心移热于小肠。

（3）吐血、衄血表现突出者，称为心火迫血妄行证。

（4）以狂躁谵语、神识不清为主症者，称为热扰心神证或热闭心神证。

本证以发热、心烦、吐衄、舌赤生疮、尿赤涩灼痛等症为辨证的主要依据。

［常考考点］心火炽盛证的辨证要点。

要点六　瘀阻脑络证的临床表现

瘀阻脑络证是指瘀血犯头，阻滞脑络，以头痛、头晕及瘀血症状为主要表现的证候。

临床表现：头晕、头痛经久不愈，痛如锥刺，痛处固定，或健忘，失眠，心悸，或头部外伤后昏不知人，面色晦暗，舌质紫暗或有斑点，脉细涩。

本证以头痛、头晕与瘀血症状共见为辨证的主要依据。

［常考考点］瘀阻脑络证的鉴别要点。

要点七　小肠实热证的临床表现

小肠实热证是指心火下移小肠，以小肠里热炽盛为主要表现的证候。

临床表现：心烦失眠，面赤口渴，口舌生疮，溃烂灼痛，小便赤涩，尿道灼痛，尿血，舌红苔黄，脉数。

本证以小便赤涩灼痛与心火炽盛为辨证的主要依据。

［常考考点］小肠实热证的辨证要点。

【知识纵横比较】

心火炽盛证和小肠实热证的鉴别

证候	共同症状	不同症状
心火炽盛证	心烦失眠，面赤口渴，口舌生疮，溃烂灼痛，小便赤涩，尿道灼痛	侧重火性炎上的特性，以热证＋口舌生疮、溃烂灼痛为主
小肠实热证		侧重心火下移至小肠，以热证＋小便赤涩、尿道灼痛、尿血为主

细目二　肺与大肠病辨证

【考点突破攻略】

要点一　肺气虚证、肺阴虚证的临床表现、鉴别要点

（一）肺气虚证

肺气虚证是指肺气虚弱，呼吸无力，卫外不固，以咳嗽无力、气短而喘、自汗等为主要表现的虚弱证候。

临床表现：咳嗽无力，气短而喘，动则尤甚，咳痰清稀，声低懒言，或有自汗、畏风，易于感冒，神疲体倦，面色淡白，舌淡苔白，脉弱。

本证以咳嗽无力、气短而喘、自汗与气虚症状共见为辨证的主要依据。

（二）肺阴虚证

肺阴虚证是指肺阴亏虚，虚热内扰，以干咳少痰、潮热、盗汗等为主要表现的虚热证候，又名肺虚热证。

临床表现：干咳无痰，或痰少而黏、不易咳出，或痰中带血，声音嘶哑，口燥咽干，形体消瘦，五心烦热，潮热盗汗，两颧潮红，舌红少苔乏津，脉细数。

本证以干咳、痰少难咳、潮热、盗汗等为辨证的主要依据。

（三）肺气虚证、肺阴虚证的鉴别要点

肺气虚证与肺阴虚证的鉴别

证型	相同症状	不同症状
肺气虚证	咳嗽	有气虚表现——咳嗽无力，气短而喘，伴有气虚症状
肺阴虚证		有阴虚表现——干咳少痰，伴有虚热内扰、潮热盗汗等阴虚症状

［常考考点］肺气虚证与肺阴虚证的辨证要点及鉴别。

要点二　风寒犯肺、寒痰阻肺、饮停胸胁证的临床表现、鉴别要点

（一）风寒犯肺证

风寒犯肺证是指风寒侵袭，肺卫失宣，以咳嗽、咳稀白痰、恶风寒等为主要表现的证候。

临床表现：咳嗽，咳少量稀白痰，气喘，微有恶寒发热，鼻塞，流清涕，喉痒，或见身痛无汗，舌苔薄白，脉浮紧。

本证多有外感风寒的病史，以咳嗽、咳稀白痰与风寒表证共见为辨证的主要依据。

（二）寒痰阻肺证

寒痰阻肺证是指寒饮或痰浊停聚于肺，肺失宣降，以咳喘、痰白量多易咳等为主要表现的证候，又名寒饮停肺证、痰浊阻肺证。

临床表现：咳嗽，痰多、色白、质稠或清稀、易咳，胸闷，气喘，或喉间有哮鸣声，恶寒，肢冷，舌质淡，苔白腻或白滑，脉弦或滑。

本证以咳喘、痰白量多易咳等为辨证的主要依据。痰稀者为寒饮停肺证，痰稠者为寒痰阻肺证。

（三）饮停胸胁证

饮停胸胁证是指水饮停于胸腔，阻碍气机，以胸廓饱满、胸胁胀闷或痛等为主要表现的证候。

临床表现：胸廓饱满，胸胁部胀闷或痛，咳嗽，气喘，呼吸、咳嗽或身体转侧时牵引胁痛，或有头目晕眩，舌苔白滑，脉沉弦。

本证以胸廓饱满、胸胁胀闷或痛等为辨证的主要依据。

（四）风寒犯肺证、寒痰阻肺证、饮停胸胁证的鉴别要点

风寒犯肺、寒痰阻肺、饮停胸胁证的鉴别

证型	相同症状	不同症状
风寒犯肺证	咳嗽，咳痰，痰色白	多为风寒侵袭，伴有风寒表证，舌苔薄白，脉浮紧
寒痰阻肺证		寒饮或痰浊停聚于肺，伴有寒象，舌质淡，苔白腻或白滑，脉弦或滑
饮停胸胁证		水饮停于胸胁，伴有胸廓饱满、胸胁胀闷或痛，舌苔白滑，脉沉弦

［常考考点］风寒犯肺、寒痰阻肺、饮停胸胁证的鉴别。

要点三　风热犯肺、肺热炽盛、痰热壅肺、燥邪犯肺证的临床表现、鉴别要点

（一）风热犯肺证

风热犯肺证是指风热侵袭，肺卫失宣，以咳嗽、发热恶风等为主要表现的证候。本证在三焦辨证中属上焦病证，在卫气营血辨证中属卫分证。

临床表现：咳嗽，痰少而黄，气喘，鼻塞，流浊涕，咽喉肿痛，发热，微恶风寒，口微渴，舌尖红，苔薄黄，脉浮数。

本证多有感受风热的病史，以咳嗽、痰少色黄与风热表证共见为辨证的主要依据。

（二）肺热炽盛证

肺热炽盛证是指火热炽盛，壅积于肺，肺失清肃，以咳喘气粗、鼻翼扇动等为主要表现的实热证候，简称肺热证或肺火证。本证在卫气营血辨证中属气分证，在三焦辨证中属上焦病证。

临床表现：发热，口渴，咳嗽，气粗而喘，甚则鼻翼扇动，鼻息灼热，胸痛，或有咽喉红肿疼痛，小便短黄，大便秘结，舌红苔黄，脉洪数。

本证以新病势急，咳喘气粗、鼻翼扇动与火热症状共见为辨证的主要依据。

（三）痰热壅肺证

痰热壅肺证是指痰热交结，壅滞于肺，肺失清肃，以发热、咳喘、痰多黄稠等为主要表现的证候。

临床表现：咳嗽，咳痰黄稠而量多，胸闷，气喘息粗，甚则鼻翼扇动，喉中痰鸣，或咳吐脓血腥臭痰，胸痛，发热口渴，烦躁不安，小便短黄，大便秘结，舌红苔黄腻，脉滑数。

本证以发热、咳喘、痰多黄稠等为辨证的主要依据。

（四）燥邪犯肺证

燥邪犯肺证是指外感燥邪，肺失宣降，以干咳痰少、鼻咽口舌干燥等为主要表现的证候，简称肺燥证。燥邪有偏寒、偏热的不同，而有温燥袭肺证和凉燥袭肺证之分。

临床表现：干咳无痰，或痰少而黏、不易咳出，甚则胸痛，痰中带血，或见鼻衄，口、唇、鼻、咽、皮肤干燥，尿少，大便干结，舌苔薄而干燥少津，或微有发热恶风寒，无汗或少汗，脉浮数或浮紧。

本证与气候干燥有关，以干咳痰少、鼻咽口舌干燥等为辨证的主要依据。

（五）风热犯肺证、肺热炽盛证、痰热壅肺证、燥邪犯肺证的鉴别要点

风热犯肺、肺热炽盛、痰热壅肺、燥邪犯肺证的鉴别

证型	病机	辨证要点	临床表现
风热犯肺证	风热犯肺，肺卫失宣	咳嗽，痰黄稠及风热表证	咳嗽，痰稠色黄，恶寒轻发热重，鼻塞流黄浊涕，身热恶风，口干咽痛，舌尖红，苔薄黄，脉浮数
肺热炽盛证	火热炽盛，壅积于肺	咳喘气粗，鼻翼扇动与实热症状	发热，口渴，咳嗽，气粗而喘，甚则鼻翼扇动，鼻息灼热，咽喉红肿，小便短黄，舌红苔黄，脉洪数
痰热壅肺证	痰热交结，壅滞于肺	发热，咳喘，痰多黄稠	咳嗽，咳痰黄稠而量多，胸闷，气喘息粗，发热口渴，烦躁不安，舌红苔黄腻，脉滑数
燥邪犯肺证	燥邪犯肺，肺卫失宣	干咳，痰少，质黏及燥邪犯表证	干咳痰少质黏，口舌咽喉干燥，恶寒发热，无汗或少汗，舌苔薄白而干燥，脉浮偏数或浮紧

［常考考点］风热犯肺证、肺热炽盛证、痰热壅肺证、燥邪犯肺证的鉴别。

要点四　风水相搏证的临床表现

风水相搏证是指风邪外袭，肺卫失宣，水湿泛溢肌肤，以突起头面浮肿及卫表症状为主要表现的证候。

临床表现：眼睑头面先肿，继而遍及全身，上半身肿甚，来势迅速，皮肤薄而发亮，小便短少，或见恶寒重发热轻，无汗，舌苔薄白，脉浮紧，或见发热重恶寒轻，咽喉肿痛，舌苔薄黄，脉浮数。

本证以突起头面浮肿与卫表症状共见为辨证的主要依据。

［常考考点］风水相搏证的辨证要点。

要点五　肠道湿热、肠热腑实、肠燥津亏证的临床表现、鉴别要点

（一）肠道湿热证

肠道湿热证是指湿热内蕴，阻滞肠道，以腹痛、暴泻如水、下痢脓血、大便黄稠秽臭及湿热症状为主要表现的证候，又名大肠湿热证。

临床表现：身热口渴，腹痛腹胀，下痢脓血，里急后重，或暴泻如水，或腹泻不爽，粪质黄稠秽臭，肛门灼热，小便短黄，舌质红，苔黄腻，脉滑数。

本证以腹痛、暴泻如水、下痢脓血、大便黄稠秽臭等与湿热症状共见为辨证的主要依据。

（二）肠热腑实证

肠热腑实证是指里热炽盛，腑气不通，以发热、大便秘结、腹满硬痛为主要表现的实热证候，又名大肠热结证、大肠实热证。六经辨证中称为阳明腑证，卫气营血辨证中属气分证，三焦辨证中属中焦证。

临床表现：高热，或日晡潮热，汗多，口渴，脐腹胀满硬痛、拒按，大便秘结，或热结旁流，大便恶臭，小便短黄，甚则神昏谵语、狂乱，舌质红，苔黄厚而燥，或焦黑起刺，脉沉数（或迟）有力。

本证以发热、大便秘结、腹满硬痛为辨证的主要依据。

（三）肠燥津亏证

肠燥津亏证是指津液亏损，肠失濡润，传导失职，以大便燥结、排便困难及津亏症状为主要表现的证候。

临床表现：大便干燥如羊屎，艰涩难下，数日一行，腹胀作痛，或可于左少腹触及包块，口干，或口臭，或头晕，舌红少津，苔黄燥，脉细涩。

本证多属病久而势缓，以大便燥结、排便困难与津亏症状共见为辨证的主要依据。

（四）肠道湿热证、肠热腑实证、肠燥津亏证的鉴别要点

肠道湿热证、肠热腑实证、肠燥津亏证的鉴别

证型	病机	辨证要点	临床表现
肠道湿热证	湿热内蕴，阻滞肠道	腹痛，暴泻如水，下痢脓血，大便黄稠秽臭	身热口渴，下痢脓血，里急后重，或暴泻如水，或腹泻不爽，粪质黄稠秽臭，肛门灼热，小便短黄，舌质红，苔黄腻，脉滑数
肠热腑实证	里热炽盛，腑气不通	发热，大便秘结，腹满硬痛	高热，或日晡潮热，汗多，口渴，脐腹胀满硬痛、拒按，大便秘结，或热结旁流，大便恶臭，小便短黄，甚则神昏谵语、狂乱，舌质红，苔黄厚而燥，或焦黑起刺，脉沉数或迟有力
肠燥津亏证	津液亏损，肠失濡润	大便燥结，排便困难及津亏症状	大便干燥如羊屎，艰涩难下，数日一行，腹胀作痛，或可于左少腹触及包块，口干或口臭，或头晕，舌红少津，苔黄燥，脉细涩

［常考考点］肠道湿热证、肠热腑实证、肠燥津亏证的鉴别。

细目三　脾与胃病辨证

【考点突破攻略】

要点一　脾气虚、脾阳虚、脾虚气陷、脾不统血证的临床表现、鉴别要点

（一）脾气虚证

脾气虚证是指脾气不足，运化失职，以食少、腹胀、便溏及气虚症状为主要表现的虚弱证候。

临床表现：不欲食，纳少，脘腹胀满，食后胀甚，或饥时饱胀，大便溏稀，肢体倦怠，神疲乏力，少气懒言，形体消瘦，或肥胖、浮肿，面色淡黄或萎黄，舌淡苔白，脉缓或弱。

本证以食少、腹胀、便溏与气虚症状共见为辨证的主要依据。

（二）脾阳虚证

指脾阳虚衰，失于温运，阴寒内重，以食少、腹胀腹痛、便溏等为主要表现的虚寒证候，又名脾虚寒证。

临床表现：食少，腹胀，腹痛绵绵，喜温喜按，畏寒怕冷，四肢不温，面白少华或虚浮，口淡不渴，大便稀溏，甚至完谷不化，或肢体浮肿，小便短少，或白带清稀量多，舌质淡胖或有齿痕，舌苔白滑，脉沉迟无力。

本证以食少、腹胀腹痛、便溏与虚寒症状共见为辨证的主要依据。

（三）脾虚气陷证

脾虚气陷证是指脾气虚弱，中气下陷，以脘腹重坠、内脏下垂及气虚症状为主要表现的虚弱证候，又名中气下陷证。

临床表现：脘腹重坠作胀，食后益甚，或便意频数，肛门重坠，或久泻不止，甚或脱肛，或小便混浊如米泔，或内脏、子宫下垂，气短懒言，神疲乏力，头晕目眩，面白无华，食少，便溏，舌淡苔白，脉缓或弱。

本证以脘腹重坠、内脏下垂与气虚症状共见为辨证的主要依据。

（四）脾不统血证

脾不统血证是指脾气虚弱，不能统摄血行，以各种慢性出血为主要表现的虚弱证候，又名脾（气）不摄血证。

临床表现：各种慢性出血，如便血、尿血、吐血、鼻衄、紫斑，妇女月经过多、崩漏，食少便溏，神疲乏力，气短懒言，面色萎黄，舌淡，脉细无力。

本证以各种慢性出血与气血两虚证共见为辨证的主要依据。

（五）脾气虚证、脾阳虚证、脾虚气陷证、脾不统血证的鉴别要点

四证均以脾气虚为病理基础，但因各证的病机不尽相同，故临床表现各有特点。脾气虚证以脾气亏虚，失于健运为

主要病机，以食少、腹胀、便溏，兼神疲乏力等气虚表现为特征。脾阳虚证是在脾气虚基础上，阳虚生寒所致，以腹部冷痛绵绵、喜温喜按、形寒肢冷等虚寒见症与脾气虚证并见为特征。脾虚气陷证是因脾气亏虚，升举无力而清阳下陷所致，以脘腹坠胀，或内脏下垂等下陷证候与脾气虚证并见为特征。脾不统血证因脾气亏虚，统血无权而致，以各种慢性出血（便血，尿血，吐血，肌衄，或月经过多，崩漏）与脾气虚证并见为特征。详见下表。

脾气虚证与脾阳虚证、脾虚气陷证、脾不统血证的鉴别

证型	病机	相同症状	不同症状	舌象	脉象
脾气虚证	脾气亏虚，运化失职	纳呆腹胀，食后尤甚，便溏肢倦，食少懒言，神疲乏力，面色萎黄	或浮肿，或消瘦	舌质淡或胖嫩有齿痕，苔白润	脉缓弱或沉细弱或虚大
脾阳虚证	脾阳虚衰，失于温运，阴寒内生		腹痛喜温喜按，形寒肢冷等	舌质淡胖或边有齿痕，苔白滑	脉沉迟无力
脾虚气陷证	脾气亏虚，升举无力而反下陷		脘腹坠胀，或便意频数，肛门坠重，甚则脱肛，或子宫下垂等脏器脱垂表现	舌质淡，苔薄白	脉缓弱
脾不统血证	脾气虚弱，不能统摄血液		便血，尿血，鼻衄，或妇女月经过多、崩漏等出血证	舌淡苔白	脉细弱

［常考考点］脾气虚证与脾阳虚证、脾虚气陷证、脾不统血证的鉴别。

要点二　湿热蕴脾、寒湿困脾证的临床表现、鉴别要点

（一）湿热蕴脾证

湿热蕴脾证是指湿热内蕴，脾失健运，以腹胀、纳呆、发热、身重、便溏不爽等为主要表现的湿热证候，又名中焦湿热、脾经湿热证。

临床表现：脘腹胀闷，纳呆，恶心欲呕，口中黏腻，渴不多饮，便溏不爽，小便短黄，肢体困重，或身热不扬，汗出热不解，或见面目发黄鲜明，或皮肤发痒，舌质红，苔黄腻，脉濡数或滑数。

本证以腹胀、纳呆、发热、身重、便溏不爽、苔黄腻等为辨证的主要依据。

（二）寒湿困脾证

寒湿困脾证是指寒湿内盛，困阻脾阳，脾失温运，以纳呆、腹胀、便溏、身重等为主要表现的寒湿证候，又名湿困脾阳证、寒湿中阻证、太阴寒湿证。

临床表现：脘腹胀闷，口腻纳呆，泛恶欲呕，口淡不渴，腹痛便溏，头身困重，或小便短少，肢体肿胀，或身目发黄，面色晦暗不泽，或妇女白带量多，舌体淡胖，舌苔白滑或白腻，脉濡缓或沉细。

本证以纳呆、腹胀、便溏、身重、苔白腻等为辨证的主要依据。

（三）湿热蕴脾证、寒湿困脾证的鉴别要点

均因湿邪困脾，脾胃纳运失职所致，可见脘腹痞闷，纳呆呕恶，便溏，肢体困重，面目发黄，苔腻，脉濡等。区别在于兼热、兼寒之不同。前者病性属湿热，故有舌质红苔黄腻，身热不扬，阳黄，脉濡数等湿热内蕴表现；后者病性属寒湿，故见舌淡苔腻白滑，腹痛喜暖，口淡不渴，带下量多清稀，阴黄，脉濡缓等寒湿内停表现。详见下表。

湿热蕴脾证与寒湿困脾证的鉴别

证型	病机	相同症状	不同症状	舌象	脉象
湿热蕴脾证	湿热内蕴，脾失健运	脘腹痞闷，纳呆，恶心呕吐，便溏，肢体困重	身热起伏，汗出热不解，肌肤发黄，色泽鲜明，皮肤发痒，小便短赤	舌红苔黄腻	脉濡数
寒湿困脾证	寒湿内盛，困阻脾阳，脾失温运		口淡不渴，肢体浮肿，小便不利	舌淡苔白腻	脉濡缓

［常考考点］湿热蕴脾证与寒湿困脾证的鉴别。

要点三　胃气虚、胃阳虚、胃阴虚证的临床表现、鉴别要点

（一）胃气虚证

胃气虚证是指胃气虚弱，胃失和降，以胃脘隐痛或痞胀、喜按，食少等为主要表现的虚弱证候。

临床表现：胃脘隐痛或痞胀、按之觉舒，食欲不振，或得食痛缓，食后胀甚，嗳气，口淡不渴，面色萎黄，气短懒言，神疲倦怠，舌质淡，苔薄白，脉弱。

本证以胃脘痞满、隐痛喜按，食少与气虚症状共见为辨证的主要依据。

（二）胃阳虚证

胃阳虚证是指阳气不足，胃失温煦，以胃脘冷痛、喜温喜按、畏冷，肢凉等为主要表现的虚寒证候，又名胃虚寒证。

临床表现：胃脘冷痛，绵绵不已，时发时止，喜温喜按，食后缓解，泛吐清水或夹有不消化食物，食少脘痞，口淡不渴，倦怠乏力，畏寒肢冷，舌淡胖嫩，脉沉迟无力。

本证以胃脘冷痛、喜温喜按、畏冷肢凉为辨证的主要依据。

（三）胃阴虚证

胃阴虚证是指阴液亏虚，胃失濡润、和降，以胃脘嘈杂、饥不欲食、脘腹痞胀、灼痛等为主要表现的虚热证候，又名胃虚热证。虚热证不明显者，则称胃燥津亏证。

临床表现：胃脘嘈杂，饥不欲食，或痞胀不舒，隐隐灼痛，干呕，呃逆，口燥咽干，大便干结，小便短少，舌红少苔乏津，脉细数。

本证以胃脘嘈杂、灼痛、饥不欲食与虚热症状共见为辨证的主要依据。

（四）胃气虚证、胃阳虚证、胃阴虚证的鉴别要点

胃气虚证与胃阳虚证、胃阴虚证的鉴别

证型	病机	相同症状	不同症状	舌象	脉象
胃气虚证	胃气亏虚，胃失和降	胃痛痞胀	胃部按之觉舒，气短懒言，神疲乏力	舌质淡，苔薄白	脉弱
胃阳虚证	胃阳不足，胃失温煦		胃脘冷痛，喜温喜按，畏寒肢冷	舌淡胖嫩	脉沉迟无力
胃阴虚证	胃阴亏虚，胃失濡润		胃脘嘈杂，饥不欲食，或痞胀不舒，隐隐灼痛，干呕，呃逆，口燥咽干	舌红少苔乏津	脉细数

［常考考点］胃气虚证与胃阳虚证、胃阴虚证的鉴别。

要点四　胃热炽盛、寒饮停胃证的临床表现、鉴别要点

（一）胃热炽盛证

胃热炽盛证是指火热壅滞于胃，胃失和降，以胃脘灼痛、消谷善饥等为主要表现的实热证候，又名胃（实）热（火）证。

临床表现：胃脘灼痛、拒按，渴喜冷饮，或消谷善饥，或口臭，牙龈肿痛溃烂，齿衄，小便短黄，大便秘结，舌红苔黄，脉滑数。

本证以胃脘灼痛、消谷善饥等与实火症状共见为辨证的主要依据。

（二）寒饮停胃证

寒饮停胃证是指寒饮停积于胃，胃失和降，以脘腹痞胀、胃中有振水声、呕吐清水为等为主要表现的证候。

临床表现：脘腹痞胀，胃中有振水声，呕吐清水痰涎，口淡不渴，眩晕，舌苔白滑，脉沉弦。

本证以脘腹痞胀、胃中有振水声、呕吐清水等为辨证的主要依据。

（三）胃热炽盛证、寒饮停胃证的鉴别要点

胃热炽盛证与寒饮停胃证的鉴别

证型	病机	相同症状	不同症状	舌象	脉象
胃热炽盛证	火热壅滞于胃，胃失和降	胃痛痞胀	胃部灼痛，渴喜冷饮，口臭，牙龈肿痛溃烂	舌红苔黄	脉滑数
寒饮停胃证	寒饮停积于胃，胃失和降		胃脘痞胀，呕吐清水痰涎，口淡不渴	舌苔白滑	脉沉弦

［常考考点］胃热炽盛证与寒饮停胃证的鉴别。

要点五　寒滞胃肠、食滞胃肠、胃肠气滞证的临床表现、鉴别要点

（一）寒滞胃肠证

寒滞胃肠证是指寒邪犯胃，阻滞气机，以胃脘冷痛、痛势急剧等为主要表现的实寒证候，又名中焦实寒证、寒滞胃脘证。

临床表现：胃脘冷痛，痛势暴急，遇寒加剧，得温则减，恶心呕吐，吐后痛缓，口淡不渴，或口泛清水，腹泻清稀，或腹胀便秘，面白或青，恶寒肢冷，舌苔白润，脉弦紧或沉紧。

本证多有寒冷刺激的诱因，以胃脘冷痛、痛势急剧等为辨证的主要依据。

（二）食滞胃肠证

食滞胃肠证是指饮食停积胃肠，以脘腹痞胀疼痛、呕泻酸馊腐臭食物等为主要表现的证候，又名食滞胃脘证。

临床表现：脘腹胀满疼痛、拒按，厌食，嗳腐吞酸，呕吐酸馊食物，吐后胀痛得减，或腹痛，肠鸣，矢气臭如败卵，泻下不爽，大便酸腐臭秽，舌苔厚腻，脉滑或沉实。

本证多有伤食病史，以脘腹痞胀疼痛、呕泻酸馊腐臭等为辨证的主要依据。

（三）胃肠气滞证

胃肠气滞证是指胃肠气机阻滞，以脘腹胀痛走窜、嗳气、肠鸣、矢气等为主要表现的证候。

临床表现：胃脘、腹部胀满疼痛，走窜不定，痛而欲吐或欲泻，泻而不爽，嗳气，肠鸣，矢气，得嗳气、矢气后痛胀可缓解，或无肠鸣、矢气则胀痛加剧，或大便秘结，苔厚，脉弦。

本证以脘腹胀痛走窜、嗳气、肠鸣、矢气等为辨证的主要依据。

（四）寒滞胃肠证、食滞胃肠证、胃肠气滞证的鉴别要点

寒滞胃肠证、食滞胃肠证与胃肠气滞证的鉴别

证型	病机	相同症状	不同症状	舌象	脉象
寒滞胃肠证	寒邪犯胃，阻滞气机	胃脘疼痛痞胀	胃脘部冷痛，痛势剧烈，得温则减	舌苔白润	脉弦紧或沉紧
食滞胃肠证	饮食阻滞肠胃，气机受阻		脘腹痞胀疼痛，呕泻酸馊腐臭	舌苔厚腻	脉滑或沉实
胃肠气滞证	肠胃气机阻滞		脘腹胀痛走窜，肠鸣，嗳气	苔厚	脉弦

［常考考点］寒滞胃肠证、食滞胃肠证与胃肠气滞证的鉴别。

细目四　肝与胆病辨证

【考点突破攻略】

要点一　肝血虚、肝阴虚证的临床表现、鉴别要点

（一）肝血虚证

肝血虚证是指血液亏损，肝失濡养，以眩晕、视力减退、经少、肢麻手颤等及血虚症状为主要表现的虚弱证候。

临床表现：头晕眼花，视力减退或夜盲，或肢体麻木，关节拘急，手足震颤，肌肉瞤动，或为妇女月经量少、色淡，甚则闭经，爪甲不荣，面白无华，舌淡，脉细。

本证以眩晕、视力减退、经少、肢麻手颤等与血虚症状共见为辨证的主要依据。

（二）肝阴虚证

肝阴虚证是指阴液亏损，肝失濡润，阴不制阳，虚热内扰，以头晕、目涩、胁痛、烦热等为主要表现的虚热证候，又名肝虚热证。

临床表现：头晕眼花，两目干涩，视力减退，或胁肋隐隐灼痛，面部烘热或两颧潮红，或手足蠕动，口咽干燥，五心烦热，潮热盗汗，舌红少苔乏津，脉弦细数。

本证以头晕、目涩、胁痛等与虚热症状共见为辨证的主要依据。

（三）肝血虚、肝阴虚证的鉴别要点

两者均属肝的虚证，均有头晕等表现。但前者为血虚，无热象，常见眩晕、视物模糊、经少、肢麻手颤等症；后者

为阴虚，虚热表现明显，常见眼干涩、潮热、颧红、手足蠕动等症。

［常考考点］肝血虚、肝阴虚证的辨证依据和鉴别要点。

【知识纵横比较】

肝血虚、肝阴虚证的鉴别

证候	共同点	不同点
肝血虚证	头晕眼花，视力减退	兼血虚证，无热象，常见眩晕、视物模糊、经少、肢麻手颤等症
肝阴虚证		兼阴虚证，虚热象明显，两目干涩、潮热、颧红、手足蠕动等症

要点二　肝郁气滞、肝火炽盛、肝阳上亢证的临床表现、鉴别要点

（一）肝郁气滞证

肝郁气滞证是指肝失疏泄，气机郁滞，以情志抑郁、胸胁或少腹胀痛等为主要表现的证候。又名肝气郁结证，简称肝郁证。

临床表现：情志抑郁，善太息，胸胁、少腹胀满疼痛，走窜不定，或咽部异物感，或颈部瘿瘤、瘰疬，或胁下肿块，妇女可见乳房作胀疼痛，月经不调，痛经，舌苔薄白，脉弦，病情轻重与情绪变化关系密切。

本证多与情志因素有关，以情志抑郁、胸胁或少腹胀痛等为辨证的主要依据。

（二）肝火炽盛证

肝火炽盛证是指火热炽盛，内扰于肝，气火上逆，以头痛、烦躁、耳鸣、胁痛等及火热症状为主要表现的实热证候，又名肝火上炎证、肝经实火证，简称肝火（热）证。

临床表现：头晕胀痛，痛如刀劈，面红目赤，口苦口干，急躁易怒，耳鸣如潮，甚或突发耳聋，失眠，噩梦纷纭，或胁肋灼痛，吐血、衄血，小便短黄，大便秘结，舌红苔黄，脉弦数。

本证以头痛、烦躁、耳鸣、胁痛等与火热症状共见为辨证的主要依据。

（三）肝阳上亢证

肝阳上亢证是指肝阳亢扰于上，肝肾阴亏于下，以眩晕耳鸣、头目胀痛、面红、烦躁、腰膝酸软等为主要表现的证候。

临床表现：眩晕耳鸣，头目胀痛，面红目赤，急躁易怒，失眠多梦，头重脚轻，腰膝酸软，舌红少津，脉弦有力或弦细数。

本证以眩晕耳鸣、头目胀痛、面红、烦躁、腰膝酸软等为辨证的主要依据。

（四）肝火炽盛证、肝阳上亢证的鉴别要点

两证的共同表现：头晕胀痛，面红目赤，口苦口干，急躁易怒，耳鸣，失眠。但前者属火热过盛的实证，以目赤头痛、胁肋灼痛、口苦口渴、便秘尿黄等火热症状为主，阴虚证候不突出，病程较短，病势较急；后者属上实下虚，虚实夹杂，系肝肾阴虚阳亢所致，以眩晕、头目胀痛、头重脚轻等上亢症状为主，且见腰膝酸软、耳鸣等下虚症状，阴虚证候明显，病程较长。

［常考考点］肝郁气滞证、肝火炽盛证、肝阳上亢证的辨证依据及肝火炽盛证、肝阳上亢证的鉴别。

【知识纵横比较】

肝火炽盛、肝阳上亢证的鉴别

证候	共同点	不同点
肝火炽盛证	头晕胀痛，面红目赤，口苦口干，急躁易怒，耳鸣，失眠	属火热过盛的实证，以目赤头痛、胁肋灼痛、口苦口渴、便秘尿黄等火热症状为主，阴虚证候不突出，病程较短，病势较急
肝阳上亢证		属上实下虚，虚实夹杂，系肝肾阴虚阳亢所致，以眩晕、头目胀痛、头重脚轻等上亢症状为主，且见腰膝酸软、耳鸣等下虚症状，阴虚证候明显，病程较长

要点三　肝风内动四证的临床表现、鉴别要点

（一）肝阳化风证

肝阳化风证是指肝阳上亢，亢则化风，肝风内动，以眩晕、肢麻震颤、头胀痛、面赤，甚至突然昏仆、口眼㖞斜、半身不遂等为主要表现的证候。

临床表现：眩晕欲仆，步履不稳，头胀头痛，急躁易怒，耳鸣，项强，头摇，肢体震颤，手足麻木，语言謇涩，面赤，舌红，或有苔腻，脉弦细有力，甚至突然昏仆，口眼㖞斜，半身不遂，舌强语謇。

本证以眩晕、肢麻震颤、头胀痛、面赤，甚至突然昏仆、口眼㖞斜、半身不遂等为辨证的主要依据。

（二）热极生风证

热极生风证是指邪热炽盛，热极动风，以高热、神昏、抽搐为主要表现的证候。本证在卫气营血辨证中归属血分证。

临床表现：高热口渴，烦躁谵语或神昏，颈项强直，两目上视，手足抽搐，角弓反张，牙关紧闭，舌质红绛，苔黄燥，脉弦数。

本证以高热、神昏、抽搐为辨证的主要依据。

（三）阴虚动风证

阴虚动风证是指肝阴亏虚，虚风内动，以眩晕，手足震颤、蠕动，或肢体抽搐等及阴虚症状为主要表现的证候。

临床表现：手足震颤、蠕动，或肢体抽搐，眩晕耳鸣，口燥咽干，形体消瘦，五心烦热，潮热颧红，舌红少津，脉弦细数。

本证以眩晕，手足震颤、蠕动与阴虚内热症状共见为辨证的主要依据。

（四）血虚生风证

血虚生风证是指肝血亏虚，虚风内动，以眩晕，肢体震颤、麻木、拘急、瞤动、瘙痒等及血虚症状为主要表现的证候。

临床表现：眩晕，肢体震颤、麻木，手足拘急，肌肉瞤动，皮肤瘙痒，爪甲不荣，面白无华，舌质淡白，脉细或弱。

本证以眩晕、肢麻、震颤、瘙痒、拘急、瞤动等与血虚症状共见为辨证的主要依据。

（五）肝风内动四证的鉴别要点

肝风内动四证的成因与证候有别。肝阳化风证为阳亢阴虚，上盛下虚，表现为眩晕欲仆，头胀痛，头摇，肢麻震颤，步履不稳等；热极生风证为火热炽盛所致，病势急而重，表现为高热，神昏，抽搐；阴虚动风证多见于热病后期，阴液亏损，表现为眩晕，手足震颤、蠕动及虚热证候；血虚生风证多见于慢性久病，血虚失养，表现为眩晕、肢麻、震颤、拘急、面白舌淡等。详见下表。

肝风内动四证鉴别

证型	性质	主症	兼症	舌象	脉象
肝阳化风证	上实下虚证	眩晕欲仆，头摇肢颤，言语謇涩或舌强不语	手足麻木，步履不正	舌红，苔白或腻	脉弦而有力
热极生风证	实热证	手足抽搐，颈项强直，两目上视，牙关紧闭，角弓反张	高热神昏，躁热如狂	舌质红绛	脉弦数
阴虚动风证	虚证	手足蠕动	午后潮热，五心烦热，口咽干燥，形体消瘦	舌红少津	脉弦细数
血虚生风证	虚证	手足震颤，肌肉动，关节拘急不利，肢体麻木	眩晕耳鸣，面白无华	舌淡，苔白	脉细

［常考考点］肝风内动四证的鉴别。

要点四　寒滞肝脉证的临床表现

寒滞肝脉证是指寒邪侵袭，凝滞肝经，以少腹、前阴、颠顶等肝经经脉循行部位冷痛为主要表现的实寒证候，又名寒凝肝经证、肝寒证、肝经实寒证。

临床表现：少腹冷痛，阴部坠胀作痛，或阴器收缩引痛；或颠顶冷痛，得温则减，遇寒痛增，恶寒肢冷，舌淡，苔

白润，脉沉紧或弦紧。

本证以少腹、前阴、颠顶冷痛与实寒症状共见为辨证的主要依据。

［常考考点］寒滞肝脉证的辨证依据。

要点五　肝胆湿热证的临床表现

肝胆湿热证是指湿热内蕴，肝胆疏泄失常，以身目发黄、胁肋胀痛等及湿热症状为主要表现的证候。以阴痒、带下黄臭等为主要表现者，称肝经湿热（下注）证。

临床表现：身目发黄，胁肋胀痛，或胁下有痞块，纳呆，厌油腻，泛恶欲呕，腹胀，大便不调，小便短赤，发热或寒热往来，口苦口干，舌红，苔黄腻，脉弦滑数，或为阴部潮湿、瘙痒、湿疹，阴器肿痛，带下黄稠臭秽等。

本证以胁肋胀痛、身目发黄，或阴部瘙痒、带下黄臭等与湿热症状共见为辨证的主要依据。

［常考考点］肝胆湿热证的辨证依据。

要点六　胆郁痰扰证的临床表现

胆郁痰扰证是指痰浊或痰热内扰，胆郁失宣，以胆怯、惊悸、烦躁、失眠、眩晕、呕恶等为主要表现的证候。

临床表现：胆怯易惊，惊悸不宁，失眠多梦，烦躁不安，胸胁胀闷，善太息，头晕目眩，口苦呕恶，舌淡红或红，苔白腻或黄滑，脉弦缓或弦数。

本证以胆怯、惊悸、烦躁、失眠、眩晕、呕恶等为辨证的主要依据。

［常考考点］胆郁痰扰证的辨证依据。

细目五　肾与膀胱病辨证

【考点突破攻略】

要点一　肾阳虚、肾阴虚、肾精不足、肾气不固、肾虚水泛证的临床表现、鉴别要点

（一）肾阳虚证

肾阳虚证是指肾阳亏虚，机体失却温煦，以腰膝酸冷、性欲减退、夜尿多为主要表现的虚寒证候，又名元阳亏虚证、命门火衰证。

临床表现：头目眩晕，面色白或黧黑，腰膝酸冷疼痛，畏冷肢凉，下肢尤甚，精神萎靡，性欲减退，男子阳痿早泄、滑精精冷，女子宫寒不孕，或久泻不止，完谷不化，五更泄泻，或小便频数清长，夜尿频多，舌淡，苔白，脉沉细无力，尺脉尤甚。

本证以腰膝酸冷、性欲减退、夜尿多与虚寒症状共见为辨证的主要依据。

［常考考点］肾阳虚证的辨证依据。

（二）肾阴虚证

肾阴虚证是指肾阴亏损，失于滋养，虚热内扰，以腰酸而痛、遗精、经少、头晕耳鸣等为主要表现的虚热证候，又名真阴（肾水）亏虚证。

临床表现：腰膝酸软而痛，头晕，耳鸣，齿松，发脱，男子阳强易举、遗精、早泄，女子经少或经闭、崩漏，失眠，健忘，口咽干燥，形体消瘦，五心烦热，潮热盗汗，骨蒸发热，午后颧红，小便短黄，舌红少津、少苔或无苔，脉细数。

本证以腰酸而痛、遗精、经少、头晕耳鸣等与虚热症状共见为辨证的主要依据。

［常考考点］肾阴虚证的辨证依据。

（三）肾精不足证

肾精不足证是指肾精亏损，脑与骨髓失充，以生长发育迟缓、早衰、生育机能低下等为主要表现的虚弱证候。

临床表现：小儿生长发育迟缓，身体矮小，囟门迟闭，智力低下，骨骼痿软，男子精少不育，女子经闭不孕，性欲减退，成人早衰，腰膝酸软，耳鸣耳聋，发脱齿松，健忘恍惚，神情呆钝，两足痿软，动作迟缓，舌淡，脉弱。

本证多与先天不足有关，以生长发育迟缓、早衰、生育机能低下等为辨证的主要依据。

［常考考点］肾精不足证的辨证依据。

（四）肾气不固证

肾气不固证是指肾气亏虚，失于封藏、固摄，以腰膝酸软，小便、精液、经带、胎气不固等为主要表现的虚弱证候。

临床表现：腰膝酸软，神疲乏力，耳鸣失聪，小便频数而清，或尿后余沥不尽，或遗尿，或夜尿频多，或小便失禁，男子滑精、早泄，女子月经淋沥不尽，或带下清稀量多，或胎动易滑，舌淡，苔白，脉弱。

本证以腰膝酸软，小便、精液、经带、胎气不固与气虚症状共见为辨证的主要依据。

［常考考点］肾气不固证的辨证依据。

（五）肾虚水泛证

肾虚水泛证是指肾的阳气亏虚，气化无权，水液泛溢，以水肿下肢为甚、尿少、畏冷肢凉等为主要表现的证候。

临床表现：腰膝酸软，耳鸣，身体浮肿，腰以下尤甚，按之没指，小便短少，畏冷肢凉，腹部胀满，或见心悸、气短、咳喘痰鸣，舌质淡胖，苔白滑，脉沉迟无力。

本证以水肿下肢为甚、尿少、畏冷肢凉等为辨证的主要依据。

［常考考点］肾虚水泛证的辨证依据。

（六）肾阳虚证与肾虚水泛证的鉴别要点

两者均以肾阳亏虚为病理基础，都有畏寒肢冷、腰膝酸冷、面白神疲等虚寒之象。但前者以温煦失职，生殖机能减退为主；后者以气化无权，水湿泛滥之水肿尿少为主要表现。详见下表。

肾阳虚证与肾虚水泛证的鉴别

证型	病机	相同症状	不同症状	舌象	脉象
肾阳虚证	命门火衰，温煦失职，火不暖土，气化不行	腰膝酸冷，性欲减退，夜尿频多等与虚寒症状共见	头晕目眩，面色㿠白或黧黑，腰膝酸冷疼痛，畏寒肢冷，下肢尤甚，精神萎靡，性欲减退，男子阳痿早泄、滑精精冷，女子宫寒不孕，或久泻不止，完谷不化，五更泄泻，或小便频数清长，夜尿频多	舌淡苔白	脉沉细无力，尺部尤甚
肾虚水泛证	肾阳虚弱，气化无权，水液泛滥		腰膝酸软，耳鸣，身体浮肿、腰以下为甚、按之没指，小便短少	舌质淡胖，苔白滑	脉沉迟无力

［常考考点］肾阳虚证与肾虚水泛证的鉴别。

（七）肾阴虚证与肾精不足证的鉴别要点

两者皆属肾的虚证，均可见腰膝酸软、头晕耳鸣、齿松发脱等症。但前者有阴虚内热的表现，性欲偏亢，梦遗，经少；后者主要为生长发育迟缓，早衰，生育机能低下，无虚热表现。详见下表。

肾阴虚与肾精不足证的鉴别

证型	病机	相同症状	不同症状	舌象	脉象
肾阴虚证	肾阴亏损，失于滋养，虚热内扰	腰膝酸软	失眠多梦，阳强易举，遗精早泄，潮热盗汗，咽干颧红，溲黄便干	舌红少津	脉细数
肾精不足证	肾精亏损，脑与骨髓失充		成人精少，经闭，发脱齿摇，健忘耳聋，动作迟缓，足痿无力，精神呆钝	舌淡红苔白	脉沉细

［常考考点］肾阴虚与肾精不足证的鉴别。

要点二　膀胱湿热证的临床表现

膀胱湿热证是指湿热侵袭，蕴结膀胱，以小便频急、灼涩疼痛及湿热症状为主要表现的证候。

临床表现：小便频数，排尿灼热涩痛，小便短赤，尿血或有砂石，小腹胀痛，腰痛，发热口渴，舌红苔黄腻，脉濡数。

本证属新病势急，以小便频急、灼涩疼痛等与湿热症状共见为辨证的主要依据。

［常考考点］膀胱湿热证的辨证依据。

细目六　脏腑兼病辨证

【考点突破攻略】

要点一　心肾不交、心脾气血虚证的临床表现、鉴别要点

（一）心肾不交证

心肾不交证是指心与肾的阴液亏虚，阳气偏亢，以心烦、失眠、梦遗、耳鸣、腰酸等为主要表现的虚热证候，又名心肾阴虚阳亢（火旺）证。

临床表现：心烦失眠，惊悸健忘，头晕，耳鸣，腰膝酸软，梦遗，口咽干燥，五心烦热，潮热盗汗，便结尿黄，舌红少苔，脉细数。

本证以心烦、失眠、腰酸、耳鸣、梦遗与虚热症状共见为辨证的主要依据。

（二）心脾气血虚证

心脾气血虚证是指脾气亏虚，心血不足，以心悸、神疲、头晕、食少、腹胀、便溏等为主要表现的虚弱证候，简称心脾两虚证。

临床表现：心悸怔忡，头晕，多梦，健忘，食欲不振，腹胀，便溏，神疲乏力，或见皮下紫斑，女子月经量少色淡、淋沥不尽，面色萎黄，舌淡嫩，脉弱。

本证以心悸、神疲、头晕、食少、腹胀、便溏等为辨证的主要依据。

（三）心肾不交证、心脾气血虚证的鉴别要点

两者都有心悸、失眠的症状。但前者多由心肾阴液亏虚所致，可兼有腰酸、腰痛、耳鸣及虚热症状；而后者多由脾气亏虚，心血不足所致，多伴有食少、腹胀、便溏等症状。

［常考考点］心肾不交证、心脾气血虚证的辨证依据和鉴别要点。

【知识纵横比较】

心肾不交、心脾气血虚证的鉴别要点

证候	共同点	不同点
心肾不交证	心悸、失眠	多由心肾阴液亏虚所致，可兼有腰酸、腰痛、耳鸣及虚热症状
心脾血虚证		多由脾气亏虚，心血不足所致，多伴有食少、腹胀、便溏等症状

要点二　肝火犯肺、肝胃不和、肝脾不调证的临床表现、鉴别要点

（一）肝火犯肺证

肝火犯肺证是指肝火炽盛，上逆犯肺，肺失肃降，以胸胁灼痛、急躁、咳嗽痰黄或咳血等为主要表现的实热证候。

临床表现：胸胁灼痛，急躁易怒，头胀头晕，面红目赤，口苦口干，咳嗽阵作，痰黄稠黏，甚则咳血，舌红，苔薄黄，脉弦数。

本证以胸胁灼痛、急躁、咳嗽痰黄或咳血等与实热症状共见为辨证的主要依据。

（二）肝胃不和证

肝胃不和证是指肝气郁结，胃失和降，以脘胁胀痛、嗳气、吞酸、情绪抑郁等为主要表现的证候，又名肝气犯胃证、肝胃气滞证。

临床表现：胃脘、胁肋胀满疼痛，走窜不定，嗳气，吞酸嘈杂，呃逆，不思饮食，情绪抑郁，善太息，或烦躁易怒，舌淡红，苔薄黄，脉弦。

本证以脘胁胀痛、嗳气、吞酸、情绪抑郁等为辨证的主要依据。

（三）肝脾不调证

肝脾不调证是指肝失疏泄，脾失健运，以胁胀作痛、情志抑郁、腹胀、便溏等为主要表现的证候，又称肝郁脾虚证。

临床表现：胸胁胀满窜痛，善太息，情志抑郁，或急躁易怒，食少，腹胀，肠鸣矢气，便溏不爽，或腹痛欲便、泻后痛减，或大便溏结不调，舌苔白，脉弦或缓。

本证以胁胀作痛、情志抑郁、腹胀、便溏等为辨证的主要依据。

（四）肝火犯肺证、肝胃不和证、肝脾不调证的鉴别要点

三证均有胸胁胀痛、急躁易怒的表现。但肝火犯肺证由肝火炽盛，上逆犯肺所致，临床多见胸胁灼痛，面红目赤，口苦口干，伴有咳嗽阵作，痰黄稠黏；而肝胃不和证、肝脾不调证多由肝郁气滞引起，导致胃失和降、脾失健运，临床可见嗳气、吞酸等胃失和降的表现，或便溏、腹胀等脾失健运的表现。

［常考考点］肝火犯肺证、肝胃不和证、肝脾不调证的辨证依据及鉴别要点。

【知识纵横比较】

肝火犯肺、肝胃不和、肝脾不调证鉴别要点

证候	共同点	不同点
肝火犯肺证	胸胁胀痛，急躁易怒	由肝火炽盛，上逆犯肺所致，临床多见胸胁灼痛、面红目赤、口苦口干，伴有咳嗽阵作、痰黄稠黏
肝胃不和证		由肝郁气滞引起，导致胃失和降，可见嗳气、吞酸
肝脾不调证		由肝郁气滞引起，导致脾失健运，可见食少、腹胀、便溏

要点三　心肺气虚、脾肺气虚、肺肾气虚证的临床表现、鉴别要点

（一）心肺气虚证

心肺气虚证是指心肺两脏气虚，以咳喘、心悸、胸闷等为主要表现的虚弱证候。

临床表现：胸闷，咳嗽，气短而喘，心悸，动则尤甚，吐痰清稀，神疲乏力，声低懒言，自汗，面色淡白，舌淡苔白，或唇舌淡紫，脉弱或结或代。

本证以咳喘、心悸、胸闷与气虚症状共见为辨证的主要依据。

（二）脾肺气虚证

脾肺气虚证是指脾肺两脏气虚，以咳嗽、气喘、咳痰、食少、腹胀、便溏等为主要表现的虚弱证候，又名脾肺两虚证。

临床表现：食欲不振，食少，腹胀，便溏，久咳不止，气短而喘，咳痰清稀，面部虚浮，下肢微肿，声低懒言，神疲乏力，面白无华，舌淡，苔白滑，脉弱。

本证以咳嗽、气喘、咳痰、食少、腹胀、便溏与气虚症状共见为辨证的主要依据。

（三）肺肾气虚证

肺肾气虚证是指肺肾气虚，摄纳无权，以久病咳喘、呼多吸少、动则尤甚等为主要表现的虚弱证候，又名肾不纳气证。

临床表现：咳嗽无力，呼多吸少，气短而喘，动则尤甚，吐痰清稀，声低，乏力，自汗，耳鸣，腰膝酸软，或尿随咳出，舌淡紫，脉弱。

本证以久病咳喘、呼多吸少、动则尤甚与气虚症状共见为辨证的主要依据。

（四）心肺气虚证、脾肺气虚证、肺肾气虚证的鉴别要点

均有肺气虚，呼吸功能减退，而见咳喘无力、气短、咳痰清稀等症。心肺气虚证则兼有心悸怔忡、胸闷等心气不足的证候；肺脾气虚证则兼有食少、腹胀、便溏等脾失健运的证候；肺肾气虚证则兼有呼多吸少、腰酸耳鸣、尿随咳出等肾失摄纳的证候。

［常考考点］心肺气虚证、脾肺气虚证、肺肾气虚证的辨证依据和鉴别要点。

【知识纵横比较】

心肺气虚证、脾肺气虚证和肺肾气虚证的鉴别

证候	相同点	不同点
心肺气虚证	均有肺气虚，呼吸功能减退，而见咳喘无力、气短、咳痰清稀等症	兼有心悸怔忡、胸闷等心气不足的证候
脾肺肾气虚		兼有食少、腹胀、便溏等脾失健运的证候
肺肾气虚证		兼有呼多吸少、腰酸耳鸣、尿随咳出等肾失摄纳的证候

要点四　心肾阳虚、脾肾阳虚证的临床表现、鉴别要点

（一）心肾阳虚证

心肾阳虚证是指心与肾的阳气虚衰，失于温煦，以心悸、水肿等为主要表现的虚寒证候，又名心肾虚寒证；水肿明显者，可称水气凌心证。

临床表现：畏寒肢冷，心悸怔忡，胸闷气喘，肢体浮肿，小便不利，神疲乏力，腰膝酸冷，唇甲青紫，舌淡紫，苔白滑，脉弱。

本证以心悸、水肿与虚寒症状共见为辨证的主要依据。

（二）脾肾阳虚证

脾肾阳虚证是指脾肾阳气亏虚，虚寒内生，以久泻久利、水肿、腰腹冷痛等为主要表现的虚寒证候。

临床表现：腰膝、下腹冷痛，畏冷肢凉，久泻久利，或五更泄泻，完谷不化，便质清冷，或全身水肿，小便不利，面色㿠白，舌淡胖，苔白滑，脉沉迟无力。

本证以久泻久利、水肿、腰腹冷痛等与虚寒症状共见为辨证的主要依据。

（三）心肾阳虚证、脾肾阳虚证的鉴别要点

均有畏冷肢凉、舌淡胖、苔白滑等虚寒证候，且有腰膝酸冷、小便不利、浮肿等肾阳虚水湿内停的表现。但前者心悸怔忡、胸闷气喘、面唇紫暗等心阳不振，血行不畅的症状突出；后者则有久泻久利、完谷不化等脾阳虚，运化无权的表现。

［常考考点］心肾阳虚证、脾肾阳虚证的辨证依据和鉴别要点。

【知识纵横比较】

心肾阳虚证和脾肾阳虚证的鉴别要点

证候	相同点	不同点
心肾阳虚证	均有畏冷肢凉、舌淡胖、苔白滑等虚寒证候，且有腰膝酸冷、小便不利、浮肿等肾阳虚水湿内停的表现	心悸怔忡、胸闷气喘、面唇紫暗等心阳不振，血行不畅的症状突出
脾肾阳虚证		有久泻久利、完谷不化等脾阳虚，运化无权的表现

要点五　心肝血虚、肝肾阴虚、肺肾阴虚证的临床表现、鉴别要点

（一）心肝血虚证

心肝血虚证是指血液亏少，心肝失养，以心悸、多梦、眩晕、肢麻、经少与血虚症状为主要表现的证候。

临床表现：心悸心慌，多梦健忘，头晕目眩，视物模糊，肢体麻木、震颤，女子月经量少色淡，甚则经闭，面白无华，爪甲不荣，舌质淡白，脉细。

本证以心悸、多梦、眩晕、肢麻等与血虚症状共见为辨证的主要依据。

（二）肝肾阴虚证

肝肾阴虚证是指肝肾阴液亏虚，虚热内扰，以腰酸胁痛、眩晕、耳鸣、遗精等为主要表现的虚热证候，又名肝肾虚火证。

临床表现：头晕，目眩，耳鸣，健忘，胁痛，腰膝酸软，口燥咽干，失眠多梦，低热或五心烦热，颧红，男子遗精，女子月经量少，舌红，少苔，脉细数。

本证以腰酸胁痛、眩晕、耳鸣、遗精等与虚热症状共见为辨证的主要依据。

（三）肺肾阴虚证

肺肾阴虚证是指肺肾阴液亏虚，虚热内扰，以干咳、少痰、腰酸、遗精等为主要表现的虚热证候。

临床表现：咳嗽痰少，或痰中带血，或声音嘶哑，腰膝酸软，形体消瘦，口燥咽干，骨蒸潮热，盗汗，颧红，男子遗精，女子经少，舌红，少苔，脉细数。

本证以干咳、少痰、腰酸、遗精等与虚热症状共见为辨证的主要依据。

（四）心肝血虚证、肝肾阴虚证、肺肾阴虚证的鉴别要点

心肝血虚证以心肝阴血不足为主要病机，临床症见心悸、失眠多梦、眩晕肢麻、视力减退等。而肝肾阴虚证和肺肾

阴虚证都有肾阴虚的证候，均见腰膝酸软、耳鸣、遗精及阴虚内热的表现。但肝肾阴虚证兼肝阴虚损，失于滋养，常见胁痛、目涩、眩晕等症；肺肾阴虚证兼肺阴亏损，肺失清肃，故有干咳、痰少难咳等表现。

［常考考点］心肝血虚证、肝肾阴虚证、肺肾阴虚证的辨证依据与鉴别要点。

【知识纵横比较】

心肝血虚证、肺肾阴虚证和肝肾阴虚证的鉴别

证候	相同症状	不同症状
心肝血虚证	心肝阴血不足症状	见心悸、失眠多梦、眩晕肢麻、视力减退
肺肾阴虚证	都有肾阴虚的证候，均见腰膝酸软、耳鸣、遗精及阴虚内热的表现	兼肺阴亏损，肺失清肃，故有干咳、痰少难咳等表现
肝肾阴虚证		兼肝阴虚损，失于滋养，常见胁痛、目涩、眩晕等症

细目七　脏腑辨证各相关证候的鉴别

要点　各脏腑间相关证候的鉴别要点

（一）心脾气血虚证与心肝血虚证鉴别

均有心血不足，心及心神失养，而见心悸、失眠多梦等症。但前者兼有脾虚失运，血不归经的表现，常见食少、腹胀、便溏、慢性失血等症；后者兼有肝血不足，失于充养的表现，常见眩晕、肢麻、视力减退、经少等症。

［常考考点］心脾气血虚证与心肝血虚证的鉴别。

【知识纵横比较】

心脾气血虚证与心肝血虚证的鉴别

证候	相同症状	不同症状
心脾气血虚证	心血不足，心及心血失养，而见心悸、失眠	兼有脾虚失运，血不归经的表现，常见食少、腹胀、便溏、慢性失血的症状
心肝血虚证		兼有肝血不足，失于充养的表现，常见眩晕、肢麻、视力减退、经少等

（二）肝胃不和、肝脾不调、胃肠气滞三证的鉴别

前二者均有肝气郁结，而见胸胁胀满疼痛、情志抑郁或烦躁等表现；但肝胃不和证兼胃失和降，常有胃脘胀痛、嗳气、呃逆等症；肝脾不调证兼脾失健运，常有食少、腹胀、便溏等症。胃肠气滞证则肝气郁结的证候不明显，只见胃肠气机阻滞的症状，以脘腹胀痛走窜、嗳气、肠鸣、矢气等为主要表现。

肝胃不和、肝脾不调、胃肠气滞三证的鉴别

证型	病机	相同症状	不同症状	舌象	脉象
肝胃不和证	肝失疏泄，横逆犯胃，胃失和降	抑郁易怒，胸胁胀痛，纳少	脘胀、呕恶、呃逆、嗳气、嘈杂等胃气上逆的症状	舌苔薄白或薄黄	脉弦或带数
肝脾不调证	肝失疏泄，横逆犯脾，脾失健运		腹痛肠鸣，腹泻不爽	舌苔白	脉弦或缓弱
胃肠气滞证	多因情志不遂，外邪内侵，病理产物或病邪停滞，导致胃肠气机阻滞而成	脘腹胀痛走窜，嗳气，肠鸣，矢气	肝气郁结的表现不明显，脘腹胀痛走窜、嗳气、肠鸣、矢气等	苔厚	脉弦

（三）肝胆湿热证与湿热蕴脾证的鉴别

两证均因湿热内蕴所致，见湿热证候及脾胃纳运升降失职表现，均可出现脘腹胀满、纳呆呕恶、身目发黄色鲜明、大便不调、小便短黄、舌质红苔黄腻、脉滑数等症。肝胆与脾胃之间在病理上相互影响，由于二者主要病位、病机不同，故症状有别。

肝胆湿热证病位主要在肝胆（疏泄功能失职），故以胁肋胀痛、胁下痞块、黄疸、口苦等肝胆疏泄失常症状为主，尚可出现寒热往来及阴部瘙痒、妇女带下黄臭等症；湿热蕴脾证病位主要在脾胃（纳运升降失职），故以脘腹胀闷、纳呆呕恶、大便溏泄等受纳运化功能失常症状为主，还可出现肢体困重、身热不扬等症状。

［常考考点］肝胆湿热证与湿热蕴脾证的鉴别。

【知识纵横比较】

肝胆湿热证与湿热蕴脾证的鉴别

证候	共同点	不同点
肝胆湿热证	均因湿热内蕴所致，见湿热证候及脾胃纳运升降失职表现，均可出现脘腹账满、纳呆呕恶、身目发黄色鲜明、大便不调、小便短黄、舌质红苔黄腻、脉滑数等症	病位主要在肝胆（疏泄功能失职），故以胁肋胀痛、胁下痞块、黄疸、口苦等肝胆疏泄失常症状为主，尚可出现寒热往来及阴部瘙痒、妇女带下黄臭等症
湿热蕴脾证		病位主要在脾胃（纳运升降失职），故以脘腹胀闷、纳呆呕恶、大便溏泄等受纳运化功能失常症状为主，还可以出现肢体困重、身热不扬等症状

（四）肝火犯肺证与燥邪犯肺证、热邪壅肺证、肺阴虚证的鉴别

四证均可能有咳嗽、咳血的表现。但肝火犯肺证系肝经气火上逆犯肺，肺失清肃，有急躁易怒、胁肋灼痛等肝火内炽的症状；燥邪犯肺证只发于秋季，必兼发热恶寒之表证；热邪壅肺证系邪热内盛，痰热互结，壅闭于肺，有典型的实热表现；肺阴虚证系内伤久病，肺津受损，虚热内生，有潮热盗汗等阴虚内热症状。四证的舌脉表现也各有不同，详见下表。

肝火犯肺证与燥邪犯肺、热邪壅肺、肺阴虚证的鉴别

证型	病机	相同症状	不同症状	舌象	脉象
肝火犯肺证	肝经气火上逆犯肺，肺失清肃	咳嗽，咳血	急躁易怒，胁肋灼痛等肝火内炽的症状	舌红，苔薄黄	脉弦数
燥邪犯肺证	外界燥邪侵犯肺卫，肺系津液耗伤		只发于秋季，必兼发热恶寒之表证	苔薄而干燥少津	脉浮数或浮紧
热邪壅肺证	邪热内盛，痰热互结，壅闭于肺		新病势急，咳喘气粗，鼻翼扇动及火热症状	舌红苔黄或黄腻	脉数或滑数
肺阴虚证	内伤久病，肺津受损，虚热内生		潮热盗汗等阴虚内热症状	舌红少苔乏津	脉细数

［常考考点］肝火犯肺证与燥邪犯肺、热邪壅肺、肺阴虚证的鉴别。

（五）肝肾阴虚证与肝阳上亢证的鉴别

二证均有肝肾阴亏，阴不制阳的病机，均有头晕目眩、耳鸣、腰膝酸软等症。但肝肾阴虚证为虚证，以颧红盗汗、五心烦热等虚火内扰的表现为主；肝阳上亢证为本虚标实证，急躁易怒、头目胀痛、头重脚轻等肝阳亢逆、气血上冲的症状比较突出。详见下表。

肝肾阴虚证与肝阳上亢证的鉴别

证型	病机	相同症状	不同症状	舌象	脉象
肝肾阴虚证	肝肾阴液亏虚，阴不制阳，虚热内扰	头晕目眩，耳鸣，腰膝酸软	颧红盗汗、五心烦热、男子遗精、女子月经量少等肾阴虚表现	舌红少苔	脉细数
肝阳上亢证	肝肾阴亏，阴不制阳，亢阳上扰		面红目赤、急躁易怒、头目胀痛、头重脚轻等肝阳亢逆、气血上冲的症状	舌红	脉弦或弦细数

［常考考点］肝肾阴虚证与肝阳上亢证的鉴别。

【例题实战模拟】

A1 型题

1. 饭后困倦嗜睡、少气懒言、食量减少的临床意义是

A. 痰湿困脾　B. 脾气不足　C. 心肾阳虚　D. 邪闭心神　E. 热入营血

2. 下列肝胆病中，不出现眩晕症状的是

A. 胆郁痰扰　B. 肝阳上亢　C. 肝气郁结　D. 肝血虚　E. 肝阴虚

A2 型题

3. 患者，男，76 岁。久病咳嗽，呼多吸少，乏力少气，自汗耳鸣，腰膝酸软。其证候是

A. 肺肾气虚　B. 肺气虚　C. 脾肺气虚　D. 心肺气虚　E. 肾气不固

4. 患者，男，70 岁。神志痴呆，表情淡漠，举止失常，面色晦滞，胸闷泛恶，舌苔白腻，脉滑。其证候是

A. 痰迷心窍　B. 痰火扰心　C. 心血瘀阻　D. 肾精亏虚　E. 心脾两虚

5. 患者，男，50 岁。咳喘 20 余年，现咳嗽痰少，口燥咽干，形体消瘦，腰膝酸软，颧红盗汗，舌红少苔，脉细数。其证候是

A. 肺气虚损　B. 肺阴亏虚　C. 肺肾阴虚　D. 肺肾气虚　E. 肾气虚衰

6. 患者，身目发黄，黄色鲜明，胁下痞块，腹胀厌食，便溏尿黄，舌红苔黄腻，脉弦数。其证候是

A. 湿热蕴脾　B. 大肠湿热　C. 肝火上炎　D. 肝胆湿热　E. 肝脾不调

7. 患者，发热，口渴，小便灼热涩痛，小腹胀痛，舌红苔黄腻，脉数。其证候是

A. 小肠实热　B. 膀胱湿热　C. 湿热蕴脾　D. 肝胆湿热　E. 肠道湿热

8. 患者，心悸健忘，失眠多梦，头晕目眩，面色苍白，肢体麻木，舌淡，脉细。其证候是

A. 心肝血虚证　B. 肝肾阴虚证　C. 肺肾阴虚证　D. 心肾不交证　E. 心脾气血虚证

9. 患者，长期便血，神疲乏力，舌淡，脉弱。其证候是

A. 气血两虚证　B. 气不摄血证　C. 气虚血瘀证　D. 气随血脱证　E. 气滞血瘀证

10. 患者，咳嗽，少痰难咳，微有发热恶寒。其证候是

A. 风热犯肺证　B. 风寒束表证　C. 肺阴亏虚证　D. 燥邪犯肺证　E. 肺热炽盛证

B1 型题

A. 肝阳化风证　B. 阴虚动风证　C. 血虚生风证　D. 热极生风证　E. 肝阳上亢证

11. 可见步履不稳、眩晕欲仆症状的是

12. 可见眩晕肢体震颤、面白无华症状的是

A. 肺肾气虚　B. 肺气虚　C. 脾肺气虚　D. 心肺气虚　E. 肾气不固

13. 久病咳喘，乏力少气，呼多吸少，自汗耳鸣，舌淡脉弱。其证候是

14. 久病咳喘，胸闷心悸，乏力少气，自汗声低，舌淡脉弱。其证候是

【参考答案】

1. B　2. C　3. A　4. A　5. C　6. D　7. B　8. A　9. B　10. D　11. A　12. C　13. A　14. D

第十二单元　六经辨证

六经辨证是由东汉・张仲景在《素问・热论》的基础上，根据伤寒病的证候特点和传变规律而总结出来的一种用于外感病的辨证方法。六经，指太阳、阳明、少阳、太阴、少阴和厥阴。六经辨证，就是以六经所系经络、脏腑的生理病理为基础，将外感病过程中所出现的各种证候，综合归纳为太阳病证、阳明病证、少阳病证、太阴病证、少阴病证和厥阴病证六类证候，并以此来阐述外感病不同阶段的病理特点，指导临床治疗。

细目一　太阳病证

【考点突破攻略】

太阳病证是指外感伤寒病初期所表现的证候。太阳病证可分为太阳经证和太阳腑证。

要点一　太阳经证（太阳中风证、太阳伤寒证）临床表现与辨证要点

太阳经证是指风寒之邪侵犯人体肌表，正邪抗争，营卫失和所表现的证候。

（一）太阳中风证

太阳中风证是指以风邪为主的风寒之邪侵袭太阳经脉，卫强营弱所表现的证候。

1. 临床表现 发热，恶风，头痛，汗出，脉浮缓，或见鼻鸣，干呕。

2. 辨证要点 本证以恶风、发热、汗出、脉浮缓为辨证要点。

（二）太阳伤寒证

太阳伤寒证是指以寒邪为主的风寒之邪侵袭太阳经脉，卫阳被遏，营阴郁滞所表现的证候。

1. 临床表现 恶寒，发热，头项强痛，肢体疼痛，无汗而喘，脉浮紧。

2. 辨证要点 本证以恶寒、无汗、头身疼痛、脉浮紧为辨证要点。

［常考考点］太阳中风证、太阳伤寒证的辨证要点。

要点二　太阳腑证（太阳蓄水证、太阳蓄血证）临床表现与辨证要点

太阳腑证是指太阳经证不解，病邪循经内传太阳之腑所表现的证候。

（一）太阳蓄水证

太阳蓄水证是指太阳经证不解，邪气内传足太阳膀胱腑，邪与水结，膀胱气化失司，水液停蓄所表现的证候。

1. 临床表现 发热，恶寒，小腹满，小便不利，口渴，或水入则吐，脉浮或浮数。

2. 辨证要点 本证以小腹满、小便不利与太阳经证症状共见为辨证要点。

（二）太阳蓄血证

太阳蓄血证是指太阳经证未解，邪热内传，邪热与瘀血互结于少腹所表现的证候。

1. 临床表现 少腹急结或硬满，小便自利，如狂或发狂，善忘，大便色黑如漆，脉沉涩或沉结。

2. 辨证要点 本证以少腹急硬、小便自利、便黑为辨证要点。

［常考考点］太阳蓄水证、太阳蓄血证的辨证要点。

细目二　阳明病证

【考点突破攻略】

阳明病证指外感病发展过程中，病邪内传阳明，阳热亢盛，胃肠燥热所表现的证候。阳明病证可分为阳明经证和阳明腑证。

要点一　阳明经证临床表现与辨证要点

阳明经证指邪热亢盛，充斥阳明之经，弥漫全身，而肠中糟粕尚未结成燥屎所表现的证候。

1. 临床表现 身大热，汗出，口渴引饮，或心烦躁扰，气粗似喘，面赤，苔黄燥，脉洪大。

2. 辨证要点 本证以壮热、汗出、口渴、脉洪大为辨证要点。

要点二　阳明腑证临床表现与辨证要点

阳明腑证指邪热内炽阳明之腑，并与肠中糟粕相搏，燥屎内结，阻滞肠道所表现的证候。

1. 临床表现 日晡潮热，手足濈然汗出，脐腹胀满硬痛而拒按，大便秘结不通，甚则谵语、狂乱、不得眠，舌苔黄厚干燥，或起芒刺，甚至苔焦黑燥裂，脉沉迟而实或滑数。

2. 辨证要点 本证以潮热汗出、腹满硬痛、大便秘结、苔黄燥、脉沉实为辨证要点。

［常考考点］阳明经证和阳明腑证的辨证要点。

细目三　少阳病证

【考点突破攻略】

少阳病证指邪犯少阳，正邪分争，枢机不利，胆火内郁，经气不畅所表现的证候。

要点　少阳病证临床表现与辨证要点

1. 临床表现　寒热往来，口苦，咽干，目眩，胸胁苦满，默默不欲饮食，心烦喜呕，脉弦。

2. 辨证要点　本证以寒热往来、胸胁苦满、口苦、咽干、目眩、脉弦为辨证要点。

［常考考点］少阳病证的辨证要点。

细目四　太阴病证

【考点突破攻略】

太阴病证指脾阳虚弱，邪从寒化，寒湿内生所表现的证候。

要点　太阴病证临床表现与辨证要点

1. 临床表现　腹满而吐，食不下，口不渴，自利，时腹自痛，四肢欠温，脉沉缓而弱。

2. 辨证要点　本证以腹满时痛、自利、口不渴与虚寒症状共见为辨证要点。

［常考考点］太阴病证的辨证要点。

细目五　少阴病证

【考点突破攻略】

少阴病证指伤寒六经病变的后期阶段出现心肾亏虚，全身性阴阳衰惫所表现的证候。少阴病证可分为少阴寒化证和少阴热化证。

要点一　少阴寒化证临床表现与辨证要点

少阴寒化证指病邪深入少阴，心肾阳气虚衰，从阴化寒，阴寒独盛所表现的虚寒证候。

1. 临床表现　无热恶寒，但欲寐，四肢厥冷，下利清谷，呕不能食，或食入即吐，脉微细甚或欲绝，或见身热反不恶寒，甚则面赤。

2. 辨证要点　本证以无热恶寒、四肢厥冷、下利清谷、脉微细为辨证要点。

要点二　少阴热化证临床表现与辨证要点

少阴热化证指病邪深入少阴，心肾阴虚，从阳化热所表现的虚热证候。

1. 临床表现　心烦不得眠，口燥咽干，或咽痛，舌尖红少苔，脉细数。

2. 辨证要点　本证以心烦失眠、口燥咽干、舌尖红、脉细数为辨证要点。

［常考考点］少阴寒化证和少阴热化证的辨证要点。

细目六　厥阴病证

【考点突破攻略】

厥阴病证指疾病发展传变到较后阶段，出现阴阳对峙、寒热交错、厥热胜复所表现的证候。

要点　厥阴病证临床表现与辨证要点

1. 临床表现　消渴，气上撞心，心中疼热，饥而不欲食，食则吐蛔。

2. 辨证要点　本证以消渴、心中疼热、饥而不欲食为辨证要点。

［常考考点］厥阴病证的辨证要点。

细目七　六经病证的传变

要点　传经、直中、合病、并病的概念

（一）传经

病邪自外侵入，逐渐向里发展，由某一经病证转变为另一经病证，称为“传经”。其中若按伤寒六经的顺序相传者，即太阳病证→阳明病证→少阳病证→太阴病证→少阴病证→厥阴病证，称为“循经传”；若是隔一经或两经以上相传者，称为“越经传”；若相互表里的两经相传者，称为“表里传”，如太阳病传少阴病等。

（二）直中

伤寒病初起不从阳经传入，而病邪直入于三阴者，称为“直中”。

（三）合病

伤寒病不经过传变，两经或三经同时出现的病证，称为“合病”。如太阳阳明合病、太阳太阴合病等。

（四）并病

伤寒病凡一经病证未罢，又见他经病证者，称为“并病”。如太阳少阴并病，太阴少阴并病等。

【例题实战模拟】

A1 型题

1. 下列不属于太阳中风证临床表现的是
   A. 发热，恶风　B. 头痛　C. 脉浮紧　D. 鼻鸣干呕　E. 汗出
2. 下列不属于阳明病腑证临床表现的是
   A. 脉沉迟而实　B. 日晡潮热　C. 身热不扬　D. 腹胀拒按　E. 大便秘结
3. 下列不属于阳明病经证临床表现的是
   A. 高热　B. 大汗　C. 口渴饮引　D. 腹胀拒按　E. 脉象洪大
4. 阳明病经证与阳明病腑证的鉴别要点是
   A. 有无发热　B. 有无汗出　C. 有无神志改变　D. 有无燥屎内结　E. 有无舌苔黄燥
5. 少阳病的发热特点是
   A. 恶寒发热　B. 壮热　C. 潮热　D. 微热　E. 寒热往来

A2 型题

6. 感冒患者，恶寒发热轻微，但以脘腹冷痛、呕吐、腹泻为主要症状，舌苔薄，脉紧。其病机是
   A. 寒邪伤及卫阳　B. 寒邪伤及太阴　C. 寒邪直中少阴
   D. 寒邪直中脾胃　E. 寒邪伤及厥阴
7. 患者心烦不得卧，口燥咽干，舌尖红，脉细数。其诊断是
   A. 太阴病证　B. 厥阴病证　C. 少阳病证　D. 少阴热化证　E. 少阴寒化证

【参考答案】

1. C　2. C　3. D　4. D　5. E　6. B　7. D

第十三单元　卫气营血辨证

卫气营血辨证，是清代叶天士在《外感温热篇》中所创立的一种适用于外感温热病的辨证方法。即将外感温热病发展过程中，不同病理阶段所反映的证候，分为卫分证、气分证、营分证、血分证四类，用以说明病位的浅深、病情的轻重和传变的规律，并指导临床治疗。

细目一　卫分证

【考点突破攻略】

卫分证是指温热病邪侵袭肌表，卫气功能失常所表现的证候。

要点　卫分证临床表现与辨证要点

（一）临床表现

发热，微恶风寒，头痛，口干微渴，舌边尖红，苔薄黄，脉浮数；或伴有咳嗽，咽喉肿痛。

（二）辨证要点

本证以发热、微恶风寒、舌边尖红、脉浮数为辨证要点。

［常考考点］卫分证的辨证要点。

细目二　气分证

【考点突破攻略】

气分证是指温热病邪内传脏腑，正盛邪炽，阳热亢盛所表现的证候。

要点　气分证临床表现与辨证要点

（一）临床表现

发热，不恶寒，反恶热，汗出，口渴，尿黄，舌红苔黄，脉数有力；或见咳喘，胸痛，咳痰黄稠；或见心烦懊侬，坐卧不安；或见日晡潮热，便秘腹胀，痛而拒按，甚或谵语、狂乱，苔黄干燥甚则焦黑起刺，脉沉实；或见口苦咽干，胸胁满痛，心烦，干呕，脉弦数。

（二）辨证要点

本证以发热、汗出、口渴、舌红苔黄、脉数有力为辨证要点。

［常考考点］气分证的辨证要点。

细目三　营分证

【考点突破攻略】

营分证是指温病邪热内陷，营阴受损，心神被扰所表现的证候。

要点　营分证临床表现与辨证要点

（一）临床表现

身热夜甚，口不甚渴或不渴，心烦不寐，甚或神昏谵语，斑疹隐隐，舌质红绛无苔，脉细数。

（二）辨证要点

本证以身热夜甚、心烦、舌红绛、脉细数为辨证要点。

［常考考点］营分证的辨证要点。

细目四　血分证

【考点突破攻略】

血分证是指温病邪热深入阴血，导致动血、动风、耗阴所表现的证候。

要点　血分证临床表现与辨证要点

（一）临床表现

身热夜甚，躁扰不宁，甚或神昏谵语，斑疹显露、色紫黑，吐血、衄血、便血、尿血，舌质深绛，脉细数；或见四肢抽搐，颈项强直，角弓反张，目睛上视，牙关紧闭，脉弦数；或见手足蠕动、瘛疭等；或见持续低热，暮热早凉，五心烦热；或见口干咽燥，形体干瘦，神疲耳聋，舌干少苔，脉虚细。

（二）辨证要点

本证以发热、神昏谵语、斑疹紫暗、出血动风、舌质深绛为辨证要点。

［常考考点］血分证的辨证要点。

细目五　卫气营血证的传变

【考点突破攻略】

温热病的整个发展过程，实际上就是卫气营血病证的传变过程。其传变有顺传和逆传两种形式。

要点　顺传与逆传的概念

（一）顺传

顺传是指病变多从卫分开始，依次传入气分、营分、血分，反映了温病由浅入深的演变规律。

（二）逆传

逆传是指邪入卫分后，不经过气分阶段而直接深入营、血分。实际上“逆传”只是顺传规律中的一种特殊类型，病情更加急剧、重笃。

［常考考点］顺传和逆传的含义。

【例题实战模拟】

A1 型题

1. 下列各项，不属于气分证临床表现的是

A. 心烦懊侬　B. 便秘尿赤　C. 胁痛口苦　D. 谵语狂乱　E. 身热夜甚

2. 下列不属于营分证辨证要点的是

A. 发热　B. 神昏谵语　C. 斑疹隐隐　D. 出血动风　E. 舌质深绛

【参考答案】

1. E　2. C

第十四单元　三焦辨证

三焦辨证是清代吴鞠通在其《温病条辨》中所创立的一种温热病辨证方法。三焦所属脏腑的病理变化和临床表现，也标志着温热病发展过程中的不同病理阶段。在三焦病证中，上焦包括手太阴肺经和手厥阴心包经的病变，其中手太阴肺的证候多为温病的初起阶段，病较轻浅。中焦病证主要包括手阳明大肠经、足阳明胃经和足太阴脾经的病变。脾胃同属中焦，阳明主燥，太阴主湿，邪入阳明而从燥化，则多呈现里热燥实证；邪入太阴从湿化，多为湿温病证，多见于温热病的中期或极期阶段，病情较重。下焦病证主要包括足少阴肾经和足厥阴肝经的病变，多为肝肾阴虚之候，属温热病的末期阶段，病情深重。三焦辨证治疗原则是治上焦如羽，治中焦如衡，治下焦如权。

细目一　上焦病证

【考点突破攻略】

上焦病证指温热之邪侵袭手太阴肺和手厥阴心包所表现的证候。

要点　上焦病证的临床表现、辨证要点

（一）临床表现

发热，微恶风寒，微汗出，头痛，咳嗽，鼻塞，口渴，舌边尖红，脉浮数；或但热不寒，多汗，烦躁口渴，咳嗽，气喘，苔黄，脉数，甚则高热，神昏，谵语，舌謇，肢厥，舌质红绛。

（二）辨证要点

邪犯肺卫，以发热、微恶风寒、舌边尖红、脉浮数为主要表现；邪热壅肺，以但热不寒、咳喘痰黄、脉数为主要表现；邪陷心包，以高热神昏、肢厥、舌质红绛为主要表现。

［常考考点］上焦病证的辨证要点。

细目二　中焦病证

【考点突破攻略】

中焦病证指温热之邪侵犯中焦脾胃，从燥化或从湿化所表现的证候。

要点　中焦病证的临床表现、辨证要点

（一）临床表现

身热气粗，面红目赤，腹满便秘，渴欲饮冷，口燥咽干，唇裂舌焦，小便短赤，大便干结，苔黄燥或焦黑，甚则神昏谵语，脉沉实有力；或身热不扬，头身困重，胸脘痞闷，泛恶欲呕，小便不利，大便不爽或溏泄，舌苔黄腻，脉细而濡数。

（二）辨证要点

阳明燥热以发热口渴、腹满便秘、苔黄燥、脉沉实为主要表现；太阴湿热以身热不扬、脘痞呕恶、便溏、苔黄腻、脉濡数为辨证要点。

［常考考点］中焦病证的辨证要点。

细目三　下焦病证

【考点突破攻略】

下焦病证指温热之邪犯及下焦，劫夺肝肾之阴所表现的证候。

要点　下焦病证的临床表现、辨证要点

（一）临床表现

身热，手足心热甚于手足背，颧红，口舌干燥，神倦，耳聋，舌红少苔，脉虚大；或见手足蠕动，或瘛疭，心中憺憺大动，神倦，脉虚，舌绛苔少，甚或时时欲脱。

（二）辨证要点

本证以身热颧红、手足蠕动或瘛疭、舌绛苔少为辨证要点。

［常考考点］下焦病证的辨证要点。

细目四　三焦病证的传变

【考点突破攻略】

要点　顺传与逆传的概念

（一）顺传

三焦病证多由上焦手太阴肺经开始，传入中焦，进而传入下焦，为顺传，标志着病情由浅入深，由轻到重的病理进程。

（二）逆传

病邪从肺卫而传入心包者，称为逆传，说明邪热炽盛，病情重笃。

［常考考点］顺传与逆传的含义。

【例题实战模拟】

A1 型题

1. 下列各项，属于中焦病证临床表现的是

A. 身热不扬，烦躁，胸脘痞满　　B. 五心烦热，心中憺憺大动
C. 神昏肢厥，舌謇，舌绛　　D. 神识昏蒙，时清时寐，舌苔垢腻
E. 手足心热甚于手足背，口燥咽干，消瘦无力

2. 下列属于下焦病证临床表现的是

A. 身热不扬　B. 咳嗽气喘　C. 腹满便秘　D. 手足蠕动　E. 神昏谵语

【参考答案】

1. A　2. D

第十五单元　中医诊断思维与应用

中医诊断的过程包括病情资料的采集和作出病、证等结论的判断两个基本环节，中医思维贯穿始终。在病情资料的采集过程中，除了将各种诊法综合运用以全面收集病情资料外，还必须在四诊的同时，对所获得的资料进行分析思考，分析这些信息可能的病因、病机、病性、病位，同时，还要充分考虑地理环境、季节气候以及个体差异，做到天人互参，病证结合，互相补充。

细目一　中医诊断思维方法

【考点突破攻略】

中医诊断是医生的主观思维对客观存在的病证本质的认识。中医诊断不仅是抽象（逻辑）思维，同时还存在着形象（直觉）思维、灵感（顿悟）思维等。

要点　基本思维方法与过程

中医诊断的基本思维方法包括：比较、类比、分类、归纳、演绎、反证、模糊判断法等。

（一）中医诊断基本思维方法

1. 比较法　是区分患者的某些临床症状之间或某些证之间的相同点或不同点的方法。

2. 类比法　是将患者的临床表现和某一常见的证进行比较，如两者主要特征相吻合，诊断便可成立。

3. 分类法　是根据临床症状或病证之间的共同点和差异点，将其区分为不同种类的方法。

4. 归纳法　是将患者表现的各种症状、体征，按照辨证的基本内容进行归类，归纳出各症状、体征所反映的共性特征，从而抓住病证本质的思维方法。

5. 演绎法 是运用从一般到个别、从抽象到具体的思维，对病情进行层层深入的辨证分析、推理的方法。

6. 反证法 是寻找不属于某证的依据，通过否定其他诊断而达到确定某一诊断的目的。

7. 模糊判断法 是通过对多种不够精确、非特征性的模糊信息，进行模糊的综合评判，而达到明确诊断的思维方法。

［常考考点］中医诊断的基本思维方法。

（二）中医诊断的思维过程

1. 四诊信息的采集与分析 医生运用各种诊法收集的病情资料，包括病史、症状和体征、患者生活的自然与社会环境等，是诊病、辨证的依据。医生在收集临床资料时，必须对患者进行全面而系统的诊查，并注重四诊合参。四诊资料的属性一般可划分为必要性资料、特征性资料、偶见性资料、一般性资料和否定性资料。

（1）必要性资料：这类资料对某些疾病或证的诊断是不可或缺的，一旦缺失就不能诊断为该病或该证。

（2）特征性资料：这类资料仅见于某种病或证，而不见于其他的病或证，但该种病证又并非都出现这类症状。

（3）偶见性资料：这类资料在某一病证中的出现机率较少，只具有可能性，随个体差异、病情变化而定。

（4）一般性资料：指某类症状对某病证的诊断既非必备性又非特异性，只是作为诊断的参考。

（5）否定性资料：指某些症状或阴性资料，对于某些病或证的诊断具有否定意义。

2. 辨证方法的综合应用 临床辨证方法有八纲辨证、脏腑辨证、六经辨证、卫气营血辨证、三焦辨证、经络辨证以及病性（六淫、阴阳虚损、气血、津液）辨证等。

（1）辨证诸法的关系：八纲辨证是辨证的基本纲领，表里、寒热、虚实、阴阳可以从总体上分别反映证的部位、性质和类别。脏腑辨证、经络辨证、六经辨证、卫气营血辨证、三焦辨证，是八纲中辨表里病位的具体深化，即以辨别病变现阶段的病位（含层次）为纲，以辨病性为具体内容。辨病性则是八纲中寒热、虚实辨证的具体深化，即以辨别病变现阶段的具体病理性质为主要目的，自然也不能脱离脏腑、经络等病位。

（2）辨证素：证素，即证的要素，指辨证所要辨别的脾、肾、肝、胃等病位和气虚、血瘀、痰、寒等病性。证素是通过对证候的辨识而确定的病理本质，是构成证名的基本要素。辨证素是指在中医学理论指导下，对证候及相关资料进行分析，辨别疾病当前的病位和病性证素，并作出证名诊断的思维过程与方法。

（3）辨证诊断的要求：正确的辨证诊断，要求全面、准确、精炼、规范，能准确地揭示病变当前阶段的病理本质。辨证的结果即证名诊断，内容要准确全面，证名要精炼规范，不受证型的拘泥，证候变则证名亦变。

3. 疾病诊断思路与方法 疾病诊断就是在中医理论指导下综合分析四诊收集的临床资料，确定疾病的病种，并对该病种的特点和规律进行整体判断的思维过程，也称为“辨病”或“诊病”。疾病诊断应结合病因或发病特点、病史、主症或特征性症状、特发人群、流行情况等方面进行分析思考。

细目二 中医诊断思维的应用

【考点突破攻略】

辨证论治是中医学的基本特点之一，中医的临床诊疗体系包括病、证、症的诊断与治疗。

要点 辨病、辨证、辨症

（一）辨病

病是疾病发展全过程的概括，辨病是中医诊断的重要内容。

1. 病有中西 中医、西医的病名有本质的区别，把传统的中医病名和西医病名完全等同起来，是不全面的。

2. 病有因果 疾病的发生有因果关系。以外感病为例，中医学认知的原理是因发知受，患者是不是感受了邪气，是否发病主要取决于邪正双方斗争的结果。

3. 病有善恶 对患者的病情或预后作出判断，也是诊断的任务之一，尤其对于重病患者，善恶的判断就显得尤为重要。

4. 病有新久 新病久病有所不同，不同阶段、不同病名的基本病理特点、病机不同，治疗立法原则也有区别。

（二）辨证

辨证是中医临床的核心环节，中医的辨证是以整体思维作为基础的。

1. 证的有无 证的确立需要通过对患者的症状、体征或相关因素的综合分析。

2. 证的轻重 证有轻有重，可以进行定性的描述，还可以借鉴证素辨证的方法逐步实现定量的描述。

3. 证的缓急 证有急有缓，必须明确孰轻孰重，孰急孰缓，采取机械的辨证分型，难以体现证的缓急。

4. 证的兼杂 证常常是相兼错杂的，主次关系也不同，简单地把它分成若干个证型，不符合中医临床实际。

5. 证的演变 中医的证是动态变化的，同样的证，其形成及转归可能不同。

6. 证的真假 证的真假须详辨，疾病发展到了后期严重阶段有时会出现与疾病本质相反的假象，但也有一些“假象”症状不一定都是病重阶段出现的。

（三）辨症

症是中医诊断的依据，包括症状和体征，还包含了和疾病发生发展相关的因素，如气候条件、地理环境，以及部分客观指标。

1. 症的有无 四诊合参是保证四诊信息可靠性的前提，四诊信息不准确常导致误诊或漏诊的发生。

2. 症的轻重 对于症的轻重的判断是把握疾病主要矛盾和矛盾主要方面的重要依据，也是疗效评价的重要依据。

3. 症的真假 临床所表现的症状或体征存在着真假的现象，对于症的真假的判断与四诊信息采集手段和能力密切相关。

4. 症的偏全 四诊信息的全面与否决定了诊断的完整性和正确性，在临床诊断过程中应重视兼症的收集。

中药学

【本章通关攻略】

中药学是中医学的四大基础学科之一，在中西医结合执业医师资格考试中占据重要地位。医学综合笔试中，本科目分值为50分左右。考试侧重考查中药的功效、主治和中药的特殊用法。本科目各章节均有考题出现，其中重点考查的章节有药性理论、解表药、清热药、祛风湿药、理气药、化痰止咳平喘药、补益药等。

本科目的特点是需要记忆的药物很多，所以要想掌握全部考点，要善于横向总结，纵向对比，而不仅仅是死记硬背。

第一单元　中药的性能

中药的性能又称药性，是中药作用的基本性质和特征的概括，又称中药的偏性。其主要内容包括四气、五味、升降浮沉、归经、毒性等。

细目一　四气

【考点突破攻略】

要点一　结合有代表性的药物认识四气的确定

四气，指药物的寒、热、温、凉四种药性，又称四性。四气反映了药物对人体阴阳盛衰、寒热变化的作用倾向，是对药物治疗寒热病证作用的概括。“疗寒以热药，疗热以寒药。”一般而言，能够减轻或消除热证的药物属于寒性或凉性，如黄芩、板蓝根等有清热解毒作用；而能够减轻或消除寒证的药物属于温性或热性，如附子、干姜等有温中散寒作用。

药物寒热温凉是由药物作用于人体所产生的不同反应和所获得的不同疗效而总结出来的，它与所治疗疾病的性质是相对而言的。

在药物作用的程度上。寒重于凉，热重于温。从四性的本质而言，只有寒热两性的区分。此外，四性以外还有一类平性药。它是指寒热界限不很明显、药性平和、作用较和缓的一类药，如党参、山药、甘草等。平性是相对而言的，而不是绝对的，也有偏凉、偏温的不同，因此仍称四气（性）而不称五气（性）。

要点二　四气的作用及适应证

一般来讲，寒凉药分别具有清热泻火、凉血解毒、滋阴除蒸、泄热通便、清热利尿、清化热痰、清心开窍、凉肝息风等作用；而温热药则分别具有温里散寒、暖肝散结、补火助阳、温阳利水、温经通络、引火归原、回阳救逆等作用。

［常考考点］寒凉药和温热药的作用。

细目二　五味

【考点突破攻略】

要点一　结合有代表性的药物认识五味的确定

五味是指药物有辛、甘、酸、苦、咸五种不同的味道，因而具有不同的治疗作用。有些还具有淡味或涩味，因而实际上不止五种。但是，五味是最基本的五种滋味，所以仍称为五味。

五味的产生，首先是通过口尝，即用人的感觉器官辨别出来的，它是药物真实滋味的反映。然而和四气一样，五味更重要的则是通过长期的临床实践观察，不同药味的药物作用于人体，产生了不同的反应，获得不同的治疗效果，从而总结归纳出五味的理论。也就是说，五味不仅仅是药物味道的真实反映，更重要的是对药物作用的高度概括。

要点二　五味的作用及适应证

现据前人的论述，结合临床实践，将五味所代表药物的作用及主治病证分述如下：

1. 辛　有发散、行气、行血的作用。一般来讲，解表药、行气药、活血药多具有辛味。多用治表证及气血阻滞之证。如麻黄、紫苏叶发散风寒，陈皮、木香行气除胀，川芎、红花活血化瘀等。

2. 甘　有补益、和中、调和药性和缓急止痛的作用。一般来讲，滋养补虚、调和药性及缓解疼痛的药物多具有甘味。多用治正气虚弱、脘腹挛急疼痛，及调和药性、中毒解救等。如人参大补元气，熟地黄滋补精血，饴糖缓急止痛，甘草调和药性并解药食中毒等。

3. 酸　有收敛、固涩的作用。一般固表止汗、敛肺止咳、涩肠止泻、固精缩尿、固崩止带的药物多具有酸味。多用治体虚多汗、肺虚久咳、久泻滑肠、遗精滑精、遗尿尿频、崩带不止等证。如山茱萸、五味子涩精、敛汗，乌梅敛肺止咳、涩肠止泻。

4. 苦　有泄、燥、坚阴的作用。即具有清泄火热、泄降气逆、通泄大便、燥湿、坚阴（泻火存阴）等作用。一般来讲，清热泻火、下气平喘、降逆止呕、通利大便、清热燥湿、苦温燥湿、泻火存阴的药物多具有苦味。多用治火热证、喘证、呕恶、便秘、湿证、阴虚火旺等证。如栀子、黄芩清热泻火，杏仁降泄肺气，陈皮降逆止呕，大黄泻热通便，龙胆、黄连清热燥湿，苍术、厚朴苦温燥湿，知母、黄柏泻火存阴。

5. 咸　有软坚散结、泻下通便的作用。一般来讲，泻下或润下通便及软化坚结、消散结块的药物多具有咸味，多用治大便燥结、痰核、瘰疬、瘿瘤、癥瘕痞块等证，如芒硝泻下通便，海藻、牡蛎消散瘿瘤，鳖甲软坚消癥等。

6. 淡　有渗湿、利小便的作用。利水渗湿药物多具有淡味。多用治水肿、脚气、小便不利等证。如薏苡仁、通草、灯心草、茯苓、猪苓、泽泻等。

7. 涩　与酸味药的作用相似，有收敛固涩的作用。多用治虚汗、泄泻、尿频、遗精、滑精、出血等证。如莲子固精止带，禹余粮涩肠止泻，乌贼骨收涩止血等。

［常考考点］五味的作用及其适应证。

细目三　升降浮沉

【考点突破攻略】

要点一　各类药物的升降浮沉趋向

升降浮沉是指药物对人体作用的不同趋向性。升，即上升提举，趋向于上；降，即下达降逆，趋向于下；浮，即向外发散，趋向于外；沉，即向内收敛，趋向于内。升降浮沉也就是指药物对机体有向上、向下、向外、向内四种不同的作用趋向。它与疾病所表现的趋向性是相对而言的。

简言之，升、浮，是指药物向上、向外的趋向性作用；沉、降，是指药物向里、向下的趋向性作用。一般而言，发表、透疹、升阳、涌吐、开窍等药具有升浮作用，收敛固涩、泻下、利水、潜阳、镇惊安神、止咳平喘、止呕等药具有沉降作用。

［常考考点］升、浮，是指药物向上、向外的趋向性作用；沉、降，是指药物向里、向下的趋向性作用。

要点二　影响升降浮沉的主要因素

影响药物升降浮沉的因素主要与四气、五味、药物质地轻重有密切关系，并受到炮制和配伍的影响。

1. 药物的升降浮沉与四气五味有关　一般来讲，味属辛、甘，气属温、热的药物，大都是升浮药，如麻黄、升麻、黄芪等药；味属苦、酸、咸，性属寒、凉的药物，大都是沉降药，如大黄、芒硝、山楂等。

2. 药物的升降浮沉与药物的质地轻重有关　一般来讲，花、叶、枝、皮等质轻的药物大多为升浮药，如紫苏叶、菊花、蝉衣等；而种子、果实、矿物、贝壳及质重者大多都是沉降药，如紫苏子、乌梅、赭石、牡蛎等。

3. 药物的升降浮沉与炮制、配伍的影响有关 药物的炮制可以影响转变其升降浮沉的性能。如有些药物酒制则升，姜炒则散，醋炒收敛，盐炒下行。如大黄，属于沉降药，峻下热结，泻热通便，经酒炒后，大黄则可清上焦火热，可治目赤头痛。配伍的影响，一般来讲，升浮药在大队沉降药中能随之下降；反之，沉降药在大队升浮药中能随之上升。

［常考考点］影响药物升降浮沉的因素有四气、五味、质地轻重、炮制、配伍等。

细目四 归经

【考点突破攻略】

要点一 归经的临床意义

掌握归经理论便于临床辨证用药，根据疾病的具体表现，通过辨证审因，诊断出病变所在的脏腑经络，按照归经理论来选择针对性强的药物进行治病，可以提高用药准确性。正如徐灵胎所说："不知经络而用药，其失也泛。"例如，里实热证有肺热、心火、肝火、胃火等不同，应当分别选用归肺、心、肝、胃经的清泄肺热、心火、肝火、胃火的药物来治疗。头痛的原因很多，疼痛的性质和部位亦各有不同。羌活善治太阳经头痛，葛根、白芷善治阳明经头痛，柴胡善治少阳经头痛，吴茱萸善治厥阴经头痛，细辛善治少阴经头痛。治疗头痛同时，考虑到药物的归经特点可以提高疗效。

运用归经理论，必须考虑到脏腑经络间的关系。脏腑经络在生理上相互联系，在病理上相互影响。因此，在临床用药时往往并不单独使用某一经的药物。如肺病而见脾虚者，每兼用补脾的药物，使肺有所养，而逐渐向愈（培土生金）。肝阳上亢往往因于肾阴不足，每以平肝潜阳药与滋补肾经药同用，使肝有所涵而虚阳自潜（滋水涵木）。若拘泥于见肺治肺、见肝治肝，单纯分经用药，其效果必受影响。故徐灵胎又指出："执经络而用药，其失也泥，反能致害。"

此外，临床上还常用归经性强的药物引他药入经。

要点二 结合有代表性的药物认识归经的确定

归经指药物对于机体某部分的选择性作用，即某药对某些脏腑经络有特殊的亲和作用，因而对这些部位的病变起着主要的或特殊的治疗作用，药物归经不同，其治疗作用也不同。归经指明了药物治病的适应范围，也就是说明了药效的所在，包含了药物定性定位的概念。

归经理论的形成是在中医基本理论指导下，以脏腑经络为基础，以药物所治疗的具体病证为依据，经过长期临床实践总结出来的用药理论。由于经络能沟通人体内外表里，所以一旦体表发生病变可以通过经络影响内在的脏腑；反之，内在脏腑病变也可以在体表反映出来。由于发病所在脏腑及经络循行部位不同，临床上所表现的症状也各不相同。如心经的病变多见心悸失眠；肺经病变常见胸闷喘咳；肝经病变每见胁痛抽搐等。如朱砂、远志能治疗心悸失眠，说明它们归心经；桔梗、杏仁能治疗胸闷、咳喘，说明它们归肺经；而选用白芍、钩藤能治疗胁痛抽搐则说明它们归肝经。

［常考考点］脏腑经络是归经理论的基础。

细目五 毒性

要点一 引起毒性反应的原因

毒性指药物对机体所产生的不良影响及损害性。毒性反应与副作用不同，它对人体的危害性较大，甚至可危及生命。

所谓毒性一般系指药物对机体所产生的不良影响及损害性。包括急性毒性、亚急性毒性、亚慢性毒性、慢性毒性和特殊毒性如致癌、致突变、致畸胎、成瘾等。

所谓毒药一般系指对机体发生化学或物理作用，能损害机体，引起功能障碍、疾病甚至死亡的物质。剧毒药系指中毒剂量与治疗剂量比较接近，或某些治疗量已达到中毒剂量的范围。因此治疗用药时安全系数小，对机体组织器官损害剧烈，可产生严重或不可逆的后果。

中药的副作用有别于毒性作用。副作用是指在常用剂量时出现与治疗需要无关的不适反应，一般比较轻微，对机体危害不大，停药后可自行消失。

［常考考点］引起毒性反应的原因。

要点二　结合具体有毒药物认识其使用注意事项

毒性反应的产生与药物贮存、加工炮制、配伍、剂型、给药途径、用量、使用时间的长短以及病人的体质、年龄、证候性质等都有密切关系。因此，使用有毒药物时，应从上述各个环节进行控制，避免中毒事故的发生（具体参见各药物）。

［常考考点］结合具体有毒药物认识其使用注意事项。

【例题实战模拟】

A1 型题

1. 归经学说的理论基础是
   A. 阴阳学说　B. 脏腑经络理论　C. 药性理论　D. 药味理论　E. 五行学说
2. 解表药物的味多是
   A. 辛味　B. 酸味　C. 甘味　D. 苦味　E. 咸味
3. 四气的确定是
   A. 从人体的感官感觉出来的
   B. 从疾病的性质中总结出来的
   C. 从药物作用于人体所发生的反应和所获得的不同疗效中概括出来的
   D. 从季节的不同变化总结出来的
   E. 从药物的生长环境中总结出来的
4. 归经是指
   A. 药物具有的升降浮沉的作用趋向　B. 药物具有的寒热温凉四种性质
   C. 药物具有的辛甘酸苦咸五种滋味　D. 药物对于机体某部分的选择性作用
   E. 药物对于机体有无毒副作用
5. 苦味药的作用是
   A. 能和能缓　B. 能燥能泄　C. 能下能软　D. 能收能涩　E. 能行能散

【参考答案】

1. B　2. A　3. C　4. D　5. B

第二单元　中药的作用

细目一　中药的作用与副作用

【考点突破攻略】

要点　中药的作用与副作用

药物防病治病的基本作用，不外是祛邪去因，扶正固本，协调脏腑经络机能，从而纠正阴阳偏盛偏衰，使机体恢复到阴平阳秘的正常状态。药物之所以能够针对病情，发挥上述基本作用，是由于药物各自具有若干特性和作用，前人也称之为药物的偏性。意思是说以药物的偏性纠正疾病所表现的阴阳偏盛或偏衰。

中药的作用是指中药对机体的影响，或机体对药物的反应。中药的作用包括治疗作用和不良作用（不良反应）。中药的治疗作用又称为中药的功效。中药的不良作用包括副作用和毒性反应。

副作用是指在常用剂量即治疗剂量时出现与治疗需要无关的不适反应，一般都较轻微，对机体危害不大，停药后能消失。副作用的产生固然与药物的偏性有关，更重要的是因为一味中药往往有多种作用，治疗时利用其一种或一部分作用，其他作用便成为副作用。因而中药的治疗作用和副作用是相对的，在一定条件下是可以相互转化的。

正确利用中药的治疗作用，尽量避免不良反应发生，确保用药安全、有效，这是临床用药的一条基本原则。

［常考考点］副作用是指在常用剂量即治疗剂量时出现与治疗需要无关的不适反应。

细目二　中药的功效

【考点突破攻略】

要点一　功效与主治的关系

功效与主治的关系：中药的主治，是指其所主治的病证，又称为“应用范围”或“适应证”。

从认识方法而言，主治是确定功效的依据；从临床运用的角度来看，功效提示中药的适应范围。例如，鱼腥草能治疗肺痈咳吐脓血、肺热咳嗽痰稠及热毒疮疡等病证，因而具有清热解毒、排脓的功效；又能治疗热淋小便涩痛之证，故有清热利尿通淋的功效。从另一个角度而言，鱼腥草具有清热解毒、排脓、利尿之功效，提示本品宜用于热性而不宜于虚寒性的疮痈和淋证。苍术能治疗湿阻中焦，运化失司，而见脘腹胀满、食欲不振、恶心呕吐、倦怠乏力、舌苔浊腻之症，故有燥湿健脾功效；又能治疗风寒湿痹，脚膝肿痛，痿软无力之证，故有祛风散寒除湿的功效。而湿为阴邪，易困脾阳，苍术具有燥湿健脾、祛风散寒除湿之功效，提示本品最宜用于寒湿困脾及寒湿偏胜之痹证。

［常考考点］中药的主治，是指其所主治的病证，又称为“应用”或者“适应证”。

要点二　功效的分类

1. 对因治疗功效　在中医学中，病因的概念除指引起疾病的各种致病因素外，更重要的是指这些因素引起的机体的一系列病理改变和病理产物，这需要从因果链的关系来理解。中药的对因治疗功效包含祛邪、扶正、调理脏腑功能、消除病理产物等方面的内容。祛风、散寒、除湿、清热、泻下、涌吐、解毒、杀虫等属于祛邪功效；益气、助阳、滋阴、补血等属于扶正功效；理气、活血、安神、开窍、潜阳、息风，重在调理脏腑气血功能；消食、利水、祛痰、化瘀等意在消除病理产物。祛邪、扶正、调理脏腑功能、消除病理产物四者之间有着密切的联系，因此上述划分又是相对的。

2. 对症治疗功效　对症治疗功效是指能缓解或消除疾病过程中出现的某些症状，具有减轻痛苦、防止病势恶化的意义。止痛、止咳、止血、止呕、止咳平喘、止汗、涩肠止泻、涩精止遗等皆属对症治疗功效。

对因治疗与对症治疗，前者属治本，后者属治标。临床遣方用药时，应根据具体病情，或治其本，或治其标，或标本兼治。

［常考考点］功效分为对因治疗功效（治本）和对症治疗功效（治标）。

【例题实战模拟】

A1 型题

1. 用药后引起的机体损害性反应称为

A. 副作用　B. 不良作用　C. 功效　D. 毒性作用　E. 以上都不是

2. 在常规剂量（治疗剂量）时出现的与治疗无关的不适反应是

A. 不良作用　B. 副作用　C. 功效　D. 毒性作用　E. 以上都不是

【参考答案】

1. B　2. B

第三单元 中药的配伍

细目一 中药配伍的意义

【考点突破攻略】

要点 中药配伍的意义

医药萌芽时代，治疗疾病一般都是采用单味药物的形式，后来由于药物品种日趋增多，对药性特点不断明确，对疾病的认识逐渐深化，由于疾病可表现为数病相兼，或表里同病，或虚实互见，或寒热错杂的复杂病情，因而用药也就由简到繁，出现了多种药物配合应用的方法，并逐渐形成了配伍用药的规律，从而既照顾到复杂病情，又增进了疗效，减少了毒副作用。因此，掌握中药配伍规律对指导临床用药意义重大。

[常考考点] 中药配伍的意义是减毒增效。

细目二 中药配伍的内容

【考点突破攻略】

要点一 各种配伍关系的意义

药物单独或配合应用主要有单行、相须、相使、相畏、相杀、相恶、相反七种情况，称为中药的“七情”配伍。

1. 单行 就是单用一味药物治疗某种病情单一的疾病。对病情比较单纯的病证，往往选择一种针对性强的药物即可达到治疗目的，如独参汤。

2. 相须 就是两种功效相似的药物配合应用，可以增强原有药物的疗效。如麻黄配桂枝，能增强发汗解表、祛风散寒的作用；石膏与知母配合，能明显增强清热泻火的治疗效果。

3. 相使 就是以一种药物为主，另一种药物为辅，两种药物合用，辅药可以提高主药的功效。如黄芪补气利水，茯苓利水健脾，两药配合，茯苓能提高黄芪补气利水的治疗效果。

4. 相畏 就是一种药物的毒副作用能被另一种药物所抑制。如生半夏和生南星的毒性能被生姜减轻或消除，所以说生半夏和生南星畏生姜。

5. 相杀 就是一种药物能够减轻或消除另一种药物的毒副作用。如生姜能减轻或消除生半夏和生南星的毒性或副作用，所以说生姜杀生半夏和生南星的毒。相畏、相杀实际上是同一配伍关系从不同角度的两种提法。

6. 相恶 就是两药合用，一种药物能使另一种药物原有的功效降低，甚至丧失。如人参恶莱菔子，莱菔子能削弱人参的补气作用。

7. 相反 就是两种药物同用能产生或增强毒性或副作用。如甘草反甘遂，贝母反乌头等，详见用药禁忌“十八反”“十九畏”中的若干药物。

[常考考点] 单行、相须、相使、相畏、相杀、相恶、相反的含义。

要点二 各种配伍关系的临床对待原则

1. 临床用药时，若病情单纯，病势轻浅，以针对性强的药物单用，以体现简、便、廉的特色。

2. 对于产生协同作用，提高疗效的相须和相使配伍，临床用药时要充分利用。

3. 对于能减轻或消除毒性反应的相畏和相杀配伍，在应用毒性药时必须考虑选用。

4. 对于有可能因拮抗而减弱或抵消原有功效的相恶配伍，用药时应加以注意，严格区分其不宜合用或可以利用的具体情况。

5. 对于产生或增强毒性的相反药物，原则上要避免配合使用。

【例题实战模拟】

A1 型题

1. 大黄与芒硝配伍，芒硝可增强大黄峻下热结、排除燥屎的功效，这种配伍关系属于

A. 相须　B. 相使　C. 相畏　D. 相杀　E. 相恶

2. 两种药物合用，一种药物的毒副作用能被另一种药物所抑制的配伍关系，这种配伍关系属于

A. 相须　B. 相使　C. 相畏　D. 相杀　E. 相恶

3. 两种药物配伍能产生剧烈的毒性反应或副作用，这种配伍关系属于

A. 相须　B. 相使　C. 相反　D. 相杀　E. 相恶

B1 型题

A. 相使　B. 相杀　C. 相畏　D. 相反　E. 相恶

4. 两药合用，以一种药为主，另一种药为辅，辅药能提高主药疗效的配伍关系，称作

5. 两药合用，一种药物的毒副作用能被另一种药物所抑制的配伍关系，称作

【参考答案】

1. B　2. C　3. C　4. A　5. C

第四单元　中药的用药禁忌

用药禁忌主要包括配伍禁忌、证候禁忌、妊娠禁忌和服药饮食禁忌四个方面。

细目一　配伍禁忌

【考点突破攻略】

要点一　“十八反”的内容

甘草反甘遂、大戟、海藻、芫花；乌头类（川乌、草乌、附子）反贝母、瓜蒌、天花粉、半夏、白蔹、白及；藜芦反人参、西洋参、党参、沙参、丹参、玄参、苦参、细辛、芍药。

十八反歌诀：本草明言十八反，半蒌贝蔹及攻乌，藻戟遂芫俱战草，诸参辛芍叛藜芦。

［常考考点］“十八反”的具体内容。

要点二　“十九畏”的内容

硫黄畏朴硝，水银畏砒霜，狼毒畏密陀僧，巴豆畏牵牛，丁香畏郁金，川乌、草乌畏犀角，牙硝畏三棱，官桂畏赤石脂，人参畏五灵脂。

十九畏歌诀

硫黄原是火中精，朴硝一见便相争，水银莫与砒霜见，狼毒最怕密陀僧；

巴豆性烈最为上，偏与牵牛不顺情，丁香莫与郁金见，牙硝难合京三棱；

川乌草乌不顺犀，人参最怕五灵脂，官桂善能调冷气，若逢石脂便相欺。

十九畏与“七情”配伍中的“相畏”意义不同，十九畏是产生或增强毒副作用，也可能是削弱或抵消另一种药物的功效，为药物配伍禁忌，相畏是减弱或消除毒副作用，是应当运用的药物配伍。

［常考考点］“十九畏”的具体内容。

细目二　证候禁忌

【考点突破攻略】

要点　证候禁忌的概念及内容

由于药物的药性不同，其作用各有专长和一定的适应范围，因此，临床用药也就有所禁忌，称“证候禁忌”。凡用药与论治相违，即属证候禁忌，寒证忌用寒药，热证忌用热药，邪盛而正不虚者忌用补虚药，正虚而无邪者忌用攻邪药，皆属一般的用药原则。

如麻黄性味辛温，功能发汗解表，散风寒，又能宣肺平喘利尿，故适用于外感风寒表实无汗或肺气不宣的喘咳，对表虚自汗及阴虚盗汗、肺肾虚喘则禁止使用。

[常考考点]由于药性有异，作用不同，证候有别，用药不同的方式称“证候禁忌”。

细目三　妊娠用药禁忌

【考点突破攻略】

要点一　妊娠用药禁忌的概念

妊娠用药禁忌是指妇女妊娠期治疗用药的禁忌。某些药物具有损害胎元或致流产堕胎的副作用，所以应作为妊娠禁忌的药物。根据药物对胎元损害的程度不同，一般可分为慎用与禁用两类。

[常考考点]妊娠期用药的禁忌。

要点二　妊娠禁忌药的分类与使用原则

1. 禁用药物　指毒性较强或药性猛烈的药物，如巴豆、牵牛子、大戟、商陆、麝香、三棱、莪术、水蛭、斑蝥、雄黄、砒霜等。

2. 慎用的药物　包括通经祛瘀、行气破滞及辛热滑利之品，如桃仁、红花、牛膝、大黄、枳实、附子、肉桂、干姜、木通、冬葵子、瞿麦等。

慎用的药物可以根据病情需要酌情使用，禁用的药物一般来说应避免使用。

[常考考点]妊娠禁用和慎用中药。

细目四　服药饮食禁忌

【考点突破攻略】

要点一　服药时一般的饮食禁忌

一般忌食生冷、油腻、腥膻、有刺激性的食物，根据病情的不同，饮食禁忌也有区别。

（1）热性病应忌食辛辣、油腻、煎炸性食物。

（2）寒性病应忌食生冷食物、寒性饮料等。

（3）胸痹应忌食肥肉、脂肪、动物内脏及烟、酒等。

（4）肝阳上亢头晕目眩、烦躁易怒等应忌食胡椒、辣椒、大蒜、白酒等辛热助阳之品。

（5）黄疸胁痛应忌食动物脂肪及辛辣烟酒刺激物品。

（6）脾胃虚弱应忌食油炸黏腻、寒冷固硬、不易消化的食物。

（7）肾病水肿应忌食盐、碱过多和酸辣太过的刺激食品。

（8）疮疡、皮肤病患者应忌食鱼、虾、蟹等腥膻发物及辛辣刺激性食品。

[常考考点]指服药期间忌食生冷、油腻、腥膻、刺激性的食物。

要点二　特殊疾病的饮食禁忌

古代文献记载，甘草、黄连、桔梗、乌梅忌猪肉，鳖甲忌苋菜，常山忌葱，地黄、何首乌忌葱、蒜、萝卜，丹参、茯苓、茯神忌醋，土茯苓、使君子忌茶，薄荷忌蟹肉，以及蜜反生葱、柿反蟹等，也应作为服药禁忌的参考。

［常考考点］了解特殊疾病的饮食禁忌。

【例题实战模拟】

A1 型题

1. 下列不属于与藜芦相反的药物是

A. 玄参　B. 人参　C. 丹参　D. 党参　E. 太子参

2. 下列属于“十八反”配伍药对的是

A. 人参与五灵脂　B. 丁香与郁金　C. 甘草与海藻　D. 三棱与莪术　E. 川芎与牛膝

3. 下列属于“十九畏”配伍药对的是

A. 川乌与草乌　B. 官桂与赤石脂　C. 桃仁与红花　D. 乌头与贝母　E. 甘草与甘遂

4. 下列不属于妊娠禁用药的是

A. 牵牛　B. 桃仁　C. 巴豆　D. 莪术　E. 水蛭

5. 下列不属于妊娠慎用药的是

A. 牛膝　B. 白术　C. 大黄　D. 红花　E. 附子

【参考答案】

1. E　2. C　3. B　4. B　5. B

第五单元　中药的剂量与用法

细目一　剂量

【考点突破攻略】

要点一　影响中药剂量的因素

中药用量得当与否，是直接影响药效的重要因素之一。一般来讲，确定中药的剂量，应考虑如下几方面的因素。

1. 药物性质与剂量的关系　剧毒药或作用峻烈的药物，应严格控制剂量，开始时用量宜轻，逐渐加量，一旦病情好转后，应当立即减量或停服，中病即止，防止过量或蓄积中毒。此外，花叶枝皮等量轻质松及性味浓厚、作用较强的药物用量宜小；矿物介壳质重沉坠及性味淡薄、作用温和的药物用量宜大；鲜品药材含水分较多用量宜大（一般为干品的 2～4 倍）；干品药材用量当小；过于苦寒的药物也不要久服过量，免伤脾胃。再如羚羊角、麝香、牛黄、猴枣、鹿茸、珍珠等贵重药材，在保证药效的前提下应尽量减少用量。

2. 剂型、配伍与剂量的关系　在一般情况下，同样的药物入汤剂比入丸散剂的用量要大些；单味药使用比复方中应用剂量要大些；在复方配伍使用时，主要药物比辅助药物用量要大些。

3. 年龄、体质、病情与剂量的关系　由于年龄、体质的不同，对药物耐受程度不同，则药物用量也就有了差别。一般老年人、小儿、妇女产后及体质虚弱的病人，都要减少用量，成人及平素体质壮实的患者用量宜重。一般 5 岁以下的小儿用成人药量的 1/4，5、6 岁以上的儿童按成人用量减半服用。病情轻重、病势缓急、病程长短与药物剂量也有密切关系。一般病情轻、病势缓、病程长者用量宜小；病情重、病势急、病程短者用量宜大。

4. 季节变化与剂量的关系　夏季发汗解表药及辛温大热药不宜多用；冬季发汗解表药及辛温大热药可以多用；夏季苦寒降火药用量宜重；冬季苦寒降火药则用量宜轻。

除了剧毒药、峻烈药、精制药及某些贵重药外，一般中药常用内服剂量为 5～10g；部分常用量较大，剂量为

15 ～ 30g；新鲜药物常用量为 30 ～ 60g。

［常考考点］药性、剂型、配伍、年龄、体质、病情、年龄、体质、病情对中药剂量的影响。

要点二　有毒药、峻猛药及某些名贵药的剂量

有毒或作用峻猛药物，以及某些名贵药物，均应严格掌握用量，详见各药。

细目二　中药的用法

【考点突破攻略】

要点一　煎煮方法（包括先煎、后下、包煎、另煎、烊化、冲服等）

1. 先将药材浸泡 30 ～ 60 分钟，用水量以高出药面为度。

2. 一般中药煎煮 2 次，第二煎加水量为第一煎的 1/3 ～ 1/2。两次煎液去渣滤净混合后分 2 次服用。

3. 煎煮的火候和时间，要根据药物性能而定。一般来讲，解表药、清热药宜武火煎煮，时间宜短，煮沸后煎 10 ～ 20 分钟即可；补养药需用文火慢煎，时间宜长，煮沸后再续煎 30 ～ 60 分钟。

4. 某些药物因其质地不同，煎法比较特殊，处方上需加以注明，归纳起来包括先煎、后下、包煎、另煎、溶化、泡服、冲服、煎汤代水等不同煎煮法。

（1）先煎：①有效成分难溶于水的金石、矿物、介壳类药物，应打碎先煎，煮沸 20 ～ 30 分钟，再下其他药物同煎，以使有效成分充分析出。如磁石、赭石、生铁落、生石膏、寒水石、紫石英、龙骨、牡蛎、海蛤壳、瓦楞子、珍珠母、石决明、紫贝齿、龟甲、鳖甲等。②毒副作用较强的药物，宜先煎 45 ～ 60 分钟后再下他药，久煎可以降低毒性，安全用药。如附子、乌头等。

（2）后下：①某些气味芳香的药物，久煎其有效成分易于挥发而降低药效，须在其他药物煎沸 5 ～ 10 分钟后放入，如薄荷、香薷、木香、砂仁、沉香、豆蔻、草豆蔻等。②久煎也能破坏其有效成分的药物，如钩藤、大黄、番泻叶等亦属后下之列。

（3）包煎：主要指那些黏性强、粉末状及带有绒毛的药物，宜先用纱布袋装好，再与其他药物同煎，以防止药液混浊或刺激咽喉引起咳嗽及沉于锅底，加热时引起焦化或煳化。如蛤粉、滑石粉、青黛、旋覆花、车前子、蒲黄及灶心土等。

（4）另煎：又称另炖，主要是指某些贵重药材，为了更好地煎出有效成分，还应单独另煎，即另炖 2 ～ 3 小时。煎液可以另服，也可与其他煎液混合服用。如人参、西洋参、羚羊角、鹿茸等。

（5）溶化：又称烊化，主要是指某些胶类药物及黏性大而易溶的药物，为避免入煎粘锅或黏附其他药物影响煎煮，可单用水或黄酒将此类药加热溶化即烊化后，用煎好的药液冲服，也可将此类药放入其他药物煎好的药液中加热烊化后服用。如阿胶、鹿角胶、龟甲胶、鳖甲胶、鸡血藤胶及蜂蜜、饴糖等。

（6）泡服：又叫焗服，主要是指某些有效成分易溶于水或久煎容易破坏药效的药物，可以用少量开水或复方中其他药物的煎出液趁热浸泡，加盖闷润，减少挥发，半小时后去渣即可服用。如藏红花、番泻叶、胖大海、肉桂等。

（7）冲服：主要指某些贵重药，用量较轻，为防止散失，常需要研成细末制成散剂，用温开水或复方中其他药物煎液冲服。如麝香、牛黄、珍珠、羚羊角、猴枣、马宝、西洋参、鹿茸、人参、蛤蚧等。某些药物，根据病情需要，为提高药效，也常研成散剂冲服。如用于止血的三七、花蕊石、白及、紫珠草、血余炭、棕榈炭及用于息风止痉的蜈蚣、全蝎、僵蚕、地龙和用于制酸止痛的乌贼骨、瓦楞子、海蛤壳、延胡索等。某些药物高温容易破坏药效或有效成分难溶于水，也只能做散剂冲服。如雷丸、鹤草芽、朱砂等。此外，还有一些液体药物如竹沥汁、姜汁、藕汁、荸荠汁、鲜地黄汁等也需冲服。

（8）煎汤代水：煎汤代水主要指为了防止某些药物与其他药物同煎使煎液混浊，难于服用，宜先煎后取其上清液代水再煎煮其他药物，如灶心土等。此外，某些药物质轻用量多，体积大，吸水量大，如玉米须、丝瓜络、金钱草等，也需煎汤代水用。

［常考考点］先煎、后下、包煎、另煎、烊化、泡服、冲服、煎汤代水的具体方法和相适应的药物。

要点二　服药时间

汤剂一般每日1剂，煎2次分服，两次间隔时间为4～6小时左右。临床用药时可根据病情增减，如急性病、热性病可1日2剂。至于饭前还是饭后服则主要取决于病变部位和性质。

一般来讲，病在胸膈以上者如眩晕、头痛、目疾、咽痛等宜饭后服；如病在胸膈以下，如胃、肝、肾等脏疾患，则宜饭前服。某些对胃肠有刺激性的药物宜饭后服；补益药多滋腻碍胃，宜空腹服；驱虫药、泻下药也宜空腹服；治疟药宜在疟疾发作前的2小时服用；安神药宜睡前服；慢性病定时服；急性病、呕吐、惊厥及石淋、咽喉病需煎汤代茶饮者，均可不定时服。

［常考考点］补益药、驱虫药、泻下药宜空腹服。治疟药宜在疟疾发作前2小时服。

【例题实战模拟】

A1型题

1. 龟甲入汤剂应
   A. 包煎　B. 后下　C. 先煎　D. 烊化　E. 冲服
2. 入汤剂需后下的药物是
   A. 磁石、牡蛎　B. 蒲黄、海金沙　C. 薄荷、豆蔻　D. 人参、鹿茸　E. 芒硝、阿胶
3. 蒲黄、旋覆花等药入煎剂宜
   A. 包煎　B. 后下　C. 先煎　D. 烊化　E. 冲服
4. 宜饭后服用的药是
   A. 峻下逐水药　B. 健胃药　C. 驱虫药　D. 安神药　E. 截疟药
5. 宜在睡前服的药是
   A. 驱虫药　B. 泻下药　C. 滋补药　D. 安神药　E. 健胃药

【参考答案】

1. B　2. C　3. A　4. B　5. D

第六单元　解表药

细目一　概述

【考点突破攻略】

要点一　解表药的性能特点、功效、主治病证

解表药药性大多辛散味辛，轻扬升浮，主入肺与膀胱经，偏行肌表，能促进机体发汗，使表邪由汗而解，从而达到治愈表证、防止传变的目的。部分解表药兼能利水消肿、止咳平喘、透疹、止痛、消疮等。解表药主要用治恶寒发热、头身疼痛、无汗或有汗不畅、脉浮之外感表证。部分解表药可用于水肿、咳喘、麻疹、风疹、风湿痹痛、疮疡初起等兼有表证者。解表药分两类，辛温解表药主治风寒表证；辛凉解表药主治风热表证。

［常考考点］解表药主要用治恶寒发热、头身疼痛、无汗或有汗不畅、脉浮之外感表证。

要点二　解表药的配伍方法

应根据四时气候变化的不同而恰当地配伍祛暑、化湿、润燥药；若虚人外感，应随证配伍补气、补血、补阴、补阳药以扶正祛邪；辛凉解表药在用于温病初起时，应适当同时配伍清热解毒药。

［常考考点］选择祛暑、化湿、润燥、补虚药等适当配伍。

要点三　解表药的使用注意事项

1. 使用发汗作用较强的解表药时，用量不宜过大，以免发汗太过，耗阳伤阴，导致“亡阳”“伤阴”的弊端；表虚自汗、阴虚盗汗以及疮疡日久、淋证、失血患者，也应慎用解表药。

2. 使用解表药还应注意因时因地而宜，如春夏腠理疏松，容易出汗，解表药用量宜轻；冬季腠理致密，不易出汗，解表药用量宜重。

3. 本类药物辛散轻扬，入汤剂不宜久煎，以免有效成分挥发而降低药效。

［常考考点］入汤剂不宜久煎，以免有效成分挥发而降低药效。

细目二　发散风寒药

【考点突破攻略】

1. 麻黄

【性能】辛、微苦，温。归肺、膀胱经。

【功效】发汗散寒，宣肺平喘，利水消肿。

【应用】

（1）风寒感冒。本品味辛发散，性温散寒，主入肺与膀胱经，善于宣肺气、开腠理、透毛窍而发汗解表，发汗力强，为发汗解表之要药。宜用于风寒外郁，腠理闭密无汗的外感风寒表实证，每与桂枝相须为用，以增强发汗散寒解表之力。因麻黄兼有平喘之功，故对风寒表实而有喘逆咳嗽者，尤为适宜，如麻黄汤。

（2）咳嗽气喘。本品辛散苦泄，温通宣畅，主入肺经，可外开皮毛之郁闭，以使肺气宣畅；内降上逆之气，以复肺司肃降之常，故善平喘，为治疗肺气壅遏所致喘咳的要药；并常以杏仁等止咳平喘药为辅助。治疗风寒外束，肺气壅遏的喘咳实证，常配伍杏仁、甘草，如三拗汤；治疗寒痰停饮，咳嗽气喘，痰多清稀者，常配伍细辛、干姜、半夏等，如小青龙汤；若肺热壅盛，高热喘急者，每与石膏、杏仁、甘草配用，以清肺平喘，如麻杏甘石汤。

（3）风水水肿。本品上宣肺气、发汗解表，可使肌肤之水湿从毛窍外散，并通调水道、下输膀胱以下助利尿之力，故宜于风邪袭表，肺失宣降的水肿、小便不利兼有表证者，每与甘草同用，如甘草麻黄汤；如再配伍生姜、白术等发汗解表药、利水退肿药，则疗效更佳，如越婢加术汤。

此外，取麻黄散寒通滞之功，也可用治风寒痹证，阴疽，痰核。

【用法用量】煎服，2～10g。发汗解表宜生用，止咳平喘多炙用。

【使用注意】本品发汗宣肺力强，凡表虚自汗、阴虚盗汗及肺肾虚喘者均当慎用。

【配伍意义】

（1）麻黄配桂枝：麻黄辛开苦泄，遍彻皮毛，功专宣肺发汗散邪；桂枝辛甘温煦，透达营卫，功善解肌发表。两药伍用，可增强发汗解表作用，适用于外感风寒表实证。

（2）麻黄配石膏：麻黄辛温，开宣肺气以平喘，开腠解表以散邪；石膏辛甘大寒，清泄肺热，解肌以清热。二药一温一寒，一以宣肺为主，一以清肺为主，合用则相反之中寓有相辅之意，既消除致病之因，又调理肺的宣发功能。麻黄得石膏，宣肺平喘而不助热；石膏得麻黄，清解肺热而不凉遏，又是相制为用。

（3）麻黄配苦杏仁：苦杏仁味苦泄降，长于下气定喘止咳；麻黄为宣肺平喘之要药，辛散苦泄，既能发汗解表，又能宣肺平喘。两药配伍，一宣一降，宣降并施，使肺经气机调畅，增强止咳平喘之力。适用于风寒束表，肺气壅遏之咳喘实证。

【药理】麻黄有发汗、平喘、止咳、祛痰、解热、镇痛、抗炎、利尿、抗病原微生物、兴奋中枢、升高血压、加快心率等作用。

［常考考点］麻黄与桂枝、麻黄与石膏、麻黄与苦杏仁的配伍意义。

2. 桂枝

【性能】辛、甘，温。归心、肺、膀胱经。

【功效】发汗解肌，温经通脉，助阳化气，平冲降气。

【应用】

（1）风寒感冒。本品辛甘温煦，甘温通阳扶卫，其开腠发汗之力较麻黄温和，而善于宣阳气于卫分，畅营血于肌表，故有助卫实表、发汗解肌、外散风寒之功。对于外感风寒，不论表实无汗、表虚有汗及阳虚受寒者，均宜使用。如治疗外感风寒、表实无汗者，常与麻黄同用，以开宣肺气、发散风寒，如麻黄汤；若外感风寒、表虚有汗者，当与白芍同用，以调和营卫、发汗解肌，如桂枝汤；若素体阳虚、外感风寒者，每与麻黄、附子、细辛配伍，以发散风寒、温助阳气。

（2）寒凝血滞诸痛证。本品辛散温通，具有温通经脉、散寒止痛之效。中焦虚寒，脘腹冷痛，每与白芍、饴糖等同用，如小建中汤；如胸阳不振，心脉瘀阻，胸痹心痛者，桂枝能温通心阳，常与枳实、薤白同用，如枳实薤白桂枝汤；若妇女寒凝血滞，月经不调，经闭痛经，产后腹痛，桂枝既能温散血中之寒凝，又可宣导活血药物，以增强化瘀止痛之效，多与当归、吴茱萸同用，如温经汤；若风寒湿痹，肩臂疼痛，可与附子同用，以祛风散寒、通痹止痛，如桂枝附子汤。

（3）痰饮、水肿证。本品甘温，既可温扶脾阳以助运水，又可温肾阳、逐寒邪以助膀胱气化，而行水湿痰饮之邪，为治疗痰饮病、蓄水证的常用药。如脾阳不运，水湿内停所致的痰饮病眩晕、水肿、咳嗽者，常与茯苓、白术同用，如苓桂术甘汤；若膀胱气化不行，水肿、小便不利者，每与茯苓、猪苓、泽泻等同用，如五苓散。

（4）心悸、奔豚。本品辛甘性温，能助心阳，通血脉，止悸动。如心阳不振，而见心动悸、脉结代者，每与炙甘草、人参、麦冬等同用，如炙甘草汤；若阴寒内盛，引动下焦冲气，上凌心胸所致奔豚者，常重用本品，如桂枝加桂汤。

【使用注意】本品辛温助热，易伤阴动血，凡外感热病、阴虚火旺、血热妄行等证，均当忌用。孕妇及月经过多者慎用。

【鉴别用药】

麻黄与桂枝

中药名称	相同点	不同点
麻黄	两药均辛温，发汗解表，治疗风寒表证，常相须为用	发汗力强，多治风寒表实无汗证；兼有宣肺平喘、利水消肿的作用
桂枝		发汗力缓，风寒表虚有汗、表实无汗均可应用；兼能温经通阳、助阳化气，用治寒凝经脉、风寒湿痹、痰饮蓄水证、胸痹、心动悸、脉结代等证

［常考考点］麻黄与桂枝的鉴别。

【配伍意义】桂枝配白芍：桂枝善于宣阳气于卫分，畅营血于肌表，有助卫实表、发汗解肌、外散风寒之功；白芍能养血和营敛阴。二者伍用，发汗之中有养阴敛汗之效，虽发汗而不伤阴；和营之中有调卫之功，使营阴不滞，共奏发汗解肌、调和营卫之功。适用于外感风寒表虚所致的发热、恶寒、汗出、头痛、脉浮缓等症，以及营卫不和所致的汗出、发热等症。因桂枝又能温中散寒止痛，白芍又能柔肝缓急止痛，二药相配，对脾胃虚寒所致的脘腹挛急疼痛，有温中补虚、缓急止痛之功。

［常考考点］桂枝配白芍的配伍意义。

3. 紫苏

【性能】辛，温。归肺、脾经。

【功效】解表散寒，行气宽中，解鱼蟹毒。

【应用】

（1）风寒感冒。本品辛散性温，发汗解表散寒之力较为缓和，轻证可以单用，重证须与其他发散风寒药合用。因其外能解表散寒，内能行气宽中，且略兼化痰止咳之功，故风寒表证而兼气滞，胸脘满闷、恶心呕逆，或咳喘痰多者，较为适宜；治疗前者，常配伍香附、陈皮等药，如香苏散；治疗后者，每与杏仁、桔梗等药同用，如杏苏散。

（2）脾胃气滞，胸闷呕吐。本品味辛能行，能行气以宽中除胀，和胃止呕，兼有理气安胎之功，可用治中焦气机郁滞之胸脘胀满、恶心呕吐。偏寒者，常与砂仁、丁香等温中止呕药同用；偏热者，常与黄连、芦根等清胃止呕药同用；若胎气上逆，胸闷呕吐，胎动不安者，常与砂仁、陈皮等理气安胎药配伍；用治七情郁结，痰凝气滞之梅核气证，常与半夏、厚朴、茯苓等同用，如半夏厚朴汤。

（3）进食鱼蟹中毒引起的腹痛吐泻。常配伍生姜、陈皮、藿香等药。

4. 生姜

【功效】解表散寒，温中止呕，温肺止咳，解鱼蟹毒。

【主治病证】风寒感冒；脾胃寒证；胃寒呕吐；肺寒咳嗽。此外，能解生半夏、生南星和鱼蟹之毒。

【鉴别用药】

生姜与紫苏

中药名称	相同点	不同点
生姜	均为发汗解表药，有解表散寒、止呕之功，可用于风寒感冒、呕吐，并且均可用于解鱼蟹毒	能够温中止呕，温肺止咳，用治中焦虚寒引起的冷痛、呕吐，肺寒咳嗽；生姜还可解生半夏、生南星之毒
紫苏		能够行气宽中，用治中焦气机郁滞之胸脘胀满、恶心呕吐

［常考考点］生姜与紫苏的鉴别。

5. 香薷

【功效】发汗解表，化湿和中，利水消肿。

【主治病证】暑湿感冒；水肿脚气；小便不利。

【用法用量】煎服，3～10g。用于发表，量不宜过大，且不宜久煎；用于利水消肿，量宜稍大，且须浓煎。

【使用注意】本品发汗力强，表虚多汗者忌用。

6. 荆芥

【性能】辛，微温。归肺、肝经。

【功效】解表散风，透疹消疮，止血。

【应用】

（1）外感表证。本品辛散气香，长于发表散风，且微温不烈，药性和缓，为发散风寒药中药性最为平和之品。对于外感表证，无论风寒、风热或寒热不明显者，均可广泛使用。用治风寒感冒，恶寒发热，头痛无汗者，常与防风、羌活、独活等药同用，如荆防败毒散；治疗风热感冒，发热头痛者，每与辛凉解表药金银花、连翘、薄荷等配伍，如银翘散。

（2）麻疹不透、风疹瘙痒。本品质轻透散，祛风止痒，宣散疹毒。用治表邪外束，麻疹初起，疹出不畅，常与蝉蜕、薄荷、紫草等药同用；若配伍苦参、防风、白蒺藜等药，又治风疹瘙痒。

（3）疮疡初起兼有表证。本品能祛风解表，透散邪气，宣通壅结而达消疮之功，故可用于疮疡初起而有表证者。偏于风寒者，常配伍羌活、川芎、独活等药；偏于风热者，每与金银花、连翘、柴胡等药配伍。

（4）吐衄下血。本品炒炭，其性味已由辛温变为苦涩平和，长于理血止血，可用于吐血、衄血、便血、崩漏等多种出血证。治血热妄行之吐血、衄血，常配伍生地黄、白茅根、侧柏叶等药；治血热便血、痔血，每与地榆、槐花、黄芩炭等药同用；治妇女崩漏下血，可配伍棕榈炭、莲房炭等固崩止血药。

【用法用量】煎服，5～10g，不宜久煎。发表透疹消疮宜生用；止血宜炒炭用；荆芥穗长于祛风。

7. 防风

【性能】辛、甘，微温。归膀胱、肝、脾经。

【功效】祛风解表，胜湿止痛，止痉。

【应用】

（1）外感表证。本品辛温发散，气味俱升，以辛散祛风解表为主，虽不长于散寒，但又能胜湿、止痛，且甘缓微温不峻烈，故外感风寒、风湿、风热表证均可配伍使用。治风寒表证，头痛身痛、恶风寒者，常配以荆芥、羌活、独活等药同用，如荆防败毒散；治外感风湿，头痛如裹、身重肢痛者，每与羌活、藁本、川芎等药同用，如羌活胜湿汤；治风热表证，发热恶风、咽痛口渴者，常配伍薄荷、蝉蜕、连翘等辛凉解表药。又因其发散作用温和，对卫气不足，肌表不固，而感冒风邪者，与黄芪、白术等益卫固表药同用，相反相成，祛邪而不伤正，固表而不留邪，共奏扶正祛邪之效，如玉屏风散。

（2）风疹瘙痒。本品辛温发散，能祛风止痒，可以治疗多种皮肤病，其中尤以风邪所致之瘾疹瘙痒较为常用。本品以祛风见长，药性平和，风寒、风热所致之瘾疹瘙痒皆可配伍使用。治疗风寒者，常与麻黄、白芷、苍耳子等配伍，如消风散；治疗风热者，常配伍薄荷、蝉蜕、僵蚕等药；治疗湿热者，可与土茯苓、白鲜皮、赤小豆等同用；若血虚风燥者，常与当归、地黄等配伍，如消风散；若兼里实热结者，常配伍大黄、芒硝、黄芩等药，如防风通圣散。

（3）风湿痹痛。本品辛温，功能祛风散寒，胜湿止痛，为较常用之祛风湿、止痹痛药。治疗风寒湿痹，肢节疼痛、筋脉挛急者，可配伍羌活、独活、桂枝、姜黄等祛风湿、止痹痛药，如蠲痹汤。若风寒湿邪郁而化热，关节红肿热痛，成为热痹者，可与地龙、薏苡仁、乌梢蛇等药同用。

（4）破伤风证。本品既能辛散外风，又能息内风以止痉。用治风毒内侵，贯于经络，引动内风而致肌肉痉挛，四肢抽搐，项背强急，角弓反张的破伤风证，常与天麻、天南星、白附子等祛风止痉药同用，如玉真散。

此外，以其升清燥湿之性，也可用于脾虚湿盛、清阳不升的泄泻，以及土虚木乘、肝郁侮脾、肝胃不和、腹泻而痛者，如痛泻要方。

【鉴别用药】

荆芥与防风

中药名称	相同点	不同点
荆芥	皆性微温，温而不燥，长于祛风解表，可用于风寒或风热表证，二药相须为用	质轻透散，发汗力较防风强，并有透疹消疮、止血功效
防风		祛风力较强，为风药之润剂，并能胜湿、止痛和止痉，可治风湿痹证及破伤风等证

［常考考点］荆芥与防风的鉴别。

8. 羌活

【性能】辛、苦，温。归膀胱、肾经。

【功效】解表散寒，祛风胜湿，止痛。

【应用】

（1）风寒感冒，头痛项强。本品辛温发散，气味雄烈，善于升散发表，有较强的解表散寒、祛风胜湿、止痛之功。故外感风寒夹湿，恶寒发热、肌表无汗、头痛项强、肢体酸痛较重者，尤为适宜，常与防风、细辛、川芎等祛风解表止痛药同用，如九味羌活汤；若风湿在表，头项强痛，腰背酸重，一身尽痛者，可配伍独活、藁本、防风等药，如羌活胜湿汤。

（2）风寒湿痹，肩背酸痛。本品辛散祛风、味苦燥湿、性温散寒，有较强的祛风湿、止痛作用，常与其他祛风湿、止痛药配伍，主治风寒湿痹，肢节疼痛。因其善入足太阳膀胱经，以除头项肩背之痛见长，故上半身风寒湿痹、肩背肢节疼痛者尤为多用，常与防风、姜黄、当归等药同用，如蠲痹汤。若风寒、风湿所致的头风痛，可与川芎、白芷、藁本等药配伍，如羌活芎藁汤。

9. 白芷

【性能】辛，温。归胃、大肠、肺经。

【功效】解表散寒，祛风止痛，宣通鼻窍，燥湿止带，消肿排脓。

【应用】

（1）风寒感冒。本品辛散温通，祛风解表散寒之力较温和，而以止痛、通鼻窍见长，宜于外感风寒，头身疼痛、鼻塞流涕之症，常与防风、羌活、川芎等祛风散寒止痛药同用，如九味羌活汤。

（2）头痛，牙痛，风湿痹痛。本品辛散温通，长于止痛，且善入足阳明胃经，故阳明经头额痛以及牙龈肿痛尤为多用。治疗阳明头痛，眉棱骨痛、头风痛等症，属外感风寒者，可单用，即都梁丸；或与防风、细辛、川芎等祛风止痛药同用，如川芎茶调散；属外感风热者，可配伍薄荷、菊花、蔓荆子等药。治疗风冷牙痛，可与细辛、全蝎、川芎等同用，如一捻金散；治疗风热牙痛，可配伍石膏、荆芥穗等药，如风热散。若风寒湿痹，关节疼痛，屈伸不利者，可与苍术、草乌、川芎等药同用，如神仙飞步丹。

（3）鼻渊。本品祛风、散寒、燥湿，可宣利肺气，升阳明清气，通鼻窍而止疼痛，故可用治鼻渊，鼻塞不通，浊涕不止，前额疼痛，每与苍耳子、辛夷等散风寒、通鼻窍药同用，如苍耳子散。

（4）带下证。本品辛温香燥，善除阳明经湿邪而燥湿止带。治疗寒湿下注，白带过多者，可与鹿角霜、白术、山药等温阳散寒、健脾除湿药同用；若湿热下注，带下黄赤者，宜与车前子、黄柏等清热利湿、燥湿药同用。

（5）疮痈肿毒。本品辛散温通，对于疮疡初起，红肿热痛者，可收散结消肿止痛之功，每与金银花、当归、穿山甲等药配伍，如仙方活命饮；若脓成难溃者，常与益气补血药如人参、黄芪、当归等同用，共奏托毒排脓之功，如托里消毒散、托里透脓散。

此外，本品祛风止痒，可用治皮肤风湿瘙痒。

10. 细辛

【功效】解表散寒，祛风止痛，通窍，温肺化饮。

【主治病证】风寒感冒，阳虚外感；头痛，牙痛，风湿痹痛；鼻渊鼻鼽；肺寒痰饮咳喘。

【用法用量】煎服，1～3g；散剂每次服0.5～1g。外用适量。

【使用注意】阴虚阳亢头痛，肺燥阴伤干咳者忌用。不宜与藜芦同用。

【配伍意义】细辛配伍干姜、五味子：细辛味辛性温，为少阴经之表药，能解表散寒，温肺化饮；干姜可温中散寒，健脾化饮；五味子酸收敛肺，降逆止咳，并可防姜、辛过散之弊。细辛又助五味子宣降肺气，协干姜温化痰饮。

［常考考点］细辛与干姜、五味子的配伍意义。

11. 藁本

【功效】祛风散寒，除湿止痛。

【主治病证】风寒感冒，颠顶头痛；风寒湿痹。

12. 苍耳子

【功效】散风寒，通鼻窍，祛风湿。

【主治病证】风寒感冒；鼻渊头痛；风湿痹痛；风疹瘙痒。

【使用注意】血虚头痛不宜使用。过量服用易致中毒。

13. 辛夷

【功效】散风寒，通鼻窍。

【主治病证】风寒感冒；头痛鼻塞；鼻鼽鼻渊。

【用法用量】煎服，3～10g。本品有毛，易刺激咽喉，入汤剂宜包煎。

【知识纵横比较】

发散风寒药鉴别及常考考点

中药名称	相似功效	不同功效	常考考点
麻黄	发汗散寒	宣肺平喘，利水消肿	治肺气壅遏喘咳之要药，用于风寒表实证
桂枝	发汗解肌	温通经脉，助阳化气，平冲降气	外感风寒表实证和表虚证皆可使用
紫苏	解表散寒	行气宽中，解鱼蟹毒	解鱼蟹中毒
生姜	解表散寒	温中止呕，温肺止咳，解鱼蟹毒	呕家圣药；解鱼蟹中毒
香薷	发汗解表	化湿和中，利水消肿	夏月麻黄
荆芥	祛风解表	透疹消疮，止血	既可散风寒，又能散风热
防风	祛风解表	胜湿止痛，止痉	既可散风寒，又能散风热
羌活	解表散寒	祛风胜湿，止痛	上半身风湿痹痛；太阳头痛
白芷	解表散寒	祛风止痛，宣通鼻窍，燥湿止带，消肿排脓	阳明头痛
细辛	解表散寒	祛风止痛，通窍，温肺化饮	治寒饮伏肺之要药
藁本	祛风散寒	除湿止痛	厥阴头痛
苍耳子	散风寒	通鼻窍，祛风湿	
辛夷	散风寒	通鼻窍	鼻渊要药；需包煎

［常考考点］麻黄、桂枝、紫苏、荆芥、防风、羌活、白芷的性能、功效、应用。生姜、香薷、细辛、辛夷、藁本、苍耳子的功效、主治病证。

细目三　发散风热药

【考点突破攻略】

1. 薄荷

【性能】辛，凉。归肺、肝经。

【功效】疏散风热，清利头目，利咽透疹，疏肝行气。

【应用】

（1）风热感冒，温病初起。本品辛以发散，凉以清热，清轻凉散，其辛散之性较强，是辛凉解表药中最能宣散表邪，且有一定发汗作用之药，为疏散风热常用之品，故风热感冒和温病卫分证十分常用。用治风热感冒或温病初起、邪在卫分，发热、微恶风寒、头痛等症，常与金银花、连翘、牛蒡子等配伍，如银翘散。

（2）风热头痛，目赤多泪，咽喉肿痛。本品轻扬升浮、芳香通窍，功善疏散上焦风热，清头目、利咽喉。用治风热上攻，头痛眩晕，宜与川芎、石膏、白芷等祛风、清热、止痛药配伍，如上清散；治疗风热上攻之目赤多泪，可与桑叶、菊花、蔓荆子等同用；用治风热壅盛，咽喉肿痛，常配伍桔梗、生甘草、僵蚕，如六味汤。

（3）麻疹不透，风疹瘙痒。本品质轻宣散，有疏散风热、宣毒透疹、祛风止痒之功，用治风热束表，麻疹不透，常配伍蝉蜕、牛蒡子、柽柳等药，如竹叶柳蒡汤。治疗风疹瘙痒，可与荆芥、防风、僵蚕等祛风止痒药同用。

（4）肝郁气滞，胸闷胁痛。本品兼入肝经，能疏肝行气，常配伍柴胡、白芍、当归等疏肝理气调经之品，治疗肝郁气滞，胸胁胀痛，月经不调，如逍遥散。

（5）夏令感受暑湿秽浊之气，脘腹胀痛，呕吐泄泻。本品芳香辟秽，兼能化湿和中，还可用治夏令感受暑湿秽浊之气，脘腹胀痛，呕吐泄泻。

【用法】煎服，3～6g；宜后下。薄荷叶长于发汗解表，薄荷梗偏于行气和中。

【使用注意】本品芳香辛散，发汗耗气，故体虚多汗者不宜使用。

2. 牛蒡子

【性能】辛、苦，寒。归肺、胃经。

【功效】疏散风热，宣肺祛痰，利咽透疹，解毒散肿。

【应用】

（1）风热感冒，温病初起。本品辛散苦泄，寒能清热，升散之中具有清降之性，功能疏散风热，发散之力虽不及薄荷等药，但长于宣肺祛痰，清利咽喉，故风热感冒而见咽喉红肿疼痛，或咳嗽痰多不利者，十分常用。用治风热感冒，或温病初起，发热、咽喉肿痛等症，常配伍金银花、连翘、荆芥等，如银翘散；若风热咳嗽，痰多不畅者，常与桑叶、桔梗、前胡等药配伍。

（2）麻疹不透，风热疹痒。本品清泄透散，能疏散风热，透泄热毒而促使疹子透发，用治麻疹不透或透而复隐，常配薄荷、柽柳、竹叶等同用，如竹叶柳蒡汤。若风湿浸淫血脉而致的疮疥瘙痒，本品能散风止痒，常配伍荆芥、蝉蜕、苍术等药，如消风散。

（3）痈肿疮毒，丹毒，痄腮喉痹。本品辛苦性寒，于升浮之中又有清降之性，能外散风热，内解热毒，有清热解毒、消肿利咽之效，故可用治痈肿疮毒、丹毒、痄腮、喉痹等热毒病证。因其性偏滑利，兼滑肠通便，故上述病证兼有大便热结不通者尤为适宜。用治风热外袭，火毒内结，痈肿疮毒，兼有便秘者，常与大黄、栀子、连翘等同用；治疗乳痈肿痛，尚未成脓者，可与连翘、栀子、瓜蒌等药同用，如牛蒡子汤；本品配伍玄参、黄芩、板蓝根等清热泻火解毒药，还可用治瘟毒发颐、痄腮、喉痹等热毒之证，如普济消毒饮。

【使用注意】本品性寒，滑肠通便，脾虚便溏者慎用。

3. 蝉蜕

【性能】甘，寒。归肺、肝经。

【功效】疏散风热，利咽开音，透疹，明目退翳，息风止痉。

【应用】

（1）风热感冒，温病初起，咽痛音哑。本品甘寒清热，质轻上浮，长于疏散肺经风热以宣肺利咽、开音疗哑，故风热感冒，温病初起，症见声音嘶哑或咽喉肿痛者，尤为适宜。用治风热感冒或温病初起，发热恶风，头痛口渴者，常伍薄荷、牛蒡子、前胡等药，如辛凉解表法。治疗风热火毒上攻之咽喉红肿疼痛、声音嘶哑，与薄荷、牛蒡子、连翘等药同用，如蝉薄饮。

（2）麻疹不透，风疹瘙痒。本品宣散透发，疏散风热，透疹止痒，用治风热外束，麻疹不透，可与麻黄、牛蒡子、升麻等同用，如麻黄散；用治风湿浸淫肌肤血脉，皮肤瘙痒，常与荆芥、防风、苦参等同用，如消风散。

（3）目赤翳障。本品入肝经，善疏散肝经风热而有明目退翳之功，故可用治风热上攻或肝火上炎之目赤肿痛、翳膜遮睛，常与菊花、白蒺藜、决明子等同用，如蝉花散。

（4）急慢惊风，破伤风证。本品甘寒，既能疏散肝经风热，又可凉肝息风止痉，故可用治小儿急慢惊风，破伤风证。治疗小儿急惊风，可与天竺黄、栀子、僵蚕等药配伍，如天竺黄散；治疗小儿慢惊风，可以配伍全蝎、天南星等，如蝉蝎散；用治破伤风证牙关紧闭、手足抽搐、角弓反张，常与天麻、僵蚕、全蝎、天南星同用，如五虎追风散。

（5）小儿夜啼不安。

【鉴别用药】

薄荷、牛蒡子与蝉蜕

中药名称	相同点	不同点
薄荷	三药均可疏散风热，透疹，利咽。用治风热感冒，温病初起，麻疹不透，风疹瘙痒，咽喉肿痛等	宣散表邪力强，清头目，利咽喉，疏肝气，治风热头痛、目赤咽痛、肝郁胁痛等
牛蒡子		疏风发散之力不及薄荷，长于宣肺祛痰、清利咽喉，对咽痛或咳痰不利者尤为适宜
蝉蜕		优于疏散肺热，宣肺利咽开音，明目退翳，息风止痉，多治目赤翳障、急慢惊风、破伤风及夜啼

［常考考点］薄荷、牛蒡子与蝉蜕的鉴别。

4. 桑叶

【性能】甘、苦，寒。归肺、肝经。

【功效】疏散风热，清肺润燥，平抑肝阳，清肝明目。

【应用】

（1）风热感冒，温病初起。本品甘寒质轻，轻清疏散，虽疏散风热作用较为缓和，但又能清肺热、润肺燥，故常用于风热感冒，或温病初起，温热犯肺，发热、咽痒、咳嗽等症，常与菊花相须为用，并配伍连翘、薄荷、桔梗等药，如桑菊饮。

（2）肺热咳嗽，燥热咳嗽。本品苦寒清泄肺热，甘寒凉润肺燥，故可用于肺热或燥热伤肺，咳嗽痰少，色黄而黏稠，或干咳少痰、咽痒等症。轻者可配杏仁、沙参、贝母等同用，如桑杏汤；重者可配生石膏、麦冬、阿胶等同用，如清燥救肺汤。

（3）肝阳上亢，头晕头痛。本品苦寒，兼入肝经，有平降肝阳之效，故可用治肝阳上亢，头痛眩晕，头重脚轻，烦躁易怒者，常与菊花、石决明、白芍等平抑肝阳药同用。

（4）目赤昏花。本品既能疏散风热，又苦寒入肝能清泄肝热，且甘润益阴以明目，故常用治风热上攻，肝火上炎所致的目赤、涩痛、多泪，可配伍菊花、蝉蜕、夏枯草等疏散风热，清肝明目之品；若肝肾精血不足，目失所养，眼目昏花，视物不清，常配伍滋补精血之黑芝麻，如扶桑至宝丹；若肝热引起的头昏、头痛，本品亦可与菊花、石决明、夏枯草等清肝药同用。

（5）血热妄行之咯血、吐血、衄血。

【用法】煎服；或入丸散。外用煎水洗眼。桑叶蜜制能增强润肺止咳作用，肺燥咳嗽多用。

【配伍意义】桑叶配菊花：二药皆能疏散风热，平肝，清肝明目。常相须为用以增强疏散风热、平肝、清肝明目之功，常用治风热表证或温病初起，肝阳上亢之头痛眩晕，风热上攻或肝火上炎之目赤肿痛。

［常考考点］桑叶与菊花的配伍意义。

5. 菊花

【性能】甘、苦，微寒。归肺、肝经。

【功效】疏散风热，平抑肝阳，清肝明目，清热解毒。

【应用】

（1）风热感冒，温病初起。本品味辛疏散，体轻达表，气清上浮，微寒清热，功能疏散肺经风热，但发散表邪之力不强。常用治风热感冒，或温病初起，温邪犯肺，发热、头痛、咳嗽等症，每与性能、功用相似的桑叶相须为用，并常配伍连翘、薄荷、桔梗等，如桑菊饮。

（2）肝阳上亢，头痛眩晕。本品性寒，入肝经，能清肝热、平肝阳，常用治肝阳上亢，头痛眩晕，每与石决明、珍珠母、白芍等平肝潜阳药同用。若肝火上攻而眩晕、头痛，以及肝经热盛，热极动风者，可与羚羊角、钩藤、桑叶等清肝热、息肝风药同用，如羚角钩藤汤。

（3）目赤昏花。本品辛散苦泄，微寒清热，入肝经，既能疏散肝经风热，又能清泄肝热以明目，故可用治肝经风热，或肝火上攻所致目赤肿痛；治疗前者常与蝉蜕、木贼、白僵蚕等疏散风热明目药配伍，治疗后者可与石决明、决明子、夏枯草等清肝明目药同用。若肝肾精血不足，目失所养，眼目昏花，视物不清，又常配伍枸杞子、熟地黄、山茱萸等滋补肝肾、益阴明目药，如杞菊地黄丸。

（4）疮痈肿毒。本品味苦性微寒，能清热解毒，可用治疮痈肿毒，常与金银花、生甘草同用，如甘菊汤。因其清热解毒、消散痈肿之力不及野菊花，故临床较野菊花少用。

【鉴别用药】

桑叶与菊花

中药名称	相同点	不同点
桑叶	二药甘苦寒，疏散风热，平抑肝阳，清肝明目，均治外感风热，肝火上炎之头痛、眩晕、目赤等症	疏散风热之力较强，长于清肺润燥，兼凉血止血，用治肺热燥咳、血热吐衄
菊花		平肝明目之力较强，兼清热解毒，阳亢或疮痈多用

［常考考点］桑叶与菊花的鉴别。

【配伍意义】菊花配枸杞子：两者均味甘，归肝经，有益阴明目的作用，皆可用治肝肾不足之目暗昏花。然枸杞子甘平质润，又归肾经，为平补阴阳之品，且益阴力较强，长于补肾益精、养肝明目，兼可润肺止咳，善治肾虚腰痛、遗精滑精、血虚萎黄。菊花味辛苦，性微寒，主入肺经，功专疏散风热、清热解毒，兼能平肝潜阳，主治风热感冒、发热头痛、疔疮肿毒、阳亢眩晕。

［常考考点］菊花与枸杞子的配伍意义。

6. 蔓荆子

【功效】疏散风热，清利头目。

【主治病证】风热感冒，头昏头痛；目赤肿痛，耳鸣耳聋。还可用治风湿痹痛。

7. 柴胡

【性能】苦、辛，微寒。归肝、胆、肺经。

【功效】解表退热，疏肝解郁，升举阳气。

【应用】

（1）表证发热，少阳证。本品辛散苦泄，微寒退热，善于祛邪解表退热和疏散少阳半表半里之邪。对于外感表证发热，无论风热、风寒表证，皆可使用。治疗风寒感冒，恶寒发热，头身疼痛，常与防风、生姜等药配伍，如正柴胡饮；若外感风寒，寒邪入里化热，恶寒渐轻，身热增盛者，柴胡多与葛根、黄芩、石膏等同用，以解表清里，如柴葛解肌汤；治疗风热感冒，发热、头痛等症，可与菊花、薄荷、升麻等辛凉解表药同用；现代用柴胡制成的单味或复方注射液，对于外感发热，有较好的解表退热作用；若伤寒邪在少阳，寒热往来、胸胁苦满、口苦咽干、目眩，本品用之最宜，为治少阳证之要药，常与黄芩同用，以清半表半里之热，共收和解少阳之功，如小柴胡汤。

（2）肝郁气滞证。本品辛行苦泄，性善条达肝气，疏肝解郁。治疗肝失疏泄，气机郁阻所致的胸胁或少腹胀痛、情志抑郁、妇女月经失调、痛经等症，常与香附、川芎、白芍同用，如柴胡疏肝散；若肝郁血虚，脾失健运，妇女月经不调，乳房胀痛，胁肋作痛，神疲食少，脉弦而虚者，常配伍当归、白芍、白术等，如逍遥散。

（3）气虚下陷，脏器脱垂。本品能升举脾胃清阳之气，可用治中气不足，气虚下陷所致的脘腹重坠作胀，食少倦怠，久泻脱肛，子宫下垂、肾下垂等脏器脱垂，常与人参、黄芪、升麻等同用，以补气升阳，如补中益气汤。

此外，本品还有退热截疟的作用，为治疗疟疾寒热的常用药。

【用法】煎服。解表退热宜生用，且用量宜稍重，疏肝解郁宜醋炙，升阳可生用或酒炙，其用量均宜稍轻。

【配伍意义】柴胡配黄芩：柴胡善于疏散退热，透泄半表半里之外邪，使邪从外解；黄芩善于清热泻火，清泄半表半里之邪，使邪从内泄。二药伍用，一散一清，长于和解少阳而退热，常用治少阳病寒热往来、胸胁苦满、口苦咽干等症。

【药理】柴胡有抗炎、免疫调节、抗脂肪肝、抗肝损伤、利胆、降转氨酶、兴奋肠平滑肌、抑制胃酸分泌、抗溃疡、抑制胰蛋白酶、抗感冒病毒、增加蛋白质生物合成、抗肿瘤、抗辐射等作用。

［常考考点］柴胡与黄芩的配伍意义。

8. 升麻

【功效】发表透疹，清热解毒，升举阳气。

【主治病证】风热头痛；麻疹不透；齿痛口疮，咽喉肿痛，温毒发斑；气虚下陷，脏器脱垂，崩漏下血等。

9. 葛根

【性能】甘、辛，凉。归脾、胃、肺经。

【功效】解肌退热，透疹，生津止渴，升阳止泻，通经活络，解酒毒。

【应用】

（1）表证发热，项背强痛。本品甘辛性凉，轻扬升散，具有发汗解表、解肌退热之功。外感表证发热，无论风寒与风热，均可选用本品。治疗风热感冒，发热、头痛等症，可与薄荷、菊花、蔓荆子等辛凉解表药同用。若风寒感冒，邪郁化热，发热重、恶寒轻、头痛无汗、目痛鼻干、口微渴、苔薄黄等症，常配伍柴胡、黄芩、白芷等药，如柴葛解肌汤。本品既能辛散发表以退热，又长于缓解外邪郁阻、经气不利、筋脉失养所致的颈背强痛，故风寒感冒，表实无汗、恶寒、项背强痛者，常与麻黄、桂枝等同用，如葛根汤；若表虚汗出、恶风、项背强痛者，常与桂枝、白芍等配伍，如桂枝加葛根汤。

（2）麻疹不透。本品味辛性凉，有发表散邪、解肌退热、透发麻疹之功，故可用治麻疹初起，表邪外束，疹出不畅，常与升麻、芍药、甘草等同用，如升麻葛根汤。若麻疹初起，已现麻疹，但疹出不畅，见发热咳嗽，或乍冷乍热者，可配伍牛蒡子、荆芥、蝉蜕等药，如葛根解肌汤。

（3）热病口渴，阴虚消渴。本品甘凉，于清热之中，又能鼓舞脾胃清阳之气上升，而有生津止渴之功。用治热病津伤口渴，常与芦根、天花粉、知母等同用。治疗消渴证属阴津不足者，可与天花粉、鲜地黄、麦冬等清热养阴生津药配伍，如天花散；若内热消渴，口渴多饮，体瘦乏力，气阴不足者，又多配伍乌梅、天花粉、麦冬等药，如玉泉丸。

（4）热泻热痢，脾虚泄泻。本品味辛升发，能升发清阳，鼓舞脾胃清阳之气上升而奏止泻痢之效，故可用治表证未解，邪热入里，身热，下利臭秽，肛门有灼热感，苔黄脉数；或湿热泻痢，热重于湿者，常与黄芩、黄连、甘草同用，如葛根芩连汤。若脾虚泄泻，常配伍人参、白术、木香等药，如七味白术散。

【用法】煎服。解肌退热、透疹、生津宜生用，升阳止泻宜煨用。

【鉴别用药】

柴胡、升麻与葛根

<table>
<tr><th>中药名称</th><th colspan="2">相同点</th><th>不同点</th></tr>
<tr><td>柴胡</td><td rowspan="3">皆能发表、升阳，均可治风热感冒、发热、头痛，以及清阳不升等证</td><td rowspan="2">柴胡、升麻两者均能升阳举陷，用治气虚下陷，食少便溏，久泻脱肛，及胃下垂、肾下垂、子宫脱垂等脏器脱垂</td><td>柴胡主升肝胆之气，长于疏散少阳半表半里之邪、退热、疏肝解郁，为治疗少阳证的要药。常用于伤寒邪在少阳之寒热往来、胸胁苦满、口苦咽干、目眩，感冒发热，肝郁气滞之胸胁胀痛、月经不调、痛经</td></tr>
<tr><td>升麻</td><td>升麻主升脾胃清阳之气，其升提（升阳举陷）之力较柴胡为强，并善于清热解毒，常用于多种热毒证</td></tr>
<tr><td>葛根</td><td>升麻、葛根两者又能透疹，常用治麻疹初期，透发不畅</td><td>葛根主升脾胃清阳之气而达到生津止渴、止泻之功，常用于热病烦渴，阴虚消渴，热泻热痢，脾虚泄泻；同时，葛根解肌退热，对于外感表证，发热恶寒、头痛无汗、项背强痛，无论风寒、风热，均可使用</td></tr>
</table>

【药理】葛根有解热、扩张血管、降低心肌耗氧量、降压、改善微循环、抑制血小板凝集、解痉等作用。

［常考考点］柴胡、升麻与葛根的鉴别。

10. 淡豆豉

【功效】解表，除烦，宣发郁热。

【知识纵横比较】

发散风热药的功效鉴别和常考考点

中药名称	相似功效	不同功效	常考考点
薄荷	疏散风热	清利头目，利咽透疹，疏肝行气	后下
牛蒡子	疏散风热	宣肺祛痰，利咽透疹，解毒散肿	风热感冒而见咽喉红肿疼痛，或咳嗽痰多不利者，十分常用
蝉蜕	疏散风热	利咽开音，透疹，明目退翳，息风止痉	
桑叶	疏散风热	清肺润燥，平抑肝阳，清肝明目	
菊花	疏散风热	平抑肝阳，清肝明目，清热解毒	
柴胡	解表退热	疏肝解郁，升举阳气	治少阳证之要药
葛根	解肌退热	透疹，生津止渴，升阳止泻，通经活络，解酒毒	治项背强痛之要药
蔓荆子	疏散风热	清利头目	
升麻	解表	透疹，清热解毒，升举阳气	升阳举陷的要药
淡豆豉	解表	除烦，宣发郁热	除烦热常用

［常考考点］薄荷、牛蒡子、蝉蜕、桑叶、菊花、柴胡、葛根的性能、功效、应用。蔓荆子、升麻的功效、主治病证。

【例题实战模拟】

A1 型题

1. 具有炒炭止血作用的药物是
   A. 荆芥　B. 紫苏　C. 防风　D. 麻黄　E. 桂枝
2. 羌活的性味是
   A. 辛、甘、温　B. 辛、苦、温　C. 辛、涩、温　D. 辛、咸、温　E. 辛、酸、温
3. 桂枝治疗风寒表虚证，宜配伍
   A. 麻黄　B. 白术　C. 附子　D. 白芍　E. 细辛
4. 有“呕家圣药”之称的药物是
   A. 柴胡　B. 辛夷　C. 升麻　D. 生姜　E. 白芷
5. 素有“夏月麻黄”之称的药是
   A. 紫苏　B. 藿香　C. 佩兰　D. 荆芥　E. 香薷
6. 善治鼻渊头痛的药物是
   A. 羌活　B. 辛夷　C. 藁本　D. 紫苏　E. 荆芥
7. 下列药物中，长于清利头目的是
   A. 葛根　B. 柴胡　C. 升麻　D. 蔓荆子　E. 淡豆豉
8. 蝉蜕的归经是
   A. 肺、脾经　B. 肺、肾经　C. 肺、心经　D. 肺、肝经　E. 肺、胃经
9. 治疗风热郁闭，咽喉肿痛，大便秘结者，应首选
   A. 薄荷　B. 蝉蜕　C. 菊花　D. 蔓荆子　E. 牛蒡子

B1 型题

A. 少阳头痛　B. 太阳头痛　C. 少阴头痛　D. 阳明头痛　E. 厥阴头痛

10. 羌活善治
11. 白芷善治

【参考答案】

1. A　2. B　3. D　4. D　5. E　6. B　7. D　8. D　9. E　10. B　11. D

第七单元　清热药

细目一　概述

【考点突破攻略】

要点一　清热药的分类，各类清热药的功效与主治病证

清热药根据其性能及主治证，主要分为清热泻火、清热燥湿、清热凉血、清热解毒、清虚热五类。

（1）清热泻火药：功效清热泻火，主治气分实热证及脏腑火热证。
（2）清热燥湿药：功效清热燥湿，主治湿热证。
（3）清热凉血药：功效清热凉血，主治热入营血及血热证。
（4）清热解毒药：功效清热解毒，主治火热毒证。
（5）清退虚热药：功效清退虚热，主治虚热证及温病后期，余邪未尽。

要点二　清热药的配伍方法

使用清热药，首先要辨别热证的虚实。若里热兼有表证者，当先解表或表里同治；气血两燔者，宜气血两清；里热兼阴虚者，应兼以滋阴；里热积滞者，当配以泻下；兼脾胃虚弱者，应辅以补脾。

要点三　清热药的使用注意事项

本类药物性多寒凉，易伤脾胃，故脾胃气虚，食少便溏者慎用；苦燥药物易化燥伤阴，热证伤阴或阴虚患者慎用；阴盛格阳、真寒假热之证忌用，使用本类药物，中病即止，以免克伐太过损伤正气。

［常考考点］清热药的种类、配伍方法和使用注意。

细目二　清热泻火药

【考点突破攻略】

1. 石膏

【性能】甘、辛，大寒。归肺、胃经。

【功效】生用：清热泻火，除烦止渴；煅用：敛疮，生肌，收湿，止血。

【应用】

（1）温热病气分实热证。本品性味辛甘寒，性寒清热泻火，辛寒解肌透热，甘寒清胃热、除烦渴，为清泻肺胃气分实热之要药。常与知母相须为用，如白虎汤；本品善清泻气分实热，若配清热凉血之玄参等，可治温病气血两燔，症见神昏谵语、发斑者，如化斑汤。

本品既能清热泻火、除烦止渴，又能祛暑，配益气养阴之人参、麦冬等，可用治暑热初起，伤气耗阴；或热病后期，余热未尽，气津两亏，症见身热、心烦、口渴者，如竹叶石膏汤。

（2）肺热喘咳证。本品辛寒入肺经，善清肺经实热，配止咳平喘之麻黄、杏仁等，可治肺热喘咳、发热口渴者，如麻杏石甘汤。

（3）胃火牙痛、头痛，实热消渴。本品又入胃经，善清泻胃火，可用治胃火上攻之牙龈肿痛，常配黄连、升麻等药用，如清胃散；若治胃火头痛，可配川芎，如石膏川芎汤。取本品清泻胃热，配知母、生地黄、麦冬等，可用治胃热上蒸、耗伤津液之消渴证，如玉女煎。

（4）溃疡不敛，湿疹瘙痒，水火烫伤，外伤出血等。本品煅后外用，有敛疮生肌、收湿、止血等作用。用治溃疡不敛，可配红粉研末置患处，如九一散；用治湿疹瘙痒，可配枯矾用，如二味隔纸膏；用治湿疮肿痒，可配黄柏研末外搽，如石黄散；若治水火烫伤，可配青黛用，如牡蛎散。

【用法】生石膏煎服，先煎。煅石膏，研末撒敷患处。

【使用注意】脾胃虚寒及阴虚内热者忌用。

【配伍意义】石膏配知母：石膏甘辛大寒，质重，入肺经，善清肺经实热；入胃经，能清泻胃火。知母苦甘寒，质润，上能清肺热而泻火，中善泻胃火而止渴，下能泻相火、滋肾燥。两药伍用，清热泻火，除烦止渴之力增强。适用于温热病气分热盛而见壮热、烦渴、汗出、脉洪大等症。

【药理】石膏有解热、镇静、缩短凝血时间、降血糖等作用。煅石膏粉尚有生肌作用。

［常考考点］石膏与知母的配伍意义。

2. 知母

【性能】苦、甘，寒。归肺、胃、肾经。

【功效】清热泻火，滋阴润燥。

【应用】

（1）气分实热，烦渴。本品味苦甘而性寒质润，苦寒能清热泻火除烦，甘寒质润能生津润燥止渴。善治外感热病，高热烦渴者，常与石膏相须为用，如白虎汤。

（2）肺热燥咳。本品主入肺经而长于泄肺热、润肺燥，用治肺热燥咳，常配贝母用，如二母散；若配杏仁、莱菔子，可治肺燥久嗽气急，如宁嗽煎。

（3）骨蒸潮热。本品兼入肾经而能滋肾阴、泻肾火、退骨蒸，用治阴虚火旺所致骨蒸潮热、盗汗、心烦者，常配黄柏、熟地黄等药用，如知柏地黄丸。

（4）内热消渴。本品性甘寒质润，能泻肺火、滋肺阴，泻胃火、滋胃阴，泻肾火、滋肾阴，可用治阴虚内热之消渴证，常配天花粉、葛根等药用，如玉液汤。

（5）肠燥便秘。本品功能滋阴润燥，可用治阴虚肠燥便秘证，常配生地黄、玄参、麦冬等药用。

【用法】煎服。清热泻火宜生用，滋阴润燥宜盐水炙用。

【使用注意】性寒质润，有滑肠作用，故脾虚便溏者不宜使用。

【鉴别用药】

石膏与知母

中药名称	相同点	不同点
石膏	清热泻火，除烦止渴，治温病气分实热证、肺热咳嗽	清解力强，重在清泻火热，长于清泻肺胃实火，治肺热喘咳、胃火牙痛等。煅石膏收敛生肌
知母		滋阴润燥力强，重在滋润肺、胃、肾阴，治阴虚火旺证

［常考考点］石膏与知母的鉴别。

【配伍意义】

（1）知母配黄柏：知母性寒质润，功善泻肾火，滋肾阴，退骨蒸；黄柏苦寒沉降，长于泻肾火，退虚热。两药伍用，增强泻肾火，滋肾阴，退虚热的作用。适用于阴虚火旺之骨蒸潮热、盗汗遗精。

（2）知母配川贝母：两者皆能清肺润燥，其中知母苦甘性寒质润，长于泄肺热，润肺燥，生津养阴；川贝母味苦甘，性寒质润，尤善润肺止咳，兼能清肺化痰。两药伍用，相得益彰，既增强清肺润燥之力，又能化燥痰、养肺阴。适用于燥热犯肺或阴虚生燥之干咳无痰，或痰少质黏，咳吐不利。

［常考考点］知母与黄柏、知母与川贝母的配伍意义。

3. 芦根

【功效】清热泻火，生津止渴，除烦，止呕，利尿。

【主治病证】热病烦渴；胃热呕哕；肺热咳嗽，肺痈吐脓；热淋涩痛。

4. 天花粉

【功效】清热泻火，生津止渴，消肿排脓。

【主治病证】热病烦渴；肺热燥咳；内热消渴；疮疡肿毒。

【使用注意】不宜与乌头类药材同用。

【鉴别用药】

芦根与天花粉

中药名称	相同点	不同点
芦根	清热泻火，生津止渴，治热病烦渴、消渴、肺热咳嗽	止呕，利尿，治胃热呕逆、肺痈吐脓、热淋涩痛
天花粉		消肿排脓，治痈肿疮疡

［常考考点］芦根与天花粉的鉴别。

5. 淡竹叶

【功效】清热泻火，除烦止渴，利尿通淋。

【主治病证】热病烦渴；口疮尿赤，热淋涩痛。

6. 栀子

【性能】苦，寒。归心、肺、三焦经。

【功效】泻火除烦，清热利湿，凉血解毒；外用消肿止痛。焦栀子：凉血止血。

【应用】

（1）热病心烦。本品苦寒清降，能清泻三焦火邪、泻心火而除烦，为治热病心烦、躁扰不宁之要药，可与淡豆豉同用，如栀子豉汤；若配黄芩、黄连、黄柏等，可用治热病火毒炽盛，三焦俱热而见高热烦躁、神昏谵语者，如黄连解毒汤。

（2）湿热黄疸。本品有清利下焦肝胆湿热之功效，可用治肝胆湿热郁蒸之黄疸、小便短赤者，常配茵陈、大黄等药用，如茵陈蒿汤，或配黄柏用，如栀子柏皮汤。

（3）热淋涩痛。本品善清利下焦湿热而通淋，清热凉血以止血，故可治血淋涩痛或热淋证，常配木通、车前子、滑石等药用，如八正散。

（4）血热吐衄。本品入血分，能凉血止血，可用治血热妄行之吐血、衄血等证，常配白茅根、大黄、侧柏叶等药用，如十灰散；本品若配黄芩、黄连、黄柏用，可治三焦火盛迫血妄行之吐血、衄血，如黄连解毒汤。

（5）目赤肿痛。本品清泻三焦热邪，可治肝胆火热上攻之目赤肿痛，常配大黄用，如栀子汤。

（6）火毒疮疡。本品功能清热泻火、凉血解毒，可用治火毒疮疡、红肿热痛者，常配金银花、连翘、蒲公英用；或配白芷以助消肿，如缩毒散。

焦栀子功专凉血止血，用于血热吐血、衄血、尿血、崩漏。

【用法】煎服。外用生品适量，研末调敷。

【配伍意义】

（1）栀子配淡豆豉：栀子长于清心泻火除烦；淡豆豉长于解表除烦，宣发郁热。两药伍用，清热除烦作用增强。适用于外感热病，邪热内郁胸中，心中懊侬，烦热不眠。

（2）栀子配茵陈：栀子善泻火除烦，清热利湿；茵陈长于清热利湿，利胆退黄。两药伍用，清热利湿、利胆退黄作用增强，可导湿热从小便而去，为治疗湿热黄疸常用药对。

【药理】栀子有抗病毒、抗内毒素、解热、抗炎、利胆和保肝等作用。大剂量栀子及其有效成分对肝脏有一定毒性作用。

［常考考点］栀子配淡豆豉、栀子配茵陈的意义。

7. 夏枯草

【性能】辛、苦，寒。归肝、胆经。

【功效】清热泻火，明目，散结消肿。

【应用】

（1）目赤肿痛，头痛眩晕，目珠夜痛。本品苦寒主入肝经，善泻肝火以明目。用治肝火上炎，目赤肿痛，可配桑叶、菊花、决明子等药用。本品清肝明目之中，略兼养肝，配当归、枸杞子，可用于肝阴不足，目珠疼痛，至夜尤甚者。

（2）瘰疬，瘿瘤。本品味辛能散结，苦寒能泄热，常配贝母、香附等药用以治肝郁化火，痰火凝聚之瘰疬，如夏枯草汤；用治瘿瘤，则常配昆布、玄参等用，如夏枯草膏。

（3）乳痈肿痛。本品既能清热去肝火，又能散结消肿，可治乳痈肿痛，常与蒲公英同用；若配金银花，可治热毒疮疡，如化毒丹。

8. 决明子

【功效】清热明目，润肠通便。

【主治病证】目赤肿痛，羞明多泪，目暗不明；头痛，眩晕；肠燥便秘。

【用法】煎服；用于润肠通便，不宜久煎。

【知识纵横比较】

清热泻火药的功效鉴别和常考考点

中药名称	相似功效	不同功效	常考考点
石膏	清热泻火	生用：清热泻火，除烦止渴 煅用：敛疮，生肌，收湿，止血	清解肺卫气分实热之要药
知母	清热泻火	滋阴润燥	
栀子	清热泻火	除烦，利湿，凉血解毒；外用消肿止痛。焦栀子：凉血止血	清三焦火热
夏枯草	清热泻火	明目，散结消肿	善泻肝胆火热
芦根	清热泻火	生津止渴，除烦，止呕，利尿	

续表

中药名称	相似功效	不同功效	常考考点
天花粉	清热泻火	生津止渴，消肿排脓	反乌头
淡竹叶	清热泻火	除烦止渴，利尿通淋	
决明子	清热	明目，润肠通便	润肠通便；不宜久煎

［常考考点］石膏、知母、栀子、夏枯草的性能、功效、应用。芦根、天花粉、淡竹叶、决明子的功效、主治病证。

细目三 清热燥湿药

【考点突破攻略】

1. 黄芩

【性能】苦，寒。归肺、胆、脾、大肠、小肠经。

【功效】清热燥湿，泻火解毒，止血，安胎。

【应用】

（1）湿温、暑湿、胸闷呕恶、湿热痞满、黄疸泻痢。本品性味苦寒，功能清热燥湿，善清肺、胃、胆及大肠之湿热，尤长于清中上焦湿热。治湿温、暑湿证，湿热阻遏气机而致胸闷恶心呕吐、身热不扬、舌苔黄腻者，常配滑石、白豆蔻、通草等药用，如黄芩滑石汤；若配黄连、干姜、半夏等，可治湿热中阻，痞满呕吐，如半夏泻心汤；若配黄连、葛根等药用，可治大肠湿热之泄泻、痢疾，如葛根黄芩黄连汤；若配茵陈、栀子，可治湿热黄疸。

（2）肺热咳嗽、高热烦渴。本品主入肺经，善清泻肺火及上焦实热，用治肺热壅遏所致咳嗽痰稠，可单用，如清金丸；若配苦杏仁、桑白皮、苏子，可治肺热咳嗽气喘，如清肺汤；若配法夏，可治肺热咳嗽痰多，如黄芩半夏丸。本品苦寒，清热泻火力强，配薄荷、栀子、大黄等，可用治外感热病；中上焦热盛所致之高热烦渴、面赤唇燥、尿赤便秘、苔黄脉数者，如凉膈散。

（3）血热吐衄。本品能清热泻火以凉血止血，可用治火毒炽盛，迫血妄行之吐血、衄血等证，常配大黄用，如大黄汤。本品经配伍，也可用治其他出血证，如配地榆、槐花，用治血热便血；配当归，用治崩漏，如子芩丸。

（4）痈肿疮毒。本品有清热泻火、清解热毒的作用，可用治火毒炽盛之痈肿疮毒，常与黄连、黄柏、栀子配伍，如黄连解毒汤。若治热毒壅滞，痔疮热痛，则常配黄连、大黄、槐花等药用。

（5）胎动不安。本品具清热安胎之功，用治血热胎动不安，可配生地黄、黄柏等药用，如保阴煎；若配白术用，可治气虚血热胎动不安，如芩术汤；若配熟地黄、续断、人参等药用，可治肾虚有热之胎动不安，如泰山磐石散。

【用法】煎服。清热多生用，安胎多炒用，清上焦热多酒炙用，止血可炒炭用。

2. 黄连

【性能】苦，寒。归心、脾、胃、肝、胆、大肠经。

【功效】清热燥湿，泻火解毒。

【应用】

（1）湿热痞满，呕吐吞酸。本品大苦大寒，清热燥湿力大于黄芩，尤长于清中焦湿热。治湿热阻滞中焦，气机不畅所致脘腹痞满、恶心呕吐，常配苏叶用，如苏叶黄连汤，或配黄芩、干姜、半夏用，如半夏泻心汤；若配石膏用，可治胃热呕吐，如石连散；若配吴茱萸，可治肝火犯胃所致胁肋胀痛、呕吐吞酸，如左金丸；若配人参、白术、干姜等药用，可治脾胃虚寒，呕吐酸水，如连理汤。

（2）湿热泻痢。本品善去脾胃大肠湿热，为治泻痢要药，单用有效。若配木香，可治湿热泻痢，腹痛，里急后重，如香连丸；若配葛根、黄芩等药用，可治湿热泻痢兼表证发热，如葛根黄芩黄连汤；若配乌梅，可治湿热下痢，脓血日久，如黄连丸。

（3）高热神昏，心烦不寐，血热吐衄。本品泻火解毒之中，尤善清泻心经实火，可用治心火亢盛所致神昏、烦躁之证。若配黄芩、黄柏、栀子，可治三焦热盛，高热烦躁；若配石膏、知母、玄参等药用，可治高热神昏，如清瘟败毒饮；若配黄芩、白芍、阿胶等药用，可治热盛伤阴，心烦不寐，如黄连阿胶汤；若配肉桂，可治心火亢旺，心肾不交之怔忡不寐，如交泰丸；若配大黄、芦荟，可治邪火内炽，迫血妄行之吐衄，如泻心汤。

（4）痈肿疖疮，目赤牙痛。本品既能清热燥湿，又能泻火解毒，尤善疗疔毒。用治痈肿疔毒，多与黄芩、黄柏、栀子同用，如黄连解毒汤；若配淡竹叶，可治目赤肿痛，赤脉胬肉，如黄连汤；若配生地黄、升麻、牡丹皮等药用，可治胃火上攻，牙痛难忍，如清胃散。

（5）消渴。本品善清胃火而可用治胃火炽盛、消谷善饥之消渴证，常配麦冬用，如消渴丸；或配黄柏用，以增强泻火之力，如黄柏丸；若配生地黄，可用治肾阴不足、心胃火旺之消渴，如黄连丸。

（6）外治湿疹、湿疮、耳道流脓。本品有清热燥湿、泻火解毒之功，取之制为软膏外敷，可治皮肤湿疹、湿疮。取之浸汁涂患处，可治耳道流脓；煎汁滴眼，可治眼目红肿。

【用法】煎服。外用适量。

【配伍意义】

（1）黄连配木香：黄连善清热燥湿而止泄痢；木香善调中宣滞，行气止痛。两药伍用，共奏清热燥湿、行气导滞之功。适用于胃肠湿热积滞之痢疾、腹痛、里急后重。

（2）黄连配吴茱萸：吴茱萸辛热，能疏肝解郁、降逆止呕，兼能制酸止痛；黄连清泻肝火、胃热，使肝火得清、胃火得降。两药合用，既疏肝解郁，使肝气调达，郁结得开，又取其下气之用，以和胃降逆；吴茱萸并能反佐以制黄连之寒，可引黄连入肝经，使泻火而无凉遏之弊。二药配伍共收清泻肝火、降逆止呕之效。适用于治疗肝郁化火，肝胃不和所致之胁痛口苦、呕吐吞酸等。

（3）黄连配半夏：黄连苦寒，善清热燥湿，泻火解毒；半夏辛温，善燥湿化痰，降逆消痞。两药伍用，寒热互用以和阴阳，辛开苦降以调气机，除湿热而化痰浊，有泄热和胃、降逆消痞、开胸涤痰之功。适用于痰热互结，气机失畅所致的胸腹闷胀、心下痞满、呕吐呃逆。

（4）黄连配瓜蒌（皮）：黄连味苦，性寒，清热燥湿，泻火解毒；瓜蒌味甘，性寒，清热涤痰，宽胸散结。瓜蒌宽胸理气可助黄连清热燥湿之功，黄连苦寒折热可长瓜蒌清热涤痰之效。二者相配，清化热痰、宽胸理气功效增强。

【药理】黄连有抗病原微生物、抗细菌内毒素、抗炎、解热、抗腹泻与降血糖作用；尚具有抗胃溃疡、利胆、保肝、抗胰腺炎以及抗肿瘤等作用。小檗碱还有抗动脉粥样硬化、抗心肌缺血、抗心律失常及抗脑缺血等作用。

［常考考点］黄连配木香，黄连配吴茱萸，黄连配半夏、瓜蒌等的意义。

3. 黄柏

【性能】苦，寒。归肾、膀胱经。

【功效】清热燥湿，泻火除蒸，解毒疗疮。

【应用】

（1）湿热带下，热淋涩痛。本品苦寒沉降，长于清泻下焦湿热。用治湿热下注之带下黄浊臭秽，常配山药、芡实、车前子等药用，如易黄汤；若治湿热下注膀胱，小便短赤热痛，常配萆薢、茯苓、车前子等药用，如萆薢分清饮。

（2）湿热泻痢，黄疸。本品清热燥湿之中，善除大肠湿热以治泻痢，常配白头翁、黄连、秦皮等药用，如白头翁汤；若配栀子用，可治湿热郁蒸之黄疸，如栀子柏皮汤。

（3）湿热脚气，痿躄。取本品清泄下焦湿热之功，用治湿热下注所致脚气肿痛、痿躄，常配苍术、牛膝用，如三妙丸。若配知母、熟地黄、龟甲等药用，可治阴虚火旺之痿证，如虎潜丸。

（4）骨蒸劳热，盗汗，遗精。本品主入肾经而善泻相火、退骨蒸，用治阴虚火旺，潮热盗汗、腰酸遗精，常与知母相须为用，并配熟地黄、山药等药用，如知柏地黄丸；或配熟地黄、龟甲用，如大补阴丸。

（5）疮疡肿毒、湿疹瘙痒。取本品既能清热燥湿，又能泻火解毒，用治疮疡肿毒，内服外用均可，如黄连解毒汤以本品配黄芩、黄连、栀子煎服，又如二黄散以本品配大黄为末，醋调外搽；治湿疹瘙痒，可配荆芥、苦参、白鲜皮等煎服；亦可配煅石膏等份为末，外撒或油调搽患处，如石黄散。

【用法】煎服。外用适量。

【鉴别用药】

黄芩、黄连和黄柏

中药名称	相同点	不同点
黄芩	清热燥湿，泻火解毒，治诸湿热、火热及热毒证	黄芩善清上焦热邪，并善清肺热及少阳肝传之热，用于肺热咳嗽证及邪在少阳，寒热往来。兼能凉血止血、清热安胎，可用于血热出血与胎热不安等证
黄连		清热燥湿与泻火解毒力尤强，为湿热泻痢之要药，善清中焦热邪，并善泻心火、清胃火，为治心、胃火热证常用之品
黄柏		黄柏善清下焦热邪，多用于下焦湿热证，并能退虚热，可用于阴虚发热证

［常考考点］黄芩、黄连与黄柏的鉴别。

【配伍意义】黄柏配苍术：苍术辛散、苦温燥湿；黄柏苦寒清热燥湿，作用偏下焦。两者伍用，一温一寒，相制相成，治疗湿热下注，下肢水肿，脚气痿躄等证。

［常考考点］黄柏配苍术的意义。

4. 龙胆

【功效】清热燥湿，泻肝胆火。

【主治病证】湿热黄疸，阴肿阴痒，带下，湿疹瘙痒；肝火头痛，目赤耳聋，胁痛口苦；惊风抽搐。

【鉴别用药】

栀子与龙胆

中药名称	相同点	不同点
栀子	苦寒之品，归肝经。功效清热泻火，除湿，均可治肝火头痛、目赤肿痛及湿热黄疸、胁痛口苦	栀子清三焦火热，重在泻心火除烦，治热病心烦、躁扰不宁；还能凉血止血，治血热妄行多种出血；解毒消肿，又可治火毒疮疡、扭挫肿痛；性寒不燥，重在清利湿热，可治热淋、血淋
龙胆		龙胆苦寒性燥，主入肝、胆经，清热燥湿泻火，以清下焦及肝胆湿热和清泻肝胆实火为核心，又治湿热带下、阴肿阴痒、湿疹瘙痒及肝胆火盛之高热惊厥

［常考考点］栀子与龙胆的鉴别。

5. 秦皮

【功效】清热燥湿，收涩止痢，止带，明目。

6. 苦参

【功效】清热燥湿，杀虫，利尿。

【主治病证】湿热泻痢，便血，黄疸；湿热带下，阴肿阴痒，湿疹湿疮，皮肤瘙痒，疥癣；湿热淋证，小便不利。

【使用注意】脾胃虚寒者忌用，反藜芦。

7. 白鲜皮

【功效】清热燥湿，祛风解毒。

【知识纵横比较】

清热燥湿药的功效比较和常考考点

中药名称	相似功效	不同功效	常考考点
黄芩	清热燥湿	泻火解毒，止血，安胎	善清上焦热邪
黄连	清热燥湿	泻火解毒	湿热泻痢之要药；善泻心火、清胃火
黄柏	清热燥湿	泻火除蒸，解毒疗疮	善清下焦热邪
龙胆	清热燥湿	泻肝胆火	治肝经湿热、实火之要药
苦参	清热燥湿	杀虫，利尿	反藜芦
秦皮	清热燥湿	收涩止痢，止带，明目	
白鲜皮	清热燥湿	祛风解毒	

［常考考点］黄芩、黄连、黄柏的性能、功效、应用。龙胆、苦参的功效、主治病证。秦皮、白鲜皮的功效。

细目四　清热解毒药

【考点突破攻略】

1. 金银花

【性能】甘，寒。归肺、心、胃经。

【功效】清热解毒，疏散风热。

【应用】

（1）痈肿疔疮。本品甘寒，清热解毒，散痈消肿，为治一切内痈、外痈之要药。治疗痈疮初起，红肿热痛者，可单用本品煎服，并用渣敷患处，亦可与皂角刺、穿山甲、白芷配伍，如仙方活命饮；用治疔疮肿毒，坚硬根深者，常与紫花地丁、蒲公英、野菊花等同用，如五味消毒饮；用治肠痈腹痛者，常与当归、地榆、黄芩等配伍，如清肠饮；用治肺痈咳吐脓血者，常与鱼腥草、芦根、桃仁等同用，以清肺排脓。

（2）外感风热，温病初起。本品甘寒，芳香疏散，善散肺经热邪，透热达表，常与连翘、薄荷、牛蒡子等同用，治疗外感风热或温病初起，身热头痛，咽痛口渴，如银翘散；本品善清心、胃热毒，有透营转气之功，配伍水牛角、生地黄、黄连等药，可治热入营血，舌绛神昏，心烦少寐，如清营汤；若与香薷、厚朴、连翘同用，又可治疗暑温，发热烦渴，头痛无汗，如新加香薷饮。

（3）热毒血痢。本品甘寒，有清热解毒、凉血、止痢之效，故常用治热毒痢疾，下利脓血，单用浓煎口服即可奏效；亦可与黄芩、黄连、白头翁等药同用，以增强止痢效果。

此外，尚可用治咽喉肿痛、小儿热疮及痱子。

【配伍意义】

（1）金银花配连翘：两药均善清热解毒，疏散风热。相须为用，不仅透热解表、清热解毒之力增加，还能疏通气血、宣导十二经脉之气血凝滞，以达消肿、散结、止痛之效。适用于外感风热或温病初起表里俱热者，四时感冒证属于风热者，疮疡、痈疖有红肿热痛属阳证者，风热上攻所致头痛、咽喉肿痛、目赤流泪及风热痒疹等证。

（2）金银花配当归：金银花善于清热解毒，兼能凉血；当归长于养血活血，且擅止痛。两药相配，共奏清热解毒、凉血散瘀、通脉止痛之功，使热毒解、血脉通、肿痛消。适用于热毒炽盛之脱疽、痈疽发背初起、肠痈等症。

【药理】金银花有明显抗炎和解热作用，还有促进白细胞吞噬能力、提高淋巴细胞转化率、抑制多种皮肤真菌、抗内毒素等作用。

［常考考点］金银花的常用配伍意义。

2. 连翘

【性能】苦，微寒。归肺、心、小肠经。

【功效】清热解毒，消肿散结，疏散风热。

【应用】

（1）痈肿疮毒，瘰疬痰核。本品苦寒，主入心经，既能清心火，解疮毒，又能消散痈肿结聚，故有“疮家圣药”之称。用治痈肿疮毒，常与金银花、蒲公英、野菊花等解毒消肿之品同用；若疮痈红肿未溃，常与穿山甲、皂角刺配伍，如加减消毒饮；若疮疡脓出、红肿溃烂，常与牡丹皮、天花粉同用，如连翘解毒汤；用治痰火郁结，瘰疬痰核，常与夏枯草、浙贝母、玄参等同用，共奏清肝散结、化痰消肿之效。

（2）风热外感，温病初起。本品苦能清泄，寒能清热，入心、肺二经，长于清心火，散上焦风热，常与金银花、薄荷、牛蒡子等同用，治疗风热外感或温病初起，头痛发热、口渴咽痛，如银翘散；若用连翘心与麦冬、莲子心等配伍，尚可用治温热病热入心包，高热神昏，如清宫汤；本品又有透热转气之功，与水牛角、生地黄、金银花等同用，还可治疗热入营血之舌绛神昏、烦热斑疹，如清营汤。

【鉴别用药】

金银花和连翘

中药名称	相同点	不同点
金银花	清热解毒，疏散风热。相须为用，治疮痈、外感风热与温病初起	疏散风热之力较强，凉血止痢，治热毒血痢
连翘		清心解毒之力强，消痈散结，为“疮家圣药”，治瘰疬痰核

［常考考点］金银花和连翘的鉴别。

3. 穿心莲

【功效】泻火解毒，清热燥湿，凉血，消肿。

【用法用量】煎服，6～9g。煎剂易致呕吐，故多作丸、散、片剂。外用适量。

【使用注意】不宜多服久服；脾胃虚寒者不宜用。

4. 大青叶

【性能】苦，寒。归心、胃经。

【功效】清热解毒，凉血消斑。

【应用】

（1）热入营血，温毒发斑。本品苦寒，善解心胃二经实火热毒；又入血分而能凉血消斑，气血两清，故可用治温热病心胃毒盛，热入营血，气血两燔，高热神昏，发斑发疹，常与水牛角、玄参、栀子等同用，如犀角大青汤。本品功善清热解毒，若与葛根、连翘等药同用，便能表里同治，故可用于风热表证或温病初起，发热头痛、口渴咽痛等，如清瘟解毒丸。

（2）喉痹口疮，痄腮，丹毒，痈肿。本品苦寒，既能清心胃实火，又善解瘟疫时毒，有解毒利咽、凉血消肿之效。用治心胃火盛，咽喉肿痛、口舌生疮者，常与生地黄、大黄、升麻同用，如大青汤；若瘟毒上攻，发热头痛、痄腮、喉痹者，可与金银花、大黄、拳参同用；用治血热毒盛，丹毒红肿者，可用鲜品捣烂外敷，或与蒲公英、紫花地丁、蚤休等药配伍使用。

5. 板蓝根

【功效】清热解毒，凉血利咽。

【主治病证】外感发热，温病初起，咽喉肿痛；温毒发斑，大头瘟疫，痄腮，丹毒，痈肿疮毒。

【药理】板蓝根有抑菌、抗病毒、抗内毒素作用，尚可增强免疫功能。靛玉红有抗肿瘤、破坏白血病细胞等作用。

6. 青黛

【功效】清热解毒，凉血消斑，泻火定惊。

【主治病证】温毒发斑，血热吐衄；咽痛口疮，痄腮，喉痹，火毒疮疡；咳嗽胸痛，痰中带血；暑热惊痫，肝风抽搐。

【用法用量】内服1～3g，宜入丸散。本品难溶于水，一般作散剂冲服，或入丸剂服用。外用适量。

【鉴别用药】

大青叶、板蓝根与青黛

中药名称	相同点	不同点
大青叶	三药大体同出一源，功效亦相近，皆有清热解毒、凉血消斑之作用	大青叶凉血消斑力强
板蓝根		板蓝根解毒利咽效佳
青黛		青黛清肝定惊功著

［常考考点］大青叶、板蓝根与青黛的鉴别。

7. 贯众

【功效】清热解毒，止血，杀虫。

【主治病证】风热感冒，热毒斑疹；血热出血，虫积。

8. 蒲公英

【性能】苦、甘，寒。归肝、胃经。

【功效】清热解毒，消肿散结，利湿通淋。

【应用】

（1）痈肿疔毒，乳痈内痈。本品苦寒，既能清解火热毒邪，又能泄降滞气，故为清热解毒、消痈散结之佳品，主治内外热毒疮痈诸证，兼能疏郁通乳，故为治疗乳痈之要药。用治乳痈肿痛，可单用本品浓煎内服；或以鲜品捣汁内服，渣敷患处；也可与全瓜蒌、金银花、牛蒡子等药同用；用治疔毒肿痛，常与野菊花、紫花地丁、金银花等药同用，如五味消毒饮；用治肠痈腹痛，常与大黄、牡丹皮、桃仁等同用；用治肺痈吐脓，常与鱼腥草、冬瓜仁、芦根等同用。本品解毒消肿散结，与板蓝根、玄参等配伍，还可用治咽喉肿痛；鲜品外敷还可用治毒蛇咬伤。

（2）热淋涩痛，湿热黄疸。本品苦、甘而寒，能清利湿热，利尿通淋，对湿热引起的淋证、黄疸等有较好的疗效。用治热淋涩痛，常与白茅根、金钱草、车前子等同用，以加强利尿通淋的效果。

【鉴别用药】

蒲公英与紫花地丁

中药名称	相同点	不同点
蒲公英	均能清热解毒，消肿散结，用于外科热毒痈疡，二药常配伍同用	蒲公英主入胃经，善治痈肿、乳痈，又能利水通淋，治淋证、黄疸及小便不利
紫花地丁		紫花地丁味兼辛，有散结之功，归心、肝经，故善治疔疮

［常考考点］蒲公英与紫花地丁的鉴别。

9. 紫花地丁

【功效】清热解毒，凉血消肿。

10. 土茯苓

【功效】解毒，除湿，通利关节。

【主治病证】杨梅毒疮，肢体拘挛；淋浊带下；痈肿疮毒。

11. 鱼腥草

【性能】辛，微寒。归肺经。

【功效】清热解毒，消痈排脓，利尿通淋。

【应用】

（1）肺痈吐脓，肺热咳嗽。本品寒能泄降，辛以散结，主入肺经，以清解肺热见长，又具消痈排脓之效，故为治肺痈之要药。用治痰热壅肺，胸痛，咳吐脓血，常与桔梗、芦根、瓜蒌等药同用；若用治肺热咳嗽，痰黄气急，常与黄芩、贝母、知母等药同用。

（2）热毒疮毒。本品辛寒，既能清热解毒，又能消痈排脓，亦为外痈疮毒常用之品，常与野菊花、蒲公英、金银花等同用；亦可单用鲜品捣烂外敷。

（3）湿热淋证。本品有清热除湿、利水通淋之效，善清膀胱湿热，常与车前草、白茅根、海金沙等药同用，治疗小便淋沥涩痛。

12. 射干

【性能】苦，寒。归肺经。

【功效】清热解毒，消痰，利咽。

【应用】

（1）咽喉肿痛。本品苦寒泄降，清热解毒，主入肺经，有清肺泻火、利咽消肿之功，为治咽喉肿痛常用之品。主治热毒痰火郁结，咽喉肿痛，可单用，如射干汤；或与升麻、甘草等同用。若治外感风热，咽痛音哑，常与荆芥、连翘、牛蒡子同用。

（2）痰盛咳喘。本品善清肺火，降气消痰，以平喘止咳。常与桑白皮、马兜铃、桔梗等药同用，治疗肺热咳喘、痰多而黄；若与麻黄、细辛、生姜等药配伍，则可治疗寒痰咳喘，痰多清稀，如射干麻黄汤。

【使用注意】孕妇慎用。

【配伍意义】麻黄配射干：麻黄长于宣肺平喘；射干功善祛痰利咽。两药伍用，共达宣肺祛痰、止咳平喘之功。适用于寒饮郁肺，气逆而喘，喉中痰鸣如水鸡声、胸膈满闷等症。

［常考考点］麻黄配射干的意义。

13. 山豆根

【功效】清热解毒，利咽消肿。

【主治病证】咽喉肿痛；牙龈肿痛。

【用法用量】煎服，3～6g。外用适量。

【使用注意】本品有毒，过量服用易引起恶心、呕吐、腹泻、胸闷、心悸等，故用量不宜过大。

14. 马勃

【功效】清热解毒，利咽，止血。

15. 白头翁

【性能】苦，寒。归胃、大肠经。

【功效】清热解毒，凉血止痢。

【应用】热毒血痢。本品苦寒降泄，清热解毒，凉血止痢，尤善于清胃肠湿热及血分热毒，故为治热毒血痢之良药。用治热痢腹痛，里急后重，下痢脓血，可单用，或配伍黄连、黄柏、秦皮同用，如白头翁汤。配伍温中收涩药，亦可治赤痢日久。

本品若与秦皮配伍，煎汤外洗，又可治疗阴痒带下。

【鉴别用药】

白头翁与鸦胆子

中药名称	相同点	不同点
白头翁	均为苦寒之品，主归大肠经，清热解毒，止痢，善治热毒血痢，是治疗菌痢的常用药	白头翁苦寒降泄，能凉血止痢，清肠胃湿热及血分热毒，治热毒血痢及湿热痢疾
鸦胆子		鸦胆子苦寒有小毒，兼归肝经，长于燥湿，除治热毒血痢外，亦治冷积久痢（休息痢）；又能截疟，治各型疟疾。外用有腐蚀赘疣作用，可用于赘疣、鸡眼等

［常考考点］白头翁、鸦胆子的鉴别。

16. 马齿苋

【功效】清热解毒，凉血止血，止痢。

17. 鸦胆子

【功效】清热解毒，止痢，截疟；外用腐蚀赘疣。

【用法用量】内服，0.5～2g，以干龙眼肉包裹或装入胶囊包裹吞服，亦可压去油，制成丸剂、片剂服，不宜入煎剂。外用适量。

【使用注意】本品有毒，对胃肠道及肝肾均有损害，内服需严格控制剂量，不宜多用、久服。外用注意用胶布保护好周围的正常皮肤，以防止对正常皮肤的刺激。孕妇及小儿慎用。胃肠出血及肝肾病患者，应忌用或慎用。

18. 白花蛇舌草

【功效】清热解毒消痈，利湿通淋。

【主治病证】痈肿疮毒，咽喉肿痛，毒蛇咬伤；热淋涩痛。

19. 熊胆粉

【功效】清热解毒，清肝明目，息风止痉。

【用法用量】内服，0.25～0.5g，人工熊胆粉1～2g，入丸、散。外用适量，调涂患处。

20. 大血藤

【功效】清热解毒，活血，祛风，止痛。

【鉴别用药】

大血藤与败酱草

中药名称	相同点	不同点
大血藤	均能清热解毒，活血消痈，擅长治疗肠痈，亦可治产后瘀滞腹痛、闭经等	大血藤清热解毒力较强，又有祛风止痛作用，可治风湿痹痛及跌打损伤
败酱草		败酱草以消痈排脓见长，又可治肺痈、疮痈

［常考考点］大血藤、败酱草的鉴别。

21. 败酱草

【功效】清热解毒，消痈排脓，祛瘀止痛。

22. 山慈菇

【功效】清热解毒，化痰散结。

23. 漏芦

【功效】清热解毒，消痈下乳，舒筋通脉。

24. 野菊花

【功效】清热解毒，泻火平肝。

【知识纵横比较】

清热解毒药的功效比较及常考考点

中药名称	相似功效	不同功效	常考考点
金银花	清热解毒	疏散风热	治疗一切内外痈之要药
连翘	清热解毒	消肿散结，疏散风热	疮家圣药
穿心莲	泻火解毒	清热燥湿，凉血，消肿	
大青叶	清热解毒	凉血消斑	
板蓝根	清热解毒	凉血利咽	
青黛	清热解毒	凉血消斑，泻火定惊	内服 1.5 ～ 3g，难溶，入丸散剂
贯众	清热解毒	止血，杀虫	
蒲公英	清热解毒	消肿散结，利湿通淋	治乳痈之要药
紫花地丁	清热解毒	凉血消肿	
鱼腥草	清热解毒	消痈排脓，利尿通淋	治肺痈之要药
土茯苓	解毒	除湿，通利关节	
射干	清热解毒	消痰，利咽	
山豆根	清热解毒	利咽消肿	
马勃	清热解毒	利咽，止血	
白头翁	清热解毒	凉血止痢	热毒血痢
马齿苋	清热解毒	凉血止血，止痢	
鸦胆子	清热解毒	止痢，截疟；外用腐蚀赘疣	
白花蛇舌草	清热解毒	消痈，利湿通淋	
熊胆粉	清热解毒	清肝明目，息风止痉	内服，入丸散、胶囊，0.25 ～ 0.5g
大血藤	清热解毒	活血，祛风，止痛	
败酱草	清热解毒	消痈排脓，祛瘀止痛	治疗肠痈之要药
山慈菇	清热解毒	化痰散结	
漏芦	清热解毒	消痈下乳，舒筋通脉	
野菊花	清热解毒	泻火平肝	

[常考考点] 金银花、连翘、大青叶、蒲公英、鱼腥草、射干、白头翁的性能、功效、应用。板蓝根、青黛、贯众、土茯苓、山豆根、白花蛇舌草的功效、主治病证。

细目五　清热凉血药

【考点突破攻略】

1. 生地黄

【性能】甘，寒。归心、肝、肾经。

【功效】清热凉血，养阴生津。

【应用】

（1）热入营血，温毒发斑、吐血衄血。本品苦寒入营血分，为清热、凉血、止血之要药，又其性甘寒质润，能清热生津止渴；故常用治温热病热入营血，壮热烦渴、神昏舌绛者，多配玄参、连翘、丹参等药用，如清营汤；若治血热吐衄，常与大黄同用，如大黄散；若治血热便血、尿血，常与地榆同用，如两地丹；若治血热崩漏或产后下血不止、心神烦乱，可配益母草用，如地黄酒。

（2）阴虚内热，骨蒸劳热。本品甘寒养阴，苦寒泄热，入肾经而滋阴降火，养阴津而泄伏热。治阴虚内热，潮热骨蒸，可配知母、地骨皮用，如地黄膏；若配青蒿、鳖甲、知母等用，可治温病后期，余热未尽，阴津已伤，邪伏阴分，症见夜热早凉、舌红脉数者，如青蒿鳖甲汤。

（3）津伤口渴，内热消渴，肠燥便秘。本品甘寒质润，既能清热养阴，又能生津止渴。用治热病伤阴，烦渴多饮，常配麦冬、沙参、玉竹等药用，如益胃汤；若治温病津伤，肠燥便秘，可配玄参、麦冬用，如增液汤。

【使用注意】脾虚湿滞，腹满便溏者不宜使用。

【配伍意义】生地黄配玄参：生地黄清热生津，凉血止血；玄参滋阴降火，凉血解毒。两药相配，清热凉血、养阴生津之力增强。适用于热入血分之吐血衄血、发热谵语，热病阴伤之心烦口渴，虚火上炎之咽喉肿痛，阴虚内热之消渴。

［常考考点］生地黄配玄参的意义。

2. 玄参

【性能】甘、苦、咸，微寒。归肺、胃、肾经。

【功效】清热凉血，泻火解毒，滋阴。

【应用】

（1）温邪入营，内陷心包，温毒发斑。本品咸寒入血分而能清热凉血。治温病热入营分，身热夜甚、心烦口渴、舌绛脉数者，常配生地黄、丹参、连翘等药用，如清营汤；若治温病邪陷心包，神昏谵语，可配麦冬、竹叶卷心、连翘心等药用，如清宫汤；若治温热病，气血两燔，发斑发疹，可配石膏、知母等药用，如化斑汤。

（2）热病伤阴，津伤便秘，骨蒸劳嗽。本品甘寒质润，功能清热生津、滋阴润燥，可治热病伤阴，津伤便秘，常配生地黄、麦冬用，如增液汤；治肺肾阴虚，骨蒸劳嗽，可配百合、生地黄、贝母等药用，如百合固金汤。

（3）目赤咽痛，瘰疬，白喉，痈肿疮毒。本品性味苦咸寒，既能清热凉血，又能泻火解毒。用治肝经热盛，目赤肿痛，可配栀子、大黄、羚羊角等药用，如玄参饮；若治瘟毒热盛，咽喉肿痛、白喉，可配黄芩、连翘、板蓝根等药用，如普济消毒饮；取本品咸寒，有泻火解毒、软坚散结之功，配浙贝母、牡蛎，可治痰火郁结之瘰疬，如消瘰丸；若治痈肿疮毒，可以本品配金银花、连翘、蒲公英等药用；若治脱疽，可配金银花、当归、甘草用，如四妙勇安汤。

【使用注意】脾胃虚寒，食少便溏者不宜服用。反藜芦。

【鉴别用药】

生地黄与玄参

中药名称	相同点	不同点
玄参	清热凉血，养阴生津。治营血分证，热病伤阴、阴虚内热等证	玄参泻火解毒力强，治痈肿疮毒、咽喉肿痛
生地黄		生地黄清热凉血作用较强，血热出血、内热消渴多用

［常考考点］生地黄与玄参的鉴别。

3. 牡丹皮

【性能】苦、辛，微寒。归心、肝、肾经。

【功效】清热凉血，活血祛瘀。

【应用】

（1）温毒发斑，血热吐衄。本品苦寒，入心肝血分。善能清营分、血分实热，功能清热凉血止血。治温病热入营血，迫血妄行所致发斑、吐血、衄血，可配水牛角、生地黄、赤芍等药用；治温毒发斑，可配栀子、大黄、黄芩等药用，如牡丹汤；若治血热吐衄，可配大黄、大蓟、茜草根等药用，如十灰散；若治阴虚血热吐衄，可配生地黄、栀子等药用，如滋水清肝饮。

（2）温病伤阴，余邪未尽，夜热早凉、无汗骨蒸。本品性味苦辛寒，入血分而善于清透阴分伏热，为治无汗骨蒸之要药，常配鳖甲、知母、生地黄等药用，如青蒿鳖甲汤。

（3）血滞经闭、痛经、跌打伤痛。本品辛行苦泄，有活血祛瘀之功。治血滞经闭、痛经，可配桃仁、川芎、桂枝等药用，如桂枝茯苓丸。

（4）痈肿疮毒。善于散瘀消痈。本品苦寒，清热凉血之中，善于散瘀消痈。治火毒炽盛，痈肿疮毒，可配大黄、白芷、甘草等药用，如将军散。

【使用注意】血虚有寒、月经过多及孕妇不宜使用。

4. 赤芍

【性能】苦，微寒。归肝经。

【功效】清热凉血，散瘀止痛。

【应用】

（1）温毒发斑，血热吐衄。本品苦寒入肝经血分，善清泻肝火，泄血分郁热而奏凉血、止血之功。治温毒发斑，可配水牛角、牡丹皮、生地黄等药用。

（2）目赤肿痛，痈肿疮疡。本品苦寒入肝经而清肝火，若配荆芥、薄荷、黄芩等药用，可用治肝经风热目赤肿痛、羞明多眵，如芍药清肝散；取本品清热凉血、散瘀消肿之功，治热毒壅盛，痈肿疮疡，可配金银花、天花粉、乳香等药用，如仙方活命饮；或配连翘、栀子、玄参等药用，如连翘败毒散。

（3）经闭痛经，癥瘕腹痛，跌打损伤。本品苦寒入肝经血分，有活血散瘀止痛之功；治肝郁血滞之胁痛，可配柴胡、牡丹皮等药用；如赤芍药散；治血滞经闭、痛经、癥瘕腹痛，可配当归、川芎、延胡索等药用，如少腹逐瘀汤；治跌打损伤，瘀肿疼痛，可配虎杖用，如虎杖散，或配桃仁、红花、当归等药用。

【使用注意】血寒经闭不宜使用。反藜芦。

【鉴别用药】

牡丹皮与赤芍

中药名称	相同点	不同点
牡丹皮	苦寒，清热凉血，活血散瘀。治疗热入营血，吐衄斑疹；血滞经闭，痛经癥瘕，跌打瘀肿，痈肿疮毒等证	牡丹皮兼味辛，能清透阴分伏热，治温热病后期，邪伏阴分，夜热早凉及肠痈腹痛等证
赤芍		赤芍苦泄，散瘀止痛力强，能泻肝火，治肝热目赤肿痛

［常考考点］牡丹皮与赤芍的鉴别。

【配伍意义】赤芍配牡丹皮：二者皆能清热凉血、活血散瘀。赤芍以凉血散瘀见长，牡丹皮并能清透阴分伏热。两药配伍，凉血活血之力增强。适用于温热病热入营血之吐血、衄血、发斑，妇女血热、血瘀闭经、月经不调等。

［常考考点］赤芍与牡丹皮的配伍意义。

5. 紫草

【功效】清热凉血，活血消斑，解毒透疹。

【主治病证】温病血热毒盛，斑疹紫黑，麻疹不透；疮疡，湿疹，水火烫伤。

【使用注意】本品性寒而滑利，脾虚便溏者忌服。

6. 水牛角

【功效】清热凉血，解毒，定惊。

【主治病证】温病高热，神昏谵语，惊风，癫狂；血热妄行之斑疹、吐衄；痈肿疮疡，咽喉肿痛。

【用法】镑片或粗粉煎服，宜先煎 3 小时以上。水牛角浓缩粉冲服，每日 2 次。

【知识纵横比较】

清热凉血药功效鉴别和常考考点

中药名称	相似功效	不同功效	常考考点
生地黄	清热凉血	养阴生津	清热、凉血、止血要药
玄参	清热凉血	泻火解毒，滋阴	反藜芦
牡丹皮	清热凉血	活血祛瘀	治无汗骨蒸之要药
赤芍	清热凉血	散瘀止痛	反藜芦
紫草	清热凉血	活血消斑，解毒透疹	
水牛角	清热凉血	解毒，定惊	镑片或粗粉煎服，宜先煎3小时以上

[常考考点]生地黄、玄参、牡丹皮、赤芍的性能、功效、应用。紫草、水牛角的功效、主治病证。

细目六 清虚热药

【考点突破攻略】

1. 青蒿

【性能】苦、辛，寒。归肝、胆经。

【功效】清透虚热，凉血除蒸，解暑，截疟。

【应用】

(1)温邪伤阴，夜热早凉。本品苦寒清热，辛香透散，长于清透阴分伏热，故可用治温病后期，余热未清，邪伏阴分，伤阴劫液，夜热早凉，热退无汗，或热病后低热不退等，常与鳖甲、知母、生地黄等同用，如青蒿鳖甲汤。

(2)阴虚发热，劳热骨蒸。本品苦寒，入肝走血，具有清退虚热、凉血除蒸的作用。用治阴虚发热，骨蒸劳热，潮热盗汗，五心烦热，舌红少苔者，常与银柴胡、胡黄连、鳖甲等同用，如清骨散。

(3)暑热外感，发热口渴。本品苦寒清热，芳香而散，善解暑热，故可用治外感暑热，头昏头痛、发热口渴等症，常与连翘、滑石、西瓜翠衣等同用，如清凉涤暑汤。

(4)疟疾寒热。本品辛寒芳香，主入肝胆，截疟之功甚强，尤善除疟疾寒热，为治疗疟疾之良药，可单用较大剂量鲜品捣汁服。

【用法】煎服，不宜久煎；或鲜用绞汁服。

【使用注意】脾胃虚弱，肠滑泄泻者忌服。

【配伍意义】

(1)青蒿配鳖甲：青蒿气味辛寒，长于透达阴分伏热；鳖甲咸寒属阴，功专滋阴潜阳，善清阴分余热。两药配伍，养阴与透热并进。适用于温病后期，邪伏阴分，夜热早凉，热退无汗，口干咽燥，舌红少苔，脉细数等。

(2)青蒿配黄芩：青蒿芳香透散，善清热截疟；黄芩苦寒燥湿，善清泄湿热。二药配伍，增强清热燥湿截疟之力。适用于温疟及湿热郁遏少阳，寒热如疟，胸痞作呕等症。

【药理】青蒿素有显著抗疟作用，还有抑菌、抗病毒、利胆、解热、镇痛、抗炎、抗肿瘤、降血压、抗心律失常、镇咳、祛痰、平喘等作用。

[常考考点]青蒿配鳖甲、青蒿配黄芩的意义。

2. 白薇

【功效】清虚热凉血，利尿通淋，解毒疗疮。

3. 地骨皮

【性能】甘，寒。归肺、肝、肾经。

【功效】凉血除蒸，清肺降火。

【应用】

(1)阴虚发热，盗汗骨蒸。本品甘寒清润，能清肝肾之虚热，除有汗之骨蒸，为退虚热、疗骨蒸之佳品，常与知母、鳖甲、银柴胡等配伍，治疗阴虚发热，如地骨皮汤；若用治盗汗骨蒸、肌瘦潮热，常与秦艽、鳖甲配伍，如秦艽鳖甲散。

（2）肺热咳嗽。本品甘寒，善清泄肺热，除肺中伏火，则清肃之令自行，故多用治肺火郁结，气逆不降，咳嗽气喘，皮肤蒸热等症，常与桑白皮、甘草等同用，如泻白散。

（3）血热出血证。本品甘寒入血分，能清热、凉血、止血，常用治血热妄行的吐血、衄血、尿血等。

此外，本品于清热除蒸泻火之中，尚能生津止渴，常与生地黄、天花粉、五味子等同用，可治内热消渴。

【鉴别用药】

牡丹皮与地骨皮

中药名称	相同点	不同点
牡丹皮	二药均能清热凉血，退虚热，均可治血热吐衄、阴虚发热证，但对阴虚发热证常相须为用	牡丹皮长于清热凉血，治热入营血证；又能活血化瘀，用于多种瘀血证及肠痈、疮疡。善“治无汗骨蒸”之阴虚内热证
地骨皮		长于清虚热，治虚热证，清泄肺热，治肺热咳嗽、内热消渴证。善“治有汗骨蒸”之阴虚内热证

［常考考点］牡丹皮与地骨皮的鉴别。

【配伍意义】地骨皮配桑白皮：地骨皮功能清泄肺热，凉血退蒸；桑白皮重在泄肺热而平喘。两药伍用，共奏清泄肺热、止咳平喘之功，清肺热而不伤阴，护阴液而不恋邪。适用于肺热咳喘、痰多稠黏、身热口渴者；亦治阴虚火旺，咳喘兼心烦、手足心热。

［常考考点］地骨皮配桑白皮的意义。

4. 银柴胡

【功效】清虚热，除疳热。

5. 胡黄连

【功效】退虚热，除疳热，清湿热。

【鉴别用药】

黄连与胡黄连

中药名称	共同点	不同点
黄连	二药均能清湿热，善除胃肠湿热，可用于湿热泻痢	黄连清热燥湿与泻火解毒力强，并长于清心、胃之火，常用于多种热毒病证，以及心、胃火热证等
胡黄连		胡黄连长于退虚热、除疳热，可用于阴虚发热与小儿疳积证等；清热燥湿，善治痔疮肿痛

［常考考点］黄连与胡黄连的鉴别。

【知识纵横比较】

清虚热药的功效鉴别和常考考点

中药名称	相似功效	不同功效	常考考点
青蒿	清透虚热	凉血除蒸，解暑，截疟	青蒿截疟解暑不宜久煎
白薇	清虚热	凉血，利尿通淋，解毒疗疮	善治阴虚外感，利尿通淋，解毒疗疮
地骨皮	清肺降火	凉血除蒸	除有汗之骨蒸要药
银柴胡	清虚热	清虚热	
胡黄连	清虚热	除疳热，清湿热	

［常考考点］青蒿、地骨皮的性能、功效、应用。白薇、银柴胡、胡黄连的功效。

【例题实战模拟】

A1 型题

1. 既能清实热，又能退虚热的药物是

A. 夏枯草　B. 决明子　C. 蔓荆子　D. 牡丹皮　E. 柴胡

2. 既能生津止渴，又能滋阴润燥的药物是

A. 石膏　B. 芦根　C. 知母　D. 葛根　E. 决明子

3. 芦根具有的功效是

A. 除烦、止呕、利尿　B. 除烦、止泻、利尿　C. 泻火、止泻、利尿

D. 泻火、止汗、生津　E. 清热、燥湿、止呕

4. 既能生津止渴，又能消肿排脓的药物是

A. 石膏　B. 天花粉　C. 知母　D. 牛蒡子　E. 菊花

5. 决明子具有的功效是

A. 散结消肿　B. 润肠通便　C. 祛风明目　D. 疏散风热　E. 清热利湿

6. 既能泻火解毒，又能清热安胎的药物是

A. 紫苏　B. 栀子　C. 黄芩　D. 黄柏　E. 菊花

7. 功能泻火解毒，善治疔疮的药物是

A. 菊花　B. 黄连　C. 天花粉　D. 栀子　E. 夏枯草

8. 黄芩具有而黄柏不具有的功效是

A. 燥湿　B. 泻火　C. 解毒　D. 清肺热　E. 退虚热

9. 清热燥湿药的性味是

A. 苦，寒　B. 甘、辛，寒　C. 苦、辛，寒　D. 咸、辛，寒　E. 辛，凉

10. 既能清热解毒，又能疏散风热的药物是

A. 连翘　B. 薄荷　C. 紫花地丁　D. 蒲公英　E. 半边莲

11. 具有清热、解毒、养阴功效的药物是

A. 玄参　B. 赤芍　C. 紫草　D. 生地黄　E. 牡丹皮

12. 丹皮与赤芍功效的不同点是

A. 清血热　B. 退虚热　C. 凉血消斑　D. 活血散瘀　E. 消痈肿

B1 型题

A. 连翘　B. 白头翁　C. 土茯苓　D. 蒲公英　E. 板蓝根

13. 被誉为“治痢要药”的药物是

14. 被誉为“疮家圣药”的药物是

【参考答案】

1. D　2. C　3. A　4. B　5. B　6. C　7. B　8. D　9. A　10. A　11. A　12. B　13. B　14. A

第八单元　泻下药

细目一　概述

【考点突破攻略】

要点一　攻下药、润下药与峻下逐水药的性能特点、主治病证

泻下药分为攻下药、润下药、峻下逐水药三类。泻下药多为沉降之品，主归大肠经。主要有泻下通便作用，以排除胃肠积滞和燥屎等，主要适用于大便秘结，胃肠积滞，实热内结及水肿停饮等里实证。

（1）攻下药：多苦寒沉降，主入胃肠经，既有较强的攻下通便作用，又有清热泻火之效。主要适用于大便秘结，燥屎坚结及实热积滞之证。

（2）润下药：多为种子和种仁，富含油脂，味甘质润，多入脾、大肠经，能润滑大肠，促使排便而不峻泻，泻下通

便作用和缓。主要适用于年老津枯、产后血虚、热病伤津及失血等所致的之肠燥津枯便秘。

（3）峻下逐水药：大多苦寒有毒，药力峻猛，服药后引起剧烈腹泻，有的兼能使体内潴留的水饮通过二便排出体外，消除肿胀。主要适用于全身水肿、大腹胀满，以及停饮等正气未衰之证。

［常考考点］泻下药分攻下、润下、峻下逐水药三类。

要点二　泻下药的配伍方法

应根据里实证的兼证及病人的体质，进行适当的配伍。

（1）兼有表邪者，当先解表后攻里，必要时可与解表药同用，表里双解，以免表邪内陷。

（2）兼有正虚者，应与补益药同用，攻补兼施，使攻邪而不伤正。

（3）本类药亦常配伍行气药，以加强泻下导滞作用。

（4）若属热积还应配伍清热药。

（5）属寒积者应与温里药同用。

［常考考点］根据里实证的兼证和病人的体质，进行适当地配伍。

要点三　泻下药的使用注意事项

使用泻下药中的攻下药、峻下逐水药时，因其作用峻猛，或有毒性，易伤正气及脾胃，故：

（1）老年、体虚、脾胃虚弱者当慎用。

（2）妇女胎前、产后及月经期应忌用。

（3）应用作用较强的泻下药时，当奏效即止，慎勿过剂，以免损伤胃气。

（4）应用作用峻猛而有毒性的泻下药时，一定要严格炮制法度，控制用量，避免中毒现象发生，确保用药安全。

［常考考点］了解泻下药的使用注意事项。

细目二　攻下药

【考点突破攻略】

1. 大黄

【性能】苦，寒。归脾、胃、大肠、肝、心包经。

【功效】泻下攻积，清热泻火，凉血解毒，逐瘀通经，除湿退黄。

【应用】

（1）积滞便秘。本品有较强的泻下作用，能荡涤肠胃，推陈致新，为治疗积滞便秘之要药。又因其苦寒沉降，善能泄热，故实热便秘尤为适宜。常与芒硝、厚朴、枳实配伍，以增强泻下攻积之力，为急下之剂，用治阳明腑实证，如大承气汤；若大黄用量较轻，与麻仁、杏仁、蜂蜜等润肠药同用，则泻下力缓和，方如麻子仁丸。

（2）血热吐衄，目赤咽肿，牙龈肿痛。本品苦降，能使上炎之火下泄，又具清热泻火、凉血止血之功。常与黄连、黄芩同用，治血热妄行之吐血、衄血、咯血，如泻心汤。现代临床单用大黄粉治疗上消化道出血，有较好疗效。若与黄芩、栀子等药同用，还可治火邪上炎所致的目赤、咽喉肿痛、牙龈肿痛等症，如凉膈散。

（3）热毒疮疡，肠痈，烧烫伤。本品内服外用均可。内服能清热解毒，并借其泻下通便作用，使热毒下泄。治热毒痈肿疔疮，常与金银花、蒲公英、连翘等同用；治疗肠痈腹痛，可与牡丹皮、桃仁、芒硝等同用，如大黄牡丹汤。

（4）瘀血诸证。本品有较好的活血逐瘀通经作用，既可下瘀血，又清瘀热，为治疗瘀血证的常用药物。治妇女产后瘀阻腹痛、恶露不尽者，常与桃仁、土鳖虫等同用，如下瘀血汤；治妇女瘀血经闭，可与桃核、桂枝等配伍，如桃核承气汤。

（5）湿热痢疾、黄疸、淋证。本品可泻下通便，导湿热外出，故可用治湿热蕴结之证。如治肠道湿热积滞的痢疾，单用一味大黄即可见效，或与黄连、黄芩、白芍等同用；治湿热黄疸，常配茵陈、栀子，如茵陈蒿汤；治湿热淋证者，常配木通、车前子、栀子等，如八正散。

【用法用量】煎服，3～15g；用于泻下不宜久煎。外用适量。

【使用注意】孕妇及月经期、哺乳期妇女慎用。

【鉴别用药】大黄几种炮制品：生大黄攻下力强，又可清热泻火、凉血、利湿，常用于热结便秘、热毒疮疡、湿热蕴结等；熟大黄泻下力较缓，泻火解毒，用于热毒疮肿；酒大黄善清上焦血分热毒，用于目赤咽肿、齿龈肿痛，亦可活血，用于瘀血病证；大黄炭凉血化瘀止血，用于血热有瘀出血证。

[常考考点]大黄几种炮制品得鉴别。

【配伍意义】

(1)大黄配芒硝：大黄苦寒，可荡涤肠胃，泄热通便力强；芒硝咸苦寒，其性降泄，泄热软坚通便。二药配伍，相辅相成，泄热导滞，攻下破积，用于实热积滞、大便燥结。

(2)大黄配附子：大黄泻下通便，荡涤里实积滞；附子辛热以温里散寒，止寒凝腹胁疼痛。两者相伍，泻下以祛积滞，温里以祛寒实，善治寒实积滞、便秘腹痛。

【药理】大黄有泻下、止血、保肝、利胆、促进胰液分泌、抑制胰酶活性、保护胰岛功能、抗胃及十二指肠溃疡、抗菌、免疫调节等作用。尚可扩张血管、抗心肌缺血、降血脂、解热、抗炎、利尿、抗肿瘤、改善肾功能、抗氧化。

[常考考点]大黄配芒硝、大黄配附子的意义。

2. 芒硝

【性能】咸、苦，寒。归胃、大肠经。

【功效】泻下通便，润燥软坚，清热消肿。

【应用】

(1)积滞便秘。本品能泻下攻积，且性寒能清热，味咸润燥软坚，对实热积滞，大便燥结者尤为适宜。常与大黄相须为用，以增强泻下通便作用，如大承气汤、调胃承气汤。近来临床亦常用于胆石症腹痛便秘者。

(2)咽痛口疮、目赤肿痛、乳痈疮肿。外敷尚可回乳。

【用法用量】内服，6～12g，冲入药汁内或开水溶化后服。外用适量。

【使用注意】孕妇及哺乳期妇女慎用，不宜与硫黄、三棱同用。

【鉴别用药】

大黄与芒硝

中药名称	相同点	不同点
大黄	泻热通便，清热消肿。相须为用，治疗肠燥便秘、痈疮肿毒	味苦，泻下力强，荡涤肠胃，为治热结便秘主药；清热泻火、止血、解毒、活血祛瘀、清利湿热，用治温病热毒、血热出血、瘀血证、湿热黄疸、淋证
芒硝		味咸，软坚泻下，善除燥屎坚结；外用治疗咽喉肿痛、疮疡、目赤

[常考考点]大黄与芒硝的鉴别。

3. 番泻叶

【功效】泻热行滞，通便，利水。

【用法用量】煎服，2～6g，宜后下；或开水泡服。

【使用注意】妇女哺乳期、月经期及孕妇慎用。

4. 芦荟

【用法用量】宜入丸散服，每次2～5g。外用适量。

【使用注意】脾胃虚弱，食少便溏及孕妇忌用。

【知识纵横比较】

攻下药的功效鉴别和常考考点

中药名称	相似功效	不同功效	常考考点
大黄	泻下攻积	清热泻火，凉血解毒，逐瘀通经，除湿退黄	治疗积滞便秘之要药
芒硝	泻下通便	润燥软坚，清热消肿	冲入药汁内或开水溶化后服
番泻叶	泻热行滞	通便，利水	泡服或煎服，宜后下
芦荟	泻下通便	清肝，杀虫	宜入丸散服

[常考考点] 大黄、芒硝的性能、功效、应用。番泻叶的功效。

细目三　润下药

【考点突破攻略】

1. 火麻仁

【功效】润肠通便。

【主治病证】肠燥便秘。

【用法用量】煎服，10 ～ 15g，打碎入煎剂。

2. 郁李仁

【功效】润肠通便，下气利水。

【主治病证】肠燥便秘；水肿胀满，脚气浮肿。

【使用注意】孕妇慎用。

3. 松子仁

【功效】润肠通便，润肺止咳。

【主治病证】肠燥便秘；肺燥干咳。

【知识纵横比较】

润下药的功效鉴别和常考考点

中药名称	相似功效	不同功效	常考考点
火麻仁	润肠通便		
郁李仁	润肠通便	下气利水	既能通大便，又能通小便
松子仁	润肠通便	润肺止咳	既润肠通便，又润肺止咳；肺与大肠同治

[常考考点] 火麻仁、郁李仁、松子仁的功效、主治病证。

细目四　峻下逐水药

【考点突破攻略】

1. 甘遂

【功效】泻水逐饮，消肿散结。

【主治病证】水肿，臌胀，胸胁停饮；风痰癫痫；疮痈肿毒。

【用法用量】入丸、散服，每次 0.5 ～ 1g。外用适量，生用。内服醋制用，以减低毒性。

【使用注意】虚弱者及孕妇忌用。不宜与甘草同用。

2. 京大戟

【功效】泻水逐饮，消肿散结。

【用法用量】煎服，1.5 ～ 3g；入丸散剂，每次 1g。外用适量，生用。内服醋制用，以减低毒性。

【使用注意】虚弱者及孕妇忌用。不宜与甘草同用。

3. 芫花

【功效】泻水逐饮；外用杀虫疗疮。

【用法用量】煎服，1.5 ～ 3g。入丸散剂，每次 0.6 ～ 0.9g。外用适量。内服 0.6g。醋制用，以降低毒性。

【使用注意】虚弱者及孕妇忌用。不宜与甘草同用。

4. 牵牛子

【功效】泻水通便，消痰涤饮，杀虫攻积。

【主治病证】水肿，臌胀；痰饮喘咳；虫积腹痛。

【用法用量】煎服，3～6g。入丸散剂，每次1.5～3g。本品炒用药性减缓。

【使用注意】孕妇忌用。不宜与巴豆、巴豆霜同用。

5. 巴豆霜

【功效】峻下冷积，逐水退肿，豁痰利咽；外用蚀疮。

【主治病证】寒积便秘；腹水臌胀；喉痹痰阻；痈肿脓成未溃，疥癣恶疮。

【用法用量】入丸散，每次0.1～0.3g。外用适量。

【使用注意】孕妇及体弱者忌用。不宜与牵牛子同用。

【药理】巴豆霜有泻下、抗肿瘤、抗炎、抗菌作用。巴豆油主要含有毒性球蛋白，能溶解红细胞，使局部组织坏死。

【知识纵横比较】

峻下逐水药的功效及常考考点

中药名称	相似功效	不同功效	常考考点
甘遂	泻下逐水	消肿散结	反甘草
大戟	泻下逐饮	消肿散结	反甘草
芫花	泻下逐饮	外用杀虫疗疮	反甘草
牵牛子	泻水	通便，消痰涤饮，杀虫攻积	畏巴豆、巴豆霜
巴豆霜	峻下冷积	逐水退肿，豁痰利咽；外用蚀疮	治疗寒积便秘之要药

[常考考点] 甘遂、牵牛子、巴豆霜的功效、主治病证。甘遂、大戟、芫花、牵牛子、巴豆霜的用法用量。

【例题实战模拟】

A1 型题

1. 治疗烧烫伤，应选用

A. 大戟　B. 甘遂　C. 番泻叶　D. 芦荟　E. 大黄

2. 具有软坚泻下功效的药物是

A. 芒硝　B. 大黄　C. 巴豆霜　D. 甘遂　E. 牵牛子

3. 既可润肠通便，又能利水消肿的药物是

A. 决明子　B. 生地黄　C. 火麻仁　D. 郁李仁　E. 松子仁

4. 甘遂内服时，宜

A. 入汤剂　B. 入丸散　C. 先煎　D. 后下　E. 另煎

5. 甘遂内服时用量为

A. 0.01g～0.5g　B. 0.5～1g　C. 0.5～3g　D. 1～3g　E. 3～10g

6. 既能泻下逐水，又能去积杀虫的药物是

A. 槟榔　B. 甘遂　C. 使君子　D. 牵牛子　E. 京大戟

7. 具有泻下、清肝、杀虫功效的药物是

A. 番泻叶　B. 大黄　C. 芒硝　D. 甘遂　E. 芦荟

【参考答案】

1. E　2. A　3. D　4. B　5. B　6. D　7. E

第九单元　祛风湿药

细目一　概述

【考点突破攻略】

要点一　祛风湿药的性能特点、主治病证

祛风湿药物味多辛苦，性或温或凉，能祛除留着于肌肉、经络、筋骨的风湿之邪，有的还兼有散寒、舒筋、通络、止痛、活血或补肝肾、强筋骨等作用。主要用于风湿痹证之肢体疼痛，关节不利、肿大，筋脉拘挛等症。部分药物还适用于腰膝酸软、下肢痿弱等。

［常考考点］祛风湿药主要用于风湿痹证之肢体疼痛，关节不利、肿大，筋脉拘挛等症。

要点二　祛风湿药的配伍方法

根据痹证的类型、邪犯的部位、病程的新久等，选择药物，并作适当配伍。

（1）风邪偏盛的行痹，应选择善能祛风的祛风湿药，佐以活血养营之品。

（2）湿邪偏盛的着痹，应选用温燥的祛风湿药，佐以健脾渗湿药。

（3）寒邪偏盛的痛痹，当选温性较强的祛风湿药，佐以通阳温经之品。

（4）外邪入里而从热化或郁久化热的热痹，当选用寒凉的祛风湿药，酌情配伍清热凉血或清热解毒药。

（5）感邪初期，病邪在表，当配伍散风胜湿的解表药。

（6）病邪入里，须与活血通络药物同用。

（7）兼痰浊、瘀血者，须与祛痰、散瘀药同用。

（8）久病体虚，肝肾不足，抗病能力减弱，应选用强筋骨的祛风湿药，配伍益气血、补肝肾的药物，扶正以祛邪。

［常考考点］体虚、肝肾不足、抗病力弱首选强筋骨的药，配益气血、补肝肾的药。

要点三　祛风湿药的使用注意事项

痹证多属慢性病，为了服用方便，可制成酒或丸散剂。也可制成外敷剂型，直接用于患处。部分祛风湿药辛温性燥，易耗伤阴血，阴亏血虚者应慎用。

［常考考点］宜制成酒、丸、散、外敷剂。阴亏血虚者慎用。

细目二　祛风寒湿药

【考点突破攻略】

1. 独活

【性能】辛、苦，微温。归肾、膀胱经。

【功效】祛风除湿，通痹止痛。

【应用】

（1）风寒湿痹。本品辛散苦燥，气香温通，功善祛风湿，止痹痛，为治风湿痹痛主药，凡风寒湿邪所致之痹证，无论新久，均可应用；因其主入肾经，性善下行，尤以腰膝、腿足关节疼痛属下部寒湿者为宜。治感受风寒湿邪的风寒湿痹，肌肉、腰背、手足疼痛，常与当归、白术、牛膝等同用，如独活汤；若与桑寄生、杜仲、人参等配伍，可治痹证日久正虚，腰膝酸软、关节屈伸不利者，如独活寄生汤。

（2）风寒夹湿表证。本品辛散温通苦燥，能散风寒湿而解表，治外感风寒夹湿所致的头痛头重，一身尽痛，多配羌活、藁本、防风等，如羌活胜湿汤。

（3）少阴头痛。本品善入肾经而搜伏风，与细辛、川芎等相配，可治风扰肾经，伏而不出之少阴头痛，如独活细辛汤。

此外，因其祛风湿之功，亦治皮肤瘙痒。

【鉴别用药】

羌活与独活

中药名称	相同点	不同点
羌活	二药均能祛风胜湿、止痛、解表，常用治风寒湿痹和外感风寒湿表证。若一身尽痛，则二药常相须为用	羌活气味较浓，发散解表力强，善治上部风寒湿痹痛
独活		独活气味较淡，性较和缓，善治下部风寒湿痹痛，其解表力不及羌活

［常考考点］羌活与独活的鉴别。

【配伍意义】

（1）独活配羌活：独活辛香走窜，能祛风胜湿、通经络、止痹痛，主入肾经，性善下行，尤善治腰膝、腿足关节疼痛、下部寒湿；羌活气味浓烈，升散发表，长于祛风寒，主散肌表游风及寒湿而通利关节，主治上半身风寒湿痹、太阳经头痛。二药合用，祛风解表除湿之力尤宏，主治风痹为患，周身窜痛，项背挛急疼痛，以及外感风寒所致的发热恶寒、项背拘急、疼痛、头痛、关节疼痛、历节风等病证。

（2）独活配桑寄生：独活搜风祛湿而通痹，尤善除肾经伏风；桑寄生祛风湿，补肝肾，强筋骨，养血润筋。二药合用，有祛风除湿、通痹止痛之功，并入足少阴肾经，益肾而壮筋骨。适用于肝肾不足或风湿侵袭之腰膝酸痛、关节屈伸不利、足软麻木、步履维艰等。

【药理】独活有抗炎、镇痛、解痉、抗心律失常、抑制血小板聚集等作用。

［常考考点］独活配羌活、独活配桑寄生的意义。

2. 威灵仙

【性能】辛、咸，温。归膀胱经。

【功效】祛风湿，通络止痛，消骨鲠。

【应用】风湿痹痛，骨鲠咽喉。此外，本品宣通经络止痛，可治跌打伤痛、头痛、牙痛、胃脘痛等；并能消痰逐饮，可用于痰饮、噎膈、痞积。

【鉴别用药】

独活与威灵仙

中药名称	相同点	不同点
独活	均具祛风湿、止痛的功效，治疗风寒湿痹	独活善祛湿通络，治下半身风湿痹痛；还具解表功效，可治疗风寒夹湿表证；且善入肾经而搜伏风，治少阴头痛
威灵仙		威灵仙通行全身，善祛风，治风寒湿痹、全身游走性疼痛；还可消骨鲠，治骨鲠咽喉

【药理】独活有抗炎、镇痛、解痉、抗心律失常、抑制血小板聚集等作用。

［常考考点］独活与威灵仙的鉴别。

3. 川乌

【性能】辛、苦，热；有大毒。归心、肝、肾、脾经。

【功效】祛风除湿，温经止痛。

【应用】

（1）痹证。本品治风寒湿痹之寒邪偏盛、历节疼痛、不可屈伸，常与麻黄、芍药、甘草等同用，如乌头汤。治寒湿瘀血留滞经络、肢体筋脉挛痛、关节屈伸不利、日久不愈，常与草乌、地龙、乳香等同用，如活络丹。

（2）寒凝诸痛。本品治寒凝心脉、心痛彻背、背痛彻心、手足不温者，常与赤石脂、附子、干姜等同用，如乌头赤石脂丸。治寒疝绕脐腹痛、手足厥冷者，每与蜂蜜同煎，如大乌头煎。

此外，本品止痛，还用于跌打损伤，瘀肿疼痛。古方亦常以本品作为麻醉止痛药止痛。

【用法】煎服，先煎、久煎。外用适量。

【使用注意】孕妇忌用；不宜与贝母类、半夏、白及、白蔹、瓜蒌类同用；内服一般应炮制用，生品内服宜慎；酒浸、酒煎服易致中毒，应慎用。

4. 蕲蛇

【功效】祛风，通络，止痉。

【主治病证】风湿顽痹，中风半身不遂；小儿惊风，破伤风；麻风，疥癣。

【用法】煎服，研末吞服；或酒浸、熬膏、入丸散服。

5. 木瓜

【性能】酸，温。归肝、脾经。

【功效】舒筋活络，和胃化湿。

【应用】

（1）风湿痹证。本品味酸入肝，益筋和血，善舒筋活络，且能祛湿除痹，尤为湿痹、筋脉拘挛要药，亦常用于腰膝关节酸重疼痛。常与乳香、没药、生地黄同用；治筋急项强，不可转侧，如木瓜煎。与羌活、独活、附子配伍，治脚膝疼重，不能远行久立者，如木瓜丹。

（2）脚气水肿。本品温通，祛湿舒筋，为脚气水肿常用药，多配吴茱萸、槟榔、苏叶等，治感受风湿，脚气肿痛不可忍者，如鸡鸣散。

（3）吐泻转筋。本品温香入脾，能化湿和胃，湿去则中焦得运，泄泻可止；味酸入肝，舒筋活络而缓挛急。治湿浊中焦之腹痛、吐泻转筋；偏寒者，常配吴茱萸、茴香、紫苏等，如木瓜汤；偏热者，多配蚕沙、薏苡仁、黄连等，如蚕矢汤。

【使用注意】内有郁热，小便短赤者忌服。

6. 乌梢蛇

【功效】祛风，通络，止痉。

【主治病证】风湿顽痹，中风半身不遂；小儿惊风，破伤风；麻风，疥癣。此外，又可治瘰疬、恶疮。

7. 青风藤

【功效】祛风湿，通经络，利小便。

【主治病证】风湿痹痛；关节肿胀；麻痹瘙痒。

【知识纵横比较】

祛风寒湿药的功效鉴别和常考考点

中药名称	相似功效	不同功效	常考考点
独活	祛风除湿	通痹止痛	善治下半身风湿痹痛
威灵仙	祛风湿	通络止痛，消骨鲠	善治诸骨鲠喉、行痹
川乌	祛风除湿	温经止痛	善治痛痹
蕲蛇	祛风，通络	止痉	
木瓜	舒筋活络	和胃化湿	为治风湿痹痛、筋脉拘急之要药，善治着痹
乌梢蛇	祛风，通络	止痉	
青风藤	祛风湿，通经络	利小便	

［常考考点］独活、威灵仙、川乌、木瓜的性能、功效、应用。蕲蛇、乌梢蛇、青风藤的功效、主治病证。

细目三　祛风湿热药

【考点突破攻略】

1. 秦艽

【性能】辛、苦，平。归胃、肝、胆经。

【功效】祛风湿，通络止痛，退虚热，清湿热。

【应用】

（1）风湿痹证。本品辛散苦泄，质偏润而不燥，为风药中之润剂。风湿痹痛，筋脉拘挛，骨节酸痛，无问寒热新久均可配伍应用。其性偏寒，兼有清热作用，故对热痹尤为适宜，多配防己、牡丹皮、络石藤等；若配天麻、羌活、当归等，可治风寒湿痹，如秦艽天麻汤。

（2）中风不遂。本品既能祛风邪，舒筋络，又善“活血荣筋”，可用于中风半身不遂、口眼㖞斜、四肢拘急、舌强不语等，单用大量水煎服即能奏效。若与升麻、葛根、防风等配伍，可治中风口眼㖞斜、言语不利、恶风恶寒者，如秦艽升麻汤；与当归、白芍、川芎等同用，可治血虚中风者，如秦艽汤。

（3）骨蒸潮热，疳积发热。本品能退虚热，除骨蒸，亦为治虚热要药。治骨蒸日晡潮热，常与青蒿、地骨皮、知母等同用，如秦艽鳖甲散；若与人参、鳖甲、柴胡等配伍，可治肺痿骨蒸劳嗽，如秦艽扶羸汤；治小儿疳积发热，多与薄荷、炙甘草相伍，如秦艽散。

（4）湿热黄疸。本品苦以降泄，能清肝胆湿热而退黄。单用为末服；亦可与茵陈蒿、栀子、大黄等配伍，如山茵陈丸。

【药理】秦艽有抗炎、镇痛、免疫调节、降压和保肝等作用。

2. 防己

【性能】苦，寒。归膀胱、肺经。

【功效】祛风湿，止痛，利水消肿。

【应用】

（1）风湿痹证。本品辛能行散，苦寒降泄，既能祛风除湿止痛，又能清热。对风湿痹证湿热偏盛，肢体酸重，关节红肿疼痛，及湿热身痛者，尤为要药；常与滑石、薏苡仁、蚕沙、栀子等配伍，如宣痹汤；若与麻黄、肉桂、茯苓等同用，亦可用于风寒湿痹，四肢挛急者，如防己饮。

（2）水肿，小便不利，脚气。本品苦寒降利，能清热利水，善走下行而泄下焦膀胱湿热，尤宜于下肢水肿、小便不利者。常与黄芪、白术、甘草等配伍，用于风水脉浮、身重汗出恶风者，如防己黄芪汤；若与茯苓、黄芪、桂枝等同用，可治一身悉肿、小便短少者，如防己茯苓汤；与椒目、葶苈子、大黄合用，又治湿热腹胀水肿，即己椒苈黄丸。治脚气足胫肿痛、重着、麻木，可与吴茱萸、槟榔、木瓜等同用；治脚气肿痛，则配木瓜、牛膝、桂枝等煎服。

此外，本品苦以燥湿，寒以清热，治湿疹疮毒，可与苦参、金银花等配伍。

【使用注意】本品大苦大寒，易伤胃气，胃纳不佳及阴虚体弱者慎服。

【鉴别用药】

秦艽与防己

中药名称	相同点	不同点
秦艽	均具有祛风湿、止痹痛功效。治疗风湿痹证，善治热痹	秦艽质润不燥，治风湿痹证，无论新久寒热均可使用；还可通经络、退虚热、清湿热，用治中风不遂、骨蒸潮热、疳积发热、湿热黄疸
防己		防己还可利水消肿，用治水肿、小便不利、脚气

［常考考点］秦艽与防己的鉴别。

3. 豨莶草

【功效】祛风湿，利关节，解毒。

【用法用量】煎服，9～12g。外用适量。治风湿痹痛、半身不遂宜制用；治风疹湿疮、疮痈宜生用。

4. 络石藤

【功效】祛风通络，凉血消肿。

5. 桑枝

【功效】祛风湿，利关节。

【知识纵横比较】

祛风湿热药的功效鉴别和常考考点

中药名称	相似功效	不同功效	常考考点
秦艽	祛风湿	通络止痛，退虚热，清湿热	风药中之润剂
防己	祛风湿	止痛，利水消肿	
豨莶草	祛风湿	利关节，解毒	
络石藤	祛风通络	凉血消肿	
桑枝	祛风湿	利关节	

［常考考点］秦艽、防己的性能、功效、应用。豨莶草、络石藤、桑枝的功效。

细目四　祛风湿强筋骨药

【考点突破攻略】

1. 五加皮

【功效】祛风湿，补肝肾，强筋骨，利水。

【主治病证】风湿痹证；筋骨痿软，小儿行迟，体虚乏力；水肿，脚气。

2. 桑寄生

【性能】苦、甘，平。归肝、肾经。

【功效】祛风湿，补肝肾，强筋骨，安胎元。

【应用】

（1）风湿痹证。本品苦能燥，甘能补，祛风湿又长于补肝肾、强筋骨，对痹证日久，伤及肝肾，腰膝酸软，筋骨无力者尤宜，常与独活、杜仲、牛膝等同用，如独活寄生汤。

（2）崩漏经多，妊娠漏血，胎动不安。本品能补肝肾养血而固冲任、安胎。治肝肾亏虚，月经过多，崩漏，妊娠下血，胎动不安者，每与阿胶、续断、当归等配伍，如桑寄生散；或配阿胶、续断、菟丝子，如寿胎丸。

【鉴别用药】

五加皮与桑寄生

中药名称	相同点	不同点
五加皮	均能祛风湿，补肝肾，强筋骨，治风湿痹证，筋骨痿软	五加皮温补，治小儿行迟、体虚乏力；利水，治水肿、脚气
桑寄生		桑寄生还可固冲任，安胎，治崩漏经多、妊娠漏血、胎动不安

［常考考点］五加皮与桑寄生的鉴别。

3. 狗脊

【功效】祛风湿，补肝肾，强腰膝。

【知识纵横比较】

祛风湿强筋骨药的功效鉴别和常考考点

中药名称	相似功效	不同功效	常考考点
五加皮	祛风湿，补肝肾，强筋骨	利水	
桑寄生	祛风湿，补肝肾，强筋骨	安胎元	肾虚胎动不安
狗脊	祛风湿，补肝肾，强腰膝		

［常考考点］桑寄生的性能、功效、应用。五加皮的功效、主治病证。

【例题实战模拟】

A1 型题

1. 治疗风湿痹证，腰膝酸痛，下肢痿软无力，遇劳更甚者，应首选

A. 防己 B. 秦艽 C. 五加皮 D. 豨莶草 E. 白花蛇舌草

2. 下列药物尤善治风湿顽痹的药物是

A. 独活 B. 乌梢蛇 C. 木瓜 D. 川乌 E. 威灵仙

3. 治疗湿痹，筋脉拘挛，吐泻转筋病证，最宜选用的药物是

A. 木瓜 B. 防己 C. 豨莶草 D. 秦艽 E. 伸筋草

4. 既能祛风湿，又能温经止痛的药物是

A. 独活 B. 秦艽 C. 川乌 D. 狗脊 E. 雷公藤

5. 肝肾不足所致之胎动不安，应首选

A. 紫苏 B. 狗脊 C. 黄芩 D. 桑寄生 E. 五加皮

6. 既能祛风湿，又能退虚热的药物是

A. 地骨皮 B. 青蒿 C. 胡黄连 D. 秦艽 E. 黄柏

7. 被称为“风药中之润剂”的药物是

A. 威灵仙 B. 防己 C. 蕲蛇 D. 川乌 E. 秦艽

B1 型题

A. 威灵仙 B. 防己 C. 狗脊 D. 羌活 E. 木瓜

8. 既能祛风湿，又能消骨鲠的药物是

9. 既能祛风湿，又能强腰膝的药物是

【参考答案】

1. C 2. B 3. A 4. C 5. D 6. D 7. E 8. A 9. C

第十单元　化湿药

细目一　概述

【考点突破攻略】

要点一　化湿药的性能、特点、功效、主治病证

本类药辛香温燥，主入脾、胃经，能消除湿浊，解除因湿浊引起的脾胃气滞，促进脾胃运化，主治湿浊内阻，脾为湿困，运化失常所致的脘腹痞满、呕吐泛酸、大便溏薄、食少体倦、舌苔白腻等。此外，亦有芳香解暑之功，也可用于湿温、暑湿等证。

要点二　化湿药的配伍方法

应根据湿困的不同情况及兼证进行适当的配伍应用。湿阻气滞，脘腹胀满痞闷者，常与行气药配伍；湿阻而偏于寒湿，脘腹冷痛者，可配温中散寒药；脾虚湿阻，脘痞纳呆，神疲乏力者，常配伍补气健脾药；如用于湿温、湿热、暑热者，常与解表、清热燥湿、解暑、利湿之品同用。

要点三　化湿药的使用注意事项

化湿药气味芳香，多含挥发油，一般以作为散剂服用疗效较好，如入汤剂宜后下，不宜久煎，以免降低疗效。本类药多辛温香燥，易于耗气伤阴，故阴虚、血虚及气虚者宜慎用。

［常考考点］入汤剂宜后下，不宜久煎。

细目二　具体药物

【考点突破攻略】

1. 广藿香

【性能】辛，微温。归脾、胃、肺经。

【功效】芳香化浊，和中止呕，发表解暑。

【应用】

（1）湿滞中焦。本品气味芳香，为芳香化湿浊要药。又因其性微温，多用于寒湿或湿浊困脾所致的脘腹痞闷、少食作呕、神疲体倦等症，常与苍术、厚朴等同用，如不换金正气散。

（2）呕吐。本品既能化湿，又能和中止呕。治湿浊中阻所致之呕吐，本品最为捷要，常与半夏、丁香等同用，如藿香半夏汤。若偏于湿热者，配黄连、竹茹等；妊娠呕吐，配砂仁、苏梗等；脾胃虚弱者，配党参、白术等。

（3）暑湿或湿温初起。本品既能化湿，又可发表解暑。治暑月外感风寒，内伤生冷而致恶寒发热，头痛脘闷，呕恶吐泻之暑湿证者，配紫苏、厚朴、半夏等，如藿香正气散；若湿温病初起，湿热并重者，多与黄芩、滑石、茵陈等同用，如甘露消毒丹。

【鉴别用药】

广藿香与佩兰

中药名称	相同点	不同点
广藿香	两者皆味辛气香，能芳香化湿、发表解暑，应用于湿阻中焦、外感暑湿或湿温初起，常相须为用	广藿香微温不燥，辛散发表而不峻烈，为芳香化湿之要药；解表之力较强，外感表证多用；又可化湿和中止呕，最宜用于湿浊中阻之恶心呕吐
佩兰		佩兰性平，发表之力弱于藿香，以化湿辟秽为主，可用于脾经湿热，口中甜腻、多涎等

［常考考点］广藿香与佩兰的鉴别。

【配伍意义】广藿香配佩兰：广藿香气味芳香，功能醒脾化湿、止呕，为芳香化湿浊之要药；佩兰气味清香，性平不燥，善祛中焦秽浊陈腐之气。两药配伍，相须为用，共奏化湿解暑之功。适用于夏令伤暑，湿浊中阻之胸闷、腹满、呕恶，或湿热兼杂之脘腹胀满、恶心欲吐诸症。

［常考考点］广藿香配佩兰的意义。

2. 佩兰

【功效】芳香化湿，醒脾开胃，发表解暑。

3. 苍术

【性能】辛、苦，温。归脾、胃、肝经。

【功效】燥湿健脾，祛风散寒，明目。

【应用】

（1）湿阻中焦证。本品苦温燥湿以祛湿浊，辛香健脾以和脾胃。对湿阻中焦，脾失健运而致脘腹胀闷、呕恶食少、吐泻乏力、舌苔白腻等症，最为适宜。常与厚朴、陈皮等配伍，如平胃散。若脾虚湿聚，水湿内停的痰饮或外溢的水肿，则同利水渗湿之茯苓、泽泻、猪苓等同用，如胃苓汤。若湿热或暑湿证，则可与清热燥湿药同用。

（2）风湿痹证。本品辛散苦燥，长于祛湿，故痹证湿胜者尤宜，可与薏苡仁、独活等祛风湿药同用，如薏苡仁汤。若湿热痹痛，可配石膏、知母等清热泻火药，如白虎加苍术汤；或与黄柏、薏苡仁、牛膝配伍合用，用于湿热痿证；即四妙散。若与龙胆草、黄芩、栀子清热燥湿药同用，可治下部湿浊带下、湿疮、湿疹等。

（3）风寒夹湿表证。本品辛香燥烈，能开肌腠而发汗，祛肌表之风寒，又因其长于胜湿，故以风寒表证夹湿者最为适宜。常与羌活、白芷、防风等同用，如神术散。

此外，本品尚能明目，用于夜盲症及眼目昏涩。

【配伍意义】苍术配厚朴、陈皮：苍术苦温辛烈，功善燥湿健脾；厚朴苦温辛散，功善燥湿除满；陈皮辛苦温，行气健脾，燥湿化痰。三药相配，增强健脾燥湿、下气除满的作用，用于治疗湿滞中焦、脘腹胀满等症。

［常考考点］苍术配厚朴、陈皮的意义。

4. 厚朴

【性能】苦、辛，温。归脾、胃、肺、大肠经。

【功效】燥湿消痰，下气除满。

【应用】

（1）湿阻中焦，脘腹胀满。本品苦燥辛散，能燥湿，又下气除胀满，为消除胀满的要药。常与苍术、陈皮等同用，如平胃散。

（2）食积气滞，腹胀便秘。本品可下气宽中，消积导滞。常与大黄、枳实同用，如厚朴三物汤。若热结便秘者，配大黄、芒硝、枳实，以达峻下热结、消积导滞之效，即大承气汤。

（3）痰饮喘咳。本品能燥湿消痰，下气平喘。若痰饮阻肺，肺气不降，咳喘胸闷者，可与苏子、陈皮、半夏等同用，如苏子降气汤。若寒饮化热，胸闷气喘，喉间痰声辘辘，烦躁不安者，与麻黄、石膏、杏仁等同用，如厚朴麻黄汤。若宿有喘病，因外感风寒而发者，可与桂枝、杏仁等同用，如桂枝加厚朴杏子汤。

（4）梅核气。可取本品燥湿消痰、下气宽中之效，配伍半夏、茯苓、苏叶等药，如半夏厚朴汤。

【鉴别用药】

苍术与厚朴

中药名称	相同点	不同点
苍术	二药均可燥湿，治湿阻中焦证	苍术燥湿健脾，祛风湿，散表邪，明目，治风湿痹证、风寒表证及夜盲等
厚朴		厚朴苦降下气，消积除满，又下气消痰平喘，可治食积气滞、痰饮咳喘等证

［常考考点］苍术与厚朴的鉴别。

【配伍意义】厚朴配枳实：枳实味苦而微寒，功能破气除痞；厚朴苦温，以下气为专，行气降逆、消胀除满为要。枳实有泻痰之力，厚朴有消痰之功，两药配伍，一寒一温，枳实消痞，厚朴除满，相行益彰。适用于食积胀满、大便秘结等症。

【药理】厚朴能促进胃蠕动、促进胃排空、抗溃疡、止泻、保肝、抗菌、抗肿瘤、延缓衰老、镇痛、抗炎、镇静、抗焦虑等作用。

［常考考点］厚朴配枳实的意义。

5. 砂仁

【功效】化湿开胃，温脾止泻，理气安胎。

【主治病证】湿阻中焦及脾胃气滞证；脾胃虚寒吐泻；气滞妊娠恶阻及胎动不安。

【用法用量】煎服，3～6g。入汤剂宜后下。

【鉴别用药】

砂仁与木香

中药名称	相同点	不同点
砂仁	均可行脾胃之气，用于脾胃气滞，脘腹胀痛	砂仁又有化湿温脾之功，善治湿浊中阻，中焦寒湿气滞；温中而止呕、止泻，治脾胃虚寒之吐泻；尚能理气安胎，用于妊娠恶阻、胎动不安
木香		木香功偏行气止痛，为治气滞腹痛之要药；又善通行大肠气滞而除后重，用于大肠气滞、里急后重；另可疏利肝胆，用于胁肋疼痛、黄疸

［常考考点］砂仁与木香的鉴别。

【配伍意义】砂仁配木香：砂仁辛香温散，化湿行气，温中止呕止泻；木香辛行苦泄温通，行气止痛，健胃消食。两药配伍，加强行气止痛之功，用治气滞脘腹胀痛、消化不良、泄泻腹痛等。

［常考考点］砂仁配木香的意义。

6. 豆蔻

【功效】化湿行气，温中止呕，开胃消食。

【主治病证】湿阻中焦及脾胃气滞证；呕吐。

【用法用量】煎服，3～6g。入汤剂宜后下。

【鉴别用药】

砂仁与豆蔻

中药名称	相同点	不同点
豆蔻	二药均能化湿行气，温中止呕，常用治湿阻中焦及脾胃气滞证	豆蔻化湿行气之力偏于中上焦而善止呕，故临床可用于湿温痞闷
砂仁		砂仁香窜气浓，化湿行气之力略胜，长于治中下二焦的寒湿气滞之证，并有行气安胎作用

[常考考点]砂仁与豆蔻的鉴别。

7. 草果

【功效】燥湿温中，除痰截疟。

【知识纵横比较】

化湿药的功效鉴别和常考考点

中药名称	相似功效	不同功效	常考考点
广藿香	芳香化浊	和中止呕，发表解暑	芳化湿浊的要药
佩兰	芳香化湿	醒脾开胃，发表解暑	
苍术	燥湿	健脾，祛风散寒，明目	治湿阻中焦之要药
厚朴	燥湿	消痰，下气除满	为消除胀满之要药
砂仁	化湿开胃	温脾止泻，理气安胎	后下，长于治中下二焦的寒湿气滞之证
豆蔻	化湿	行气，温中止呕，开胃消食	后下，偏于中上焦湿证，而善止呕
草果	燥湿	温中，除痰截疟	

[常考考点]广藿香、苍术、厚朴的性能、功效、应用。砂仁、豆蔻的功效、主治病证。

【例题实战模拟】

A1 型题

1. 治寒湿偏盛的疟疾当选用的药物是
   A. 广藿香　B. 槟榔　C. 草果　D. 厚朴　E. 青蒿
2. 化湿药入汤剂时应
   A. 先煎　B. 后下　C. 另煎　D. 包煎　E. 久煎
3. 既可化湿止呕，又能解暑的药物是
   A. 广藿香　B. 佩兰　C. 砂仁　D. 豆蔻　E. 草豆蔻
4. 善于下气除胀满，为消除胀满要药的是
   A. 苍术　B. 厚朴　C. 砂仁　D. 豆蔻　E. 藿香
5. 广藿香尤其适宜于治疗的呕吐是
   A. 胃虚呕吐　B. 胃寒呕吐　C. 胃热呕吐　D. 湿浊呕吐　E. 肝胃不和呕吐
6. 豆蔻具有止呕的作用，善于治疗
   A. 胃热呕吐　B. 胃寒呕吐　C. 胃虚呕吐　D. 妊娠呕吐　E. 寒饮呕吐
7. 肉豆蔻与豆蔻均具有的功效是
   A. 涩肠止泻，下气平喘　B. 温中散寒，行气消胀　C. 温中行气，燥湿止带
   D. 收敛固涩，制酸止痛　E. 涩肠止泻，敛肺止咳

【参考答案】

1. C　2. B　3. A　4. B　5. D　6. B　7. B

第十一单元　利水渗湿药

细目一　概述

【考点突破攻略】

要点一　利水渗湿药的性能特点、功效、主治病证

本类药味多甘淡，主归膀胱、小肠经，具有利水消肿、利尿通淋、利湿退黄之功，主要用于小便不利、水肿、泄泻、痰饮、淋证、黄疸、湿疮、带下、湿温等水湿所致的各种病证。

[常考考点]水湿内停证是指水湿停留所致的小便不利、水肿、泄泻、痰饮、淋证、黄疸、湿疮、带下、湿温等证。

要点二　利水渗湿药的配伍方法

须视不同病证配伍有关药物。

（1）水肿骤起有表证者，配宣肺解表药。

（2）水肿日久，脾肾阳虚者，配温补脾肾药。

（3）湿热合邪者，配清热药。

（4）寒湿相并者，配温里祛寒药。

（5）热伤血络而尿血者，配凉血止血药等。

（6）至于泄泻、痰饮、湿温、黄疸等，则常与健脾、芳香化湿或清热燥湿等药物配伍。

（7）气行则水行，气滞则水停，故利水渗湿药常与行气药配伍，可提高疗效。

[常考考点]泄泻、痰饮、湿温、黄疸配健脾、芳香化湿或清热燥湿药。气行则水行，故宜配行气药。

要点三　利水渗湿药的使用注意事项

本类药物渗利，易耗伤津液，对阴虚津少、肾虚遗精遗尿者，宜慎用或忌用。有些药物有较强的通利作用，孕妇应慎用。

[常考考点]津少阴虚、肾虚遗精遗尿者宜慎用或忌用。

细目二　利水消肿药

【考点突破攻略】

1. 茯苓

【性能】甘、淡，平。归心、肺、脾、肾经。

【功效】利水渗湿，健脾，宁心。

【应用】

（1）水肿，小便不利。本品味甘而淡，甘则能补，淡则能渗，药性平和，既可祛邪，又可扶正，利水而不伤正气，为利水消肿之要药。可用治寒热虚实各种水肿。治疗水湿内停所致之水肿、小便不利，常与泽泻、猪苓、白术等同用，如五苓散；治脾肾阳虚水肿，可与附子、生姜同用，如真武汤；用于水热互结，阴虚小便不利水肿，与滑石、阿胶、泽泻合用，如猪苓汤。

（2）痰饮。本品善渗泄水湿，使湿无所聚，痰无由生，可治痰饮之目眩心悸，配以桂枝、白术、甘草同用，如苓桂术甘汤；若饮停于胃而呕吐者，多和半夏、生姜合用，如小半夏加茯苓汤。

（3）脾虚泄泻。本品能健脾渗湿而止泻，尤宜于脾虚湿盛泄泻，可与山药、白术、薏苡仁同用，如参苓白术散；茯苓味甘，善入脾经，能健脾补中，常配以人参、白术、甘草，治疗脾胃虚弱，倦怠乏力，食少便溏，如四君子汤。

（4）心悸，失眠。本品益心脾而宁心安神，常用治心脾两虚，气血不足之心悸、失眠、健忘，多与黄芪、当归、远志同用，如归脾汤；若心气虚，不能藏神，惊恐而不安卧者，常与人参、龙齿、远志同用，如安神定志丸。

2. 薏苡仁

【性能】甘、淡，凉。归脾、胃、肺经。

【功效】利水渗湿，健脾止泻，除痹，排脓。

【应用】

（1）水肿，小便不利，脚气浮肿。本品淡渗甘补，既利水消肿，又健脾补中。常用于脾虚湿胜之水肿腹胀，小便不利，多与茯苓、白术、黄芪等药同用；治水肿喘急，与郁李仁汁煮饭服食；治脚气浮肿可与防己、木瓜、槟榔同用。

（2）脾虚泄泻。本品能渗利脾湿，健脾止泻，尤宜治脾虚湿盛之泄泻，常与人参、茯苓、白术等合用，如参苓白术散。

（3）湿痹拘挛。薏苡仁渗湿除痹，能舒筋脉，缓和拘挛。常用治湿痹而筋脉挛急疼痛者，与独活、防风、苍术同用，如薏苡仁汤；若治风湿久痹，筋脉挛急，用薏苡仁煮粥服，如薏苡仁粥。本品药性偏凉，能清热而利湿，可治湿温初起或暑湿邪在气分，头痛恶寒、胸闷身重者，配杏仁、豆蔻、滑石等，如三仁汤。

（4）肺痈，肠痈。本品清肺肠之热，排脓消痈。治疗肺痈胸痛、咳吐脓痰，常与苇茎、冬瓜仁、桃仁等同用，如苇茎汤；治肠痈，可与附子、败酱草、牡丹皮合用，如薏苡附子败酱散。

【用法】煎服。清利湿热宜生用，健脾止泻宜炒用。

【鉴别用药】

茯苓与薏苡仁

中药名称	相同点	不同点
茯苓	均能利水消肿，渗湿健脾，用治水湿内停诸证及脾虚证	茯苓性平，利水不伤正气，为治各种水湿、痰饮要药；补益心脾，宁心安神，治心悸失眠、心神不安证
薏苡仁		薏苡仁性偏寒凉，善清湿热，除痹排脓，用治风湿痹证、肺痈、肠痈

【药理】薏苡仁有抗肿瘤、提高免疫力、降血糖、降血钙、降血压、抗炎、镇痛、抗病毒、抑制骨质疏松、抗血栓形成、解热、镇静、兴奋子宫等作用。

［常考考点］茯苓与薏苡仁的鉴别。

3. 猪苓

【功效】利水渗湿。

【主治病证】水肿，小便不利，泄泻。

【鉴别用药】

茯苓与猪苓

中药名称	相同点	不同点
茯苓	利水消肿，渗湿，用治水肿、小便不利	茯苓健脾补中，养心安神，治脾虚诸证、心神不安证
猪苓		猪苓利水作用较强，无补益之功

［常考考点］茯苓与猪苓的鉴别。

4. 泽泻

【性能】甘，寒。归肾、膀胱经。

【功效】利水渗湿，泄热。

【应用】

（1）水肿，小便不利，泄泻。本品淡渗，其利水作用较强，治疗水湿停蓄之水肿、小便不利，常和茯苓、猪苓、桂枝配用，如五苓散；泽泻能利小便而实大便，治脾胃伤冷，水谷不分，泄泻不止，与厚朴、苍术、陈皮配用，如胃苓汤；本品泻水湿，行痰饮，常治痰饮停聚，清阳不升之头目昏眩，配白术同用，如泽泻汤。

（2）淋证，遗精。本品性寒，既能清膀胱湿热，又能泻肾经之虚火，下焦湿热者尤为适宜。故用治湿热淋证，常与木通、车前子等药同用；对肾阴不足、相火偏亢之遗精、潮热，则与熟地黄、山茱萸、牡丹皮同用，如六味地黄丸。

5. 香加皮

【功效】利水消肿，祛风湿，强筋骨。

【使用注意】本品有毒，服用不宜过量。

6. 冬瓜皮

【功效】利水消肿，清热解暑。

【知识纵横比较】

利水消肿药的功效比较及常考考点

中药名称	相似功效	不同功效	常考考点
茯苓	利水渗湿	健脾，宁心	寒热虚实水肿均可
薏苡仁	利水渗湿	健脾止泻，除痹，排脓	
猪苓	利水渗湿		
泽泻	利水渗湿	泄热	
香加皮	利水消肿	祛风湿，强筋骨	有毒
冬瓜皮	利水消肿	清热解暑	

［常考考点］茯苓、薏苡仁、泽泻的性能、功效、应用。猪苓的功效、主治病证。香加皮、冬瓜皮的功效。

细目三　利尿通淋药

【考点突破攻略】

1. 车前子

【性能】甘，寒。归肝、肾、肺、小肠经。

【功效】清热利尿通淋，渗湿止泻，明目，祛痰。

【应用】

（1）淋证，水肿。本品甘寒而利，善通利水道，清膀胱热结。治疗湿热下注于膀胱而致小便淋沥涩痛者，常与木通、滑石、瞿麦等清热利湿药同用，如八正散；对水湿停滞之水肿、小便不利，可与猪苓、茯苓、泽泻同用；若病久肾虚，腰重脚肿，可与牛膝、山茱萸、肉桂等同用，如济生肾气丸。

（2）泄泻。本品能利水湿，分清浊而止泻，即利小便以实大便。尤宜于暑湿泄泻及小便不利之水泻，可单用本品研末，米汤送服；若脾虚湿胜泄泻，可配白术同用；若暑湿泄泻，可与香薷、茯苓、猪苓等同用，如车前子散。

（3）目赤肿痛，目暗昏花。车前子善清肝热而明目，治目赤涩痛，多与菊花、决明子等同用；若肝肾阴亏，两目昏花，则配熟地黄、菟丝子等养肝明目药，如驻景丸。

（4）痰热咳嗽。本品入肺经，能清肺化痰止咳。治肺热咳嗽痰多，多与瓜蒌、浙贝母、枇杷叶等清肺化痰药同用。

【用法】煎服。包煎。

【使用注意】肾虚滑精及孕妇慎用。

2. 滑石

【功效】利尿通淋，清热解暑；外用祛湿敛疮。

【主治病证】热淋，石淋，尿热涩痛；暑湿，湿温；湿疮，湿疹，痱子。

【用法】宜先煎、包煎。外用适量。

【使用注意】脾虚、热病津伤者及孕妇慎用。

【鉴别用药】

车前子与滑石

中药名称	相同点	不同点
车前子	均具利尿通淋作用，治湿热下注膀胱之小便淋沥涩痛	车前子还可渗湿止泻，明目，祛痰，用治暑湿泄泻、目赤昏花、翳障
滑石		滑石还可清热解暑，收湿敛疮，用治暑湿、湿温及湿疮、湿疹、痱子

［常考考点］车前子与滑石的鉴别。

【配伍意义】滑石配生甘草：滑石甘寒淡，长于清热而利小便；甘草甘平，长于清热而补中。二药配伍，有清热、利水、生津之功效，既有清利之功又不伤阴，用于治疗暑邪夹湿之身热烦渴、小便不利、呕吐泄泻，以及膀胱湿热之小便短赤、淋沥不爽、滞涩疼痛、砂淋等。

［常考考点］滑石配生甘草的意义。

3. 通草

【功效】清热利尿，通气下乳。

4. 瞿麦

【功效】利尿通淋，活血通经。

5. 地肤子

【功效】清热利湿，祛风止痒。

6. 海金沙

【功效】清热利湿，通淋止痛。

【用法】煎服，宜包煎。

7. 石韦

【功效】利尿通淋，清肺止咳，凉血止血。

【主治病证】淋证，肺热咳嗽，血热出血。

8. 萆薢

【功效】利湿去浊，祛风除痹。

9. 萹蓄

【功效】利尿通淋，杀虫止痒。

10. 木通

【功效】利尿通淋，清心除烦，通经下乳。

【主治病证】热淋涩痛，水肿；口舌生疮，心烦尿赤；经闭乳少；湿热痹证。

【知识纵横比较】

利尿通淋药的功效比较和常考考点

中药名称	相似功效	不同功效	常考考点
车前子	清热利尿通淋	渗湿止泻，明目，祛痰	包煎
滑石	利水通林	清热解暑；外用收湿敛疮	包煎
通草	清热利尿	通气下乳	
瞿麦	利尿通淋	活血通经	
地肤子	清热利湿	祛风止痒	
海金沙	利尿利湿	通淋止痛	诸淋涩痛之要药；包煎
石韦	利尿通淋	清肺止咳，凉血止血	
萆薢	利湿去浊	祛风除痹	治疗膏淋之要药
萹蓄	利尿通淋	杀虫止痒	
木通	利尿通淋	清心除烦，通经下乳	

［常考考点］车前子的性能、功效、应用。滑石、石韦、木通的功效、主治病证。通草、瞿麦、地肤子、海金沙、萆薢、萹蓄的功效。

细目四　利湿退黄药

【考点突破攻略】

1. 茵陈

【性能】苦、辛，微寒。归脾、胃、肝、胆经。

【功效】清利湿热，利胆退黄。

【应用】

（1）黄疸。本品苦泄下降，性寒清热，善清利脾胃肝胆湿热，使之从小便而出，为治黄疸之要药。若身目发黄，小便短赤之阳黄证，常与栀子、大黄同用，如茵陈蒿汤；若黄疸湿重于热者，可与茯苓、猪苓同用，如茵陈五苓散；若脾胃寒湿郁滞，阳气不得宣运之阴黄，多与附子、干姜等配用，如茵陈四逆汤。

（2）暑湿，湿温。本品苦寒中禀清香芳化之性，既能导湿热从小便而出，又能芳化湿浊之邪出表，善治湿热并重之湿温、暑湿，常与滑石、黄芩等同用，如甘露消毒丹。

（3）湿疮瘙痒。本品苦微寒，有解毒疗疮之功，故可用于湿热内蕴之风瘙瘾疹，湿疮瘙痒，可单味煎汤外洗，也可与黄柏、苦参、地肤子等同用。

【配伍意义】茵陈配大黄、栀子：茵陈功专清热利湿、利胆退黄，为治黄疸之要药；大黄泄热逐瘀、通利大便，导瘀热由大便而下；栀子功善清利肝胆湿热。三药配用，利湿泄热，使二便通利，前后分消，湿热得行，瘀热得下，则黄疸自退，适用于湿热黄疸。

【药理】茵陈有显著利胆作用，并有解热、保肝、镇痛、抗炎、抗肿瘤、降血压、降脂、抑菌、抗病毒等作用。

［常考考点］茵陈配大黄、栀子的意义。

2. 金钱草

【性能】甘、咸，微寒。归肝、胆、肾、膀胱经。

【功效】利湿退黄，利尿通淋，解毒消肿。

【应用】

（1）湿热黄疸。本品清肝胆之火，又能除下焦湿热，有清热利湿退黄之效，治湿热黄疸，常与茵陈蒿、栀子、虎杖等同用。

（2）石淋、热淋。金钱草利尿通淋，善消结石，尤宜于治疗石淋，可单用大剂量金钱草煎汤代茶饮，或与海金沙、鸡内金、滑石等同用；治热淋，常与车前子、萹蓄等同用；本品还能清肝胆湿热，消胆石，配伍茵陈、大黄、郁金等同用，治疗肝胆结石，如利胆排石片。

（3）痈肿疔疮、蛇虫咬伤。本品有解毒消肿之效，可用治恶疮肿毒、毒蛇咬伤等证。可用鲜品捣汁内服或捣烂外敷，或配蒲公英、野菊花等同用。

3. 虎杖

【功效】利湿退黄，清热解毒，散瘀止痛，化痰止咳。

【主治病证】湿热黄疸，淋浊，带下；水火烫伤，痈肿疮毒，毒蛇咬伤；经闭，癥瘕，跌打损伤；肺热咳嗽。此外，还有泻热通便的作用，可用于热结便秘。

【鉴别用药】

大黄与虎杖

中药名称	相同点	不同点
大黄	均具有活血散瘀、清热解毒、利胆退黄、泻下通便的功效，用治瘀血诸证、痈肿疮毒、水火烫伤、湿热黄疸、淋证、热结便秘等	大黄泻下攻积力强，又可清热凉血，用于积滞便秘、血热吐衄、目赤咽肿、湿热痢疾
虎杖		虎杖还能清肺化痰止咳，用于肺热咳嗽

［常考考点］大黄与虎杖的鉴别。

【知识纵横比较】

利胆退黄药的功效鉴别和常考考点

中药名称	相似功效	不同功效	常考考点
茵陈	清利湿热，利胆退黄		治湿热黄疸之要药
金钱草	利湿退黄	利尿通淋，解毒消肿	治砂淋、石淋之要药
虎杖	利湿退黄	清热解毒，散瘀止痛，化痰止咳	

［常考考点］茵陈、金钱草的性能、功效、应用。虎杖的功效、主治病证。

【例题实战模拟】

A1 型题

1. 泽泻具体的性味是

A. 甘，寒　B. 甘、淡，凉　C. 甘、淡，平　D. 辛、苦，温　E. 甘、酸，平

2. 用治水肿、肺痈、肠痈，宜选

A. 猪苓　B. 茯苓　C. 薏苡仁　D. 藜芦　E. 冬瓜皮

3. 治疗肾阴不足，相火偏亢之遗精的药物是

A. 荠菜　B. 泽泻　C. 蝼蛄　D. 冬瓜皮　E. 泽漆

4. 具强心利尿作用，但有毒，不宜多用的药是

A. 五加皮　B. 香加皮　C. 茯苓　D. 玉米须　E. 薏苡仁

5. 能利水湿、分清浊而止泻，尤宜于小便不利之水泻的药是

A. 滑石　B. 木通　C. 荠菜　D. 车前子　E. 金钱草

6. 能利尿通淋、清热解暑、收湿敛疮的药是

A. 滑石　B. 车前子　C. 地肤子　D. 木通　E. 石韦

7. 海金沙的煎服方法是

A. 先煎　B. 后下　C. 煎汤代水　D. 另煎　E. 包煎

8. 善清小肠、膀胱湿热，尤善止尿道疼痛，为治诸淋涩痛之要药的是

A. 地肤子　B. 海金沙　C. 车前草　D. 蝼蛄　E. 冬葵子

9. 治疗石淋，宜首选

A. 萆薢　B. 木通　C. 石韦　D. 滑石　E. 金钱草

10. 治疗湿热黄疸之要药是

A. 虎杖　B. 茵陈　C. 大黄　D. 金钱草　E. 萆薢

B1 型题

A. 茵陈　B. 泽泻　C. 虎杖　D. 地肤子　E. 金钱草

11. 具有利湿退黄、解毒消肿功效的药物是

12. 具有利湿退黄、散瘀止痛功效的药物是

【参考答案】

1. A　2. C　3. B　4. B　5. D　6. A　7. E　8. B　9. E　10. B　11. E　12. C

第十二单元　温里药

细目一　概述

【考点突破攻略】

要点一　温里药的性能特点、功效、主治病证

本类药物均味辛性温热，具有温里祛寒、温经止痛作用，故可治疗里寒证，尤以里寒实证为主。个别药还能助阳、回阳，用治虚寒证、亡阳证。

［常考考点］阳虚证临床多见肢冷畏寒，腰膝冷痛，小便清长，大便稀溏，舌淡苔白。

要点二　温里药的配伍方法

应根据不同的证候作适当的配伍。

（1）外寒已入里，表寒未解者，宜与辛温解表药同用。

（2）寒凝经脉，气滞血瘀者，宜配行气活血药。

（3）寒湿内阻者，宜配芳香化湿或温燥祛湿药。

（4）脾肾阳虚者，宜配温补脾肾药。

（5）亡阳气脱者，宜与大补元气药同用。

［常考考点］亡阳气脱配大补元气药。

要点三　温里药的使用注意事项

本类药物性多辛热燥烈，易耗阴助火。

（1）天气炎热时当减少用量。

（2）实热证、阴虚火旺、津血亏虚者宜忌用。

（3）孕妇慎用。

细目二　具体药物

【考点突破攻略】

1. 附子

【性能】辛、甘，大热；有毒。归心、肾、脾经。

【功效】回阳救逆，补火助阳，散寒止痛。

【应用】

（1）亡阳虚脱，肢冷脉微。本品能上助心阳、中温脾阳、下补肾阳，为“回阳救逆第一品药”，常与干姜、甘草同用，治吐利汗出、发热恶寒、四肢拘急、手足厥冷，或大汗、大吐、大泻所致亡阳证，如四逆汤；本品能回阳救逆，人参能大补元气，二者同用，可治亡阳兼气脱者，如参附汤；若寒邪入里，直中三阴而见四肢厥冷、恶寒倦卧、吐泻腹痛、脉沉迟无力或无脉者，可与干姜、肉桂、人参同用，如回阳急救汤。

（2）阳虚内寒证。本品辛甘温煦，有峻补元阳、益火消阴之效，凡肾、脾、心诸脏阳气衰弱者均可应用，配肉桂、山茱萸、熟地黄等，可治肾阳不足、命门火衰所致之阳痿滑精、宫寒不孕、腰膝冷痛、夜尿频多者，如右归丸；配党参、白术、干姜等，可治脾肾阳虚、寒湿内盛所致脘腹冷痛、大便溏泻等，如附子理中汤；与茯苓、白术等同用，可治脾肾阳虚，水气内停所致小便不利、肢体浮肿者，如真武汤；若治心阳衰弱，心悸气短、胸痹心痛者，可与人参、桂枝等同用；治阳虚兼外感风寒者，常与麻黄、细辛同用，如麻黄附子细辛汤。

（3）寒湿痹证。本品气雄性悍，走而不守，能温经通络，逐经络中风寒湿邪，故有较强的散寒止痛作用。凡风寒湿痹周身骨节疼痛者均可用之，尤善治寒痹痛剧者，常与桂枝、白术、甘草同用，如甘草附子汤。

【用法用量】煎服，3 ～ 15g。本品有毒，宜先煎 0.5 ～ 1 小时，至口尝无麻辣感为度。

【使用注意】孕妇及阴虚阳亢者忌用。反半夏、瓜蒌、贝母、白蔹、白及。生品外用，内服须炮制。若内服过量，或炮制、煎煮方法不当，可引起中毒。

【鉴别用药】

附子与川乌

中药名称	共同点	不同点
附子	均性辛热有毒，有散寒止痛之功，可用于寒痹疼痛、心腹冷痛、寒疝疼痛等	附子为乌头的子根，入心、脾、肾经，上助心阳，中温脾阳，下补肾阳，为回阳救逆要药，又可补火助阳，用于肾、脾、心诸脏阳气衰弱证
川乌		川乌为乌头的母根，辛热燥烈，药性雄悍，功在通逐风寒湿邪，温通经络而止痛，为治疗寒湿痹证日久、关节疼痛不可屈伸、中风手足不仁之要药

［常考考点］附子与川乌的鉴别。

【配伍意义】附子配干姜：附子辛甘大热，纯阳燥烈，峻补元阳，为回阳救逆之要药；干姜辛热，温阳守中，回阳通脉，能大助附子回阳，故前人有“附子无干姜不热”之说。此外，又能缓和附子之毒。用于治疗心肾阳虚，阴寒内盛所致之亡阳厥逆、脉微欲绝。

【药理】附子有强心、扩血管、抗炎、镇痛、抗溃疡、抗衰老、抗肿瘤等作用。

［常考考点］附子配干姜的意义。

2. 干姜

【性能】辛，热。归脾、胃、肾、心、肺经。

【功效】温中散寒，回阳通脉，温肺化饮。

【应用】

（1）脾胃寒证，腹痛，呕吐，泄泻。本品辛热燥烈，主入脾胃而长于温中散寒、健运脾阳，为温暖中焦之主药。多与党参、白术等同用，治脾胃虚寒、脘腹冷痛等，如理中丸；单用本品研末服，治寒邪直中脏腑所致腹痛；常配高良姜，治胃寒呕吐，如二姜丸；可与黄芩、黄连、人参等同用，治上热下寒，寒热格拒，食入即吐者，如干姜黄芩黄连人参汤；治中寒水泻，可单用为末服，亦可与党参、白术、甘草等同用。

（2）亡阳证。本品辛热，入心、脾、肾经，有温阳守中、回阳通脉的功效。用治心肾阳虚，阴寒内盛所致亡阳厥逆，脉微欲绝者，每与附子相须为用，如四逆汤。

（3）寒饮喘咳。本品辛热，入肺经，善能温肺散寒化饮。常与细辛、五味子、麻黄等同用，治寒饮喘咳、形寒背冷、痰多清稀之证，如小青龙汤。

【鉴别用药】

附子与干姜

中药名称	相同点	不同点
附子	温中散寒，回阳救逆。常用于亡阳证，四肢厥逆，脉微欲绝；脾胃有寒，脘腹冷痛，泄泻	附子为“回阳救逆第一要药”，并能补火助阳，散寒止痛，治各种阳虚证及风寒湿痹证
干姜		干姜回阳救逆之功不及附子，长于温中散寒，治中焦寒证；又有温肺化饮之功，用于寒饮停肺证

生姜与干姜

中药名称	相同点	不同点
生姜	二药均能温中散寒，温肺止咳，同治胃寒呕吐、冷痛及肺寒咳喘	生姜长于温胃止呕，尤善治胃寒呕吐；又能发汗解表，可治风寒表证
干姜		干姜温里散寒力强，偏于温肺散寒而化饮；又能回阳通脉，可治亡阳证

［常考考点］附子与干姜、生姜与干姜的鉴别。

3. 肉桂

【性能】辛、甘，大热。归肾、脾、心、肝经。

【功效】补火助阳，散寒止痛，温通经脉，引火归原。

【应用】

（1）肾阳虚证。本品辛甘大热，能补火助阳，益阳消阴，作用温和持久，为治命门火衰之要药。常配附子、熟地黄、山茱萸等，用治肾阳不足，命门火衰之阳痿宫冷、腰膝冷痛、夜尿频多、滑精遗尿等，如肾气丸、右归饮。

（2）脘腹冷痛，寒疝腹痛。本品甘热助阳以补虚，辛热散寒以止痛，善去痼冷沉寒。治寒邪内侵或脾胃虚寒的脘腹冷痛，可单用研末，酒煎服；或与干姜、高良姜、荜茇等同用，如大已寒丸；治寒疝腹痛，多与吴茱萸、小茴香等同用。

（3）寒痹腰痛，胸痹，阴疽，闭经，痛经。本品辛散温通，能行气血、运经脉、散寒止痛。常与独活、桑寄生、杜仲等同用，治风寒湿痹，尤以治寒痹腰痛为主，如独活寄生汤；与附子、干姜、川椒等同用，可治胸阳不振，寒邪内侵的胸痹心痛，如桂附丸；与鹿角胶、炮姜、麻黄等同用，可治阳虚寒凝，血滞痰阻的阴疽、流注等，如阳和汤；若与当归、川芎、小茴香等同用，可治冲任虚寒，寒凝血滞的闭经、痛经等证，如少腹逐瘀汤。

（4）虚阳上浮。本品大热入肝肾，能使因下元虚衰所致上浮之虚阳回归故里，故曰引火归原。用治元阳亏虚，虚阳上浮的面赤、虚喘、汗出、心悸、失眠、脉微弱者，常与山茱萸、五味子、人参等同用。

此外，久病体虚气血不足者。在补益气血方中加入少量本品，可鼓舞气血生长。

【用法用量】煎服，1～5g，宜后下或焗服；研末冲服，每次1～2g。

【使用注意】阴虚火旺，里有实热，血热妄行出血及孕妇忌用。畏赤石脂。

【鉴别用药】

附子与肉桂

中药名称	相同点	不同点
附子	补火助阳，散寒止痛。治里寒实证、虚寒证及寒湿痹痛。	附子能回阳救逆，长于温补脾肾
肉桂		肉桂长于温补命门，引火归原，温通经脉，并能鼓舞气血生长

［常考考点］附子与肉桂的鉴别。

【配伍意义】肉桂配附子：肉桂能走能守，偏暖下焦而温肾阳，使相火归原以摄无根之火；附子辛热燥烈，走而不守，为通行十二经的纯阳之品，彻内彻外，能升能降，回阳救逆。二药相合，能温肾助阳、引火归原，用以治疗肾阳不足，命门火衰之阳痿宫冷、腰膝冷痛、夜尿频多等。

［常考考点］肉桂配附子的意义。

4. 吴茱萸

【性能】辛、苦，热；有小毒。归肝、脾、胃、肾经。

【功效】散寒止痛，降逆止呕，助阳止泻。

【应用】

（1）寒凝肝脉疼痛。本品辛散苦泄，性热祛寒，主入肝经，既散肝经之寒邪，又疏肝气之郁滞，为治寒滞肝经诸痛之主药。每与生姜、人参等同用，治厥阴头痛，干呕吐涎沫，苔白脉迟等，如吴茱萸汤；常与小茴香、川楝子、木香等配伍，治寒疝腹痛，如导气汤；与桂枝、当归、川芎等同用，可治冲任虚寒、瘀血阻滞之痛经，如温经汤；与木瓜、苏叶、槟榔等配伍，治寒湿脚气肿痛，或上冲入腹，如鸡鸣散。

（2）呕吐吞酸。本品辛散苦泄，性热祛寒，善能散寒止痛，还能疏肝解郁，降逆止呕，兼能制酸止痛。常与干姜、甘草同用，治霍乱心腹痛，呕吐不止，如吴茱萸汤；与半夏、生姜等同用，可治外寒内侵，胃失和降之呕吐；配伍黄连，可治肝郁化火，肝胃不和之胁痛口苦、呕吐吞酸，如左金丸。

（3）虚寒泄泻。本品性味辛热，能温脾益肾，助阳止泻，为治脾肾阳虚、五更泄泻之常用药，多与补骨脂、肉豆蔻、五味子同用，如四神丸。

【用法用量】煎服，2～5g。外用适量。

【使用注意】本品辛热，有小毒，故不宜多服、久服。阴虚有热者忌用。孕妇慎用。

【配伍意义】吴茱萸配黄连：吴茱萸辛热，能疏肝解郁、降逆止呕，兼能制酸止痛；黄连清泻肝火、胃热，使肝火得清、胃火得降。两药合用，共收清泻肝火、降逆止呕之效，可用于治疗肝郁化火，肝胃不和所致之胁痛口苦、呕吐吞酸等。

［常考考点］吴茱萸配黄连的意义。

5. 小茴香

【功效】散寒止痛，理气和胃。

【主治病证】寒疝腹痛，睾丸偏坠疼痛，少腹冷痛，痛经；中焦虚寒气滞证。

6. 丁香

【功效】温中降逆，散寒止痛，温肾助阳。

【主治病证】胃寒呕吐、呃逆；脘腹冷痛；阳痿，宫冷。

【使用注意】畏郁金。

7. 高良姜

【功效】温中止呕，散寒止痛。

8. 花椒

【功效】温中止痛，杀虫止痒。

【主治病证】中寒腹痛，寒湿吐泻；虫积腹痛，湿疹，阴痒。

【用法用量】煎服，3～6g。外用适量，煎汤熏洗。

【知识纵横比较】

温里药的功效鉴别和常考考点

中药名称	相似功效	不同功效	常考考点
附子	散寒止痛	回阳救逆，补火助阳	回阳救逆第一品药
干姜	温中散寒	回阳通脉，温肺化饮	温暖中焦之主药
肉桂	散寒止痛	补火助阳，温通经脉，引火归原	为治命门火衰之要药
吴茱萸	散寒止痛	降逆止呕，助阳止泻	治肝寒气滞诸痛要药
小茴香	散寒止痛	理气和胃	善治寒疝腹痛
丁香	散寒止痛	温中降逆，温肾助阳	为治胃寒呕逆之要药
花椒	温中止痛	杀虫止痒	
高良姜	散寒止痛	温中止呕	

［常考考点］附子、干姜、肉桂、吴茱萸的性能、功效、应用。小茴香、丁香、花椒的功效、主治病证。

【例题实战模拟】

A1 型题

1. 下列药物中，善于上助心阳、中温脾阳、下补肾阳的药物是
   A. 附子　B. 干姜　C. 丁香　D. 吴茱萸　E. 小茴香
2. 治疗亡阳证，寒饮喘咳，应首选的药物是
   A. 附子　B. 干姜　C. 肉桂　D. 吴茱萸　E. 白术
3. 下列药物中具有疏肝下气功效的是
   A. 附子　B. 干姜　C. 肉桂　D. 吴茱萸　E. 丁香
4. 下列药物中，善治厥阴头痛的是
   A. 白芷　B. 藁本　C. 细辛　D. 吴茱萸　E. 葛根
5. 具有温中止痛、杀虫止痒功效的药是
   A. 胡椒　B. 花椒　C. 荜茇　D. 荜澄茄　E. 苦参
6. 温里药中具有温肺化饮功效的药物是
   A. 附子　B. 干姜　C. 肉桂　D. 吴茱萸　E. 丁香
7. 小茴香尤善治

A. 厥阴头痛　B. 寒疝腹痛　C. 风湿痹痛　D. 脘腹冷痛　E. 虫积腹痛

B1 型题

A. 既能散寒止痛，又能回阳　B. 既能散寒止痛，又能助阳　C. 既能散寒止痛，又能潜阳
D. 既能散寒止痛，又能通阳　E. 既能散寒止痛，又能升阳

8. 附子、干姜都具有的功效是

9. 肉桂、丁香都具有的功效是

【参考答案】

1. A　2. B　3. D　4. D　5. B　6. B　7. B　8. A　9. B

第十三单元　理气药

细目一　概述

【考点突破攻略】

要点一　理气药的性能特点、功效、主治病证

本类药性味多辛苦温而芳香，主归脾、胃、肝、肺经，具有理气健脾、疏肝解郁、理气宽胸、行气止痛、破气散结等作用。临床主治脾胃气滞所致的脘腹胀痛、嗳气吞酸、恶心呕吐、大便失常，或肝气郁结所致的胁肋胀痛、疝气疼痛、乳房胀痛、月经不调，以及肺气壅滞之胸闷胸痛、咳嗽气喘等。

［常考考点］理气宽胸健脾、疏肝解郁、行气止痛、破气散结。

要点二　理气药的配伍方法

(1) 脾胃气滞由饮食积滞引起的，配消导药。

(2) 湿热阻滞者，配清热除湿药。

(3) 脾胃气虚者，配补中益气药。

(4) 寒湿困脾者，配苦温燥湿药。

(5) 肝气郁滞，由肝血不足引起者，配养血柔肝药。

(6) 肝经受寒，配暖肝散寒药。

(7) 瘀血阻滞，配活血化瘀药。

(8) 肺气壅滞因外邪客肺者，配宣肺解表药。

(9) 痰饮阻肺，配祛痰化饮药。

［常考考点］寒湿困脾，配苦温燥湿药。肺气壅滞因外邪客肺者，配宣肺解表药。

要点三　理气药的使用注意事项

本类药物性多辛温香燥，易耗气伤阴，故气阴不足者忌用。

细目二　具体药物

【考点突破攻略】

1. 陈皮

【性能】苦、辛，温。归脾、肺经。

【功效】理气健脾，燥湿化痰。

【应用】

（1）脾胃气滞证。本品辛行温通，有行气止痛、健脾和中之功，因其苦温而燥，故寒湿中阻之气滞最宜。治疗中焦寒湿，脾胃气滞，脘腹胀痛、恶心呕吐、泄泻等，常与苍术、厚朴等同用，如平胃散；若食积气滞，脘腹胀痛，可配山楂、神曲等同用，如保和丸；若外感风寒，内伤湿滞之腹痛、呕吐、泄泻，可配藿香、紫苏叶等同用，如藿香正气散；若脾虚气滞，腹痛喜按、不思饮食、食后腹胀、便溏舌淡者，可与党参、白术、茯苓等同用，如异功散；若脾胃气滞较甚，脘腹胀痛较剧者，每与木香、枳实等同用，以增强行气止痛之功。

（2）呕吐、呃逆。本品辛香行气，善疏理气机，调畅中焦而使之升降有序。治疗呕吐、呃逆，常与生姜、竹茹、大枣同用，如橘皮竹茹汤；若脾胃寒冷，呕吐不止，又多配生姜、甘草同用，如姜橘汤。

（3）湿痰、寒痰咳喘。本品既能燥湿化痰，又能温化寒痰，且辛行苦泄而能宣畅肺气，为治痰湿咳喘之要药。治湿痰咳嗽，多与半夏、茯苓等同用，如二陈汤；若治寒痰咳喘，多与干姜、细辛、五味子等同用，如苓甘五味姜辛汤；若脾虚失运而致痰湿犯肺者，可配党参、白术同用，如六君子汤。

（4）胸痹。本品辛行温通，入肺走胸，而能行气化痰、通痹止痛。治疗胸痹、胸中气塞短气，可配伍枳实、生姜，如橘皮枳实生姜汤。

【配伍意义】陈皮配半夏：陈皮辛苦性燥，既可理气行滞，又可燥湿化痰；半夏辛温性燥，善燥湿化痰，且能降逆和胃。两药合用，行气化痰燥湿作用增强，适用于咳嗽痰多、色白易咳、胸膈痞闷、肢体困重之湿痰证。

【药理】陈皮有抑制胃肠平滑肌、扩张支气管、平喘镇咳、祛痰、强心、升压、抗血小板聚集、抗氧化、抑菌等作用。

［常考考点］陈皮配半夏的意义。

2. 青皮

【功效】疏肝破气，消积化滞。

【主治病证】肝郁气滞，胸胁胀痛，疝气疼痛、乳癖；食积气滞，脘腹胀痛；癥瘕积聚，久疟痞块。

【鉴别用药】

陈皮与青皮

中药名称	相同点	不同点
陈皮	二药均能行气消滞，用于治食积气滞，脘腹胀痛	陈皮性较平和，归脾、肺经，主理脾肺气滞，燥湿化痰，用治脾胃气滞、湿痰、寒痰壅肺之咳嗽、胸闷等证
青皮		青皮性较峻烈，主归肝、胆、胃经，善疏肝破气，常用与肝气郁结、食积气滞及癥瘕积聚等证。

［常考考点］陈皮与青皮的鉴别。

3. 枳实

【性能】苦、辛、酸，微寒。归脾、胃经。

【功效】破气消积，化痰散痞。

【应用】

（1）胃肠积滞，湿热泻痢。本品辛行苦降，善破气除痞、消积导滞。治饮食积滞，脘腹痞满胀痛，常与山楂、麦芽、神曲等同用，如曲麦枳术丸；治脾胃虚弱，脘腹痞满胀闷，与白术配伍以健脾行气消痞，如枳术丸；若胃肠积滞，热结便秘，腹满胀痛，则与大黄、芒硝、厚朴等同用，如大承气汤；治湿热泻痢、里急后重，多与黄芩、黄连同用，如枳实导滞丸。

（2）胸痹，结胸。本品能行气化痰以消痞，破气除满而止痛。治胸阳不振，痰阻胸痹之胸中满闷、疼痛，多与薤白、桂枝、瓜蒌等同用，如枳实薤白桂枝汤；治痰热结胸，可与黄连、瓜蒌、半夏同用，如小陷胸加枳实汤；治心下痞满，食欲不振，可与半夏曲、厚朴等同用，如枳实消痞丸。

（3）气滞胸胁疼痛。本品善破气行滞而止痛，治疗气血阻滞之胸胁疼痛，可与川芎配伍，如枳芎散；若属寒凝气滞，可配桂枝，如桂枳散。

此外，本品尚可治脏器下垂病症。

【使用注意】孕妇慎用。

【配伍意义】枳实配白术：枳实苦辛降泄，破气消积，化痰散痞；白术甘苦补升，补气健脾，燥湿利水，皆主入脾胃。两药合用，消补兼施，既补气健脾，又行气消积祛湿。适用于脾虚气滞，夹积夹湿，饮食停聚，脘腹痞胀，大便不爽。

［常考考点］枳实配白术的意义。

4. 木香

【性能】辛、苦，温。归脾、胃、大肠、胆、三焦经。

【功效】行气止痛，健脾消食。

【应用】

（1）脾胃气滞证。本品辛行苦泄温通，芳香气烈而味厚，善通行脾胃之滞气，既为行气止痛之要药，又为健脾消食之佳品。治脾胃气滞，脘腹胀痛，可单用本品或配砂仁、藿香等同用，如木香调气散；若脾虚气滞，脘腹胀满、食少便溏，可与党参、白术、陈皮等同用，如香砂六君子汤、健脾丸；若脾虚食少，兼食积气滞，可配砂仁、枳实、白术等同用，如香砂枳术丸。

（2）泻痢里急后重。本品辛行苦降，善行大肠之滞气，为治湿热泻痢里急后重之要药，常与黄连配伍，如香连丸；若治饮食积滞之脘腹胀满、大便秘结或泻而不爽，可与槟榔、青皮、大黄等同用，如木香槟榔丸。

（3）腹痛胁痛，黄疸。本品气香醒脾，味辛能行，味苦主泄，走三焦和胆经，故既能行气健脾，又能疏肝利胆，用治脾失运化、肝失疏泄而致湿热郁蒸、气机阻滞之脘腹胀痛、胁痛、黄疸，可与郁金、大黄、茵陈等配伍。

此外，本品醒脾开胃，在补益药中用之，可减轻补益药的腻胃和滞气之弊。

【用法】煎服。生用行气力强；煨用行气力缓而实肠止泻，用于泄泻腹痛。

5. 沉香

【功效】行气止痛，温中止呕，纳气平喘。

【主治病证】寒凝气滞，胸腹胀痛；胃寒呕吐；虚喘证。

【用法】煎服，后下。

6. 川楝子

【功效】疏肝泄热，行气止痛，杀虫。

【主治病证】肝郁化火诸痛证；虫积腹痛；头癣、秃疮。

【使用注意】本品有毒，不宜过量或持续服用，以免中毒。又因苦寒，脾胃虚寒者慎用。

7. 乌药

【功效】行气止痛，温肾散寒。

【主治病证】寒凝气滞胸腹诸痛证；尿频遗尿。

8. 荔枝核

【功效】行气散结，祛寒止痛。

9. 香附

【性能】辛、微苦、微甘，平。归肝、脾、三焦经。

【功效】疏肝解郁，理气宽中，调经止痛。

【应用】

（1）肝郁气滞痛证。本品主入肝经气分，芳香辛行，善散肝气之郁结，味苦疏泄以平肝气之横逆，故为疏肝解郁、行气止痛之要药。治肝气郁结之胁肋胀痛，多与柴胡、川芎、枳壳等同用，如柴胡疏肝散；用治寒凝气滞、肝气犯胃之胃脘疼痛，可配高良姜用，如良附丸；若治寒疝腹痛，多与小茴香、乌药、吴茱萸等同用；治气、血、痰、火、湿、食六郁所致胸膈痞满、脘腹胀痛、呕吐吞酸、饮食不化等，可配川芎、苍术、栀子等同用，如越鞠丸。

（2）月经不调，痛经，乳房胀痛。本品辛行苦泄，善于疏理肝气，调经止痛，为妇科调经之要药。治月经不调、痛经，可单用，或与柴胡、川芎、当归等同用，如香附芎归汤；若治乳房胀痛，多与柴胡、青皮、瓜蒌皮等同用。

（3）气滞腹痛。本品味辛能行而长于止痛，除善疏肝解郁之外，还能入脾经，而有宽中、消食下气等作用，故临床上也常用于脾胃气滞证。治疗脘腹胀痛、胸膈噎塞、嗳气吞酸、纳呆，可配砂仁、甘草同用，如快气汤，或上方再加乌药、苏叶同用，如缩砂香附汤。

【鉴别用药】

木香、香附与乌药

中药名称	相同点	不同点
木香	均能行气止痛，治气滞腹痛	木香善行脾胃、大肠气滞，消食健胃，治脾胃气滞之脘腹胀满、痢疾里急后重等证
香附		药性平和，善疏肝解郁，调经止痛，为调经之要药，多用于肝郁气滞之胸胁胀痛、月经不调、痛经等证
乌药		乌药上入脾肺，下达肾与膀胱，善散寒止痛，并能温肾，长于治寒凝气滞之胸胁脘腹诸痛、寒疝腹痛及肾阳不足之小便频数与遗尿

［常考考点］木香、香附与乌药的鉴别。

10. 佛手

【功效】疏肝理气，和胃止痛，燥湿化痰。

11. 薤白

【功效】通阳散结，行气导滞。

【主治病证】

（1）胸痹心痛，常与瓜蒌、半夏、枳实等配伍，如瓜蒌薤白白酒汤、瓜蒌薤白半夏汤。

（2）脘腹痞满胀痛，泻痢里急后重。

【使用注意】气虚无滞及胃弱纳呆者不宜用。

【配伍意义】薤白配瓜蒌：薤白辛散温通，通阳散结，行气止痛；瓜蒌甘寒滑润，清热化痰，宽胸散结，润燥滑肠。两药合用，通阳行气，上开胸痹，下行气滞，清肺化痰，散结止痛。适用于痰浊闭阻、胸阳不振之胸痹，为治胸痹常用药对。

［常考考点］薤白配瓜蒌的意义。

12. 檀香

【功效】行气温中，开胃止痛。

【用法】煎服，宜后下。

13. 大腹皮

【功效】行气宽中，利水消肿。

【知识纵横比较】

理气药的功效鉴别和常考考点

中药名称	相似功效	不同功效	常考考点
陈皮	理气健脾	燥湿化痰	治痰之要药
青皮	疏肝破气	消积化滞	
枳实	破气消积	化痰除痞	
木香	行气止痛	健脾消食	治疗里急后重之要药
沉香	行气止痛	温中止呕，纳气平喘	
川楝子	行气止痛	疏肝泄热，杀虫	
乌药	行气止痛	温肾散寒	寒疝腹痛
荔枝核	行气散结	散寒止痛	寒疝腹痛
香附	理气宽中	疏肝解郁，调经止痛	气病之总司，女科之主帅
佛手	和胃止痛	疏肝理气，燥湿化痰	
薤白	行气导滞	通阳散结	治胸痹之要药
檀香	行气止痛	温中，开胃	
大腹皮	行气宽中	利水消肿	

[常考考点] 陈皮、枳实、木香、香附的性能、功效、应用。青皮、沉香、川楝子、乌药、薤白的功效、主治病证。

【例题实战模拟】

A1 型题

1. 治痰的要药是
   A. 陈皮　B. 枳实　C. 佛手　D. 木香　E. 大腹皮
2. 陈皮、木香共有的功效是
   A. 疏肝理气　B. 降气止呕　C. 行气导滞　D. 理气止痛　E. 理气健脾
3. 既能破气消积，又能化痰除痞的药物是
   A. 枳实　B. 青皮　C. 沉香　D. 川楝子　E. 木香
4. 治疗肝气郁结，月经不调，痛经，乳房胀痛，宜首选的药物是
   A. 木香　B. 香附　C. 沉香　D. 檀香　E. 九香虫
5. 沉香治疗喘证，其功效是
   A. 宣肺平喘　B. 纳气平喘　C. 清肺平喘　D. 益气平喘　E. 温肺平喘
6. 薤白用治胸痹证的功效是
   A. 通阳散结　B. 理气健脾　C. 化痰宽胸　D. 宣肺化痰　E. 破气除痞
7. 脾胃虚寒者慎用的药物是
   A. 大腹皮　B. 青木香　C 天仙藤　D. 川楝子　E. 甘松
8. 具有行气止痛、温肾纳气功效的是
   A. 木香　B. 乌药　C. 香附　D. 沉香　E. 柿蒂

【参考答案】

1. A　2. E　3. A　4. B　5. B　6. A　7. D　8. D

第十四单元　消食药

细目一　概述

【考点突破攻略】

要点　消食药的配伍方法

使用本类药物，应根据不同兼证及病情予以适当配伍。

（1）宿食内停，气机阻滞，配行气药。

（2）食积化热者，可配苦寒清热或泻下药。

（3）寒湿困脾或胃有湿浊，可配芳香化湿药。

（4）中焦虚寒者，可配温中健脾药。

（5）脾胃素虚，运化无力，食积内停者，可配健脾益气药，以标本兼顾，使消积而不伤正，不可单用消食。

[常考考点] 寒湿困脾或胃有湿浊配芳香化湿药。

细目二　具体药物

【考点突破攻略】

1. 山楂

【性能】酸、甘，微温。归脾、胃、肝经。

【功效】消食健胃，行气散瘀，化浊降脂。

【应用】

（1）肉食积滞。本品酸甘，微温不热，功善消食化积，能治各种饮食积滞，尤为消化油腻肉食积滞之要药。凡肉食积滞之脘腹胀满、嗳气吞酸、腹痛便溏者，均可应用。治食肉不消，可单味煎服，若配莱菔子、神曲等，可加强消食化积之功。治积滞脘腹胀痛，配木香、青皮以行气消滞，如匀气散。

（2）泻痢腹痛，疝气痛。山楂入肝经，能行气散结止痛，炒用兼能止泻止痢。治泻痢腹痛，可单用焦山楂水煎服，或用山楂炭研末服；亦可配木香、槟榔等同用。治疝气痛，常与橘核、荔枝核等同用。

（3）血瘀证。本品性温，兼入肝经血分，能通行气血，有活血祛瘀止痛之功。治瘀滞胸胁痛，常与川芎、桃仁、红花等同用。若治疗产后瘀阻腹痛、恶露不尽或痛经、经闭，朱丹溪经验方即单用本品加糖水煎服；亦可与当归、香附、红花同用，如通瘀煎。

（4）高脂血症。本品能化浊降脂，现代单用生品或配伍丹参、葛根等，用治高脂血症、高血压、冠心病等。

【使用注意】脾胃虚弱而无积滞者，或胃酸分泌过多者均慎用。

【药理】本品有促进脂肪消化、调整胃肠功能、扩张冠脉、降血压、抗心律失常、抗血小板聚集、降血脂等作用。

2. 神曲

【功效】消食和胃。

【主治病证】饮食积滞。丸剂中有金石药可加入本品以助消化吸收。

3. 麦芽

【性能】甘，平。归脾、胃、肝经。

【功效】行气消食，健脾开胃，回乳消胀。

【应用】米面薯蓣食滞；断乳、乳房胀痛；肝气郁滞或肝胃不和之胁痛、脘腹痛。

【用法】煎服。消食健胃用生麦芽；回乳消胀炒麦芽。

【使用注意】哺乳期妇女不宜使用。

4. 稻芽

【功效】消食和中，健脾开胃。

5. 莱菔子

【性能】辛、甘，平。归肺、脾、胃经。

【功效】消食除胀，降气化痰。

【应用】

（1）食积气滞证。本品味辛行散，消食化积之中，尤善行气消胀。常与山楂、神曲、陈皮同用，治食积气滞所致的脘腹胀满或疼痛、嗳气吞酸，如保和丸；若再配白术，可攻补兼施，治疗食积气滞兼脾虚者，如大安丸。

（2）喘咳痰多，胸闷食少。本品既能消食化积，又能降气化痰，止咳平喘。尤宜治喘咳痰壅、胸闷兼食积者，单用本品为末服，但多与芥子、苏子等同用，如三子养亲汤。

此外，古方中生用研服以涌吐风痰。

【使用注意】本品辛散耗气，故气虚及无食积、痰滞者慎用。传统认为不宜与人参同用。

【配伍意义】莱菔子配紫苏子、芥子：莱菔子性平，善消食除胀、降气化痰；紫苏子性温，善止咳平喘、降气化痰、润肠通便；芥子性温，善温肺化痰、利气散结。三药合用，既温肺化痰、降气止咳平喘，又消食除胀通便。适用于痰壅气逆食滞证、寒痰喘咳、食积便秘。

［常考考点］莱菔子配紫苏子、芥子的意义。

6. 鸡内金

【性能】甘，平。归脾、胃、小肠、膀胱经。

【功效】消食健胃，固精止遗，通淋化石。

【应用】

（1）饮食积滞，小儿疳积。本品消食化积作用较强，并可健运脾胃，故广泛用于米面薯蓣乳肉等各种食积证。病情较轻者，单味研末服即有效，治消化不良引起反胃吐食，独用本品；治疗食积较重者，配山楂、麦芽等，可增强消食导滞作用；治小儿脾虚疳积，与白术、山药、使君子等同用。

（2）肾虚遗精、遗尿。本品可固精缩尿止遗。以鸡内金单味炒焦研末，温酒送服治遗精；若以本品配菟丝子、桑螵蛸等，可治遗尿，如鸡肫胵散。

（3）砂石淋证，胆结石。本品入膀胱经，有化坚消石之功，治小便淋沥，痛不可忍。现常与金钱草等药同用，治砂石淋证、胆结石。

【用法】煎服或研末服，研末服效果比煎剂好。

【知识纵横比较】

消食药的功效比较及常考考点

中药名称	相似功效	不同功效	常考考点
山楂	消食健胃	行气散瘀，化浊降脂	治油腻肉积之要药
神曲	消食和胃		善治食积兼表证；善消金石积滞
麦芽	行气消食	健脾开胃，回乳	善治米面薯芋食滞证
稻芽	消食和中	健胃开脾	
莱菔子	消食除胀	降气化痰	食积兼气滞最宜
鸡内金	消食健胃	涩精止遗，通淋化石	

［常考考点］山楂、莱菔子、麦芽、鸡内金的性能、功效、应用。神曲的功效、主治病证。

【例题实战模拟】

A1 型题

1. 具有消食化积、活血散瘀功效的是

A. 山楂　B. 麦芽　C. 莱菔子　D. 鸡内金　E. 厚朴

2. 消食兼可解表的药物是

A. 山楂　B. 神曲　C. 麦芽　D. 鸡内金　E. 阿魏

3. 消食兼可化痰的药物是

A. 神曲　B. 麦芽　C. 莱菔子　D. 鸡内金　E. 稻芽

4. 临床可广泛用治各种食积及小儿疳积的药物是

A. 山楂　B. 厚朴　C. 麦芽　D. 莱菔子　E. 鸡内金

5. 麦芽除能消食和中外，还能

A. 化痰　B. 行气　C. 通乳　D. 回乳　E. 温中

6. 下列除哪项外，均是鸡内金的主治病证

A. 小儿疳积　B. 食积不化　C. 虫积腹痛　D. 遗精遗尿　E. 砂石淋证

【参考答案】

1. A　2. B　3. C　4. E　5. D　6. C

第十五单元　驱虫药

细目一　概述

【考点突破攻略】

要点一　驱虫药的配伍方法

应根据寄生虫的种类及病人体质的强弱、证情缓急，选择适宜的驱虫药物，并视病人的不同进行相须用药及恰当配伍。

（1）兼便秘者，宜配泻下药。

（2）兼有积滞者，可配伍消积导滞药物。

（3）脾胃虚弱者，又当配伍健脾和胃药。

（4）体质虚弱者，须先补后攻或攻补兼施。

（5）使用肠道驱虫药时，无论有无便秘，多与泻下药同用，以利虫体排出。

［常考考点］体质虚弱须先补后攻或攻补兼施

要点二　驱虫药的使用注意事项

（1）本类药物对人体正气多有损伤，故要控制剂量，防止用量过大中毒或损伤正气。

（2）孕妇、年老体弱者，更当慎用。

（3）驱虫药一般应在空腹时服用，使药物充分作用于虫体而保证疗效。

（4）对发热或腹痛剧烈者，暂时不宜驱虫，待症状缓解后，再施用驱虫药物慎用。

细目二　具体药物

【考点突破攻略】

1. 使君子

【功效】杀虫消积。

【主治病证】蛔虫病，蛲虫病；小儿疳积。

【用法用量】煎服，9～12g，捣碎；取仁炒香嚼服，6～9g。小儿每岁1～1.5粒，1日总量不超过20粒。空腹服用，每日1次，连用3日。

【使用注意】大量服用可引起呃逆、眩晕、呕吐、腹泻等反应；若与热茶同服，亦能引起呃逆、腹泻，故服用时忌饮茶。

2. 苦楝皮

【功效】杀虫，疗癣。

【主治病证】蛔虫病，蛲虫病，钩虫病；疥癣，湿疮。

【用法用量】煎服，3～6g；文火久煎。外用适量。

【使用注意】本品有毒，不宜过量或持久服用。孕妇及肝功能不全者慎服。

3. 槟榔

【性能】苦、辛，温。归胃、大肠经。

【功效】杀虫，消积，行气，利水，截疟。

【应用】

（1）肠道寄生虫病。本品驱虫谱广，对绦虫、蛔虫、蛲虫、钩虫、姜片虫等肠道寄生虫都有驱杀作用，并以泻下作用驱除虫体为其优点。用治绦虫症疗效最佳，可单用，亦可与木香同用，如圣功散，现代多与南瓜子同用，其杀绦虫疗效更佳；与使君子、苦楝皮同用，可治蛔虫病、蛲虫病；与乌梅、甘草配伍，可治姜片虫病。

（2）食积气滞，泻痢后重。本品辛散苦泄，入胃肠经，善行胃肠之气，消积导滞，兼能缓泻通便。常与木香、青皮、大黄等同用，治疗食积气滞、腹胀便秘等证，如木香槟榔丸；与木香、黄连、芍药等同用，可治湿热泻痢，如芍药汤。

（3）水肿，脚气肿痛。本品既能利水，又能行气，气行则助水运。常与商陆、泽泻、木通等同用，治疗水肿实证，二便不利，如疏凿饮子；与木瓜、吴茱萸、陈皮等配伍，用治寒湿脚气肿痛，如鸡鸣散。

（4）疟疾。本品截疟，常与常山、草果等同用，如截疟七宝饮。

【用法用量】煎服，3～10g。驱杀绦虫、姜片虫30～60g。生用力佳，炒用力缓；焦槟榔有消食化滞作用，用治食滞不消，泻痢后重。

【使用注意】脾虚便溏或气虚下陷者忌用；孕妇慎用。

4. 雷丸

【功效】杀虫消积。

【用法用量】入丸、散剂，1 次 5 ～ 7g，饭后温开水调服，1 日 3 次，连服 3 天。

5. 榧子

【功效】杀虫消积，润肠通便，润肺止咳。

【知识纵横比较】

消食药的功效比较和常考考点

中药名称	相似功效	不同功效	常考考点
使君子	杀虫消积		治小儿蛔虫的要药
苦楝皮	杀虫	疗癣	
槟榔	杀虫消积	行气，利水，截疟	善治绦虫病
雷丸	杀虫消积		
榧子	杀虫消积	润肠通便，润肺止咳	

［常考考点］槟榔的性能、功效、应用。使君子、苦楝皮的功效、主治病证。

【例题实战模拟】

A1 型题

1. 驱虫药的服用时间是

A. 饭前服　B. 空腹服　C. 饭后服　D. 定时服　E. 睡前服

2. 使君子驱蛔，最大剂量不宜超过

A. 5 粒　B. 10 粒　C. 15 粒　D. 20 粒　E. 25 粒

3. 具有杀虫、消积、行气、利水、截疟功效的药物是

A. 使君子　B. 苦楝皮　C. 槟榔　D. 雷丸　E. 鹤虱

4. 下列常用于治疗绦虫病的药物配伍是

A. 使君子、苦楝皮　B. 槟榔、南瓜子　C. 鹤草芽、雷丸　D. 鹤虱、榧子　E. 芜荑、槟榔

5. 治疗小儿蛔虫病的要药是

A. 使君子　B. 苦楝皮　C. 槟榔　D. 雷丸　E. 鹤虱

【参考答案】

1. B　2. D　3. C　4. B　5. A

第十六单元　止血药

细目一　概述

【考点突破攻略】

要点一　各类止血药的选择使用、配伍方法

止血药有凉血止血、收敛止血、化瘀止血、温经止血等不同作用，本类药物适用于各种原因引起的内外出血证。止血药应用，应根据出血病因和具体证候选择适当的药物，并进行必要的配伍，以期标本兼顾。

（1）血热妄行出血者，应选用凉血止血药，并配清热泻火、清热凉血药。

（2）阴虚火旺、阴虚阳亢出血者，宜配伍滋阴降火、滋阴潜阳药。

（3）瘀血内阻，血不循经出血者，应选择化瘀止血药，并配伍行气活血药。

（4）虚寒性出血者，应选用温经止血药或收敛止血药，并配伍益气健脾、温阳药。

（5）气虚引起的出血，应选择收敛止血药，并配伍补气药。

（6）出血过多，气随血脱者，则须急投大补元气之药以益气固脱。

（7）据前贤“下血必升举，吐衄必降气”的用药经验，对于便血、崩漏等下部出血病证，应适当配伍升举之品；而对于衄血、吐血等上部出血病证，可适当配伍降气之品。

［常考考点］气随血脱须急投大补元气之药以益气固脱。

要点二　止血药的使用注意事项

“止血不留瘀”，这是运用止血药必须始终注意的问题。而凉血止血药与收敛止血药，易凉遏敛邪，有止血留瘀之弊，故出血兼有瘀滞者不宜单独使用。若出血过多，气随血脱者，当急投大补元气之药，以挽救气脱危候。

［常考考点］运用止血药以“止血不留瘀”为原则。

细目二　凉血止血药

【考点突破攻略】

1. 小蓟

【性能】甘、苦，凉。归心、肝经。

【功效】凉血止血，散瘀解毒消痈。

【应用】

（1）血热出血。本品性属寒凉，善清血分之热而凉血止血，无论吐咯衄血，便血崩漏，外伤出血等出血由于血热妄行所致者皆可选用。治九窍出血，单用本品捣汁服；治金疮出血，以本品捣烂外涂；临证治疗多种出血证，常与大蓟、侧柏叶、白茅根等同用，如十灰散。因本品兼能利尿通淋，故尤善治尿血、血淋，可单味应用，也可配伍生地黄、滑石、栀子等，如小蓟饮子。

（2）热毒痈肿。本品能清热解毒，散瘀消肿，用治热毒疮疡初起肿痛之证。可单用鲜品捣烂敷患处，也可与乳香、没药同用，如神效方。

2. 大蓟

【功效】凉血止血，散瘀解毒消痈。

【主治病证】血热出血；热毒痈肿。

【鉴别用药】

大蓟与小蓟

中药名称	相同点	不同点
大蓟	均能凉血止血，散瘀解毒消痈。可用治血热出血及热毒痈肿	大蓟解毒散瘀消肿作用较强，治吐血、咯血及崩漏
小蓟		小蓟解毒散瘀消肿力弱，兼利尿，治尿血、血淋为优

［常考考点］大蓟与小蓟的鉴别。

3. 地榆

【性能】苦、酸、涩，微寒。归肝、大肠经。

【功效】凉血止血，解毒敛疮。

【应用】

（1）血热出血。本品味苦寒入血分，长于泄热而凉血止血；味兼酸涩，又能收敛止血，可用治多种血热出血之证；又因其性下降，故尤宜于下焦之下血。用治便血因于热甚者，常配伍生地黄、白芍、黄芩等，如约营煎；用治痔疮出血，血色鲜红者，常与槐角、防风、黄芩等配伍，如槐角丸；用治血热甚，崩漏量多色红，兼见口燥唇焦者，可与生地黄、黄芩、牡丹皮等同用，如治崩极验方。本品苦寒兼酸涩，功能清热解毒、凉血涩肠而止痢，对于血痢不止者亦有良效，常与甘草同用，如地榆汤。

（2）烫伤、湿疹、疮疡痈肿。本品苦寒能泻火解毒，味酸涩能敛疮，为治水火烫伤之要药，可单味研末，麻油调敷，或配大黄粉，或配黄连、冰片，研末调敷。用治湿疹及皮肤溃烂，可以本品浓煎外洗，或用纱布浸药外敷，亦可配煅石膏、枯矾研末外掺患处。本品清热凉血，又能解毒消肿，用治疮疡痈肿，无论成脓与否均可运用。若初起未成脓者，可单用地榆煎汁浸洗，或湿敷患处；若已成脓者，可用单味鲜地榆叶，或配伍其他清热解毒药，捣烂外敷局部。

【使用注意】本品性寒酸涩，凡虚寒性便血、下痢、崩漏及出血有瘀者慎用。对于大面积烧伤病人，不宜使用地榆制剂外涂，以防其所含鞣质被大量吸收而引起中毒性肝炎。

4. 槐花

【功效】凉血止血，清肝泻火。

【主治病证】血热出血，以治便血、痔血见长；肝热目赤，头痛眩晕。

【用法】煎服。外用适量。止血多炒炭用，清热泻火宜生用。

5. 侧柏叶

【功效】凉血止血，化痰止咳，生发乌发。

【主治病证】血热出血；肺热咳嗽；血热脱发，须发早白。

6. 白茅根

【功效】凉血止血，清热利尿。

【主治病证】血热出血；水肿，热淋，黄疸；胃热呕吐，肺热咳嗽。

【鉴别用药】

白茅根与芦根

中药名称	相同点	不同点
白茅根	均能清肺胃热而利尿，治疗肺热咳嗽、胃热呕吐和小便淋痛，且常相须为用	白茅根偏入血分，以凉血止血见长
芦根		芦根偏入气分，以清热生津功效为优

［常考考点］白茅根与芦根的鉴别。

【知识纵横比较】

凉血止血药的功效比较和常考考点

中药名称	相似功效	不同功效	常考考点
小蓟	凉血止血	散瘀解毒消痈	善治尿血和血淋
大蓟	凉血止血	散瘀解毒消痈	
地榆	凉血止血	解毒敛疮	治水火烫伤之要药
槐花	凉血止血	清肝泻火	治目赤、头痛；为痔疮要药
侧柏叶	凉血止血	化痰止咳，生发乌发	外治脱发
白茅根	凉血止血	清热利尿，清肺胃热	

［常考考点］小蓟、地榆的性能、功效、应用。大蓟、槐花、侧柏叶、白茅根的功效、主治病证。

细目三　化瘀止血药

【考点突破攻略】

1. 三七

【性能】甘、微苦，温。归肝、胃经。

【功效】散瘀止血，消肿定痛。

【应用】

（1）出血。本品味甘微苦性温，入肝经血分，功善止血，又能化瘀生新，有止血不留瘀、化瘀不伤正的特点，对人体内外各种出血，无论有无瘀滞，均可应用，尤以有瘀滞者为宜。单味内服外用均有良效。治吐血、衄血、崩漏，单用本品，米汤调服；若治咯血、吐血、衄血，可与白及等合用；治各种外伤出血，可单用本品研末外掺，或配龙骨、血竭等同用，如七宝散。

（2）跌打损伤，瘀滞肿痛。本品活血化瘀而消肿定痛，为治瘀血诸痛之佳品，为伤科之要药。凡跌打损伤，或筋骨折伤、瘀血肿痛等，本品皆为首选药物，可单味应用，以三七为末，黄酒或白开水送服；若皮破者，亦可用三七粉外敷；若配伍活血行气药同用，则活血定痛之功更著。本品具散瘀止痛、活血消肿之功，对痈疽肿痛也有良效。治无名痈肿，疼痛不已，以本品研末，米醋调涂；治痈疽破烂，常与乳香、没药、儿茶等同用，如腐尽生肌散。

【用法用量】多研末吞服，每次 1 ～ 3g；煎服，3 ～ 9g。外用适量。

【使用注意】孕妇慎用。

【配伍意义】三七配白及：三七化瘀止血，为治体内外出血之佳品；白及收敛止血，为治肺胃出血之要药。两药配伍，一散一收，祛瘀生新，止血作用增强，可用于各种出血，尤多用于咳血、吐血等肺胃出血证。

【药理】本品有促凝血和抗凝血的双向作用，有抗血栓形成、抗脑缺血、抗心肌损伤、抗疲劳、调节免疫等作用。

［常考考点］三七配白及的意义。

2. 茜草

【性能】苦，寒。归肝经。

【功效】凉血，祛瘀，止血，通经。

【应用】

（1）出血。本品味苦性寒，善走血分，既能凉血止血，又能活血行血，故可用于血热妄行或血瘀脉络之出血证，对于血热夹瘀的各种出血证，尤为适宜。治吐血不止，单用本品为末煎服；若治衄血，可与艾叶、乌梅同用，如茜梅丸；治血热崩漏，常配生地黄、生蒲黄、侧柏叶等；用于气虚不摄的崩漏下血，与黄芪、白术、山茱萸等同用，如固冲汤；治尿血，常与小蓟、白茅根等同用。

（2）血瘀经闭，跌打损伤，风湿痹痛。本品能通经络，行瘀滞，故可用治经闭、跌打损伤、风湿痹痛等血瘀经络闭阻之证，尤为妇科调经要药。治血滞经闭，单用本品酒煎服，或配桃仁、红花、当归等同用；治跌打损伤，可单味泡酒服，或配三七、乳香、没药等同用；治痹证，也可单用浸酒服，或配伍鸡血藤、海风藤、延胡索等同用。

3. 蒲黄

【功效】止血，化瘀，通淋。

【主治病证】出血；瘀血痛证，常与五灵脂相须为用，如失笑散；血淋尿血。

【用法用量】煎服，5 ～ 10g，包煎。外用适量。止血多炒用，化瘀、利尿多生用。

【使用注意】孕妇慎用。

【鉴别用药】

三七、茜草与蒲黄

中药名称	相同点	不同点
三七	三药均能化瘀止血，有止血而不留瘀的特点，用治血瘀阻滞之多种出血	三七化瘀、止血力强，为止血要药，广泛用于各种出血证；也长于活血定痛，又为伤科要药，可用于跌打损伤和各种瘀血肿痛
茜草		茜草凉血化瘀止血，尤宜于血热夹瘀出血证；并活血通经，可用于血滞经闭、跌打损伤和风湿痹痛证等
蒲黄		蒲黄化瘀止血，利尿通淋，能治瘀血心腹疼痛、痛经、产后瘀阻腹痛及血淋涩痛证等

生蒲黄与蒲黄炭

中药名称	相同点	不同点
生蒲黄	同一种中药，但炮制方法不同	生蒲黄性滑，偏于行血化瘀、利尿通淋，多用于跌打损伤、痛经、产后疼痛、心腹疼痛等瘀血作痛者
蒲黄炭		蒲黄炭性涩，止血作用显著，可用于吐血、衄血、咯血、崩漏、外伤出血等体内外多种出血

［常考考点］三七、茜草与蒲黄及生蒲黄与蒲黄炭的鉴别。

【配伍意义】蒲黄配五灵脂：两药均能化瘀止血，活血止痛，常相须为用于瘀血内阻，血不归经之出血及胸腹、脘腹疼痛如刺之血瘀诸痛。

［常考考点］蒲黄配五灵脂的意义。

4. 降香

【功效】化瘀止血，理气止痛。

【用法用量】煎服，9～15g，后下。外用适量，研末外敷。

【知识纵横比较】

化瘀止血药的功效比较和常考考点

中药名称	相似功效	不同功效	常考考点
三七	化瘀止血	活血定痛	伤科之要药
茜草	祛瘀止血	凉血，通经	
蒲黄	化瘀止血	通淋	善治尿血和血淋；包煎
降香	化瘀止血	理气止痛	宜后下

［常考考点］三七、茜草的性能、功效、应用。蒲黄的功效、主治病证。

细目四　收敛止血药

【考点突破攻略】

1. 白及

【性能】苦、甘、涩，微寒。归肺、胃、肝经。

【功效】收敛止血，消肿生肌。

【应用】

（1）出血。本品质黏味涩，为收敛止血之要药，可用治体内外诸出血证。因其主入肺、胃经，故临床尤多用于肺胃出血证。如验方独圣散，治诸内出血证，使用单味；治咯血，可配伍枇杷叶、阿胶等，如白及枇杷丸；治吐血，可与茜草、生地黄、牡丹皮等配伍，如白及汤；用治衄血，可以本品为末，童便调服，如白及散；也可以白及末冷水调，用纸花贴鼻窍中，如白及膏；用治外伤或金创伤出血，可单味研末外掺或水调外敷；治金疮出血不止，与白蔹、黄芩、龙骨等研细末，掺疮口上。

（2）痈肿疮疡，皮肤皲裂，水火烫伤。本品寒凉苦泄，能消散血热之痈肿；味涩质黏，能敛疮生肌，为外疡消肿生肌的常用药。对于疮疡，无论未溃或已溃均可应用。若疮疡初起，可单用本品研末外敷，或与金银花、皂刺、乳香等同用，如内消散；若疮痈已溃，久不收口者，以之与黄连、贝母、轻粉等为末外敷，如生肌干脓散。治手足皲裂，可以之研末，麻油调涂，能促进裂口愈合；治水火烫伤，可以本品研末，用油调敷，或以白及粉、煅石膏粉，凡士林调膏外用，能促进生肌结痂。

【使用注意】不宜与乌头类同用。

2. 仙鹤草

【功效】收敛止血，止痢，截疟，解毒，补虚。

【主治病证】出血；腹泻，痢疾；疟疾；痈肿疮毒，阴痒带下；脱力劳伤。

3. 棕榈炭

【功效】收敛止血。

【主治病证】出血证。

4. 血余炭

【功效】收敛止血，化瘀，利尿。

【主治病证】出血证；小便不利。

［常考考点］白及的性能、功效、应用、使用注意。

【知识纵横比较】

收敛止血药的功效比较和常考考点

中药名称	相似功效	不同功效	常考考点
白及	收敛止血	消肿生肌	收敛止血之要药
仙鹤草	收敛止血	止痢，截疟，解毒，补虚	
棕榈炭	收敛止血		
血余炭	收敛止血	化瘀，利尿	

［常考考点］白及的性能、功效、应用。仙鹤草、棕榈炭、血余炭的功效、主治病证。

细目五　温经止血药

【考点突破攻略】

1. 艾叶

【性能】辛、苦，温；有小毒。归肝、脾、肾经。

【功效】温经止血，散寒调经；外用祛湿止痒。

【应用】

（1）出血。本品气香味辛，温可散寒，能暖气血而温经脉，为温经止血之要药，适用于虚寒性出血病证，尤宜于崩漏。主治下元虚冷、冲任不固所致的崩漏下血，可单用本品，或配阿胶、芍药、干地黄等同用，如胶艾汤。本品配伍生地黄、生荷叶、生柏叶等清热凉血药，可治疗血热妄行所致的吐血、衄血、咯血等多种出血证，如四生丸。艾叶之用，既可加强止血，又可防大队寒凉药物而致凉遏留瘀之弊。

（2）少腹冷痛，经寒不调，宫冷不孕。本品能温经脉、逐寒湿、止冷痛，尤善调经，为治妇科下焦虚寒或寒客胞宫之要药。常用于下焦虚寒、月经不调、经行腹痛、宫寒不孕及带下清稀等证，每与香附、川芎、白芍等同用；若虚冷较甚者，再配伍吴茱萸、肉桂等，如艾附暖宫丸。用治脾胃虚寒所致的脘腹冷痛，可以单味艾叶煎服，或以之炒热熨敷脐腹，或配伍温中理气之品。

（3）皮肤瘙痒。本品煎汤外洗，能祛湿杀虫止痒；治湿疹、疥癣、皮肤瘙痒，可单用或与黄柏、花椒同用。

此外，将本品捣绒，制成艾条、艾炷等，用以熏灸体表穴位，能温煦气血、透达经络。

【配伍意义】艾叶配阿胶：艾叶辛温，温经止血，散寒暖宫，且调经安胎；阿胶甘平，善补血、止血、滋阴。两药合用，养血止血，散寒调经而安胎。适用于下焦虚寒所致的月经过多、崩漏、胎漏。

［常考考点］艾叶配阿胶的意义。

2. 炮姜

【功效】温经止血，温中止痛。

［常考考点］艾叶的性能、功效、应用。

【知识纵横比较】

温经止血药的功效比较和常考考点

中药名称	相似功效	不同功效	常考考点
艾叶	温经止血	散寒调经；外用祛湿止痒	温经止血之要药
炮姜	温经止血	温中止痛	

［常考考点］艾叶的性能、功效、应用。炮姜的功效。

【例题实战模拟】

A1 型题

1. 善治血热便血、痔血及肝热目赤头痛的药物是
   A. 虎杖　B. 槐花　C. 小蓟　D. 白茅根　E. 苎麻根
2. 下列止血药中，可用于须发早白的是
   A. 大蓟　B. 侧柏叶　C. 苎麻根　D. 槐花　E. 地榆
3. 治疗血热夹瘀之出血证，宜选用
   A. 地榆　B. 艾叶　C. 仙鹤草　D. 茜草　E. 降香
4. 蒲黄入汤剂宜
   A. 先煎　B. 后下　C. 包煎　D. 烊化　E. 另煎
5. 既能凉血止血，又能收敛止血的药物是
   A. 大蓟　B. 白及　C. 侧柏叶　D. 仙鹤草　E. 白茅根
6. 治疗血热所致之痔血、便血，宜首选
   A. 小蓟　B. 艾叶　C. 槐花　D. 灶心土　E. 白及
7. 素有“伤科要药”之称的药物是
   A. 大蓟　B. 艾叶　C. 三七　D. 花蕊石　E. 棕榈炭
8. 既能收敛止血，又兼能补虚的药物是
   A. 三七　B. 仙鹤草　C. 白及　D. 炮姜　E. 艾叶

A2 型题

9. 患者小便短数，灼热刺痛，尿色黄赤，舌苔黄腻，脉数。治疗应选用
   A. 白茅根　B. 侧柏叶　C. 槐花　D. 炮姜　E. 地榆

【参考答案】

1. B　2. B　3. D　4. C　5. C　6. C　7. C　8. B　9. A

第十七单元　活血化瘀药

细目一　概述

【考点突破攻略】

要点一　活血化瘀药的性能特点、功效、主治病证

活血化瘀药性味多为辛、苦、温，部分动物类药味咸，主入心、肝二经。味辛能散、能行，味苦能通泄，入血分，能行血活血，使血脉通畅，瘀滞消散。活血化瘀药通过活血化瘀作用产生多种不同的功效，包括活血止痛、活血调经、活血消肿、活血疗伤、活血消痈、破血消癥等。适用于一切瘀血阻滞证，如内科的胸、胁、脘、腹、头诸痛，痛如针刺，痛有定处，体内的癥瘕积聚，中风后半身不遂、肢体麻木及关节痹痛日久，伤科的跌仆损伤、瘀肿疼痛，外科的疮疡肿痛，妇科的月经不调、经闭、痛经、产后腹痛等。

［常考考点］活血化瘀药功能有活血止痛、活血调经、活血消肿、活血疗伤、活血消痈、破血消癥等。

要点二　活血化瘀药的配伍方法

应用本类药物，除根据各类药物的不同效用特点而随证选用外，尚需针对形成瘀血的原因加以配伍，以标本兼顾。如寒凝血脉者，配温里散寒药、温通经脉药；热灼营血，瘀热互结者，配清热凉血、泻火解毒药；兼里实积滞者，配泻下药；痰湿阻滞，血行不畅者，配化痰除湿药；风湿痹阻，经脉不通者，当与祛风除湿通络药合用；久瘀体虚或因虚而

瘀者，配补益药；癥瘕积聚者，配软坚散结药。由于气血关系密切，在使用活血化瘀药时，常配伍行气药，以提高活血祛瘀之效。

［常考考点］由于气血关系密切，在使用活血化瘀药时，常配行气药，以提高活血祛瘀之效。

要点三　活血化瘀药的使用注意事项

本类药物行散力强，易耗血动血，月经过多及其他出血无瘀者忌用；孕妇慎用或禁用。

［常考考点］非血瘀月经过多及其他出血忌用。

细目二　活血止痛药

【考点突破攻略】

1. 川芎

【性能】辛，温。归肝、胆、心包经。

【功效】活血行气，祛风止痛。

【应用】

（1）血瘀气滞痛证。本品辛散温通，既能活血化瘀，又能行气止痛，为“血中之气药”，具通达气血功效，故治气滞血瘀之胸胁、腹部诸痛。若治心脉瘀阻之胸痹心痛，常与丹参、桂枝、檀香等同用；若治肝郁气滞之胁痛，常配柴胡、白芍、香附，如柴胡疏肝散；如肝血瘀阻，积聚痞块、胸胁刺痛，多与桃仁、红花等同用，如血府逐瘀汤；若治跌仆损伤、瘀肿疼痛，可配乳香、没药、三七等药用。

川芎善“下调经水，中开郁结”，为妇科要药，能活血调经，可用治多种妇产科的疾病。如治血瘀经闭、痛经，常与赤芍、桃仁等同用，如血府逐瘀汤；若属寒凝血瘀者，可配桂心、当归等，如温经汤；若治产后恶露不下、瘀阻腹痛，可配当归、桃仁、炮姜等，如生化汤；若治月经不调，经期超前或错后，可配益母草、当归等，如益母胜金丹。

（2）头痛，风湿痹痛。本品辛温升散，能“上行头目”，祛风止痛，为治头痛要药，无论风寒、风热、风湿、血虚、血瘀头痛均可随证配伍用之，故李东垣言“头痛须用川芎”。治风寒头痛，配羌活、细辛、白芷，如川芎茶调散；若配菊花、石膏、僵蚕等，可治风热头痛，如川芎散；若治风湿头痛，可配羌活、独活、防风等，如羌活胜湿汤；配当归、白芍，取本品祛风止痛之功，可治血虚头痛，如加味四物汤；若治血瘀头痛，可配赤芍、麝香，如通窍活血汤。

【药理】本品有扩张冠状动脉、降低心肌耗氧量、改善微循环、抑制血小板凝集等作用。

2. 延胡索

【性能】辛、苦，温。归肝、脾经。

【功效】活血，行气，止痛。

【应用】气血瘀滞诸痛证。本品辛散温通，为活血行气止痛之良药，前人谓其能“行血中之气滞，气中血滞，故能专治一身上下诸痛”。为常用的止痛药，无论何种痛证，均可配伍应用。若治心血瘀阻之胸痹心痛，常与丹参、桂枝、薤白等药同用；若配川楝子，可治热证胃痛，如金铃子散；治寒证胃痛，可配桂枝（或肉桂）、高良姜，如安中散；治气滞胃痛，可配香附、木香、砂仁；若治瘀血胃痛，可配丹参、五灵脂等药用；若配党参、白术、白芍等，可治中虚胃痛；若治肝郁气滞之胸胁痛，可伍柴胡、郁金；治肝郁化火之胸胁痛，配伍川楝子、栀子；治寒疝腹痛，可配小茴香、吴茱萸等药用；治气滞血瘀之痛经、月经不调、产后瘀滞腹痛，常配当归、红花、香附等药用；治跌打损伤、瘀肿疼痛，常与乳香、没药同用；治风湿痹痛，可配秦艽、桂枝等药用。

【用法】煎服；研粉吞服。

3. 郁金

【性能】辛、苦，寒。归肝、肺、心经。

【功效】活血止痛，行气解郁，清心凉血，利胆退黄。

【应用】

（1）气滞血瘀痛证。本品味辛能行能散，既能活血，又能行气，治气血瘀滞之痛证，常与木香配伍，气郁倍木香，血瘀倍郁金，如颠倒木金散；治肝郁气滞之胸胁刺痛，可配柴胡、白芍、香附等药用；治心血瘀阻之胸痹心痛，可配瓜蒌、薤白、丹参等药用；治肝郁有热，气滞血瘀之痛经、乳房作胀，配柴胡、栀子、当归、川芎等药，如宣郁通经汤；

治癥瘕痞块，可配鳖甲、莪术、丹参等。

（2）热病神昏，癫痫癫狂。郁金辛散苦泄，能解郁开窍，且性寒入心经，能清心热，故可用于痰浊蒙蔽心窍，热陷心包之神昏，可配伍石菖蒲、栀子，如菖蒲郁金汤；治癫痫痰闭之证，可配伍白矾以化痰开窍，如白金丸。

（3）血热出血证。郁金性寒清热，味苦能降泄，入肝经血分而能凉血降气止血，用于气火上逆之吐血、衄血、倒经，可配生地黄、牡丹皮、栀子等以清热凉血、解郁降火，如生地黄汤；用于热结下焦，伤及血络之尿血、血淋，可与生地黄、小蓟等药同用，如郁金散。

（4）肝胆湿热证。郁金性寒入肝、胆经，能清利肝胆湿热，可治湿热黄疸，配茵陈蒿、栀子；配伍金钱草可治胆石症。

【使用注意】不宜与丁香、母丁香同用。

【配伍意义】郁金配石菖蒲：郁金辛苦而寒，善活血行气解郁，清心凉血；石菖蒲辛苦而温，开窍醒神，化湿豁痰。两药合用，既化湿豁痰，又清心开窍。适用于痰火或湿热蒙蔽清窍之神昏、癫狂、癫痫。

［常考考点］郁金配石菖蒲的意义。

4. 姜黄

【功效】破血行气，通经止痛。

【主治病证】气滞血瘀痛证；风湿痹痛。

【鉴别用药】

郁金与姜黄

中药名称	相同点	不同点
姜黄	二药均能活血散瘀、行气止痛，治血瘀气滞证	姜黄性温行散，祛瘀力强，以治寒凝血瘀气滞证为佳，并用于风寒湿痹
郁金		郁金苦寒降泄，行气力强，且凉血，治血热瘀滞证；又能利胆退黄，清心解郁，用于湿热黄疸、热病神昏等证

［常考考点］郁金与姜黄的鉴别。

5. 乳香

【功效】活血定痛，消肿生肌。

【主治病证】跌打损伤，疮疡痈肿，瘰疬痰核；气滞血瘀诸痛证。

【使用注意】胃弱者及孕妇慎用。

6. 没药

【功效】散瘀定痛，消肿生肌。

【使用注意】同乳香。

7. 五灵脂

【功效】活血止痛，化瘀止血。

【用法】煎服，宜包煎。

【使用注意】血虚无瘀及孕妇慎用。“十九畏”认为人参畏五灵脂，一般不宜同用。

【知识纵横比较】

活血止痛药的功效比较和常考考点

中药名称	相似功效	不同功效	常考考点
川芎	活血止痛	行气，祛风	血中之气药；头痛不离川芎
延胡索	活血止痛	行气	行血中气滞，气中血滞，故专治一身上下诸痛
郁金	活血止痛	行气解郁，清心凉血，利胆退黄	
姜黄	破血止痛	行气，通经	善治风湿痹痛
乳香	活血定痛	消肿生肌	
没药	散瘀定痛	消肿生肌	
五灵脂	活血止痛	化瘀止血	包煎

[常考考点] 川芎、延胡索、郁金的性能、功效、应用。姜黄、乳香的功效、主治病证。

细目三 活血调经药

【考点突破攻略】

1. 丹参

【性能】苦，微寒。归心、肝经。

【功效】活血祛瘀，通经止痛，清心除烦，凉血消痈。

【应用】

(1) 月经不调，闭经痛经，产后瘀滞腹痛。丹参功善活血祛瘀，性微寒而缓，能祛瘀生新而不伤正，善调经水，为妇科调经常用药。《本草纲目》谓其“能破宿血，补新血”。《妇科明理论》有“一味丹参散，功同四物汤”之说。临床常用于月经不调、经闭痛经及产后瘀滞腹痛。因其性偏寒凉，对血热瘀滞之证尤为相宜。可单用研末，酒调服，如丹参散；亦常配川芎、当归、益母草等药用，如宁坤至宝丹；若配吴茱萸、肉桂等用，可治寒凝血滞者。

(2) 血瘀心痛，脘腹疼痛，癥瘕积聚，跌打损伤，风湿痹证。本品善通行血脉，祛瘀止痛，广泛应用于各种瘀血病证。如治血脉瘀阻之胸痹心痛、脘腹疼痛，可配伍砂仁、檀香，如丹参饮；治癥瘕积聚，可配伍三棱、莪术、鳖甲等药用；治跌打损伤、肢体瘀血作痛，常与当归、乳香、没药等同用，如活络效灵丹；治风湿痹证，可配伍防风、秦艽等祛风除湿药用。

(3) 热病烦躁神昏，心悸失眠。本品性寒，入心经，有清心凉血、除烦安神之功，治热入营血，高热神昏，烦躁不寐，常配伍生地黄、玄参等药，如清营汤；治心血不足之心悸失眠，常配伍酸枣仁、柏子仁、五味子等药，如天王补心丹。

(4) 疮痈肿毒。本品性寒，既能凉血活血，又能清热消痈，可用于热毒瘀阻引起的疮痈肿毒，常配伍清热解毒药。如治乳痈初起，可与金银花、连翘等同用，如消乳汤。

【使用注意】不宜与藜芦同用。

【鉴别用药】

川芎与丹参

中药名称	相同点	不同点
川芎	均能活血祛瘀，常用于各种瘀血证	川芎辛温气香，为血中气药，适用于血瘀气滞之诸痛证；还能祛风止痛，为治头痛、风湿痹痛之良药
丹参		丹参以活血化瘀为主，药性寒凉，适用于血热瘀滞之证；兼能除烦安神，凉血消痈，对热扰心神之心烦失眠及疮痈肿毒有良效

【药理】本品有改善心肌缺血、提高耐缺氧能力、改善微循环、镇痛、降血压、调节血脂等作用。

[常考考点] 川芎与丹参的鉴别。

2. 红花

【性能】辛，温。归心、肝经。

【功效】活血通经，散瘀止痛。

【应用】

(1) 血滞经闭、痛经，产后瘀滞腹痛。红花辛散温通，为活血祛瘀、通经止痛之要药，是妇产科血瘀病证的常用药，常与当归、川芎、桃仁等同用。治痛经，单用奏效，如红蓝花酒，以本品一味与酒煎服；亦可配伍赤芍、延胡索、香附等以理气活血止痛。治经闭，可配伍当归、赤芍、桃仁等，如桃红四物汤；治产后瘀滞腹痛，可与荷叶、蒲黄、牡丹皮等配伍，如红花散。

(2) 癥瘕积聚。本品能活血通经、祛瘀消癥，可治疗癥瘕积聚，常配伍三棱、莪术、香附等药。

(3) 胸痹心痛，血瘀腹痛、胁痛。本品能活血通经，祛瘀止痛，善治瘀阻心腹胁痛。若治胸痹心痛，常配桂枝、瓜蒌、丹参等药用；治瘀滞腹痛，常与桃仁、川芎、牛膝等同用，如血府逐瘀汤；治胁肋刺痛，可与桃仁、柴胡、大黄等同用，如复元活血汤。

（4）跌打损伤、瘀滞肿痛。本品善通利血脉，消肿止痛，为治跌打损伤、瘀滞肿痛之要药，常配木香、苏木、乳香、没药等药用，或制成红花油、红花酊涂擦。

（5）瘀滞斑疹色暗。本品能活血通脉以化滞消斑，可用于瘀热郁滞之斑疹色暗，常配伍清热凉血透疹的紫草、大青叶等用，如当归红花饮。

3. 桃仁

【性能】苦、甘，平。归心、肝、大肠经。

【功效】活血祛瘀，润肠通便，止咳平喘。

【应用】

（1）瘀血阻滞诸证。本品味苦，入心肝血分，善泄血滞，祛瘀力强，又称破血药，为治疗多种瘀血阻滞病证的常用药。治瘀血经闭、痛经，常与红花相须为用，并配当归、川芎、赤芍等，如桃红四物汤；治产后瘀滞腹痛，常配伍炮姜、川芎等，如生化汤；治瘀血蓄积之癥瘕痞块，常配桂枝、牡丹皮、赤芍等药用，如桂枝茯苓丸，或配三棱、莪术等药；若瘀滞较重，须破血逐瘀，可配伍大黄、芒硝、桂枝等药用，如桃核承气汤；治跌打损伤、瘀肿疼痛，常配当归、红花、大黄等药，如复元活血汤。

（2）肺痈，肠痈。取本品活血祛瘀以消痈，配清热解毒药，常用治肺痈、肠痈等证。治肺痈可配苇茎、冬瓜仁等药用，如苇茎汤；治肠痈配大黄、牡丹皮等药，如大黄牡丹皮汤。

（3）肠燥便秘。本品富含油脂，能润燥滑肠，故可用于肠燥便秘证。常配伍当归、火麻仁、瓜蒌仁等药，如润肠丸。

（4）咳嗽气喘。本品味苦，能降肺气，有止咳平喘之功，治咳嗽气喘，既可单用煮粥食用，又常与杏仁同用，如双仁丸。

【鉴别用药】

桃仁与红花

中药名称	相同点	不同点
桃仁	均能活血祛瘀，常相须为用，治疗血瘀痛经、经闭、产后瘀血腹痛等	桃仁活血作用较强，治下焦瘀血，寒热均可；兼有润肠通便、止咳平喘之功，可治肠燥便秘、咳嗽气喘
红花		红花祛瘀力稍弱，长于通利血脉，故常用于血脉瘀滞证；又能活血化滞消斑，用治瘀滞斑疹色暗等

［常考考点］桃仁与红花的鉴别。

4. 益母草

【性能】苦、辛，微寒。归心包、肝、膀胱经。

【功效】活血调经，利尿消肿，清热解毒。

【应用】

（1）血滞经闭、痛经、经行不畅、产后恶露不尽，瘀滞腹痛。本品苦泄辛散，主入血分，善活血调经、祛瘀通经，为妇产科要药，故名益母。治血滞经闭、痛经、月经不调，可单用熬膏服，如益母草流浸膏、益母草膏；亦可配当归、丹参、川芎等药，如益母丸；治产后恶露不尽、瘀滞腹痛，或难产、胎死腹中，既可单味煎汤或熬膏服用，亦可配当归、川芎、乳香等药，如送胞汤。

（2）水肿，小便不利。本品既能利水消肿，又能活血化瘀，尤宜用于水瘀互阻之水肿，可单用，亦可与白茅根、泽兰等同用。用于血热及瘀滞之血淋、尿血，可与车前子、石韦同用。

（3）跌打损伤，疮痈肿毒，皮肤瘾疹。本品既能活血散瘀以止痛，又能清热解毒以消肿。用于跌打损伤瘀痛，可与川芎、当归同用；治疮痈肿毒，皮肤瘾疹，可单用外洗或外敷，亦可配黄柏、蒲公英、苦参等煎汤内服。

5. 牛膝

【性能】苦、甘、酸，平。归肝、肾经。

【功效】逐瘀通经，补肝肾，强筋骨，利水通淋，引火（血）下行。

【应用】

（1）瘀血阻滞之经闭、痛经、经行腹痛、胞衣不下、跌打伤痛。本品活血祛瘀力较强，性善下行，长于活血通经，其活血祛瘀作用有疏利降泄之特点，尤多用于妇科经产诸疾以及跌打伤痛。治瘀阻经闭、痛经、月经不调、产后腹痛，常配当归、桃仁、红花，如血府逐瘀汤；治胞衣不下，可与当归、瞿麦、冬葵子等同用，如牛膝汤；治跌打损伤、腰膝瘀痛，与续断、当归、乳香等同用，如舒筋活血汤。

（2）腰膝酸痛，下肢痿软。牛膝既能活血祛瘀，又能补益肝肾，强筋健骨，兼能祛除风湿，故既可用于肝肾亏虚之腰痛、腰膝酸软，可配伍杜仲、续断、补骨脂等同用，如续断丸；又可用于痹痛日久，腰膝酸痛，常配伍独活、桑寄生等，如独活寄生汤。若与苍术、黄柏同用，可治湿热成痿，足膝痿软，如三妙丸。

（3）淋证，水肿，小便不利。本品性善下行，既能利水通淋，又能活血祛瘀。治热淋、血淋、砂淋，常配冬葵子、瞿麦、车前子等同用，如牛膝汤；治水肿、小便不利，常配地黄、泽泻、车前子，如加味肾气丸。

（4）上部火热证。本品味苦，善泄降，能导热下泄，引血下行，以降上炎之火。治肝阳上亢之头痛眩晕，可与赭石、生牡蛎、生龟甲等配伍，如镇肝熄风汤；治胃火上炎之齿龈肿痛、口舌生疮，可配石膏、知母等同用，如玉女煎；治气火上逆，迫血妄行之吐血、衄血，可配白茅根、栀子、赭石以引血下行，降火止血。

【用法】煎服。活血通经、利水通淋、引火（血）下行宜生用；补肝肾、强筋骨宜酒炙用。

【配伍意义】牛膝配苍术、黄柏：牛膝性平，善活血通经、利尿通淋、引药下行；苍术苦温，燥湿健脾，祛风除湿；黄柏苦寒，清热泻火燥湿，善除下焦湿热。三药相合，善走下焦，燥湿清热力强，用治下焦湿热之足膝肿痛、痿软无力及湿疹、湿疮等。

［常考考点］牛膝配苍术、黄柏的意义。

6. 鸡血藤

【功效】活血补血，调经止痛，舒筋活络。

【主治病证】月经不调，痛经，闭经；风湿痹痛，手足麻木，肢体瘫痪；血虚萎黄。

7. 王不留行

【功效】活血通经，下乳消痈，利尿通淋。

8. 泽兰

【功效】活血调经，祛瘀消痈，利水消肿。

【知识纵横比较】

活血调经药的功效比较和常考考点

中药名称	相似功效	不同功效	常考考点
丹参	活血通经	祛瘀止痛，清心除烦，凉血消痈	一味丹参散，功同四物汤
红花	活血通经	散瘀止痛	
桃仁	活血祛瘀	润肠通便，止咳平喘	
益母草	活血调经	利尿消肿，清热解毒	
牛膝	逐瘀通经	补肝肾，强筋骨，利水通淋，引火（血）下行	
鸡血藤	活血止痛	补血，调经，舒筋活络	补血兼行血
王不留行	活血通经	下乳消痈，利尿通淋	
泽兰	活血调经	祛瘀消痈，利水消肿	

［常考考点］丹参、红花、桃仁、益母草、牛膝的性能、功效、应用。鸡血藤的功效、主治病证。

细目四　活血疗伤药

【考点突破攻略】

1. 土鳖虫

【性能】咸，寒；有小毒。归肝经。

【功效】破血逐瘀，续筋接骨。

【应用】

（1）跌打损伤，筋伤骨折，瘀肿疼痛。

（2）血瘀经闭，产后瘀滞腹痛，积聚痞块。

2. 苏木

【功效】活血祛瘀，消肿止痛。

3. 自然铜

【功效】散瘀止痛，续筋接骨。

4. 骨碎补

【功效】活血止痛，补肾强骨；外用消风祛斑。

5. 血竭

【功效】活血定痛，化瘀止血，生肌敛疮。

【用法用量】内服：入丸、散，研末服，每次1～2g；外用适量，研末或入膏药外敷。

【知识纵横比较】

活血疗伤药的功效比较和常考考点

中药名称	相似功效	不同功效	常考考点
土鳖虫	破血逐瘀	续筋接骨	有小毒
苏木	活血祛瘀	消肿止痛	
自然铜	散瘀	止痛，续筋接骨	
骨碎补	活血止痛	补肾强骨；外用消风祛斑	
血竭	活血定痛	化瘀止血，生肌敛疮	

［常考考点］土鳖虫的性能、功效、应用。自然铜、苏木、骨碎补、血竭的功效。

细目五　破血消癥药

【考点突破攻略】

1. 莪术

【功效】破血行气，消积止痛。

【主治病证】癥瘕积聚，经闭，心腹瘀痛；食积脘腹胀痛；跌打损伤，瘀肿疼痛。

【使用注意】孕妇禁用。

2. 三棱

【功效】破血行气，消积止痛。

【使用注意】孕妇禁用。不宜与芒硝、玄明粉同用。

3. 水蛭

【功效】破血通经，逐瘀消癥。

【主治病证】血瘀经闭，癥瘕积聚；跌打损伤，心腹疼痛。

4. 穿山甲

【功效】活血消癥，通经下乳，消肿排脓，搜风通络。

【知识纵横比较】

破血消癥药的功效比较和常考考点

中药名称	相似功效	不同功效	常考考点
莪术	破血行气	消积止痛	莪术和三棱功效相同
三棱	破血行气	消积止痛	
水蛭	破血消癥	逐瘀通经	
穿山甲	活血消癥	通经，下乳，消肿排脓，	

［常考考点］莪术、水蛭的功效、主治病证。三棱、穿山甲的功效。

【例题实战模拟】

A1 型题

1.“行血中气滞，气中血滞，专治一身上下诸痛”的药物是

A. 川芎　B. 郁金　C. 乳香　D. 姜黄　E. 延胡索

2. 既能活血，又能凉血，并能养血的药物是

A. 丹参　B. 大黄　C. 鸡血藤　D. 郁金　E. 生地黄

3. 桃仁既能活血祛瘀，又能润肠通便，并能

A. 行气止痛　B. 止咳平喘　C. 利水消肿　D. 凉血消痈　E. 化瘀止血

4. 既能活血调经，又能补血调经的药物是

A. 红花　B. 益母草　C. 丹参　D. 鸡血藤　E. 桃仁

5. 长于促进骨折愈合的药物是

A. 骨碎补　B. 血竭　C. 刘寄奴　D. 土鳖虫　E. 自然铜

6. 入汤剂宜包煎的药物是

A. 红花　B. 月季花　C. 马钱子　D. 五灵脂　E. 骨碎补

7. 根据“十九畏”的理论，五灵脂不宜配伍

A. 党参　B. 甘草　C. 人参　D. 莱菔子　E. 蒲黄

8. 具有利尿通淋功效的药物是

A. 川芎　B. 丹参　C. 郁金　D. 牛膝　E. 桃仁

A2 型题

9. 患者外感风邪，头痛较甚，伴恶寒发热，目眩鼻塞，舌苔薄白，脉浮。治疗宜选用

A. 羌活　B. 川芎　C. 细辛　D. 白芷　E. 吴茱萸

【参考答案】

1. E　2. A　3. B　4. D　5. E　6. D　7. C　8. D　9. B　10. B

第十八单元　化痰止咳平喘药

细目一　概述

【考点突破攻略】

要点一　化痰止咳平喘药的性能特点、功效、主治病证

化痰药主治痰证。痰既是病理产物，又是致病因子。它“随气升降，无处不到”，所以痰的病证甚多：如痰阻于肺之咳喘痰多；痰蒙心窍之昏厥、癫痫；痰蒙清阳之眩晕；痰扰心神之睡眠不安；肝风夹痰之中风、惊厥；痰阻经络之肢体麻木、半身不遂、口眼㖞斜；痰火（气）互结之瘰疬、瘿瘤；痰凝肌肉、流注骨节之阴疽流注等，皆可用化痰药治之。止咳平喘药用于外感、内伤所致的各种咳嗽和喘息。

要点二　化痰止咳平喘药的配伍方法

使用本类药物，除根据病证的不同，有针对性地选择相应的化痰药及止咳平喘药外，还应根据痰证和咳喘的不同病因和病性进行配伍，以治病求于本，标本兼顾。

（1）外感所致者，当配解表散邪药。

（2）火热而致者，应配清热泻火药。

（3）兼里寒者，配温里散寒药。

（4）如属虚劳者，配补虚药。

（5）如癫痫、惊厥、眩晕、昏迷者，则当配平肝息风、开窍、安神药。

（6）属痰核、瘰疬、瘿瘤者，配软坚散结之品。

（7）阴疽流注者，配温阳通滞散结之品。治痰证除分清不同痰证而选用不同的化痰药外，应据成痰之因，审因论治。

（8）“脾为生痰之源”，故常配健脾燥湿药同用，以标本兼顾。

（9）因痰易阻滞气机，“气滞则痰凝，气行则痰消”，故常配理气药同用，以加强化痰之功。

要点三　化痰止咳平喘药的使用注意事项

某些温燥之性强烈的刺激性化痰药，凡痰中带血或有出血倾向者，宜慎用；麻疹初起有表邪之咳嗽，不宜单投止咳药，当以疏解清宣为主，以免恋邪而致久喘不已及影响麻疹之透发，对收敛性及温燥之药尤为所忌。

［常考考点］化痰止咳平喘药常配理气药。

细目二　温化寒痰药

【考点突破攻略】

1. 半夏

【性能】辛，温；有毒。归脾、胃、肺经。

【功效】燥湿化痰，降逆止呕，消痞散结；外用消肿止痛。

【应用】

（1）湿痰，寒痰证。本品味辛性温而燥，为燥湿化痰、温化寒痰之要药。尤善治脏腑之湿痰。治痰湿壅滞之咳嗽声重、痰白质稀者，常配陈皮、茯苓同用，如二陈汤。湿痰上犯清阳之头痛、眩晕，甚则呕吐痰涎者，则配天麻、白术以化痰息风，如半夏白术天麻汤。痰饮内盛，胃气失和而夜寐不安者，配秫米以化痰和胃安神。

（2）呕吐。半夏味苦，降逆和胃，为止呕要药。各种原因的呕吐，皆可随证配伍用之，对痰饮或胃寒所致的胃气上逆呕吐尤宜，常配生姜同用，如小半夏汤；配黄连，则治胃热呕吐；配石斛、麦冬，则治胃阴虚呕吐；配人参、白蜜，则治胃气虚呕吐，如大半夏汤。

（3）心下痞，胸痹，梅核气。半夏辛开散结，化痰消痞。治痰热阻滞之心下痞满者，常配干姜、黄连、黄芩以苦辛通降，开痞散结，如半夏泻心汤；若配瓜蒌、黄连，可治痰热结胸，如小陷胸汤；治梅核气，气郁痰凝者，配紫苏、厚朴、茯苓等，以行气解郁，化痰散结，如半夏厚朴汤。

（4）瘿瘤，痰核，痈疽肿毒，毒蛇咬伤。本品内服能消痰散结，外用能消肿止痛。治瘿瘤痰核，常配昆布、海藻、贝母等；治痈疽发背、无名肿毒初起或毒蛇咬伤，可生品研末调敷或鲜品捣敷。

【用法用量】煎服，3～9g，一般宜制用。炮制品中有姜半夏、法半夏等。外用适量。

【使用注意】不宜与乌头类药物同用。阴亏燥咳、血证慎用。

【鉴别用药】

半夏不同炮制品

炮制品种	功效	主治病证
清半夏	辛温燥烈之性较缓，长于燥湿化痰	适用于湿痰咳嗽、胃脘痞满
法半夏	温性较弱，功能燥湿化痰	适用于痰多咳嗽、痰饮眩悸、风痰眩晕、痰厥头痛
姜半夏	温中化痰，长于降逆止呕	适用于痰饮呕吐、痞满
竹沥半夏	药性变凉，功能清化热痰	适用于胃热呕吐、肺热咳嗽，以及痰热内闭、中风不语
半夏曲	燥湿健脾，化痰消食止泻	适用于脾胃虚弱，痰食互结，宿食不化，腹痛泄泻，大便不畅，呕恶苔腻
生半夏	毒性较大，偏于解毒散结	多外用治痈肿痰核

［常考考点］清半夏、法半夏、姜半夏、竹沥半夏、半夏曲和生半夏的鉴别。

【配伍意义】半夏配生姜：半夏、生姜皆味辛性温，均善止呕、和胃。半夏为燥湿化痰要药；生姜为呕家圣药，温胃散饮，又制半夏之毒。两药配伍，协同为用，止呕作用明显增强，又可减缓毒副作用，适用于痰饮呕吐。

［常考考点］半夏配生姜的意义。

2. 天南星

【功效】燥湿化痰，祛风止痉；外用散结消肿。

【主治病证】顽痰咳嗽，湿痰寒痰证；风痰眩晕，中风，癫痫，破伤风；痈疽肿痛，痰核瘰疬；蛇虫咬伤。

【用法用量】煎服，3～9g，内服多制用。外用适量。

【使用注意】孕妇慎用。

【鉴别用药】

半夏与天南星

中药名称	相同点	不同点
半夏	二药均辛温有毒，能燥湿化痰、温化寒痰，主治湿痰、寒痰证；炮制后治热痰、风痰；外用消肿止痛，治疮疡肿毒及毒蛇咬伤	半夏善治脏腑湿痰，并能降逆止呕、消痞散结，治多种痰湿证、呕吐、痞证、结胸等
天南星		天南星善除经络之风痰，并能祛风止痉，多用于风痰眩晕、中风、癫痫及破伤风等证

［常考考点］半夏与天南星的鉴别。

3. 芥子

【功效】温肺豁痰，利气散结，通络止痛。

【主治病证】寒痰喘咳，悬饮；阴疽流注，肢体麻木，关节肿痛；治寒凝痰滞之阴疽肿毒，常与鹿角胶、肉桂、熟地黄同用，如阳和汤。

【用法用量】煎服，3～9g。外用适量。

【使用注意】本品辛温走散，耗气伤阴，久咳肺虚及阴虚火旺者忌用；消化道溃疡、出血者及皮肤过敏者忌用。

4. 旋覆花

【性能】苦、辛、咸，微温。归肺、脾、胃、大肠经。

【功效】降气消痰，行水止呕。

【应用】咳嗽痰多，痰饮蓄结，胸膈痞满；噫气，呕吐，常配赭石、半夏等，以增强降逆化痰作用，如旋覆代赭汤。

【用法用量】煎服，3～9g，包煎。

【使用注意】阴虚劳嗽，津伤燥咳者忌用。

【配伍意义】旋覆花配赭石：旋覆花苦降微温，善降逆止呕、下气消痰；赭石质重性寒，降肺胃逆气。二药合用，降气化痰、止呃、止逆之力增强。适用于肺气上逆喘息及胃气上逆之呕吐、噫气、呃逆等。

［常考考点］旋覆花配赭石的意义。

5. 白前

【功效】降气，消痰，止咳。

【知识纵横比较】

温化寒痰药的功效比较和常考考点

中药名称	相似功效	不同功效	常考考点
半夏	燥湿化痰	降逆止呕，消痞散结；外用消肿止痛	治湿痰、寒痰之要药
天南星	燥湿化痰	祛风止痉；外用散结消肿	善治风痰证
芥子	温肺豁痰	利气散结，通络止痛	除皮里膜外之痰
旋覆花	化痰	降气，行水止呕	包煎
白前	祛痰	降气，止咳	

［常考考点］半夏、旋覆花的性能、功效、应用。天南星、芥子的功效、主治病证。

细目三　清化热痰药

【考点突破攻略】

1. 川贝母

【性能】苦、甘，微寒。归肺、心经。

【功效】润肺止咳，清热化痰，散结消痈。

【应用】

（1）虚劳咳嗽，肺热燥咳。本品性寒味微苦，能清泄肺热、化痰，又味甘质润能润肺止咳，尤宜于内伤久咳，燥痰、热痰之证。治肺阴虚劳嗽，久咳有痰者，常配沙参、麦冬等以养阴润肺、化痰止咳；治肺热、肺燥咳嗽，常配知母以清肺润燥、化痰止咳，如二母散。

（2）瘰疬，乳痈，肺痈，疮痈。本品能清化郁热，化痰散结。治痰火郁结之瘰疬，常配玄参、牡蛎等药用，如消瘰丸；治热毒壅结之乳痈、肺痈，常配蒲公英、鱼腥草等以清热解毒，消肿散结。

【使用注意】不宜与乌头类药物同用。

2. 浙贝母

【性能】苦，寒。归肺、心经。

【功效】清热化痰止咳，解毒散结消痈。

【应用】

（1）风热、痰热咳嗽。本品功似川贝母而偏于苦泄，归肺经，长于清肺，为治疗肺热咳嗽之常用药物，多与黄芩等配伍；若治风热咳嗽，则常配伍桑叶、前胡等。

（2）瘰疬，瘿瘤，乳痈疮毒，肺痈。本品苦泄，清解热毒，化痰散结消痈；治痰火瘰疬结核，可配玄参、牡蛎等，如消瘰丸；治瘿瘤，配海藻、昆布；治疮毒乳痈，多配连翘、蒲公英等，内服外用均可；治肺痈咳吐脓血，常配鱼腥草、芦根、桃仁等。

【使用注意】同川贝母。

【鉴别用药】

川贝母与浙贝母

中药名称	相同点	不同点
川贝母	均能清热化痰、散结，治热痰、瘰疬、瘿瘤等	川贝母甘寒润肺，善治燥痰干咳和肺虚久咳
浙贝母		浙贝母苦寒清泄，善治热痰和风热咳嗽

［常考考点］川贝母与浙贝母的鉴别。

3. 瓜蒌

【性能】甘、微苦，寒。归肺、胃、大肠经。

【功效】清热涤痰，宽胸散结，润燥滑肠。

【应用】

（1）痰热咳嗽。本品甘寒而润，善清肺热，润肺燥而化热痰、燥痰。用治痰热阻肺，咳嗽痰黄，质稠难咳，胸膈痞满者，可配黄芩、胆南星、枳实等，如清气化痰丸。若治燥热伤肺，干咳无痰或痰少质黏，咳吐不利者，则配川贝母、天花粉、桔梗等。

（2）胸痹、结胸。本品能利气开郁，导痰浊下行而奏宽胸散结之效。治痰气互结，胸阳不通之胸痹疼痛、不得卧者，常配薤白、半夏同用，如瓜蒌薤白白酒汤、瓜蒌薤白半夏汤。治痰热结胸，胸膈痞满，按之则痛者，则配黄连、半夏，如小陷胸汤。

（3）肺痈，肠痈，乳痈。本品能清热散结消肿，常配清热解毒药以治痈证；如治肺痈咳吐脓血，配鱼腥草、芦根等；治肠痈，可配败酱草、红藤等，治乳痈初起，红肿热痛，配当归、乳香、没药，如神效瓜蒌散。

（4）肠燥便秘。瓜蒌仁润燥滑肠，适用于肠燥便秘，常配火麻仁、郁李仁、生地黄等同用。

【使用注意】本品甘寒而滑，脾虚便溏者忌用。不宜与乌头类药物同用。

【鉴别用药】

瓜蒌皮与瓜蒌仁

中药名称	相同点	不同点
瓜蒌皮	均能清热化痰、宽胸散结	瓜蒌皮长于清热化痰，利气宽胸散结，多用于治疗痰热壅肺之咳嗽、痰黄黏稠及痰浊阻胸之胸痹证
瓜蒌仁		瓜蒌仁长于润肺化痰，润肠通便，多用于治疗肺燥之咳嗽痰少及肠燥便秘

［常考考点］瓜蒌皮与瓜蒌仁的鉴别。

4. 竹茹

【功效】清热化痰，除烦，止呕。

【主治病证】肺热咳嗽，痰热心烦不寐；胃热呕吐，妊娠恶阻。

5. 竹沥

【功效】清热豁痰，定惊利窍。

【主治病证】痰热咳喘；中风痰迷，惊痫癫狂。

【用法用量】内服 30 ～ 50mL，冲服。

6. 天竺黄

【功效】清热豁痰，凉心定惊。

7. 前胡

【功效】降气化痰，散风清热。

8. 桔梗

【性能】苦、辛、平。归肺经。

【功效】宣肺，祛痰，利咽，排脓。

【应用】

（1）咳嗽痰多，胸闷不畅。本品辛散苦泄，专入肺经，化痰并能开宣肺气。因其性平，故咳嗽无论属寒、属热，有痰、无痰均可应用。属寒者常配紫苏、杏仁，如杏苏散；属热者，常配桑叶、菊花，如桑菊饮；痰多者，宜配化痰药。

（2）咽喉肿痛，音哑失音。本品能宣肺泄邪以利咽开音。凡外邪犯肺，咽痛失音者，常配甘草、牛蒡子等用，如桔梗汤及加味甘桔汤；治咽喉肿痛，热毒盛者，可配射干、马勃、板蓝根等以清热解毒利咽。

（3）肺痈吐脓。本品性散上行，能利肺气以排壅肺之脓痰。治肺痈咳嗽胸痛，咳痰腥臭者，可配甘草，如桔梗汤；临床上可再配鱼腥草、冬瓜仁等以加强清肺排脓之效。

【使用注意】本品性升散，凡气机上逆之呕吐、呛咳、眩晕及阴虚火旺之咯血等不宜用。用量过大易致恶心呕吐。

【配伍意义】桔梗配甘草：桔梗苦辛平，善宣通肺气、利咽祛痰排脓；生甘草性平，祛痰止咳，清热解毒，并能缓急止痛。二药合用，宣肺祛痰、解毒利咽、消肿排脓之功增强。适用于肺失宣降，咳嗽有痰，咽喉肿痛，肺痈吐脓，胸胁满痛。

【药理】本品有祛痰、镇咳、平喘、抗炎、抑菌、降血压、降血糖、镇静、镇痛等作用。

［常考考点］桔梗配甘草的意义。

9. 海藻

【功效】消痰软坚散结，利水消肿。

【使用注意】不宜与甘草同用。

10. 昆布

【功效】消痰软坚散结，利水消肿。

11. 海蛤壳

【功效】清热化痰，软坚散结，制酸止痛；外用收湿敛疮。

【知识纵横比较】

清化热痰药的功效和常考考点

中药名称	相似功效	不同功效	常考考点
川贝母	清热化痰	润肺止咳，散结消痈	二者鉴别
浙贝母	清热化痰	止咳，解毒散结消痈	
瓜蒌	清热化痰	宽胸散结，润燥滑肠	
竹茹	清热化痰	除烦，止呕	
竹沥	清热豁痰	定惊利窍	冲服
天竺黄	清热化痰	凉心定惊	
前胡	化痰	降气，散风清热	
桔梗	祛痰	宣肺，利咽，排脓	
海藻	消痰	软坚散结，利水消肿	
昆布	消痰	软坚散结，利水消肿	
海蛤壳	清热化痰	软坚散结，制酸止痛；外用收湿敛疮	

［常考考点］川贝母、浙贝母、瓜蒌、桔梗的性能、功效、应用。竹茹、竹沥的功效、主治病证。

细目四　止咳平喘药

【考点突破攻略】

1. 苦杏仁

【性能】苦，微温；有小毒。归肺、大肠经。

【功效】降气止咳平喘，润肠通便。

【应用】

（1）咳嗽气喘。本品主入肺经，味苦降泄，肃降兼宣发肺气而能止咳平喘，为治咳喘之要药，随证配伍可治多种咳喘病证。如风寒咳喘，胸闷气逆，配麻黄、甘草，以散风寒、宣肺平喘，如三拗汤；若风热咳嗽，发热汗出，配桑叶、菊花，以散风热、宣肺止咳，如桑菊饮；若燥热咳嗽，痰少难咳，配桑叶、贝母、沙参，以清肺润燥止咳，如桑杏汤、清燥救肺汤；肺热咳喘，配石膏等以清肺泄热、宣肺平喘，如麻杏石甘汤。

（2）肠燥便秘。本品质润多脂，味苦而下气，故能润肠通便。常配柏子仁、郁李仁等同用，如五仁丸。

【用法】煎服。宜打碎入煎，生品入煎剂宜后下。

【使用注意】内服不宜过量，以免中毒。便溏者慎用。婴儿慎用。

【鉴别用药】

苦杏仁与桃仁

中药名称	相同点	不同点
苦杏仁	均能止咳平喘、润肠通便，用于治疗肺气不宣之咳嗽气喘，以及肠燥便秘	苦杏仁止咳平喘和润肠通便作用均较强
桃仁		桃仁具有较强的活血化瘀功效，可用于治疗瘀血诸痛及妇女经闭等病证

［常考考点］苦杏仁与桃仁的鉴别。

2. 紫苏子

【性能】辛，温。归肺、大肠经。

【功效】降气化痰，止咳平喘，润肠通便。

【应用】

（1）咳喘痰多。本品性主降，长于降肺气，化痰涎，气降痰消则咳喘自平。用治痰壅气逆，咳嗽气喘，痰多胸痞，甚则不能平卧之证，常配芥子、莱菔子，如三子养亲汤。若上盛下虚之久咳痰喘，则配肉桂、当归、厚朴等温肾化痰下气之品，如苏子降气汤。

（2）肠燥便秘。本品富含油脂，能润燥滑肠，又能降泄肺气以助大肠传导，常配杏仁、火麻仁、瓜蒌仁等，如紫苏麻仁粥。

【鉴别用药】

苦杏仁与紫苏子

中药名称	相同点	不同点
苦杏仁	均能止咳平喘、润肠通便，可用于咳嗽气喘、肠燥便秘	苦杏仁长于宣肺，多用治肺气不宣之咳嗽气喘
紫苏子		紫苏子长于降气化痰润肠，适用于痰壅气逆之咳嗽气喘

［常考考点］苦杏仁与紫苏子的鉴别。

3. 百部

【性能】甘、苦，微温。归肺经。

【功效】润肺下气止咳，杀虫灭虱。

【应用】

（1）新久咳嗽，顿咳，肺痨咳嗽。本品甘润苦降，微温不燥，功专润肺止咳，无论外感、内伤、暴咳、久嗽，皆可用之。可单用或配伍应用。治风寒咳嗽，配荆芥、桔梗、紫菀等，如止嗽散；久咳不已，气阴两虚者，则配黄芪、沙参、麦冬等，如百部汤；治肺痨咳嗽，阴虚者，常配沙参、麦冬、川贝母等。

（2）蛲虫，阴痒，头虱及疥癣。本品有杀虫灭虱之功，治蛲虫病，以本品浓煎，睡前保留灌肠；治阴道滴虫，可单用，或配蛇床子、苦参等煎汤坐浴外洗。治头虱、体虱及疥癣，可制成20%乙醇液，或50%水煎剂外搽。

【用法】煎服，3～9g。外用适量。久咳虚嗽宜蜜炙用。

【使用注意】脾虚食少便溏者忌用。

4. 紫菀

【功效】润肺下气，化痰止咳。

【主治病证】咳嗽痰多。

5. 款冬花

【功效】润肺下气，止咳化痰。

【主治病证】咳嗽气喘。

6. 枇杷叶

【功效】清肺止咳，降逆止呕。

【主治病证】肺热咳嗽，气逆喘急；胃热呕吐，哕逆，烦热口渴。

【用法】煎服。止咳宜炙用，止呕宜生用。

7. 桑白皮

【性能】甘，寒。归肺经。

【功效】泻肺平喘，利水消肿。

【应用】

（1）肺热咳喘。本品甘寒性降，主入肺经，能清泻肺火兼泻肺中水气而平喘。治肺热咳喘，常配地骨皮同用，如泻白散；若水饮停肺，胀满喘急，可配麻黄、杏仁、葶苈子等宣肺逐饮之药同用；治肺虚有热而咳喘气短、潮热、盗汗者，也可与人参、五味子、熟地黄等补益药配伍，如补肺汤。

（2）水肿。本品能泻降肺气、通调水道而利水消肿，尤宜用于风水、皮水等阳水实证。全身水肿，面目肌肤浮肿，胀满喘急，小便不利者，常配茯苓皮、大腹皮、陈皮等，如五皮散。

8. 葶苈子

【性能】辛、苦，大寒。归肺、膀胱经。

【功效】泻肺平喘，行水消肿。

【应用】

（1）痰涎壅盛，喘息不得平卧。本品苦降辛散，性寒清热，专泻肺中水饮及痰火而平喘咳。常佐大枣以缓其性，如葶苈大枣泻肺汤。

（2）水肿，胸腹积水，小便不利。本品泄肺气之壅闭而通调水道，利水消肿。治腹水肿满属湿热蕴阻者，配防己、椒目、大黄，即己椒苈黄丸；治结胸、胸水、腹水肿满，配杏仁、大黄、芒硝，即大陷胸丸。

【鉴别用药】

桑白皮与葶苈子

中药名称	相同点	不同点
桑白皮	二药均有泻肺平喘和利水消肿作用，治疗肺热咳喘及水肿、小便不利等常相须为用	桑白皮甘寒，药性较缓，长于清肺热、降肺火，多用于肺热咳喘，痰黄及皮肤水肿
葶苈子		葶苈子力峻，重在泻肺中水气、痰涎，邪盛喘满不得卧者尤宜，其利水作用较强，可兼治臌胀、胸腹积水等证

［常考考点］桑白皮与葶苈子的鉴别。

9. 白果

【功效】敛肺定喘，止带缩尿。

【主治病证】哮喘痰嗽；带下，白浊，尿频遗尿。

【使用注意】本品生食有毒。不宜多用，小儿尤当注意。其性收敛，咳喘痰稠、咳吐不痰者慎用。

【知识纵横比较】

止咳平喘药的功效比较和常考考点

中药名称	相似功效	不同功效	常考考点
苦杏仁	止咳平喘	降气，润肠通便	有小毒
紫苏子	止咳平喘	降气化痰，润肠通便	与苦杏仁鉴别
百部	润肺止咳	下气，杀虫灭虱	外用治头虱、体虱之佳品
紫菀	润肺止咳	下气化痰	
款冬花	润肺止咳	下气化痰	
枇杷叶	清肺止咳	降逆止呕	
桑白皮	泻肺平喘	利水消肿	
葶苈子	泻肺平喘	行水消肿	
白果	敛肺定喘	止带缩尿	

［常考考点］苦杏仁、百部、紫苏子、桑白皮、葶苈子的性能、功效、应用。紫菀、款冬花、枇杷叶、白果的功效、主治病证。

【例题实战模拟】

A1 型题

1. 化痰药治痰证时最常配伍

A. 平肝、安神药　B. 健脾、泻下药　C. 健脾、理气药　D. 补气、消食药　E. 补肺、健脾药

2. 善治脏腑湿痰的药物是

A. 白前　B. 禹白附　C. 半夏　D. 芥子　E. 皂荚

3. 具有燥湿化痰、祛风解痉功效的药物是

A. 半夏　B. 胆南星　C. 天南星　D. 芥子　E. 皂荚

4. 既能润肺止咳，又能润肠通便的药物是

A. 郁李仁　B. 薏苡仁　C. 苦杏仁　D. 火麻仁　E. 酸枣仁

5. 善治头面部疾患，祛风痰解痉的药物是
A. 半夏　B. 皂荚　C. 禹白附　D. 芥子　E. 胆南星
6. 桔梗可用治癃闭、便秘，主要是因其
A. 有利尿通便之功　B. 有通淋润肠之功　C. 有开宣肺气之功
D. 有肃降肺气之功　E. 有加强肾与膀胱气化之功
7. 川贝母与浙贝母药性功效的主要区别为
A. 川贝母偏于甘润，浙贝母偏于苦泄　B. 川贝母能润肺化痰，浙贝母能利气散结
C. 川贝母质优效佳，浙贝母质次效逊　D. 川贝母益气润肺，浙贝母化痰散结
E. 川贝母清热化痰，浙贝母润燥化痰
8. 治疗痰热咳嗽兼有便秘者，宜首选
A. 川贝母　B. 浙贝母　C. 瓜蒌仁　D. 前胡　E. 竹茹
9. 竹茹治呕吐最宜于
A. 胃阴虚呕吐　B. 胃气虚呕吐　C. 食积呕吐　D. 胃热呕吐　E. 胃寒呕吐
【参考答案】
1. C　2. C　3. C　4. C　5. C　6. C　7. A　8. C　9. D

第十九单元　安神药

细目一　概述

【考点突破攻略】

要点一　安神药的配伍方法

使用安神药时，应根据导致心神不宁的病因、病机的不同，选用适宜的安神药物治疗，并进行必要的配伍。
（1）实证的心神不安，应选用重镇安神药。
（2）因火热所致者，则配清泻心火、清肝泻火药物。
（3）因痰所致者，则配祛痰、开窍药物。
（4）因气滞所致者，当配疏肝理气药。
（5）因血瘀所致者，则配活血化瘀药。
（6）属肝阳上扰者，当配平肝潜阳药物。
（7）癫狂、惊风等证，应以化痰开窍或平肝息风药为主，本类药物多作为辅药应用。
（8）虚证心神不安，应选用养心安神药物。
（8）血虚阴亏者，应配伍补血、养阴药。
（9）心脾两虚者，则与补益心脾药配伍。
（10）心肾不交者，又与滋阴降火、交通心肾之品配伍。

要点二　安神药的使用注意事项

（1）矿石类安神药及有毒药物，只宜暂用，不可久服，中病即止。
（2）矿石类安神药，如作丸、散服，易伤脾胃，不宜长期服用，并须酌情配伍养胃健脾之品。
（3）矿石、介壳类药入煎剂应打碎先煎、久煎。
（4）部分药物具有毒性，须慎用。

细目二　重镇安神药

【考点突破攻略】

1. 朱砂

【性能】甘，微寒；有毒。归心经。

【功效】清心镇惊，安神，明目，解毒。

【应用】

（1）心悸易惊，失眠多梦。本品甘寒质重，寒能降火，重可镇怯，专入心经，既可重镇安神，又能清心安神，为镇心、清火、安神定志之药。可治心火亢盛，内扰神明之心神不宁、惊悸怔忡、烦躁不眠者，宜与黄连、栀子、磁石、麦冬等合用，以增强清心安神之效；若与当归、生地黄、炙甘草等同用，可治心火亢盛，阴血不足之失眠多梦、惊悸怔忡、心中烦热，如朱砂安神丸；阴血虚者，还可与酸枣仁、柏子仁、当归等配伍。

（2）惊风，狂乱，癫痫。本品质重而镇，略有镇惊止痉之功，故可用治温热病，热入心包或痰热内闭所致的高热烦躁、神昏谵语、惊厥抽搐者，常与牛黄、麝香等开窍息风药同用，如安宫牛黄丸；如治小儿惊风，又常与牛黄、全蝎、钩藤配伍，如牛黄散；治痰热蒙闭心窍之癫狂、神志恍惚、躁扰不宁者，宜与酸枣仁、乳香同用，如丹砂丸；若小儿癫痫，可与雄黄、珍珠等药研细末为丸服，如五色丸。

（3）疮疡肿毒，喉痹，口疮。本品性寒，不论内服、外用，均有清热解毒作用，用治疮疡肿毒，常与雄黄、山慈菇、大戟等同用，如太乙紫金锭；若咽喉肿痛，口舌生疮，可配冰片、硼砂外用，如冰硼散。

本品还有一定明目作用，可治心肾不交之视物昏花、耳鸣失眠等。

【用法用量】内服，只宜入丸、散服，每次 0.1 ～ 0.5g；不入煎剂。外用适量。

【使用注意】本品有毒，内服不可过量或持续服用。孕妇及肝肾功能不全者禁服。忌火煅。

2. 磁石

【性能】咸，寒。归心、肝、肾经。

【功效】镇惊安神，平肝潜阳，聪耳明目，纳气平喘。

【应用】

（1）心神不宁，惊悸失眠，癫痫。本品质重沉降，入心经，能镇惊安神；味咸入肾，又有益肾之功；性寒清热，清泻心肝之火，故能顾护真阴，镇摄浮阳，安定神志。主治肾虚肝旺，肝火上炎，扰动心神或惊恐气乱，神不守舍所致的心神不宁、惊悸、失眠及癫痫，常与朱砂、神曲同用，如磁朱丸。治小儿惊痫，以磁石炼水饮之。

（2）肝阳上亢，头晕目眩。本品入肝、肾经，既能平肝潜阳，又能益肾补阴，故可用治肝阳上亢之头晕目眩、急躁易怒等症，常与石决明、珍珠、牡蛎等平肝潜阳药同用；若阴虚甚者，可配伍生地黄、白芍、龟甲等滋阴潜阳药；若热甚者，又可与钩藤、菊花、夏枯草等清热平肝药同用。

（3）耳鸣耳聋，视物昏花。本品入肝、肾经，补益肝肾，有聪耳明目之功。用治肾虚耳鸣、耳聋，多配伍熟地黄、山茱萸、山药等滋肾之品，如耳聋左慈丸；用治肝肾不足，目暗不明，视物昏花者，多配伍枸杞子、女贞子、菊花等补肝肾、明目之品。

（4）肾虚气喘。本品入肾经，质重沉降，纳气归肾，有益肾纳气平喘之功。用治肾气不足，摄纳无权之虚喘，常与五味子、胡桃肉、蛤蚧等同用，共奏纳气平喘之功。

【用法用量】煎服，9 ～ 30g，先煎。

【使用注意】因吞服后不易消化，如入丸散，不可多服。脾胃虚弱者慎用。

【鉴别用药】

朱砂与磁石

中药名称	相同点	不同点
朱砂	二药质重性寒，入心经，能镇惊安神，治心悸失眠、怔忡恐怯、惊风癫狂；还能明目，治肝肾亏虚之目暗不明	朱砂有毒，镇心、清心而安神，善治心火亢盛之心神不安；又能清热解毒，治口疮、咽痛、疮疡
磁石		磁石无毒，益肾阴，潜肝阳，主治肾虚肝旺，肝火扰心之心神不宁；又能平肝潜阳，聪耳明目，纳气平喘，治肝阳上亢之头晕目眩，肾虚耳鸣耳聋，肝阴不足之目暗不明，肾虚喘促

[常考考点]磁石与朱砂的鉴别。

【配伍意义】磁石配朱砂：磁石咸寒入心、肾经，善益阴潜阳、镇惊安神、聪耳明目；朱砂甘寒，入心经，镇心安神力优，并明目。二药合用，长于潜阳明目、交通心肾。适用于肾阴不足，心阳偏亢，心肾不交之失眠心悸、耳鸣耳聋、视物昏花。

[常考考点]磁石配朱砂的意义。

3. 龙骨

【性能】甘、涩，平。归心、肝、肾经。

【功效】镇惊安神，平肝潜阳，收敛固涩，收湿敛疮。

【应用】

（1）心神不宁，心悸失眠，惊痫癫狂。本品质重，入心、肝经，能镇惊安神，为重镇安神的常用药。用治心神不宁、心悸失眠、健忘多梦等证，可与石菖蒲、远志等同用，如孔圣枕中丹；也常与酸枣仁、柏子仁、朱砂、琥珀等安神之品配伍；治疗痰热内盛，惊痫抽搐，癫狂发作者，须与牛黄、胆南星、羚羊角等化痰及息风止痉之品配伍。

（2）肝阳上亢，头晕目眩。本品入肝经，质重沉降，有较强的平肝潜阳作用，故常用治肝阴不足，肝阳上亢所致的头晕目眩、烦躁易怒等症，多与赭石、生牡蛎、生白芍等滋阴潜阳药同用，如镇肝熄风汤。

（3）滑脱诸证。本品味涩能敛，有收敛固涩功效，通过不同配伍可治疗遗精、滑精、尿频、遗尿、崩漏、带下、自汗、盗汗等多种正虚滑脱之证。用于治疗肾虚遗精、滑精，每与芡实、沙苑子、牡蛎等配伍，如金锁固精丸；治疗心肾两虚，小便频数，遗尿者，常与桑螵蛸、龟甲、茯神等配伍，如桑螵蛸散；治疗气虚不摄，冲任不固之崩漏，可与黄芪、乌贼骨、五倍子等配伍，如固冲汤；治疗表虚自汗、阴虚盗汗者，常与牡蛎、浮小麦、五味子等同用；若大汗不止、脉微欲绝的亡阳证，可与牡蛎、人参、附子同用，以回阳救逆固脱。

（4）湿疮痒疹，疮疡久溃不敛。本品性收涩，煅后外用有收湿、敛疮、生肌之效，可用治湿疮流水，阴汗瘙痒，常配伍牡蛎研粉外敷；若疮疡溃久不敛，常与枯矾等份，共研细末，掺敷患处。

【用法用量】煎服，15～30g，先煎。外用适量。镇惊安神、平肝潜阳宜生用。收敛固涩、收湿敛疮宜煅用。

4. 琥珀

【功效】镇惊安神，活血散瘀，利尿通淋。

【用法用量】研末冲服，或入丸、散，每次1.5～3g。不入煎剂。外用适量。

【知识纵横比较】

重镇安神药的功效比较及常考考点

中药名称	相似功效	不同功效	常考考点
朱砂	镇惊安神	清心，明目，解毒	有毒，不入煎剂
磁石	镇惊安神	平肝潜阳，聪耳明目，纳气平喘	先煎
龙骨	镇惊安神	平肝潜阳，收敛固涩，收湿敛疮	滑脱诸证
琥珀	镇惊安神	活血散瘀，利尿通淋	冲服

[常考考点]朱砂、磁石、龙骨的性能、功效、应用。琥珀的功效。

细目三　养心安神药

【考点突破攻略】

1. 酸枣仁

【性能】甘、酸，平。归肝、胆、心经。

【功效】养心益肝，宁心安神，敛汗，生津。

【应用】

（1）虚烦不眠，惊悸多梦。本品味甘，入心、肝经，能养心阴、益肝血而有安神之效，为养心安神要药。主治心肝阴血亏虚，心失所养，神不守舍之心悸、怔忡、健忘、失眠、多梦、眩晕等证，常与当归、白芍、何首乌等补血、补阴药配伍；若治肝虚有热之虚烦不眠，常与知母、茯苓、川芎等同用，如酸枣仁汤；若心脾气血亏虚，惊悸不安，体倦失眠者，可以本品与黄芪、当归、党参等补养气血药配伍应用，如归脾汤；若心肾不足，阴亏血少，心悸失眠，健忘梦遗者，又当与麦冬、生地黄、远志等合用，如天王补心丹。

（2）体虚多汗。本品味酸能敛而有收敛止汗之功效，常用治体虚自汗、盗汗，每与五味子、山茱萸、黄芪等益气固表止汗药同用。

此外，有收敛生津止渴之功效，还可用治伤津口渴咽干。

2. 柏子仁

【功效】养心安神，润肠通便，止汗。

【主治病证】心悸失眠，健忘；肠燥便秘；阴虚盗汗。

【使用注意】便溏及痰多者慎用。

【鉴别用药】

酸枣仁与柏子仁

中药名称	相同点	不同点
酸枣仁	二药均为养心安神、止汗之品，常相须为用，治疗阴血不足，心神失养照顾心神不宁、阴虚盗汗	酸枣仁长于益肝血，善治心肝血虚之心神不宁
柏子仁		柏子仁长于治疗心阴虚及心肾不交之心神不宁，并能润肠，治肠燥便秘

［常考考点］酸枣仁与柏子仁的鉴别。

3. 合欢皮

【功效】解郁安神，活血消肿。

4. 远志

【功效】安神益智，交通心肾，祛痰，消肿。

【主治病证】失眠多梦，心悸怔忡、健忘；咳嗽痰多，咳痰不爽；痈疽疮毒，乳房肿痛。

【使用注意】凡实热或痰火内盛者，以及有胃溃疡及胃炎者慎用。

5. 首乌藤

【功效】养血安神，祛风通络。

【知识纵横比较】

养心安神药的功效比较和常考考点

中药名称	相似功效	不同功效	常考考点
酸枣仁	宁心安神	养心益肝，敛汗，生津	善治心肝血虚之心神不宁
柏子仁	养心安神	润肠通便，止汗	长于治疗心阴虚及心肾不交之心神不宁
合欢皮	安神	解郁，活血消肿	解郁安神之要药
远志	安神益智	交通心肾，祛痰，消肿	
首乌藤	养血安神	祛风通络	

［常考考点］酸枣仁的性能、功效、应用。柏子仁、远志的功效、主治病证。

【例题实战模拟】

A1 型题

1. 磁石可用治

A. 肺气壅遏之咳喘　B. 寒饮伏肺之咳喘　C. 痰壅气逆之咳喘　D. 肺热壅盛之咳喘　E. 肾不纳气之虚喘

2. 龙骨入煎剂应

A. 包煎　B. 后下　C. 另煎　D. 先煎　E. 冲服

3. 治疗心悸失眠、健忘多梦、体虚多汗者，宜用

A. 朱砂　B. 酸枣仁　C. 柏子仁　D. 合欢皮　E. 远志

4. 酸枣仁的性味是

A. 甘，平　B. 甘、辛，平　C. 甘、涩，平　D. 甘、酸，平　E. 甘、苦，平

A2 型题

5. 患者，女，36 岁。面色萎黄，头晕眼花，心悸失眠，舌淡少苔，脉细弱。治疗应首选

A. 酸枣仁　B. 合欢皮　C. 磁石　D. 远志　E. 朱砂

B1 型题

A. 合欢皮　B. 酸枣仁　C. 远志　D. 琥珀　E. 磁石

6. 既能活血消肿，又能解郁安神的药物是

7. 既能活血消瘀，又能镇惊安神的药物是

【参考答案】

1. E　2. D　3. B　4. D　5. A　6. A　7. D

第二十单元　平肝息风药

细目一　概述

【考点突破攻略】

要点一　平肝息风药的功效、主治病证

本类药物具有平肝潜阳、息风止痉的功效，治疗肝阳上亢、肝风内动证。部分药兼有镇惊安神、清肝明目、降逆、凉血等作用，某些息风止痉药物兼有祛风通络作用。又可用治心神不宁、目赤肿痛、呕吐、呃逆、喘息、血热出血，以及风中经络之口眼㖞斜、痹痛等证。

要点二　平肝息风药的配伍方法

须根据病因、病机及兼证的不同，进行相应的配伍。

（1）阴虚阳亢者，多配伍滋养肾阴药物。

（2）肝火上炎者，多配伍清泻肝火药物。

（3）心神不安，失眠多梦者，当配伍安神药物。

（4）肝阳化风，肝风内动者，应将息风止痉与平肝潜阳药并用。

（5）热极生风，肝风内动者，当配伍清热泻火解毒药物。

（6）阴血亏虚，肝风内风动者，当配滋补阴血药物。

（7）脾虚慢惊风，当配伍补气健脾药物。

（8）窍闭神昏者，当配伍开窍药物。

（9）兼痰邪者，当配伍祛痰药物。

要点三　平肝息风药的使用注意事项

本类药物有性偏寒凉或性偏温燥之不同，故当区别使用。

（1）脾虚慢惊者，不宜用寒凉之品。

（2）阴虚血亏者，当忌用温燥之品。

细目二　平抑肝阳药

【考点突破攻略】

1. 石决明

【性能】咸，寒。归肝经。

【功效】平肝潜阳，清肝明目。

【应用】

（1）肝阳上亢，头痛眩晕。本品咸寒清热，质重潜阳，专入肝经，而有清泄肝热、镇潜肝阳、利头目之效，为凉肝、镇肝之要药；本品又兼有滋养肝阴之功，故对肝肾阴虚、肝阳眩晕，尤为适宜。用治邪热灼阴、筋脉拘急、手足蠕动、头目眩晕之症，常与白芍、生地黄、牡蛎等养阴、平肝药配伍应用，如阿胶鸡子黄汤；若肝阳独亢而有热象，头晕头痛，烦躁易怒者，可与夏枯草、黄芩、菊花等清热平肝药同用，如平肝潜阳汤。

（2）目赤翳障，视物昏花。本品清肝火而明目退翳，治疗肝火上炎之目赤肿痛，可与黄连、龙胆、夜明砂等同用，如黄连羊肝丸；亦常配伍夏枯草、决明子、菊花等清肝明目之品同用。治疗风热目赤，翳膜遮睛，常与蝉蜕、菊花、木贼等配伍；治目生翳障，本品常配伍木贼、荆芥、白菊花等，如石决明散；若肝虚血少，目涩昏暗，雀盲眼花属虚证者，每与熟地黄、枸杞子、菟丝子等配伍；治青盲雀目，可与苍术、猪肝配伍同用。

【用法】煎服，打碎先煎。平肝、清肝宜生用；外用点眼宜煅用、水飞。

【鉴别用药】

石决明与决明子

中药名称	相同点	不同点
石决明	均有清肝明目之功效，用治肝热目赤、翳障偏于肝热者	石决明咸寒质重，凉肝镇肝，滋养肝阴，无论实证、虚证之目疾均用，多用于血虚肝热之羞明、目暗、雀盲；平肝潜阳作用显著，用治肝阳上亢，头晕目眩
决明子		决明子苦寒，功偏清肝火而明目，用治肝经实火之目赤肿痛；又有润肠通便之功，用治肠燥便秘

［常考考点］石决明与决明子的鉴别。

2. 珍珠母

【功效】平肝潜阳，安神定惊，明目退翳。

【用法】煎服，先煎。外用适量。

3. 牡蛎

【性能】咸，微寒。归肝、胆、肾经。

【功效】潜阳补阴，重镇安神，软坚散结，收敛固涩，制酸止痛。

【应用】

（1）肝阳上亢，头晕目眩。本品咸寒质重，入肝经，有平肝潜阳、益阴之功。用治水不涵木，阴虚阳亢，头目眩晕，烦躁不安，耳鸣者，常与龙骨、龟甲、白芍等同用，如镇肝熄风汤；亦治热病日久，灼烁真阴，虚风内动，四肢抽搐之症，常与生地黄、龟甲、鳖甲等养阴息风止痉药配伍，如大定风珠。

（2）心神不安，惊悸失眠。本品质重能镇，有安神之功效，用治心神不安、惊悸怔忡、失眠多梦等证，常与龙骨相须为用，如桂枝甘草龙骨牡蛎汤；亦可配伍朱砂、琥珀、酸枣仁等安神之品。

（3）痰核，瘰疬，癥瘕积聚。本品味咸，软坚散结。用治痰火郁结之痰核、瘰疬、瘿瘤等，常与浙贝母、玄参等配伍，如消瘰丸；用治气滞血瘀之癥瘕积聚，常与鳖甲、丹参、莪术等同用。

（4）滑脱诸证。本品煅后有与煅龙骨相似的收敛固涩作用，通过不同配伍可治疗自汗、盗汗、遗精、滑精、尿频、遗尿、崩漏、带下等滑脱之证。用治自汗、盗汗，常与麻黄根、浮小麦等同用，如牡蛎散；亦可用牡蛎粉敷撒汗处，有止汗作用；治肾虚遗精、滑精，常与沙苑子、龙骨、芡实等配伍，如金锁固精丸；治尿频、遗尿可与桑螵蛸、金樱子、益智仁等同用；治疗崩漏、带下证，又常与海螵蛸、山茱萸、山药等配伍。

此外，煅牡蛎有收敛制酸作用，可治胃痛泛酸。

【用法】煎服，先煎。外用适量。收敛固涩、制酸止痛宜煅用，其他宜生用。

【鉴别用药】

牡蛎与龙骨

中药名称	相同点	不同点
牡蛎	二药均能重镇安神，平肝潜阳，收敛固涩，常相须为用，治疗心神不安、惊悸失眠、肝阳上亢、头晕目眩及滑脱不禁诸证	牡蛎主入肝经，平肝潜阳功效较优，还能软坚散结、制酸，可治痰核瘰疬、胃酸过多等证
龙骨		龙骨入心经，镇惊安神、收湿固涩作用较优，煅后外用能收湿敛疮，可治湿疹、湿疮等病证

［常考考点］牡蛎与龙骨的鉴别。

4. 赭石

【性能】苦，寒。归肝、心、肺、胃经。

【功效】平肝潜阳，重镇降逆，凉血止血。

【应用】

（1）肝阳上亢，头晕目眩。本品为矿石类药物，质重沉降，长于镇潜肝阳；又性味苦寒，善清降肝火，故为重镇潜阳常用之品。用于肝阳上亢所致的头目眩晕、目胀耳鸣等症，常与怀牛膝、生龙骨、生牡蛎等滋阴潜阳药同用，如镇肝熄风汤、建瓴汤；若肝阳上亢、肝火上升所致的头晕头痛、心烦难寐，可配珍珠母、磁石、猪胆膏等，如脑立清。借其重镇、清肝之效，亦可用治小儿急慢惊风，吊眼撮口，搐搦不定，单用本品醋煅，细研水飞白汤调下。

（2）呕吐，呃逆，噫气。本品质重性降，为重镇降逆要药。尤善降上逆之胃气而具止呕、止呃、止噫之效。用治胃气上逆之呕吐、呃逆、噫气不止等症，常与旋覆花、半夏、生姜等配伍，如旋覆代赭汤；若治噎膈不能食，大便燥结，配伍党参、当归、肉苁蓉等，如参赭培气汤；治疗宿食结于肠间，胃气上逆不降，大便多日不通者，可配伍甘遂、芒硝、干姜等同用，如赭遂攻结汤。

（3）气逆喘息。本品重镇降逆，亦能降上逆之肺气而平喘。用治哮喘有声、卧睡不得者，单用本品研末，米醋调服取效；用治肺肾不足、阴阳两虚之虚喘，每与党参、山茱萸、胡桃肉、山药等补肺肾纳气药同用，如参赭镇气汤；若治肺热咳喘者，可与桑白皮、苏子、旋覆花等同用。

（4）血热吐衄，崩漏。本品苦寒，入心肝血分，有凉血止血之效。又本品善于降气、降火，尤适宜于气火上逆，迫血妄行之出血证。可单用，以本品煅烧醋淬，研细调服，治吐血、衄血；用赭石研为细末，醋汤调服，治崩中淋沥不止；如因热而胃气上逆所致吐血、衄血、胸中烦热者，可与白芍、竹茹、牛蒡子等配伍，如寒降汤；用治血热崩漏下血，可配禹余粮、赤石脂、五灵脂等，如震灵丹。

【用法】煎服，先煎。降逆、平肝宜生用，止血宜煅用。

【使用注意】虚寒证及孕妇慎用。含微量砷，不宜长期服用。

5. 蒺藜

【功效】平肝解郁，活血祛风，明目止痒。

6. 罗布麻叶

【功效】平肝安神，清热，利水。

【知识纵横比较】

平抑肝阳药的功效比较和常考考点

中药名称	相似功效	不同功效	常考考点
石决明	平肝潜阳	清肝明目	打碎先煎
珍珠母	平肝潜阳	明目退翳，安神定惊	打碎先煎
牡蛎	潜阳补阴	重镇安神，软坚散结，收敛固涩，制酸止痛	滑脱诸证；打碎先煎
赭石	平肝潜阳	重镇降逆，凉血止血	打碎先煎
蒺藜	平肝解郁	活血祛风，明目止痒	
罗布麻叶	平肝安神	清热，利水	

［常考考点］石决明、牡蛎、赭石的性能、功效、应用。珍珠母、蒺藜、罗布麻叶的功效。

细目三　息风止痉药

【考点突破攻略】

1. 羚羊角

【性能】咸，寒。归肝、心经。

【功效】平肝息风，清肝明目，散血解毒。

【应用】

（1）肝风内动，惊痫抽搐。本品入心、肝经，咸寒质重，善能清泄肝热，平肝息风，镇惊解痉，故为治惊痫抽搐之要药，尤宜于热极生风所致者。用治温热病热邪炽盛之高热、神昏、惊厥抽搐者，常与钩藤、白芍、菊花等同用，如羚角钩藤汤；治妇女子痫，可与防风、独活、茯神等配伍，如羚羊角散；用治癫痫、惊悸等，可与钩藤、天竺黄、郁金等同用。

（2）肝阳上亢，头晕目眩。本品味咸质重主降，有平肝潜阳之功。治肝阳上亢所致之头晕目眩、烦躁失眠、头痛如劈等症，常与石决明、龟甲、菊花等同用，如羚羊角汤。

（3）肝火上炎，目赤头痛。本品善清泻肝火而明目。故用治肝火上炎之头痛、目赤肿痛、羞明流泪等症，常与决明子、黄芩、龙胆等同用，如羚羊角散。

（4）温热病壮热神昏，热毒发斑。本品入心、肝二经，寒以胜热，故能气血两清；清热凉血散血，泻火解毒，用于温热病壮热神昏、谵语躁狂，甚或抽搐、热毒斑疹等症，常与石膏、寒水石、麝香等配伍，如紫雪丹。

此外，本品有清肺解毒之效，可用于肺热咳喘、疮痈热毒炽盛等。

【用法用量】煎服，1～3g；单煎2小时以上。磨汁或研粉服，每次0.3～0.6g。

【配伍意义】羚羊角配钩藤：均能平肝息风，清热定惊。二药相须为用，相得益彰，清热息风定惊力胜。适用于温热病壮热神昏、手足抽搐及小儿急惊风等。

［常考考点］羚羊角配钩藤的意义。

2. 牛黄

【性能】苦、凉。归心、肝经。

【功效】凉肝息风，清心豁痰，开窍醒神，清热解毒。

【应用】

（1）小儿惊风，癫痫。本品入心、肝二经，有清心凉肝、息风止痉之功。常用治小儿急惊风之壮热、神昏、惊厥抽搐等症，每与朱砂、全蝎、钩藤等清热息风止痉药配伍，如牛黄散；若治痰蒙清窍之癫痫发作，症见突然仆倒、昏不知人、口吐涎沫、四肢抽搐者，可与珍珠、远志、胆南星等豁痰、开窍醒神、止痉药配伍，如痫证镇心丹。

（2）热病神昏，口噤痰鸣。本品性凉，其气芳香，入心经，能清心祛痰、开窍醒神。故用治温热病热入心包及中风、惊风、癫痫等痰热阻闭心窍所致之神昏谵语、高热烦躁、口噤、舌謇、痰涎壅盛等症，常与麝香、冰片、朱砂等开窍醒神、清热解毒之品配伍，如安宫牛黄丸。

（3）口舌生疮，咽喉肿痛，痈疽疔毒。本品性凉，为清热解毒之良药。用治火毒郁结之口舌生疮、咽喉肿痛、牙痛，常与黄芩、雄黄、大黄等同用，如牛黄解毒丸；若咽喉肿痛、溃烂，可与珍珠为末吹喉，如珠黄散；治疗痈疽、疔毒、疖肿等，与大黄、黄芩、冰片同用，如牛黄解毒丸。

【用法用量】入丸、散剂，每次0.15～0.35g。外用适量，研末敷患处。

【使用注意】非实热证不宜使用；孕妇慎用。

【鉴别用药】

羚羊角与牛黄

中药名称	相同点	不同点
羚羊角	二药均清肝热、息风止痉，用治温热病壮热神昏及肝风惊厥抽搐	羚羊角性寒，又可平肝潜阳、明目、散血、解毒，常用治肝阳上亢之头晕目眩、肝火目赤头痛，及热毒发斑、肺热咳喘等证
牛黄		牛黄性凉，又可豁痰开窍、清热解毒，常用治热入心包或痰蒙清窍之癫痫、口舌生疮、咽喉肿痛、痈疽疔毒等证

［常考考点］羚羊角与牛黄的鉴别。

3. 珍珠

【功效】安神定惊，明目消翳，解毒生肌，润肤祛斑。

【用法用量】内服多入丸、散用，0.1～0.3g。外用适量。

4. 钩藤

【性能】甘，凉。归肝、心包经。

【功效】息风定惊，清热平肝。

【应用】

（1）肝风内动，惊痫抽搐。本品入肝、心包二经，有和缓的息风止痉作用，又能清泄肝热，故用于热极生风、四肢抽搐及小儿高热惊风，尤为相宜。如治小儿急惊风，壮热神昏、牙关紧闭、手足抽搐者，可与天麻、全蝎、僵蚕等同用，如钩藤饮子；用治温热病热极生风，痉挛抽搐，多与羚羊角、白芍、菊花等同用，如羚角钩藤汤；用治诸痫啼叫、痉挛抽搐，可与天竺黄、蝉蜕、黄连等同用，如钩藤饮子。

（2）肝阳上亢，头痛，眩晕。本品性凉，主入肝经，既能清肝热，又能平肝阳，故可用治肝火上攻或肝阳上亢之头胀头痛、眩晕等症。属肝火者，常与夏枯草、龙胆等配伍；属肝阳上亢者，常与天麻、石决明、怀牛膝等同用，如天麻钩藤饮。

此外，本品有轻清疏泄之性，能清热透邪，可用于外感风热、头痛目赤。

【用法用量】煎服，3～12g，后下。

【药理】本品有降血压、提高心肌兴奋性、抗癫痫、保护神经、抗血小板聚集、抗血栓等作用。

5. 天麻

【性能】甘，平。归肝经。

【功效】息风止痉，平抑肝阳，祛风通络。

【应用】

（1）肝风内动，惊痫抽搐。本品主入肝经，功能息风止痉，味甘质润，药性平和。故可用治各种病因之肝风内动，惊痫抽搐，不论寒热虚实，皆可配伍应用。如治小儿急惊风，常与羚羊角、钩藤、全蝎等息风止痉药同用，如钩藤饮子；用治小儿脾虚慢惊，则与人参、白术、白僵蚕等药配伍，如醒脾丸；用治小儿诸惊，可与全蝎、制南星、白僵蚕同用，如天麻丸；若用治破伤风痉挛抽搐、角弓反张，又与天南星、白附子、防风等药配伍，如玉真散。

（2）眩晕，头痛。本品既息肝风，又平肝阳，为治眩晕、头痛之要药，不论虚证、实证，随不同配伍皆可应用。用治肝阳上亢之眩晕、头痛，常与钩藤、石决明、牛膝等同用，如天麻钩藤饮；用治风痰上扰之眩晕、头痛、痰多胸闷者，常与半夏、白术等同用，如半夏白术天麻汤；若头风攻注，偏正头痛、头晕欲倒者，可配等量川芎为丸，如天麻丸。

（3）肢体麻木，中风手足不遂，风湿痹痛。本品能祛外风，通经络，止痛。用治中风手足不遂、筋骨疼痛等，可与没药、制乌头、麝香等药配伍，如天麻丸；用治妇人风痹，手足不遂，可与牛膝、杜仲、附子浸酒服，如天麻酒；若治风湿痹痛，关节屈伸不利者，多与秦艽、羌活、桑枝等祛风湿药同用，如秦艽天麻汤。

【鉴别用药】

钩藤与天麻

中药名称	相同点	不同点
钩藤	均能息风止痉、平肝潜阳，常用治肝风内动、惊痫抽搐，以及肝阳上亢之头痛、头晕、目眩等症	钩藤能清热，尤宜于热极动风与肝经阳热病证
天麻		天麻性平，无论寒热虚实皆可应用，并能祛风湿，止痹痛，可用治风湿痹痛以及肢体麻木、手足不遂等症

［常考考点］天麻与钩藤的鉴别。

【配伍意义】天麻配钩藤：天麻甘平，善平抑肝阳，息风止痉；钩藤甘凉，息风定惊，清热平肝。二药相须配伍，增强平肝定惊、清热息风之效。适用于肝阳偏亢、肝风上扰证。

［常考考点］天麻配钩藤的意义。

6. 地龙

【功效】清热定惊，通络，平喘，利尿。

【主治病证】高热惊痫，癫狂；中风半身不遂；风湿痹证；肺热哮喘；小便不利，尿闭不通。

7. 全蝎

【功效】息风镇痉，攻毒散结，通络止痛。

【主治病证】痉挛抽搐；疮疡肿毒，瘰疬结核；风湿顽痹；偏正头痛。

【用法用量】煎服，3～6g。外用适量。

【使用注意】本品有毒，用量不宜过大。孕妇禁用。

【配伍意义】全蝎配蜈蚣：全蝎、蜈蚣均有息风镇痉、通络止痛、攻毒散结之功。二药配伍，相须增效，适用于肝风内动之痉挛抽搐、疮疡肿毒、瘰疬、风湿痹病等以抽搐、疼痛为主的病证。

［常考考点］全蝎配蜈蚣的意义。

8. 蜈蚣

【功效】息风镇痉，攻毒散结，通络止痛。

【主治病证】痉挛抽搐；疮疡肿毒，瘰疬结核；风湿顽痹；顽固性头痛。

【用法用量】煎服，3～5g。外用适量。

【使用注意】本品有毒，用量不宜过大。孕妇禁用。

【鉴别用药】

蜈蚣与全蝎

中药名称	相同点	不同点
蜈蚣	皆有息风止痉、解毒散结、通络止痛之功效，常相须为用	蜈蚣力猛性燥，善走窜通达，息风止痉功效较强；又攻毒疗疮，通痹止痛效佳
全蝎		全蝎性平，息风止痉、攻毒散结之力不及蜈蚣

［常考考点］蜈蚣与全蝎的鉴别。

9. 僵蚕

【功效】息风止痉，祛风止痛，化痰散结。

【主治病证】惊痫抽搐；风中经络，口眼㖞斜；风热头痛，目赤，咽痛；风疹瘙痒；痰核，瘰疬。

【知识纵横比较】

息风止痉药的功效比较和常考考点

中药名称	相似功效	不同功效	常考考点
羚羊角	平肝息风	清肝明目，散血解毒	
牛黄	凉肝息风	清心豁痰，开窍醒神，清热解毒	入丸散，0.15～0.35g
珍珠	定惊	安神，明目消翳，解毒生肌，润肤祛斑	
钩藤	息风定惊	清热平肝	后下
天麻	息风止痉	平抑肝阳，祛风通络	治疗眩晕、头痛之要药
地龙	清热定惊	通络，平喘，利尿	
全蝎	息风镇痉	攻毒散结，通络止痛	
蜈蚣	息风镇痉	攻毒散结，通络止痛	
僵蚕	息风止痉	祛风止痛，化痰散结	

［常考考点］羚羊角、牛黄、钩藤、天麻的性能、功效、应用。地龙、全蝎、蜈蚣、僵蚕的功效、主治病证。

【例题实战模拟】

A1 型题

1. 治疗热病高热、热极生风、惊痫抽搐的要药是

A. 地龙　B. 钩藤　C. 羚羊角　D. 天麻　E. 全蝎

2. 既能清热平肝，又能息风止痉的药物是

A. 夏枯草　B. 刺蒺藜　C. 钩藤　D. 白菊花　E. 决明子

3. 既能平肝潜阳，又能凉血止血的药物是

A. 石决明 B. 赭石 C. 磁石 D. 珍珠母 E. 牡蛎

4. 治疗眩晕头痛，不论虚证、实证皆可应用的药物是

A. 全蝎 B. 天麻 C. 蜈蚣 D. 钩藤 E. 僵蚕

5. 性平，治疗肝风内动，惊痫抽搐，无论寒热虚实皆可配伍应用的药物是

A. 钩藤 B. 天麻 C. 牛黄 D. 地龙 E. 蜈蚣

6. 既能平抑肝阳，又能疏肝解郁的药物是

A. 柴胡 B. 香附 C. 刺蒺藜 D. 郁金 E. 佛手

7. 羚羊角片入汤剂时应

A. 先煎 B. 另煎 C. 后下 D. 包煎 E. 与诸药同煎

8. 治疗风湿顽痹及顽固性头痛的药物是

A. 天麻 B. 钩藤 C. 羌活 D. 僵蚕 E. 蜈蚣

【参考答案】

1. C 2. C 3. B 4. B 5. B 6. C 7. B 8. E

第二十一单元 开窍药

细目一 概述

【考点突破攻略】

要点一 开窍药的性能特点、功效、主治病证

本类药味辛，其气芳香，善于走窜，主入心经。具有通关开窍、启闭回苏、醒脑复神的功效，主要用于温病热陷心包、痰浊蒙蔽清窍之神昏谵语，以及惊风、癫痫、中风等猝然昏厥、痉挛抽搐等症。其中闭证兼见面红、身热、苔黄、脉数者为热闭；闭证兼见面青、身凉、苔白、脉迟者为寒闭，均可用开窍药急救之。

要点二 开窍药的配伍方法

使用开窍药，须辨寒闭、热闭。寒闭当温开，热闭当凉开。此外，还须根据疾病性质进行必要配伍。

（1）凉开宜选用辛凉的开窍药，并配清热泻火解毒药。

（2）温开宜选辛温的开窍药，并配伍温里祛寒药。

（3）若兼有热闭宜选辛凉开窍药配清热泻火解毒药。

（4）惊厥抽搐者，还须配平肝息风止痉药物。

（5）烦躁不安者，须配安神定惊药物。

（6）痰浊壅盛者，须配伍化痰、祛湿药物。

要点三 开窍药的使用注意事项

本类药物辛香走窜，为救急、治标之品，且能耗伤正气。只宜暂服，不可久用；开窍药只用于闭证。脱证治当补虚固脱，忌用开窍药，因本类药物辛香，其有效成分易于挥发。内服多不宜入煎剂，只入丸、散剂服用。孕妇慎用或忌用。

细目二　具体药物

【考点突破攻略】

1. 麝香

【性能】辛，温。归心、脾经。

【功效】开窍醒神，活血通经，消肿止痛。

【应用】

（1）闭证神昏。本品辛温，气极香，走窜之性甚烈，有极强的开窍通闭醒神作用，为醒神回苏之要药，无论寒闭、热闭，用之皆效。常配伍牛黄、冰片，组成凉开之剂，如安宫牛黄丸、至宝丹；配伍苏合香，组成温开之剂，如苏合香丸。

（2）血瘀经闭，癥瘕积聚，心腹暴痛，头痛，跌打损伤，风寒湿痹。本品开通走窜，可行血中之瘀滞，开经络之壅遏，以通经散结止痛。

（3）痈肿瘰疬，咽喉肿痛。本品辛香行散，有良好的活血散结、消肿止痛作用，内服、外用均有良效，可与牛黄、蟾酥配伍，如六神丸。

此外，本品活血通经，有催生下胎之效，古代可用于难产、死胎、胞衣不下。

【用法用量】入丸、散，每次 0.03 ～ 0.1g。不宜入煎剂。外用适量。

【使用注意】孕妇禁用。

【配伍意义】麝香配冰片：二药都有开窍醒神作用，常相须为用。适用于温热病邪陷心包，中风痰厥，热痰蒙闭心窍所致的高热烦躁、神昏谵语及中暑、热邪闭窍、神志昏迷等热闭神昏。

【药理】麝香对中枢神经系统呈双向影响，小剂量兴奋中枢，大剂量抑制中枢。有强心、抗炎、抗肿瘤、抑制血小板聚集、改善血液循环和免疫调节作用。有促胃溃疡愈合及雄性激素样作用。

［常考考点］麝香配冰片的意义。

2. 冰片

【功效】开窍醒神，清热止痛。

【主治病证】热闭神昏，惊厥，中风痰厥；胸痹心痛，目赤口疮，咽喉肿痛，耳道流脓。

【用法用量】入丸散，每次 0.15 ～ 0.3g。不宜入煎剂。外用适量，研粉点敷患处。

【使用注意】孕妇慎用。

【鉴别用药】

麝香与冰片

中药名称	相同点	不同点
麝香	二药均为辛香之品，都能开窍醒神，二药配用以治闭证	麝香性温，开窍醒神作用极强，为开窍醒神要药，热闭、寒闭均可运用；还具有活血通经、消肿止痛的功效，可用治血瘀经闭、癥瘕、跌打损伤、痹证疼痛、疮疡肿毒、咽喉肿痛等证
冰片		冰片开窍力不及麝香且药性微寒，宜用于热闭；冰片味苦、性微寒，还具有清热解毒止痛之效，用于治疗目赤口疮、咽喉肿痛、耳道流脓等

［常考考点］麝香与冰片的鉴别。

3. 苏合香

【功效】开窍，辟秽，止痛。

【用法用量】入丸、散，0.3 ～ 1g。不入煎剂。外用适量。

4. 石菖蒲

【性能】辛、苦，温。归心、胃经。

【功效】开窍豁痰，醒神益智，化湿开胃。

【应用】

（1）痰迷心窍，神昏，癫痫。本品辛开苦燥温通，芳香走窜，不但有开窍宁心安神之功，且兼具化湿、豁痰、辟秽之效。因痰湿者，可配伍天南星；因痰热者，可与郁金配伍，如菖蒲郁金汤。

（2）健忘，失眠，耳鸣，耳聋。本品入心经，醒神益智，聪耳明目，故可用于上述诸证。

（3）脘痞不饥，噤口下痢。本品化湿开胃，用治湿浊中阻，脘痞不饥；亦治湿热毒盛，下痢呕逆，食不得入的噤口痢。

【知识纵横比较】

开窍药的功效比较和常考考点

中药名称	共性	个性		常考考点
		作用特点	其他功效	
麝香	开窍醒神	辛散温通，气极香，走窜之性甚烈，有极强的开窍通闭醒神作用	活血通经，消肿止痛	为醒脑回苏之要药，无论寒闭、热闭皆宜。每次 0.15 ～ 0.3g。不宜入煎剂
冰片		味辛苦，性微寒，开窍醒神之功似麝香而力缓，为凉开之品	清热止痛	最宜于热闭神昏。入丸散，每次 0.15 ～ 0.3g。不宜入煎剂
苏合香		辛散温通，芳香辟秽，开窍醒神之功类似麝香而药力较逊	辟秽，止痛	为寒闭神昏要药。入丸、散，0.3 ～ 1g。不入煎剂
石菖蒲		辛散苦燥温通，开窍之力较缓，善化湿浊，除痰涎，辟秽浊而开窍	豁痰，益智，化湿和胃	最宜于痰湿秽浊之邪蒙蔽清窍之证

［常考考点］麝香、石菖蒲的性能、功效、应用。冰片的功效、主治病证。

【例题实战模拟】

A1 型题

1. 具有开窍醒神、活血通经作用的药物是

A. 苏合香　B. 冰片　C. 麝香　D. 石菖蒲　E. 牛黄

2. 既可治疗寒闭昏迷，又能治疗热闭神昏的最佳药物是

A. 麝香　B. 苏合香　C. 牛黄　D. 冰片　E. 石菖蒲

【参考答案】

1. C　2. A

第二十二单元　补虚药

细目一　概述

【考点突破攻略】

要点一　各类补虚药的功效、主治病证

补虚药具有补虚作用，主治人体正气虚弱、精微物质亏耗引起的精神萎靡、体倦乏力、面色淡白或萎黄、心悸气短、脉象虚弱等。按功效分为补气、补阳、补血、补阴四类，分别主治气虚、阳虚、血虚、阴虚证。

要点二　补虚药的配伍方法

首先应因证选药，必须根据气虚、阳虚、血虚与阴虚的证候不同，选择相应的对证的药物。补气药和补阳药，补血药和补阴药，往往相辅而用；气血两虚，阴阳两虚者应气血双补或阴阳兼顾。对正虚邪实者，须配祛邪药以扶正祛邪。补虚药还常配理气健脾药，以更好发挥疗效。

要点三 补虚药的使用注意事项

1. 补虚药原为虚证而设，凡身体健康，并无虚弱表现者，不宜滥用，以免导致阴阳平衡失调。

2. 实邪方盛，正气未虚者，以祛邪为要，亦不宜使用，以免“闭门留寇”。

3. 补气药性多壅滞，易致中满，湿盛中满者忌用。

4. 补阳药性多温燥，易助火伤阴，阴虚火旺者不宜使用。

5. 补血药多滋腻黏滞，妨碍运化，凡湿滞脾胃、脘腹胀满、食少便溏者慎用。

6. 补阴药多甘寒滋腻，凡脾胃虚弱、痰湿内阻、腹满便溏者不宜用。

7. 补虚药使用时应注意顾护脾胃，适当配伍健脾消食药，以促进运化，使补虚药能充分发挥作用。

8. 补虚药若需久服，宜作蜜丸、煎膏（膏滋）、片剂、口服液、颗粒剂或酒剂等，以便保存和服用；若作汤剂，宜文火久煎，使药味尽出。

9. 个别挽救虚脱的补虚药，宜制成注射剂，以备急用。

［常考考点］补虚药的功效、分类、配伍及注意事项。

细目二 补气药

【考点突破攻略】

1. 人参

【性能】甘、微苦，微温。归肺、脾、心、肾经。

【功效】大补元气，复脉固脱，补脾益肺，生津养血，安神益智。

【应用】

（1）元气欲脱，脉微欲绝。本品为拯危救脱的要药。适用于因大汗、大泻、大失血，或大病、久病所致元气虚极欲脱，脉微欲绝的危重证候。可单用本品大量浓煎服，如独参汤。若见四肢逆冷、阳气衰微者，可配附子以益气回阳，如参附汤。若汗多口渴、气阴两伤者，可配麦冬、五味子以益气敛阴，即生脉散。

（2）脾虚食少，肺虚喘咳，阳痿宫冷。本品为补肺的要药，也为补脾要药。用于肺气虚弱的短气喘促、懒言声微、脉虚自汗等，常与黄芪、五味子等同用；用于脾气不足的倦怠乏力、食少便溏等，常配伍白术、茯苓、甘草，如四君子汤等。补益肾气，不仅用于肾不纳气的短气虚喘，还可用于肾虚阳痿、宫冷。

（3）热病气虚津伤口渴及消渴证。本品既能补气，又能生津。热病气津两伤者，常配伍石膏、知母等；消渴常配伍天花粉、生地黄等。

（4）气血亏虚，久病虚羸。本品能益气，使气盛自能生血，故有气血双补作用，治气血双虚，久病虚羸者。

（5）惊悸失眠。本品入心经，补心气，益心智，用于失眠惊悸、健忘，常配远志、龙眼等。

此外，与解表药、攻下药等祛邪药配伍，有扶正祛邪之效。

【用法用量】煎服，3～9g；挽救虚脱可用15～30g。宜文火另煎，分次兑服。野山参研末吞服，每次2g，日服2次。

【使用注意】不宜与藜芦、五灵脂同用。

【鉴别用药】

生晒参与红参

中药名称	相同点	不同点
生晒参	二药均味甘微苦，归脾、肺、心经，具大补元气、复脉固脱、补脾益肺、生津止渴、安神增智之功，用于气虚欲脱、肢冷、脉微、脾虚食少、肺虚喘咳、津伤口渴、消渴、惊悸健忘、气虚血少等	生晒参味甘性平，偏重于补气生津、安神，适用于气阴不足之肺虚喘咳、津伤口渴、内热消渴
红参		红参性温，偏于补阳，多用于元气衰弱，兼阳气虚，脉微肢冷，阳痿宫冷者

［常考考点］生晒参与红参的鉴别。

【配伍意义】

（1）人参配附子：人参甘温，能大补元气、复脉固脱。附子辛甘大热，长于回阳救逆、补火助阳。两者合用，补气固脱与回阳救逆并举，适用于四肢厥逆、冷汗淋漓、脉微欲绝之阳气暴脱证。

（2）人参配麦冬、五味子：人参甘温，益元气，补肺气，生津液；麦冬甘寒，养阴，润肺，生津；五味子酸温，敛肺止汗，生津止渴。三药合用，一补一润一敛，益气养阴，生津止渴，敛阴止汗，使气复津生、汗止阴存、气充脉复。适用于气阴两虚或气虚亡阴证。

【药理】人参有增强免疫作用，有促进食欲和蛋白质合成、性激素作用及促进造血，降血糖，提高记忆，延缓衰老，抗骨质疏松、抗肿瘤作用。

［常考考点］人参配附子和人参配麦冬、五味子的意义。

2. 西洋参

【功效】补气养阴，清热生津。

【主治病证】气虚阴亏，虚热烦倦，咳喘痰血；内热消渴，口燥咽干。

【用法用量】另煎兑服，3～6g。

【使用注意】据《药典》记载，不宜与藜芦同用。

3. 党参

【性能】甘，平。归脾、肺经。

【功效】健脾益肺，养血生津。

【应用】

（1）脾肺气虚证，食少倦怠，咳嗽虚喘。主归脾肺二经，以补脾肺气为主要作用。用于中气不足之体虚倦怠、食少倦怠等，常与黄芪、白术等同用；用于肺气亏虚的咳嗽虚喘等，可与蛤蚧、五味子等同用。

（2）气血不足，面色萎黄，心悸气短。本品补气生血，常配伍黄芪、当归、白术等。

（3）津伤口渴，内热消渴。本品有补气生津的作用。症见气短口渴及内热消渴，常配伍麦冬、五味子等生津药。

此外，可与解表药或攻里药同用，用于气虚外感及正虚邪实之证，以扶正祛邪。

【使用注意】据《药典》记载，不宜与藜芦同用。

【鉴别用药】

人参与党参

中药名称	相同点	不同点
人参	二药均能补脾气、补肺气、益气生津、益气生血和扶正祛邪，治肺脾气虚证、气津两伤证，以及正虚邪实病证	人参补气力强，可大补元气，治气虚欲脱的危重病证；还能安神益智、益气壮阳，可治气血不足之心神不安及阳痿等
党参		党参补气力弱，但能补气生血，可治血虚证等

［常考考点］人参与党参的鉴别。

4. 太子参

【功效】益气健脾，生津润肺。

【主治病证】脾虚体倦，食欲不振，病后虚弱，气阴不足，自汗口渴，肺燥干咳。

5. 黄芪

【性能】甘，微温。归脾、肺经。

【功效】补气升阳，固表止汗，利水消肿，托疮生肌。

【应用】

（1）脾虚气陷证。本品甘温，为补中益气要药。气虚乏力，食少便溏，可配白术、党参等；中气下陷，久泻脱肛，便血崩漏，常配人参、升麻、柴胡等，如补中益气汤；气虚水肿，常配茯苓、白术，健脾利水。

（2）肺气虚证。入肺又能补益肺气。肺虚喘咳，常与紫菀、五味子同用。

（3）气虚自汗。表虚自汗常与白术、防风同用，如玉屏风散。

（4）内热消渴，血虚萎黄。本品生津养血，内热消渴，常配天花粉、葛根。血虚萎黄，常配当归。

（5）半身不遂，痹痛麻木。本品可行滞通痹，常配当归、桂枝等同用。

（6）气血亏虚，疮疡难溃难腐，或溃久不敛。疮疡难溃难腐者，配穿山甲、皂角刺等排脓药；溃久难敛者配人参、当归、肉桂等，如十全大补汤。

【用法用量】煎服，9～30g。蜜炙可增强其补中益气作用。

【鉴别用药】

人参与黄芪

中药名称	相同点	不同点
人参	二药可补气、生津、生血，同用可增强补气之效	人参大补元气，复脉固脱，补心、脾、肺气，安神增智，为治内伤气虚第一要药
黄芪		黄芪主补脾肺气，并有补气升阳、益卫固表、托毒生肌、利尿消肿等作用，可治气虚所致的多种病证

生黄芪与炙黄芪

中药名称	相同点	不同点
生黄芪	属于同一中药，唯炮制方法不同，功效大致相近	生黄芪偏于走表，托疮，利水，多用于自汗、疮疡后期、水肿
炙黄芪		炙黄芪偏于走里，补中益气升阳，多用于脾胃虚弱，气血不足，中气下陷

［常考考点］人参与黄芪、生黄芪与炙黄芪的鉴别。

【配伍意义】

（1）黄芪配茯苓：黄芪甘温，长于补气升阳、健脾利水消肿；茯苓甘淡，具有健脾利水渗湿之功。二药配用，使健脾益气、利水消肿之力增强。适用于脾胃气虚之食少、体倦、便溏，脾虚所致的水肿、白浊、白带增多者。

（2）黄芪配柴胡、升麻：三者均能升阳，但黄芪补中益气，升阳举陷，通达内外；升麻入肺、脾、胃三经而升阳；柴胡引少阳清气上行。三药配伍，补泻共施，升清阳而降阴火，顺应脏腑升降之势。适用于中气下陷所致的久痢、脱肛、子宫脱垂。

【药理】黄芪有提高免疫功能，促进胃肠运动，利尿和抗肾损伤，促进造血，延缓衰老，抗肝损伤、降血糖，降血脂，降血压作用。

［常考考点］黄芪配茯苓及黄芪配柴胡、升麻的意义。

6. 白术

【性能】甘、苦，温。归脾、胃经。

【功效】健脾益气，燥湿利水，止汗，安胎。

【应用】

（1）脾气虚证。本品为补气健脾要药，被前人誉为“脾脏补气健脾第一要药”。脾虚食少，胀满泄泻等证，常与人参、茯苓等同用，如四君子汤；脾虚水停而为痰饮眩晕，常配桂枝、茯苓等，如苓桂术甘汤；治水肿、小便不利，常配茯苓、泽泻等，如四苓汤。

（2）气虚自汗。善治脾虚气弱，卫气不固，表虚自汗。用于脾虚气弱，肌表不固而汗多，常配黄芪、防风等，如玉屏风散。

（3）脾虚胎动不安。常与砂仁同用。

【用法用量】煎服，6～12g。炒用可增强补气健脾止泻作用。

【使用注意】本品性偏温燥，热病伤津及阴虚燥渴者不宜。

【鉴别用药】

黄芪与白术

中药名称	相同点	不同点
白术	均能补气、利水、止汗，治脾肺气虚证、气虚汗出、水肿证	白术主补脾气，补中气，长于治疗脾虚失运、水湿内停诸证；还能补气安胎
黄芪		黄芪补脾肺之气，补中气而升阳，长于治疗中气不足、气虚下陷诸证。黄芪补气固表之力强于白术，还能生津养血、行滞通痹、托毒排脓、敛疮生肌

白术与苍术

中药名称	相同点	不同点
白术	二药均能健脾燥湿，可治脾失健运，湿浊中阻证	白术补气健脾，固表止汗，益气安胎，治气虚自汗、气虚胎动不安等
苍术		苍术燥湿力强，无补益作用，尤宜于湿盛不虚者；还能祛风湿、发汗解表、明目，治风湿痹痛、外感风寒湿表证，以及夜盲症等

［常考考点］黄芪与白术、白术与苍术的鉴别。

7. 山药

【功效】补脾养胃，生津益肺，补肾涩精。

【主治病证】脾虚食少，便溏；肺虚喘咳；肾虚遗精，带下，尿频；虚热消渴。

【鉴别用药】

白术与山药

中药名称	相同点	不同点
白术	均味甘，归脾经，功效补益脾胃	白术味苦性温，可燥湿利水、止汗、安胎
山药		山药可生津益肺、补肾涩精

8. 白扁豆

【功效】健脾化湿，和中消暑，解毒。

9. 甘草

【性能】甘，平。归心、肺、脾、胃经。

【功效】补脾益气，祛痰止咳，缓急止痛，清热解毒，调和诸药。

【应用】

（1）脾胃虚弱，倦怠乏力。本品入中焦，有补益脾气的作用。配党参、白术等同用，如四君子汤。

（2）心悸气短。有补益心气、益气复脉之功，常配伍人参、阿胶、桂枝等，如炙甘草汤。

（3）咳嗽痰多。本品能止咳，兼能祛痰。可因寒热虚实不同，分别配伍用药。

（4）脘腹、四肢挛急疼痛。常配伍桂枝、白芍、饴糖等，如小建中汤。

（5）热毒疮疡，咽喉肿痛，药食中毒。本品长于解毒。治疗咽喉肿痛可配伍桔梗，如桔梗汤；治疗痈肿疮毒，可配伍金银花、蒲公英。

（6）缓解药物毒性、烈性。用于药性峻猛的方剂中，能缓和烈性或减轻毒副作用，又可调和脾胃。

【用法用量】煎服，2～10g。生用性偏微寒，可清热解毒；蜜炙药性偏微温，并可增强补益心脾之气和润肺止咳作用。

【使用注意】不宜与京大戟、芫花、甘遂、海藻同用。本品有助湿壅气之弊，湿盛胀满、水肿者不宜用。大剂量久服可致水钠潴留，引起浮肿。

【配伍意义】白芍配甘草：白芍酸寒，养血敛阴，柔肝止痛；甘草甘平，健脾益气，缓急止痛。两药伍用，有酸甘化阴、柔肝止痛之功。适用于肝脾不和，筋脉失濡所致的脘腹、四肢挛急作痛。

［常考考点］白芍配甘草的意义。

10. 大枣

【功效】补中益气，养血安神。

11. 蜂蜜

【功效】补中，润燥，止痛，解毒；外用生肌敛疮。

【知识纵横比较】

补气药的功效比较及常考考点

中药名称	相似功效	不同功效	常考考点
人参	大补元气，补脾益肺	复脉固脱，生津养血，安神增智	拯危救脱的要药，不宜与藜芦、五灵脂同用
西洋参	补气养阴	清热生津	另煎兑服；不宜与藜芦同用
党参	补脾益肺	养血，生津	不宜与藜芦同用
太子参	补气健脾	生津润肺	
黄芪	补气健脾	升阳，固表止汗，利水消肿，托疮生肌	补中益气要药
白术	健脾益气	燥湿利水，止汗，安胎	脾脏补气健脾第一要药

续表

中药名称	相似功效	不同功效	常考考点
山药	补脾益胃	生津益肺，补肾涩精	补益肺、脾、肾三脏之气阴
白扁豆	健脾	化湿，和中消暑，解毒	
甘草	补脾益气	祛痰止咳，缓急止痛，清热解毒，调和诸药	
大枣	补中益气	养血安神	
蜂蜜	补中	润燥，止痛，解毒；外用生肌敛疮	

［常考考点］人参、党参、黄芪、白术、甘草的性能、功效、应用。西洋参、太子参、山药的功效、主治病证。

细目三　补阳药

【考点突破攻略】

1. 鹿茸

【性能】甘、咸，温。归肾、肝经。

【功效】壮肾阳，益精血，强筋骨，调冲任，托疮毒。

【应用】

（1）肾阳不足，精血亏虚，阳痿早泄，宫寒不孕，眩晕，耳鸣耳聋。本品为温肾壮阳、补督脉、益精血的要药。阳痿早泄、宫寒不孕、尿频不禁、头晕耳鸣、腰膝酸痛、肢冷神疲等证，可单服，亦可配伍人参、巴戟天等为丸服。

（2）腰脊冷痛，筋骨痿软。常配伍山茱萸、熟地黄等，如加味地黄丸。

（3）冲任虚寒，崩漏带下。崩漏不止与当归、阿胶、蒲黄等同用，带下清稀，可与狗脊、山药等同用。

（4）阴疽不敛。本品补阳气、益精血而达到温补内托的目的，可与黄芪、当归、肉桂等药配伍应用，如阳和汤。

【用法用量】1～2g，研末吞服，或入丸、散。

【使用注意】服用本品宜从小量开始，缓缓增加，不可骤用大量，以免阳升风动，头晕目赤，或伤阴动血。凡发热者均当忌服。

2. 紫河车

【功效】温肾补精，益气养血。

【主治病证】虚劳羸瘦，阳痿遗精，不孕少乳，久咳虚喘，骨蒸劳嗽，面色萎黄，食少气短。

3. 淫羊藿

【性能】辛、甘，温。归肾、肝经。

【功效】补肾阳，强筋骨，祛风湿。

【应用】

（1）肾阳虚衰，阳痿遗精，筋骨痿软。本品长于补肾壮阳。可单味浸酒服，也可配入复方。配伍肉苁蓉、巴戟天、杜仲等同用，如填精补髓丹。

（2）风湿痹痛，麻木拘挛。肝肾不足之筋骨痹痛、风湿拘挛麻木等证，可与威灵仙、川芎、肉桂等同用，如仙灵脾散。

4. 巴戟天

【功效】补肾阳，强筋骨，祛风湿。

【主治病证】阳痿遗精，宫冷不孕，月经不调；少腹冷痛，风湿痹痛，筋骨痿软。

【鉴别用药】

淫羊藿与巴戟天

中药名称	相同点	不同点
淫羊藿	均能补肾阳，强筋骨，祛风湿，均可用治肾阳虚之阳痿、遗精及肝肾不足之筋骨痿软、风湿久痹等证	淫羊藿药性燥散，补肾阳之力较强，尤宜于肾阳虚衰之精少不育
巴戟天		巴戟天其性温润不燥，补阳、祛风湿之力不及淫羊藿，多用于肾阳亏虚、精血不足之月经不调、宫冷不孕

［常考考点］淫羊藿与巴戟天的鉴别。

5. 仙茅

【功效】补肾阳，强筋骨，祛寒湿。

6. 杜仲

【性能】甘，温。归肝、肾经。

【功效】补肝肾，强筋骨，安胎。

【应用】

（1）肝肾不足，腰膝酸痛，筋骨无力，头晕目眩。本品善治肾虚腰痛。常与补骨脂、胡桃肉同用，治疗肾虚腰痛或足膝痿弱，如青娥丸；治疗风湿日久，腰膝冷痛，如独活寄生汤；与当归、川芎、芍药同用，治疗肝肾不足，头晕目眩。

（2）肝肾亏虚，妊娠漏血，胎动不安。单用本品研末，枣肉为丸服；治胎动不安，腹痛如坠，可配伍续断、山药等。

【鉴别用药】

杜仲与桑寄生

中药名称	相同点	不同点
杜仲	二药均具补肝肾、强筋骨、安胎的功效，用治肾虚腰痛或足膝痿弱，肝肾亏虚之胎动不安	杜仲又可温补肾阳，常用治肾虚阳痿，精冷不固，小便频数，风湿腰痛冷重
桑寄生		桑寄生善祛风湿，常用治痹证日久，伤及肝肾，腰膝酸软，筋骨无力者

［常考考点］杜仲与桑寄生的鉴别。

7. 续断

【性能】苦、辛，微温。归肝、肾经。

【功效】补肝肾，强筋骨，续折伤，止崩漏。

【应用】

（1）腰膝酸软，风湿痹痛。治疗肝肾不足之风湿痹痛，如续断丸或续断丹。

（2）肝肾亏虚，崩漏，胎漏，胎动不安。可与续断、桑寄生、菟丝子、阿胶等同用，如寿胎丸。

（3）跌仆损伤，筋伤骨折。善活血祛瘀，又能壮骨强筋，而有续伤接骨、疗伤止痛之能。治跌仆损伤、骨折、金疮，可配伍骨碎补、自然铜、土鳖虫等。

【鉴别用药】

杜仲与续断

中药名称	相同点	不同点
杜仲	二药均归肝、肾经，药性偏温，补肝肾，强筋骨，安胎，治肾虚腰痛脚弱、筋骨无力、胎动不安常相须为用	杜仲补益作用较好，且可安胎，故肾虚腰酸、胎动不安常用
续断		续断补肝肾、强腰膝、安胎作用不及杜仲，但能行血通脉、续折伤，为补而不滞之品，又为妇科崩漏、伤科跌打损伤所常用

［常考考点］杜仲与续断的鉴别。

8. 肉苁蓉

【功效】补肾阳，益精血，润肠通便。

9. 补骨脂

【功效】补肾助阳，纳气平喘，温脾止泻；外用消风祛斑。

【主治病证】肾阳不足，阳痿遗精，遗尿尿频，腰膝冷痛；脾肾阳虚，虚喘，五更泄泻；外用治白癜风、斑秃。

10. 益智

【功效】暖肾固精缩尿，温脾止泻摄唾。

11. 菟丝子

【性能】辛、甘，平。归肾、肝、脾经。

【功效】补益肝肾，固精缩尿，安胎，明目，止泻；外用消风祛斑。

【应用】

（1）肝肾不足，腰膝酸软，阳痿遗精，遗尿尿频。本品辛甘平，为平补阴阳之品。治腰膝酸痛，可与杜仲等份，山药糊丸服；治阳痿遗精，可配伍枸杞子、覆盆子、五味子等；治遗尿尿频，可配伍鹿茸、桑螵蛸、五味子等；治遗精、白浊或尿有余沥，可配伍茯苓、石莲子。

（2）肾虚胎漏，胎动不安。治肝肾不足，胎元不固之胎动不安、滑胎，可配伍续断、桑寄生、阿胶等安胎，如寿胎丸。

（3）肝肾不足，目暗耳鸣。常配熟地黄、菟丝子等，如驻景丸。

（4）脾肾虚泻。入脾经，能温补脾肾，疗虚寒泄泻，常配人参、白术、补骨脂等同用。

本品外用治白癜风。

12. 沙苑子

【功效】补肾助阳，固精缩尿，养肝明目。

13. 蛤蚧

【功效】补肺益肾，纳气定喘，助阳益精。

【用法用量】入丸散或酒剂，3～6g。

【配伍意义】人参配蛤蚧：人参大补元气、益肺气，长于补气；蛤蚧补肾纳气、平喘，长于摄纳。二药配伍，肺肾之气双补，肾气纳，肺气降，共奏益气补肾定喘之功。适用于肺肾两虚之喘咳。

14. 冬虫夏草

【功效】补肾益肺，止血化痰。

【主治病证】肾虚精亏，阳痿遗精，腰膝酸痛；久咳虚喘，劳嗽痰血。

【用法用量】煎服，3～9g；也可入丸、散。

15. 锁阳

【功效】补肾阳，益精血，润肠通便。

【知识纵横比较】

补阳药的功效比较和常考考点

中药名称	相似功效	不同功效	常考考点
鹿茸	壮肾阳	益精血，强筋骨，调冲任，托疮毒	
紫河车	补肾益精	益气养血	
淫羊藿	补肾阳	强筋骨，祛风湿	
巴戟天	补肾阳	强筋骨，祛风湿	
仙茅	温肾阳	强筋骨，祛寒湿	
杜仲	补肝肾	强筋骨，安胎	治腰痛之要药
续断	补肝肾	强筋骨，续折伤，止崩漏	
肉苁蓉	补肾阳	益精血，润肠通便	
补骨脂	补肾壮阳	纳气平喘，温脾止泻；外用消风祛斑	
益智		暖肾固精缩尿，温脾开胃摄唾	
菟丝子	补益肝肾	固精缩尿，安胎，明目，止泻；外用消风祛斑	
沙苑子	补肾助阳	固精缩尿，养肝明目	
蛤蚧	补肺益肾	纳气平喘，助阳益精	
冬虫夏草	补肾益肺	止血化痰	
锁阳	补肾阳	益精血，润肠通便	

［常考考点］鹿茸、淫羊藿、杜仲、续断、菟丝子的性能、功效、应用。紫河车、巴戟天、补骨脂、冬虫夏草的功效、主治病证。

细目四　补血药

【考点突破攻略】

1. 当归

【性能】甘、辛，温。归肝、心、脾经。

【功效】补血活血，调经止痛，润肠通便。

【应用】

（1）血虚萎黄，眩晕心悸。本品为补血圣药，常与黄芪等补气药同用，如当归补血汤等。治血虚心失所养之心悸失眠，可与酸枣仁、柏子仁、远志等配伍，如天王补心丹。治血虚肝失所养之眩晕、耳鸣，配熟地黄、白芍、酸枣仁等，如补肝汤。

（2）月经不调，经闭，痛经。本品既能补血、活血，又能调经，为妇科补血调经的要药。

（3）虚寒腹痛，跌打损伤，痈疽疮疡，风湿痹痛。本品辛行温通，为活血行气之要药。既能补血活血，又能散寒止痛，可随证配伍应用。

（4）血虚肠燥便秘。本品养血润肠通便，常配火麻仁、肉苁蓉等同用。

【用法】煎服，6～12g。一般生用，为加强活血效果则酒炒用。

【使用注意】湿盛中满、大便泄泻者忌服。

【配伍意义】当归配黄芪：当归养心肝之血，以补血和营；黄芪补脾肺之气，以益生血之源。两药配伍，可增强益气生血的作用。适用于血虚面色萎黄、心悸眩晕、劳倦内伤、肌热面赤、烦渴、脉虚大乏力及疮疡、血虚发热、诸气血不足等。

【药理】当归有改善冠脉循环，抗血栓，刺激骨髓造血，增强免疫力，抗肿瘤、抗辐射、平喘的作用。

［常考考点］当归配黄芪的意义。

2. 熟地黄

【性能】甘，微温。归肝、肾经。

【功效】补血滋阴，益精填髓。

【应用】

（1）血虚诸证。本品为养血补虚之要药，用于血虚萎黄、心悸怔忡、月经不调、崩漏下血等证，常与当归、白芍同用，如四物汤。治气血两虚证常与人参、当归、白芍等同用以气血双补，如八珍汤。

（2）肝肾阴虚诸证。本品为补肾阴之要药，用于肝肾阴不足之腰膝酸软、盗汗、遗精、耳鸣耳聋、内热消渴等，常与山萸肉、山药等同用，如六味地黄丸；虚火上炎，骨蒸潮热，颧红盗汗，耳鸣，常与知母、黄柏、山茱萸等同用，如知柏地黄丸。

（3）精血不足证。补血益精填髓，治肝肾不足，精血亏虚之眩晕耳鸣、须发早白，筋骨痿软。

【使用注意】本品性质黏腻，较生地黄更甚，有碍消化，凡气滞痰多、脘腹胀痛、食少便溏者忌服。重用久服宜与陈皮、砂仁等同用，以免黏腻碍胃。

【鉴别用药】

当归与熟地黄

中药名称	相同点	不同点
当归	二药均能补血，常相须为用，治血虚诸证	当归补血行血，调经止痛，为妇科调经要药，治血虚、血寒诸证及风湿痹痛、痈疽疮疡；还能润肠通便，治血虚肠燥便秘
熟地黄		熟地黄功专补血滋阴，益精填髓，为补益肝肾精血要药，可治肝肾精血亏虚诸证

生地黄与熟地黄

中药名称	相同点	不同点
生地黄	二药均能滋阴，可用治阴虚证	生地黄性寒，清热凉血，养阴生津，长于治疗热入营血、热病伤阴、阴虚发热诸证，滋阴力不及熟地黄
熟地黄		熟地黄性温，功专补血滋阴，益精髓，长于治疗血虚证及肝肾亏虚诸证

［常考考点］当归与熟地黄、生地黄与熟地黄的鉴别。

3. 白芍

【性能】苦、酸，微寒。归肝、脾经。

【功效】养血调经，敛阴止汗，柔肝止痛，平抑肝阳。

【应用】

（1）血虚萎黄，月经不调，崩漏下血。常与当归、熟地黄、川芎同用，如四物汤。

（2）自汗，盗汗。本品敛阴止汗，配桂枝可调和营卫，治外感风寒，营卫不和之汗出恶风；气虚自汗，配黄芪、白术等补气固表；治阴虚盗汗，可与龙骨、牡蛎、浮小麦同用。

（3）肝脾不和，胸胁脘腹疼痛，四肢挛急疼痛。本品养血敛阴，柔肝缓急止痛，常用治血虚肝郁胁肋疼痛、肝脾失和之脘腹挛急疼痛、四肢拘挛作痛，如芍药甘草汤；还可治肝郁脾虚之泄泻腹痛、下痢腹痛等，如痛泻要方。

（4）肝阳上亢，头痛眩晕。本品养血敛阴，平抑肝阳，常与生地黄、牛膝等同用，如建瓴汤。

【使用注意】阳衰虚寒之证不宜用。反藜芦。

【鉴别用药】

白芍与赤芍

中药名称	相同点	不同点
白芍	二药同出一物而性微寒，皆能止痛，可治疼痛病证	白芍，“白补、白收”，长于养血调经，敛阴止汗，平抑肝阳，主治血虚阴亏，肝阳偏亢诸证。 止痛方面，白芍长于养血柔肝，缓急止痛，主治肝阴不足，血虚肝旺，肝气不舒所致的胁肋疼痛、脘腹四肢拘挛疼痛
赤芍		赤芍，“赤泻、赤散”，长于清热凉血，活血散瘀，清泻肝火，主治血热、血瘀、肝火所致诸证。 止痛方面，赤芍长于活血祛瘀止痛，主治血滞诸痛证，因能清热凉血，故血热瘀滞者尤为适宜

［常考考点］白芍与赤芍的鉴别。

4. 阿胶

【性能】甘，平。归肺、肝、肾经。

【功效】补血，滋阴，润燥，止血。

【应用】

（1）血虚萎黄，眩晕，心悸，肌痿无力。本品为血肉有情之品，甘平质润，为补血要药。尤善治出血而致血虚者，常与熟地黄、当归、芍药等同用，如阿胶四物汤。

（2）热病伤阴，心烦失眠，阴虚风动，手足瘛疭。用于阴虚心烦、失眠等证，可配伍黄连、白芍、鸡子黄，如黄连阿胶汤。治虚风内动，可配龟甲、鳖甲等，如大、小定风珠等。

（3）肺燥咳嗽。治燥热伤肺，干咳无痰、气喘、心烦口渴、鼻燥咽干等，可配伍杏仁、桑叶、麦冬，如清燥救肺汤。

（4）劳嗽咯血，吐血尿血，便血崩漏，妊娠胎漏。本品为止血要药，对出血而兼见阴虚、血虚证者，尤为适宜。治吐血不止，配蒲黄、生地黄；治吐血、衄血、便血、血崩，可与灶心土、生地黄、白术等同用。

【用法】3～9g，入汤剂宜烊化兑服。

【使用注意】本品黏腻，有碍消化，故脾胃虚弱者慎用。

5. 何首乌

【性能】苦、甘、涩，微温。归肝、肾经。

【功效】制用：补肝肾，益精血，乌须发，强筋骨，化浊降脂。生用：解毒，消痈，截疟，润肠通便。

【应用】

（1）精血亏虚，头晕眼花，须发早白，腰膝酸软。制首乌补肝肾、益精血，兼能收敛，不寒、不燥、不腻，为滋补良药，常与当归、枸杞子、菟丝子等同用，如七宝美髯丹。

（2）疮痈，风疹瘙痒，瘰疬，久疟，肠燥便秘。生首乌有截疟、解毒、润肠通便之效。

（3）久疟体虚。多用生品，与人参、当归等配伍，如何人饮。

此外，制首乌能降浊降脂，可用治高脂血症。

【鉴别用药】

生首乌与制首乌

中药名称	相同点	不同点
生首乌	二药性能相同，但功用相异	生首乌解毒、消痈、截疟、润肠通便，用于疮痈、风疹、瘰疬、久疟、肠燥便秘
制首乌		制首乌补肝肾、益精血、乌须发，强筋骨、化浊降脂，用于血虚萎黄、眩晕耳鸣、须发早白、腰膝酸软、肢体麻木、崩漏带下、高脂血症

［常考考点］生首乌与制首乌的鉴别。

6. 龙眼肉

【功效】补益心脾，养血安神。

【主治病证】气血不足之心悸怔忡、失眠健忘，血虚萎黄。

【知识纵横比较】

补血药的功效比较和常考考点

中药名称	相似功效	不同功效	常考考点
当归	补血	活血，调经止痛，润肠通便	补血之圣药；为妇科补血调经之要药
熟地黄	补血	滋阴，益精填髓	养血补虚之要药；补肾阴之要药
白芍	养血	调经，敛阴止汗，柔肝止痛，平抑肝阳	反藜芦；与赤芍鉴别
阿胶	补血	滋阴，润燥，止血	宜烊化
何首乌	制：益精血	补肝肾，乌须发，强筋骨，化浊降脂	
	生	解毒，消痈，截疟，润肠通便	
龙眼肉	养血	补益心脾，安神	

［常考考点］当归、熟地黄、白芍、阿胶、何首乌的性能、功效、应用。龙眼肉的功效、主治病证。

细目五　补阴药

【考点突破攻略】

1. 北沙参

【性能】甘、微苦，微寒。归肺、胃经。

【功效】养阴清肺，益胃生津。

【应用】

（1）肺热燥咳，劳嗽痰血。本品补肺阴，兼能清肺热。用于肺热阴虚引起的燥咳或劳嗽咯血。治燥热伤阴，干咳少痰、咽干口渴，可配伍麦冬、玉竹、桑叶等；痰血者，还可配伍知母、贝母、鳖甲等。

（2）胃阴不足，热病津伤，咽干口渴。本品补胃阴，兼能清胃热，用于胃阴虚有热之口干多饮、饥不欲食、大便干结、舌苔光剥或舌红少津，常与石斛、玉竹、乌梅等同用。

【使用注意】《本草从新》谓北沙参“反藜芦”;《中华人民共和国药典》（2015年版）亦认为北沙参“不宜与藜芦同用”。

2. 南沙参

【功效】养阴清肺，益胃生津，化痰，益气。

【使用注意】反藜芦。

【鉴别用药】

南沙参与北沙参

中药名称	相同点	不同点
南沙参	均具有清肺养阴、益胃生津的作用，可用于肺热阴虚引起的燥咳或劳嗽咯血，及热病伤津，舌干口渴、食欲不振	南沙参兼有化痰及益气作用
北沙参		北沙参的养阴、清热、生津之力优于南沙参

［常考考点］南沙参与北沙参的鉴别。

3. 百合

【功效】养阴润肺，清心安神。

【主治病证】阴虚燥咳，劳嗽咯血；阴虚有热之虚烦惊悸、失眠多梦、精神恍惚及百合病心肺阴虚内热证。

4. 麦冬

【性能】甘、微苦，微寒。归心、肺、胃经。

【功效】养阴生津，润肺清心。

【应用】

（1）津伤口渴，内热消渴，肠燥便秘。本品长于滋养胃阴，生津止渴，兼清胃热。用于胃阴不足，舌干口渴，常配伍沙参、生地黄、玉竹等；治消渴，配天花粉、乌梅等；治肠燥便秘，常与生地黄、玄参配伍，如增液汤。

（2）肺燥干咳，阴虚劳嗽，喉痹咽痛。本品善养肺阴，清肺热，可配伍桑叶、阿胶、生石膏等，如清燥救肺汤。

（3）心烦失眠。本品养心阴，清心热，略具除烦安神作用。治邪热入心，身热烦躁，配伍生地黄、玄参、黄连等，如清营汤；治阴虚有热，心烦失眠，配伍酸枣仁、生地黄等，如天王补心丹。

5. 天冬

【功效】养阴润燥，清肺生津。

【主治病证】肺燥干咳，顿咳痰黏，腰膝酸痛，骨蒸潮热，内热消渴，热病津伤，咽干、口渴，肠燥便秘。

【鉴别用药】

麦冬与天冬

中药名称	相同点	不同点
天冬	二药均可清热滋阴生津，养肺阴，润肠通便，治燥咳痰黏、劳嗽咯血、内热消渴及阴亏肠燥便秘，常相须为用	天冬甘苦，性寒，归肺、肾经，清火润燥之功强于麦冬，滋肾阴而降虚火，作用部位偏下（肾）
麦冬		麦冬甘微苦，微寒，归心、肺、胃经，滋阴润燥清热力弱于天冬，滋腻性较小为其特长；且能养胃生津、清心除烦，治胃阴不足之舌干口渴、阴虚火旺之心烦不寐及心神不安等证。凡心肺胃阴伤有火之证皆用之，作用部位偏上（心肺）

［常考考点］麦冬与天冬的鉴别。

6. 石斛

【功效】益胃生津，滋阴清热。

【主治病证】热病津伤，口干烦渴，胃阴不足，食少干呕，病后虚热不退，阴虚火旺，骨蒸劳热，目暗不明，筋骨痿软。

7. 玉竹

【功效】养阴润燥，生津止渴。

【主治病证】肺胃阴伤，燥热咳嗽，咽干口渴，内热消渴。

8. 黄精

【功效】补气养阴，健脾，润肺，益肾。

9. 枸杞子

【功效】滋补肝肾，益精明目。

【主治病证】虚劳精血亏虚，腰膝酸痛，眩晕耳鸣，阳痿遗精，内热消渴，血虚萎黄，目昏不明。

10. 墨旱莲

【功效】滋补肝肾，凉血止血。

11. 女贞子

【功效】滋补肝肾，明目乌发。

【主治病证】肝肾阴虚，眩晕耳鸣，腰膝酸软，须发早白，目暗不明，内热消渴，骨蒸潮热。

【用法】煎服。黄酒拌后蒸，可增强滋补肝肾作用，且可减滑肠之弊。

【配伍意义】女贞子配墨旱莲：女贞子甘苦凉，墨旱莲甘酸寒，均能滋补肝肾。相须配伍，可增强滋补肝肾的作用。适用于肝肾阴虚所致的头晕目眩、视物昏花。

［常考考点］女贞子配墨旱莲的意义。

12. 龟甲

【性能】咸、甘，微寒。归肾、肝、心经。

【功效】滋阴潜阳，益肾强骨，养血补心，固经止崩。

【应用】

（1）阴虚潮热，骨蒸盗汗，头晕目眩，虚风内动。本品长于滋补肾阴，兼能滋养肝阴。用于阴虚阳亢之头目眩晕，常与天冬、白芍、牡蛎等同用，如镇肝熄风汤；治疗阴虚内热、骨蒸潮热、盗汗遗精等，配熟地黄、知母、黄柏等，如大补阴丸；阴虚风动，配伍鳖甲、阿胶、生地黄等，如大定风珠。

（2）肾虚筋骨痿弱。常配熟地黄、锁阳、虎骨（用代用品）等同用，如虎潜丸。

（3）阴虚血亏之惊悸、失眠、健忘。本品入心肾，又可养血补心，安神定志。用于心血虚之惊悸、失眠、健忘，常与龙骨、远志等配伍，如孔圣枕中丹。

（4）崩漏经多。本品还能止血。可用于阴虚血热，冲任不固之崩漏、月经过多。

【用法】煎服，9～24g，宜先煎。本品经砂炒醋淬后，更容易煎出有效成分，并除去腥气，便于制剂。

【使用注意】脾胃虚寒或内有寒湿者慎用，古人有认为“去瘀血”“主难产”故孕妇忌用。

13. 鳖甲

【性能】咸，寒。归肝、肾经。

【功效】滋阴潜阳，退热除蒸，软坚散结。

【应用】

（1）阴虚发热，骨蒸劳热，阴虚阳亢，头晕目眩，虚风内动，手足瘛疭。本品长于退虚热、除骨蒸，用于热病后期，阴伤虚风内动，脉细数，手指瘛疭，可配伍牡蛎、生地黄、阿胶；用于阴虚阳亢，头晕目眩，可配伍牡蛎、菊花；治骨蒸劳热，可配伍银柴胡、地骨皮、青蒿、知母等。

（2）癥瘕，久疟疟母。本品味咸，还长于软坚散结，可配伍柴胡、土鳖虫、丹皮等。

【用法】煎服，9～24g，宜打碎先煎。本品经砂炒醋淬后，有效成分更容易煎出，并可除去其腥气，易于粉碎，方便制剂。

【使用注意】孕妇及脾胃虚寒者忌用。

【鉴别用药】

龟甲与鳖甲

中药名称	相同点	不同点
龟甲	二药均能滋阴清热、潜阳息风，常相须为用，治疗阴虚发热、阴虚阳亢、阴虚风动等证。入汤剂先煎	龟甲滋阴之力较强，并能益肾健骨、养血补心，治肾虚骨弱、心血不足及阴虚有热的崩漏等证
鳖甲		鳖甲滋补力稍逊，长于清虚热，软坚散结，治疗阴虚发热、癥瘕、疟母等证

［常考考点］龟甲与鳖甲的鉴别。

14. 楮实子

【功效】补肾清肝，明目，利尿。

【知识纵横比较】

补阴药的功效比较和常考考点

中药名称	相同功效	不同功效	常考考点
北沙参	养阴清肺，益胃生津	清养肺胃作用稍强，肺胃阴虚有热之证多用	反藜芦
南沙参		兼有补气化痰作用，适用于肺脾气阴两伤者	反藜芦
百合	养阴润肺，益胃阴	养阴清肺作用较弱，兼祛痰止咳作用，且清心安神	
玉竹		长于养阴润燥，生津止渴；且能养心阴，清心热	养阴而不敛邪，阴虚外感者常用
黄精		既能养阴润肺，又能补气健脾，益肾，能气阴双补，为平补肺脾肾之良药	
麦冬	养阴润燥，清肺生津	滋阴润燥、清热生津较天冬弱，滋腻性小；兼能清心除烦	长于滋胃阴
天冬		滋阴润燥、清火生津力强，滋腻性大；兼滋肾阴，降虚火	
石斛		长于滋胃阴，清胃热，生津止渴；兼滋肾阴，明目，降虚火	
枸杞子	滋肝肾之阴	能益精血，为平补肾精肝血之品，明目作用好	
女贞子		明目乌发，兼清虚热	
墨旱莲		凉血止血	
龟甲	滋阴潜阳，退虚热	滋阴之力较强；又能益肾健骨，固经止血，并能养血补心	打碎先煎
鳖甲		清虚热力量较强，为治阴虚发热的要药；并长于软坚散结	打碎先煎

[常考考点]北沙参、麦冬、龟甲、鳖甲的性能、功效、应用。百合、天冬、石斛、玉竹、枸杞子、女贞子的功效、主治病证。

【例题实战模拟】

A1 型题

1. 治疗气虚欲脱证，宜选用的药物是
   A. 太子参　B. 人参　C. 党参　D. 北沙参　E. 西洋参
2. 治疗气阴两伤证，宜选用的药物是
   A. 人参　B. 党参　C. 西洋参　D. 太子参　E. 玄参
3. 既补气，又补血的药物是
   A. 人参　B. 西洋参　C. 太子参　D. 党参　E. 制首乌
4. 治疗暑湿泄泻，宜选用的药物是
   A. 太子参　B. 山药　C. 白扁豆　D. 黄芪　E. 党参
5. 治疗咽喉红肿疼痛，宜选用
   A. 党参　B. 太子参　C. 白扁豆　D. 山药　E. 甘草
6. 治疗血虚脏躁，较常选用的药物是
   A. 大枣　B. 山药　C. 蜂蜜　D. 白扁豆　E. 党参
7. 既能补血，又能止血的药物是
   A. 当归　B. 三七　C. 小蓟　D. 大蓟　E. 阿胶
8. 不具有安胎功效的药物是
   A. 杜仲　B. 续断　C. 桑寄生　D. 菟丝子　E. 紫河车
9. 量大久服可引起浮肿的药物是
   A. 黄芪　B. 白术　C. 白扁豆　D. 甘草　E. 山药

10. 龟甲、鳖甲共同具有的功效是

A. 养血补心　B. 软坚散结　C. 益肾健骨　D. 滋阴潜阳　E. 清肺化痰

A2 型题

11. 患儿，男，2 岁。面色萎黄，发育不良，形体明显瘦小，行迟，骨软无力，囟门不合。治疗应首选

A. 白芍　B. 玉竹　C. 杜仲　D. 当归　E. 鹿茸

【参考答案】

1. B　2. C　3. D　4. C　5. E　6. A　7. E　8. E　9. D　10. D　11. E

第二十三单元　收涩药

细目一　概述

【考点突破攻略】

要点一　收涩药的功效、主治病证

本类药大多性味酸涩，分别具有固表止汗、敛肺止咳、涩肠止泻、固精缩尿、收敛止血、止带等功效，适用于久病体虚、正气不固、脏腑功能衰退所致的自汗、盗汗、久咳虚喘、久泻、久痢、遗精、滑精、遗尿、尿频、崩带不止等滑脱不禁的病证。

要点二　收涩药的配伍方法

收涩药偏于治病之标，因此临床应用本类药时，需注意以下几点：

（1）须与相应的补益药配伍同用，以标本兼顾。

（2）气虚自汗、阴虚盗汗者，应分别与补气药、滋阴降火药同用。

（3）脾肾阳虚久泻、久痢者，当配伍温补脾肾药。

（4）肾虚遗精、滑精、遗尿、尿频者，当配伍补肾药。

（5）冲任不固，崩漏下血者，当配伍补肝肾、固冲任药。

（6）肺肾虚损，久咳虚喘者，当配伍补肺或双补肺肾、纳气平喘药等。

要点三　收涩药的使用注意事项

本类药物味酸涩收敛，故凡表邪未解，实邪正盛的咳嗽、汗出、泻痢、带下、血热出血，以及郁热未清者，均不宜用，误用有“闭门留寇”之弊。但某些收敛药除收涩作用之外，兼有清湿热、解毒等功效，则又当分别对待。

［常考考点］收涩药的功效、主治、配伍及注意事项。

细目二　固表止汗药

【考点突破攻略】

1. 麻黄根

【功效】固表止汗。

2. 浮小麦

【功效】固表止汗益气，除热。

［常考考点］麻黄根、浮小麦的功效。

细目三　敛肺涩肠药

【考点突破攻略】

1. 五味子

【性能】酸、甘，温。归肺、心、肾经。

【功效】收敛固涩，益气生津，补肾宁心。

【应用】

（1）久咳虚喘。本品酸能收敛，性温而润，上能敛补肺气，下能滋养肾阴，为治疗久咳虚喘之要药。用治肺虚久咳，如五味子丸；用于肺肾两虚喘咳，如都气丸；还可配伍麻黄治疗寒饮咳喘，如小青龙汤。

（2）自汗，盗汗。本品善敛肺止汗，治盗汗、自汗者，配麻黄根、牡蛎等。

（3）梦遗滑精，遗尿尿频。治梦遗虚脱，可单用本品。治精滑不固，配伍桑螵蛸、龙骨等，如桑螵蛸丸。

（4）久泻不止。治脾肾虚寒，五更泄泻，可配伍补骨脂、吴茱萸、肉豆蔻等，如四神丸。

（5）津伤口渴，消渴。本品益气生津止渴，并能敛汗。常用治热伤气阴，汗多口渴，如生脉散；治疗阴虚内热之消渴证，如玉液汤。

（6）心悸、失眠、多梦。本品既能补益心肾，又能宁心安神。治心肾阴血亏损所致的虚烦心悸、失眠多梦，可配伍生地黄、麦冬、丹参、酸枣仁等。

【药理】五味子具有保肝，抗氧化，抗衰老，免疫促进，镇静催眠，抗疲劳，抗癌，抗菌，降血脂等作用。

2. 乌梅

【性能】酸、涩，平。归肝、脾、肺、大肠经。

【功效】敛肺，涩肠，生津，安蛔。

【应用】

（1）肺虚久咳。本品入肺经，能敛肺气，止咳嗽，配伍罂粟壳、杏仁等。

（2）久泻，久痢。本品酸涩，入大肠经，有良好的涩肠止泻作用，可配伍肉豆蔻、诃子、罂粟壳等。

（3）虚热消渴。本品能生津液，止烦渴。治虚热烦渴，可配伍天花粉、麦冬、葛根等，如玉泉散。

（4）蛔厥腹痛，呕吐。蛔虫得酸则静，本品极酸，能安蛔止痛、和胃，可与细辛、黄连、川椒同用，如乌梅丸。

此外，本品炒炭后，能固冲止漏，可用于崩漏不止、便血；外敷能消疮毒，并治胬肉外突、头疮等。

【鉴别用药】

五味子与乌梅

中药名称	相同点	不同点
五味子	二药均能敛肺止咳、涩肠止泻、生津止渴，治肺虚久咳、久泻及津伤口渴	五味子滋肾、固精、敛汗、宁心安神，用于遗精滑精、自汗盗汗、心悸、失眠、多梦等
乌梅		乌梅安蛔止痛、止血、消疮毒，治疗蛔厥腹痛呕吐、崩漏下血、胬肉外突等

［常考考点］五味子与乌梅的鉴别。

3. 五倍子

【功效】敛肺降火，涩肠止泻，敛汗，止血，固精止遗，收湿敛疮。

4. 诃子

【功效】涩肠止泻，敛肺止咳，降火利咽。

【主治病证】久泻久痢，便血脱肛，肺虚喘咳，久嗽不止，咽痛音哑。

【用法】煎服。涩肠止泻宜煨用，敛肺清热、利咽开音宜生用。

5. 肉豆蔻

【功效】温中行气，涩肠止泻。

【主治病证】虚寒泻痢，久泻不止，脘腹胀痛，食少呕吐。

【用法】煎服，或入丸、散服。内服须煨熟去油用。

【鉴别用药】

肉豆蔻与豆蔻

中药名称	相同点	不同点
肉豆蔻	二药均能温中散寒、行气消胀、开胃，可治寒湿中阻及脾胃气滞之脘腹胀满、不思饮食及呕吐	肉豆蔻长于涩肠止泻，多用于脾胃虚寒之久泻久痢
豆蔻		豆蔻长于芳香化湿，多用于湿浊中阻之脘腹胀满，有呕吐者更宜

［常考考点］肉豆蔻与豆蔻的鉴别。

6. 赤石脂

【功效】涩肠，止血，生肌敛疮。

【使用注意】湿热积滞泻痢者忌服。孕妇慎用。畏官桂。

【知识纵横比较】

敛肺涩肠药的功效比较及常考考点

中药名称	相似功效	不同功效	常考考点
五味子	收敛固涩	益气生津，补肾宁心	
乌梅	敛肺涩肠	生津，安蛔	
五倍子	敛肺涩肠	降火，止泻，敛汗，止血，固精止遗，收湿敛疮	
诃子	敛肺涩肠	止泻，止咳，降火利咽	治疗失音之要药
肉豆蔻	涩肠止泻	温中行气	
赤石脂	涩肠	止血，生肌敛疮	

［常考考点］五味子、乌梅的性能、功效、应用。诃子、肉豆蔻的功效、主治病证。

细目四　固精缩尿止带药

【考点突破攻略】

1. 山茱萸

【性能】酸、涩，微温。归肝、肾经。

【功效】补益肝肾，收敛固脱。

【应用】

（1）腰膝酸软，眩晕耳鸣，阳痿。山茱萸酸微温质润，其性温而不燥、补而不峻，既能补肾益精，又能温肾助阳，为平补阴阳之要药。常与熟地黄、山药等配伍，如六味地黄丸；与熟地黄、肉桂、附子同用，如肾气丸。

（2）遗精滑精，遗尿尿频。本品为固精止遗的要药，可配伍熟地黄、山药，或配伍覆盆子、金樱子、沙苑子等。

（3）崩漏带下，月经过多。能补肝肾，固冲任以止血，治崩漏下血及月经过多之证，可配伍黄芪、龙骨、五味子等同用。

（4）大汗不止，体虚欲脱。能收敛止汗，固涩滑脱，为防止元气虚脱之要药，可配伍人参、附子、龙骨等。

此外，本品亦治内热消渴，多与生地黄、天花粉等同用。

【药理】山茱萸有免疫调节，降血糖，抗心律失常，抗氧化，抗肿瘤，改善认知能力，防治骨质疏松，治疗局灶性脑缺血的作用。

2. 桑螵蛸

【功效】固精缩尿，补肾助阳。

【主治病证】遗精滑精，遗尿尿频，小便白浊，阳痿。

【使用注意】本品助阳固涩，故阴虚多火，内有湿热之遗精，膀胱湿热之小便频数者忌用。

3. 金樱子

【功效】固精缩尿，固崩止带，涩肠止泻。

4. 海螵蛸

【功效】涩精止带，收敛止血，制酸止痛，收湿敛疮。

【主治病证】崩漏便血，吐血衄血，遗精滑精，赤白带下，胃痛吞酸；外用治损伤出血、湿疮、湿疹、溃疡不敛。

5. 莲子

【性能】甘、涩，平。归脾、肾、心经。

【功效】补脾止泻，止带，益肾固精，养心安神。

【应用】

（1）脾虚泄泻。本品甘可补脾，涩能止泻。治疗脾虚泄泻、食欲不振者，常与党参、白术、茯苓等同用，如参苓白术散。

（2）带下。本品为治疗脾虚、肾虚带下常用药，常与茯苓、白术等同用。

（3）遗精滑精。本品味甘而涩，入肾经，能益肾固精。常与芡实、龙骨等同用，如金锁固精丸。

（4）心悸、失眠。本品养心益肾而交通心肾，治疗心肾不交之虚烦、心悸、失眠者，常与酸枣仁、茯神、远志等同用。

6. 芡实

【功效】益肾固精，补脾止泻，除湿止带。

【主治病证】遗精滑精，遗尿尿频，脾虚久泻，白浊带下。

【鉴别用药】

莲子与芡实

中药名称	相同点	不同点
莲子	二药均补中有涩，能益肾固精，补脾止泻，止带，常用治肾虚遗精、遗尿，脾虚泄泻及肾虚带下	莲子兼能养心，治虚烦、心悸、失眠等证
芡实		芡实除湿止带，为治虚、实带下的常用药

[常考考点] 莲子与芡实的鉴别。

7. 椿皮

【功效】清热燥湿，收涩止带，止泻，止血。

【知识纵横比较】

固精缩尿止带药的功效比较及常考考点

中药名称	相似功效	不同功效	常考要点
山茱萸	收敛固涩	补益肝肾	平补肝肾、固精止遗之要药
桑螵蛸	固精缩尿	补肾助阳	
金樱子	固精缩尿	固崩止带，涩肠止泻	
海螵蛸	涩精止带	收敛止血，制酸止痛，收湿敛疮	
莲子	益肾固精止带	补脾止泻，养心安神	
芡实	益肾固精止带	健脾止泻，除湿	
椿皮	收敛止带	清热燥湿，止泻，止血	

[常考考点] 山茱萸、莲子的性能、功效、应用。桑螵蛸、海螵蛸、芡实的功效、主治病证。

【例题实战模拟】

A1 型题

1. 麻黄根的使用注意是

A. 肺虚者忌用　B. 年老体弱者忌用　C. 孕妇忌用　D. 有表邪者忌用　E. 脾胃有湿热者忌用

2. 可用于久咳、失音的药物是
A. 苏子　B. 诃子　C. 芥子　D. 罂粟壳　E. 川贝母
3. 上能敛肺气，下能滋肾阴的药物是
A. 诃子　B. 五味子　C. 乌梅　D. 五倍子　E. 覆盆子
4. 既能益肾固精，又能补脾止泻的药物是
A. 山茱萸　B. 覆盆子　C. 莲子　D. 金樱子　E. 枸杞子
5. 既能敛肺止咳，又能涩肠止泻的药物是
A. 乌梅　B. 金樱子　C. 白果　D. 肉豆蔻　E. 赤石脂
6. 既能健脾止泻，又能除湿止带的药物是
A. 芡实　B. 椿皮　C. 鸡冠花　D. 白芷　E. 白果
7. 山茱萸具有的功效是
A. 补益肝肾，敛疮　B. 收敛固涩，止咳　C. 收敛固涩，止血　D. 补益肝肾，润肺　E. 补肾涩精，止泻
【参考答案】
1. D　2. B　3. B　4. C　5. A　6. A　7. C

第二十四单元　攻毒杀虫止痒药

细目一　概述

【考点突破攻略】

要点　攻毒杀虫止痒药的使用注意事项

本类药物多具有不同程度的毒性，无论外用或内服，均应严格掌握剂量及用法，不宜过量或持续使用，以防发生毒副反应。制剂时应严格遵守炮制和制剂法度，以减低毒性而确保用药安全。内服宜制成丸、散应用。

细目二　具体药物

【考点突破攻略】

1.雄黄
【功效】解毒杀虫，燥湿祛痰，截疟。
【主治病证】痈肿疔疮，蛇虫咬伤；虫积腹痛，癫痫，疟疾。
【用法用量】内服 0.05 ～ 0.1g，入丸、散用。外用适量，熏涂患处。
【使用注意】内服宜慎，不可久服。外用不宜大面积涂擦或长期持续使用。孕妇禁用。切忌火煅，烧煅后有剧毒。
2. 硫黄
【功效】外用解毒杀虫疗疮，内服补火助阳通便。
【主治病证】外用治疥癣，湿疹，阴疽恶疮；内服治阳痿足冷，虚喘冷哮，虚寒便秘。
3. 白矾
【功效】外用解毒杀虫，燥湿止痒；内服止血止泻，祛除风痰。
4. 蛇床子
【功效】燥湿祛风，杀虫止痒，温肾壮阳。
【主治病证】阴痒带下，湿疹瘙痒，疥癣，湿痹腰痛，肾虚阳痿，宫冷不孕，寒湿带下。
5. 蟾酥
【功效】解毒，止痛，开窍醒神。

【用法用量】内服 0.015 ～ 0.03g，研细，多入丸、散用。外用适量。

【使用注意】本品有毒，内服慎勿过量。外用不可入目。孕妇忌用。

6. 蜂房

【功效】攻毒杀虫，祛风止痛。

【知识纵横比较】

攻毒杀虫止痒药的功效比较及常考考点

中药名称	相似功效	不同功效	常考考点
雄黄	解毒，杀虫	燥湿祛痰，截疟	
硫黄	外用：解毒杀虫止痒	内服：补火助阳通便	治疥疮之要药
白矾	外用：解毒杀虫，燥湿止痒	内服：止血，止泻，祛除风痰	
蛇床子	杀虫止痒	燥湿祛风，温肾壮阳	
蟾酥	解毒，止痛	开窍醒神	用量 0.015 ～ 0.03g
蜂房	攻毒杀虫	祛风止痛	

［常考考点］雄黄、硫黄、蛇床子的功效、主治病证。白矾、蟾酥、蜂房的功效。雄黄、蟾酥用量及使用注意。

【例题实战模拟】

A1 型题

1. 外用杀虫，主治疥疮，内服可助阳通便的药物是

A. 雄黄　B. 硫黄　C. 蛇床子　D. 樟脑　E. 土荆皮

2. 主治肾虚阳痿及虚寒便秘的药物是

A. 巴戟天　B. 杜仲　C. 雄黄　D. 硫黄　E. 蛇床子

B1 型题

A. 0.015 ～ 0.03g　B. 0.05 ～ 0.1g　C. 0.1 ～ 0.3g　D. 0.3 ～ 0.6g　E. 1 ～ 3g

3. 雄黄内服的常用剂量是

4. 蟾酥内服的常用剂量是

【参考答案】

1. B　2. D　3. A　4. B

第二十五单元　拔毒化腐生肌药

细目一　概述

【考点突破攻略】

要点　拔毒化腐生肌药的使用注意事项

本类药物多为矿石重金属类，或经过加工炼制而成，多具有剧烈毒性或强大刺激性，使用时应控制剂量和用法，外用也不可过量或过久应用。某些药不宜在头面及黏膜上使用，以防发生毒副反应。含有砷、汞、铅等的药物毒副反应甚大，更应严加注意，以确保用药安全。

细目二　具体药物

【考点突破攻略】

1. 升药

【功效】拔毒，去腐。

【主治病证】痈疽恶疮，脓出不畅，腐肉不去，新肉难生；湿疮、黄水疮、顽癣及梅毒等。

【用法用量】外用适量。本品只供外用，不能内服，且不用纯品，而多配煅石膏外用。用时，研极细粉末，干掺或调敷，或以药捻沾药粉使用。

【使用注意】本品有大毒，外用不可过量或持续使用。外疡腐肉已去或脓水已尽者，不宜用。

2. 砒石

【功效】外用攻毒杀虫，蚀疮去腐；内服祛痰平喘，截疟。

【用法用量】外用适量，研末撒敷，宜作复方散剂或入膏药、药捻用。内服一次 0.002 ～ 0.004g，入丸、散，不宜入汤剂。

【使用注意】本品有剧毒，内服宜慎；外用也应注意，以防局部吸收中毒。孕妇忌服。不可作酒剂服用。忌火煅。不宜与水银配伍（“十九畏”）。

3. 炉甘石

【功效】解毒，明目退翳，收湿止痒敛疮。

【使用注意】宜炮制后使用，专供外用，不作内服。

4. 硼砂

【功效】外用清热解毒，内服清肺化痰。

【用法用量】外用适量。研极细末干撒或调敷患处；或化水含漱。内服，1.5 ～ 3g，入丸、散用。

【知识纵横比较】

拔毒化腐生肌药的功效比较及常考考点

中药名称	相似功效	不同功效	常考考点
升药	拔毒，去腐		多配煅石膏外用
砒石	外用：攻毒杀虫，蚀疮去腐	内服：祛痰平喘，截疟	内服 0.002 ～ 0.004g
炉甘石	解毒	明目退翳，收湿止痒敛疮	专供外用，不作内服
硼砂	外用：清热解毒	内服：清肺化痰	

［常考考点］升药的功效、主治病证。砒石、炉甘石、硼砂的功效。升药、砒石、硼砂的用法用量。升药、砒石、炉甘石的使用注意。

【例题实战模拟】

A1 型题

1. 既为喉科又是眼科常用药的是

A. 铅丹　B. 板蓝根　C. 青葙子　D. 夏枯草　E. 硼砂

2. 外用攻毒杀虫、蚀疮去腐，内服祛痰平喘、截疟的是

A. 雄黄　B. 硫黄　C. 白矾　D. 硼砂　E. 砒石

3. 具有解毒明目退翳功效，且为眼科常用外用药物的是

A. 石决明　B. 蝉蜕　C. 砒石　D. 炉甘石　E. 硼砂

B1 型题

A. 0.002 ～ 0.004g　B. 0.05 ～ 0.1g　C. 0.1 ～ 0.3g　D. 0.3 ～ 0.6g　E. 1.5 ～ 3g

4. 砒石内服的常用剂量是

5. 硼砂内服的常用剂量是

【参考答案】

1. E　2. E　3. D　4. A　5. E

方剂学

【本章通关攻略】

方剂学是中医学四大基础学科之一，在中西医结合执业医师资格考试中，历年平均出题约50分。本学科重点考查的章节有解表剂、清热剂、温里剂、理气剂、理血剂、补益剂、祛湿剂和祛痰剂等。

本章需掌握的方剂内容较多，要善于做同单元与单元间方剂的总结对比，掌握每一首方剂的组成、功用、主治、配伍意义及运用，做到"方从法出，法从证立"。

第一单元 总 论

细目一 方剂与治法

【考点突破攻略】

1. 方剂与治法的关系 治法是在长期临床积累了方药运用经验的基础上，在对人体辨证等理论认识不断丰富、完善过程中逐步总结而成，是后于方药形成的一种理论。但是，当治法由经验上升为理论之后，就成为遣药组方和运用成方的指导原则。治法是指导遣药组方的原则，方剂则是体现治法的主要手段，故云"方从法出，法随证立"。方剂与治法之间的关系是相互为用，密不可分的，具体表现为"以法组方""以法遣方""以法类方""以法释方"四个方面，而这四方面又可以简单概括为"以法统方"。

2. 常用治法 常用治法主要是指清代医家程钟龄在《医学心悟·医门八法》中概括总结的汗、吐、下、和、温、清、消、补八法。

（1）汗法：汗法是通过开泄腠理、调畅营卫、宣发肺气等方法，使在表的外感六淫之邪随汗而解的一类治法。汗法主要治疗外感六淫之邪所致的表证。此外，凡腠理闭塞，营卫郁滞的寒热无汗；或腠理疏松，虽有汗但寒热不解的病证，皆可使用汗法治疗。由于病情有寒热，邪气有兼夹，体质有强弱，故汗法又可分为辛温发汗、辛凉发汗，或与补法、下法、消法等配合使用。

（2）吐法：吐法是通过涌吐的方法，使停留在咽喉、胸膈、胃脘的痰涎、宿食或毒物从口中吐出的一类治法。吐法适用于中风痰壅，宿食壅阻胃脘，毒物尚在胃中；或痰涎壅盛之癫狂、喉痹，以及干霍乱吐泻不得等属于病位居上、病势急暴、内蓄实邪、体质壮实者。因吐法易伤胃气，故体虚气弱、妇人新产、孕妇等均应慎用。

（3）下法：下法是通过泻下、荡涤、攻逐等方法，使停留于胃肠的宿食、燥屎、冷积、瘀血、结痰、停水等从下窍而出，以祛邪除病的一类治法。凡邪在肠胃而致大便不通、燥屎内结，或热结旁流，以及停痰留饮、瘀血积水等形证俱实之证，均可使用。由于病情有寒热，正气有虚实，病邪有兼夹，所以下法又有寒下、温下、润下、逐水、攻补兼施之别，并可与其他治法配合运用。

（4）和法：和法是通过和解或调和的方法，使半表半里之邪，或脏腑、阴阳、表里失和之证得以解除的一类治法。和法既能祛除病邪，又能调整脏腑功能，且无明显寒热补泻之偏，性质平和，全面兼顾，适用于邪犯少阳、肝脾不和、肠胃不和、气血营卫失和等证。和法的分类较多，其中主要有和解少阳、调和肝脾、调和寒热等。

（5）温法：温法是通过温里祛寒的方法，以治疗里寒证的一类治法。里寒证有部位浅深、程度轻重的差别，故温法又有温中祛寒、回阳救逆和温经散寒的区别。

（6）清法：清法是通过清热、泻火、解毒、凉血等方法，以清除里热之邪的一类治法。适用于里热证、火证、热毒证，以及虚热证等。由于里热证有热在气分、营分、血分、热壅脏腑以及虚热之分，故清法之中又有清气分热、清营凉血、清热解毒、清脏腑热、清虚热等不同。

（7）消法：消法是通过消食导滞、行气活血、化痰利水、驱虫等方法，使气、血、痰、食、水、虫等有形之邪渐消缓散的一类治法。适用于饮食停滞、气滞血瘀、癥瘕积聚、水湿内停、痰饮不化、疳积虫积，以及疮疡痈肿等病证。

（8）补法：补法是通过补益人体气血阴阳，以治疗各种虚弱证候的一类治法。补法的目的，在于通过药物的补益作用，使人体气血阴阳虚弱或脏腑之间的失调状态得到纠正，复归于协调平衡。此外，在正虚不能祛邪外出时，也可使用补法以扶助正气，并配合其他治法，达到扶正祛邪的目的。补法又可进一步分为补气、补血、补阴、补阳等，在这些治法中又包括分补五脏之法。

上述八种治法分别适用于表里、寒热、虚实等不同的证候。但是，对于多数疾病而言，病情往往是复杂的，单一治法是难以满足治疗需要的，常需数种治法配合运用，方能治无遗邪，照顾全面。所以，虽为八法，但配合运用之后则变化多端。

［常考考点］八法的概念。

细目二　方剂的组成与变化

1. 方剂的组成原则　方剂不是药物的随意堆砌，它是依据辨证与治法的需要，将药物有原则、有目的地配合在一起。方剂的组成方法有君臣佐使配伍、气味配伍、升降开合配伍等。其中，君臣佐使配伍的方法是：

（1）君药：即针对主病或主证起主要治疗作用的药物，是方中不可或缺，且药力居首的药物。

（2）臣药：有两种意义。①辅助君药加强治疗主病或主证的药物。②针对重要的兼病或兼证起主要治疗作用的药物。

（3）佐药：有三种意义。①佐助药，即协助君、臣药以加强治疗作用，或直接治疗次要兼证的药物。②佐制药，即用以消除或减弱君、臣药物的毒性，或能制约君、臣药物峻烈之性的药物。③反佐药，即病重邪深，可能拒药时，配伍与君药性味相反而又能在治疗中起相成作用的药物。

（4）使药：有两种意义。①引经药，即能引方中诸药至病所的药物。②调和药，即具有调和方中诸药作用的药物。

必须指出，方剂中药物的君、臣、佐、使，主要是以药物在方中所起作用的主次地位为依据。除君药外，臣、佐、使药都具有两种或两种以上的意义。在遣药组方时并没有固定的形式，既不是每一种意义的臣、佐、使药都必须具备，也不是每味药只任一职。每一方剂的具体药味多少，以及君、臣、佐、使是否齐备，全视具体病情及治疗要求的不同，以及所选药物的功能来决定。但在任何方剂组成中，君药不可缺少。一般来说，君药的药味较少，而且不论何药在作为君药时，其用量比作为臣、佐、使药应用时要大。

2. 方剂的变化形式

（1）药味增减的变化：药物是决定方剂功用的主要因素。当方剂中的药物增加或减少时，必然要使方剂组成的配伍关系发生变化，并由此导致方剂功用的改变。这种变化主要用于临床选用成方，其目的是使之更加适合变化的病情需要。针对某一具体成方之药味加减的变化，是指在君药不变的前提下，加减方中其他药物，以适应一些次要兼证的需要。一般有两种情况：一是佐使药的加减，二是臣药的加减。

（2）药量增减的变化：药物的用量直接决定药力的大小。当方剂的药物组成相同，而用量不相同时，会发生药力变化，其结果可以是单纯的方剂药力大小的改变，也可以导致药物配伍关系及君臣佐使的相应变化，从而改变方剂的功用和主治证候。

（3）剂型更换的变化：方剂的剂型较多，不同剂型各有特点。同一方剂，尽管用药及其剂量完全相同，但剂型不同，其作用亦有异。但这种差异往往只是表现在药力大小和峻缓的区别上，在主治病证上也多有轻重缓急之分别。

以上药味、药量、剂型的变化形式可以单独应用，也可以配合使用，使之更加适合临床病证的需要。

［常考考点］君、臣、佐、使的配伍意义。

细目三　剂型

1. 汤剂的特点　汤剂是将药物饮片加水或酒浸泡，再煎煮一定时间后，去渣取汁而制成的液体剂型。汤剂是目前中医临床最为传统与常用的剂型。汤剂可以内服或外用，大部分汤剂为内服，而外用汤剂多用于洗浴、熏蒸及含漱等。汤剂吸收快，能迅速发挥药效；且可以根据病情需要进行加减，能照顾每个患者或具体病变的不同阶段，因而多适用于病证较重或病情不稳定的患者。但汤剂也有不足之处，如服用量大、某些药物的有效成分不易煎出或易挥发散失、不适宜大规模生产、不利于患者携带。

2. 丸剂的特点 丸剂是将药物研成细粉或用其提取物，并加入适宜的黏合剂而制成球形的固体剂型。丸剂吸收较慢，药效持久，节省药材，便于患者服用与携带。一般说来，丸剂适用于慢性、虚弱性疾病。但也有丸剂药性比较峻猛者，多为芳香类药物与剧毒药物，不宜作汤剂煎服，如安宫牛黄丸、舟车丸等。常用的丸剂有蜜丸、水丸、糊丸、浓缩丸等。

（1）蜜丸：蜜丸是将药物细粉用炼制的蜂蜜为黏合剂而制成的丸剂。蜜丸性质柔润，作用缓和持久，并有补益和矫味作用，常用于治疗慢性虚弱性疾病，需要长期服用。

（2）水丸：水丸也称水泛丸，是将药物细粉用水（冷开水或蒸馏水）或酒、醋、蜜水、药汁等为黏合剂制成的小丸。水丸易于崩解，溶散快，吸收起效快，易于吞服，适用于多种疾病。

（3）糊丸：糊丸是将药物细粉用米糊、面糊、曲糊等为黏合剂而制成的小丸。糊丸黏合力强，质地坚硬，崩解与溶散迟缓，内服可延长药效、减轻剧毒药的不良反应和对胃肠道的刺激。

（4）浓缩丸：浓缩丸是将药物或方中部分药物煎汁浓缩成膏，并与其他药物细粉混合干燥粉碎后，再用水、蜂蜜或药汁制成丸剂。浓缩丸体积小，有效成分高，服用剂量小，可用于治疗多种疾病。

3. 散剂的特点 散剂是将药物粉碎，混合均匀后所制成粉末状的制剂。散剂制作简便，吸收较快，节省药材，便于服用及携带。散剂有内服和外用两类。

（1）内服散剂：又可以分为两种：①研成细粉，以温开水冲服，量小者亦可直接吞服。这类散剂吸收快，便于携带与服用。②制成粗末，以水煎取汁服用，称为煮散。这类散剂实际类似汤剂。

（2）外用散剂：为极细粉末，直接作用于病变部位，对创面刺激小，可外敷、掺撒疮面或患病部位，亦有作点眼、吹喉等使用。

4. 膏剂的特点 膏剂是将药物用水或植物油煎熬去渣而制成的剂型，有内服和外用两种。内服膏剂有流浸膏、浸膏、煎膏三种；外用膏剂分软膏、硬膏两种。其中内服膏剂中的流浸膏与浸膏多数用于调配其他制剂，如合剂、糖浆剂、冲剂、片剂等。这里只介绍煎膏。

（1）煎膏：又称膏滋，是将药物加水反复煎煮，去渣浓缩后，加炼蜜或炼糖制成的半液体剂型。煎膏体积小、含量高、便于服用、口味甜美，有滋润补益作用，一般多用于慢性虚弱性疾病的患者，有利于较长时间服用。

（2）软膏：又称药膏，是将药物细粉与适宜的基质制成具有适当黏稠度的半固体外用制剂。其中用乳剂型基质的，亦称乳膏剂，多用于皮肤、黏膜或疮面。软膏具有一定的黏稠性，外涂后渐渐软化或熔化，因而药物可慢慢吸收，持久发挥疗效，适用于外科疮疡疖肿、烧烫伤等患者。

（3）硬膏：又称膏药，古称薄贴。硬膏是以植物油将药物煎至一定程度后去渣，再煎至滴水成珠，加入黄丹等搅匀、冷却而成。用时加温摊涂在布或纸上，软化后贴于患处或穴位上，可用于治疗局部疾病和全身性疾病，如疮疡肿毒、跌打损伤、风湿痹证，以及腰痛、腹痛等。

［常考考点］常用剂型的特点。

【例题实战模拟】

A1 型题

1. 有关君药的认识，不正确的是

A. 药力居方中之首　　B. 用量较作为臣、佐药应用时大　　C. 君药在方中是首要的

D. 针对主证或主病起主要治疗作用　　E. 能引方中诸药以达病所

2. 方剂中不可缺少的药物是

A. 臣药　B. 佐药　C. 君药　D. 使药　E. 引经药

3. 下列不属于佐药意义的是

A. 直接治疗次要兼证

B. 引方中诸药以达病所

C. 用以消除或减缓君、臣药的毒性和烈性

D. 根据病情需要用与君药性味相反而又能在治疗中起相成作用的药物

E. 协助君、臣药以加强治疗作用

4. 汤剂的特点是

A. 制作简便，吸收较快，节省药材

B. 体积小，含量高，便于服用

C. 吸收快，能迅速发挥药效，能根据病情的变化而随症加减

D. 吸收较慢，药效持久，节省药材

E. 易于发散，助长药效

【参考答案】

1. E　2. C　3. B　4. C

第二单元　解表剂

细目一　概述

【考点突破攻略】

1. 解表剂的适用范围　解表剂主要适用于表证。凡风寒初起或温病初起，以及麻疹、疮疡、水肿、痢疾等病初起之时，见恶寒、发热、身痛、无汗或有汗、苔薄白、脉浮等表证者，均可使用解表剂治疗。

2. 解表剂的应用注意事项

（1）由于表证有寒热之异，患者体质有强弱之别，故应酌情选用不同类型的解表剂。如表证属风寒者，当用辛温解表剂；表证属风热者，当用辛凉解表剂；若兼见气、血、阴、阳等不足者，还须结合补益法使用，以扶正祛邪。

（2）解表剂多以辛散轻扬药物为主组方，不宜久煎，以免药性耗散，作用减弱。

（3）解表剂一般宜温服，服后应避风寒，或增衣被，或辅之以粥，以助汗出。取汗程度，以遍身持续微微汗出为佳。若汗出不彻则病邪不解，而汗出太过则耗气伤津。汗出病瘥，即当停服，不必尽剂。

（4）饮食方面，应注意禁食生冷油腻，以免影响药物的吸收和药效的发挥。

（5）表里同病者，一般应先解表，后治里；若表里并重，则当表里双解；若外邪已入于里，或麻疹已透，或疮疡已溃等，则不宜继续使用解表剂。

细目二　辛温解表

【考点突破攻略】

麻黄汤（《伤寒论》）

方歌：麻黄汤中用桂枝，杏仁甘草四般施，发热恶寒头项痛，喘而无汗服之宜。

组成：麻黄三两　桂枝二两　杏仁七十个　炙甘草一两

功用：发汗解表，宣肺平喘。

主治：外感风寒表实证。恶寒发热，头身疼痛，无汗而喘，舌苔薄白，脉浮紧。

配伍意义：本方证为外感风寒，营卫郁滞，肺气失宣所致。治当发汗解表，宣肺平喘。故方中以苦辛性温之麻黄为君，开腠发汗，祛在表之风寒；宣肺平喘，开郁闭之肺气。卫郁营滞，单用麻黄发汗只能解卫气之闭郁，所以又配伍透营达卫的桂枝为臣药，解肌发表，通达营卫。桂枝既能助麻黄解表，使发汗之力倍增，又能畅行营阴。麻黄、桂枝两药相须为用，是辛温发汗的常用组合。佐以杏仁降利肺气，以止咳喘。杏仁与麻黄相伍，一宣一降，以恢复肺气之宣降，加强宣肺平喘之功，为宣降肺气的常用组合。炙甘草调和药性，既能助麻、杏之宣降，又能缓麻、桂之峻烈，使汗出不至过猛而耗伤正气，是使药而兼佐药之用。四药配伍，表寒得散，营卫得通，肺气得宣，诸症可愈。

全方配伍特点：麻桂相须，开腠畅营；麻杏相使，宣降相宜。

运用：

（1）辨证要点：本方是治疗外感风寒表实证的基础方。临床应用以恶寒发热、无汗而喘、脉浮紧为辨证要点。

（2）加减变化：若喘急胸闷、咳嗽痰多、表证不甚者，去桂枝，加苏子、半夏以化痰止咳平喘；若鼻塞流涕重者，加苍耳子、辛夷以宣通鼻窍；若夹湿邪而兼见骨节酸痛者，加苍术、薏苡仁以祛风除湿；兼里热之烦躁、口干，酌加石膏、黄芩以清泄郁热。

（3）使用注意：本方为辛温发汗之峻剂，故《伤寒论》对"疮家""淋家""衄家""亡血家"，以及外感表虚自汗、血虚而脉兼"尺中迟"、误下而见"身重心悸"等，虽有表寒证，亦皆禁用。麻黄汤药味虽少，但发汗力强，不可过服，否则汗出过多必伤人正气。正如柯琴指出："此乃纯阳之剂，过于发散，如单刀直入之将，投之恰当，一战成功，不当则不戢而召祸。故用之发表，可一而不可再。"

［常考考点］麻黄汤的组成、功用、主治及配伍特点。

桂枝汤（《伤寒论》）

方歌：桂枝汤治太阳风，芍药甘草姜枣同，解肌发表调营卫，表虚有汗此为功。

组成：桂枝三两　芍药三两　炙甘草二两　生姜三两　大枣十二枚

功用：解肌发表，调和营卫。

主治：外感风寒表虚证。恶风发热，汗出头痛，鼻鸣干呕，苔白不渴，脉浮缓或浮弱。

配伍意义：本方证是因表虚，腠理不固，外感风寒，营卫失和所致。治当以解肌发表，调和营卫，祛邪扶正兼顾为宜。故方中以辛甘温之桂枝为君，助卫阳，通经络，解肌发表，祛在表之风邪。以酸收之芍药为臣，益阴敛营，敛固外泄之营阴。桂枝与芍药用量相等（1∶1），寓意有三：一为针对营卫失调病机，体现营卫同治，祛邪扶正，邪正兼顾之意；二为相辅相成，桂枝得芍药相助则汗出有源，芍药得桂枝相助则滋而能化；三为相制相成，散中有收，汗中寓补。桂枝与芍药配伍是本方外可解肌发表，内可调和营卫、调和阴阳的基本结构。佐以辛温之生姜，既助桂枝辛散表邪，又兼和胃止呕；甘平之大枣，既能益气补中，又可滋脾生津。生姜、大枣相配，也是补脾和胃、调和营卫的常用组合。炙甘草调和药性，合桂枝辛甘化阳以实卫，合芍药酸甘化阴以和营，功兼佐使之用。药后配合"啜热稀粥"，是借水谷之气以充养胃气，资生汗源，不但酿汗，更可使外邪速去而不致复感。

全方配伍特点：辛散与酸收相配，散中有收，汗不伤正；助阳与益阴同用，阴阳兼顾，营卫并调。

运用：

（1）辨证要点：本方为治疗外感风寒表虚证的基础方，又是调和营卫、调和阴阳治法的代表方。临床应用以恶风、发热、汗出、脉浮缓为辨证要点。

（2）加减变化：恶风寒较甚者，宜加防风、荆芥、淡豆豉疏散风寒；体质素虚者，可加黄芪益气，以扶正祛邪；兼见咳喘者，宜加杏仁、苏子、桔梗宣肺止咳平喘。

（3）使用注意：凡外感风寒表实无汗者禁用。服药期间禁食生冷、黏腻、酒肉、臭恶等物。

［常考考点］桂枝汤的组成、功用、主治及配伍特点。

小青龙汤（《伤寒论》）

方歌：小青龙汤最有功，风寒束表饮停胸，辛夏甘草和五味，姜桂麻黄芍药同。

组成：麻黄三两　芍药三两　细辛三两　干姜三两　炙甘草三两　桂枝三两五味子半升　半夏半升

功用：解表散寒，温肺化饮。

主治：外寒里饮证。恶寒发热，头身疼痛，无汗，喘咳，痰涎清稀量多，胸痞，或干呕，或痰饮喘咳不得平卧，或身体疼重，或头面四肢浮肿，舌苔白滑，脉浮。

配伍意义：本方主治外感风寒，寒饮内停之证。对此外寒内饮之证，若不疏表而仅治里饮则表邪难解，若不化饮而专解表邪则水饮不除，此时应解表与化饮合法。故方中以麻黄、桂枝配伍，相须为君，发汗散寒以解表邪，且麻黄又能宣发肺气而平喘咳，桂枝又能化气行水以利于里饮之化。以干姜、细辛为臣药，温肺化饮，兼助麻黄、桂枝以解表祛邪。患者素有痰饮，脾肺本虚，若纯用辛温发散，恐更耗伤肺气，故佐以五味子敛肺止咳、芍药和营养血，此二药与辛散之品相配伍，散收并用，既可增强止咳平喘之功，又可制约诸药辛散温燥太过之弊。更佐以半夏燥湿化痰，和胃降逆。炙甘草是为佐使之药，既可益气和中，又能调和辛散酸收之品。以上八药相配，共奏解表散寒、温肺化饮之功。

全方配伍特点：辛散与酸收相配，散中有收；温化与敛肺相伍，开中有合。

运用：

（1）辨证要点：本方是治疗外感风寒，寒饮内停喘咳的常用方。临床应用以恶寒发热、无汗、喘咳、痰多而稀、舌苔白滑、脉浮为辨证要点。

（2）加减变化：表寒轻者，可去桂枝，麻黄改用炙麻黄；兼有热象而出现烦躁者，加生石膏、黄芩以清郁热；兼喉中痰鸣者，加杏仁、射干、款冬花以化痰降气平喘；若鼻塞，清涕多者，加辛夷、苍耳子以宣通鼻窍；兼水肿者，加茯苓、猪苓以利水消肿。

（3）使用注意：本方辛散温化之力较强，应以确属水寒相搏于肺者方可使用，且视患者体质强弱酌定剂量。

［常考考点］小青龙汤的组成、功用、主治及配伍特点。

大青龙汤（《伤寒论》）

方歌：大青龙汤桂麻黄，杏草石膏姜枣藏，太阳无汗兼烦躁，风寒两解此为良。

组成：麻黄六两　桂枝二两　炙甘草二两　杏仁四十枚　石膏如鸡子大　生姜三两　大枣十二枚

功用：发汗解表，兼清里热。

主治：外感风寒，兼有郁热证。恶寒发热，头身疼痛，无汗，烦躁，口渴，脉浮紧。

配伍意义：本方病证是因外感寒邪郁闭肌腠，卫阳郁滞不得宣泄，郁而生热所致。治疗当辛温发汗以解表实，兼以清泄郁热。大青龙汤是麻黄汤倍用麻黄、炙甘草，减杏仁量，加石膏、生姜、大枣而成。方中以麻黄为君药，因其用量是麻黄汤的一倍，所以辛温发汗解表，开卫表郁闭之力甚强，为发汗峻剂，同时兼有宣肺平喘之功。桂枝为臣，助麻黄发汗解表，温通经脉。石膏亦为臣，其性虽辛寒，但用量较小，既可助麻黄解肌开阳郁，又可清阳郁之烦躁。麻黄与石膏相配，用量上重麻黄而轻石膏，辛温发汗解表为主，清泄郁热为辅。佐以杏仁肃降肺气，与麻黄相配，宣降肺气以助解表。佐以生姜，助麻、桂解散表寒。炙甘草、大枣为使药，炙甘草用量较麻黄汤为重。二者相配，一是和中气以滋汗源；二是缓解麻、桂峻烈之性；三是调和麻、杏宣降之性；四是调和麻、石寒温之性。诸药合用，辛温解表散寒为主，清宣郁热为辅。

［常考考点］大青龙汤的组成、功用、主治及配伍意义。

九味羌活汤（张元素方，录自《此事难知》）

方歌：九味羌活用防风，细辛苍芷与川芎，黄芩生地同甘草，分经论治宜变通。

组成：羌活　防风　苍术　细辛　川芎　香白芷　生地黄　黄芩　甘草（原著本方无用量）

功用：发汗祛湿，兼清里热。

主治：外感风寒湿邪，内有蕴热证。恶寒发热，无汗，头痛项强，肢体酸楚疼痛，口苦微渴，舌苔白或微黄，脉浮。

配伍意义：本方证由外感风寒湿邪，内有蕴热所致。治当发散风寒湿邪为主，兼清里热为辅。故方中以辛苦性温、治疗太阳风寒湿邪在表之要药羌活为君，散表寒，祛风湿，利关节，止痹痛。臣以防风、苍术，其中防风辛甘性温，为风药中之润剂，祛风除湿，散寒止痛；苍术辛苦而温，发汗祛湿，为祛太阴寒湿的主要药物。两药相合，协助羌活祛风散寒，除湿止痛。佐以细辛、白芷、川芎祛风散寒，宣痹止痛。其中细辛善止少阴头痛，白芷善解阳明头痛，川芎长于止少阳、厥阴头痛，此三味与羌活、苍术合用，为本方“分经论治”的基本结构。再佐以生地黄、黄芩清泄里热，并防诸辛温燥烈之品伤津。甘草调和诸药为使。九味配伍，既能统治风寒湿邪，又能兼顾协调表里，共成发汗祛湿，兼清里热之剂。表寒较重者，服本方之后，还需配合啜热粥，目的是资助胃气以酿汗，加强发汗祛邪之功。表证较轻者，微发其汗即可，故药后不必啜热粥。

［常考考点］九味羌活汤的组成、功用、主治及配伍意义（分经论治的结构）。

止嗽散（《医学心悟》）

方歌：止嗽散内用桔梗，紫菀荆芥百部陈，白前甘草共为末，姜汤调服止嗽频。

组成：桔梗　荆芥　紫菀　百部　白前各二斤　甘草十二两　陈皮一斤

功用：宣利肺气，疏风止咳。

主治：风邪犯肺之咳嗽证。咳嗽咽痒，咳痰不爽，或微有恶风发热，舌苔薄白，脉浮缓。

配伍意义：本方证为外感风邪表证，经服解表宣肺药后，外邪已十去八九，但肺气仍失宣降，咳嗽不止。治法重在理肺止咳，微加疏表之品。故方中以紫菀、百部二药为君，味甘苦而温，入肺经，止咳化痰。桔梗为臣，苦辛性平，善于开宣肺气；白前亦为臣药，辛甘性平，长于降气化痰。两者相伍，一宣一降，以复肺气之宣降，增强君药止咳化痰之力。佐以荆芥，辛而微温，疏风解表，以祛在表之余邪；陈皮理气化痰。佐使甘草调和诸药，合桔梗又有利咽止咳之功。

全方药量轻微，温润和平，不寒不热，共奏宣利肺气、疏风止咳之效。

［常考考点］止嗽散的组成、功用、主治及配伍意义。

【知识纵横比较】

麻黄汤和桂枝汤的比较

方剂名称	相同点	不同点
麻黄汤	同属辛温解表方剂，都可用治外感风寒表证，组成中均含有桂枝、甘草	麻黄、桂枝并用，佐以杏仁，发汗散寒能力强，又能宣肺平喘，为辛温发汗之重剂，主治外感风寒表实证
桂枝汤		桂、芍并用，佐以姜、枣，发汗解表之力逊于麻黄汤，但有调和营卫之功，为辛温解表之和剂，主治外感风寒表虚证

辛温解表剂的主治证候比较

方剂名称	相同点	不同点
麻黄汤	风寒在表，恶寒发热，脉浮	表实证，无汗，脉浮而紧
桂枝汤		表虚证，头痛发热，汗出恶风，脉浮而缓
小青龙汤		兼水饮，痰多而稀，面部与四肢浮肿，舌苔白滑
大青龙汤		表实证，无汗兼热
九味羌活汤		兼湿，兼里热，肢体酸痛，口微渴
止嗽散		风邪为主，咳嗽咽痒

细目三　辛凉解表

【考点突破攻略】

银翘散（《温病条辨》）

方歌：银翘散主上焦疴，竹叶荆牛豉薄荷，甘桔芦根凉解法，发热咽痛服之瘥。

组成：连翘一两　银花一两　苦桔梗六钱　薄荷六钱　竹叶四钱　生甘草五钱　芥穗四钱　淡豆豉五钱　牛蒡子六钱　鲜苇根

功用：辛凉透表，清热解毒。

主治：温病初起。发热，微恶风寒，无汗或有汗不畅，头痛口渴，咳嗽咽痛，舌尖红，苔薄白或薄黄，脉浮数。

配伍意义：本方所治温病初起之风热表证是因外感风热，邪在卫分，卫气被郁，开阖失司，肺气失宣所致。治疗当辛凉透表，清热解毒为主。故方中重用银花、连翘为君，气味芳香，既能疏散风热，清热解毒，又可辟秽化浊，在透散卫分表邪的同时，兼顾了温热病邪易蕴而成毒及多夹秽浊之气的特点。臣以薄荷、牛蒡子，味辛性凉，疏散风热，清利头目，且可解毒利咽；荆芥穗、淡豆豉，辛而微温，解表散邪。此两者虽属辛温，但辛而不烈，温而不燥，配入辛凉解表方中，增强辛散透表之力。芦根、竹叶清热生津；桔梗开宣肺气而止咳利咽，同为佐药。生甘草既可调和药性，护胃安中，又合桔梗利咽止咳，是属佐使之用。本方所用药物均系轻清之品，用法强调“香气大出，即取服，勿过煮”，体现了吴氏“治上焦如羽，非轻不举”的用药原则。

全方配伍特点：辛凉与辛温相伍，主以辛凉；疏散与清解相配，疏清兼顾。

运用：

（1）辨证要点:《温病条辨》称本方为“辛凉平剂”，是治疗外感风热表证的常用方。临床应用以发热、微恶寒、咽痛、口渴、脉浮数为辨证要点。

（2）加减变化：渴为伤津较甚者，加天花粉生津止渴；项肿咽痛系热毒较甚者，加马勃、玄参清热解毒，利咽消肿；衄由热伤血络所致者，去荆芥穗、淡豆豉之辛温，加白茅根、侧柏炭、栀子炭凉血止血；咳者，是肺气不利，加杏仁苦降肃肺以加强止咳之功；胸膈闷者，乃夹湿邪秽浊之气，加藿香、郁金芳香化湿，辟秽祛浊。

（3）使用注意：凡外感风寒及湿热病初起者禁用。方中药物多为芳香轻宣之品，不宜久煎。

［常考考点］银翘散的组成、功用、主治及配伍特点。

桑菊饮（《温病条辨》）

方歌：桑菊饮中桔杏翘，芦根甘草薄荷饶，疏风宣肺轻宣剂，风温咳嗽服之消。

组成：桑叶二钱五分　菊花一钱　杏仁二钱　连翘一钱五分　薄荷八分　苦桔梗二钱　生甘草八分　苇根二钱

功用：疏风清热，宣肺止咳。

主治：风温初起，邪客肺络证。但咳，身热不甚，口微渴，脉浮数。

配伍意义：本方证为温热病邪从口鼻而入，邪犯肺络，肺失清肃所致。治当疏风清热，宣肺止咳。方中桑叶甘苦性凉，疏散上焦风热，且善走肺络，能清宣肺热而止咳嗽；菊花辛甘性寒，疏散风热，清利头目而肃肺。二药轻清灵动，直走上焦，协同为用，以疏散肺中风热见长，共为君药。薄荷辛凉，疏散风热，以助君药解表之力；杏仁苦降，肃降肺气；桔梗辛散，开宣肺气，与杏仁相合，一宣一降，以复肺脏宣降而能止咳，是宣降肺气的常用组合，三者共为臣药。连翘透邪解毒；芦根清热生津，为佐药。甘草调和诸药为使。诸药相伍，使上焦风热得以疏散，肺气得以宣降，则表证解、咳嗽止。

［常考考点］桑菊饮的组成、功用、主治及配伍特点。

麻黄杏仁甘草石膏汤（《伤寒论》）

方歌：伤寒麻杏甘石汤，汗出而喘法度良，辛凉宣泄能清肺，定喘除热效力彰。

组成：麻黄四两　杏仁五十个　炙甘草二两　石膏半斤

功用：辛凉疏表，清肺平喘。

主治：外感风邪，邪热壅肺证。身热不解，咳逆气急，甚则鼻扇，口渴，有汗或无汗，舌苔薄白或黄，脉浮而数。

配伍意义：本方证是风寒表邪不解，郁而化热入里；或风热袭表，表邪不解入里所致。治当辛凉透邪，清热平喘。故方中以麻黄、石膏为君。麻黄辛温，开宣肺气以平喘，开腠解表以散邪；石膏辛甘大寒，清泄肺热以生津，辛散解肌以透邪。麻黄与石膏相配，一辛温，一辛寒，一以宣肺为主，一以清肺为主，俱能透邪于外，合用则相反之中寓有相辅之意，调理肺的宣发功能；且麻黄得石膏则宣肺平喘而不助热，石膏得麻黄则清解肺热而不凉遏，又是相制为用。由于本方石膏用量倍于麻黄，仍不失为辛凉之剂。以杏仁为臣药，味苦，降利肺气，平喘咳；杏仁与麻黄相配则宣降相因，与石膏相伍则清肃协同。佐使炙甘草益气和中，与石膏相配又能生津止渴，并能调和于寒热宣降之间。四药合用，解表与清肺并用，以清为主；宣肺与降气并用，以宣为主。共奏辛凉疏表、清肺平喘之功。

［常考考点］麻杏甘石汤的组成、功用、主治及配伍。

柴葛解肌汤（《伤寒六书》）

方歌：陶氏柴葛解肌汤，邪在三阳热势张，芩芍桔甘羌活芷，石膏大枣与生姜。

组成：柴胡　干葛　甘草　黄芩　羌活　白芷　芍药　桔梗　（生姜三片　大枣二枚　石膏一钱）

功用：解肌清热。

主治：外感风寒，郁而化热证。恶寒渐轻，身热增盛，无汗头痛，目痛鼻干，心烦不眠，咽干耳聋，眼眶痛，舌苔薄黄，脉浮微洪。

［常考考点］柴葛解肌汤的组成、功用、主治。

【知识纵横比较】

银翘散和桑菊饮的比较

方剂名称	相同点	不同点
银翘散	均为治疗温病初起的辛凉解表剂，组成中均含有连翘、薄荷、桔梗、生甘草	银翘散解表清热之力强，为“辛凉平剂”
桑菊饮		桑菊饮解表清热之力较弱，为“辛凉轻剂”

辛凉解表剂的主治证候比较

方剂名称	相同点	不同点
银翘散	风热壅肺、风寒化热或疹毒蕴肺，发热重，恶寒轻，口渴脉浮	温病初起，无汗或有汗不畅，咽痛
桑菊饮		风温初起轻证，但咳，身热不甚
麻杏甘石汤		肺热喘咳，发热，喘咳，苔薄黄，脉滑数
柴葛解肌汤		风寒化热，恶寒渐轻，身热增盛，目痛鼻干，眼眶痛，脉浮微洪

细目四　扶正解表

【考点突破攻略】

败毒散（《太平惠民和剂局方》）

方歌：人参败毒草茯苓，羌独柴前枳桔芎，薄荷少许姜三片，时行感冒有奇功。

组成：柴胡　前胡　川芎　枳壳　羌活　独活　茯苓　桔梗　人参　甘草各三十两　（生姜、薄荷少许）

功用：散寒祛湿，益气解表。

主治：气虚外感风寒湿证。憎寒壮热，头项强痛，肢体酸痛，无汗，鼻塞声重，咳嗽有痰，胸膈痞满，舌淡苔白，脉浮而按之无力。

配伍意义：本方证是因患者正气素虚，复感风寒湿邪，卫阳被遏，肺气不宣所致。治当散寒祛湿，益气解表。故方中以羌活、独活为君，发散风寒，散湿止痛。其中羌活长于祛上部风寒湿邪并止痛，独活长于祛下部风寒湿邪并止痛，合而用之，为通治一身风寒湿邪的常用组合。臣以川芎行气活血，并能祛风；柴胡解肌透邪，并能行气。二药既可助君药解表逐邪，又可行气活血以加强宣痹止痛之力。佐以桔梗宣肺利膈，枳壳理气宽中，二药相配，一升一降，是宣降肺气、畅通气机、宽胸利膈的常用组合。前胡化痰止咳，茯苓渗湿消痰；生姜、薄荷为引，以助解表之力；甘草调和药性，兼以益气和中，共为佐使之药。此外，方中人参亦属佐药，用以益气扶正，一则助正气以鼓邪外出，并寓防邪入里之义；二则令全方散中有补，不致耗伤真元。纵观全方，邪正兼顾，祛邪为主，共奏散寒祛湿、益气解表之功。

［常考考点］败毒散的组成、功用、主治及配伍意义。

参苏饮（《太平惠民和剂局方》）

方歌：参苏饮内用陈皮，枳壳前胡半夏齐，干葛木香甘桔茯，气虚外感最相宜。

组成：人参　紫苏叶　干葛　半夏　前胡　茯苓各三分　枳壳　桔梗　木香　陈皮　炙甘草各半两　（生姜七片　枣一个）

功用：益气解表，理气化痰。

主治：气虚外感风寒，内有痰湿证。恶寒发热，无汗，头痛，鼻塞，咳嗽痰白，胸脘满闷，倦怠无力，气短懒言，苔白脉弱。

［常考考点］参苏饮的组成、功用、主治。

【知识纵横比较】

败毒散和参苏饮的比较

方剂名称	相同点	不同点
败毒散	组成中均含有前胡、枳壳、茯苓、桔梗、甘草，均可治疗气虚外感风寒	败毒散所治为风寒夹湿之表证为主，气虚程度不重
参苏饮		参苏饮主治为风寒表证，且气虚程度较重，为“辛凉轻剂”

【例题实战模拟】

A1 型题

1. 对于外感咳嗽，经服解表宣肺药后咳仍不止者，应首选治疗的方剂是

A. 金沸草散　B. 止嗽散　C. 华盖散　D. 三拗汤　E. 射干麻黄汤

2. 具有“发汗祛湿，兼清里热”功用的方剂是

A. 败毒散　B. 小青龙汤　C. 九味羌活汤　D. 新加香薷饮　E. 羌活胜湿汤

3. 以“恶寒发热，无汗，胸痞喘咳，痰多而稀，舌苔白滑，脉浮”为证治要点的方剂是

A. 大青龙汤　B. 射干麻黄汤　C. 苏子降气汤　D. 小青龙汤　E. 定喘汤

4. 原方在服法中要求“香气大出，即取服，勿过煮”的方剂是

A. 银翘散　B. 桑菊饮　C. 新加香薷饮　D. 参苏饮　E. 加减葳蕤汤

5. 桑菊饮中桔梗属于

A. 君药　B. 臣药　C. 佐助药　D. 佐制药　E. 反佐药

6. 麻杏甘石汤的功用是

A. 宣利肺气，疏风止咳　B. 辛凉宣肺，清热平喘　C. 辛凉透表，表热解毒
D. 宣肺解表，祛痰止咳　E. 疏风清热，宣肺止咳

A2 型题

7. 患者，症见“憎寒壮热，头项强痛，肢体酸痛，无汗，鼻塞身重，咳嗽有痰，胸膈痞喘，舌淡苔白，脉浮而按之无力。治当首选

A. 参苏饮　B. 再造散　C. 麻黄附子细辛汤　D. 柴葛解肌汤　E. 败毒散

8. 患者发热恶寒，时而有汗，时而无汗，口渴，咳嗽咽痛，舌苔薄白，脉浮数。治宜选用

A. 桂枝汤　B. 银翘散　C. 麻杏甘石汤　D. 败毒散　E. 小青龙汤

B1 型题

A. 益气扶正　B. 降利肺气　C. 调和诸药　D. 化痰止咳　E. 清热解毒

9. 败毒散中配伍人参的主要用意是

10. 麻黄汤中配伍杏仁的主要用意是

A. 银翘散　B. 桂枝汤　C. 麻黄汤　D. 桑菊饮　E. 小青龙汤

11. 头痛身热，微恶风寒，有汗不多，口渴咽干，舌尖红，脉浮数，宜选用

12. 咳嗽，身热不甚，口微渴，脉浮数，宜选用

【参考答案】

1. B　2. C　3. D　4. A　5. B　6. B　7. E　8. B　9. A　10. B　11. A　12. D

第三单元　泻下剂

细目一　概述

【考点突破攻略】

1. 泻下剂的适用范围　泻下剂主要适用于里实证。里实证有因热而结实者，有因寒而结实者，有因燥而结实者，有因水而结实者，均可使用泻下剂。此外，邪实而正虚者，也可使用泻下剂，但当使用泻下剂中的攻补兼施剂为宜。

2. 泻下剂的应用注意事项

（1）临证首当辨别里实证的性质及患者体质的虚实，分别选用相应治法方剂。热结者，宜寒下；寒结者，宜温下；燥结者，宜润下；水结者，宜逐水；邪实而正虚者，又当攻补兼施。

（2）泻下剂是为里实证而设，用于表证已解，里实已成之时。若患者表证未解，里实虽成，亦不可纯用泻下剂，以防表邪随泻下内陷而变生他证。应权衡表里证之轻重缓急，或先解表后攻里，或表里双解。

（3）里实证若兼瘀血、虫积、痰浊等，应酌情将泻下剂与活血祛瘀、驱虫、化痰等治法方剂配合使用。

（4）年老体弱、孕妇、产后或正值经期、病后伤津或亡血者，均应慎用或禁用泻下剂。必需使用时，也宜配伍补益

扶正之品。

（5）泻下剂易伤胃气，得效即止，慎勿过剂。服药期间应注意调理饮食，少食或忌食油腻或不易消化的食物，以免重伤胃气。

细目二　寒下

【考点突破攻略】

大承气汤（《伤寒论》）

方歌：大承气汤用硝黄，配伍枳朴泻力强，痞满燥实四症见，峻下热结宜此方。

组成：大黄四两　厚朴半斤　枳实五枚　芒硝三合

功用：峻下热结。

主治：

（1）阳明腑实证。大便不通，频转矢气，脘腹痞满，腹痛拒按，按之则硬，甚或潮热谵语，手足濈然汗出，舌苔黄燥起刺，或焦黑燥裂，脉沉实。

（2）热结旁流证。下利清水，色纯青，其气臭秽，脐腹疼痛，按之坚硬有块，口舌干燥，脉滑实。

（3）里热实证之热厥、痉病或发狂等。

配伍意义：本方证乃伤寒之邪内传阳明之腑，入里化热；或温病邪入胃肠，热盛灼津，燥屎乃成，邪热与肠中燥屎互结成实之阳明腑实证。前人将阳明腑实证的特点归纳为“痞、满、燥、实”四字。所谓“痞”即自觉胸脘闷塞不通，有压重感；“满”是脘腹胀满，按之有抵抗感；“燥”是肠中燥屎干结不下；“实”是实热内结，腹痛拒按，大便不通，或下利清水而腹痛不减，以及潮热谵语，脉实等。“热结旁流证”乃燥屎坚结于里，胃肠欲排不能，逼迫津液从燥屎之旁流下所致。热厥、痉病、发狂等皆因实热内结，或气机阻滞，阳气受遏，不能外达于四肢；或热盛伤津劫液，筋脉失养而挛急；或胃肠浊热上扰心神，神明昏乱等造成。证候表现虽然各异，然其病机相同，皆是里热结实之重证。治法当峻下热结，急下存阴，釜底抽薪。故方中以苦寒通降之生大黄为君，泻热通便，荡涤胃肠实热积滞。以咸寒润降之芒硝为臣，泻热通便，软坚润燥，以除燥坚。大黄、芒硝配合，相须为用，泻下热结之力益峻。君以厚朴下气除满，臣以枳实行气消痞。二药合而用之，既能消痞除满，又能通降下行胃肠气机，以助泻下通便。以上四药相合，共奏峻下热结之功。本方煎服方法为：先煎枳实、厚朴，后下大黄，再溶服芒硝。大黄之所以生用、后下，是取其泻下之力峻猛。若大黄久煎，则泻下之力缓，达不到峻下热结之功效。

此外，热结旁流治以大承气汤，是因“旁流”为现象，燥屎坚结才是本质。故用峻下，使热结得去，“旁流”可止，乃属“通因通用”之法。

热厥治以大承气汤，是因四肢厥冷为假象，里实热结是本质，所谓“热深者，厥亦深”，四肢虽厥寒，但必见大便秘结、腹痛拒按、口干舌燥、脉滑实等实热证候，故用寒下使热结得下，气机宣畅，阳气敷布外达而厥逆可回。这种用寒下之法治厥冷之证，亦称为“寒因寒用”。

全方配伍特点：苦辛通降与咸寒合法，泻下与行气并重，相辅相成。

运用：

（1）辨证要点：本方为治疗阳明腑实证的基础方，又是寒下法的代表方。临床应用以痞、满、燥、实及舌红苔黄、脉沉实为辨证要点。

（2）加减变化：若兼气虚者，宜加人参以补气，以防泻下气脱；兼阴津不足者，宜加玄参、生地黄等以滋阴润燥。

（3）使用注意：本方为泻下峻剂，凡气虚阴亏、燥结不甚者，以及年老、体弱等均应慎用，孕妇禁用。注意中病即止，以免耗损正气。

［常考考点］大承气汤的组成、功用、主治、配伍意义。

大陷胸汤（《伤寒论》）

方歌：大陷胸汤用硝黄，甘遂为末共成方，主治热实结胸证，泄热逐水效非常。

组成：大黄六两　芒硝一升　甘遂一钱匕

功用：泻热逐水。

主治：水热互结之结胸证。心下疼痛、拒按，按之硬，或从心下至少腹硬满疼痛，手不可近；伴见短气烦躁，大便秘结，舌上燥而渴，日晡小有潮热，舌红，苔黄腻或兼水滑，脉沉紧或沉迟有力。

配伍意义：本方证是表证未解而误下，或因误下而邪气内陷，热邪与水饮搏结于胸腹所致的大结胸证。治当泻热逐水。故方中以苦寒之甘遂为君，善攻逐水饮，泻热破结。以大黄、芒硝为臣佐，相须为用，荡涤肠胃，泻结泄热，润燥软坚。三味峻药相伍，泻热与逐水并施，使水热之邪从大便而去。本方药简量大，力专效宏，为泻热逐水之峻剂。

［常考考点］大陷胸汤的组成、功用、主治及配伍。

【知识纵横比较】

大承气汤和小承气汤的比较

方剂名称	相同点	不同点
大承气汤	组成中均含有大黄、枳实、厚朴，均用大黄以荡涤肠胃积热	攻下之力颇峻，为"峻下剂"，主治痞、满、燥、实四症
小承气汤		攻下之力较轻，为"轻下剂"，主治痞、满、实而燥不明显之阳明热结轻证

大承气汤与大陷胸汤的比较

方剂名称	相同点	不同点
大承气汤	均属寒下之剂，方中均含有大黄、芒硝	邪热与肠中燥屎互结之阳明腑实证，见痞、满、燥、实四症及苔黄燥、脉实
大陷胸汤		水热互结之结胸证，心下疼痛、拒按，按之硬，或从心下至少腹硬满疼痛，手不可近，脉沉迟有力

细目三　温下

【考点突破攻略】

温脾汤（《备急千金要方》卷十三）

方歌：温脾参附与干姜，甘草当归硝大黄，寒热并行治寒积，脐腹绞结痛非常。

组成：大黄五两　当归　干姜各三两　附子　人参　芒硝　甘草各二两

功用：攻下寒积，温补脾阳。

主治：阳虚冷积证。腹痛便秘，脐下绞结，绕脐不止，手足不温，苔白不渴，脉沉弦而迟。

配伍意义：本方证因脾阳不足，阴寒内盛，寒积中阻所致。其中脾阳不足为致病之本，而寒积停滞则为其标。治疗若纯用攻下则更伤中阳，若单用温补则寒积难去，惟攻逐寒积与温补脾阳并用，方为两全之策。方中以附子配大黄为君药，用附子大辛大热之性，温壮脾阳，解散寒凝；以大黄泻下已成之冷积。臣以芒硝润肠软坚，助大黄泻下攻积；干姜温中助阳，助附子温中散寒。佐以人参、当归益气养血，使下不伤正。佐使甘草既助人参益气，又可调和诸药。本方由温补脾阳药与寒下攻积药配伍组成，温通、泻下、补益三法兼备，温阳以祛寒，攻下不伤正，共奏攻下寒积、温补脾阳之功。

［常考考点］温脾汤的组成、功用、主治及配伍。

细目四　润下

【考点突破攻略】

麻子仁丸（又名脾约丸）（《伤寒论》）

方歌：麻子仁丸脾约治，大黄枳朴杏仁芍，胃热津枯便难解，润肠通便功效高。

组成：麻子仁二升　芍药半斤　枳实半斤　大黄一斤　厚朴一尺　杏仁一升　蜜

功用：润肠泄热，行气通便。

主治：脾约证。大便干结，小便频数，脘腹胀满，舌红苔黄，脉数。

配伍意义：本方证乃因肠胃燥热，脾津不足，肠道失于濡润所致，《伤寒论》称之为"脾约"。治疗当润肠泄热，行气通便。故方中以性味甘平质润多脂之麻子仁为君药，润肠道，通大便。大黄泻热通便，攻下积滞；杏仁上肃肺气，下润大肠；白芍养血敛阴，缓急止痛，共为臣药。枳实、厚朴行气破结消滞，共为佐药。佐使甘缓之蜂蜜，既助麻子仁润肠通便，又可缓和小承气汤攻下之力。方中虽用小承气汤泄热通便，但大黄、厚朴用量从轻；更取质润多脂之麻子仁、杏仁、芍药、白蜜等，一则益阴增液以润肠通便，二则甘润可减缓小承气攻下之力。本方润肠药与攻下药并用，攻润相合，下不伤正。本方为丸剂，初服10小丸，依次渐加也意在缓下，润肠通便。

［常考考点］麻子仁丸的组成、功用、主治及配伍。

济川煎（《景岳全书》）

方歌：济川归膝肉苁蓉，泽泻升麻枳壳从，肾虚津亏肠中燥，寓通于补法堪宗。

组成：当归三至五钱　牛膝二钱　肉苁蓉二至三钱　泽泻一钱半　升麻五分至七分或一钱　枳壳一钱

功用：温肾益精，润肠通便。

主治：肾虚便秘。大便秘结，小便清长，腰膝酸软，头目眩晕，舌淡苔白，脉沉迟。

配伍意义：本方证因肾虚开阖失司，气化无力，津液不布，肠失所养所致。治当温肾益精，润肠通便。方中肉苁蓉味甘咸性温，功能温肾益精，暖腰润肠，为君药。当归补血润燥，润肠通便；牛膝补益肝肾，壮腰膝，性善下行，共为臣药。枳壳下气宽肠而助通便；泽泻渗利小便而泄肾浊；用升麻以升清阳，清阳升则浊阴自降，相反相成，以助通便之效，以上共为佐药。诸药合用，既可温肾益精治其本，又能润肠通便以治标，用药灵巧，补中有泻，降中有升，寓通于补之中，寄升于降之内。

［常考考点］济川煎的组成、功用、主治及配伍。

【知识纵横比较】

麻子仁丸和济川煎的比较

方剂名称	相同点	不同点
麻子仁丸	均属润下之剂，治疗大便秘结不通	润肠泄热，行气通便，主治脾约证，大便干结，小便频数，脘腹胀满，舌红苔黄，脉数
济川煎		温肾益精，润肠通便，主治肾虚便秘，大便秘结，小便清长，腰膝酸软，头目眩晕，舌淡苔白，脉沉迟

细目五　逐水

【考点突破攻略】

十枣汤（《伤寒论》）

方歌：十枣逐水效甚夸，大戟甘遂与芫花，悬饮内停胸胁痛，大腹肿满用无差。

组成：芫花　甘遂　大戟各等分　大枣十枚

功用：攻逐水饮。

主治：

（1）悬饮。咳唾胸胁引痛，心下痞硬，干呕短气，头痛目眩，胸背掣痛不得息，舌苔滑，脉沉弦。

（2）水肿。一身悉肿，尤以身半以下肿甚，腹胀喘满，二便不利。

用法要点：

（1）三味等分为末，或装入胶囊，以大枣10枚煎汤送服。

（2）清晨空腹服用，从小量开始，以免量大下多伤正。若服后下少，次日加量。

（3）服药得快下利后，宜食米粥以保养脾胃。

（4）若泻后精神、胃纳俱好，而水饮未尽者，可再投本方；若泻后精神疲乏，食欲减退，则宜暂停攻逐；若患者体虚邪实，又非攻不可者，可用本方与健脾补益剂交替使用，或先攻后补，或先补后攻。

（5）年老体弱者慎用，孕妇忌服。

（6）本方作用峻猛，只可暂用，不可久服。

［常考考点］十枣汤的组成、功用、主治及服用方法。

细目六　攻补兼施

【考点突破攻略】

黄龙汤（《伤寒六书》）

方歌：黄龙汤枳朴硝黄，参归甘桔枣生姜，阳明腑实气血弱，攻补兼施效力强。

组成：大黄　芒硝　枳实　厚朴　当归　人参　甘草　桔梗（生姜三片　大枣二枚）

功用：攻下热结，益气养血。

主治：阳明腑实，气血不足证。下利清水，色纯青，或大便秘结，脘腹胀满，腹痛拒按，身热口渴，神疲少气，谵语，甚则循衣摸床，撮空理线，神昏肢厥，舌苔焦黄或焦黑，脉虚。

［常考考点］黄龙汤的组成、功用、主治。

【知识纵横比较】

大承气汤和黄龙汤的比较

方剂名称	相同之处	不同之处
大承气汤	均含有大黄、芒硝、枳实、厚朴，治疗阳明腑实证	属寒下剂，治疗阳明腑实证，痞、满、燥、实四症俱备。见大便不通，频转矢气，脘腹痞满，腹痛拒按，按之则硬，甚或潮热谵语，手足濈然汗出，舌苔黄燥起刺，或焦黑燥裂，脉沉实；或见热结旁流；或见热厥
黄龙汤		属攻补兼施剂，主治阳明腑实，气血不足证。见自利清水，色纯青，或大便秘结，脘腹胀满，腹痛拒按，身热口渴，神疲少气，谵语，甚则循衣摸床，撮空理线，神昏肢厥，舌苔焦黄或焦黑，脉虚

【例题实战模拟】

A1 型题

1. 泻下剂不具有的作用是

A. 清热解毒　B. 排除胃肠积滞　C. 荡涤实热　D. 攻逐水饮　E. 通导大便

2. 大承气汤用治热厥，体现的治法是

A. 通因通用　B. 塞因塞用　C. 以泻代清　D. 泄可去闭　E. 寒因寒用

3. 麻子仁丸含有以下哪首方剂的全部药物

A. 大承气汤　B. 小承气汤　C. 调胃承气汤　D. 增液承气汤　E. 增液汤

4. 十枣汤原方中规定的服药时间是

A. 平旦服　B. 临卧服　C. 饭前服　D. 不拘时服　E. 饭后服

5. 济川煎的君药是

A. 当归　B. 牛膝　C. 肉苁蓉　D. 枳壳　E. 升麻

6. 温脾汤证的脉象是

A. 弦而紧　B. 沉实有力　C. 沉弦　D. 沉缓　E. 沉弦而迟

7. 黄龙汤主治证的病机为

A. 阳明腑实，气血不足　B. 热结阴亏，气血不足　C. 热结里实，气阴不足

D. 脾阳不足，寒实内积　E. 脾阳不足，水饮内停

8. 下列方剂中含有甘草的是

A. 麻子仁丸　B. 济川煎　C. 黄龙汤　D. 增液承气汤　E. 十枣汤

9. 麻子仁丸中君药麻子仁的用药意义是

A. 利肺润肠　　B. 滋脾润肠　　C. 降气润肠　　D. 柔肝润肠　　E. 益肾润肠

10. 大戟在十枣汤中的作用是

A. 祛皮里膜外之痰　　B. 泻脏腑之水邪　　C. 行经隧络脉之水湿

D. 消胸胁伏饮痰癖　　E. 渗利肾间水气

B1 型题

A. 附子、人参　　B. 桃仁、杏仁　　C. 桃仁、冬瓜仁　　D. 牛膝、当归　　E. 杏仁、大黄

11. 温脾汤中含有的药物是

12. 济川煎中含有的药物是

【参考答案】

1. A　2. E　3. B　4. A　5. C　6. E　7. A　8. C　9. B　10. B　11. A　12. D

第四单元　和解剂

细目一　概述

【考点突破攻略】

1. 和解剂的适用范围　和解剂主要适用于邪在少阳、肝脾不和、寒热错杂之证。和解剂原为治疗伤寒邪入少阳而设，因少阳属胆，位于表里之间，既不宜发汗，又不宜吐下，唯有和解一法最为适当。然而，胆附于肝，与肝互为表里，胆经发病可影响及肝，肝经发病也可影响及胆，且肝胆疾病又可累及脾胃，导致肝脾不和；若中气虚弱，寒热互结，又可导致肠胃不和。因此，肝脾不和证、肠胃不和证也是和解剂的适用范围。

2. 和解剂的应用注意事项

（1）临床依据病证不同，应分别选用和解少阳、调和肝脾、调和肠胃的治法与方剂。

（2）和解剂组方配伍较为独特，既祛邪又扶正，既透表又清里，既疏肝又治脾，无明显寒热补泻之偏，性质平和，作用和缓，照顾全面，所以应用范围较广，主治病证较为复杂。然而，该法毕竟以祛邪为主，纯虚证不宜使用。

（3）凡外邪在表，未入少阳者；或邪已入里，阳明热盛者，均不宜使用和解剂。

细目二　和解少阳

【考点突破攻略】

小柴胡汤（《伤寒论》）

方歌：小柴胡汤和解功，半夏人参甘草从，更加黄芩生姜枣，少阳为病此方宗。

组成：柴胡半斤　黄芩三两　人参三两　炙甘草三两　半夏半升　生姜三两　大枣十二枚

功用：和解少阳。

主治：

（1）伤寒少阳证。往来寒热，胸胁苦满，默默不欲饮食，心烦喜呕，口苦，咽干，目眩，舌苔薄白，脉弦者。

（2）妇人中风，热入血室证。经水适断，寒热发作有时。

（3）黄疸、疟疾，以及内伤杂病而见少阳证者。

配伍意义：本方证为伤寒邪入少阳，正邪交争于半表半里之间，少阳经气不利，胆热犯胃，胃失和降所致。邪在表者当从汗解，邪入里者则当吐下，今邪既不在表，又不在里，而在表里之间，则非汗、吐、下所宜，故治疗当以和解之法。方中以苦平之柴胡为君，入肝胆经，透散少阳半表之邪，疏泄气机之郁滞，使少阳半表之邪得以疏散，气机得以条畅。黄芩苦寒，清泄少阳半里之热，为臣药。柴胡升散，黄芩清泄，两者配伍，一散一清，恰入少阳，以解少阳之邪。

胆气犯胃，胃失和降，佐以半夏、生姜和胃降逆止呕。邪从太阳传入少阳，缘于正气本虚，故又佐以人参、大枣益气健脾，一者取其扶正以祛邪，一者取其益气以御邪内传，俾正气旺盛，则邪无内向之机。炙甘草助人参、大枣扶正，且能调和诸药，为使药。诸药合用，使邪气得解，枢机得利，胃气调和，诸症自除。原方"去滓再煎"，使药性更为醇和，药汤之量更少。

全方配伍特点：透散清泄以和解，升清降浊兼扶正。

运用：

（1）辨证要点：本方为治疗伤寒少阳证的基础方，又是和解少阳法的代表方。临床应用以往来寒热、胸胁苦满、默默不欲饮食、心烦喜呕、口苦、咽干、苔白、脉弦为辨证要点。临床上只要抓住前四者中的一两主症，便可用本方治疗，不必待其证候悉具。正如《伤寒论》所说："伤寒中风，有柴胡证，但见一证便是，不必悉具。"

（2）加减变化：若胸中烦而不呕，为热聚于胸，去半夏、人参，加瓜蒌清热理气宽胸；渴者，是热伤津液，去半夏，加天花粉止渴生津；腹中痛，是肝气乘脾，宜去黄芩，加芍药柔肝缓急止痛；胁下痞硬，是气滞痰郁，去大枣，加牡蛎软坚散结；心下悸，小便不利，是水气凌心，宜去黄芩，加茯苓利水宁心；不渴，外有微热，是表邪仍在，宜去人参，加桂枝解表；咳者，是素有肺寒留饮，宜去人参、大枣、生姜，加五味子、干姜温肺止咳。

［常考考点］小柴胡汤的组成、功用、主治及配伍。

蒿芩清胆汤（《重订通俗伤寒论》）

方歌：蒿芩清胆枳竹茹，苓夏陈皮碧玉需，热重寒轻痰夹湿，胸痞呕恶总能祛。

组成：青蒿脑钱半至二钱　淡竹茹三钱　仙半夏钱半　赤茯苓三钱　青子芩钱半至三钱　生枳壳钱半　陈广皮钱半　碧玉散（滑石、甘草、青黛）三钱

功用：清胆利湿，和胃化痰。

主治：少阳湿热痰浊证。寒热如疟，寒轻热重，口苦膈闷，吐酸苦水，或呕黄涎而黏，甚则干呕呃逆，胸胁胀痛，小便黄少，舌红苔白腻，间现杂色，脉数而右滑左弦者。

配伍意义：本方病证因少阳胆热偏重，兼有湿热痰浊内阻所致。治当清胆利湿，和胃化痰。故方中以苦寒芳香之青蒿，清透少阳邪热；以苦寒之黄芩，清泄胆热，并能燥湿。两药相合，既可内清少阳湿热，又能透邪外出，共为君药。竹茹善清胆胃之热，化痰止呕；枳壳下气宽中，除痰消痞；半夏燥湿化痰，和胃降逆；陈皮理气化痰，宽胸畅膈。四药相伍，使热清湿化痰除，共为臣药。赤茯苓、碧玉散清热利湿，导邪从小便而去，为佐使药。诸药合用，可使胆热清，痰湿化，气机畅，胃气和，诸症得解。

［常考考点］蒿芩清胆汤的组成、功用、主治及配伍。

【知识纵横比较】

小柴胡汤和蒿芩清胆汤的比较

方剂名称	相同点	不同点
小柴胡汤	组成中均含有黄芩、半夏，均能和解少阳，用于邪在少阳，往来寒热，胸胁不适者	于和解之中兼有益气扶正之功，宜于邪踞少阳，胆胃不和者
蒿芩清胆汤		于和解之中兼清热利湿、理气化痰之效，宜于少阳胆热偏重，兼有湿热痰浊者

细目三　调和肝脾

【考点突破攻略】

四逆散（《伤寒论》）

方歌：四逆散里用柴胡，芍药枳实甘草须，此是阳郁成厥逆，疏肝理脾奏效奇。

组成：炙甘草　枳实　柴胡　芍药各十分

功用：透邪解郁，疏肝理脾。

主治：

（1）阳郁厥逆证。手足不温，或腹痛，或泄利下重，脉弦。

（2）肝脾不和证。胁肋胀闷，脘腹疼痛，脉弦。

配伍意义：本方病证因外邪传经入里，气机为之郁遏不疏，阳气内郁，不能达于四末所致。治宜透邪解郁，调畅气机为法。方中以柴胡为君，入肝胆经，升发阳气，疏肝解郁，透邪外出。以白芍为臣，敛阴养血柔肝。柴胡与白芍配伍，补养肝血，条达肝气，使柴胡升散而无耗伤阴血之弊。以枳实为佐，理气解郁，泄热破结。柴胡与枳实配伍，一升一降，舒畅气机，升清降浊；白芍与枳实配伍，理气和血，调和气血。炙甘草为使药，调和诸药，益脾和中。四药合用，透邪解郁，疏肝理脾，能使邪去郁解，气血调畅，清阳得伸，四逆自愈。原方配合白饮（米汤）和服，是借谷物之气以助胃气，取中气和则阴阳之气自相顺接之意。由于本方有疏肝理脾之功，也可治疗肝脾气郁所致胁肋脘腹疼痛诸症。

［常考考点］四逆散的组成、功用、主治及配伍。

逍遥散（《太平惠民和剂局方》）

方歌：逍遥散用当归芍，柴苓术草加姜薄，肝郁血虚脾气弱，调和肝脾功效卓。

组成：炙甘草半两　当归　茯苓　芍药　白术　柴胡各一两　（烧生姜一块　薄荷少许）

功用：疏肝解郁，养血健脾。

主治：肝郁血虚脾弱证。两胁作痛，头痛目眩，口燥咽干，神疲食少，或月经不调，乳房胀痛，脉弦而虚。

配伍意义：本方所治病证因肝郁不疏，营血不足，脾气虚弱所致。治宜疏肝解郁，养血健脾之法。故方中以柴胡为君，疏肝解郁，条达肝气。臣以当归、白芍，其中当归甘辛苦温，养血和血；白芍酸苦微寒，养血敛阴，柔肝缓急。当归、白芍与柴胡配伍，补肝之体，助肝之用，使血和则肝和，血充则肝柔。木郁不达而致脾虚不运，故佐以白术、茯苓、炙甘草健脾益气，实土以御木乘，且使营血生化有源。少许薄荷，疏散肝经郁遏之气，透达肝经郁遏之热；烧生姜温运和中，辛散达郁，亦为佐药。炙甘草亦为使药，调和诸药。诸药合用，共奏疏肝解郁、养血健脾之功。

全方配伍特点：疏柔合法，肝脾同调，气血兼顾。

运用：

（1）辨证要点：本方为治疗肝郁血虚脾伤之基础方，又是妇科调经的常用方。临床应用以两胁作痛、神疲食少、月经不调、脉弦而虚为辨证要点。

（2）加减变化：肝郁气滞较甚，加香附、郁金、陈皮以疏肝解郁；血虚甚者，加熟地黄以养血（黑逍遥散）；肝郁化火者，加丹皮、栀子以清热凉血（丹栀逍遥散）。

［常考考点］逍遥散的组成、功用、主治及配伍。

痛泻要方（《丹溪心法》）

方歌：痛泻要方用陈皮，术芍防风共成剂，肠鸣泄泻腹又痛，治在泻肝与实脾。

组成：炒白术三两　炒白芍药二两　炒陈皮一两五钱　防风一两

功用：补脾柔肝，祛湿止泻。

主治：脾虚肝郁之痛泻。肠鸣腹痛，大便泄泻，泻必腹痛，泻后痛缓，舌苔薄白，脉两关不调，左弦而右缓者。

［常考考点］痛泻要方的组成、功用、主治。

【知识纵横比较】

小柴胡汤和四逆散的比较

方剂名称	相同点	不同点
小柴胡汤	组成中均含有柴胡、甘草，同为和解剂	用柴胡配黄芩，解表清热作用较强，为和解少阳的代表方
四逆散		以柴胡配枳实，升清降浊、疏肝理脾作用显著，为调和肝脾的基础方

细目四 调和肠胃

【考点突破攻略】

半夏泻心汤（《伤寒论》）

方歌：半夏泻心配芩连，干姜人参草枣全，辛开苦降除痞满，寒热错杂痞证蠲。

组成：半夏半升 黄芩 干姜 人参各三两 黄连一两 大枣十二枚 炙甘草三两

功用：寒热平调，散结除痞。

主治：寒热互结之痞证。心下痞，但满而不痛，或呕吐，肠鸣下利，舌苔腻而微黄。

配伍意义：此方所治原系小柴胡汤证误行泻下，损伤中阳，少阳邪热乘虚内陷，以致寒热错杂之心下痞证。本方证病机较为复杂，既有寒热错杂，又有虚实相兼，导致中焦失和，升降失常。治当调其寒热，益气和胃，散结除痞。方中以辛温之半夏为君，散结除痞，又善降逆止呕。臣以辛热之干姜温中散寒，苦寒之黄芩、黄连泄热开痞。以上四药相伍，具有寒热平调、辛开苦降之用。然寒热错杂，又缘于中虚失运，故又佐以甘温之人参、大枣益气补脾。佐使炙甘草补脾和中，调和诸药。诸药合用，可使寒去热清，中虚得补，升降复常，痞满可除，呕利自愈。

全方配伍特点：寒热平调以和阴阳，辛开苦降以调气机，补泻兼施以顾虚实。

运用：

（1）辨证要点：本方为治疗中气虚弱，寒热错杂，升降失常而致痞证之基础方；又是体现调和寒热，辛开苦降治法的代表方。临床应用以心下痞满、呕吐下利、苔腻微黄为辨证要点。

（2）加减变化：湿热蕴积中焦，呕甚而痞，中气不虚，或舌苔厚腻者，可去人参、甘草、大枣、干姜，加枳实、生姜以下气消痞止呕。

［常考考点］半夏泻心汤的组成、功用、主治及配伍意义。

【例题实战模拟】

A1 型题

1. 下列属于小柴胡汤主治证的是
   A. 少阳湿热证 B. 疟疾而见热多寒少 C. 黄疸而见大便秘结
   D. 伤寒少阳证 E. 寒热互结之痞证
2. 属于表里双解的方剂是
   A. 半夏泻心汤 B. 痛泻要方 C. 逍遥散 D. 四逆散 E. 葛根黄芩黄连汤
3. 半夏泻心汤中含有
   A. 生姜、大枣 B. 人参、白术 C. 黄芩、柴胡 D. 干姜、大枣 E. 茯苓、甘草
4.《内科摘要》中加味逍遥散即逍遥散加
   A. 生地黄、熟地黄 B. 生地黄、黄芩 C. 香附、郁金 D. 丹皮、山栀 E. 苍术、木香
5. 逍遥散中薄荷的作用是
   A. 襄助解表 B. 清利头目 C. 清热解毒 D. 条达肝气 E. 宣肺利咽
6. 含有碧玉散的方剂是
   A. 大柴胡汤 B. 甘草泻心汤 C. 防风通圣散 D. 半夏泻心汤 E. 蒿芩清胆汤

A2 型题

7. 患者出现胸胁苦满，郁郁微烦，心下满痛，大便不解，舌苔黄，脉弦有力。治宜选用
   A. 小柴胡汤 B. 大柴胡汤 C. 大承气汤 D. 半夏泻心汤 E. 葛根芩连汤
8. 患者出现头晕，口干，神疲食少，两胁微痛，月经不调，乳房胀痛，脉弦虚。治宜选用
   A. 逍遥散 B. 半夏泻心汤 C. 归脾汤 D. 八珍汤 E. 小柴胡汤
9. 患者自觉胃胀满，阻塞不通，经常肠鸣下利，苔腻微黄。治宜选用
   A. 小柴胡汤 B. 葛根芩连汤 C. 半夏泻心汤 D. 温脾汤 E. 痛泻要方
10. 患者经常在情绪紧张时出现肠鸣腹痛，大便泄泻，泻后痛减，脉左弦右缓。治宜选用

A. 葛根芩连汤　B. 半夏泻心汤　C. 大柴胡汤　D. 逍遥散　E. 痛泻要方

B1 型题

A. 寒热互结之痞证　B. 脾虚肝旺之腹痛泄泻　C. 肝郁血虚之脾弱证
D. 阳郁厥逆　E. 少阳湿热证

11. 蒿芩清胆汤的主治证是

12. 痛泻要方的主治证是

【参考答案】

1. D　2. E　3. D　4. D　5. D　6. E　7. B　8. A　9. C　10. E　11. E　12. B

第五单元　清热剂

细目一　概述

【考点突破攻略】

1. 清热剂的适用范围　清热剂适用于里热证。一般是在表证已解，热已入里，或里热已盛而尚未结实的情况下使用。

2. 清热剂的应用注意事项

（1）辨明里热所在部位。邪热在气则清气，入营血则清营凉血，热盛于脏腑则需结合脏腑所在的部位选择方药。若热在气而治血，则将引邪深入；若热在血而治气，则无济于事。

（2）辨明热证真假，勿被假象所迷惑。如为真寒假热之证，不可误投清热剂。

（3）辨明热证的虚实。应注意屡用清热泻火之剂而热仍不退者，当改用甘寒滋阴壮水之法，阴复则其热自退。

（4）权衡轻重，量证投药。热盛而药轻，无异于杯水车薪；热微而药重，势必热去寒生；对于平素阳气不足，脾胃虚弱，外感之邪虽已入里化热，亦应慎用，必要时配伍护中醒脾和胃之品，以免伤阳碍胃。

（5）对于热邪炽盛，服清热剂入口即吐者，可于清热剂中少佐温热之品，或采用凉药热服的反佐法。

细目二　清气分热

【考点突破攻略】

白虎汤（《伤寒论》）

方歌：白虎膏知甘草粳，气分大热此方清，热渴汗出脉洪大，加入人参气津生。

组成：石膏一斤　知母六两　炙甘草二两　粳米六合

功用：清热生津。

主治：气分热盛证。壮热面赤，烦渴引饮，汗出恶热，脉洪大有力。

配伍意义：本方原为治阳明经证的主方，后世温病学家以此为治气分热盛的代表方剂。凡伤寒化热，内传阳明之经，或温邪由卫及气，皆能出现本证。本方证虽气分热盛，但未致阳明腑实，故不宜攻下；热盛津伤，又不能苦寒直折，唯以清热生津法最为恰当。方中以入肺胃二经、辛甘大寒之生石膏为君药，功善清解，透热出表，以除阳明气分之热。苦寒质润之知母为臣药，既助石膏清肺胃之热，又可滋阴润燥，救已伤之阴津。石膏与知母相须为用，清热生津、除烦止渴之功益强。粳米、炙甘草共为佐药，益胃生津，并可防止大寒伤中之弊。炙甘草兼以为使，调和诸药。四药相配，共成清热生津之功，使热清津复，诸症自解。

[常考考点] 白虎汤的组成、功用、主治及配伍。

竹叶石膏汤（《伤寒论》）

方歌：竹叶石膏汤人参，麦冬半夏甘草临，再加粳米同煎服，清热益气养阴津。

组成：竹叶二把　石膏一斤　半夏半升　麦门冬一升　人参二两　炙甘草二两　粳米半升

功用：清热生津，益气和胃。

主治：伤寒、温病、暑病余热未清，气阴两伤证。身热多汗，心胸烦闷，气逆欲呕，口干喜饮，虚羸少气，或虚烦不寐，舌红苔少，脉虚数。

［常考考点］竹叶石膏汤的组成、功用、主治。

【知识纵横比较】

白虎汤和竹叶石膏汤的比较

方剂名称	相同点	不同点
白虎汤	组成中均含有石膏、粳米、甘草，均可清热生津	为热盛而正不虚
竹叶石膏汤		为热势已衰，余热未尽而气津两伤，热既衰且胃气不和

细目三　清营凉血

【考点突破攻略】

清营汤（《温病条辨》）

方歌：清营汤治热传营，身热燥渴眠不宁，犀地银翘玄连竹，丹麦清热更护阴。

组成：犀角（也可用水牛角代）三钱　生地黄五钱　元参三钱　竹叶心一钱麦冬三钱　丹参二钱　黄连一钱五分　银花三钱　连翘二钱

功用：清营解毒，透热养阴。

主治：热入营分证。身热夜甚，神烦少寐，时有谵语，目常喜开或喜闭，口渴或不渴，斑疹隐隐，脉细数，舌绛而干。

配伍意义：本方证乃邪热内传营分，耗伤营阴所致。治以咸寒清营解毒为主，辅以透热养阴之法。方用苦咸寒之犀角（也可用水牛角代）清解营分之热毒，为君药。热伤营阴，又以生地黄凉血滋阴，麦冬清热养阴生津，玄参滋阴降火解毒。三药共用，既可甘寒养阴保津，又可助君药清营凉血解毒，共为臣药。君臣相配，咸寒与甘寒并用，清营热而滋营阴，祛邪扶正兼顾。温邪初入营分，故用金银花、连翘清热解毒，轻清透泄，使营分热邪有外达之机，促其透出气分而解，此即“入营犹可透热转气”之具体应用；竹叶清心除烦；黄连清心解毒；丹参清热凉血，并能活血散瘀，可防热与血结，上述五味均为佐药。诸药为伍，共奏清营解毒、透热养阴之功。

全方配伍特点：辛苦甘寒以滋养清解，透热转气以入营清散。

运用：

（1）辨证要点：本方为治疗热邪初入营分证的常用方。临床应用以身热夜甚、神烦少寐、斑疹隐隐、舌绛而干、脉数为辨证要点。

（2）加减变化：若寸脉大，舌干较甚者，可去黄连，以免苦燥伤阴；若热陷心包而窍闭神昏者，可与安宫牛黄丸或至宝丹合用以清心开窍；若营热动风而见痉厥抽搐者，可配用紫雪，或酌加羚羊角、钩藤、地龙以息风止痉；若兼热痰，可加竹沥、天竺黄、川贝母之属清热涤痰；营热多系气分传入，如气分热邪尤盛，可重用金银花、连翘、黄连，或加石膏、知母及大青叶、板蓝根、贯众之属，以增强清热解毒之力。

（3）使用注意：使用本方应注意舌诊，原著说：“舌白滑者，不可与也。”并在该条自注中说“舌白滑，不惟热重，湿亦重矣，湿重忌柔润药”，以防滋腻而助湿留邪。

［常考考点］清营汤的组成、功用、主治及配伍。

犀角地黄汤（《外台秘要》）

方歌：犀角地黄芍药丹，血热妄行吐衄斑，蓄血发狂舌质绛，凉血散瘀病可痊。

组成：犀角（也可用水牛角代）一两　地黄半斤　芍药三分　丹皮一两

功用：清热解毒，凉血散瘀。

主治：热入血分证。身热谵语，斑色紫黑，或吐血、衄血、便血、尿血，舌深绛起刺，脉数；或喜忘如狂，或漱水不欲咽，或大便色黑易解。

配伍意义：本方证由热毒炽盛于血分，动血耗血所致。此时不清其热则血不宁，不散其血则瘀不去，不滋其阴则火不息。正如叶天士所谓"入血就恐耗血动血，直须凉血散血"，治当以清热解毒、凉血散瘀为法。方用苦咸寒之犀角（也可用水牛角代）为君药，凉血清心而解热毒，使火平热降，毒解血宁。以甘苦寒之生地黄为臣药，清热凉血滋阴，一以助犀角（也可用水牛角代）清热凉血；一以复已失之阴血。用苦微寒之赤芍与辛苦微寒之丹皮共为佐药，清热凉血，活血散瘀，可收化斑之功。四药相配，清热之中兼以养阴，使热清血宁而无耗血之虑；凉血之中兼以散瘀，使血止而无留瘀之弊。四药相配，共成清热解毒、凉血散瘀之剂。

［常考考点］犀角地黄汤的组成、功用、主治及配伍。

【知识纵横比较】

清营汤与犀角地黄汤的比较

方剂名称	相同点	不同点
清营汤	组成中均含有犀角、生地黄，以治热入营血证	在清热凉血中伍以金银花、连翘等轻清宣透之品，寓有"透热转气"之意，适用于邪初入营尚未动血之证
犀角地黄汤		配伍赤芍、丹皮泄热散瘀，寓有"凉血散血"之意，用治热入血分而见耗血、动血之证

细目四　清热解毒

【考点突破攻略】

黄连解毒汤（《外台秘要》）

方歌：黄连解毒汤四味，黄芩黄柏栀子备，躁狂大热呕不眠，吐衄斑黄均可为。

组成：黄连三两　黄芩　黄柏各二两　栀子十四枚

功用：泻火解毒。

主治：三焦火毒热盛证。大热烦躁，口燥咽干，错语不眠；或热病吐血、衄血；或热甚发斑，或身热下痢，或湿热黄疸；或外科痈疡疔毒，小便黄赤，舌红苔黄，脉数有力。

配伍意义：本方证乃火毒炽盛充斥三焦所致。治宜泻火解毒。方中以大苦大寒之黄连泻心火为君药，并且兼泻中焦之火。黄芩清肺火，泻上焦之火热；黄柏泻下焦之火，共为臣药。栀子通泻三焦之火，导热下行，引邪热从小便而出，为佐药。四药合用，苦寒直折，可使三焦之火邪祛而热毒解，诸症可愈。

全方配伍特点：苦寒直折，泻火解毒，三焦并清。

运用：

（1）辨证要点：本方为"苦寒直折"法之代表方、清热解毒的基础方。临床应用以大热烦躁、口燥咽干、舌红苔黄、脉数有力为辨证要点。

（2）加减变化：便秘者，加大黄以泻下焦实热；吐血、衄血、发斑者，酌加玄参、生地黄、丹皮以清热凉血；发黄者，加茵陈、大黄以清热祛湿退黄；疔疮肿毒者，加蒲公英、金银花、连翘以增强清热解毒之力。

（3）使用注意：本方为大苦大寒之剂，久服或过量服用易伤脾胃，非火盛者不宜使用。

［常考考点］黄连解毒汤的组成、功用、主治及配伍。

凉膈散（《太平惠民和剂局方》）

方歌：凉膈硝黄栀子翘，黄芩甘草薄荷饶，竹叶蜜煎疗膈上，中焦燥实服之消。

组成：川大黄　朴硝　炙甘草各二十两　山栀子仁　薄荷叶　黄芩各十两　连翘二斤半　竹叶七片　蜜

功用：泻火通便，清上泄下。

主治：上中二焦火热证。烦躁口渴，面赤唇焦，胸膈烦热，口舌生疮，睡卧不宁，谵语狂妄，或咽痛吐衄，便秘溲赤，或大便不畅，舌红苔黄，脉滑数。

配伍意义：本方证由脏腑积热，聚于胸膈所致，故以上、中二焦见证为主。上焦无形火热炽盛，中焦燥热内结，此时治疗但清上则中焦燥结不得去，独泄下则上焦邪热不得解，唯有清泄兼施，方能切中病情。治宜泻火通便，清上泄下为法。方中连翘轻清透散，长于清热解毒，透散上焦无形之热，重用为君。大黄、芒硝泻火通便，荡涤中焦燥热内结，共为臣药。配黄芩清胸膈郁热；山栀通泻三焦，引火下行；薄荷清头目，利咽喉；竹叶清上焦之热，共为佐药。甘草、白蜜合而为佐使药，既能缓和硝、黄峻泻之力，又能生津润燥，还可调和诸药。全方配伍，清上与泻下并行，泻下是为清泄胸膈郁热而设，即所谓"以泻代清"。本方虽有通腑之功，但治疗目标在于胸膈烦热，而不在于热结便秘。因此，对于上、中二焦邪郁生热而无便秘者亦可使用。

［常考考点］凉膈散的组成、功用、主治及配伍。

普济消毒饮（《东垣试效方》）

方歌：普济消毒蒡芩连，甘桔蓝根勃翘玄，升柴陈薄僵蚕入，大头瘟毒服之痊。

组成：黄芩　黄连各半两　人参三钱　橘红　生甘草　玄参　柴胡　桔梗各二钱　连翘　板蓝根　马勃　牛蒡子各一钱　白僵蚕　升麻各七分

功用：清热解毒，疏风散邪。

主治：大头瘟。恶寒发热，头面红肿焮痛，目不能开，咽喉不利，舌燥口渴，舌红苔白兼黄，脉浮数有力。

配伍意义：本方主治大头瘟（原书称大头天行），乃感受风热疫毒之邪，壅于上焦，发于头面所致。疫毒宜清解，风热宜疏散，病位在上宜因势利导。故治当疏散上焦之风热，清解上焦之疫毒，解毒散邪兼施，而以清热解毒为主。方中重用黄连、黄芩清热泻火，祛上焦头面热毒为君。升麻、柴胡疏散风热，并引诸药上达头面，且寓"火郁发之"之意，共为臣药。以牛蒡子、连翘、僵蚕辛凉疏散头面风热；玄参、马勃、板蓝根有加强清热解毒之功；配甘草、桔梗以清利咽喉；陈皮理气疏壅，以散邪热郁结；人参补气，扶正以祛邪，共为佐药。诸药配伍，共收清热解毒、疏风散邪之功。

［常考考点］普济消毒饮的组成、功用、主治及配伍。

【知识纵横比较】

清热解毒剂的主治证候比较

方剂名称	相同点	不同点
黄连解毒汤	均具有清热解毒功效	主治三焦火毒热盛证
凉膈散		主治脏腑积热，聚于胸膈，上中二焦火热证
普济消毒饮		主治风热疫毒之邪，壅于上焦，发于头面

细目五　清脏腑热

【考点突破攻略】

导赤散（《小儿药证直诀》）

方歌：导赤木通生地黄，草梢兼加竹叶尝，清心利水又养阴，心经火热移小肠。

组成：生地黄　木通　生甘草梢各等分　竹叶适量

功用：清心利水养阴。

主治：心经火热证。心胸烦热，口渴面赤，意欲饮冷，口舌生疮；或心热移于小肠，小便赤涩刺痛，舌红，脉数。

配伍意义：本方证乃心经热盛或心火下移于小肠所致。心火上炎而又阴液不足，治法不宜苦寒直折，而宜清心与养阴兼顾，利水以导热下行，使蕴热从小便而泄。方中选用甘寒质润，入心肾二经的生地黄，凉血滋阴以制心火；木通苦寒，入心与小肠经，上清心经之火，下导小肠之热。两药相配，滋阴制火而不恋邪，利水通淋而不损阴，共为君药。竹叶甘淡，清心除烦，淡渗利窍，导心火下行，为臣药。生甘草清热解毒，并能调和诸药，还可防木通、生地黄之寒凉伤胃，用“梢”尚可直达茎中而止淋痛，为佐使药。四药合用，甘寒与苦寒相合，滋阴利水为主，滋阴而不恋邪，利水而不伤阴，泻火而不伐胃，共收清热利水养阴之效。本方选药配伍，与小儿稚阴稚阳、易寒易热、易虚易实、疾病变化迅速的特点和治实宜防其虚、治虚宜防其实的治则要求十分吻合。《医宗金鉴》以“水虚火不实”五字概括本方证之病机较为贴切。

［常考考点］导赤散的组成、功用、主治及配伍。

龙胆泻肝汤（《医方集解》）

方歌：龙胆栀芩酒拌炒，木通泽泻车柴草，当归生地益阴血，肝胆实火湿热消。

组成：龙胆草　黄芩　栀子　泽泻　木通　当归　生地黄　柴胡　生甘草　车前子（原著本方无用量）

功用：清泻肝胆实火，清利肝经湿热。

主治：

（1）肝胆实火上炎证。头痛目赤，胁痛，口苦，耳聋，耳肿，舌红苔黄，脉弦数有力。

（2）肝经湿热下注证。阴肿，阴痒，筋痿，阴汗，小便淋浊，或妇女带下黄臭等，舌红苔黄腻，脉弦数有力。

配伍意义：本方证由肝胆实火上炎或肝胆湿热循经下注所致。治宜清泻肝胆实火，清利下焦湿热为法。方中选用大苦大寒的龙胆，既能泻肝胆实火，又能利肝胆湿热，泻火除湿，两擅其功，切中病机，故为君药。黄芩、栀子苦寒泻火，燥湿清热，共为臣药。君臣药物配伍，增强泻火除湿之力。湿热之邪的主要出路，是利导下行，从膀胱渗泄，故又配渗湿泄热之泽泻、木通、车前子，导湿热从水道而去。肝乃藏血之脏，若为实火所伤，阴血亦随之消耗；且方中诸药以苦燥渗利伤阴之品居多，故用当归、生地黄养血滋阴，使邪去而阴血不伤。肝体阴用阳，性喜疏泄条达，火邪内郁，肝胆之气不疏，骤用大剂苦寒降泄之品，既恐肝胆之气被抑，又虑折伤肝胆升发之机，故用柴胡疏畅肝胆之气，并能引诸药归于肝胆之经。以上皆为佐药。甘草调和诸药，护胃安中，为佐使药。诸药合用，使火降热清，湿浊得利，循经所发诸症皆可相应而愈。

全方配伍特点：苦寒清利，泻中寓补，降中寓升，以适肝性。

运用：

（1）辨证要点：本方为治肝胆实火上炎，湿热下注的常用方。临床应用以口苦溺赤、舌红苔黄、脉弦数有力为辨证要点。

（2）加减变化：若肝胆实火较盛，可去木通、车前子，加黄连以助泻火之力；若湿盛热轻者，可去黄芩、生地黄，加滑石、薏苡仁以增强利湿之功；若玉茎生疮，或便毒悬痈，以及阴囊肿痛，红热甚者，可去柴胡，加连翘、黄连、大黄以泻火解毒。

（3）使用注意：方中药多苦寒，易伤脾胃，故对脾胃虚寒和阴虚阳亢之证皆非所宜。

［常考考点］龙胆泻肝汤的组成、功用、主治、配伍及运用。

左金丸（《丹溪心法》）

方歌：左金连茱六一丸，肝火犯胃吐吞酸，再加芍药名戊己，热泻热痢服之安。

组成：黄连六两　吴茱萸一两

功用：清泻肝火，降逆止呕。

主治：肝火犯胃证。胁肋疼痛，嘈杂吞酸，呕吐口苦，舌红苔黄，脉弦数。

配伍意义：本方证是由肝郁化火，横逆犯胃，肝胃不和所致。火热当清，气逆当降，治宜清泻肝火为主，兼以降逆止呕。方中重用黄连为君，一清泻肝火，使肝火得清，自不横逆犯胃；二清泻胃热，胃火降则其气自和；三泻心火，寓“实则泻其子”之意。然气郁化火之证，纯用大苦大寒既恐郁结不开，又虑折伤中阳，故又少佐辛热之吴茱萸，一者疏肝解郁，以使肝气条达，郁结得开；二者反佐以制黄连之寒，使泻火而无凉遏之弊；三者取其下气之用，以和胃降逆；四者可引领黄连入肝经。如此一味而功兼四用，以为佐使。二药合用，共收清泻肝火，降逆止呕之效。

全方配伍特点：辛开苦降，肝胃同治；寒热并用，主以苦寒。

运用：

（1）辨证要点：本方是治疗肝火犯胃，肝胃不和证的常用方。临床应用以呕吐吞酸、胁痛口苦、舌红苔黄、脉弦数为辨证要点。

（2）加减变化：黄连与吴茱萸用量比例为6∶1。吞酸重者，加乌贼骨、煅瓦楞以制酸止痛；胁肋痛甚者，可合四逆散以加强疏肝和胃之功。

［常考考点］左金丸的组成、功用、主治、配伍及运用。

泻白散（《小儿药证直诀》）

方歌：泻白桑皮地骨皮，甘草粳米四般宜，参茯知芩皆可入，肺热喘嗽此方施。

组成：地骨皮　桑白皮各一两　炙甘草一钱　粳米一撮

功用：清泻肺热，止咳平喘。

主治：肺热喘咳证。气喘咳嗽，皮肤蒸热，日晡尤甚，舌红苔黄，脉细数。

配伍意义：本方主治肺有伏火郁热之证。治宜清泻肺中郁热，止咳平喘。方中桑白皮甘寒性降，专入肺经，清泻肺热，平喘止咳，故以为君。地骨皮甘寒入肺，可助君药清降肺中伏火，为臣药。君臣相合，清泻肺热，以使金清气肃。炙甘草、粳米养胃和中以扶肺气，共为佐使。四药合用，共奏清泻肺热、止咳平喘之功。

［常考考点］泻白散的组成、功用、主治及配伍。

清胃散（《脾胃论》）

方歌：清胃散用升麻连，当归生地牡丹全，或加石膏清胃热，口疮吐衄与牙宣。

组成：生地黄　当归身各三分　牡丹皮半钱　黄连六分，夏月倍之，大抵黄连临时增减无定　升麻一钱

功用：清胃凉血。

主治：胃火牙痛。牙痛牵引头痛，面颊发热，其齿喜冷恶热，或牙宣出血，或牙龈红肿溃烂，或唇舌腮颊肿痛，口气热臭，口干舌燥，舌红苔黄，脉滑数。

配伍意义：本方证由胃有积热，循经上攻所致。治宜清胃凉血。方用苦寒泻火之黄连为君，直折胃腑之热。臣以甘辛微寒之升麻，一取其清热解毒，以治胃火牙痛；一取其轻清升散透发，可宣达郁遏之伏火，有“火郁发之”之意。二药相伍，黄连得升麻，降中寓升，则泻火而无凉遏之弊；升麻得黄连，升中有降，则散火而无升焰之虞。胃热盛已侵及血分，进而伤耗阴血，臣以丹皮凉血清热。生地黄凉血滋阴，当归养血活血，以助消肿止痛，为佐药。升麻兼以引经为使。诸药合用，共奏清胃凉血之效，以使上炎之火得降，血分之热得除，热毒内彻而解。《医方集解》载本方有石膏，其清胃之力更强。

［常考考点］清胃散的组成、功用、主治及配伍。

玉女煎（《景岳全书》）

方歌：玉女煎用熟地黄，膏知牛膝麦冬襄，胃火阴虚相因病，牙痛齿枯宜煎尝。

组成：石膏三至五钱　熟地三至五钱或一两　麦冬二钱　知母　牛膝各一钱半

功用：清胃热，滋肾阴。

主治：胃热阴虚证。头痛，牙痛，齿松牙衄，烦热干渴，舌红苔黄而干。亦治消渴，消谷善饥等。

［常考考点］玉女煎的组成、功用、主治。

芍药汤（《素问病机气宜保命集》）

方歌：芍药汤用草归榔，大黄芩连桂木香，清热燥湿调气血，里急腹痛自安康。

组成：芍药一两　当归　黄连各半两　槟榔　木香　炙甘草各二钱　大黄三钱　黄芩半两　官桂二钱半

功用：清热燥湿，调气和血。

主治：湿热痢疾。腹痛，便脓血，赤白相兼，里急后重，肛门灼热，小便短赤，舌苔黄腻，脉弦数。

配伍意义：本方证由湿热壅滞肠中，气血失调所致。治宜清热燥湿，调和气血。方中黄芩、黄连性味苦寒，入大肠经，功擅清热燥湿解毒，以除致病之因，为君药。重用芍药养血和营、缓急止痛，配以当归养血活血，体现“行血则便脓自愈”之义，且可兼顾湿热邪毒熏灼肠络，耗伤阴血之虑。木香、槟榔行气导滞，体现“调气则后重自除”之义。四药相配，调气和血，共为臣药。大黄苦寒沉降，合芩、连则清热燥湿之功著，合归、芍则活血行气之力彰，其泻下通腑作用可通导湿热积滞从大便而去，体现“通因通用”之法。配以少量肉桂，既可助归、芍行血和营，又能制约芩、连苦

寒之性，共为佐药。炙甘草和中调药，与芍药相配，缓急止痛，共为佐使。诸药合用，湿去热清，气血调和，故下痢可愈。

全方配伍特点：主以苦燥，辅以甘柔，佐温于寒，气血同调，通因通用。

运用：

（1）辨证要点：本方为治疗湿热痢疾的常用方。临床应用以痢下赤白、腹痛里急、苔腻微黄为辨证要点。

（2）加减变化：原方后有“如血痢则渐加大黄，汗后脏毒加黄柏半两”，可资临床参考。本方在运用时，如苔黄而干，热甚伤津者，可去肉桂，加乌梅，避温就凉；如苔腻脉滑，兼有食积，加山楂、神曲以消导；如热毒重者，加白头翁、金银花以增强解毒之力；如痢下赤多白少，或纯下血痢，加丹皮、地榆凉血止血。

（3）使用注意：痢疾初起有表证者忌用。

［常考考点］芍药汤的组成、功用、主治、配伍及运用。

白头翁汤（《伤寒论》）

方歌：白头翁汤治热痢，黄连黄柏与秦皮，味苦性寒能凉血，解毒坚阴功效奇。

组成：白头翁二两　黄柏三两　黄连三两　秦皮三两

功用：清热解毒，凉血止痢。

主治：热毒痢疾。腹痛，里急后重，肛门灼热，下痢脓血，赤多白少，渴欲饮水，舌红苔黄，脉弦数。

配伍意义：本方证是因热毒深陷血分，下迫大肠所致。治宜清热解毒，凉血止痢。故方用苦寒而入血分的白头翁为君，清热解毒，凉血止痢。黄连苦寒，泻火解毒，燥湿厚肠，为治痢要药；黄柏清下焦湿热。两药共助君药清热解毒，燥湿止痢，共为臣药。秦皮苦涩而寒，清热解毒兼以收涩止痢，为佐使药。四药合用，共奏清热解毒、凉血止痢之功。

［常考考点］白头翁汤的组成、功用、主治及配伍。

【知识纵横比较】

左金丸和龙胆泻肝汤的比较

方剂名称	相同点	不同点
左金丸	皆用于肝经实火，胁痛口苦等症	主要用于肝经郁火犯胃之呕吐吞酸等症，有降逆和胃之功，但无清利湿热的作用，泻火作用较弱
龙胆泻肝汤		主要用于肝经实火上攻之目赤耳聋，或湿热下注之淋浊阴痒等症，有清利湿热之功，但无和胃降逆的作用，泻火之力较强

清胃散和玉女煎的比较

方剂名称	相同点	不同点
清胃散	同治胃热牙痛，均可清胃热	重在清胃火，属于苦寒之剂，功能清胃凉血，主治胃火炽盛的牙痛、牙宣等症
玉女煎		以清胃热为主，而兼滋肾阴，属清润之剂，功能清胃火、滋肾阴，主治胃火旺而肾水不足的牙痛及牙宣诸症

芍药汤和白头翁汤的比较

方剂名称	相同点	不同点
芍药汤	两方均含有黄连，皆用治热痢	治下痢赤白，属湿热痢，而兼气血失调证，故治以清热燥湿与调和气血并进，且取“通因通用”之法，使“行血则便脓自愈，调气则后重自除”
白头翁汤		主治热毒血痢，乃热毒深陷血分，治以清热解毒、凉血止痢，使热毒解，痢止而后重自除

细目六 清虚热

【考点突破攻略】

青蒿鳖甲汤（《温病条辨》）

方歌：青蒿鳖甲地知丹，热自阴来仔细辨，夜热早凉无汗出，养阴透热服之安。

组成：青蒿二钱 鳖甲五钱 细生地四钱 知母二钱 丹皮三钱

功用：养阴透热。

主治：温病后期，邪伏阴分证。夜热早凉，热退无汗，舌红苔少，脉细数。

配伍意义：本方所治病证为温病后期，阴液已伤，余邪深伏阴分所致。此阴虚邪伏之证，若纯用滋阴，则有滋腻恋邪之虑；若单用苦寒，则恐化燥伤阴之弊，故治以养阴与透邪并进。方中鳖甲咸寒，直入阴分，滋阴退热；青蒿苦辛而寒，其气芳香，清中有透散之力，清热透络，引邪外出。两药相配，滋阴清热，内清外透，使阴分伏热有外达之机，共为君药。即如吴瑭自释："此方有先入后出之妙，青蒿不能直入阴分，有鳖甲领之入也；鳖甲不能独出阳分，有青蒿领之出也。"生地黄甘凉，滋阴凉血；知母苦寒质润，滋阴降火。二药共助鳖甲以养阴退虚热，为臣药。丹皮辛苦性凉，泻血中伏火，以助青蒿清透阴分伏热，为佐药。诸药合用，滋清兼备，标本兼顾，清中有透，养阴而不恋邪，祛邪而不伤正，共奏养阴透热之功。

［常考考点］青蒿鳖甲汤的组成、功用、主治及配伍。

当归六黄汤（《兰室秘藏》）

方歌：当归六黄二地黄，芩连芪柏共煎尝，滋阴泻火兼顾表，阴虚火旺盗汗良。

组成：当归 生地黄 黄芩 黄柏 黄连 熟地黄各等分 黄芪加一倍

功用：滋阴泻火，固表止汗。

主治：阴虚火旺盗汗。发热盗汗，面赤心烦，口干唇燥，大便干结，小便黄赤，舌红苔黄，脉数。

配伍意义：本方用治阴虚火旺所致之盗汗。治宜滋阴泻火，固表止汗。方中当归养血，生地黄、熟地黄入肝肾而滋肾阴。三药合用，滋阴养血，使阴血充而水能制火，共为君药。盗汗因于水火不济，火热熏蒸，故臣以黄连清泻心火；合以黄芩、黄柏泻火以除烦，清热以坚阴。君臣相合，热清则火不内扰，阴坚则汗不外泄。汗出过多，导致卫虚不固，故倍用黄芪为佐，一以益气实卫以固表；一以固未定之阴，且可合当归、熟地黄益气养血。诸药合用，共奏滋阴泻火、固表止汗之功。

［常考考点］当归六黄汤的组成、功用、主治及配伍。

【例题实战模拟】

A1 型题

1. 主治阳明气分热盛证的代表方是

A. 大承气汤 B. 清营汤 C. 大青龙汤 D. 白虎汤 E. 黄连解毒汤

2. 症见壮热面赤，烦渴引饮，汗出恶热，脉洪大有力，治宜选用

A. 大承气汤 B. 清暑益气汤 C. 麻杏甘石汤 D. 凉膈散 E. 白虎汤

3. 被《医宗金鉴》称为"清补之方"的方剂是

A. 白虎汤 B. 黄连解毒汤 C. 清暑益气汤 D. 竹叶石膏汤 E. 麻杏甘石汤

4. 竹叶石膏汤主治

A. 温病后期，邪伏阴分 B. 三焦火毒热盛 C. 热病之后，余热未清，气津两伤
D. 胃热阴虚，烦热口渴 E. 阳明气分热盛

5. 清营汤的功用是

A. 清热生津 B. 清营解毒，透热养阴 C. 清热解毒，凉血散瘀
D. 清热泻火，益气生津 E. 泻火解毒

6. 热毒壅盛三焦，充斥表里内外，宜选用

A. 凉膈散　B. 泻白散　C. 清胃散　D. 大承气汤　E. 黄连解毒汤

7. 黄连解毒汤中黄芩的作用是

A. 清少阳邪热　B. 燥湿止痢　C. 清上焦邪热　D. 清热凉血　E. 清热安胎

8. 凉膈散的功用是

A. 清热燥湿，凉血止痢　B. 清热泻火，除烦止渴　C. 泻火通便，清上泄下

D. 清热解毒，活血祛瘀　E. 清热解毒，疏风散邪

9. 可治疗黄带的方剂是

A. 导赤散　B. 黄连解毒汤　C. 普济消毒饮　D. 龙胆泻肝汤　E. 芍药汤

A2 型题

10. 患者出现头痛，眼睛发红，口苦，小便发黄，舌红苔黄，脉弦有力。治宜选用

A. 逍遥散　B. 小柴胡汤　C. 导赤散　D. 龙胆泻肝汤　E. 黄连解毒汤

11. 患者入夜发热汗出，手心热，口干心烦，经常大便干结，舌红苔黄，脉数。治宜选用

A. 青蒿鳖甲汤　B. 当归六黄汤　C. 白头翁汤　D. 大承气汤　E. 泻白散

12. 患者发热咳嗽，下午 3 点加重，舌红苔黄，脉细数。治宜选用

A. 泻白散　B. 止嗽散　C. 麻杏甘石汤　D. 小青龙汤　E. 葛根芩连汤

13. 患者腹痛，便下脓血，里急后重，小便短赤，舌红苔黄腻，脉弦数。治宜选用

A. 白头翁汤　B. 葛根芩连汤　C. 芍药汤　D. 导赤散　E. 黄土汤

14. 患者身热汗出，心胸烦闷，口渴喜饮凉水，舌红，脉虚数。治宜选用

A. 白虎汤　B. 竹叶石膏汤　C. 清营汤　D. 黄连解毒汤　E. 青蒿鳖甲汤

15. 患者出现烦躁，口干，身热下利，舌红苔黄，脉数有力。治宜选用

A. 白虎汤　B. 清营汤　C. 泻白散　D. 葛根芩连汤　E. 黄连解毒汤

16. 患者头面红肿，咽喉不利，舌燥口渴，脉浮数有力。治宜选用

A. 普济消毒饮　B. 黄连解毒汤　C. 当归六黄汤　D. 泻白散　E. 仙方活命饮

B1 型题

A. 芍药汤　B. 白虎汤　C. 青蒿鳖甲汤　D. 白头翁汤　E. 当归六黄汤

17. 体现“行血则便脓自愈，调气则后重自除”原则的方剂是

18. 体现“有先入后出之妙”的方剂是

A. 仙方活命饮　B. 白虎汤　C. 龙胆泻肝汤　D. 葛根芩连汤　E. 白头翁汤

19. 功效为清泻肝胆实火、清利肝胆湿热的方剂是

20. 功效为解表清里的方剂是

【参考答案】

1. D　2. E　3. D　4. C　5. B　6. E　7. C　8. C　9. D　10. D　11. B　12. A　13. C　14. B　15. E　16. A　17. A　18. C　19. C　20. D

第六单元　祛暑剂

细目一　概述

【考点突破攻略】

1. 祛暑剂的适用范围　祛暑剂适用于夏月暑热证。暑为阳邪，其性炎热，故暑病多表现为身热、面赤、心烦、小便短赤、舌红脉数或洪大等一系列阳热证候。此外，暑病常有多种兼证：暑性升散，最易伤津耗气，又往往出现口渴喜饮、体倦少气等症；夏月天暑下迫，地湿上蒸，人处湿热交蒸之中，故暑病多夹湿邪，常兼胸闷、泛恶、苔白腻等湿阻气机

证；夏令贪凉露卧，不避风寒，加之腠理疏松，阳气外泄，为病易兼夹表寒。

2. 祛暑剂的应用注意事项

（1）运用祛暑剂，应注意辨别暑病的本证、兼证及主次轻重。暑病病情各异，兼证不同，治法用方差异甚大。

（2）暑多夹湿，祛暑剂中每多配伍祛湿之品，是为常法，但须注意暑湿主次轻重。如暑重湿轻，则湿易从热化，祛湿之品不宜过于温燥，以免灼伤津液；如湿重暑轻，则暑为湿遏，祛暑又不宜过用甘寒凉润之品，以免阴柔助湿。

细目二　祛暑解表

【考点突破攻略】

香薷散（《太平惠民和剂局方》）

方歌：三物香薷豆朴先，散寒化湿功效兼，若益银翘豆易花，新加香薷祛暑煎。

组成：香薷一斤　白扁豆　厚朴各半斤　酒一分

功用：祛暑解表，化湿和中。

主治：阴暑。恶寒发热，头痛身痛，无汗，腹痛吐泻，胸脘痞闷，舌苔白腻，脉浮。

配伍意义：本方证由夏月乘凉饮冷，感受风寒，内伤于湿所致。治宜外散肌表之风寒，内化脾胃之湿滞。方中香薷辛温芳香，解表散寒，祛暑化湿，是夏月解表祛暑之要药，为君药。厚朴辛香温燥，行气除满，燥湿运脾，为臣药。白扁豆甘平，健脾和中，兼能渗湿消暑，为佐药。入酒少许同煎为使，温散以助药力。诸药合用，共奏祛暑解表、化湿和中之效。

［常考考点］香薷散的组成、功用、主治及配伍。

细目三　祛暑利湿

【考点突破攻略】

六一散（《黄帝素问宣明论方》）

方歌：六一散用滑石草，清暑利湿有功效，益元碧玉与鸡苏，砂黛薄荷加之好。

组成：滑石六两　甘草一两

功用：清暑利湿。

主治：暑湿证。身热烦渴，小便不利，或泄泻。

［常考考点］六一散的组成、功用、主治。

细目四　祛暑益气

【考点突破攻略】

清暑益气汤（《温热经纬》）

方歌：王氏清暑益气汤，善治中暑气阴伤，洋参冬斛荷瓜翠，连竹知母甘粳襄。

组成：西洋参　石斛　麦冬　黄连　竹叶　荷梗　知母　甘草　粳米　西瓜翠衣（原著本方无用量）

功用：清暑益气，养阴生津。

主治：暑热气津两伤证。身热汗多，口渴心烦，小便短赤，体倦少气，精神不振，脉虚数。

配伍意义：本方证为暑热内侵，耗伤气津所致。治宜清热祛暑，益气生津。方中西瓜翠衣清热解暑；西洋参益气生津，养阴清热，共为君药。荷梗助西瓜翠衣清热解暑；石斛、麦冬助西洋参养阴生津清热，共为臣药。黄连苦寒泻火，助清热祛暑之力；知母苦寒质润，泻火滋阴；竹叶甘淡，清热除烦，共为佐药。甘草、粳米益胃和中，为使药。诸药合用，共奏清暑益气、养阴生津之效。

［常考考点］清暑益气汤的组成、功用、主治及配伍。

【知识纵横比较】

香薷散、六一散和清暑益气汤的比较

方剂名称	共同点	不同点
香薷散	治疗阴暑证	恶寒发热，无汗，腹痛吐泻，舌苔白腻，脉浮（无数象）
六一散	治疗暑热证，见身热，心烦，舌红，脉数	兼有小便不利
清暑益气汤		兼有汗多，体倦少气，脉虚数

【例题实战模拟】

A1 型题

1. 主治阴暑，以恶寒发热，头重身痛，无汗，胸闷，苔白腻，脉浮为证治要点的方剂为

A. 清络饮　B. 六一散　C. 香薷散　D. 清暑益气汤　E. 桂苓甘露散

2. 清暑益气汤的君药是

A. 西洋参　B. 石斛　C. 麦冬　D. 西瓜翠衣、西洋参　E. 麦冬、西洋参

A2 型题

3. 患者，女，34 岁。出现发热，汗出过多，口渴心烦，体倦少气，精神不振，脉虚数。治宜选用

A. 竹叶石膏汤　B. 清暑益气汤　C. 六一散　D. 香薷散　E. 新加香薷饮

B1 型题

A. 六一散　B. 香薷散　C. 新加香薷饮　D. 白虎汤　E. 清暑益气汤

4. 具有祛暑解表、化湿和中功效的方剂是

5. 具有清暑益气、养阴生津功效的方剂是

【参考答案】

1. C　2. D　3. B　4. B　5. E

第七单元　温里剂

细目一　概述

【考点突破攻略】

1. 温里剂的适用范围　温里剂适用于里寒证。凡因素体阳虚，寒从中生；或因外寒直中三阴，深入脏腑；或因过服寒冷，损伤阳气，症见畏寒肢凉、喜温蜷卧、面色苍白、口淡不渴、小便清长、舌淡苔白、脉沉迟或缓等里寒证者，均可使用温里剂治疗。

2. 温里剂的应用注意事项

（1）辨清寒证所在的部位，有针对性地选择方剂。

（2）辨清寒热的真假，真热假寒证不可误用。

（3）阴寒太盛，服药入口即吐者，可于本类方剂之中反佐少许寒凉之品，或采用热药冷服的方法，避免寒热格拒。

（4）素体阴虚或失血之人应慎用温里剂，以免温燥药物重伤阴血。

（5）寒为阴邪，易伤阳气，故本类方剂多配伍补气药物，以使阳气得复。

细目二　温中祛寒

【考点突破攻略】

理中丸（《伤寒论》）

方歌：理中丸主理中乡，人参甘草术干姜，呕利腹痛阴寒盛，或加附子总扶阳。

组成：人参　干姜　炙甘草　白术各三两

功用：温中祛寒，补气健脾。

主治：

（1）脾胃虚寒证。脘腹疼痛，喜温喜按，呕吐，便溏，脘痞食少，畏寒肢冷，口淡不渴，舌淡苔白润，脉沉细或沉迟无力。

（2）阳虚失血证。便血、吐血、衄血或崩漏等，血色暗淡，质清稀，面色白，气短神疲，脉沉细或虚大无力。

（3）中阳不足，阴寒上乘所致的胸痹，或脾气虚寒，不能摄津之病后多涎唾，或中阳虚损，土不荣木之小儿慢惊，或清浊相干，升降失常之霍乱等。

配伍意义：本方所治诸证皆由中焦脾胃虚寒所致。治宜温中祛寒，补气健脾。方中以干姜为君，大辛大热，温脾阳，祛寒邪。以人参为臣，性味甘温，补气健脾。君臣相配，温补并用，温中健脾。脾为湿土，虚则易生湿浊，故用甘温苦燥之白术为佐，健脾燥湿。炙甘草与诸药等量，其意有三：一为合参、术以助益气健脾；二为缓急止痛；三为调和药性，是佐药而兼使药之用。

全方配伍特点：辛热甘苦合方，温补并用，补中寓燥。

运用：

（1）辨证要点：本方是治疗中焦脾胃虚寒证的基础方。临床应用以脘腹疼痛、喜温喜按、呕吐便溏、脘痞食少、畏寒肢冷、舌淡、苔白、脉沉细为辨证要点。

（2）加减变化：若虚寒甚者，可加附子、肉桂以增强温阳祛寒之力；呕吐甚者，可加生姜、半夏降逆和胃止呕；下利甚者，可加茯苓、白扁豆健脾渗湿止泻；阳虚失血者，可将干姜易为炮姜，加艾叶、灶心土温涩止血；胸痹，可加薤白、桂枝、枳实振奋胸阳，舒畅气机。

（3）使用注意：湿热内蕴中焦或脾胃阴虚者禁用。

［常考考点］理中丸的组成、功用、主治、配伍及运用。

小建中汤（《伤寒论》）

方歌：小建中汤芍药多，桂姜甘草大枣和，更加饴糖补中脏，虚劳腹冷服之瘥。

组成：桂枝三两　炙甘草二两　大枣十二枚　芍药六两　生姜三两　胶饴一升

功用：温中补虚，和里缓急。

主治：中焦虚寒，肝脾失调，阴阳不和证。腹中拘急疼痛，时发时止，喜温喜按，或心中悸动，虚烦不宁，面色无华；兼见手足烦热，咽干口燥等，舌淡苔白，脉细弦。

配伍意义：本方病证因中焦虚寒，肝脾失调，阴阳不和所致。治当温中补虚，兼以调和肝脾，滋阴和阳。本方由桂枝汤倍芍药加饴糖而成。方中饴糖甘温质润，重用为君，温补中焦，缓急止痛。桂枝辛温，温阳气，祛寒邪；白芍酸苦，养营阴，缓肝急，止腹痛，共为臣药。生姜温胃散寒，大枣补脾益气，均为佐药。炙甘草益气和中，调和诸药，是为佐使之用。其中饴糖配桂枝，辛甘化阳，温中焦而补脾虚；芍药配甘草，酸甘化阴，缓肝急而止腹痛。六药合用，温中补虚缓急之中，寓有柔肝理脾、益阴和阳之意，用之可使中气强健，阴阳气血生化有源。

［常考考点］小建中汤的组成、功用、主治及配伍。

大建中汤（《金匮要略》）

方歌：大建中汤建中阳，蜀椒干姜参饴糖，阴盛阳虚腹冷痛，温补中焦止痛强。

组成：蜀椒二合　干姜四两　人参二两　胶饴一升

功用：温中补虚，缓急止痛。

主治：中阳衰弱，阴寒内盛之脘腹疼痛。心胸中大寒痛，呕不能食，腹中寒，上冲皮起，出见有头足，上下痛而不可触近，舌苔白滑，脉细沉紧，甚则肢厥脉伏。

［常考考点］大建中汤的组成、功用、主治。

吴茱萸汤（《伤寒论》）

方歌：吴茱萸汤人参枣，重用生姜温胃好，阳明寒呕少阴利，厥阴头痛皆能保。

组成：吴茱萸一升　人参三两　生姜六两　大枣十二枚

功用：温中补虚，降逆止呕。

主治：

（1）胃寒呕吐证。食谷欲呕，或兼胃脘疼痛，吞酸嘈杂，舌淡，脉沉弦而迟。

（2）肝寒上逆证。干呕吐涎沫，头痛，颠顶痛甚，舌淡，脉沉弦。

（3）肾寒上逆证。呕吐下利，手足厥冷，烦躁欲死，舌淡，脉沉细。

配伍意义：本方证乃肝、胃、肾三经虚寒，浊阴上逆所致。治宜温中补虚，降逆止呕。方中吴茱萸味辛苦而性热，归肝、脾、胃、肾经，上可温胃散寒，下可温暖肝肾，又能降逆止呕，一药而三经并治，是为君药。重用生姜温胃散寒，降逆止呕，用为臣药。吴茱萸与生姜相配，温降之力甚强。人参甘温，益气健脾，为佐药。大枣甘平，合人参以益脾气，合生姜以调脾胃，并能调和诸药，是佐使之药。四药配伍，温中与降逆并施，寓补益于温降之中，共奏温中补虚、降逆止呕之功。

［常考考点］吴茱萸汤的组成、功用、主治及配伍。

【知识纵横比较】

桂枝汤和小建中汤的比较

方剂名称	相同点	不同点
桂枝汤	两方均含桂枝汤	以桂枝为君，具有解肌发表、调和营卫之功，主治外感风寒表虚，营卫不和证
小建中汤		以饴糖为君，意在温中补虚、缓急止痛，主治中焦虚寒，虚劳里急证

理中丸和小建中汤的比较

方剂名称	相同点	不同点
理中丸	两方均含炙甘草，同为温中祛寒之剂	纯用温补药物，以温中祛寒、益气健脾为主
小建中汤		乃温补药配以调理肝脾之品，重在温中补虚、缓急止痛

细目三　回阳救逆

【考点突破攻略】

四逆汤（《伤寒论》）

方歌：四逆汤中附草姜，四肢厥冷急煎尝，腹痛吐泻脉微细，急投此方可回阳。

组成：炙甘草二两　干姜一两半　生附子一枚

功用：回阳救逆。

主治：少阴病，心肾阳衰寒厥证。四肢厥逆，恶寒蜷卧，神衰欲寐，面色苍白，腹痛下利，呕吐不渴，舌苔白滑，脉微细，以及太阳病误汗亡阳者。

配伍意义：本方证乃因心肾阳衰，阴寒内盛所致。此阳衰寒盛之证，非纯阳大辛大热之品不足以破阴寒，回阳气，救厥逆。故方中以大辛大热之生附子为君，入心、脾、肾经，温壮元阳，破散阴寒，回阳救逆。附子生用，则能迅达内外以温阳逐寒。臣以辛热之干姜，入心、脾、肺经，温中散寒，助阳通脉。附子与干姜相须为用，相得益彰，温里回阳，其性尤峻，是回阳救逆的常用组合。炙甘草用意有三：一则益气补中，使全方温补结合，以治虚寒之本；二则甘缓姜、附峻烈之性，使其破阴回阳而无暴散之虑；三则调和药性，并使药力作用持久，是为佐药而兼使药之用。本方药仅三味，大辛大热，力专效宏，脾肾之阳同建，共奏回阳救逆之功。

全方配伍特点：大辛大热以速挽元阳；少佐甘缓防虚阳复耗。

运用：

（1）辨证要点：本方是回阳救逆的基础方。临床应用以四肢厥逆、神衰欲寐、面色苍白、脉微细为辨证要点。

（2）使用注意：若服药后出现呕吐拒药者，可将药液置凉后服用。本方纯用辛热之品，中病手足温和即止，不可久服。真热假寒者忌用。

［常考考点］四逆汤的组成、功用、主治及配伍。

细目四　温经散寒

【考点突破攻略】

当归四逆汤（《伤寒论》）

方歌：当归四逆桂芍枣，细辛甘草与通草，血虚肝寒手足冷，煎服此方乐陶陶。

组成：当归三两　桂枝三两　芍药三两　细辛三两　炙甘草二两　通草二两　大枣二十五枚

功用：温经散寒，养血通脉。

主治：血虚寒厥证。手足厥寒，或腰、股、腿、足、肩臂疼痛，口不渴，舌淡苔白，脉沉细或细而欲绝。

配伍意义：本方证由营血虚弱，寒凝经脉，血行不利所致。治当温经散寒，养血通脉。本方以桂枝汤去生姜，倍大枣，加当归、通草、细辛组成。方中当归甘温，养血和血；桂枝辛温，温经散寒，温通血脉，共为君药。细辛温经散寒，以助桂枝温通之力；白芍养血和营，以助当归补益营血，又配桂枝以和阴阳，共为臣药。通草通行经脉，以畅血行；大枣、炙甘草益气健脾养血，共为佐药。方中重用大枣，合当归、白芍以补营血，又防桂枝、细辛燥烈太过，伤及阴血。炙甘草兼调药性，又为使药。全方温阳与散寒并用，养血与通脉兼施，温而不燥，补而不滞，可使营血充，寒邪除，阳气振，经脉通，则手足自温，其脉可复，腰、股、腿、足、肩臂疼痛亦除。

［常考考点］当归四逆汤的组成、功用、主治及配伍。

暖肝煎（《景岳全书》）

方歌：暖肝煎中杞茯归，茴沉乌药合肉桂，下焦虚寒疝气痛，温补肝肾此方推。

组成：当归二三钱　枸杞子三钱　小茴香二钱　肉桂一二钱　乌药二钱　沉香一钱（亦可木香一钱）　茯苓二钱（生姜三五片）

功用：温补肝肾，行气止痛。

主治：肝肾不足，寒滞肝脉证。睾丸冷痛，或小腹疼痛，疝气痛，畏寒喜暖，舌淡苔白，脉沉迟。

配伍意义：本方证系由肝肾不足，寒客肝脉，气机郁滞所致。法当补肝肾，散寒凝，行气滞。方中肉桂辛甘性热，温肾暖肝，祛寒止痛；小茴香味辛性温，暖肝散寒，理气止痛。二药合用，温肾暖肝散寒，共为君药。当归辛甘性温，养血补肝；枸杞子味甘性平，补肝益肾，二药补肝肾之不足治其本；乌药、沉香辛温散寒，行气止痛，以祛阴寒冷痛之标，同为臣药。茯苓甘淡渗湿健脾；生姜辛温散寒和胃，扶脾暖胃，顾护后天，皆为佐药。纵观全方，使下元虚寒得温，寒凝气滞得散，则睾丸冷痛、少腹疼痛、疝气痛诸症可愈。

［常考考点］暖肝煎的组成、功用、主治。

【知识纵横比较】

四逆散、四逆汤和当归四逆汤的比较

方剂名称	相同点	不同点
四逆散	三方均含有甘草，主治证中皆有“四逆”	因外邪传经入里，阳气内郁而不达四末所致，故其逆冷仅在肢端，不过腕踝，尚可见身热、脉弦等症
四逆汤		其厥逆是因阴寒内盛，阳气衰微所致，故其厥逆严重，冷过肘膝，并伴有全身阳衰阴盛症状及脉微欲绝等症
当归四逆汤		手足厥寒是血虚受寒，寒凝筋脉，血行不畅所致，因其寒邪在经不在脏，故其肢厥程度较四逆汤证为轻，并兼见肢体疼痛等症

【例题实战模拟】

A1 型题

1. 理中丸的功用是

A. 温中散寒，补气健脾　B. 温中补虚，和里缓急　C. 温中补虚，降逆止呕
D. 温中散寒，回阳救逆　E. 温中补虚，涩肠止泻

2. 小建中汤的君药是

A. 芍药　B. 桂枝　C. 饴糖　D. 炙甘草　E. 生姜

3. 小建中汤中桂枝的作用是

A. 发散风寒　B. 温阳散寒　C. 温阳化气　D. 温通血脉　E. 温肺化饮

4. 吴茱萸汤中生姜、大枣的作用是

A. 调和营卫　B. 调和表里　C. 调和气血　D. 调和阴阳　E. 调和脾胃

5. 功用为回阳救逆的方剂是

A. 四逆散　B. 四逆汤　C. 当归四逆汤　D. 理中丸　E. 回阳救急汤

6. 吴茱萸汤所治呕吐的病机是

A. 中焦虚寒，浊阴上逆　B. 胃虚有热，胃气不和　C. 肝气犯胃，胃气不降
D. 中虚停饮，胃气上逆　E. 胃气虚弱，痰浊内阻

7. 当归四逆汤的组成是

A. 当归、附子、干姜　B. 当归、附子、干姜、甘草　C. 当归、芍药、干姜、大枣
D. 当归、桂枝、细辛、白芍、甘草、通草、大枣　E. 当归、柴胡、芍药、甘草、枳实

8. 当归四逆汤的君药是

A. 当归　B. 当归、桂枝　C. 桂枝　D. 当归、芍药　E. 桂枝、通草

9. 当归四逆汤所治厥逆的病机是

A. 肝郁气滞　B. 阳气内郁，不达四末　C. 元气大亏，阳气暴脱
D. 肾阳衰微，阴阳之气不相顺接　E. 血虚寒凝，阳气不得温煦四末

A2 型题

10. 患者，手足厥逆，畏寒蜷卧，神衰欲寐，面色苍白，腹痛下利，呕吐不渴，舌苔白滑，脉微细。治宜选用

A. 当归补血汤　B. 当归四逆汤　C. 四逆散　D. 四逆汤　E. 白通汤

11. 患者，女，34 岁。头痛以颠顶为主，头痛时烦躁欲死，伴有恶心呕吐，畏寒喜热，手足不温，口不渴，舌淡苔白，脉沉弦迟。治宜选用

A. 九味羌活汤　B. 大秦艽汤　C. 小活络丹　D. 吴茱萸汤　E. 川芎茶调散

B1 型题

A. 当归四逆汤　B. 阳和汤　C. 黄芪桂枝五物汤　D. 回阳救急汤　E. 四逆汤

12. 具有温经散寒、养血通脉功效的方剂是

13. 具有益气温经、和血通痹功效的方剂是

A. 温中补虚，和里缓急　B. 温里解表，益气健脾　C. 温中散寒，补气健脾
D. 温中补虚，降逆止痛　E. 温中补虚，降逆止呕

14. 理中汤的功效是

15. 小建中汤的功效是

【参考答案】

1. A　2. C　3. B　4. E　5. B　6. A　7. D　8. B　9. E　10. D　11. D　12. A　13. C　14. C　15. A

第八单元　表里双解剂

细目一　概述

【考点突破攻略】

1. 表里双解剂的适用范围　表里双解剂适用于表证未除，里证又见之表里同病的病证。表里同病证的临床表现比较复杂，从八纲来分，凡表实里虚、表虚里实、表寒里热、表热里寒，以及表里俱热、表里俱寒、表里俱虚、表里俱实等证，均可用表里双解剂治疗。

2. 表里双解剂的应用注意事项

（1）必须既有表证，又有里证者，方可应用，否则即不相宜。

（2）辨别表证与里证的寒、热、虚、实，然后针对病情选择适当的方剂。

（3）分清表证与里证的轻重主次，而后权衡表药与里药的比例，以免太过或不及之弊。

细目二　解表清里

【考点突破攻略】

葛根黄芩黄连汤（《伤寒论》）

方歌：葛根黄芩黄连汤，再加甘草共煎尝，邪陷阳明成热痢，解表清里保安康。

组成：葛根半斤　炙甘草二两　黄芩三两　黄连三两

功用：解表清里。

主治：表证未解，邪热入里证。身热，下利臭秽，胸脘烦热，口干作渴，或喘而汗出，舌红苔黄，脉数或促。

配伍意义：本方证是因伤寒表证未解，邪陷阳明所致。此时表证未解，里热已炽，治宜外解肌表之邪，内清肠胃之热。方中重用葛根为君，甘辛而凉，入阳明经，既能解表退热，又能升发脾胃清阳之气而治下利。以苦寒之黄连、黄芩为臣，清热燥湿，厚肠止利。甘草甘缓和中，调和诸药，为本方佐使。四药合用，外疏内清，表里同治，使表解里和，热利自愈。原方先煮葛根，后纳诸药，可使"解肌之力优而清中之气锐"（《伤寒来苏集》）。

［常考考点］葛根芩连汤的组成、功用、主治及配伍。

细目三　解表攻里

【考点突破攻略】

大柴胡汤（《金匮要略》）

方歌：大柴胡汤用大黄，枳实芩夏白芍将，煎加姜枣表兼里，妙法内攻并外攘。

组成：柴胡半斤　黄芩三两　芍药三两　半夏半升　生姜五两　枳实四枚　大枣十二枚　大黄二两

功用：和解少阳，内泻热结。

主治：少阳阳明合病。往来寒热，胸胁苦满，呕不止，郁郁微烦，心下痞硬，或心下急痛，大便不解或协热下利，舌苔黄，脉弦数有力。

配伍意义：本方主治少阳阳明合病。病在少阳，本应禁用下法，但在邪热内结，胃家已实的情况下，又必须表里兼顾。治当和解少阳，内泻热结。方中重用柴胡为君药，疏解少阳之邪。黄芩和解清热，以除少阳之邪；轻用大黄，配伍枳实以内泻阳明热结，行气消痞，三味共为臣药。芍药柔肝缓急止痛，与大黄相配可治腹中实痛，与枳实相伍可以理气和血，以除心下满痛；半夏与大量生姜配伍，和胃降逆，是为佐药。大枣与生姜相配，和营卫而行津液，并调和脾胃，调和诸药，是为佐使。全方配伍，和解少阳，内泻热结，使少阳与阳明之邪得以双解，可谓一举两得。本方系小柴胡汤去人参、甘草，加大黄、枳实、芍药而成，亦是小柴胡汤与小承气汤两方加减合成，是和解为主兼以泻下阳明的方剂。小柴胡汤为治疗伤寒少阳病的主方，因兼阳明胃家实，故去补益胃气之人参、甘草，加大黄、枳实、芍药以治疗阳明热结。

全方配伍特点：和下并用，主以和解少阳，辅以内泻热结，佐以缓急降逆。

运用：

（1）辨证要点：本方为治疗少阳阳明合病的常用方。临床应用以往来寒热、胸胁苦满、心下满痛、呕吐、便秘、苔黄、脉弦数为辨证要点。

（2）加减变化：兼黄疸者，可加茵陈、栀子以清热利湿退黄；胁痛剧烈者，可加川楝子、延胡索以行气活血止痛；胆结石者，可加金钱草、海金沙、郁金、鸡内金以化石。

［常考考点］大柴胡汤的组成、功用、主治及配伍。

防风通圣散（《黄帝素问宣明论方》）

方歌：防风通圣大黄硝，荆芥麻黄栀子翘，甘桔芎归膏滑石，薄荷芩竹力偏饶，表里交攻阳热盛，外疡疮毒总能消。

组成：防风　连翘　麻黄　薄荷叶　川芎　当归　芍药　大黄　芒硝各半两　石膏　黄芩　桔梗各一两　甘草二两　滑石三两　生姜三片　荆芥　白术　栀子各一分

功用：疏风解表，泻热通便。

主治：风热壅盛，表里俱实证。憎寒壮热，头目昏眩，目赤睛痛，口苦口干，咽喉不利，胸膈痞闷，咳呕喘满，涕唾稠黏，大便秘结，小便赤涩，舌苔黄腻，脉数有力。亦用治疮疡肿毒，肠风痔漏，鼻赤，瘾疹等。

［常考考点］防风通圣散的组成、功用、主治。

【例题实战模拟】

A1 型题

1. 防风通圣散的功用是

A. 清热解毒，发汗解表　B. 疏风解表，泄热通便　C. 解表温里，顺气化痰
D. 解表温里，活血消积　E. 疏风解表，清热解毒

2. 可治疗协热下利的方剂是

A. 葛根芩连汤　B. 芍药汤　C. 痛泻要方　D. 白虎汤　E. 小承气汤

3. 大柴胡汤重用生姜，是由于症见

A. 往来寒热　B. 胸胁苦满　C. 郁郁微烦　D. 心下痞硬　E. 呕不止

4. 大柴胡汤的功用是

A. 透邪解郁，疏肝理脾　B. 疏肝补脾，胜湿止泻　C. 和解少阳，内泻热结
D. 疏风解表，清热通便　E. 和解少阳

【参考答案】

1. B　2. A　3. E　4. C

第九单元　补益剂

细目一　概述

【考点突破攻略】

1. 补益剂的适用范围　补益剂主要适用于虚证。凡是由于正气不足，气、血、阴、阳虚损所导致的病证，均可使用补益剂治疗。

2. 补益剂的应用注意事项

（1）要辨清病证的虚实真假。“大实有羸状，至虚有盛候”，真虚假实证可以使用补益剂；若为真实假虚证，误用补益之剂，则实者更实，且贻误病情。

（2）要辨清虚证的实质和具体的病位。虚证有气血阴阳虚损的不同，并有心、肝、脾、肺、肾等脏腑部位的区别，临证区分清楚，给予合适的补益剂。

（3）注意脾胃功能。补益药性多滋腻，容易壅中滞气，故在补益剂中适当配伍理气醒脾之品，以资运化，使补而不滞。

（4）补益药大多味厚滋腻，故宜慢火久煎，以使药力尽出。

（5）补益剂多以空腹或饭前服用为佳，有利于药物的吸收。

细目二　补气

【考点突破攻略】

四君子汤（《太平惠民和剂局方》）

方歌：四君子汤中和义，参术茯苓甘草比，益以夏陈名六君，祛痰补益气虚饵，除却半夏名异功，或加香砂气滞使。

组成：人参　白术　茯苓　炙甘草各等分

功用：益气健脾。

主治：脾胃气虚证。面色萎白，语声低微，气短乏力，食少便溏，舌淡苔白，脉虚缓。

配伍意义：本方证为脾胃气虚，运化乏力所致。治当益气健脾。方中以甘温之人参为君，大补脾胃之气，脾气健旺则运化复常，气血化生充足。脾胃虚弱，运化乏力，易致湿浊内阻，故以苦温之白术为臣，健脾燥湿。白术与人参配伍，益气健脾之功显著。佐以甘淡之茯苓，健脾渗湿。茯苓、白术相配，健脾祛湿之功增强。炙甘草益气和中，调和诸药。四药配伍，共奏益气健脾之功。

［常考考点］四君子汤的组成、功用、主治及配伍。

参苓白术散（《太平惠民和剂局方》）

方歌：参苓白术扁豆陈，山药甘莲砂薏仁，桔梗上浮兼保肺，枣汤调服益脾神。

组成：莲子肉一斤　薏苡仁一斤　砂仁一斤　桔梗一斤　白扁豆一斤半　茯苓二斤　人参二斤　炒甘草二斤　白术二斤　山药二斤

功用：益气健脾，渗湿止泻。

主治：脾虚湿盛证。饮食不化，胸脘痞闷，肠鸣泄泻，四肢乏力，形体消瘦，面色萎黄，舌淡苔白腻，脉虚缓。亦可用治肺脾气虚，痰湿咳嗽。

配伍意义：本方证为脾胃气虚，运化失司，湿浊内盛所致。治当益气健脾，渗湿止泻。故方中配伍四君子汤（人参、白术、茯苓、甘草）益气健脾以补虚。山药甘平，健脾止泻；莲子肉甘平而涩，补脾厚肠，涩肠止泻。二药协助四君子汤以健脾益气，并有止泻之功。白扁豆甘平，健脾化湿；薏苡仁甘淡微寒，健脾渗湿。二药助白术、茯苓健脾祛湿以止泻。脾胃气虚，运化功能不及，而补气之品又易于碍胃，故配伍砂仁芳香醒脾，行气导滞，化湿和胃，寓行气于补气之中，使全方补而不滞。桔梗宣利肺气，通调水道，又载药上行，与诸补脾药合用，有“培土生金”之意。炙甘草、大枣补脾和中，调和诸药。诸药配伍，补中焦之虚损，助脾气之运化，渗停聚之湿浊，行气机之阻滞，恢复脾胃受纳与健运之功，则诸症自除。

［常考考点］参苓白术散的组成、功用、主治及配伍。

补中益气汤（《内外伤辨惑论》）

方歌：补中益气芪参术，炙草升柴归陈助，清阳下陷能升举，气虚发热甘温除。

组成：黄芪五分，病甚、劳役热甚者一钱　炙甘草五分　人参三分　当归二分　橘皮二分或三分　升麻二分或三分　柴胡二分或三分　白术三分

功用：补中益气，升阳举陷。

主治：

（1）脾胃气虚证。饮食减少，体倦肢软，少气懒言，面色萎黄，大便稀溏，脉虚软。

（2）气虚下陷证。脱肛、子宫脱垂、久泻、久痢、崩漏等，伴气短乏力，舌淡，脉虚。

（3）气虚发热证。身热自汗，渴喜热饮，气短乏力，舌淡，脉虚大无力。

配伍意义：本方证是因饮食劳倦，损伤脾胃，以致脾胃气虚，清阳下陷所致。治当补中益气，升阳举陷为宜。故方中重用黄芪，味甘微温，入脾肺经，补中益气，升阳固表，为君药。配伍人参、炙甘草，甘温补中，补气健脾之功更著，为臣药。白术补气健脾，助脾运化；血为气之母，气虚日久，营血亦亏，故用当归甘辛温，养血和营；脾胃为中焦气机升降的枢纽，清阳不升，则浊阴难降，气机失调，故以陈皮调理气机以复升降，并理气和胃，使诸药补而不滞。三者共为佐药。并以少量升麻、柴胡轻清升散，协助诸益气药以升提下陷之中气，为佐使药。《本草纲目》谓：“升麻引阳明清气上升，柴胡引少阳清气上行，此乃禀赋虚弱，元气虚馁及劳役饥饱，生冷内伤，脾胃引经最要药也。”炙甘草调和诸药，亦为使药。诸药合用，使气虚得补，气陷得升，元气内充，诸症自愈。气虚发热者，亦借甘温益气之法而除之。

《脾胃论》云：“惟当以甘温之剂，补其中而升其阳，甘寒以泻其火则愈。”即因烦劳则虚而生热，采用甘温之品以补元气，而虚热自退，为“甘温除热”法。补中益气汤为“甘温除热”法的代表方剂。

全方配伍特点：主以甘温，补中寓升，共成虚则补之、陷者升之、甘温除热之剂。

运用：

（1）辨证要点：本方为补气升阳，甘温除热的代表方。临床应用以体倦乏力、少气懒言、面色㿠白、舌淡、脉虚软无力为辨证要点。

（2）加减变化：若兼腹中痛者，加白芍以柔肝止痛；头痛者，加蔓荆子、川芎、藁本、细辛以疏风止痛；咳嗽者，加五味子、麦冬以敛肺止咳；兼气滞者，加木香、枳壳以理气解郁。本方亦可用于虚人感冒，加苏叶少许以增辛散之力。

（3）使用注意：阴虚发热及内热炽盛者忌用。

［常考考点］补中益气汤的组成、功用、主治、配伍及运用。

生脉散（《医学启源》）

方歌：生脉麦味与人参，保肺生津又提神，气少汗多兼口渴，病危脉绝急煎斟。

组成：人参　麦冬　五味子（原著本方无用量）

功用：益气生津，敛阴止汗。

主治：

（1）温热、暑热，耗气伤阴证。汗多神疲，体倦乏力，气短懒言，咽干口渴，舌干红少苔，脉虚数。

（2）久咳伤肺，气阴两虚证。干咳少痰，短气自汗，口干舌燥，脉虚细。

配伍意义：本方证乃因外感暑热，或久咳伤肺而致气阴两伤。治当益气生津，敛阴止汗。故方中配伍甘温之人参，大补元气，益肺生津，是为君药。麦冬甘寒，养阴清热，润肺生津，既可补充因多汗而耗损的津液，又可解除咽干口渴之症，且能润肺止咳而治干咳少痰，与人参配伍，气阴双补，用以为臣。五味子酸温，敛肺止汗，生津止渴，既固气津之外泄，又收敛耗散之肺气，为佐药。三药合用，一补一润一敛，共奏益气养阴、生津止渴、敛阴止汗之效，使气复津生，汗止阴存，气充脉生，故名“生脉”。

［常考考点］生脉散的组成、功用、主治及配伍。

玉屏风散（《究原方》，录自《医方类聚》）

方歌：玉屏组合少而精，芪术防风鼎足行，表虚汗多易感冒，固卫敛汗效特灵。

组成：防风一两　炙黄芪　白术各二两　（大枣一枚）

功用：益气固表止汗。

主治：表虚自汗。汗出恶风，面色㿠白，舌淡苔薄白，脉浮虚。亦治虚人腠理不固，易感风邪。

［常考考点］玉屏风散的组成、功用、主治。

【知识纵横比较】

理中丸和四君子汤的比较

方剂名称	相同点	不同点
理中丸	两方均含有人参、白术、炙甘草以补益中气	用干姜，功用以温中祛寒为主，主治中焦虚寒证
四君子汤		配茯苓，功用以益气健脾为主，主治脾胃气虚证

参苓白术散和四君子汤的比较

方剂名称	相同点	不同点
参苓白术散	两方均含有人参、白术、茯苓、甘草，有益气健脾之功	兼有渗湿行气的作用，并有保肺之效，是治疗脾虚湿盛证及体现“培土生金”法的常用方剂
四君子汤		以补气为主，为治脾胃气虚的基础方

玉屏风散和桂枝汤的比较

方剂名称	相同点	不同点
玉屏风散	均可用治表虚自汗	其自汗，乃胃气虚弱，腠理不固所致，故专攻益气固表止汗，兼以祛风
桂枝汤		其自汗，因外感风寒，营卫不和所致，故以解肌发表、调和营卫取效

补气剂的主治功效比较

方剂名称	相同点	不同点
四君子汤	主治气虚证，见倦怠乏力、面色萎白、舌淡苔白、脉虚弱	气虚常规见症
参苓白术散		泄泻，苔白腻，脉虚缓
补中益气汤		脏器脱垂，发热，脉虚大无力
玉屏风散		汗出恶风，易感风邪
生脉散		汗多神疲，舌干红少苔，脉虚细

细目三　补血

【考点突破攻略】

四物汤（《仙授理伤续断秘方》）

方歌：四物地芍与归芎，血家百病此方通，经带胎产俱可治，加减运用在胸中。

组成：当归　川芎　白芍药　熟地黄各等分

功用：补血调血。

主治：营血虚滞证。头晕目眩，心悸失眠，面色无华，或妇人月经不调，量少或经闭不行，脐腹作痛，舌淡，脉细弦或细涩。

配伍意义：本方证为营血亏虚，冲任虚损，血行不畅所致。治宜补血调血。方中熟地黄甘温味厚滋腻，主入肝肾经，长于滋养阴血，补肾填精，为补血要药，故为君药。当归甘辛温，归肝、心、脾经，为补血调经之良药，兼具活血作用，既助熟地黄增强养血之功，又防熟地黄滋腻碍胃，用为臣药。佐以白芍酸微寒，养血敛阴，与熟地黄、当归相伍，滋阴养血之功显著，并柔肝缓急止痛；川芎辛温，入血分，理血中之气，调畅气血，与当归配伍则行气活血之力益彰。四药配伍，共奏补血调血之功。

全方配伍特点：阴柔辛甘相伍，补中寓行，补血不滞血，行血不伤血。

运用：

（1）辨证要点：本方是补血调经的基础方。临床应用以面色无华、唇甲色淡、舌淡、脉细为辨证要点。

（2）加减变化：若兼气虚者，加人参、黄芪，以补气生血；以血滞为主者，加桃仁、红花，白芍易为赤芍，以加强活血祛瘀之力；血虚有寒者，加肉桂、炮姜、吴萸，以温通血脉；血虚有热者，加黄芩、丹皮，熟地黄易为生地黄，以清热凉血；妊娠胎漏者，加阿胶、艾叶，以止血安胎。

［常考考点］四物汤的组成、功用、主治及配伍。

当归补血汤（《内外伤辨惑论》）

方歌：当归补血东垣方，黄芪一两归二钱，血虚发热口烦渴，脉大而虚宜此煎。

组成：黄芪一两　当归二钱

功用：补气生血。

主治：血虚发热证。肌热面赤，烦渴欲饮，脉洪大而虚，重按无力；亦治妇人经期、产后血虚发热头痛；或疮疡溃后，久不愈合者。

配伍意义：本方证为劳倦内伤，血虚气弱，阳气浮越所致。治当补气生血。故方中重用黄芪为君药，黄芪的用量是当归的五倍，其意有二：一是本方治证乃因阴血极度亏虚，以致不能涵阳，阳气欲浮越散亡，若治疗不及时，则阳气外亡，故重用黄芪，量大力宏，急固欲散亡之阳气，即“有形之血不能速生，无形之气所当急固”；二是有形之血生于无形之气，故用黄芪大补脾肺之气，以资化源，使气旺血生。配以少量当归养血和营，补虚治本。二药配伍，使阴血渐充，阳气潜藏，则浮阳秘敛，阳生阴长，气旺血生，而虚热自退。

妇人经期、产后血虚发热头痛，取其益气养血而退热。对于疮疡溃后因气血不足而久不愈合者，亦可用本方补气养血以助生肌收口。

［常考考点］当归补血汤的组成、功用、主治及配伍。

归脾汤（《济生方》）

方歌：归脾汤用术参芪，归草茯神远志随，酸枣木香龙眼肉，煎加姜枣益心脾，怔忡健忘俱可却，便血崩漏总能医。

组成：白术　茯神　黄芪　龙眼肉　炒酸枣仁各一两　人参　木香各半两　当归　蜜远志各一钱（当归、远志从《内科摘要》补）　炙甘草二钱半　生姜　大枣

功用：益气补血，健脾养心。

主治：

（1）心脾气血两虚证。心悸怔忡，健忘失眠，盗汗虚热，体倦食少，面色萎黄，舌淡，苔薄白，脉细弱。

（2）脾不统血证。便血，皮下紫癜，妇女崩漏，月经超前，量多色淡，或淋漓不止，舌淡，脉细弱。

配伍意义：本方证为思虑过度，劳伤心脾，气血亏虚所致。治宜益气补血，健脾养心。故方中以参、芪、术、草大队甘温之品益气健脾，使气旺而血生，气足则能摄血，血自归经。当归、龙眼肉甘温补血养心，茯神、酸枣仁、远志宁心安神。诸药配伍，使血足则神有所舍，血旺则气有所依。配伍大量益气补血药易致滋腻碍胃滞气，故用辛香而散之木香，理气醒脾，使补而不滞，滋而不腻；与大量益气健脾药配伍，又复中焦运化之功。煎煮时加入少量姜、枣调和脾胃，以资化源。全方共奏益气补血、健脾养心之功。

本方配伍特点：心脾同治，重在补脾；气血并补，重在补气。

运用：

（1）辨证要点：本方是治疗心脾气血两虚证的常用方。临床应用以气短乏力，心悸失眠，或便血，或崩漏，舌淡，脉细弱为辨证要点。

（2）加减变化：崩漏下血偏寒者，可加艾叶炭、炮姜炭，以温经止血；偏热者，加生地炭、地榆炭、小蓟炭，以清热止血。

［常考考点］归脾汤的组成、功用、主治、配伍及运用。

【知识纵横比较】

归脾汤和补中益气汤的比较

方剂名称	相同点	不同点
归脾汤	同用参、芪、术、草以益气补脾	以补气药配伍养心安神药，意在心脾双补，主治心脾两虚之心悸怔忡、健忘失眠、体倦食少，及脾不统血之便血、崩漏
补中益气汤		以补气药配伍升阳举陷药，意在补气升提，复脾胃升清降浊之能，主治脾胃气虚、气陷之少气懒言、发热及脏器下垂

四物汤、当归补血汤和归脾汤的比较

方剂名称	相同点	不同点
四物汤	共有血虚见证，面色无华，唇甲色淡，舌淡，脉细	血虚常规见症
当归补血汤		肌热面赤，烦渴欲饮，脉洪大而虚，重按无力
归脾汤		心悸怔忡，失眠健忘；便血、崩漏，量多色淡

细目四　气血双补

【考点突破攻略】

八珍汤（《瑞竹堂经验方》）

方歌：双补气血八珍汤，四君四物合成方，煎加姜枣调营卫，气血亏虚服之康。

组成：人参　白术　茯苓　当归　川芎　白芍药　熟地黄　炙甘草各一两　生姜五片　大枣一枚

功用：益气补血。

主治：气血两虚证。面色萎白或无华，头晕目眩，四肢倦怠，气短懒言，心悸怔忡，饮食减少，舌淡苔薄白，脉细弱或虚大无力。

配伍意义：本方证多因久病失治，或病后失调，或失血过多所致。治当益气补血。方中人参、熟地黄配伍，益气养血，共为君药。白术、茯苓健脾渗湿，助人参益气健脾；当归、白芍养血和营，助熟地黄滋阴养血，均为臣药。川芎为佐，活血行气，使熟地黄、当归、白芍补而不滞。炙甘草为使，益气和中，调和诸药。煎煮时，加入生姜、大枣调和脾胃，以资气血生化之源，亦为佐使。

［常考考点］八珍汤的组成、功用、主治及配伍。

炙甘草汤（《伤寒论》）

方歌：炙甘草汤参姜桂，麦冬生地大麻仁，大枣阿胶加酒服，虚劳肺痿效如神。

组成：炙甘草四两　生姜三两　桂枝三两　人参二两　生地黄一斤　阿胶二两　麦门冬半升　麻仁半升　大枣三十枚　清酒

功用：滋阴养血，益气温阳，复脉定悸。

主治：

（1）阴血不足，阳气虚弱证。脉结代，心动悸，虚羸少气，舌光少苔，或质干而瘦小者。

（2）虚劳肺痿。干咳无痰，或咳吐涎沫，量少，形瘦短气，虚烦不眠，自汗盗汗，咽干舌燥，大便干结，脉虚数。

配伍意义：本方证为伤寒汗、吐、下或失血后，或杂病阴血不足，阳气不振所致。治当补养气血阴阳之法。故方中重用生地黄为君，滋阴养血，充脉养心。臣以炙甘草，补气健脾，复脉益心。二药配伍，益气养血以复脉之本。配伍人参、大枣，益心气，补脾气，以资气血生化之源；阿胶、麦冬、麻仁滋心阴，养心血，充血脉；桂枝、生姜辛行温通，温心阳，通血脉，使气血流畅以助脉气续接，并防诸厚味滋补之品滋腻太过，共为佐药。用法中加清酒煎服，因清酒辛热，温通血脉，以行药力，为使药。诸药合用，滋而不腻，温而不燥，使气血充足，阴阳调和，则脉复悸止。

［常考考点］炙甘草汤的组成、功用、主治及配伍。

【知识纵横比较】

炙甘草汤和生脉散的比较

方剂名称	相同点	不同点
炙甘草汤	两方均含有人参、麦冬以滋阴益气，均有补肺气、养肺阴之功，可治疗肺之气阴两虚，久咳不已	益气养阴作用较强，敛肺止咳之力不足，重在治本，且偏于温补，阴虚肺燥较著或兼内热者不宜
生脉散		益气养阴之力较弱，但止咳之力较强

八珍汤和炙甘草汤的比较

方剂名称	相同点	不同点
八珍汤	气血两虚证，见面色无华、心悸怔忡、食少体倦、舌淡、脉虚细	气虚与血虚常规见症并见
炙甘草汤		脉结代，心动悸，舌光色淡，少津；干咳无痰，或痰中带血，咳吐涎沫，虚烦眠差，咽干舌燥，脉虚数

细目五 补阴

【考点突破攻略】

六味地黄丸（《小儿药证直诀》）

方歌：六味地黄益肾肝，茱薯丹泽地苓专，更加知柏成八味，阴虚火旺自可煎。养阴明目加杞菊，滋阴都气五味先，肺肾两调金水生，麦冬加入长寿丸。

组成：熟地黄八钱　山萸肉四钱　干山药四钱　泽泻三钱　牡丹皮三钱　茯苓三钱

功用：填精滋阴补肾。

主治：肾阴精不足证。腰膝酸软，头晕目眩，视物昏花，耳鸣耳聋，盗汗，遗精，消渴，骨蒸潮热，手足心热，口燥咽干，牙齿动摇，足跟作痛，小便淋沥，以及小儿囟门不合，舌红少苔，脉沉细数。

配伍意义：本方证为肾阴精不足所致，治宜滋补肾之阴精。方中重用熟地黄，性温味甘，主入肾经，滋阴补肾，填精益髓，为君药。山茱萸酸温，主入肝肾经，补养肝肾，并能涩精，取“肝肾同源”之意；山药甘平，主入脾经，补益脾阴，补后天而充先天，亦能固肾止遗，共为臣药。三药配合为“三补”，肾、肝、脾三阴并补，以补肾阴为主。肾为水脏，肾元虚弱多致湿浊内停，故佐以泽泻甘寒，利湿而泄肾浊，防熟地黄之滋腻恋邪；丹皮辛凉，清泻相火，并制约山萸肉之温涩；茯苓甘淡平，淡渗脾湿，并助山药健运脾胃，与泽泻相伍又助泄肾浊，使真阴得复其位。三药相合，一者渗湿浊，清虚热；二者使全方补而不滞，滋而不腻，此为“三泻”。

全方配伍特点：“三补”与“三泻”相伍，以补为主；肾、肝、脾三脏兼顾，以滋肾精为主。

运用：

（1）辨证要点：本方为补肾填精之基础方。临床应用以腰膝酸软、头晕目眩、口燥咽干、舌红少苔、脉沉细为辨证要点。

（2）加减变化：若虚火明显者，加知母、玄参、黄柏等以加强清热降火之功；兼脾虚气滞者，加白术、砂仁、陈皮等以健脾和胃。

（3）使用注意：脾虚泄泻者慎用。

［常考考点］六味地黄丸的组成、功用、主治、配伍及运用。

左归丸（《景岳全书》）

方歌：左归丸内山药地，萸肉枸杞与牛膝，菟丝龟鹿二胶合，壮水之主方第一。

组成：怀熟地八两　炒山药四两　枸杞四两　山茱萸肉四两　川牛膝三两　鹿角胶四两　龟板胶四两　菟丝子四两

功用：滋阴补肾，填精益髓。

主治：真阴不足证。头晕目眩，腰酸腿软，遗精滑泄，自汗盗汗，口燥舌干，舌红少苔，脉细。

配伍意义：本方证为真阴不足，精髓亏损所致。治宜滋阴补肾，填精益髓。故方中重用熟地黄大补真阴，填精益髓，为君药。山茱萸滋养肝肾，涩精敛汗；山药补脾益阴，滋肾固精；龟甲胶、鹿角胶均为血肉有情之品，峻补精髓，龟甲胶偏于补阴，鹿角胶偏于补阳，在补阴之中配伍补阳药，取“阳中求阴”之义，均为臣药。枸杞子补肾益精，养肝明目；菟丝子、川牛膝补肝肾，强腰膝，健筋骨，俱为佐药。诸药合用，共奏滋阴补肾、填精益髓之效。

［常考考点］左归丸的组成、功用、主治及配伍。

大补阴丸（《丹溪心法》）

方歌：大补阴丸知柏黄，龟甲脊髓蜜成方，咳嗽咯血骨蒸热，阴虚火旺制亢阳。

组成：熟地黄　龟板各六两　黄柏　知母各四两　猪脊髓　（蜂蜜）

功用：滋阴降火。

主治：阴虚火旺证。骨蒸潮热，盗汗遗精，咳嗽咯血，心烦易怒，足膝疼热或痿软，舌红少苔，尺脉数而有力。

配伍意义：本方证为真阴不足，相火亢盛所致。治宜滋阴降火。故方中重用熟地黄大补真阴，填精益髓；龟甲补精血，滋真阴，潜浮阳；阴足则阳潜，水升则火降，即壮水制火以培其本，共为君药。黄柏苦寒，泻相火以坚阴；知母苦寒而润，上能清润肺金，下能滋清肾水，与黄柏相须为用，清热降火，保存阴液，平抑亢阳，清其源而治其标，均为臣药。猪脊髓、蜂蜜为丸，此均血肉甘润之品，既助熟地黄、龟甲以滋阴填精益髓，又制约黄柏苦燥伤阴之弊，俱为佐药。诸药合用，滋阴精而降相火，培其本而清其源，使阴复阳潜，虚火降，诸症愈。

［常考考点］大补阴丸的组成、功用、主治及配伍。

一贯煎（《续名医类案》）

方歌：一贯煎中用地黄，沙参杞子麦冬襄，当归川楝水煎服，阴虚肝郁是妙方。

组成：北沙参　麦冬　当归身　生地黄　枸杞子　川楝子（原著本方无用量）

功用：滋阴疏肝。

主治：肝肾阴虚，肝气郁滞证。胸脘胁痛，吞酸吐苦，咽干口燥，舌红少津，脉细弱或虚弦。亦治疝气瘕聚。

配伍意义：本方证由肝肾阴虚，肝体失养，肝气郁滞，横逆犯胃，肝胃失和所致。治宜滋阴疏肝。故方中重用生地黄滋阴养血，补益肝肾为君，因肝藏血，肾藏精，乙癸同源，精血互生，故内寓滋水涵木之意。当归、枸杞子养血滋阴柔肝，并借当归辛散之性，使诸补药滋而不滞；北沙参、麦冬滋养肺胃，养阴生津，意在佐金平木，扶土制木，四药共为臣药。肝体阴而用阳，喜条达而恶抑郁，故佐以少量川楝子，疏肝泄热，理气止痛，复其条达之性。该药性虽苦寒，但与大量甘寒滋阴养血药相配伍，则无苦燥伤阴之弊。诸药合用，使阴虚得除，肝体得养，肝气得舒，则诸症可解。

［常考考点］一贯煎的组成、功用、主治及配伍。

【知识纵横比较】

六味地黄丸和左归丸的比较

方剂名称	相同点	不同点
六味地黄丸	两方均含有熟地黄、山药、山茱萸以滋肾益肝固精，均为滋阴补肾之剂	以补肾阴为主，寓泻于补，补力平和，适用于肾虚不著而兼内热之证
左归丸		纯甘壮水，补而无泻，补力较峻，适用于真阴不足，精髓亏损之证

六味地黄丸和大补阴丸的比较

方剂名称	相同点	不同点
六味地黄丸	两方均含熟地黄以滋肾阴，均能滋阴降火	偏于补养肾阴，而清热之力不足
大补阴丸		滋阴与降火之力强，故主治阴虚而火旺明显者

一贯煎和逍遥散的比较

方剂名称	相同点	不同点
逍遥散	两方均含有当归以滋阴补血；均可疏肝理气，治肝郁气滞之胁痛	疏肝养血健脾的作用较强，主治肝郁血虚之胁痛，并伴有神疲、食少等脾虚症状
一贯煎		滋养肝肾的作用较强，主治肝肾阴虚之胁痛，且见吞酸、吐苦等肝气犯胃症状

细目六　补阳

【考点突破攻略】

肾气丸（《金匮要略》）

方歌：金匮肾气治肾虚，熟地怀药及山萸，丹皮苓泽加桂附，水中生火在温煦。

组成：干地黄八两　山萸肉四两　山药四两　泽泻三两　牡丹皮三两　茯苓三两　桂枝一两　炮附子一两

功用：补肾助阳，化生肾气。

主治：肾阳气不足证。腰痛脚软，身半以下常有冷感，少腹拘急，小便不利，或小便反多，入夜尤甚，阳痿早泄，舌淡而胖，脉虚弱，尺部沉细；以及痰饮，水肿，消渴，脚气，转胞等。

配伍意义：本方证为肾阳不足所致，治宜补肾助阳。方用干地黄为君，滋补肾阴，益精填髓。臣以山茱萸，补肝肾，涩精气；山药健脾气，固肾精。二药与地黄相配，补肾填精，谓之“三补”。臣以附子、桂枝，温肾助阳，生发少火，鼓舞肾气。佐以茯苓健脾益肾，泽泻、丹皮降相火而制虚阳浮动，且茯苓、泽泻均有渗湿泄浊、通调水道之功。三者配伍，与“三补”相对而言，谓之“三泻”，即补中有泻，泻清中之浊以纯清中之清，而益肾精，且补而不滞。诸药相合，非峻补元阳，乃阴中求阳，微微生火，鼓舞肾气，即“少火生气”之意。

全方配伍特点：重用“三补三泻”，以益精泻浊；少佐温热助阳，以“少火生气”。

运用：

（1）辨证要点：本方为补肾助阳的常用方。临床应用以腰痛脚软，腰以下冷，小便不利或反多，舌淡而胖，脉虚弱而尺部沉细为辨证要点。

（2）加减变化：方中干地黄现多用熟地黄，桂枝改用肉桂，如此效果更好。若夜尿多者，宜肾气丸加五味子；小便数多，色白体羸，为真阳亏虚，宜加补骨脂、鹿茸等，以加强温阳之力；若用于阳痿，证属命门火衰者，酌加淫羊藿、补骨脂、巴戟天等以助壮阳起痿之力。

（3）使用注意：若咽干口燥、舌红少苔属肾阴不足，虚火上炎者，不宜使用。此外，肾阳虚而小便正常者，为纯虚无邪，不宜使用本方。吴仪洛称：“此亦为虚中夹邪滞而设尔。若纯虚之证，而兼以渗利，未免减去药力，当用右归丸或右归饮。”（《成方切用》）

［常考考点］肾气丸的组成、功用、主治及配伍。

右归丸（《景岳全书》）

方歌：右归丸中地附桂，山药茱萸菟丝归，杜仲鹿胶枸杞子，益火之源此方魁。

组成：熟地黄八两　山药四两　山茱萸三两　枸杞子四两　菟丝子四两　鹿角胶四两　杜仲四两　肉桂二两　当归三两　制附子二两

功用：温补肾阳，填精益髓。

主治：肾阳不足，命门火衰证。年老或久病气衰神疲，畏寒肢冷，腰膝软弱，阳痿遗精，或阳衰无子，或饮食减少，大便不实，或小便自遗，舌淡苔白，脉沉而迟。

配伍意义：本方证由肾阳虚弱，命门火衰所致。治宜温补肾阳，填精益髓。方中附子、肉桂、鹿角胶三药并用，培补肾中元阳，温里祛寒，是为君药。熟地黄、山萸肉、枸杞子、山药滋阴益肾，养肝补脾，填精补髓，取“阴中求阳”

之义，是为臣药。菟丝子、杜仲补肝肾，强腰膝，配以当归养血和血，共补肝肾精血，是为佐药。诸药合用，以温肾阳为主，并能阴阳兼顾、肝脾肾并补。

［常考考点］右归丸的组成、功用、主治及配伍。

【知识纵横比较】

肾气丸和右归丸的比较

方剂名称	共同点	不同点
肾气丸	均用治阳虚证，见腰膝酸痛、形寒肢冷、小便不利或清长、舌淡苔白、脉沉细	脉虚弱而尺部尤沉细
右归丸		气衰神疲，畏寒肢冷，脉沉迟

细目七　阴阳双补

【考点突破攻略】

地黄饮子（《黄帝素问宣明论方》）

方歌：地黄饮子山茱斛，麦味远志茯菖蒲，苁蓉桂附巴戟天，姜枣为末水煎服。

组成：熟干地黄　巴戟天　山茱萸　石斛　肉苁蓉　炮附子　五味子　官桂　白茯苓　麦门冬　菖蒲　远志各等分　生姜五片　大枣一枚　薄荷

功用：滋肾阴，补肾阳，开窍化痰。

主治：喑痱证。舌强不能言，足废不能用，口干不欲饮，足冷面赤，脉沉细弱。

配伍意义：本方证由下元虚衰，阴阳两亏，虚阳随之上浮，痰浊上泛，堵塞窍道所致。治宜滋肾阴，补肾阳，开窍化痰。方中以熟地黄、山茱萸滋补肾阴，填精益髓；肉苁蓉、巴戟天温壮肾阳。以上四味，共为君药。附子、肉桂辛热，助肉苁蓉、巴戟天温养下元，肉桂还可摄纳浮阳，引火归原；石斛、麦冬、五味子滋养肺肾，金水相生，壮水以济火，均为臣药。石菖蒲、远志、茯苓三药合用，化痰开窍，以治痰浊阻窍，并可交通心肾，亦是开窍化痰、交通心肾的常用组合，均为佐药。生姜、大枣和中调药，薄荷以助解郁开窍之力，功兼佐使。诸药合用，补养下元，摄纳浮阳，水火既济，痰化窍开，喑痱自愈。

［常考考点］地黄饮子的组成、功用、主治及配伍。

【例题实战模拟】

A1 型题

1. 下列不属于血虚发热临床表现的是

A. 身热　B. 口渴　C. 喜热饮　D. 面红　E. 脉洪大有力

2. 补中益气汤中升麻、柴胡的作用是

A. 升举中气　B. 疏散风邪　C. 载药上行　D. 火郁发之　E. 解肌退热

3. 参苓白术散的功用是

A. 补气健脾，燥湿化痰　B. 益气健脾，行气化滞　C. 益气健脾，固表止汗

D. 益气健脾，渗湿止泻　E. 益气健脾，升阳举陷

4. 当归补血汤用黄芪意在

A. 补中益气　B. 益气固表　C. 补气生血　D. 补气升阳　E. 固表止汗

5. 大补阴丸的方剂组成是

A. 熟地黄、山药、山茱萸、黄柏、知母

B. 熟地黄、龟甲、黄柏、知母

C. 熟地黄、龟甲胶、鹿角胶、菟丝子、枸杞子

D. 熟地黄、山药、山茱萸、茯苓、丹皮、泽泻、黄柏、知母
E. 鹿角、龟甲、人参、枸杞子

6. 炙甘草汤的功用是
A. 滋阴养血，生津润燥，息风止痉 B. 滋阴养血，益气安神
C. 滋阴养血，益气温阳，复脉止悸 D. 益气温阳，安神定悸
E. 益气温阳，养血安神，镇惊止悸

7. 体现了“培土生金”法的方剂是
A. 参苓白术散 B. 补中益气汤 C. 六君子汤 D. 玉屏风散 E. 八珍汤

8. 体现了“少火生气”之义的方剂是
A. 六味地黄丸 B. 右归丸 C. 大补阴丸 D. 左归丸 E. 肾气丸

9. 右归丸中用量最大的药物是
A. 附子 B. 肉桂 C. 熟地黄 D. 鹿角胶 E. 枸杞子

A2 型题

10. 患者，症见饮食不化，胸脘痞闷，肠鸣泄泻，四肢乏力，面色萎黄，舌淡苔白腻，脉虚缓。治宜选用
A. 四君子汤 B. 四神丸 C. 真人养脏汤 D. 参苓白术散 E. 补中益气汤

11. 患者，症见心悸怔忡，健忘失眠，盗汗，体倦食少，面色萎黄，舌淡，苔薄白，脉细弱。治宜选用
A. 四物汤 B. 归脾丸 C. 酸枣仁汤 D. 天王补心丹 E. 归脾汤

12. 患者，症见腰膝酸软，头晕目眩，耳鸣耳聋，骨蒸潮热，手足心热，舌红少苔，脉细数。治宜选用
A. 六味地黄丸 B. 肾气丸 C. 左归丸 D. 右归丸 E. 地黄饮子

13. 患者，症见月经不调，量少，经行不畅，色淡有时带有血块，脐腹作痛，舌淡，口唇、爪甲色淡，脉细涩。治宜选用
A. 四物汤 B. 当归补血汤 C. 桃核承气汤 D. 温经汤 E. 八珍汤

B1 型题

A. 滋水涵木 B. 佐金平木 C. 补火生土 D. 培土生金 E. 金水相生

14. 参苓白术散中体现的原理有

15. 一贯煎中体现的原理有

A. 补中益气汤 B. 炙甘草汤 C. 地黄饮子 D. 六味地黄丸 E. 肾气丸

16. 具有“壮水之主，以制阳光”作用的方剂是

17. 具有“益火之源，以消阴翳”作用的方剂是

【参考答案】

1. E 2. A 3. D 4. C 5. B 6. C 7. A 8. E 9. C 10. D 11. E 12. A 13. A 14. D 15. B 16. D 17. E

第十单元 固涩剂

细目一 概述

【考点突破攻略】

1. 固涩剂的适用范围 固涩剂主要适用于气、血、精、津耗散滑脱之证。凡是气、血、精、津滑脱不禁，散失不收，表现为自汗、盗汗、久咳不止、久泻久痢、遗精滑泄、小便失禁、崩漏、带下等均可使用固涩剂治疗。

2. 固涩剂的应用注意事项

（1）固涩剂治疗耗散滑脱之证，皆因正气亏虚而致，临证应酌情配伍相应的补益药，使之标本兼顾。

（2）若为元气大虚，亡阳欲脱所致的大汗淋漓、小便失禁或崩中不止者，急需使用大剂参附之类回阳固脱，而非单

纯固涩剂所能治疗。

（3）固涩剂为正虚无邪者而设，故凡外邪未去，误用固涩，则有“闭门留寇”之弊。此外，对于热病多汗、痰饮咳嗽、火扰遗泄、热痢初起、伤食泄泻、实热崩带等，均非本类方剂所适用。

细目二　固表止汗

【考点突破攻略】

牡蛎散（《太平惠民和剂局方》）

方歌：牡蛎散内用黄芪，浮麦麻根合用宜，卫虚自汗或盗汗，固表收敛见效奇。

组成：黄芪一两　麻黄根一两　煅牡蛎一两　小麦百余粒

功用：敛阴止汗，益气固表。

主治：自汗、盗汗证。常自汗出，夜卧更甚，心悸惊惕，短气烦倦，舌淡红，脉细弱。

配伍意义：本方证乃由卫气不固，阴液外泄，心阴不足，阳不潜藏，心气耗伤所致。治宜敛阴止汗，益气固表。方中煅牡蛎质重咸涩微寒，重可镇心，咸以潜阳，涩能敛汗，敛阴潜阳，固涩止汗，为君药；生黄芪味甘微温，益气实卫，固表止汗，为臣药。君臣相配，是益气固表、敛阴潜阳的常用组合。麻黄根甘平，功专收敛止汗，“能引诸药外至卫分而固腠理”，为佐药。小麦甘凉，专入心经，益心气，养心阴，清心除烦，为佐使药。全方配伍，益气固表，敛阴潜阳，涩补共用，则腠理得固，气阴得养，心阳内潜，汗出止而神魂定，气阴充而正气复。

［常考考点］牡蛎散的组成、功用、主治及配伍。

【知识纵横比较】

牡蛎散和玉屏风散的比较

方剂名称	相同点	不同点
牡蛎散	两方均含黄芪益气实卫，固表止汗，均可用治卫气虚弱，腠理不固之自汗	补敛并用而以固涩为主，为收敛止汗的代表方，善治体虚卫外不固，又复心阳不潜之自汗盗汗
玉屏风散		以补气为主，以补为固，属于补益剂，且黄芪、防风相配，补中寓散，故宜于表虚自汗或虚人易感风邪者

细目三　敛肺止咳

【考点突破攻略】

九仙散（《卫生宝鉴》）

方歌：九仙散中罂粟君，五味乌梅共为臣，参胶款桑贝桔梗，敛肺止咳益气阴。

组成：人参一两　款冬花一两　桑白皮一两　桔梗一两　五味子一两　阿胶一两　乌梅一两　贝母半两　罂粟壳八两

功用：敛肺止咳，益气养阴。

主治：久咳伤肺，气阴两伤证。久咳不已，咳甚则气喘自汗，痰少而黏，脉虚数。

［常考考点］九仙散的组成、功用、主治。

细目四　涩肠固脱

【考点突破攻略】

真人养脏汤（《太平惠民和剂局方》）

方歌：真人养脏木香诃，当归肉蔻桂粟壳，术芍参甘为涩剂，脱肛久痢早煎尝。

组成：人参六钱　当归六钱　白术六钱　肉豆蔻半两　肉桂八钱　炙甘草八钱　白芍药一两六钱　木香一两四钱　诃子一两二钱　罂粟壳三两六钱

功用：涩肠固脱，温补脾肾。

主治：久泻久痢，脾肾虚寒证。泻痢无度，滑脱不禁，甚至脱肛坠下，脐腹疼痛，喜温喜按，倦怠食少，舌淡苔白，脉沉迟细。

配伍意义：本方所治久泻久痢乃由脾肾虚寒，肠失固涩所致。病证虽以脾肾虚寒为本，但已至滑脱失禁，非固涩则泻痢不能止，治当涩肠固脱治标为主，温补脾肾治本为辅。方中重用罂粟壳涩肠止泻，为君药。臣以肉豆蔻温中涩肠；诃子苦酸温涩，功专涩肠止泻。君臣相须为用，体现"急则治标""滑者涩之"之法。然固涩之品仅能治标塞流，不能治本，故佐以肉桂温肾暖脾，人参、白术补气健脾，三药合用温补脾肾以治本。泻痢日久，每伤阴血，甘温固涩之品，易壅滞气机，故又佐以当归、白芍养血和血，木香调气醒脾，共奏调气和血之功，既治下痢腹痛后重，又使全方涩补不滞。甘草益气和中，调和诸药，且合参、术补中益气，合芍药缓急止痛，为佐使药。纵观全方，具有标本兼治，重在治标；脾肾兼顾，补脾为主；涩中寓通，补而不滞等配伍特点，诚为治疗虚寒泻痢、滑脱不禁之良方，故费伯雄言其"于久病正虚者尤宜"。

［常考考点］真人养脏汤的组成、功用、主治及配伍。

四神丸（《证治准绳》）

方歌：四神故纸与吴萸，肉蔻五味四般须，大枣生姜为丸服，五更肾泄最相宜。

组成：肉豆蔻二两　补骨脂四两　五味子二两　吴茱萸一两　生姜八两　红枣一百枚

功用：温肾暖脾，固肠止泻。

主治：脾肾阳虚之肾泄证。五更泄泻，不思饮食，食不消化，或久泻不愈，腹痛喜温，腰酸肢冷，神疲乏力，舌淡，苔薄白，脉沉迟无力。

配伍意义：本方证因命门火衰，火不暖土，脾失健运所致。治宜温肾暖脾，固肠止泻。故方中重用补骨脂辛苦大温，补命门之火以温养脾土，为治肾虚泄泻，壮火益土之要药，是为君药。臣以辛温之肉豆蔻温脾暖胃，涩肠止泻。肉豆蔻配合补骨脂是温肾暖脾、固涩止泻的常用组合，亦即《普济本事方》之二神丸，主治"脾肾虚弱，全不进食"。吴茱萸辛苦大热，温暖肝脾肾以散阴寒；五味子酸温，固肾涩肠，益气生津，既助君、臣药温涩止泻之力，又防止诸温阳药温燥伤阴之弊。二药配伍，亦即《普济本事方》之五味子散，专治"肾泄"，俱为佐药。用法中姜、枣同煮，枣肉为丸，生姜温胃散寒，大枣补脾养胃，二药合用温补脾胃，鼓舞运化，共为佐使药。诸药合用，俾火旺土强，肾泄自愈，正如《绛雪园古方选注》所言："四种之药，治肾泄有神功也。"

［常考考点］四神丸的组成、功用、主治及配伍。

【知识纵横比较】

四神丸和真人养脏汤的比较

方剂名称	相同点	不同点
四神丸	两方均含肉豆蔻以涩肠止泻，同为固涩止泻之剂	重用补骨脂为君药，以温肾为主，兼以暖脾涩肠。主治命门火衰，火不暖土所致的肾泄
真人养脏汤		重用罂粟壳为君药，以固涩为主，兼以温补脾肾。主治泻痢日久，脾肾虚寒而以脾虚为主的大便失禁

细目五　涩精止遗

【考点突破攻略】

桑螵蛸散（《本草衍义》）

方歌：桑螵蛸散治便数，参苓龙骨同龟壳，菖蒲远志当归入，补肾宁心健忘却。

组成：桑螵蛸一两　远志一两　菖蒲一两　龙骨一两　人参一两　茯神一两　当归一两　炙龟甲一两（人参汤调下）

功用：调补心肾，固精止遗。

主治：心肾两虚之尿频或遗尿、遗精证。小便频数，或尿如米泔色，或遗尿，或遗精，心神恍惚，健忘，舌淡苔白，脉细弱。

配伍意义：本方证由心肾两虚，水火失济所致。治宜调补心肾，涩精止遗。方中桑螵蛸甘咸入肾，补肾助阳，固精缩尿，标本兼顾，是为君药。臣以龙骨固涩止遗，且镇心安神；龟甲滋养肾阴，补心安神。桑螵蛸得龙骨则固涩止遗之力增，得龟甲则补肾益精之功著。佐以人参，又以人参汤调服，说明人参用量独大，有两方面的作用：一为益心气安心神；一为补元气以摄津液。茯神合人参益心气，宁心神；当归补心血，与人参合用，能补益气血；石菖蒲善开心窍，宁心安神；远志安神强志，通肾气上达于心，合石菖蒲则交通心肾，益肾宁神之力增强；石菖蒲与远志配伍意在补肾涩精，宁心安神的同时，促进心肾相交，亦为佐药。诸药相合，共奏调补心肾、交通上下、补养气血、涩精止遗之功。

［常考考点］桑螵蛸散的组成、功用、主治及配伍。

细目六　固崩止带

【考点突破攻略】

固冲汤（《医学衷中参西录》）

方歌：固冲汤中用术芪，龙牡五倍棕榈齐，海螵茜草芍山萸，崩中漏下总能医。

组成：炒白术一两　生黄芪六钱　煅龙骨八钱　煅牡蛎八钱　萸肉八钱　生杭芍四钱　海螵蛸四钱　茜草三钱　棕边炭二钱　五倍子五分

功用：固冲摄血，益气健脾。

主治：脾肾亏虚，冲脉不固证。血崩或月经过多，或漏下不止，色淡质稀，头晕肢冷，心悸气短，神疲乏力，腰膝酸软，舌淡，脉微弱。

配伍意义：本方证由肾虚不固，脾虚不摄，冲脉滑脱所致。治宜固冲摄血，益气健脾。方中重用白术，与黄芪相伍，补气健脾，使气旺摄血，共为君药。肝肾足即冲任固，故配以山茱萸、白芍补益肝肾以调冲任，并能养血敛阴，共为臣药。煅龙骨、煅牡蛎、棕榈炭、五倍子功专收敛固涩，以增止血之力；海螵蛸、茜草化瘀止血，使血止而不留瘀，共为佐药。纵观全方，补涩相合，以涩为主；脾肾同调，主补脾气；寄行于收，止不留瘀。

［常考考点］固冲汤的组成、功用、主治及配伍。

固经丸（《丹溪心法》）

方歌：固经丸用龟甲君，黄柏椿皮香附芩，更加芍药糊丸服，漏下崩中均可宁。

组成：炒黄芩一两　白芍一两　炙龟板一两　炒黄柏三钱　椿树根皮七钱半　香附二钱半

功用：滋阴清热，固经止血。

主治：阴虚血热之崩漏。月经过多，或崩中漏下，血色深红或紫黑稠黏，手足心热，腰膝酸软，舌红，脉弦数。

配伍意义：本方所治月经过多或崩中漏下，系由肝肾阴虚，相火炽盛，损伤冲任，迫血妄行所致。治宜滋阴清热，固经止血。方中重用龟甲咸甘性平，益肾滋阴而降火；白芍苦酸微寒，敛阴益血以养肝，二药共为君药。黄芩苦寒，清热止血；黄柏苦寒泻火坚阴，既助黄芩以清热，又助龟甲以降火，共为臣药。椿根皮苦涩而凉，固经止血，为佐药。又恐寒凉太过而止血留瘀，故用少量香附辛苦微温，调气活血，亦为佐药。诸药合用，使阴血得养，火热得清，气血调畅，则诸症自愈。

［常考考点］固经丸的组成、功用、主治及配伍。

易黄汤（《傅青主女科》）

方歌：易黄白果与芡实，车前黄柏加薯蓣，能消带下黏稠秽，补肾清热又祛湿。

组成：炒山药一两　炒芡实一两　黄柏二钱　车前子一钱　白果十枚

功用：补益脾肾，清热祛湿，收涩止带。

主治：脾肾虚弱，湿热带下。带下黏稠量多，色黄如浓茶汁，其气腥秽，舌红，苔黄腻。

配伍意义：本方所治带下乃肾虚兼湿热内蕴所致。治宜固肾清热，祛湿止带。方中重用炒山药、炒芡实补脾益肾，固涩止带，共为君药。白果收涩止带，兼除湿热，为臣药。用少量黄柏苦寒入肾，清热燥湿；车前子甘寒，清热利湿，均为佐药。诸药合用，重在补涩，辅以清利，使肾虚得复，热清湿祛，则带下自愈。

［常考考点］易黄汤的组成、功用、主治及配伍。

【知识纵横比较】

固冲汤和固经丸比较

方剂名称	相同点	不同点
固经丸	两方均含白芍以补益肝肾，养血敛阴	用治阴虚血热所致之证，用药以滋阴清热为主
固冲汤		用治脾肾亏虚，冲任不固所致之证，用药以补气固冲为主

【例题实战模拟】

A1 型题

1. 具有益气固表、敛阴止汗功用的方剂是

A. 玉屏风散　B. 牡蛎散　C. 知柏地黄丸　D. 补中益气汤　E. 生脉散

2. 九仙散主治的病证是

A. 久咳肺虚证　B. 肺肾阴虚咳嗽　C. 肝火犯肺证

D. 风邪犯肺咳嗽　E. 肺胃阴虚之肺痿

3. 四神丸的组成是

A. 吴茱萸、骨碎补、肉豆蔻、五味子　B. 肉豆蔻、五倍子、补骨脂、吴茱萸

C. 补骨脂、白豆蔻、吴茱萸、五味子　D. 肉豆蔻、补骨脂、五味子、山茱萸

E. 肉豆蔻、五味子、吴茱萸、补骨脂

4. 真人养脏汤中肉桂的作用是

A. 温经散寒　B. 温补脾肾　C. 温阳化气　D. 温肾纳气　E. 温通血脉

5. 脾肾虚寒，久泻久痢者，治宜选用

A. 四神丸　B. 白头翁汤　C. 真人养脏汤　D. 芍药汤　E. 参苓白术散

A2 型题

6. 患者，症见自汗盗汗，心悸惊惕，短气烦倦，舌淡红，脉细弱。治宜选用

A. 牡蛎散　B. 生脉散　C. 玉屏风散　D. 当归六黄汤　E. 桂枝汤

7. 患者，症见五更泄泻，不思饮食，食不消化，腹痛喜温，腰酸肢冷，神疲乏力，舌淡，苔薄白，脉沉迟无力。治宜选用

A. 参苓白术散　B. 补中益气汤　C. 肾气丸　D. 四神丸　E. 真人养脏汤

8. 患者，男，43 岁。症见小便频数，尿如米泔色，心神恍惚，健忘失眠，舌淡苔白，脉细弱。治宜选用

A. 金锁固精丸　B. 桑螵蛸散　C. 缩泉丸　D. 肾气丸　E. 萆薢分清饮

9. 患者，女，46 岁。突然血崩，漏下不止，色淡质稀，头晕肢冷，心悸气短，神疲乏力，腰膝酸软，舌淡，脉微弱。治宜选用

A. 固冲汤　B. 固经丸　C. 当归补血汤　D. 四物汤　E. 归脾汤

B1 型题

A. 生黄芪　B. 麻黄根　C. 浮小麦　D. 煅牡蛎　E. 龙骨

10. 牡蛎散中君药是

11. 牡蛎散中臣药是

A. 补骨脂　B. 吴茱萸　C. 肉豆蔻　D. 五味子　E. 黄芪

12. 四神丸中君药是

13. 四神丸中臣药是

A. 牡蛎散　B. 桑螵蛸散　C. 真人养脏汤　D. 四神丸　E. 固冲汤

14. 主治脾肾亏虚，冲脉不固的是

15. 主治脾肾阳虚之肾泄的是

【参考答案】

1. B　2. A　3. E　4. B　5. C　6. A　7. D　8. B　9. A　10. D　11. A　12. A　13. C　14. E　15. D

第十一单元　安神剂

细目一　概述

【考点突破攻略】

1. 安神剂的适用范围　安神剂适用于神志不安的病证。其证多与心、肝、肾三脏之阴阳偏盛偏衰，或其相互间功能失调有关。表现为心悸怔忡、失眠健忘、烦躁惊狂等，均可使用安神剂治疗。

2. 安神剂的应用注意事项

（1）神志不安病证一般按虚实论治，但病机常虚实夹杂，且互为因果，故组方配伍时常重镇与滋养药物配合运用，标本兼顾。

（2）重镇安神剂多由金石、贝壳类药物组方，容易伤损胃气，不宜久服。脾胃虚弱者，应适当配伍健脾和胃之品。

（3）某些安神药，如朱砂等有毒，久服会引起慢性中毒，亦应注意。

（4）神志不安病证多与精神因素有关，药物治疗配合必要的思想开导，才能疗效显著。

（5）神志不安病证还有因热、因痰、因瘀、因阳明腑实、因虚损为主所致者，又当分别应用清热、祛痰、活血、攻下、补益等治法，与有关章节互参，以求全面掌握，使方证互宜，不致以偏概全。

细目二　重镇安神

【考点突破攻略】

朱砂安神丸（《内外伤辨惑论》）

方歌：朱砂安神东垣方，归连甘草合地黄，怔忡不寐心烦乱，清热养阴可复康。

组成：朱砂五钱　黄连六钱　炙甘草五钱半　生地黄一钱半　当归二钱半

功用：镇心安神，清热养血。

主治：心火亢盛，阴血不足证。失眠多梦，惊悸怔忡，心烦神乱，或胸中懊憹，舌尖红，脉细数。

配伍意义：本方证由心火亢盛，灼伤阴血所致。治当泻其亢盛之火，补其虚损之阴血而安神。方中朱砂甘寒质重，专入心经，寒能清热，重可镇怯，既重镇安神，又清心火，治标之中兼能治本，用为君药。黄连苦寒，入心经，清心泻火，以除烦热，为臣药。君臣相伍，重镇以安神，清心以除烦，共收泻火安神之功。佐以甘苦寒之生地黄，滋阴补心；辛甘温润之当归，滋阴养血，合生地黄补阴血以养心。使以炙甘草调和诸药，益胃和中，且防黄连之苦寒、朱砂之质重碍胃。诸药配伍，标本兼治，清中有养，使心火得清，阴血得充，心神得养，则神志自安。

［常考考点］朱砂安神丸的组成、功用、主治及配伍。

细目三　滋养安神

【考点突破攻略】

天王补心丹（《校注妇人良方》）

方歌：补心丹用柏枣仁，二冬生地黄当归身，三参桔梗朱砂味，远志茯苓共养神。

组成：人参　茯苓　玄参　丹参　桔梗　远志各五钱　当归　五味　麦门冬　天门冬　柏子仁　炒酸枣仁各一两　生地黄四两　朱砂　竹叶各适量

功用：滋阴养血，补心安神。

主治：阴虚血少，神志不安证。心悸怔忡，虚烦失眠，神疲健忘，或梦遗，手足心热，口舌生疮，大便干结，舌红少苔，脉细数。

配伍意义：本方证多由忧愁思虑太过，暗耗阴血，使心肾两亏，阴虚血少，虚火内扰所致。治当滋阴养血，补心安神。方中重用甘寒之生地黄，入心养血，入肾滋阴，滋阴养血，壮水以制虚火，是为君药。天冬、麦冬滋阴清热；酸枣仁、柏子仁养心安神；当归补血润燥，共助生地黄滋阴补血，养心安神，俱为臣药。玄参滋阴降火；茯苓、远志养心安神；人参补气以生血，并能安神益智；五味子之酸以敛心气，安心神；丹参清心活血，合补血药使补而不滞，则心血易生；朱砂镇心安神，以治其标，以上共为佐药。桔梗为舟楫，载药上行；竹叶清泻虚火，共为使药。诸药配伍，共奏滋阴养血、补心安神之功。

全方配伍特点：重用甘寒，补中寓清；心肾并治，重在养心。

运用：

（1）辨证要点：本方为治疗心肾阴血亏虚所致神志不安的常用方。临床应用以心悸失眠、手足心热、舌红少苔、脉细数为辨证要点。

（2）加减变化：失眠重者，可酌加龙骨、磁石以重镇安神；心悸怔忡甚者，可酌加龙眼肉、首乌藤以增强养心安神之功；遗精者，可酌加金樱子、煅牡蛎以固肾涩精。

（3）使用注意：本方滋阴之品较多，脾胃虚弱、纳食欠佳、大便不实者，不宜长期服用。

［常考考点］天王补心丹的组成、功用、主治及配伍。

酸枣仁汤（《金匮要略》）

方歌：酸枣二升先煮汤，茯知二两用之良，芎二甘一相调剂，服后安然入梦乡。

组成：炒酸枣仁二升　甘草一两　知母二两　茯苓二两　川芎二两

功用：养血安神，清热除烦。

主治：肝血不足，虚热内扰之虚烦不眠证。虚烦失眠，心悸不安，头目眩晕，咽干口燥，舌红，脉弦细。

配伍意义：本方证由肝血不足，阴虚内热而致。治宜养血安神，清热除烦。方中重用甘酸质润之酸枣仁为君，入心肝之经，养血补肝，宁心安神。茯苓甘淡性平，益心脾而宁心神；知母苦寒质润，滋阴润燥，清热除烦，共为臣药。君臣合用，养阴血，清虚热，安神除烦。佐以辛散之川芎，调肝血而疏肝气；川芎与大量酸枣仁配伍，辛散与酸收并用，补血与行血结合，具有养血调肝之妙。甘草和中缓急，调和诸药为使。诸药相伍，标本兼治，养中兼清，补中有行，共奏养血安神、清热除烦之效。

［常考考点］酸枣仁汤的组成、功用、主治及配伍。

【知识纵横比较】

酸枣仁汤和天王补心丹的比较

方剂名称	相同点	不同点
酸枣仁汤	两方均含酸枣仁、茯苓以养心安神，均以滋阴养血、养心安神药物为主，配伍清虚热之品组方，以治阴血不足，虚热内扰之心烦失眠	重用酸枣仁养血安神，配伍调气行血之川芎，有养血调肝之妙。主治肝血不足之虚烦失眠，伴头目眩晕、脉弦细等
天王补心丹		重用生地黄，与麦冬、玄参等滋阴清热药为伍，并与大队养血安神之品相配。主治阴亏血少，虚火内扰之虚烦失眠，伴见手足心热、舌红少苔、脉细数者

【例题实战模拟】

A1 型题

1. 患者失眠多梦，惊悸怔忡，心烦神乱，舌红，脉细数，宜选用
   A. 天王补心丹　B. 磁朱丸　C. 朱砂安神丸　D. 酸枣仁汤　E. 甘麦大枣汤
2. 朱砂安神丸的功用是
   A. 重镇安神，清肝泻火　B. 重镇安神，清心泻火　C. 重镇安神，清肺泻火
   D. 重镇安神，清胃泻火　E. 重镇安神，清肠泻火
3. 酸枣仁汤中用量最少的药物是
   A. 酸枣仁　B. 茯苓　C. 知母　D. 甘草　E. 川芎
4. 天王补心丹中君药为
   A. 酸枣仁、柏子仁　B. 生地黄　C. 丹参　D. 当归身　E. 天冬
5. 天王补心丹中的“三参”是指
   A. 人参、丹参、玄参　B. 人参、丹参、沙参　C. 党参、丹参、玄参
   D. 玄参、沙参、太子参　E. 苦参、玄参、党参

A2 型题

6. 患者，症见失眠多梦，惊悸怔忡，心烦神乱，舌尖红，脉细数。治宜选用
   A. 柏子养心丹　B. 朱砂安神丸　C. 酸枣仁汤　D. 天王补心丹　E. 甘麦大枣汤
7. 患者，症见心悸怔忡，虚烦失眠，神疲健忘，手足心热，口舌生疮，舌红少苔，脉细数。治宜选用
   A. 柏子养心丹　B. 朱砂安神丸　C. 酸枣仁汤　D. 天王补心丹　E. 甘麦大枣汤
8. 患者，症见虚烦失眠，心悸不安，头目眩晕，咽干口燥，舌红，脉弦细。治宜选用
   A. 朱砂安神丸　B. 天王补心丹　C. 酸枣仁汤　D. 甘麦大枣汤　E. 磁朱丸

B1 型题

A. 心火亢盛，阴血不足的失眠　B. 心肾不交的失眠　C. 阴虚血少的失眠
D. 肝血不足，虚热内扰的失眠　E. 脏躁

9. 天王补心丹主要治疗
10. 酸枣仁汤主要治疗

A. 生地黄、当归　B. 生地黄、丹参　C. 知母、茯苓
D. 小麦、大枣　E. 麦冬、枸杞子

11. 酸枣仁汤中含有
12. 朱砂安神丸中含有

【参考答案】

1. C　2. B　3. D　4. B　5. A　6. B　7. D　8. C　9. C　10. D　11. C　12. A

第十二单元　开窍剂

细目一　概述

【考点突破攻略】

1. 开窍剂的适用范围　开窍剂适用于窍闭神昏证。窍闭神昏证，也简称闭证，多由邪气壅盛，蒙蔽心窍所致。其中因温热邪毒内陷心包，痰热蒙蔽心窍所致者，称之为热闭；因寒湿痰浊之邪或秽浊之气蒙蔽心窍所致者，称之为寒闭，均是开窍剂的适用范围。

2. 开窍剂的应用注意事项

（1）应用开窍剂时，应首先辨别闭证和脱证。凡邪盛气实而见神志昏迷、口噤不开、两手握固、二便不通、脉实有力的闭证，可以使用开窍剂治疗。对正气衰竭之汗出肢冷、呼吸气微、手撒遗尿、口开目合、神识不清、脉象虚弱无力或脉微欲绝的脱证，不得使用开窍剂。

（2）辨别闭证之属热属寒，热闭者治以凉开，寒闭者治以温开。

（3）对于阳明腑实证而见神昏谵语者，只宜寒下，不宜用开窍剂。至于阳明腑实而兼有邪陷心包之证，则应该根据病情缓急，或先予开窍，或先投寒下，或开窍与寒下并用。

（4）开窍剂大多为芳香药物，善于辛散走窜，只宜暂用，不宜久服，久服则易伤元气。故临床多用于急救，中病即止，待患者神志清醒后，应根据不同表现进行辨证施治。

（5）开窍剂中的麝香等药有碍胎元，孕妇慎用。

（6）本类方剂多制成丸、散剂或注射剂。丸剂、散剂使用时，宜温开水化服或鼻饲，不宜加热煎煮，以免药性挥发，影响疗效。

细目二　凉开

【考点突破攻略】

安宫牛黄丸（牛黄丸）（《温病条辨》）

功用：清热解毒，豁痰开窍。

主治：邪热内陷心包证。高热烦躁，神昏谵语，舌謇肢厥，舌红或绛，脉数有力。亦治中风昏迷，小儿惊厥属邪热内闭者。

［常考考点］安宫牛黄丸的功用、主治。

紫雪（《外台秘要》）

功用：清热开窍，息风止痉。

主治：温热病，热闭心包及热盛动风证。高热烦躁，神昏谵语，痉厥，口渴唇焦，尿赤便秘，舌质红绛，苔黄燥，脉数有力或弦数；以及小儿热盛惊厥。

［常考考点］紫雪的功用、主治。

至宝丹（《灵苑方》引郑感方，录自《苏沈良方》）

功用：清热开窍，化浊解毒。

主治：痰热内闭心包证。神昏谵语，身热烦躁，痰盛气粗，舌绛苔黄垢腻，脉滑数。亦治中风、中暑、小儿惊厥属于痰热内闭者。

［常考考点］至宝丹的组成、功用、主治。

【知识纵横比较】

凉开三宝的鉴别

方剂名称	相同点	不同点
安宫牛黄丸	均治疗热闭证，安宫牛黄丸最凉，紫雪次之，至宝丹又次之	长于清热解毒，适用于邪热偏盛而身热较重
紫雪		长于息风止痉，适用于兼有热动肝风而痉厥抽搐者
至宝丹		长于芳香开窍、化浊辟秽，适用于痰浊偏盛而昏迷较重者

细目三　温开

【考点突破攻略】

苏合香丸（吃力伽丸）（《外台秘要》）

功用：温通开窍，行气止痛。

主治：寒闭证。突然昏倒，牙关紧闭，不省人事，苔白，脉迟。亦治心腹猝痛，甚则昏厥，属寒凝气滞者。

［常考考点］苏合香丸的功用、主治。

【例题实战模拟】

A1 型题

1. 下列不属于开窍剂适应证的是

A. 中风而见神昏谵语者　B. 气郁而见神昏谵语者　C. 痰厥而见神昏谵语者

D. 阳明腑实证而见神昏谵语者　E. 中暑而见神昏谵语者

2. 紫雪的功用为

A. 清热开窍，豁痰解毒　B. 清热开窍，息风止痉　C. 清热开窍，化浊解毒

D. 清热开窍，辟秽解毒　E. 清热开窍，凉血解毒

3. 以清热开窍、化浊解毒为功用的方剂为

A. 至宝丹　B. 紫雪　C. 安宫牛黄丸　D. 紫金锭　E. 行军散

A2 型题

4. 患者，症见高热烦躁，神昏谵语，惊厥，口渴唇焦，尿赤便秘，舌红苔黄，脉数有力。治宜选用

A. 安宫牛黄丸　B. 紫雪　C. 至宝丹　D. 苏合香丸　E. 紫金锭

5. 患者，男，29 岁。高热烦躁，口干舌燥，痰涎壅盛，舌绛，脉数。治宜选用

A. 安宫牛黄丸　B. 紫雪　C. 至宝丹　D. 苏合香丸　E. 紫金锭

B1 型题

A. 化痰开窍，消肿止痛　B. 化浊开窍，清热解毒　C. 清热开窍，息风止痉

D. 清热解毒，开窍醒神　E. 芳香开窍，行气止痛

6. 紫雪的功用是

7. 至宝丹的功用是

A. 安宫牛黄丸　B. 紫雪　C. 至宝丹　D. 苏合香丸　E. 紫金锭

8. 上述方剂中清热解毒之力最好的是

9. 上述方剂中长于芳香开窍、化浊辟秽的是

【参考答案】

1. D　2. B　3. A　4. B　5. C　6. C　7. B　8. A　9. C

第十三单元　理气剂

细目一　概述

【考点突破攻略】

1. 理气剂的适用范围　理气剂主要适用于气滞或气逆病证。凡是肝气郁滞或脾胃气滞而见脘腹、胸胁胀痛，嗳气吞酸，呕恶食少，大便失常等症；或是胃气上逆或肺气上逆而见咳喘，呕吐，噫气，呃逆等症者，均可用理气剂治疗。

2. 理气剂的应用注意事项

（1）要辨清气病之虚实，勿犯虚虚实实之戒。若气滞实证，当须行气，误用补气，则使气滞愈甚；若气虚之证，当补其虚，误用行气，则使其气更虚。

（2）要辨兼夹病证，若气机郁滞与气逆不降相兼为病，则分清主次，行气与降气配合使用；若兼气虚者，则需配伍适量补气之品。

（3）理气药多属芳香辛燥之品，容易伤津耗气，易动血或动胎，应适可而止，勿使过剂；对于年老体弱、阴虚火旺、孕妇或素有崩漏吐衄者，均应慎用。

细目二　行气

【考点突破攻略】

越鞠丸（《丹溪心法》）

方歌：越鞠丸治六郁侵，气血痰火食湿因，芎苍香附兼栀曲，气畅郁舒痛闷伸。

组成：香附　川芎　苍术　栀子　神曲各等分

功用：行气解郁。

主治：六郁证。胸膈痞闷，脘腹胀痛，嗳腐吞酸，恶心呕吐，饮食不消。

配伍意义：本方治证乃因喜怒无常，忧思过度，或饮食失节，寒温不适所致。气、血、痰、火、湿、食六者相因而郁，称之为六郁。六郁之中以气郁为主，故治宜行气解郁为主，使气行则血行，气行则痰、火、湿、食诸郁自解。方中香附辛香，主入肝经，行气解郁，为君药，以治气郁。川芎辛温，主入肝胆经，为血中之气药，既可活血祛瘀，以治血郁，又可助香附行气解郁；栀子苦寒清热泻火，以治火郁；苍术辛苦性温，燥湿运脾，以治湿郁；神曲味甘性温，主入脾胃经，消食导滞健脾，以治食郁，共为臣佐之药。因痰郁多因气滞湿聚而成，若气行湿化，则痰郁亦随之而解，故方中不另加治痰之品，此亦治病求本之意。

全方配伍特点：五药治六郁，诸法并举，重在调理气机。

运用：

（1）辨证要点：本方是主治气血痰火湿食“六郁”的代表方。临床应用以胸膈痞闷，脘腹胀痛，饮食不消等为辨证要点。

（2）加减变化：若气郁偏重者，可重用香附，酌加木香、枳壳、厚朴等以助行气解郁；血郁偏重者，重用川芎，酌加桃仁、赤芍、红花等以助活血祛瘀；湿郁偏重者，重用苍术，酌加茯苓、泽泻以助利湿；食郁偏重者，重用神曲，酌加山楂、麦芽以助消食；火郁偏重者，重用山栀，酌加黄芩、黄连以助清热泻火；痰郁偏重者，酌加半夏、瓜蒌以助祛痰。

[常考考点]越鞠丸的组成、功用、主治及配伍。

柴胡疏肝散（《证治准绳》）

方歌：柴胡疏肝芍川芎，陈皮枳壳草香附，疏肝解郁兼理血，胁肋脘腹疼痛除。

组成：柴胡二钱　陈皮二钱　川芎一钱半　香附一钱半　芍药一钱半　枳壳一钱半　炙甘草五分

功用：疏肝解郁，行气止痛。

主治：肝气郁滞证。胁肋疼痛，胸闷喜太息，情志抑郁或易怒，或嗳气，脘腹胀满，脉弦。

［常考考点］柴胡疏肝散的组成、功用、主治。

瓜蒌薤白白酒汤（《金匮要略》）

方歌：瓜蒌薤白白酒汤，胸痹胸闷痛难当，喘息短气时咳唾，难卧仍加半夏良。

组成：瓜蒌实一枚　薤白半升　白酒七升

功用：通阳散结，行气祛痰。

主治：胸痹，胸阳不振，痰气互结证。胸部满痛，甚至胸痛彻背，喘息咳唾，短气，舌苔白腻，脉沉弦或紧。

配伍意义：本方病证由胸阳不振，痰气互结于胸中所致。治当通阳散结，行气祛痰。方中以瓜蒌为君药，甘寒入肺，善于涤痰散结，理气宽胸；以薤白为臣药，温通滑利，通阳散结，行气止痛。二药相配，散胸中阴寒，化上焦痰浊，宣胸中气机，共为治胸痹的要药。佐以辛通温散之白酒，以增行气通阳之力。药仅三味，配伍精当，共奏通阳散结、行气祛痰之功，使胸中阳气宣通，痰浊消散，气机宣畅，则胸痹诸症可除。

［常考考点］瓜蒌薤白白酒汤的组成、功用、主治及配伍。

半夏厚朴汤（《金匮要略》）

方歌：半夏厚朴与紫苏，茯苓生姜共煎服，痰凝气聚成梅核，降逆开郁气自舒。

组成：半夏一升　厚朴三两　茯苓四两　生姜五两　苏叶二两

功用：行气散结，降逆化痰。

主治：梅核气。咽中如有物阻，咯吐不出，吞咽不下，胸膈满闷，或咳或呕，舌苔白润或白滑，脉弦缓或弦滑。

配伍意义：本方证乃由情志不遂，肝气郁结，肺胃失于宣降，津液不布，聚而为痰，痰气郁结于咽喉所致。治宜行气散结，降逆化痰。方中半夏辛温，主入肺胃经，化痰散结，降逆和胃，是为君药。厚朴苦辛性温，下气除满，助半夏散结降逆，是为臣药；二者配伍，半夏散痰结，厚朴行气结，主治痰气互结之证。茯苓甘淡渗湿健脾，以助半夏化痰，符合“治痰不理脾胃非其治也”之说。生姜辛温散结，和胃止呕，且可以制半夏毒性。本病因痰气互结于咽喉，故又以苏叶芳香行气，理肺疏肝，助厚朴行气宽胸，宣通郁结之气，共为佐药。全方辛苦合用，辛以行气散结，苦以燥湿降逆，使郁气得疏，痰涎得化，梅核气自除。

［常考考点］半夏厚朴汤的组成、功用、主治及配伍。

厚朴温中汤（《内外伤辨惑论》）

方歌：厚朴温中陈草苓，干姜草蔻木香停，煎服加姜治腹痛，寒湿胀满用皆灵。

组成：厚朴一两　陈皮一两　炙甘草五钱　茯苓五钱　草豆蔻仁五钱　木香五钱　干姜七分　生姜三片

功用：行气除满，温中燥湿。

主治：脾胃寒湿气滞证。脘腹胀满或疼痛，不思饮食，四肢倦怠，舌苔白腻，脉沉弦。

配伍意义：本方证由脾胃伤于寒湿，气机壅滞所致。寒不温不去，湿不燥不除，气不行不畅，故当行其气、温其中、祛其寒、燥其湿。方中厚朴辛苦温燥，行气消胀，燥湿除满，为君药。草豆蔻辛温芳香，温中散寒，燥湿运脾，为臣药。陈皮、木香行气宽中，助厚朴消胀除满；干姜、生姜温脾暖胃，助草豆蔻散寒止痛；茯苓渗湿健脾，均为佐药。甘草益气和中，调和诸药，功兼佐使。诸药合用，共成行气除满、温中燥湿之功，使寒湿得除，气机调畅，脾胃复健，则痛胀自解。

［常考考点］厚朴温中汤的组成、功用、主治及配伍。

天台乌药散（《圣济总录》）

方歌：天台乌药木茴香，巴豆制楝青槟姜，行气疏肝止疼痛，寒疝腹痛是良方。

组成：天台乌药半两　木香半两　小茴香半两　青皮半两　高良姜半两　槟榔二个　川楝子十个　巴豆七十粒（巴豆麸炒川楝子，去巴豆及麸，仅川楝子入药）　酒适量

功用：行气疏肝，散寒止痛。

主治：气滞寒凝证。小肠疝气，少腹控引睾丸而痛，偏坠肿胀，或少腹疼痛，苔白，脉沉弦。

配伍意义：本方证由寒凝肝脉，气机阻滞所致。治以行气疏肝，散寒止痛。方中乌药辛温，行气疏肝，散寒止痛，为君药。配入青皮疏肝理气、小茴香暖肝散寒、高良姜散寒止痛、木香行气止痛，四药配伍，共奏行气散结，祛寒止痛之功，均为臣药。又以槟榔直达下焦，行气化滞而破坚；取苦寒之川楝子与辛热之巴豆同炒，去巴豆而用川楝子，既可减川楝子之寒，又能增强其行气散结之效；用酒温经散寒，共为佐使药。诸药合用，使寒凝得散，气滞得疏，肝经得调，则疝痛、腹痛可愈。

［常考考点］天台乌药散的组成、功用、主治及配伍。

【知识纵横比较】

天台乌药散和暖肝煎比较

方剂名称	相同点	不同点
天台乌药散	均治疗肝经气郁（疝气），证见睾丸疼痛、少腹痛、脉弦	属理气剂，主治气滞寒凝证。小肠疝气，少腹控引睾丸而痛，偏坠肿胀，或少腹疼痛，苔白，脉沉弦
暖肝煎		属温里剂（温经散寒），主治肝肾不足，寒滞肝脉证。小腹疼痛，或疝气作痛，畏寒喜温，舌淡苔白，脉沉迟

细目三　降气

【考点突破攻略】

苏子降气汤（《太平惠民和剂局方》）

方歌：苏子降气半夏归，前胡桂朴草姜随，上实下虚痰嗽喘，或加沉香去肉桂。

组成：紫苏子二两半　半夏二两半　川当归一两半　炙甘草二两　前胡一两　厚朴一两　肉桂一两半　生姜二片　枣子一个　苏叶五叶

功用：降气平喘，祛痰止咳。

主治：上实下虚喘咳证。痰涎壅盛，胸膈满闷，喘咳短气，呼多吸少，或腰疼脚弱，肢体倦怠，或肢体浮肿，舌苔白滑或白腻，脉弦滑。

配伍意义：本方证由痰涎壅盛在肺，肾阳不足所致。具有上实下虚，以上实为主之病机特点。治宜降气平喘，祛痰止咳为主，兼以温养下元。方中紫苏子辛温而润，性主降，降气平喘，祛痰止咳，是为君药。半夏辛温，燥湿化痰降逆；厚朴辛温苦降，下气宽胸除满；前胡辛苦微寒，下气祛痰止咳，共为臣药。肉桂辛甘大热，温补下元，纳气平喘，以治下虚；当归辛苦温润，治咳逆上气，养血补肝，还可制诸药之燥，同肉桂并用以增强温补下虚之效，共为佐药。略加生姜、苏叶散寒宣肺；甘草、大枣和中调药，是为使药。诸药合用，重在降气平喘、祛痰止咳，兼以温养下元。

全方配伍特点：降以平上实，温以助下虚，肺肾兼顾，主以治上。

运用：

（1）辨证要点：本方为治疗痰涎壅盛，上实下虚之喘咳的常用方。临床应用以胸膈满闷，痰多稀白，苔白滑或白腻为辨证要点。

（2）加减变化：若痰涎壅盛，喘咳气逆难卧者，可酌加沉香以加强其降气平喘之功；兼表证者，可酌加麻黄、杏仁以宣肺平喘，疏散外邪；兼气虚者，可酌加人参等益气。

（3）使用注意：本方药性偏温燥，以降气祛痰为主。对于肺肾阴虚的喘咳，以及肺热咳喘之证，均不宜使用。

［常考考点］苏子降气汤的组成、功用、主治及配伍。

定喘汤（《摄生众妙方》）

方歌：定喘白果与麻黄，款冬半夏白皮桑，苏杏黄芩兼甘草，外寒痰热喘哮尝。

组成：白果二十一枚　麻黄三钱　苏子二钱　甘草一钱　款冬花三钱　杏仁一钱五分　桑白皮三钱　炒黄芩一钱五分　半夏三钱

功用：宣降肺气，清热化痰。

主治：风寒外束，痰热内蕴证。咳喘痰多气急，质稠色黄，或微恶风寒，舌苔黄腻，脉滑数。

配伍意义：本方证乃由素体多痰，又感风寒，肺气壅闭，不得宣降，郁而化热所致。治宜宣降肺气，清热化痰。方中麻黄辛温，既解表散邪，又宣肺止咳平喘；白果甘苦涩平，收敛肺气，祛痰定喘。二药一散一收，既可加强止咳平喘之功，又可宣肺而不耗散肺气，敛肺而不留邪，共为君药。桑白皮、黄芩清泄肺热，止咳平喘，共为臣药。苏子、杏仁、半夏、款冬花降气平喘，止咳祛痰，共为佐药。甘草调和诸药，且生用止咳，为佐使药。诸药合用，可使肺气宣降，痰热得清，风寒得解，喘咳痰多诸症自除。

［常考考点］定喘汤的组成、功用、主治。

旋覆代赭汤（《伤寒论》）

方歌：旋覆代赭用人参，半夏姜甘大枣临，重以镇逆咸软痞，痞硬噫气力能禁。

组成：旋覆花三两　人参二两　生姜五两　代赭石一两　炙甘草三两　半夏半升　大枣十二枚

功用：降逆化痰，益气和胃。

主治：胃虚痰阻气逆证。胃脘痞闷或胀满，按之不痛，频频嗳气；或见纳差、呃逆、恶心，甚或呕吐，舌苔白腻，脉缓或滑。

配伍意义：本方证乃由胃气虚弱，痰浊内阻，气逆不降所致。治宜降逆化痰，益气和胃。方中旋覆花苦辛咸温，性主沉降，下气消痰，降逆止噫，为君药。赭石质重而沉降，善镇冲逆，但质重碍胃，本身已有胃气虚弱，故用量宜稍小，为臣药。生姜味辛性温，温胃化饮消痰，降逆和中止呕，并可制约代赭石的寒凉之性；半夏味辛性温，祛痰散结，降逆和胃；人参、大枣、炙甘草益脾胃，补气虚，扶助已伤之中气，俱为佐药。炙草调和药性，兼作使药。诸药配合，可使痰涎得消，逆气得平，中虚得复，心下之痞硬除而噫气、呕呃得止。

［常考考点］旋覆代赭汤的组成、功用、主治及配伍。

【知识纵横比较】

定喘汤和苏子降气汤的比较

方剂名称	相同点	不同点
定喘汤	两方均含有半夏、苏子、甘草，均为降气平喘之常用方	以麻黄、白果与黄芩、苏子配伍，组成宣肺散寒、清热化痰、降气平喘之剂。症见痰稠色黄，或有恶寒发热，舌苔黄腻，脉滑数
苏子降气汤		以苏子降气平喘为君药，配以下气祛痰之品，更用肉桂温肾纳气，用以治"上实下虚"之喘咳，但以上实为主。症见痰涎壅盛，腰疼脚弱，呼多吸少，肢体浮肿，舌苔白滑或白腻，脉弦滑

【例题实战模拟】

A1 型题

1. 越鞠丸所治郁证的成因包括

A. 风、寒、暑、湿、燥、火　B. 风、寒、痰、湿、燥、食　C. 气、血、痰、热、食、湿
D. 气、血、痰、火、食、湿　E. 气、血、痰、火、暑、燥

2. 柴胡疏肝散的治法在《内经》中可以称为

A. 扶土抑木　B. 佐金平木　C. 滋水涵木　D. 木郁达之　E. 泻南补北

3. 瓜蒌薤白白酒汤的功用为

A. 通阳散结，祛痰宽胸　B. 通阳散结，下气祛痰　C. 通阳散结，行气祛痰
D. 温通心阳，下气祛痰　E. 温通心阳，行气宽胸

4. 半夏厚朴汤的功用为

A. 行气消痞，理气化痰　B. 行气散结，降逆化痰　C. 行气祛痰，降逆散结
D. 行气解郁，理气化痰　E. 行气消痞，健脾化痰

5. 半夏厚朴汤中的使药为

A. 半夏　B. 厚朴　C. 苏叶　D. 茯苓　E. 生姜

6. 主治梅核气的方剂为
A. 柴胡疏肝散　B. 越鞠丸　C. 四磨汤　D. 半夏厚朴汤　E. 枳实消痞丸

A2 型题

7. 患者，症见痰涎壅盛，胸膈满闷，喘咳短气，腰痛脚弱，肢体倦怠，舌白滑。治宜选用
A. 越鞠丸　B. 柴胡疏肝散　C. 苏子降气汤　D. 枳实消痞丸　E. 厚朴温中汤

8. 患者，女性，42 岁。症见咽中如有物阻塞，咳吐不出，吞咽不下，胸膈满闷，舌苔白滑，脉弦滑。治宜选用
A. 半夏厚朴汤　B. 半夏泻心汤　C. 苏子降气汤　D. 旋覆代赭汤　E. 吴茱萸汤

B1 型题

A. 厚朴温中汤　B. 半夏厚朴汤　C. 暖肝煎　D. 天台乌药散　E. 瓜蒌薤白白酒汤

9. 治疗肝肾不足，寒滞肝脉证，应选用

10. 治疗寒滞肝脉之小肠疝气，宜选用

【参考答案】

1. D　2. D　3. C　4. B　5. C　6. D　7. C　8. A　9. C　10. D

第十四单元　理血剂

细目一　概述

【考点突破攻略】

1. 理血剂的适用范围　理血剂主要适用于瘀血或出血病证。凡是瘀血阻滞，或是血溢脉外，离经妄行者，均可用理血剂治疗。

2. 理血剂的应用注意事项

（1）必须辨清造成瘀血或出血的原因，分清标本缓急，做到急则治其标，缓则治其本，或标本兼顾。

（2）逐瘀过猛，或是久用逐瘀之品，均易耗血伤正，因而只能暂用，不可久服，中病即止，勿使过剂。此外，在使用活血祛瘀剂时，常辅以养血益气之品，以使祛瘀而不伤正。

（3）止血之剂多有滞血留瘀之弊，故临证用方时多在止血剂中辅以适当的活血祛瘀之品，或选用兼有活血祛瘀作用的止血药，使血止而不留瘀。至于出血本因瘀血内阻，血不循经所致者，治当祛瘀为先，因瘀血不去则出血不止。

（4）活血祛瘀药性多破泄，易于动血、伤胎，故凡妇女经期、月经过多及孕妇均应慎用或忌用。

（5）对于出血患者，应嘱其卧床静养为宜。

细目二　活血祛瘀

【考点突破攻略】

桃核承气汤（《伤寒论》）

方歌：桃核承气五般施，甘草硝黄并桂枝，瘀热互结小腹胀，如狂蓄血功最奇。

组成：桃仁五十个　大黄四两　桂枝二两　炙甘草二两　芒硝二两

功用：逐瘀泄热。

主治：下焦蓄血证。少腹急结，小便自利，甚则烦躁谵语，神志如狂，至夜发热；以及血瘀经闭，痛经，脉沉实而涩者。

配伍意义：本方证乃邪在太阳不解，随经入腑化热，与血相搏结于下焦所致。治宜破血下瘀，兼以泄热。方中桃仁苦甘平，活血破瘀；大黄苦寒，荡涤邪热，活血下瘀。二者合用，瘀热并治，共为君药。芒硝咸苦寒，泄热软坚，软化瘀结之邪热，与大黄配伍使邪热瘀结从大便而出；桂枝辛甘温，通行血脉，既助桃仁活血祛瘀，又防芒硝、大黄寒凉凝

血之弊，共为臣药。桂枝与硝、黄同用，且硝、黄用量大于桂枝，相反相成，桂枝得硝、黄则温通而不助热，硝、黄得桂枝则寒下又不凉遏。炙甘草护胃安中，缓和诸药的峻烈之性，为佐使药。全方配伍，使蓄血除，瘀热清，邪有出路，诸症自平。

［常考考点］桃核承气汤的组成、功用、主治及配伍。

血府逐瘀汤（《医林改错》）

方歌：血府当归生地桃，红花甘草壳赤芍，柴胡芎桔牛膝等，血化下行不作劳。

组成：桃仁四钱　红花三钱　当归三钱　生地黄三钱　川芎一钱半　赤芍二钱　牛膝三钱　桔梗一钱半　柴胡一钱　枳壳二钱　甘草二钱

功用：活血化瘀，行气止痛。

主治：胸中血瘀证。胸痛，头痛，日久不愈，痛如针刺而有定处，或呃逆日久不止，或饮水即呛，干呕，或内热瞀闷，或心悸怔忡，失眠多梦，急躁易怒，入暮潮热，唇暗或两目暗黑，舌质暗红，或舌有瘀斑或瘀点，脉涩或弦紧。

配伍意义：本方证为瘀血内阻胸部，气机郁滞所致。治宜活血化瘀，行气止痛。方中桃仁破血行滞而润燥；红花活血祛瘀以止痛，共为君药。赤芍、川芎助君药活血祛瘀；牛膝活血通经，祛瘀止痛，引血下行，共为臣药。生地黄、当归养血益阴，清热活血；桔梗、枳壳，一升一降，宽胸行气，桔梗并能载药上行；柴胡疏肝解郁，升达清阳，与桔梗、枳壳同用，尤善理气行滞，使气行则血行，以上均为佐药。甘草调和诸药，为使药。

全方配伍特点：活血与行气相伍，祛瘀与养血同施，升降兼顾，气血同调。

运用：

（1）辨证要点：本方广泛用于因胸中瘀血而引起的多种病证。临床应用以胸痛，头痛，痛有定处，舌暗红或有瘀斑，脉涩或弦紧为辨证要点。

（2）加减变化：若瘀痛入络，可加全蝎、穿山甲、地龙、三棱、莪术等以破血通络止痛；气机郁滞较重，加川楝子、香附、青皮等以疏肝理气止痛；血瘀经闭、痛经者，可用本方去桔梗，加香附、益母草、泽兰等以活血调经止痛；胁下有痞块，属血瘀者，可酌加丹参、郁金、虫、水蛭等以活血破瘀，消癥化滞。

（3）使用注意：由于方中活血祛瘀药较多，故孕妇忌用。

［常考考点］血府逐瘀汤的组成、功用、主治及配伍。

补阳还五汤（《医林改错》）

方歌：补阳还五芪归芎，桃红赤芍加地龙，半身不遂中风证，益气活血经络通。

组成：生黄芪四两　当归尾二钱　赤芍一钱半　地龙一钱　川芎一钱　红花一钱　桃仁一钱

功用：补气，活血，通络。

主治：中风之气虚血瘀证。半身不遂，口眼㖞斜，语言謇涩，口角流涎，小便频数或遗尿失禁，舌暗淡，苔白，脉缓无力。

配伍意义：本方证为中风之后，正气亏虚，气虚血滞，脉络瘀阻所致。治宜补气，活血，通络。方中重用生黄芪，大补脾胃之气以资化源，意在气旺则血行，瘀去则络通，为君药。当归尾活血通络而不伤血，为臣药。赤芍、川芎、桃仁、红花四味，协同当归尾以活血祛瘀，为佐药；地龙通经活络，力专善走，周行全身，配合诸药以行药力，为佐使药。全方配伍，则气旺、瘀消、络通，诸症自愈。

全方配伍特点：重在补气，佐以活血，气旺血行，补而不滞。

运用：

（1）辨证要点：本方既是益气活血法的代表方，又是治疗中风后遗症的常用方。临床应用以半身不遂，口眼㖞斜，舌暗淡，苔白，脉缓无力为辨证要点。

（2）加减变化：本方生黄芪用量独重，但开始可先用小量（一般从 30 ～ 60g 开始），效果不明显时，再逐渐增加。原方活血祛瘀药用量较轻，使用时可根据病情适当加大。若半身不遂以上肢为主者，可加桑枝、桂枝以引药上行，温经通络；下肢为主者，加牛膝、杜仲以引药下行，补益肝肾；日久效果不显著者，加水蛭、虻虫以破瘀通络；语言不利者，加石菖蒲、郁金、远志等以化痰开窍；口眼㖞斜者，可合用牵正散以化痰通络；痰多者，加制半夏、天竺黄以化痰；偏寒者，加熟附子以温阳散寒；脾胃虚弱者，加党参、白术以补气健脾。

（3）使用注意：使用本方需久服才能有效，愈后还应继续服用，以巩固疗效，防止复发。王氏谓："服此方愈后，药不可断，或隔三五日吃一付，或七八日吃一付。”但若中风后半身不遂属阴虚阳亢，痰阻血瘀而见舌红苔黄、脉洪大有力者，非本方所宜。

[常考考点] 补阳还五汤的组成、功用、主治及配伍。

复元活血汤（《医学发明》）

方歌：复元活血汤柴胡，花粉当归山甲俱，桃仁红花大黄草，损伤瘀血酒煎去。

组成：柴胡半两　栝楼根三钱　当归三钱　红花二钱　甘草二钱　穿山甲二钱　酒大黄一两　酒桃仁五十个

功用：活血祛瘀，疏肝通络。

主治：跌打损伤，瘀血阻滞证。胁肋瘀肿，痛不可忍。

配伍意义：本方证因跌打损伤，瘀血滞留胁肋，气机阻滞所致。治当活血祛瘀，兼以疏肝行气通络。方中重用酒大黄，荡涤凝瘀败血，导瘀下行，推陈致新；柴胡疏肝行气，并可引诸药入肝经。两药合用，一升一降，以攻散胁下之瘀滞，共为君药。桃仁、红花活血祛瘀，消肿止痛；穿山甲破瘀通络，消肿散结，共为臣药。当归补血活血；瓜蒌根“续绝伤”（《神农本草经》），“消仆损瘀血”（《日华子本草》），既能入血分助诸药而消瘀散结，又可清热润燥，共为佐药。甘草缓急止痛，调和诸药，是为使药。大黄、桃仁酒制及原方加酒煎服，乃增强活血通络之意。诸药配伍，升降同施，以调畅气血；活中寓养，则活血破瘀而不耗伤阴血。瘀祛新生，气行络通，胁痛自平。

[常考考点] 复元活血汤的组成、功用、主治及配伍。

温经汤（《金匮要略》）

方歌：温经汤用吴萸芎，芍归丹桂夏姜，草益脾胶养血，调经重在暖胞宫。

组成：吴茱萸三两　当归二两　芍药二两　川芎二两　人参二两　桂枝二两　阿胶二两　牡丹皮二两　生姜二两　甘草二两　半夏半升　麦冬一升

功用：温经散寒，养血祛瘀。

主治：冲任虚寒，瘀血阻滞证。漏下不止，或血色暗而有块，淋沥不畅，或月经超前或延后，或逾期不止，或一月再行，或经停不至，而见少腹里急，腹满，傍晚发热，手心烦热，唇口干燥。舌质暗红，脉细而涩。亦治妇人宫冷，久不受孕。

配伍意义：本方病证瘀、寒、虚、热错杂，但以冲任虚寒，瘀血阻滞为主。治宜温经散寒，祛瘀养血，兼清虚热之法。方中吴茱萸辛苦而热，辛能行气以止痛，热可温经而散寒；桂枝辛甘而温，温经散寒，长于温通血脉，二者共为君药。当归辛甘温，补血活血，并善于止痛，为妇科调经的要药；川芎辛温，活血祛瘀以调经，行气开郁而止痛；白芍酸苦微寒，养血敛阴，柔肝止痛；共为臣药。丹皮苦辛微寒，既助诸药活血散瘀，又能清血分虚热；阿胶甘平，养血止血，滋阴润燥；麦冬甘苦微寒，养阴清热。三药合用，滋阴润燥，且清虚热，并可制约吴茱萸、桂枝之温燥。人参、甘草益气健脾，以资生化之源，阳生阴长，气旺血充；半夏辛开以通降胃气，不仅和胃安中、散结，而且与参、草相伍，健脾和胃，以助祛瘀调经；生姜既温胃气以助生化，又助吴茱萸、桂枝以温经散寒，以上均为佐药。甘草尚能调和诸药，兼为使药。诸药并用，共奏温经散寒、祛瘀养血、清泄虚热之功。

[常考考点] 温经汤的组成、功用、主治及配伍。

生化汤（《傅青主女科》）

方歌：生化汤是产后方，归芎桃草酒炮姜，消瘀活血功偏擅，止痛温经效亦彰。

组成：全当归八钱　川芎三钱　桃仁十四枚　炮干姜五分　炙甘草五分　黄酒　童便

功用：养血祛瘀，温经止痛。

主治：血虚寒凝，瘀血阻滞证。产后恶露不行，小腹冷痛。

配伍意义：本方证多由产后血虚寒凝，瘀血内阻所致。治宜活血养血，温经止痛。方中重用全当归补血活血，化瘀生新，行滞止痛，为君药。川芎活血行气，桃仁活血祛瘀，均为臣药。炮姜入血散寒，温经止痛；黄酒温通血脉以助药力，共为佐药。炙甘草和中缓急，调和诸药，用以为使。童便同煎者，乃取其益阴化瘀，引败血下行之意。全方配伍得当，寓生新于化瘀之内，使瘀血化，新血生，诸症向愈。正如唐宗海所云“血瘀可化之，则所以生之，产后多用”，故名“生化”。

[常考考点] 生化汤的组成、功用、主治及配伍。

失笑散（《太平惠民和剂局方》）

方歌：失笑灵脂共蒲黄，等分作散醋煎尝，血瘀少腹时作痛，祛瘀止痛效非常。

组成：五灵脂　炒蒲黄各等分

功用：活血祛瘀，散结止痛。

主治：瘀血疼痛证。心腹刺痛，或产后恶露不行，或月经不调，少腹急痛等。

［常考考点］失笑散的组成、功用、主治。

桂枝茯苓丸（《金匮要略》）

方歌：金匮桂枝茯苓丸，桃仁芍药和牡丹，等分为末蜜丸服，缓消癥块胎可安。

组成：桂枝　茯苓　丹皮　桃仁　芍药各等分　白蜜适量

功用：活血化瘀，缓消癥块。

主治：瘀阻胞宫证。妇人素有癥块，妊娠漏下不止，或胎动不安，血色紫黑晦暗，腹痛拒按，或经闭腹痛，或产后恶露不尽而腹痛拒按者，舌质紫暗或有瘀点，脉沉涩。

配伍意义：本方原治妇人素有癥块，致妊娠胎动不安或漏下不止之证。证由瘀阻胞宫所致。治宜活血化瘀，缓消癥块。方中桂枝辛甘而温，温通血脉，以行瘀滞，为君药。桃仁、丹皮活血破瘀，散结消癥；丹皮又能凉血以消瘀久所化之热，共为臣药。芍药养血和血，使破瘀而不伤正，并能缓急止痛；茯苓甘淡平，渗湿祛痰，以助消癥之功，健脾益胃，扶助正气，均为佐药。丸以白蜜，甘缓而润，以缓诸药破泄之力，是以为使。诸药合用，共奏活血化瘀、缓消癥块之功，使瘀化癥消，诸症皆愈。本方既用桂枝以温通血脉，又佐丹皮、芍药以凉血散瘀，寒温并用，则无耗伤阴血之弊。本方治漏下之症，采用行血之法，又体现“通因通用”，使癥块得消，血行常道，则出血得止。

［常考考点］桂枝茯苓丸的组成、功用、主治及配伍。

【知识纵横比较】

活血祛瘀剂的比较

方剂名称	相同点	不同点
桃核承气汤	均治疗瘀血证，见痛有定处，痛如针刺，舌上有瘀点或瘀斑，脉涩	少腹急结，小便自利，至夜发热，舌燥苔黄，脉沉实
血府逐瘀汤		急躁善怒，入暮潮热，唇暗目黑，舌质暗红，脉涩或弦紧
复元活血汤		跌打损伤，胁下痛不可忍，舌红苔黄，脉弦紧或数
补阳还五汤		半身不遂，苔白，舌质暗淡，脉缓
温经汤		月经不调，小腹冷痛，傍晚发热，手足烦热，唇口干燥，舌暗淡，苔薄白，脉沉细无力
生化汤		恶露不行，小腹冷痛，拒按，脉细涩，舌质暗淡
失笑散		心胸刺痛，少腹急痛
桂枝茯苓丸		漏下不止，血色紫黑晦暗，或妊娠胎动不安

细目三　止血

【考点突破攻略】

十灰散（《十药神书》）

方歌：十灰散用十般灰，柏茅茜荷丹榈煨，二蓟栀黄各炒黑，上部出血势能摧。

组成：大蓟　小蓟　荷叶　侧柏叶　茅根　茜根　山栀　大黄　牡丹皮　棕榈皮各等分　（白藕汁　萝卜汁　京墨）

功用：凉血止血。

主治：血热妄行之上部出血证。呕血、吐血、咯血、嗽血、衄血等，血色鲜红，来势急暴，舌红，脉数。

［常考考点］十灰散的组成、功用、主治。

咳血方（《丹溪心法》）

方歌：咳血方中诃子收，瓜蒌海粉山栀投，青黛蜜丸口噙化，咳嗽痰血服之瘳。

组成：青黛　瓜蒌仁　海粉　炒山栀子　诃子（蜜　姜汁）

功用：清肝宁肺，凉血止血。

主治：肝火犯肺之咳血证。咳嗽痰稠带血，咯吐不爽，心烦易怒，胸胁作痛，咽干口苦，颊赤便秘，舌红苔黄，脉弦数。

配伍意义：本方证系肝火犯肺，灼伤肺络所致。病位虽在肺，但病本则在肝，按治病求本的原则，治当清肝泻火，使火清气降，肺金自宁。方中青黛咸寒，入肝、肺二经，清肝泻火，凉血止血；山栀子苦寒，入心、肝、肺经，清热凉血，泻火除烦，炒黑可入血分而止血。两药合用，澄本清源，共为君药。火热灼津成痰，痰不清则咳不止，咳不止则血难宁，故用瓜蒌仁甘寒入肺，清热化痰，润肺止咳；海粉（现多用海浮石）清肺降火，软坚化痰，共为臣药。诃子苦涩性平，入肺与大肠经，清降敛肺，化痰止咳，用以为佐。以蜜同姜汁为丸，蜜可润肺，姜汁辛温可制约诸寒凉药，使其无凉遏之弊，为佐使药。诸药合用，共奏清肝宁肺之功，使木不刑金，肺复宣降，痰化咳平，其血自止。

全方配伍特点：肝肺同治，主以清肝，于清泻之中求止血之功。

运用：

（1）辨证要点：本方为治疗肝火犯肺之咳血证的常用方。临床应用以咳痰带血、胸胁作痛、舌红苔黄、脉弦数为辨证要点。

（2）加减变化：火热伤阴者，可酌加沙参、麦冬等以清肺养阴；若咳甚痰多者，可加川贝、天竺黄、枇杷叶等以清肺化痰止咳。本方去诃子、海浮石，加青蒿、丹皮，治疗鼻衄，亦有较好疗效。

（3）使用注意：因本方属寒凉降泻之剂，故肺肾阴虚及脾虚便溏者，不宜使用。

［常考考点］咳血方的组成、功用、主治及配伍。

小蓟饮子（《玉机微义》）

方歌：小蓟饮子藕蒲黄，木通滑石生地襄，归草黑栀淡竹叶，血淋热结服之良。

组成：生地黄　小蓟　滑石　木通　蒲黄　藕节　淡竹叶　当归　山栀子　甘草各等分

功用：凉血止血，利水通淋。

主治：热结下焦之血淋、尿血。尿中带血，小便频数，赤涩热痛，舌红，脉数。

配伍意义：本方证乃下焦瘀热，损伤膀胱血络，气化失司所致。治宜凉血止血，利水通淋。方中小蓟甘凉入血分，功擅清热凉血止血，又可利尿通淋，尤宜于治疗尿血、血淋之症，是为君药。生地黄甘苦性寒，凉血止血，养阴清热；蒲黄、藕节助君药凉血止血，并能消瘀，共为臣药。君臣相配，使血止而不留瘀。热在下焦，宜因势利导，故以滑石、竹叶、木通清热利水通淋；栀子清泄三焦之火，导热从小便而出；当归养血活血，引血归经，并可防诸药寒凉滞血、渗利伤阴之弊，俱为佐药。使以甘草缓急止痛，和中调药。诸药合用，共成凉血止血为主，利水通淋为辅之方。

［常考考点］小蓟饮子的组成、功用、主治及配伍。

槐花散（《普济本事方》）

方歌：槐花散用治肠风，侧柏荆芥枳壳充，为末等分米饮下，宽肠凉血逐风功。

组成：槐花　柏叶　荆芥穗　枳壳各等分

功用：清肠止血，疏风行气。

主治：风热湿毒，壅遏肠道，损伤血络便血证。肠风、脏毒，或便前出血，或便后出血，或粪中带血，以及痔疮出血，血色鲜红或晦暗，舌红苔黄，脉数。

［常考考点］槐花散的组成、功用、主治。

黄土汤（《金匮要略》）

方歌：黄土汤用芩地黄，术附阿胶甘草尝，温阳健脾能摄血，便血崩漏服之康。

组成：甘草三两　干地黄三两　白术三两　炮附子三两　阿胶三两　黄芩三两　灶心黄土半斤

功用：温阳健脾，养血止血。

主治：脾阳不足，脾不统血证。大便下血，先便后血，以及吐血、衄血、妇人崩漏，血色暗淡，四肢不温，面色萎黄，舌淡苔白，脉沉细无力。

配伍意义：本方证乃脾阳不足，统摄无权所致。治宜温阳健脾，养血止血。方中灶心黄土（即伏龙肝），辛温而涩，温中收敛止血，为君药。证因脾阳不足，血失统摄所致，单纯收涩止血，很难奏效，故以白术、附子温阳健脾，助君药以复脾土统血之权，共为臣药。然辛温之白术、附子易耗血动血，且出血者，阴血多亦亏耗，故佐以生地黄、阿胶滋阴养血止血；更佐以苦寒之黄芩制约白术、附子过于温燥之性。生地黄、阿胶得白术、附子，则滋阴养血而不碍阳气，滋而不腻。甘草调药和中为使。诸药合用，为温阳健脾、养血止血之良剂。

［常考考点］黄土汤的组成、功用、主治及配伍。

【知识纵横比较】

止血剂的比较

方剂名称	相同点	不同点
咳血方	均主治出血证	咳嗽痰中带血，心烦易怒，胸胁刺痛，舌红苔黄，脉弦而数
小蓟饮子		尿中带血，小便赤涩热痛，舌红脉数
黄土汤		便血，血色暗淡，四肢不温，面色萎黄，舌淡苔白，脉沉细无力
槐花散		便血，血色鲜红或晦暗，舌红脉数
十灰散		上部出血证，血色鲜红，舌红，脉数

黄土汤和归脾汤的比较

方剂名称	相同点	不同点
黄土汤	两方中均含有甘草、白术以益气健脾，均可用治脾不统血之便血、崩漏	以灶心黄土合炮附子、白术为主，配伍生地黄、阿胶、黄芩以温阳健脾而摄血，滋阴养血而止血。适用于脾阳不足，统摄无权之出血证
归脾汤		重用黄芪、龙眼肉，配伍人参、白术、当归、茯神、酸枣仁、远志以补气健脾，养心安神。适用于脾气不足，气不摄血之出血证

【例题实战模拟】

A1 型题

1. 主治下焦蓄血证的方剂为

A. 桃核承气汤　B. 血府逐瘀汤　C. 膈下逐瘀汤　D. 少腹逐瘀汤　E. 复元活血汤

2. 补阳还五汤为活血化瘀之剂，其君药为

A. 黄芪　B. 当归尾　C. 红花　D. 桃红　E. 川芎

3. 补阳还五汤主治证的病机是

A. 气虚血滞，脉络不畅　B. 阳虚血滞，脉络不畅　C. 寒凝气滞，瘀血阻络

D. 风寒湿邪，阻于经络　E. 痰湿血瘀，脉络不畅

4. 补阳还五汤的功用为

A. 活血祛瘀通络　B. 活血行气通络　C. 补气活血化瘀

D. 行气止痉通络　E. 补气活血通络

5. 血府逐瘀汤善于治疗

A. 头部瘀血证　B. 胸中血瘀证　C. 膈下血瘀证　D. 少腹血瘀证　E. 周身血瘀证

6. 症见产后恶露不行，小腹冷痛，治宜选用

A. 温经汤　B. 生化汤　C. 桂枝茯苓丸　D. 失笑散　E. 少腹逐瘀汤

7. 下列方剂中以当归为君药的是

A. 当归补血汤　B. 复元活血汤　C. 生化汤　D. 补阳还五汤　E. 温经汤

8. 小蓟饮子主治证的病机是

A. 下焦瘀热，损伤血络　B. 下焦蓄血，损伤血络　C. 下焦湿热，气化失司

D. 肝胆湿热，迫血妄行　　E. 心经热盛，下移小肠

9. 槐花散的功用为

A. 清肠行气，凉血止血　　B. 凉血止血，利水通淋　　C. 清肠凉血，疏风行气

D. 清肠疏风，凉血止血　　E. 清肝宁肺，凉血止血

10. 黄土汤的功用为

A. 温阳健脾，养血止血　　B. 温阳补脾，养血止血　　C. 益气健脾，收敛止血

D. 补气养血，温经止血　　E. 温阳健脾，补气摄血

A2 型题

11. 患者，症见大便下血，先便后血，血色暗淡，四肢不温，面色萎黄，舌淡苔白，脉沉细无力。治宜选用

A. 黄土汤　B. 归脾汤　C. 槐花散　D. 小蓟饮子　E. 咳血方

12. 患者，症见咳嗽，痰稠带血，咳吐不爽，心烦易怒，胸胁作痛，咽干口苦，舌红苔黄，脉弦数。治宜选用

A. 黄土汤　B. 归脾汤　C. 槐花散　D. 小蓟饮子　E. 咳血方

13. 患者，症见尿中带血，小便频数，赤涩热痛，舌红，脉数。治宜选用

A. 黄土汤　B. 归脾汤　C. 槐花散　D. 小蓟饮子　E. 咳血方

14. 患者，女性，症见漏下不止，血暗且带有血块，淋沥不畅，经期延后，伴见少腹里急，腹满，五心烦热，唇口干燥，舌质暗红，脉细而涩。治宜选用

A. 黄土汤　B. 归脾汤　C. 生化汤　D. 温经汤　E. 复元活血汤

15. 患者，女性，产后恶露不行，小腹冷痛，舌质暗淡，脉涩。治宜选用

A. 黄土汤　B. 归脾汤　C. 生化汤　D. 温经汤　E. 复元活血汤

16. 患者，症见胁肋部疼痛，痛有定处，痛不可忍，舌暗红，脉弦紧。治宜选用

A. 黄土汤　B. 归脾汤　C. 生化汤　D. 温经汤　E. 复元活血汤

17. 患者，症见半身不遂，口眼㖞斜，语言謇涩，口角流涎，小便频数，舌暗淡，苔白，脉缓无力。治宜选用

A. 补阳还五汤　B. 归脾汤　C. 生化汤　D. 温经汤　E. 复元活血汤

18. 患者，症见胸痛，头痛，日久不愈，痛如针刺有定处，失眠多梦，烦躁易怒，舌质暗红，脉涩。治宜选用

A. 桃核承气汤　B. 血府逐瘀汤　C. 生化汤　D. 温经汤　E. 复元活血汤

B1 型题

A. 黄芪、当归、赤芍、地龙、川芎、红花、桃仁

B. 桃仁、大黄、桂枝、甘草、芒硝

C. 桃仁、红花、当归、生地黄、川芎、赤芍、牛膝、桔梗、柴胡、枳壳、甘草

D. 桃仁、红花、柴胡、瓜蒌根、当归、大黄、甘草

E. 桃仁、当归、川芎、干姜、甘草

19. 桃核承气汤的药物组成是

20. 补阳还五汤的药物组成是

【参考答案】

1. A　2. A　3. A　4. E　5. B　6. B　7. C　8. A　9. C　10. A　11. A　12. E　13. D　14. D　15. C　16. E　17. A　18. B　19. B　20. A

第十五单元　治风剂

细目一　概述

【考点突破攻略】

1. 治风剂的适用范围　治风剂主要适用于外风证或内风证。风证，分为外风证与内风证。外风证是风从外袭所引起

的病证，以头痛、骨节疼痛、筋脉抽搐、口眼㖞斜、皮肤瘙痒等为主；内风证是风从内生所引起的病证，以头晕目眩、手足抽搐、言语不利等为主，均可使用治风剂治疗。

2. 治风剂的应用注意事项

（1）辨清病变属性，热者当清，寒者当温，虚者当补。

（2）辨治风证，外风治宜疏散，酌情配伍平息内风药；内风治宜平息，酌情配伍疏散外风药。

（3）内风、外风夹杂者，治宜相互兼顾，分清主次。

细目二　疏散外风

【考点突破攻略】

川芎茶调散（《太平惠民和剂局方》）

方歌：川芎茶调散荆防，辛芷薄荷甘草羌，目昏鼻塞风攻上，正偏头痛悉能康。

组成：川芎　荆芥各四两　白芷　羌活　炙甘草各二两　细辛一两　防风一两半　薄荷叶八两　清茶

功用：疏风止痛。

主治：外感风邪头痛。偏正头痛，或颠顶作痛，目眩鼻塞，或恶风发热，舌苔薄白，脉浮。

配伍意义：本方所治之证乃风邪外袭，循经上扰清窍所致。治当疏风止痛。方中以川芎为君，为血中气药，上行头目，善于活血祛风止头痛，为治疗诸经头痛之要药，尤长于治疗少阳、厥阴经头痛。薄荷、荆芥辛散上行，助君药疏风止痛。其中薄荷用量甚重，兼能清利头目，监制诸风药之温燥及风邪易于化热之特点，共为臣药。羌活、白芷、细辛、防风疏风止痛，共为佐药。其中羌活偏治太阳经头痛；白芷偏治阳明经头痛；细辛偏治少阴经头痛；防风疏散风寒，使风寒向外透散。茶叶既能清利头目，又能监防辛温药耗散伤正，也为佐药。甘草益气，调和药性，为佐使药。诸药配伍，共奏疏风止痛之效。

全方配伍特点：辛散疏风于上，诸经兼顾；佐入苦凉之品，寓降于升。

运用：

（1）辨证要点：本方是治疗外感风邪头痛之常用方。临床应用以头痛、鼻塞、舌苔薄白、脉浮为辨证要点。

（2）加减变化：风为百病之长，外感风邪，多有兼夹。若属外感风寒头痛，宜减薄荷用量，酌加苏叶、生姜以加强祛风散寒之功；外感风热头痛，加菊花、僵蚕、蔓荆子以疏散风热；外感风湿头痛，加苍术、藁本以散风祛湿；头风头痛，宜重用川芎，并酌加桃仁、红花、全蝎、地龙等以活血祛瘀、搜风通络。

（3）使用注意：导致头痛的原因很多，有外感与内伤的不同，对于气虚、血虚及肝肾阴虚、肝阳上亢、肝风内动等引起的头痛，均不宜使用。

［常考考点］川芎茶调散的组成、功用、主治及配伍。

消风散（《外科正宗》）

方歌：消风散内有荆防，蝉蜕胡麻苦参苍，知膏蒡通归地草，风疹湿疹服之康。

组成：荆芥　防风　牛蒡子　蝉蜕　苍术　苦参　石膏　知母　当归　胡麻　生地黄各一钱　木通　甘草各五分

功用：疏风除湿，清热养血。

主治：风疹，湿疹。皮肤瘙痒，疹出色红，或遍身云片斑点，抓破后渗出津水，苔白或黄，脉浮数。

配伍意义：本方所治之证乃风热或风湿病邪侵袭人体，浸淫血脉，不得向内外疏泄透达，郁于肌肤腠理所致。治当疏风除湿，清热养血。方中荆芥、防风、蝉蜕、牛蒡子疏风散邪，疏风止痒，使风邪从肌肤外透，共为君药。湿热浸淫，以苦参清热燥湿，苍术祛风燥湿，木通渗利湿热，共为臣药。“治风必治血，血行风自灭”，以当归、胡麻仁、生地黄补血活血，凉血止痒，石膏、知母清热泻火，共为佐药。甘草清热解毒，调和药性，为佐使药。诸药配伍，共奏疏风除湿、清热养血之效。

［常考考点］消风散的组成、功用、主治及配伍。

牵正散（《杨氏家藏方》）

方歌：牵正散是杨家方，全蝎僵蚕白附襄，服用少量热酒下，口眼㖞斜疗效彰。

组成：白附子　白僵蚕　全蝎去毒，各等分　热酒调下

功用：祛风化痰，通络止痉。

主治：风中头面经络。口眼㖞斜，或面肌抽动，舌淡红，苔白。

配伍意义：足阳明之脉夹口环唇，布于头面；足太阳之脉起于目内眦。本方证乃阳明内蓄痰浊，太阳外中于风，风邪引动内蓄之痰浊，风痰阻于头面经络所致。治宜祛风化痰，通络止痉。方中白附子辛温燥烈，入阳明经而走头面，以祛风化痰，尤其善散头面之风，是为君药。全蝎、僵蚕均能祛风止痉，其中全蝎长于通络，僵蚕且能化痰，合用既助君药祛风化痰之力，又能通络止痉，共为臣药。用热酒调服，以助宣通血脉，并能引药入络，直达病所，以为佐使。药虽三味，合而用之，力专而效著。风邪得散，痰浊得化，经络通畅，则㖞斜之口眼得以复正。

［常考考点］牵正散的组成、功用、主治及配伍。

大秦艽汤（《素问病机气宜保命集》）

方歌：大秦艽汤羌独防，芎芷辛芩二地黄，石膏归芍苓甘术，风邪散见可通尝。

组成：秦艽三两　川芎　川独活　当归　白芍药　石膏　甘草各二两　川羌活　防风　吴白芷　黄芩　白术　白茯苓　生地黄　熟地黄各一两　细辛半两

功用：祛风清热，养血活血。

主治：风邪初中经络证。口眼㖞斜，舌强不能言语，手足不能运动，或恶寒发热，苔白或黄，脉浮数或弦细。

［常考考点］大秦艽汤的组成、功用、主治。

小活络丹（活络丹）（《太平惠民和剂局方》）

方歌：小活络丹用南星，二乌乳没与地龙，寒湿瘀血成痹痛，搜风活血经络通。

组成：川乌　草乌　地龙　天南星各六两　乳香　没药各二两二钱（冷酒或荆芥汤送服）

功用：祛风除湿，化痰通络，活血止痛。

主治：风寒湿痹。肢体筋脉疼痛，麻木拘挛，关节屈伸不利，疼痛游走不定，舌淡紫，苔白，脉沉弦或涩。亦治中风手足不仁，日久不愈，经络中有湿痰瘀血，而见腰腿沉重或腿臂间作痛。

［常考考点］小活络丹的组成、功用、主治。

细目三　平息内风

【考点突破攻略】

羚角钩藤汤（《通俗伤寒论》）

方歌：俞氏羚角钩藤汤，桑菊茯神鲜地黄，贝草竹茹同芍药，肝风内动急煎尝。

组成：羚角片（先煎）一钱半　霜桑叶二钱　京川贝四钱　鲜生地五钱　双钩藤（后入）三钱　滁菊花三钱　茯神木三钱　生白芍三钱　生甘草八分　淡竹茹五钱

功用：凉肝息风，增液舒筋。

主治：肝热生风证。高热不退，烦闷躁扰，手足抽搐，发为痉厥；甚则神昏，舌绛而干，或舌焦起刺，脉弦而数。

配伍意义：本方所治之证乃温病热邪炽盛，传入厥阴，肝经热盛，热极动风所致。治以凉肝息风，增液舒筋。方中羚羊角清热解痉；钩藤平肝息风，助羚羊角息风止痉，共为君药。风盛于内，桑叶、菊花既能清热平肝，又兼疏散风热，使肝热从外疏散，共为臣药。热伤阴津，以生地黄凉血养阴，滋养筋脉；筋脉挛急，以白芍养阴补血，助生地黄生津养阴舒筋；痰阻经脉，以贝母、竹茹清热化痰通经；热扰心神，以茯神益气安神，共为佐药。甘草益气，助白芍缓急柔筋，并调和药性，为佐使药。诸药配伍，共奏凉肝息风、增液舒筋之效。

全方配伍特点：咸寒而甘与辛凉合方，清息之中寓辛疏酸甘之意，共成“凉肝息风”之法。

运用：

（1）辨证要点：本方是治疗肝经热盛动风的常用方。临床应用以高热烦躁、手足抽搐、舌绛而干、脉弦数为辨证要点。

（2）加减变化：若邪热内闭，神昏谵语者，宜配合紫雪或安宫牛黄丸以清热开窍；抽搐甚者，可配合止痉散以加强

息风止痉之效；便秘者，加大黄、芒硝通腑泄热。本方清热凉血解毒之力不足，运用时可酌加水牛角、丹皮等。

（3）使用注意：若温病后期，热势已衰，阴液大亏，虚风内动者，不宜应用。

［常考考点］羚角钩藤汤的组成、功用、主治及配伍。

镇肝熄风汤（《医学衷中参西录》）

方歌：镇肝息风芍天冬，玄参牡蛎赭茵供，麦龟膝草龙川楝，肝风内动有奇功。

组成：怀牛膝一两　生赭石一两　生龙骨五钱　生牡蛎五钱　生龟板五钱　生杭芍五钱　玄参五钱　天冬五钱　川楝子二钱　生麦芽二钱　茵陈二钱　甘草一钱半

功用：镇肝息风，滋阴潜阳。

主治：类中风。头目眩晕，目胀耳鸣，脑部热痛，面色如醉，心中烦热；或时常噫气，或肢体渐觉不利，口眼渐致㖞斜，甚或眩晕欲扑，昏不知人，移时始醒，或醒后不能复原，脉弦长有力。

配伍意义：本方所治之证乃肝肾阴虚，肝阳化风，肝风内动所致。治当滋阴潜阳，镇肝息风。方中重用怀牛膝引血下行，补益肝肾，用为君药。配伍质重沉降之赭石，镇肝降逆；合牛膝以引气血下行，体现急则治标之意；龟甲、龙骨、牡蛎滋阴潜阳，使阳能入阴；白芍补血敛阴，泻肝柔筋，共为臣药。玄参、天冬下入肾经，滋阴清热，可助白芍、龟甲以滋水涵木，滋阴柔肝；茵陈利湿，降泄肝气上逆；生麦芽、川楝子清泄肝热，疏利肝气，兼防滋阴潜阳药伤胃气，并能助消化，共为佐药。甘草调和诸药，兼防石类药、介类药妨碍胃气，是为使药。诸药配伍，共奏滋阴潜阳、镇肝息风之效。

全方配伍特点：镇降下行，重在治标，滋潜清疏，以适肝性。

运用：

（1）辨证要点：本方是治疗类中风之常用方。无论是中风之前，还是中风之时，抑或中风之后，皆可运用。临床应用以头目眩晕、头部热痛、面色如醉、脉弦长有力为辨证要点。

（2）加减变化：心中烦热甚者，加石膏、栀子以清热除烦；痰多者，加胆南星、竹沥水以清热化痰；尺脉重按虚者，加熟地黄、山茱萸以补肝肾；中风后遗有半身不遂、口眼㖞斜等不能复原者，可加桃仁、红花、丹参、地龙等活血通络。

（3）使用注意：若属气虚血瘀之中风，则不宜使用本方。

［常考考点］镇肝熄风汤的组成、功用、主治及配伍。

天麻钩藤饮（《中医内科杂病证治新义》）

方歌：天麻钩藤石决明，杜仲牛膝桑寄生，栀子黄芩益母草，茯神夜交安神宁。

组成：天麻　钩藤　生决明　山栀　黄芩　川牛膝　杜仲　益母草　桑寄生　夜交藤　朱茯神（原著本方无用量）

功用：平肝息风，清热活血，补益肝肾。

主治：肝阳偏亢，肝风上扰证。头痛，眩晕，失眠多梦，或口苦面红，舌红苔黄，脉弦数。

配伍意义：本方所治之证乃肝肾不足，肝阳上亢，肝风上扰所致。治当平肝息风，清热活血，补益肝肾。方中天麻、钩藤清热平肝息风，共为君药。热化为风，以石决明平肝潜阳，除热明目，助天麻、钩藤平肝息风；血逆于上，以川牛膝引血下行，兼能活血利水，共为臣药。热盛于内，以栀子、黄芩清泄肝热；血行不利，以益母草活血利水；肝肾不足，以杜仲、桑寄生补益肝肾；心神不安，以首乌藤、朱茯神安神定志，共为佐药。诸药配伍，共奏平肝息风、清热活血、补益肝肾之效。

［常考考点］天麻钩藤饮的组成、功用、主治及配伍。

大定风珠（《温病条辨》）

方歌：大定风珠鸡子黄，再合加减复脉汤，三甲并同五味子，滋阴息风是妙方。

组成：生白芍六钱　阿胶三钱　生龟板四钱　干地黄六钱　麻仁二钱　五味子二钱　生牡蛎四钱　麦冬六钱　炙甘草四钱　生鸡子黄二枚　生鳖甲四钱

功用：滋阴息风。

主治：阴虚风动证。温病后期手足瘛疭，形瘦神倦，舌绛少苔，脉气虚弱，时时欲脱者。

配伍意义：本方证乃温病后期，邪热久羁，灼伤真阴；或因误汗、妄攻，重伤阴液所致，故治当滋阴养液，以填补欲竭之真阴，平息内动之虚风。方中鸡子黄、阿胶为血肉有情之品，滋阴养液以息风，共为君药。重用生白芍、干地黄、麦冬壮水涵木，滋阴柔肝，为臣药。阴虚则阳浮，故以龟甲、鳖甲、牡蛎等介类潜镇之品，以滋阴潜阳，重镇息风；麻仁养阴润燥；五味子酸收，与滋阴药相伍，而能收敛真阴；与生白芍、甘草相配，又具酸甘化阴之功。以上诸药，协助君、臣药加强滋阴息风之效，均为佐药。炙甘草调和诸药，为使药。

全方配伍特点：血肉有情之品与滋养潜镇之药合方，寓息风于滋养之中，共成“酸甘咸法”。

运用：

（1）辨证要点：本方是治疗温病后期，真阴大亏，虚风内动之常用方。临床应用以神倦瘛疭、舌绛苔少、脉虚弱为辨证要点。

（2）加减变化：若兼气虚喘急，加人参补气定喘；气虚自汗，加人参、龙骨、小麦补气敛汗；气虚心悸，加人参、小麦、茯神补气宁神定悸；若低热不退，加地骨皮、白薇以退虚热。

（3）使用注意：若阴液虽亏而邪热尤盛者，则非本方所宜。正如吴鞠通在《温病条辨》所说：“壮火尚盛者，不得用定风珠、复脉。”

［常考考点］大定风珠的组成、功用、主治及配伍。

【例题实战模拟】

A1 型题

1. 不属于川芎茶调散药物组成的是

A. 薄荷叶　B. 细辛　C. 白芷　D. 防风　E. 天麻

2. 不属于消风散药物组成的是

A. 当归　B. 防风　C. 羌活　D. 知母　E. 牛蒡子

3. 不属于羚角钩藤汤药物组成的是

A. 枇杷叶　B. 白芍　C. 生地黄　D. 川贝　E. 桑叶

4. 属于镇肝熄风汤药物组成的是

A. 天麻　B. 钩藤　C. 栀子　D. 川楝子　E. 羚羊角

5. 不属于天麻钩藤饮药物组成的是

A. 杜仲　B. 益母草　C. 栀子　D. 怀牛膝　E. 石决明

6. 川芎茶调散的功用是

A. 疏风清热　B. 疏风除湿　C. 疏风散寒　D. 疏风止痛　E. 凉肝息风

7. 消风散中体现“治风先治血，血行风自灭”之意的药对是

A. 生地黄、当归　B. 苦参、防风　C. 知母、苍术　D. 胡麻仁、牛蒡子　E. 石膏、生地黄

8. 下列不是川芎茶调散中大剂量使用薄荷的用意是

A. 清热解毒　B. 疏风解表　C. 制药温燥　D. 防邪化热　E. 疏风止痛

9. 镇肝熄风汤中使用茵陈、川楝子、麦芽的用意是

A. 消食健脾　B. 理气和胃　C. 疏肝清热　D. 镇肝息风　E. 清热活血

10. 天麻钩藤饮中运用川牛膝的作用是

A. 平肝息风　B. 清热活血　C. 补益肝肾　D. 引血下行　E. 滋阴潜阳

11. 不属于大定风珠药物组成的是

A. 白芍　B. 鳖甲　C. 阿胶　D. 石决明　E. 生牡蛎

A2 型题

12. 患者出现偏头痛，颠顶痛，恶风发热，舌苔白，脉浮。治宜选用

A. 吴茱萸汤　B. 银翘散　C. 桂枝汤　D. 川芎茶调散　E. 九味羌活汤

13. 患者血压升高，头目昏眩，目胀耳鸣，心中烦热，肢体渐觉不利，脉弦长有力。治宜选用

A. 羚角钩藤汤　B. 镇肝熄风汤　C. 天麻钩藤饮　D. 川芎茶调散　E. 大定风珠

14. 患者头痛，头晕，失眠多梦，舌红苔黄，脉弦数。治宜选用

A. 大定风珠　B. 镇肝熄风汤　C. 天麻钩藤饮　D. 羚角钩藤汤　E. 消风散

15. 患者手足瘛疭，形体消瘦，神疲乏力，舌红少苔，脉气欲脱。治宜选用

A. 大定风珠　B. 镇肝熄风汤　C. 天麻钩藤饮　D. 羚角钩藤汤　E. 川芎茶调散

16. 患者皮肤瘙痒，遍身云片斑点，抓破后流水，苔白，脉浮数。治宜选用
A. 川芎茶调散　B. 葛根芩连汤　C. 银翘散　D. 消风散　E. 镇肝熄风汤

B1 型题
A. 凉肝息风，增液疏经　B. 疏风除湿，清热养血　C. 镇肝息风，滋阴潜阳
D. 滋阴息风　E. 平肝息风，清热活血，补益肝肾
17. 天麻钩藤饮的功用是
18. 镇肝熄风汤的功用是

A. 痰浊上逆之头痛　B. 瘀血阻络之头痛　C. 风邪外袭之头痛
D. 血不上承之头痛　E. 肝阳上亢之头痛
19. 天麻钩藤饮的主治是
20. 川芎茶调散的主治是

【参考答案】
1. E　2. C　3. A　4. D　5. D　6. D　7. A　8. A　9. C　10. D　11. D　12. D　13. B　14. C　15. A　16. D　17. E　18. C　19. E　20. C

第十六单元　治燥剂

细目一　概述

【考点突破攻略】

1. 治燥剂的适用范围　治燥剂主要适用于燥证。燥证，分外燥证与内燥证。外燥证是燥邪外袭所产生的病证，以咳嗽、头痛、鼻塞咽干等为主；内燥证是燥从内生所产生的病证，以咽喉干痛、干咳少痰或无痰、舌红少苔等为主。

2. 治燥剂的应用注意事项
（1）应辨清外燥内燥，外燥宜疏散，内燥宜滋润。
（2）疏散外燥药易伤津，药量宜轻；滋润内燥药易壅滞，应酌情配伍理气药。
（3）燥证夹湿者，治宜相互兼顾，用药应有主次之分。

细目二　轻宣外燥

【考点突破攻略】

杏苏散（《温病条辨》）

方歌：杏苏散内夏陈前，甘桔枳苓姜枣研，轻宣温润治凉燥，咳止痰化病自痊。
组成：苏叶　半夏　茯苓　前胡　苦桔梗　枳壳　甘草　生姜　大枣　杏仁　橘皮（原著本方无用量）
功用：轻宣凉燥，理肺化痰。
主治：外感凉燥证。恶寒无汗，头微痛，咳嗽痰稀，鼻塞咽干，苔白，脉弦。
配伍意义：本方所治之证乃凉燥伤肺，营卫受邪所致。治当轻宣凉燥，理肺化痰。方中苏叶发表散邪，宣发肺气，使燥邪从外而散；肺气上逆，以杏仁降肺止咳化痰，与苏叶相配，一宣一降，调理肺气，宣降气机，共为君药。前胡疏散风寒，降气化痰；桔梗宣利肺气止咳，枳壳宽胸理气。二药相配，一升一降，助君药理肺化痰。以上三药共为臣药。半夏燥湿化痰降逆，橘皮理气化痰燥湿，茯苓健脾渗湿以杜绝生痰之源，生姜、大枣调和营卫，滋脾行津以助润燥，共为佐药。甘草调和药性，合桔梗宣肺利咽，为佐使之用。诸药配伍，共奏轻宣凉燥、理肺化痰之效。
［常考考点］杏苏散的组成、功用、主治及配伍。

清燥救肺汤（《医门法律》）

方歌：清燥救肺参草杷，石膏胶杏麦胡麻，经霜收下冬桑叶，清燥润肺效可夸。

组成：霜桑叶三钱　煅石膏二钱五分　甘草一钱　人参七分　胡麻仁一钱　阿胶八分　麦门冬一钱二分　杏仁七分　枇杷叶一片

功用：清肺润燥，益气养阴。

主治：温燥伤肺证。干咳无痰，气逆而喘，头痛身热，咽喉干燥，鼻燥，胸满胁痛，心烦口渴，舌干少苔，脉虚大而数。

配伍意义：本方所治之证乃温燥伤肺，气阴两伤所致。治当清肺润燥，益气养阴。方中重用桑叶质轻气寒，清透肺中燥热之邪，用为君药。温热侵肺，故臣以石膏辛甘而寒，甘寒润肺滋燥，辛寒清泄肺热；麦冬甘寒清热，养阴润肺。石膏用量轻于桑叶，则不碍君药之轻宣；麦冬凉润，但用量不及桑叶之半，不碍君药外散。君臣相配，体现清宣润之法，是清宣润肺的常用组合。热伤肺气，故以人参补益肺脾，生化津液；麻仁养阴润肺滋燥；血可化阴，以阿胶补血养阴润肺；杏仁苦润，苦降肺气，兼以润肺；枇杷叶清降肺气止咳，共为佐药。甘草益脾胃，补肺气，调和诸药为佐使。诸药合用，共奏清肺润燥、益气养阴之效。

［常考考点］清燥救肺汤的组成、功用、主治及配伍。

桑杏汤（《温病条辨》）

方歌：桑杏汤中象贝宜，沙参栀豉与梨皮，干咳鼻燥右脉大，辛凉甘润燥能医。

组成：桑叶一钱　杏仁一钱五分　沙参二钱　象贝一钱　香豉一钱　栀皮一钱　梨皮一钱

功用：清宣温燥，润肺止咳。

主治：外感温燥证。头痛，身热不甚，微恶风寒，口渴，咽干鼻燥，干咳无痰或痰少而黏，舌红，苔薄白而干，脉浮数而右脉大者。

［常考考点］桑杏汤的组成、功用、主治。

【知识纵横比较】

桑菊饮和桑杏汤的比较

方剂名称	相同点	不同点
桑菊饮	两方中均有桑叶、杏仁，皆可治疗外感咳嗽，受邪轻浅，身热不甚、口渴、脉浮数等症	重于疏散风热，为辛凉解表法。治疗风温初起，津伤不甚，仅见口微渴，多伴见恶风、头痛等风热表证
桑杏汤		为辛凉甘润之法。主治外感温燥，津伤程度较甚，口渴明显，多伴见咽干、鼻燥等症者

桑杏汤和清燥救肺汤的比较

方剂名称	相同点	不同点
桑杏汤	两方中均含有桑叶、杏仁，同治温燥伤肺	用治温燥邪伤肺卫，肺津受灼之轻证；治以轻宣清透合以凉润之法
清燥救肺汤		用治燥热伤肺，卫气同病而气阴两伤之重证，症见身热较高、咳嗽较频，甚则气逆而喘、胸膈满闷、脉虚大而数者；治以轻宣润肺与养阴益气并进

细目三　滋阴润燥

【考点突破攻略】

麦门冬汤（《金匮要略》）

方歌：麦门冬汤用人参，枣草粳米半夏存，肺痿咳逆因虚火，益胃生津此方珍。

组成：麦门冬七升　半夏一升　人参三两　甘草二两　粳米三合　大枣十二枚

功用：滋养肺胃，降逆下气。

主治：

（1）虚热肺痿。咳嗽气喘，咽喉不利，咯痰不爽，或咳唾涎沫，口干咽燥，手足心热，舌红少苔，脉虚数。

（2）胃阴不足证。气逆呕吐，口渴咽干，舌红少苔，脉虚数。

配伍意义：本方所治之证乃肺胃阴虚，气火上逆所致。治当滋养肺胃，降逆下气。方中重用麦冬，滋养肺胃阴津，清肺胃虚热，是为君药。臣以半夏降逆下气，化痰和胃，一则降逆以止咳喘；二则开胃行津以润肺；三则防大量麦冬之滋腻壅滞，二药相反相成。人参补脾益气，甘草、粳米、大枣甘润性平，合人参和中滋液，培土生金，俱为佐药。甘草调和药性，兼作使药。诸药相合，可使肺胃阴复，逆气得降，中土健运，诸症自愈。

全方配伍特点：重用甘寒清润，少佐辛温降逆，滋而不腻，温而不燥，培土生金，肺胃并治。

运用：

（1）辨证要点：本方为治疗肺胃阴虚，气机上逆所致咳嗽或呕吐之常用方。临床应用以咳唾涎沫，短气喘促，或口干呕逆，舌干红少苔，脉虚数为辨证要点。

（2）加减变化：若津伤甚者，可加沙参、玉竹以养阴液；若阴虚胃痛、脘腹灼热者，可加石斛、白芍以增加养阴益胃止痛之功。

［常考考点］麦门冬汤的组成、功用、主治及配伍。

玉液汤（《医学衷中参西录》）

方歌：玉液山药芪葛根，花粉知味鸡内金，消渴口干溲多数，补脾固肾益气阴。

组成：山药一两　生黄芪五钱　知母六钱　生鸡内金二钱　葛根钱半　五味子三钱　天花粉三钱

功用：益气养阴，固肾止渴。

主治：消渴之气阴两虚证。口常干渴，饮水不解，小便频数量多，或小便浑浊，困倦气短，舌嫩红而干，脉虚细无力。

配伍意义：本方所治之消渴系由元气不升，真阴不足，脾肾两虚所致。治宜益气滋阴，固肾止渴。方中生山药、生黄芪益气养阴，补脾固肾，共为君药。阴虚生内热，故以苦甘性寒之知母、天花粉为臣药，滋阴清热，润燥止渴。佐以葛根升阳生津，助脾气上升以散精达肺；鸡内金助脾健运，化水谷为津液；五味子酸收而固肾生津，使津液不下流。诸药配伍，共奏益气滋阴、固肾止渴之效。

［常考考点］玉液汤的组成、功用、主治。

增液汤（《温病条辨》）

方歌：增液玄参与地冬，热病津枯便不通，补药之体作泻剂，但非重用不为功。

组成：玄参一两　麦冬八钱　细生地八钱

功用：增液润燥。

主治：阳明温病，津亏肠燥便秘证。大便秘结，口渴，舌干红，脉细数或沉而无力。

［常考考点］增液汤的组成、功用、主治。

百合固金汤（《慎斋遗书》）

方歌：百合固金二地黄，玄参贝母桔草藏，麦冬芍药当归配，喘咳痰血肺家伤。

组成：熟地　生地　当归身各三钱　白芍　甘草各一钱　桔梗　玄参各八分　贝母　麦冬　百合各一钱半

功用：滋润肺肾，止咳化痰。

主治：肺肾阴亏，虚火上炎证。咳嗽气喘，痰中带血，咽喉燥痛，头晕目眩，午后潮热，舌红少苔，脉细数。

配伍意义：本方证因肺肾阴虚，虚火上炎。治宜滋养肺肾之阴，止咳化痰。方中生地黄、熟地黄并用，既能滋阴养血以金水相生，又能清热凉血以止血，共为君药。百合甘苦微寒，滋阴清热，润肺止咳；麦冬甘寒，助百合以滋阴清热，润肺止咳；玄参咸寒，助二地滋阴凉血，以清虚火，并可清利咽喉，共为臣药。当归治咳逆上气，伍白芍以养血和血；贝母清热润肺，化痰止咳，俱为佐药。桔梗伍甘草以宣肺利咽，化痰散结，并可载药上行；生甘草清热泻火，并调和诸药，共为佐使药。合而用之，滋肾保肺，金水并调，使阴血渐充，虚火自清，痰化咳止，肺气自固。

［常考考点］百合固金汤的组成、功用、主治及配伍。

【知识纵横比较】

麦门冬汤、增液汤、玉液汤和百合固金汤的比较

方剂名称	相同点	不同点
麦门冬汤	均治内燥证，症见口燥咽干、舌干红、脉细数	兼见咳吐涎沫，气喘短气，或气逆呕吐，苔少，脉虚数
增液汤		兼见阳明温病，津亏便秘证
玉液汤		兼见肾虚胃燥
百合固金汤		兼见肺肾阴虚，虚火上炎

【例题实战模拟】

A1 型题

1. “增水行舟”的最佳方剂是

A. 玉液汤　B. 调胃承气汤　C. 脾约丸　D. 增液汤　E. 三物备急丸

2. 桑杏汤中之君药是

A. 桑白皮　B. 杏仁　C. 桑叶、杏仁　D. 桑叶　E. 桑白皮、杏仁

3. 主治气不布津，肾虚胃燥之消渴的方剂是

A. 百合固金汤　B. 麦门冬汤　C. 养阴清肺汤　D. 玉液汤　E. 增液汤

4. 清燥救肺汤的君药是

A. 桑叶　B. 桑白皮　C. 枇杷叶　D. 桑叶、麦冬　E. 沙参、麦冬

A2 型题

5. 患者，大便秘结，或下后二三日大便复秘，口渴，舌红，脉细数或沉而无力。治宜选用

A. 麦门冬汤　B. 玉液汤　C. 养阴清肺汤　D. 增液汤　E. 沙参麦冬汤

6. 患者恶寒无汗，头微痛，咳嗽，咳痰稀，鼻塞咽干，苔白，脉弦。治宜选用

A. 杏苏散　B. 麻黄汤　C. 桂枝汤　D. 桑杏汤　E. 银翘散

7. 患者发热头痛，干咳无痰，咽喉干燥，口渴心烦，脉虚数。治宜选用

A. 杏苏散　B. 增液汤　C. 百合固金汤　D. 清燥救肺汤　E. 麦门冬汤

8. 患者呕吐，呃逆，口渴咽干，舌红少苔，脉虚数。治宜选用

A. 杏苏散　B. 增液汤　C. 百合固金汤　D. 清燥救肺汤　E. 麦门冬汤

9. 患者咳嗽，咳痰，痰中带血，咽喉燥痛，头晕目眩，午后潮热。治宜选用

A. 小柴胡汤　B. 养阴清肺汤　C. 玉液汤　D. 麦门冬汤　E. 清燥救肺汤

B1 型题

A. 杏苏散　B. 增液汤　C. 百合固金汤　D. 清燥救肺汤　E. 麦门冬汤

10. 主治虚热肺痿，胃阴不足的方剂是

11. 主治肺肾阴虚，虚火上炎的方剂是

A. 杏苏散　B. 桑杏汤　C. 百合固金汤　D. 清燥救肺汤　E. 麦门冬汤

12. 体现“培土生金”原理的方剂是

13. 体现“治上焦如羽，非轻不举”原理的方剂是

【参考答案】

1. D　2. C　3. D　4. A　5. D　6. A　7. D　8. E　9. C　10. E　11. C　12. E　13. B

第十七单元　祛湿剂

细目一　概述

【考点突破攻略】

1. 祛湿剂的适用范围　祛湿剂主要适用于湿证。湿证分外湿证与内湿证。外湿证是湿邪外袭所引起的病证，以肢体沉重、头胀身困、筋脉不利等为主；内湿证是湿邪从内生所引起的病证，以腹胀腹泻、恶心呕吐、水肿淋浊、黄疸、痿痹等为主。

2. 祛湿剂的应用注意事项

（1）应辨清病变寒热，夹寒者宜温，夹热者宜清。

（2）辨清病变虚实，实证当以渗利，虚者当以温化。

（3）祛湿药多伤津，所以辨治应当兼顾阴津。

细目二　化湿和胃

【考点突破攻略】

平胃散（《简要济众方》）

方歌：平胃散用朴陈皮，苍术甘草姜枣齐，燥湿运脾除胀满，调胃和中此方宜。

组成：苍术四两　厚朴三两　陈橘皮二两　炙甘草一两　生姜二片　大枣二枚

功用：燥湿运脾，行气和胃。

主治：湿滞脾胃证。脘腹胀满，不思饮食，口淡无味，恶心呕吐，嗳气吞酸，肢体沉重，怠惰嗜卧，常多自利，舌苔白腻而厚，脉缓。

配伍意义：本方病证乃湿邪困阻脾胃，气机壅滞所致。治当燥湿运脾为主，兼以行气和胃。方中以辛香苦温之苍术为君药，燥湿健脾，使湿祛而脾运有权，脾健则湿邪得化。湿邪阻碍气机，且气行则湿化，故臣以芳化苦燥之厚朴行气除满，且可化湿。厚朴与苍术相伍，行气以除湿，燥湿以运脾，使滞气得行，湿浊得去。佐以陈皮理气和胃，燥湿醒脾，以助苍术、厚朴之力。甘草为使，调和诸药，且能益气健脾和中。煎加生姜、大枣、生姜温散水湿，且和胃降逆，大枣补脾益气以助甘草培土制水之功，姜、枣合用尚能调和脾胃。诸药配伍共奏燥湿运脾、行气和胃之效。

［常考考点］平胃散的组成、功用、主治及配伍。

藿香正气散（《太平惠民和剂局方》）

方歌：藿香正气腹皮苏，甘桔陈苓厚朴术，夏曲白芷加姜枣，风寒暑湿并能除。

组成：大腹皮　白芷　紫苏　茯苓各一两　半夏曲　白术　陈皮　厚朴　苦桔梗各二两　藿香三两　炙甘草二两半　姜三片　枣一枚

功用：解表化湿，理气和中。

主治：外感风寒，内伤湿滞证。霍乱吐泻，恶寒发热，头痛，胸膈满闷，脘腹疼痛，舌苔白腻，脉浮或濡缓，以及山岚瘴疟等。

配伍意义：本方所治之证乃风寒侵袭营卫，寒湿侵扰脾胃所致。治当解表化湿，理气和中。方中藿香解表散寒，芳香化湿，辟秽和中，升清降浊，为君药。半夏曲、陈皮理气燥湿，和胃降逆以止呕；白术、茯苓健脾助运，除湿和中以止泻，同为臣药。紫苏、白芷辛温发散，助藿香外散风寒，燥湿化浊；大腹皮、厚朴行气化湿，畅中行滞；桔梗宣肺利膈；煎加姜、枣，内调脾胃，外和营卫，俱为佐药。甘草调和药性，并协姜、枣以和中，用为使药。诸药配伍，使风寒外散，湿浊内化，气机通畅，脾胃调和，清升降浊。

全方配伍特点：表里同治，以除湿治里为主；脾胃同调，以升清降浊为要。

运用：

（1）辨证要点：藿香正气散主治外感风寒，内伤湿滞证。临床应用以恶寒发热、上吐下泻、舌苔白腻为辨证要点。

（2）加减变化：若表邪偏重，寒热无汗者，可加香薷以助解表；兼气滞脘腹胀痛者，可加木香、延胡索以行气止痛。

（3）使用注意：本方重在化湿和胃，解表散寒之力较弱，故服后宜温覆以助解表。湿热霍乱之吐泻，则非本方所宜。

［常考考点］藿香正气散的组成、功用、主治及配伍。

细目三　清热祛湿

【考点突破攻略】

茵陈蒿汤（《伤寒论》）

方歌：茵陈蒿汤治阳黄，栀子大黄组成方，栀子柏皮加甘草，茵陈四逆治阴黄。

组成：茵陈六两　栀子十四枚　大黄二两

功用：清热，利湿，退黄。

主治：黄疸阳黄证。一身面目俱黄，黄色鲜明，发热，无汗或但头汗出，口渴欲饮，恶心呕吐，腹微满，小便短赤，大便不爽或秘结，舌红苔黄腻，脉沉数或滑数有力。

配伍意义：本方所治之证乃湿热蕴结，浸淫内外所致。治当清热利湿退黄。方中重用茵陈，清利湿热，疏利肝胆，降泄浊逆，乃治黄之要药，为君药。湿热蕴结，故臣以栀子清热降火，通利三焦，助茵陈使湿热从小便而去。佐以大黄逐瘀泄热，通导大便，推陈致新，导湿热从大便而去。诸药配伍，共奏清利湿热、退黄导热下行之效。

全方配伍特点：主以苦寒清利，佐以通腑泄热，分消退黄，药简效宏。

运用：

（1）辨证要点：本方为治疗湿热黄疸之常用方，其证属湿热并重。临床应用以一身面目俱黄，黄色鲜明，舌苔黄腻，脉沉数或滑数有力为辨证要点。

（2）加减变化：若湿重于热者，可加茯苓、泽泻、猪苓以利水渗湿；热重于湿者，可加黄柏、龙胆以清热祛湿；胁痛明显者，可加柴胡、川楝子以疏肝理气。

［常考考点］茵陈蒿汤的组成、功用、主治及配伍。

三仁汤（《温病条辨》）

方歌：三仁杏蔻薏苡仁，朴夏白通滑竹叶，水用甘澜扬百遍，湿温初起法堪遵。

组成：杏仁五钱　飞滑石六钱　白通草二钱　白蔻仁二钱　竹叶二钱　厚朴二钱　生薏苡仁六钱　半夏五钱

功用：宣畅气机，清利湿热。

主治：湿温初起及暑温夹湿之湿重于热证。头痛恶寒，身重疼痛，肢体倦怠，面色淡黄，胸闷不饥，午后身热，苔白不渴，脉弦细而濡。

配伍意义：本方所治之证乃湿温初起，邪在气分，湿重于热所致。治当清利湿热，宣畅气机。方中以滑石为君，清热利湿而解暑。以薏苡仁、杏仁、白蔻仁为臣，薏苡仁淡渗利湿以健脾，使湿热从下焦而去；白蔻仁芳香化湿，利气宽胸，畅中焦之脾气以助祛湿；杏仁宣利上焦肺气。佐以通草、竹叶甘寒淡渗，助君药利湿清热之效；半夏、厚朴行气除满，化湿和胃。诸药配伍，共奏宣畅气机、清利湿热之效。

全方配伍特点：宣上、畅中、渗下，从三焦分消湿热病邪。

运用：

（1）辨证要点：本方主治属湿温初起，湿重于热之证。临床应用以头痛恶寒，身重疼痛，午后身热，苔白不渴为辨证要点。

（2）加减变化：若湿温初起，卫分症状较明显者，可加藿香、香薷以解表化湿；若寒热往来者，可加青蒿、草果以和解化湿。

（3）使用注意：舌苔黄腻，热重于湿者则不宜使用。

［常考考点］三仁汤的组成、功用、主治及配伍。

八正散（《太平惠民和剂局方》）

方歌：八正木通与车前，萹蓄大黄滑石研，草梢瞿麦及栀子，煎加灯草痛淋蠲。

组成：车前子　瞿麦　萹蓄　滑石　山栀子仁　炙甘草　木通　大黄各一斤　灯心适量

功用：清热泻火，利水通淋。

主治：热淋。尿频尿急，溺时涩痛，淋沥不畅，尿色混赤，甚则癃闭不通，小腹急满，口燥咽干，舌苔黄腻，脉滑数。

配伍意义：本方所治之证乃湿热下注，膀胱气化功能失调所致。治当清热泻火，利水通淋。方中木通、滑石清热利湿，利水通淋，共为君药。车前子、瞿麦、萹蓄助木通、滑石清热利水通淋，共为臣药。大黄泄热祛湿，使湿热从大便而去；栀子泄热利湿，使湿热从小便而去，共为佐药。甘草调和诸药，清热解毒，缓急止痛，为佐使药。煎加灯心草增利水通淋之功。诸药配伍，共奏清热泻火、利水通淋之效。

［常考考点］八正散的组成、功用、主治及配伍。

甘露消毒丹（《医效秘传》）

方歌：甘露消毒蔻藿香，茵陈滑石木通菖，芩翘贝母射干薄，湿温时疫是主方。

组成：飞滑石十五两　淡黄芩十两　绵茵陈十一两　石菖蒲六两　川贝母　木通各五两　藿香　连翘　白蔻仁　薄荷　射干各四两

功用：利湿化浊，清热解毒。

主治：湿温时疫，湿热并重证。发热倦怠，胸闷腹胀，肢酸咽痛，身目发黄，颐肿口渴，小便短赤，泄泻淋浊；舌苔白或厚腻或干黄，脉濡数或滑数。

配伍意义：本方主治湿温、时疫，邪留气分，湿热并重之证。治宜利湿化浊，清热解毒。方中重用滑石、茵陈、黄芩，其中滑石利水渗湿，清热解暑，两擅其功；茵陈善清利湿热而退黄；黄芩清热燥湿，泻火解毒。三药相合，正合湿热并重之病机，共为君药。湿热留滞，易阻气机，故臣以石菖蒲、藿香、白豆蔻行气化湿，悦脾和中，令气畅湿行。木通清热利湿通淋，导湿热从小便而去，以益其清热利湿之力；热毒上攻，颐肿咽痛，故以连翘、射干、贝母、薄荷，合以清热解毒，散结消肿而利咽止痛，俱为佐药。纵观全方，利湿清热，两相兼顾，且以芳香行气悦脾，寓气行则湿化之义；佐以解毒利咽，令湿热疫毒俱去，诸症自除。

［常考考点］甘露消毒丹的组成、功用、主治及配伍。

连朴饮（《霍乱论》）

方歌：连朴饮用香豆豉，菖蒲半夏焦山栀，芦根厚朴黄连入，湿热霍乱此方施。

组成：制厚朴二钱　川连（姜汁炒）石菖蒲　制半夏各一钱　香豉　焦栀各三钱　芦根二两

功用：清热化湿，理气和中。

主治：湿热霍乱。上吐下泻，胸脘痞闷，心烦躁扰，小便短赤，舌苔黄腻，脉濡数。

［常考考点］连朴饮的组成、功用、主治。

当归拈痛汤（拈痛汤）（《医学启源》）

方歌：当归拈痛羌防升，猪泽茵陈芩葛朋，二术苦参知母草，疮疡湿热服皆应。

组成：羌活半两　防风三钱　升麻一钱　葛根二钱　白术一钱　苍术三钱　当归身三钱　人参二钱　甘草五钱　苦参二钱　黄芩一钱　知母三钱　茵陈五钱　猪苓三钱　泽泻三钱

功用：利湿清热，疏风止痛。

主治：湿热相搏，外受风邪证。遍身肢节烦痛，或肩背沉重，或脚气肿痛，足膝生疮，舌苔白腻微黄，脉弦数。

［常考考点］当归拈痛汤的组成、功用、主治。

二妙散（《丹溪心法》）

方歌：二妙散中苍柏兼，若云三妙牛膝添，四妙再加薏苡仁，湿热下注痿痹痊。

组成：黄柏　苍术　姜汁

功用：清热燥湿。

主治：湿热下注证。筋骨疼痛，或两足痿软，或足膝红肿疼痛，或湿热带下，或下部湿疮、湿疹，小便短赤，舌苔黄腻者。

配伍意义：本方所治诸症皆由湿热注于下焦所致。法当清热燥湿。方中黄柏寒凉苦燥，其性沉降，善清下焦湿热，为君药。苍术辛苦而温，其性燥烈，一则健脾助运以治生湿之本；一则芳化苦燥以除湿阻之标，为臣药。“苍术妙于燥湿，黄柏妙于去热”（《医方考》），且二药互制其苦寒或温燥之性，以防败胃伤津之虞。再入姜汁少许调药，既可借其辛散以助祛湿，亦可防黄柏苦寒伤中。

全方配伍特点：苦燥辛芳，寒温相制，长于下焦，药简效专。

运用：

（1）辨证要点：本方为治疗湿热下注之痿痹、脚气、带下、湿疮等病证之基础方。临床应用以足膝肿痛，小便短赤，舌苔黄腻为辨证要点。

（2）加减变化：临床本方常需加味或与其他方剂相合。若湿重者，重用苍术，或与五苓散相合以助健脾渗湿之功；热重者，重用黄柏，或加虎杖、栀子等以增清热之效；若为湿热痿证，可加木瓜、萆薢等祛湿热，强筋骨；若为湿热脚气，宜加薏苡仁、木瓜、槟榔等渗湿降浊；若为下部湿疮，可加赤小豆、土茯苓、苦参等清湿热，解疮毒。

（3）使用注意：不宜长期、大量服用，以防败胃伤津及苦寒伤中。寒湿痹证不宜使用。

[常考考点] 二妙散的组成、功用、主治及配伍。

【知识纵横比较】

三仁汤和甘露消毒丹

方剂名称	相同点	不同点
三仁汤	两方中均含有滑石，均为清热利湿之剂，治疗湿热留滞气分之证	三焦分消，重在祛湿，宣畅气机，故宜于湿多热少，气机阻滞之湿温初起或暑温夹湿证
甘露消毒丹		清热利湿并重，兼可化浊解毒，故宜于湿热并重，疫毒上攻之证

细目四　利水渗湿

【考点突破攻略】

五苓散（《伤寒论》）

方歌：五苓散治太阳腑，泽泻白术与二苓，温阳化气添桂枝，利便解表治水停。

组成：猪苓十八铢　泽泻一两六铢　白术十八铢　茯苓十八铢　桂枝半两

功用：利水渗湿，温阳化气。

主治：

（1）蓄水证。小便不利，头痛微热，烦渴欲饮，甚则水入即吐，舌苔白，脉浮。

（2）痰饮。脐下动悸，吐涎沫而头眩，或短气而咳。

（3）水湿内停证。水肿，泄泻，小便不利，以及霍乱吐泻等。

配伍意义：本方所治之证乃水湿内盛，膀胱气化不利所致。治当利水渗湿，温阳化气，兼以解表。方中重用泽泻为君，直达下焦，利水渗湿。臣以淡渗之茯苓、猪苓，利水渗湿，与君药相须为用。脾能化湿，以白术健脾燥湿制水，用为佐药。阳能化水，又佐以桂枝温阳化气以助利水，病兼表证则解表散邪。诸药配伍，共奏利水渗湿、温阳化气、兼以解表之效。

[常考考点] 五苓散的组成、功用、主治及配伍。

猪苓汤（《伤寒论》）

方歌：猪苓汤用猪茯苓，泽泻滑石阿胶并，小便不利兼烦渴，利水养阴热亦平。

组成：猪苓　茯苓　泽泻　阿胶　滑石各一两

功用：利水渗湿，养阴清热。

主治：水热互结伤阴证。小便不利，发热，口渴欲饮，或心烦不寐，或兼有咳嗽、呕恶、下利，舌红苔白或微黄，脉细数。又治热淋血淋。

配伍意义：本方证因伤寒之邪传入于里，化而为热，与水相搏，水热互结，热伤阴津所致。治宜利水清热养阴。方中以猪苓为君，取其归肾、膀胱经，专以淡渗利水。臣以泽泻、茯苓之甘淡，以增猪苓利水渗湿之力，且泽泻性寒兼可泄热，茯苓尚可健脾以助运湿。佐入滑石之甘寒，利水、清热两彰其功；阿胶滋阴润燥，既益已伤之阴，又防诸药渗利重伤阴血。五药合方，利水渗湿为主，清热养阴为辅，体现了利水而不伤阴、滋阴而不碍湿的配伍特点。水湿去，邪热清，阴津复，诸症自除。血淋而小便不利者，亦可用本方利水通淋、清热止血。

［常考考点］猪苓散的组成、功用、主治及配伍。

防己黄芪汤（《金匮要略》）

方歌：防己黄芪金匮方，白术甘草枣生姜，汗出恶风兼身重，表虚湿盛服之康。

组成：防己一两　甘草半两　白术七钱半　黄芪一两一分　生姜四片　大枣一枚

功用：益气祛风，健脾利水。

主治：表虚之风水或风湿证。汗出恶风，身重或肿，或肢节疼痛，小便不利，舌淡苔白，脉浮。

配伍意义：本方所治风水或风湿，乃因表虚卫气不固，风湿之邪伤于肌表，水湿郁于肌腠所致。风湿在表，当从汗解，表气不足，又不可单行解表除湿，只宜益气固表与祛风行水并施。方中以防己、黄芪共为君药，防己祛风行水，黄芪益气固表，兼可利水。两者相合，祛风除湿而不伤正，益气固表而不恋邪，使风湿俱去，表虚得固。臣以白术补气健脾祛湿，既助防己祛湿行水之功，又增黄芪益气固表之力。佐姜、枣调和营卫。甘草和中，兼可调和诸药，是为佐使之用。诸药相伍，祛风除湿与益气固表并用，扶正与祛邪兼顾，使风湿俱祛，诸症自除。

［常考考点］防己黄芪汤的组成、功用、主治及配伍。

【知识纵横比较】

五苓散和猪苓汤的比较

方剂名称	相同点	不同点
五苓散	两方中均含有泽泻、猪苓、茯苓，皆治小便不利、身热口渴，为利水渗湿之常用方	此证乃因水湿内盛，膀胱气化不利所致。故配伍桂枝温阳化气兼解太阳未尽之邪；白术健脾燥湿，共成温阳化气利水之剂
猪苓汤		证乃因邪气入里化热，水热互结，灼伤阴津而成里热阴虚，水气不利之证。故配伍滑石清热利湿，阿胶滋阴润燥，共成利水清热养阴之方

五苓散、猪苓汤和防己黄芪汤的比较

方剂名称	相同点	不同点
五苓散	均治水湿壅盛证，见小便不利、水肿	舌苔白，脉浮
猪苓汤		口渴，舌红，脉细数
防己黄芪汤		汗出恶风，身重，舌淡苔白，脉浮

细目五　温化寒湿

【考点突破攻略】

苓桂术甘汤（《金匮要略》）

方歌：苓桂术甘化饮剂，温阳健脾化饮气，饮邪上逆胸胁满，水饮下行悸眩去。

组成：茯苓四两　桂枝三两　白术三两　炙甘草二两

功用：温阳化饮，健脾利水。

主治：中阳不足之痰饮。胸胁支满，目眩心悸，短气而咳，舌苔白滑，脉弦滑或沉紧。

配伍意义：本方所治痰饮乃中阳素虚，脾失健运，气化不利，水湿内停所致。仲景云："病痰饮者，当以温药和之。"（《金匮要略》）故治当温阳化饮，健脾利水。本方重用甘淡之茯苓为君，健脾利水，渗湿化饮，既能消除已聚之痰饮，又善平饮邪之上逆。桂枝为臣，功能温阳化气，平冲降逆。苓、桂相合为温阳化气，利水平冲之常用组合。白术为佐，功能健脾燥湿，苓、术相须，为健脾祛湿的常用组合，在此体现了治生痰之源以治本之意；桂、术同用，也是温阳健脾的常用组合。炙甘草用于本方，其意有三：一可合桂枝以辛甘化阳，以襄助温补中阳之力；二可合白术益气健脾，培土以利制水；三可调和诸药，功兼佐使之用。四药合用，温阳健脾以助化饮，淡渗利湿以平冲逆。全方温而不燥，利而不峻，标本兼顾，配伍严谨，为治疗痰饮病之和剂。

此方服后，当小便增多，是饮从小便而去之征，故原方用法之后有"小便则利"之说。此亦即《金匮要略》"夫短气有微饮者，当从小便去之"之意。

［常考考点］苓桂术甘汤的组成、功用、主治及配伍。

真武汤（《伤寒论》）

方歌：真武汤壮肾中阳，苓芍术附加生姜，少阴腹痛有水气，悸眩惊惕保安康。

组成：茯苓三两　芍药三两　生姜三两　白术二两　炮附子一枚

功用：温阳利水。

主治：

（1）阳虚水泛证。小便不利，四肢沉重疼痛，浮肿，腰以下为甚，畏寒肢冷，腹痛，下利，或咳，或呕，舌淡胖，苔白滑，脉沉细。

（2）太阳病发汗太过，阳虚水泛证。汗出不解，其人仍发热，心下悸，头眩，身瞤动，振振欲擗地。

配伍意义：本方所治之证乃脾肾阳气虚弱，水气泛溢所致。治当温阳利水。方中附子温壮肾阳，以化气行水；兼暖脾土，以温运水湿，为君药。脾主制水，以白术健脾燥湿，使水有所制；茯苓淡渗利湿，使水湿从小便而去，并助白术健脾，共为臣药。水溢肌肤，故佐以生姜温散，既助附子温阳散寒，又合茯苓、白术宣散水湿。佐以芍药，一者利小便以行水；二者柔肝缓急以止腹痛；三者敛阴舒筋以治筋肉瞤动；四者防止温燥药物伤耗阴津，以利久服缓治。诸药配伍，以奏温阳利水之效。

全方配伍特点：辛热渗利合法，纳酸柔于温利之中，脾肾兼顾，重在温肾。

运用：

（1）辨证要点：本方为温阳利水之基础方。临床应用以小便不利，肢体沉重或浮肿，舌质淡胖，苔白，脉沉为辨证要点。

（2）加减变化：若水寒射肺而咳者，加干姜、细辛以温肺化饮，五味子以敛肺止咳；若阴盛阳衰而下利甚者，可去芍药之阴柔，加干姜以助温里散寒；若水寒犯胃而呕者，加重生姜用量以和胃降逆，或再加吴茱萸、半夏以助温胃止呕。

（3）使用注意：凡肝肾阴虚、肺胃阴虚、心阴虚等阴虚津液亏损证者，虽小便不利、心悸头眩，亦应忌用本方。

［常考考点］真武汤的组成、功用、主治及配伍。

实脾散（《重订严氏济生方》）

方歌：实脾苓术与木瓜，甘草木香大腹加，草果附姜兼厚朴，虚寒阴水效堪夸。

组成：厚朴　白术　木瓜　木香　草果仁　大腹子　炮附子　白茯苓　炮干姜各一两　炙甘草半两　生姜五片　大枣一枚

功用：温阳健脾，行气利水。

主治：脾肾阳虚，水气内停之阴水。身半以下肿甚，手足不温，口中不渴，胸腹胀满，大便溏薄，舌苔白腻，脉沉弦而迟者。

配伍意义：本方所治之水肿，亦谓阴水，乃由脾肾阳虚，阳不化水，水气内停所致。治以温阳健脾，行气利水。方中附子、干姜为君，温肾暖脾，扶阳抑阴。茯苓、白术为臣，渗湿健脾，使水湿从小便去。木瓜除湿醒脾和中；厚朴、木香、大腹子（槟榔）、草果行气导滞，使气化则湿化，气顺则胀消；草果、厚朴兼可燥湿；槟榔兼能利水；木瓜燥湿和中，共为佐药。甘草、生姜、大枣益脾和中；生姜兼能温散水气；甘草调和诸药，共为佐使药。诸药相伍，共奏温阳健脾、行气利水之效。

全方配伍特点：辛热与淡渗合法，纳行气于温利之中，脾胃兼顾，主以实脾。

运用：

（1）辨证要点：本方为治疗脾肾阳虚水肿之常用方。临床应用以身半以下肿甚，胸腹胀满，舌淡苔腻，脉沉迟为辨证要点。

（2）加减变化：若气短乏力，倦惰懒言者，可加黄芪补气以助行水；小便不利，水肿甚者，可加猪苓、泽泻以增利水消肿之功；大便秘结者，可加牵牛子通利二便。

［常考考点］实脾散的组成、功用、主治及配伍。

【知识纵横比较】

五苓散和苓桂术甘汤的比较

方剂名称	相同点	不同点
五苓散	两方中均含有茯苓、桂枝、白术，均为温阳化饮之常用方	以泽泻为君，臣以茯苓、猪苓，直达下焦，利水渗湿为主。主治饮停下焦之头眩、脐下悸，或吐涎沫等症
苓桂术甘汤		以茯苓为君，臣以桂枝温阳化饮为主，四药皆入中焦脾胃。主治饮停中焦之胸胁支满、头眩、心下悸等症

真武汤和实脾散的比较

方剂名称	相同点	不同点
真武汤	两方中均含有茯苓、白术、附子，均治阳虚水肿，具温补脾肾、利水渗湿之功	以附子为君，不用干姜，故偏于温肾；温阳利水之中又佐以芍药敛阴柔筋，缓急止痛。故其主治阳虚水肿见腹痛下利、四肢沉重疼痛等
实脾散		以附子、干姜共为君药，故温脾之力胜于真武汤。主治阳虚水肿兼有胸腹胀满等气滞见症者

细目六　祛湿化浊

【考点突破攻略】

完带汤（《傅青主女科》）

方歌：完带二术与人参，山药白芍配草陈，柴胡车前黑芥穗，脾虚带下效无伦。

组成：白术一两　苍术三钱　山药一两　人参二钱　白芍五钱　车前子三钱　甘草一钱　陈皮五分　黑芥穗五分　柴胡六分

功用：补脾疏肝，化湿止带。

主治：脾虚肝郁，湿浊带下。带下色白，清稀如涕，面色㿠白，倦怠便溏，舌淡苔白，脉缓或濡弱。

配伍意义：本方所治之证因脾虚肝郁，带脉失约，湿浊下注所致。治宜补脾益气，疏肝解郁，化湿止带。方中重用白术、山药为君，补脾祛湿，使脾气健运，湿浊得消；山药兼能固肾止带。人参补中益气，助君药补脾之力；苍术燥湿运脾，以增祛湿化浊之力；白芍柔肝理脾，肝木达而脾土自强；车前子渗利水湿，使湿浊从小便分利，共为臣药。陈皮理气燥湿；柴胡、黑荆芥，得白术则升发脾胃清阳，配白芍则疏肝解郁，共为佐药。甘草调药和中，用为使药。诸药相配，共奏补脾疏肝、化湿止带功效。

全方配伍特点：扶土抑木，补中寓散，升清除湿，肝脾同治，重在治脾。

运用：

（1）辨证要点：本方为治脾虚肝郁，湿浊下注带下之常用方。临床应用以带下清稀色白，舌淡苔白，脉濡缓为辨证要点。

（2）加减变化：若兼湿热，带下兼黄色者，加黄柏、龙胆草以清热燥湿；兼有寒湿，小腹疼痛者，加炮姜、盐茴香以温中散寒；腰膝酸软者，加杜仲、续断以补益肝肾；日久病滑脱者，加龙骨、牡蛎以固涩止带。

［常考考点］完带汤的组成、功用、主治及配伍。

萆薢分清饮(《杨氏家藏方》)

方歌：萆薢分清石菖蒲，甘草乌药益智俱，或益茯苓盐煎服，淋浊留连自可除。

组成：益智仁　川萆薢　石菖蒲　乌药各等分　盐

功用：温肾利湿，分清化浊。

主治：下焦虚寒之膏淋、白浊。小便频数，混浊不清，白如米泔，凝如膏糊，舌淡苔白，脉沉。

[常考考点] 萆薢分清饮的组成、功用、主治。

细目七　祛风胜湿

【考点突破攻略】

羌活胜湿汤(《内外伤辨惑论》)

方歌：羌活胜湿草独芎，蔓荆藁本加防风，湿邪在表头腰痛，发汗升阳经络通。

组成：羌活　独活各一钱　藁本　防风　炙甘草各五分　川芎二分　蔓荆子三分

功用：祛风胜湿止痛。

主治：风湿犯表之痹证。肩背痛不可回顾，头痛身重，或腰脊疼痛，难以转侧，苔白，脉浮。

配伍意义：本方主治为汗出当风，或久居湿地，风湿之邪侵袭肌表之证。风湿在表，宜从汗解，故以祛风胜湿为法。方中羌活、独活共为君药，二者皆为辛苦温燥之品，其辛散祛风，味苦燥湿，性温散寒，故皆可祛风除湿、通利关节。其中羌活善祛上部风湿，独活善祛下部风湿。两药相合，能散一身上下之风湿，通利关节而止痹痛。臣以防风，祛风胜湿，且善止头痛。川芎活血行气，祛风止痛，用为臣药。蔓荆子祛风止痛，蒿本疏散太阳经之风寒湿邪，且善达颠顶止头痛，俱为佐药。使以甘草调和诸药。纵观全方，以辛苦温散之品为主组方，共奏祛风胜湿之效，使客于肌表之风湿随汗而解。

[常考考点] 羌活胜湿汤的组成、功用、主治及配伍。

独活寄生汤(《备急千金要方》)

方歌：独活寄生艽防辛，芎归地芍桂苓均，杜仲牛膝人参草，冷风顽痹屈能伸。

组成：独活三两　桑寄生　杜仲　牛膝　细辛　秦艽　茯苓　肉桂心　防风　川芎　人参　甘草　当归　芍药　干地黄各二两

功用：祛风湿，止痹痛，益肝肾，补气血。

主治：痹证日久，肝肾两虚，气血不足证。腰膝疼痛、痿软，肢节屈伸不利，或麻木不仁，畏寒喜温，心悸气短，舌淡苔白，脉细弱。

配伍意义：本方所治之证乃风寒湿日久不愈，肝肾不足，气血虚弱所致。治当祛风湿，止痹痛，益气血，补肝肾。方中重用独活为君，性善下行，治伏风，除久痹，以祛下焦与筋骨间的风寒湿邪。以细辛、防风、秦艽、桂心为臣，其中细辛长于入少阴肾经，搜剔阴经之风寒湿邪，除经络留湿；秦艽祛风湿，舒筋络，利关节；桂心温经散寒，通利血脉；防风祛一身之风湿。君臣相伍，祛风寒湿邪，止痹痛。佐以桑寄生、杜仲、牛膝，补益肝肾，强壮筋骨，且桑寄生兼可祛风湿，牛膝兼能活血通筋脉；当归、川芎、干地黄、白芍养血和血；人参、茯苓、甘草健脾益气。诸药合用，补肝肾，益气血。其中白芍与甘草相合，尚能柔肝缓急，以助舒筋止痛；当归、川芎、牛膝、肉桂心活血，寓“治风先治血，血行风自灭”之意。甘草调和诸药，兼使药之用。诸药配伍，共奏祛风湿、止痹痛、益气血、补肝肾之效。

全方配伍特点：辛温行散与甘温滋柔合法，纳益肝肾、补气血于祛邪蠲痹之中，邪正兼顾。

运用：

(1)辨证要点：本方为治疗久痹而致肝肾两虚，气血不足证之常用方。临床应用以腰膝冷痛，肢节屈伸不利，心悸气短，脉细弱为辨证要点。

(2)加减变化：痹证疼痛较剧者，可酌加制川乌、制草乌、白花蛇舌草等以助搜风通络，活血止痛；寒邪偏盛者，酌加附子、干姜以温阳散寒；湿邪偏盛者，去地黄，酌加防已、薏苡仁、苍术以祛湿消肿；正虚不甚者，可减地黄、人参。

［常考考点］独活寄生汤的组成、功用、主治及配伍。

【知识纵横比较】

九味羌活汤和羌活胜湿汤的比较

方剂名称	相同点	不同点
九味羌活汤	两方中均含有羌活、防风、川芎、甘草，均可祛风胜湿，止头身痛	解表之力较著，且辛散温燥之中佐以寒凉清热之品。故主治外感风寒湿邪兼有里热之证，以恶寒发热为主，兼口苦微渴
羌活胜湿汤		善祛一身上下之风湿，而解表之力较弱。故主治风湿客表之证，以头身重痛为主，表证不著

【例题实战模拟】

A1 型题

1. 宣上、畅中、渗下的主要代表方剂是

A. 三仁汤　B. 藿香正气散　C. 甘露消毒丹　D. 藿朴夏苓汤　E. 黄芩滑石汤

2. 三仁汤中“三仁”是指

A. 杏仁、白蔻仁、薏苡仁　B. 杏仁、郁李仁、薏苡仁　C. 杏仁、桃仁、薏苡仁
D. 杏仁、白蔻仁、郁李仁　E. 冬瓜仁、白蔻仁、薏苡仁

3. 组成中同时含有白术、苍术的是

A. 平胃散　B. 完带汤　C. 实脾散　D. 藿香正气散　E. 肾着汤

4. 苓桂术甘汤的君药是

A. 茯苓　B. 白术　C. 桂枝　D. 甘草　E. 茯苓、桂枝

5. 连朴饮的功用是

A. 利湿化浊，清热解毒　B. 燥湿运脾，行气和胃　C. 清热化湿，理气和中
D. 疏风解表，化湿和中　E. 清热利湿，疏风止痛

6. 具有益气祛风、健脾利水功效的方剂是

A. 五苓散　B. 藿香正气散　C. 羌活胜湿汤　D. 防己黄芪汤　E. 理中丸

7. 苓桂术甘汤中桂枝的作用是

A. 平冲降逆　B. 发汗解表　C. 温阳化饮　D. 温经通络　E. 温阳健脾

8. 甘露消毒丹的主治证是

A. 湿热霍乱　B. 湿热黄疸　C. 湿温时疫　D. 湿滞脾胃　E. 湿热下注

9. 组成中不含生姜的方剂是

A. 防己黄芪汤　B. 平胃散　C. 藿香正气散　D. 完带汤　E. 真武汤

A2 型题

10. 患者，胸胁支满，目眩心悸，或短气而咳，舌苔白滑，脉弦滑。治宜选用

A. 平胃散　B. 苓桂术甘汤　C. 真武汤　D. 实脾散　E. 藿香正气散

11. 患者症见脘腹胀满，不思饮食，口淡无味，恶心呕吐，嗳气吞酸，肢体沉重，倦怠嗜卧，舌苔白腻，脉缓。治宜选用

A. 藿香正气散　B. 三仁汤　C. 平胃散　D. 益胃汤　E. 参苓白术散

12. 患者症见小便不利，头痛微热，烦渴欲饮，脐下动悸，吐涎沫，头目眩晕，舌苔白，脉浮。治宜选用

A. 五苓散　B. 猪苓汤　C. 防己黄芪汤　D. 真武汤　E. 实脾散

13. 患者症见汗出恶风，身重微肿，小便不利，舌淡苔白，脉浮。治宜选用

A. 五苓散　B. 猪苓汤　C. 防己黄芪汤　D. 真武汤　E. 实脾散

14. 患者症见畏寒肢冷，小便不利，心下悸动，头晕目眩，站立不稳，浮肿，腰以下为甚，舌质淡胖，边有齿痕，脉沉细。治宜选用

A. 五苓散　B. 猪苓汤　C. 实脾散　D. 防己黄芪汤　E. 真武汤

15. 患者症见尿频尿急，溺时涩痛，淋沥不畅，尿色混赤，口燥咽干，舌苔黄腻，脉滑数。治宜选用

A. 茵陈蒿汤　B. 导赤散　C. 小蓟饮子　D. 八正散　E. 萆薢分清饮

16. 患者症见腰膝酸痛、痿软，肢节屈伸不利，畏寒喜温，心悸气短，舌淡苔白，脉细弱。治宜选用

A. 大秦艽汤　B. 九味羌活汤　C. 小活络丹　D. 济生肾气丸　E. 独活寄生汤

B1 型题

A. 燥湿运脾，行气和胃　B. 解表化湿，理气和中　C. 清热利湿，清热退黄
D. 清热泻火，利水通淋　E. 宣畅气机，清利湿热

17. 三仁汤的功效是

18. 八正散的功效是

A. 萆薢分清饮　B. 导赤散　C. 平胃散　D. 茵陈蒿汤　E. 八正散

19. 治疗湿热淋证的是

20. 治疗湿热黄疸的是

【参考答案】

1. A　2. A　3. B　4. A　5. C　6. D　7. C　8. C　9. D　10. B　11. C　12. A　13. C　14. E　15. D　16. E　17. E　18. D　19. E　20. D

第十八单元　祛痰剂

细目一　概述

【考点突破攻略】

1. 祛痰剂的适用范围　祛痰剂主要适用于痰病。痰有广义与狭义之分：狭义之痰是专指有形之痰；而广义之痰是泛指诸多符合痰的病证表现与病理变化，病变部位比较广泛，如《医方集解》曰："在肺则咳，在胃则呕，在头则眩，在心则悸，在背则冷，在胁则胀，其变不可胜穷也。"痰病见有咳嗽、气喘、呕吐、中风、头晕目眩、头痛、胸痹、癫、狂、痫、瘰疬等症，均可使用祛痰剂治疗。

2. 祛痰剂的应用注意事项

（1）应辨清病变属性，热痰宜清，寒痰宜温，风痰宜息等。

（2）辨治痰病，治痰必治脾，治脾以绝生痰之源。

（3）治痰药多伤津，治痰应当兼顾阴津，以免化痰伤津。

（4）治热宜清，但治痰必用温，必须酌情配伍温药，即"病痰饮者，当以温药和之"。

细目二　燥湿化痰

【考点突破攻略】

二陈汤（《太平惠民和剂局方》）

方歌：二陈汤用半夏陈，益以茯苓甘草臣，利气和中燥湿痰，煎加生姜与乌梅。

组成：半夏　橘红各五两　白茯苓三两　炙甘草一两半　生姜七片　乌梅一个

功用：燥湿化痰，理气和中。

主治：湿痰证。咳嗽痰多，色白易咳，恶心呕吐，胸膈痞闷，肢体困重，或头眩心悸，舌苔白滑或腻，脉滑。

配伍意义：本方证因脾失健运，湿无以化，湿聚成痰所致。治宜燥湿化痰，理气和中。方中以辛温性燥之半夏为君，

燥湿化痰，和胃降逆。橘红为臣，理气行滞，燥湿化痰。君臣相配，其意有二：一是等量合用，相辅相成，以增强燥湿化痰之力，并体现治痰先理气，气顺则痰消之意；二是半夏、橘红皆以陈久者良，而无过燥之弊，故方名“二陈”，半夏、橘红为本方燥湿化痰的基本结构。佐以茯苓健脾渗湿；生姜监制半夏之毒，又助半夏化痰降逆、和胃止呕；少佐乌梅收敛肺气，与半夏、橘红相伍，散中兼收，防其燥散伤正，且有“欲劫之而先聚之”之意。甘草为佐使，健脾和中，调和诸药。诸药合用，共奏燥湿化痰、理气和中之效。

[常考考点] 二陈汤的组成、功用、主治及配伍。

温胆汤（《三因极一病证方论》）

方歌：温胆汤中苓半草，枳竹陈皮加姜枣，虚烦不眠证多端，此系胆虚痰热扰。

组成：半夏　竹茹　枳实各二两　陈皮三两　炙甘草一两　茯苓一两半　姜五片　枣一枚

功用：理气化痰，清胆和胃。

主治：胆胃不和，痰热内扰证。胆怯易惊，头眩心悸，心烦不眠，夜多易梦；或呕恶呃逆，眩晕，癫痫。苔白腻，脉弦滑。

配伍意义：本方证是因胆胃不和，痰热内扰所致。治宜理气化痰，清胆和胃。方中以辛温之半夏为君，燥湿化痰，和胃止呕。臣以甘而微寒之竹茹，清热化痰，除烦止呕；半夏与竹茹相伍，一温一凉，化痰和胃，止呕除烦。辛苦温之陈皮，理气行滞，燥湿化痰；辛苦微寒之枳实，降气导滞，消痰除痞；陈皮与枳实相合，亦一温一凉，理气化痰；茯苓，健脾渗湿；生姜、大枣调和脾胃，生姜兼制半夏毒性，以上共为佐药。甘草为使，调和诸药。本方诸药配伍，温凉兼进，不寒不燥，共奏理气化痰、清胆和胃之效。

[常考考点] 温胆汤的组成、功用、主治及配伍。

【知识纵横比较】

二陈汤和温胆汤比较

方剂名称	相同点	不同点
二陈汤	均主治湿痰证，见呕恶、眩晕、苔白腻、脉滑	咳嗽痰多，色白易咳
温胆汤		虚烦不眠，胆怯易惊，脉弦滑

细目三　清热化痰

【考点突破攻略】

清气化痰丸（《医方考》）

方歌：清气化痰胆星蒌，夏芩杏陈枳实投，茯苓姜汁糊为丸，气顺火消痰自失。

组成：陈皮　杏仁　枳实　黄芩　瓜蒌仁　茯苓各一两　胆南星　制半夏各一两半　姜汁

功用：清热化痰，理气止咳。

主治：痰热咳嗽。咳嗽气喘，咳痰黄稠，胸膈痞闷，甚则气急呕恶，烦躁不宁，舌质红，苔黄腻，脉滑数。

配伍意义：本方所治痰热多由外邪不解，入里化热，热灼肺津而成痰。治当清热化痰，理气止咳。方中胆南星味苦性凉，清热化痰，善治痰热为君；瓜蒌仁甘寒，清热化痰，且能导痰热从大便而下；半夏燥湿化痰，黄芩清降肺热，二者相配，相辅相成，又相制相成，共为臣药。治痰当须顺气，故以枳实破气化痰以宽胸，杏仁肃降肺气以宣上，陈皮理气化痰以畅中，茯苓益气健脾渗湿以杜绝生痰之源，共为佐药。姜汁化痰开结，为佐使药。诸药配伍，以使肺热得清，痰热得化，气机得畅，诸症悉平。

[常考考点] 清气化痰丸的组成、功用、主治及配伍。

小陷胸汤（《伤寒论》）

方歌：小陷胸汤连夏蒌，宽胸开结涤痰优，膈上热痰痞满痛，舌苔黄腻服之休。

组成：黄连一两　半夏半升　瓜蒌实大者一枚

功用：清热化痰，宽胸散结。

主治：痰热互结之小结胸证。胸脘痞闷，按之则痛，或心胸闷痛，或咳痰黄稠，舌红苔黄腻，脉滑数。

配伍意义：本方原治伤寒表证误下，邪热内陷，与痰浊结于心下的小结胸病。治宜清热涤痰，宽胸散结。方中全瓜蒌甘寒，清热涤痰，宽胸散结，是为君药。用时先煮，意在“以缓治上”，而通胸膈之痹。臣以黄连苦寒泄热除痞，佐以半夏辛温化痰散结。两者合用，一苦一辛，体现辛开苦降之法；与瓜蒌相伍，润燥相得，为清热化痰、散结开痞的常用组合。本方证为痰热互结心下，病位局限，病情相对较轻，病势较缓，仅见胸脘痞闷、按之始痛、脉象浮滑，故用瓜蒌与黄连、半夏相伍，清热涤痰散结。

［常考考点］小陷胸汤的组成、功用、主治及配伍。

【知识纵横比较】

清气化痰汤与小陷胸汤的比较

方剂名称	相同点	不同点
清气化痰丸	主治热痰证，见咳痰黄稠、舌苔黄腻、脉滑数	兼见胸膈痞满，气急喘促
小陷胸汤		兼见胸脘痞闷，按之则痛

细目四　润燥化痰

【考点突破攻略】

贝母瓜蒌散（《医学心悟》）

方歌：贝母瓜蒌花粉研，橘红桔梗茯苓添，呛咳咽干痰难出，润燥化痰病自安。

组成：贝母一钱五分　瓜蒌一钱　天花粉　茯苓　橘红　桔梗各八分

功用：润肺清热，理气化痰。

主治：燥痰咳嗽。咳嗽痰少，咳痰不爽，涩而难出，咽喉干燥，苔白而干。

配伍意义：本方证因燥热伤肺，灼津成痰所致。治宜润肺清热，理气化痰。方中以贝母润肺清热，化痰止咳，为君药。瓜蒌清肺润燥，开结涤痰，为臣药。佐以天花粉，清降肺热，生津润燥。痰因湿聚，湿自脾来，痰又易阻滞气机，故佐以橘红理气化痰，茯苓健脾渗湿，但因橘红温燥、茯苓渗利，故用量较轻。桔梗宣肺化痰，且引诸药入肺经，亦为佐药。诸药配伍，清润宣化并用，肺脾同调，以润肺化痰为主，润肺不留痰，化痰不伤津，共奏润肺清热、理气化痰之效。

［常考考点］贝母瓜蒌散的组成、功用、主治及配伍。

【知识纵横比较】

贝母瓜蒌散、清燥救肺汤和麦门冬汤的比较

方剂名称	相同点	不同点
贝母瓜蒌散	同治燥咳	证为燥热伤肺，灼津为痰所致。故方中以贝母、瓜蒌为主，旨在润燥化痰。主治燥痰咳嗽，痰稠难咳
清燥救肺汤		为新感温燥，耗气伤阴。故方中以桑叶宣肺，配伍石膏清热，麦冬润燥，人参益气，旨在清宣燥热。主治温燥伤肺，身热头痛、干咳少痰、口渴等
麦门冬汤		为肺胃阴虚，气火上逆。故方中以大量麦冬配伍半夏、人参，旨在滋阴润肺，降逆下气。主治虚热肺痿，咳唾涎沫等

细目五 温化寒痰

【考点突破攻略】

苓甘五味姜辛汤（《金匮要略》）

方歌：苓甘五味姜辛汤，温阳化饮常用方，半夏杏仁均可入，寒痰冷饮保安康。

组成：茯苓四两 甘草三两 干姜三两 细辛三两 五味子半升

功用：温肺化饮。

主治：寒饮咳嗽。咳嗽痰多，清稀色白，或喜唾涎沫，胸满不舒，舌苔白滑，脉弦滑。

［常考考点］苓甘五味姜辛汤的组成、功用、主治。

三子养亲汤（《韩氏医通》）

方歌：三子养亲祛痰方，芥苏莱菔共煎汤，大便实硬加熟蜜，冬寒更可加生姜。

组成：紫苏子 白芥子 莱菔子（原著本方无用量）

功用：温肺化痰，降气消食。

主治：痰壅气逆食滞证。咳嗽喘逆，痰多胸痞，食少难消，舌苔白腻，脉滑。

［常考考点］三子养亲汤的组成、功用、主治。

【知识纵横比较】

苓甘五味姜辛汤与三子养亲汤的比较

方剂名称	相同点	不同点
苓甘五味姜辛汤	均治寒痰证，症见咳吐白痰、质稀、畏寒肢冷、苔白腻、脉沉	兼见咳痰量多，清稀色白，脉弦滑
三子养亲汤		兼见胸痞，食少难消

细目六 化痰息风

【考点突破攻略】

半夏白术天麻汤（《医学心悟》）

方歌：半夏白术天麻汤，苓草橘红大枣姜，眩晕头痛风痰证，热盛阴亏切莫尝。

组成：半夏一钱五分 天麻 茯苓 橘红各一钱 白术三钱 甘草五分 生姜一片大枣二枚

功用：化痰息风，健脾祛湿。

主治：风痰上扰证。眩晕，头痛，胸膈痞闷，恶心呕吐，舌苔白腻，脉弦滑。

配伍意义：本方证因脾湿生痰，湿痰壅遏，引动肝风，风痰上扰清空所致。治宜化痰息风，健脾祛湿。方中半夏燥湿化痰，降逆止呕；天麻平肝息风，止眩晕。两者配伍为治风痰眩晕头痛之要药，共为君药。李东垣《脾胃论》云：“足太阴痰厥头痛，非半夏不能疗；眼黑头眩，风虚内作，非天麻不能除。”臣以白术、茯苓健脾祛湿，以治生痰之源。佐以橘红理气化痰，使气顺则痰消。佐使甘草和中调药；生姜、大枣调和脾胃，生姜兼能制约半夏毒性。诸药配伍，风痰并治，标本兼顾，以化痰息风治标为主，健脾祛湿治本为辅，共奏化痰息风、健脾祛湿之效。本方是在二陈汤燥湿化痰的基础上，加入健脾燥湿之白术、平肝息风之天麻而组成。

［常考考点］半夏白术天麻汤的组成、功用、主治及配伍。

【例题实战模拟】

A1 型题

1. 治痰剂中常配伍的药物是

A. 祛湿药　B. 清热药　C. 补气药　D. 收涩药　E. 温里药

2. 二陈汤主治

A. 风寒咳嗽　B. 热痰咳嗽　C. 燥痰咳嗽　D. 湿痰咳嗽　E. 寒饮咳嗽

3. 温化寒痰的方剂是

A. 苓甘五味姜辛汤　B. 半夏白术天麻汤　C. 二陈汤　D. 贝母瓜蒌散　E. 茯苓丸

4. 温胆汤之功用不包括

A. 理气　B. 化痰　C. 清胆　D. 温胆　E. 和胃

5. 治疗痰热咳嗽的代表方是

A. 清气化痰丸　B. 贝母瓜蒌散　C. 苓甘五味姜辛汤　D. 二陈汤　E. 温胆汤

6. 清气化痰丸用法中以何和为小丸

A. 蜜　B. 水　C. 姜汁　D. 乳汁　E. 藕汁

A2 型题

7. 患者，症见胆怯易惊，虚烦不宁，失眠多梦，呕吐呃逆，癫痫。治宜选用

A. 定痫丸　B. 礞石滚痰丸　C. 清气化痰丸　D. 酸枣仁汤　E. 温胆汤

8. 患者，男，27 岁。症见咳嗽气喘，咳痰黄稠，胸膈痞满，烦躁不安，舌红，苔黄腻，脉滑数。治宜选用

A. 温胆汤　B. 半夏白术天麻汤　C. 清气化痰汤　D. 二陈汤　E. 贝母瓜蒌散

9. 患者，症见咳嗽痰多，色白易咳，恶心呕吐，胸膈痞满，肢体困重，舌苔白滑，脉滑。治宜选用

A. 二陈汤　B. 温胆汤　C. 半夏白术天麻汤　D. 贝母瓜蒌散　E. 清气化痰汤

B1 型题

A. 痰湿　B. 风痰　C. 燥痰　D. 热痰　E. 寒痰

10. 半夏白术天麻汤主治

11. 清气化痰汤主治

【参考答案】

1. A　2. D　3. A　4. D　5. A　6. C　7. E　8. C　9. A　10. B　11. D

第十九单元　消食剂

细目一　概述

【考点突破攻略】

1. 消食剂的适用范围　消食剂主要适用于饮食积滞。消食剂适应证比较缓、病情比较轻，治疗取“渐消缓散”之意，以缓缓消除饮食积滞为主。

2. 消食剂的应用注意事项

（1）应辨清病变属性，实证以消食为主，虚证以消补为主。

（2）应用消食剂，不宜长期服用，避免损伤脾胃之气。

细目二　消食化滞

【考点突破攻略】

保和丸（《丹溪心法》）

方歌：保和神曲与山楂，苓夏陈翘菔子加，炊饼为丸白汤下，消食和胃效堪夸。

组成：山楂六两　神曲二两　半夏　茯苓各三两　陈皮　连翘　莱菔子各一两

功用：消食化滞，理气和胃。

主治：食积证。脘腹痞满胀痛，嗳腐吞酸，恶食呕逆，或大便泄泻，舌苔厚腻，脉滑。

配伍意义：本方所治之证乃饮食不节，暴饮暴食所致。治当消食化滞，理气和胃。方中重用山楂，能消一切饮食积滞，善于消肉食之积，为君药。神曲消食健脾，善于化酒食陈腐油腻之积；莱菔子下气消食除胀，善于消谷面之积，共为臣药。三药并用，以消各种饮食积滞。半夏、陈皮理气化湿，和胃止呕；茯苓健脾和中，利湿止泻；连翘清热散结，共为佐药。诸药配伍，共奏消食和胃、清热祛湿之效，使食积得消，湿祛热清，胃气因和，诸症悉除。

[常考考点] 保和丸的组成、功用、主治及配伍。

枳实导滞丸（《内外伤辨惑论》）

方歌：枳实导滞首大黄，芩连术曲茯苓襄，泽泻蒸饼糊丸服，湿热积滞力能攘。

组成：大黄一两　枳实　神曲各五钱　茯苓　黄芩　黄连　白术各三钱　泽泻二钱

功用：消食导滞，清热祛湿。

主治：湿热食积证。脘腹胀痛，下痢泄泻，或大便秘结，小便短赤，舌苔黄腻，脉沉有力。

配伍意义：本方证因湿热食滞，内阻胃肠所致。治宜消积导滞，清热利湿。

[常考考点] 枳实导滞丸的组成、功用、主治及配伍。

【知识纵横比较】

保和丸和枳实导滞丸

方剂名称	相同点	不同点
保和丸	均主治食积内停，症见脘腹胀满、恶食呕逆、嗳腐吞酸、苔腻、脉滑或实	食积常规见症
枳实导滞丸		湿热食积证，症见大便失常、舌苔黄腻、脉沉有力

细目三　健脾消食

【考点突破攻略】

健脾丸（《证治准绳》）

方歌：健脾参术苓草陈，肉蔻香连合砂仁，楂肉山药曲麦炒，消补兼施此方寻。

组成：白术二两半　木香　酒炒黄连　甘草各七钱半　白茯苓二两　人参一两五钱　神曲　陈皮　砂仁　炒麦芽　山楂　山药　肉豆蔻以上各一两

功用：健脾和胃，消食止泻。

主治：脾虚食积证。食少难消，脘腹痞闷，大便溏薄，倦怠乏力，苔腻微黄，脉虚弱。

配伍意义：本方证因脾虚胃弱，运化失常，食积停滞，郁而生热所致。治当健脾与消食并举。人参、白术、茯苓为君，重在补气健脾运湿止泻。臣以山楂、神曲、麦芽消食和胃，除已停之积。再佐肉豆蔻、山药健脾止泻；木香、砂仁、陈皮理气开胃，醒脾化湿；黄连清热燥湿，以除食积所生之热。甘草补中和药，是为佐使之用。诸药合用，使脾健、食消、气畅、热清、湿化。

全方配伍特点：消补兼施，补重于消，补而不滞，消中寓清。

运用：

（1）辨证要点：本方为治疗脾虚食滞之常用方。临床应用以脘腹痞闷，食少难消，大便溏薄，苔腻微黄，脉虚弱为辨证要点。

（2）加减变化：湿甚者加车前子、泽泻以利水渗湿；兼寒者去黄连，加干姜以温中祛寒。本方为消补兼施之剂，但补益之药多壅滞，消克之品易伤脾，临床应用时应权衡轻重，配伍适宜。

[常考考点] 健脾丸的组成、功用、主治及配伍。

【例题实战模拟】

A1 型题

1. 保和丸的君药是

A. 神曲　B. 山楂　C. 陈皮　D. 莱菔子　E. 半夏

2. 枳实导滞丸的君药是

A. 大黄　B. 枳实　C. 枳实、大黄　D. 芒硝　E. 大黄、芒硝

3. 保和丸中清热散结的药物是

A. 神曲　B. 莱菔子　C. 栀子　D. 连翘　E. 连翘、栀子

4. 健脾丸和保和丸共有的药物是

A. 木香、麦芽　B. 神曲、山楂　C. 黄连、白术　D. 砂仁、莱菔子　E. 人参、茯苓

A2 型题

5. 患者，症见食少难消，脘腹痞闷，大便溏薄，倦怠乏力，苔腻微黄，脉虚弱。治宜选用

A. 保和丸　B. 枳术丸　C. 健脾丸　D. 木香槟榔丸　E. 枳实导滞丸

6. 患者，症见脘腹痞满，嗳腐吞酸，恶食呕逆，舌苔厚腻，脉滑。治宜选用

A. 木香槟榔丸　B. 健脾丸　C. 保和丸　D. 枳术丸　E. 枳实导滞丸

B1 型题

A. 消食和胃　B. 消食化积，清热利湿　C. 行气导滞，攻积泄热

D. 健脾和胃，消食止泻　E. 消痞除满，健脾和胃

7. 枳实导滞丸的功效是

8. 健脾丸的功效是

【参考答案】

1. B　2. A　3. D　4. B　5. C　6. C　7. B　8. D

第二十单元　驱虫剂

【考点突破攻略】

乌梅丸（《伤寒论》）

方歌：乌梅丸用细辛桂，黄连黄柏及当归，人参椒姜加附子，清上温下又安蛔。

组成：乌梅三百枚　细辛六两　干姜十两　黄连十六两　当归四两　炮附子六两　蜀椒四两　桂枝六两　人参六两　黄柏六两　蜜

功用：温脏安蛔。

主治：蛔厥证。脘腹阵痛，烦闷呕吐，时发时止，得食则吐，甚则吐蛔，手足厥冷，或久泻久痢。

配伍意义：蛔厥之证是因患者素有蛔虫，复由肠道虚寒，蛔虫上扰所致。本证既有虚寒的一面，又有虫扰气逆化热的一面，针对寒热错杂、蛔虫上扰的病机，治宜寒热并调、温脏安蛔之法。柯琴说“蛔得酸则静，得辛则伏，得苦则下”，因此方中重用味酸之乌梅，取其酸能安蛔，使蛔静则痛止，为君药。蛔虫躁动因于肠寒，蜀椒、细辛，药性辛温，辛可伏蛔，温可祛寒；黄连、黄柏性味苦寒，苦能下蛔，寒能清解因蛔虫上扰，气机逆乱所生之热，共为臣药。附子、桂枝、干姜皆为辛热之品，既可增强温脏祛寒之功，亦有辛可制蛔之力；当归、人参补养气血，且合桂枝养血通脉，以解四肢厥冷，均为佐药。以蜜为丸，甘缓和中为使药。诸药合用，共奏温脏安蛔之功。

本方所治的久泻久痢，实属脾胃虚寒，肠滑失禁，气血不足而湿热积滞未去之寒热虚实错杂证候。方中重用乌梅，酸收涩肠；人参、当归、桂枝、附子、干姜、细辛、蜀椒温阳散寒，补虚扶正；黄连、黄柏清热燥湿。诸药合用，切中病机，故可奏效。

全方配伍特点：酸苦辛并进，使蛔虫静伏而下；寒热佐甘温，则和肠胃扶正。

运用：

（1）辨证要点：本方为治疗脏寒蛔厥证的常用方。临床应用以腹痛时作，烦闷呕吐，常自吐蛔，手足厥冷为辨证要点。

（2）加减变化：本方以安蛔为主，杀虫之力较弱，临床运用时可酌加使君子、苦楝皮、榧子、槟榔等以增强驱虫作用。若热重者，可去附子、干姜；寒重者，可减黄连、黄柏；口苦，心下疼热甚者，重用乌梅、黄连，并加川楝子、白芍；无虚者，可去人参、当归；呕吐者，可加吴茱萸、半夏；大便不通者，可加大黄、槟榔。

［常考考点］乌梅丸的组成、功用、主治及配伍。

【例题实战模拟】

A1 型题

1. 治疗蛔厥证，宜选用

A. 四逆散　B. 连梅安蛔汤　C. 乌梅丸　D. 四逆汤　E. 化虫丸

2. 乌梅丸方中的君药是

A. 乌梅　B. 黄连　C. 细辛、干姜　D. 乌梅、黄连　E. 附子、桂枝

3. 不属于乌梅丸药物组成的是

A. 细辛　B. 干姜　C. 黄连　D. 桂枝　E. 肉桂

A2 型题

4. 患者症见心烦呕吐，时发时止，食入吐蛔，手足厥冷。治宜选用

A. 理中汤　B. 半夏泻心汤　C. 四逆汤　D. 乌梅丸　E. 藿香正气散

B1 型题

A. 乌梅　B. 附子　C. 干姜　D. 当归　E. 蜀椒、细辛

5. 乌梅丸中体现“蛔得酸则静”的药物是

6. 乌梅丸中体现“蛔得辛则伏”的药物是

【参考答案】

1. C　2. A　3. E　4. D　5. A　6. E

第二十一单元　治痈疡剂

细目一　概述

【考点突破攻略】

1. 治痈疡剂的适用范围　治痈疡剂主要适用于痈疽疮疡证。治疗多以散结消痈、托里透脓、补虚敛疮为法。

2. 治痈疡剂的应用注意事项

（1）应辨别病证的阴阳表里虚实。

（2）痈疡脓已成，不宜固执内消一法，应促其速溃，不致疮毒内攻；若毒邪炽盛，则需侧重清热解毒以增祛邪之力；若脓成难溃，又应配透脓溃坚之品。

（3）痈疡后期，疮疡虽溃，毒邪未尽时，切勿过早应用补法，以免留邪为患。

细目二　散结消痈

【考点突破攻略】

大黄牡丹汤（《金匮要略》）

方歌：金匮大黄牡丹汤，桃仁瓜子芒硝襄，肠痈初起腹按痛，苔黄脉数服之康。

组成：大黄四两　牡丹皮一两　桃仁五十个　冬瓜仁半升　芒硝三合

功用：泄热破瘀，散结消肿。

主治：肠痈初起，湿热瘀滞证。右少腹疼痛拒按，按之其痛如淋，甚则局部肿痞；或右足屈而不伸，伸则痛剧，小便自调；或时时发热，自汗恶寒，舌苔薄腻而黄，脉滑数。

配伍意义：本方所治之肠痈是因肠中湿热郁蒸，气血凝聚所致。治法当泄热祛湿，破瘀消痈。故方中以苦寒攻下之大黄为君，泄热逐瘀，涤荡肠中湿热瘀毒；丹皮亦为君药，清热凉血，活血散瘀。两药合用，泄热破瘀。臣以咸寒之芒硝，泻热导滞，软坚散结，助大黄荡涤湿热，使之速下；桃仁活血破瘀，配合丹皮以散瘀消肿。佐以甘寒滑利之冬瓜仁，为治内痈之要药，清肠利湿，导湿热从小便而去，并能排脓消痈。本方泻下、清利、破瘀诸法并用，共奏泄热破瘀、散结消肿之功，是治疗湿热瘀滞之肠痈初起的常用方剂。

［常考考点］大黄牡丹汤的组成、功用、主治及配伍。

仙方活命饮（《校注妇人良方》）

方歌：仙方活命金银花，防芷归陈草芍加，贝母花粉兼乳没，穿山角刺酒煎佳，一切痈毒能溃散，溃后忌服用勿差。

组成：白芷　贝母　防风　赤芍药　当归尾　甘草　皂角刺　穿山甲　天花粉　乳香　没药各一钱　金银花　陈皮各三钱　酒

功用：清热解毒，消肿溃坚，活血止痛。

主治：痈疡肿毒初起。局部红肿焮痛，或身热凛寒，苔薄白或黄，脉数有力。

配伍意义：本方主治疮疡肿毒初起之证。多为热毒壅聚，气滞血瘀痰结而成。阳证痈疮初起，治宜清热解毒为主，配合理气活血、化痰散结、消肿溃坚。方中金银花性味甘寒，最善清热解毒疗疮，前人称之"疮疡圣药"，故重用为君。然单用清热解毒，则气滞血瘀难消，肿结不散，又以当归尾、赤芍、乳香、没药、陈皮行气活血通络，消肿止痛，共为臣药。白芷、防风疏风散表，以助散结消肿；气机阻滞每可导致液聚成痰，故配用贝母、天花粉清热化痰排脓，可使未成之脓即消；穿山甲、皂角刺通行经络，透脓溃坚，可使已成之脓即溃，均为佐药。甘草清热解毒，并调和诸药；煎药加酒者，借其通行周身，助药力直达病所，共为使药。诸药合用，共奏清热解毒、消肿溃坚、活血止痛之功。

前人称本方为"疮疡之圣药，外科之首方"，适用于阳证而体实的各类疮疡肿毒。若用之得当，则"脓未成者即消，已成者即溃"。

全方配伍特点：消清并举，清解之中寓活血祛瘀之法，佐辛透散结之品消未成之脓，以消坚之物溃已成之脓。

运用：

（1）辨证要点：以红肿焮痛，或身热凛寒，苔薄白或黄，脉数有力为辨证要点。

（2）加减变化：根据疮疡肿毒所在不同部位，适当加入引经药，以使药力直达病所。本方除煎煮取汁内服外，其药渣可捣烂外敷。

（3）使用注意：本方用于痈肿未溃之前，若已溃者不宜；且性偏寒凉，阴证疮疡忌用。

［常考考点］仙方活命饮的组成、功用、主治及配伍。

苇茎汤（《外台秘要》引《古今录验方》）

方歌：苇茎瓜瓣苡桃仁，清肺化痰逐瘀能，热毒痰瘀致肺痈，脓成未成均胜任。

组成：苇茎一升　薏苡仁半升　瓜瓣半升　桃仁五十枚

功用：清肺化痰，逐瘀排脓。

主治：肺痈，热毒壅滞，痰瘀互结证。身有微热，咳嗽痰多，甚则咳吐腥臭脓血，胸中隐隐作痛，舌红苔黄腻，脉滑数。

[常考考点] 苇经汤的组成、功用和主治。

阳和汤(《外科证治全生集》)

方歌:阳和汤法解寒凝,贴骨流注鹤膝风,熟地鹿胶姜炭桂,麻黄白芥甘草从。

组成:熟地黄一两　麻黄五分　鹿角胶三钱　白芥子二钱　肉桂一钱　生甘草一钱　炮姜炭五分

功用:温阳补血,散寒通滞。

主治:阴疽。如贴骨疽、脱疽、流注、痰核、鹤膝风等,患处漫肿无头,皮色不变,酸痛无热,口中不渴,舌淡苔白,脉沉细或迟细。

配伍意义:阴疽多由素体阳虚,营血不足,寒凝痰滞,痹阻于肌肉、筋骨、血脉而成。治宜温阳补血,散寒通滞。方中重用熟地黄温补营血,填精补髓;鹿角胶温肾阳,益精血。二药合用,温阳补血,共为君药。肉桂、炮姜炭药性辛热,均入血分,温阳散寒,温通血脉,共为臣药。白芥子辛温,温化寒痰,通络散结,且善达皮里膜外;少量麻黄,辛温达卫,宣通毛窍,开肌腠,散寒凝,共为佐药。方中熟地黄、鹿角胶得麻、芥、姜、桂之宣通,则补而不滞;麻、芥、姜、桂得熟地黄、鹿角胶之滋补,则温散而不伤正。生甘草为使,解毒而调诸药。本方诸药合用,温阳与补血并用,祛痰与通络相伍,可使阳虚得补,营血得充,寒凝痰滞得除。

全方配伍特点:滋补之中寓温散之法,补而不滞。

运用:

(1)辨证要点:本方是治疗阴疽的常用方。临床应用以患处漫肿无头,皮色不变,酸痛无热者为辨证要点。

(2)加减变化:本方熟地黄用量宜重,麻黄用量宜轻。若气虚明显者,可加党参、黄芪甘温补气;阴寒重者,可加附子温阳散寒;肉桂亦可改为桂枝,加强温通血脉、和营通滞作用。

(3)使用注意:凡阳证疮疡红肿热痛,或阴虚有热,或疽已溃破者,皆不宜使用本方。马培之云:"此方治阴证,无出其右,用之得当,应手而愈。乳岩万不可用,阴虚有热及破溃日久者,不可沾唇。"(《重校外科证治全生集》)

[常考考点] 阳和汤的组成、功用、主治及配伍。

【例题实战模拟】

A1 型题

1. 下列不具有清热解毒作用的方剂是

A. 银翘散　B. 黄连解毒汤　C. 仙方活命饮　D. 大黄牡丹汤　E. 普济消毒饮

2. 治疗阴疽的方剂是

A. 黄芪桂枝五物汤　B. 当归四逆汤　C. 仙方活命饮　D. 阳和汤　E. 败毒散

A2 型题

3. 患者脚踝部忽然红肿热痛,肿毒初起,舌苔黄,脉数有力。治宜选用

A. 普济消毒饮　B. 仙方活命饮　C. 黄连解毒汤　D. 导赤散　E. 龙胆泻肝汤

B1 型题

A. 痈疡肿毒初起,红肿焮痛,身热凛寒,舌苔薄白或黄,脉数有力

B. 痈肿疔毒,大热烦扰,口燥咽干,舌红苔黄,脉数有力

C. 痈疡肿毒漫肿无头,酸痛不热,皮色不变,口中不渴,舌淡苔白,脉沉细

D. 头面红肿焮痛,咽喉不利,舌燥口渴,舌红苔白兼黄,脉浮数有力

E. 疮疡局部红肿热痛,疮形如粟,坚硬根深如钉丁之状,舌红,脉数

4. 治宜选用普济消毒饮的证候表现是

5. 治宜选用仙方活命饮的证候表现是

【参考答案】

1. D　2. D　3. B　4. D　5. A

中医经典

【本章通关攻略】

"中医经典"是2020年执业医师资格考试大纲变化中新增加的内容，包含《内经》《伤寒论》《金匮要略》《温病学》四门课程的核心内容。预测该单元分值将占综合笔试成绩的35～40分，而考查重点则是"经典"涉及的120条原文的理解和记忆。其中各科又各有特色，如《内经》侧重原文的记忆理解；《伤寒论》《金匮要略》在重视原文的基础上，侧重于类似证的鉴别和证的辨治特色；《温病学》则需重点掌握叶天士、薛生白和吴鞠通的辨证思想。

考生在复习过程中，要在背诵熟悉原文的基础上，加强对原文字、词、句的理解，并注意"经典"与相关科目的融会贯通，如中基、方剂及临床各科的相关疾病等。

第一单元　内　经

细目一　素问·上古天真论

【考点突破攻略】

要点　"上古之人，其知道者……度百岁乃去。"

【原文】

昔在黄帝，生[1]而神灵，弱而能言，幼而徇齐[2]，长而敦敏[3]，成而登天。乃问于天师曰：余闻上古之人，春秋皆度百岁，而动作不衰；今时之人，年半百而动作皆衰者，时世异耶？人将失之耶[4]？岐伯对曰：上古之人，其知道者，法于阴阳[5]，和于术数[6]，食饮有节，起居有常，不妄作劳[7]，故能形与神俱[8]，而尽终其天年[9]，度百岁乃去。今时之人不然也，以酒为浆[10]，以妄为常[11]，醉以入房，以欲竭其精，以耗[12]散其真，不知持满[13]，不时御神[14]，务快其心，逆于生乐，起居无节，故半百而衰也。

【注释】

[1]生：与下文的弱、幼、长、成，均指人体生长发育的不同阶段。生，生命之始，即出生之时。

[2]徇齐：指思维敏捷，反应迅速。

[3]敦敏：敦厚敏捷。

[4]人将失之耶：或是人自身违背养生之道的过失呢？

[5]法于阴阳：效法自然界寒暑往来的阴阳变化规律。

[6]和于术数：适当运用各种修身养性的方法。和，调和。术数，如呼吸、吐纳、气功、导引、按跻等调摄精神及锻炼身体的方法。张介宾注："修身养性之法。"

[7]不妄作劳：不过度劳作。妄，乱。作劳，劳作。

[8]形与神俱：身形与神气协调共存。俱，共存，协调。姚止庵注："形者神所依，神者形所根，神形相离，行尸而已。故惟知道者，为能形与神俱。"

[9]天年：天赋的寿数，即人的自然寿限。

[10]以酒为浆：把酒当作一般水饮来饮用，指嗜酒无度。浆，指各种水饮。

[11]以妄为常：把不正常的生活方式当成正常习惯。

[12]耗：通"好"，嗜好。

[13]不知持满：不懂得保持精气盈满。王冰注："言爱精保神如持盈满之器，不慎而动，则倾竭天真。"

[14]不时御神：不善于调摄精神。胡澍注："时，善也。'不时御神'谓'不善御神'也。"御，用。

【导学】

本段通过古今寿夭对比，论述了养生的原则和方法，指出了早衰的原因，提出了"形与神俱"的形神协调统一的医学健康观，指出人的自然寿命当超过百岁。

1. 养生的原则和方法　养生的原则包括两个方面：一要顺应外界四时气候的阴阳变化规律；二要养成良好的生活习

惯和作息规律。具体方法包括五个方面：一是法于阴阳，顺应四时，调养身心；二是和于术数，锻炼身体，保精养神；三是食饮有节，五味和调，滋养气血，日常饮食有节制、有规律；四是起居有常，按时作息，睡眠充足，怡养神气；五是不妄作劳，劳逸结合，保养形气。如此则保全精神，达到祛病延年，健康长寿的养生目的。

2. 失于调摄是引起人体早衰的根本原因 “今时之人”早衰的原因是不懂得养生之道，“以酒为浆”，损脾胃而伤气血生化之源；“醉以入房”，损肾精而伤人体精气之本；“以妄为常”“起居无节”，把不健康的生活方式当成常规的生活习惯，完全不懂得保持精气盈满，总是贪图一时的享乐，以致精气耗竭，真气匮乏，所以，年过半百就出现衰老的表现。上古之人能够顺应自然界四时阴阳的变化规律，实行各种养生方法，使形神协调，故能度百岁乃去。由此可见，人的寿命长短不是因为时代不同所导致的差异，而是由于人们失于调养、违背养生之道的缘故。

3. 形神统一的医学健康观 文中“形与神俱”的形神协调统一医学健康观，指出了形体与神气协调统一是人体健康长寿的基本保证。形为神之宅，神乃形之主，形与神两者相辅相成，不可分离。形壮则神旺，形为精所成，积精可以全神；神旺则形壮，神能驭气，炼气可使体健。形神关系用于诊法上，强调形神并察，得神者生，失神者死。

4. 人的自然寿命 《内经》认为，人的自然寿命应当超过百岁。如本篇“上古之人，春秋皆度百岁而动作不衰”，《灵枢·天年》的“人之寿百岁而死”，《尚书·洪范》也提出人之寿命为“百二十岁”，可知人类的自然寿数是一百二十岁。《内经》认为只要掌握并正确运用养生之道，人就可以活到自然寿数而身体健康无病。

［常考考点］养生的原则和方法。

【例题实战模拟】

A1 型题

1.《素问·上古天真论》所述，人体生长发育过程中起决定性作用的是

A. 五脏之气的充盛 B. 天癸的形成 C. 水谷的摄入 D. 肾气的充盛 E. 三焦的气化

2. 下列不属于《素问·上古天真论》中指出善于养生者的做法的是

A. 起居有常 B. 务快其心 C. 食饮有节 D. 法于阴阳 E. 和于术数

3. 下列除哪项外，均属于《素问·上古天真论》中指出不善于养生者的做法

A. 以酒为浆 B. 以妄为常 C. 不妄作劳 D. 不知持满 E. 不时御神

【参考答案】

1. D 2. B 3. C

细目二 素问·四气调神大论

【考点突破攻略】

要点一 “治未病”养生防病原则

【原文】

是故圣人不治已病治未病[1]，不治已乱治未乱，此之谓也。夫病已成而后药之，乱已成而后治之，譬犹渴而穿井，斗而铸锥[2]，不亦晚乎！

【注释】

［1］治未病：包括两方面含义，即未病先防、已病防变。

［2］锥：一作兵，指兵器而言。

【导学】

本段提出了“不治已病治未病”的养生防病原则。

“不治已病治未病”，反映了《内经》以预防为主的医学思想，说明了顺应四时养生对预防疾病，延年益寿的重要性，对后世中医学的发展产生了深远的影响。《内经》预防为主、早期诊断、早期治疗的医学思想贯穿于全书始终，体现了《内经》重视生命生存质量的学术思想。“治未病”意义有二：一是未病先防，强调养生，以预防疾病的发生。二是已病防变，强调早期诊断和早期治疗，及时控制疾病的发展传变。

［常考考点］治未病包括未病先防和已病防变。

要点二 “春夏养阳，秋冬养阴”的养生原则及其意义

【原文】

所以圣人春夏养阳，秋冬养阴[1]。

【注释】

[1] 春夏养阳，秋冬养阴：即春夏顺应生长之气以养护阳气，秋冬顺应收藏之气以养护阴气。春夏养阳，即养生、养长。秋冬养阴，即养收、养藏。

【导学】

“春夏养阳，秋冬养阴”的养生原则。

“春夏养阳，秋冬养阴”是《内经》重要养生思想之一。春夏养阳，即养生、养长；秋冬养阴，即养收、养藏。春夏阳气生长，养生应蓄养阳气；秋冬阳气收藏，阴气渐盛，养生应蓄养阴气。

后世医家对“春夏养阳，秋冬养阴”的养生原则有所发挥和运用。如王冰从阴阳互根制约角度阐述，注云：“春食凉，夏食寒，以养于阳；秋食温，冬食热，以养于阴。”张介宾以阴阳依存互用论述，注云：“夫阴根于阳，阳根于阴，阴以阳生，阳以阴长，所以圣人春夏则养阳，以为秋冬之地；秋冬则养阴，以为春夏之地，皆所以从其根也。”张志聪以阴阳盛虚论述，注云：“春夏之时，阳盛于外而虚于内；秋冬之时，阴盛于外而虚于内。故圣人春夏养阳，秋冬养阴，以从其根而培养也。”李时珍据此提出了顺应四时用药方法，云：“升降浮沉则顺之，寒热温凉则逆之。故春月宜加辛温之药，薄荷、荆芥之类，以顺春升之气；夏月宜加辛热之药，香薷、生姜之类，以顺夏浮之气……秋月宜加酸温之药，芍药、乌梅之类，以顺秋降之气；冬月宜加苦寒之药，黄芩、知母之类，以顺冬沉之气，所谓顺时气而养天和地。”

[常考考点] 王冰、张介宾、张志聪、李时珍对“春夏养阳，秋冬养阴”的理解及运用。

要点三 “夫四时阴阳者，万物之根本也……坏其真矣。”

【原文】

夫四时阴阳者，万物之根本也。所以圣人春夏养阳，秋冬养阴，以从其根，故与万物沉浮[1]于生长之门。逆其根，则伐其本，坏其真矣。

【注释】

[1] 沉浮：即升降。

【导学】

本段提出了“四时五脏阴阳”的整体观。

原文以“四时阴阳者，万物之根本”为理论依据，论述了顺应四时阴阳变化来养生的重要性。如果违背四时养生原则，就会导致疾病的发生。

[常考考点] 顺应四时阴阳变化来养生：春夏养阳，秋冬养阴。

【例题实战模拟】

A1 型题

1.《黄帝内经》中的养生防病原则是

A. 春夏养阳　B. 秋冬养阴　C. 秋冬养阳　D. 秋冬养阴　E. 治未病

2.“圣人不治已病治未病，不治已乱治未乱”的经文出自

A.《素问·阴阳应象大论》　B.《素问·汤液醪醴论》　C.《素问·调经论》

D.《素问·热论》　E.《素问·四气调神大论》

3.《素问·四气调神大论》中“春夏养阳，秋冬养阴”的观点是指

A. 春夏顺其生长之气即养生、养长，秋冬顺其收藏之气即养收、养藏

B. 阳为阴之根，阴为阳之基

C. 春夏阳盛，宜食寒凉以制其亢阳；秋冬阴盛，宜食温热以抑其盛阴

D. 春夏阳盛于外，应养其内虚之阳；秋冬阴盛于外，宜养其内虚之阴

E. 春夏顺其阳气，秋冬顺其阴气

B1 型题

A. 顺四时而适寒暑　　B. 法于阴阳　　C. 陈阴阳

D. 春夏养阳，秋冬养阴　　E. 圣人传精神，服天气

4. 据《素问・上古天真论》中“上古之人”效法自然而养生的方法是

5. 据《素问・四气调神大论》中“圣人”顺四时阴阳的养生原则是

【参考答案】

1. E　2. E　3. A　4. B　5. D

细目三　素问・阴阳应象大论

【考点突破攻略】

要点一　“治病必求于本”的临床价值

【原文】

治病必求于本[1]。

【注释】

[1] 本：此指阴阳。吴崑注：“天地万物变化生杀而神明者，皆本乎阴阳，则阴阳为病之本可知。故治病必求其本，或本于阴，或本于阳，必求其故而施治也。”

【导学】

治病必求于本的临床诊治原则。

本，指阴阳。“治病必求于本”意为诊治疾病必须要推求阴阳的盛衰。其道理：①人有脏腑经络气血，又分表里上下内外，这些皆统属于阴阳范畴而有阴阳之分。②在病因上，外感六淫、内伤七情也有阴阳之别，即使是六淫，由于四时寒热温凉的不同，也有阴阳之异。③在诊断上，中医的四诊八纲首先辨别阴阳。④在病机上，人体疾病的形成不外乎阴阳的偏盛偏衰。⑤在治疗上，药物的升降气味、用针的补泻等，皆不出阴阳之理。

由此可见，阴阳可以概括疾病的两种性质，疾病发生的实质就是人体阴阳失去了相对协调的关系。因此，在治疗上也必须从阴阳入手，针对阴阳的盛衰不同来进行治疗。

“治病必求于本”说明了疾病发生的本质，指出了调治阴阳是治病的根本大法。此句是中医临床诊治的基本原则，对临床具有深刻的指导意义。

[常考考点] 治病必求于本的内涵。

要点二　“阴味出下窍，阳气出上窍……壮火散气，少火生气。”

【原文】

阴味出下窍，阳气出上窍。味厚者为阴，薄为阴之阳。气厚者为阳，薄为阳之阴。味厚则泄，薄则通[1]。气薄则发泄，厚则发热[2]。壮火之气衰，少火之气壮[3]。壮火食气，气食少火[4]。壮火散气，少火生气。

【注释】

[1] 味厚则泄，薄则通：味为阴，味厚为阴中之阴，有泻下作用，如大黄、芒硝之属；味薄为阴中之阳，有通利作用，如木通、泽泻之属。

[2] 气薄则发泄，厚则发热：气为阳，气薄为阳中之阴，有发汗解表作用，如麻黄、桂枝之属；气厚为阳中之阳，有助阳发热作用，如附子、干姜之属。

[3] 壮火之气衰，少火之气壮：药食气味纯阳之品，可使人体正气虚衰；药食气味温和之品，可使人体正气壮盛。气，指人体正气。药食气味纯阳者为壮火，药食气味温和者为少火。后世对《内经》这一含义有所发挥，将壮火、少火引申为人体的病理之火和生理之火。

[4] 壮火食气，气食少火：药食气味纯阳之品，能消蚀耗散人体正气；人体正气则依赖药食气味温和之品的不断补给以资助。食，前指消蚀、消耗，后指饲养。

【导学】

本段论述了药食气味厚薄的阴阳属性及其作用，指出了壮火、少火对人体的影响。

1. 药食气味厚薄的阴阳属性及其作用 原文中指出药食气味有厚薄之别，又可以进一步用阴阳分类，即阴阳之中再分阴阳。药食气味厚薄不同，阴阳属性各异，药性不同，故进入人体后的走向及作用各不相同。原文指出味为阴，味厚者为阴中之阴，作用于人体有泻下的作用，如大黄、芒硝等；味薄者为阴中之阳，作用于人体有淡渗通利的作用，如茯苓、泽泻等；气为阳，气厚者为阳中之阳，作用于人体有助阳增热的作用，如附子、干姜等；气薄者为阳中之阴，作用于人体有发散解表的作用，如麻黄、桂枝等。

2. 壮火、少火对人体的影响 "壮火""少火"，本指药食气味的阴阳性能而言，药食气味纯阳者为壮火，药食气味温和者为少火。"壮火之气衰，少火之气壮；壮火食气，气食少火；壮火散气，少火生气"，意为药食气味纯阳之品，服之则耗散人体的正气；药食气味温和之品作用平和，食之则能使人体正气充盛。其本义不仅阐述药物气味的峻烈和温和对人体正气的不同作用，而且表明了人体"火"与"气"之间的关系，即亢盛的阳气能消耗人体的正气，而温和的阳气能滋养人体的正气。

壮火、少火与人体正气的关系对后世医家认识火热证的病机及治疗具有影响。如马莳注："气味太厚者，火之壮也。用壮火之品，则吾人之气不能当之而反衰矣，如用乌、附之类，而吾人之气不能胜之，故发热。气味之温者，火之少也。用少火之品，则吾人之气渐尔生旺，而益壮矣，如用参、归之类，而气血渐旺者是也。"后世医家拓展了壮火、少火的含义，将少火引申为生理之火，即人体正常的阳气；将壮火引申为病理之火，即亢盛的阳气。如张介宾注云："火，天地之阳气也。天非此火，不能生物；人非此火，不能有生。故万物之生，皆由阳气。但阳和之火则生物，亢烈之火反害物，故火太过则气反衰，火和平则气乃壮。壮火散气，故云食气，犹言火食此气也；少火生气，故云食火，犹言气食此火也。此虽承气味而言，然造化之道，少则壮，壮则衰，自是如此，不特专言气味者。"李东垣所言"相火元气之贼"之"相火"，朱丹溪的"气有余便是火"之火，均指壮火而言。

[常考考点] 药食气味厚薄的阴阳属性及其作用。

要点三 "善诊者，察色按脉，先别阴阳……而知病所生，以治无过，以诊则不失矣。"

【原文】

善诊者，察色按脉，先别阴阳；审清浊[1]，而知部分[2]；视喘息，听音声，而知所苦[3]；观权衡规矩[4]，而知病所主。按尺寸[5]，观浮沉滑涩，而知病所生。以治无过，以诊则不失矣。

【注释】

[1] 清浊：指色泽的明润与晦暗。

[2] 部分：指面部五色的分部。

[3] 苦：指病苦。

[4] 权衡规矩：指四时正常脉象，即春脉弦如规，夏脉洪如矩，秋脉浮如衡，冬脉沉如权。

[5] 尺寸：指尺肤部与寸口脉。丹波元简注："谓按尺肤而观滑涩，按寸口而观浮沉也。"

【导学】

基于阴阳理论指导中医诊法。

本段原文指出"善诊者，察色按脉，先别阴阳"，以阴阳作为临床诊治疾病之纲领。因此，在诊察疾病时，通过察色、按脉、问所苦、视喘息、听音声等，对疾病属性作出判断。以阴阳为纲诊断疾病，既可执简驭繁地把握病情，又抓住了疾病的本质。这种以阴阳为纲的四诊合参诊察方法对中医临床辨证产生了深远影响，后世据此将阴阳作为八纲辨证的总纲，对错综复杂的疾病用阴阳加以归纳。

[常考考点] 阴阳在诊法辨证中的应用。

要点四 "病之始起也，可刺而已；其盛，可待衰而已。故因其轻而扬之，因其重而减之，因其衰而彰之……气虚宜掣引之。"

【原文】

故曰：病之始起也，可刺而已；其盛，可待衰而已[1]。故因其轻而扬之[2]，因其重而减之[3]，因其衰而彰之[4]。形不足者，温之以气；精不足者，补之以味[5]。其高者，因而越之[6]；其下者，引而竭之[7]；中满者，泻之于内[8]；其有邪者，渍形以为汗[9]；其在皮者，汗而发之[10]；其慓悍者，按而收之[11]；其实者，散而泻之[12]。审其阴阳，以别柔刚[13]，阳病治阴，阴病治阳[14]，定其血气，各守其乡[15]，血实宜决之[16]，气虚宜掣引之[17]。

【注释】

[1] 其盛，可待衰而已：邪气正盛之时，不宜针刺直接攻邪，应待病邪稍衰之后针刺治之。

[2] 因其轻而扬之：指病邪轻浅，可采用轻扬宣散之法驱邪外出。张介宾注："轻者浮于表，故宜扬之。扬者，散也。"

[3] 因其重而减之：指病邪深重，难以速去，宜逐步攻减邪气。张介宾注："重者实于内，故宜减之。减者，泻也。"

[4] 因其衰而彰之：指阴阳气血虚衰之病证，宜用补益之法。彰，显扬之意，此指补益法。张介宾注："衰者气血虚，故宜彰之。彰者，补之益之，而使气血复彰也。"

[5] 形不足者，温之以气；精不足者，补之以味：指形体虚弱者，宜用气厚之品温补阳气。阴精虚损者，宜用厚味之品滋补阴精。张介宾注："以形精言，则形为阳，精为阴；以气味言，则气为阳，味为阴。阳者卫外而为固也，阴者藏精而起亟也。故形不足者，阳之衰也，非气不足以达表而温之；精不足者，阴之衰也，非味不足以实中而补之。阳性缓，故曰温；阴性静，故曰补。"

[6] 其高者，因而越之：指病邪在上焦，宜用涌吐之法使邪从上出。高者，谓病邪在上焦。越之，此指涌吐法。

[7] 其下者，引而竭之：指病邪在下焦，宜用疏导泻利之法使邪从下出。下者，谓病邪在下焦。引而竭之，或利其小便，或通其大便，使邪尽出而不留。吴崑注："下，脐之下也。或利其小便，或通其大便，皆是引而竭之。竭，尽也。"

[8] 中满者，泻之于内：指中焦痞满，宜用消导之法，以祛除积滞。中满，谓中焦痞满。泻之于内，从内部消散病邪，指消导之法。吴崑注："此不在高，不在下，故不可越，亦不可竭，但当泻之于内，消其坚满是也。"

[9] 其有邪者，渍形以为汗：指邪在表者，可用药液或熏蒸之法浸浴身体以发汗散邪。渍形，指浸浴身体。张志聪注："渍，浸也。古者用汤液浸渍取汗，以去其邪，此言邪之在表也。"

[10] 其在皮者，汗而发之：指邪在皮表，当取汗而发散之。

[11] 其慓悍者，按而收之：指病势急猛的病证，应审清病情，及时遏制病势之发展。慓悍，指病势急猛；按，审察；收，收敛，制伏。张介宾注："慓，急也。悍，猛利也。按，察也，此兼表里而言。凡邪气之急利者，按得其状，则可收而制之矣。"

[12] 其实者，散而泻之：指实证分表里，表实宜散，里实宜泻。吴崑注："表实则散，里实则泻。"

[13] 柔刚：代指阴阳。柔为阴，刚为阳。张介宾注："形证有柔刚，脉色有柔刚，气味尤有柔刚。柔者属阴，刚者属阳，知柔刚之化者，知阴阳之妙用矣，故必审而知之。"

[14] 阳病治阴，阴病治阳：张介宾注："阳胜者阴必病，阴胜者阳必病。如《至真要大论》曰：诸寒之而热者取之阴，热之而寒者取之阳。启玄子曰：壮水之主，以制阳光；益火之源，以消阴翳。皆阳病治阴，阴病治阳之道也。"

[15] 定其血气，各守其乡：安定气血，各守其位。乡，指部位。

[16] 血实宜决之：指血分瘀滞之实证，用活血化瘀或针刺泻血之法治疗。决之，逐瘀之法。

[17] 气虚宜引之：指气虚下陷之证，用升提补气之法。引，此指升提补气之法。张介宾注："上气虚者，升而举之；下气虚者，纳而归之；中气虚者，温而补之，是皆引之意。"

【导学】

中医"因势利导"的治疗原则。

本段原文以阴阳理论为纲，论述了"因势利导"的中医治则。"因势利导"的治则包括三个方面：其一，根据病变之势择时治疗：例如其盛，可待衰而已，指对于疟疾等某些周期性发作的疾病，在其未发病之前邪气较弱的时候进行治疗。其二，根据病位之势顺势治疗：例如其高者，因而越之；其下者，引而竭之；中满者，泻之于内；其有邪者，渍形以为汗；其在皮者，汗而发之。其三，根据虚实之势扶正祛邪：例如因其轻而扬之，因其重而减之，因其衰而彰之；形不足者，温之以气；精不足者，补之以味；其实者，散而泻之；血实宜决之；气虚宜掣引之。本段基于"因势利导"的治疗思路，提出了补虚、泻实等治疗原则，以及发汗、涌吐、攻下、逐瘀、消导等相应治法，内容丰富。本段为后世汗、吐、下、和、温、清、消、补八法的形成奠定了基础，对后世中医治则治法的发展和临床实践产生了重要影响。本段具体内容按虚实两纲归纳如下。

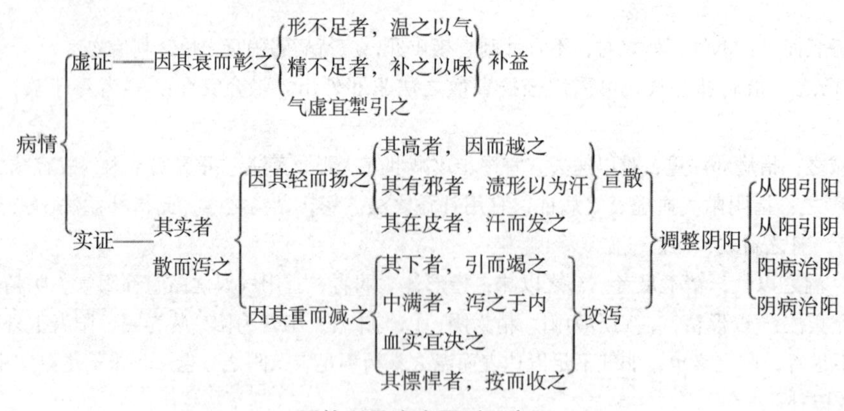

因势利导治疗原则示意图

［常考考点］因势利导的治疗原则。

【例题实战模拟】

A1 型题

1.《素问·阴阳应象大论》所言“治病必求于本”的“本”是指

A. 病机 B. 症状 C. 体征 D. 病因 E. 阴阳

2.《素问·阴阳应象大论》中认为药食中气厚者为

A. 阳中之阴 B. 阳中之阳 C. 阴中之阴 D. 阴中之阳 E. 阴中之至阴

3.《素问·阴阳应象大论》中认为药食中味厚者的功能是

A. 通 B. 泄 C. 发热 D. 发泄 E. 发散

4. 据《素问·阴阳应象大论》，下列不属于因势利导顺势治疗的是

A. 其在皮者，汗而发之 B. 其下者，引而竭之 C. 中满者，泻之于内

D. 阳病治阴，阴病治阳 E. 其高者，因而越之

【参考答案】

1. E 2. B 3. B 4. D

细目四 素问·经脉别论

【考点突破攻略】

要点一 “勇者气行则已，怯者则着而为病”和“生病起于过用”的理论观点

【原文】

勇者气行则已，怯者则着而为病[1]也。

【注释】

［1］勇者气行则已，怯者则着而为病：张志聪注：“言此数者，皆伤五脏之气，勇者逆气已过，正气复顺，怯者则留着为病。”勇怯，指性格刚勇与怯懦。

【导学】

体质与发病的关系。

“勇者气行则已，怯者则着而为病”，强调体质是决定疾病是否发生的根本因素。勇者性格刚勇，逆气已过，正气重新恢复；怯懦之人，逆气则留着为病。勇怯指人的体质有强弱之异，体质强者不易发病，而体质弱者则易感邪发病。《内经》体质强弱与发病关系的理论，已成为中医体质学说的理论基础，对指导中医体质学说的运用与发展都具有重要的指导意义。

【原文】

生病起于过用[1]。

【注释】

[1] 生病起于过用：张介宾注："五脏受气，强弱各有常度，若勉强过用，必损其真，则病之所由起也。"过用，使用过度，泛指六淫、七情、劳逸、饮食等太过。

【导学】

"生病起于过用"的发病学观点。

文中提出了"生病起于过用"的发病观。认为疾病的发生是因"过用"，即超越了常度。本段的"过用"，虽然针对饮食过量、七情过激、劳作过度致"汗"而言，但是它概括了疾病发生的普遍规律。概而言之，"生病起于过用"，包括四时之气太过、精神情志过用、饮食五味过用、劳逸过用及药物过用等。"生病起于过用"的发病观是对临床发病病因的高度概括，对于临床诊治疾病及预防疾病具有普遍的指导意义。

[常考考点] 生病起于过用的含义。

要点二 "食气入胃，散精于肝……揆度以为常也。"

【原文】

食气入胃，散精于肝，淫气于筋[1]。食气入胃，浊气[2]归心，淫精于脉[3]。脉气流经，经气归于肺[4]，肺朝百脉[5]，输精于皮毛[6]。毛脉合精[7]，行气于府[8]，府精神明，留于四藏[9]，气归于权衡[10]。权衡以平，气口成寸，以决死生[11]。饮入于胃，游溢精气[12]，上输于脾，脾气散精，上归于肺，通调水道，下输膀胱[13]。水精四布，五经并行[14]。合于四时五脏阴阳[15]，揆度以为常也[16]。

【注释】

[1] 淫气于筋：意为谷食之精气充盈于肝而濡养于筋。淫，浸淫，此指滋养濡润。

[2] 浊气：指水谷精微中稠厚的部分。张介宾注："浊言食气之厚者也。"

[3] 淫精于脉：指水谷精微中稠厚的部分渗入脉内，化生为营血，沿经脉运行全身。

[4] 脉气流经，经气归于肺：意为经气沿经脉输布运行，首先到肺。因肺经为十二经脉之始，起于中焦，下络大肠，还循胃口，故经气首先归于肺。"脉气""经气"为同义互词。

[5] 肺朝百脉：肺主气，为十二经之首，周身经脉之气血皆朝会于肺，经肺气的宣发肃降又运行于百脉之中。朝，朝向、朝会之意。

[6] 输精于皮毛：肺主皮毛，肺气的宣发肃降作用将精气输送于皮毛。

[7] 毛脉合精：肺主气，外合皮毛，心主血脉。毛脉合精，即气血相合。张志聪注："夫皮肤主气，经脉主血，毛脉合精者，血气相合也。"

[8] 行气于府：指毛脉所合的精气运行于经脉之中。府，指经脉而言。《素问·脉要精微论》云："夫脉者，血之府也。"王冰注："府，聚也，言血之多少，皆聚见于经脉之中也。"

[9] 府精神明，留于四脏：经脉中的精气运行正常而不乱，输布于心、肝、脾、肾四脏。留，通"流"。姚止庵注："脏本五而此言四者，盖指心肝脾肾言。以肺为诸脏之盖，经气归肺，肺朝百脉，而行气于心肝脾肾，故云留于四脏也。"

[10] 气归于权衡：言精气化为气血入于血脉，其输布保持平衡协调。权衡，即平衡之意。

[11] 气口成寸，以决死生：肺朝百脉，诸脏之气的变化皆显现于气口，故切按气口可以诊察脏腑经脉气血盛衰及其预后善恶。

[12] 游溢精气：指精气浮游满溢。

[13] 通调水道，下输膀胱：肺主气，肺气的宣发肃降作用，既能将脾升清上输的水液布散于全身，又可将浊液借三焦之通道下输膀胱排出体外。

[14] 水精四布，五经并行：水精四布于周身，通灌于五脏之经脉。水精，指水饮之精微。五经，指五脏之经脉。张志聪注："水精四布者，气化则水行，故四布于皮毛。五经并行者，通灌于五脏之经脉也。"

[15] 合于四时五脏阴阳：言饮食精微的生成与输布，与四时阴阳及人体五脏阴阳变化相适应。合，应也。

[16] 揆度以为常也：谨慎地观察，如果水液的运行与四时五脏阴阳相应，则表明是正常的。揆度，揣度，诊察。常，指常规。

【导学】

本段讨论了谷食和水饮在人体的转输过程，指出了诊气口决死生的原理，提出了“四时五脏阴阳”的整体观，强调了人与自然息息相应的整体性。

1. 谷食的转输过程 文中指出谷食入胃后，其所化生的一部分精微物质输散到肝，滋养全身之筋膜。另一部分浓稠的精微物质，注入于心，流注于经脉，经脉气血在肺的作用下输送到全身血脉和皮毛，汇聚于经脉的气血流注于心、肝、脾、肾四脏。在精气输布过程中，气血要保持平衡协调状态。文中突出了经脉在精气输布过程中的作用及肝、脾、肺的重要作用，尤其肺朝百脉的理论，突出了肺在水谷精微输布中的重要作用。

2. 水饮的转输过程 水饮入于胃，汲取精微，精气浮游满溢，上输于脾，再由脾的运化，将精气输布到肺，经肺的宣发肃降，以三焦为通道，布达全身。其清者输布于全身脏腑、四肢百骸、肌肉皮毛；其浊者下达膀胱，如此将水精布散全身，流于五脏六腑。在水液代谢过程中，肺之宣降、脾之运化转输、肾之气化作用是关键。同时，水液代谢还要与四时阴阳变化及五脏功能特性相适应。

3. “四时五脏阴阳”整体观 人与自然息息相应，自然界四时寒暑迁移，人体五脏阴阳会随之发生相应变化。因此，本段原文提出了“合于四时五脏阴阳，揆度以为常也”的整体医学观念，即结合四时五脏阴阳的变化，综合分析水谷精气的生成输布和代谢是诊治水液代谢障碍所致疾病的基本原则。人与自然阴阳相应的整体观成为中医学分析和认识人体生命规律的基本方法。

4. 诊寸口脉的重要性 文中“权衡以平，气口成寸，以决死生”，指出了诊寸口脉的重要性，与《素问·五脏别论》“五味入口，藏于胃，以养五脏气，气口亦太阴也，是以五脏六腑之气味，皆出于胃，变见于气口”的精神相一致，可互参。

[常考考点] 谷食和水饮在人体的转输过程及“四时五脏阴阳”的整体观。

【例题实战模拟】

A1 型题

1. “勇者气行则已，怯者则着而为病”是讲述什么对发病的影响
   A. 性情勇怯　B. 气血盛衰　C. 体质强弱　D. 精神状态　E. 神志活动
2. 下列不属于“生病起于过用”发病观的是
   A. 久视伤血　B. 过怒伤肝　C. 劳则耗气　D. 久思伤心　E. 久卧伤气
3. 《素问·经脉别论》“食气入胃，浊气归心”，其中“浊气”是指
   A. 饮食水谷　B. 食物残渣　C. 水谷之悍气　D. 宗气　E. 谷食之气中稠浊的部分
4. 据《素问·经脉别论》，判断预后生死的部位是
   A. 肺　B. 脾　C. 心　D. 肾　E. 气口

B1 型题

A. 浊气归心，上归于脾　B. 经气归于肺，肺朝百脉　C. 上归于肺，肺朝百脉
D. 通调水道，下输膀胱　E. 经气归于肺，通调水道

5. 《素问·经脉别论》谷食的生化过程中，原文所述环节包括
6. 《素问·经脉别论》水饮的生化过程包括的环节是

【参考答案】

1. C　2. D　3. E　4. E　5. A　6. D

细目五　素问·太阴阳明论

【考点突破攻略】

要点一　“脾病而四肢不用”的机理及临床意义

【原文】

帝曰：脾病而四支不用[1]，何也？岐伯曰：四支皆禀气于胃，而不得至经[2]，必因于脾，乃得禀也。今脾病不能为胃行其津液[3]，四支不得禀水谷气，气日以衰，脉道不利，筋骨肌肉，皆无气以生，故不用焉。

【注释】

[1]四支不用：四肢痿软，不能随意活动。支，同“肢”。

[2]至经：杨上善《黄帝内经太素》作“径至”。径，径直，直接。张介宾注：“四肢之举动，必须赖胃气以为用，然胃气不能自至于诸经，必因脾气之运行，则胃中水谷之气，化为精微，乃得及于四肢也。”

[3]津液：此指水谷精气。

【导学】

本段论述了脾病而四肢不用的道理。

由于脾主升，胃主降，经脉互为表里，两者关系密切，故脾胃在病理上相互影响，原文阐述了“脾病而四肢不用”的道理。脾病，指脾的运化功能失常，不能为胃行其津液，不能将胃腐熟消化而产生的水谷精气转输至四肢，以致四肢失于充养，日久痿而不用。该理论可指导临床运用健运脾胃的方法治疗四肢痿废不用的病证。例如“治痿独取阳明”（《素问·痿论》）的治则，即是在此基础上提出的又一重要观点。

[常考考点]脾病而四肢不用的机理及临床意义。

要点二　“脾者土也，治中央……不得独主于时也。”

【原文】

脾者土也，治中央[1]，常以四时长[2]四藏，各十八日寄治，不得独主于时也[3]。

【注释】

[1]治中央：脾属土，土在五方居于中央，故曰“治中央”。治，主宰，掌管。

[2]长：通“掌”。马莳注：“长、掌同，主也。”

[3]各十八日寄治，不得独主于时也：指脾土之气主四季之末的十八日，不单独主一个时令。张志聪注：“春、夏、秋、冬，肝、心、肺、肾之所主也。土位中央，灌溉于四藏，是惟四季月中，各旺十八日。是四时之中皆有土气，而不独主于时也。五脏之气，各主七十二日，以成一岁。”

【导学】

本句提出了“脾不主时”的观点。

“脾不主时”，但却无时不主，四时皆有脾气，指一年四时中各脏腑都与脾有关，即四季末的后十八天均由脾所主，只是不单独主某一时。旨在强调，脾脏属土，为万物之母、五脏之本。人体脏腑、经脉、形体、官窍在各时令中，都不能离开脾胃化生的水谷精气的滋养。脾胃精气充盛，则五脏安和；脾胃受损，则五脏不安。因此，临证时，应正确处理脾胃与其他脏腑的关系。如张景岳在《景岳全书·杂证谟》中云：“脾胃有病，自宜治脾，然脾为土脏，灌溉四旁，是以五脏中皆有脾气，而脾胃中亦有五脏之气，此其互为相使，有可分而不可分者在焉。故善治脾者，能调五脏，即所以治脾胃也，能治脾胃，而使食进胃强，即所以安五脏也。”李杲在《内经》重视脾胃理论的基础上，结合临床实践进一步发挥了《内经》经旨，形成了脾胃学说，对中医学的发展产生了深远的影响。

《内经》中关于脾与时令的关系还有一重要观点，即“脾主长夏”（见《素问·脏气法时论》《素问·阴阳应象大论》《素问·金匮真言论》等篇）。两种观点的角度不同，但其基本精神相一致，均在强调脾与时令的关系，强调脾对维持全身脏腑功能活动以及生命健康的重要性。两个观点同样重要，当相互参见。

[常考考点]脾不主时的内涵。

【例题实战模拟】

A1 型题

1.《素问·太阴阳明论》认为脾与季节的关系是

A. 脾主长夏　B. 脾主四时　C. 脾不主时　D. 脾主长夏十八日　E. 脾主四时末十八日

2.《素问·太阴阳明论》指出“脾者土也，治（　）”

A. 中央　B. 西方　C. 北方　D. 东方　E. 南方

3.《素问·太阴阳明论》指出“脾主为胃行其津液”，其中“津液”是指

A. 水液　B. 尿液　C. 水湿　D. 汗液　E. 水谷精微

4.“脾不主时”的含义是

A. 脾与四时无关　B. 脾与四时有关　C. 脾单独主某一时

D. 脾与季节有关　E. 脾主长夏

【参考答案】

1. E　2. A　3. E　4. B

细目六　灵枢·本神

【考点突破攻略】

要点一　由心“任物”到智“处物”的思维过程

【原文】

所以任物者谓之心[1]，心有所忆谓之意[2]，意之所存谓之志[3]，因志而存变谓之思[4]，因思而远慕谓之虑[5]，因虑而处物谓之智[6]。

【注释】

[1] 所以任物者谓之心：指心具有主管认识事物和处理事物的能力。任，担任、主管。

[2] 心有所忆谓之意：指心有意念，但尚未决定之时的思维。张介宾注：“谓一念之生，心有所向而未定者，曰意。”

[3] 意之所存谓之志：意念不断积累形成的认识，称为志。存，积累。杨上善注：“志亦神之用也，所忆之意，有所专存，谓之志也。”

[4] 因志而存变谓之思：对形成的认识又反复思考的思维活动，称为思。存变，反复思量。

[5] 因思而远慕谓之虑：在反复思考的基础上，又多方论证与推理的思维过程，称为虑。远慕，即深谋远虑。张介宾注：“深思远慕，必生忧疑，故曰虑。”

[6] 因虑而处物谓之智：在深思熟虑的基础上，对事物作出正确的判断和处理，称之智。张介宾注：“疑虑即生，而处得其善者，曰智。”李中梓注：“虑而后动，处事灵巧者，智也。”

【导学】

本段指出了人的认知思维形成的过程。

文中对人身之神的作用，人的认知思维过程的描述极为精致。由任物到处物的过程，包含了由感觉→知觉→记忆→比较→分析→综合→判断的由感性到理性、由刺激到反应、由认识事物到正确处理事物的意识思维过程。该理论对临床诊治心理疾病，以及中医心理学研究具有重要指导价值。

[常考考点] 人的认知思维形成的过程（原文描述）。

要点二　“生之来谓之精……并精而出入者谓之魄。”

【原文】

生之来谓之精，两精相搏[1]谓之神，随神往来者谓之魂[2]，并精而出入者谓之魄[3]。

【注释】

[1] 两精相搏：男女两性生殖之精相结合。杨上善注：“雌雄两精相搏，共成一形，先我身生，故为之精也。”张介宾注：“两精者，阴阳之精也。搏者，交结也。”

［2］随神往来者谓之魂：魂是神支配下的意识活动。魂属神志活动之一，依附神而存在，故属阳。如果魂离开了神的支配，则出现梦话、梦游、梦幻等无意识的感觉和动作。张介宾注："盖神之为德，如光明爽朗、聪慧灵通之类皆是也。魂之为言，如梦寐恍惚、变幻游行之境皆是也。神藏于心，故心静则神清；魂随乎神，故神昏则魂荡。"

［3］并精而出入者谓之魄：魄是以精为物质基础的生理本能。魄，神志活动之一，依附有形之精而存在，故属阴。本能的感觉及动作都是魄的表现，如视觉、听觉、触觉、婴儿吸吮、眨眼等。张介宾注："盖精之为物，重浊有质，形体因之而成也。魄之为用，能动能作，痛痒由之而觉也。精生于气，故气聚由精盈；魄并于精，故形强则魄壮。"

【导学】

本段强调了精神魂魄四者并存并用。

精神魂魄，并存并用。人体生命源于父母之精，两精相合形成新生命时，即产生神，所谓"形具而神生"。魂，指在神的支配下，随神往来的非本能性的较高级的精神意识思维活动，如人的情感、思维等；魂若离开神的支配，则出现幻觉、梦游等。魄，指与生俱来的、本能的精神意识活动，主要指人体本能的感觉和动作，如新生儿的啼哭、吸吮、非条件反射的四肢运动及触觉、痛觉、温觉、视觉等均属魄的范畴。张介宾对此有精辟阐述，指出："精对神而言，则神为阳而精为阴；魄对魂而言，则魂为阳而魄为阴。故魂则随神往来，魄则并精出入。"可见，精神魂魄四者并存并用，才能称之为形神俱备的健康生命体。

［常考考点］精神魂魄四者的关系。

【例题实战模拟】

A1 型题

1. 据《灵枢·本神》原文，下列除哪句外均是错误的

A. 生之来谓之魄　　B. 所以任物者谓之心　　C. 两神相搏谓之魂

D. 随神往来者谓之精　　E. 并精出入者谓之神

2.《灵枢·本神》中"所以任物者谓之心"是指

A. 心有推动气血运行的作用　　B. 心有意念，准备去做　　C. 生命活动总的表现

D. 随人的神气往来的精神活动　　E. 心具有接受外界事物并进行分析应答的能力

3. 据《灵枢·本神》所述，因思而远慕谓之

A. 意　B. 心　C. 志　D. 思　E. 虑

【参考答案】

1. B　2. E　3. E

细目七　素问·生气通天论

【考点突破攻略】

要点　"阴者，藏精而起亟也；阳者，卫外而为固也。"

【原文】

阴者，藏精而起亟[1]也；阳者，卫外而为固[2]也。

【注释】

［1］起亟：指阴精在内，不断地给予阳气之所需，说明阴为阳之基。亟，频数，屡次。汪机注："起者，起而应也。外有所召，则内数起而应之也。"

［2］为固：阳气为阴精固密于外，说明阳为阴之用。

【导学】

本句论述了阴阳互根互制的关系。

阴精和阳气的作用分别是"藏精"和"卫外"。阴藏精于内，不断地为阳气的功能活动提供物质基础；阳主卫外，固护并推动阴精的气化，此与"阴在内，阳之守也；阳在外，阴之使也"（《素问·阴阳应象大论》）的观点一致。阴阳互用才能保持阴阳协调，维持正常生命活动，"无阴则阳无以生，无阳则阴无以化"（《素问·四气调神大论》王冰注）。若阴阳互根互用关系失调，就会出现阴损及阳、阳损及阴的病变，甚者阴阳两虚或离决。本句对指导中医病机分析及临床治

疗具有重要指导意义。

[常考考点]此段文字体现的阴阳关系是阴阳的互根互用。

【例题实战模拟】

A1 型题

《素问·生气通天论》中“阴者藏精而起亟也，阳者卫外而为固也”，主要说明的是

A. 阴阳对立　B. 阴阳互用　C. 阴阳消长　D. 阴阳转化　E. 阴阳协调

【参考答案】

B

细目八　素问·举痛论

【考点突破攻略】

要点　“余知百病生于气也……思则气结。”

【原文】

余知百病生于气[1]也，怒则气上，喜则气缓，悲则气消，恐则气下，寒则气收，炅则气泄，惊则气乱，劳则气耗，思则气结。

【注释】

[1]百病生于气：许多疾病的发生都是各种因素导致气机失调所致。气，气机失调，此指病机。张介宾注：“气之在人，和则为正气，不和则为邪气。凡表里虚实，逆顺缓急，无不因气而至，故百病皆生于气。”

【导学】

本段提出了“百病生于气”的观点。

“百病生于气”的观点，认为多种疾病的发生都是由于各种内外致病因素使气机失调所致。如因精神因素引起的气上、气缓、气消、气下、气乱、气结等；因气候因素引起的气收、气泄等；因生活起居引起的气耗等。此观点对临床诊治情志疾病、重视调理脏腑气机具有重要指导意义。

【例题实战模拟】

A1 型题

1.《素问·举痛论》中言“百病生于气”，其中“气”的含义是

A. 邪气亢盛　B. 正气亏虚　C. 气机失调　D. 精气不足　E. 元气素虚

2. 下列有关《素问·举痛论》中情志因素对于气机影响的叙述，错误的是

A. 怒则气上　B 喜则气消　C. 恐则气下　D. 惊则气乱　E. 思则气结

3.《素问·举痛论》云，(　)则气收

A. 怒　B. 喜　C. 思　D. 寒　E. 热

【参考答案】

1. C　2. B　3. D

细目九　素问·至真要大论

【考点突破攻略】

要点一　“诸风掉眩，皆属于肝……诸呕吐酸，暴注下迫，皆属于热。”

【原文】

诸风掉眩[1]，皆属于肝。诸寒收引[2]，皆属于肾。诸气膹郁[3]，皆属于肺。诸湿肿满[4]，皆属于脾。诸热瞀瘛[5]，皆属于火。诸痛痒[6]疮，皆属于心[7]。诸厥[8]固泄[9]，皆属于下。诸痿喘呕，皆属于上。诸禁鼓栗[10]，如丧神守[11]，

皆属于火。诸痉项强[12]，皆属于湿。诸逆冲上[13]，皆属于火。诸胀腹大[14]，皆属于热。诸躁狂越[15]，皆属于火；诸暴强直，皆属于风；诸病有声，鼓之如鼓[16]，皆属于热。诸病胕肿[17]，疼酸惊骇，皆属于火。诸转反戾[18]，水液[19]浑浊，皆属于热。诸病水液，澄澈清冷[20]，皆属于寒。诸呕吐酸，暴注下迫[21]，皆属于热。

【注释】

[1] 掉眩：肢体抽搐震颤、头目眩晕。掉，摇。眩，眩晕。

[2] 收引：此指身体蜷缩、筋脉拘急、关节屈伸不利的病证。收，收缩。引，拘急。

[3] 膹郁：指胸部胀闷。膹，王冰注："谓膹满"。郁，张介宾注："否闷也"。

[4] 肿满：指肌肤肿胀，胸腹胀满。

[5] 瞀（mào）瘛（chì）：神志昏糊、手足抽搐。瞀，昏糊。瘛，抽搐。

[6] 痒：《说文》"疡也"，即疮疡。

[7] 心：《素问直解》改作"火"。

[8] 厥：此指阳气衰于下的寒厥和阴气衰于下的热厥。

[9] 固泄：固，指二便癃秘不通；泄，指二便泻利不禁。

[10] 禁鼓栗：禁，同"噤"，口噤不开。鼓栗，鼓颔战栗。

[11] 如丧神守：指鼓颔战栗而自身不能控制。

[12] 痉项强：痉，病名，症见牙关紧急、项背强急、角弓反张。项强，颈项强直，转动不灵活。

[13] 逆冲上：指气机急促上逆所致的病证，如急性呕吐、吐血、噫气、呃逆等。

[14] 胀腹大：指腹部胀满膨隆。

[15] 躁狂越：躁动不安，神志狂乱，言行举止失常。

[16] 鼓之如鼓：腹胀严重，叩之如鼓音。前一"鼓"字，动词，叩打；后一"鼓"字，名词。

[17] 胕肿：即皮肉肿胀溃烂。胕，通"腐"。

[18] 转反戾：指筋脉拘急所致的身体拘急扭转、角弓反张等各种症状。张介宾注："转反戾，转筋拘挛也。"

[19] 水液：指人体代谢排出的体液，如汗、尿、痰、涕、涎及白带等。

[20] 澄澈清冷：指人体代谢水液清稀透明而呈寒冷之象。

[21] 暴注下迫：暴注，突然剧烈的腹泻。下迫，里急后重。

【导学】

本段论述了病机的概念，以及掌握病机的重要性，提出了病机十九条，阐明了审察病机的原则与方法。

1. 病机的概念及其重要性 病机，病之机要，即疾病变化的关键。病机，能够揭示疾病发生、发展、传变的主要矛盾，能够揭示疾病预后和变化的趋势。它是辨证论治的基石，也是确立治则治法的依据。因此，掌握病机对于指导临床诊治疾病至关重要。正如王冰指出："得其机要，则动小而功大，用浅而功深也。"

2. 提出了病机十九条 兹将文中病机十九条按五脏、上下、六淫归类并分析如下。

（1）五脏病机：①诸风掉眩，皆属于肝：肝属风木，主藏血，主身之筋膜，开窍于目。肝血虚，肝木化风则见肢体震颤、动摇、头晕目眩、视物昏花等。常见的肝阳上亢化风、热极生风、血虚生风等与肝之病变相关。②诸寒收引，皆属于肾：肾属寒水，主温煦气化。肾阳虚衰，寒气内生，气血凝敛，筋脉失养，故见肢体蜷缩、拘急痉挛、关节屈伸不利等证。③诸气膹郁，皆属于肺：肺主气、司呼吸。气之为病，首责于肺。各种内外因素作用于肺，致使肺失宣发肃降，肺气上逆，则见呼吸困难、气喘、胸膈胀满、痞塞不通等症。④诸湿肿满，皆属于脾：脾主运化水湿，主四肢。脾虚运化失司，津液输布失常，湿阻中焦，则见腹大腹胀；泛滥肌肤则见四肢浮肿；湿气通于脾，外湿困脾，致使脾运失职，湿阻气滞，发生腹胀腹满等症。⑤诸痛痒疮，皆属于心：心为阳脏，五行属火，心藏神，主血脉。火热炽盛，深入肌肤血脉，火热蕴结，火毒炽盛，逆于肉理，局部肉腐血败，则发痈肿疮疡、红肿热痛。

（2）上下病机：①诸痿喘呕，皆属于上：肺为五脏六腑之华盖，主宣降，敷布精血津液。若肺气热，气血不能敷布全身四肢，肢体失去气血濡养则发生痿证；肺失肃降，其气上逆则为喘；胃气以降为顺，胃失和降，其气上逆，则见呕吐等。②诸厥固泄，皆属于下：厥逆之证与肾相关。肾阳衰于下，则为寒厥；肾阴衰于下，则为热厥。肾主二阴司二便，主气化，二便不通或二便泻利不禁，均与肾气之盛衰密切相关。

（3）六淫病机：①诸热瞀瘛，皆属于火：火为阳邪，火扰心神，蒙蔽心窍，则见高热、神志不清，或神志昏迷；火灼血脉，筋脉失养则见肢体抽掣，或拘急等。②诸禁鼓栗，如丧神守，皆属于火：火热郁闭，不得外达，阳盛格阴，火极似水，上扰神明，故见口噤、鼓颔、战栗，甚至昏迷不省人事等。此为火热内攻的真热假寒之象。③诸逆冲上，皆属于火：火性炎上，易扰气机，常令脏腑气机向上冲逆。肺气上逆，则产生咳嗽、气喘等；肝火上逆犯肺，则见咳血、咯血、衄血；胃火上逆，则出现呕吐、呕血、呃逆等。④诸躁狂越，皆属于火：火性主动，火热伤人，扰及心神，神失内守，则见神志错乱、狂言骂詈、烦躁不宁、殴人毁物、逾垣上屋等。⑤诸病胕肿，疼酸惊骇，皆属于火：火热伤于肌表，壅滞于皮肉血脉，血热肉腐，局部肿胀、溃烂、发热、疼痛、酸楚；火毒内迫脏腑，扰乱神志，则见惊恐不安、惊骇不宁等。⑥诸胀腹大，皆属于热：热邪传里，壅结肠胃，气机升降失常，导致腑气不通，热结腑实，则见腹胀、腹大、疼痛拒按、大便不通等。⑦诸病有声，鼓之如鼓，皆属于热：热邪深入，扰及肠胃，气机不畅，传化失司，故见肠鸣有声、叩之鼓音。⑧诸转反戾，水液浑浊，皆属于热：热邪炽盛，伤津耗血，筋脉失养，即出现肢体拘急、转筋、屈曲不伸、角弓反张；热盛煎熬津液，则见涕、唾、痰、尿、汗液等排泄物浑浊、黄赤等。⑨诸呕吐酸，暴注下迫，皆属于热：邪热犯胃，或食积化热，致使胃失和降，气机上逆，故见恶心、呕吐、泛酸；邪热盛于大肠，传导失职，则突然剧泻，或呈喷射状的重度腹泻、湿热互结，热急湿缓，则里急后重、粪便秽臭或大便不爽等。⑩诸暴强直，皆属于风：风性主动，善行数变，风气通于肝。风邪内袭，伤肝及筋，则出现突然肢体关节强直、屈伸受限，或颈项强直、肢体拘急、全身痉挛等。⑪诸痉项强，皆属于湿：湿为阴邪，其性黏滞，最易阻遏阳气。筋脉失于温煦，或湿邪壅阻脉络，气血运行不畅，常致全身强直、肢体挛急、项强不舒、屈颈困难或角弓反张等。⑫诸病水液，澄澈清冷，皆属于寒：寒为阴邪，易伤阳气。阳气虚损，不能温化津液，气化失司，常见痰涎清稀、小便清长、大便稀薄，或伴有畏寒、形寒肢冷等。

3. 审察病机的原则与方法

（1）谨守病机，各司其属：谨慎分析病机，抓住病机的关键，根据病位、病性进行病机归属与分类。如肢体动摇震颤、头晕目眩的病证，大都归属于肝的病变；气机突然上逆所致的急性呕吐、呃逆、吐血、喘促等，其病机大都与火有关等。

（2）有者求之，无者求之：有此症应当探究其机理，无彼症也应探求其原因。病机十九条仅是病机分析举例，临床应用时，应注意运用此分析病机的思路与方法，方能举一反三，用之不殆。

（3）盛者责之，虚者责之：对于邪气盛的，要分析为什么会邪气偏盛；对于正气不足的，也应深入分析正气不足涉及的脏腑，还应分析正气与邪气的辩证关系。

（4）审察病机，无失气宜：审察病机时，要与自然气候变化相结合。病机变化与自然气候变化关系密切，其变化与转归常受气候寒温影响。因此，文中指出分析病机时要"无失气宜""必先五胜"。

4. 病机十九条的启示 启示有三：一是利用相同的病机分析不同的症状，如属火的病机条文，虽病状表现不同，但机理相同，因而临床治疗应"异病同治"。二是取相似的症状推求不同的病机。如"诸风掉眩，皆属于肝""诸暴强直，皆属于风""诸转反戾，水液混浊，皆属于热"等条文中，均有筋脉拘急、抽搐的症状表现，但病机却不同，因而临床治疗应"同病异治"。三是以六淫五脏上下部位为纲，把错综复杂的病证进行分析归类，体现了审因论治、治病求本的辨证思想，如五脏病机、六淫病机、上下病机等。

［常考考点］病机十九条的原文及释义。

【知识纵横比较】

关于十九条病机中筋脉挛急病理的辨识

原文	病因	病机
诸暴强直	风	动风伤筋，筋急不柔
诸转反戾	热	热邪耗血灼筋
诸寒收引	寒	阳虚，气血运行不畅，筋膜失温煦
诸痉项强	湿	湿遏阳气，阳气不煦，精血不濡
诸热瞀瘛	火	火热扰乱神明，引动肝风

关于十九条病机中腹胀满病理的辨识

原文	病因	病机
诸湿肿满	湿邪	湿困脾土，中焦运化失常，水湿滞留体腔
诸胀腹大	热邪	热邪内壅，热与燥屎相结，导致腑气不通
诸病有声，鼓之如鼓	热邪	热邪壅遏于内，肠胃气机阻滞，脘腹痞胀

要点二 “逆者正治，从者反治……必伏其所主，而先其所因。”

【原文】

逆者正治，从者反治，从少从多，观其事也。帝曰：反治何谓？岐伯曰：热因热用[1]，寒因寒用[2]；塞因塞用[3]，通因通用[4]。必伏其所主，而先其所因[5]；其始则同，其终则异[6]；可使破积，可使溃坚，可使气和，可使必已。

【注释】

[1] 热因热用：指以热性药物治疗真寒假热之证，如用通脉四逆汤治疗脉微欲绝，其人面色赤之假热证。

[2] 寒因寒用：指以寒性药物治疗真热假寒之证，如用白虎汤治脉滑而厥之里热证。

[3] 塞因塞用：指用补益之法治疗正虚所致的胀满闭塞不通之证。前一“塞”字，指闭塞不通之证；后一“塞”字，指补益法。

[4] 通因通用：指用通利攻下之法治疗邪实于内的下利之证。前一“通”字，指邪实于内的泻利证；后一“通”字，指下法。

[5] 必伏其所主，而先其所因：若要抓住疾病的本质，必先求其病因。张介宾注：“必伏其所主，制病之本也；先其所因者，求病之由也。”伏，降伏。主，本质、核心。

[6] 其始则同，其终则异：反治法的初始阶段，药性与假象相同。如以热药治假热，以寒药治假寒。治疗过程中，假象逐渐消失，真象显露，最终仍是药性与病性相反的治法。

【导学】

本段论述了正治法和反治法。

1. 正治法 正治法，又称逆治法。指逆疾病征象而治的方法，所用药物的药性与病性相反。适合于病邪轻浅、表里证候一致、病情单纯无假象的疾病，所谓“微者逆之”。如文中的寒者热之，热者寒之，坚者削之，客者除之，劳者温之，结者散之，留者攻之，燥者濡之，急者缓之，散者收之，损者温之，逸者行之，惊者平之等均属于正治法。运用时应把握“适事为故”、中病即止的原则。

2. 反治法 反治法，又称从治法。指顺从疾病假象而治，所用药物的药性与疾病假象相一致。适合于病邪较重、病情复杂并出现假象的疾病，所谓“甚者从之”。如文中的热因热用、寒因寒用、塞因塞用、通因通用等均属于反治法。反治法所用药物的药性与疾病的病机本质是相反的，因此，仍然是针对疾病本质而治的治法。运用时要把握疾病本质及药量多少，即“必伏其所主，而先其所因”“从多从少，观其事也”。

[常考考点] 正治与反治的概念及其应用。

【知识纵横比较】

微者逆之→逆者正治
- 寒者热之，热者寒之
- 劳者温之，损者温之，散者收之
- 坚者削之，客者除之，结者散之，留者攻之
- 燥者濡之，急者缓之，逸者行之，惊者平之

甚者从之→从者反治
- 热因热用，寒因寒用
- 塞因塞用，通因通用

正治法和反治法总结

【例题实战模拟】

A1 型题

1. 诸厥固泄，皆属于

A. 心　B. 肝　C. 上　D. 下　E. 脾

2. 诸痛痒疮，皆属于

A. 心　B. 肝　C. 脾　D. 肺　E. 肾

3. 诸病水液，澄澈清冷，皆属于

A. 风　B. 寒　C. 暑　D. 湿　E. 热

4. 据《素问·至真要大论》所述，病机十九条中不属于火的内容的是

A. 诸躁狂越　B. 诸病胕肿　C. 诸胀腹大　D. 诸逆冲上　E. 诸热瞀瘛

5. 下列不属于审察病机的原则与方法的是

A. 谨守病机，各司其属　B. 有者求之，无者求之　C. 盛者责之，虚者责之

D. 审察病机，无失气宜　E. 热者寒之，寒者热之

6. 下列不属于反治法的是

A. 热者寒之　B. 寒因寒用　C. 热因热用　D. 塞因塞用　E. 通因通用

【参考答案】

1. D　2. A　3. B　4. C　5. E　6. A

细目十　灵枢·百病始生

【考点突破攻略】

要点　"风雨寒热不得虚，邪不能独伤人……参以虚实，大病乃成。"

【原文】

风雨寒热不得虚，邪不能独伤人。卒然逢疾风暴雨而不病者，盖无虚，故邪不能独伤人。此必因虚邪之风[1]，与其身形，两虚相得[2]，乃客其形，两实相逢[3]，众人肉坚。其中于虚邪也，因于天时，与其身形，参以虚实，大病乃成。

【注释】

[1] 虚邪之风：泛指四时不正之气及乘体虚而侵犯人体的外邪。马莳注："此言邪气淫泆，始于虚以感之。"

[2] 两虚相得：两虚，指天时之虚与人体正气虚弱。马莳注："人之中于虚邪，由于天时之虚与身形之虚，故参与虚实之法，则知大病之所由成也。"相得，相逢、相合。

[3] 两实相逢：两实，指自然界的正常气候与人体正气充实。相逢，相遇。

【导学】

本段指出了外感病发病机理，强调了人体正气在发病过程中的重要作用。

1. 风雨寒热不得虚，邪不能独伤人　意为风雨寒热等外邪，不遇到机体正气虚弱，是不能单独侵犯人体使人生病的。本句强调了人体正气强弱是发病与否的关键，突出了人体正气在发病过程中的主导作用。这是《内经》发病学的一贯思想。人体正气充足，抗病能力就强，虽有致病因素存在也未必发病。

2. 外感病发病机理　文中指出"两虚相得，乃客其形""两实相逢，众人肉坚"，阐明了外感病发病的机理。认为人体正气强弱是发病与否的关键。疾病的发生必须具备两个条件：一是内有人体正气虚弱；一是外有邪气侵袭。《灵枢·百病始生》认为虽有邪气侵袭，如果人体正气不虚，也不会使人生病，即"风雨寒热不得虚，邪不能独伤人"。当人体正气虚弱之时，又受邪气侵袭，则可使人发病，即文中所说："必因虚邪之风，与其身形，两虚相得，乃客其形；两实相逢，众人肉坚。"

由此可见，本篇把邪气的侵袭看作是发病的条件，而正气虚弱才是发病的决定性因素。原文突出了人体正气在发病中的主导作用，为后世中医发病观中重视正邪关系奠定了理论基础，对后世扶正祛邪治疗原则的运用产生了深远的影响，也提示人们必须注重摄生、保养正气，避免邪气侵袭，以防止疾病的发生。

[常考考点] 外感病发病的机理：正气强弱是发病与否的关键。

【例题实战模拟】

A1 型题

《灵枢·百病始生》认为"两虚相得"的"两虚"是指

A. 自然界气候正常和人体正气充实　B. 虚邪之风和人体正气虚弱

C. 气候异常和人体正气充实　D. 气候正常和人体正气虚弱

E. 上巨虚穴和下巨虚穴

【参考答案】

B

细目十一　素问·热论

【考点突破攻略】

要点　“治之各通其藏脉……可泄而已。”

【原文】

治之各通其藏脉[1]，病日衰已矣。其未满三日者，可汗而已；其满三日者，可泄而已[2]。

【注释】

[1] 各通其藏脉：疏通各脏腑经脉。杨上善注：“量其热病在何脏之脉，知其所在，即于脉以行补泻之法，病衰矣。”

[2] 其未满三日者，可汗而已；其满三日者，可泄而已：张介宾注：“凡传经络之邪，未满三日者，其邪在表，故可以汗已。满三日者，其邪传里，故可以下已。然此言表里之大体耳。”

【导学】

本段指出了外感热病的治疗原则。

外感热病，未满三日者，其邪尚在表，可用发汗的方法，祛除邪气，使病痊愈。已满三日者，其邪气已传入里，故可用泄法。该原则对针刺选穴治疗热病具有重要指导作用。

[常考考点] 外感热病的治疗原则。

细目十二　素问·评热病论

【考点突破攻略】

要点　“劳风法在肺下……伤肺则死也。”

【原文】

劳风法在肺下[1]，其为病也，使人强上冥视[2]，唾出若涕，恶风而振寒，此为劳风之病。帝曰：治之奈何？岐伯曰：以救俯仰[3]。巨阳引[4]。精者三日，中年者五日，不精者七日[5]。咳出青黄涕，其状如脓，大如弹丸，从口中若鼻中出，不出则伤肺，伤肺则死也。

【注释】

[1] 肺下：指肺部。

[2] 强上冥视：颈项强直，视物不清。王冰注：“膀胱气不能上荣，故使人头项强而视不明也。”

[3] 以救俯仰：尤在泾云：“肺主气而司呼吸。风热在肺，其液必结，其气必壅，是以俯仰皆不顺利，故曰当救俯仰也。救俯仰者，即利肺气，散邪气之谓乎。”

[4] 巨阳引：应取足太阳经的穴位以引动经气。

[5] 精者三日，中年者五日，不精者七日：精者，谓精气旺盛之人。此谓年轻力壮，精气充沛者，病易愈；中年及老年人精气渐衰，治愈的日数较长。三、五、七乃指病情缓解时间的先后。

【导学】

本段论述了劳风的病因病机、症状、治疗及预后。

1. 劳风的病因病机　劳风的病因为因劳而虚，因虚而受风，邪气化热壅肺；病机为太阳受风，卫阳郁遏，肺失清肃，痰热壅积。

2. 劳风的症状　劳风的主要症状为恶风振寒，强上冥视，唾出若涕，甚则咳出青黄痰块。

3. 劳风的治疗及预后　劳风的治疗宜利肺散邪以救俯仰，排出痰液以通气道；治则为针刺太阳以引经气。因势利导的排痰祛邪之法对于劳风的治疗至关重要。“不出则伤肺，伤肺则死也”，说明痰液阻塞，气道不通可导致窒息而死的危险。提示痰浊壅盛之证，要及时排痰祛邪，以使邪有出路，以免损伤脏气。劳风的预后转归与精气盛衰、年龄、体质强弱密切相关，少壮之人气血充足，病程较短，预后良好；老年人体质虚弱，病程较长。劳风病与《金匮要略》之“肺痈”相似，张仲景治疗肺痈以清热泻肺排脓为原则，如葶苈大枣泻肺汤、桔梗汤、千金苇茎汤等，丰富并发展了《内经》对于劳风的辨治方法。

［常考考点］劳风的病因病机、症状、治疗和预后。

【例题实战模拟】

A1 型题

1. 据《素问·评热病论》所述，下列除哪项之外，均为“劳风”的症状
   A. 头项强急不舒　B. 唾出若涕　C. 目眩不明　D. 腰脊酸痛　E. 恶风而振寒
2. 《素问·评热病论》中“劳风”的病位在
   A. 腠理　B. 肌肤　C 肺下　D. 半表半里　E. 太阳
3. 根据《素问·评热病论》，劳风病的针刺治疗，“巨阳引”是指
   A. 取太阳经穴　B. 取少阳经穴　C. 取阳明经穴
   D. 取督脉的俞穴　E. 取头面部腧穴
4. 据《素问·评热病论》劳风病治疗“以救俯仰”是指
   A. 表里刺　B. 调太阳经气　C. 利肺气　D. 疏散表邪　E. 排出痰液
5. 据《素问·评热病论》劳风病的预后与下列哪项无关
   A. 精气盛衰　B. 体质强弱　C. 津液多寡　D. 痰液排出畅否　E. 年龄大小

【参考答案】

1. D　2. C　3. A　4. C　5. C

细目十三　素问·咳论

【考点突破攻略】

要点一　“五脏六腑皆令人咳”的理论及其临床意义

要点二　“肺之令人咳，何也……乘冬则肾先受之。”

【原文】

黄帝问曰：肺之令人咳，何也？岐伯对曰：五脏六腑皆令人咳，非独肺也。帝曰：愿闻其状。岐伯曰：皮毛者，肺之合也，皮毛先受邪气，邪气以从其合也。其寒饮食入胃，从肺脉上至于肺[1]，则肺寒。肺寒则外内合邪，因而客之，则为肺咳。五脏各以其时受病[2]，非其时，各传以与之[3]。人与天地相参，故五脏各以治时[4]，感于寒则受病，微则为咳，甚者为泄为痛[5]。乘[6]秋则肺先受邪，乘春则肝先受之，乘夏则心先受之，乘至阴[7]则脾先受之，乘冬则肾先受之。

【注释】

［1］其寒饮食入胃，从肺脉上至于肺：杨上善注：“人肺脉手太阴，起于中焦，下络大肠，还循胃口，上膈属肺。寒饮寒食入胃，寒气循肺脉上入肺中。”

［2］五脏各以其时受病：指五脏在其所主的时令感邪受病。

［3］非其时各传以与之：若不在肺所主之时令受病，是他脏传至于肺。非其时，指非肺所主的秋季。之，指肺。

［4］治时：指五脏所主的时令。

［5］微则为咳，甚者为泄为痛：咳为肺之症状，咳兼痛为五脏受邪的症状，咳兼泄为六腑受邪的症状。张介宾注：“邪微者浅而在表，故为咳。甚者深而入里，故为泄为痛。”

［6］乘：趁，此指当……之时。

［7］至阴：此指长夏。

【导学】

本段提出了“五脏六腑皆令人咳，非独肺也”的观点，论述了咳嗽的病因病机及其与季节的关系。

1.“五脏六腑皆令人咳，非独肺也”的发病学观点 本句从整体观出发，揭示了咳虽为肺的病变，但其他脏腑功能失常，也可影响到肺而发生咳嗽。因为肺主气，受百脉朝会，故五脏六腑功能失调均可影响到肺，致肺失宣降，肺气上逆而发生咳嗽。如脾虚生痰，痰湿上犯于肺；肝火上冲，气逆犯肺；肾虚水泛，寒水射肺等。本句说明了咳不离乎肺，然不止于肺。后世医家据此创立了诸多治咳的经典理论及方剂。

本句启示临床上对咳嗽的论治不只是治肺，还要考虑五脏六腑对肺的影响，从调理五脏六腑的角度调治咳证。如肝火犯肺之咳，出现咳嗽、胁痛、不可转侧等症状，可用小柴胡汤、黛蛤散、当归龙荟丸等清肝泻火；肾阳虚衰，水饮射肺之咳，出现咳嗽喘息、咳唾大量泡沫状清稀痰涎等症状，可用真武汤温阳散寒，化气行水。

2.咳的病因病机 文中指出咳的病因病机主要有两个方面：①外有风寒所伤：因肺与皮毛相合，故风寒之邪袭表，从其合而内传于肺，使肺失宣降而致咳。②内有寒饮停聚：手太阴肺经起于中焦，还循胃口，上膈属肺。寒凉饮食入胃，导致中焦寒，寒气循手太阴肺经上入于肺中，导致肺寒。肺为娇脏，不耐寒热，外内寒邪并聚于肺，则肺失宣降，肺气上逆，发生咳嗽。

3.咳与季节气候的关系 五脏各以治时感邪发病，这是《内经》四时五脏阴阳发病的基本观点。五脏各有其所主的时令，当其时令邪气侵入人体时，邪气首先侵犯与当令之气相应之脏，使该脏受邪传之于肺，发生咳嗽。即非肺所主的时令之咳，乃他脏感受当令邪气传至于肺所致。本篇从“人与天地相参”的整体观出发，提出了“五脏各以其时受病，非其时各传以与之”的发病学观点。说明了五脏对各自时令之邪的易感性及五脏之间的相互关系。

4.后世医家根据《内经》不同时令之咳提出的治咳之法 例如：清代医家林珮琴在《类证治裁》中指出：“以四时论之，春季咳，木气升也，治宜兼降，前胡、杏仁、海浮石、瓜蒌仁之属；夏季咳，火气炎也，治宜兼凉，沙参、花粉、麦冬、知母、玄参之属；秋季咳，燥气乘金也，治宜清润，玉竹、贝母、杏仁、阿胶、百合、枇杷膏之属；冬季咳，风寒侵肺也，治宜温散，苏叶、川芎、桂枝、麻黄之属。”

［常考考点］“五脏六腑皆令人咳，非独肺也”的发病学观点。

【例题实战模拟】

A1 型题

1.据《素问·咳论》“五脏六腑皆令人咳”，但与哪两脏关系最密切

A.脾、肺　B.肺、胃　C.肺、肾　D.肺、肝　E.肺、三焦

2.清代医家林珮琴在《类证治裁》中指出“秋季咳，燥气乘金也”，治宜

A.前胡、杏仁、海浮石、瓜蒌仁　B.沙参、天花粉、麦冬、知母　C.玉竹、贝母、杏仁、阿胶

D.苏叶、川芎、桂枝、麻黄　E.藿香、佩兰、苍术、半夏

【参考答案】

1.B　2.C

细目十四　素问·痹论

【考点突破攻略】

要点　“凡痹之客五脏者……涩于小便，上为清涕。”

【原文】

凡痹之客五脏者，肺痹者，烦满，喘而呕。心痹者，脉不通，烦则心下鼓[1]，暴上气而喘，嗌干，善噫[2]，厥气上则恐。肝痹者，夜卧则惊，多饮，数小便，上为引如怀[3]。肾痹者，善胀，尻以代踵，脊以代头[4]。脾痹者，四支解堕[5]，发咳，呕汁，上为大塞[6]。肠痹者，数饮而出不得，中气喘争[7]，时发飧泄。胞痹[8]者，少腹膀胱按之内痛，若沃以汤[9]，涩于小便，上为清涕。

【注释】

［1］心下鼓：即心悸。

［2］嗌（yì）干，善噫：指咽干、嗳气。

［3］上为引如怀：形容腹部胀大，状如怀孕。

［4］尻以代踵，脊以代头：足不能行，以尻代之；背驼甚，脊高于头，头俯不能仰。尻，尾骶部。踵，足后跟。

[5] 四支解堕：指四肢懈怠，无力。解，同“懈”。

[6] 大塞：痞塞。大，“不”字之形误。“不”与“否”古通。“否”，通“痞”。

[7] 中气喘争：腹中有气攻冲，而致肠鸣。喘，转也。争，甚也。

[8] 胞痹：此指膀胱痹。胞，通“脬”，膀胱。

[9] 若沃以汤：如用热水浇灌。沃，浇灌。汤，热水。

【导学】

本段阐述了五脏痹的症状特点。

文中指出五脏痹的症状与五脏各脏功能及各脏经气失调有关。例如，肺痹症状为烦闷、喘促、呃逆；心痹表现为心烦，心悸，阵发咳喘，咽干，嗳气频作，时觉气逆恐惧；肝痹症状为夜卧惊惕不安，多饮小便频，腹部胀满如妊娠状；肾痹症状为腹胀满，身体佝偻不伸；脾痹症状为四肢懈怠无力，咳而呕清水，且脘腹痞塞。

清代林珮琴在《类证治裁》中指出，经病入脏，邪胜正虚，发为五脏痹。治疗用五痹汤为主。肾痹，加独活、肉桂、杜仲、牛膝、黄芪、萆薢；心痹，加远志、茯神、麦冬、犀角；脾痹，加厚朴、枳实、砂仁、神曲；肺痹，加半夏、杏仁、麻黄、紫菀。认为，痹证初起，骤用参、芪、归、地，则气郁滞，邪不散，只以行湿流气为主；久而不愈，宜峻补真阴，使血气流行，则病邪随去。

[常考考点] 五脏痹的症状特点。

【例题实战模拟】

A1 型题

1.《素问·痹论》中有关五脏痹的症状特点，其中肝痹的表现是

A. 烦闷、喘促、呃逆

B. 心烦、心悸、阵发咳喘、咽干、嗳气频作、时觉气逆恐惧

C. 夜卧惊惕不安、多饮小便频、腹部胀满如妊娠状

D. 腹胀满、身体佝偻不伸

E. 四肢懈怠无力、咳而呕清水

2. 根据《素问·痹论》“暴上气而喘，嗌干，善噫，厥气上则恐”是指

A. 心痹　B. 肝痹　C. 脾痹　D. 肺痹　E. 肾痹

3. 根据《素问·痹论》“尻以代踵，脊以代头”是指

A. 心痹　B. 肝痹　C. 脾痹　D. 肺痹　E. 肾痹

4. 根据《素问·痹论》“四支解堕，发咳呕汁，上为大塞”是指

A. 肺痹　B. 肾痹　C. 脾痹　D. 肠痹　E. 胞痹

5.《素问·痹证》中“胞痹”是指

A. 膀胱痹　B. 女子胞痹　C. 心包痹　D. 大肠痹　E. 小肠痹

B1 型题

A. 夜卧则惊，多饮数小便，上为引如怀

B. 脉不通，烦则心下鼓，暴上气而喘，嗌干，善噫，厥气上则恐

C. 尻以代踵，脊以代头

D. 数饮而出不得，中气喘争，时发飧泄

E. 烦满，喘而呕

6. 根据《素问·痹论》肺痹的症状是

7. 根据《素问·痹论》肠痹的症状是

【参考答案】

1. C　2. A　3. E　4. C　5. A　6. E　7. D

细目十五　素问·痿论

【考点突破攻略】

要点　“阳明者，五脏六腑之海……故足痿不用也。”

【原文】

阳明者，五脏六腑之海，主润宗筋[1]，宗筋主束骨而利机关[2]也。冲脉者，经脉之海也，主渗灌溪谷[3]，与阳明合于宗筋，阴阳揔宗筋之会[4]，会于气街[5]，而阳明为之长[6]，皆属于带脉，而络于督脉。故阳明虚，则宗筋纵，带脉不引，故足痿不用也。

【注释】

[1] 宗筋：众筋，泛指全身筋膜。于鬯《香草续校书》曰：“宗，当训众。”

[2] 主束骨而利机关：约束骨骼，滑利关节。

[3] 溪谷：指肌肉分腠。《素问·气穴论》云：“肉之大会为谷，肉之小会为溪。”

[4] 阴阳揔宗筋之会：指阴阳经脉汇聚于宗筋。阴阳，指阴经、阳经。揔，同“总”。张介宾注：“宗筋聚于前阴，前阴者，足三阴、阳明、少阳及冲、任、督、跻九脉之所会也。九者之中，则阳明为五脏六腑之海，冲脉为经脉之海，此一阴一阳，总乎其间，故曰阴阳总宗筋之会也。”

[5] 气街：穴名，又名气冲，位于横骨两端鼠蹊上一寸，属足阳明经。即脐下五寸，旁开二寸处。

[6] 阳明为之长：指阳明经主润众筋的主导作用。

【导学】

本段论述了痿证的治疗原则，提出了“治痿独取阳明”的重要观点。

治痿独取阳明，突出了调治脾胃在痿证治疗中的重要性。治痿独取阳明的道理概之有三：一是痿证的主要病机为五脏气热导致津液气血亏少，以致筋脉痿废不用；而足阳明胃是五脏六腑之海，气血生化之源，若要筋骨皮肉恢复其正常的功能，就必须有充足的气血营养，所以从阳明调治。二是人身阴阳诸经及冲脉皆会合于足阳明经之气街穴，并连属于带脉，故阳明为“十二经之长”；如果阳明虚则宗筋弛纵，带脉不能收引，故足痿不用，所以治疗阳明经，则阴阳诸经皆得以调治。三是阳明“主润宗筋，宗筋主束骨而利机关”，阳明气血充盛，诸筋得以濡养，则关节滑利，运动自如；若阳明虚，则宗筋不能束骨而滑利关节，发生肢体痿废不用的痿证。由此可见，调治阳明是治疗痿证的关键。清代高世栻指出：“阳明者，胃也，受盛水谷，故为五脏六腑之海，皮、肉、筋、脉、骨，皆资于水谷之精，故阳明主润宗筋……痿则机关不利，筋骨不和，皆由阳明不能濡润，所以治痿独取阳明也。”

“独取阳明”是强调痿证的治疗应重视阳明，并非仅取阳明。原文还提出了“补其荥而通其俞”的针刺治则，即针对有关脏腑经络，补其荥穴，通其俞穴，调补虚实，疏通气血；还要配以“各以其时受月”的针刺治则。“补其荥而通其俞”及“各以其时受月”的治则体现了因时制宜、辨证论治的思想。后世医家在“独取阳明”治疗痿证原则的指导下，创立了诸多治疗痿证的方剂。

[常考考点] 治痿独取阳明的理解。

【例题实战模拟】

A1 型题

1.《素问·痿论》中，认为痿证发生的基本病机是

A. 房劳过度，耗伤阴精　B. 五脏有热，肺热叶焦　C. 远行劳倦

D. 思想无穷，五志化火　E. 风湿侵袭，肌肉濡渍

2. 下列除哪项外，均是《素问·痿论》关于痿证的治疗原则

A. 独取阳明　B. 补其荥　C. 通其俞　D. 补益五脏　E. 因时制宜

【参考答案】

1. B　2. D

细目十六　素问·异法方宜论

【考点突破攻略】

要点　“医之治病也，一病而治各不同，皆愈，何也……地势使然也。”

【原文】

黄帝问曰：医之治病也，一病而治各不同，皆愈，何也？岐伯对曰：地势使然也。

【导学】

本段论述了不同地域疾病治法各异。

不同地域气候引起的疾病各异，治疗方法亦异，这体现了“因地制宜”的治疗思想。本篇指出，根据东南中西北方位不同，可分别采取砭石、毒药、灸焫、微针、导引、按跻等不同治疗方法。以“地势使然”，回答了“一病而治各不同”的道理，提示医生临床诊治必须结合自然环境、地域及体质差异等，灵活地运用因地制宜、因人制宜的原则。

［常考考点］不同地域疾病治法各异（因地制宜原则）。

【例题实战模拟】

A1 型题

《素问·异法方宜论》“黄帝问曰：医之治病也，一病而治各不同，皆愈，何也？岐伯对曰：地势使然也”，体现的治疗思想是

A. 治病求本　B. 因时制宜　C. 因地制宜　D. 因人制宜　E. 标本缓急

【参考答案】

C

细目十七　素问·汤液醪醴论

【考点突破攻略】

要点一　“神不使”的含义及其临床意义

【原文】

帝曰：形弊血尽而功不立者何？岐伯曰：神不使[1]也。

【注释】

［1］神不使：神机丧失，针药难以发挥作用。张介宾注：“凡治病之道，攻邪在乎针药，行药在乎神气。故治施于外，则神应于中，使之升则升，使之降则降，是其神之可使也。若以药剂治其内而脏气不应，针艾治其外而经气不应，此其神气已去而无可使矣。虽竭力治之，终成虚废已尔，是所谓不使也。”

【导学】

“神不使”的含义及其临床意义。

神不使，指若神机丧失，则针药难以发挥作用。

“神不使”强调了病人的神气在治疗中的重要作用。本篇指出疗效不明显，其原因就是“神不使”，即病人神气丧失，不能对治疗作出反应，无法使针药发挥作用。提示临床诊治疾病当以神气为本，神气是治疗能否取效的关键。正如《灵枢·本神》所云：“凡刺之法，先必本于神。”

［常考考点］“神不使”的含义及其临床意义。

要点二　“平治于权衡……五阳已布，疏涤五脏。”

【原文】

平治于权衡[1]，去宛陈莝[2]，微动四极[3]，温衣[4]，缪刺[5]其处，以复其形。开鬼门，洁净府[6]，精以时服[7]，五阳已布，疏涤五脏[8]。

【注释】

［1］平治于权衡：平调阴阳的偏盛偏衰。吴崑注："平治之法，当如权衡，阴阳各得其平，勿令有轻重低昂也。"

［2］去宛陈莝：祛除郁积陈久的水邪与瘀血。宛，通"郁"，郁积也。陈，陈腐，《辞源》谓"陈"为"腐臭""积甚"。莝，《辞源》谓"莝"为"切碎的草"，有杂乱堆积之意。

［3］微动四极：四极，即四肢。张介宾注："微动之，欲其流动而气易行也。"

［4］温衣：张介宾注："温衣，欲助其肌表之阳而阴凝易散也。"

［5］缪刺：病在左而刺右、病在右而刺左的刺络法。张介宾注："然后缪刺之，以左取右，以右取左，而去其大络之留滞也。"

［6］开鬼门，洁净府：此指发汗、利小便。张介宾注："鬼门，汗空也。肺主皮毛，其藏魄，阴之属也，故曰鬼门。净府，膀胱也。上无入孔而下有出窍，滓秽所不能入，故曰净府。邪在表者散之，在里者化之，故曰开鬼门、洁净府也。"

［7］精以时服：王冰注："脉和，则五精之气以时宾服于肾脏也。"

［8］五阳已布，疏涤五脏：五脏阳气得以布散宣达，涤除五脏水湿邪气。张介宾注："阴邪除则五阳布。"

【导学】

本段指出了水肿的治则及治法。

水肿的治则是"平治于权衡""去宛陈莝"，即平调阴阳，祛除水邪瘀血，体现了扶正祛邪的治疗原则。水肿的具体治法有四：一为"开鬼门，洁净府"，即发汗、利小便之法，以祛除水邪。二为"缪刺其处"，即用针刺之法使经络疏通以祛除水邪。三为"微动四极"，即轻微活动四肢，以疏通气血，振奋阳气。四为"温衣"，即添衣保暖，以保护阳气，有利于消散水饮之邪。四种方法也体现了扶正祛邪的思想，综合并用，有助于水邪消散。

"开鬼门，洁净府"治疗水肿的方法对后世影响深远。张仲景在《金匮要略》中提出"诸有水者，腰以下肿，当利小便；腰以上肿，当发汗乃愈"即渊源于此。《医宗金鉴》之"治水之病，当知表里上下分消之法。腰以上肿者，水在外，当发其汗乃愈，越婢、青龙汤证也。腰以下肿者，水在下，当利小便乃愈，五苓、猪苓等汤证也"；也是《内经》"开鬼门，洁净府"理论的具体运用。

［常考考点］《素问·汤液醪醴论》水肿病扶正祛邪的四种方法。

【例题实战模拟】

A1 型题

1.《素问·汤液醪醴论》关于"神不使"的表述，不正确的是

A. 由形弊血尽而致　B. 包括精神不能振奋　C. 病因是嗜欲无穷，忧患不止

D. 神是指人体脏腑气血的功能作用　E. 指病人的精神不能为治疗所驱使

2.《素问·汤液醪醴论》中"神不使"的含义是

A. 精神衰败而致思维错乱　B. 精神错乱而拒绝治疗　C. 精神衰竭，治疗不发挥作用

D. 神气衰败，对治疗不能作出反应　E. 指病人的精神不能为治疗所驱使

3. 下列除哪项外，均属于《素问·汤液醪醴论》中水肿病的治法

A. 开鬼门，洁净府　B. 缪刺其处　C. 微动四极　D. 攻逐水饮　E. 温衣

B1 型题

A. 祛瘀逐水　B. 刺血络　C. 发汗　D. 利小便　E. 通大便

4.《素问·汤液醪醴论》中"去宛陈莝"是指

5.《素问·汤液醪醴论》中"开鬼门"是指

【参考答案】

1. E　2. D　3. D　4. A　5. C

细目十八　素问·标本病传

【考点突破攻略】

要点　“小大不利治其标；小大利治其本。”

【原文】

小大不利治其标，小大利治其本。

【导学】

本段提出了标本治则。

小大不利治其标，小大利治其本，意指凡病见大小便不通利者，当先治其标，即先通利大小便；大小便通利者，则可以治其本。体现了《内经》急则治标，缓则治本的治疗原则。张介宾对此注解云：“无论客气、同气之为病，即先有他病，而后为小大不利者，亦先治其标。诸皆治本，此独治标，盖二便不通，乃危急之候，虽为标病，必先治之，此所谓急则治其标也。”

［常考考点］小大不利当急则治标。

【例题实战模拟】

A1 型题

下列情况适于急则治标的是

A. 脘腹胀满　B. 恶心呕吐　C. 恶寒发热　D. 小大不利　E. 咳嗽咳痰

【参考答案】

D

细目十九　灵枢·决气

【考点突破攻略】

要点一　“余闻人有精气津液血脉，余意以为一气耳……壅遏营气，令无所避？是谓脉。”

【原文】

余闻人有精、气、津、液、血、脉，余意以为一气耳，今乃辨为六名，余不知其所以然。岐伯曰：两神相搏[1]，合而成形，常先身生[2]，是谓精。何谓气？岐伯曰：上焦开发，宣五谷味[3]，熏[4]肤，充身，泽毛，若雾露之溉，是谓气。何谓津？岐伯曰：腠理发泄，汗出溱溱[5]，是谓津。何谓液？岐伯曰：谷入气满，淖泽[6]注于骨，骨属屈伸，泄泽[7]补益脑髓，皮肤润泽，是谓液。何谓血？岐伯曰：中焦受气取汁[8]，变化而赤，是谓血。何谓脉？岐伯曰：壅遏[9]营气，令无所避，是谓脉。

【注释】

［1］两神相搏：指男女媾合。搏，交也。马莳注：“男女媾精，万物化生。盖当男女相媾之时，两神相合而成人，生男女之形。”

［2］常先身生：张介宾注：“凡阴阳合而万形成，无不先从精始，故曰常先身生是谓精。”

［3］宣五谷味：指上焦肺宣发布散水谷精微的作用。

［4］熏：温煦之意。

［5］汗出溱（zhēn）溱：形容汗出很多的样子。溱溱，众盛貌。

［6］淖（nào）泽：水谷精微中滑腻而浓稠的部分。淖，《说文》：“泥也。”引申为浓稠。

［7］泄泽：指水谷精微中渗出的汁液。泄，渗出之意。

［8］受气取汁：受气，接受水谷精气。取汁，吸取水谷精微中的精汁。

［9］壅遏：约束、限制。

【导学】

本段阐述了六气的概念、生成及作用。

六气源于先天，又赖后天水谷精微不断充养。由于六气的性质及分布不同，故其作用及名称亦不相同。精，禀受于父母，是构成生命的原始物质，是生殖功能的物质基础。气，是通过上焦的宣发布散至全身的精微物质，具有充养形体、温煦肌肤和润养毛腠的作用。津，是水谷精微中的清稀部分，具有滋润肌肤，化生汗液的作用。液，是水谷精微中的浓稠部分，流入骨，具有充养骨髓、补益脑髓、利滑关节、润泽肌肤等作用。血，是饮食水谷精微通过脾胃的运化和心肺的共同气化，变化而成的赤色液体，具有营养全身的作用。脉，是营血运行的道路，能约束营血运行于脉中。

六气源于先天，又依赖后天水谷精微不断滋养。六气同源异名、相互作用的整体观点，对临床辨治气血津液失常的病证具有重要意义。

［常考考点］六气的概念、生成及作用。

要点二 “精脱者，耳聋……其脉空虚，此其候也。”

【原文】

精脱[1]者，耳聋；气脱者，目不明；津脱者，腠理开，汗大泄；液脱者，骨属屈伸不利，色夭，脑髓消，胫酸，耳数鸣；血脱者，色白，夭然不泽，其脉空虚[2]，此其候也。

【注释】

[1] 脱：夺失、耗散，有急骤散失之意。

[2] 其脉空虚：此文前应据《针灸甲乙经》补“脉脱者”三字。丹波元简注：“本经脱‘脉脱者’三字，当补。若不然则六脱之候不备。”

【导学】

本段指出了六气耗脱的证候特点。

精脱者，耳鸣。肾藏精，开窍于耳。《灵枢·脉度》云：“肾气通于耳，肾和则耳能闻五音矣。”故肾精充足则耳的听觉灵敏。如果肾精不足，耳失所养，就会出现耳鸣、耳聋等症，临床治疗宜补肾填精，如六味地黄丸、左归丸等。

气脱者，目不明。人之视觉功能有赖于五脏六腑精气的滋养，故《灵枢·大惑论》云：“五脏六腑之精气，皆上注于目而为之精。”如果气伤不足，眼睛失去精气的奉养，则会出现视物不清等，临床治疗气虚之目不明宜补气升阳，如补中益气汤、益气聪明汤等。

津脱者，腠理开，汗大泄；液脱者，骨属屈伸不利，色夭，脑髓消，胫酸，耳数鸣。津液是人体内有滋润营养作用的正常水液，津清质稀，流行于表，滋润肌肤；液浓质稠，流注于里，充养空窍，滑润关节，补益脑髓。两者在理论上有所区别，但是在临床上津伤者必见液亏，液脱者必有津亡，两者很难截然区分。津液脱失主要表现为机体失于濡润，可见皮肤干燥、窍道干涩不利、关节屈伸不利、腿胫酸软，治宜滋养阴液，如增液汤、麦门冬汤等。

血脱者，色白，夭然不泽。血主营养，脉为“血之府”，血脱则肌肤无以滋养，则皮肤淡白、枯槁无华；血液脱失，不能充盈脉管，则脉道空虚，治宜补血、生血，药如当归、白芍、熟地黄等。

由此可见，六气耗脱多为虚证，六气各有所主之脏，故临床治疗六气耗脱的病证，当以调补六气所主之脏为主，相关之脏为辅。

［常考考点］六气耗脱的证候特点。

【例题实战模拟】

A1 型题

1. 下列不属于《灵枢·决气》所指的“六气”的是

A. 精　B. 津　C. 血　D. 神　E. 脉

2.《灵枢·决气》提出“精脱”者所致的证候特点是

A. 色白，夭然不泽　B. 腠理开，汗大泄　C. 色夭，脑髓消，胫酸

D. 视物不清　E. 耳鸣耳聋

B1 型题

A. 色白，夭然不泽　B. 腠理开，汗大泄　C. 骨属屈伸不利

D. 视物不清　E. 耳鸣耳聋

3.《灵枢·决气》提出“津脱”者，见

4.《灵枢·决气》提出“液脱”者，见

【参考答案】

1.D 2.E 3.B 4.C

第二单元 伤寒论

细目一 辨太阳病脉证并治

【考点突破攻略】

要点一 “太阳之为病，脉浮，头项强痛而恶寒。”

【原文】

太阳之为病，脉浮，头项强痛[1]而恶寒[2]。（1）

【注释】

[1] 头项强痛：头痛项强。项，颈之后部。强，音僵（jiang），项强为颈项拘紧。

[2] 恶寒：怕冷、畏寒。

【原文阐述】

本条为太阳病辨证纲要。太阳主表，统营卫。外邪侵袭太阳，卫阳抗邪于外，脉象应之而浮。邪气侵犯太阳，致太阳经气不利，故头项强痛。风寒袭表，卫阳被遏导致恶风寒。因脉浮与恶寒代表卫阳抗邪于外，营卫失调的基本病理改变，故作为太阳病的提纲证，太阳病以主脉主证为提纲。

【考点】

1.“太阳”的涵义 六经的名称源于《内经》。《素问·热论》中的三阴三阳是《伤寒论》六经之由来。《内经》明确指出三阴三阳的划分，是以“阴阳之气，各有多少，故曰三阴三阳也。”太阳又称巨阳，是阳气隆盛之意，其经脉走向最长，其气布于周身，故谓之太阳。

2.太阳经证的性质 表证。太阳主皮毛而统营卫，太阳之气行于体表起卫外作用。因感邪不同和体质差异，太阳表证有寒热虚实之别，可分为表寒证、表热证、寒热夹杂证。

3.太阳病提纲条文为什么只提恶寒，不提发热 外感病初起，在风寒袭表之时，卫阳被遏失于温煦即见恶寒，卫阳奋起抗邪，正邪相争才有发热。恶寒的症状起病即有，而发热往往出现较迟，因卫阳被风寒所闭郁，未能及时达表抗邪，只有卫阳能达表抗邪才见发热，因此，提纲条文未将发热列为太阳病的基本证候，正是为了突出太阳病初起之时的症状。

4.“有一分恶寒，就有一分表证” 太阳主表，提纲条文又强调恶寒，恶寒是太阳表证出现最早和贯穿始终的症状。有一分恶寒，是否就有一分表证，必须建立在太阳病的前提下。舍此条件，则恶寒的存在，未必就是表证。如三阴病证，阳气虚衰不能温煦肌表亦见恶寒，这种恶寒就不是表证。一般而言，三阳恶寒为寒郁阳气，三阴恶寒为寒伤阳气。就三阳寒郁阳气恶寒而论，也仅太阳表证恶寒属表证，具有表证不解，恶寒不除的特点。阳明、少阳两经恶寒无此规律可循。

［常考考点］太阳病辨证纲要。

要点二 “太阳中风，阳浮而阴弱……桂枝汤主之。”

【原文】

太阳中风，阳浮而阴弱[1]，阳浮者热自发，阴弱者汗自出，啬啬恶寒[2]，淅淅恶风[3]，翕翕发热[4]，鼻鸣[5]干呕者，桂枝汤主之。（12）

【注释】

[1] 阳浮而阴弱：以脉象示病机。脉轻取为阳，沉取为阴。轻取见浮脉，示卫气浮盛于表，与邪抗争；沉取见弱脉，意为营阴不足。从病机言则卫阳浮盛，营阴不足。

［2］啬啬恶寒：畏缩怕冷，形容恶寒的程度比较严重。

［3］淅淅恶风：形容恶风如冷雨浸淋肌肤的感觉。

［4］翕翕发热：如羽毛覆盖在身上一样温温发热，热势不甚。

［5］鼻鸣：指鼻塞呼吸气粗而似鸣。

【原文阐述】

本条论述太阳中风证的病机、证候特点及其治法方药。阳浮而阴弱，既言脉象，又代表营卫不和的病机。“阳浮”，是卫阳与风寒之邪抗争于表而见发热，脉浮等卫阳浮盛于表。“阴弱”，是因阳浮于外，营阴不能自守而外泄，营阴相对不足。阳浮而阴弱亦揭示营卫不和的病理机制。太阳经受邪，卫阳与邪抗争则发热，风寒袭表，卫阳被遏导致恶风寒。肺外应皮毛，邪客于表，肺气不利则鼻鸣，影响胃失和降则干呕。

【考点】

1.“阳浮而阴弱” 阳浮而阴弱既指脉象又指病机。阳指浮取，阴指沉取，意为轻取见浮脉，沉取则弱脉。从病机言则卫阳浮盛，营阴不足。这里的“而”字，卫强而阴弱，卫受邪，卫不固表致营阴不足，故有因果转属之意。

2. 桂枝汤证不等于中风表虚证 在《伤寒论》中桂枝汤可以用于治疗中风表虚证，除具有头痛、发热、恶风寒等表证症状外，审证要点是自汗出、脉浮弱；桂枝汤还可以用来治疗杂病中的常自汗出，或时发热自汗出。其与中风表虚证尽管有外感内伤之异，但病机都属于营卫不和，故都用桂枝汤以调和营卫。

3. 桂枝汤中桂枝与芍药的配伍比例是1∶1 发汗之中寓于敛营，桂枝辛温，发散卫分之邪，芍药酸苦微寒，敛阴和营。

4. 服桂枝汤必须遵守煎药与调护方法 ①药后啜粥，一剂药一次煎好，分三次温服。服药后须喝热粥；②温覆微汗，使全身微汗湿润为佳，不可过汗；③中病即止，服第一次药，汗出病愈即可停服；④不效继进，如服后不出汗可服第二剂，还不出汗，则可缩短服药的间隔时间，在半天左右时间服完三次药，病重者甚至可昼夜服药至二、三剂，并加强观察和护理；⑤服药禁忌，禁忌生冷和一切不易消化、有刺激性及油腻的食物。

5. 营卫不和汗出与气虚汗出鉴别 桂枝汤治疗的汗证是由于营卫不和，卫气不固，开合失权所致，其自汗出呈阵发，表现为“常自汗出”，与纯属卫气虚而肌表不固的玉屏风散所治疗的“自汗出而不止”迥异，且没有明显的气虚症状。

6. 桂枝汤证的辨治要点

症：恶风寒，发热汗出，头项强痛，鼻塞或见干呕，脉浮缓。

理：营卫不和，卫强营弱。

法：解肌祛风，调和营卫（邪气较重者，先刺风池、风府）。

方：桂枝汤。

药：桂枝汤药用五味。方中桂枝解肌祛风，芍药敛阴和营，两者相伍，调和营卫。生姜辛散止呕，大枣甘平补中，炙甘草配桂枝辛甘化阳，配芍药酸甘化阴，调和诸药。

［常考考点］太阳中风证的病机、证候特点及其治法方药。

要点三 “太阳病，桂枝证，医反下之……葛根黄芩黄连汤主之。”

【原文】

太阳病，桂枝证，医反下之，利遂不止，脉促者，表未解也，喘而汗出者，葛根黄芩黄连汤主之。(34)

【原文阐述】

本条为太阳病误下，表邪不解，邪气内迫阳明大肠导致热利的证治。太阳病桂枝证，不发汗反误下，表邪不解，化热内迫大肠。脉促者，指脉来急促，代表误治之后，正阳未伤，抗邪有力，且表证仍在。治疗用葛根黄芩黄连汤清热止利，兼以解表。

【考点】

1. 利遂不止 误用攻下，引邪内迫大肠，因而肠热下利不止。

2. 脉促 表邪陷而未尽，正气仍趋表抗邪。脉促是脉来急促或短促，是正气抗邪之象。“脉促者，表未解也”，可见与数中一止的促脉迥异。

3. 喘而汗出 大肠有热，上蒸于肺，迫津外泄。

4. 三表七里证 原文34条为太阳表证误下，邪气内迫阳明大肠导致热利的证治。为表里同病。本证邪陷于里十之七，邪留在表十之三，又称三表七里证。用葛根黄芩黄连汤清热止利，兼以解表。

5. 葛根黄芩黄连汤与葛根汤的证治异同 两方均治疗表里同病的下利。不同：葛根黄芩黄连汤治疗里热为主的热利，葛根汤治疗表寒为主的寒利。葛根汤证以发热恶寒、头痛、无汗为主症，兼见下利。病机是太阳表邪不解，内迫阳明大肠，治以发汗解表，升津止利，解表为其主法；药用葛根、麻黄、桂枝、生姜、甘草、芍药、大枣。葛根芩连汤证以下利臭秽灼肛为主证，伴见喘而汗出，或兼表证发热。病机是邪热内迫大肠，大肠传导失职。治以清热止利，兼解表邪，治里为其主法；药用葛根、黄芩、黄连、炙甘草。

葛根黄芩黄连汤证与葛根汤证的证治异同

鉴别要点		葛根黄芩黄连汤证	葛根汤证
相同点		均治疗表里同病的下利	
不同点	证候	里热为主的热利	表寒为主的寒利
	主症	下利臭秽灼肛，伴见喘而汗出，或兼表证不解	以发热恶寒、头痛、无汗为主症，兼见下利
	病机	邪热内迫大肠，大肠传导失职	太阳表邪不解，内迫阳明大肠
	治法	清热止利，兼解表邪；治里为其主法	发汗解表，升津止利；解表为其主法
	用药	葛根、黄芩、黄连、甘草	葛根、麻黄、桂枝、生姜、甘草、芍药、大枣

6. 葛根黄芩黄连汤证的辨治要点

症：身热不恶寒或微恶寒，利下黄色稀水，势急臭秽，灼肛，心烦，口渴，喘而汗出，尿赤，苔黄，脉滑数。

理：太阳邪热内迫阳明下利。

法：轻清解肌，清肠止利。

方：葛根黄芩黄连汤。

药：葛根黄芩黄连汤药用四味，方中葛根升津止利，辛凉透表，黄芩、黄连苦寒清热，坚阴止利，炙甘草甘缓和中，调和诸药。

［常考考点］葛根黄芩黄连汤证的辨治要点。

要点四 “太阳病，头痛发热……无汗而喘者，麻黄汤主之。”

【原文】

太阳病，头痛发热，身疼腰痛，骨节疼痛，恶风，无汗而喘者，麻黄汤主之。(35)

【原文阐述】

本条论述太阳伤寒证证治。本条应与1、3条原文合参。应有恶寒，发热，无汗，身疼痛，脉浮紧等症。由于风寒外束，太阳经气郁滞，气血运行不畅，故头痛、身疼、腰痛、骨节疼痛，以紧束痛为特点。卫阳郁遏，故恶寒，卫阳与外邪抗争则发热，肺合皮毛，肌表闭塞，则肺气不宣，故无汗而喘。治疗用麻黄汤辛温峻汗解表，宣肺平喘。本方麻黄配桂枝，发汗力强，杏仁宣肺，助麻黄开腠解表，且能止咳平喘。炙甘草补中益气，调和诸药。麻黄汤适用于腠理闭塞、无汗出的伤寒表实证。

【考点】

1. 无汗而喘 本条明确指出无汗是太阳伤寒证的审证要点，以资与太阳中风证相区别。无汗而喘，是两个相互关联的症状，无汗而喘有三层意义。①说明病机：风寒外束，皮毛敛缩闭塞，故病人无汗出。肺合皮毛，皮毛闭塞，肺气不宣，则肃降失权，上逆故喘。肺主气，肺气上逆可影响胃失和降导致呕逆。②提示治疗：既然是寒邪闭遏无汗，导致肺失肃降而作喘，那么提示在发汗后，肺的宣降恢复，则喘可平，故治疗重在“解表发汗”。③鉴别症状：63条麻杏甘石汤证是汗出而喘；34条葛根芩连汤证是喘而汗出；本条麻黄汤证是无汗而喘。

2. 桂枝汤证与麻黄汤证的证治异同 两方证均有发热，恶风寒，头痛，脉浮。均为风寒袭表，营卫受病，正气抗邪，正邪相争于表。治疗皆用辛温解表之法，都用桂枝、炙甘草以宣通卫阳。不同之处：桂枝汤证以自汗出、脉浮缓为特征，恶风寒相对较轻，是风寒外袭，卫强营弱所致，治疗以桂枝芍药相配，解表发汗调和营卫，生姜发表，大枣和营；麻黄汤证以无汗，脉浮紧为特征，可有咳喘，身疼痛，乃风寒外束，卫遏营郁所致，并有肺气失宣的病理改变，治疗以麻黄配桂枝，发汗解表力强，麻黄、杏仁宣降肺气而平喘。

桂枝汤证与麻黄汤证的证治异同

鉴别要点		桂枝汤证	麻黄汤证
相同点	症状	均有发热、恶风寒、头痛、脉浮	
	病机	风寒袭表，营卫受病，正气抗邪，正邪相争于表	
	治法	辛温解表	
	用药	都用桂枝、甘草以宣通卫阳	
不同点	症状	以自汗出、脉浮缓为特征，恶风寒相对较轻	以无汗、脉浮紧为特征，可有咳喘、身疼痛
	病机	风寒外袭，卫强营弱	风寒外束，卫遏营郁，肺气失宣
	用药	桂枝、芍药相配，解表发汗，调和营卫；生姜发表；大枣和营	麻黄配桂枝，发汗解表力强，麻黄、杏仁、甘草宣降肺气而平喘

3. 卫遏营郁 伤寒表实证以外感风寒为病，以寒邪为主，寒主收引凝敛，遏阻卫阳，闭郁营阴，致身疼痛，无汗出。

4. 麻黄汤证主脉为脉浮紧，为什么浮数之脉亦可用麻黄汤 麻黄汤功效为发汗解表，宣肺平喘，适用于表寒实证。临证时，应知常达变，主脉是浮紧，设若病人发热，可因体温升高则出现浮数之脉，或仅见浮脉，均可用麻黄汤治疗。

5. 麻黄汤中杏仁的作用 麻黄汤中配伍杏仁，取其降气平喘的作用，且麻黄与杏仁相伍，宣发与肃降配合，有利于肺的宣降功能恢复正常。故太阳伤寒证无论有无喘咳症状，均可用杏仁调节肺的宣发肃降功能，以利于解表。

6. 麻黄汤的辨治要点

症：恶寒发热，头项强痛，身疼腰痛，骨节疼痛，呕逆，喘咳，无汗，口不渴，舌淡苔白而润，脉浮紧有力。

理：风寒外束，卫闭营郁。

法：峻汗解表，宣肺平喘。

方：麻黄汤。

药：麻黄汤药用麻黄、桂枝、杏仁、炙甘草四味。方中麻、桂相伍，发卫气之闭以开腠理，透营分之郁以畅营阴，则发汗解表之功较强，为发汗之峻剂；而麻、杏相配，宣降相因，对肺气的宣发和肃降有双向调节作用；炙甘草甘缓和中，调和诸药。

［常考考点］麻黄汤证的辨治要点及其与桂枝汤证的鉴别。

要点五　“伤寒表不解，心下有水气……或喘者，小青龙汤主之。”

【原文】

伤寒表不解，心下有水气[1]，干呕，发热而咳，或渴，或利，或噎[2]，或小便不利，少腹满[3]，或喘者，小青龙汤主之。（40）

【注释】

［1］心下有水气：心下即胃脘部。水气，即水饮之邪。

［2］噎：指咽喉部有气逆梗阻感。

［3］少腹满：指小腹或下腹部胀满。

【原文阐述】

本条论述外感风寒，内兼水饮的证治。恶寒发热，头痛无汗为风寒外束之表实证，病人素有水饮内停，又外感风寒，寒邪犯肺，肺失清肃，则咳嗽喘息，咯痰色白清稀。水饮之邪变动不居，可随三焦气机升降出入，故可见或然之症。水饮犯胃则干呕，下趋肠道则下利，蓄于下焦，气化失权则小便不利，少腹满；壅塞于上，阻碍气机则有噎塞感。水气犯肺则喘。水饮证一般口不渴，但如果饮阻气机，气不化津，亦可见口渴。如服药后口渴，则是温阳化饮，寒去欲解之兆。

【考点】

1. 小青龙汤证的审证要点 咳吐白色清稀痰涎。小青龙汤证病机是表寒里饮，乃因风寒外束，内有水饮停蓄心下胃脘所致。临床以咳吐白色清稀痰涎为审证要点，治以小青龙汤发汗解表，温化水饮。

2. 小青龙汤证“不渴”“或渴”“服汤已，渴者”的机理 小青龙汤证的病机为外感风寒，内有寒饮。饮为阴邪，故一般口不渴，口不渴表明津液未有损伤，此为小青龙汤证主要症状。或渴是因饮阻气机，津不化气，不为人体所用，其渴喜热饮且不多饮。在服用小青龙汤之后，在温燥药物的作用下，水饮初化，津液一时性匮乏，可出现短暂的口渴现象，此非津液损伤，乃津液一时不足，无须治疗，等津液自和，必自愈。故此为水饮初化，邪气欲解之兆。

3. 大青龙汤证与小青龙汤证的鉴别 大青龙汤证属表寒里热，证见脉浮紧，发热恶寒，身疼痛，不汗出而烦躁。治疗外散风寒，内清郁热。药用麻黄、桂枝、杏仁、甘草、石膏、生姜、大枣。小青龙汤证属表寒里饮，证见干呕，发热而咳，或渴，或利，或噎，或小便不利，少腹满，或喘。治疗外散风寒，内蠲水饮。药用麻黄、桂枝、芍药、甘草、干姜、细辛、五味子、半夏。

大青龙汤证与小青龙汤证的鉴别

鉴别要点	大青龙汤证	小青龙汤证
病机	表寒里热	表寒里饮
证候	脉浮紧，发热恶寒，身疼痛，不汗出而烦躁	干呕，发热而咳，或渴，或利，或噎，或小便不利、少腹满，或喘
治法	外散风寒，内清郁热	外散风寒，内蠲水饮
用药	麻黄、桂枝、杏仁、甘草、石膏、生姜、大枣	麻黄、桂枝、芍药、甘草、干姜、细辛、五味子、半夏

4. 小青龙汤加减法的意义 渴去半夏加花粉以避燥、生津；微利者去麻黄加芫花以下其水气；噎者去麻黄加附子以温阳散寒；小便不利，少腹满去麻黄加茯苓以淡渗利水；喘去麻黄加杏仁以宣降肺气。关于去麻黄的问题：原方后在或然证中有去麻黄一说，是因为寒饮内停之人，胃阳多虚，而麻黄能发越阳气，故去麻黄，以免阳气更伤。然麻黄本身就有主治咳喘的作用，是方中主药，岂可去而不用。故去不去麻黄，当根据病人的实际情况灵活掌握。一般阳虚不甚，可以不去，但阳虚较严重者当去。

5. 如何辨证论治太阳病的喘证 太阳病篇有麻黄汤证、小青龙汤证、桂枝加厚朴杏子汤证、麻杏甘石汤证、葛根芩连汤证等五个方证，都能治疗发热而喘的证候。麻黄汤证的特点是无汗而喘，乃风寒束表，肺气闭郁所致，故治以辛温解表，宣肺平喘的麻黄汤；小青龙汤证以咳而微喘、咳吐白色清稀痰涎为特征，为风寒外束，饮停心下所致，故治以辛温解表、温阳化饮的小青龙汤；桂枝加厚朴杏子汤证之喘以宿喘被风寒之邪诱发为特点，是营卫不和、肺寒气逆所致，故治以解肌和营、降气平喘的桂枝加厚朴杏子汤；麻杏石甘汤证以汗出而喘、咳吐黄稠痰为临床特点，是热邪壅肺、肺热气逆所致，治以清宣肺热而平喘的麻黄杏仁甘草石膏汤；葛根芩连汤以"喘而汗出"、下利臭秽、灼肛为临床特征，乃太阳表寒化热，下迫阳明大肠，里热气逆而致，治以苦寒清热、坚阴止利的葛根黄芩黄连汤。

太阳病喘证的辨证论治鉴别

鉴别要点	麻黄汤证	小青龙汤证	桂枝加厚朴杏子汤证	麻杏甘石汤证	葛根黄芩黄连汤
喘	无汗而喘	咳而微喘，咳吐白色清稀痰涎量多	汗出，喘咳	汗出而喘，咳吐黄稠痰	喘而汗出
病机	风寒束表，肺气闭郁	风寒外束，饮停心下，饮邪射肺	营卫不和，肺寒气逆	热邪壅肺，肺热气逆	太阳表寒化热，下迫阳明肠道，里热气逆
兼症	恶寒发热，头项强痛，脉浮紧	发热恶寒	发热恶寒，脉浮缓	高热，口渴，苔黄，脉数	下利臭秽，灼肛
治法	辛温解表，宣肺平喘	辛温解表，温阳化饮	解肌和营，降气平喘	清宣肺热而平喘	苦寒清热，坚阴止利
方剂	麻黄汤	小青龙汤	桂枝加厚朴杏子汤	麻杏石甘汤	葛根黄芩黄连汤

6. 小青龙汤证的辨治要点

症：发热恶寒，无汗，呕恶，咳喘，痰白清稀，或渴，或利，或噎，或小便不利、少腹满，脉浮紧，苔白滑。

理：风寒外束，水饮内停。

法：解表化饮。

方：小青龙汤。

药：小青龙汤由麻黄、桂枝、芍药、炙甘草、干姜、细辛、五味子、半夏八味药组成。方中麻黄发汗、平喘、利水；桂枝解表、通阳、散寒；细辛、干姜散寒化饮；五味子敛肺止咳，且能防麻黄、细辛、干姜辛散太过；半夏化痰降逆止呕；炙甘草甘缓和中，调和诸药。

[常考考点] 小青龙汤证的辨治要点及太阳病喘证的鉴别。

要点六 “太阳病，发汗后，大汗出，胃中干……五苓散主之。”

【原文】

太阳病，发汗后，大汗出，胃中干[1]，烦躁不得眠，欲得饮水者，少少与饮之，令胃气和则愈；若脉浮，小便不利，微热消渴[2]者，五苓散主之。(71)

【注释】

[1] 胃中干：病机概念，指胃中津液不足。

[2] 消渴：指渴欲饮水，饮不解渴的症状，不是内科杂病中的消渴病。

【原文阐述】

本条论述太阳之腑膀胱受邪，气化不利的证治。太阳病发汗太过，损伤津液，如果表证已解，只是大汗伤津致口渴，必伴胃津不足之烦躁、失眠，治疗只需少量多次饮水，使津复胃和自愈；如表证不解，表邪内传膀胱，致膀胱气化不利，水津不布，津不上承之口渴，必伴见小便不利，脉浮发热等症，治以五苓散化气利水，兼以解表。

【考点】

1. 太阳蓄水证的“消渴”“烦渴”与阳明热证“烦渴”的鉴别 太阳蓄水证是由于表邪循经入腑，导致膀胱气化不利所致。由于膀胱气化不利，水液潴留，津液不为人体所用，故在下表现为小便不利，在上表现为口干咽燥，渴欲饮水，且水蓄较重时，得水即吐。由于气化不利，故虽饮而不解渴，此谓之“烦渴”“消渴”，此时多饮必导致蓄水加重。阳明热证是因为燥热之邪损伤津液，导致津液大量丧失，邪热扰心故致大烦，口渴是病人饮水以补充津液，此时必然大渴引饮，得饮为快。

2. 五苓散证与小青龙汤证的证治异同 五苓散证与小青龙汤证均属外有表寒、内有水饮为病的表里同病之证。均有口渴或不渴，均可见小便不利，治疗均用表里双解之法。但两证水停部位不同，小青龙汤证水饮停在上焦，以喘咳、咯吐白色清稀痰涎为主症，治以温肺化饮；而五苓散证水蓄下焦，以小便不利、少腹满为主症，治以通阳化气利水。

3. 膀胱蓄水证与胃虚水停证的证治异同 茯苓甘草汤与五苓散均治水饮内停之证。因其病位不同，故临床证候不同。茯苓甘草汤证因水停胃脘，故见心下悸，四肢厥冷，小便自利，口不渴，治疗重用生姜温胃散水，用桂枝配茯苓化气蠲饮。五苓散证因水停下焦，气化不利，故见口渴，发热，小便不利，少腹里急。治疗用桂枝化气行水，用二苓、泽泻、白术导水下行。五苓散和茯苓甘草汤的鉴别，还表现在调脾与和胃上，前者脾不能为胃行其津液，病变虽然亦涉及胃，但是重点在脾；后者脾尚能为胃行其津液，病变重点在胃。

五苓散证与小青龙汤证的证治异同

鉴别要点		五苓散证	小青龙汤证
相同点	症状	均有口渴或不渴，均可见小便不利	
	病机	外有表寒、内有水饮为病的表里同病之证	
	治法	均用表里双解之法	
不同点	症状	以小便不利、少腹满为主症，	以喘咳、咳吐白色清稀痰涎为主症
	病机	水蓄下焦	水饮停在上焦
	治法	通阳化气利水	温肺化饮

4. 五苓散证与猪苓汤证的证治异同 两者均属水气内停证，均有小便不利，脉浮，发热，口渴的证候，均用利水之法，均用茯苓、猪苓、泽泻利水渗湿。但五苓散之水气内停是太阳病，膀胱气化不利所致，其脉浮、发热是太阳表证，其口渴是膀胱气化不利、津不上承所致，其与猪苓汤的鉴别要点是舌质淡，苔薄白而润。治疗用桂枝配茯苓、白术，重在通阳化气解表。猪苓汤证之水气内停是因阴液亏虚，阴虚化热，阴虚水热互结所致。其脉浮、发热、渴欲饮水是因津液受伤，小便不利是因水气内停，故当用猪苓汤育阴清热利水。其与五苓散证的鉴别要点在于舌质红，苔薄黄，故治疗用阿胶育阴清热，加滑石利水泄热。

膀胱蓄水证与胃虚水停证的证治异同

鉴别要点		五苓散证（膀胱蓄水证）	茯苓甘草汤证（胃虚水停证）
水饮内停	部位	水停下焦	水停胃脘
	症状	口渴，发热，小便不利，少腹里急	心下悸，四肢厥冷，小便自利，口不渴
	病机	水停下焦，气化不利	水停胃脘
	用药	用桂枝化气行水，用二苓、泽泻、白术导水下行	重用生姜温胃散水，用桂枝配茯苓化气蠲饮
调脾和胃	病机	脾不能为胃行其津液	脾尚能为胃行其津液
	病位	虽然亦涉及胃，但是重点在脾	病变重点在胃

5. 五苓散证的辨治要点

症：发热恶风，汗出，口渴，小便不利，少腹胀满，或烦，甚者渴欲引饮。水入即吐，或小便多舌苔白滑，脉浮或浮数。

理：表邪未解，膀胱气化不利。

法：化气利水，兼解表邪。

方：五苓散。

药：五苓散由桂枝、茯苓、白术、猪苓、泽泻五味药组成。方中桂枝配茯苓、猪苓、泽泻，重在通阳化气利水，白术健脾利湿，桂枝通阳化气，兼解表散寒。

五苓散证与猪苓汤证的证治异同

鉴别要点		五苓散证	猪苓汤证
相同点	症状	小便不利，脉浮，发热，口渴	
	病机	水气内停	
	治法	利水之法，选用茯苓、猪苓、泽泻利水渗湿	
不同点	症状	舌质淡，苔薄白而润	舌质红，苔薄黄
	病机	太阳病，膀胱气化不利	阴液亏虚，阴虚化热，阴虚水热互结
	治法用药	桂枝配茯苓、白术，重在通阳化气解表	用猪苓汤育阴清热利水，用阿胶育阴清热，加滑石利水泄热

［常考考点］五苓散证的辨治要点及其与茯苓甘草汤证和猪苓汤证的鉴别。

要点七 “伤寒五六日，中风，往来寒热……身有微热，或咳者，小柴胡汤主之。”

【原文】

伤寒五六日，中风，往来寒热[1]，胸胁苦满[2]，嘿嘿[3]不欲饮食，心烦喜呕[4]，或胸中烦而不呕，或渴，或腹中痛，或胁下痞硬，或心下悸，小便不利，或不渴，身有微热，或咳者，小柴胡汤主之。（96）

【注释】

［1］往来寒热：发热与恶寒交替出现。

［2］胸胁苦满：苦，作动词用；满，意义同闷。胸胁苦满，即病人苦于胸胁满闷。

［3］嘿嘿：表情沉默，不欲言语。

［4］喜呕：喜作善解。喜呕，时时作呕。

【原文阐述】

本条论述少阳病，邪在半表半里的证治。本条小柴胡汤证是由太阳传变而来。由于邪正分争在半表半里，正胜则热，邪盛则寒，所以发热恶寒交替出现；邪郁少阳，经气壅滞，故胸胁苦满；邪热郁阻胸中，气机不畅，影响于胃，故嘿嘿不欲饮食；热郁则烦，胃逆则呕，故心烦喜呕。此为小柴胡汤证的四个主症，简称柴胡四症。邪犯少阳，枢机不利，可见多个或然症：或胸中烦而不呕，渴，腹中痛，胁下痞硬，心下悸、小便不利，不渴、身有微热，咳，皆由少阳枢机不利，波及其他脏腑所致，应以小柴胡汤随证加减。

【考点】

1. 柴胡四症 即往来寒热，胸胁苦满，嘿嘿不欲饮食，心烦喜呕。乃因邪入少阳，枢机不利，胆火上炎，正邪分争于半表半里，影响脾胃功能而致。

2. 寒热往来，休作有时 邪犯少阳，正邪分争，消长变化，互有胜负。正胜则热，邪盛则寒，因而表现为寒热交替，休作有时。

3. 或然证加减法的意义 小柴胡汤方后针对或然证的加减法，包含仲景用药经验，随证治之的辨证思想，有临床指导意义。胸中烦是痰热结聚于胸，故加栝蒌以清化痰热，去人参以免留邪，不呕故不用半夏；渴为热邪伤津，故去温燥的半夏，加重人参用量以加强益气生津，加天花粉以生津止渴；腹中痛为肝胆气郁，横逆犯脾，故去苦寒之黄芩，加柔肝缓急止痛的芍药；胁下痞硬为少阳气机壅滞较甚，水饮结聚于胸胁，故去甘缓之大枣，加软坚利水之牡蛎；心下悸，小便不利为三焦失职，水道不利，影响及心，故去苦寒之黄芩，加茯苓以利水宁心；不渴，外有微热为表邪未尽，故去人参以免留邪，加桂枝解肌以祛表邪；咳为寒饮伤肺，肺寒气逆，故以干姜易生姜，以温阳化饮，加五味子收肺气之逆以治咳，若有肺热则不宜加此二味，重在祛邪故不用人参。

4. 少阳病柴胡证出现呕吐的机制 “脏腑相连”是谓肝胆相连，脾胃相关，其气互通，既能互相制约，亦能互相传变。邪入胁下，气郁不畅，乘伐中焦脾胃，从而导致胃气上逆呕吐。“邪高痛下”言胆邪犯胃，病本在胆，病标在胃，以解释为何少阳病而出现阳明胃脘的症状。这里“高”“下”指部位，胆位胁下，比腹位置高，胆经受邪，为邪高，其腹痛在胆位之下，故曰“痛下”，可见本证胆经受邪为本，呕吐、腹痛为标。

5. 小柴胡汤煎服法的意义 小柴胡汤方后有“去渣，再煎”的要求，其目的在于使药性和合，气味醇和，以利于调畅气机，更好地发挥和解功效，同时去渣再煎，可浓缩药汁，使病人不至于喝太多的药汁，以免呕吐。对于“喜呕”症状者，还可少量多次给药。这种煎药方法，在《伤寒论》中还有半夏泻心汤、生姜泻心汤、甘草泻心汤、旋复代赭汤，其目的同样是为了和解病邪，避免呕逆。

6. 小柴胡汤证的辨治要点

症：口苦、咽干、目眩、往来寒热、胸胁苦满、嘿嘿不欲饮食、心烦喜呕，脉弦细。

理：邪犯少阳，胆火上炎，枢机不利。

法：和解少阳，调达枢机。

方：小柴胡汤。

药：小柴胡汤。药物组成为柴胡、黄芩、生姜、半夏、人参、大枣、炙甘草。方中柴胡配黄芩重在清解少阳邪热，为本方主药；人参、炙甘草和大枣，扶助正气，助正达邪；半夏、生姜和胃止呕。诸药配合共奏和解少阳，扶正达邪之功。

［常考考点］柴胡四症。

要点八 “伤寒二三日，心中悸而烦者，小建中汤主之。”

【原文】

伤寒二三日，心中悸而烦者，小建中汤主之。（102）

【原文阐述】

本条论述里虚伤寒，心悸而烦的证治。伤寒二三日，起病之初，即见心悸而烦证候，说明病人心脾不足，气血双亏兼有外感。因气血不足，心神失养故心悸；营血亏虚，心神不敛则心烦。因气血内虚，无发汗解表之汗源，故只能用小建中汤先建中焦，补脾胃以生气血。

【考点】

1. 如何理解“伤寒二三日，心中悸而烦者” “伤寒二三日”，病程短且未经误治，即出现“心中悸而烦者”，无疑是素体虚弱所致。因素体气血不足，心失所养故心悸；营血亏虚，神无所附则心烦。

2. 体虚之人外感风寒先建中焦的意义 体虚之人，大多中焦脾胃不足，气血生化无源。外感风寒之证，需辛温发汗解表。而体质亏虚，没有汗源，勉强发汗，会劫伤阴津，有表邪内陷之变。故需先建中焦脾胃，以扶正祛邪。伤寒挟虚证，用小建中汤既能健脾以补气血，又能调和营卫以抗邪，服药后可能里气壮而表自解，若表不解者再议解表法。故曰“强人伤寒发其汗，虚人伤寒建其中。”

3. 小建中汤治疗外感病所体现的中医治疗原则 中医培土生金的治疗原则。

4.《伤寒论》与《金匮要略》中的小建中汤之不同 本条与原文 100 条，都冠以“伤寒”二字，说明本证是外感引发，与内伤杂病有别。因《金匮要略·虚劳病篇》中小建中汤条，冠以“虚劳”二字，证属阴阳两虚、寒热错杂（偏于阳虚），通过本方建立中气，以调和阴阳寒热，与伤寒论中小建中汤证的条文有外感、内伤之别。

5. 小建中汤证的辨治要点

症：心悸不安，易惊，不耐劳，劳则心惊、气喘、汗多，疲倦思睡而夜寐不安、不得眠，纳呆，腹中急痛，喜温喜按，面色淡黄，唇舌淡红，舌苔薄白，脉细或弱。

理：脾虚伤寒（虚人外感）。

法：建中补虚，调养气血。

方：小建中汤。

药：小建中汤是桂枝汤倍用芍药加饴糖而成。方中用饴糖甘温补中，配大枣、炙甘草补益中焦；倍用芍药敛阴和营；桂枝配生姜温中散寒，辛散止呕；炙甘草配桂枝辛甘化阳，配芍药酸甘化阴；炙甘草调和诸药。全方共奏建中益气，培土生金之效。

［常考考点］小建中汤证的辨治要点。

要点九　“小结胸病，正在心下，按之则痛，脉浮滑者，小陷胸汤主之。”

【原文】

小结胸病，正在心下，按之则痛，脉浮滑者，小陷胸汤主之。（138）

【原文阐述】

本条论述小结胸证的证治，小结胸证的病位较小，正在心下，且病势较缓，病情较轻，按之则痛，与按之石硬的大结胸不同。脉象浮滑，是痰与热结较浅，用小陷胸汤清热开结化痰。

【考点】

1. 大、小陷胸汤治疗热实结胸的鉴别　二者邪结性质不同，药物组成和功效有别。结胸证根据病变范围，有大小结胸之分。大陷胸汤证水热骤结，病势急重，触痛反跳痛突出，痛处范围大，可上及胸膈、下连少腹；小陷胸汤证，痰热渐聚，病势轻缓，心下痞塞为主，痛处范围局限，正（仅）在脘腹。伴症方面：大陷胸汤证，影响面大，多伴身热、烦躁气短、汤水不能下，舌苔厚，脉紧弦；小陷胸汤证，牵涉面窄，身热不显，但见心胸烦闷，嘈杂不食，舌苔滑腻，脉滑。大陷胸汤用大黄泻热破结以荡除实邪，小陷胸证是痰热互结，病相对较轻，则用黄连苦寒以清邪热；大陷胸汤用甘遂峻逐水饮，小陷胸用半夏化痰散结；大陷胸汤用芒硝软坚散结，小陷胸用黄连、瓜蒌实清热涤痰。大陷胸汤有泻热逐水破结之功；小陷胸汤有清热化痰开结之效。

大、小陷胸汤证之热实结胸的鉴别

鉴别要点	大陷胸汤证	小陷胸汤证
病变范围	水热骤结，病势急重，触痛、反跳痛突出，痛处范围大，可上及胸膈、下连少腹	痰热渐聚，病势轻缓，心下痞塞为主，痛处范围局限，正（仅）在脘腹
伴随症状	影响面大，多伴身热、烦躁气短、汤水不能下，舌苔粗紧，脉紧弦	牵涉面窄，身热不显，但见心胸烦闷，嘈杂不食，舌苔滑腻，脉滑
用药	用大黄泻热破结以荡除实邪 用甘遂峻逐水饮 用芒硝软坚散结	用黄连苦寒以清邪热 用半夏化痰散结 用黄连、瓜蒌实清热涤痰
功效	泻热逐水破结	清热化痰开结

2. 小陷胸汤证的证辨治要点

症：心下硬满，按之疼痛，舌苔黄滑腻，脉浮滑。

理：痰热互结心下。

法：清热涤痰开结。

方：小陷胸汤。

药：小陷胸由黄连、半夏、瓜蒌实三味组成。小陷胸方中用黄连苦寒泄热、瓜蒌实宽胸清热涤痰，半夏化痰消痞散结。全方辛开苦降，宽胸散结。

［常考考点］小陷胸汤证的辨治要点。

要点十 "伤寒汗出解之后，胃中不和……生姜泻心汤主之。"

【原文】

伤寒汗出解之后，胃中不和，心下痞硬，干噫食臭[1]，胁下有水气，腹中雷鸣[2]，下利者，生姜泻心汤主之。(157)

【注释】

[1] 干噫食臭：干噫，即嗳气。食臭，指食物的气味。干噫食臭即嗳气带有食物的馊腐气味。

[2] 腹中雷鸣：指腹中肠鸣辘辘作响。

【原文阐述】

本条论述胃虚不化，水气致痞的证治。伤寒解后，因汗不得法，损伤脾胃之气，致邪气内陷，寒热错杂中焦，气机痞塞，升降失司，致心下痞硬。脾胃气虚不运，水气流于胁下，故谓其病机为胁下有水气。脾胃气虚，不能运化，食物内停，则干噫食臭，水渗肠间，中虚气逆则肠鸣有声，下利。治以生姜泻心汤以散水止利，和胃消痞。

【考点】

1. 生姜泻心汤证的审证要点 心下痞硬，干噫食臭。

2. 寒热错杂三泻心汤证的证治异同 三泻心汤证均以心下痞，呕逆，下利，肠鸣为主症，其病机均有中虚寒热错杂，胃气壅滞，其治疗均用辛开苦降，甘温益气之法，选药以半夏泻心汤为基础方。不同之处：半夏泻心汤证主症呕逆明显，病机重心在升降失常，故治疗重在和胃降逆，以半夏为君药；生姜泻心汤证主症有干噫食臭，其病机兼有水食停滞，治疗兼以和胃散水，在半夏泻心汤基础上加生姜四两为君，减干姜为一两，重在宣散水气，和胃降逆；甘草泻心汤证主症为痞利俱甚，干呕心烦不安的症状明显，病机以胃气重虚为主，中气不足尤为明显，治疗重在益胃缓中，故在半夏泻心汤的基础上增炙甘草四两为君，加强补虚和中。

寒热错杂三泻心汤证的证治异同

鉴别要点		半夏泻心汤证	生姜泻心汤证	甘草泻心汤证
相同点	主症	心下痞，呕逆，下利，肠鸣		
	病机	中虚寒热错杂，胃气壅滞		
	治法	辛开苦泄，甘温益气		
	方药	半夏泻心汤为基础方		
不同点	主症	呕逆更明显	干噫食臭	痞利俱甚，干呕、心烦不安症状明显
	病机	重心在升降失常	兼有水食停滞	胃气重虚为主，中气不足尤为明显
	治疗	重在和胃降逆，以半夏为君药	兼以和胃散水。在半夏泻心汤基础上加生姜四两为君，减干姜为一两，宣散水气，和胃降逆	重在益胃缓中。故在半夏泻心汤的基础上增炙甘草为四两，为君，加强补虚和中

3. 生姜泻心汤证、干姜黄芩黄连人参汤证、黄连汤证的证治异同 生姜泻心汤、干姜黄芩黄连人参汤、黄连汤三方均用辛开苦降之法，均用人参、黄连，病位均在胃肠，见症均有呕吐，下利。不同：生姜泻心汤证为寒热错杂于中焦，水食停滞，临床以心下痞硬，干噫食臭为主症，治疗重在和中消痞，其用药寒温较为均衡；黄连汤证与干姜黄芩黄连人参汤证均属上热下寒，胃热脾寒，黄连汤以下寒为主，临床以腹痛为主症，治疗去黄芩之苦寒，加桂枝温通阳气，全方药性偏温；干姜黄芩黄连人参汤证，偏于上热，临床以呕吐为主症，故治疗重用芩连以清上热，全方药性偏于寒。

生姜泻心汤证与干姜黄芩黄连人参汤证、黄连汤证的证治异同

鉴别要点		生姜泻心汤证	干姜黄芩黄连人参汤证	黄连汤证
相同点	主症	均有呕吐，下利		
	病位	均在胃肠		
	治法	均为辛开苦降之法		
	方药	均用人参、黄连		

续表

鉴别要点		生姜泻心汤证	干姜黄芩黄连人参汤证	黄连汤证
不同点	主症	心下痞硬，干噫食臭	以腹痛为主症	以呕吐为主症
	病机	寒热错杂于中焦，水食停滞	上热下寒，胃热脾寒，以下寒为主	上热下寒，胃热脾寒，偏于上热
	治疗	和中消痞，其用药寒温较为均衡	去黄芩之苦寒，加桂枝温通阳气，全方药性偏温	重用芩、连以清上热，全方药性偏于寒

4. 生姜泻心汤证的辨治要点

症：心下痞硬，干噫食臭，腹中雷鸣，下利，舌苔厚腻。

理：寒热错杂，水食停滞。

法：辛开苦降，消食和中，散水消痞。

方：生姜泻心汤。

药：生姜泻心汤由生姜、半夏、黄连、黄芩、干姜、大枣、人参、炙甘草组成。方中生姜四两为君，宣散水气，和胃降逆；半夏降逆止呕开结；干姜温中散寒；黄连、黄芩泄热消痞；大枣、人参、炙甘草补益脾胃。本方在半夏泻心汤基础上加生姜四两为君，减干姜为一两，重在宣散水气，和胃降逆。

［常考考点］生姜泻心汤证的辨治要点及其与相似方证的鉴别。

要点十一　“伤寒发汗，若吐若下，解后心下痞硬，噫气不除者，旋覆代赭汤主之。”

【原文】

伤寒发汗，若吐若下，解后心下痞硬，噫气不除[1]者，旋覆代赭汤主之。（161）

【注释】

［1］噫气不除：噫气即嗳气，指气从胃中上逆，冒出有声。噫气不除乃胃虚气逆，嗳气始终不断，而心下痞硬不减。或作呃逆不止。

【原文阐述】

本条论述胃虚痰阻气逆致痞的证治。伤寒发汗，若吐若下，解后，脾胃之气已伤，中虚不运，痰气交阻，升降失常则心下痞硬。痰阻气滞，胃失和降，嗳气频作。此噫气不除，是指时时嗳气，而心下痞硬不除，故治以旋覆代赭汤和胃降逆。

【考点】

1. 何谓“噫气不除”　“噫气不除”指嗳气连绵不绝。乃由误治脾胃气伤，以致脾胃运化腐熟功能失常，而痰饮内聚，停于中焦，土虚木乘，胃虚气逆所致。且嗳气时时而作，心下痞硬症不解。

2. 旋覆代赭汤证与生姜泻心汤证的鉴别　两者均有心下痞硬、噫气。但旋覆代赭汤证与生姜泻心汤证病机、证治均不相同。旋覆代赭汤证噫气不带食臭，无下利证候，是胃虚痰聚，虚气上逆所致，治疗重在降逆化痰，和胃镇肝；生姜泻心汤证以干噫食臭，肠鸣下利为主症，是胃虚食滞，水气不利所至，治疗重在和胃消痞，辛散水气。

旋覆代赭汤证与生姜泻心汤证的鉴别

鉴别要点		旋覆代赭汤证	生姜泻心汤证
相同点	症状	均有心下痞硬、噫气	
不同点	症状	噫气不带食臭，无下利证候	干噫食臭，肠鸣下利为主症
	病机	胃虚痰聚，虚气上逆	胃虚食滞，水气不利
	治法	降逆化痰，和胃镇肝	和胃消痞，辛散水气

3. 旋覆代赭汤证的辨治要点

症：心下痞硬，嗳气连绵，或呕吐，或反胃，或呃逆。

理：胃虚痰阻气逆。

法：降气化痰，益气和胃。

方：旋覆代赭汤。

药：旋覆代赭汤由旋覆花、代赭石、人参、半夏、生姜、大枣、炙甘草七味药组成。方中旋覆花下气消痰；代赭石重镇降逆；半夏、生姜和胃化痰；人参、大枣、炙甘草补中益气。

[常考考点] 旋覆代赭汤证的辨治要点及其与生姜泻心汤证的鉴别。

要点十二 “伤寒若吐若下后，七八日不解……欲饮水数升者，白虎加人参汤主之。”

【原文】

伤寒若吐若下后，七八日不解，热结在里，表里俱热，时时恶风，大渴，舌上干燥而烦，欲饮水数升者，白虎加人参汤主之。(168)

【原文阐述】

本条论述阳明邪热炽盛，津气两伤证证治。伤寒病在表，误吐误下后，津液被夺，七八日后化热入里，转为热聚于阳明气分证。热盛于里，向外蒸腾所以表里俱热；热邪迫津外泄，故见汗出；汗出津伤，胃中干燥，故见大渴，舌上干燥而烦；欲饮水数升，可见热邪伤津已达极点。此为阳明热盛津气两伤证，治疗用白虎加人参汤清泄里热，兼益气津。

【考点】

1. 白虎汤证与白虎加人参汤证的鉴别 白虎汤证与白虎加人参汤证的鉴别关键在脉象，白虎汤证脉洪大有力，白虎加人参汤证脉大而芤。白虎汤与白虎加人参汤都用于治疗阳明经热证，其病机均有阳明燥热炽盛，邪热弥漫内外；证候皆有身热，汗出，烦躁，口渴，脉洪大；治疗均用辛寒清热之法；均用生石膏、知母、炙甘草、粳米四味药。所不同的是津气损伤的程度有轻重。白虎汤证属里热炽盛，津气耗伤程度尚轻，因此渴饮程度不是太甚，脉洪大有力，且无时时恶风，背微恶寒等阳气不达于背症状，治法单纯清热祛邪，不必益气津以扶正，故不用人参；而白虎加人参汤证耗气伤津程度与里热炽盛并重，渴饮程度尤甚，已是口大渴，欲饮水数升，脉洪而芤，治疗必须攻补兼施，故在清热同时用人参益气生津，以扶正祛邪。

白虎汤证与白虎加人参汤证的鉴别

鉴别要点		白虎汤证	白虎加人参汤证
相同点	证候	阳明经热证	
	病机	阳明燥热炽盛，邪热弥漫内外	
	证候	身热，汗出，烦躁，口渴，脉洪大	
	治疗	均用辛寒清热之法，均用生石膏、知母、炙甘草、粳米四味药	
不同点	脉象	脉洪大有力	脉洪而芤
	津气损伤程度	里热炽盛初起，津气耗伤程度尚轻，因此渴饮程度不是太甚，脉洪大，且无时时恶风、背微恶寒等阳气不达于背的症状	耗气伤津程度与里热炽盛并重，渴饮程度尤甚，已是口大渴，欲饮水数升，脉洪而芤
	治法	单纯清热祛邪，不必益气津以扶正	攻补兼施，故在清热的同时益气生津，以扶正祛邪
	用药	不用人参	用人参

2. 白虎加人参汤证“无大热”的机理 白虎加人参汤证无大热，乃热炽于里而肌表反不甚热，这是因为里热炽盛，津液外泄，大量汗出，外达之热有所外散，使肌表之热不能留存之故。

2. 白虎加人参汤证“背微恶寒”的机理 白虎加人参汤证的背恶寒，是热伤气津所致正气损伤，不能充养肌肤而时时恶风，肺所主之气不能自充肺俞，故背微恶寒。

3. 白虎加人参汤证”时时恶风”的机理 本证时时恶风是热盛大汗，导致汗出肌疏，气阴两伤，不胜风寒。微恶风寒，只是在发热之时偶然出现，往往不被察觉，与太阳病恶风寒始终瑟缩畏怯，寒重热重不同。故本证恶风寒特点为：时间在热、渴、汗之后，范围不及全身，程度一般较轻，不能自罢。

4. 白虎加人参汤证口舌干燥，大渴欲饮水的机理 大渴，舌上干燥是热盛津伤所致，而口干舌燥乃胃燥津伤，津不上承。阳明胃热初炽，津液尚未大伤，同时胃为水谷之海，能暂时得到代偿性补充，所以在白虎汤阶段有口渴，但并无明显的口干舌燥及大量饮水，只有在里热迫汗，汗大出，或太阳病阶段大汗出，因过汗才出现口干舌燥，这就成了津气两伤的证候。

5. 白虎加人参汤加人参的意义 扶正祛邪，宁心除烦，补益气津，大补元气以防厥脱，反佐，以免白虎汤寒凉太过。

6. 白虎加人参汤证的辨治要点

症：高热不退，汗出不止，烦渴不解，时时恶风或微恶寒，气短神疲，甚则微喘鼻煽，舌苔黄燥，脉浮芤或洪大无力，甚则散大。

理：阳明邪热亢盛，气津两伤。

方：白虎加人参汤。

药：白虎加人参汤由人参、生石膏、知母、炙甘草、粳米五味药组成。方中白虎汤辛寒清热，人参益气生津。

［常考考点］白虎加人参汤证的辨治要点。

要点十三 “伤寒脉结代，心动悸，炙甘草汤主之。”

【原文】

伤寒脉结代[1]，心动悸[2]，炙甘草汤主之。（177）

【注释】

［1］脉结代：结脉和代脉并称，结代脉均为间歇脉。止无定数，无规律的为结脉；止有定数，有规律的为代脉。

［2］心动悸：心跳动得厉害。

【原文阐述】

本条论述心阴阳两虚证证治。首言伤寒，是说表证导致心阴阳两亏，而表邪已解。心阴虚则心失所养，心阳虚则鼓动无力，心阴阳两虚，心失所养则病人自觉心动悸。心主血脉，心阴阳两虚，脉气不得接续则脉结代。治疗用炙甘草汤滋阴养血，通阳益气复脉。

【考点】

1. 何为结代脉 结代脉常错综出现，故并称。结代脉以脉搏搏动中有间歇为主要特征。若脉来缓中一止，止后复来，更来小数，止无定数为结脉，多因气血凝滞，脉道不利所致。若脉来动而中止，不能自还，良久方至，止有定数者为代脉，多因气血虚衰，无力鼓动脉搏所致。

2. 炙甘草汤以炙甘草为君的机理 重用炙甘草，补中益气，补益气血生化之源。

3. 炙甘草汤用清酒的机理 本方要求用清酒的目的在于通阳以利血脉，补益气血，使心脏气血恢复而脉搏正常。本方用药关键是阴药与阳药配伍，阳药必重于阴药，且大枣用量独重，因阴药赖阳药以动，清酒有促进血液运行，推动阴药发挥补益作用之功能，故必须用酒浸润一宿而效始显。

4. 炙甘草汤证的辨治要点

症：心动悸，少气乏力，头晕，面色少华，舌质淡红或嫩红，脉结代。

理：心阴阳两虚。

法：通阳复脉，养血滋阴。

方：炙甘草汤。

药：炙甘草汤由炙甘草、人参、大枣、生地黄、阿胶、麦冬、麻仁、桂枝、生姜、清酒十味药组成。方中炙甘草、人参补中益气，以资脉之本源；大枣补气滋液益脾养心；生地、阿胶、麦冬、麻仁养血滋阴；桂枝、生姜宣通阳气，温通血脉；清酒益气血，通经络，利血脉。

［常考考点］炙甘草汤证的辨治要点。

【例题实战模拟】

A1 型题

1. 太阳病提纲证的总病机是

A. 外邪袭表，正邪交争于表，营卫受邪
B. 风邪袭表，肌腠疏松，卫外不固，营阴内弱
C. 风寒袭表，正气卫外，营阴郁滞
D. 寒邪束表，肌腠致密，卫阳闭遏，经疏不利
E. 风寒伤于营卫，营卫失调

2. 桂枝汤中桂芍配伍的意义是

A. 解肌祛风，益阴和营，共奏调和营卫之功
B. 解肌祛风，敛阴止痛
C. 温通卫阳，敛阴和营止痛
D. 温卫解表，缓急而调和营卫
E. 以上都不是

3. 太阳中风证汗出的机理是
A. 肺气虚弱，皮毛不固
B. 风邪伤卫，卫外不固，营不内守，营卫不和
C. 风寒化热，邪热迫津，津液外泄
D. 阳虚不能固表，肌腠疏松
E. 风寒袭肺，营阴内弱
4. 太阳中风的主要脉症为
A. 发热，恶风，头痛，汗出不止，脉浮
B. 发热，恶风，头痛，汗出，脉浮缓
C. 发热，恶风寒，项背强几几，脉浮缓
D. 发热恶寒，头项强痛，脉浮
E. 发热恶寒，汗出而喘，头痛，脉浮
5. 太阳中风证的治法是
A. 发汗解表，敛阴和营
B. 解肌祛风，固表止汗
C. 解肌祛风，调和营卫
D. 辛温解表，疏风通络
E. 温经通阳，调补营卫
6. 桂枝汤服法中“后服小促其间”适用于
A. 一服后汗不出者
B. 更服后又不汗者
C. 服一剂尽，病症犹在者
D. 病重者
E. 一服后汗出遍身者
7.“太阳病，桂枝证，医反下之，利遂不止……喘而汗出者”，应辨为
A. 邪热入里壅肺证
B. 阳明热结旁流证
C. 少阳邪热下利证
D. 里热协表下利证
E. 以上都不是
8. 太阳伤寒表实证的病机是
A. 风寒外束，卫阳被遏，营阴郁滞
B. 风寒袭表，卫阳失固，营阴内弱
C. 外感风寒，营卫不调，肺气失宣
D. 风寒外袭，正气抗邪，肌腠疏松
E. 风寒袭表，正邪分争，营卫失调
9. 太阳伤寒表实证的主要脉症是
A. 发热恶寒，烦躁，身疼痛，脉浮
B. 头痛，发热恶寒，无汗，项背强几几
C. 发热恶寒，咳嗽，气喘，脉浮数
D. 头痛，发热恶寒，无汗，身体疼痛，脉浮紧
E. 发热恶寒，无汗，呕吐，脉紧
10. 下列除哪项外，均为太阳中风证与太阳伤寒证的共同点
A. 头痛　B. 脉浮　C. 恶寒　D. 呕逆　E. 汗出
11. 太阳伤寒表实证的治疗原则为
A. 发汗解表，调和营卫
B. 解肌祛风，止咳化痰
C. 发汗解表，宣肺平喘
D. 辛凉解表，平喘止咳
E. 辛温发汗，宣肺化痰
12. 小青龙汤证的主要症状为
A. 头痛，发热，恶寒，汗出，咳嗽，气喘
B. 头痛，恶寒，汗出而喘
C. 发热恶寒，小便不利，口渴
D. 头痛发热，恶寒，无汗，咳喘，呕逆，脉浮紧
E. 头痛发热，恶寒，无汗，咳嗽，气喘，烦躁口渴
13. 太阳蓄水证，除“化气行水”外，还应兼用的治法是
A. 宣肺　B. 健脾　C. 温胃　D. 解表　E. 清热
14. 太阳蓄水证总的病机为
A. 表证已解，邪气入里，膀胱气化不利
B. 发汗过多，表证未解，三焦气化不行
C. 太阳病汗后，表邪未尽，膀胱气化不行，津不上承
D. 太阳病汗出不彻，表邪尽传于里，决渎不行
E. 表邪不解，循经入腑，瘀热互结膀胱
15. 太阳蓄水证的辨证要点为
A. 头痛发热，口渴，小便不利
B. 发热，脉浮，消渴，小便不利
C. 发热，汗出，烦躁不得眠，欲得饮水
D. 心下痞，呕吐，烦渴引饮
E. 少腹急结，小便不利，脉沉紧

16. 应用小柴胡汤时，若患者口渴，则其加减用药为

A. 去半夏，加重人参、麦冬用量　B. 去半夏，人参用至四两半，加瓜蒌根四两

C. 去半夏，加重人参用量，加五味子、瓜蒌实　D. 去半夏、黄芩，加瓜蒌根

E. 去半夏、黄芩，加五味子、瓜蒌根

17. 下列不属于小柴胡汤主症的是

A. 胸胁苦满　B. 口干不渴　C. 往来寒热　D. 心烦喜呕　E. 嘿嘿不欲饮食

18. 原文“伤寒二三日，(　)，小建中汤主之”

A. 心下痛者　B. 心中悸而烦者　C. 心下悸者　D. 心下逆满者　E. 腹中急痛者

19. 小建中汤证有“心中悸而烦”，其病机为

A. 心阴阳两虚，心无所主　B. 脾不运化，水气凌心

C. 脾虚失运，气血不足，心神失养　D. 心脾两虚，气血双亏，复被邪扰

E. 心阳虚衰，神失所养，心失所主

20. 原文“小结胸病，正在心下，按之则痛，脉(　)，小陷胸汤主之”

A. 沉紧者　B. 浮滑者　C. 浮细者　D. 小细沉紧者　E. 弦细者

21. 小陷胸汤的药物组成为

A. 瓜蒌仁、半夏、黄芩、黄连　B. 瓜蒌实、半夏、黄连　C. 半夏、贝母、桔梗

D. 大黄、芒硝、甘草　E. 瓜蒌、贝母、葶苈子

22. 小结胸证的治疗原则为

A. 清泻热邪，涤痰开结　B. 攻下痰实，宽胸理气　C. 攻下实热，泻水破结

D. 涌吐痰实，逐水破结　E. 清热化痰，宽胸开结

23. 患者素有胃病，近因饮食不节，见嗳气频繁，呃逆中伴有酸腐食物之气，肠鸣音亢进，大便稀溏，夹食物残渣，心下痞满，舌苔微黄。治疗应选用

A. 葛根加半夏汤　B. 生姜泻心汤　C. 黄芩汤　D. 葛根芩连汤　E. 黄连汤

24. 原文“伤寒汗出，解之后，胃中不和，心下痞硬，干噫食臭，胁下有水气，腹中雷鸣，下利者，(　)”

A. 半夏泻心汤主之　B. 甘草泻心汤主之　C. 生姜泻心汤主之

D. 大黄黄连泻心汤主之　E. 大柴胡汤主之

25. 旋覆代赭汤证的主症是

A. 心下满而烦，饥不欲食　B. 心下痞硬，噫气不除　C. 心下痞硬，干噫食臭

D. 心下痞，按之濡，呕吐　E. 心下痞硬，食入则吐

26. “心下痞硬，噫气不除”，最适宜的治疗方剂是

A. 半夏泻心汤　B. 生姜泻心汤　C. 赤石脂禹余粮汤　D. 旋覆代赭汤　E. 甘草泻心汤

27. 白虎加人参汤证的主要脉症，不必具备的是

A. 身热　B. 自汗出　C. 时时恶风，背微恶寒　D. 烦渴，口干舌燥　E. 腹满痛

28. 白虎汤证与白虎加人参汤证除哪项外，其余可以相同

A. 身大热　B. 大汗出　C. 时时恶风，背微恶寒　D. 口燥渴　E. 脉洪大

29. 原文“伤寒无大热，口燥渴，心烦，背微恶寒者，白虎加人参汤主之”，其中“背微恶寒”的机理为

A. 阳明初感外邪，阳气内郁，不能布达于背　B. 表邪未全内传阳明，尚有表证

C. 阳明邪热耗损真阴，病转少阴　D. 里热太盛，汗出肌疏，津气两伤

E. 汗出肌疏，复感风寒，寒郁肌表

30. 原文“伤寒，脉结代，心动悸，炙甘草汤主之”，其病机为

A. 心阳虚衰，心神失主　B. 心血不足，神气浮越　C. 汗伤心阳，心神不宁

D. 心血瘀阻，脉道不利　E. 心阴、心阳、心气、心血俱虚，复被邪扰

【参考答案】

1. A　2. A　3. B　4. B　5. C　6. B　7. D　8. A　9. D　10. E　11. C　12. D　13. D　14. C　15. B　16. B　17. B　18. B　19. D　20. B　21. B　22. A　23. B　24. C　25. B　26. D　27. E　28. C　29. D　30. E

细目二 辨阳明病脉证并治

【考点突破攻略】

要点一 "阳明之为病，胃家实是也。"

【原文】

阳明之为病，胃家实是也。(180)

【原文阐述】

本条为阳明病辨证纲要。阳明病以病机为提纲，胃家实是阳明病的病机，胃家包括胃与大小肠。胃为水谷之海，邪热入胃，如果是无形燥热之邪，弥漫全身，可表现为高热、大渴的阳明经热证；若燥热之邪入胃与糟粕结于肠间，致肠道有形燥屎阻结，则成不大便的阳明腑实证。不论阳明经证，还是阳明腑证，均符合阳明胃肠邪热炽盛，正阳亢旺这一基本病机，故阳明病以病机为提纲。

【考点】

1. 阳明病以病机为提纲的原因 因为阳明热证表现为里热向外熏蒸，而阳明实证燥热之邪向里聚积，两者表现繁杂，很难用精炼的语言加以概括，而阳明胃肠邪热炽盛，正阳亢旺这一基本病机一致，故阳明病以病机为提纲。

2. 胃家实 胃家指胃与大肠、小肠；实指邪气炽盛，正阳亢旺。胃家实是阳明病胃肠燥热炽盛，正气抗邪有力的病理概括。

3. "实"是不是指邪热炽盛 实当包括邪热炽盛，正气旺盛（精气夺则虚）两个方面。就阳明胃肠而言，病邪侵入阳明，多从燥化，故以燥热实盛为特征。胃家实揭示阳明病邪热燥实，正阳亢旺的病理特征，包括阳明无形燥热内盛和有形糟粕结实两种证候类型。

4. 阳明病以"胃家实"为辨证提纲，如何理解阳明中风、阳明中寒证 阳明多气多血，正阳亢旺，以燥为本，在外感病演变中，多从热实之化，故阳明病辨证纲要只是从胃家实的病机角度揭示阳明病的特征，是概括阳明病的基本病理改变。但阳明病亦有虚寒证，多由胃气素虚或寒邪太盛损伤胃阳所致。在阳明病燥热证之外，设阳明虚寒证，正是示人当辨证论治。

[常考考点]"胃家实"的含义。

要点二 "阳明病，发热汗出者……身必发黄，茵陈蒿汤主之。"

【原文】

阳明病，发热汗出者，此为热越[1]，不能发黄也。但头汗出，身无汗，剂颈而还，小便不利，渴引水浆[2]者，此为瘀热[3]在里，身必发黄，茵陈蒿汤主之。(236)

【注释】

[1] 热越：热邪向外发散。

[2] 水浆：泛指多种饮品，如水、果汁等。

[3] 瘀热：湿热郁滞在里。

【原文阐述】

此条论述阳明湿热黄疸，兼腑气壅滞证发黄机理及证治。阳明病发热汗出，此为热越（热随汗泄），不能发黄。但如果仅见头汗出，至颈而止，则是热郁于里而熏蒸于上，小便不利，湿邪内郁不得下泄，湿热熏蒸肝胆，胆汁外溢身必发黄，热盛津伤则渴饮水浆，益助其湿，可用茵陈蒿汤治疗。

【考点】

1. 阳明湿热发黄证的机理 阳明湿热发黄是阳明汗出不畅，热邪不能向外发散所致。如头汗出，身无汗，齐颈而还，乃热郁于里，熏蒸于上，热与湿相合，导致湿热内郁；同时湿无出路，可因汗出不畅，小便不利所致。故阳明湿热发黄证的基本病机是湿热内郁，不能外泄，薰蒸肝胆，致胆汁疏泄失常，胆汁外溢而身、目、小便俱黄。

2. 茵陈蒿汤证的辨证要点 身黄如橘子色，腹微满，大便不畅或秘结，头汗出，至颈而止，小便不利。

3. 茵陈蒿汤治法用药的特色 本证病机为湿热郁蒸，里气壅滞，故治法为泻热利湿退黄。方用茵陈蒿汤，方中茵陈清利湿热，为退黄要药，栀子清泄三焦而通利水道，大黄泄热活血而退黄。

4. 阳明湿热发黄三汤证的证治异同 三者均因湿热内郁肝胆疏泄失常，胆汁外溢所致，均属阳黄，均有身黄，目黄，小便黄，黄色鲜明，汗出不畅，小便不利等主症。治疗均用清热利湿之法。所不同的是茵陈蒿汤证兼有腑气壅滞，病势偏里，症见腹微满，大便不畅或秘结，故治疗用大黄攻逐瘀滞，用茵陈、栀子清利湿热；栀子柏皮汤证既不偏表，亦不偏里，以湿热弥漫三焦，热盛为主，故症见心中懊憹、发热、舌红较明显，治疗重在苦寒清热，故用栀子配黄柏、炙甘草，加强清泄湿热之功；麻黄连翘赤小豆汤证外兼表邪郁遏，病势偏表，症见发热恶寒，身痒等，治疗用麻黄、杏仁、连翘、生姜等药宣散表邪，用赤小豆、生梓白皮、甘草等清利湿热。

阳明湿热发黄三汤证的证治异同

鉴别要点		茵陈蒿汤证	栀子柏皮汤证	麻黄连翘赤小豆汤证
相同点	证候	阳黄		
	病机	湿热内郁，肝胆疏泄失常，胆汁外溢		
	证候	均有身黄，目黄，小便黄，黄色鲜明，汗出不畅，小便不利等主症		
	治疗	清热利湿之法		
不同点	病机	兼有腑气壅滞，病势偏里	既不偏表，亦不偏里，以湿热弥漫三焦，热盛为主	外兼表邪郁遏，病势偏表
	症状	腹微满，大便不畅或秘结	心中懊侬，发热，舌红较明显	发热恶寒，身痒
	用药	用大黄，攻逐瘀滞，用茵陈、栀子清利湿热	重在苦寒清热，用栀子配黄柏、炙甘草，加强清泄湿热之功	用麻黄、杏仁、连翘、生姜等药宣散表邪，用赤小豆、生梓白皮、甘草等清利湿热

5. 阳明湿热发黄与寒湿发黄证治鉴别 湿热发黄多因湿热郁遏于中，病属阳明。证见黄色鲜明如桔子色，伴见汗出不彻，或但头汗出，发热，口渴，心烦，大便秘结或粘滞不畅，小便黄赤不利，舌红苔黄者，可选茵陈蒿汤、栀子柏皮汤、或麻黄连翘赤小豆汤治疗。寒湿发黄称阴黄，多因脾寒湿 滞所致，病属太阴。证见黄色晦暗，身无热，恶寒，口不渴或渴喜热饮，大便稀溏，舌淡苔白腻，脉多沉迟或缓。治疗当温中散寒，除湿退黄，可选用茵陈四逆汤、茵陈五苓散。

阳明湿热发黄与寒湿发黄的证治异同

鉴别要点	湿热发黄（阳黄）	寒湿发黄（阴黄）
病机	多因湿热郁遏于中，病属阳明	多因脾寒湿滞所致，病属太阴
主症	黄色鲜明如橘子色，伴见汗出不彻，或但头汗出，发热，口渴，心烦，大便秘结或黏滞不畅，小便黄赤不利，舌红苔黄	黄色晦暗，不发热，恶寒，口不渴或渴喜热饮，大便稀溏，舌淡苔白腻，脉多沉迟或缓
治法	清（泻）热利湿退黄	温中散寒，除湿退黄
方剂	茵陈蒿汤、栀子柏皮汤或麻黄连翘赤小豆汤	茵陈四逆汤、茵陈五苓散

6. 茵陈蒿汤证的辨治要点

症：身黄，黄色鲜明如桔子色，伴见汗出不彻，或但头汗出，发热，口渴，心烦，大便秘结或粘滞不畅，小便黄赤不利，舌红苔黄。

理：湿热郁蒸，腑气壅滞。

法：泻热利湿退黄。

方：茵陈蒿汤。

药：茵陈蒿汤由茵陈、栀子、大黄组成。茵陈清利湿热，为退黄要药，栀子清泄三焦而通利水道，大黄导热下行，泻热退黄。

［常考考点］茵陈蒿汤证的辨治要点；阳黄与阴黄的鉴别。

要点三 “三阳合病，腹满身重，难以转侧……白虎汤主之。”

【原文】

三阳合病，腹满身重，难以转侧，口不仁[1]，面垢[2]，谵语遗尿。发汗则谵语，下之则额上生汗，手足逆冷。若自汗出者，白虎汤主之。(219)

【注释】

[1]口不仁：胃热致口中感觉异常。言语不利，食不知味。

[2]面垢：面部如蒙油垢。因阳明热浊之气上熏于面部所致。

【原文阐述】

本条论述白虎汤证重证的证治及治禁。其起病即太阳、阳明、少阳三经病的证候同时出现。随之病邪入里化热，而成阳明里热独盛之证。由于邪热内盛，热郁气滞，故腹满，热盛耗气则身重，难以转侧；胃热炽盛，灼伤津液，故口不仁，面垢；热扰神明，故谵语；热迫膀胱，故遗尿；此热邪充斥上下内外，逼迫津液外泄而见自汗。应独清阳明之热，用辛凉清热重剂白虎汤治疗。若妄行发汗，则津液外泄，里热愈炽，谵语愈甚。若误下之，则阴竭而阳无所附，故额上汗出，手足逆冷。

【考点】

1. 本条三阳合病为何独清阳明 虽曰"三阳合病"，但其病机重心在阳明。阳明经无形邪热炽盛，气滞于腹而腹满，热灼津液则口不仁，热邪循经上蒸则面垢，热扰神明则谵语，热迫津泄则自汗出，热甚则神昏遗尿，可见以阳明经证候为主，波及太阳、少阳，是由于无形燥热弥漫内外所致，太阳、少阳之热已转入阳明，故不必三阳同治，只清阳明即可。

2. 白虎汤在《伤寒论》中治疗病证及原因 白虎汤在《伤寒论》中主要用于治疗阳明热证和厥阴热厥。其方证的基本病机都是里热炽盛，故都可用白虎汤辛寒清热。

3. 阳明热证的治疗禁忌及误用所致变证 ①禁发汗：表邪已经化热入里，故忌辛温发汗。如果误用则津液被劫，里热愈炽，可导致烦躁，心愦愦和谵语等变证。②禁温针：三阳病都禁用温针，尤其是阳明热证，如用温针，是以火助热，津血耗伤，会导致火逆变证。③禁攻下：阳明经证，肠腑尚未结实，不可攻之过早，如果经腑同病，亦不当单纯攻下，误攻损伤胃气，使邪热内陷胸膈可导致虚烦证。④禁利小便：阳明病汗出多而渴，热盛伤津，胃中干燥，因此禁用淡渗利小便之法，否则津液势必更加耗竭，有亡阳脱液的危险。

4. 阳明病中主要的谵语证 《伤寒论》中多次提到邪犯神明的谵语证，但病因病机各有不同。如阳明病中就有阳明经证谵语，因阳明热盛，充斥内外，热扰神明而谵语，治疗用白虎汤辛寒清热；阳明腑证，因燥热阻结胃肠，肠腑浊热攻冲，心神被扰谵语，可用三承气汤泻热通腑；阳明血热证，热入血室，血热上扰心神而谵语，可刺期门以泻肝经实邪。

5. 白虎汤证的辨治要点

症：高热，大汗，大渴引饮，渴喜冷饮，心烦，张目不眠，甚则神昏谵语，手足厥冷，面红，唇舌均红，苔厚或黄或白；脉洪大，或滑数有力。

理：阳明热盛，充斥内外。

法：辛寒清热。

方：白虎汤。

药：白虎汤由生石膏、知母、炙甘草、粳米四味药组成。方中生石膏辛寒清热，知母

配石膏，清热润燥，粳米养胃阴，补胃气，炙甘草防寒凉伤中，调和诸药。全方共奏辛寒清热之功。

[常考考点]白虎汤证的辨治要点。

要点四 "阳明病，脉迟，虽汗出不恶寒者，其身必重……微和胃气，勿令至大泄下。"

【原文】

阳明病，脉迟，虽汗出不恶寒者，其身必重，短气，腹满而喘，有潮热者，此外欲解，可攻里也。手足濈然汗出者，此大便已硬也，大承气汤主之；若汗多，微发热恶寒者，外未解也，其热不潮，未可与承气汤；若腹大满不通者，可与小承气汤，微和胃气，勿令至大泄下。(208)

【原文阐述】

本条论述阳明病可攻与不可攻，及大、小承气汤的证治与用法。阳明病脉迟，是由于燥热与有形糟粕互结，腑气不通，气血运行受阻，脉道不利。其证汗出不恶寒说明外邪已解；身重，短气，腹满而喘，有潮热，手足濈然汗出，均为大承气汤证，说明里热炽盛，腑气不通，燥屎已成，治当用大承气汤攻下里实；若汗多，有发热恶寒的表证，更无潮热，则知腑实未成，不可攻下；若表证已解，腹胀满显著者，说明腑气壅滞而有实邪，但未至燥坚的程度，故宜用小承气汤破滞除满通便。

【考点】

1. 阳明腑实证病机为燥热与有形糟粕相结，属里热实证，为何脉不数反迟 一般而言，脉迟主寒，此为常例。但阳

明腑实证，乃有形之邪阻滞肠道，腑气不通，使气血运行不畅，脉道不利亦可出现迟脉。208条所谓阳明病脉迟，就是指热邪与燥屎阻结胃肠，经脉受阻，气血运行不畅而导致的迟脉，此迟脉必兼沉实有力之象。

2. 三承气汤证的鉴别 三承气汤证均属阳明腑实证。不同：①调胃承气汤见于太阳变证和阳明腑实证，其病机特点是燥热初结于胃肠，痞满不甚。此时邪热尚能由里透表，故可见蒸蒸发热，汗出，口渴，心烦，甚则谵语，腹胀满，不大便，舌红苔黄燥，脉滑数或沉实。②小承气汤见于治疗阳明腑实证和厥阴热利，其病机特点是痞满较甚，而燥热实邪结聚较轻，症状以腹胀为主，大便硬结不通，小便次数增加，舌红，苔黄厚而干，脉滑数或数等。③大承气汤见于阳明腑实证和少阴水竭土燥证，其病机特点是阳明燥热实邪阻滞严重，痞满亦甚，腑气不通，症状表现有潮热，谵语，手足濈然汗出，心烦不解，甚或谵妄，喘不得卧，目中不了了，睛不和，循衣摸床，惕而不安，大便燥结或热结旁流，腹胀满痛或绕脐痛，舌红，苔老黄焦燥起刺，脉沉实有力。

三承气汤证的鉴别

证型	相同点	不同点		
		适用证候	病机	症状
调胃承气汤证	均属阳明腑实证	太阳变证和阳明腑实证	燥热初结于胃肠，痞满不甚。此时邪热尚能由里透表	蒸蒸发热，汗出，口渴，心烦，甚则谵语，腹胀满，不大便，舌红苔黄燥，脉滑数或沉实
小承气汤证		阳明腑实证和厥阴热利	痞满较甚，而燥热实邪结聚较轻	以腹胀为主，大便硬结不通，小便次数增加，舌红，苔黄厚而干，脉滑数或数
大承气汤证		阳明腑实证和少阴水竭土燥证	阳明燥热实邪严重内阻，痞满亦甚，腑气不通	潮热，谵语，手足濈然汗出，心烦不解，甚或谵妄，喘不得卧，目中不了了，睛不和，循衣摸床，惕而不安，大便燥结或热结旁流，腹胀满痛或绕脐痛，舌红，苔老黄焦燥起刺，脉沉实有力

3. 何谓“微和胃气” 承气汤之所以谓之“承气”，承顺胃气也。即重在恢复胃肠“以降为顺”的生理功能。小承气汤与大承气汤比较而言，小承气汤证，以痞满为主，燥实次之，故少量用枳实、厚朴，用大黄不用芒硝，重在破滞除满通便，且泻下之力较大承气汤缓和，故谓“微和胃气”。大承气汤证，以痞满燥实具备，故枳实、厚朴剂量大、芒硝、大黄同用，重在峻下热结，其泻下之力较小承气汤峻猛，故谓峻下剂。

4. 承气证、脾约证、润导法证的鉴别 承气汤证乃燥热之邪与肠道宿滞互结，腑气不通所致，临床证候主要有：大便秘结，腹满硬痛，或热结旁流，或潮热谵语等，治疗用苦寒泻下，攻下腑实之方，选用承气汤类方治疗；脾约证乃阳明有热，胃热约束脾的转输功能，导致津伤便秘，临床特征为大便秘结，然“不更衣十日，无所苦也”，治疗采用滋燥润肠、缓通大便法，方选麻子仁丸治疗；润导法证乃津枯肠燥，大便失润，传导失权所致，临床辨证要点为病人欲解不得，硬屎迫近肛门，便意频频，治疗采取润燥清热，利窍滑便法，可选蜜煎导方或大猪胆汁方。

承气证、脾约证、润导法证的鉴别

鉴别要点	承气证	脾约证	润导法证
病机	邪热与肠道宿滞互结，腑气不通	阳明有热，胃热约束脾的转输功能，导致津伤便秘	津枯肠燥，大便失润，传导失权
证候	大便秘结，腹满硬痛，或热结旁流，或潮热谵语	大便秘结，然“不更衣十日，无所苦也”	病人欲解不得，硬屎迫近肛门，便意频频
治法	苦寒泻下，攻下腑实	滋燥润肠，缓通大便	润燥清热，利窍滑便
方剂	承气汤类方	麻子仁丸	蜜煎导方或大猪胆汁方

5. 阳明病手足濈然汗出的鉴别 阳明热实燥结与阳明中寒证均可出现手足濈然汗出。阳明腑实证手足濈然汗出，是里热炽盛，逼津外泄，而热伤津液，津液不足，故仅见阳明所主之手足汗出，必俱备潮热，大便秘结，腹胀满痛，谵语，舌红苔黄，脉沉实等一系列热实证候。阳明中寒证手足濈然汗出是因中阳亏虚，四肢禀气于脾胃，四肢阳虚不能固外，津液从四肢外泄，故手足汗出，必具备不能食，小便不利，大便初硬后溏，苔白，脉弱等虚寒见症。

6. 大承气汤证的辨治要点

症：腹满硬痛或绕脐疼痛，不大便，潮热，不恶寒，反恶热；面目俱赤，烦躁谵语；手足濈然汗出；苔黄燥或焦裂起刺，脉沉滑实有力。

理：燥热与有形糟粕相结，津伤热伏，腑气不通。

法：峻下热实，荡涤燥结。

方：大承气汤。

药：大承气汤的药物组成枳实、厚朴、大黄、芒硝四味药。本方枳实行气消痞，厚朴宽中除满，芒硝软坚润燥，大黄泻热荡实，全方重在峻下热结。

[常考考点]三承气汤证的鉴别。

【例题实战模拟】

A1 型题

1. 原文“阳明之为病，胃家实是也”，其中“胃家实”的含义是
   A. 胃有实邪，不能受纳　B. 胃肠燥热，腑气不通　C. 肠胃之腑邪气盛实
   D. 燥热内结，胃气亢盛　E. 胃中有燥屎阻塞
2. 下列不属于茵陈蒿汤证主症的是
   A. 腹满　B. 小便不利　C. 发黄　D. 全身无汗　E. 口渴引饮
3. 下列属于茵陈蒿汤证主症的是
   A. 身、目、小便黄，黄色晦暗，腹胀满，反不能食，小便不利
   B. 身、目、小便黄，如橘子色，口渴引饮，腹满，小便不利
   C. 身、目、小便黄，少腹硬满、脉沉结，小便自利
   D. 身、目黄，食难饱，心烦，小便难，脉迟
   E. 身、目黄，胁下满痛，小便难
4. 白虎汤证与白虎加人参汤证的病机鉴别点为
   A. 前者津伤偏重，后者津伤较轻　B. 前者为热盛伤津，后者为热盛伤气
   C. 前者以热盛为主，后者为热盛而津气两伤　D. 前者表里俱热，后者兼阳气损伤
   E. 前者燥结较轻，后者燥结较重
5. 阳明热证与阳明实证的鉴别要点是
   A. 心烦谵语的有无　B. 腹满的轻重不同　C. 发热高低的不同
   D. 大便硬结的有无　E. 汗出多少的不同
6. 下列症状，为三承气汤证所共有的是
   A. 不能食　B. 潮热　C. 心烦　D. 腹满痛，绕脐痛　E. 脉洪大
7. 三承气汤的用药特点，下列说法较为妥当的是
   A. 调胃承气汤攻下力缓是因该方中芒硝量较小
   B. 大承气汤攻下力峻是因该方中大黄、芒硝用量最大
   C. 小承气汤攻下力缓是因该方中大黄用量最小
   D. 大承气汤攻下力峻是因该方既有大黄、芒硝，又有厚朴、枳实
   E. 三方中均有大黄、芒硝，故可通下

【参考答案】

1. C　2. D　3. B　4. C　5. D　6. C　7. D

细目三　辨少阳病脉证并治

【考点突破攻略】

要点　“少阳之为病，口苦，咽干，目眩也。”

【原文】

少阳之为病，口苦，咽干，目眩也。（263）

【原文阐述】

本条为少阳病辨证纲要。病入少阳，邪在半表半里，导致少阳枢机不利，胆主枢机内寓相火，胆火内郁，热必上炎，故口苦，灼伤津液，走窜空窍，故见咽干。足少阳之脉起于目锐眦，肝胆相合，肝开窍于目，胆火上炎，清窍不利，故头昏目眩。

【考点】

1. 何谓少阳病　外邪侵犯少阳，气机郁滞，导致胆火上炎，出现口若，咽干，目眩等症。若邪入而正邪分争，枢机不利，进而影响脾胃功能，出现往来寒热，胸胁苦满，默默不欲饮食，心烦喜呕，脉弦细者，称为少阳病。

2. 何谓半表半里　少阳居于太阳、阳明之间，因病邪既不在太阳之表，又未达于阳明之里，故少阳病病位在半表半里，亦即表里之间，不表不里也。

3. 如何理解少阳病的提纲证　263 条作为少阳病提纲证不够全面。因其仅列举了胆火上炎的口苦，咽干，目眩症状，仅反映少阳病病机的一个方面，没有表现出少阳枢机不利，木邪乘土，脾胃功能失常的症状。少阳病小柴胡汤证的往来寒热，胸胁苦满，嘿嘿不欲饮食，心烦喜呕均没有列入，且口苦，咽干，目眩三症不是少阳病所独有，见到此三症不一定就是少阳病，且不能反映出“邪正分争，互有进退”这一少阳病的基本病机，故少阳病的主证应包括小柴胡汤的主证在内。此条虽为提纲条文，与 96 条小柴胡汤互为补充更为全面，应与 96 条原文合看。

［常考考点］少阳病的主症：口苦，咽干，目眩，往来寒热，胸胁苦满，嘿嘿不欲饮食，心烦喜呕。

【例题实战模拟】

A1 型题

以下症状，不属于小柴胡汤主症的是

A. 胸胁苦满　　B. 口干不渴　　C. 往来寒热　　D. 心烦喜呕　　E. 嘿嘿不欲饮食

【参考答案】

B

细目四　辨太阴病脉证并治

【考点突破攻略】

要点一　“太阴之为病，腹满而吐……若下之，必胸下结硬。”

【原文】

太阴之为病，腹满而吐，食不下，自利益甚，时腹自痛。若下之，必胸下结硬[1]。（273）

【注释】

［1］胸下结硬：胸下即胃脘部。指胃脘部痞结胀硬。

【原文阐述】

本条为太阴病辨证纲要。太阴病主要病机是脾阳亏虚，寒湿内盛。脾主运化，脾虚邪入，则运化无权，故太阴病多见腹满，内经有“诸湿肿满，皆属于脾”，腹满是太阴受邪必见的主症。脾胃互为表里，脾不升清，胃气上逆则呕吐，脾失健运，故食不下。脾主大腹，由于太阴虚寒，寒湿下注必自下利，下利进一步损伤脾阳，致脾虚气陷，寒湿下渗日益严重，故自利益甚。腹满时痛是脾虚不运，寒湿凝滞，阳气不通所致。因其脾阳有自复之时，故腹满，腹痛时作时止，这是太阴病的特征。故其治法，当以温阳健脾为主。若误用下法，则中焦愈虚，寒湿不化，结于胸下必胃脘部痞结胀硬。

【考点】

1. 太阴病的病因病机　太阴病的成因有二：一是脾阳素虚，或内有寒湿，复感外邪，致脾虚不运，寒湿困脾；二是三阳病误治，伤及脾阳，致脾虚不运，寒湿内停或邪陷脾络，脾络不通。所以太阴病的病机是脾阳亏虚，寒湿内盛。

2. 太阴病吐利的特点及病机　太阴病吐利属虚寒性质，故其吐利之物澄彻清冷，伴有肢体不温，恶寒，神疲乏力，少气懒言，口淡纳少，腹胀满，不知饥，脉沉迟，舌淡苔薄白等。其病机为脾胃阳虚，寒湿中阻。寒湿上泛，致胃气上逆则呕，寒湿下趋于肠则利。

3. 太阴理中汤证腹满与厚朴生姜半夏甘草人参汤证腹满的鉴别　两者均属脾虚气滞腹胀满。但理中汤证以脾虚为主，其腹满，属太阴脾虚，寒湿内阻，气滞腹满，一般伴有腹泻便溏，时腹自痛，手足不温，口不渴，脉沉缓而弱，苔薄白，治疗重在温脾祛寒，燥湿除满；而厚朴生姜半夏甘草人参汤证以气滞为主，其腹满因发汗太过损伤脾阳，或素有脾虚，以致运化失职，气滞于腹，壅而作满，伴有噫气或肠鸣，或嗳气胀痞等症，属虚少实多之证，治疗重在行气导滞消胀满，兼补脾气。

太阴理中汤证腹满与厚朴生姜半夏甘草人参汤证腹满的鉴别

鉴别要点		太阴理中汤证	厚朴生姜半夏甘草人参汤证
相同点		均属脾虚气滞，腹胀满	
不同点	病机	以脾虚为主，其腹满属太阴脾虚，寒湿内阻，气滞腹满	以气滞为主，其腹满因发汗太过损伤脾阳，或素有脾虚，以致运化失职，气滞于腹，壅而作满，属虚少实多之证
	伴随症状	腹泻便溏，手足不温，口不渴，脉沉缓而弱，苔薄白	噫气或肠鸣，或嗳气胀痞等症
	治法	重在温脾祛寒，兼燥湿除满	重在行气导滞消胀满，兼补脾气

4. 太阴腹满与阳明腹满的鉴别　太阴腹满属虚寒性腹满，乃脾虚寒湿内停，气机壅滞所致，因阳气有自复之时，故其腹满或腹痛时有减轻，伴有舌淡，口不渴，下利稀溏，形寒肢冷等症状；阳明腹胀满乃里热炽盛，腑气壅滞，燥屎内结所致，故其腹满持续存在，所谓“腹满不减，减不足言。”同时伴有舌红苔厚黄干，口渴，发热，不大便等里热证。

太阴腹满与阳明腹满的鉴别

证型	相同点	不同点		
		性质	病机	腹满特点及伴随症状
太阴腹满	腹满	虚寒性	脾虚寒湿内停，气机壅滞	腹满或腹痛时有减轻，伴有舌淡，口不渴，下利稀溏，形寒肢冷
阳明腹满		实热性	里热炽盛，腑气壅滞，燥屎内结	腹满持续存在，所谓“腹满不减，减不足言”，伴有舌红苔厚黄干，口渴，发热，不大便

［常考考点］太阴病的病机及常见症腹满的鉴别。

要点二　“自利不渴者，属太阴，以其藏有寒故也，当温之，宜服四逆辈。”

【原文】

自利不渴者，属太阴，以其藏有寒[1]故也，当温之，宜服四逆辈[2]。(277)

【注释】

［1］藏有寒：藏同脏，指脾脏虚寒。

［2］四逆辈：四逆汤、理中汤一类的方剂。

【原文阐述】

本条论述太阴虚寒下利的主证、病机及治则。本条既属太阴，当包括273条提纲条文的证候：腹满而吐，食不下，时腹自痛等。自利不渴，是脾阳亏虚，寒湿内盛所致。故曰“属太阴”，治疗当用理中、四逆汤一类的方温补为主。

【考点】

1. 不用“理中汤主之”而用“四逆辈”的机理　太阴下利之阳虚湿盛，程度有轻重不同，宜服四逆辈”提示要温补阳气，温散寒湿，而不提具体方药，是示人用药宜灵活变化。

2. 太阴病主证　腹满而吐，食不下，时腹自痛，下利不渴，舌苔白腻，脉沉迟而弱。

3. 太阴虚寒与阳明中寒证的证治异同　太阴虚寒与阳明中寒证均属中焦虚寒证。太阴虚寒，乃脾阳亏虚，寒湿内盛。脾主运化，脾虚邪入，则运化无权，故太阴病多见腹满而吐，食不下，时腹自痛，下利不渴，舌苔白腻，脉沉迟而弱等证候。治疗当温脾祛寒，燥湿除满。方用理中汤；阳明中寒证乃胃阳亏虚，寒邪内盛，不能受纳水谷，故临床表现为不能食，食谷欲呕，小便不利，大便初硬后溏，手足濈然汗出。治疗温中和胃，降逆止呕，方用吴茱萸汤。

太阴虚寒证与阳明中寒证的证治异同

证型	相同点	不同点			
		病机	症状	治法	方剂
太阴虚寒证	均属中焦虚寒证	脾阳亏虚，寒湿内盛。脾主运化，脾虚邪入，则运化无权	腹满而吐，食不下，时腹自痛，下利不渴，舌苔白腻，脉沉迟而弱	温脾祛寒，燥湿除满	理中汤
阳明中寒证		胃阳亏虚，寒邪内盛，不能受纳水谷	不能食，食谷欲呕，小便不利，大便初硬后溏，手足濈然汗出	温中和胃，降逆止呕	吴茱萸汤

［常考考点］太阴病的主证及太阴虚寒证与阳明中寒证的鉴别。

【例题实战模拟】

A1 型题

1. 下列症状属于太阴病提纲证的是

A. 腹满而吐，完谷不化　B. 腹硬满疼痛　C. 少腹结硬　D. 时腹自痛　E. 小便不利

2. 下列对太阴病的治则“当温之，宜服四逆辈”的理解，错误的是

A. 太阴病是里虚寒证，故当温之

B. 四逆辈指四逆汤一类的方剂，理中汤不包括在内

C. 太阴病可用温中的方法，宜选理中汤

D. 太阴病下利较甚，可用温补的方法，宜选四逆汤补火生土

E. 理中汤适宜太阴病轻证，四逆汤适宜太阴病重证

【参考答案】

1. D　2. C

细目五　辨少阴病脉证并治

【考点突破攻略】

要点一　“少阴之为病，脉微细，但欲寐也。”

【原文】

少阴之为病，脉微细，但欲寐[1]也。（281）

【注释】

［1］但欲寐：精神萎靡，呈似睡而非睡状态。

【原文阐述】

本条为少阴病辨证纲要。少阴包括心肾两脏。少阴为病，心肾亏虚，全身阴阳气血不足。脉微是阳气虚鼓动无力，脉细是阴血虚不能充盈脉道。故脉微细提示阴阳两虚，心肾不足。心阴阳亏虚，神衰不振则精神萎靡，肾阴阳亏虚则体力疲惫，致似睡而非睡状态。但欲寐反映心肾俱虚，神衰不振，以阳虚为重。本条脉微细，但欲寐，反映了少阴病全身阴阳气血不足的本质，见此两个症状，便可诊断为少阴病，故作为少阴病证的辨证纲要。

【考点】

1. 本条能否作为少阴病提纲及其原因　少阴主心肾两脏。少阴之气是心肾两脏功能的综合体现。在正常情况下，它既主持人体脏腑功能、气血运行，又主持神志活动。故少阴心肾虚衰时可见精神萎靡不振的主症和气血两虚的主脉。病入少阴，心肾虚衰，阴阳气血俱虚，故出现脉微细，但欲寐之证候，以此为辨证提纲，旨在提示心肾虚衰之征兆，反映了少阴病全身阴阳气血不足的本质，故作为少阴病证的辨证纲要。

2. 但欲寐与嗜卧的鉴别　“但欲寐”指少阴病过程中，病人精神萎靡，似睡而非睡状态，与脉微细同时出现，是心肾正气衰竭，病情危重的征兆；而 37 条“嗜卧”多出现在太阳病后，邪气已去，正气未复，病人安静睡眠以恢复机体的正气，与脉浮细同时出现，是太阳病初愈，精神疲乏的表现；231 条阳明中风的“嗜卧”是热盛神昏所致，病人有潮热，短气，腹都满，胁下及心痛，鼻干不得汗，小便难，一身及目悉黄，脉弦浮大等，乃邪热炽盛之证。

3. 本条涵盖少阴寒化证及少阴热化证 少阴病本证有寒化证和热化证之分。少阴心肾阳虚，阴寒内盛，可以表现出脉微细，但欲寐，吐利，心烦，四肢厥逆等阳虚症状，且以自利而渴为其特征，乃阳虚不能化气生津所致。少阴心肾阴亏，阴虚生内热，可出现心烦，不寐，口渴等证候，无论寒化还是热化，其全身阴阳气血不足本质一致，故 281 条作为少阴病提纲证，能够涵盖少阴寒化证及少阴热化证。

［常考考点］脉微细，但欲寐的含义。

要点二 “少阴病，始得之……麻黄细辛附子汤主之。”

【原文】

少阴病，始得之，反发热，脉沉者，麻黄细辛附子汤主之。（301）

【原文阐述】

本条论述少阴阳虚兼太阳表证的证治。本证的形成，是素体肾阳亏虚，感受风寒，致太阳，少阴同病。病人发热，恶寒，头痛，无汗属表实证，本应脉象浮，现脉反沉，有肢冷畏寒感，是少阴阳气亏虚，无力浮出于表所致。因无下利清谷，知少阴阳虚不甚，故用麻黄附子细辛汤温阳发汗，表里双解。

【考点】

1. 少阴病，为何“反发热” 少阴里虚寒证，应无热恶寒，脉微细，但欲寐。现反发热，且发热恶寒并见，可见发热乃太阳受邪，正气与外邪抗争所致。但病在少阴，虽有发热，但阳气亏虚，脉不能应之而浮，故此为少阴太阳表里同病，不是单纯少阴病。

2. 有表证的发热，为何“脉沉” 少阴病，心肾阳亏，感受寒邪以后，正阳无力浮出于表，虽有发热，脉仍“沉”伏在里。

3. 本条属不属太阳表证 301 条麻黄附子细辛汤证与 302 条麻黄附子甘草汤证俱是风寒直接引起少阴发病所表现出的表里同病之证。平素心肾阳气较虚之人，感受风寒之邪所表现的少阴太阳同病症状。此由寒邪乘虚直犯少阴所致，故病在少阴而兼见太阳表证，不属单纯的太阳表证，而属太少两感之证。

4. 少阴禁用汗下法而又用麻黄附子细辛汤发汗的机理 少阴病无论寒化还是热化，其全身阴阳气血不足的本质一致，故都禁用汗下法。少阴表里同病时，里虚不急、不重，如本条，病人无下利清谷的症状，可以采用表里同治，温经发汗之法。若里虚较急、较重，有下利清谷不止，即使有表证发热恶寒，身疼痛，不可发汗，当先救其里，后治其表。如 91 条：“伤寒，医下之，续得下利清谷不止，身疼痛者，急当救里，后身疼痛，清便自调者，急当救表。救里，宜四逆汤，救表，宜桂枝汤。”从方药比较来看，麻黄附子细辛汤中用炮附子，而四逆汤则附子生用，使回阳救逆之功更胜一筹。

5. 麻黄附子细辛汤与麻黄附子甘草汤的鉴别 麻黄附子细辛汤证为“始得之，反发热，脉沉”，可见相对而言，其病势急，病程短，病情重，表证更显著，故用附子温肾阳，麻黄散表寒，细辛既助附子以温阳，又佐麻黄以解表，合为表里双解之剂；而麻黄附子甘草汤证，病已久，病势缓，病情轻，正气较虚，故治疗重在温经微汗解表，不用细辛以防发汗太过，损伤正气，用甘草扶正，为微汗之剂。

麻黄附子细辛汤证与麻黄附子甘草汤证的鉴别

证型	病程病势	用药组方特点
麻黄附子细辛汤证	病势急，病程短，病情重，表证更显著	用附子温肾阳，麻黄散表寒，细辛既合附子以温经，又佐麻黄以解表，为表里双解之剂
麻黄附子甘草汤证	病已久，病势缓，病情轻，正气较虚	重在温经微汗解表，不用细辛以防发汗太过，损伤正气，用甘草扶正，为微汗之剂

6. 麻黄附子细辛汤证的辨治要点

症：恶寒较甚，发热或微热，头痛无汗，舌淡苔薄白，脉沉。

理：少阴阳虚兼太阳外感。

法：温经解表。

方：麻黄附子细辛汤。

药：麻黄附子细辛汤由麻黄、附子、细辛组成。方中麻黄解表散寒，附子温经扶阳，细辛助麻黄辛散寒邪解表，助附子温阳发汗，炙甘草补中燮和，调和诸药。全方共奏温经发汗，助阳解表之功。

［常考考点］麻黄附子细辛汤证的辨治要点及其与麻黄附子甘草汤证的鉴别。

要点三 “少阴病，得之二三日以上……黄连阿胶汤主之。”

【原文】

少阴病，得之二三日以上，心中烦，不得卧，黄连阿胶汤主之。(303)

【原文阐述】

本条论心肾不交失眠的证治。素体阴虚之人，感受外邪，二三日后邪气因阴亏化热，阴虚火旺，形成少阴热化证。肾阴不足，不能上济心阴，心火亢盛于上，故见心中烦、不得卧等证，治疗用黄连阿胶汤，滋阴清火，交通心肾。

【考点】

1. 黄连阿胶汤证是以肾阴虚还是以心火亢旺为主 黄连阿胶汤证既有肾阴亏虚又有心火亢旺。本虚标实，然以心火亢旺为主。因其用药黄连、黄芩直折心火，以除炎上之热；芍药配芩连，酸苦涌泄而清火，故有“邪少虚多者不得用黄连阿胶汤”之说。

2. 少阴病有寒化、热化之分的原因 主要由于体质的不同。少阴寒化还是热化，取决于体质阳虚还是阴亏。邪犯少阴如素体阳虚，则外邪从阴化寒而形成少阴寒化证；素体阴虚，则外邪从阳化热而形成少阴热化证。少阴寒化证以“脉微细，但欲寐”为典型脉证，本条“得之二三日以上，心中烦，不得卧”则是少阴热化证的脉证代表。然而少阴热化证的形成，既可是邪从热化，即寒邪化热，也可是由阳明热邪灼伤真阴而成，还可由因感受温热之邪内灼真阴所致。

3. 黄连阿胶汤证、猪苓汤证、栀子豉汤证证治异同 三方主症都有心中烦，不得眠，且都有热象。但其病机、证候各不相同。黄连阿胶汤证由心火亢旺，肾水不足所致，故其心烦、失眠伴有舌红少苔，脉细数等阴虚内热之证，此证属虚实夹杂，虚指阴虚，实指心火，以心火亢旺为主，故可用芩连苦寒直折；猪苓汤证属阴虚水热互结之证，其心烦失眠，是阴虚内热扰乱心神，伴有呕、渴、下利等水气内停证候，治疗用猪苓汤育阴利水清热；栀子豉汤证是无形邪热内扰胸膈所引起，故除心烦不眠一症外，还有头汗出，甚至胸中窒，心中结痛等症，治宜清宣郁热而除烦，因非实火乃郁热所致，故不用芩连苦寒直折，而用栀子、豆豉甘凉辛散，宣透郁热。

黄连阿胶汤证、猪苓汤证、栀子豉汤证的证治异同

鉴别要点		黄连阿胶汤证	猪苓汤证	栀子豉汤证
相同点		症状都有心中烦，不得眠，且都有热象		
不同点	病机	心火亢旺，肾水不足	阴虚水热互结	无形邪热内扰胸膈
	证候	心烦、失眠，伴有舌红少苔、脉细数。此证属虚实夹杂，虚指阴虚，实指心火，以心火为主	其心烦、失眠，是阴虚内热扰乱心神，伴有呕渴、下利等水气内停之症	心烦不眠，头汗出，甚至胸中窒，心中结痛，其心烦非实火乃郁热所致
	方药	用芩、连苦寒直折	用猪苓汤育阴利水清热	不用芩、连苦寒直折，而用栀子、豆豉甘凉辛散，宣透郁热

4. 黄连阿胶汤的煎服法 本方黄连、黄芩、芍药先浓煎1次；阿胶溶入煎好的药汁中；待药小冷，搅入鸡子黄，分3次服用。

5. 何谓泻南补北法 黄连阿胶汤方中黄连与黄芩清心火、除烦热，即所谓泻南；芍药、阿胶滋肾阴、填精血，即所谓补北；鸡子黄养血润燥。诸药共用实乃泻心火、滋肾水，交通心肾之剂，故又被称作泻南补北之法。

6. 黄连阿胶汤证的辨治要点

症：心烦不得卧，口燥咽干，舌红少苔，脉细数。

理：肾阴亏虚，心火亢旺。

法：滋补肾阴，清泄心火。

方：黄连阿胶汤。

药：黄连阿胶汤是滋阴降火的代表方。方中黄连、黄芩直折心火，以除炎上之热；阿胶、鸡子黄滋补肾阴而养营血。芍药配芩连，酸苦涌泄而清火；芍药配阿胶、鸡子黄，酸甘化液以滋阴。诸药合用，滋肾水而降心火，心肾交泰，水火既济而心烦不得卧诸证自除。

[常考考点] 黄连阿胶汤证的辨治要点及其与猪苓汤证、栀子豉汤证的鉴别。

要点四 “少阴病，二三日不已……或呕者，真武汤主之。”

【原文】

少阴病，二三日不已，至四五日，腹痛，小便不利，四肢沉重疼痛，自下利者，此为有水气。其人或咳，或小便利，或下利，或呕者，真武汤主之。(316)

【原文阐述】

本条论述少阴病阳虚水停的证治。少阴病二三日不愈，至四五日邪已入里，阳虚寒凝而见腹痛；肾阳虚不能化气利水则小便不利；水气浸渍外溢，则四肢沉重疼痛；水气下注于肠则自下利。此为肾阳衰微，致水寒之气浸淫内外，此皆由阳虚不能化气所致。由于水饮之邪变动不居，故上逆犯肺则咳，犯胃则呕吐，水气下趋则下利，下焦虚寒不能制水则小便清长等，可用真武汤温阳化气利水。

【考点】

1. 本条与 82 条真武汤证的鉴别 82 条为汗后阳虚水气泛滥的证治。太阳病误汗而致阳虚，阳虚不能制水，导致水气泛滥。水气上泛则心悸，清阳不升则头眩，水气内停，郁遏阳气则发热。阳气者，精则养神，柔则养筋，筋肉失其煦养，经脉失其主持，故见筋肉跳动，全身颤抖而站立不稳。故治以真武汤温阳利水。316 条为少阴病阳虚水停，故没有水停郁遏阳气发热的症状。

2. 真武汤证与附子汤证的证治异同 两者均属少阴阳虚，水湿为病，均有恶寒，四肢沉重，脉沉。治疗均用熟附子、白术、芍药、茯苓温肾阳，散水气。不同之处在于真武汤证由少阴阳虚，不能制水，水气泛滥而成，以头眩，心下悸，身瞤动，振振欲擗地，下利，小便不利为主，治疗重在温阳化气利水，其重用生姜辛散水气，不用人参滋补；附子汤由少阴阳衰阴盛，寒湿阻滞筋脉骨节所致，症状以身体骨节疼痛为主，治疗重在温补元阳，故倍用白术、附子加人参，不用生姜，以加强其燥湿止痛，温补元阳之效。

真武汤证与附子汤证的证治异同

鉴别要点		真武汤证	附子汤证
相同点	病机	均属少阴阳虚，水湿为病	
	症状	均有恶寒，四肢沉重，脉沉	
	用药	均用熟附子、白术、芍药、茯苓温肾阳，散水气	
不同点	病机	少阴阳虚，不能制水，水气泛滥	少阴阳衰阴盛，寒湿阻滞筋脉骨节
	症状	以头眩，心下悸，身瞤动，振振欲擗地，下利，小便不利为主	以身体骨节疼痛为主
	治法	重在温阳化气利水	重在温补元阳
	用药	重用生姜辛散水气，不用人参滋补	倍用白术、附子加人参，不用生姜，以加强其祛湿止痛，温补元阳之效

3. 真武汤与茯苓桂枝白术甘草汤治疗水气病症的异同 两证均以水气为患，药用茯苓、白术利水。但苓桂术甘汤证病位在脾，为脾虚失运，水气内停，病情较轻，证见头眩，心下逆满，气上冲胸，小便不利，方以茯苓为主药，重在培土运脾，并伍用桂枝、甘草，辛甘通阳，化气利水；真武汤证病位在肾，为肾阳虚衰，水气泛滥全身，病情较重，除水气内停外，尚见水肿，振振欲擗地，四肢沉重疼痛之水气浸渍肌肉、筋脉之证。真武汤方重在温补肾阳，化气行水，故伍用附子、芍药、生姜。

真武汤与茯苓桂枝白术甘草汤治疗水气病证的异同

鉴别要点		真武汤证	苓桂术甘汤证
相同	病机	水气为患	
	用药	茯苓、白术健脾利水	

续表

鉴别要点		真武汤证	苓桂术甘汤证
不同	病机	病位在肾，为肾阳虚衰，水气泛滥全身，症情较重	病位在脾，为脾虚失运，水气内停，症情较轻
	症状	除水气内停外，尚见水肿，振振欲擗地，四肢沉重疼痛之水气浸渍肌肉、筋脉之证	头眩，心下逆满，气上冲胸，小便不利
	治法	重在温补肾阳，化气行水	重在温运脾阳，化气利水
	用药	用附子温阳散寒，芍药活血利水，生姜辛散水气	以茯苓为主药，重在培土运脾，并伍用桂枝、甘草，辛甘通阳，化气利水

4. 或然症加减的意义 若咳者，加干姜、细辛温散水寒，五味子收敛肺气；呕加生姜，和胃止呕，辛散水邪；下利加干姜以温阳散寒，去芍药之酸寒，免有碍救阳，小便利不需利水，去茯苓，免淡渗利水太多。（原方去附子，因其为主药，不可去之。）

5. 真武汤证辨治要点

症：心下悸，发热，头眩，身瞤动，振振欲擗地，腹痛，小便不利，四肢沉重疼痛，甚则四肢水肿，或咳，或呕，或小便利，舌质淡，苔白滑，脉沉。

理：肾阳虚衰，水气泛滥。

法：温阳化气行水。

方：真武汤。

药：真武汤方用炮附子、茯苓、白术、芍药、生姜五味药。方中炮附子温阳散寒，茯苓淡渗利水，白术健脾燥湿，生姜通阳散水，芍药活血利水，益阴和营，佐制附子之刚燥之性。全方共奏通阳化气利水之功。

[常考考点] 真武汤证的辨治要点及其与苓桂术甘汤证和附子汤证的鉴别。

要点五 “少阴病，下利清谷……通脉四逆汤主之。”

【原文】

少阴病，下利清谷，里寒外热，手足厥逆，脉微欲绝，身反不恶寒，其人面色赤，或腹痛，或干呕，或咽痛，或利止脉不出者，通脉四逆汤主之。（317）

【原文阐述】

本条论述少阴阳衰阴盛，虚阳外越证治。少阴病下利清谷，手足厥逆，脉微欲绝是脾肾阳衰，不能运化水谷。其人面色赤是阴寒内盛，格阳于上，身反不恶寒，为在内之阴寒，逼迫虚阳外越，导致外有假热之象，已成阴阳格拒之势，阳衰阴盛，鼓动无力则脉微欲绝。阳衰阴盛可见许多或然症：肾阳亏虚，寒凝气滞则腹痛，阴寒上逆则干呕，虚阳上越则咽痛，阴阳衰竭，气血大亏，下无可下则利止脉不出。病机为阴盛于内，格阳于外，治疗用通脉四逆汤破阴回阳，通达内外。

【考点】

1. 何谓格阳证 阴寒内盛，格阳于外，出现“里寒外热”（内有真寒，外有假热）证者，称为格阳证。临床以身热反不恶寒为主要特征。

2. 通脉四逆汤证与四逆汤证的证治异同 两者均属少阴阴盛阳衰证，均可见脉微细，但欲寐，下利清谷，手足厥逆的症状，均采用回阳救逆之法，均用干姜、附子、炙甘草治疗。但四逆汤证以阳衰阴盛为主，可有轻度假热症状，治疗用四逆汤原方，证较通脉四逆汤证为轻；通脉四逆汤证为阳衰阴盛重证，病人虚阳外越，阴阳格拒，有明显假热证候，如身反不恶寒，面赤，咽痛，脉微欲绝，治疗在四逆汤的基础上重用干姜、附子，使之兼能通达内外之阳气。

通脉四逆汤证与四逆汤证的证治异同

鉴别要点		通脉四逆汤证	四逆汤证
相同点	病机	均属少阴阴盛阳衰证	
	症状	脉微细，但欲寐，下利清谷，手足厥逆	
	治法	回阳救逆	
	用药	均用干姜、附子、炙甘草治疗	

续表

鉴别要点		通脉四逆汤证	四逆汤证
不同点	病机	为阳衰阴盛重证	以阳衰阴盛为主
	症状	病人虚阳外越，阴阳格拒，有明显假热证候，如身反不恶寒，面赤，咽痛，脉微欲绝	无假热或仅有轻度假热症状
	治法	治疗在四逆汤的基础上重用干姜、附子，使之兼能通达内外之阳气	治疗用四逆汤原方，证较通脉四逆汤证为轻

3. 白通汤证与通脉四逆汤证的证治异同 两者均属少阴阳衰阴盛，阴阳格拒证，均可见真寒假热症状，均有下利，脉微，手足厥冷，治疗均用干姜、附子破阴回阳救逆。不同：白通汤证属戴阳证，是阴盛于内，格阳于上，以面部娇嫩红赤为主，治疗重在破阴回阳，宣通上下阳气，用葱白宣通阳气，不用炙甘草，恐留恋中焦，不利于上下阳气交通；通脉四逆汤证是格阳证，以阴寒内盛格阳于外为主，临床以身反不恶寒为主症，治疗重用干姜、附子破阴回阳，宣通内外阳气，并用炙甘草补中益气。

白通汤证与通脉四逆汤证的证治异同

鉴别要点		白通汤证	通脉四逆汤证
相同点	病机	均属少阴阳衰阴盛，阴阳格拒证	
	症状	均可见真寒假热症状，均有下利，脉微，手足厥冷	
	用药	均用干姜、附子破阴回阳救逆	
不同点	病机	戴阳证，是阴盛于内，格阳于上	格阳证，以阴寒内盛，格阳于外为主
	症状	以面部娇嫩红赤为主	以身反不恶寒为主症
	治法	重在破阴回阳，宣通上下阳气	重用破阴回阳，宣通内外阳气
	用药	用葱白宣通阳气，不用甘草，恐留恋中焦，不利于上下阳气交通	干姜、附子破阴回阳，宣通内外阳气，并用甘草补中

4. 本证面色赤与阳明病面色赤鉴别 本证面色赤，为在内之阴寒，逼迫虚阳外越所致，必以两颧红为特点，红而娇嫩，游移不定，其身热久按则减，伴见其他里寒证候，而阳明里热证的面色赤，必满面通红，不游移，伴见大热，大烦，大渴，大汗出，身热久按不退，伴见其他里热证候。

5. 或然症加减法的意义 如阴盛戴阳面色赤则加葱白，宣通上下；肾阳亏虚，寒凝气滞腹痛则加芍药，缓急止痛；阴寒上逆干呕则加生姜，温胃散寒，降逆止呕；虚阳上越咽痛则加桔梗，利咽开结；阴阳衰竭，气血大亏，下无可下，致利止脉不出者加人参，益气养阴复脉。

6. 通脉四逆汤证证辨治要点

症：四肢厥逆，下利清谷，汗出，身热反不恶寒，或面赤，或腹痛，或干呕，或咽痛，或四肢拘急不解，苔白滑或黑滑，脉微欲绝。

理：阴盛于内，格阳于外。

法：破阴回阳，通达内外。

方：通脉四逆汤。

药：通脉四逆汤药用生附子大者一枚，干姜三两，炙甘草二两。方中重用生附子、干姜，破阴回阳，通达内外，炙甘草健脾益气，培中固本。

[常考考点] 通脉四逆汤证的辨治要点及其与四逆汤证和白通汤证的鉴别。

要点六 “少阴病，四逆……或泄利下重者，四逆散主之。”

【原文】

少阴病，四逆，其人或咳，或悸，或小便不利，或腹中痛，或泄利下重[1]者，四逆散主之。(318)

【注释】

[1] 泄利下重：下利重坠不爽感。

【原文阐述】

本条论述阳郁致厥证治。少阴病四逆，大多是阳虚所致，而318条所述为气机阻滞，阳气郁遏于里，不能透达四肢导致手足冷。因人体气机升降出入失常，可致许多或然证候。如心胸阳气失于宣通则咳，或悸；气郁水道失于通调则小便不利；气机不畅，木横乘土则腹中痛；肝气郁结，气机不畅则泄利下重。本病病机关键在于气滞阳郁，故用四逆散舒畅气机，透达郁阳。

【考点】

1. 四逆散证主证和临床证候 主证是泄利下重。临床表现为手足厥冷或手足不温（轻），脘腹胸胁胀闷疼痛，泄利下重，或兼咳嗽，心悸，小便不利，舌苔薄，脉弦。

2. 四逆汤证与四逆散证的证治异同 二者均可见四逆。四逆汤证以阳衰阴盛为主，四逆乃阳气衰微不温四末，可见脉微细，但欲寐，下利清谷，手足厥逆的症状，用回阳救逆之法，药用干姜、附子、炙甘草治疗。四逆散证因阳气郁遏于里，不能透达四肢导致手足冷。临床表现为手足厥冷程度轻，脘腹胸胁胀闷疼痛，泄利下重，或兼咳嗽，心悸，小便不利，舌苔少或薄而不腻，脉弦。用舒畅气机，透达郁阳之法。药用柴胡、枳壳、芍药、炙甘草治疗。

四逆汤证与四逆散证的证治异同

鉴别要点		四逆汤证	四逆散证
相同点	症状	均可见四逆	
不同点	病机	以阳衰阴盛为主，四逆乃阳气衰微不温四末	因阳气郁遏于里，不能透达四肢导致手足冷
	症状	脉微细，但欲寐，下利清谷，手足厥逆	手足厥冷程度轻，脘腹胸胁胀闷疼痛，泄利下重，或兼咳嗽，心悸，小便不利，舌苔少或薄而不腻，脉弦
	治法	回阳救逆	舒畅气机，透达郁阳
	用药	干姜、附子、炙甘草	柴胡、枳壳、芍药、炙甘草

3. 四逆散证为何属于少阴病 本条首冠“少阴病，四逆”，明确指出本证为少阴病，并以四逆为主症。然少阴病四逆者，以阳虚阴盛居多，应伴见恶寒踡卧，下利清谷，脉微细等全身虚寒的证候，治以四逆汤。本证四肢厥逆，并无上述典型的虚寒证，且主以四逆散治疗，故其主要病机当为少阴枢机不利，阳气郁遏在里，不能透达于四末。因阳郁而致四逆，所以一般程度较轻，仅表现为手足不温或指头微寒，治以四逆散疏畅气机，透达郁阳，使阳气疏通，达于四末，则四逆可除。因少阴四逆汤类证均有四逆的临床症状，四逆散也以四逆为主要临床表现，为将两者鉴别，故在少阴病中讨论。

4. 或然症加减法的意义 若咳者加五味子、干姜以温敛肺气止咳；若兼有寒气上逆凌心的心悸，加桂枝温通心阳；若水气不化而见小便不利，加茯苓淡渗利水；兼阳虚中寒腹中痛，加附子温阳暖土散寒止痛；气机阻滞见泄利下重，加薤白通阳行气。

5. 四逆散证的辨证要点

症：手足厥冷或手足不温（轻），脘腹胸胁胀闷疼痛，泄利下重，或兼咳嗽，心悸，小便不利，舌苔少或薄而不腻，脉弦。

理：阳气郁滞，不达四末。

法：疏畅气机，透达郁阳。

方：四逆散。

药：四逆散药用四味，柴胡解郁行气，和畅气机，透达郁阳；枳实行气散结；芍药和血利阴；甘草缓急和中。合而成方，使气机调畅，郁阳得伸而四逆可除。

[常考考点] 四逆散证的辨治要点及其与四逆汤证的鉴别。

【例题实战模拟】

A1 型题

1. 麻黄细辛附子汤证的主症为

A. 头痛，发热，恶寒，无汗，下利清谷　B. 头痛，发热，恶寒，无汗，手足温，脉浮

C. 少阴病，无里证，反发热，脉沉　D. 少阴病，恶寒，发热，手足厥冷

E. 少阴病，吐利，手足厥冷，反发热

2. 下列不属于黄连阿胶汤药物组成的是

A. 黄连　B. 芍药　C. 阿胶　D. 鸡子黄　E. 大枣

3. 真武汤的药物组成是

A. 茯苓、干姜、白术、附子、人参　B. 茯苓、生姜、白术、附子、芍药
C. 茯苓、附子、干姜、白术、泽泻　D. 茯苓、附子、干姜、白术、猪苓
E. 茯苓、附子、干姜、白术、桂枝

4. 真武汤的加减法中，若见咳嗽，宜

A. 去附子，加五味子、细辛、干姜　B. 加五味子、细辛、干姜
C. 去白术，加五味子、杏仁、干姜　D. 加五味子、杏仁、干姜
E. 去芍药，加五味子、杏仁、干姜

5. 真武汤的加减法中，若见下利，宜

A. 去芍药，加干姜　B. 去茯苓，加黄芩　C. 去生姜，加干姜
D. 加干姜　E. 去附子，加干姜

6. 下列不属于真武汤证主症的是

A. 腹痛下利　B. 小便不利　C. 四肢沉重疼痛　D. 心悸，身瞤动　E. 骨节烦疼

7. 真武汤证的病机是

A. 肾阳虚衰，膀胱失职，气化失常　B. 肾阳虚，寒湿留着，筋肉失养
C. 肾阳虚衰，水气泛滥　D. 脾肾阳虚，运化失常，寒湿中阻
E. 肾阳虚，寒湿盛，阳气不布

8. 通脉四逆汤证的主症是

A. 昼日烦躁不得眠，夜而安静，无热恶寒
B. 恶寒蜷卧，利不止，厥逆无脉，干呕心烦
C. 下利，脉沉微，但欲寐，手足厥逆
D. 下利清谷，手足厥逆，脉微欲绝，身反不恶寒，面赤
E. 脉微细，但欲寐，手足厥冷，恶寒蜷卧，小便清利

9. 通脉四逆汤证的病机为

A. 心肾阳虚，病从寒化，阳不外达　B. 心肾阳虚，阴盛于内，格阳于外
C. 心肾阳虚，阴寒内盛，阳不化津　D. 心肾阳虚，阴寒内盛，正气被郁
E. 心肾阳虚，阴寒内盛，寒湿凝结

10. 白通汤证的主症为

A. 脉微细，但欲寐，手足厥冷，恶寒蜷卧，小便清长
B. 下利清谷，里寒外热，手足厥逆，脉微欲绝，身反不恶寒
C. 下利清谷，脉沉微，但欲寐，手足厥逆，面色赤或咽痛
D. 恶寒蜷卧，下利不止，厥逆脉微
E. 昼日烦躁不得眠，夜而安静，无热恶寒，不呕不渴，无表证

11. 白通汤证的病机应为

A. 心肾阳虚，阴寒内盛，格阳于上　B. 心肾阳虚，阴寒内盛，格阳于外
C. 心肾阳虚，阴寒内盛，正气被郁　D. 心肾阳虚，邪从寒化，阳不外达
E. 心肾阳虚，病从寒化，火不暖土

12. 四逆散证之四逆，较合适的理解为

A. 心肾阳虚，阴寒内盛，阳气不达　B. 少阴阳虚，复感寒邪，寒凝气滞
C. 阴阳气不相顺接　D. 肝胃气滞，阳气内郁，不达四末
E. 肾虚水停，阳气被遏

【参考答案】

1. C　2. E　3. B　4. B　5. A　6. E　7. C　8. D　9. B　10. C　11. A　12. D

细目六 辨厥阴病脉证并治

【考点突破攻略】

要点一 “厥阴之为病，消渴……下之利不止。”

【原文】

厥阴之为病，消渴，气上撞心[1]，心中疼热[2]，饥而不欲食，食则吐蛔，下之利不止。(326)

【注释】

[1] 气上撞心：心，泛指心胸及胃脘部。气上撞心，即病人自觉有气上冲心胸部位。

[2] 心中疼热：自觉胃脘部疼痛，伴有灼热感。

【原文阐述】

本条为厥阴病的辨证纲要。邪入厥阴，木郁化火犯胃则上热，肝木乘脾土虚为下寒。“消渴”指口渴饮水不能解渴，非消渴病，乃厥阴风木之气化火，风火相煽，消灼胃津所致。因肝脉挟冲脉上行，脉连心包，故气上撞心，心中疼热；胃中有热，则消谷易饥；肝邪乘脾，脾虚不运，故虽饥却不欲食；脾虚肠寒，蛔虫上窜，则吐蛔。以上诸证，总为寒热夹杂，治疗当清上温下，寒温并用。厥阴正气已虚，一般不可单纯攻下，否则脾阳更伤，虚寒益甚，出现下利不止等症。

【考点】

1. 厥阴病多寒热兼夹的原因 厥阴病属伤寒六经病变的最后阶段。其病机特点是阴尽阳生，虚实相因，寒热兼夹。因而一方面有肾阴不足，肝火妄动，向上冲逆，邪热上盛的证候，又有脾肾阳虚，阴寒内生，中虚失运，胃肠功能失权，表现为不欲食，腹痛，下利，蛔虫窜扰的虚寒证候。故厥阴病多见寒热虚实兼夹，以消渴，烦热，饥不欲食和吐蛔作为厥阴病的辨证提纲，反映厥阴病寒热阴阳兼夹的病机特点。

2. 如何理解厥阴病的提纲 对厥阴病的提纲条文，历来有争议，焦点集中在326条能否作为提纲条文上。有人认为326条作为提纲条文不全面，不能概括厥阴病所有病证。其实，厥阴病提纲条文和其他五经提纲条文一样，不能包罗本经所有病证。但它所描述的“消渴，气上撞心，心中疼热，饥而不欲食，食则吐蛔，下之利不止”，既不同于少阴寒化证的心肾阳虚证，亦有别于太阴的脾虚寒证。326条提出的寒热兼夹的临床表现，体现了厥阴病的基本病机，是厥阴病的基本证候，只有在厥阴才有可能出现这些证候，它为辨别病变部位是否在厥阴提供了依据，因此将其作为厥阴病提纲有一定临床意义。

3. 厥阴提纲的病机和寒热属性 消渴，气上撞心，心中疼热为肝热上逆（实）证，而饥不欲食属虚实寒热兼夹之候，食则吐蛔属脾肠有寒（虚）。故本提纲体现厥阴上热下寒，虚实兼夹的病机特点。

4. 厥阴病厥证的治禁及其原因 厥阴病厥证一般禁用下法。因为厥逆证从病性上可分为寒厥、热厥。寒厥，属阳气虚衰，自然不可攻下。而厥阴热厥，亦不可下。因为厥阴热厥，相火内闭，阳气不能外达，虽然热厥，但属无形之火邪，非有形之热结，故只宜清透，不可下之。“虚家亦然”，是进一步强调，凡正气内虚的厥逆，均不可妄用攻下法。此为厥阴病厥证的一般禁例。但确属有形之邪内结，致阳郁不达者，仍宜攻下，通过峻下燥结，来宣达阳气，故335条有“厥应下之”之说。

5. 厥阴提纲证的治疗用方 乌梅丸辛甘助阳、酸苦坚阴之配伍，正与厥阴提纲之寒热阴阳错杂相应，实为厥阴之主方。厥阴为病不仅是上热下寒并见，还肝气横逆，在上则引动相火，风火相煽，中消津液，则胃津干燥，必欲引水自救，而口渴多饮。风挟相火循冲脉上冲心包，则气上撞心而自觉心悸，胃络通心而为隐痛烦热。在下则引动寒水，肝气乘脾及肾，而现下利不止，甚者肢厥。是此上热实为心肝风火，用药必以乌梅合黄连之类，酸收苦泄，敛肝熄风，清降亢火；此下寒乃脾肾虚寒，用药必以乌梅配干姜附子之类，酸收止泻，辛热温中。

[常考考点] 厥阴病的病机和辨证纲要。

要点二 “手足厥寒，脉细欲绝者，当归四逆汤主之。”

【原文】

手足厥寒，脉细欲绝者，当归四逆汤主之。(351)

【原文阐述】

本条论述血虚寒凝致厥的证治。素体血虚，复因寒凝肝脉，阳气不达四肢致手足厥寒，脉为血之府，血虚脉道不充则脉细，寒凝经脉则脉涩不利故脉细欲绝。此证辨证要点为脉细欲绝。病机关键为血虚寒凝经脉。治疗用当归四逆汤养血通经，温经散寒。

【考点】

1. 当归四逆汤证的诊断要点 脉细欲绝。由于患者血虚寒凝的部位不同，常有不同的临床表现。如寒滞经络，留着关节，则四肢关节疼痛，或身痛腰痛，或指（趾）尖、鼻尖、耳朵边青紫；若寒凝胞宫，则月经衍期，血少色暗，痛经等；如寒凝腹中，则院腹冷痛等。症状虽异，病机则一，皆可选用当归四逆汤为主治疗。

2. 寒厥与血虚寒厥的鉴别 寒厥是脉微欲绝，血虚寒厥是脉细欲绝。两者仅一字之差，但病机有别：寒厥是少阴阳衰阴盛，故四肢厥冷而脉象微弱无力，时隐时现，治宜通阳散寒复脉，可用通脉四逆汤；血虚寒厥是血虚寒凝，经脉失养，故手足虽寒而不过肘膝，脉细欲绝。治疗用当归四逆汤温经散寒，养血复脉，其厥冷有轻重之别，脉在微细之间，不可不辨。

寒厥与血虚寒厥的鉴别

鉴别要点	寒厥	血虚寒厥
脉象	脉微欲绝	脉细欲绝
病机	少阴阳衰阴盛	血虚寒凝，经脉失养
症状	四肢厥冷而脉象微弱无力，时隐时现	手足厥寒而脉细欲绝
治法	治宜通阳散寒复脉	温经散寒，养血复脉
方剂	通脉四逆汤	当归四逆汤

3. 当归四逆汤与当归四逆汤加吴茱萸生姜汤证治异同 325条“若其人内有久寒者，宜当归四逆加吴茱萸生姜汤。”寒凝厥阴经脉基础上见肝脏虚寒者，气机不利可见腹痛；寒邪上逆可见呕吐；寒凝胞宫可致月经不调等。即当归四逆汤证辨证要点为脉细欲绝。治疗用当归四逆汤养血通经，温经散寒。当归四逆汤加吴茱萸生姜汤证为寒邪在肝胃，症见腹痛，呕吐，月经不调，则加吴茱萸、生姜以温中降逆，加清酒以活血散寒。

当归四逆汤证与当归四逆加吴茱萸生姜汤证的证治异同

鉴别要点	当归四逆汤证	当归四逆加吴茱萸生姜汤证
病机	寒凝厥阴经脉	寒邪在肝胃
脉象	脉细欲绝	—
症状	手足厥寒	腹痛，呕吐，月经不调
治法	养血通经，温经散寒	加吴茱萸、生姜以温中降逆，加清酒以活血散寒
方剂	当归四逆汤	当归四逆加吴茱萸生姜汤

4.“血虚寒凝”为何不用附子、干姜 附子、干姜性温燥，以温肾补火为主。而肝主藏血，体阴而用阳，肝血亏虚之时温燥药当慎用，以免燥热劫伤肝阴，故不用干姜姜和附子。如乌梅丸中虽用干姜、附子，但其以乌梅为主，量大至三百枚，酸收敛护肝阴。

5.《伤寒论》中的厥证证治 ①热厥以四肢虽厥，胸腹灼热为特点，治疗用白虎汤或承气汤。②寒厥，以下利清谷，厥逆，脉微欲绝为特点，治疗用四逆汤。③痰厥，以气上冲喉咽不得息为特点，治疗用瓜蒂散。④水厥，以厥而心下悸为特点，治疗用茯苓甘草汤。⑤血厥，以手足厥寒，脉细欲绝为特点，治疗用当归四逆汤。⑥蛔厥，以时烦时静，有吐蛔史为特点，治疗用乌梅丸。⑦气厥，以指头寒，下利后重为特点，治疗用四逆散。⑧下焦冷结致厥，以腹满、按之痛为特点，治疗可以灸关元穴，口服当归四逆加吴茱萸生姜汤。

6. 当归四逆汤证的辨证要点

症：手足厥寒，脉细欲绝。或四肢关节疼痛，或身痛腰痛，或指（趾）、鼻尖、耳朵边青紫。舌淡苔白。

理：厥阴血虚，寒凝经脉。

法：养血散寒，温通经脉。

方：当归四逆汤。

药：当归四逆汤由当归、桂枝、芍药、细辛、炙甘草、通草、大枣组成。方中当归养血活血，配芍药养血和营，桂枝、细辛温经散寒通脉，通草通行血脉，炙甘草、大枣补中益气以生血。全方共奏养血散寒，温通经脉之效。

［常考考点］当归四逆汤证的辨治要点及寒厥与血虚寒厥的鉴别。

要点三 “热利下重者，白头翁汤主之。”

【原文】

热利下重者，白头翁汤主之。（371）

【原文阐述】

本条论述厥阴热利的证治。热利指热性痢疾和腹泻。汉唐之前，泻泄、下痢、统称下利。下重指里急后重，大便解出窘迫，有排之不尽之感，不同于“热泻”的暴注下迫。厥阴热盛，热灼津伤，渴喜冷饮。热毒内迫大肠，下利脓血，里急后重，臭秽灼肛，小便黄赤短少，苔黄腻。病机为厥阴肝经湿热下迫大肠。治疗用白头翁汤清热燥湿，凉血解毒。

【考点】

1. 何谓热利下重 热性痢疾有里急后重之感。热利既指病证又指病性，“下重”即里急后重，表现为腹痛急迫欲下，而肛门重坠难出。证见下利脓血，红多白少，肛门灼热，腹痛急迫，重坠不爽等。古称“滞下”。此由肝热下迫大肠，湿热内蕴，气滞壅塞，秽浊郁滞，欲下不得所致。由于湿热之邪郁遏不解，损伤肠道络脉，化腐成脓，故便中常夹有红白粘液或脓血。这种热利多属痢疾，包括现代医学的细菌性痢疾和阿米巴痢疾等。因属肝经湿热下迫大肠所致，故常伴有身热、口渴、舌红苔黄腻等热象。

2.《伤寒论》中热利三方证的证治异同 《伤寒论》热利三方证指白头翁汤证、黄芩汤证、葛根芩连汤证，病性均属热利，均有发热，口渴，下利臭秽，灼肛，小便黄赤，舌红，苔黄，脉数证候。白头翁汤证因厥阴肝热下迫大肠所致，故其下利便脓血，腹痛，里急后重明显，治疗用清热燥湿，凉肝解毒法；黄芩汤证由少阳胆热下迫大肠所致，故可见少腹绞痛，下利口苦咽干，目眩等，治疗用清热止利法；葛根芩连汤证由太阳表热下迫大肠所致，兼有太阳发热恶寒，汗出而喘症状，治疗采用清热止利，兼以解表之法。

《伤寒论》热利三方证的证治异同

鉴别要点		白头翁汤证	黄芩汤证	葛根芩连汤证
相同点	病机	均属热利		
	症状	均有发热，口渴，下利臭秽，灼肛，小便黄赤，舌红，苔黄，脉数		
不同点	病机	厥阴肝热下迫大肠	少阳胆热下迫大肠	太阳表热下迫大肠
	症状	下利便脓血，腹痛，里急后重明显	少腹绞痛，下利，口苦咽干，目眩	下利，兼有太阳发热恶寒，汗出而喘
	治法	清热燥湿，凉肝解毒	清热止利	清热止利，兼以解表

3. 热结旁流与热利的鉴别 热结旁流乃阳明燥热内结，逼迫津液旁流而下，便次虽多而粪量甚少，腹痛持续不减，腹部胀满，治疗用承气汤通因通用，泻下热结；热利多为暴注下迫，腹痛阵作，得泻稍缓，本条热利含热痢，因厥阴肝热下迫大肠所致，故其下利便脓血，腹痛，里急后重明显，治疗用清热燥湿，凉肝解毒法。

热结旁流与热利的鉴别

鉴别要点	热结旁流	热利
病机	乃阳明燥热内结，逼迫津液旁流而下	多为暴注下迫，腹痛阵作，得泻稍缓。本条热利含热痢，因厥阴肝热下迫大肠所致
症状	便次虽多而粪量甚少，腹痛持续不减，腹部胀满	下利便脓血，腹痛，里急后重明显
治疗	用承气汤通因通用，泻下热结	清热燥湿，凉肝解毒

4. 白头翁汤证的辨证要点

症：发热，口渴欲饮水，下痢脓血，腹痛，里急后重，肛门灼热，小便短赤，舌红苔黄，脉滑数。

理：厥阴肝经湿热下迫大肠。

法：清热凉肝，凉血解毒。

方：白头翁汤。

药：白头翁汤由白头翁、黄连、黄柏、秦皮四味药组成。方中白头翁清热凉肝，凉血解毒，黄连、黄柏清热解毒，苦寒坚阴止利，秦皮清热解毒，涩肠止利。全方共奏清热燥湿，凉血解毒之功。

［常考考点］白头翁汤证的辨治要点及《伤寒论》热利三方证的鉴别。

【例题实战模拟】

A1 型题

1. 原文“厥阴之为病，消渴，气上撞心，心中疼热，饥而不欲食，食则吐蛔，（　）”

A. 下之则胸下结硬　B. 下之则烦而悸　C. 下之利不止　D. 下之则悸而惊　E. 下之则愈

2. 下列药味配伍特点，与乌梅丸无关的是

A. 酸与甘合则滋阴　B. 酸与苦合则泄热　C. 辛与甘合能温阳

D. 辛与苦合能通降　E. 姜、附相配，温补肾阳

3. 当归四逆汤的药物组成是

A. 当归、干姜、附子、甘草、芍药、桂枝、大枣

B. 当归、干姜、附子、甘草、细辛、桂枝、大枣

C. 当归、桂枝、芍药、细辛、甘草、通草、大枣

D. 当归、桂枝、芍药、通草、生姜、甘草、大枣

E. 当归、桂枝、附子、干姜、通草、芍药、生姜

4. 原文“手足厥寒，脉细欲绝者，（　）”

A. 四逆汤主之　B. 四逆加人参汤主之　C. 当归四逆汤主之

D. 当归四逆加吴茱萸生姜汤主之　E. 通脉四逆汤主之

5. 白头翁汤证的主症中，最具特征的症状是

A. 发热　B. 腹痛　C. 下利脓血，里急后重　D. 口渴欲饮　E. 舌红苔黄

6. 白头翁汤证的病机是

A. 脾肾阳虚，统摄无权，大肠滑脱　B. 脾虚气陷，肺热脾寒，脾不统血

C. 肝气郁结，疏泄失常，脾不升清　D. 肝经湿热，下迫大肠，损伤络脉

E. 里热夹表邪下迫大肠

【参考答案】

1. C　2. E　3. C　4. C　5. C　6. D

第三单元　金匮要略

细目一　脏腑经络先后病脉证第一

【考点突破攻略】

要点一　“问曰：上工治未病……是其义也。余脏准此。”

【原文】

问曰：上工[1]治未病，何也？师曰：夫治未病[2]者，见肝之病，知肝传脾，当先实脾[3]。四季脾王[4]不受邪，即勿补之。中工[5]不晓相传，见肝之病，不解实脾，惟治肝也。

夫肝之病，补用酸，助用焦苦，益用甘味之药调之。酸入肝，焦苦入心，甘入脾。脾能伤肾[6]，肾气微弱[7]，则水不行，水不行，则心火气盛，则伤肺；肺被伤，则金气不行，金气不行，则肝气盛。故实脾，则肝自愈。此治肝补脾之要妙也。肝虚则用此法，实则不在用之。

经曰：虚虚实实[8]，补不足，损有余，是其义也。余脏准此。（1）

【注释】

［1］上工：高明的医生。

[2] 治未病：此指治疗未病的脏腑。

[3] 实脾：即调补脾脏之意。

[4] 四季脾王：四季之末，即农历三、六、九、十二月之末十八天，为脾土当令之时。这里可以理解为一年四季脾气都健旺之意。王，通“旺”。

[5] 中工：医术一般的医生。

[6] 脾能伤肾：指脾有制约、抑制肾之邪气亢害的意思。伤，有制约、抑制之意。

[7] 肾气微弱：指肾的阴寒水气不亢而为害。这里的“肾气”是指肾的邪气。

[8] 虚虚实实：意谓不要虚证用泻法，实证用补法。

【原文阐释】

本条论述已病防传和虚实异治的治疗原则，重点阐述治未病的意义。

第一段指出上工通晓脏腑之间病变相互传变的规律，并列举肝实脾虚的例子，强调肝病先治不旺之脾，防止肝病传脾；中工则不明其中之理，只知见肝治肝，致使一脏之病累及他脏。

“治未病”，即预防疾病从已病脏腑传变到未病脏腑，也叫已病防传，或既病防变。即除治疗已病脏腑之外，须注意调护其他未病脏腑，尤其顾护被“克”脏腑的正气，使其有力抗邪，从而防止疾病传变。高明的医生熟悉《素问·五运行大论》“气有余，则制己所胜，而侮所不胜”的理论，在治疗肝病时，知晓肝病实证易于传脾的传变规律，则先调补脾脏正气，防止肝病蔓延。根据实际情况，若脾气素来充盛，不易感受邪气，则无需补之。说明治未病也要明辨虚实，不能胶柱鼓瑟。技术一般的医生不晓得肝病实证传脾之理，只知道见肝病治肝，即“头痛医头”之谓，结果肝病未愈，脾病又起，肝脾俱病，这是缺乏整体观思维和治法的反映，临床上就难以获得满意的疗效。

第二段和第三段论述肝虚之病的具体治法及虚实异治原则。治疗肝虚病证，“补用酸”，“本味补本脏”，酸入肝，故用酸味的药物如白芍、五味子、山茱萸等来调补肝脏；“助用焦苦”，苦入心，心为肝之子，“子能令母实”，故用焦苦的药物如炒栀子、炒黄连等辅助治疗；“益用甘味之药调之”，甘入脾，能调益中气，且甘味的药物如炙甘草、大枣、小麦等可缓解肝之急，正如《难经·十四难》所言：“损其肝者缓其中。”总之，肝虚病证，治宜补肝脏，兼扶心脾，具体用酸甘焦苦之药以治之。但这种治疗肝虚证的方法不适用于肝实证的治疗。

本条最后引用经文，强调虚证当用补法，补其不足；实证当用泻法，损其有余，即虚者补之，实者泻之，才是治疗虚实疾病的正治原则。不仅肝病当如上述虚实异治之原则，其余脏腑也应遵循此法。

【经义索隐】

本条以肝病实脾为例，是对已病防传治未病的示范，同时指出不仅治疗已病要辨虚实，治疗未病也应分清虚实，强调熟悉五脏相关、五行生克制化理论和治未病思想的重要性，对临床具有重要指导意义。

[常考考点] 已病防传和虚实异治的治疗原则。

要点二 “夫人禀五常，因风气而生长……是皮肤脏腑之文理也。”

【原文】

夫人禀五常[1]，因风气而生长，风气[2]虽能生万物，亦能害万物，如水能浮舟，亦能覆舟。若五脏元真[3]通畅，人即安和，客气邪风[4]，中人多死。千般疢[5]难，不越三条：一者，经络受邪，入脏腑，为内所因也；二者，四肢九窍，血脉相传，壅塞不通，为外皮肤所中也；三者，房室、金刃、虫兽所伤。以此详之，病由都尽。

若人能养慎，不令邪风干忤[6]经络，适中经络，未流传脏腑，即医治之；四肢才觉重滞，即导引、吐纳[7]、针灸、膏摩[8]，勿令九窍闭塞；更能无犯王法[9]、禽兽灾伤，房室勿令竭乏，服食节其冷热苦酸辛甘，不遗形体有衰，病则无由入其腠理。腠者，是三焦通会元真之处，为血气所注；理者，是皮肤脏腑之文理也。(2)

【注释】

[1] 人禀五常：禀，受的意思。五常，即五行。

[2] 风气：此指自然界之气候。

[3] 元真：指元气或真气。

[4] 客气邪风：外至曰客，不正曰邪；泛指外来的致病因素。

[5] 疢（chèn）难：泛指疾病。

[6] 干忤：此指侵犯。干，《说文》“犯也”；忤，违逆，抵触之意。

[7] 导引、吐纳：导引，指自我按摩；吐纳，为一种调整呼吸的方法。两者均为古代养生却病的方法。

[8] 膏摩：用药膏熨摩体表一定部位的一种外治方法。

[9] 无犯王法：王法，指国家法令。无犯王法，即遵守国法免受刑伤之意。

【原文阐释】

本条论述了天人合一的整体观念、发病原因及未病先防、既病防变的防治原则。

人与自然的关系密切。首先指出正常的自然气候能够生养万物，不正常的气候可以伤害万物，其对人体亦不例外。正所谓“水能浮舟，亦能覆舟”，若自然界气候正常，则为人的生长发育提供有利条件；若气候反常，则产生相应的致病因素，导致人体疾病的发生。同时又指出，人对自然界也不是无能为力的，疾病是可以预防的，只要人的五脏正气充盈，气血流畅，功能正常，则能抗御病邪，人即安和；若正气虚弱，气血不畅，功能失调，则客气邪风易侵入人体，甚者可导致死亡。

疾病的发生虽有多种原因，但归纳起来不外乎三种情况：一是正气内虚，经络所受之邪传入脏腑，此为邪气乘虚入内；二是正气不虚，体表部位所受之邪停留在四肢、九窍、血脉等，使血脉九窍壅塞不通，其病在外；三是房劳、金刃、虫兽等致病因素损伤人体，此与上述发病形式和传变方式不同。可见，张仲景指出外感六淫之邪和房劳、金刃、虫兽所伤为主要病因，正气的虚实决定了病位的浅深。

未病先防，既病防变。未病之时当内养正气，外慎邪气。其具体的措施包括：避免外邪、虫兽及意外灾害；节制房事，防止耗竭肾之精气；饮食有节，杜绝偏嗜。不让身体有虚弱之处，则病邪无法侵袭人体。人体既已患病，应及早治疗，防止传变。病初邪气尚在经络，未传入脏腑，应及时医治。如果见到四肢才觉重滞，便应用导引、吐纳、针灸、膏摩等方法治疗，勿使邪气深入，导致九窍闭塞不通。如果平素注意调节饮食、起居和房室等各方面，又能防备虫兽和意外伤害，使正气充盈、身体强健，则一切致病因素自然无从侵袭腠理。腠理是人体的一种组织，即肌肉和皮肤的纹理，腠理与三焦相通，和脏腑、卫气在生理、病理上有着密切的关系。它既是元真相会之处，又是气血流注的地方。当脏腑功能失调，卫外功能失司，腠理疏松之时，则人体抵御外邪的能力减退，腠理就成了外邪入侵之门户。

【经义索隐】

本条从人与自然相关的整体观念出发，论述发病与摄生的重要关系，以及未病先防，已病早治的原则。要预防疾病的发生，既重视内因——五脏元真通畅，又不忽视外因——客气邪风中人。故养生防病，需内养正气，外避邪气。同时强调人体发病后，为防止疾病由浅入深，由轻转重，应及时予以治疗。

要点三 “夫病痼疾，加以卒病，当先治其卒病，后乃治其痼疾也。”

【原文】

夫病痼疾[1]，加以卒病，当先治其卒病[2]，后乃治其痼疾也。(15)

【注释】

[1] 痼疾：指难治的慢性久病。

[2] 卒病：指新近发生的疾病。

【原文阐释】

本条论述新久同病时的先后缓急治则。

一般来说，痼疾日久势缓，变化较少，且病情较深较重，根深蒂固，证候复杂，难以速愈；而卒病新起势急，邪气尚浅，易于传变入里与痼疾相合，病情较轻，易于痊愈。因此，既患有痼疾，又发有新病之时，当先治新病，后治痼疾，新病的治愈亦有利于痼疾的恢复。且先治新病，还能避免新邪深入，与痼疾相合而加重病情。当然，在新病和痼疾互相影响的情况下，治疗新病时应当兼顾痼疾。如《伤寒论》“喘家作，桂枝加厚朴、杏子佳”，就是一个治疗新感兼顾久病的典型例子。

【经义索隐】

在疾病发生发展的过程中不乏痼疾兼见新病的情况，一般应当遵循先后缓急的治疗原则，先治新病卒病，后治久病痼疾，或者两者兼顾。否则，不仅新病难以速愈，而且还可能加重痼疾，致生他变。对临床很有启发和指导意义。

【例题实战模拟】

A1 型题

1.《金匮要略》首篇“见肝之病，知肝传脾，当先实脾”的含义是

A. 见肝之病，必先补脾　　B. 肝虚脾旺，补肝泻脾　　C. 肝虚脾不旺，但用酸补

D. 肝实脾不旺，治肝实脾　E. 见肝之病，惟治其肝

B1 型题

A. 已病早治　B. 已病防传　C. 未病先防　D. 谨防误治　E. 因势利导

2. "见肝之病，知肝传脾，当先实脾"，体现的治疗原则是

3. "适中经络，未流传脏腑，即医治之"，体现的治疗原则是

【参考答案】

1. D　2. B　3. A

细目二　痉湿暍病脉证治第二

【考点突破攻略】

要点一　"太阳病关节疼痛而烦……但当利其小便。"

【原文】

太阳病，关节疼痛而烦，脉沉而细者，此名湿痹。湿痹[1]之候，小便不利，大便反快，但[2]当利其小便。(14)

【注释】

[1] 湿痹：痹，即闭。湿痹，指湿邪流注关节，闭阻筋脉气血，导致关节疼痛的病证。

[2] 但：只，仅。

【原文阐释】

本条论述湿痹的证候及治法。

湿邪初起多侵袭太阳之表，故见发热、身疼；湿邪流注关节，闭阻筋脉气血，故关节烦疼。"脉沉而细"，沉为在里，细脉主湿，说明湿邪不仅侵犯太阳之表，流注关节筋脉，且内趋于里，形成内外合邪之证。里湿影响膀胱气化功能，则见小便不利；湿结于脾胃，则见大便反快。本证为表里兼证，内湿不除，阳气郁遏于里，外湿难祛，故当利小便。小便利，里湿除，阳气通，则内外兼治。

【经义索隐】

本条大便溏因湿引起，正所谓"利小便所以实大便也"，小便利，湿邪除，大便即可恢复正常。不可一见大便溏就用止泻药。

内湿的基本治法是利小便。内湿外湿同时相兼者，若内湿较重，则先利小便，兼以发汗；若外湿较重，则先发汗，兼以利小便。利小便既可单独使用，也可与发汗法兼用。

要点二　"风湿，脉浮，身重，汗出，恶风者，防己黄芪汤主之。"

【原文】

风湿，脉浮，身重，汗出，恶风者，防己黄芪汤主之。(22)

防己一两　甘草半两（炒）　白术七钱半　黄芪一两一分（去芦）

上锉麻豆大，每抄五钱匕，生姜四片，大枣一枚，水盏半，煎八分，去滓温服，良久再服。喘者加麻黄半两；胃中不和[1]者加芍药三分；气上冲者加桂枝三分；下有陈寒[2]者加细辛三分。服后当如虫行皮中[3]，从腰下如冰[4]，后坐被上，又以一被绕腰以下，温令微汗，差[5]。

【注释】

[1] 胃中不和：此处指湿困脾胃，血脉不畅所致的脘腹疼痛。

[2] 下有陈寒：指患者下焦有寒已久。

[3] 虫行皮中：指患者服药后皮肤出现虫爬行样的感觉。

[4] 从腰下如冰：指湿邪下趋，卫阳尚无力驱邪所致腰部以下畏寒之感。

[5] 差：通"瘥"，病愈。

【原文阐释】

本条论述了素体气虚，外感风湿的证治。

患者素体卫表气虚，加之外感风湿邪气，卫表不固，即出现脉浮、汗出、恶风等表虚外感的证候。湿邪黏腻，其性

重浊，流注肌表关节，故而出现身重。该证属气虚外感，不可用麻黄、桂枝一类辛温之药，恐发汗太过，气随汗脱，而用防己黄芪汤益气固表，祛风化湿。

方中防己祛风除湿，黄芪、白术益气固表，甘草、生姜、大枣调和营卫，亦有助正气驱邪之功。服药后，卫阳振奋，驱风湿邪气外达，故皮肤出现虫爬行样的感觉；湿性下行，卫阳尚无力驱邪，故从腰下如冰，此时应坐被上，并加被以围腰中，助阳令其温暖以出汗，则湿去病愈。

若喘，则加麻黄以宣肺平喘；若脘腹疼痛，则加芍药以缓急止痛；若气上冲，则加桂枝以平冲降逆；若下焦有寒日久，则加细辛以祛风散寒。

【经义索隐】

本证的辨证要点是身重、脉浮、汗出、恶风，方用防己与黄芪，一补一泻，益气利水，是治疗素体气虚，风湿在表的绝妙配伍。方后特别注明，若出现“如虫行皮中”，则表示是药物得效的标志；若出现“从腰下如冰”，则“以一被绕腰以下”，取其微汗之意。注重服药反应和调护是仲景治疗疾病的一大特色，对后世临床具有重要意义。方后药物的加减，更是体现了仲景重视随症治疗的学术思想，也反映了其用药经验，对临床随症加减具有重要临床价值。

［常考考点］素体气虚，外感风湿的证治。

【例题实战模拟】

A1 型题

1.《金匮要略》“太阳病，关节疼痛而烦，脉沉而细，此为（　）”

A. 风痹　B. 湿痹　C. 血痹　D. 历节　E. 中风

2. 太阳病，关节疼痛而烦，脉沉而细，此名湿痹。湿痹之候，小便不利，大便反快，但（　）

A. 当发汗　B. 祛风湿　C. 当利小便　D. 当通大便　E. 当发汗利小便

3. 防己黄芪汤治疗湿病的证型是

A. 风湿在表　B. 寒湿在表　C. 风湿兼气虚　D. 风湿兼阳虚　E. 风湿兼血虚

4. 防己黄芪汤的药物组成是

A. 防己、黄芪、白术、甘草　B. 防己、黄芪、白术、茯苓、甘草

C. 防己、黄芪、白术、甘草、生姜、大枣　D. 防己、黄芪、白术、茯苓、甘草、生姜、大枣

E. 防己、黄芪、桂枝、茯苓、甘草

5. 首次服用治疗风湿的防己黄芪汤后，可出现的反应是

A. 如冒状　B. 如虫行皮中　C. 身痹　D. 如醉状　E. 瞑眩

【参考答案】

1. B　2. C　3. C　4. C　5. B

细目三　百合狐惑阴阳毒病脉证治第三

【考点突破攻略】

要点一　“论曰：百合病者……各随证治之。”

【原文】

论曰：百合病者，百脉一宗[1]，悉致其病[2]也。意欲食复不能食，常默默[3]，欲卧不能卧，欲行不能行，饮食或有美时，或有不用闻食臭[4]时，如寒无寒，如热无热，口苦，小便赤，诸药不能治，得药则剧吐利，如有神灵者，身形如和[5]，其脉微数。

每溺[6]时头痛者，六十日乃愈；若溺时头不痛，淅然[7]者，四十日愈；若溺快然[8]，但头眩者，二十日愈。其证或未病而预见，或病四五日而出，或病二十日，或一月微见者，各随证治之。(1)

【注释】

［1］百脉一宗：脉，血脉也；宗，本源也。这里可以理解为，心主血脉，肺朝百脉，人体一身血脉由心肺所主。

［2］悉致其病：悉，尽也。此处意为百合病累及全身血脉。

［3］默默：默，静也，寂也。指精神不振，寂然不语。

[4] 臭：通“嗅”，气味也。

[5] 身形如和：和，和顺、安和之意，引申为无病。此处指患者看上去似无明显病态。

[6] 溺：通“尿”，小便也。此处作动词用，即解小便。

[7] 淅然：形容怕风、寒栗之状。

[8] 快然：指无任何不适。

【原文阐释】

第一段论述了百合病的病因病机、脉症。百合病是一种心肺阴虚内热而致的疾病。中医理论认为，“肺朝百脉”“心主血脉”，体现了人体一身血脉由心肺所主，若心肺功能正常，则气血顺畅，百脉调和；若心肺阴虚内热，则百脉失于濡养，症状百出。故而“百脉一宗，悉致其病也”是对其病因病机的高度概括。百合病的表现是如寒无寒、如热无热，看似难以辨别阴阳寒热，但后文中“口苦、小便赤、其脉微数”皆提示了阴虚内热之象。

第二段论述了百合病的预后转归。仲景根据小便时所出现的不适来判断患者体内阴液虚损情况。若小便时有头痛，则提示阴津伤极，脑络失养，病情重，预后时间长；若小便时自觉恶风，无头痛不适，则提示阴津尚存，阳气受损，考虑“有形之血不能速生，无形之气所当急固”，故而预后较前者好；若小便时无任何不适，平时自觉头晕、目眩，则提示虽有阴伤但不重，病情尚轻，预后可。文中六十、四十、二十等日数，只是说明病程长短的约略之数，不必拘泥。

【经义索隐】

百合病的临床表现主要为两方面：一为变幻不定之征，如“欲食复不能食、欲卧不能卧、欲行不能行、似寒非寒、似热非热、身形如和”等；二为客观可凭之征，如阴虚内热所致“口苦、小便赤、其脉微数”。但百合病的症状非其独有，多病可见，故亦须重视与其类似病证的鉴别，如脏躁、不寐、郁证、癫证、病后虚弱等病。

要点二 “百合病，不经吐、下、发汗……百合地黄汤主之。”

【原文】

百合病不经吐、下、发汗，病形如初[1]者，百合地黄汤主之。(5)

百合七枚（擘） 生地黄汁一升

上以水洗百合，渍[2]一宿，当白沫出，出其水，更以泉水二升，煎取一升，去滓，内地黄汁，煎取一升五合，分温再服。中病[3]，勿更服[4]。大便当如漆[5]。

【注释】

[1] 病形如初：病形，病状也。指病状如第1条所述。

[2] 渍：药物炮制方法之一，指将药物浸入水中。

[3] 中病：指治疗方法切合病情，服药后病情明显好转。

[4] 勿更服：不必再服。

[5] 大便当如漆：漆，黑色也。指大便色黑，如黑漆一样。

【原文阐释】

本条论述了百合病的正治法。百合病如果没有经过催吐、泻下、发汗等误治而发生变证，仍有第1条所述症状者，可用百合地黄汤养心润肺、滋阴清热。

【经义索隐】

本方具有清、轻、平、润的特点，能滋津血、益元气，使五脏通畅、内热外泄，失调之机能恢复正常。原文提到“中病，勿更取”，旨在告诫医者中病即止，因生地黄汁甘寒而润，多服可致泻利，且方中生地黄汁用量较大，故取效后当避免用药过量。又云“大便当如漆”，此因服地黄汁后，大便色黑，停药可恢复正常，这种现象当在服药前告知患者，以免增加患者心理负担。

[常考考点] 百合病的正治法。

【例题实战模拟】

A1 型题

1. 百合病的病机是

A. 心脾两虚　B. 心肾不交　C. 肝肾亏虚　D. 心肺阴虚内热　E. 心肝血虚

2. 下列不属于百合病主症的是

A. 心烦　B. 口苦　C. 小便赤　D. 脉微数　E. 精神恍惚不定

3. 百合病不经吐、下、发汗，病形如初者，（　）主之

A. 百合固金汤　B. 百合知母汤　C. 天王补心丹　D. 归脾汤　E. 百合地黄汤

4. 下列不是百合地黄汤中百合炮制方法的是

A. 水洗　B. 水渍去沫　C. 炙　D. 以泉水煎　E. 擘

5. 服用百合地黄汤后，大便当色黑如漆，其原因是

A. 远血　B. 干血　C. 近血　D. 地黄颜色　E. 蓄血

【参考答案】

1. D　2. A　3. E　4. C　5. D

细目四　中风历节病脉证并治第五

【考点突破攻略】

要点一　"寸口脉浮而紧……舌即难言，口吐涎。"

【原文】

寸口[1]脉浮而紧，紧则为寒，浮则为虚，寒虚相搏，邪在皮肤；浮者血虚，络脉空虚；贼邪不泻[2]，或左或右；邪气反缓[3]，正气即急，正气引邪，㖞僻不遂[4]。

邪在于络，肌肤不仁[5]；邪在于经，即重不胜[6]；邪入于腑，即不识人[7]；邪入于脏，舌即难言，口吐涎。（2）

【注释】

［1］寸口：指左右两手的寸脉，寸口主表主营卫。

［2］贼邪不泻：贼邪，虚邪贼风之意，统指外邪；泻，外出之意。指外邪侵入人体后留滞不出。

［3］邪气反缓，正气即急：指受邪的一侧经脉肌肉松弛，无病的一侧经脉肌肉紧张。

［4］㖞僻不遂：指口眼㖞斜，不能随意运动。

［5］肌肤不仁：指肌肤表面感觉减退，自觉麻木不仁。

［6］重不胜：指肢体重滞不易举动。

［7］不识人：指意识不清。

【原文阐释】

本条论述了中风的病因病机、脉症及分类。寸口脉浮而紧，浮则正气不足，紧则外感风寒，揭示了"本虚标实"是中风的病机。气血不足，血脉空虚，风寒邪气侵袭，邪正交争，正虚邪胜，不能鼓邪外出，致使邪气随虚处停留。患侧气血本虚，邪气停留阻滞经脉，循经肢体肌肉失于濡养，痿废无力，呈弛缓状态，即"邪气反缓"；健侧气血运行通畅，肢体肌肉收放自如，呈相对紧张状态，即"正气即急"；健侧牵引患侧肌肉，即出现口眼㖞斜的症状。

根据邪气停留部位不同，将中风分为四类：中络、中经、中腑、中脏。邪中于络脉，部位表浅，病情轻浅，而见肌肤麻木不仁；邪中于经脉，肢体经脉气血阻滞，而见肢体沉重不易举动；邪中于腑，邪蒙清窍，而见昏不识人；邪中于脏，蒙蔽心窍，而见言语不利、口角流涎。

【经义索隐】

中风之病，首先是辨清病位，尤以意识的清醒与否来区别中经络与中脏腑，病位的浅深与病情轻重、疾病预后密切相关，对临床的辨证治疗起着至关重要的作用。此外，因临床上往往难以区分中脏与中腑，常以闭证与脱证来辨治。《金匮》首提出中风病名，认为其病因病机是"内虚邪中"，后世医家在此基础上多有发展，总结中风的病因病机离不开"风、火、痰、虚、瘀"五端。

要点二　"诸肢节疼痛，身体魁羸……桂枝芍药知母汤主之。"

【原文】

诸肢节疼痛，身体魁羸[1]，脚肿如脱[2]，头眩短气，温温[3]欲吐，桂枝芍药知母汤主之。（8）

桂枝四两　芍药三两　甘草二两　麻黄二两　生姜五两　白术五两　知母四两　防风四两　附子二枚（炮）

上九味，以水七升，煮取二升，温服七合，日三服。

【注释】

[1] 身体魁羸：形容关节肿大，身体瘦弱。

[2] 脚肿如脱：形容两脚肿胀，且麻木不仁，似乎要与身体脱离一样。

[3] 温温：作“蕴蕴”解，形容心中郁郁不舒。

【原文阐释】

本条论述了风湿历节的证治。风湿历节是由于肝肾不足，风湿内侵，浸淫关节筋骨而出现周身肢体关节肿胀疼痛的疾病。风湿日久，气血不畅，郁久化热，消津烁液，则身体消瘦；湿性重浊，向下流注足部筋骨关节，则足部关节肿大、麻木不仁；风夹湿邪上蒙清窍，则头晕目眩、胸闷短气；湿阻中焦，胃失和降，则呕恶。仲景治以桂枝芍药知母汤祛风除湿、温经散寒，佐以滋阴清热。本方乃麻黄汤、桂枝汤、甘草附子汤三方加减而成，方中桂枝、附子宣阳通痹、温经散寒，麻黄、防风祛风除表湿，白术、附子助阳化里湿，知母、芍药滋阴清热，生姜、甘草和胃调中。诸药相伍，以祛邪为首务，兼顾养阴，俾风湿去，则痹宣经通，热去阴复，诸证可愈。

【经义索隐】

本证的辨证要点在于关节的肿大变形、身体消瘦。方中麻黄、桂枝、白术合用，取其微汗通阳之功，是治疗风湿的主要方法，可参照上文中的“麻黄加术汤”。白术、附子合用，对风湿病所致肌肉、关节疼痛有较好的疗效。本病一般病程日久，本虚标实，证候复杂，临床应根据具体情况，或扶正祛邪同用，或寒温药物并投。

[常考考点] 风湿历节的辨证要点是关节肿大变形、身体消瘦，治疗方剂是桂枝芍药知母汤。

【例题实战模拟】

A1 型题

1.《金匮要略》论述中风病总的病因病机是

A. 肝肾气血内虚，外邪诱发　B. 营卫不固，风邪客表

C. 内脏亏虚，本气自病　D. 情志过激，五志化火

E. 气虚生痰，风痰阻络

2. 中风病的典型症状是

A. 但臂不遂　B. 半身不遂　C. 肢体麻木　D. 肢节疼痛　E. 昏不识人

3. 中风，邪入于脏，可见

A. 肌肤不仁　B 不识人　C. 肢体沉重　D. 舌即难言、口吐涎　E. 㖞僻不遂

4. 中风，邪中于络的典型症状是

A. 肌肤不仁　B. 不识人　C. 肢体沉重　D. 舌即难言　E. 角弓反张

5. 桂枝芍药知母汤证临床症见

A. 身体疼烦，不能转侧，脉浮虚而涩　B. 风湿脉浮身重，汗出恶风

C. 一身尽痛，发热，日晡尤剧　D. 身体烦疼，发热，恶寒，无汗

E. 诸肢节疼痛，身体魁羸，脚肿如脱，头眩短气，温温欲吐

A2 型题

6. 张某，风湿病 4 年。现患者身体消瘦，右膝、踝关节肿大明显，无明显疼痛，胃纳欠佳，口干欲饮，舌红少苔，脉细略数。治疗宜选用

A. 黄芪桂枝五物汤　B. 桂枝附子汤　C. 桂枝芍药知母汤　D. 乌头汤　E. 白虎加桂枝汤

B1 型题

A. 肌肤不仁　B. 不识人　C. 肢体沉重　D. 舌即难言　E. 角弓反张

7. 中风，邪中于经的典型症状是

8. 中风，邪入于腑的典型症状是

【参考答案】

1. A　2. B　3. D　4. A　5. E　6. C　7. C　8. B

细目五　血痹虚劳病脉证并治第六

【考点突破攻略】

要点一　“血痹阴阳俱微……黄芪桂枝五物汤主之。”

【原文】

血痹阴阳俱微[1]，寸口关上微，尺中小紧，外证身体不仁[2]，如风痹[3]状，黄芪桂枝五物汤主之。(2)

黄芪三两　芍药三两　桂枝三两　生姜六两　大枣十二枚

上五味，以水六升，煮取二升，温服七合，日三服(一方有人参)。

【注释】

[1]阴阳俱微：阴阳，指营卫气血；微，指虚弱。此处指的是营卫气血皆不足。

[2]不仁：肌肤麻木或感觉迟钝。

[3]风痹：指顽麻疼痛皆有，但以疼痛为主的病证。

【原文阐释】

本条论述了血痹的证治。血痹是由于素体气血不足，血行涩滞致使身体肌肤失于濡养，而出现身体麻木不仁，甚则或有疼痛，类似风痹的症状。“寸口关上微，尺中小紧”提示了阳气不足，阴血涩滞之象。方用黄芪桂枝五物汤以益气通经，和营行痹。本方以黄芪益气固表为君，桂枝通阳行痹为臣，佐以生姜助桂通阳行痹，芍药敛阴和营兼除血痹，姜枣调和营卫，共为使药。

【经义索隐】

本条提出了血痹的辨证要点是肢体局部肌肤麻木不仁、脉涩，但需与风痹相鉴别，风痹是以肌肤疼痛为主。方用黄芪桂枝五物汤，即桂枝汤去甘草，倍生姜，加黄芪组成。方中倍生姜，是为助芪桂振奋卫阳、辛散表邪，同时用芍药以敛阴和营，使营阴充足，血脉通畅，取其“治风先治血，血行风自灭”之意。

[常考考点]血痹的辨证要点是肢体局部肌肤麻木不仁、脉涩，主方是黄芪桂枝五物汤。

要点二　“夫失精家少腹弦急……桂枝龙骨牡蛎汤主之。”

【原文】

夫失精家[1]，少腹弦急，阴头寒[2]，目眩(一作目眶痛)发落，脉极虚芤迟，为清谷、亡血、失精。脉得诸芤动微紧，男子失精，女子梦交[3]，桂枝龙骨牡蛎汤主之。(8)

桂枝　芍药　生姜各三两　甘草二两　大枣十二枚　龙骨　牡蛎各三两

上七味，以水七升，煮取三升，分温三服。

【注释】

[1]失精家：指经常梦遗、滑精的人。

[2]阴头寒：指前阴寒冷。

[3]梦交：指夜梦性交。

【原文阐释】

本条论述了阴损及阳的虚劳病证治。“失精家”指的是经常梦遗、滑精的人。长期遗精，阴精损耗难复，头面失于濡养，故目眩、头发脱落；日久阴损及阳，虚寒内生，故少腹弦急、前阴寒冷。此外，“脉极虚芤迟”“脉芤动微紧”均为阴阳两虚之脉，可见于男子遗精、女子梦交。方用桂枝汤调和阴阳，加龙骨、牡蛎潜镇固涩。

【经义索隐】

本条论述了虚劳失精的证候，属阴阳两虚之证，致使虚阳上浮，阴精下泄。故而用桂枝汤既能调和营卫以固表，还能调和阴阳以补虚，加龙骨、牡蛎潜镇固涩、潜阳入阴，阴阳相济，使虚阳不致上浮，阴精不致下泄。临床上，此方不仅可用于虚劳失精，还可以用于自汗、盗汗、遗尿、早泄等辨证属阴阳俱虚，不能阳固阴守者。

[常考考点]虚劳失精的病机是阴阳两虚，虚阳上浮，阴精下泄。

【例题实战模拟】

A1 型题

1. 血痹的成因是

A. 营卫虚弱，腠理不固，外感风邪，痹于肌肤血络　B. 气血虚弱，感受风寒湿邪，血行不畅
C. 肝肾不足，感受风寒之邪，阳气不行　D. 气血虚弱，血行不畅
E. 感受风邪，血行闭阻

2. 血痹的主要症状是

A. 关节疼痛　B. 周身或局部肌肤麻木不仁　C. 半身不遂
D. 肢体重痛　E. 全身关节游走性疼痛

3. 血痹的主要治法是

A. 活血化瘀　B. 补血和营　C. 通引阳气　D. 祛风通络　E. 补益气血

4. 桂枝加龙骨牡蛎汤体现的治法为

A. 调和营卫，和解表里　B. 调补阴阳，潜镇摄纳　C. 宁心安神，收敛肾精
D. 收敛固涩，潜阳摄精　E. 调和营卫，补益阴阳

5. 下列不属于桂枝加龙骨牡蛎汤主治病证的是

A. 男子失精，女子梦交　B. 阴头寒　C. 少腹弦急　D. 腹痛里急　E. 目眩，发落

【参考答案】

1. A　2. B　3. C　4. B　5. D

细目六　肺痿肺痈咳嗽上气病脉证治第七

【考点突破攻略】

要点一　“大逆上气，咽喉不利，止逆下气者，麦门冬汤主之。”

【原文】

大逆[1]上气，咽喉不利，止逆下气者，麦门冬汤主之。（10）

麦门冬七升　半夏一升　人参二两　甘草二两　粳米三合　大枣十二枚

上六味，以水一斗二升，煮取六升，温服一升，日三夜一服。

【注释】

[1] 大逆：《金匮要略论注》《金匮悬解》等均作“火逆”，宜从。

【原文阐释】

本条论述了虚热肺痿的证治。肺胃阴虚，气机运行失司，故咳逆上气；虚火上炎，熏灼喉咙，致使咽喉不利。方中重用麦冬为君，滋养肺胃，使阴复而火降，辅以少量半夏降逆下气、化痰开结，同时两药相配，使半夏不致温燥伤阴，麦冬不致滋腻碍胃。同时以人参、甘草、粳米、大枣养胃益气生津，助麦冬生阴。

【经义索隐】

本条麦冬与半夏用药比例为 7∶1，是仲景的配伍特点和临床用药经验，应予以重视。

［常考考点］虚热肺痿的证治；麦门冬汤的配伍特点：麦冬与半夏用药比例为 7∶1。

要点二　“肺胀，咳而上气……小青龙加石膏汤主之。”

【原文】

肺胀，咳而上气，烦躁而喘，脉浮者，心下有水，小青龙加石膏汤主之。（14）

小青龙加石膏汤方（《千金》证治同，外更加胁下痛引缺盆）：

麻黄　芍药　桂枝　细辛　甘草　干姜各三两　五味子　半夏各半升　石膏二两

上九味，以水一斗，先煮麻黄，去上沫，内诸药，煮取三升。强人服一升，羸者减之，日三服，小儿服四合。

【原文阐释】

本条论述了外寒内饮，郁久化热的肺胀证治。患者素有伏饮于肺，复外感风寒，引动伏饮，阻塞气道，肺气上逆而生咳喘；风寒、水饮日久郁而化热，热扰心神而见烦躁；脉浮、心下有水提示了外寒内饮。治以小青龙加石膏汤解表散寒、温肺化饮，辅以清热除烦。方中麻黄、桂枝解表散寒、宣肺平喘，细辛、干姜、半夏降逆下气、温肺化饮，石膏清郁热、除烦渴，佐以五味子、芍药收敛肺气，以防辛散太过，甘草调和诸药。

【经义索隐】

本条是外寒内饮，郁久化热所致肺胀，可见肺气胀满、喘咳、烦躁、脉浮等症，需与射干麻黄汤、厚朴麻黄汤、越婢加半夏汤进行鉴别。方后注："强人服一升，羸者减之，小儿服四合。"故其服药剂量宜因体质强弱、年龄大小而异。

［常考考点］外寒内饮，郁久化热所致肺胀证治。

【例题实战模拟】

A1 型题

1.《金匮要略》原文"大逆上气，咽喉不利，止逆下气者，(　)主之

A. 小青龙汤　B. 小青龙加石膏汤　C. 厚朴麻黄汤　D. 麦门冬汤　E. 麻杏石甘汤

2. 麦门冬汤中麦冬与半夏的比例为

A. 3∶1　B. 4∶1　C. 7∶1　D. 10∶1　E. 6∶1

3. 小青龙加石膏汤中石膏的用量为

A. 一两　B. 三两　C. 半斤　D. 二两　E. 鸡子大

4. 肺痿最具代表性的症状是

A. 咳嗽胸痛　B. 咳吐脓血　C. 咳吐浊唾涎沫，短气　D. 咳吐黄痰　E. 口干咽燥

5. 虚热肺痿，咳痰症为

A. 干咳无痰　B. 干咳少痰　C. 黄稠痰　D. 稠痰白沫　E. 清稀白痰

6 小青龙加石膏汤证的病机为

A. 寒饮内停，肺气失宣　B. 寒饮郁肺，气机不降　C. 寒饮内停，肺气郁闭

D. 外寒内饮，饮郁化热　E. 外寒内饮，热重于饮

7. 小青龙加石膏汤的功效是

A. 解表化饮，清热除烦　B. 宣肺泄热，降逆平喘　C. 散寒宣肺，降逆化痰

D. 清养肺胃，止逆下气　E. 温肺化饮，除烦止咳

【参考答案】

1. D　2. C　3. D　4. C　5. D　6. D　7. A

细目七　胸痹心痛短气病脉证治第九

【考点突破攻略】

要点一　"师曰：夫脉当取太过不及……以其阴弦故也。"

【原文】

师曰：夫脉当取[1]太过不及[2]，阳微阴弦[3]，即胸痹而痛，所以然者，责其极虚[4]也。今阳虚知在上焦，所以胸痹、心痛者，以其阴弦故也。(1)

【注释】

[1] 取：拿，此处引申为诊得。

[2] 太过不及：指脉象改变。盛过于正常的为太过，主邪盛；脉象不足于正常的为不及，主正虚。《脉经》《千金》作"太过与不及"。

[3] 阳微阴弦：关前为阳，关后为阴。阳微，指寸脉微；阴弦，指尺脉弦。

[4] 极虚：《方言》："极，疲也。"此处指阳气虚弱不足。"极虚"下，《千金》有"故"字。

【原文阐释】

本条论述了胸痹的病机。仲景高度概括胸痹的病机是“阳微阴弦”。“阳微”指心阳虚衰，上焦阳气不足；“阴弦”指阴寒、痰饮、瘀血等邪气，邪气乘虚停滞心胸，而发为胸痹。后进一步从正虚和邪盛两方面阐述了胸痹的发生，揭示了胸痹是本虚标实之证。

关于“阳微阴弦”的认识，注家意见不一，归纳起来有四种：①以阴阳为诊脉浮沉者，脉浮为阳，脉沉为阴；②以阴阳为诊脉部位而言，寸脉为阳，尺脉为阴；③有不拘具体脉象，从病机立论者，阳微为正气不足，阴弦为邪实太过；④以阴阳为左右手诊脉者，右手为阳，左手为阴。根据本篇脉象描述，似以第二种意见为妥，此处可供参考。

【经义索隐】

本条主要从脉象论胸痹，切脉当辨“太过不及”，此诊脉之要诀也。由此条原文可知，胸痹基本病机为本虚标实，虚实夹杂；治疗原则是扶正祛邪，兼顾同治，但需注意发作期以祛邪为主，缓解期以扶正为主。

［常考考点］胸痹基本病机为本虚标实，虚实夹杂；治疗原则是扶正祛邪，兼顾同治。

要点二 “胸痹之病……栝蒌薤白白酒汤主之。”

【原文】

胸痹之病，喘息咳唾，胸背痛，短气，寸口脉沉而迟，关上小紧数[1]，栝蒌薤白白酒汤主之。(3)

栝蒌实一枚（捣） 薤白半斤 白酒七升

上三味，同煮，取二升，分温再服。

【注释】

［1］关上小紧数：《外台》“上”作“脉”字。指脉体细小而紧急，为第1条“阴弦”的互辞。

【原文阐释】

本条论述了胸痹的证候、治法。由于心胸阳气不振，水饮邪气上乘，闭阻气道、血脉，则见胸背痛、喘息咳唾、短气。“寸口脉沉而迟，关上小紧数”体现了上焦阳气虚衰，中焦水饮内盛，上乘心胸，发为胸痹，与上文“阳微阴弦”同理。治以瓜蒌薤白白酒汤通阳宣痹。方中瓜蒌实苦寒滑利、豁痰开胸为君，薤白辛温通阳散结为臣，辅以白酒温通心脉，使痹阻得通，心阳得宣，诸症可除。

【经义索隐】

本条胸痹病的主症为“喘息咳唾、胸背痛、短气”，其诊断关键是“胸背痛、短气”。此外，瓜蒌薤白白酒汤中白酒的作用不可忽视，白酒温通血脉，可缓解栝蒌寒凉攻泻之力。目前多用黄酒或各种白酒代之，亦有用米醋代之者。

［常考考点］胸痹的主症是喘息咳唾、胸背痛、短气，主方是瓜蒌薤白白酒汤。

【例题实战模拟】

A1 型题

1. 胸痹心痛的病机为

A. 上焦阳虚　B. 经脉闭阻　C. 痰涎壅盛　D. 中焦阳虚　E. 阳微阴弦

2. 胸痹之病，喘息咳唾，胸背痛，短气，治宜

A. 瓜蒌薤白半夏汤　B. 枳实薤白桂枝汤　C. 瓜蒌薤白白酒汤
D. 橘枳姜汤　E. 桂枝生姜枳实汤

3. 瓜蒌薤白白酒汤的功效为

A. 豁痰开窍，行气止痛　B. 温阳益气，活血通痹　C. 宣肺化饮，理气散结
D. 宣痹通阳，降逆除满　E. 宣痹通阳，豁痰利气

A3 型题

刘某，男，73岁。患冠心病心绞痛，住某军医院，症见喘息咳唾，胸背痛，短气，舌质红，舌苔白滑，寸口脉沉而迟，关上小紧数。

4. 其诊断为

A. 心痛　B. 短气　C. 肺胀　D. 胸痹　E. 瘀血

5. 其病机为

A. 心阳不振，水凌心肺　B. 胸阳不振，水饮内盛　C. 胸阳不振，瘀血阻滞

D. 心阴亏虚，兼有瘀血　　E. 湿热闭阻，心脉痹阻

6. 根据病机，治法宜

A. 宣痹通阳，豁痰下气　　B. 活血化瘀，通阳散结　　C. 化痰降逆，止咳平喘

D. 宣痹通阳，降逆逐饮　　E. 滋阴清热，活血化瘀

【参考答案】

1. E　2. C　3. E　4. D　5. B　6. A

细目八　腹满寒疝宿食病脉证治第十

【考点突破攻略】

要点一　“病腹满，发热十日……厚朴七物汤主之。”

【原文】

病腹满，发热十日，脉浮而数，饮食如故[1]，厚朴七物汤主之。(9)

厚朴半斤　甘草三两　大黄三两　大枣十枚　枳实五枚　桂枝二两　生姜五两

上七味，以水一升，煮取四升，温服八合，日三服。呕者加半夏五合，下利去大黄，寒多者加生姜至半斤。

【注释】

[1] 饮食如故：此处指的是饮食同前，食欲食量可。

【原文阐释】

本条论述了腑实兼表证的证治。患者病腹满，发热十日，可见腹满出现在发热之后，即先有表证，邪气入里化热，形成腑实证。其脉浮而数，也提示了表证未解，入里化热之象。饮食如故，提示了患者胃气未伤，饮食尚可运化，腹满是因肠中腑气不通而导致的。治以厚朴七物汤通腑泄热、祛风解表。本方是厚朴三物汤合桂枝汤去芍药而成，用厚朴三物汤行气除满、泻下实热，桂枝汤解肌发表，因无腹痛，去芍药之酸敛，以免邪气留恋。

【经义索隐】

本证的辨证要点是腹胀满，兼有发热、脉浮数等表证，可见是表里同病之证，宜表里双解，不可单纯解表或攻里。方后临证有加减，呕吐加半夏降逆止呕，泄泻去大黄，寒多重用生姜，同样体现了仲景随症加减的用药经验，值得参考。

[常考考点] 腑实兼表证的辨证要点是腹胀满，兼有发热、脉浮数，方用厚朴七物汤。

【例题实战模拟】

A1 型题

1.《金匮要略》原文“病腹满，发热十日，脉浮而数，饮食如故，治宜(　)”

A. 厚朴三物汤　B. 厚朴七物汤　C. 厚朴大黄汤　D. 小承气汤　E. 大柴胡汤

2. 厚朴七物汤所治腹满属于

A. 里实兼少阳证　B. 里实胀重于积　C. 里实兼太阳表证　D. 寒实内结　E. 里实积重于胀

3. 厚朴七物汤的组成是

A. 桂枝汤合厚朴三物汤　　B. 桂枝汤合小承气汤　　C. 桂枝汤去芍药合厚朴三物汤

D. 桂枝汤去芍药合小承气汤　　E 桂枝汤去芍药合大承气汤

A2 型题

4. 潘某，男，43 岁。因劳动后汗出受凉，发热头痛，汗出恶风，腹满而痛，大便三日未解，舌苔黄腻，脉浮滑。治宜选用

A. 小柴胡汤　B. 大柴胡汤　C. 厚朴三物汤　D. 厚朴七物汤　E. 小承气汤

【参考答案】

1. B　2. D　3. C　4. D

细目九　五脏风寒积聚病脉证并治第十一

【考点突破攻略】

要点一　“肾着之病，其人身体重……甘姜苓术汤主之。”

【原文】

肾着[1]之病，其人身体重，腰中冷，如坐水中，形如水状，反不渴，小便自利，饮食如故，病属下焦，身劳汗出，衣（一作表）里冷湿，久久得之，腰以下冷痛，腹重如带五千钱，甘姜苓术汤主之。（16）

甘草二两　白术二两　干姜四两　茯苓四两

上四味，以水五升，煮取三升，分温三服，腰中即温。

【注释】

[1] 肾着：着，留滞附着之意。寒湿痹着腰部，腰为肾之府，故名肾着。

【原文阐释】

本条论述了肾着的病因病机、证治。此病属下焦，多因劳动汗出，衣服冷湿，寒湿侵袭腰部，致使其经脉气血不畅，则腰部冷痛、腹重。“口不渴、小便自利、饮食如故”，提示了寒湿没有深入脏腑，仅仅停留在肌肉筋膜之间。治以甘姜苓术汤散寒除湿。方中干姜、甘草温中散寒，茯苓、白术健脾祛湿，使寒湿得祛，阳气温行，腰中即温，肾着自愈。

【经义索隐】

治疗肾着病的要领是在应用健脾祛湿的药物基础上，加用散寒化湿的干姜，故姜、苓、术的配伍是关键。仲景还用这种配伍治疗阳虚水泛证，如真武汤，可供后世临床参考。

[常考考点] 肾着的证治及用药特点。

【例题实战模拟】

1. 患者身体沉重，腰以下冷痛，腰重如带五千钱，病属（　）

A. 肾着　B. 肝着　C. 历节　D. 湿病　E. 水气病

2. 肾着的病机是

A. 寒湿留着于肾脏　B. 寒湿留着于腰部　C. 风邪留着于腰部

D. 风邪留着于肾脏　E. 瘀血留着于腰部

3. 肾着病属下焦，此处“下焦”是指

A. 腰部　B. 腰及腰以下躯体　C. 肝　D 脾　E. 肾

4. 治疗肾着病的主方是

A. 甘草干姜汤　B. 苓桂术甘汤　C. 甘姜苓术汤　D. 肾气丸　E. 苓桂甘枣汤

5. 下列不属于甘姜苓术汤中药物组成的是

A. 白术　B. 茯苓　C. 干姜　D. 甘草　E. 生姜

A2 型题

6. 陈某，男，井下作业后，当晚即感腰部牵引疼痛，腰以下冷而沉重，大便稍干，小便混黄，口不渴，舌苔白腻，脉沉细而涩。方选

A. 八味肾气丸　B. 苓桂术甘汤　C. 甘姜苓术汤　D. 真武汤　E. 薏苡仁汤

【参考答案】

1. A　2. B　3. B　4. C　5. E　6. C

细目十　痰饮咳嗽病脉证并治第十二

【考点突破攻略】

要点一　“问曰：四饮何以为异……短气不得卧，其形如肿，谓之支饮。”

【原文】

问曰：四饮何以为异？师曰：其人素盛今瘦[1]，水走肠间，沥沥有声[2]，谓之痰饮；饮后水流在胁下，咳唾引痛[3]，谓之悬饮；饮水流行，归于四肢，当汗出而不汗出，身体疼重，谓之溢饮；咳逆倚息[4]，短气不得卧，其形如肿[5]，谓之支饮。（2）

【注释】

[1] 素盛今瘦：指痰饮病人未病之前，身体丰满，既病之后，身体消瘦。

[2] 沥沥有声：指水饮在肠间流动时发出的声音。

[3] 咳唾引痛：咳嗽时牵引胁下隐痛。

[4] 咳逆倚息：咳嗽气逆，无法平卧，须倚床呼吸。

[5] 其形如肿：此处有两种解释。一指外形浮肿，为气逆水溢之象；一指形如肿而实非真肿，为气逆外浮之征。

【原文阐释】

本条论述了痰饮的分类和主症，为全篇的提纲。仲景根据痰饮所在部位不同，分为四类：痰饮、悬饮、溢饮、支饮。

痰饮是水饮停留于胃肠间，脾胃运化失常，气血生化失源，症见身体消瘦、肠间常发出声响。

悬饮是水饮停于两胁下，肝络失和，循肝经上犯于肺，症见咳嗽，并牵引两胁作痛。

溢饮是水饮停于四肢肌表，肌肤腠理开阖失常，症见当汗出而不汗出，湿性重浊，留滞于四肢，阻滞气血，症见身体疼重。

支饮是水饮停于胸膈之间，影响心肺，肺失宣降，肺气上逆，症见咳嗽、短气不得卧；肺主通调水道功能失常，津液输布障碍，症见身体水肿。

【经义索隐】

上述痰饮病四证，不仅饮停部位不同，病变脏腑有别，而且还有病情久暂与虚实之分。其中悬饮、溢饮以邪实为主，病程较短，病情较急。痰饮、支饮多为虚实夹杂，病程较长，病情相对较缓，但二者症状变化多端，临床不可拘泥于原文主症。

[常考考点] 痰饮病四证的病机和症状特点。

要点二　“心下有痰饮，胸胁支满，目眩，苓桂术甘汤主之。”

【原文】

心下有痰饮，胸胁支满[1]，目眩，苓桂术甘汤主之。（16）

茯苓四两　桂枝三两　白术三两　甘草二两

上四味，以水六升，煮取三升，分温三服，小便则利。

【注释】

[1] 胸胁支满：指胸胁部有支撑胀满感。

【原文阐释】

本条论述了脾虚失运，饮停心下的痰饮病证治。心下，当属中焦脾胃所在之处，故知病位在脾胃。脾胃阳虚，水液运化失常，停于心下，阻碍气机，则胸胁部满闷不适；气机升降失常，清阳不升，痰饮随气上蒙清窍，则头晕目眩。治以苓桂术甘汤温阳化饮，健脾利水。方中茯苓淡渗利水，以祛饮邪，桂枝辛温通阳，配炙甘草、白术之温药，可振奋中阳以温化水饮，白术、茯苓相合健脾燥湿，固护中土以制水。

【经义索隐】

本方有桂枝、白术之温药，有茯苓之利水，有甘草之和中，使全方温中有消，温而不燥，是温阳化饮的主要方剂，亦是“温药和之”的具体体现，临床应用广泛。

[常考考点] 脾虚失运，饮停心下的痰饮病证治。

【例题实战模拟】

A1 型题

1. 据《金匮要略》原文，支饮的主症是

A. 素盛今瘦，肠间沥沥有声　B. 当汗出而不汗出，身体疼痛　C. 咳逆倚息，短气不得卧

D. 胸胁疼痛，常欲蹈其胸上　E. 咳唾引痛

2. 据《金匮要略》原文，悬饮的主症是

A. 咳唾引痛，或胁下痛引缺盆，咳嗽则加剧　B. 胸胁疼痛，常欲蹈其胸上

C. 胸胁苦满，往来寒热，口苦咽干　D. 咳逆倚息，短气不得卧

E. 心中痞，胸满，胁下逆抢心

3. "心下有痰饮，胸胁支满，目眩，苓桂术甘汤主之"，该方体现的治法是

A. 蠲饮散结，和胃降逆　B. 温阳蠲饮，健脾利水　C. 利水消饮，健脾制水

D. 温阳化饮，敛气平冲　E. 通阳化气，利水渗湿

4. 苓桂术甘汤证的病机是

A. 脾胃阳虚，饮停心下　B. 饮盛上泛，蒙蔽清阳　C. 脾肾阳虚，饮溢胸膈

D. 心脾阳虚，饮邪逆心　E. 肾阳不足，停水泛滥

5. 根据《金匮要略》，痰饮病的主脉是

A. 弦脉　B. 滑脉　C. 紧脉　D. 大脉　E. 微数脉

【参考答案】

1. C　2. A　3. B　4. A　5. A

细目十一　消渴小便不利淋病脉证并治第十三

【考点突破攻略】

要点一　"男子消渴……肾气丸主之。"

【原文】

男子消渴，小便反多，以饮一斗，小便一斗[1]，肾气丸主之。(3)

【注释】

[1] 以饮一斗，小便一斗：形容饮水多，小便亦多。

【原文阐释】

本条论述了消渴肾虚的证治。此条文虽言男子，实则男女皆可有此病。患者肾气虚弱，开阖固摄失权，则水谷精微直趋下泄，随小便而排出体外，故小便反多；肾阳虚衰，不能蒸腾气化水液于口，故口渴多饮。治以肾气丸温补肾阳。

【经义索隐】

肾气丸在《血痹虚劳病脉证并治》和《痰饮咳嗽病脉证并治》两篇中均用于治疗肾阳不足，膀胱气化不利所致的小便不利。而此处则用于治疗小便过多，虽表现不同，但病机一致，故用同方，体现了中医辨证论治的观念。

［常考考点］消渴肾虚的证治。

【例题实战模拟】

A1 型题

1. 男子消渴，小便反多，以饮一斗，小便一斗，(　)主之

A. 瓜蒌瞿麦丸　B. 肾气丸　C. 猪苓汤　D. 文蛤散　E. 猪苓散

2. 下列不属于消渴病的症状是

A. 渴而多饮　B. 消谷善饥　C. 小便频多　D. 恶寒发热　E. 形体消瘦

A3 型题

王某，男，31 岁。患者多食善饥，渴喜热饮，日夜无度，小便反多，形体消瘦，精神倦怠，下肢欠温，关节酸痛，

舌质淡，舌苔白，脉沉细，病近 3 个月。

3. 本例的病因病机是

A. 脾阳虚衰 B. 肾阳虚衰 C. 肾阴虚衰 D. 肺阴亏虚 E. 胃热炽盛

4. 本例的治法是

A. 温阳健脾，补中益气 B. 温肾壮阳，补土制水 C. 滋补肾阴，润燥生津

D. 清热泻火，益胃生津 E. 滋阴补阳，温化肾气

5. 本例的选方是

A. 白虎加人参汤 B. 瓜蒌瞿麦丸 C. 猪苓汤 D. 肾气丸 E. 五苓散

【参考答案】

1. B 2. D 3. B 4. E 5. D

细目十二 水气病脉证并治第十四

【考点突破攻略】

要点一 “师曰：病有风水、有皮水……久不愈，必致痈脓。”

【原文】

师曰：病有风水、有皮水、有正水、有石水、有黄汗。风水，其脉自浮，外证骨节疼痛，恶风；皮水，其脉亦浮，外证胕肿[1]，按之没指，不恶风，其腹如鼓，不渴，当发其汗；正水，其脉沉迟，外证自喘；石水，其脉自沉，外证腹满不喘；黄汗，其脉沉迟，身发热，胸满，四肢头面肿，久不愈，必致痈脓。（1）

【注释】

［1］胕肿：胕与跗通，其意有二：皮肤；足背。此从前者。跗肿即指皮肤浮肿，如《黄帝素问直解·卷二》曰：“肿者，皮肤胀满，水气不行，故聚水而生病也。”

【原文阐释】

本条论述的是四水及黄汗的临证表现及皮水的治疗。风水，关之于肺。因风邪袭表，肺主皮毛，卫外不固，故脉浮恶风；肺失宣降，水湿停滞，流注于关节，故骨节疼痛。皮水，关之肺脾，此时正虚为主不兼风邪，因肺气虚失于通调水道，脾气虚运化失司，故水湿内停，泛溢肌肤则一身浮肿，腹胀如鼓，不口渴；水停仍于上中焦，故应因势利导，发汗为宜。正水，关乎于肾，肾阳虚不能蒸化水湿，故水湿停滞，泛溢肌肤则浮肿；水湿上逆犯肺则喘；肾阳虚弱，失于温养，则可表现为腰膝酸冷，脉迟。石水，是皮水进一步加重所致，其病机为肾阳衰微，水湿不能蒸化，凝聚下焦，则小腹结满，小便不利，腰膝酸冷；不能上逆于肺，则不喘。黄汗，水湿郁表，继而湿郁化热，故身热，四肢头面浮肿；湿热不解，进一步侵入营分，邪热郁蒸，则汗出色黄；若久不愈，则易生痈脓。

【经义索隐】

风水与皮水关乎于肺脾，属上焦；正水与石水关乎于肾，属下焦，且此四者病机中皆责之水湿停滞，故由此可知均当施以祛除水湿之法。皮水亦可视为风水的进一步发展所致，起初责之于肺，后关乎于脾。而石水也应当是正水进一步演变致肾阳衰微所致。

［常考考点］四水及黄汗的临证表现及皮水的治疗。

要点二 “师曰：诸有水者……当发汗乃愈。”

【原文】

师曰：诸有水者，腰以下肿，当利小便；腰以上肿，当发汗乃愈。（18）

【原文阐释】

本条论述水气病的两大治疗方法——开鬼门，洁净府。水气病者，腰以下肿甚，病位多在下焦，多因阳气虚弱，不能化气利水，水湿停滞于下，故应当因势利导，通利小便以除湿邪；腰以上肿甚，病位多在中上二焦，因邪气袭表，肺失宣降，水湿泛溢，故应当发汗解表利水。

【经义索隐】

水气病病机均为水湿泛溢，总以因势利导的方法，将有形之水排出体外。不论是在上在表用汗法，还是在下在里用

利小便法均体现了这种思想。虽然利小便与发汗都有祛除水湿，宣通气机的作用，但临床认为二者合用，起到相辅相成的效果。

［常考考点］水肿病的治疗应因势利导，在上在表用汗法，在下在里利小便。

要点三 “风水恶风，一身悉肿……越婢汤主之。”

【原文】

风水恶风，一身悉肿，脉浮不渴，续自汗出，无大热，越婢汤主之。(23)

【原文阐释】

本条论述风水夹热证的证治。临证表现为恶风，身热，汗出，不口渴，全身浮肿，治以越婢汤。病机为：风邪袭表，肺合皮毛则恶风；肺失宣降，水湿泛溢肌肤，则全身浮肿；湿郁而化热则身热。越婢汤可发越水气，清解郁热，治疗风水夹热水肿。麻黄配石膏辛凉宣泄，发散水气，解肌表郁热；配生姜解表宣散，祛肌表水湿；甘草与大枣同用补脾和中；大枣配生姜温脾暖胃，且防石膏之寒伤胃。

【经义索隐】

越婢汤具有发汗散水，清解郁热之效。在临床上应用当有头面部及上半身浮肿，并常伴有恶寒、发热、身痛、咳喘、胸闷、咽痛、口渴、尿少色黄、苔薄白或黄白相间而润、脉浮数等兼症。

［常考考点］风水夹热证的证治要点。

【例题实战模拟】

A1 题型

1. 皮水的病机是

A. 风邪外袭，肺失宣降　B. 肾阳不足，停水泛滥　C. 湿犯肌表，郁而化热　D. 脾虚不运，肺气不宣，里水外溢　E. 肾阳衰微，寒水凝滞

2. 可用于治疗风水的方剂是

A. 越婢汤　B. 甘草麻黄汤　C. 越婢加术汤　D. 麻黄附子细辛汤　E. 防己茯苓汤

3. 风水与皮水的鉴别诊断要点是

A. 脉浮与否　B. 浮肿按之没指与否　C. 恶风与否　D. 有汗与否　E 小便利否

4. 脉浮，跗肿，按之没指，不恶风，其腹如鼓，属

A. 风水　B. 黄汗　C. 正水　D. 石水　E. 皮水

5. 下列与石水关系最为密切的脏是

A. 心、肾　B. 肾　C. 肺　D. 脾、肾　E. 肺、脾

6. 黄汗若久治不愈可转为

A. 痂癞　B. 历节　C. 痈脓　D. 周痹　E. 黄疸

【参考答案】

1. D　2. A　3. C　4. E　5. B　6. C

细目十三　黄疸病脉证并治第十五

【考点突破攻略】

要点一 “寸口脉浮而缓……脾色必黄，瘀热以行。”

【原文】

寸口脉浮而缓，浮则为风，缓则为痹，痹非中风，四肢苦烦[1]，脾色必黄，瘀热以行。(1)

【注释】

[1] 苦烦：重滞不舒之意。

【原文阐释】

本条论述黄疸病的病机。寸口脉浮，多因风邪袭表，正邪交争于表；寸口脉缓，责之为湿邪痹阻，而此处所致痹证

虽非中风，也应当与太阳中风相区别；因脾失健运，湿邪郁里化热，继而陷入营分，故瘀热以行，四肢苦烦；而黄疸与脾关系密切，临床表现最为突出的便是湿热泛溢肌肤所致的皮色黄，目黄；瘀热以行，可以理解为湿热郁滞于血和脾，久而成瘀。后世医家治疗黄疸多宗“脾色必黄，瘀热以行”之旨，常从湿、热、瘀着手，以治脾为要。

【经义索隐】

黄疸发病常责于血分，因此黄疸病证注重活血化瘀法，正如原文“脾色必黄，瘀热以行”意为湿热郁闭于脾，影响血分并行于周身故发黄可见之。

［常考考点］黄疸的发病机制及对“脾色必黄，瘀热以行”的理解及应用。

【例题实战模拟】

A1 型题

下列对“脾色必黄，瘀热以行”的理解，正确的是

A. 强调黄疸的病位在脾胃　B. 强调黄疸的病因为湿热　D. 认为黄疸的发病与气分有关

D. 脾失健运为黄疸的主要原因　E. 认为黄疸的病因主要是热

【参考答案】

A

细目十四　呕吐哕下利病脉证治第十七

【考点突破攻略】

要点一　“呕而肠鸣，心下痞者，半夏泻心汤主之。”

【原文】

呕而肠鸣，心下痞者，半夏泻心汤主之。（10）

【原文阐释】

本条为寒热错杂致呕的证治。因心下痞为主症，故其病位主在中焦，邪气内陷，寒热错杂于中焦，故心下痞满，中焦气机不畅，则脾胃升降失司，胃气上逆为呕，脾气不升为肠鸣泄泻。半夏泻心汤可辛开苦降，散结除痞，和胃降逆。方中黄芩、黄连苦寒直折，干姜、半夏辛以开之，苦辛同用，降逆开痞；参、枣、草养中气，复胃阳。诸药合用使中州枢机得畅，升降有权，上下交通则痞结开散，呕逆肠鸣得解。

【经义索隐】

中焦为上下之枢，故本证虽上下齐病却只治其中，遂临床诊病也常以“心下痞”作为要点，此方用之甚广，凡呕而肠鸣或呕而下利，伴见心下痞闷者用之多效。

［常考考点］寒热错杂致呕的证治以“心下痞”为要点，方用半夏泻心汤。

【例题实战模拟】

A1 型题

1. “呕而肠鸣，心下痞者，（　）主之”

A. 半夏泻心汤　B. 生姜泻心汤　C. 甘草泻心汤　D. 吴茱萸汤　E. 茯苓泽泻汤

2. “呕而肠鸣，心下痞者”的病机为

A. 寒热互结中焦，气机升降失常　B. 肝胃蕴热，胃气上逆　C. 寒热中阻，水气上逆

D. 中焦虚寒，胃失和降　E. 脾阳亏虚，湿浊上扰

【参考答案】

1. A　2. A

细目十五　妇人妊娠病脉证并治第二十

【考点突破攻略】

要点一　“妇人宿有癥病，经断未及三月……桂枝茯苓丸主之。”

【原文】

妇人宿有癥病[1]，经断未及三月，而得漏下不止，胎动在脐上者，为癥痼害。妊娠六月动者，前三月经水利时，胎也。下血者，后断三月，衃[2]也。所以血不止者，其癥不去故也。当下其癥，桂枝茯苓丸主之。（2）

【注释】

[1] 癥病：瘀血痞块。

[2] 衃：指瘀血内结。《说文》：“凝血也。”

【原文阐释】

本条论述癥病与妊娠的鉴别及癥病的治法。妇人平素有瘀血痞块类的病证，停经不到三个月，复又行经不止，此时胎动在上腹部，这是癥痼造成的。妊娠正常应该六月胎动，且在脐下，而瘀血痞块所致三月则胎动，且在脐上。故病机是由于瘀血阻滞，不应止血而应下血，瘀血下，则癥病除，血乃止。方用桂枝茯苓丸以行血祛瘀，平冲下气。方中桂枝温通血脉，茯苓补正和中，芍药和营，桃仁、丹皮活血化瘀，蜜调和诸药。本方具有活血化瘀祛癥之功。

【经义索隐】

本方以丸缓之，其用量小，故可达到祛瘀而正不伤之效，且亦体现了治血兼治水的思想。

[常考考点] 妇人素有瘀血痞块的证治。

要点二　“妇人怀妊，腹中痛，当归芍药散主之。”

【原文】

妇人怀妊，腹中㽲痛[1]，当归芍药散主之。（5）

【注释】

[1] 㽲痛：指腹中急痛；亦可指绵绵作痛。

【原文阐释】

本条论述肝脾不和之妊娠腹痛治法。妇人妊娠，小腹拘急，绵绵作痛，临床还可见急躁易怒，身体浮肿，胃纳欠佳。主要因妊娠妇人血虚肝郁，脾虚湿停，所致肝脾不和之妊娠腹痛。胎为孕妇气血所养，若孕妇素体气血不足，常因血养胎而不藏于肝则肝气不舒，气养胎而使脾不运则湿浊内生，肝脾不和，血虚湿生，则气血运行不畅。故治以当归芍药散养血柔肝，补脾利湿，最终达到调和肝脾的目的。当归芍药散组成：当归、芍药、川芎、茯苓、白术、泽泻。

【经义索隐】

临床诊治无关乎腹痛的性质，主要在于其肝脾失调，气滞血瘀湿阻的病机。而当归芍药散临床主治：一是肝虚血少；二是脾虚湿阻。本方中川芎为血中气药，因此治疗妊娠病虽效用佳，但用量须小。方中其他药物疗效正如《金匮方歌括》所言“凡怀妊腹痛，多属血虚，而血生自中气。中者，土也，土过燥而不生物，故以芎、归、芍药滋润之；土过湿亦不生物，故以苓、术、泽泻渗之。燥湿得宜，则中气治而血盛，痛则自止”。

[常考考点] 妊娠肝脾不调腹痛的证治特点。

【例题实战模拟】

A1 型题

1. 妇人素有癥积，而漏下不止，当用

A. 桂枝茯苓丸　B. 胶艾汤　C. 当归散　D. 当归芍药散　E. 白术散

2. 桂枝茯苓丸的功效是

A. 行血祛瘀　B. 温阳散寒　C. 缓中补虚　D. 滑利窍道　E. 健脾利湿

3. 桂枝茯苓丸的组成是

A. 桂枝、茯苓、丹皮、芍药、桃仁　B. 桂枝、茯苓、桃仁、红花、冬瓜仁

C. 桂枝、茯苓、桃仁、大黄、冬瓜仁　　D. 桂枝、茯苓、丹皮、芍药、冬瓜仁
E. 桂枝、茯苓、泽泻、芍药、桃仁

4. 当归芍药散所治病证的病机是
A. 肝血不足　B. 肝气郁滞　C. 肝脾不调，气郁血滞湿阻　D. 肝血不足　E. 肝郁化火

5. 妊娠肝脾不调腹痛，治宜选用
A. 桂枝茯苓丸　B. 逍遥散　C. 胶艾汤　D. 当归芍药散　E. 四物汤

6. 当归芍药散的药物组成是
A. 当归、芍药、黄芩、白术、泽泻　　B. 当归、芍药、茯苓、白术
C. 当归、川芎、芍药、茯苓、白术　　D. 当归、川芎、芍药、茯苓、白术、泽泻
E. 当归、川芎、芍药、山药、茯苓、白术

【参考答案】

1. A　2. A　3. A　4. C　5. D　6. D

细目十六　妇人产后病脉证治第二十一

【考点突破攻略】

要点一　“问曰：新产妇人有三病，一者病痉，二者病郁冒，三者大便难……亡津液，胃燥，故大便难。”

【原文】

问曰：新产妇人有三病，一者病痉，二者病郁冒[1]，三者大便难，何谓也？师曰：新产血虚，多出汗，喜中风，故令病痉；亡血复汗，寒多，故令郁冒；亡津液，胃燥[2]，故大便难。(1)

【注释】

[1] 郁冒：头昏眼花，郁闷不舒。郁，郁闷不舒；冒，头昏目不明，如有物冒蔽。

[2] 胃燥：“胃”泛指胃与肠。由于津液耗伤，胃肠失于濡润致燥结成实。

【原文阐释】

本条论述新产妇人三大病证及病机。新产妇人好发三大病：痉病、郁冒、大便难。因新产妇人本就耗血伤津，气血不足，复感风邪，化燥伤阴，筋脉失于濡养，易中风，好发痉病。而产后血虚多汗，腠理开泄，自体阳气虚故感寒，寒邪闭表，阳郁上冲，胃失和降则郁冒，临床表现为郁闷不舒，但头汗出，呕而不能食，脉微弱。血虚津亏，肠道失于濡养则大便干燥，难以排出。

【经义索隐】

产后痉病、郁冒、大便难虽临床表现各不相同，但其追本溯源，病机均为血虚津亏。因此治疗上都应养血护津。且临床上应注意区别郁冒与产后血晕的关系。

[常考考点] 新产妇人三大病证及病机。

【例题实战模拟】

A1 型题

1. 新产妇人有三病，其病因均为
A. 亡血伤津　B. 感受外邪　C. 瘀血内阻　D. 血虚受风　E. 津液耗伤

2. 治疗产后三病时应强调
A. 固护阳气　B. 调补脾肾　C. 养血护津　D. 祛除瘀血　E. 养血补血

3. 下列属于新产妇人三病的是
A. 小便难　B. 大便难　C. 产后血晕　D. 呕吐　E. 盗汗

【参考答案】

1. A　2. C　3. B

细目十七　妇人杂病脉证并治第二十二

要点一　“妇人咽中如有炙脔，半夏厚朴汤主之。”

【原文】

妇人咽中如有炙脔[1]，半夏厚朴汤主之。(5)

【注释】

[1] 炙脔：炙，烤；脔，肉切成块。炙脔即烤肉块。

【原文阐释】

本条论述妇人情志疾病梅核气的证治。妇人因情志不舒，郁而化火，炼液成痰，阻于咽喉，故自觉咽喉中有异物，不影响饮食，且因其病机临床可伴有脘腹胀闷，食少纳呆，脾气暴躁等症状。以半夏厚朴汤理气解郁，化痰散结的功效治之。方中半夏、厚朴俱能化痰开结，下气降逆，用做主药；辅以茯苓渗利以祛痰，生姜降逆气化痰结；更用芳香轻畅的干苏叶利气解郁。诸药同用，使气郁得解，痰结得开，则咽中舒畅。

【经义索隐】

梅核气表现以咽中异物梗塞感，咯之不出，吞之不下为主症，但饮食及吞咽正常。临床上本病患者常伴随精神抑郁等精神类症状。且以情志不畅，气滞痰凝为主要病机表现。

[常考考点] 妇人情志疾病梅核气的主症咽中异物梗塞感，咯之不出，吞之不下，主方是半夏厚朴汤。

要点二　“妇人脏躁，喜悲伤欲哭……甘麦大枣汤主之。”

【原文】

妇人脏躁[1]，喜悲伤欲哭，象如神灵所作，数欠伸，甘麦大枣汤主之。(6)

【注释】

[1] 脏躁：妇人情志性病证，临床表现为哭笑无常，急躁易怒，心烦失眠，呵欠连连，胡言乱语等。

【原文阐释】

本条论述脏躁的证治。脏躁是由于七情郁而化火，火耗气伤血，肝体阴而用阳，进而肝血虚则不藏魂，心血虚则不养神。宜以甘麦大枣汤甘润缓急，养血安神。方中用小麦能养心健脾益肝，兼以安神定志，甘草、大枣味甘健脾补土，并能缓急止燥。三药合用，共奏补益心脾，缓急安神之功。

【经义索隐】

脏躁以情志不宁、悲伤欲哭为主症，身体疲乏为兼症。甘润“滋脏气而止其燥也”，故治疗脏躁当用甘润之品。临床上该方可用于治疗女性更年期综合征或精神情志类疾病。

[常考考点] 脏躁以情志不宁、悲伤欲哭为主症，主方是甘麦大枣汤。

【例题实战模拟】

A1 型题

1. 妇人咽中异物梗塞感，咳之不出，吞之不下，其诊断为

A. 百合病　B. 狐惑病　C. 脏躁　D. 梅核气　E. 癫证

2. 妇人咽中如有炙脔，(　) 主之

A. 百合地黄汤　B. 半夏厚朴汤　C. 麦门冬汤　D. 甘麦大枣汤　E. 黄连温胆汤

3. 半夏厚朴汤的病机是

A. 气血郁滞　B. 痰凝气滞　C. 肝气郁结　D. 阴虚火旺　E. 脾虚湿盛

4. 脏躁的主要症状是

A. 喜悲伤欲哭　B. 数欠伸　C. 不欲饮食　D. 寒热往来　E. 漏下不止

5. 妇人脏燥，喜悲伤欲哭，方选

A. 百合地黄汤　B. 半夏厚朴汤　C. 麦门冬汤　D. 甘麦大枣汤　E. 黄连温胆汤

【参考答案】

1. D 2. B 3. B 4. A 5. D

第四单元 温病学

细目一 温热论

【考点突破攻略】

要点一 “温邪上受，首先犯肺……若论治法则与伤寒大异也。”

【原文】

温邪上受[1]，首先犯肺，逆传心包[2]。肺主气属卫，心主血属营，辨营卫气血虽与伤寒同，若论治法则与伤寒大异也。(1)

【注释】

[1] 上受：口鼻居于人体上部，温邪从口鼻而入侵犯人体，故称“上受”。

[2] 逆传心包：出自叶天士《温热论》，指温病传变的另一规律。一般温病的传变规律是由卫传气，由营到血。如果感邪较重，或者病人心营素虚等，温邪传变迅速，可不按次序传变，由卫分（肺）直接内陷心包（营分），出现神昏谵语等临床表现，称为逆传心包。

【原文阐释】

本条阐述了温病的致病因素、感邪途径、首发病位以及传变趋势，并说明温病与伤寒治法的区别。

“温邪”指出了温病的致病因素；“上受”是指温邪从口鼻而入侵犯人体；“首先犯肺”是指温病的首发病位为肺卫。因肺居上焦，开窍于鼻，外合皮毛，与卫气相通，故温邪初犯首先表现肺卫表热证候。

卫气营血是反映温病表里浅深的标志。温邪由肺卫传至气分，由浅入深，称为“顺传”，此时病情较轻。如温邪不由浅至深顺传，而由肺卫直接内陷心包，称为“逆传”，此时病情较重，病势凶险。“肺主气属卫”是指肺主一身之气，与卫气相通，故卫气分病变主要与肺相关。“心主血属营”是指营血由心所主，周行全身以营养机体，故营血分病变主要与心相关。这种按卫气营血来分析温病病变的浅深和发展阶段的方法，成为温病的辨证纲领之一。

温病与伤寒虽同属外感热病，均有由表入里、由浅入深的传变规律，但两者的具体治法有很大差异。温病以卫气营血辨证，伤寒以六经辨证。温病之温邪易耗伤阴液，故温病用药重视养阴生津；伤寒之寒邪易损伤阳气，故用药重视顾护阳气。

【经义索隐】

叶天士在本条文中明确提出了温病的致病因素为“温邪”，并根据《内经》中关于卫气营血生成的先后、部位的浅深、病理生理特点等理论，引申发挥创立了反映温病病变浅深轻重的卫气营血辨证方法，形成了一套完整的有别于伤寒的辨证理论体系。

[常考考点] 温病的致病因素、感邪途径、首发病位以及传变趋势。

要点二 “盖伤寒之邪留恋在表……势必孤矣。”

【原文】

盖伤寒之邪留恋在表，然后化热入里，温邪则热变最速，未传心包，邪尚在肺，肺主气，其合皮毛，故云在表。在表初用辛凉轻剂。挟风则加入薄荷、牛蒡子之属，挟湿加芦根、滑石之流。或透风于热外[1]，或渗湿于热下[2]，不与热相搏，势必孤矣。(2)

【注释】

[1] 透风于热外：指治疗温邪在表夹风的方法，在辛凉剂中加薄荷、牛蒡子等辛凉散风之药，使风邪透表而解。

[2] 渗湿于热下：指治疗温邪在表夹湿的方法，在辛凉剂中加芦根、滑石等淡渗利湿之药，使湿邪从下而泄。

【原文阐释】

本条阐述了伤寒与温病传变特点的差异，并提出温邪在表的治法，及其夹风、夹湿的不同用药特点。

伤寒是由于寒邪侵袭人体，寒为阴邪，易伤阳气，初起呈表寒证候，然后化热入里，传变速度较慢；温病是由于温邪侵袭人体，温热为阳邪，易伤阴津，初起即见表热证候，传变迅速。温邪侵犯肺卫，此时温邪在表，宜用辛凉轻剂治疗。如温邪在表夹有风邪，可在辛凉轻剂中加薄荷、牛蒡子等辛凉散风之药，使风从外解，即所谓“透风于热外”，风不与热相搏，则热易解；如温邪在表夹有湿邪，可在辛凉轻剂中加芦根、滑石等淡渗利湿之药，使湿从下泄，即所谓“渗湿于热下”，湿不与热相搏，则热易清。

【经义索隐】

本条指出了伤寒与温病传变特点的区别。一般而言，伤寒容易“留恋在表”，温邪容易“热变最速”，但应注意的是临床上不可一概而论。伤寒也能传变迅速而直中三阴，而温邪如夹湿也可留恋气分而传变缓慢。

［常考考点］伤寒与温病传变特点的区别。

要点三 “不尔，风挟温热而燥生……以此为辨。”

【原文】

不尔，风挟温热而燥生，清窍[1]必干，为水主之气[2]不能上荣，两阳[3]相劫也。湿与温合，蒸郁而蒙蔽于上，清窍为之壅塞，浊邪[4]害清也。其病有类伤寒，验之之法，伤寒多有变证，温热[5]虽久，在一经不移，以此为辨。(3)

【注释】

［1］清窍：指口、鼻、目、耳等面部诸窍。

［2］水主之气：泛指人体的津液。

［3］两阳：风与热皆属阳邪，故称“两阳”。

［4］浊邪：湿与热相互搏结称为“浊邪”。

［5］温热：此处指温热夹湿之证。

【原文阐释】

本条阐述了温热夹风和夹湿的不同病机和证候特点，以及温热夹湿与伤寒的鉴别。

温热夹风时，温热和风皆属阳邪，两阳相合，耗劫津液而不能上荣清窍，故称“两阳相劫”，可见口、鼻、咽等清窍干燥症状。湿与温热相互搏结谓之“浊邪”，蒸灼上焦，蒙蔽清窍，故称“浊邪害清”，可见鼻塞、耳聋、头昏目胀，甚至昏聩等清窍壅塞的症状。

温热夹湿与伤寒初起证候相似，但可根据两者不同的传变特点加以鉴别。伤寒初起寒邪留恋在表，然后化热入里，经六经传变，随着传变过程其证候性质也随之改变，故称“伤寒多有变证”。因湿性黏腻，温热与湿邪缠绵交蒸于中焦，上蒙下流，弥漫三焦，相对而言传变较慢，故称“在一经不移”。

【经义索隐】

本条中叶天士将温热夹风的病机特点概括为“两阳相劫”，证候特点概括为“清窍必干”，实际上阴液耗损也是温病重要的共性病机。温热夹湿的病机特点为“浊邪害清”，证候特点为“清窍壅塞”，叶天士以“清窍”的“干”和“塞”来区分温热夹风与夹湿。但临床上应注意的是，清窍干燥的原因不仅限于阴液耗损，如水湿内停、阳气衰微、瘀血内阻等均可导致津液不能上荣而致燥。另外，出现“清窍壅塞”也不仅限于湿邪为患，温邪犯肺也可导致鼻窍闭塞。温热所致者多伴燥咳、口渴、脉数等症；湿热所致者多伴胸闷、呕恶、不渴或渴不多饮、苔腻、脉濡等症。

［常考考点］温热夹风和温热夹湿的病机特点及证候特点。

要点四 “前言辛凉散风……急急透斑为要。”

【原文】

前言辛凉散风，甘淡驱湿，若病仍不解，是渐欲入营也。营分受热，则血液[1]受劫，心神不安，夜甚无寐，或斑点隐隐，即撤去气药。如从风热陷入者，用犀角、竹叶之属；如从湿热陷入者，犀角、花露[2]之品，参入凉血清热方中。若加烦躁，大便不通，金汁[3]亦可加入，老年或平素有寒者，以人中黄[4]代之，急急透斑为要。(4)

【注释】

［1］血液：指营阴。

［2］花露：指菊花露、金银花露等。

［3］金汁：即粪清，具有清热凉血解毒之功。

［4］人中黄：将甘草末放在竹筒内，于人粪坑中浸渍2～3个月后的制成品，具有清热凉血解毒之功。

【原文阐释】

本条主要阐述温邪内传营血分的证治。

温邪在表时，夹风则辛凉散风，夹湿则甘淡祛湿，如病情没得到缓解，可能表明温邪将要内传营血分。心主血属营，热入营分必会耗劫营阴，营热内扰，故见“心神不安，夜甚无寐”。营血同行脉中，营分受热，热窜血络，故见“斑点隐隐”。此时治宜清热凉血透邪为主，不能再按邪在卫气分时的治法，只用透风渗湿之类药物。从风热陷入者，宜用犀角、竹叶等药物清营凉血透热；从湿热陷入者，宜凉血清热方配犀角、花露等药物清泄芳化。若热毒壅盛内结，可见烦躁、大便不通，宜凉血清热方中加入金汁以加强清热凉血解毒之功。对于老年人或素体虚寒者，可用人中黄取代金汁。邪热入营但见斑点隐隐，表明邪热有外透之势，可用清热凉血透邪之法使营热随斑点外透，即所谓“急急透斑为要”。

【经义索隐】

关于热入营分的治法，应灵活理解叶天士所提出的“撤去气药”。此处并非指完全不能用治疗气分证的药物，因后文所列竹叶、花露等皆属气分药，而是强调应该将治疗的重心转到清营泄热透邪方面。叶天士所说“透斑”是指用清热解毒、凉血透邪之法透达热邪，促使营热随斑外透，而不是用升散提透之法。

［常考考点］温邪内传营血分的证治。

要点五 “若斑出热不解者，胃津亡也……恐其陷入易易耳。”

【原文】

若斑出热不解者，胃津亡也，主以甘寒，重则如玉女煎，轻则如梨皮、蔗浆之类。或其人肾水素亏，虽未及下焦，先自彷徨矣，必验之于舌，如甘寒之中加入咸寒，务在先安未受邪之地[1]，恐其陷入易易[2]耳。（5）

【注释】

［1］先安未受邪之地：指在治疗已病脏腑之时，根据传变的趋势，预先扶助未病的脏腑，以防传变。

［2］易易：前一易字意为容易，后一易字意为变化，即容易发生传变之意。

【原文阐释】

本条阐述了斑出热不解的证治。

温病发斑多为阳明热毒内陷营血所致，因邪热有外泄之势，热随斑出之后，热势应渐解。若斑出而邪热仍不解者，表明邪热已消灼胃津，津伤则水不能济火，即所谓“胃津亡”，治疗主要以甘寒之剂清热生津。热盛伤津较重者，可用玉女煎加减清气凉营，泄热生津；热盛伤津较轻者，可用梨皮、蔗浆之类滋养胃津；若肾水素虚，则邪热易乘虚而传入下焦，劫烁肾阴而加重病情。此时应根据舌象加以鉴别，若见舌质干绛等表现，虽未出现肾阴亏虚的症状，也应于甘寒中加入咸寒之药以补益肾阴，即所谓“先安未受邪之地”，从而达到防病的目的。

【经义索隐】

叶天士所说“胃津亡”，不能仅仅理解为局限于胃津的衰亡。在“胃津亡”的同时必然存在胃热亢盛，否则不会出现斑出而热不退的表现。在强调胃热、津伤的同时，尚需考虑到邪热炽盛、正气亏虚等深层次原因。

［常考考点］斑出热不解的证治。“胃津亡”的含义。

要点六 “若其邪始终在气分流连者……不可不知。”

【原文】

若其邪始终在气分流连者，可冀其战汗[1]透邪，法宜益胃[2]，令邪与汗并[3]，热达腠开，邪从汗出。解后胃气空虚，当肤冷一昼夜，待气还自温暖如常矣。盖战汗而解，邪退正虚，阳从汗泄，故渐肤冷，未必即成脱证。此时宜令病者，安舒静卧，以养阳气来复，旁人切勿惊惶，频频呼唤，扰其元神，使其烦躁。但诊其脉，若虚软和缓，虽倦卧不语，汗出肤冷，却非脱证；若脉急疾，躁扰不卧，肤冷汗出，便为气脱之证矣。更有邪盛正虚，不能一战而解，停一二日再战汗而愈者，不可不知。（6）

【注释】

［1］战汗：指温病过程中，突然出现全身战栗，肢冷脉伏，继而全身大汗的表现，是正气未衰，驱邪外出的现象。

［2］益胃：此处指温邪留恋气分时的治法，即以轻清宣透之品，宣通气机，清气生津，补足津液，使正气得以振奋，邪热随汗而解。

［3］邪与汗并：指温邪入侵，正气奋起抗邪，蒸腾汗液，使邪气并入汗液，从皮肤外泄而解。

【原文阐释】

本条阐述温邪流连于气分的治法，以及战汗的机理、临床表现、转归和处理原则。

温病邪气流连于气分，既不从外解，也未内传营分，始终在气分流连，说明正气未虚，邪正力量相持于气分，可通过战汗使气分邪热外透而解。促进战汗可用"益胃"之法，运用轻清宣透之品，宣通气机，清气生津，灌溉肠液，使正气振奋，腠理得开，邪热随汗而解。

战汗是邪正交争的表现，大汗之后常因胃气亏乏，阳气外泄，而出现肌肤失温的短暂现象，一般待正气恢复后肌肤可复温。战栗后汗出热退，此时应让患者安卧休息，待阳气来复。战汗后出现肤冷，同时应留意患者脉象和神志的表现。若脉虚软和缓，倦卧不语，为邪去正气亦虚的表现，并非脱证；若脉象急疾，烦躁不能安卧，则是正气外脱的表现。如邪气盛而正气相对不足，也会出现一次战汗不能完全驱邪外出的情况，须停一两天再通过战汗而痊愈。

【经义索隐】

温病中出现战汗是正气驱邪外出的表现，临床上可见全身战栗，甚或肢冷爪青，脉沉伏，而后全身大汗淋漓。战汗后如见热势减退，脉静身凉，甚至肌肤冰冷，倦卧少语，但神情安详，病痛大减，非气脱之证，而是病情好转的现象。战汗之后也可能发生脱证，鉴别关键在于脉象和神志的表现。若脉静，神清安卧，为邪去正虚的表现；若脉急疾，且神志不清，烦躁不安，则是正气外脱的表现。

［常考考点］温邪流连于气分的治法及战汗的机理、临床表现。

要点七 "再论气病有不传血分……转疟之机括。"

【原文】

再论气病有不传血分，而邪留三焦，亦如伤寒中少阳病也。彼则和解表里之半，此则分消上下之势，随证变法，如近时杏、朴、苓等类，或如温胆汤之走泄。因其仍在气分，犹可望其战汗之门户[1]，转疟之机括[2]。(7)

【注释】

［1］门户：此处指出路。

［2］机括：此处指机会。

【原文阐释】

本条阐述了邪留三焦的治法及转归。

三焦为人体气机升降出入之枢纽，主通调水道。如温邪久居气分，易留于三焦，导致气机不宣，水道不通，水湿内停，可出现类似伤寒少阳病的证候。此时湿热阻遏三焦，宜以分消走泄之法宣通上、中、下三焦气机，即所谓"分消上下之势"。应根据证候的特点选方用药，如以杏仁开上，厚朴宣中，茯苓导下，或以温胆汤宣气化痰利湿。邪留三焦仍在气分，如治疗得法，使气机通达，痰湿得化，则仍有机会通过战汗驱邪外出。

【经义索隐】

温病邪留三焦与伤寒少阳病均属半表半里证，但两者的临床表现和治法均有不同。伤寒少阳病为邪郁少阳导致枢机不利；症见寒热往来，胸胁苦满，心烦喜呕，默默不欲食，口苦咽干，目眩等；治宜小柴胡汤和解表里。温病邪留三焦为湿热阻遏三焦，气化失司，痰湿内阻；症见寒热起伏，胸满腹胀，小便短少，苔腻等；治宜分消走泄，宣通三焦，用杏、朴、苓等或温胆汤化痰利湿、宣展气机。但若患者热象较重，则须以清气泄热为主，过用辛温反会导致化燥伤津。

［常考考点］温病邪留三焦的治法及转归。

【知识纵横比较】

温病邪留三焦与伤寒少阳病的鉴别

证候	相同点	不同点		
		病机	症状	治法方药
温病邪留三焦	均属半表半里证	湿热阻遏三焦，气化失司，痰湿内阻	寒热起伏，胸满腹胀，小便短，苔腻	分消走泄，宣通三焦，用杏、朴、苓等或温胆汤化痰利湿、宣展气机
伤寒少阳病		邪郁少阳，导致枢机不利	寒热往来，胸胁苦满，心烦喜呕，默默不欲食，口苦咽干，目眩	小柴胡汤，和解表里

要点八 “大凡看法，卫之后方言气……反致慌张矣。”

【原文】

大凡看法，卫之后方言气，营之后方言血。在卫汗之可也，到气才可清气，入营犹可透热转气，如犀角、玄参、羚羊角等物，入血就恐耗血动血，直须凉血散血，如生地、丹皮、阿胶、赤芍等物。否则，前后不循缓急之法，虑其动手便错，反致慌张矣。(8)

【原文阐释】

本条为全篇论温病的纲领，阐述了温病按照卫、气、营、血次序传变的规律，以及卫气营血不同阶段相应的治疗大法和方药。

卫分证是温邪从口鼻而入侵犯肺卫，属表证，病情轻浅。继而表邪传入气分，病情加重。若病邪进一步深入营分，则病变更深。最后邪入血分，病情最为严重。一般来说，卫气分病情较轻，以功能失调为主；营血分病情较重，病变以实质损害为主，伴严重的功能失调。

温病在卫、气、营、血不同阶段有相应的治法。“在卫汗之可也”是指温邪侵犯卫分而出现表证，宜用辛凉透汗之法，使邪热随汗外透而解。忌用辛温，以免助热伤阴，又忌过用寒凉，以免遏邪而不利外透。“到气才可清气”是指卫分表邪已解，邪热真正到了气分才可清气泄热，但不宜过早使用清气之药。因清气药多为清凉苦寒之品，过早使用会阻遏气机，反而不利于透邪外出。初入气分者多用轻清透邪之药，热毒深重者多用苦寒清降之药。“入营犹可透热转气”是指温邪入营，但未见动血耗血之象，此时可用犀角、玄参、羚羊角等药清营热、滋营阴，同时佐以清气分热之药，引营分邪热透出气分而解。“入血就恐耗血动血，直须凉血散血”是指温邪已深入血分，邪热耗伤血液，窜扰血脉，迫血妄行，可见出血及瘀血等症，宜用“凉血散血”之法，如生地黄、丹皮、阿胶、赤芍等药。通过卫气营血辨证确定病变阶段及病情的轻重缓急，进而选方用药，才不会“动手便错，反致慌张”。

【经义索隐】

新感温病一般按照卫气营血的顺序传变，但是伏气温病可初起即发于气分，甚至营血分。卫气营血四个阶段只是反映了温病演变的大致程度，每个阶段还有具体的证候类型。如卫分证还有风热、湿热、暑热、燥热等感邪性质之分；气分证有在肺、脾、胃、胆、肠、膜原、胸膈等病变部位之分；营分证可分为营热炽盛和营阴耗损；血分证可分为瘀热阻于下焦、瘀热交结于胸和热入血室。此外，临床上可见同时表现为不同阶段的证型，如卫气同病、卫营同病、气营血同病等。

[常考考点] 卫气营血不同阶段相应的治疗大法和方药。

要点九 “且吾吴湿邪害人最广……然较之杂证，则有不同也。”

【原文】

且吾吴[1]湿邪害人最广，如面色白者，须要顾其阳气，湿胜则阳微也，法应清凉，然到十分之六七，即不可过于寒凉，恐成功反弃，何以故耶？湿热一去，阳亦衰微也；面色苍者，须要顾其津液，清凉到十分之六七，往往热减身寒者，不可就云虚寒，而投补剂，恐炉烟虽熄，灰中有火也，须细察精详，方少少与之，慎不可直率而往也。又有酒客[2]里湿素盛，外邪入里，里湿为合。在阳旺之躯，胃湿[3]恒多；在阴盛之体，脾湿[4]亦不少，然其化热则一。热病救阴犹易，通阳最难，救阴不在血，而在津与汗；通阳不在温，而在利小便，然较之杂证，则有不同也。(9)

【注释】

[1] 吴：指江苏吴县，现苏州一带，此处泛指江南地区。

[2] 酒客：指嗜酒之人。

[3] 胃湿：指湿热偏重于胃，热重于湿。

[4] 脾湿：指湿热偏重于脾，湿重于热。

【原文阐释】

本条阐述了湿邪致病的特点以及治疗方面的注意事项。

湿邪致病具有地域性的特点。如江南地区气候炎热潮湿，湿热弥漫，故此地区的人易生湿热病。湿邪伤人又有“外邪入里，里湿为合”的特点，嗜酒之人因脾胃受损，导致水湿不运，成为里湿，再感受外湿，必然内外相合而为病。

湿为阴邪，既能化燥伤阴，亦可损伤阳气。患者感受湿邪，阳气被遏，湿胜阳微，会出现面色㿠白等阳气虚的症状，治疗应顾护阳气。若湿渐化热，需用清凉，也只能用至十分之六七，以免重伤阳气。若素体阴虚而感受湿热邪气，出现面色苍白者，宜清热化湿兼顾津液，但亦不可过于寒凉。若用药后出现热减身寒者，不可误以为虚寒而随意投温补之剂，补则余火复炽，反而加重病情。

湿邪致病的演变与患者不同的体质有关。素体阳盛者，湿邪多从热化而归于阳明胃，病见热重于湿之证；素体阴盛者，湿热多从湿化而归于太阴脾，病见湿重于热之证。虽不同体质患者感受湿热时病机各有偏重，但发展过程中均可化热化燥，故称“然其化热则一”。

因温热阳邪易化燥伤阴，故治疗温热病的过程中多使用清热滋阴之法，滋阴药又多甘凉养阴救津，属正治法，容易掌握，故称“热病救阴犹易”。湿邪又易困遏清阳，阻滞气机，治疗既要分解湿热，又要宣通气机。但化湿药多芳香苦燥而助热。清热药多苦寒凉遏而助湿，宣通药多温燥而助热，因此，要掌握好清热、祛湿、宣通之药的合理配伍较难，故称“通阳最难”。

治疗温病时“救阴”“通阳”的目的与治疗杂病时不同。温病治疗中救阴的目的不在于滋养阴血，而在于顾护津液，防止过汗伤津；而通阳的目的不在于以温药温补阳气，而在于宣通气机，化气利湿通小便，强调淡渗利湿法在祛湿中的重要性。

【经义索隐】

本条中“湿胜则阳微”与“湿热一去，阳亦衰微”两者的意义不完全相同。前者指湿邪为患阻遏阳气，会出现面色㿠白等阳气虚的症状。后者强调湿热已经伤阳，因此用药时不可过于寒冷，以免进一步损伤阳气。治疗湿热性温病既要化湿清热，又要宣通气机。但化湿之品多温燥，可助热势；清热之品多苦寒，可伤阳气。因此，临证时需要把握好化湿、清热、宣通之药的合理配伍，才可达到祛邪而不伤正的效果。

[常考考点]湿邪致病的特点以及治疗方面的注意事项。

要点十 “再论三焦不得从外解……以粪燥为无湿矣。”

【原文】

再论三焦不得从外解，必致成里结。里结于何？在阳明胃与肠也。亦须用下法，不可以气血之分，就不可下也。但伤寒邪热在里，劫烁津液，下之宜猛；此多湿邪内搏，下之宜轻。伤寒大便溏为邪已尽，不可再下；湿温病大便溏为邪未尽，必大便硬，慎不可再攻也，以粪燥为无湿矣。(10)

【原文阐释】

本条阐述了湿热里结的病位、病机、治法，以及其与伤寒阳明腑实证运用下法的区别。

湿热不能分消走泄、透邪外解，而留于三焦者，可胶结于阳明胃和肠，形成里结证。本证与伤寒阳明腑实证均可用攻下之法，但两者下法有所区别。伤寒里结是邪热炽盛，津液受劫，燥屎结于肠腑而成阳明腑实证，故下法宜峻，以期急下存阴；而湿热里结多因湿热与积滞相互胶结于肠腑，并非燥屎，故下法宜轻宜缓，以期祛湿导滞。

伤寒与湿温病运用下法后出现大便溏的意义有所不同。伤寒里结用下法后见大便溏，表明燥结已除，邪气已去，不可再下；湿温里结轻法频下后大便溏乃湿邪未尽，须下至大便成形才表明湿邪已尽，即所谓“粪燥为无湿矣”，此时不可再下。

【经义索隐】

本条文所述伤寒与湿温并运用下法的区别，不可简单理解为伤寒与温病运用下法时有绝对的区别，应作全面理解。临床上若湿邪已化燥，也可与肠垢互结形成腑实证而需用峻下法，此时不可拘泥于轻下之法而延误治疗。

[常考考点]湿热里结的病位、病机、治法，以及其与伤寒阳明腑实证运用下法的区别。

【知识纵横比较】

湿热里结证和阳明腑实证的鉴别

证型	相同点	不同点		
		病机	治法	大便溏的意义
湿热里结证	均可用攻下法	湿热与积滞相互胶结于肠腑，并非燥屎	下法宜轻宜缓，以期祛湿导滞	大便溏乃湿邪未尽，须下至大便成形才表明湿邪已尽
伤寒里结证		邪热炽盛，津液受劫，燥屎结于肠腑	下法宜峻，以期急下存阴	大便溏表明燥结已除，邪气已去，不可再下

【例题实战模拟】

A1 型题

1. “温邪上受，首先犯肺，逆传心包”语出

A. 吴鞠通　B. 薛生白　C. 叶天士　D. 王孟英　E. 吴又可

2. 关于“逆传”的含义，章虚谷认为是

A. 自卫入营而言　B. 与六经“顺传”而言　C. 从气营分而言

D. 以病进退而言　E. 自卫入血而言

3. 叶天士指出“若斑出热不解者，胃津亡也，主以（　）”

A. 酸寒　B. 咸寒　C. 苦寒　D. 甘寒　E. 淡寒

4. 叶天士《温热论》中说“若其邪始终在气分流连者，可冀其战汗透邪，法宜（　）”

A. 益胃　B. 补气　C. 益肾　D. 补中　E. 健脾

5. 战汗多发生在

A. 卫分阶段　B. 气分阶段　C. 营分阶段　D. 血分阶段　E. 膜原

6. 战汗时，全身战栗而无汗出者，多因

A. 经气不畅　B. 腠理闭塞　C. 津液亏虚　D. 中气亏虚　E. 阳气不足

7. “入血就恐耗血动血，直须凉血散血”，下列哪项不是凉血散血之意

A. 清血中之热　B. 凉血止血　C. 生津养阴　D. 破血散结　E. 清热凉血

【参考答案】

1. C　2. A　3. D　4. A　5. B　6. D　7. D

细目二　湿热病篇

【考点突破攻略】

要点一　“湿热证，始恶寒……舌白，口渴不引饮。”

【原文】

湿热证，始恶寒，后但热不寒，汗出胸痞，舌白[1]，口渴不引饮。（1）

【注释】

[1] 舌白：指舌苔色白。

【原文阐释】

本条为湿热病的辨证提纲，列举了湿热病初起的典型症状。

湿热病初起，湿邪伤表，湿为阴邪，阻遏卫阳，故见恶寒；湿邪逐渐化热入里，湿热郁蒸，故发热而不恶寒；热盛于阳明，故见汗出；湿为阴浊之邪，易阻遏气机，故见胸痞之症；湿邪内盛则舌苔色白；邪热内盛，耗伤津液，故感口渴；水湿停于内，故虽口渴而不欲饮。

【经义索隐】

薛生白认为湿热病表证为太阴和阳明之表，病理性质为湿邪困阻，气机不畅，故可见四肢倦怠、肌肉烦疼和胸痞等脾胃病变。而伤寒表证为太阳表寒证，虽也可见恶寒、发热，但病理性质为寒邪束表，经气郁滞，腠理闭塞，故头痛身痛、无汗、脉浮紧等症状较为明显。

［常考考点］湿热病的辨证提纲。

要点二　“湿热证，恶寒无汗……头不痛者，去羌活。”

【原文】

湿热证，恶寒无汗，身重头痛，湿在表分。宜藿香、香薷、羌活、苍术皮、薄荷、牛蒡子等味。头不痛者，去羌活。（2）

【原文阐释】

本条文主要阐述了“阴湿”伤表的证治。

湿为阴邪，湿邪伤表，卫阳被遏，故见恶寒无汗；湿性重着，气机为湿所困，蒙蔽清阳，故见身重头痛。因湿邪尚未化热，病位在表，治宜芳香辛散，宣化湿邪。用藿香、香薷、苍术皮以芳香化湿，配以薄荷、牛蒡子以宣透卫表。头痛多夹风邪，羌活可祛风胜湿，头不痛者，说明夹风之象不明显，故去羌活。

【经义索隐】

薛生白在自注中说本证为“阴湿伤表之候”，此时湿邪在表，尚未化热，里湿不显著，故宜用芳香辛散、透表化湿之法治疗。

[常考考点]“阴湿”伤表的证治。

要点三 “湿热证，恶寒发热……不恶寒者，去苍术皮。”

【原文】

湿热证，恶寒发热，身重，关节疼痛，湿在肌肉，不为汗解。宜滑石、大豆黄卷、茯苓皮、苍术皮、藿香叶、鲜荷叶、白通草、桔梗等味，不恶寒者，去苍术皮。(3)

【原文阐释】

本条主要阐述了“阳湿”伤表的证治。

湿邪在表，阻遏卫阳，故有恶寒；湿邪已经化热，湿热蕴滞肌表，故见发热，且热象较为明显；湿性重着，湿热留滞肌肉关节，故身重、关节疼痛；湿性黏滞，湿热相结，故难以随汗而解。治宜宣化湿邪的同时，配以泄热之药，可用滑石、大豆黄卷、茯苓皮、苍术皮、藿香叶、鲜荷叶、白通草、桔梗等药。因苍术皮性温，故如不恶寒者去苍术皮。

【经义索隐】

薛生白在自注中说本证为“阳湿伤表之候”，是与上条“阴湿伤表之候”相对而言。此时湿邪伤表，且湿已化热，宜用利湿泄热、芳香化湿透表之法治疗。薛氏在自注中又谓“此条外候与上条同，惟汗出独异”，可见汗之有无是区别阴湿和阳湿的关键。一般认为阴湿者无汗，阳湿者有汗。

[常考考点]“阳湿”伤表的证治。

要点四 “湿热证，寒热如疟……干菖蒲、六一散等味。”

【原文】

湿热证，寒热如疟[1]，湿热阻遏膜原。宜柴胡、厚朴、槟榔、草果、藿香、苍术、半夏、干菖蒲、六一散等味。(8)

【注释】

[1]疟：指疟疾，主要表现为寒热往复、汗出、身凉，发有定时。

【原文阐释】

本条主要阐述了“湿热阻遏膜原”的证治。

膜原为三焦之门户，一身之半表半里，湿热之邪阻于膜原，营卫之气相争，可见寒热往来如疟状，治宜宣透膜原、辟秽化浊。故用柴胡以透达膜原，厚朴、半夏、槟榔、草果、苍术以理脾燥湿、开达膜原，藿香、菖蒲以芳香化浊，六一散以清利湿热。

【经义索隐】

薛生白在自注中云“膜原为阳明之半表半里”，意在说明本证既非阳明里证，又与伤寒少阳之半表半里证不同。本证病位偏于足少阳，兼有湿热秽浊阻遏脾胃，但并不在阳明，表现为寒热如疟，且不像疟疾发有定时，而是寒热交替或起伏，可见舌苔白腻或满布垢浊、苔如积粉、脘腹满闷等湿浊内盛之证。

[常考考点]“湿热阻遏膜原”的证治。

要点五 “湿热证，数日后脘中微闷……芦尖、冬瓜仁等味。”

【原文】

湿热证，数日后脘[1]中微闷，知饥不食，湿邪蒙绕三焦。宜藿香叶、薄荷叶、鲜荷叶、枇杷叶、佩兰叶、芦尖、冬瓜仁等味。(9)

【注释】

[1] 脘：主要指胃脘，也涉及胸腹部。

【原文阐释】

本条主要阐述了湿热病后期余邪未尽，胃气未醒的证治。

湿热病后期，湿热大势已解但余邪未清，余湿困脾，胃气未醒，湿邪蒙绕三焦，气机不畅，故见脘中微闷，虽能知饥但不欲食。可用藿香叶、薄荷叶、鲜荷叶、枇杷叶、佩兰叶"五叶"轻清宣化，再配以芦尖、冬瓜仁以淡渗利湿，使气机畅通，余湿得除，诸证自愈。

【经义索隐】

本条文所说"湿邪蒙绕三焦"，实际上偏重于中、上二焦，宜用轻清之品宣通气机。此时不可过用攻伐或滋补，妄用攻伐之剂会损伤正气，滥用滋补之品可致恋邪不解。

[常考考点]"湿邪蒙绕三焦"的证治。

要点六 "湿热证，初起发热……佩兰叶、六一散等味。"

【原文】

湿热证，初起发热，汗出胸痞，口渴舌白，湿伏中焦。宜藿梗、蔻仁、杏仁、枳壳、桔梗、郁金、苍术、厚朴、草果、半夏、干菖蒲、佩兰叶、六一散等味。(10)

【原文阐释】

本条主要阐述了湿热阻于中焦，湿重于热的证治。

本证虽见发热、汗出，但无恶寒，表明湿邪已不在表，而是内伏中焦。湿热阻遏气机，肺气失宣而出现胸痞；湿邪内阻，津液不能上升则口渴，多为口渴而不欲引饮；湿重于热，故舌苔色白。用苍术、厚朴、草果、半夏以辛苦燥湿；藿香、佩兰、蔻仁、郁金、菖蒲以芳香化湿；杏仁、桔梗、枳壳以开宣肺气，行气化湿；六一散以清热淡渗利湿。

【经义索隐】

本证为湿伏中焦，始见化热，湿重于热，故治疗以辛开化湿为主，佐以清热。本证口渴是由于湿邪内阻所致津不上升，渴而不欲饮，非胃液不足之渴，故治疗以化湿为主，湿化则津液上升，口渴自解。本条文用药集中了燥湿、化湿、宣湿、渗湿四种方法，体现了薛氏治湿的基本大法。

[常考考点]湿热阻于中焦，湿重于热的证治。

要点七 "湿热证，舌根白……绿豆衣、六一散等味。"

【原文】

湿热证，舌根白，舌尖红，湿渐化热，余湿犹滞。宜辛泄佐清热，如蔻仁、半夏、干菖蒲、大豆黄卷、连翘、绿豆衣、六一散等味。(13)

【原文阐释】

本条文主要阐述了"湿渐化热，余湿犹滞"的证治。

舌根部苔白为湿邪之象；舌尖红表明湿渐化热。虽湿渐化热，但余湿仍在，治宜化湿与清热并施，用蔻仁、半夏、菖蒲以辛散燥湿，大豆黄卷、连翘、绿豆衣、六一散以清热利湿，使湿热两解。

【经义索隐】

本条虽薛生白自注为"湿热参半之证"，但热势尚不重，实际上仍属湿重热轻之证。除了舌根白、舌尖红，还可见胸痞、恶心呕吐、身热汗不解、脉濡数等症。湿渐化热，易伤津液，若妄投滋润有助湿之弊，故燥湿中佐以清热，以保存阴液。

[常考考点]"湿渐化热，余湿犹滞"的证治。

【例题实战模拟】

A1 型题

1.《湿热病篇》中"湿热证，舌根白，舌尖……"，其临床意义是

A. 湿浊内蕴　B. 下焦湿浊　C. 邪伏膜原　D. 湿热并重　E. 热重于湿

2. 薛生白说"湿蔽清阳则(　)"

A. 头痛　B. 胸痞　C. 目糊　D. 神昏　E. 头重昏蒙

3. 薛生白所谓湿热证候的提纲是

A. 始恶寒，后但热不寒，汗出，胸痞，舌白，口渴不引饮

B. 始恶寒，后但热不寒，汗出，胸痞，舌黄，口渴引饮

C. 始恶寒，后但热不寒，汗出，胸痞，舌黄，口渴不引饮

D. 始恶寒，后但热不寒，汗出，脘闷，舌白，口渴不引饮

E. 始恶寒，后但热不寒，汗出，脘闷，舌黄，口渴不引饮

4. 湿热证，舌遍体白，口渴，湿滞阳明，宜用

A. 苦泄　B. 苦燥　C. 辛开　D. 淡渗　E. 芳化

【参考答案】

1. D　2. B　3. A　4. C

细目三　温病条辨

【考点突破攻略】

要点一　“温病者：有风温、有温热……有冬温、有温疟。”（上焦 1 条）

【原文】

温病者：有风温、有温热、有温疫、有温毒、有暑温、有湿温、有秋燥、有冬温、有温疟。（上焦 1 条）

【原文阐释】

本条列举了九种温病的名称，说明了温病的概念及范围。

本条明确提出温病是多种外感热病的总称。吴鞠通根据发病的气候特点，病邪特点或临床表现，归纳为风温、温热、温疫、温毒、暑温、湿温、秋燥、冬温和温疟九种温病，为温病的辨证、分类和治疗提供了依据。

【经义索隐】

九种温病中，风温、暑温、秋燥、冬温是根据季节和主气来命名的。风温为初春时节感受风热病邪而发的一种温病；暑温是在盛夏之时感受暑热病邪而发的一种温病；秋燥是在秋季感受燥热病邪而发的一种温病；冬温是冬季感受冬令反常之温气（风热病邪）而发的一种温病。除此之外，也有根据不同病邪或临床特点来命名的。如温毒是感受了温热时毒病邪，既有热性病的常见症状，又有局部肿毒表现的一种温病；温热多是春季感受温热病邪，以里热证为主的一种温病；湿温是在夏末秋初的长夏季节，因感受湿热病邪而发的一种温病；温疟是内有阴气先伤，夏季复感暑热，阴伤而阳热亢盛而发的一种疟疾；温疫是感受疠气秽浊而发，具有强烈流行性和传染性的一种温病。

［常考考点］九种温病的名称。

要点二　“太阴风温、温热……湿温、温疟，不在此例。”（上焦 4 条）

【原文】

太阴风温、温热、温疫、冬温，初起恶风寒者，桂枝汤主之；但热不恶寒而渴者，辛凉平剂银翘散主之。温毒、暑温、湿温、温疟，不在此例。（上焦 4 条）

【原文阐释】

本条阐述了温邪初犯卫分的证治及治疗禁忌。

风温、温热、温疫、冬温初起，如恶风寒较明显，表明表邪偏盛，可以辛温法解表治疗，代表方为桂枝汤，但应慎用麻、桂等辛温峻汗之剂，以免助热化燥。如热象较重，不恶寒而渴者（相对而言），宜以辛凉法治疗，代表方为辛凉平剂银翘散。而温毒、暑温、湿温、温疟等温病由于初起或部位不一，所以治法不同，故“不在此例”，但也不能一概而论。

【经义索隐】

本条中，吴鞠通以“恶风寒”和“不恶寒”作为选用辛温法和辛凉法的重要依据，但临证时应结合其他临床表现判断。辛凉平剂银翘散是治疗温病上焦证的首方，取自《内经》“风淫于内，治以辛凉，佐以苦甘”的法则，用药以辛凉为主，稍佐以辛温、芳香之品，药性平正不偏，开创了辛凉透邪之法治疗表证，有别于《伤寒论》治疗表证之法，为吴氏

的一大贡献。

［常考考点］温邪初犯卫分的证治及治疗禁忌。不恶寒而渴用辛凉平剂银翘散。

要点三 “太阴温病，血从上溢者……可用清络育阴法。”（上焦 11 条）

【原文】

太阴温病，血从上溢者，犀角地黄汤合银翘散主之。有中焦病者，以中焦法治之。若吐粉红血水者，死不治；血从上溢，脉七、八至以上，面反黑者，死不治；可用清络育阴法。（上焦 11 条）

【原文阐释】

本条阐述了手太阴温病血分证的证治以及危重症的表现。

温邪从手太阴传入血分，伤及血络，可逼血上溢从口鼻而出。病属上焦，肺络受伤，故以治疗温病上焦肺卫表证的银翘散以散肺热；病属血分，热迫血行，故加上凉血散血的犀角地黄汤合而治之。若温邪传入中焦，则以中焦法治疗，如白虎汤、承气汤等。若出现吐粉红色血水，或血从上溢，口鼻出血，脉七八至以上，颜面晦暗无泽的情况，均为死不治的危重症。此时可用凉血清络、甘寒养阴之法治疗。

【经义索隐】

若出现下面两种危重情况，均为死不治：一为吐粉红色血水，吴氏在自注中认为“粉红水非血非液，实血与液交迫而出，有燎原之势，化源速绝”；二为血从上溢，口鼻出血，脉七八至以上，颜面反而晦暗无泽，吴氏在自注中称之为“火极而似水”，此时下焦阴液严重亏虚，不能上济心火，心火与温邪相合，形成燎原之势，劫灼肺阴，病情十分凶险。吴氏提出用凉血清络、甘寒养阴之法治疗，可用犀角地黄汤合黄连阿胶汤加减。

［常考考点］手太阴温病血分证的证治以及危重症的表现。

要点四 “太阴温病，寸脉大……清营汤去黄连主之。”（上焦 15 条）

【原文】

太阴温病，寸脉大，舌绛而干，法当渴，今反不渴者，热在营中也，清营汤去黄连主之。（上焦 15 条）

【原文阐释】

本条阐述了手太阴温病营分证的证治。

温病始于上焦手太阴，两寸脉为肺心脉，寸脉大，可知心肺上焦有热，此为上焦温病常见脉。舌绛而干，舌绛红为热入营分之征象，温病热邪伤阴本渴，今反而不渴，此为热入营分，热邪蒸腾营气上注口咽，故令人不渴。邪入营分，治宜清营泄热，代表方为清营汤。舌绛红而干提示邪热耗伤营阴较甚，故用清营汤去黄连。因黄连味苦性燥，且性质沉降，不去恐更伤营阴及引邪深入。

【经义索隐】

本条阐述了上焦温病邪热入营的证治。辨别热邪在营分与否，除上述症状，还可见身热夜甚、斑疹、谵语、脉细数等症。在治疗上除了辨别热邪是否在营分之外，亦可辨别患者伤阴与否，若阴伤不甚，则可不去黄连，治疗上不必拘泥。

［常考考点］手太阴温病营分证的证治特点。

要点五 “邪入心包，舌蹇肢厥，牛黄丸主之，紫雪丹亦主之。”（上焦 17 条）

【原文】

邪入心包，舌蹇[1]肢厥，牛黄丸主之，紫雪丹亦主之。（上焦 17 条）

【注释】

［1］舌蹇：指舌体不能灵活转动，言语謇涩的表现。

【原文阐释】

本条阐述了邪入心包的证治及厥证产生的机理治法。

邪入心包，气血运行郁滞，阴阳之气不相顺接，故四肢厥冷。因舌为心之苗，邪入心包，闭阻机窍，可见舌体转动不灵。治宜清心化痰开窍，可用牛黄丸或紫雪丹治疗。

【经义索隐】

寒厥和热厥皆能因阳气不能外达而出现四肢厥冷、脉沉伏，而两者鉴别要点为舌象等。寒厥者，舌多见色淡而胖嫩、有齿印，苔白、灰或黑润；热厥者，舌多见色绛红，苔黄而焦干。上述之寒厥、热厥只谓相对而言，伤寒也会出现邪气内郁热化成热厥者，温病也不乏阳脱而成寒厥者，临证时不必拘泥，应详细判断。

【知识纵横比较】

寒厥和热厥的鉴别

证型	相同点	不同点（舌象）
寒厥	因阳气不能外达而见脉沉伏、四肢厥冷	舌多见色淡而胖嫩，有齿印，苔白、灰或黑润
热厥		舌多见色绛红，苔黄腻而焦干

[常考考点] 邪入心包的证治及寒厥与热厥的鉴别。

要点六 “头痛恶寒，身重疼痛……长夏深秋冬日同法，三仁汤主之。”（上焦 43 条）

【原文】

头痛恶寒，身重疼痛，舌白不渴，脉弦细而濡，面色淡黄，胸闷不饥，午后身热，状若阴虚，病难速已，名曰湿温。汗之则神昏耳聋，甚则目瞑不欲言；下之则洞泄[1]；润之则病深不解。长夏深秋冬日同法，三仁汤主之。（上焦 43 条）

【注释】

[1] 洞泄：原指食后腹泻，完谷不化，此处指泻下无度。

【原文阐释】

本条阐述了湿温初起的证治及治疗禁忌。

湿温病多发于夏秋之际，有起病缓、传变慢、病情缠绵难愈的特点。湿温初期可见头痛恶寒，身重疼痛，面色淡黄，胸闷不饥，午后身热较重，舌苔白腻，口不渴，脉弦细而濡等症状。

治疗湿温初起，首先要与伤寒表证、阳明腑实证和阴虚证相鉴别，有三大禁忌。一为禁汗：不可见头痛发热、身体疼痛就误以为是伤寒而使用汗法；二为禁下：不可见中满不饥就误以为是腑实停滞而使用下法；三为禁润：不可见午后身热就以为是阴虚而使用滋阴之法。如误用汗法，则耗损心阳，湿邪随发汗药之升散之性而上扰心窍、清窍，心窍被湿邪所蒙而见神昏，清窍被湿邪所蒙而见耳聋、目瞑、不欲言等症；如误用下法，则耗损阴津，或损伤脾阳，下后脾阳受损，脾气不升而下陷，湿邪则乘虚内犯而成洞泄；如误用滋阴之法，滋阴药物多滋腻黏滞，必与阴湿之邪胶结，使湿邪更为胶固难解，使病情加重。

湿温病的治疗上，吴氏认为：“惟以三仁汤轻开上焦肺气，盖肺主一身之气，气化则湿亦化也。”治疗湿温病用药宜刚不宜柔，纵观三仁汤配伍，杏仁配竹叶除上焦湿邪，降肺气以通调水道；蔻仁、厚朴、半夏芳香化浊，降胃消滞燥湿；生薏仁、滑石、通草淡渗利湿清热。三仁配伍，而非单宣肺气，达到通治上、中、下三焦黏滞之湿邪，成为治疗湿温常用方之一。

【经义索隐】

治疗湿温病，当详细辨析湿热两邪之偏重，临床用药时不必拘泥原方，按照湿热两邪孰轻孰重，灵活用药。湿邪重浊有向下发展的趋势，故湿邪在上焦较为少见，或湿邪停留在上焦时间较短，多见于停留中焦脾胃。治疗时应详细把湿温跟伤寒、食滞、阴虚相辨别。湿温病治疗原则是分利湿热，湿热同治，湿去则热自清。若只以温药治湿则助其热，若只以寒药治热则助其湿，故湿热同治，三仁汤为代表方之一。

[常考考点] 湿温初起的证治及治疗禁忌。

要点七 “面目俱赤，语声重浊……湿温、温疟，不在此例。”（中焦 1 条）

【原文】

面目俱赤，语声重浊，呼吸俱粗，大便闭，小便涩，舌苔老黄，甚则黑有芒刺，但恶热，不恶寒，日晡[1]益甚者，传至中焦，阳明温病也。脉浮洪躁甚者，白虎汤主之；脉沉数有力，甚则脉体反小而实者，大承气汤主之。暑温、湿温、温疟，不在此例。（中焦 1 条）

【注释】

[1] 日晡：指申时，下午 3 ～ 5 点。

【原文阐释】

本条为阳明温病提纲，阐述了阳明温病的证治，包括阳明温病的主要临床表现及产生机理，以及区分阳明经证和腑证的证治。

阳明温病分为经证和腑证，两者有相同的症状，也有相异的脉证。两者均因热邪循阳明经脉上蒸而面目俱赤、舌苔老黄；热邪袭肺，肺失宣降而语声重浊、呼吸俱粗；邪热阻结膀胱，气化不利，且邪热伤津，故小便短赤不畅；里热炽盛，故但恶热、不恶寒、日晡益甚。而相异的脉证是经证脉为脉浮洪躁，腑证脉为脉沉数有力，甚则脉体反小而实。这种小脉反映的是邪结于内，而非虚脉。阳明经证治宜辛寒清热透邪，代表方为白虎汤；阳明腑证治宜苦寒攻下，代表方为大承气汤。

【经义索隐】

临床上也可通过腹部触诊及观察大便情况鉴别经证和腑证。如腹软无压痛，大便不秘者，多属经证；腹部胀满疼痛，便秘或热结旁流，则属腑证。吴氏在本条自注中提出大承气汤不可轻用，强调“舌苔老黄，甚则黑有芒刺，脉体沉实系燥结痞满，方可用之”。又如《伤寒论》中提及痞满燥实坚都具备方可使用大承气。但临床上未必等到上述症状都出现才使用，因上述症状的出现代表病情严重，故确定是阳明腑实，再结合腹部触诊，就能使用大承气汤，把握攻下时机。

【知识纵横比较】

阳明温病经证和腑证的鉴别

证型	相同点	不同点		
		脉象	治法	方剂
阳明温病经证	热邪循阳明经脉上蒸而面目俱赤，舌苔老黄；热邪袭肺，肺失宣降而语声重浊，呼吸俱粗；邪热阻结膀胱，气化不利，且邪热伤津，故小便短赤不畅；里热炽盛，故但恶热，不恶寒，日晡益甚	脉浮洪躁	辛寒清热透邪	白虎汤
阳明温病腑证		脉沉数有力	苦寒攻下	大承气汤

［常考考点］阳明温病经证和腑证的证治和鉴别。

要点八　“阳明温病，下之不通……再不下者，增液承气汤主之。”（中焦 17 条）

【原文】

阳明温病，下之不通，其证有五：应下失下，正虚不能运药，不运药者死，新加黄龙汤主之。喘促不宁，痰涎壅滞，右寸实大，肺气不降者，宣白承气汤主之。左尺牢坚，小便赤痛，时烦渴甚，导赤承气汤主之。邪闭心包，神昏舌短，内窍不通，饮不解渴者，牛黄承气汤主之。津液不足，无水舟停者，间服增液，再不下者，增液承气汤主之。（中焦 17 条）

【原文阐释】

本条阐述了阳明腑实兼证的证治。

阳明温病腑实证者，应用下法攻之，唯临证有使用攻下法后而大便依然不通者，其原因和临床表现可分为五个方面：

（1）腑实兼有正虚，当予扶正祛邪，方用新加黄龙汤。因邪盛正虚，不可再予承气汤攻下再伤正气，又不能予以补益，闭门留寇，助热固邪，当以人参扶正，大黄芒硝攻下，姜汁和胃，玄参、生地黄、麦冬养阴，当归和血，海参滋液，甘草调和，共起补益气阴，攻下腑实之效。

（2）腑实兼有肺热，肺失宣降，而出现喘促不宁，坐卧不安，痰热壅盛及右寸脉实大的一派肺热炽盛的表现。治疗上予以宣白承气汤表里合治，吴氏称此法为“脏腑合治法”。

（3）腑实兼有小肠热盛，表现为尿色黄赤，尿道涩痛，烦渴，左尺脉牢坚不移（左尺候肾与小肠也）。所以治疗上既要泻大肠热结，又要清利小肠火热，以导赤承气汤治疗，吴氏称此法为“二肠同治法”。

（4）腑实兼有闭窍，出现神志昏迷，舌短难伸，口渴而饮不解等症状，此为热邪内陷，热闭心包的表现。治疗上除了泻下阳明腑实外，亦要清心开窍，方予牛黄承气汤，吴氏称此法为“两少阴合治法”。

（5）阳明热盛伤津，津液枯耗，致大便闭结不通，无水舟停。治疗可先用增液汤以滋养阴液，增水行舟，使大便通行。如果服用后大便不下者，再在增液汤基础上加大黄、芒硝，通腑泻下，既养阴，又荡结，故吴氏称此法为“气血合治法”。

【经义索隐】

吴氏结合阳明温病的不同特点，针对各证的病因、病机及证候，创立了五个承气方。这些发挥无疑是对《伤寒论》

攻下法治疗腑实证的补充和发展。临床治疗便秘时，除了腑实证以外，亦要考虑虚证所引起的便秘，例如老年性便秘，多因功能性便秘或年老阴虚，治疗上则不能以攻下为法，要考虑鼓动腑气，增液通便等治疗方法。

[常考考点] 阳明腑实兼证的证治。

要点九 “阳明温病，无汗，实证未剧……冬地三黄汤主之。”（中焦 29 条）

【原文】

阳明温病，无汗，实证未剧[1]，不可下。小便不利者，甘苦合化[2]，冬地三黄汤主之。（中焦 29 条）

【注释】

[1] 实证未剧：指阳明腑实证尚不显著。

[2] 甘苦合化：甘味药能缓补滋养，苦味药能燥湿清热，合用则能滋润清热。

【原文阐释】

本条阐述了阳明温病无汗禁下及小便不利的证治。

阳明温病，无汗出表示非阳明无形热盛，即非阳明经证。实证未剧，即阳明腑实证尚不明显，故不能以下法治疗。温病出现小便不利原因有三：一是小肠热盛，火腑不通，分清泌浊功能失调；二是热邪袭肺，肺失宣降，通调水道功能失调；三是温热之邪伤及津液。故治疗予以冬地三黄汤，“甘苦合化”以泄热益阴。

【经义索隐】

吴氏在《中焦篇》30 条中提及“温病小便不利者，淡渗不可与也，忌五苓、八正辈”。热邪本已伤阴，再行淡渗利湿，强行利尿之法恐再伤阴。临床上热邪、脾虚、伤寒太阳病蓄水皆可引起小便不利，故临床应仔细辨别原因，予相应方药，忌一见小便不利即用淡渗利湿之方药。

要点十 “风温、温热、温疫……加减复脉汤主之。”（下焦 1 条）

【原文】

风温、温热、温疫、温毒、冬温，邪在阳明久羁，或已下，或未下，身热面赤，口干舌燥，甚则齿黑唇裂，脉沉实者，仍可下之；脉虚大，手足心热甚于手足背者，加减复脉汤主之。（下焦 1 条）

【原文阐释】

本条阐述了温病后期真阴耗伤的证治。

温热之邪久留阳明，热势炽盛，或热邪伤及少阴，使真阴受灼，均会出现身热面红，口干舌燥，甚则齿黑唇裂等症状。吴鞠通以脉症辨析病位所在，如脉沉实有力而出现上述症状及阳明温病的汗出、便秘、舌红苔老黄等，可用下法治疗，如承气汤之类；如出现脉虚大无根、手足心热甚于手足背、午后热甚、舌红光滑无苔、腹中无燥屎，则邪热少虚热多，如再下之则竭其真阴，使病情加重。治疗上应予加减复脉汤以滋养真阴，以防阴衰阳脱。

【经义索隐】

吴氏认为，温病热邪已经深入下焦，伤及肝肾之阴，同时存在腑实证，也应使用承气汤急下存阴。参考《伤寒论》阳明病篇三急下中“伤寒六七日，目中不了了，睛不和，无表里证，大便难，身微热者，此为实也，急下之，宜大承气汤”。此伤寒条文跟下焦 1 条有异曲同工之妙。“目中不了了，睛不和”，是因肝肾阴伤不能濡养双目；而“口干舌燥，甚则齿黑唇裂”，也是肝肾阴伤的表现。故两条文能起互补作用，提示临床即使下焦肝肾阴伤，只要有腑实证，均以大承气汤下之，以急下存阴。另外，除了阳明热盛不解耗伤肾阴之外，邪入营血，内陷厥阴少阴也能引发本证，使用复脉辈时，也应对下焦阴虚证有明确判断，如有夹湿温病，湿邪未化燥，则不能使用。

[常考考点] 温病后期真阴耗伤的证治。

要点十一 “少阴温病，真阴欲竭，壮火复炽……黄连阿胶汤主之。”（下焦 11 条）

【原文】

少阴温病，真阴欲竭，壮火[1]复炽，心中烦，不得卧者，黄连阿胶汤主之。（下焦 11 条）

【注释】

[1] 壮火：指邪热之火。

【原文阐释】

本条阐述少阴温病阴虚火盛的证治。

少阴温病，即下焦温病，温热之邪久留体内必定伤及少阴肾之真阴，肝肾同源，肝阴亦同时受温热之邪所灼，消耗殆尽，此谓“真阴欲竭”。“壮火复炽”中壮火为温热之邪，壮火复炽即邪火内盛。下焦温病为温病的后期，真阴欲竭，正气亏虚，邪热愈加猖狂，则使真阴更加枯竭，故见心中烦、不得卧，此乃心肾不交之症状。如治疗不当，则令阴阳离决，步入死亡。治疗上吴氏借用治疗伤寒少阴热化证的黄连阿胶汤以泻心火，养真阴，起到交通心肾的作用，使阴阳不致离决。

【经义索隐】

黄连阿胶汤临床上应用甚广，使用时应把握住病机为心肾不交，肾阴虚的情况下，有心火亢盛，阴虚火旺的基本病机。若只有肾阴虚，不考虑用黄连阿胶汤。

要点十二 “夜热早凉，热退无汗，热自阴来者，青蒿鳖甲汤主之。”（下焦12条）

【原文】

夜热早凉，热退无汗，热自阴来者，青蒿鳖甲汤主之。（下焦12条）

【原文阐释】

本条阐述了温病后期邪留阴分的证治。

本证常见于温病后期阴虚发热，能食消瘦，舌红苔少，脉沉细数。注意其发热为“夜热早凉，热退无汗”，此乃阴虚发热的特点，即所谓“热自阴来”。温病后期，真阴亏损而余邪留伏阴分，病情缠绵，久久不愈，病虽不重，但余邪逐渐耗伤阴血。治疗上不能单纯以滋阴为法，恐闭门留寇，亦不能单用苦燥之品泻火，故以青蒿鳖甲汤滋阴透热外出。

【经义索隐】

青蒿鳖甲汤用途甚广，不但适用于温病后期，其他阴虚发热之疾病亦可奏效。方中青蒿、鳖甲配伍，青蒿不能直入阴分，由鳖甲引之；鳖甲不能独出阳分，由青蒿引之，使两者合用能透阴分之伏邪外出。

要点十三 “治外感如将……治下焦如权（非重不沉）。”（杂说）

【原文】

治外感如将（兵贵神速，机圆法活，去邪务尽，善后务细，盖早平一日，则人少受一日之害）；治内伤如相（坐镇从容，神机默运，无功可言，无德可见，而人登寿域）。治上焦如羽[1]（非轻不举）；治中焦如衡[2]（非平不安）；治下焦如权[3]（非重不沉）。

【注释】

[1] 羽：指羽毛。

[2] 衡：指秤杆。

[3] 权：指秤砣。

【原文阐释】

本条阐述了外感与内伤治则的区别及三焦的治疗大法。

治疗外感疾病时，用药如用兵。如将军带兵外出打仗般，用兵贵在速度，胜利通常只在一瞬间，所以用药治外感同样贵在神速，用药亦要了解每味药的特长，灵活运用不同药来应付不同的外感病，主动出击，彻底击溃病邪。治病后亦要顾及善后，早日祛除外感病邪，使患者少受一天病痛之苦。而治疗内伤杂病时则要如同宰相治国一样，要从容不迫，运筹帷幄，不能急功近利，治疗内伤病的最大目的是令病人长寿。此乃吴氏对治疗经验的概括，临证时应结合患者情况而论治。

此外，吴氏指出三焦分证在治疗上的主要特点，用“羽”“衡”“权”三字概括了治疗上、中、下焦温病的基本大法。治上焦之药物要轻如羽毛，因轻药才能到达上焦，治疗在上的病位。此外，药量要轻，煎煮时间亦不能过长，也是令药能升浮到上焦病位的要诀。而治中焦要如同秤杆那样保持平衡，中焦为脾胃之府，脾胃一升一降，如平衡打破则疾病生也，故脾胃不平则人不安，治疗上要以保持脾升胃降为主要原则。治疗下焦则如同秤砣一样，用性质沉重，重镇滋潜味厚的药物才能直达下焦之病所，如滋补真阴，潜阳息风之药。

【经义索隐】

本条中吴鞠通对外感病和内伤病在治疗上的特点作了高度概括，用“将”和“相”来论述治疗外感病和内伤病时的侧重点之不同，但并不能完全反映两者治疗的差异，在临证时需要详加分析。

［常考考点］三焦的治疗大法：治上焦如羽（非轻不举）；治中焦如衡（非平不安）；治下焦如权（非重不沉）。

【例题实战模拟】

A1 型题

1. 下列有关温病的名称，不属于根据季节和主气来命名的是
   A. 风温　B. 暑温　C. 秋燥　D. 冬温　E. 湿温
2. 吴鞠通指的“辛凉平剂”是
   A. 银翘散　B. 桑菊饮　C. 白虎汤　D. 桑杏汤　E. 白虎加人参汤
3. 下列不属于手太阴温病营分证的主症的是
   A. 身热夜甚　B. 斑疹　C. 谵语　D. 脉细数　E. 舌红而干
4. 手太阴温病营分证的主治方剂是
   A. 银翘散　B. 桑菊饮　C. 清营汤　D. 安宫牛黄丸　E. 清宫汤
5. 下列属于湿温病初起治疗禁忌的是
   A. 禁汗、禁下、禁吐　B. 禁汗、禁下、禁和　C. 禁汗、禁下、禁润
   D. 禁汗、禁消、禁温　E. 禁汗、禁下、禁补
6. 下列属于阳明温病经证与腑证鉴别要点的是
   A. 面目俱赤　B. 舌苔老黄　C. 语声重浊，呼吸俱粗　D. 小便短赤不畅　E. 沉数有力
7. 阳明腑实兼证，症见热盛伤津，津液枯耗，致大便闭结不通，宜选用
   A. 宣白承气汤　B. 新加黄龙汤　C. 牛黄承气汤　D. 导赤承气汤　E. 增液承气汤
8. 提出“治上焦如羽（非轻不举），治中焦如衡（非平不安），治下焦如权（非重下沉）”的医家是
   A. 叶天士　B. 吴又可　C. 吴鞠通　D. 薛生白　E. 王孟英

【参考答案】

1. E　2. A　3. E　4. C　5. C　6. E　7. E　8. C

‖执业医师资格考试医学综合通关全攻略丛书‖

中西医结合执业医师资格考试医学综合通关全攻略

（西综、人文分册）

徐　雅　杜庆红◎主编

全国百佳图书出版单位
中国中医药出版社
·北　京·

图书在版编目（CIP）数据

中西医结合执业医师资格考试医学综合通关全攻略：全 3 册 / 徐雅，杜庆红主编 .—北京：中国中医药出版社，2021.1

（执业医师资格考试医学综合通关全攻略丛书）

ISBN 978 – 7 – 5132 – 6591 – 1

Ⅰ . ①中…　Ⅱ . ①徐… ②杜…　Ⅲ . ①中西医结合—资格考试—自学参考资料　Ⅳ . ① R2–031

中国版本图书馆 CIP 数据核字（2020）第 256886 号

中国中医药出版社出版

北京经济技术开发区科创十三街 31 号院二区 8 号楼

邮政编码　100176

传真　010–64405721

山东临沂新华印刷物流集团有限责任公司印刷

各地新华书店经销

开本 889 × 1194　1/16　印张 104.25　字数 3970 千字

2021 年 1 月第 1 版　2021 年 1 月第 1 次印刷

书号　ISBN 978 – 7 – 5132 – 6591 – 1

定价　468.00 元

网址　www.cptcm.com

社 长 热 线　010–64405720

购 书 热 线　010–89535836

维 权 打 假　010–64405753

微信服务号　zgzyycbs

微商城网址　https：//kdt.im/LIdUGr

官 方 微 博　http：//e.weibo.com/cptcm

天猫旗舰店网址　https：//zgzyycbs.tmall.com

如有印装质量问题请与本社出版部联系（010–64405510）

版权专有　侵权必究

目 录

（西综、人文分册）

西医综合

诊断学基础

药 理 学

传染病学

医学人文

医学伦理学

卫生法规

西医综合

诊断学基础

【本章通关攻略】

诊断学基础是西医基础知识与临床的桥梁，是一门非常重要的学科。在历年的中西医结合执业医师资格考试中，实践技能考试，考查临床判读，大约占5分（实践技能总分100分）；综合笔试考试，平均每年出题约40道，大约占40分（综合笔试总分600分）。

本科目重点考查的章节有症状学、检体诊断、实验室检查、心电图检查、影像学检查。

本科目的特点是在理解的基础上需要记忆的内容很多，所以要想掌握本科目的要点，不能死记硬背。此外，虽然西医诊断学基础部分的考题量不多，但是因为本科为临床课的基础，所以应重点复习。

第一单元　症状学

细目一　发热

【考点突破攻略】

要点一　发热的概念

发热是指机体在致热原的作用下，体温调节中枢调定点上移而引起的产热增加和（或）散热减少，导致体温升高，超出正常范围值。

要点二　发热的病因

1. 感染性发热　临床最多见，各种病原体所引起的急、慢性感染均能引起感染性发热，包括细菌、病毒、支原体、立克次体、螺旋体、真菌、寄生虫等。

2. 非感染性发热

（1）无菌性坏死物质吸收：如大手术、内出血、大面积烧伤、恶性肿瘤、白血病、急性溶血、急性心肌梗死或肢体坏死等。

（2）抗原 - 抗体反应：如风湿热、血清病、药物热、结缔组织疾病等。

（3）内分泌与代谢障碍：如甲状腺功能亢进症、重度脱水等。

（4）皮肤散热减少：如广泛性皮炎、鱼鳞癣、慢性心力衰竭等。

（5）体温调节中枢功能失常：如脑出血、脑外伤、中暑、安眠药中毒等直接损害体温调节中枢，使其功能失常而发热。

（6）自主神经功能紊乱：影响正常的体温调节过程，使产热大于散热，属功能性发热，多为低热。

要点三　发热的临床表现

1. 发热的临床分度　以口腔温度为标准，可将发热分为：低热：37.3～38℃；中等度热：38.1～39℃；高热：39.1～41℃；超高热：41℃以上。

2. 发热的临床经过

（1）体温上升期：临床表现为疲乏无力、肌肉酸痛、畏寒或寒战、皮肤苍白、干燥、无汗等。体温上升有两种方式：①骤升型：体温在几小时内达 39 ～ 40℃或以上，常伴有寒战，小儿易伴有惊厥。见于肺炎球菌性肺炎、疟疾、败血症、流感、急性肾盂肾炎、输液反应或某些药物反应等。②缓升型：体温于数日内缓慢上升达高峰，多不伴寒战。见于伤寒、结核病等。伤寒初期体温以阶梯状上升为特征。

（2）高热持续期：临床表现为皮肤潮红而灼热，呼吸加快加强，心率增快，常出汗。此期可持续数小时（如疟疾）、数日（如肺炎、流感）或数周（如伤寒极期）。

（3）体温下降期：表现为出汗多、皮肤潮湿。降温的方式有两种：①骤降：体温于数小时内迅速下降至正常，有时甚至可低于正常，伴有大汗。见于疟疾、肺炎链球菌性肺炎、急性肾盂肾炎及输液反应等。②渐降：体温于数日内逐渐降至正常，如伤寒缓解期、风湿热等。

3. 热型与临床意义

（1）稽留热：体温持续于 39 ～ 40℃以上，24 小时波动范围不超过 1℃，达数日或数周。见于肺炎球菌性肺炎、伤寒和斑疹伤寒的高热期。

（2）弛张热：体温在 39℃以上，但波动幅度大，24 小时内体温波动在 2℃以上，最低时一般仍高于正常水平。常见于败血症、风湿热、重症肺结核、化脓性炎症等。

（3）间歇热：高热期与无热期交替出现，即体温骤升达高峰后持续数小时，又迅速降至正常水平。无热期（间歇期）可持续 1 日至数日，如此反复发作。见于疟疾、急性肾盂肾炎等。

（4）回归热：体温骤然升至 39℃以上，持续数日后又骤然下降至正常水平，高热期与无热期各持续若干日后即有规律地交替一次。见于回归热、霍奇金病等。

（5）波状热：体温逐渐升高达 39℃或以上，数天后逐渐下降至正常水平，数天后再逐渐升高，如此反复多次。见于布鲁菌病。

（6）不规则热：发热无一定规律。可见于结核病、风湿热、支气管肺炎、渗出性胸膜炎、感染性心内膜炎等。

［常考考点］热型的表现及临床意义。

要点四　发热的问诊要点及临床意义

1. 病史　有无传染病接触史、外伤史、药物或毒物接触史、手术史等。

2. 临床特点　起病缓急、发热程度、持续时间等。

3. 伴随症状

（1）伴寒战：见于肺炎球菌性肺炎、败血症、急性溶血性疾病、急性胆囊炎、疟疾等。

（2）伴头痛、呕吐或昏迷：见于乙型脑炎、流行性脑脊髓膜炎、脑型疟疾、脑出血、蛛网膜下腔出血、中毒性痢疾等。

（3）伴关节痛：常见于结核病、结缔组织病等。

（4）伴淋巴结及肝脾肿大：可见于血液病、恶性肿瘤、布鲁菌病、黑热病、传染性单核细胞增多症等。

（5）伴尿频、尿急、尿痛：提示尿路感染。

（6）伴咳嗽、咳痰、胸痛：常见于支气管炎、肺炎、胸膜炎、肺结核等。

（7）伴恶心、呕吐、腹痛、腹泻：见于急性胃肠炎、细菌性痢疾等。

（8）伴皮肤黏膜出血：见于流行性出血热、钩端螺旋体病、急性白血病、急性再生障碍性贫血、败血症、重型麻疹和病毒性肝炎等。

（9）伴结膜充血：见于流行性出血热、斑疹伤寒、钩端螺旋体病等。

（10）伴口唇单纯疱疹：见于肺炎球菌性肺炎、流行性脑脊髓膜炎、间日疟、流行性感冒等。

［常考考点］发热的常见伴随症状及临床意义。

【知识纵横比较】

各种热型比较

热型	体温曲线	常见疾病
稽留热	持续于 39 ～ 40℃以上，24 小时波动范围不超过 1℃，达数日或数周	肺炎球菌性肺炎、伤寒和斑疹伤寒的高热期
弛张热	体温在 39℃以上，但波动幅度大，24 小时内体温差达 2℃以上，最低时一般仍高于正常水平	败血症、风湿热、重症肺结核、化脓性炎症
间歇热	高热期与无热期交替出现，即体温骤升达高峰后持续数小时，又迅速降至正常水平，无热期（间歇期）可持续 1 日至数日，反复发作	疟疾、急性肾盂肾炎
回归热	骤然升至 39℃以上，持续数日后又骤然下降至正常水平，高热期与无热期各持续若干日后即有规律地交替一次	回归热、霍奇金病
波状热	逐渐升高达 39℃或以上，数天后逐渐下降至正常水平，数天后再逐渐升高，如此反复多次	布鲁菌病
不规则热	无一定规律	结核病、风湿热、支气管肺炎、渗出性胸膜炎、感染性心内膜炎

细目二　头痛

【考点突破攻略】

要点一　头痛的概念

头痛是指局限于头颅上半部的疼痛，主要有额、顶、颞及枕部的疼痛，是临床常见的症状之一。

要点二　头痛的病因

1. 颅内病变　见于脑出血、蛛网膜下腔出血、脑肿瘤、颅脑外伤、流行性脑脊髓膜炎、偏头痛等。

2. 颅外病变　见于颈椎病、三叉神经痛，眼、耳、鼻和齿等疾病所致的头痛。

3. 全身性疾病　见于各种感染发热、高血压、中毒、中暑、月经期及绝经期头痛等。

4. 神经症　见于神经衰弱及癔症性头痛等。

要点三　头痛的问诊要点及临床意义

1. 病史　询问患者有无头颅外伤使、感染、发热、中毒、高血压、青光眼、鼻窦炎、偏头痛、脑炎、脑膜炎、颅脑肿瘤、使用药物史及精神疾病史等。

2. 头痛的特点

（1）头痛的病因及诱因：眼疲劳引起的头痛发生在用眼过度，尤其是较长时间近距离用眼时；紧张性头痛多因过度紧张、劳累而诱发或加重；女性偏头痛在月经期时容易发作；感染或中毒可引发头痛；高血压头痛多在血压未得到控制时出现或加重；头颅外伤头痛发生在受伤后；颅脑病变头痛可发生在典型症状或诊断明确前，常与病变过程伴随。

（2）头痛的部位：大脑半球的病变疼痛多位于病变的同侧，以额部为多，并向颞部放射；小脑幕以下病变引起的头痛多位于后枕部；青光眼引起的头痛多位于眼的周围或眼上部。

（3）头痛的性质：三叉神经痛表现为颜面部发作性电击样疼痛；舌咽神经痛的特点是咽后部发作性疼痛并向耳及枕部放射；血管性头痛为搏动样头痛。

（4）头痛的时间：鼻窦炎引起的头痛多在病情较重、鼻塞不通时加重，且上午重下午轻；紧张性头痛多在下午或傍晚出现；肿瘤引起的头痛在早上起床时较明显；药物引起的头痛一般出现在用药后 15 ～ 30 分钟，持续时间与药物半衰期有关。

3. 伴随症状

（1）伴发热：体温升高与头痛同时出现，见于脑炎、脑膜炎等感染；先头痛后出现发热，见于脑出血、脑外伤等。

（2）伴呕吐：见于脑膜炎、脑炎、脑肿瘤等引起的颅内压增高；头痛在呕吐后减轻，见于偏头痛。
（3）伴意识障碍：见于脑炎、脑膜炎、脑出血、蛛网膜下腔出血、脑肿瘤、脑外伤、一氧化碳中毒等。
（4）伴眩晕：见于小脑肿瘤、椎－基底动脉供血不足等。
（5）伴脑膜刺激征：见于脑膜炎、蛛网膜下腔出血。
［常考考点］头痛的特点及临床意义。

细目三　胸痛

【考点突破攻略】

要点一　胸痛的概念

胸痛是指颈部与上腹之间的不适或疼痛，主要是由胸部疾病引起，有时腹腔疾病也可引起胸痛。胸痛的程度因个体痛阈差异而不同，与病情轻重程度不完全一致。

要点二　胸痛的病因

1. 胸壁疾病
（1）皮肤及皮下组织病变：如蜂窝织炎、乳腺炎等。
（2）肌肉病变：如外伤、劳损、肌炎等。
（3）肋骨病变：如肋软骨炎、肋骨骨折等。
（4）肋间神经病变：如肋间神经炎、带状疱疹等。
2. 心血管疾病
（1）心绞痛、心肌梗死等。
（2）急性心包炎、肥厚型心肌病等。
（3）血管病变，如胸主动脉瘤、主动脉夹层、肺梗死等。
（4）心脏神经症。
3. 呼吸系统疾病
（1）支气管及肺部病变：如支气管肺癌、肺炎、肺结核累及胸膜。
（2）胸膜病变：如急性胸膜炎、自发性气胸、胸膜肿瘤等。
4. 其他
（1）食管疾病：如食管炎、食管癌等。
（2）纵隔疾病：如纵隔气肿、纵隔肿瘤。
（3）腹部疾病：如肝脓肿、胆囊炎、胆石症、膈下脓肿等。

要点三　胸痛的问诊要点及临床意义

1. 发病年龄与病史
（1）青壮年患者：可见于胸膜炎、自发性气胸、心肌病等。
（2）40 岁以上患者：多考虑心绞痛、心肌梗死与肺癌等。
注意询问患者有无高血压、心脏病、动脉硬化、肺及胸膜疾病、胸部手术史、外伤史以及有无大量吸烟史等。
2. 胸痛的部位　不同疾病对应的胸痛部位不一，见下表。

常见疾病与其胸痛部位的对应关系

疾病	胸痛部位
带状疱疹	成簇的水疱沿一侧肋间神经分布，伴剧痛
非化脓性肋软骨炎	第 1、2 肋软骨
心绞痛与急性心肌梗死	胸骨后或心前区，常牵涉至左肩背、左臂内侧

续表

疾病	胸痛部位
食管、膈和纵隔肿瘤	胸骨后疼痛，伴进食或吞咽时加重
自发性气胸、急性胸膜炎	患侧的腋前线及腋中线附近

3. 胸痛的性质 不同疾病对应的胸痛性质不一，见下表。

常见疾病与其胸痛性质的对应关系

疾病	性质
带状疱疹	阵发性的灼痛或刺痛
肌痛	酸痛
骨痛	刺痛
食管炎	灼痛或灼热感
心绞痛	压榨样痛，可伴有窒息感
心肌梗死	疼痛更为剧烈并有恐惧、濒死感
干性胸膜炎	尖锐刺痛或撕裂痛，呼吸时加重，屏气时消失
原发性肺癌、纵隔肿瘤	胸部闷痛
肺梗死	突然剧烈刺痛或绞痛，常伴有呼吸困难与发绀

4. 胸痛持续时间

（1）平滑肌痉挛或血管狭窄缺血所致得疼痛——阵发性。

（2）心绞痛——发作时间短暂，常为数分钟。

（3）心肌梗死——疼痛持续时间长且不易缓解。

（4）炎症、肿瘤、栓塞或梗死所致的疼痛——呈持续性。

5. 胸痛的诱因与缓解因素

（1）心绞痛：常因劳力后诱发，含服硝酸甘油可迅速缓解，而心肌梗死的胸痛含服硝酸甘油不能缓解。

（2）心脏神经症的胸痛：在体力活动后反而减轻。

（3）胸膜炎、自发性气胸的胸痛：可因深呼吸或咳嗽而加剧。

（4）胸壁疾病所致的胸痛：局部有压痛。

（5）食管疾病的胸痛：常在吞咽时出现或加剧。

（6）反流性食管炎的胸骨后烧灼痛：在服用抗酸剂后减轻或消失。

6. 伴随症状

（1）伴咳嗽、咳痰：见于急慢性支气管炎、肺炎、支气管扩张、肺脓肿等。

（2）伴咯血：见于肺结核、肺炎、肺脓肿、肺梗死或支气管肺癌。

（3）伴呼吸困难：见于肺炎球菌性肺炎、自发性气胸、渗出性胸膜炎、心绞痛、心肌梗死、急性心包炎、主动脉夹层等。

（4）伴吞咽困难：见于食管癌。

（5）伴面色苍白、大汗、血压下降或休克：多考虑急性心肌梗死、主动脉夹层或大块肺栓塞等。

［常考考点］胸痛的特点及临床意义。

细目四 腹痛

【考点突破攻略】

要点一 腹痛的概念

腹痛为临床常见症状，多由腹部脏器疾病所致，少数也可由腹腔外及全身性疾病引起。腹痛按性质可分为器质性和功能性两种，按病情缓急可分为急性腹痛和慢性腹痛。属外科范畴的急性腹痛也称“急腹症”，其特点是发病急、进展快、变化多、病情重，诊断延误或治疗不当会给病人带来生命危险。

要点二　腹痛的病因

1. 腹部疾病

（1）急性腹膜炎：由胃、肠穿孔引起者最常见，伴有腹部压痛、反跳痛与腹肌紧张、肠鸣音减弱或消失。

（2）腹腔脏器炎症：如急性或慢性胃炎、肠炎、胰腺炎、阑尾炎、盆腔炎等。一般腹痛的部位与病变脏器的体表投影相符。

（3）空腔脏器痉挛或梗阻：如胆石症、胆道蛔虫病、泌尿道结石、肠梗阻等。

（4）脏器扭转或破裂：如肠扭转、肠系膜或大网膜扭转、卵巢囊肿蒂扭转、急性脏器破裂（如肝脾破裂、异位妊娠破裂等）。

（5）腹膜粘连或脏器包膜牵张：如手术后或炎症后腹膜粘连；实质性脏器因病变肿胀，导致包膜张力增加而发生腹痛（如肝炎、肝淤血、肝癌等）。

（6）化学性刺激：消化性溃疡，可因胃酸作用而发生刺痛或灼痛。

（7）肿瘤压迫与浸润：如胃癌、结肠癌、直肠癌等。

（8）腹腔内血管疾病：如缺血性肠病、腹主动脉瘤及门静脉血栓形成等。

2. 胸腔疾病的牵涉痛　如肺炎、心绞痛、急性心肌梗死、急性心包炎、肺梗死、胸膜炎等，疼痛可牵涉腹部，类似急腹症。

3. 全身性疾病　如尿毒症时毒素刺激腹腔浆膜而引起腹痛。少数糖尿病酮症酸中毒可引起腹痛，酷似急腹症。铅中毒时则引起肠绞痛。

4. 其他原因　如荨麻疹时胃肠黏膜水肿，腹型过敏性紫癜时的肠管浆膜下出血等。

要点三　腹痛的问诊要点及临床意义

1. 既往史及年龄　消化性溃疡常有反复发作的节律性上腹痛病史，多发生于青壮年；胆绞痛、肾绞痛常有胆道、泌尿道结石史；腹部粘连性腹痛常与结核性腹膜炎腹部手术史有关；儿童腹痛多见于肠道蛔虫症及肠套叠；急性阑尾炎多见于青壮年；中老年人腹痛应警惕恶性肿瘤。

2. 腹痛的部位　不同疾病对应的腹痛部位不一，见下表。

腹痛部位与常见疾病的对应关系

疼痛部位	常见疾病
中上腹部	胃、十二指肠疾病，急性胰腺炎
右上腹部	肝脓肿、胆石症、胆囊炎
右下腹部	急性阑尾炎
下腹或左下腹	结肠疾病
下腹部	膀胱炎、盆腔炎、异位妊娠破裂
脐周	小肠绞痛
全腹痛	空腔脏器穿孔后引起的弥漫性腹膜炎
弥漫性或不定位性疼痛	结核性腹膜炎、腹膜转移癌、腹膜粘连、结缔组织病
牵涉性腹痛	肺炎、心肌梗死

3. 腹痛的性质与程度　不同疾病对应的腹痛性质和程度不一，见下表。

腹痛性质和程度与常见疾病的对应关系

腹痛性质和程度	常见疾病
慢性、周期性、节律性中上腹隐痛或灼痛，如突然呈剧烈的刀割样、烧灼样持续性疼痛，可能并发急性穿孔	消化性溃疡

续表

腹痛性质和程度	常见疾病
胀痛，于呕吐后减轻或缓解	幽门梗阻
剧烈绞痛	胆石症、泌尿道结石及肠梗阻
剑突下钻顶样痛	胆道蛔虫梗阻
进行性锐痛	肝癌
持续性胀痛	慢性肝炎与淤血性肝肿大（如右心衰竭、缩窄性心包炎）
隐痛或绞痛	肠寄生虫病
剧烈绞痛或持续性疼痛	肝、脾破裂，异位妊娠破裂
持续性、广泛性剧烈腹痛伴腹肌紧张或板状腹	急性弥漫性腹膜炎

4. 诱发、加重或缓解腹痛的因素

（1）胆囊炎或胆石症发作前常有进食油腻食物史。

（2）急性胰腺炎发作前常有暴饮暴食、酗酒史。

（3）十二指肠溃疡腹痛多发生在空腹时，进食或服碱性药科缓解。

（4）胃溃疡的腹痛发生在进食后半小时左右，至下次进餐前缓解。

（5）反流性食管炎在直立时可减轻。

（6）肠炎引起的腹痛多于排便后减轻。

（7）肠梗阻腹痛于呕吐或排气后缓解。

5. 腹痛的伴随症状 不同疾病导致的腹痛的伴随症状不一，见下表。

腹痛的伴随症状与常见疾病的对应关系

伴随症状	常见疾病
寒战、高热	急性化脓性胆管炎、肝脓肿、腹腔脏器脓肿
黄疸	肝、胆、胰腺疾病，急性溶血等
血尿	泌尿系统疾病（如尿路结石）
休克	急性腹腔内出血、急性胃肠穿孔、急性心肌梗死、中毒性菌痢
呕吐、腹胀、停止排便排气	胃肠梗阻
腹泻	肠道炎症、吸收不良，亦见于慢性胰腺及肝脏疾病
反酸、嗳气	慢性胃炎或消化性溃疡
血便	急性者：急性菌痢、肠套叠、绞窄性肠梗阻、急性出血性坏死性肠炎、过敏性紫癜
	慢性者：慢性菌痢、肠结核、结肠癌
	柏油样便——上消化道出血
	鲜血便——下消化道出血
里急后重	直肠病变

［常考考点］腹痛的问诊要点及临床意义。

细目五　咳嗽与咳痰

【考点突破攻略】

要点一　咳嗽的概念

咳嗽是机体的防御性神经反射，有利于清除呼吸道分泌物、吸入物和异物。痰是气管、支气管的分泌物或肺泡内渗出液，借助咳嗽反射将其排出体外称为咳痰，属病态现象。

要点二 咳嗽的病因

1. 呼吸道疾病 如急慢性咽炎、扁桃体炎、喉炎、急慢性支气管炎、肺炎、肺结核、肺肿瘤、支气管扩张、气道异物以及其他化学性气味刺激等，均可刺激呼吸道黏膜的迷走神经、舌咽神经和三叉神经的感觉纤维而引起咳嗽。

2. 胸膜疾病 胸膜炎或胸膜受刺激，如自发性气胸、胸膜炎。

3. 心血管疾病 如二尖瓣狭窄或其他原因所致的肺淤血与肺水肿。

4. 中枢神经因素 如脑炎、脑膜炎、脑出血、脑肿瘤等也可出现咳嗽。

要点三 咳嗽与咳痰的问诊要点及临床意义

1. 咳嗽的性质

（1）干性咳嗽：见于急性咽喉炎、急性支气管炎初期、气管受压、支气管异物、支气管肿瘤、胸膜炎、二尖瓣狭窄、肺癌等。

（2）湿性咳嗽：见于慢性支气管炎、支气管扩张症、肺炎、肺脓肿、空洞型肺结核等。

2. 咳嗽的时间与节律

（1）突然发生的咳嗽：常见于吸入刺激性气体所致的急性咽喉炎、气管与支气管异物。

（2）阵发性咳嗽：见于支气管异物、支气管哮喘、支气管肺癌、百日咳等。

（3）长期慢性咳嗽：见于慢性支气管炎、支气管扩张、慢性肺脓肿、空洞型肺结核等。

（4）晨咳或夜间平卧时（即改变体位时）加剧并伴咳痰：见于慢性支气管炎、支气管扩张症和肺脓肿等。

（5）夜间咳嗽明显：见于左心衰竭、肺结核等。

3. 咳嗽的音色

（1）声音嘶哑：多见于声带炎、喉炎、喉癌，以及喉返神经受压迫。

（2）犬吠样咳嗽：多见于喉头炎症水肿或气管受压。

（3）无声（或无力）咳嗽：见于极度衰弱或声带麻痹的患者。

（4）咳嗽带有鸡鸣样吼声：多见于百日咳。

（5）金属调的咳嗽：可见于纵隔肿瘤或支气管肺癌等直接压迫气管所致。

4. 痰的性质与量

痰的性质可分为黏液性、浆液性、脓性、黏液脓性、浆液血性、血性等。

（1）支气管扩张症与肺脓肿患者痰量多时，痰可出现分层现象：上层为泡沫，中层为浆液或浆液脓性，下层为坏死性物质。

（2）痰有恶臭气味者，提示有厌氧菌感染。

（3）黄绿色痰提示铜绿假单孢菌感染。

（4）粉红色泡沫痰是肺水肿的特征。

5. 伴随症状

（1）伴发热：多见于呼吸道感染、胸膜炎、肺结核等。

（2）伴胸痛：见于肺炎、胸膜炎、支气管肺癌、自发性气胸等。

（3）伴喘息：见于支气管哮喘、喘息型慢性支气管炎、心源性哮喘等。

（4）伴呼吸困难：见于喉头水肿、喉肿瘤、慢性阻塞性肺病、重症肺炎以及重症肺结核、大量胸腔积液、气胸、肺淤血、肺水肿等。

（5）伴咯血：常见于肺结核、支气管扩张症、肺脓肿、支气管肺癌及风湿性二尖瓣狭窄等。

［常考考点］咳嗽与咳痰的问诊要点及临床意义。

细目六　咯血

【考点突破攻略】

要点一　咯血的概念

喉及喉部以下的呼吸道及肺脏等任何部位的出血，经咳嗽动作从口腔咯出称为咯血。少量咯血可表现为痰中带血，大咯血时血液从口鼻涌出，常可阻塞呼吸道，造成窒息死亡，是内科急症之一。

要点二　咯血的病因

1. 支气管疾病　常见于支气管扩张症、支气管肺癌、支气管内膜结核和慢性支气管炎等。

2. 肺部疾病　如肺结核、肺炎球菌性肺炎、肺脓肿等。肺结核为我国最常见的咯血原因。

3. 心血管疾病　如风湿性心脏病二尖瓣狭窄所致的咯血等。

4. 其他　如血小板减少性紫癜、白血病、血友病、肺出血型钩端螺旋体病、流行性出血热等。

要点三　咯血的问诊要点及临床意义

1. 病史及年龄　有无心、肺、血液系统疾病，有无结核病接触史、吸烟史等；中年以上，咯血痰或小量咯血，特别是有多年吸烟史者，除考虑慢性支气管炎外，应高度注意支气管肺癌的可能。

2. 咯血的量及其性状

咯血的量或性状	常见疾病
大量咯血（每日超过 500mL）	空洞型肺结核、支气管扩张症和肺脓肿
中等量咯血（每日 100 ～ 500mL）	二尖瓣狭窄
小量咯血（每日在 100mL 内）	其他原因
粉红色泡沫痰	急性左心衰竭
铁锈色血痰	典型的肺炎球菌性肺炎
痰中带血	浸润型肺结核
多次少量反复咯血	支气管肺癌

3. 咯血的伴随症状

（1）伴发热：见于肺结核、肺炎球菌性肺炎、肺脓肿、肺出血型钩端螺旋体病、流行性出血热等。

（2）伴胸痛：见于肺炎球菌性肺炎、肺梗死、肺结核、支气管肺癌等。

（3）伴脓痰：见于支气管扩张、肺脓肿、空洞型肺结核并发感染、化脓性肺炎等。

（4）伴皮肤黏膜出血：见于钩端螺旋体病、流行性出血热、血液病等。

［常考考点］咯血的问诊要点及临床意义。

要点四　咯血与呕血的鉴别

咯血与呕血的鉴别

鉴别要点	咯血	呕血
病史	肺结核、支气管扩张、肺癌、心脏病等	消化性溃疡、肝硬化等
出血前症状	喉部痒感、胸闷、咳嗽等	上腹不适、恶心、呕吐
出血方式	咯出	呕出，可为喷射状
出血颜色	鲜红	棕黑色或暗红色，有时鲜红色
血内混有物	泡沫和（或）痰	食物残渣、胃液

续表

鉴别要点	咯血	呕血
黑便	无（如咽下血液时可有）	有，可在呕血停止后仍持续数日
酸碱反应	碱性	酸性

［常考考点］咯血与呕血的鉴别要点。

细目七　呼吸困难

【考点突破攻略】

要点一　呼吸困难的概念

呼吸困难是指患者主观上感到空气不足，呼吸费力；客观上表现为呼吸频率、节律与深度的异常，严重时出现鼻翼扇动、发绀、端坐呼吸及辅助呼吸肌参与呼吸活动。

要点二　呼吸困难的病因

1. 呼吸系统疾病

（1）呼吸道疾病：如急性喉炎、喉头水肿、喉部肿瘤、气道异物、气管与支气管的炎症或肿瘤、双侧扁桃体肿大Ⅲ度等。

（2）肺部疾病：如支气管哮喘、肺炎、肺结核、喘息型慢性支气管炎、阻塞性肺气肿、肺心病、肺性脑病、弥漫性肺间质纤维化、肺癌、肺栓塞、肺部疾病导致的呼吸衰竭等。

（3）胸膜、胸壁疾病：如气胸、胸腔积液、胸膜肥厚、胸部外伤、肋骨骨折以及胸廓畸形等。

2. 循环系统疾病　各种原因所致的急慢性左心衰竭、心包填塞、原发性动脉高压等。

3. 全身中毒　如一氧化碳中毒、亚硝酸盐中毒、使用镇静剂或麻醉剂过量、糖尿病酮症酸中毒及尿毒症等。

4. 血液系统疾病　如重度贫血、高铁血红蛋白血症。

5. 神经精神及肌肉病变

（1）中枢神经系统疾病：如各种脑炎、脑膜炎、脑外伤、脑出血、脑肿瘤等。

（2）周围神经疾病：如脊髓灰质炎累及颈部脊髓、急性感染性多发性神经炎等。

（3）精神疾患：如癔症。

（4）肌肉病变：常见的有重症肌无力、药物导致的呼吸肌麻痹等。

6. 腹部病变　如急性弥漫性腹膜炎、腹腔巨大肿瘤、大量腹水、麻痹性肠梗阻等。

要点三　呼吸困难的临床表现

1. 肺源性呼吸困难　肺源性呼吸困难可分为吸气性、呼气性和混合性呼吸困难，其表现形式不同，往往也提示不同的疾病，见下表。

呼吸困难的表现及其与常见疾病的对应关系

	临床表现	常见疾病
吸气性呼吸困难	“三凹征”，伴有频繁干咳及高调的吸气性喘鸣音	急性喉炎、喉水肿、喉痉挛、白喉、喉癌、气管异物、支气管肿瘤或气管受压等
呼气性呼吸困难	呼气显著费力，呼气时间延长而缓慢，伴有广泛哮鸣音	支气管哮喘、喘息性慢性支气管炎、慢性阻塞性肺气肿等
混合性呼吸困难	吸气与呼气均感费力，呼吸频率浅而快	重症肺炎、重症肺结核、大面积肺不张、大块肺梗死、大量胸腔积液和气胸等

2. 心源性呼吸困难　主要由左心衰引起。临床上主要有三种表现形式：

（1）劳累性呼吸困难：在体力活动时出现或加重，休息时减轻或缓解。

（2）端坐呼吸：常表现为平卧时加重，端坐位时减轻，故被迫采取端坐位或半卧位以减轻呼吸困难的程度。

（3）夜间阵发性呼吸困难：左心衰竭时，因急性肺淤血常出现阵发性呼吸困难，多在夜间入睡后发生。发作时，患者因胸闷被憋醒而被迫坐起喘气和咳嗽，重者面色青紫、大汗、呼吸有哮鸣声，咳浆液性粉红色泡沫样痰，两肺底湿啰音，心率增快，可出现奔马律，此种呼吸又称为心源性哮喘。常见于高血压性心脏病、冠状动脉粥样硬化性心脏病、风湿性心瓣膜病、心肌炎等引起的左心衰竭。

3. 中毒性呼吸困难

（1）代谢性酸中毒：呼吸深大而规则，可伴有鼾声，称 Kussmaul 呼吸。见于尿毒症、糖尿病酮症酸中毒。

（2）药物及毒物：如吗啡、巴比妥类等药物及有机磷农药中毒时，可抑制呼吸中枢，致呼吸减慢，也可呈潮式呼吸。一氧化碳、氰化物中毒时均可引起呼吸加快。

4. 中枢性呼吸困难 脑出血、颅内压增高、颅脑外伤等，呼吸变慢而深，并常伴有呼吸节律的异常。

5. 精神或心理性呼吸困难 见于癔症和抑郁症患者。其特点是呼吸非常频速和表浅，常因换气过度而发生呼吸性碱中毒，出现口周、肢体麻木和手足搐搦，经暗示疗法，可使呼吸困难减轻或消失。

［常考考点］肺源性呼吸困难的表现及其与常见疾病的对应关系。

要点四 呼吸困难的问诊及临床意义

1. 发病情况 注意询问是突发性还是渐进性，是吸气困难、呼气困难、吸气和呼气均困难，还应询问有无药物、毒物摄入及外伤史。

2. 发病诱因 劳力后出现呼吸困难，常见于心力衰竭早期、慢性阻塞性肺疾病、尘肺和先天性心脏病；呼吸困难于卧位时加重见于心力衰竭，直立时加重而仰卧位时缓解见于左房黏液瘤，健侧卧位时加重见于胸腔积液。

3. 伴随症状

（1）伴发热：见于肺炎、肺脓肿、胸膜炎、肺结核、急性心包炎等。

（2）伴咳嗽、咳痰：见于慢性支气管炎、阻塞性肺气肿合并感染、肺脓肿等。

（3）伴咳粉红色泡沫样痰：见于急性左心衰竭。

（4）伴大量咯血：常见于肺结核、支气管扩张症、肺癌等。

（5）伴胸痛：见于肺炎球菌性肺炎、渗出性胸膜炎、自发性气胸、支气管肺癌、肺梗死、急性心肌梗死、纵隔肿瘤等。

（6）伴意识障碍：见于脑出血、脑膜炎、尿毒症、肝性脑病、肺性脑病、各种中毒等。

［常考考点］呼吸困难的问诊要点及临床意义。

细目八 水肿

【考点突破攻略】

要点一 水肿的概念

人体组织间隙有过多液体积聚，导致组织肿胀称为水肿。可分为全身性水肿和局部性水肿。过多液体在体内组织间隙呈弥漫性分布时，称全身性水肿；而液体积聚在局部组织间隙时，称局部性水肿。当体腔内有液体积聚时称为积液，如胸腔积液、心包积液、腹腔积液等，是水肿的特殊形式。

要点二 水肿的病因

1. 全身性水肿

（1）心源性水肿：见于右心衰竭、慢性缩窄性心包炎等。

（2）肾源性水肿：见于各种肾炎、肾病综合征等。

（3）肝源性水肿：见于肝硬化、重症肝炎等。

（4）营养不良性水肿：见于低蛋白血症和维生素 B_1 缺乏。

（5）内分泌源性水肿：见于甲状腺功能减退症、垂体前叶功能减退症等。

2. 局部性水肿 见于各种组织炎症、静脉回流受阻（静脉血栓形成、静脉炎等）、淋巴回流受阻（丝虫病、淋巴管炎、肿瘤压迫等）及血管神经性水肿。

要点三 水肿的临床表现

1. 全身性水肿

（1）心源性水肿：特点是下垂性水肿，严重者可出现胸水、腹水等，常伴有呼吸困难、心脏扩大、心率加快、颈静脉怒张、肝－颈静脉回流征阳性等表现。

（2）肾源性水肿：特点为早期晨起时眼睑或颜面水肿，以后发展为全身水肿，伴有血尿、少尿、蛋白尿、管型尿、高血压、贫血等表现。

（3）肝源性水肿：主要表现为腹水，也可出现下肢踝部水肿并向上蔓延，头、面部及上肢常无水肿。常伴有肝功能受损及门静脉高压等表现，可见肝掌、蜘蛛痣等。

（4）营养不良性水肿：患者往往有贫血、乏力、消瘦等营养不良的表现。

（5）内分泌源性水肿：见于甲状腺功能减退症等黏液性水肿，特点是非凹陷性，颜面及下肢较明显，病人常伴有精神萎靡、食欲不振。

2. 局部性水肿 见于局部组织炎症，如丹毒等，常伴红、热、痛；也见于静脉回流受阻，如血栓性静脉炎、静脉血栓形成等。水肿主要出现在病变局部或病变侧肢体，可见局部肿胀明显，或伴有静脉曲张。丝虫病可引起淋巴液回流受阻，表现为象皮肿，以下肢常见。

［常考考点］各类全身性水肿的特征临床表现。

要点四 水肿的问诊要点及临床意义

1. 水肿开始的部位及发展顺序。

2. 既往病史，尤其是心、肝、肾及内分泌等疾病史。是否有使用肾上腺皮质激素、睾丸酮、雌激素等药物史。

3. 伴随症状

（1）伴颈静脉怒张、肝脏肿大和压痛，肝－颈静脉回流征阳性，见于心源性水肿。

（2）伴高血压、蛋白尿、血尿、管型尿，见于肾源性水肿。

（3）伴肝掌、蜘蛛痣、黄疸、腹壁静脉曲张，见于肝源性水肿。

4. 女性患者应注意水肿与月经、妊娠、体位的关系。

［常考考点］水肿的问诊要点及临床意义。

细目九 恶心与呕吐

【考点突破攻略】

要点一 恶心与呕吐的概念

恶心是一种上腹部不适、欲吐的感觉，可伴有流涎、出汗、皮肤苍白、心动过缓、血压下降等迷走神经兴奋的症状；呕吐是指胃或部分小肠内容物通过胃的强烈收缩，经食管或口腔排出体外的现象。恶心常为呕吐的前奏，一般恶心后随即呕吐，但两者也可单独存在。

要点二 恶心与呕吐的病因

1. 反射性呕吐

（1）消化系统疾病：胃源性呕吐，如急慢性胃炎、消化性溃疡、胃肿瘤、幽门梗阻、功能性消化不良等引起的呕吐常与进食有关，多伴有恶心先兆，吐后感轻松；肠源性呕吐见于急性肠炎、急性阑尾炎、肠梗阻等，肠梗阻者常伴腹痛、肛门停止排便排气；急慢性肝炎、急慢性胆囊炎、胆石症、胆道蛔虫、急性胰腺炎、急性腹膜炎等呕吐的特点是有恶心先兆，呕吐后不觉轻松。

（2）其他：如异味刺激、急慢性咽炎、肺炎、急性胸膜炎、肺梗死、急性心肌梗死、充血性心力衰竭、急性肾炎、泌尿系统结石、急性肾盂肾炎、尿毒症、急性盆腔炎等也可引起呕吐。

2. 中枢性呕吐

（1）中枢神经系统疾病：①脑血管疾病：如高血压脑病、脑栓塞、脑出血、椎 – 基底动脉供血不足等。②颅内感染：如脑炎、脑膜炎、脑脓肿、脑寄生虫等。

（2）全身疾病：①感染。②内分泌与代谢紊乱：如早孕反应、甲状腺危象、Addison 病危象、糖尿病酮症酸中毒、尿毒症、水电解质及酸碱平衡紊乱等。③其他：如休克、缺氧、中暑、急性溶血等。

（3）药物反应与中毒：药物反应常见于洋地黄、吗啡、雌激素、雄激素、环磷酰胺等；中毒常见于有机磷中毒、毒蕈中毒、酒精中毒、食物中毒等。

3. 前庭障碍性呕吐 常见于迷路炎、梅尼埃病、晕动病等。常伴有听力障碍、眩晕，发作时常有皮肤苍白、血压下降、心动过缓。

4. 精神因素引起的呕吐 常见于胃神经症、癔症等。

［常考考点］恶心与呕吐的病因及特点。

要点三 恶心与呕吐的问诊要点及临床意义

1. 呕吐与进食的关系 进食后出现的呕吐多见于胃源性呕吐。如餐后骤起且集体发病见于急性食物中毒。

2. 呕吐发生的时间 晨间呕吐发生在育龄女性要考虑早孕反应。服药后出现呕吐应考虑药物反应。乘飞机、车、船发生呕吐常提示晕动病。餐后 6 小时以上呕吐多见于幽门梗阻。

3. 呕吐特点

（1）有恶心先兆，呕吐后感轻松者，多见于胃源性呕吐。

（2）喷射状呕吐多见于颅内高压，常无恶心先兆，吐后不感轻松，常伴剧烈头痛、血压升高、脉搏减慢、视神经乳头水肿。

（3）无恶心，呕吐不费力，全身状态较好者，多见于神经性呕吐。

4. 呕吐物的性质

呕吐物的性质	提示疾病
咖啡色	上消化道出血
呕吐隔餐或隔日食物，并含腐酵气味	幽门梗阻
呕吐物含胆汁	十二指肠乳头以下的十二指肠或空肠梗阻
呕吐物有粪臭	低位肠梗阻
呕吐物中有蛔虫	胆道蛔虫、肠道蛔虫

5. 伴随症状

（1）伴发热：见于全身或中枢神经系统感染、急性细菌性食物中毒。

（2）伴剧烈头痛：见于颅内高压、偏头痛、青光眼。

（3）伴眩晕及眼球震颤：见于前庭器官疾病。

（4）伴腹泻：见于急性胃肠炎、急性中毒、霍乱等。

（5）伴腹痛：见于急性胰腺炎、急性阑尾炎及空腔脏器梗阻等。

（6）伴黄疸：见于急性肝炎、胆道梗阻、急性溶血。

（7）伴贫血、水肿、蛋白尿：见于肾功能衰竭。

［常考考点］恶心与呕吐的问诊要点及临床意义。

细目十 呕血与黑便

【考点突破攻略】

要点一 呕血与黑便的概念

呕血是因上消化道及其邻近器官/组织疾病，或全身性疾病导致上消化道出血，血液经口腔呕出。黑便是血液经过肠道时，血红蛋白中的铁与肠内硫化物结合，生成硫化铁而使粪便呈黑色。呕血和黑便是上消化道出血的主要症状，呕血均伴有黑便，但黑便不一定伴有呕血。

要点二　呕血与黑便得病因

1. 食管疾病　食管炎、食管癌、食管贲门黏膜撕裂、食管异物、食管裂孔疝等。食管异物刺穿主动脉可造成大量呕血，危及生命。

2. 胃及十二指肠疾病　最常见的原因是消化性溃疡。非甾体类抗炎药及应激所致的急性胃黏膜病变出血也较常见。其他病因有胃癌、急性及慢性胃炎、胃黏膜脱垂症、十二指肠炎等。

3. 肝、胆、胰的疾病　肝硬化、门静脉高压引起的食管与胃底静脉曲张破裂是引起上消化道出血的常见病因。胆道感染、胆石症、胆道肿瘤可引起胆道出血。胰腺癌、急性重症胰腺炎也可引起上消化道出血，但均少见。

4. 全身性疾病

（1）血液疾病：如白血病、再生障碍性贫血、血小板减少性紫癜、过敏性紫癜、弥散性血管内凝血（DIC）等。

（2）急性传染病：流行性出血热、钩端螺旋体病、急性重型肝炎等。

（3）其他：尿毒症、肺源性心脏病、结节性多动脉炎等。

上消化道出血前四位的病因是：消化性溃疡、食管－胃底静脉曲张破裂、急性胃黏膜病变及胃癌。

［常考考点］呕血与黑便的常见病因。

要点三　呕血与黑便的临床表现

1. 幽门以上的出血　常表现为呕血和黑便，出血量大，呕吐物呈鲜红色或暗红色，常混有血块；出血量少，呕吐物呈咖啡色或棕褐色，或只有黑便。

2. 幽门以下的出血　常无呕血，只表现为黑便。上消化道大出血时，可出现头昏、心悸、乏力、口渴、出冷汗、心率加快、血压下降等循环衰竭的表现。

要点四　呕血与黑便的问诊要点及临床意义

1. 是否为上消化道出血　呕血应与咯血及口、鼻、咽喉部位出血鉴别。黑便应与进食动物血、铁剂、铋剂等造成的黑便鉴别。

2. 出血量的估算

临床表现或检查结果	出血量估计
大便隐血试验阳性	5mL 以上
黑便	60mL 以上
呕血	胃内蓄积血量达 300mL
头昏、眼花、口干乏力、皮肤苍白、心悸不安、出冷汗，甚至昏倒	一次达 500mL 以上
周围循环衰竭	800 ～ 1000mL 以上

3. 诱因　如饮食不节、饮酒及服用某些药物、严重创伤等。

4. 既往病史　重点询问有无消化性溃疡、肝炎、肝硬化以及长期服药史。

5. 伴随症状

（1）伴慢性、周期性、节律性上腹痛，见于消化性溃疡。

（2）伴蜘蛛痣、肝掌、黄疸、腹壁静脉曲张、腹水、脾肿大，见于肝硬化门静脉高压。

（3）伴皮肤黏膜出血，见于血液病及急性传染病。

（4）伴右上腹痛、黄疸、寒战高热，见于急性梗阻性化脓性胆管炎。

［常考考点］呕血与黑便的出血量的估计。

细目十一　黄疸

【考点突破攻略】

要点一　黄疸的概念

血清总胆红素浓度升高致皮肤、黏膜、巩膜黄染称黄疸。总胆红素在 17.1 ～ 34.2μmol/L，虽然浓度升高，但无黄疸出现，叫隐性黄疸；总胆红素浓度超过 34.2μmol/L，则可出现皮肤、黏膜、巩膜黄染，称为显性黄疸。

要点二　胆红素的正常代谢途径

1. 来源　血中胆红素主要来源于血红蛋白。正常情况下，衰老的红细胞被单核 – 巨噬细胞系统破坏，释放出血红蛋白并分解为胆红素、铁、珠蛋白。此时的胆红素为不溶于水的、非结合状态的胆红素，称为非结合胆红素或游离胆红素（UCB），非结合胆红素随血流到达肝脏。

2. 肝内转变　游离胆红素在肝细胞内与葡萄糖醛酸结合形成葡萄糖醛酸胆红素，称为结合胆红素（CB）。结合胆红素为水溶性，增多时可通过肾小球滤过，从尿中排出。

3. 排泄　进入毛细胆管的结合胆红素随胆汁经胆道进入肠道，在肠道内细菌的作用下，还原为无色的尿胆原（又称粪胆原）。大部分尿胆原自粪便排出。小部分尿胆原在肠内被重吸收入血液，经门静脉回肝脏，大部分在肝细胞内再变成结合胆红素，随胆汁排入肠道，形成“胆红素的肠 – 肝循环”；其中小部分回肝的尿胆原则经体循环由肾脏排出，遇空气被氧化为尿胆素。

要点三　各型黄疸的病因、临床表现及实验室检查特点

1. 溶血性黄疸

（1）病因：①先天性溶血性贫血：如遗传性球形红细胞增多症、珠蛋白生成障碍性贫血、蚕豆病等。②后天获得性溶血性贫血：自身免疫性溶血性贫血；同种免疫性溶血性贫血，如误输异型血、新生儿溶血；非免疫性溶血性贫血，如败血症、疟疾、毒蛇咬伤、毒蕈中毒、阵发性睡眠性血红蛋白尿等。

（2）临床表现：黄疸较轻，呈浅柠檬色。急性溶血时，起病急骤，出现寒战、高热、头痛、腰痛、呕吐，尿呈酱油色或茶色。严重者出现周围循环衰竭及急性肾功能衰竭。慢性溶血常反复发作，有贫血、黄疸、脾肿大三大特征。

（3）实验室检查特点：血清总胆红素增多，以非结合胆红素为主，结合胆红素基本正常或轻度增高，尿胆原增多，尿胆红素阴性，大便颜色变深。具有溶血性贫血的改变，如贫血、网织红细胞增多、血红蛋白尿、骨髓红细胞系增生旺盛等。

2. 肝细胞性黄疸

（1）病因：病毒性肝炎、中毒性肝炎、肝硬化、肝癌、钩端螺旋体病、败血症、伤寒等。

（2）临床表现：黄疸呈浅黄至深黄色，有乏力、食欲下降、恶心呕吐，甚至出血等肝功能受损的症状及肝脾肿大等体征。

（3）实验室检查特点：血清结合及非结合胆红素均增多。尿中尿胆原通常增多，尿胆红素阳性。大便颜色通常改变不明显。有转氨酶升高等肝功能受损的表现。

3. 胆汁淤积性黄疸（阻塞性黄疸）

（1）病因：①肝外梗阻：如胆道结石、胆管癌、胰头癌、胆道炎症水肿、胆道蛔虫、胆管狭窄等引起的梗阻。②肝内胆汁淤积：胆汁排泄障碍所致，而无机械性梗阻，常见于内科疾病，如毛细胆管炎型病毒性肝炎、药物性胆汁淤积、原发性胆汁性肝硬化、妊娠期特发性黄疸等。

（2）临床表现：黄疸深而色泽暗，甚至呈黄绿色或褐绿色。胆酸盐反流入血，刺激皮肤可引起瘙痒，刺激迷走神经可引起心动过缓。粪便颜色变浅或呈白陶土色。

（3）实验室检查特点：血清结合胆红素明显增多。尿胆原减少或阴性，尿胆红素阳性。尿色深，大便颜色变浅。反映胆道梗阻的指标改变，如血清碱性磷酸酶及总胆固醇增高等。

［常考考点］溶血性黄疸、肝细胞性黄疸和阻塞性黄疸的鉴别。

要点四 黄疸的问诊要点及临床意义

1. 病史及诱因 疟疾、误输异型血等出现的黄疸多为溶血性黄疸；有肝炎病史或肝炎密切接触史，或长期使用对肝脏有害的药物，或长期从事对肝脏有害的毒物接触史者，容易发生肝脏损害，出现肝细胞性黄疸；有胆石症、胆道蛔虫症、肝结石、胆道肿瘤等胆囊疾病者，多出现阻塞性黄疸。

2. 病程 黄疸快速出现者常见于急性病毒性肝炎、急性中毒性肝炎、胆石症、急性溶血等；黄疸持续时间长者见于慢性溶血、肝硬化、肿瘤等；黄疸进行性加重者，要考虑胰头癌、胆管癌、肝癌；黄疸波动较大者常见于胆总管结石等。

3. 年龄 新生儿黄疸常见于生理性黄疸、新生儿溶血性黄疸、新生儿败血症及先天性胆道闭锁等。儿童与青少年时期出现的黄疸要考虑先天性与遗传性疾病。病毒性肝炎也多见于儿童及青年人。中年人出现黄疸常见于胆道结石、肝硬化、原发性肝癌。老年人多考虑肿瘤。

4. 伴随症状 黄疸伴有右上腹绞痛的多见于胆石症；伴有上腹部钻顶样疼痛的见于胆道蛔虫症；伴有乏力、食欲不振、厌油腻、肝区疼痛的见于病毒性肝炎；黄疸伴有进行性消瘦的应考虑肝癌、胰头癌、胆总管癌、壶腹癌等；黄疸伴有腹痛、发热的应考虑急性胆囊炎、胆管炎等。

［常考考点］黄疸常见的伴随症状。

【知识纵横比较】

三种类型黄疸的鉴别

鉴别要点		溶血性黄疸	肝细胞性黄疸	阻塞性黄疸
病因		先天或后天因素引起的溶血	肝细胞破坏	胆汁排泄受阻
常见疾病		异型输血、新生儿溶血、遗传性球形红细胞增多症、珠蛋白生成障碍性贫血、蚕豆病、败血症、疟疾、毒蛇咬伤、毒蕈中毒等	病毒性肝炎、中毒性肝炎、肝硬化、肝癌、钩端螺旋体病、败血症、伤寒	胆道结石、胆管癌、胰头癌、胆道炎症水肿、胆道蛔虫、胆道狭窄、毛细胆管性病毒性肝炎、毛细胆管炎型病毒性肝炎、药物性胆汁淤积、原发性胆汁性肝硬化、妊娠期特发性黄疸
临床表现		贫血相关症状	肝功能受损相关症状	梗阻相关症状
实验室检查	STB	↑↑	↑↑	↑↑
	CB	轻度↑或正常	↑	↑↑
	UCB	↑↑	↑	轻度↑或正常
	CB/STB	＜20%	20%～50%	＞50%
	尿胆原	强（+）	（+）或（-）	（-）
	尿胆红素	（-）	（+）	强（+）

细目十二 抽搐

【考点突破攻略】

要点一 抽搐的概念

抽搐是指一块或一组肌肉快速、重复性、不自主地阵挛性或强直性收缩。抽搐发作时一般是全身性的，伴有或不伴有意识丧失。

要点二 抽搐的病因

1. 颅脑疾病

（1）感染性疾病：如各种脑炎及脑膜炎、脑脓肿、脑寄生虫病等。

（2）非感染性疾病：①外伤：如产伤、脑挫伤、脑血肿等。②肿瘤：如原发性肿瘤（如脑膜瘤、神经胶质瘤等）及转移性脑肿瘤。③血管性疾病：如脑血管畸形、高血压脑病、脑栓塞、脑出血等。④癫痫。

2. 全身性疾病

（1）感染性疾病：如中毒性肺炎、中毒性菌痢、败血症、狂犬病、破伤风、小儿高热惊厥等。

（2）非感染性疾病：①缺氧：如窒息、溺水等。②中毒：外源性中毒，如药物、化学物；内源性中毒，如尿毒症、肝性脑病等。③代谢性疾病：如低血糖、低血钙等。④心血管疾病：如阿－斯综合征。⑤物理损伤：如中暑、触电等。⑥癔症性抽搐。

要点三　抽搐的问诊要点及临床意义

1. 病史及发病年龄　有无产伤史、产后窒息史、癫痫史、颅脑疾病史、长期服药史以及心、肺、肝、肾及内分泌疾病史等。

2. 发作情况　有无诱因及先兆、意识丧失及大小便失禁、发作时肢体抽动次序及分布。

3. 伴随症状

伴随症状	常见疾病
高热	颅内与全身的感染性疾病、小儿高热惊厥
高血压	高血压脑病、高血压脑出血、妊娠高血压综合征
脑膜刺激征	脑膜炎、蛛网膜下腔出血
瞳孔散大、意识丧失、大小便失禁	癫痫大发作
不伴意识丧失	破伤风、狂犬病、低钙抽搐、癔症性抽搐
肢体偏瘫	脑血管疾病、颅内占位性病变

［常考考点］抽搐常见的伴随症状及其临床意义。

细目十三　意识障碍

【考点突破攻略】

要点一　意识障碍的概念

意识障碍是指当弥漫性大脑皮质或脑干网状结构发生损害或功能抑制时，机体对自身状态和客观环境的识别与觉察能力出现障碍。

要点二　意识障碍的病因

1. 颅脑疾病

（1）感染性疾病：见于各种脑炎、脑膜炎、脑脓肿、脑寄生虫感染等。

（2）非感染性疾病：①占位性病变：如脑肿瘤、颅内血肿、囊肿等。②脑血管疾病：如脑出血、蛛网膜下腔出血、脑栓塞、脑血栓形成、高血压脑病等。③颅脑外伤：如颅骨骨折、脑震荡、脑挫伤、颅内血肿等。④癫痫。

2. 全身性疾病

（1）感染性疾病：见于全身严重感染性疾病，如伤寒、中毒性菌痢、重型肝炎、流行性出血热、钩端螺旋体病、中毒性肺炎、败血症等。

（2）非感染性疾病：①心血管疾病：阿－斯综合征、重度休克等。②内分泌疾病：甲状腺危象、黏液性水肿性昏迷、糖尿病酮症酸中毒、高渗性昏迷、低血糖性昏迷、垂体性昏迷等。③代谢性脑病：尿毒症昏迷、肝性脑病、肺性脑病等。④电解质及酸碱平衡紊乱等。⑤外源性中毒：如严重食物或药物中毒、毒蛇咬伤、一氧化碳中毒等。⑥物理性损伤：中暑、触电、淹溺等。

要点三　意识障碍的临床表现

1. 嗜睡　是最轻的意识障碍，患者处于病理的睡眠状态，表现为持续性的睡眠。轻刺激如推动或呼唤患者，可被唤醒，醒后能回答简单的问题或做一些简单的活动，但反应迟钝，刺激停止后，又迅速入睡。

2. 昏睡 是一种比嗜睡重的意识障碍。患者处于熟睡状态，不易唤醒。虽在强刺激下（如压迫眶上神经）可被唤醒，但不能回答问题或答非所问，而且很快又再入睡。

3. 昏迷 指意识丧失，任何强大的刺激都不能唤醒，是最严重的意识障碍。按程度不同可分为：

（1）浅昏迷：意识大部分丧失，强刺激也不能唤醒，但对疼痛刺激有痛苦表情及躲避反应。角膜反射、瞳孔对光反射、吞咽反射、眼球运动等都存在。

（2）中度昏迷：意识全部丧失，对强刺激的反应减弱，角膜反射、瞳孔对光反射迟钝，眼球活动消失。

（3）深昏迷：对疼痛等各种刺激均无反应，全身肌肉松弛，角膜反射、瞳孔对光反射、眼球活动均消失，可出现病理反射。

4. 意识模糊 是一种常见的轻度意识障碍，意识障碍程度较嗜睡重。具有简单的精神活动，但定向力有障碍，表现为对时间、空间、人物失去了正确的判断力。

5. 谵妄 是一种以兴奋性增高为主的急性高级神经中枢活动失调状态。表现为意识模糊，定向力障碍，伴错觉、幻觉、躁动不安、谵语。谵妄常见于急性感染的高热期，也可见于某些中毒（急性酒精中毒）、代谢障碍（肝性脑病）等。

［常考考点］意识障碍的临床表现。

要点四　意识障碍的问诊要点及临床意义

1. 既往史 询问有无高血压、心脏病、肝脏病、肾脏病、糖尿病、甲状腺功能亢进症、慢性阻塞性肺疾病、颅脑外伤、肿瘤、癫痫等病史，有无手术、外伤、中毒及药物过敏史等。

2. 发病诱因 询问糖尿病患者降糖药或胰岛素的用量、肝脏病患者应用镇静剂等情况，有无在高温或烈日下工作等诱因。

3. 伴随症状

（1）伴发热：先发热后有意识障碍，见于脑膜炎、脑炎、败血症等；先有意识障碍后发热，见于脑出血、蛛网膜下腔出血、脑肿瘤、脑外伤等。

（2）伴呼吸缓慢：见于吗啡、巴比妥类、有机磷杀虫剂等中毒、颅内高压等。

（3）伴瞳孔散大：见于脑疝、脑外伤，颠茄类、酒精、氰化物等中毒，癫痫，低血糖昏迷等。

（4）伴瞳孔缩小：见于脑桥出血，吗啡类、巴比妥类及有机磷杀虫剂等中毒。

（5）伴高血压：见于高血压脑病、脑梗死、脑出血、尿毒症等。

（6）伴心动过缓：见于颅内高压症、房室传导阻滞、甲状腺功能减退症、吗啡类中毒等。

（7）伴脑膜刺激征：见于各种脑膜炎、蛛网膜下腔出血等。

［常考考点］意识障碍的伴随症状及其意义。

【例题实战模拟】

A1 型题

1. 下列各项，可见间歇热的是

A. 急性肾盂肾炎　B. 肺炎　C. 风湿热　D. 渗出性胸膜炎　E. 霍奇金病

2. 体温在 39℃以上，一日内波动范围超过 2℃者，多见于

A. 风湿热　B. 伤寒　C. 疟疾　D. 大叶性肺炎　E. 中暑

3. 下列疾病，表现为弛张热的是

A. 肺炎球菌性肺炎　B. 疟疾　C. 布鲁菌病　D. 渗出性胸膜炎　E. 风湿热

4. 下列不符合胸壁疾患所致胸痛特点的是

A. 疼痛部位较固定　B. 局部有压痛　C. 举臂动作时可加剧

D. 因情绪激动而诱发　E. 深呼吸或咳嗽可加剧

5. 下列哪种病变引起的胸痛常沿一侧肋间神经分布

A. 胸肌劳损　B. 流行性胸痛　C. 颈椎病　D. 带状疱疹　E. 皮下蜂窝织炎

6. 下列不会出现胸痛症状的是

A. 带状疱疹　B. 肺癌　C. 气胸　D. 心包炎　E. 哮喘

7. 犬吠样咳嗽，可见于

A. 急性喉炎　B. 急性支气管炎　C. 支气管哮喘　D. 肺结核　E. 肺癌

8. 肺炎球菌性肺炎的痰液特征是

A. 粉红色泡沫样痰　B. 鲜红色痰　C. 棕褐色痰　D. 铁锈色痰　E. 灰黄色痰

9. 引起吸气性呼吸困难的疾病是

A. 气管肿瘤　B. 慢性阻塞性肺疾病　C. 支气管哮喘　D. 气胸　E. 大块肺不张

10. 左心功能不全发生夜间阵发性呼吸困难的机制是

A. 通气功能障碍　B. 换气功能障碍　C. 呼吸中枢受抑制

D. 外周化学感受器调节紊乱　E. 酸中毒

11. 支气管哮喘呼吸困难的类型是

A. 呼气性　B. 吸气性　C. 混合性　D. 阵发性　E. 腹式呼吸消失

12. 夜间阵发性呼吸困难，可见于

A. 急性脑血管疾病　B. 癔症　C. 急性感染所致的毒血症

D. 慢性阻塞性肺疾病　E. 左心功能不全

13. 下列不能引起中枢性呕吐的是

A. 耳源性眩晕　B. 洋地黄中毒　C. 尿毒症　D. 胆囊炎　E. 妊娠反应

14. 喷射性呕吐，可见于

A. 耳源性眩晕　B. 胃炎　C. 肠梗阻　D. 尿毒症　E. 脑炎

15. 下列不出现周围性呕吐的是

A. 洋地黄中毒　B. 急性胃炎　C. 胃穿孔　D. 胆囊炎　E. 咽部受激惹

16. 呕吐与头部位置改变有密切关系的疾病是

A. 脑炎　B. 耳源性眩晕　C. 妊娠反应　D. 尿毒症　E. 糖尿病酮症酸中毒

17. 上消化道出血可单纯表现为呕血或黑便，也可两者兼有，这取决于

A. 原发病　B. 出血部位　C. 出血量　D. 血在胃内的停留时间　E. 胃的解剖位置

18. 呕血呈暗红色，是由于

A. 血在胃中停留时间长，被氧化　B. 是静脉血，非动脉血　C. 血红蛋白与胃酸结合而变性

D. 患者在缺氧情况下发生呕血　E. 血红蛋白与硫化物结合而变性

19. 下列关于溶血性黄疸的叙述，正确的是

A. 尿中结合胆红素阳性　B. 尿中结合胆红素阴性　C. 血中非结合胆红素不增加

D. 尿胆原阴性　E. 大便呈灰白色

20. 下列不能引起阻塞性黄疸的是

A. 疟疾　B. 胆管癌　C. 肝癌　D. 胆道蛔虫症　E. 总胆管结石

21. 下列不属于意识障碍的是

A. 嗜睡　B. 抽搐　C. 意识模糊　D. 谵妄　E. 昏迷

22. 下列不属于谵妄表现的是

A. 意识大部分丧失　B. 谵语　C. 躁动不安　D. 意识模糊　E. 错觉

A2 型题

23. 患者，女，70 岁。冠心病史 5 年。今日突然心悸气短，不能平卧，咳嗽，咳粉红色泡沫样痰。应首先考虑的是

A. 肺癌　B. 肺脓肿　C. 肺结核　D. 急性肺水肿　E. 支气管扩张

24. 患者，食欲减退，乏力。查体：全身及巩膜黄染，胆囊明显肿大，无压痛。应首先考虑的是

A. 胰腺癌　B. 胰腺炎　C. 胆道蛔虫症　D. 胆囊炎　E. 胆结石

25. 患者，65 岁。皮肤、巩膜黄染呈进行性加重，大便持续变白，病后消瘦明显。应首先考虑的是

A. 急性病毒性肝炎　B. 肝硬化　C. 肝癌　D. 胰头癌　E. 胆总管结石

B1 型题

A. 急性发热　B. 黄疸　C. 呕吐　D. 腹泻　E. 血便

26. 肠梗阻可见腹痛，并伴有

27. 肠套叠可见腹痛，并伴有

A. 慢性规律性的上腹痛　B. 无规律性的上腹痛　C. 右上腹绞痛
D. 左上腹剧痛　E. 全腹剧痛

28. 胆道结石，常表现
29. 消化性溃疡，常表现

A. 癔症　B. 破伤风　C. 脑血管疾病　D. 中毒性菌痢　E. 细菌性脑膜炎

30. 抽搐伴高血压、肢体瘫痪，见于
31. 抽搐伴苦笑面容，见于

【参考答案】

1. A　2. A　3. E　4. D　5. D　6. E　7. A　8. D　9. A　10. B　11. A　12. E　13. D　14. E　15. A　16. B　17. C　18. C　19. B　20. A　21. B　22. A　23. D　24. A　25. D　26. C　27. E　28. C　29. A　30. C　31. B

第二单元　问　诊

【考点突破攻略】

要点一　问诊的方法与注意事项

1. 问诊的方法　医生对患者首先从礼节性谈话开始，自我介绍，明确患者本次就诊目的，根据不同患者的具体情况，采用不同类型的提问方式，语言要通俗易懂，避免使用医学术语，可用开放性或直接提问，避免诱导式或暗示性、责难性、连续性提问及杂乱无章的重复提问。每一部分病史询问结束时要进行归纳总结。对危重患者询问要简明扼要，迅速，并立即进行抢救。

2. 问诊的注意事项　问诊时环境要安静；仪表、礼节和友善的举止；态度要和蔼、亲切、同情和耐心，应对患者适当微笑或赞许地点头示意；交谈时采取适当的姿势表示对患者的尊重和理解；不乱解释，不要不懂装懂，也不要简单回答“不知道”，可以提供自己所知道的情况供患者参考；问诊时记录要尽量简单、快速，并与患者作必要的眼神交流；问诊结束时，应感谢患者的合作。

要点二　问诊的内容

1. 一般项目　包括姓名、性别、年龄、婚否、出生地、民族、工作单位、职业、现住址、就诊或入院日期、病史记录日期、病史叙述者等。

2. 主诉　病人就诊的主要原因，即感觉最明显、最痛苦的症状或体征及持续时间。确切的主诉常可提供对某系统疾病的诊断线索。记录主诉要简明，尽可能用患者自己的言词，不用诊断用语。如“反复上腹隐痛8年，解黑大便2天”“活动后心慌、气短2年，下肢水肿1周”“进行性吞咽困难1月余”等。对当前无症状表现，诊断资料和入院目的又十分明确的患者，也可用以下方式记录主诉。如“血糖升高2个月，入院进一步检查”“发现胆囊结石2个月，入院接受手术治疗”。

3. 现病史　包括以下几个方面：①起病情况：起病时间、起病急缓、有无病因或诱因等。②主要症状特征：包括症状的部位、性质、持续时间和程度等。③病因和诱因：应询问与本次发病有关的病因（如外伤、中毒、感染、遗传、过敏等）和诱因（如气候变化、环境改变、情绪激动或抑郁、饮食起居失调等）。④病情发展与演变过程：起病后主要症状的变化，缓解或加重的因素等。⑤伴随症状。⑥诊治经过。⑦患者的一般情况。

4. 既往史　包括患者既往的健康状况和过去曾经患过的疾病（包括各种传染病）、外伤手术、预防接种、过敏史等，尤其是与现病有密切关系的疾病的历史。如冠心病的患者，应当询问以往有无过高血压病、血脂异常、糖尿病等；对风湿性心脏病患者，应询问过去有无反复咽痛、游走性关节痛等；对肝硬化的患者，应询问过去有无黄疸、营养障碍及酗酒史；气胸患者，应询问既往有无肺结核、慢性阻塞性肺疾病等。

5. 个人史 包括：①社会经历：出生地、居住地区和居留时间、受教育程度、经济生活和业余爱好。②职业和工作条件：工种、劳动环境、对工业毒物的接触情况及时间。③习惯与嗜好：起居与卫生习惯、饮食的规律与质量、烟酒嗜好与摄入量，以及异嗜癖和麻醉毒品等。④冶游史。

6. 婚姻史 询问患者的婚姻状况，是未婚、已婚，还是离异等。

7. 月经生育史 女性应询问其月经初潮年龄、月经周期和经期天数，经血量和颜色，有无痛经，闭经日期或绝经年龄。记录如下：

$$\text{初潮年龄}\ \frac{\text{行经期（天）}}{\text{月经周期（天）}}\ \text{末次月经时间（或绝经年龄）}$$

生育史包括妊娠、生育次数，人工或自然流产次数，有无早产、剖宫产、死胎、产褥热及计划生育情况等。

8. 家族史 询问患者家族中是否有相同疾病患者，有无患遗传相关的疾病，如血友病、糖尿病、高血压病、中风、癫痫、恶性肿瘤、哮喘、精神病等。

［常考考点］问诊的内容。

【例题实战模拟】

B1 型题

A. 呼吸困难　B. 呕吐　C. 腰痛　D. 肌肉震颤　E. 腹泻

1. 属呼吸系统疾病问诊内容的是

2. 属循环系统疾病问诊内容的是

【参考答案】

1. A　2. A

第三单元　检体诊断

细目一　基本检查法

【考点突破攻略】

要点一　视诊的内容和方法

视诊是检查者用眼睛来观察被检者全身或局部表现的检查方法。视诊既能观察全身的一般状态，如年龄、发育、营养、意识状态、面容与表情、体位、姿态、步态等，又能观察局部体征，如皮肤、黏膜、五官、头颈、胸廓、腹部、脊柱、肌肉、骨骼、关节等外形特点。但对特殊部位则需借助特殊仪器进行检查。

在体格检查中，视诊适用范围广，使用器械少，得到的体征最多，常能提供重要的诊断资料和线索。视诊时应注意：①应在间接日光下或灯光下进行，但观察皮疹或黄疸时必须在自然光线下进行，观察搏动、肿物、某些器官的轮廓时以侧面光线为宜；②在温暖环境中进行，被检者采取适宜的体位，裸露全身或检查部位，如需要可配合做某些动作；③应按一定顺序，系统、全面而细致地对比观察；④应结合触诊、叩诊、听诊、嗅诊等检查方法，综合分析、判断，使检查结果更具有临床意义。

要点二　常用触诊方法及检查范围和注意事项

常用触诊手法适用范围总结，见下表。

常用触诊手法的适用范围

触诊使用部位	检查部位	触诊方法		举例
指腹和掌指关节掌面的皮肤	体表浅在病变	浅部触诊		关节，软组织，浅部的血管、神经，阴囊和精索等
	腹腔内病变和脏器的检查	深部触诊	深部滑行触诊	腹腔深部包块和胃肠病变的检查
			双手触诊	肝、脾、肾、子宫和腹腔肿物的检查
			深压触诊	探测腹部深在病变部位或确定腹腔压痛点
			冲击触诊（浮沉触诊法）	大量腹水而肝、脾难以触及时

要点三　叩诊的方法及常见叩诊音

1. 叩诊方法

（1）间接叩诊法：叩诊时左手中指第 2 指节紧贴于叩诊部位，其余手指稍微抬起，勿与体表接触；右手各指自然弯曲，以右手中指指端叩击左手中指第 2 指骨的前端。叩击方向应与叩诊部位的体表垂直，主要以活动腕关节与掌指关节进行叩诊，避免肘关节及肩关节参加活动。叩击动作要灵活、短促并富有弹性。叩击后右手中指应立即抬起，以免影响音响的振幅与频率。在一个部位每次只需连续叩击 2 ～ 3 下，如印象不深，可再连续叩击 2 ～ 3 下，不间断地连续叩击反而不利于对叩诊音的分辨。叩击用力要均匀适中，使产生的音响一致，才能正确判断叩诊音的变化。叩击力量的轻重，应根据不同的检查部位、病变组织的性质、范围大小、位置深浅等具体情况而定。

（2）直接叩诊法：适用于胸部或腹部面积较广泛的病变，如胸膜粘连或增厚、气胸、大量胸水或腹水等。

2. 常见叩诊音

常见叩诊音及临床意义

叩诊音	生理情况	病理状态
清音	正常肺部的叩诊音	—
浊音	被肺的边缘所覆盖的心脏或肝脏部分	肺组织含气量减少（如肺炎）
鼓音	胃泡区及腹部	肺空洞、气胸或气腹
过清音	—	肺气肿
实音	心脏、肝脏	大量胸腔积液或肺实变

［常考考点］常见叩诊音及临床意义。

要点四　嗅诊常见异常气味及临床意义

1. 痰液　血腥味，见于大咯血的患者；痰液恶臭，提示支气管扩张症或肺脓肿。

2. 脓液　恶臭味应考虑气性坏疽的可能。

3. 呕吐物　粪臭味见于肠梗阻，酒味见于饮酒和醉酒等，浓烈的酸味见于幽门梗阻或狭窄等。

4. 呼气味　浓烈的酒味见于酒后或醉酒，刺激性蒜味见于有机磷农药中毒，烂苹果味见于糖尿病酮症酸中毒，氨味见于尿毒症，腥臭味见于肝性脑病。

［常考考点］常见异常气味及临床意义。

细目二　全身状态检查及临床意义

【考点突破攻略】

要点一　生命体征检查的内容及临床意义

1. 体温测量

（1）口腔温度：正常值为 36.3 ～ 37.2℃。

（2）肛门温度：正常值为 36.5 ～ 37.7℃。

（3）腋下温度：正常值为 36 ～ 37℃。

2. 脉搏检查

（1）脉率：正常成人，在安静状态下脉率为 60 ～ 100 次 / 分钟。儿童较快，婴幼儿可达 130 次 / 分钟。病理状态下：①脉率增快，见于发热、疼痛、贫血、甲状腺功能亢进症、心力衰竭、休克、心肌炎等；②脉率减慢，见于颅内高压、病态窦房结综合征、二度及以上窦房或房室传导阻滞，或服用强心苷、钙拮抗剂、β 受体阻滞剂等药时；③脉率少于心率，称脉搏短绌，见于房颤、频发早搏等。

（2）节律：房颤和早搏时，脉律不整齐。房颤时，脉搏节律完全无规律，同时有脉搏强弱不一和脉搏短绌，称为脉搏绝对不齐。

3. 血压

（1）直接测量法。

（2）间接测量法：目前广泛采用袖带加压法。

根据《中国高血压防治指南》（2010 年修订版），血压水平的定义和分类标准见下表。

血压水平的定义和分类

分类	收缩压（mmHg）		舒张压（mmHg）
正常血压	＜ 120	和	＜ 80
正常高值血压	120 ～ 139	和 / 或	80 ～ 89
高血压	≥ 140	和 / 或	≥ 90
1 级高血压（轻度）	140 ～ 159	和 / 或	90 ～ 99
2 级高血压（中度）	160 ～ 179	和 / 或	100 ～ 109
3 级高血压（中度）	≥ 180	和 / 或	≥ 110
单纯收缩期高血压	≥ 140	和	＜ 90

（3）血压变异的临床意义

①高血压：未服抗高血压药的情况下，至少 3 次非同日测量血压，收缩压≥ 140mmHg 和（或）舒张压≥ 90mmHg，即为高血压。如果只有收缩压达到高血压标准，则称为单纯收缩期高血压。高血压绝大多数见于高血压病（亦称原发性高血压）；继发性高血压少见（约＜ 5%），见于肾脏疾病、肾上腺皮质或髓质肿瘤、肢端肥大症、甲状腺功能亢进症、妊娠高血压综合征等所致的血压增高。

②低血压：血压低于 90/60mmHg 时，称为低血压。常见于休克、急性心肌梗死、心力衰竭、心包填塞、肾上腺皮质功能减退症等，也可见于极度衰竭的病人。

③脉压增大和减小：脉压＞ 40mmHg 称为脉压增大，见于主动脉瓣关闭不全、动脉导管未闭、动静脉瘘、高热、甲状腺功能亢进症、严重贫血、动脉硬化等。脉压＜ 30mmHg 称为脉压减小，见于主动脉瓣狭窄、心力衰竭、休克、心包积液、缩窄性心包炎等。

［常考考点］血压水平的定义和分类标准。

要点二　发育与体型

发育的正常与否，通常以年龄与体格成长状态（身高、体重）、智力和性征（第一、第二性征）之间的关系来判断。发育正常时，年龄与体格、智力和性征的成长状态是相应的。

体型分为：均称型、矮胖型、瘦长型。

要点三　营养状态

1. 判定方法　营养状态的好坏，可根据皮肤、毛发、皮下脂肪、肌肉的发育情况来综合判断，临床上常用良好、中等、不良三个等级来概括。

2. 常见的营养异常状态

（1）营养不良：体重减轻到低于标准体重的 90%时称为消瘦。

（2）肥胖：超过标准体重 20%以上者为肥胖。

要点四　意识状态

检查者可通过与患者交谈来了解其思维、反应、情感活动、计算能力、记忆力、注意力、定向力（即对时间、人物、地点，以及对自己本身状态的认识能力）等方面的情况。对较为严重者应同时做痛觉试验（如重压患者眶上缘）、瞳孔对光反射、角膜反射、腱反射等，以判断有无意识障碍及其程度。对昏迷患者，重点注意生命体征，尤其是呼吸的频率和节律，瞳孔大小，眼底有无视乳头水肿、出血，有无偏瘫、锥体束征、脑膜刺激征等。

要点五　面容与表情

面容与表情	表现	临床意义
急性（热）病容	面色潮红，兴奋不安，呼吸急促，表情痛苦，有鼻翼扇动，口唇疱疹	肺炎球菌性肺炎、流行性脑脊髓膜炎、急性化脓性阑尾炎
慢性病容	面容憔悴，面色晦暗或苍白无华，双目无神，表情淡漠	恶性肿瘤、肝硬化、严重肺结核等慢性消耗性疾病
肾病面容	面色苍白，眼睑、颜面浮肿	慢性肾炎、慢性肾盂肾炎、慢性肾功能衰竭
肝病面容	面颊瘦削，面色灰褐，额部、鼻背、双颊有褐色色素沉着	慢性肝炎、肝硬化
甲状腺功能亢进面容	眼裂增大，眼球突出，目光闪烁，呈惊恐貌，兴奋不安，烦躁易怒	甲状腺功能亢进症
黏液性水肿面容	面色苍白，睑厚面宽，颜面浮肿，目光呆滞，反应迟钝，眉毛、头发稀疏	甲状腺功能减退症
二尖瓣面容	面色晦暗，双颊紫红，口唇轻度发绀	风湿性心瓣膜病二尖瓣狭窄
伤寒面容	表情淡漠，反应迟钝，呈无欲状态	伤寒、脑脊髓膜炎、脑炎等
苦笑面容	发作时牙关紧闭，面肌痉挛，呈苦笑状	破伤风
满月面容	面圆如满月，皮肤发红，常伴痤疮和小须	库欣综合征及长期应用肾上腺皮质激素的患者
肢端肥大症面容	头颅增大，脸面变长，下颌增大并向前突出，眉弓及两颧隆起，唇舌肥厚，耳鼻增大	肢端肥大症
面具面容	面部呆板、无表情，似面具样	帕金森病、脑炎
贫血面容	面色苍白，口唇色淡，表情疲惫	各种原因所致的贫血

［常考考点］常见的面容及临床意义。

要点六　体位及步态

1. 体位检查

（1）自动体位：身体活动自如，不受限制，见于正常人、轻病或疾病早期。

（2）被动体位：患者不能随意调整或变换体位，需别人帮助才能改变体位。见于极度衰弱或意识丧失的患者。

（3）强迫体位：患者为减轻疾病所致的痛苦，被迫采取的某些特殊体位。常见的体位有以下几种：

①强迫仰卧位：患者仰卧，双腿蜷曲，借以减轻腹部肌肉紧张。见于急性腹膜炎等。

②强迫俯卧位：通过俯卧位减轻脊背肌肉的紧张程度，常见于脊柱疾病。

③强迫侧卧位：通过侧卧于患侧，以减轻疼痛，且有利于健侧代偿呼吸。见于一侧胸膜炎及大量胸腔积液。

④强迫坐位：患者坐于床沿，以两手置于膝盖上或扶持床边。见于心、肺功能不全者。

⑤强迫蹲位：活动中因呼吸困难和心悸而采取蹲位以缓解症状。见于发绀型先天性心脏病。

⑥辗转体位：患者坐卧不安，辗转反侧。见于胆绞痛、肾绞痛、肠绞痛等。

⑦角弓反张位：患者颈及脊背肌肉强直，头向后仰，胸腹前凸，背过伸，躯干呈反弓形。见于破伤风、小儿脑膜炎等。

2. 步态检查

（1）痉挛性偏瘫步态：瘫痪侧上肢呈内收、旋前，指、肘、腕关节屈曲，无正常摆动；下肢伸直并外旋，举步时将患侧骨盆抬高以提起瘫痪侧下肢，然后以髋关节为中心，脚尖拖地，向外划半个圆圈并跨前一步，故又称划圈样步态。多见于急性脑血管疾病的后遗症。

（2）醉酒步态：行走时重心不稳，左右摇晃，状如醉汉。见于小脑病变、酒精中毒等。

（3）慌张步态：步行时头及躯干前倾，步距较小，起步动作慢，但行走后越走越快，有难以止步之势。见于帕金森病，又称震颤麻痹。

（4）蹒跚步态（鸭步）：走路时身体左右摇摆似鸭行。见于佝偻病、大骨节病、进行性肌营养不良、先天性双髋关节脱位等。

（5）共济失调步态：起步时一脚高抬，骤然垂落，且双目向下注视，两脚间距很宽，以防身体倾斜，闭目时不能保持平衡。见于小脑或脊髓后索病变，如脊髓痨。

（6）剪刀步态：双下肢肌张力过高，行走时两腿交叉呈剪刀状。见于脑瘫或截瘫患者。

（7）间歇性跛行：行走时，因下肢突发疼痛而停止前行，休息后继续前行。见于闭塞性动脉硬化、高血压动脉硬化等。

（8）跨阈步态：患足下垂，行走时先将膝关节、髋关节屈曲，使患肢抬很高才能起步，如跨越门槛之势。见于腓总神经麻痹出现的足下垂患者。

［常考考点］体位与步态异常的表现及临床意义。

细目三　皮肤检查及临床意义

【考点突破攻略】

要点一　弹性、颜色、温度检查

1. 皮肤弹性

（1）减弱：长期消耗性疾病或严重脱水。

（2）增加：发热。

2. 皮肤颜色

皮肤颜色	常见疾病
红	发热性疾病、阿托品和一氧化碳中毒等； 一氧化碳中毒患者的皮肤、黏膜呈樱桃红色； 皮肤持久性发红可见于库欣（Cushing）综合征及真性红细胞增多症
苍白	贫血、寒冷、休克、虚脱； 只有肢端苍白者——雷诺病、血栓闭塞性脉管炎
黄	黄疸——肝细胞损害、胆道阻塞或溶血性疾病
发绀	单位容积血液中脱氧血红蛋白增多（＞50g/L）所致。发绀的常见部位为舌、唇、耳郭、面颊和指端
色素沉着	全身性色素沉着——慢性肾上腺皮质功能减退、肝硬变、肝癌晚期等； 妊娠斑、老年斑
色素脱失	白癜风、黏膜白斑、白化症

3. 湿度与出汗

（1）出汗增多：见于风湿热、结核病、甲状腺功能亢进症、佝偻病、布氏杆菌病等。

（2）盗汗（夜间睡后出汗）：见于肺结核活动期。

（3）冷汗（手脚皮肤发凉、大汗淋漓）：见于休克与虚脱。

（4）无汗：见于维生素A缺乏症、黏液性水肿、硬皮病和脱水等。

要点二　皮疹、皮下出血、蜘蛛痣、皮下水肿检查

1. 皮疹　检查时应注意皮疹出现与消失的时间、发展顺序、分布部位、形状及大小、颜色、压之是否褪色、平坦或隆起、有无瘙痒和脱屑等。常见的皮疹有以下几种：

（1）斑疹：只是局部皮肤发红，一般不高出皮肤。见于麻疹初起、斑疹伤寒、丹毒、风湿性多形性红斑等。

（2）玫瑰疹：是一种鲜红色的圆形斑疹，直径 2 ～ 3mm，由病灶周围的血管扩张所形成，压之褪色，松开时又复现，多出现于胸腹部。对伤寒或副伤寒具有诊断意义。

（3）丘疹：直径小于 1cm，除局部颜色改变外还隆起皮面，为局限、充实的浅表损害，见于药物疹、麻疹、猩红热及湿疹等。

（4）斑丘疹：在丘疹周围合并皮肤发红的底盘，称为斑丘疹。见于风疹、猩红热、湿疹及药物疹等。

（5）荨麻疹：又称风团块，是由于皮肤、黏膜的小血管反应性扩张及渗透性增加而产生的一种局限性暂时性水肿。主要表现为边缘清楚的红色或苍白色的瘙痒性皮肤损害，出现快，消退快，消退后不留痕迹。见于各种异性蛋白性食物或药物等过敏。

2. 皮下出血

（1）瘀点：皮肤或黏膜下出血，出血面的直径小于 2mm 者，称为瘀点；小的出血点容易和小红色皮疹或小红痣相混淆，皮疹压之褪色，而出血点压之不褪色，小红痣加压虽不褪色，但触诊时可稍高出平面，并且表面发亮。

（2）紫癜：皮下出血直径在 3 ～ 5mm 者，称为紫癜。

（3）瘀斑：皮下出血直径＞ 5mm 者，称为瘀斑。

（4）血肿：片状出血并伴有皮肤显著隆起者，称为血肿。

皮肤黏膜出血常见于造血系统疾病重症感染、某些血管损害的疾病，以及某些毒物或药物中毒等。

3. 蜘蛛痣 蜘蛛痣是皮肤小动脉末端分支扩张所形成的血管痣。蜘蛛痣出现部位多在上腔静脉分布区，如面、颈、手背、上臂、前胸和肩部等处。检查时除观察其形态外，可用铅笔尖或火柴杆等压迫蜘蛛痣的中心，如周围辐射状的小血管随之消退，解除压迫后又复出现，则证明为蜘蛛痣。蜘蛛痣的发生与雌激素增多有关，常见于慢性肝炎、肝硬化，是肝脏对体内雌激素的灭活能力减弱所致。健康妇女在妊娠期间、月经前或月经期偶尔也可出现蜘蛛痣。慢性肝病患者手掌大、小鱼际处常发红，加压后褪色，称为肝掌，其发生机制与蜘蛛痣相同。

4. 皮下水肿 皮下组织间隙液体积聚过多使组织肿胀，称为水肿。手指按压后凹陷不能很快恢复者，称为凹陷性水肿。黏液性水肿及象皮肿指压后无组织凹陷，称非凹陷性水肿。黏液性水肿见于甲状腺功能减退症，象皮肿见于丝虫病。全身性水肿常见于肾炎、肾病综合征、心力衰竭（尤其是右心衰竭）、失代偿期肝硬变和营养不良等；局部性水肿可见于局部炎症、外伤、过敏、血栓形成所致的毛细血管通透性增加，静脉或淋巴回流受阻。

［常考考点］皮疹、皮下出血、蜘蛛痣、皮下水肿的表现及临床意义。

要点三 皮下结节、毛发检查

1. 皮下结节 皮下圆形或椭圆形小节，无压痛，推之活动，多出现在关节附近或长骨隆起部位及肌腱上。常见的有风湿结节、痛风结节、Osler 小结、结节性多动脉炎、囊虫幼结节等。检查时应注意其大小、硬度、部位、活动度、有无压痛。

2. 毛发 病理性毛发稀少常见的原因有：①头部皮肤疾病：如脂溢性皮炎。②神经营养障碍：如斑秃。③某些发热性疾病后：如伤寒可致弥漫性脱发。④某些内分泌疾患：如甲状腺功能减退症、垂体前叶功能减退等。⑤理化因素性脱发：如过量的放射线影响，某些抗癌药物（如环磷酰胺等）的使用。某些疾病也可使毛发增多，如库欣综合征或长期使用肾上腺皮质激素者，女性患者除一般体毛增多外，还可呈男性体毛分布，如生长胡须。

【知识纵横比较】

皮疹表现及其常见疾病小结

皮疹	表现	常见疾病
斑疹	局部皮肤发红，不高出皮肤	麻疹初起、斑疹伤寒、丹毒、风湿性多形性红斑
丘疹	直径小于 1cm，除局部颜色改变外还隆起皮面	药物疹、湿疹、猩红热、麻疹
斑丘疹	丘疹周围合并皮肤发红的底盘	药物疹、湿疹、猩红热、风疹
玫瑰疹	鲜红色的圆形斑疹，压之褪色，松开时复现	伤寒或副伤寒
荨麻疹（风团块）	边缘清楚的红色或苍白色的瘙痒性皮肤损害	过敏

细目四　淋巴结检查

【考点突破攻略】

要点一　浅表淋巴结分布

浅表淋巴结分布在耳前、耳后、乳突区、枕骨下区、颌下、颏下、颈后三角、颈前三角、锁骨上窝、腋窝、滑车上、腹股沟和腘窝等部位。检查表浅淋巴结时，应按以上顺序进行。

要点二　浅表淋巴结检查方法

检查某部淋巴结时，应使该部皮肤和肌肉松弛，以利于触摸。如发现有肿大的浅表淋巴结，应记录其位置、数目、大小、质地、移动度，表面是否光滑，有无粘连，局部皮肤有无红肿、压痛和波动，是否有瘢痕、溃疡和瘘管等，同时应注意寻找引起淋巴结肿大的病灶。

［常考考点］浅表淋巴结检查顺序和方法。

要点三　局部和全身浅表淋巴结肿大的临床意义

1. 局限性淋巴结肿大的原因

（1）非特异性淋巴结炎：一般炎症所致的淋巴结肿大多有触痛，表面光滑，无粘连，质不硬。颌下淋巴结肿大常由口腔内炎症所致；颈部淋巴结肿大常由化脓性扁桃体炎、齿龈炎等急慢性炎症所致；上肢、胸壁及乳腺的炎症常引起腋窝淋巴结肿大；下肢、会阴及臀部的炎症常引起腹股沟淋巴结肿大。

（2）淋巴结结核：肿大淋巴结常发生在颈部血管周围，多发性，质地较硬，大小不等，可互相粘连或与邻近组织、皮肤粘连，移动性稍差。如组织发生干酪性坏死，则可触到波动感；晚期破溃后形成瘘管，愈合后可形成瘢痕。

（3）转移性淋巴结肿大：恶性肿瘤转移所致的淋巴结肿大，质硬或有橡皮样感，一般无压痛，表面光滑或有突起，与周围组织粘连而不易推动。左锁骨上窝淋巴结肿大，多为腹腔脏器癌肿（胃癌、肝癌、结肠癌等）转移；右锁骨上窝淋巴结肿大，多为胸腔脏器癌肿（肺癌等）转移。鼻咽癌易转移到颈部淋巴结；乳腺癌最早经胸大肌外侧缘淋巴管侵入同侧腋下淋巴结。

2. 全身淋巴结肿大　常见于传染性单核细胞增多症、淋巴细胞白血病、淋巴瘤和系统性红斑狼疮。

［常考考点］转移性淋巴结肿大的部位及临床意义。

细目五　头部检查

【考点突破攻略】

要点一　头颅形状、大小检查

1. 小颅　婴幼儿前囟过早闭合可引起小头畸形，同时伴有智力发育障碍（痴呆症）。

2. 方颅　前额左右突出，头顶平坦呈方颅畸形。见于小儿佝偻病、先天性梅毒。

3. 巨颅　额、头顶、颞和枕部膨大呈圆形，颜面部相对很小，头皮静脉明显怒张。由于颅内高压，压迫眼球，形成双目下视、巩膜外露的特殊面容，称为落日现象，见于脑积水。

要点二　眼部检查

1. 眼睑　检查时注意观察有无红肿、浮肿，睑缘有无内翻或外翻，睫毛排列是否整齐及生长方向，两侧眼睑是否对称，上睑抬起及闭合功能是否正常。

（1）上睑下垂：双上眼睑下垂见于重症肌无力、先天性上眼睑下垂；单侧上眼睑下垂常见于各种疾病引起的动眼神经麻痹，如脑炎、脑脓肿、蛛网膜下腔出血、白喉、外伤等。

（2）眼睑水肿：眼睑组织疏松，初发或轻度水肿常先出现在眼睑。眼睑水肿多见于肾炎、慢性肝病、贫血、营养不良、血管神经性水肿等。

（3）眼睑闭合不全：双侧眼睑闭合不全常见于甲状腺功能亢进症；单侧眼睑闭合不全常见于面神经麻痹。

2. 结膜 分为睑结膜、穹隆结膜和球结膜三部分。检查时应注意有无充血、水肿、乳头增生、结膜下出血、滤泡和异物等。

（1）结膜发红、水肿、充血，见于结膜炎、角膜炎、沙眼早期。

（2）结膜苍白，见于贫血。

（3）结膜发黄，见于黄疸。

（4）睑结膜有滤泡或乳头，见于沙眼。

（5）结膜有散在出血点，见于亚急性感染性心内膜炎。

（6）结膜下片状出血，见于外伤及出血性疾病，亦可见于高血压、动脉硬化。

（7）球结膜下水肿，见于脑水肿或输液过多。

3. 巩膜 检查巩膜有无黄染应在自然光线下进行。病人出现黄疸时，巩膜黄染均匀，血液中其他黄色色素增多时（如胡萝卜素与阿的平等），一般黄染只出现于角膜周围。

4. 角膜 检查时应注意角膜的透明度，有无白斑、云翳、溃疡、角膜软化和血管增生等。角膜边缘出现灰白色混浊环，称为老年环，是类脂质沉着所致，多见于老年人或早老症。角膜边缘出现黄色或棕褐色环，环外缘清晰，内缘模糊，是铜代谢障碍的体征，称为凯－费环（角膜色素环），见于肝豆状核变性（Wilson 病）。

5. 瞳孔 正常瞳孔直径 2 ～ 5mm，两侧等大等圆。检查瞳孔时，应注意其大小、形态、双侧是否相同、对光反射和调节反射是否正常。

（1）瞳孔大小：病理情况下，瞳孔缩小（＜ 2mm）常见于虹膜炎、有机磷农药中毒、毒蕈中毒，以及吗啡、氯丙嗪、毛果芸香碱等药物影响；瞳孔扩大（＞ 5mm）见于外伤、青光眼绝对期、视神经萎缩、完全失明、濒死状态、颈交感神经刺激和阿托品、可卡因等药物影响。

（2）瞳孔大小不等：双侧瞳孔大小不等，常见于脑外伤、脑肿瘤、脑疝及中枢神经梅毒等颅内病变。

（3）对光反射：分为直接对光反射（即电筒光直接照射一侧瞳孔立即缩小，移开光线后瞳孔迅速复原）与间接对光反射（即用手隔开双眼，电筒光照射一侧瞳孔后，另一侧瞳孔也立即缩小，移开光线后瞳孔迅速复原）。瞳孔对光反射迟钝或消失，见于昏迷病人。

（4）调节反射与集合反射：嘱被检查者注视 1m 以外的目标（通常为检查者的示指尖），然后逐渐将目标移至距被检查者眼球约 10cm 处，同时观察双眼瞳孔的变化情况。由看远逐渐变为看近，即由不调节状态到调节状态时，正常反应是双侧瞳孔逐渐缩小（调节反射）、双眼球向内聚合（集合反射）。当动眼神经受损害时，调节和集合（辐辏）反射消失。

［常考考点］瞳孔缩小，瞳孔散大，瞳孔对光反射、调节反射与集合反射的检查方法及临床意义。

6. 眼球 检查时注意眼球的外形和运动。

（1）眼球突出：双侧眼球突出见于甲状腺功能亢进症；单侧眼球突出，多见于局部炎症或眶内占位性病变，偶见于颅内病变。

（2）眼球凹陷：双侧眼球凹陷见于重度脱水，老年人由于眶内脂肪萎缩而有双侧眼球后退；单侧眼球凹陷见于 Horner 综合征或眶尖骨折。

（3）眼球运动：医师左手置于被检查者头顶并固定头部，使头部不能随眼转动，右手指尖（或棉签）放在被检查者眼前 30 ～ 40cm 处，嘱被检查者两眼随医师右手指尖的移动方向运动。一般按被检查者的左侧→左上→左下，右侧→右上→右下，共 6 个方向进行，注意眼球运动幅度、灵活性、持久性，两眼是否同步，并询问病人有无复视出现。眼球运动受动眼神经（Ⅲ）、滑车神经（Ⅳ）和展神经（Ⅵ）支配，这些神经麻痹时，会引起眼球运动障碍，并伴有复视。

嘱被检查者眼球随医师手指所示方向（水平或垂直）运动数次，观察是否出现一系列有规律的往返运动。双侧眼球出现一系列快速水平或垂直的往返运动，称为眼球震颤。运动方向以水平方向多见，垂直和旋转方向很少见。自发的眼球震颤见于耳源性眩晕及小脑疾患等。

［常考考点］眼球运动的检查顺序以及眼球震颤的检查方法和意义。

要点三 耳部检查

1. 外耳

（1）耳郭：注意耳郭的外形、大小、位置和对称性，有无畸形、瘘管、结节等。耳郭上有触痛的小结，为尿酸盐沉积形成的痛风结节；耳郭红肿并有局部发热、疼痛，为局部感染；牵拉和触诊耳郭引起疼痛，提示炎症。

（2）外耳道：有黄色液体流出伴痒痛者为外耳道炎。外耳道有局限性红肿，触痛明显，牵拉耳郭或压迫耳屏时疼痛加剧，见于外耳道疖肿。外耳道有脓性分泌物、耳痛及全身症状，见于中耳炎。外耳道有血液或脑脊液流出，多为颅底骨折。

2. 鼓膜 注意观察鼓膜有无病变。检查时先向后上牵拉耳郭，再插入耳镜进行观察。

3. 乳突 化脓性中耳炎引流不畅时可蔓延到乳突而成乳突炎，表现为耳郭后皮肤红肿，乳突压痛，有时可见瘘管或瘢痕，严重时可导致耳源性脑脓肿或脑膜炎。

要点四 鼻部检查

1. 鼻的外形 鼻梁部皮肤出现红色斑块，病损处高出皮面且向两侧面颊扩展为蝶形红斑，见于系统性红斑狼疮；鼻尖及鼻翼皮肤发红，并有毛细血管扩张、组织肥厚，见于酒糟鼻；鼻梁塌陷而致鼻外形似马鞍状，称为鞍鼻，见于鼻骨骨折、鼻骨发育不全和先天性梅毒；鼻腔完全阻塞，鼻梁宽平如蛙状，为蛙状鼻，见于肥大鼻息肉患者。

2. 鼻翼扇动 吸气时鼻孔开大，呼气时鼻孔回缩，是高度呼吸困难的表现。常见于肺炎球菌性肺炎、支气管哮喘、心源性哮喘等。

3. 鼻中隔、鼻腔检查 正常情况下，多数人鼻中隔稍偏离中线。如果鼻中隔明显偏离中线，并产生呼吸障碍，称为鼻中隔偏曲。鼻中隔穿孔见于外伤、鼻腔慢性炎症等。急性鼻炎时，鼻腔黏膜因充血而肿胀，伴有鼻塞、流鼻涕等症状；慢性鼻炎时鼻黏膜可因黏膜组织肥厚而肿胀；慢性萎缩性鼻炎时，黏膜组织萎缩，鼻甲缩小，鼻腔宽大，分泌物减少，伴有嗅觉减退或丧失；鼻腔或鼻窦化脓性炎症时，鼻腔分泌物增多，颜色发黄或发绿。

4. 鼻窦 额窦、筛窦、上颌窦和蝶窦，统称为鼻窦。鼻窦区压痛多为鼻窦炎，同时伴有鼻塞、流涕、头痛。蝶窦因解剖位置较深，不能在体表进行检查。

[常考考点] 鼻窦的检查方法。

要点五 口腔、腮腺检查

1. 口唇 正常人的口唇红润、光泽。口唇苍白见于贫血、主动脉瓣关闭不全或虚脱。唇色深红见于急性发热性疾病。口唇单纯疱疹常伴发于肺炎球菌性肺炎、感冒、流行性脑脊髓膜炎、疟疾等。口唇干燥并有皲裂，见于重度脱水患者。口角糜烂见于核黄素缺乏。口唇发绀见于以下几种情况：①心脏内外有异常动、静脉分流通道，如法洛四联症、先天性肺动静脉瘘。②呼吸衰竭、肺动脉栓塞等。③心力衰竭、休克及暴露在寒冷环境。④真性红细胞增多症。

2. 口腔黏膜 正常人的口腔黏膜光洁呈粉红色。出现蓝黑色的色素沉着多见于肾上腺皮质功能减退。在相当于第二磨牙处的颊黏膜出现直径约 1mm 的灰白色小点，外有红色晕圈，为麻疹黏膜斑，是麻疹的早期（发疹前 24 ～ 48 小时）特征。在黏膜下出现大小不等的出血点或瘀斑，见于各种出血性疾病或维生素 C 缺乏。口腔黏膜溃疡见于慢性复发性口疮，无痛性黏膜溃疡可见于系统性红斑狼疮。乳白色薄膜覆盖于口腔黏膜、口角等处，为鹅口疮（白色念珠菌感染），多见于体弱重症的病儿或老年患者，或长期使用广谱抗生素的患者。

[常考考点] 麻疹黏膜斑和鹅口疮的特点。

3. 牙齿及牙龈 检查时应注意有无龋齿、缺齿、义齿、残根，牙齿颜色及形状。牙齿呈黄褐色为斑釉牙，见于长期饮用含氟量高的水或服用四环素等药物后。切牙切缘凹陷呈月牙形伴牙间隙过宽，见于先天性梅毒。单纯性牙间隙过宽，见于肢端肥大症。

正常人的牙龈呈粉红色并与牙颈部紧密贴合。齿龈水肿及流脓（挤压牙龈容易查见），见于慢性牙周炎。牙龈萎缩，见于牙周病。牙龈出血可见于牙石、牙周炎、血液系统疾病及坏血病等。齿龈的游离缘出现灰黑色点线为铅线，见于慢性铅中毒。在铋、汞、砷中毒时，也可出现类似黑褐色点线状的色素沉着。

4. 舌 正常舌呈粉红色，大小厚薄适中，活动自如，舌面湿润，并覆盖着一层薄白苔。

（1）草莓舌：舌乳头肿胀、发红如同草莓，见于猩红热或长期发热的患者。

（2）牛肉舌：舌面绛红如同生牛肉，见于糙皮病（烟酸缺乏）。

（3）镜面舌：亦称光滑舌，舌体小，舌面光滑，呈粉红色或红色，无苔。见于恶性贫血（内因子缺乏）、缺铁性贫血或慢性萎缩性胃炎。

（4）运动异常：舌体不自主偏斜见于舌下神经麻痹；舌体震颤见于甲状腺功能亢进症。

（5）其他：舌色淡红见于营养不良或贫血；舌色深红见于急性感染性疾病；舌色紫红见于心、肺功能不全。

5. 咽部及扁桃体 咽部充血红肿，多见于急性咽炎；咽部充血，表面粗糙，并有淋巴滤泡呈簇状增生，见于慢性咽炎；扁桃体红肿增大，可伴有黄白色分泌物或苔片状易剥离假膜，见于扁桃体炎。扁桃体肿大分为三度：Ⅰ度肿大时扁桃体不超过咽腭弓；Ⅱ度肿大时扁桃体超过咽腭弓，介于Ⅰ度与Ⅲ度之间；Ⅲ度肿大时扁桃体达到或超过咽后壁中线。扁桃体充血红肿，并有不易剥离的假膜（强行剥离时出血），见于白喉。

［常考考点］扁桃体肿大的分度。

6. 腮腺 腮腺位于耳屏、下颌角与颧弓所构成的三角区内。腮腺导管开口在与上颌第二磨牙牙冠相对的颊黏膜上。正常的腮腺腺体软薄，不能触清其轮廓。腮腺肿大时可出现以耳垂为中心的隆起，并可触及包块。一侧或双侧腮腺肿大，触诊边缘不清，有轻压痛，腮腺导管口红肿，见于流行性腮腺炎。

［常考考点］流行性腮腺炎腮腺肿大的特点。

细目六 颈部检查

【考点突破攻略】

要点一 颈部血管检查

1. 颈静脉 正常人安静坐位或立位时，颈外静脉不显露，平卧时可见稍充盈。如果在坐位或半卧位（上半身与水平面形成 45°）见到明显颈静脉充盈，称为颈静脉怒张，提示体循环静脉血回流受阻或上腔静脉压增高，见于右心衰竭、缩窄性心包炎、心包积液及上腔静脉阻塞综合征等。颈静脉搏动可见于三尖瓣关闭不全。

2. 颈动脉搏动 安静状态下出现明显的颈动脉搏动，提示心排血量增加或脉压增大，常见于主动脉瓣关闭不全、高血压、甲状腺功能亢进症及严重贫血等。

［常考考点］颈静脉怒张及颈动、静脉搏动的临床意义。

要点二 甲状腺检查

1. 检查方法 视诊注意观察甲状腺有无肿大，是否对称。检查时可让被检查者头后仰、双手放于枕后再观察，并嘱其做吞咽动作，可将甲状腺与颈前其他包块相鉴别。除视诊外，还应进行触诊检查以明确甲状腺的大小、轮廓和性质，注意甲状腺的肿大程度、硬度，是否对称、光滑，有无结节、压痛及震颤，有无粘连及血管杂音。触诊包括甲状腺峡部和甲状腺侧叶的检查。

2. 甲状腺肿大的临床意义 甲状腺肿大分为三度：不能看出肿大但能触及者为Ⅰ度；能看见肿大又能触及，但在胸锁乳突肌以内者为Ⅱ度；超出胸锁乳突肌外缘者为Ⅲ度。生理性甲状腺肿大见于女性青春期、妊娠或哺乳期；病理性甲状腺轻度肿大见于单纯性甲状腺肿、甲状腺功能亢进症、甲状腺炎及甲状腺肿瘤。

［常考考点］甲状腺肿大的检查方法及临床分度。

要点三 气管检查

正常人的气管位于颈前正中部。大量胸腔积液、气胸或纵隔肿瘤及单侧甲状腺肿大，可将气管推向健侧；肺不张、肺硬化、胸膜粘连等，可将气管拉向患侧。

［常考考点］气管检查的方法及临床意义。

细目七 胸壁及胸廓检查

【考点突破攻略】

要点一 胸部体表标志及分区

1. 骨骼标志

（1）胸骨角两侧胸骨角分别与左、右第 2 肋软骨相连接，通常以此作为标记来计数前胸壁上的肋骨和肋间隙。

（2）第 7 颈椎棘突为背部颈、胸交界部的骨性标志，其下即为第 1 胸椎棘突。

（3）肩胛下角被检查者取直立位，两手自然下垂时，肩胛下角平第 7 肋骨或第 7 肋间隙，或相当于第 8 胸椎水平。

2. 胸部体表标志线

（1）前正中线。

（2）锁骨中线（左、右）通过锁骨胸骨端与锁骨肩峰端连线的中点所引的垂直线，成年男性和儿童，此线一般通过乳头。

（3）腋前线（左、右）。

（4）腋后线（左、右）。

（5）腋中线（左、右）。

（6）肩胛线（左、右）。

（7）后正中线。

3. 胸部分区

（1）腋窝（左、右）。

（2）胸骨上窝。

（3）锁骨上窝（左、右）。

（4）锁骨下窝（左、右）。

（5）肩胛上区（左、右）。

（6）肩胛区（左、右）。

（7）肩胛间区（左、右）。

（8）肩胛下区（左、右）。

要点二　胸廓检查

正常胸廓上部窄而下部宽，两侧基本对称，成年人胸廓前后径较左右径短，两者比例约为 1∶1.5。常见的胸廓外形改变如下。

1. 桶状胸　表现为胸廓前后径增大，以至与横径几乎相等，胸廓呈圆桶形。可见肋间隙增宽，锁骨上、下窝展平或突出，颈短肩高，腹上角增大呈钝角，胸椎后凸。桶状胸常见于慢性阻塞性肺气肿及支气管哮喘发作时，亦可见于一部分老年人。

2. 扁平胸　表现为胸廓扁平，前后径常不到横径的一半。颈部细长，锁骨突出，锁骨上、下窝凹陷，腹上角呈锐角。见于瘦长体型者，也可见于慢性消耗性疾病，如肺结核等。

3. 鸡胸（佝偻病胸）　此为佝偻病所致的胸部病变，多见于儿童。外观胸骨特别是胸骨下部显著前凸，两侧肋骨凹陷，胸廓前后径增大而横径缩小，胸廓上下径较短，形似鸡胸。有时肋骨与肋软骨交接处增厚隆起呈圆珠状，在胸骨两侧排列成串珠状，称为佝偻病串珠。前胸下部膈肌附着处，因肋骨质软，长期受膈肌牵拉可向内凹陷，而下部肋缘则外翻，形成一水平状深沟，称肋膈沟。

4. 漏斗胸　胸骨下端剑突处内陷，有时连同依附的肋软骨一起内陷而形似漏斗，称为漏斗胸。见于佝偻病、胸骨下部长期受压者，也有原因不明者。

5. 胸廓一侧或局限性变形　胸廓一侧膨隆多见于大量胸腔积液、气胸等；一侧平坦或下陷见于肺不张、肺纤维化、广泛性胸膜增厚和粘连等；胸廓局限性隆起见于心脏明显增大、大量心包积液、肋骨骨折等。

6. 脊柱畸形引起的胸廓改变　常见于脊柱结核、强直性脊柱炎、胸椎疾患等。

［常考考点］常见异常胸廓的表现及临床意义。

要点三　胸壁检查

1. 胸壁静脉检查　正常胸壁无明显静脉可见。上腔静脉或下腔静脉回流受阻建立侧支循环时，胸壁静脉可充盈或曲张。上腔静脉受阻时，胸壁静脉的血流方向自上向下；下腔静脉受阻时，胸壁静脉的血流方向自下向上。

2. 胸壁压痛检查　用手指轻压或轻叩胸壁，正常人无疼痛感觉。胸壁炎症、肿瘤浸润、肋软骨炎、肋间神经痛、带状疱疹、肋骨骨折等，可有局部压痛。骨髓异常增生时，常有胸骨压痛或叩击痛，见于白血病患者。

要点四　乳房检查

检查时光线应充足，前胸充分暴露，被检查者取坐位或仰卧位，必要时取前倾位。先视诊后触诊，除检查乳房外还应检查引流乳房部位的淋巴结。

1. 视诊 注意两侧乳房的大小、对称性、外表、乳头状态及有无溢液等。

（1）乳房外表发红、肿胀并伴疼痛、发热者，见于急性乳房炎。

（2）乳房皮肤表皮水肿隆起，毛囊及毛囊孔明显下陷，皮肤呈“橘皮样”，多为浅表淋巴管被乳癌细胞堵塞后局部皮肤出现淋巴性水肿所致。

（3）乳房溃疡和瘘管见于乳腺炎、结核或脓肿。

（4）单侧乳房表浅静脉扩张常是晚期乳癌或肉瘤的征象。妊娠、哺乳也可引起乳房表浅静脉扩张，但常是双侧性的。

（5）近期发生的乳头内陷或位置偏移，可能为癌变。

（6）乳头有血性分泌物见于乳管内乳头状瘤、乳腺癌。

2. 触诊 被检查者取坐位，先两臂下垂，然后双臂高举超过头部或双手叉腰再进行检查。先触诊检查健侧乳房，再检查患侧。检查者以并拢的手指掌面略施压力，以旋转或来回滑动的方式进行触诊，切忌用手指将乳房提起来触摸。检查按外上（包括角状突出）、外下、内下、内上、中央（乳头、乳晕）的顺序进行，然后检查淋巴引流部位（腋窝，锁骨上、下窝等处淋巴结）。

（1）触诊乳房变为较坚实而无弹性，提示皮下组织受肿瘤或炎症浸润。

（2）乳房压痛多系炎症所致，恶性病变一般无压痛。

（3）触及乳房包块时，应注意其部位、大小、外形、硬度、压痛及活动度。

（4）急性乳腺炎时乳房红、肿、热、痛，常局限于一侧乳房的某一象限。触诊有明显压痛的硬块，患侧腋窝淋巴结肿大并有压痛，伴寒战、发热及出汗等全身中毒症状。

（5）乳房肿块见于乳癌、乳房纤维腺瘤、乳管内乳头状瘤、乳房肉瘤等。良性肿块一般较小，形状规则，表面光滑，边界清楚，质不硬，无粘连而活动度大。恶性肿瘤以乳癌最为常见，多见于中年以上的妇女，肿块形状不规则，表面凹凸不平，边界不清，压痛不明显，质坚硬，早期恶性肿瘤可活动，但晚期可与皮肤及深部组织粘连而固定，易向腋窝等处淋巴结转移，尚可有“橘皮样”、乳头内陷及血性分泌物。

［常考考点］乳房触诊的检查顺序及临床意义。

细目八　肺和胸膜检查

【考点突破攻略】

要点一　肺和胸膜视诊

1. 呼吸类型 以胸廓（肋间外肌）运动为主的呼吸，称为胸式呼吸；以腹部（膈肌）运动为主的呼吸，称为腹式呼吸。一般说来，成年女性以胸式呼吸为主，儿童及成年男性以腹式呼吸为主。

（1）患肺炎、重症肺结核、胸膜炎、肋骨骨折、肋间肌麻痹等胸部疾患时，因肋间肌运动受限可使胸式呼吸减弱而腹式呼吸增强，即胸式呼吸变为腹式呼吸。

（2）腹膜炎、腹水、巨大卵巢囊肿、肝脾极度肿大、胃肠胀气等腹部疾病及妊娠晚期，因膈肌向下运动受限可使腹式呼吸减弱而胸式呼吸增强，即腹式呼吸变为胸式呼吸。

2. 呼吸频率、深度及节律

（1）呼吸频率：成人呼吸频率为 12 ～ 20 次 / 分钟。成人呼吸频率超过 20 次 / 分钟，称为呼吸过速，见于剧烈体力活动、发热、疼痛、贫血、甲状腺功能亢进症、心力衰竭、肺炎、胸膜炎、精神紧张等；成人呼吸频率低于 12 次 / 分钟，称为呼吸频率过缓，见于深睡、颅内高压、黏液性水肿、吗啡及巴比妥中毒等。

（2）呼吸深度：呼吸幅度加深见于严重代谢性酸中毒时，病人可以出现节律匀齐，呼吸深而大（吸气慢而深，呼气短促），不感呼吸困难的呼吸，称为库斯莫尔呼吸（Kussmaul 呼吸，又称酸中毒大呼吸），见于尿毒症、糖尿病酮症酸中毒等；呼吸浅快可见于肺气肿、胸膜炎、胸腔积液、气胸、呼吸肌麻痹、大量腹水、肥胖、鼓肠等。

（3）呼吸节律：正常人呼吸节律匀齐，呼吸与脉搏之比为 1∶4。常见的呼吸节律异常有潮式呼吸及间停呼吸：①潮式呼吸（Cheyne–Stokes 呼吸），特点是呼吸由浅慢逐渐变为深快，由深快逐渐变为浅慢，直至呼吸停止片刻（5 ～ 30 秒），再开始上述周期性呼吸，形成如潮水涨落的节律，见于脑炎、脑膜炎、颅内压增高、脑干损伤等；②间停呼吸（Biot 呼吸），表现为有规律的深度相等的几次呼吸之后，突然停止呼吸，间隔一个短时间后又开始深度相同的呼吸，如此周而复始，间停呼吸的发生机制与潮式呼吸一样，但病情较潮式呼吸更为严重，常为临终前的危急征象。

3. 呼吸运动 健康人在平静状态下呼吸运动平稳而有节律，胸廓两侧动度一致、对称。

（1）呼吸运动减弱或消失：①一侧或局部：见于大叶性肺炎、中等量以上胸腔积液或气胸、胸膜增厚或粘连、一侧肺不张等。②双侧：见于慢性阻塞性肺气肿、两侧肺纤维化、双侧大量胸腔积液、呼吸肌麻痹等。

（2）呼吸运动增强：①局部或一侧：见于健侧的代偿。②双侧：见于酸中毒大呼吸、剧烈运动。

［常考考点］常见的呼吸类型及呼吸频率、深度和节律变化的临床意义。

要点二 肺和胸膜触诊

1. 胸廓扩张度 即呼吸时胸廓的活动度，于胸廓下部进行触诊检查较易获得。正常情况下，胸廓两侧呼吸动度对称一致。若一侧胸廓扩张受限，见于大量胸腔积液、气胸、胸膜增厚和肺不张等。

2. 语音震颤 也称触觉语颤，简称语颤。正常情况下，前胸上部的语颤较下部强；后胸下部较上部强；右上胸较左上胸强。

（1）语颤增强：见于以下几种情况：①肺实变：见于肺炎球菌性肺炎、肺梗死、肺结核、肺脓肿及肺癌等。②压迫性肺不张：见于胸腔积液上方受压而萎瘪的肺组织及受肿瘤压迫的肺组织。③较浅而大的肺空洞：见于肺结核、肺脓肿、肺肿瘤所致的空洞。

（2）语颤减弱或消失：主要见于以下几种情况：①肺泡内含气量增多：如肺气肿及支气管哮喘发作时。②支气管阻塞：如阻塞性肺不张、气管内分泌物增多。③胸壁距肺组织距离加大：如胸腔积液、气胸、胸膜高度增厚及粘连、胸壁水肿或高度肥厚、胸壁皮下气肿。④体质衰弱：因发音较弱而语颤减弱。大量胸腔积液、严重气胸时，语颤可消失。

3. 胸膜摩擦感 急性胸膜炎时，两层胸膜因有纤维蛋白沉着而变得粗糙，呼吸时壁层和脏层胸膜相互摩擦而产生震动，引起胸膜摩擦感。触诊时，检查者用手掌轻贴胸壁，令病人反复做深呼吸，此时若有皮革相互摩擦的感觉，即为胸膜摩擦感。胸膜的任何部位均可出现胸膜摩擦感，但以腋中线第 5 ～ 7 肋间隙最易感觉到。

［常考考点］语颤增强或减弱的临床意义。

要点三 肺部叩诊

1. 正常肺部叩诊音 正常肺部叩诊音呈清音。

2. 肺部定界叩诊

（1）肺上界：即肺尖的上界，其内侧为颈肌，外侧为肩胛带。自斜方肌前缘中部叩诊为清音，逐渐叩向外侧，变为浊音时为肺上界外侧终点；然后再由中部向内侧叩，由清音变为浊音时为肺上界内侧终点。此清音带的宽度即为肺尖的宽度，正常为 4 ～ 6cm，右侧较左侧稍窄。肺上界变窄见于肺尖有结核、肿瘤、纤维化、萎缩或胸膜增厚等；肺上界增宽见于气胸、肺大泡、肺气肿等，叩诊可呈鼓音或过清音。

（2）肺下界：平静呼吸时，右肺下界在右侧锁骨中线、腋中线、肩胛线，分别为第 6、第 8、第 10 肋间水平。左肺下界除在左锁骨中线上变动较大（因有胃泡鼓音区）外，其余与右侧大致相同。矮胖体型或妊娠时，肺下界可上移 1 肋；消瘦体型者，肺下界可下移 1 肋；卧位时肺下界可比直立时升高 1 肋。病理情况下，肺下界下移见于肺气肿、腹腔内脏下垂；肺下界上移见于肺不张、肺萎缩、胸腔积液、气胸，以及腹压增高所致的膈肌上抬（如腹水、鼓肠、肝脾肿大、腹腔肿瘤、膈肌麻痹）。下叶肺实变、胸膜增厚时，肺下界不易叩出。

（3）肺下界移动度：在叩出肺下界的基础上，嘱被检查者深吸气后屏住呼吸，重新叩出肺下界，用笔标记之；稍事休息后，再嘱其深呼气后屏住呼吸，叩出肺下界，用笔标记之，两个标记之间的距离即为肺下界移动度。正常人的两侧肺下界移动度为 6 ～ 8cm。若肺组织弹性减退、胸膜粘连或膈肌移动受限，则肺下界移动度减小，见于阻塞性肺气肿、胸腔积液、肺不张、胸膜粘连、肺炎及各种原因所致的腹压增高。当胸腔大量积液、积气或广泛胸膜增厚粘连时，肺下界移动度难以叩出。

［常考考点］肺上界、肺下界及肺下界移动度的叩诊方法及临床意义。

3. 胸部病理性叩诊音

（1）浊音或实音：见于以下几种情况：①肺组织含气量减少或消失，如肺炎、肺结核、肺梗死、肺不张、肺水肿、肺硬化等；②肺内不含气的病变，如肺肿瘤、肺包囊虫病、未穿破的肺脓肿等；③胸膜腔病变，如胸腔积液、胸膜增厚粘连等；④胸壁疾病，如胸壁水肿、肿瘤等。

（2）鼓音：产生鼓音的原因是肺部有大的含气腔，见于气胸及直径大于 4cm 的浅表肺大疱、肺空洞，如空洞型肺结核、液化破溃了的肺脓肿或肺肿瘤。

（3）过清音：为介于鼓音和清音之间的音响，见于肺内含气量增加且肺泡弹性减退者，如肺气肿、支气管哮喘发作时。

［常考考点］肺部病理性叩诊音及其临床意义。

要点四 肺部听诊

1. 正常呼吸音

（1）支气管呼吸音：正常人在喉部、胸骨上窝、背部第6颈椎至第2胸椎附近均可听到，如在肺部其他部位听到支气管呼吸音则为病理现象。

（2）肺泡呼吸音：此为气体进出肺泡产生的声音，正常人除了可听到支气管呼吸音及支气管肺泡呼吸音的部位外，其余肺部任何区域都可听到。

（3）支气管肺泡呼吸音：正常人在胸骨角附近，肩胛间区的第3、4胸椎水平及右肺尖可以听到，如在肺部其他部位听到则为病理现象。

2. 病理性呼吸音

（1）病理性肺泡呼吸音：①肺泡呼吸音减弱或消失：可为双侧、单侧或局部的肺泡呼吸音减弱或消失，由进入肺泡内的空气量减少或声音传导障碍引起。常见于呼吸运动障碍，如全身衰弱、呼吸肌瘫痪、腹压过高、胸膜炎、肋骨骨折、肋间神经痛等；呼吸道阻塞，如支气管炎、支气管哮喘、喉或大支气管肿瘤等；肺顺应性降低，可使肺泡壁弹性减退，充气受限而使呼吸音减弱，如肺气肿、肺淤血、肺间质炎症等；胸腔内肿物，如肺癌、肺囊肿等，因肺组织受压，空气不能进入肺泡或进入肺泡减少引起；胸膜疾患，如胸腔积液、气胸、胸膜增厚及粘连等，由于胸廓呼吸运动受限，均可使肺泡呼吸音减弱。②肺泡呼吸音增强：与呼吸运动及通气功能增强，进入肺泡的空气流量增多有关。双侧肺泡呼吸音增强见于运动、发热、甲状腺功能亢进症；肺脏或胸腔病变使一侧或一部分肺的呼吸功能减弱或丧失，则健侧或无病变部分的肺泡呼吸音可出现代偿性增强。

（2）病理性支气管呼吸音：在正常肺泡呼吸音部位听到支气管呼吸音，亦称管状呼吸音。主要见于：肺组织实变，如大叶性肺炎实变期等；肺内大空洞，如肺结核、肺脓肿、肺癌形成空洞时；压迫性肺不张，见于胸腔积液、肺部肿块等使肺组织受压发生肺不张时。

（3）病理性支气管肺泡呼吸音：在正常肺泡呼吸音的区域听到支气管肺泡呼吸音。常见于肺实变区域较小且与正常肺组织掺杂存在，或肺实变部位较深并被正常肺组织所遮盖。

［常考考点］病理性呼吸音的临床意义。

3. 干啰音

（1）听诊特点：①吸气和呼气都可听到，但常在呼气时更加清楚，因为呼气时管腔更加狭窄。②性质多变且部位变换不定，如咳嗽后可以增多、减少、消失或出现，多为黏稠分泌物移动所致。③音调较高，每个音响持续时间较长。④几种不同性质的干啰音可同时存在。⑤发生于主支气管以上的干啰音，有时不用听诊器都可听到，称喘鸣，可分为鼾音、哨笛音等。鼾音是由气流通过有黏稠分泌物的较大支气管或气管时发生的振动和移动所产生，为一种粗糙的、音调较低的、类似熟睡时的鼾声的干啰音；哨笛音为气流通过狭窄或痉挛的小支气管时发生的一种高音调的干啰音。有的似吹口哨或吹笛声，称为哨笛音；有的呈咝咝声，称为飞箭音。

（2）临床意义：干啰音是支气管有病变的表现。如两肺都出现干啰音，见于急慢性支气管炎、支气管哮喘、支气管肺炎、心源性哮喘等。局限性干啰音是由局部支气管狭窄所致，常见于支气管局部结核、肿瘤、异物或黏稠分泌物附着。局部而持久的干啰音见于肺癌早期或支气管内膜结核。

4. 湿啰音（水泡音）

（1）听诊特点：①吸气和呼气都可听到，以吸气终末时多而清楚，因吸气时气流速度较快且较强，吸气末气泡大，容易破裂。常有多个水泡音成串或断续发生。②部位较恒定，性质不易改变。③大、中、小水泡音可同时存在。④咳嗽后湿啰音可减少、增多或消失。

（2）临床意义：湿啰音是肺与支气管有病变的表现。湿啰音两肺散在性分布，常见于支气管炎、支气管肺炎、血行播散型肺结核、肺水肿；两肺底分布，多见于肺淤血、肺水肿早期及支气管肺炎；一侧或局限性分布，常见于肺炎、肺结核、支气管扩张症、肺脓肿、肺癌及肺出血等；捻发音常见于肺炎或肺结核早期、肺淤血、肺泡炎等，也可见于正常老年人或长期卧床者。

［常考考点］肺部听诊干、湿啰音的临床意义。

5. 胸膜摩擦音 在吸气和呼气时皆可听到，一般以吸气末或呼气开始时较为明显，屏住呼吸时胸膜摩擦音消失，可借此与心包摩擦音区别。深呼吸或在听诊器体件上加压时胸膜摩擦音常更清楚。胸膜摩擦音可发生于胸膜的任何部位，但最常见于脏层胸膜与壁层胸膜发生位置改变最大的部位——胸廓下侧沿腋中线处。

胸膜摩擦音是干性胸膜炎的重要体征，主要见于以下几种情况：①胸膜炎症，如结核性胸膜炎、化脓性胸膜炎以及其他原因引起的胸膜炎症；②原发性或继发性胸膜肿瘤；③肺部病变累及胸膜，如肺炎、肺梗死等；④胸膜高度干燥，如严重脱水等；⑤其他，如尿毒症等。

［常考考点］胸膜摩擦音听诊的方法及临床意义。

6. 听觉语音 听觉语音减弱见于过度衰弱、支气管阻塞、肺气肿、胸腔积液、气胸、胸膜增厚或水肿。听觉语音增强见于肺实变、肺空洞及压迫性肺不张；听觉语音增强、响亮，且字音清楚，称为支气管语音，见于肺组织实变。此时常伴有触觉语颤增强、病理性支气管呼吸音等肺实变的体征，但以支气管语音出现最早。耳语音增强见于肺实变、肺空洞及压迫性肺不张；耳语音增强且字音清晰者，为胸耳语音，是肺实变较广泛的征象。

要点五　呼吸系统常见疾病的体征

1. 肺实变

（1）视诊：两侧胸廓对称，患侧呼吸动度可局限性减弱或消失

（2）触诊：气管居中，患侧语音震颤增强。

（3）叩诊：患侧呈实音。

（4）听诊：患侧肺泡呼吸音消失，可听到病理性支气管呼吸音，支气管语音增强。

2. 肺气肿

（1）视诊：胸廓呈桶状，两侧呼吸动度减弱。

（2）触诊：气管居中，语音震颤减弱。

（3）叩诊：两肺过清音，严重者心界叩不出；肺下界下降，肺下界移动度减低。

（4）听诊：两肺肺泡呼吸音减弱，呼气延长，听觉语音减弱，心音较遥远。

3. 胸腔积液

（1）视诊：患侧胸廓饱满，呼吸动度减弱或消失。

（2）触诊：气管移向对侧，患侧语音震颤减弱或消失。

（3）叩诊：患侧叩诊浊音或实音。

（4）听诊：患侧呼吸音减弱或消失，液面上方可听到病理性支气管呼吸音。

4. 阻塞性肺不张

（1）视诊：患侧胸廓下陷，肋间隙变窄，呼吸动度减弱或消失。

（2）触诊：气管移向患侧，语颤减弱或消失。

（3）叩诊：患侧呈浊音或实音。

（4）听诊：呼吸音消失，听觉语音减弱或消失。

5. 气胸

（1）视诊：患侧胸廓饱满，肋间隙增宽，呼吸动度减弱或消失。

（2）触诊：气管移向对侧，患侧语音震颤减弱或消失。

（3）叩诊：患侧呈鼓音。左侧气胸时，心界叩不出；右侧气胸时，肝浊音界下移。

（4）听诊：患侧呼吸音减弱或消失。

［常考考点］呼吸系统常见疾病的体征。

【知识纵横比较】

触觉语颤异常与其对应的常见疾病

触觉语颤	常见疾病
增强	①肺实变：肺炎、肺梗死、肺结核、肺脓肿及肺癌； ②压迫性肺不张：胸腔积液上方受压而萎瘪的肺组织及受肿瘤压迫的肺组织； ③较浅而大的肺空洞：肺结核、肺脓肿、肺肿瘤所致的空洞
减弱或消失	①肺泡内含气量增多：如肺气肿及支气管哮喘发作时； ②支气管阻塞：如阻塞性肺不张、气管内分泌物增多； ③胸壁距肺组织距离加大：如胸腔积液、气胸、胸膜高度增厚及粘连、胸壁水肿或高度肥厚、胸壁皮下气肿； ④体质衰弱

细目九　心脏、血管检查

【考点突破攻略】

要点一　心脏视诊

1. 心前区隆起　心前区隆起见于以下几种情况：①某些先天性心脏病，如法洛四联症、肺动脉瓣狭窄等；②儿童时期患慢性风湿性心脏瓣膜病伴右心室增大者。

2. 心尖搏动

（1）正常成人心尖搏动位于左侧第 5 肋间隙、锁骨中线内侧 0.5 ～ 1cm 处，搏动范围的直径 2 ～ 2.5cm。

（2）心尖搏动位置改变：①生理因素：卧位时心尖搏动可稍上移；左侧卧位时，心尖搏动可向左移 2 ～ 3cm；右侧卧位时可向右移 1 ～ 2.5cm。小儿及妊娠时心脏常呈横位，心尖搏动可向上外方移位；瘦长体型者，心脏呈垂直位，心尖搏动可向下、向内移至第 6 肋间隙。②病理因素：左心室增大时，心尖搏动向左下移位；右心室增大时，心尖搏动向左移位；肺不张、粘连性胸膜炎时，心尖搏动移向患侧；胸腔积液、气胸时，心尖搏动移向健侧；大量腹水、肠胀气、腹腔巨大肿瘤或妊娠等，心尖搏动位置向上外移位。

（3）心尖搏动强度及范围改变：左心室肥大、甲状腺功能亢进症、重症贫血、发热等疾病时心尖搏动增强；心包积液、左侧气胸或胸腔积液、肺气肿等，心尖搏动减弱甚或消失；负性心尖搏动见于粘连性心包炎，也可见于显著右心室肥大。

［常考考点］心尖搏动强度及范围改变的临床意义。

要点二　心脏触诊

1. 心尖搏动异常　左心室肥大时，心尖搏动呈抬举性。

2. 心脏震颤（猫喘）　此为器质性心血管病的体征。震颤出现的时期、部位和临床意义见下表。

心脏常见震颤的临床意义

时期	部位	临床意义
收缩期	胸骨右缘第 2 肋间（右 2）	主动脉瓣狭窄
	胸骨左缘第 2 肋间	肺动脉瓣狭窄
	胸骨左缘第 3、4 肋间	室间隔缺损
舒张期	心尖部	二尖瓣狭窄
连续性	胸骨左缘第 2 肋间及其附近	动脉导管未闭

3. 心包摩擦感　此为干性心包炎的体征，见于结核性、化脓性心包炎，也可见于风湿热、急性心肌梗死、尿毒症、系统性红斑狼疮等引起的心包炎。通常在心前区或胸骨左缘第 3、4 肋间最易触及，心脏收缩期和舒张期均可触及，以收缩期明显。坐位稍前倾或深呼气末更易触及。

［常考考点］心脏震颤出现的时期、部位和临床意义。

要点三　心脏叩诊

1. 叩诊方法　采用间接叩诊法，沿肋间隙从外向内、自下而上叩诊，板指与肋间隙平行并紧贴胸壁。叩诊心脏左界时，从心尖搏动外 2 ～ 3cm 处由外向内进行叩诊。如心尖搏动不明显，则自第 6 肋间隙左锁骨中线外的清音区开始，然后按肋间隙逐一上移，至第 2 肋间隙为止；叩诊心脏右界时，自肝浊音界的上一肋间隙开始，逐一叩诊至第 2 肋间隙。

2. 心脏浊音界改变的临床意义

（1）心脏与血管本身病变：①左心室增大：心脏浊音界向左下扩大，使心脏外形呈靴形，见于主动脉瓣关闭不全、高血压性心脏病。②右心室增大：显著增大时，心界向左、右两侧扩大，以向左增大较为显著。常见于二尖瓣狭窄、肺心病。③左心房增大或合并肺动脉段扩大：心腰部饱满或膨出，心脏浊音区呈梨形，见于二尖瓣狭窄。④左、右心室增大：心界向两侧扩大，称为普大型心脏，见于扩张型心肌病等。⑤心包积液：坐位时心脏浊音界呈烧瓶形，卧位时心底部浊音界增宽。

（2）心脏以外因素：大量胸腔积液、积气时，心浊音界向健侧移位；胸膜增厚粘连、肺不张则使心界移向患侧；肺气肿时心浊音界变小。

［常考考点］心脏浊音界叩诊的方法及浊音界改变的临床意义。

要点四　心脏听诊

（一）心脏瓣膜听诊区

各瓣膜听诊区总结见下表。

心脏各瓣膜听诊区

听诊区	最响部位
二尖瓣区	心尖搏动最强处，又称心尖区
三尖瓣区	胸骨下端左缘，即胸骨左缘第 4、5 肋间处
主动脉瓣区	胸骨右缘第 2 肋间
主动脉瓣第二听诊区	胸骨左缘第 3、4 肋间（主动脉瓣关闭不全时的舒张期杂音在此区最响）
肺动脉瓣区	胸骨左缘第 2 肋间

（二）心率、心律听诊

1. 心率　正常成人心率为 60 ～ 100 次 / 分钟，超过 100 次 / 分钟为心动过速，临床意义同脉率增快；低于 60 次 / 分钟为心动过缓，临床意义同脉率减慢。

2. 心律　正常人的心律基本规则。呼吸性窦性心律不齐常见于健康青少年及儿童，表现为吸气时心率增快，呼气时心率减慢，屏住呼吸时节律变规整；期前收缩（过早搏动）见于情绪激动、酗酒、饮浓茶以及各种心脏病、心脏手术、心导管检查、低血钾等；心房颤动（房颤）多见于二尖瓣狭窄、冠心病、甲状腺功能亢进症，具有心律绝对不规则、第一心音强弱不等、脉搏短绌的听诊特点。

（三）心音听诊

1. 正常心音　有 4 个。按其在心动周期中出现的顺序，依次命名为第一心音（S_1）、第二心音（S_2）、第三心音（S_3）及第四心音（S_4）。S_1 主要是二尖瓣、三尖瓣关闭振动而产生，标志心室收缩的开始；S_2 主要是主动脉瓣、肺动脉瓣关闭振动而产生，标志心室舒张期的开始。S_2 有两个主要部分，即主动脉瓣部分（A_2）和肺动脉瓣部分（P_2）。一般情况下，青少年 $P_2 > A_2$，成年人 $P_2=A_2$。

2. 心音改变及其临床意义

（1）两个心音同时增强：见于胸壁较薄、情绪激动、甲状腺功能亢进症、发热、贫血等。

（2）两个心音同时减弱：见于肥胖、胸壁水肿、左侧胸腔积液、肺气肿、心包积液、缩窄性心包炎、甲状腺功能减退症、心肌炎、心肌病、心肌梗死、心功能不全等。

（3）S_1 增强见于发热、甲状腺功能亢进症、二尖瓣狭窄等，完全性房室传导阻滞可产生极响亮的 S_1，称为“大炮音”。S_1 减弱见于心肌炎、心肌病、心肌梗死、二尖瓣关闭不全等。S_1 强弱不等见于早搏、心房颤动、Ⅱ度房室传导阻滞、高度房室传导阻滞。

（4）A_2 增强见于高血压病、主动脉粥样硬化等；A_2 减弱见于低血压、主动脉瓣狭窄和关闭不全。

（5）P_2 增强见于肺动脉高压、二尖瓣狭窄、左心衰竭、室间隔缺损、动脉导管未闭、肺心病；P2 减弱见于肺动脉瓣狭窄或关闭不全。

（6）心音性质改变：心肌有严重病变时，心肌收缩力明显减弱，致使 S_1 失去其原有特征而与 S_2 相似，同时因心率加快使舒张期明显缩短致收缩期与舒张期时间几乎相等，此时听诊 S_1、S_2 酷似钟摆的“滴答”声，称为钟摆律。如钟摆律时心率超过 120 次 / 分，酷似胎儿心音，称为胎心律，提示病情严重。以上两者可见于大面积急性心肌梗死和重症心肌炎等。

（7）心音分裂：① S_1 分裂：当左、右心室收缩明显不同步时，可出现 S_1 分裂，在二、三尖瓣听诊区都可听到，但以胸骨左下缘较清楚，多见于二尖瓣狭窄等，偶见于儿童及青少年。② S_2 分裂：临床上较常见，由主、肺动脉瓣关闭明显不同步所致，在肺动脉瓣区听诊较明显。可见于青少年，尤以深吸气更明显。临床上最常见的 S_2 分裂，见于右室排血时间延长，肺动脉瓣关闭明显延迟（如完全性右束支传导阻滞、肺动脉瓣狭窄、二尖瓣狭窄等），或左心室射血时间缩短，主动脉关闭时间提前（如二尖瓣关闭不全、室间隔缺损等）时。

（四）额外心音

1. 喀喇音　是心脏收缩期的额外心音，可发生于收缩早、中、晚期。

（1）收缩早期喀喇音（收缩早期喷射音）：心底部听诊最清楚。肺动脉瓣区的收缩早期喀喇音见于肺动脉高压、轻中度肺动脉瓣狭窄、房间隔缺损、室间隔缺损等疾病；主动脉瓣收缩早期喀喇音见于高血压、主动脉瓣狭窄、主动脉瓣关闭不全、主动脉瘤等。

（2）收缩中、晚期喀喇音：在心尖部及其稍内侧最清楚。多见于二尖瓣脱垂。

2. 奔马律及开瓣音

（1）舒张早期奔马律：最常见，是病理性第三心音，又称 S_3 奔马律或室性奔马律，以左室奔马律占多数，所以，在心尖部容易听到。舒张早期奔马律的出现，提示心脏有严重的器质性病变，见于各种原因的心力衰竭、急性心肌梗死、重症心肌炎等。

（2）开瓣音（二尖瓣开放拍击音）：见于二尖瓣狭窄而瓣膜弹性尚好时，是二尖瓣分离术适应证的重要参考条件。

（五）心脏杂音

1. 心脏杂音产生机制

（1）血流加速：见于剧烈运动后、发热、贫血、甲亢等。

（2）瓣膜口、大血管通道狭窄：如二尖瓣狭窄、主动脉瓣狭窄、肺动脉瓣狭窄、梗阻性肥厚型心肌病等。

（3）瓣膜关闭不全：如二尖瓣关闭不全、主动脉瓣关闭不全、主动脉硬化、扩张型心肌病、二尖瓣脱垂等。

（4）异常通道：如室间隔缺损、动脉导管未闭及动静脉瘘等。

（5）心腔内漂浮物：如心内膜炎时赘生物产生的杂音等。

（6）大血管腔瘤样扩张：如动脉瘤。

2. 心脏杂音的特征

（1）最响部位：一般来说，杂音最响的部位，就是病变所在的部位。

（2）出现的时期：按杂音出现的时期不同，将杂音分为：收缩期杂音、舒张期杂音、连续性杂音、双期杂音。舒张期杂音及连续性杂音均为器质性，收缩期杂音可为功能性。

（3）杂音的性质：分为吹风样、隆隆样（或雷鸣样）、叹气样、机器样及乐音样等，进一步分为粗糙、柔和。

（4）收缩期杂音强度：采用 Levine 6 级分级法。

1 级：杂音很弱，所占时间很短，须仔细听诊才能听到。

2 级：较易听到，杂音柔和。

3 级：中等响亮的杂音。

4 级：响亮的杂音，常伴有震颤。

5 级：很响亮的杂音，震耳，但听诊器如离开胸壁则听不到，伴有震颤。

6 级：极响亮，听诊器稍离胸壁时亦可听到，有强烈的震颤。

杂音强度的表示法：4 级杂音记为“4/6 级收缩期杂音”。一般而言，3/6 级及以上的收缩期杂音多为器质性。但应注意，杂音的强度不一定与病变的严重程度成正比。病变较重时，杂音可能较弱；相反，病变较轻时也可能听到较强的杂音。

（5）传导方向

1）二尖瓣关闭不全的收缩期杂音：在心尖部最响，并向左腋下及左肩胛下角处传导。

2）主动脉瓣关闭不全的舒张期杂音：在主动脉瓣第二听诊区最响，并向胸骨下端或心尖部传导。

3）主动脉瓣狭窄的收缩期杂音：以主动脉瓣区最响，可向上传至胸骨上窝及颈部。

4）肺动脉瓣关闭不全的舒张期杂音：在肺动脉瓣区最响，可传至胸骨左缘第3肋间。

5）较局限的杂音：二尖瓣狭窄的舒张期杂音常局限于心尖部；肺动脉瓣狭窄的收缩期杂音常局限于胸骨左缘第2肋间；室间隔缺损的收缩期杂音常局限于胸骨左缘第3、4肋间。

（6）杂音与体位的关系

1）左侧卧位：可使二尖瓣狭窄的舒张中晚期隆隆样杂音更明显。

2）前倾坐位：可使主动脉瓣关闭不全的舒张期杂音更易于听到。

3）仰卧位：则使肺动脉瓣、二尖瓣、三尖瓣关闭不全的杂音更明显。

（7）杂音与呼吸的关系：深吸气时可使右心相关瓣膜（三尖瓣、肺动脉瓣）的杂音增强；深呼气时可使左心相关瓣膜（二尖瓣、主动脉瓣）的杂音增强。

（8）杂音与运动的关系：运动后心率加快，增加循环血流量及流速，在一定的心率范围内可使杂音增强。例如，运动可使二尖瓣狭窄的舒张中晚期杂音增强。

3. 各瓣膜区常见杂音听诊

（1）二尖瓣区收缩期杂音

1）见于二尖瓣关闭不全、二尖瓣脱垂、冠心病乳头肌功能不全等，杂音为吹风样，较粗糙、响亮，多在3/6级以上，可占全收缩期。

2）左心室扩张引起的二尖瓣相对关闭不全（如高血压心脏病、扩张型心肌病、风湿热、贫血性心脏病等），杂音为3/6级以下柔和的吹风样，传导不明显。

3）运动、发热、贫血、妊娠、甲亢等产生的杂音一般为2/6级以下，性质柔和，较局限，病因去除后杂音消失。

（2）二尖瓣区舒张期杂音：二尖瓣狭窄时，心尖部可闻及舒张中晚期隆隆样杂音，呈递增型，音调较低而局限，左侧卧位呼气末时较清楚，常伴有 S_1 亢进、二尖瓣开放拍击音及舒张期震颤，P_2 亢进及分裂。主动脉瓣关闭不全所致的相对性二尖瓣狭窄的杂音，称为奥－弗杂音（Austin–Flint 杂音），性质柔和，不伴有 S_1 亢进、开瓣音，无震颤。

（3）主动脉瓣区收缩期杂音：见于各种病因的主动脉瓣狭窄。杂音为喷射性，响亮而粗糙，呈递增－递减型，沿大血管向颈部传导，常伴有收缩期震颤及 A_2 减弱；主动脉粥样硬化、高血压性心脏病等引起的相对性主动脉瓣狭窄，杂音柔和，常有 A_2 增强。

（4）主动脉瓣区舒张期杂音：在主动脉瓣第二听诊区深呼气末最易听到，为叹气样，递减型，可传至胸骨下端左侧或心尖部，常伴有 A_2 减弱及周围血管征，见于先天性或风湿性主动脉瓣关闭不全、梅毒性升主动脉炎等。

（5）肺动脉瓣区收缩期杂音：多见于先天性肺动脉瓣狭窄，杂音粗糙，呈喷射性，强度在3/6级以上，常伴收缩期震颤及 P_2 减弱；二尖瓣狭窄、房间隔缺损等引起的相对性肺动脉瓣狭窄时，杂音限较短，较柔和，伴 P_2 增强亢进。

（6）肺动脉瓣区舒张期杂音：器质性极少，多由相对性肺动脉瓣关闭不全所引起，常见于二尖瓣狭窄、肺心病等，伴明显肺动脉高压，杂音为叹气样，柔和，递减型，卧位吸气末增强，常伴 P_2 亢进，称为格－斯杂音（Graham–Steell 杂音）。

（7）三尖瓣区收缩期杂音：器质性者极少见。多为右心室扩大导致的相对性三尖瓣关闭不全，见于二尖瓣狭窄、肺心病等，杂音柔和，在3/6级以下。

（8）其他部位的收缩期杂音：胸骨左缘第3、4肋间响亮而粗糙的收缩期杂音，该杂音或伴收缩期震颤，不向左腋下传导，见于室间隔缺损或肥厚型梗阻性心肌病。

（9）连续性杂音：这是一种连续、粗糙、类似机器转动的声音，在胸骨左缘第2肋间隙及其附近听到，见于动脉导管未闭。

【知识纵横比较】

1. 最响部位与病变部位的关系 总结见下表。

最响部位与病变部位的关系

最响部位	提示病变部位
心尖部	二尖瓣
胸骨下剑突偏左或偏右处	三尖瓣
主动脉瓣区	主动脉瓣
肺动脉瓣区	肺动脉瓣
胸骨左缘第 3、4 肋间	室间隔缺损

2. 杂音的性质与所提示的病变 总结见下表。

杂音的性质与所提示的病变

杂音性质	提示病变
心尖区粗糙的吹风样收缩期杂音	二尖瓣关闭不全
心尖区柔和而高调的吹风样杂音	相对性二尖瓣关闭不全
心尖区舒张中晚期隆隆样杂音	二尖瓣狭窄的特征性杂音
主动脉瓣第二听诊区叹气样舒张期杂音	主动脉瓣关闭不全（主闭）
胸骨左缘第 2 肋间及其附近机器声样连续性杂音	动脉导管未闭
乐音样杂音听诊时其音色如海鸥鸣或鸽鸣样	感染性心内膜炎及梅毒性主闭

（六）心包摩擦音

在心前区或胸骨左缘第 3、4 肋间较易听到，坐位稍前倾，深呼气后更明显，见于急性心包炎。

［常考考点］各瓣膜听诊区的位置。心音改变及其临床意义。心脏杂音的特征。各瓣膜区常见杂音听诊。心包摩擦音听诊的最佳部位在胸骨左缘第 3、4 肋间隙处。

要点五　血管检查

1. 毛细血管搏动征 用手指轻压被检查者指甲床末端，或以干净玻片轻压被检查者口唇黏膜，如见到红白交替的、与其心搏一致的节律性微血管搏动现象，称为毛细血管搏动征。

2. 水冲脉 脉搏骤起骤降，急促而有力。检查者用手紧握患者手腕掌面，将患者的前臂高举过头，则水冲脉更易触知。

3. 交替脉 为一种节律正常而强弱交替出现的脉搏，为左室心肌衰竭的重要体征，见于高血压心脏病、急性心肌梗死或主动脉瓣关闭不全等。

4. 重搏脉 指正常脉搏后均有一次较弱的脉搏可触及。见于伤寒、败血症、低血容量休克等。

5. 奇脉 指吸气时脉搏明显减弱或消失的现象，又称为吸停脉。常见于心包积液和缩窄性心包炎时，是心包填塞的重要体征之一。

6. 无脉 即脉搏消失，见于严重休克及多发性大动脉炎。

7. 枪击音与杜氏双重杂音 将听诊器体件放在肱动脉等外周较大动脉的表面，可听到与心跳一致的“嗒——嗒——”音，称为枪击音。如再稍加压力，则可听到收缩期与舒张期双重杂音，即杜氏双重杂音。

8. 其他血管杂音

（1）在甲状腺功能亢进症患者肿大的甲状腺上可听到血管杂音，常为连续性，收缩期较强。

（2）主动脉瘤时，在相应部位可听到收缩期杂音。

（3）动 – 静脉瘘时，在病变部位可听到连续性杂音。

（4）肾动脉狭窄时，可在腰背部及腹部听到收缩期杂音。

头部随脉搏呈节律性点头运动、颈动脉搏动明显、毛细血管搏动征、水冲脉、枪击音与杜氏双重杂音统称为周围血管征，它们均由脉压增大所致，常见于主动脉瓣关闭不全、贫血及甲状腺功能亢进症等。

［常考考点］血管检查及周围血管征的临床意义。

【知识纵横比较】

不同类型的脉搏特点及临床意义总结

名称	特点	意义
水冲脉	脉搏骤起骤急促而有力	主闭、发热、严重贫血、甲亢、动脉导管未闭
交替脉	节律正常强弱交替	高血压心脏病、急性心肌梗死、主闭
重搏脉	—	伤寒、败血症、低血容量休克
奇脉	吸气时脉搏减弱或消失	心包积液、缩窄性心包炎
无脉	脉搏消失	严重休克及多发性大动脉炎

要点六　循环系统常见疾病的体征

循环系统常见疾病的体征，见下表。

循环系统常见疾病的体征

病变	视诊	触诊	叩诊	听诊
二尖瓣狭窄	二尖瓣面容，心尖搏动略向左移	心尖搏动向左移，心尖部触及舒张期震颤	心浊音界早期稍向左，以后向右扩大，心腰部膨出，呈梨形	心尖部 S_1 亢进，较局限的递增型舒张中晚期隆隆样杂音，可伴开瓣音，P_2 亢进、分裂，肺动脉瓣区 Graham-Steell 杂音
二尖瓣关闭不全	心尖搏动向左下移位	心尖搏动向左下移位，常呈抬举性	心浊音界向左下扩大	心尖部 S_1 减弱，心尖部有 3/6 级或以上较粗糙的吹风样全收缩期杂音，范围广泛，常向左腋下及左肩胛下角传导，并可掩盖 S_1
主动脉瓣狭窄	心尖搏动向左下移位	心尖搏动向左下移位，呈抬举性，主动脉瓣区收缩期震颤	心浊音界向左下扩大	主动脉瓣区高调、粗糙的递增－递减型收缩期杂音，向颈部传导，心尖部 S_1 减弱，A_2 减弱
主动脉瓣关闭不全	颜面较苍白，颈动脉搏动明显，心尖搏动向左下移位且范围较广，可见点头运动	心尖搏动向左下移位并呈抬举性，周围血管征阳性	心浊音界向左下扩大，心脏呈靴形	主动脉瓣第二听诊区叹气样递减型舒张期杂音，可向心尖部传导；心尖部 S_1 减弱，A_2 减弱或消失，可闻及 Austin-Flint 杂音
左心衰竭	不同程度呼吸困难，发绀，高枕卧位或端坐位，心尖搏动向左下移位	心尖搏动向左下移位（除单纯二尖瓣狭窄外），严重者有交替脉	心浊音界向左下扩大，单纯二尖瓣狭窄则表现为梨形心	心率快，S_1 减弱，可闻及舒张早期奔马律，P_2 亢进伴分裂；双肺底可闻及细湿啰音，少量哮鸣音。急性肺水肿时，全肺可满布湿啰音
右心衰竭	口唇发绀，颈静脉怒张，浮肿	肝脏肿大、压痛，肝颈静脉回流征阳性，下肢或腰骶部凹陷性水肿	心界扩大，可有胸水或腹水体征	心率增快，剑突下或胸骨左缘第 4、5 肋间可闻及右室舒张早期奔马律
大量心包积液	颈静脉怒张，心尖搏动明显减弱或消失	心尖搏动减弱或消失；可有奇脉；肝大，压痛，肝颈静脉回流征阳性	心界向两侧扩大，呈“烧瓶状”，卧位时心底部增宽	心率加快，心音遥远

细目十　腹部检查

【考点突破攻略】

要点一　腹部视诊

1. 腹部外形　正常腹部平坦。腹部明显膨隆或凹陷见于以下几种情况：

（1）全腹膨隆：①腹内积气：胃肠道内积气，腹部呈球形，两侧腰部膨出不明显，变换体位时其形状无明显改变，见于各种原因所致的肠梗阻或肠麻痹。积气在肠道外腹腔内者，称为气腹，见于胃肠穿孔或治疗性人工气腹。②腹腔积液：当腹腔内大量积液时，在仰卧位腹部外形呈宽而扁状，称为蛙腹。常见于肝硬化门脉高压症、右心衰竭、缩窄性心包炎、肾病综合征、结核性腹膜炎、腹膜转移癌等。结核性腹膜炎症、肿瘤浸润时，腹形常呈尖凸状，也称为尖腹。③腹腔巨大肿块：以巨大卵巢囊肿最常见，腹部呈球形膨隆而以囊肿部位较明显。

（2）局部膨隆：常见于腹部炎性包块、胃肠胀气、脏器肿大、腹内肿瘤、腹壁肿瘤和疝等。左上腹膨隆见于脾肿大、巨结肠或结肠脾曲肿瘤；上腹中部膨隆见于肝左叶肿大、胃扩张、胃癌、胰腺囊肿或肿瘤；右上腹膨隆见于肝肿大（淤血、脓肿、肿瘤）、胆囊肿大及结肠肝曲肿瘤；腰部膨隆见于大量肾盂积水或积脓、多囊肾、巨大肾上腺瘤；左下腹部膨隆见于降结肠肿瘤、干结粪块；下腹部膨隆多见于妊娠、子宫肌瘤、卵巢囊肿、尿潴留等；右下腹膨隆见于阑尾周围脓肿、回盲部结核或肿瘤等。

（3）全腹凹陷：见于严重脱水、明显消瘦及恶病质等。严重者呈舟状腹，见于恶性肿瘤、结核、糖尿病、甲状腺功能亢进症等消耗性疾病。

2. 呼吸运动　腹式呼吸减弱见于各种原因的急腹症、大量腹水、腹腔巨大肿瘤等；腹式呼吸消失见于急性弥漫性腹膜炎等。

3. 腹壁静脉　正常时腹壁静脉一般不显露。当门静脉高压或上、下腔静脉回流受阻导致侧支循环形成时，腹壁静脉呈现扩张、迂曲状态，称为腹壁静脉曲张。

（1）门脉高压时，腹壁曲张的静脉以脐为中心向周围伸展，肚脐以上腹壁静脉血流方向从下向上，肚脐以下腹壁静脉血流方向自上向下。

（2）上腔静脉梗阻时，胸腹壁静脉血流方向自上向下，流入下腔静脉。

（3）下腔静脉梗阻时，腹壁浅静脉血流方向向上，进入上腔静脉。

4. 胃肠型和蠕动波　正常人腹部一般看不到蠕动波及胃型和肠型，有时在腹壁菲薄或松弛的老年人、极度消瘦者或经产妇可能见到。

幽门梗阻时，可见到胃蠕动波自左肋缘下向右缓慢推进（正蠕动波），有时可见到逆蠕动波及胃型；脐部出现肠蠕动波见于小肠梗阻，严重梗阻时，脐部可见横行排列呈多层梯形的肠型和较大的肠蠕动波；结肠梗阻时，宽大的肠型多出现于腹壁周边，同时盲肠多胀大呈球形。

要点二　腹部触诊

1. 腹壁紧张度

（1）腹壁紧张度增加（腹肌紧张）：①弥漫性腹肌紧张，多见于胃肠道穿孔或实质脏器破裂所致的急性弥漫性腹膜炎，此时腹壁常强直，硬如木板，故称为板状腹。②局限性腹肌紧张，多系局限性腹膜炎所致，如右下腹腹壁紧张多见于急性阑尾炎，右上腹腹壁紧张多见于急性胆囊炎；腹膜慢性炎症时，触诊如揉面团一样，不易压陷，称为揉面感，常见于结核性腹膜炎、癌性腹膜炎。

（2）腹壁紧张度减低或消失：全腹紧张度减低见于慢性消耗性疾病或刚放出大量腹水者，也可见于身体瘦弱的老年人和经产妇；全腹紧张度消失见于脊髓损伤所致的腹肌瘫痪和重症肌无力等。

2. 压痛及反跳痛

（1）压痛：①广泛性压痛见于弥漫性腹膜炎。②局限性压痛见于局限性腹膜炎或局部脏器的病变。明确而固定的压痛点是诊断某些疾病的重要依据。如麦氏（Mc Burney）点（右髂前上棘与脐连线中外 1/3 交界处）压痛多考虑急性阑尾炎；胆囊点（右腹直肌外缘与肋弓交界处）压痛考虑胆囊病变。

（2）反跳痛：反跳痛表示炎症已波及腹膜壁层，腹肌紧张伴压痛、反跳痛称为腹膜刺激征，是急性腹膜炎的可靠体征。

3. 液波震颤 检查时患者仰卧，医师用手掌面贴于患者一侧腹壁，另一手四指并拢屈曲，用指端迅速叩击对侧腹壁，如腹腔内有大量游离液体（3000～4000mL），则贴于腹壁的手掌可感到液波的冲击，称为液波震颤或波动感。为防止腹壁本身的震动传至对侧，可让另一人将手掌尺侧缘轻压于患者脐部腹中线上，即可阻止腹壁震动的传导。

［常考考点］腹壁触诊中压痛、反跳痛和液波震颤的检查方法及临床意义。

4. 肝脏触诊

（1）检查方法：采用单手或双手触诊法，分别在右侧锁骨中线延长线和前正中线上触诊肝脏下缘。检查时患者取仰卧位，双腿稍屈曲，使腹壁松弛，医师位于患者右侧。

（2）正常肝脏：正常成人的肝脏一般触不到，但腹壁松弛的消瘦者于深吸气时可触及肝下缘，多在肋弓下 1cm 以内，剑突下如能触及，多在 3cm 以内。2 岁以下小儿的肝脏相对较大，易触及。正常肝脏质地柔软，边缘较薄，表面光滑，无压痛和叩击痛。

（3）肝脏触诊的注意事项：触及肝脏时，应仔细感觉并详细描述其大小、质地、表面光滑度及边缘情况、有无压痛及搏动等。

（4）肝脏大小变化的临床意义：弥漫性肝肿大见于肝炎、脂肪肝、肝淤血、早期肝硬化、白血病、血吸虫病等；局限性肝肿大见于肝脓肿、肝囊肿（包括肝包虫病）、肝肿瘤等；肝脏缩小见于急性和亚急性重型肝炎、晚期肝硬化。

（5）肝脏质地分级：分为质软、质韧（中等硬度）和质硬三级。正常肝脏质地柔软，如触口唇；急性肝炎及脂肪肝时质地稍韧；慢性肝炎质韧，如触鼻尖；肝硬化质硬，肝癌质地最硬，如触前额；肝脓肿或囊肿有积液时呈囊性感。

（6）肝脏常见疾病的临床表现：见下表。

肝脏常见疾病的临床表现

项目	大小	质地	表面	边缘	压痛
急性肝炎	轻度肿大	质稍韧	光滑	钝	有
慢性肝炎	明显肿大	质韧或稍硬	—	—	较轻
肝硬化	早期肝常肿大，晚期则缩小变硬	质硬	结节状	薄	无
肝癌	进行性肿大	坚硬如石	大小不等的结节状或巨块状	不整	明显
脂肪肝	肿大	质软或稍韧	光滑	—	无
肝淤血	明显肿大	质韧	光滑	圆钝	有

［常考考点］肝脏触诊的检查方法及常见疾病的临床表现。

5. 胆囊触诊

（1）墨菲征的检查方法：医生将左手掌平放在被检者的右肋，拇指放在胆囊点，用中等压力按压腹壁，然后嘱被检者缓慢深呼吸，如果深吸气时被检者因疼痛而突然屏气，则称墨菲征阳性，见于急性胆囊炎。

（2）临床意义：正常胆囊不能触到。急性胆囊炎时胆囊肿大，呈囊性感，压痛明显，常有墨菲征阳性；胰头癌压迫胆总管导致胆囊显著肿大时无压痛，但有逐渐加深的黄疸，称库瓦西耶征阳性；胆囊肿大，有实性感者，见于胆囊结石或胆囊癌。

［常考考点］墨菲征的检查方法和临床意义。

6. 脾脏触诊

（1）检查方法：仰卧位或右侧卧位，右下肢伸直，左下肢屈髋、屈膝进行检查。

（2）注意事项：正常脾脏不能触及。内脏下垂、左侧大量胸腔积液或积气时，脾向下移而可触及。除此之外能触及脾脏，则提示脾肿大。触及脾脏后应注意其大小、质地、表面形态、有无压痛及摩擦感等。

（3）脾肿大的分度方法：深吸气时脾脏在肋下不超过 2cm 者为轻度肿大；超过 2cm 但在脐水平线以上，为中度肿大；超过脐水平线或前正中线为高度肿大，又称巨脾。中度以上脾肿大时其右缘常可触及脾切迹，这一特征可与左肋下其他肿块相鉴别。

（4）脾肿大的测量方法：用三线记录法（单位：厘米），甲乙线测量左锁骨中线与左肋缘交点（甲点）至脾下缘（乙点）之间的距离；甲丙线是测量甲点至脾脏最远端（丙点）之间的距离；丁戊线是测量脾右缘丁点与前正中线之间的距离；如脾脏高度增大，向右越过前正中线，则测量脾右缘至前正中线的最大距离，以“+”表示；未超过前正中线，则测量脾右缘与前正中线的最短距离，以“–”表示。

（5）脾肿大的临床意义：轻度脾大见于慢性肝炎、粟粒型肺结核、伤寒、感染性心内膜炎、败血症和急性疟疾等，一般质地较柔软。中度脾大见于肝硬化、慢性溶血性黄疸、慢性淋巴细胞性白血病、系统性红斑狼疮、疟疾后遗症及淋巴瘤等，一般质地较硬。高度脾大，表面光滑者见于慢性粒细胞性白血病、慢性疟疾和骨髓纤维化症等。表面不平而有结节者见于淋巴瘤和恶性组织细胞病等。脾脓肿、脾梗死和脾周围炎时，可触到摩擦感且压痛明显。

［常考考点］脾肿大的测量方法及临床意义。

7. 肾脏触诊

（1）触诊方法：常用双手触诊法。患者可取仰卧位或立位。医师位于患者右侧，将左手掌放在患者右后腰部向上托（触诊左肾时，左手绕过患者前方托住左后腰部），右手掌平放于被检侧季肋部，以微弯的手指指端放在肋弓下方，随患者呼气，右手逐渐深压向后腹壁，与在后腰部向上托起的左手试图接近，双手夹触肾。如未触及肾脏，应让患者深吸气，此时随吸气下移的肾脏可能滑入双手之间而被触知。如能触及肾脏大部分，将其在两手间夹住时，患者常有类似恶心或酸痛的不适感。有时只能触及光滑、圆钝的肾下极，它常从触诊的手中滑出。

（2）注意事项：触及肾脏时应注意其大小、形状、质地、表面状态、敏感性和移动度等。正常肾脏表面光滑而圆钝，质地结实而富有弹性，有浮沉感。但正常人肾脏一般不能触及，身材瘦长者有时可触及右肾下极。肾脏代偿性增大、肾下垂及游走肾常被触及。

（3）临床意义：肾脏肿大见于肾盂积水或积脓、肾肿瘤及多囊肾等。肾盂积水或积脓时，其质地柔软，富有弹性，有波动感；肾肿瘤则质地坚硬，表面凹凸不平；多囊肾时，肾脏不规则增大，有囊性感。

肾脏和尿路疾病，尤其是炎性疾病时，可在一些部位出现压痛点：①季肋点：在第 10 肋骨前端。②上输尿管点：在脐水平线上，腹直肌外缘。③中输尿管点：在两侧髂前上棘水平，腹直肌外缘，相当于输尿管第二狭窄处（入骨盆腔处）。④肋脊点：在背部脊柱与第 12 肋所成的夹角顶点，又称肋脊角。⑤肋腰点：在第 12 肋与腰肌外缘的夹角顶点，又称肋腰角。季肋点压痛亦提示肾脏病变；输尿管有结石、化脓性或结核性炎症时，在上或中输尿管点出现压痛；肋脊点和肋腰点是肾脏炎症性疾病（如肾盂肾炎、肾结核或肾脓肿等）常出现压痛的部位。如炎症深隐于肾实质内，可无压痛而仅有叩击痛。

［常考考点］肾脏的触诊方法及临床意义。

8. 正常腹部可触及的结构和腹部肿块触诊

（1）正常腹部可触及的结构：除瘦弱者和多产妇可触到右肾下极，儿童可触及肝脏下缘外，正常腹部可触及到腹主动脉、腰椎椎体与骶骨岬、横结肠、乙状结肠、盲肠等结构。

（2）腹部肿块触诊：腹腔脏器的肿大、异位、肿瘤、囊肿或脓肿、炎性组织粘连或肿大的淋巴结等均可形成肿块。如触到肿块要鉴别其来源于何种脏器：上腹中部肿块多来源于胃或胰腺的肿瘤，右肋下肿块常与肝胆有关，两侧腹部的肿块常为结肠肿瘤；是炎症性还是非炎症性：炎性肿块压痛明显，如肝炎、肝脓肿、阑尾周围脓肿等，而非炎性肿块压痛轻微或不明显；是实质性还是囊性：实质性肿块质地可柔软、中等硬或坚硬，见于炎症、结核和肿瘤，而囊性肿块触之柔软，见于脓肿或囊肿等；是良性还是恶性：良性肿块多为圆形且表面光滑，而形态不规整、表面凹凸不平及坚硬者多为恶性；在腹腔内还是在腹壁上。还须注意肿块的部位、大小、形态、质地、压痛、搏动、移动度、与邻近器官的关系等。

要点三　腹部叩诊

1. 腹部正常叩诊音　除肝脏、脾脏、充盈的膀胱、增大的子宫，以及两侧腹部近腰肌处等部位叩诊为浊音外，正常腹部叩诊音主要为鼓音。

2. 肝脏叩诊

（1）正常表现：肝脏叩诊匀称体型者的正常肝上界在右锁骨中线上，第 5 肋间，下界位于右季肋下缘。右锁骨中线上，肝浊音区上下径之间的距离为 9 ～ 11cm；在右腋中线上，肝上界在第 7 肋间，下界相当于第 10 肋骨水平；在右肩胛线上，肝上界为第 10 肋间，下界不易叩出。瘦长型者肝上下界均可低一个肋间，矮胖型者则可高一个肋间。

（2）病理表现：总结见下表。

肝脏叩诊的病理表现及临床意义

肝浊音界	临床意义
向上移位	见于右肺不张、气腹及鼓肠
向下移位	见于肺气肿、右侧张力性气胸
扩大	肝炎、肝脓肿、肝淤血、肝癌和多囊肝
缩小	急性肝坏死、晚期肝硬化和胃肠胀气
消失代之以鼓音	急性胃肠穿孔、人工气腹

[常考考点] 肝浊音界的叩诊方法及临床意义。

3. 脾脏叩诊 脾浊音区宜采用轻叩法，在左腋中线自上而下进行叩诊。正常脾浊音区在左腋中线上第 9 ～ 11 肋间，宽 4 ～ 7cm，前方不超过腋前线。脾浊音区缩小或消失见于左侧气胸、胃扩张及鼓肠等；脾浊音区扩大见于脾肿大。

[常考考点] 脾浊音界的叩诊方法及临床意义。

4. 膀胱叩诊 膀胱空虚时，因小肠位于耻骨上方遮盖膀胱，故叩诊呈鼓音，叩不出膀胱的轮廓。膀胱充盈时，耻骨上方叩出圆形浊音区。妊娠的子宫、卵巢囊肿或子宫肌瘤等，该区叩诊也呈浊音，应予鉴别。腹水时，耻骨上方叩诊可呈浊音区，但此区的弧形上缘凹向脐部，而膀胱胀大的浊音区弧形上缘凸向脐部。排尿或导尿后复查，如为浊音区转为鼓音，即为尿潴留而致的膀胱胀大。

[常考考点] 膀胱的叩诊方法及临床意义。

5. 胃泡鼓音区 胃泡鼓音区位于左前胸下部，上界为膈及肺下缘，下界为肋弓，左界为脾脏，右界为肝左缘。此区明显扩大见于幽门梗阻；明显缩小见于胸腔积液、心包积液、脾肿大及肝左叶肿大等。此区鼓音消失而较为实音，见于急性胃扩张或溺水者。

6. 移动性浊音 当腹腔内有 1000mL 以上游离液体时，患者仰卧位叩诊，脐部呈鼓音，腹部两侧呈浊音；侧卧位时，叩诊上侧腹部转为鼓音，下侧腹部呈浊音。这种因体位不同而出现浊音区变动的现象称为移动性浊音阳性，见于肝硬化门静脉高压症、右心衰竭、肾病综合征、严重营养不良以及渗出性腹膜炎（如结核性或自发性）等引起的腹水。

[常考考点] 移动性浊音的叩诊方法及临床意义。

要点四 腹部听诊

1. 肠鸣音（肠蠕动音） 正常肠鸣音大约每分钟 4 ～ 5 次，在脐部或右下腹部听得最清楚。

（1）肠鸣音活跃：指肠鸣音超过每分钟 10 次，但音调不特别高亢。见于服泻药后、急性肠炎或胃肠道大出血等。

（2）肠鸣音亢进：指肠鸣音次数多，且呈响亮、高亢的金属音。见于机械性肠梗阻。

（3）肠鸣音减弱或稀少：指肠鸣音明显少于正常，或 3 ～ 5 分钟以上才听到一次。见于老年性便秘、电解质紊乱（低血钾）及胃肠动力低下等。

（4）肠鸣音消失或静腹：指持续听诊 3 ～ 5 分钟未闻及肠鸣音。见于急性腹膜炎或各种原因所致的麻痹性肠梗阻。

[常考考点] 肠鸣音听诊的临床意义。

2. 振水音 患者仰卧，医师用耳凑近患者上腹部或将听诊器体件放于此处，然后用稍弯曲的手指以冲击触诊法连续迅速冲击患者上腹部，如果听到胃内液体与气体相撞击的声音为振水音。正常人餐后或饮入多量液体时，振水音阳性。若空腹或餐后 6 ～ 8 小时以上仍有此音，则提示胃内有液体潴留，见于胃扩张、幽门梗阻及胃液分泌过多等。

[常考考点] 振水音的听诊及临床意义。

3. 血管杂音

（1）上腹部的两侧出现收缩期血管杂音常提示肾动脉狭窄。

（2）左叶肝癌压迫肝动脉或腹主动脉时，可在包块部位闻及吹风样血管杂音 .

（3）脐部收缩期血管杂音提示腹主动脉瘤或腹主动脉狭窄。

（4）肝硬化门脉高压侧支循环形成时，在脐周可闻及连续性的嗡鸣音。

要点五 腹部常见疾病的体征

腹部常见疾病的体征，见下表。

腹部常见疾病的体征

病变	视诊	触诊	叩诊	听诊
肝硬化门静脉高压	肝病面容，蜘蛛痣及肝掌，晚期患者黄疸，腹部膨隆，呈蛙腹状，腹壁静脉曲张	早期肝肿大，质地偏硬；晚期肝脏缩小，脾大	早期肝浊音区轻度扩大；晚期肝脏浊音区缩小，移动性浊音阳性	肠鸣音正常
急性腹膜炎	急性病容，强迫仰卧位，腹式呼吸消失，肠麻痹时，腹部膨隆	出现典型的腹膜刺激征：腹壁紧张、压痛及反跳痛	鼓肠或有气腹时，肝浊音区缩小或消失，移动性浊音阳性	肠鸣音减弱或消失
肠梗阻	急性病容，腹部呼吸运动减弱，可见肠型及蠕动波	腹壁紧张、压痛，绞窄性肠梗阻有压痛性包块及反跳痛	腹部鼓音明显	机械性肠梗阻早期肠鸣音亢进，呈金属调；麻痹性肠梗阻时肠鸣音减弱或消失

细目十一　肛门和直肠检查及临床意义

【考点突破攻略】

要点一　肛门、直肠视诊

根据病情需要采取肘膝位、仰卧位、截石位、左侧卧位或蹲位等体位，观察患者肛门及周围情况。正常肛门周围皮肤色较黑，可见皮肤皱褶自肛门向外周放射。视诊肛门时注意观察肛门有无闭锁或狭窄、有无伤口及感染、有无肛瘘及肛裂、有无直肠脱垂、有无痔疮，并注意区分是外痔（肛门齿状线以下的紫红色包块，表面为皮肤）、内痔（肛门齿状线以上的紫红色包块，表面为黏膜），还是混合痔。

要点二　肛门、直肠指诊

肛门、直肠指诊对肛门直肠疾病的诊断有重要价值。

1. 指诊有剧烈触痛见于肛裂与感染。
2. 触痛并有波动感见于肛门、直肠周围脓肿。
3. 触及柔软光滑而有弹性的包块见于直肠息肉。
4. 触及质地坚硬、表面凹凸不平的包块应考虑直肠癌。
5. 指诊后指套带有黏液、脓液或血液，说明存在炎症并有组织破坏。

［常考考点］肛门、直肠指诊的方法及临床意义。

细目十二　脊柱与四肢检查及临床意义

【考点突破攻略】

要点一　脊柱检查

1. 脊柱弯曲度

（1）检查方法：患者取立位或坐位，先从侧面观察脊柱有无过度的前凸与后凸；然后从后面用手指沿脊椎棘突用力从上向下划压，划压后的皮肤出现一条红色充血线，观察脊柱有无侧弯。

（2）临床意义：①脊柱后凸多发生于胸段，见于佝偻病、脊柱结核、强直性脊柱炎、脊柱退行性变等。②脊柱前凸多发生于腰段，见于大量腹水、腹腔巨大肿瘤、髋关节结核及髋关节后脱位等。③脊柱侧凸：姿势性侧凸的特点为弯曲度多不固定，如平卧或向前弯腰时可使侧弯消失，多见于儿童发育期坐立位姿势不良、椎间盘突出症、脊髓灰质炎等；器质性侧凸时，改变体位不能使侧凸得到纠正，见于佝偻病、脊椎损伤、胸膜肥厚等。

［常考考点］脊柱弯曲度的检查方法和临床意义。

2. 脊柱活动度

（1）检查方法：检查颈段活动时，固定被检查者的双肩，让其做颈部的前屈、后伸、侧弯、旋转等动作；检查腰段活动时，固定被检查者的骨盆，让其做腰部的前屈、后伸、侧弯、旋转等动作。若已有外伤性骨折或关节脱位时，应避免做脊柱活动度检查，以防损伤脊髓。

（2）临床意义：脊柱活动受限常见于软组织损伤、骨质增生、骨质破坏、脊椎骨折或脱位、腰椎间盘突出。

［常考考点］脊柱活动度的检查方法和临床意义。

3. 脊柱压痛与叩击痛

（1）检查方法：①检查脊柱压痛时，患者取坐位，身体稍向前倾，医师用右手拇指自上而下逐个按压脊椎棘突及椎旁肌肉。②脊柱叩击痛检查：患者取坐位，医师用手指或用叩诊锤直接叩击各个脊椎棘突，了解患者是否有叩击痛，此为直接叩诊法；或患者取坐位，医师将左手掌置于患者头顶部，右手半握拳，以小鱼际肌部位叩击左手背，了解患者的脊柱是否有疼痛，此为间接叩诊法。

（2）临床意义：正常人脊柱无压痛与叩击痛，若某一部位有压痛与叩击痛，提示该处有病变，如脊椎结核、脊椎骨折、脊椎肿瘤、椎间盘突出等。

［常考考点］脊柱压痛和叩击痛的检查方法和临床意义。

要点二　四肢、关节检查

1. 四肢、关节形态改变及其临床意义

（1）匙状甲（反甲）：常见于缺铁性贫血，偶见于风湿热。

（2）杵状指（趾）：常见于支气管扩张、支气管肺癌、慢性肺脓肿、脓胸以及发绀型先天性心脏病、亚急性感染性心内膜炎等。

（3）指关节变形：以类风湿关节炎引起的梭形关节最常见。

（4）膝内翻、膝外翻：膝内翻为“O”形腿，膝外翻为“X”形腿。常见于佝偻病及大骨节病。

（5）膝关节变形：常见于风湿性关节炎活动期、结核性关节炎、关节积液等。

（6）足内翻、足外翻：多见于先天畸形、脊髓灰质炎后遗症等。

（7）肢端肥大：见于腺垂体功能亢进、生长激素分泌过多引起的肢端肥大症。

（8）下肢静脉曲张：多见于小腿，是下肢浅静脉血液回流受阻或静脉瓣功能不全所致。表现为下肢静脉如蚯蚓状怒张、弯曲，久立位更明显，严重时有小腿肿胀感，局部皮肤颜色暗紫红色或有色素沉着，甚至形成溃疡。常见于从事站立性工作者或栓塞性静脉炎患者。

2. 运动功能检查　关节活动障碍见于相应部位骨折、脱位、炎症、肿瘤、退行性变，及肌腱、软组织损伤等。

［常考考点］四肢、关节形态改变及其临床意义。

细目十三　神经系统检查及临床意义

【考点突破攻略】

要点一　脑神经检查

1. 视神经

（1）视神经检查包括视力、视野和眼底检查。

（2）视野反映黄斑中央凹以外的视网膜及视觉通路的功能，视觉通路的任何部位受到损害，都可引起视野缺损。

（3）眼底检查需要用检眼镜，观察视乳头、视网膜、视网膜血管、黄斑有无异常。视乳头水肿常见于颅内肿瘤、视神经受压迫等，如颅内出血、脑膜炎、脑炎等引起的颅内压增高。视网膜出血常见于高血压、出血性疾病等。视网膜有渗出物可见于高血压、慢性肾炎、妊娠高血压综合征等。原发性视神经萎缩见于球后视神经炎或肿瘤。

2. 动眼神经　动眼神经位于中脑，支配上直肌、下直肌、内直肌、下斜肌、上睑提肌、瞳孔括约肌和睫状肌。

动眼神经麻痹可表现为上睑下垂；眼球转向外下方，有外斜视和复视；眼球不能向上、向下、向内转动；瞳孔扩大；对光反射、调节反射、集合反射消失。常见于颅底肿瘤、结核性脑膜炎、脑出血合并脑疝等。

3. 三叉神经　三叉神经位于脑桥，主要支配面部感觉和咀嚼运动。

三叉神经刺激性病变时，可出现三叉神经痛，常表现为突然发作的一侧面部剧痛，可在眶上孔、上颌孔和颏孔三处有压痛点，且按压时可诱发疼痛。

4. 面神经

（1）面神经主要支配面表情肌和分管舌前 2/3 味觉。面神经核位于脑桥，分上、下两部分：上部受双侧大脑皮质运动区支配，下部仅受对侧大脑皮质运动区支配。

（2）中枢性与周围性面神经麻痹的鉴别方法，见下表。

中枢性面神经麻痹与周围性面神经麻痹的鉴别方法

	中枢性面神经麻痹	周围性面神经麻痹
病因	核上组织（包括皮质、皮质脑干纤维、内囊、脑桥等）受损	面神经核或面神经受损
临床表现	病灶对侧颜面下部肌肉麻痹，可见鼻唇沟变浅，露齿时口角下垂（或称口角歪向病灶侧），不能吹口哨或鼓腮	病灶同侧全部面肌瘫痪，从上到下表现为不能皱额、皱眉、闭眼，角膜反射消失，鼻唇沟变浅，不能露齿、鼓腮、吹口哨，口角下垂（或称口角歪向病灶对侧）
临床意义	多见于脑血管病变、脑肿瘤和脑炎	多见于受寒、耳部或脑膜感染、神经纤维瘤引起的周围型面神经麻痹，此外，还可出现舌前 2/3 味觉障碍等

要点二　感觉功能检查

1. 感觉功能检查

（1）浅感觉：包括痛觉、触觉、温度觉。

（2）深感觉：包括运动觉、位置觉、振动觉。

（3）复合感觉（皮质感觉）：包括定位觉、两点辨别觉、立体觉和图形觉。

2. 感觉障碍　感觉障碍的形式有：疼痛、感觉减退、感觉异常、感觉过敏、感觉过度和感觉分离。

3. 感觉障碍的类型

（1）末梢型：表现为肢体远端对称性完全性感觉缺失，呈手套状、袜子状分布，也可有感觉异常、感觉过度和疼痛等。常见于多发性神经炎。

（2）神经根型：感觉障碍范围与某种神经根的节段分布一致，呈节段型或带状，在躯干呈横轴走向，在四肢呈纵轴走向。疼痛较剧烈，常伴有放射痛或麻木感，是脊神经后根损伤所致，见于椎间盘突出症、颈椎病、髓外肿瘤和神经根炎等。

（3）脊髓型：根据脊髓受损程度分为：①脊髓横贯型：为脊髓完全被横断，其特点为病变平面以上完全正常，病变平面以下各种感觉均缺失，并伴有截瘫或四肢瘫，排尿排便障碍，多见于急性脊髓炎、脊髓外伤等。②脊髓半横贯型：仅脊髓一半被横断，又称布朗－塞卡尔综合征。其特点为病变同侧损伤平面以下深感觉丧失及痉挛性瘫痪，对侧痛、温觉丧失。见于脊髓外肿瘤和脊髓外伤等。

（4）内囊型：表现为病灶对侧半身感觉障碍、偏瘫、同向偏盲，常称为三偏征。常见于脑血管疾病。

（5）脑干型：特点是同侧面部感觉缺失和对侧躯干及肢体感觉缺失。见于炎症、肿瘤和血管病变。

（6）皮质型：特点为上肢或下肢感觉障碍，并有复合感觉障碍。见于大脑皮层感觉区损害。

［常考考点］中枢性面神经麻痹和周围性面神经麻痹的鉴别方法。

要点三　运动功能检查

1. 随意运动　是指受意识支配的动作，由大脑皮质通过锥体束支配骨骼肌来完成。检查的重点是肌力。

（1）肌力分级：分为 6 级。

0 级：无肢体活动，也无肌肉收缩，为完全性瘫痪。

1 级：可见肌肉收缩，但无肢体活动。

2 级：肢体能在床面上做水平移动，但不能抬起。

3 级：肢体能抬离床面，但不能抵抗阻力。

4 级：能做抵抗阻力的动作，但较正常差。

5级：正常肌力。

其中，0级为全瘫，1～4级为不完全瘫痪（轻瘫），5级为正常肌力。

（2）瘫痪的表现形式：①单瘫：单一肢体瘫痪，多见于脊髓灰质炎。②偏瘫：为一侧肢体（上、下肢）瘫痪，常伴有同侧脑神经损害，多见于颅内病变或脑卒中。③交叉性偏瘫：为一侧偏瘫及对侧脑神经损害，见于脑干病变。④截瘫：为双下肢瘫痪，是脊髓横贯性损伤，见于脊髓外伤、炎症等。

［常考考点］肌力6级表现。

2. 被动运动 是检查肌张力强弱的方法。肌张力是肌肉在松弛状态下的紧张度和被动运动时的阻力。张力降低或缺失见于周围神经、脊髓灰质前角及小脑病变。折刀样张力增高见于锥体束损害；铅管样肌张力增高及齿轮样肌张力增高见于锥体外系损害，如帕金森病。

3. 不自主运动

（1）震颤：静止性震颤见于帕金森病；动作性震颤见于小脑病变；扑翼样震颤主要见于肝性脑病。

（2）舞蹈症：多见于儿童脑风湿病变。

（3）手足搐搦：见于低钙血症和碱中毒。

4. 共济运动

（1）检查方法：指鼻试验、对指试验、轮替动作、跟－膝－胫试验、闭目难立试验等。

（2）临床意义：正常人动作协调、稳准，如动作笨拙和不协调时称为共济失调，可分为三种：①感觉性共济失调：与视觉有关，睁眼时减轻，闭眼时加重，伴有深感觉障碍，常见于感觉系统病变，如多发性神经炎、亚急性脊髓联合变性脊髓空洞症等。②小脑性共济失调：与视觉无关，不受睁眼与闭眼的影响，伴有肌张力降低、眼球震颤等，常见于小脑疾病。③前庭性共济失调：以平衡障碍为主，伴有眩晕、恶心、呕吐及眼球震颤，常见于梅尼埃病、脑桥小脑角综合征等。

要点四　生理及病理反射检查

1. 浅反射

（1）角膜反射：直接角膜反射存在，间接角膜反射消失，为受刺激对侧的面神经瘫痪；直接角膜反射消失，间接角膜反射存在，为受刺激侧的面神经瘫痪；直接、间接角膜反射均消失为受刺激侧三叉神经病变；深昏迷患者角膜反射也消失。

（2）腹壁反射：上部腹壁反射消失说明病变在胸髓7～8节；中部腹壁反射消失说明病变在胸髓9～10节；下部腹壁反射消失说明病变在胸髓11～12节；一侧腹壁反射消失，多见于同侧锥体束受损；上、中、下腹壁反射均消失见于昏迷或急腹症患者；肥胖、老年人、经产妇也可见腹壁反射消失。

（3）提睾反射：一侧反射减弱或消失见于锥体束损害，或腹股沟疝、阴囊水肿、睾丸炎等；双侧反射消失见于腰髓1～2节病损。

［常考考点］浅反射的检查方法及临床意义。

2. 深反射

（1）检查内容：肱二头肌反射、肱三头肌反射、桡骨骨膜反射、膝反射、踝反射、阵挛（髌阵挛、踝阵挛）。

（2）临床意义：①深反射减弱或消失：多为器质性病变，是相应脊髓节段或所属的脊神经的病变，常见于末梢神经炎、神经根炎、脊髓灰质炎、脑或脊髓休克状态等。②深反射亢进：见于锥体束的病变，如急性脑血管病、急性脊髓炎休克期过后等。

［常考考点］深反射的检查方法及临床意义。

3. 病理反射

（1）检查内容：巴宾斯基（Babinski）征、奥本海姆（Oppenheim）征、戈登（Gordon）征、查多克（Chaddock）征、霍夫曼（Hoffmann）征。

（2）临床意义：锥体束病变时，大脑失去对脑干和脊髓的抑制而出现的异常反射，称为病理反射。一岁半以内的婴幼儿由于锥体束尚未发育完善，可以出现上述反射现象。成人出现则为病理反射。

［常考考点］病理反射的检查方法及临床意义。

要点五 脑膜刺激征及拉塞格征

1. 脑膜刺激征

（1）检查内容：颈强直、凯尔尼格（kernig）征、布鲁津斯基（Brudziuski）征。

（2）临床意义：脑膜刺激征阳性见于各种脑膜炎、蛛网膜下腔出血等。颈强直也可见于颈椎病、颈部肌肉病变。凯尔尼格征也可见于坐骨神经痛、腰骶神经根炎等。

［常考考点］脑膜刺激征的检查方法及临床意义。

2. 拉塞格征 为坐骨神经根受刺激的表现，又称坐骨神经受刺激征。阳性见于腰椎间盘突出症、坐骨神经痛、腰骶神经根炎等。

［常考考点］拉塞格征的检查方法和临床意义。

【知识纵横比较】

各种检查及其意义

<table>
<tr><th>种类</th><th>反射名称</th><th colspan="2">临床意义</th></tr>
<tr><td rowspan="3">浅反射</td><td>①角膜反射</td><td colspan="2">①直接存在，间接消失——对侧面神经瘫痪；
②直接消失，间接存在——同侧面神经瘫痪；
③直接、间接均消失——同侧三叉神经病变</td></tr>
<tr><td>②腹壁反射</td><td colspan="2">①上、中、下腹壁反射减弱或消失分别对应于同侧胸髓 7～8、9～10、11～12 病损；
②一侧上、中、下腹壁反射同时消失——一侧锥体束病损；
③双侧——昏迷和急性腹膜炎</td></tr>
<tr><td>③提睾反射</td><td colspan="2">①双侧——腰髓 1～2 节病损；
②一侧——锥体束损害</td></tr>
<tr><td rowspan="5">深反射</td><td>①桡骨骨膜反射</td><td rowspan="2">颈髓 5～6 节</td><td rowspan="5">①减弱或消失——相应脊髓节段或所属脊神经的病变；
②亢进——锥体束病变，如急性脑血管病、急性脊髓炎休克期过后</td></tr>
<tr><td>②肱二头肌反射</td></tr>
<tr><td>③肱三头肌反射</td><td>颈髓 7～8 节</td></tr>
<tr><td>④膝反射</td><td>腰髓 2～4 节</td></tr>
<tr><td>⑤踝反射</td><td>骶髓 1～2 节</td></tr>
<tr><td rowspan="6">病理反射</td><td>①巴宾斯基征</td><td colspan="2" rowspan="6">①锥体束病变，其中巴宾斯基征意义最大；
②霍夫曼征多见于颈髓病变（上肢）</td></tr>
<tr><td>②奥本海姆征</td></tr>
<tr><td>③戈登征</td></tr>
<tr><td>④查多克征</td></tr>
<tr><td>⑤霍夫曼征</td></tr>
<tr><td>⑥肌阵挛</td></tr>
<tr><td rowspan="3">脑膜刺激征</td><td>①颈强直</td><td colspan="2" rowspan="3">①见于各种脑膜炎、蛛网膜下腔出血、脑脊液压力增高；
②颈强直也可见于颈椎病、颈部肌肉病变；
③凯尔尼格征也可见于坐骨神经痛、腰骶神经根炎</td></tr>
<tr><td>②凯尔尼格征</td></tr>
<tr><td>③布鲁津斯基征</td></tr>
<tr><td colspan="2">拉塞格征</td><td colspan="2">为坐骨神经根受刺激的表现，又称坐骨神经受刺激征。见于坐骨神经痛、腰椎间盘突出或腰骶神经根炎</td></tr>
</table>

【例题实战模拟】

A1 型题

1. 下列除哪项外，均可为正常的叩诊音

A. 震水音　B. 清音　C. 鼓音　D. 浊音　E. 实音

2. 下列哪种疾病触诊语音震颤消失

A. 肺炎性浸润　B. 肺梗死　C. 肺结核空洞　D. 肺纤维化　E. 支气管阻塞

3. 正常成人腋测法体温应是

A. 36～37℃　B. 36.2～37℃　C. 36.2～37.2℃　D. 36.4～37.4℃　E. 36.5～37.5℃

4. 下列各项，属于被动体位的是

A. 角弓反张　B. 翻动体位　C. 肢体瘫痪　D. 端坐呼吸　E. 强迫蹲位

5. 蜘蛛痣罕见于下列哪个部位

A. 面颊　B. 手背　C. 前胸　D. 上臂　E. 下肢

6. 两侧瞳孔大小不等，多见于

A. 有机磷农药中毒　B. 阿托品类药物影响　C. 吗啡类药物影响
D. 濒死状态　E. 脑肿瘤

7. 下列各项，可出现双侧瞳孔散大的是

A. 阿托品影响　B. 氯丙嗪影响　C. 有机磷农药中毒　D. 毒蕈中毒　E. 毛果芸香碱中毒

8. 下列疾病中常使气管移向患侧的是

A. 胸膜粘连　B. 大量胸腔积液　C. 胸腔积气　D. 肺气肿　E. 纵隔肿瘤

9. 胸骨明显压痛或叩击痛常见的疾病是

A. 上呼吸道感染　B. 肺炎　C. 慢性支气管炎　D. 肺结核　E. 白血病

10. 心包摩擦音和胸膜摩擦音的鉴别要点是

A. 有无心脏病史　B. 呼吸是否增快　C. 改变体位后摩擦音是否消失
D. 屏住呼吸后摩擦音是否消失　E. 咳嗽后摩擦音是否消失

11. 胸腔大量积气患者触觉语颤的表现是

A. 增强　B. 减弱或消失　C. 稍增强　D. 正常　E. 无变化

12. 肺部叩诊出现实音应考虑的疾病是

A. 肺炎　B. 胸膜炎　C. 肺空洞　D. 肺气肿　E. 大量胸腔积液

13. 下列可以提示左心功能不全的是

A. 脉搏强而大　B. 舒张早期奔马律　C. 奇脉　D. 脉搏过缓　E. 脉搏绝对不齐

14. 心包摩擦音通常听诊最清楚的部位是

A. 心尖部　B. 心底部　C. 胸骨左缘第 3、4 肋间
D. 胸骨右缘第 3、4 肋间　E. 左侧腋前线 3、4 肋间

15. 在胸骨左缘第 3、4 肋间触及收缩期震颤，应考虑为

A. 主动脉瓣关闭不全　B. 室间隔缺损　C. 二尖瓣狭窄　D. 三尖瓣狭窄　E. 肺动脉瓣狭窄

16. 高血压心脏病左心室增大，其心脏浊音界呈

A. 靴形　B. 梨形　C. 烧瓶形　D. 普大形　E. 心腰部凸出

17. 下列哪项体征最能提示腹膜炎的存在

A. 肠鸣音减弱　B. 叩出移动性浊音　C. 腹部压痛　D. 腹部触及肿块　E. 反跳痛

18. 胆道疾病引起的腹痛多放射至

A. 左肩部　B. 右肩部　C. 背部　D. 左腰背部　E. 右股内侧

19. 空腹听诊出现振水音，可见于

A. 肝硬化腹水　B. 肾病综合征　C. 结核性腹膜炎　D. 幽门梗阻　E. 急性肠炎

20. 腹部叩诊出现移动性浊音，应首先考虑的是

A. 尿潴留　B. 幽门梗阻　C. 右心功能不全　D. 巨大卵巢囊肿　E. 急性胃炎

21. 下列各项中可出现金属样肠蠕动音的是

A. 麻痹性肠梗阻　B. 机械性肠梗阻　C. 低血钾　D. 急性肠炎　E. 败血症

22. 下列脊椎病变中脊椎叩痛常为阳性，除外

A. 脊椎结核　B. 棘间韧带损伤　C. 骨折　D. 骨质增生　E. 椎间盘脱出

23. 中枢性瘫痪的特点是

A. 肌张力降低　B. 腱反射减弱　C. 浅反射消失　D. 不出现病理反射　E. 肌张力增强

24. 上肢锥体束征是指

A. 巴宾斯基征　B. 奥本海姆征　C. 戈登征　D. 霍夫曼征　E. 查多克征

25. 下列不属于深反射的是

A. 肱二头肌反射　B. 肱三头肌反射　C. 膝腱反射　D. 腹壁反射　E. 跟腱反射

26. 下列不属于锥体束病变时的病理反射的是

A. 巴宾斯基征　B. 查多克征　C. 戈登征　D. 拉塞格征　E. 奥本海姆征

A2 型题

27. 患者，女，18 岁。2 周前患扁桃体炎，近日心悸，气短，发热，出汗，踝、膝关节游走性疼痛。查体：心率 110 次 / 分，第 1 心音减弱，上肢内侧皮肤有环形红斑。应首先考虑的是

A. 病毒性心肌炎　B. 类风湿关节炎　C. 风湿热

D. 亚急性感染性心内膜炎　E. 系统性红斑狼疮

28. 患者咳嗽。查体：气管向左侧偏移，右侧胸廓较左侧饱满；叩诊出现鼓音。应首先考虑的是

A. 右侧气胸　B. 左侧肺不张　C. 右下肺炎　D. 肺气肿　E. 右侧胸腔积液

29. 患者胸骨下部显著前突，左、右胸廓塌陷，肋骨与肋软骨交界处变厚增大，上下相连呈串珠状。其诊断是

A. 肺结核　B. 佝偻病　C. 肺气肿　D. 支气管哮喘　E. 肺纤维化

30. 患者咳嗽。查体：右侧呼吸动度减弱，右下肺叩诊出现浊音；听诊可闻及支气管呼吸音。应首先考虑的是

A. 右下肺不张　B. 右下肺实变　C. 右侧胸腔积液　D. 右侧气胸　E. 肺气肿

31. 患者，女，20 岁。突然发作上腹痛，按压后疼痛程度减轻。应首先考虑的是

A. 胃溃疡　B. 胃痉挛　C. 胃炎　D. 急性胃扩张　E. 胃穿孔

32. 患者，男，58 岁。腰痛，腰部活动受限。查体：脊柱叩击痛，坐骨神经刺激征（+)。应首先考虑的是

A. 腰肌劳损　B. 脑膜炎　C. 蛛网膜下腔出血　D. 腰椎间盘突出　E. 肾下垂

B1 型题

A. 苦笑面容　B. 伤寒面容　C. 甲亢面容　D. 二尖瓣面容　E. 慢性病面容

33. 消瘦，两眼球突出，兴奋不安，呈惊恐貌，多见于

34. 两颧紫红，口唇发绀，多见于

A. 指关节梭状畸形　B. 杵状指　C. 匙状甲　D. 浮髌现象　E. 肢端肥大

35. 支气管扩张，常表现为

36. 类风湿关节炎，常表现为

【参考答案】

1. A　2. E　3. A　4. C　5. E　6. E　7. A　8. A　9. E　10. D　11. B　12. E　13. B　14. C　15. B　16. A　17. E　18. B　19. D　20. C　21. B　22. D　23. E　24. D　25. D　26. D　27. C　28. A　29. B　30. B　31. B　32. D　33. C　34. D　35. B　36. A

第四单元　实验室诊断

细目一　血液的一般检查及临床意义

【考点突破攻略】

要点一　血红蛋白测定和红细胞计数、红细胞形态的变化

（一）参考值

血红蛋白（Hb）：男性 130 ～ 175g/L；女性 115 ～ 150g/L。

红细胞（RBC）：男性（4.3～5.8）$\times 10^{12}$/L；女性（3.8～5.1）$\times 10^{12}$/L。

（二）临床意义

1. 红细胞及血红蛋白减少 单位容积循环血液中血红蛋白量、红细胞数低于参考值低限称为贫血。以血红蛋白为标准，成年男性 Hb＜130g/L，成年女性 Hb＜115g/L，即为贫血。

临床上根据血红蛋白减低程度将贫血分为 4 级：①轻度：Hb＜参考值低限，但＞90g/L。②中度：Hb 90～60g/L。③重度：Hb 60～30g/L。④极重度：Hb＜30g/L。

（1）生理性减少：见于妊娠中、后期，6 个月至 2 岁的婴幼儿，老年人。

（2）病理性减少：①红细胞生成减少：如叶酸及（或）维生素 B_{12} 缺乏所致的巨幼细胞贫血；血红蛋白合成障碍所致的缺铁性贫血、铁粒幼细胞性贫血等；骨髓造血功能障碍，如再生障碍性贫血、白血病；慢性系统性疾病，如慢性感染、恶性肿瘤、慢性肾病等。②红细胞破坏过多：见于各种原因引起的溶血性贫血，如异常血红蛋白病、珠蛋白生成障碍性贫血、阵发性睡眠性血红蛋白尿、免疫性溶血性贫血、脾功能亢进等。③红细胞丢失过多：如各种失血性贫血等。

2. 红细胞及血红蛋白增多 单位容积循环血液中血红蛋白量、红细胞数高于参考值高限。诊断标准：成年男性 Hb＞180g/L，RBC＞6.5$\times 10^{12}$/L；成年女性 Hb＞170g/L，RBC＞6.0$\times 10^{12}$/L。

（1）相对性增多：因血浆容量减少，血液浓缩所致。见于严重腹泻、频繁呕吐、大量出汗、大面积烧伤、糖尿病酮症酸中毒、尿崩症等。

（2）绝对性增多：①继发性：组织缺氧所致，生理性见于新生儿及高原生活者；病理性见于严重的慢性心、肺疾病，如阻塞性肺气肿、肺源性心脏病、发绀型先天性心脏病等。②原发性：见于真性红细胞增多症。

3. 红细胞形态异常

（1）大小改变：①小红细胞：红细胞直径＜6μm，见于小细胞低色素性贫血，主要为缺铁性贫血。②大红细胞：红细胞直径＞10μm，见于溶血性贫血、急性失血性贫血、巨幼细胞贫血。③巨红细胞：红细胞直径＞15μm，见于巨幼细胞贫血。④红细胞大小不均：红细胞大小悬殊，直径可相差一倍以上，见于增生性贫血，如溶血性贫血、失血性贫血、巨幼细胞贫血，尤其以巨幼细胞贫血更为显著。

（2）形态改变：①球形红细胞：主要见于遗传性球形红细胞增多症，也可见于自身免疫性溶血性贫血。②椭圆形红细胞：主要见于遗传性椭圆形红细胞增多症，巨幼细胞贫血时可见巨椭圆形红细胞。③靶形红细胞：常见于珠蛋白生成障碍性贫血、异常血红蛋白病，也可见于缺铁性贫血等。④口形红细胞：主要见于遗传性口形红细胞增多症，少量可见于 DIC 及乙醇中毒。⑤镰形红细胞：见于镰形细胞性贫血（血红蛋白 S 病）。⑥泪滴形红细胞：主要见于骨髓纤维化，为本病的特点之一，也可见于珠蛋白生成障碍性贫血、溶血性贫血等。

［常考考点］血红蛋白测定和红细胞计数、红细胞形态的变化。

要点二 白细胞计数及白细胞分类计数，中性粒细胞数核象变化

（一）参考值

白细胞计数：成人：（3.5～9.5）$\times 10^{9}$/L。

5 种白细胞的百分比和绝对值见下表。

5 种白细胞的百分比和绝对值

细胞类型		百分比（%）	绝对值（$\times 10^{9}$/L）
中性粒细胞	杆状核	1～5	0.04～0.5
	分叶核	50～70	2～7
嗜酸性粒细胞		0.5～5	0.05～0.5
嗜碱性粒细胞		0～1	0～0.1
淋巴细胞		20～40	0.8～4
单核细胞		3～8	0.12～0.8

（二）临床意义

成人白细胞数＞9.5$\times 10^{9}$/L 称白细胞增多；＜3.5$\times 10^{9}$/L 称白细胞减少。白细胞总数的增减主要受中性粒细胞数量的影响。

1. 中性粒细胞

（1）增多：生理性增多见于新生儿、妊娠后期、分娩、剧烈运动或劳动后。病理性增多分为反应性增多和异常增生性增多两种。

反应性增多见于：①急性感染：化脓性感染最常见，如流行性脑脊髓膜炎、肺炎球菌性肺炎、阑尾炎等；也可见于某些病毒感染，如流行性出血热、流行性乙型脑炎、狂犬病等；某些寄生虫感染，如急性血吸虫病、肺吸虫病等。②严重组织损伤：如大手术后、大面积烧伤、急性心肌梗死等。③急性大出血及急性溶血：如消化道大出血、脾破裂或输卵管妊娠破裂等。④急性中毒：如代谢性酸中毒（尿毒症、糖尿病酮症酸中毒）、化学药物中毒（安眠药中毒）、有机磷农药中毒等。⑤恶性肿瘤：各种恶性肿瘤的晚期，特别是消化道肿瘤（如胃癌、肝癌等）。⑥其他：如器官移植术后排斥反应、类风湿关节炎、自身免疫性溶血性贫血、痛风、严重缺氧及应用某些药物（如皮质激素、肾上腺素等）。

异常增生性增多见于：①急、慢性粒细胞白血病。②骨髓增殖性疾病：如真性红细胞增多症、原发性血小板增多症和骨髓纤维化等。

（2）减少：中性粒细胞绝对值＜ 1.5×10^9/L 称为粒细胞减少症，＜ 0.5×10^9/L 称为粒细胞缺乏症。

病理性减少见于：①感染性疾病：病毒感染最常见，如流行性感冒、病毒性肝炎、麻疹、风疹、水痘等；某些革兰阴性杆菌感染，如伤寒及副伤寒等；某些原虫感染，如恙虫病、疟疾等。②血液病：如再生障碍性贫血、粒细胞减少症、粒细胞缺乏症、非白血性白血病、恶性组织细胞病等。③自身免疫性疾病：如系统性红斑狼疮等。④单核－巨噬细胞系统功能亢进：如脾功能亢进，见于各种原因引起的脾脏肿大（如肝硬化等）。⑤药物及理化因素的作用：物理因素如X线、γ射线、放射性核素等；化学物质如苯、铅、汞等；化学药物如氯霉素、磺胺类药、抗肿瘤药、抗糖尿病药物及抗甲状腺药物等，均可引起白细胞及中性粒细胞减少。

（3）中性粒细胞的核象变化

1）核左移：当周围血中杆状核粒细胞增多（＞5%），并出现晚幼粒、中幼粒、早幼粒等细胞时，称为核左移，常见于感染，特别是急性化脓性感染，也可见于急性大出血、急性溶血反应、急性中毒等。核左移伴白细胞总数增高，称为再生性左移，表示机体反应性强，骨髓造血功能旺盛。核左移而白细胞总数不增高，甚至减少，称为退行性左移，表示机体反应性低下，骨髓造血功能减低，见于再生障碍性贫血、粒细胞缺乏症。

2）核右移：正常人血中的中性粒细胞以3叶者为主，若5叶者超过3%时称为核右移。常伴有白细胞总数减少，为骨髓造血功能减低或缺乏造血物质所致。常见于巨幼细胞贫血、恶性贫血，也可见于应用抗代谢药物（如阿糖胞苷、6-巯基嘌呤）之后。在感染的恢复期出现一过性核右移是正常现象；若在疾病进展期突然出现核右移，提示预后不良。

2. 嗜酸性粒细胞

（1）增多：①变态反应性疾病：如支气管哮喘、血管神经性水肿、荨麻疹、药物过敏反应、血清病等。②皮肤病：如湿疹、剥脱性皮炎、天疱疮、银屑病等。③寄生虫病：如血吸虫病、蛔虫病、钩虫病、丝虫病等。④血液病：如慢性粒细胞白血病、淋巴瘤、多发性骨髓瘤等。

（2）减少：见于伤寒的极期、应激状态（如严重烧伤、大手术）、休克、库欣综合征及长期应用肾上腺皮质激素后等。

3. 嗜碱性粒细胞

（1）增多：见于慢性粒细胞白血病、骨髓纤维化、转移癌、慢性溶血、嗜碱性粒细胞白血病（临床上罕见）等。

（2）减少：一般无临床意义。

4. 淋巴细胞

（1）增多：①感染性疾病：主要为病毒感染，如麻疹、风疹、水痘、流行性腮腺炎、传染性单核细胞增多症、病毒性肝炎、肾综合征出血热等；某些杆菌感染，如结核病、百日咳、布氏杆菌病等。②某些血液病：急性和慢性淋巴细胞白血病、淋巴瘤等。③急性传染病的恢复期。再生障碍性贫血和粒细胞缺乏症时，由于中性粒细胞减少，淋巴细胞比例相对增高，但绝对值并不增高。

（2）减少：主要见于应用肾上腺皮质激素、烷化剂、抗淋巴细胞球蛋白等的治疗，接触放射线，免疫缺陷性疾病，丙种球蛋白缺乏症等。

（3）异形淋巴细胞正常人外周血中偶可见到（＜2%）。增多主要见于病毒感染性疾病，如传染性单核细胞增多症、流行性出血热等。

5. 单核细胞

（1）增多：见于：①某些感染：如感染性心内膜炎、活动性结核病、疟疾、急性感染的恢复期等。②某些血液病：单核细胞白血病、粒细胞缺乏症恢复期、恶性组织细胞病、淋巴瘤、骨髓增生异常综合征等。

（2）减少：一般无临床意义。

［常考考点］白细胞计数及白细胞分类计数；中性粒细胞数核象变化。

要点三　网织红细胞计数

1. 参考值　百分数 0.005 ～ 0.015（0.5% ～ 1.5%），绝对值（24 ～ 84）$\times 10^9$/L。

2. 临床意义

（1）反映骨髓造血功能状态：①增多：表示骨髓红细胞系增生旺盛。溶血性贫血、急性失血性贫血时网织红细胞显著增多；缺铁性贫血和巨幼细胞贫血时可轻度增多。②减少：表示骨髓造血功能减低，见于再生障碍性贫血、骨髓病性贫血（如急性白血病）。

（2）贫血治疗的疗效判断指标：缺铁性贫血及巨幼细胞贫血患者，治疗前网织红细胞可轻度增多，给予铁剂或叶酸治疗 3 ～ 5 天后，网织红细胞开始升高，7 ～ 10 天达到高峰。治疗后 2 周逐渐下降。

（3）观察病情变化：溶血性贫血和失血性贫血患者在治疗过程中，网织红细胞逐渐减低，表示溶血或出血已得到控制；反之，如持续不减低，甚至增高者，表示病情未得以控制，甚至还在加重。

［常考考点］网织红细胞计数及临床意义。

要点四　血小板计数

1. 参考值　（125 ～ 350）$\times 10^9$/L。

2. 临床意义　血小板＞ 350$\times 10^9$L 称为血小板增多，＜ 125$\times 10^9$L 称为血小板减少。

（1）增多：①反应性增多：见于急性大出血及溶血之后、脾切除术后等。②原发性增多：见于原发性血小板增多症、真性红细胞增多症、慢性粒细胞白血病、骨髓纤维化早期等。

（2）减少：①生成障碍：见于再生障碍性贫血、急性白血病、急性放射病、骨髓纤维化晚期等。②破坏或消耗增多：见于原发性血小板减少性紫癜、脾功能亢进、系统性红斑狼疮、淋巴瘤、DIC、血栓性血小板减少性紫癜等。③分布异常：见于脾肿大，如肝硬化。

［常考考点］血小板计数及临床意义。

要点五　红细胞沉降率测定

红细胞沉降率（血沉）是指在一定条件下红细胞沉降的速度。

1. 参考值　成年男性 0 ～ 15mm/h；成年女性 0 ～ 20mm/h。

2. 临床意义

（1）生理性增快：见于妇女月经期、妊娠 3 个月以上、60 岁以上高龄者。

（2）病理性增快：①各种炎症：细菌性急性炎症、结核病和风湿热活动期。②组织损伤及坏死：较大的组织损伤或手术创伤时血沉增快。急性心肌梗死血沉增快；而心绞痛时血沉则正常。③恶性肿瘤：恶性肿瘤血沉增快，良性肿瘤血沉多正常。④各种原因导致的高球蛋白血症：如慢性肾炎、多发性骨髓瘤、肝硬化、感染性心内膜炎、系统性红斑狼疮等。⑤贫血和高胆固醇血症时血沉可增快。

［常考考点］红细胞沉降率测定及临床意义。

要点六　C 反应蛋白（CRP）检测

CRP 是一种能与肺炎链球菌 C- 多糖发生反应的急性时相反应蛋白。主要由肝脏产生，广泛存在于血清和其他体液中，具有激活补体、促进吞噬和免疫调理的作用。CRP 测定对炎症、组织损伤、恶性肿瘤等疾病的诊断及疗效观察有重要意义。

1. 参考值　免疫扩散法：血清＜ 10mg/L。

2. 临床意义

（1）CRP 增高：见于各种急性化脓性炎症、菌血症、组织坏死、恶性肿瘤等的早期。

（2）可作为细菌感染与非细菌感染、器质性与功能性疾病的鉴别指标，一般细菌性感染、器质性疾病 CRP 增高。

［常考考点］C 反应蛋白（CRP）检测及临床意义。

【知识纵横比较】

白细胞分类计数增多和减少的临床意义

	增多	减少
嗜酸性粒细胞	过敏 + 寄生虫 + 血液病	伤寒、副伤寒、应激状态
嗜碱性粒细胞	慢性粒细胞白血病	无临床意义
淋巴细胞	（1）感染性疾病：①病毒感染，如麻疹、风疹等；②某些杆菌感染，如结核病、百日咳、布鲁菌病； （2）某些血液病； （3）急性传染病的恢复期	应用肾上腺皮质激素、烷化剂、抗淋巴细胞球蛋白，接触放射线，免疫缺陷性疾病，丙种球蛋白缺乏症
单核细胞	（1）某些感染：感染性心内膜炎、活动性结核病、疟疾、急性感染的恢复期； （2）某些血液病：单核细胞白血病、粒细胞缺乏症恢复期、恶性组织细胞病、淋巴瘤、骨髓增生异常综合征	无临床意义

细目二　血栓与止血检查

【考点突破攻略】

要点一　出血时间测定

1. 参考值　6.9±2.1 分钟（测定器法），超过 9 分钟为异常。

2. 临床意义　出血时间（BT）延长见于：①血小板显著减少：如原发性或继发性血小板减少性紫癜。②血小板功能异常：如血小板无力症、巨大血小板综合征。③毛细血管壁异常：如遗传性出血性毛细血管扩张症、维生素 C 缺乏症。④某些凝血因子严重缺乏：如血管性血友病、DIC。

［常考考点］出血时间测定及临床意义。

要点二　血小板聚集试验

1. 参考值　采用血小板聚集仪比浊法进行血小板聚集试验（PAgT），因加入的血小板致聚剂不同，参考值不同。

2. 临床意义

（1）PAgT 增高：反映血小板聚集功能增强，见于血栓前状态和血栓性疾病，如心肌梗死、心绞痛、糖尿病、脑血管疾病、高脂血症、抗原 – 抗体复合物反应、人工心脏和瓣膜移植术等。

（2）PAgT 减低：反映血小板聚集功能减低，见于血小板无力症、尿毒症、肝硬化、骨髓增生性疾病、原发性血小板减少性紫癜、急性白血病等。

［常考考点］血小板聚集试验的临床意义。

要点三　凝血因子检测

（一）活化部分凝血活酶原时间（APTT）测定

APTT 是反映内源性凝血系统各凝血因子总的凝血状况的筛选试验。

1. 参考值　32 ～ 43 秒（手工法），较正常对照延长 10 秒以上为异常。

2. 临床意义

（1）APTT 延长：①血浆Ⅷ、Ⅸ、Ⅺ因子缺乏：如重症 A、B 型血友病和遗传性因子Ⅺ缺乏症。②凝血酶原严重减少：如先天性凝血酶原缺乏症。③纤维蛋白原严重减少：如先天性纤维蛋白缺乏症。④纤溶亢进：DIC 后期继发纤溶亢进。⑤ APTT 又是监测肝素治疗的首选指标。

（2）APTT 缩短：见于血栓性疾病和血栓前状态，如 DIC 早期、脑血栓形成、心肌梗死等，但灵敏度、特异度差。

（二）血浆凝血酶原时间（PT）测定

1. 参考值　11 ～ 13 秒。应有正常对照，超过正常对照 3 秒以上为异常。

2. 临床意义

（1）PT 延长：①先天性凝血因子异常：如因子Ⅱ、Ⅴ、Ⅶ、Ⅹ减少及纤维蛋白原减少。②后天性凝血因子异常：如严重肝病、维生素 K 缺乏、DIC 后期及应用抗凝药物。

（2）PT 缩短：主要见于血液高凝状态，如 DIC 早期、脑血栓形成、心肌梗死、深静脉血栓形成、多发性骨髓瘤等。

（三）血浆纤维蛋白原（Fg）测定

1. 参考值 2～4g/L（凝血酶比浊法）。

2. 临床意义

（1）Fg 增高：见于糖尿病、急性心肌梗死、急性肾炎、多发性骨髓瘤、休克、大手术后、急性感染、妊娠高血压综合征、恶性肿瘤及血栓前状态等。

（2）Fg 减低：见于 DIC、原发性纤溶症、重症肝炎和肝硬化等。

［常考考点］凝血因子检测的临床意义。

要点四 纤溶活性检测

（一）血浆 D 一二聚体测定

1. 参考值 0～0.256mg/L。

2. 临床意义 本试验为鉴别原发性与继发性纤溶症的重要指标。

（1）继发性纤溶症：为阳性或增高，见于 DIC，恶性肿瘤，各种栓塞，心、肝、肾疾病等。D– 二聚体增高对诊断肺栓塞、肺梗死有重要意义。

（2）原发性纤溶症：为阴性或不升高。

（二）血浆硫酸鱼精蛋白副凝固试验（3P 试验）

1. 参考值 阴性。

2. 临床意义

（1）阳性：见于 DIC 的早、中期。但在恶性肿瘤、上消化道出血、外科大手术后、败血症、肾小球疾病、人工流产、分娩等也可出现假阳性。

（2）阴性：见于正常人、晚期 DIC 和原发性纤溶症。

［常考考点］纤溶活性检测及临床意义。

要点五 口服抗凝药治疗监测

世界卫生组织（WHO）推荐应用国际标准化比值（INR）作为首选口服抗凝药治疗监测的指标。血浆凝血酶原时间（PT）测定是对口服抗凝药治疗监测简便、敏感、快速、实用的实验室首选指标。WHO 用 INR 将 PT 报告方式标准化，规定在 PT 测定时必须报告 INR，这对临床医生有着非常重要的指导意义。INR 是患者凝血酶原时间与正常对照凝血酶原时间之比的 ISI 次方（ISI：国际敏感度指数，试剂出厂时由厂家确定）。

1. 参考值 1.0±0.2。

2. 临床意义 WHO 推荐应用 INR 作为首选口服抗凝剂的监测试验，建议 INR 维持在 2.0～2.5 为宜，一般不超过 3.0，小于 1.5 提示抗凝无效。

［常考考点］口服抗凝药治疗监测的正常参考值。

细目三 骨髓检查

【考点突破攻略】

要点一 骨髓细胞学检查的临床意义

1. 确定诊断造血系统疾病 对各型白血病、恶性组织细胞病、多发性骨髓瘤、巨幼细胞贫血、再生障碍性贫血、典型的缺铁性贫血等，具有确定诊断的作用。

2. 辅助诊断造血系统疾病 对增生性贫血（如溶血性贫血）、血小板减少性紫癜、骨髓增生异常综合征、骨髓增殖性疾病（如真性红细胞增多症、原发性血小板增多症等）、脾功能亢进、粒细胞减少症和粒细胞缺乏症等有辅助诊断价值。

3. 诊断其他非造血系统疾病 查找感染性疾病的相应病原体，如疟疾、感染性心内膜炎、黑热病、伤寒等；某些骨髓转移癌（瘤）；某些代谢疾病等。

4. 鉴别诊断 凡临床上遇到原因不明的发热，恶病质，肝、脾、淋巴结肿大，骨痛或关节痛等，外周血细胞数量或质量异常原因不明时，均可做骨髓细胞学检查。

［常考考点］骨髓细胞学检查的临床意义。

要点二 骨髓增生程度分级

骨髓内有核细胞的多少，反映骨髓的增生情况，一般以成熟红细胞和有核细胞的比值判断骨髓的增生程度。骨髓的增生程度的分级见下表。

骨髓的增生程度的分级

增生程度	成熟红细胞：有核细胞	有核细胞（%）	常见原因
极度活跃	1:1	＞50	各种白血病
明显活跃	10:1	10～50	白血病、增生性贫血、骨髓增殖性疾病
活跃	20:1	1～10	正常骨髓、某些贫血
减低	50:1	0.5～1	非重型再障，粒细胞减少或缺乏症
极度减低	200:1	＜0.5	重型再障

［常考考点］骨髓增生程度的分级。

细目四 肝脏病实验室检查

【考点突破攻略】

要点一 蛋白质代谢检查

（一）血清蛋白测定

1. 参考值 血清总蛋白（STP）60～80g/L；白蛋白（A）40～55g/L；球蛋白（G）20～30g/L；AG（1.5～2.5）：1。

2. 临床意义 STP＜60g/L或A＜25g/L，称为低蛋白血症；STP＞80g/L或G＞35g/L，称为高蛋白血症或高球蛋白血症。

（1）血清总蛋白及白蛋白减低：见于肝脏疾病：①慢性肝病：如慢性肝炎、肝硬化、肝癌时可有白蛋白减少，球蛋白增加，A/G比值减低。②A/G比值倒置：表示肝功能严重损害，如重度慢性肝炎、肝硬化。

低蛋白血症也可见于肝外疾病：①蛋白质摄入不足或消化吸收不良：如营养不良。②蛋白质丢失过多：如肾病综合征、大面积烧伤、急性大出血等。③消耗增加：见于慢性消耗性疾病，如重症结核、甲状腺功能亢进症、恶性肿瘤等。低蛋白血症时患者易出现严重水肿及胸、腹水。

（2）血清总蛋白及白蛋白增高：主要由于血清水分减少，使单位容积总蛋白浓度增加，见于各种原因引起的严重脱水，如腹泻、呕吐、肠梗阻、肠瘘、肾上腺皮质功能减退症等。

（3）血清总蛋白及球蛋白增高：主要是因球蛋白增高引起，其中以γ球蛋白增高为主。高蛋白血症见于：①慢性肝病：如肝硬化、慢性肝炎等。②M球蛋白血症：如多发性骨髓瘤、淋巴瘤、原发性巨球蛋白血症等。③自身免疫性疾病：如系统性红斑狼疮、类风湿关节炎、风湿热等。④慢性炎症与慢性感染：如结核病、疟疾、黑热病等。

（二）血清蛋白电泳

1. 参考值 醋酸纤维素膜法：白蛋白0.62～0.71（62%～71%）；α_1球蛋白0.03～0.04（3%～4%）；α_2球蛋白0.06～0.10（6%～10%）；β球蛋白0.07～0.11（7%～11%）；γ球蛋白0.09～0.18（9%～18%）。

2. 临床意义

（1）肝脏疾病：急性及轻症肝炎时血清蛋白电泳结果多无异常。慢性肝炎、肝硬化、肝癌（多合并肝硬化），表现为血清白蛋白及α_1、α_2、β球蛋白减低，γ球蛋白增高。重度慢性肝炎和失代偿性肝硬化时，γ球蛋白增高尤为显著。γ球蛋白长时间持续上升，是急性肝炎转为慢性肝炎并向肝硬化发展的先兆。

（2）M 球蛋白血症：如多发性骨髓瘤、原发性巨球蛋白血症等，白蛋白轻度减低，γ 球蛋白明显增高。

（3）肾病综合征、糖尿病肾病：由于血脂增高，可致 α_2 及 β 球蛋白增高，白蛋白、γ 球蛋白减低。

（4）其他：结缔组织病伴有多克隆 γ 球蛋白增高；先天性低丙种球蛋白血症 γ 球蛋白减低。

［常考考点］蛋白质代谢检查的测定指标及临床意义。

要点二　胆红素代谢检查

（一）血清总胆红素、结合胆红素、非结合胆红素测定

1. 参考值　血清总胆红素（STB）3.4 ～ 17.1μmol/L；结合胆红素（CB）0 ～ 6.8μmol/L；非结合胆红素（UCB）1.7 ～ 10.2μmol/L。

2. 临床意义

（1）判断有无黄疸：① STB ＞ 17.1μmol/L, 可诊断为黄疸。② STB 17.1 ～ 34.2μmol/L 为隐性黄疸；STB ＞ 34.2μmol/L 为显性黄疸。

（2）反映黄疸程度：①轻度黄疸：STB 34.2 ～ 171μmol/L。②中度黄疸：STB 171 ～ 342μmol/L。③高度黄疸：STB ＞ 342μmol/L。

（3）鉴别黄疸类型：①溶血性黄疸：STB 及 UCB 增高，以 UCB 增高为主，见于新生儿黄疸、溶血性贫血，如蚕豆病、珠蛋白生成障碍性贫血等。②肝细胞性黄疸：STB、UCB、CB 均增高，见于病毒性肝炎、中毒性肝炎、肝癌、肝硬化等。③阻塞性黄疸：STB 及 CB 增高，以 CB 增高为主，见于胆石症、胰头癌、肝癌等。

（二）尿胆红素定性试验

1. 参考值　正常定性为阴性。

2. 临床意义　尿胆红素定性试验阳性提示血液中 CB 增高。肝细胞性黄疸为阳性；阻塞性黄疸为强阳性；溶血性黄疸为阴性。

（三）尿胆原检查

1. 参考值　定性：阴性或弱阳性反应（阳性稀释度在 1：20 以下）。定量：0.84 ～ 4.2μmol/L・/24h。

2. 临床意义

（1）尿胆原增高：①溶血性黄疸时明显增高。②肝细胞黄疸时可增高。③其他：如发热、心力衰竭、肠梗阻、顽固性便秘等尿胆原也可增高。

（2）尿胆原减低：①阻塞性黄疸时尿胆原减低和缺如。②新生儿及长期应用广谱抗生素者，由于肠道菌群受抑制，使肠道尿胆原生成减少。

胆红素代谢检查对黄疸诊断和鉴别诊断具有重要的价值。3 种类型黄疸实验室检查鉴别见下表。

3 种类型黄疸实验室检查的鉴别

类型	STB	CB	UCB	CB/STB	尿胆原	尿胆红素
溶血性黄疸	↑↑	轻度↑或正常	↑↑↑	＜ 20%	（+++）	（-）
阻塞性黄疸	↑↑↑	↑↑↑	轻度↑或正常	＞ 50%	（-）	（+++）
肝细胞性黄疸	↑↑	↑↑	↑↑	20% ～ 50%	（+）	（++）

［常考考点］3 种类型黄疸实验室检查的鉴别。

要点三　血清酶及同工酶检查

肝脏病常用的血清酶及同工酶检查包括：①血清氨基转氨酶：丙氨酸氨基转移酶（ALT）、天门冬氨酸氨基转移酶（AST）及其同工酶（ASTs、ASTm）。②碱性磷酸酶（ALP）及其同工酶（ALP_1 ～ ALP_6）。③ γ - 谷氨酰转移酶（γ - GT）。④乳酸脱氢酶（LDH）及其同工酶（LDH_1 ～ LDH_5）。

（一）血清氨基转移酶测定

ALT 主要分布在肝脏，其次是骨骼肌、肾脏、心肌等组织中。AST 主要分布在心肌，其次是肝脏、骨骼肌、肾脏等组织中。AST 在肝细胞中有 2 种同工酶，分别是 ASTm（存在于线粒体中）和 ASTs（存在于线粒体以外的胞质中）。正常血清中 ASTs 含量多，ASTm 仅占 10% 以下。

1. 参考值 连续监测法（37℃）：ALT 5 ～ 40U/L，AST 8 ～ 40U/L。ALT/AST ≤ 1。

2. 临床意义

（1）肝脏疾病：①急性病毒性肝炎：ALT 与 AST 均显著增高，ALT 增高更明显，ALT/AST ＞ 1。急性重型肝炎 AST 增高明显，但在病情恶化时，黄疸进行性加深，酶活性反而降低，称为胆 – 酶分离，提示肝细胞严重坏死，预后不良。在急性肝炎恢复期，如血清氨基转移酶活性不能降至正常或再增高，提示急性病毒性肝炎转为慢性。②慢性病毒性肝炎：ALT 与 AST 轻度增高或正常，ALT/AST ＞ 1；若 AST 增高明显，ALT/AST ＜ 1，提示慢性肝炎进入活动期。③肝硬化：血清氨基转移酶活性取决于肝细胞进行性坏死程度，终末期肝硬化血清氨基转移酶活性正常或降低。④肝内、外胆汁淤积：血清氨基转移酶轻度增高或正常。⑤其他肝病：如脂肪肝、肝癌等，血清氨基转移酶正常或轻度增高；酒精性肝病时 ALT 基本正常，AST 显著增高，ALT/AST ＜ 1。

（2）急性心肌梗死：发病后 6 ～ 8 小时 AST 增高，18 ～ 24 小时达高峰，4 ～ 5 天恢复正常，若再次增高提示梗死范围扩大或有新的梗死发生。

（3）AST 同工酶变化：①肝细胞轻度损害：如轻、中度急性肝炎时血清 AST 轻度增高，且以 ASTs 增高为主，ASTm 正常。②肝细胞严重损害：如重型肝炎、暴发性肝炎、严重酒精性肝病时，血清 ASTm 增高。③其他肝病：中毒性肝炎、妊娠脂肪肝、肝动脉栓塞术后及急性心肌梗死等，血清 ASTm 也增高。

（二）碱性磷酸酶及其同工酶测定

ALP 主要分布在肝脏、骨骼、肾、小肠及胎盘中，血清中大部分 ALP 来源于肝脏和成骨细胞，ALP 随胆汁排入小肠。ALP 有 6 种同工酶，分别是 ALP_1 ～ ALP_6。

1. 参考值 酸对硝基苯酚连续监测法（37℃）：成人 40 ～ 150U/L，儿童＜ 500U/L。ALP 同工酶：正常人血清中以 ALP_2 为主，占总 ALP 的 90%，有少量 ALP_3。发育期儿童 ALP_3 增高，占总 ALP 的 60% 以上；妊娠晚期 ALP_4 增高，占总 ALP 的 40% ～ 65%。

2. 临床意义

（1）胆道阻塞：各种肝内、外胆道阻塞性疾病，如胰头癌、胆道结石、原发性胆汁性肝硬化、肝内胆汁淤积等，ALP 明显升高，以 ALP_1 为主。尤其是癌性梗阻时，100% 出现 ALP_1，且 ALP_1 ＞ ALP_2。

（2）肝脏疾病：急性肝炎时 ALP_2 明显增高，ALP_1 轻度增高，且 ALP_1 ＜ ALP_2；肝硬化患者 80% 以上 ALP_5 明显增高，可达总 ALP 的 40% 以上。

（3）黄疸的鉴别诊断：①阻塞性黄疸：ALP 和胆红素水平明显增高。②肝细胞性黄疸：ALP 轻度增高。③肝内局限性胆道阻塞：如原发性肝癌、转移性肝癌、肝脓肿等，ALP 明显增高，血清胆红素大多正常。

（4）骨骼疾病：如纤维性骨炎、骨肉瘤、佝偻病、骨软化症、骨转移癌及骨折愈合期等，ALP 均可增高。

（三）γ – 谷氨酰转移酶

γ -GT 主要存在于细胞膜和微粒体上，肾脏、肝脏和胰腺含量丰富，但血清中 γ -GT 主要来自肝胆系统。

1. 参考值 硝基苯酚连续监测法（37℃）：男性 11 ～ 50U/L，女性 7 ～ 32U/L。

2. 临床意义

（1）胆道阻塞性疾病：见于原发性胆汁性肝硬化、硬化性胆管炎等。

（2）肝脏疾病：①肝癌：γ -GT 明显增高。②急性病毒性肝炎：γ -GT 中度增高。③慢性肝炎、肝硬化：非活动期 γ -GT 活性一般正常；若 γ -GT 活性持续增高，提示病变活动或病情恶化。④急性和慢性酒精性肝炎、药物性肝炎：γ -GT 明显或中度以上增高。

（3）其他疾病：脂肪肝、胰腺炎、胰腺肿瘤、前列腺肿瘤等，γ -GT 可轻度增高。

（四）乳酸脱氢酶及其同工酶测定

LDH 以心肌、骨骼肌、肾脏和红细胞中含量丰富。LDH 有 5 种同工酶，即 LDH_1 ～ LDH_5。

1. 参考值 LDH 总活性：连续检测法为 104 ～ 245U/L，速率法（30 ℃）为 95 ～ 200U/L。LDH 同工酶：正常人 LDH_2 ＞ LDH_1 ＞ LDH_3 ＞ LDH_4 ＞ LDH_5。圆盘电泳法：LDH_1 32.7 % ±4.6 %；LDH_2 45.1 % ±3.53%；LDH_3 18.5%±2.96%；LDH_4 2.9%±0.89%；LDH_5 0.85% ±0.55%。

2. 临床意义

（1）急性心肌梗死：发病后 8 ～ 18 小时开始增高，24 ～ 72 小时达高峰，6 ～ 10 天恢复正常。病程中 LDH 持续增高或再次增高，提示梗死面积扩大或再次出现梗死。急性心肌梗死早期 LDH_1 和 LDH_2 均增高，LDH_1 增高更明显，LDH_1/LDH_2 ＞ 1。

（2）肝胆疾病：急性和慢性活动性肝炎、肝癌（尤其是转移性肝癌），LDH 明显增高。肝细胞损伤时 LDH_5 增高明显，LDH_5 是诊断肝细胞坏死的敏感指标，肝细胞坏死时 $LDH_5 > LDH_4$。阻塞性黄疸 $LDH_4 > LDH_5$。

（3）其他疾病：①恶性肿瘤：LDH 增高程度与肿瘤增长速度有一定的关系，如恶性肿瘤转移至肝脏，常伴有 LDH_4 及 LDH_5 增高。②恶性贫血：LDH 极度增高，LDH_1 增高明显，且 $LDH_1 > LDH_2$。

［常考考点］血清酶及同工酶检查的正常值及临床意义。

要点四　甲、乙、丙病毒性肝炎标志物检查

（一）甲型肝炎病毒标志物检测

甲型肝炎病毒（HAV）属嗜肝 RNA 病毒，存在于被感染者的肝细胞、血浆、胆汁和粪便中，通过粪－口途径传播。机体感染 HAV 后可产生抗 -HAV IgM、抗 -HAV IgA、抗 -HAV IGg 3 种抗体。抗 -HAV IgM 是 HAV 常规检查项目。

1. 参考值

（1）甲型肝炎病毒抗原检测：ELISA 法、RIA 法和 RT-PCR 法：HAVAg、HAV-RNA 阴性。

（2）甲型肝炎病毒抗体检测：ELISA 法：抗 -HAV IgM、抗 -HAV IgA、抗 -HAV IgG 均阴性。

2. 临床意义

（1）HAVAg 阳性：证实 HAV 在体内的存在，出现于感染后 10 ～ 20 天的粪便中，见于甲型肝炎。

（2）HAV-RNA 阳性：对甲型肝炎的诊断具有特异性，对早期诊断的意义更大。

（3）抗 -HAV IgM 阳性：说明机体正在感染 HAV，感染 1 周后产生，是早期诊断甲肝的特异性指标。

（4）抗 -HAV IgA 阳性：抗 -HAV IgA 为局部抗体，是机体感染 HAV 后由肠道黏膜细胞所分泌，出现在甲肝早期、急性期患者的粪便中。

（5）抗 -HAV IgG 阳性：抗 -HAV IgG 较抗 -HAV IgM 产生晚，是保护性抗体，一般在感染 HAV 3 周后出现在血清中，且持久存在，是获得免疫力的标志，提示既往感染，可作为流行病学调查的指标。

［常考考点］HAV-RNA 阳性对甲型肝炎的诊断具有特异性，对早期诊断的意义更大。抗 HAV-IgM 阳性是早期诊断甲肝的特异性指标。

（二）乙型肝炎病毒标志物检测

乙型肝炎病毒（HBV）属嗜肝 DNA 病毒。HBV 主要通过血液途径传播，也可由性接触传播和母婴垂直传播。机体感染 HBV 后产生相应的免疫反应，形成三种不同的抗原抗体系统。

1. 参考值　ELISA 法、RIA 法：健康人检测结果均为阴性。

2. 临床意义

（1）HBsAg 阳性：是感染 HBV 的标志，见于乙型肝炎患者、HBV 携带者和与乙肝病毒感染相关的肝硬化、肝癌患者。

（2）抗 -HBs 阳性：感染后 3 ～ 6 个月出现，是一种保护性抗体，见于注射过乙型肝炎疫苗、曾经感染过 HBV 和乙肝恢复期。

（3）HBeAg 阳性：是病毒复制的标志，传染性强。急性乙肝病毒感染者，如果 HBeAg 持续阳性，则有转为慢性感染的趋势。

（4）抗 -HBe 阳性：表示乙肝病毒复制减少，传染性降低，但并非保护性抗体。

（5）HBcAg 阳性：HBcAg 阳性提示病人血清中有 HBV 存在，表示病毒复制活跃，传染性强。HBcAg 主要存在于受感染的肝细胞核内，HBcAg 外面被 HBsAg 包裹，故一般情况下血清中测不到游离的 HBcAg。

（6）抗 -HBc 阳性：抗 -HBc 不是中和抗体，而是反映肝细胞受到 HBV 感染的可靠指标。①抗 -HBc IgG：反映抗 -HBc 总抗体的情况。抗 -HBc IgG 在体内长期存在，为 HBV 感染的标志，包括正在感染和既往感染。②抗 -HBc IgM：是机体感染 HBV 后在血液中最早出现的抗体，在感染急性期滴度高，抗 -HBc IgM 阳性是诊断急性乙型肝炎和判断病毒复制活跃的重要指标，并提示患者血液有强传染性。

［常考考点］乙型肝炎病毒标志物检测的指标及临床意义。

（三）丙型肝炎病毒标志物检测

丙型肝炎病毒（HCV）为 RNA 病毒，HCV 主要通过体液传播。HCV 的血清标志物为抗 -HCV IgM、抗 -HCV IgG、HCV-RNA。

1. 参考值　ELISA 法、RIA 法：抗 -HCV IgM、抗 -HCV IgG 均为阴性。斑点杂交试验及 RT-PCR 法：HCV-RNA 为阴性。

2. 临床意义

（1）HCV–RNA 阳性：见于 HCV 感染，提示 HCV 复制活跃，传染性强。HCV–RNA 阴性而抗 –HCV IgG 阳性，提示既往有 HCV 感染。

（2）抗 –HCV 阳性：抗 –HCV 是非保护性抗体，阳性是诊断 HCV 感染的重要依据。①抗 –HCV IgM 阳性：感染后 4 周即可呈阳性，持续 4 ～ 48 周，是诊断丙型肝炎的早期指标之一，是病毒复制指标；若 6 个月内未转阴则提示转为慢性丙型肝炎。②抗 –HCV IgG 阳性：抗 –HCV IgG 出现晚于抗 HCV IgM，阳性表明已有 HCV 感染，输血后肝炎有 80% ～ 90% 的患者抗 –HCV IgG 阳性。

［常考考点］丙型肝炎病毒标志物检测的指标及临床意义。

【知识纵横比较】

乙肝病毒的检测项目及意义

检测项目	阳性（+）的意义
HBsAg（表面抗原）	感染 HBV，见于 HBV 携带者或乙肝患者，无传染性
抗 HBs（表面抗体）	注射过乙肝疫苗或曾感染过 HBV，目前 HBV 已被清除——保护性抗体
HBeAg（e 抗原）	有 HBV 复制，传染性强
抗 HBe（e 抗体）	HBV 大部分被清除或抑制，传染性降低
抗 HBc（核心抗体）	曾经或正在感染 HBV，是诊断急性乙肝和判断病毒复制的重要指标

大三阳与小三阳的临床意义

大三阳			小三阳		
HbsAg（表面抗原）	阳性	HBV 正在大量复制，有较强的传染性	HbsAg（表面抗原）	阳性	HBV 复制减少，传染性降低
HbeAg（e 抗原）			抗 –Hbe（e 抗体）		
抗 –HBc（核心抗体）			抗 –HBc（核心抗体）		

细目五　肾功能检查

【考点突破攻略】

要点一　肾小球功能检测

（一）内生肌酐清除率（Ccr）测定

Ccr 是指肾脏在单位时间内把若干毫升血浆中的内生肌酐全部清除出去。Ccr 是测定肾小球滤过功能最常用的方法，也是反映肾小球滤过功能的主要指标。

1. 参考值　成人（体表面积以 1.73m^2 计算）80 ～ 120mL/min。

2. 临床意义

（1）判断肾小球损害的敏感指标：当肾小球滤过率（GFR）降低至正常值 50%时，Ccr 测定值可低至 50mL/min，但血肌酐、血尿素氮测定仍可在正常范围内，故 Ccr 能较早地反映 GFR。

（2）评估肾功能损害的程度：Ccr 一般可将肾功能分为 4 期：①肾衰竭代偿期：Ccr 51 ～ 80mL/min。②肾衰竭失代偿期：Ccr 50 ～ 20mL/min。③肾衰竭期：Ccr 19 ～ 10mL/min。④肾衰竭终末期（尿毒症期）：Ccr ＜ 10mL/min。

（3）指导临床用药：Ccr 30 ～ 40mL/min 应限制蛋白质的摄入；Ccr ＜ 30mL/min，用噻嗪类利尿剂无效，改用袢利尿剂；Ccr ≤ 10mL/min，袢利尿剂无效，应做透析治疗。亦用于指导由肾代谢或经肾排出药物的合理使用。

［常考考点］内生肌酐清除率（Ccr）参考值及临床意义。

（二）血清肌酐（Cr）测定

血中 Cr 浓度取决于肾小球的滤过能力，当肾实质损害，GFR 降低至正常人的 1/3 时，血 Cr 浓度就会明显上升，故测定血中 Cr 浓度可作为 GFR 受损的指标。

1. 参考值 全血 Cr：88 ～ 177μmol/L。血清或血浆 Cr：男性 53 ～ 106μmol/L，女性 44 ～ 97μmol/L。

2. 临床意义

（1）评估肾功能损害的程度：血 Cr 增高的程度与慢性肾衰竭呈正相关。①肾衰竭代偿期：血 Cr < 178μmol/L。②肾衰竭失代偿期：血 Cr178 ～ 445μmol/L。③肾衰竭期：血 Cr > 445μmol/L。

（2）鉴别肾前性和肾实质性少尿：①肾前性少尿：血 Cr 增高一般≤ 200μmol/L。②肾实质性少尿：血 Cr 增高常> 200μmol/L。

［常考考点］血清肌酐（Cr）测定参考值及临床意义。

（三）血清尿素氮（BUN）测定

BUN 是血中非蛋白氮类物质的主要成分，约占 50%。90% 的 BUN 经肾小球滤过随尿排出体外，当肾实质受损害时，GFR 降低，使 BUN 增高。BUN 测定能反映肾小球滤过功能，但不是敏感和特异性指标。

1. 参考值 成人 3.2 ～ 7.1mmol/L。

2. 临床意义 BUN 增高见于以下几种情况：

（1）肾前性因素：①肾血流量减少：见于心功能不全、水肿、脱水、休克等。②蛋白质分解增加：见于急性传染病、上消化道出血、大面积烧伤、大手术后、甲状腺功能亢进症等。

（2）肾性因素：见于严重肾脏疾病引起的慢性肾衰竭，如慢性肾炎、慢性肾盂肾炎、肾结核、肾肿瘤、肾动脉硬化症等的晚期。BUN 增高的程度与尿毒症病情的严重性成正比，故 BUN 测定对尿毒症的诊断及预后估计有重要意义。

（3）肾后性因素：见于尿路结石、前列腺增生、泌尿系肿瘤等引起的尿路梗阻。

（4）BUN/Cr 的意义：同时测定血 Cr 和 BUN 的临床意义更大，正常时 BUN/Cr（单位均应为 mg/dL）为 20：1。①肾前性少尿：BUN 上升较快，但 Cr 不相应上升，故 BUN/Cr 常> 10：1。②器质性肾衰竭：因 BUN 与 Cr 同时增高，故 BUN/Cr ≤ 10：1。

［常考考点］血清尿素氮（BUN）测定参考值及临床意义。

（四）血 β_2- 微球蛋白（β_2-MG）测定

β_2-MG 主要分布在血浆、尿、脑脊液、唾液及初乳中。正常人血中 β_2-MG 浓度很低，可自由通过肾小球，然后在近端肾小管内几乎全部被重吸收。在 GFR 下降时，血中 β_2-MG 增高。故 β_2-MG 测定可反映肾小球的滤过功能。

1. 参考值 正常人血中 β_2-MG 为 1 ～ 2mg/L。

2. 临床意义

（1）血 β_2-MG 测定是反映肾小球滤过功能的敏感指标。在评估肾小球滤过功能上，血 β_2-MG 增高比血 Ccr 更灵敏，在 Ccr < 80mL/min 时即可出现，而此时血 Cr 浓度多无改变。若同时出现血和尿 β_2-MG 增高，但血 β_2-MG < 5mg/L，则说明肾小球和肾小管功能可能均受损。

（2）任何使 β_2-MG 合成增多的疾病也可导致 β_2-MG 增高，如恶性肿瘤、IgG 肾病及各种炎症性疾病。

（3）近端肾小管功能受损时，对 β_2-MG 重吸收减少，尿液中 β_2-MG 排出量增加。

［常考考点］血 β_2- 微球蛋白（β_2-MG）测定参考值及临床意义。

（五）肾小球滤过率（GFR）测定

1. 参考值 男性：125±15mL/min；女性：约低 10%。

2. 临床意义

（1）GFR 减低：见于各种原发性、继发性肾脏疾病。GFR 是反映肾功能最灵敏、最准确的指标。

（2）GFR 增高：常见于肢端肥大症、巨人症、糖尿病肾病早期等。

［常考考点］肾小球滤过率（GFR）测定参考值及临床意义。

要点二 肾小管功能检测

（一）尿 β_2 微球蛋白（β_2-MG）测定

正常人 β_2-MG 可自由经肾小球滤过入原尿，但原尿中 99.9% 的 β_2-MG 在近端肾小管内被重吸收，仅微量自尿中排出。尿 β_2-MG 测定可反映近端肾小管的重吸收功能。

1. 参考值 正常成人尿 β_2-MG < 0.3mg/L。

2. 临床意义

（1）尿 β_2-MG 增高：见于肾小管 - 间质性疾病、药物或毒物所致的早期肾小管损伤、肾移植后急性排斥反应早期。

（2）应同时检测血和尿 β_2-MG：只有血 β_2-MG < 5mg/L 时，尿 β_2-MG 增高才反映肾小管损伤。

［常考考点］尿 β_2 微球蛋白测定正常值及临床意义。

（二）昼夜尿比密试验（莫氏试验）

莫氏试验可了解肾脏的稀释 – 浓缩功能，是反映远端肾小管和集合管功能状态的敏感试验。

1. 参考值 成人尿量 1000 ～ 2000mL/24h；昼尿量 / 夜尿量比值为（3 ～ 4）：1；夜尿量< 750mL；至少 1 次尿比密> 1.018；昼尿中最高与最低尿比密差值> 0.009。

2. 临床意义 莫氏试验用于诊断各种疾病对远端肾小管稀释 – 浓缩功能的影响。

（1）尿少、比密高：①肾前性少尿：见于各种原因引起的肾血容量不足。②肾性少尿：见于急性肾炎及其他影响 GFR 的情况。

（2）夜尿多、比密低：提示肾小管功能受损，见于慢性肾炎、间质性肾炎、高血压肾病等。由于慢性肾脏病变致肾小管稀释 – 浓缩功能受损，患者夜尿量增多，尿最高比密< 1.018，尿最高与最低比密差< 0.009。

（3）尿比密低而固定：尿比密固定在 1.010 ～ 1.012，称为等渗尿，见于肾脏病变晚期，提示肾小管重吸收功能很差，浓缩稀释功能丧失。

（4）尿量明显增多（> 4L/24h）而尿比密均< 1.006，为尿崩症的典型表现。

［常考考点］昼夜尿比密试验的正常值及临床意义。

要点三 血尿酸测定

血尿酸（UA）可自由经肾小球滤过入原尿，但原尿中 90% 左右的 UA 在近端肾小管处被重吸收。血尿酸浓度受肾小球滤过功能和肾小管重吸收功能的影响。

1. 参考值 男性 150 ～ 416μmol/L，女性 89 ～ 357μmol/L。

2. 临床意义

（1）血 UA 增高：①肾小球滤过功能损伤：见于急性或慢性肾炎、肾结核等。在反映早期肾小球滤过功能损伤方面，血 UA 比血 Cr 和 BUN 敏感。②痛风：血 UA 明显增高是诊断痛风的主要依据，主要是由于嘌呤代谢紊乱而使体内 UA 生成异常增多所致。③恶性肿瘤、糖尿病、长期禁食等血 UA 也可增高。

（2）血 UA 减低：①各种原因所致的肾小管重吸收 UA 功能损害。②肝功能严重损害所致的 UA 生成减少。

［常考考点］血尿酸测定的参考值及临床意义。

【知识纵横比较】

血清尿素氮升高的因素

分类	疾病
肾前性因素	①肾血流量不足：脱水、心功能不全、休克、水肿、腹水等； ②体内蛋白质分解过盛：急性传染病、脓毒血症、上消化道出血、大面积烧伤、大手术后和甲亢
肾脏疾病	慢性肾炎、肾动脉硬化症、严重肾盂肾炎、肾结核和肾肿瘤的晚期
肾后性因素	尿路结石、前列腺肥大、泌尿生殖系统肿瘤等

细目六 常用生化检查

【考点突破攻略】

要点一 糖代谢检查

（一）空腹血糖（FPG）测定

1. 参考值 葡萄糖氧化酶法：3.9 ～ 6.1mmol/L。

2. 临床意义 FPG > 7.0mmol/L 称为高糖血症；FPG > 9.0mmol/L 时尿糖阳性；FPG < 3.9mol/L 时为血糖减低；FBG < 2.8mmol/L 称为低糖血症。

（1）FPG 增高：生理性增高见于餐后 1 ～ 2 小时、高糖饮食、剧烈运动、情绪激动等。病理性增高见于：①各型糖尿病。②内分泌疾病：如甲状腺功能亢进症、肢端肥大症、巨人症、嗜铬细胞瘤、肾上腺皮质功能亢进症、胰高血糖素瘤等。③应激性因素：如颅脑外伤、急性脑血管病、中枢神经系统感染、心肌梗死、大面积烧伤等。④肝脏和胰腺疾病：如严重肝损害、坏死性胰腺炎、胰腺癌等。⑤其他：如呕吐、脱水、缺氧、麻醉等。

（2）FPG减低：生理性减低见于饥饿、长时间剧烈运动等。病理性减低见于：①胰岛素分泌过多：如胰岛β细胞增生或肿瘤、胰岛素用量过大、口服降糖药等。②对抗胰岛素的激素缺乏：如生长激素、肾上腺皮质激素、甲状腺激素缺乏等。③肝糖原储存缺乏：如重型肝炎、肝硬化、肝癌等严重肝病。④急性酒精中毒。⑤消耗性疾病：如严重营养不良、恶病质等。

［常考考点］空腹血糖的正常参考值及临床意义。

（二）葡萄糖耐量试验（GTT）

GTT是检测葡萄糖代谢功能的试验，主要用于诊断症状不明显或血糖增高不明显的可疑糖尿病。现多采用WHO推荐的75g葡萄糖标准口服葡萄糖耐量试验（OGTT）。

1. OGTT的适应证

（1）无糖尿病症状，随机血糖或FPG异常。

（2）无糖尿病症状，但有糖尿病家族史。

（3）有糖尿病症状，但FPG未达到诊断标准。

（4）有一过性或持续性糖尿者。

（5）分娩巨大胎儿的妇女。

（6）原因不明的肾脏疾病或视网膜病变。

2. 参考值

（1）FPG 3.9～6.1mmol/L。

（2）服糖后0.5～1小时血糖达高峰，一般在7.8～9.0mmol/L，峰值＜11.1mmol/L。

（3）服糖后2小时血糖（2h PG）＜7.8mmol/L。

（4）服糖后3小时血糖恢复至空腹水平。

（5）每次尿糖均为阴性。

3. 临床意义

（1）诊断糖尿病（DM）：FPG≥7.0mmol/L；OGTT 2h PG≥11.1mmol/L；随机血糖≥11.1mmol/L。

（2）判断糖耐量异常（IGT）：FPG＜7.0mmol/L，2h PG 7.8～11.1mmol/L，且血糖到达高峰时间延长至1小时后，血糖恢复正常时间延长至2～3小时后，同时伴尿糖阳性者为糖耐量异常，其中1/3最终转为糖尿病。糖耐量异常常见于2型糖尿病、肢端肥大症、甲状腺功能亢进症等。

（3）确定空腹血糖受损（IFG）：FPG 6.1～6.9mmol/L，2h PG＜7.8mmol/L。

［常考考点］葡萄糖耐量试验（GTT）的参考值及临床意义。

（三）血清糖化血红蛋白（GHb）检测

GHb是血红蛋白A_1（HbA_1）与糖类非酶促反应的产物。GHb分为3种，其中HbA_1c（HbA_1与葡萄糖结合）含量最高，占60%～80%，是临床最常检测的部分。GHb不受血糖浓度暂时波动的影响，是糖尿病诊断和监控的重要指标。GHb对高血糖，特别是血糖和尿糖波动较大时有特殊的诊断意义。

1. 参考值 HbA_1 5%～8%，HbA_1c 4%～6%。

2. 临床意义 GHb水平取决于血糖水平、高血糖持续时间，其生成量与血糖浓度成正比，且反映的是近2～3个月的平均血糖水平。

（1）评价糖尿病的控制程度：GHb增高提示近2～3个月糖尿病控制不良，故GHb水平可作为糖尿病长期控制程度的监控指标。

（2）鉴别诊断：糖尿病性高血糖GHb增高，应激性高血糖GHb则正常。

［常考考点］血清糖化血红蛋白测定正常值及临床意义。

要点二　血脂测定

血脂是血清中脂质的总称，包括总胆固醇、甘油三酯、磷脂、游离脂肪酸等。血脂检测的适应证：①早期识别动脉粥样硬化的危险性。②使用降脂药物治疗的监测。

（一）血清总胆固醇（TC）测定

1. 参考值 合适水平＜5.18mmol/L；边缘水平：5.18～6.19mmo/L；增高：≥6.22mmo/L。

2. 临床意义

（1）TC增高：①TC增高是动脉粥样硬化的危险因素之一，常见于动脉粥样硬化所致的心、脑血管疾病。②各种高脂蛋白血症、甲状腺功能减退症、糖尿病、肾病综合征、阻塞性黄疸、类脂性肾病等。③长期高脂饮食、精神紧张、吸烟、饮酒等。

（2）TC减低：①严重肝脏疾病，如急性重型肝炎、肝硬化等。②甲状腺功能亢进症。③严重贫血、营养不良和恶性肿瘤等。

［常考考点］血清总胆固醇（TC）测定参考值及临床意义。

（二）血清甘油三酯（TG）测定

1. 正常值 合适范围＜1.70mmol/L；边缘升高：1.70～2.25mmol/L；升高：≥2.26mmol/L。

2. 临床意义

（1）TG增高：①TG增高是动脉粥样硬化的危险因素之一，常见于动脉粥样硬化症、冠心病。②原发性高脂血症、肥胖症、糖尿病、肾病综合征、甲状腺功能减退症、痛风、阻塞性黄疸和高脂饮食等。

（2）TG减低：见于甲状腺功能亢进症、肾上腺皮质功能减退症、严重肝脏疾病等。

［常考考点］血清甘油三酯（TG）测定参考值及临床意义。

（三）血清脂蛋白测定

1. 高密度脂蛋白（HDL）测定

临床上通过检测高密度脂蛋白－胆固醇（HDL–C）的含量来反映HDL水平。

（1）参考值：合适范围：≥1.04mmoL/L；升高：≥1.55mmol/L；降低：＜1.04mmol/L。

（2）临床意义：①HDL–C增高：HDL–C水平增高有利于外周组织清除胆固醇，防止动脉粥样硬化的发生。HDL–C与TG呈负相关，也与冠心病发病呈负相关，故HDL–C水平高的个体患冠心病的危险性小。②HDL–C减低：常见于动脉粥样硬化症、心脑血管疾病、糖尿病、肾病综合征等。

2. 低密度脂蛋白（LDL）测定 临床上通过检测低密度脂蛋白－胆固醇（LDL–C）的含量来反映LDL水平。

（1）参考值：合适范围：＜3.37mmol/L；边缘升高：3.37～4.12mmol/L；升高：≥4.14mmol/L。

（2）临床意义：①LDL–C增高：判断发生冠心病的危险性，LDL–C是动脉粥样硬化的危险因素之一，LDL–C水平增高与冠心病发病呈正相关；还可见于肥胖症、肾病综合征、甲状腺功能减退症、阻塞性黄疸等。②LDL–C减低：见于无β－脂蛋白血症、甲状腺功能亢进症、肝硬化和低脂饮食等。

［常考考点］血清脂蛋白测定参考值及临床意义。

要点三 电解质检查

（一）血清钾测定

1. 参考值 3.5～5.3mmol/L。

2. 临床意义

（1）增高：血钾＞5.3mmol/L称为高钾血症。高钾血症见于：①排出减少：如急性或慢性肾衰竭少尿期、肾上腺皮质功能减退症。②摄入过多：如高钾饮食、静脉输注大量钾盐、输入大量库存血液。③细胞内钾外移增多：如严重溶血、大面积烧伤、挤压综合征、组织缺氧和代谢性酸中毒等。

（2）减低：血钾＜3.5mmol/L称为低钾血症。低钾血症见于：①摄入不足：如长期低钾饮食、禁食。②丢失过多：如频繁呕吐、腹泻、胃肠引流等；肾上腺皮质功能亢进症、原发性醛固酮增多症、肾衰竭多尿期等；长期应用排钾利尿剂。③分布异常：细胞外液稀释，如心功能不全、肾性水肿等；细胞外钾内移，如大量应用胰岛素、碱中毒等。

［常考考点］血清钾测定参考值及临床意义。

（二）血清钠测定

1. 参考值 137～147mmol/L。

2. 临床意义

（1）增高：血钠＞147mmol/L称为高钠血症。高钠血症见于：①摄入过多：如输注大量高渗盐水。②水分丢失过多：如大量出汗、长期腹泻、呕吐。③尿排出减少：见于肾上腺皮质功能亢进症、醛固酮增多症患者，以及脑外伤、急性脑血管病等引起抗利尿激素分泌过多，排尿排钠减少。

（2）减低：血钠＜137mmol/L 称为低钠血症。低钠血症见于：①胃肠道失钠：如幽门梗阻、严重呕吐、腹泻、胃肠引流。②尿钠排出增多：如慢性肾衰竭多尿期、大量应用利尿剂，以及尿崩症、肾上腺皮质功能减退症等。③皮肤失钠：如大量出汗、大面积烧伤。④消耗性低钠：如肺结核、肿瘤等慢性消耗性疾病等。

［常考考点］血清钠测定参考值及临床意义。

（三）血清氯测定

1. 参考值 96～108mmol/L。

2. 临床意义

（1）增高：血氯＞108mmol/L 称为高氯血症。高氯血症见于：①排出减少：如急性或慢性肾衰竭少尿期、尿路梗阻。②血液浓缩：如反复腹泻、大量出汗。③吸收增加：如肾上腺皮质功能亢进症。④摄入过多：如过量输入生理盐水。

（2）减低：血氯＜96mmol/L 称为低氯血症。低氯血症见于：①丢失过多：如严重呕吐、腹泻、胃肠引流。②排出过多：如肾上腺皮质功能减退症、慢性肾衰竭、糖尿病、应用利尿剂。③呼吸性酸中毒等。

［常考考点］血清氯测定参考值及临床意义。

（四）血清钙测定

1. 参考值 2.2～2.7mmol/L；离子钙 1.10～1.34mmol/L。

2. 临床意义

（1）增高：血钙＞2.7mmol/L 称为高钙血症。高钙血症见于：①溶骨作用增强：如甲状旁腺功能亢进症、多发性骨髓瘤等。②吸收增加：如大量应用维生素 D。③摄入过多：如静脉输入钙过多。

（2）减低：血钙＜2.2mmol/L 称为低钙血症。低钙血症见于：①成骨作用增强：如甲状旁腺功能减退症、恶性肿瘤骨转移等。②摄入不足：如长期低钙饮食。③吸收减少：如维生素 D 缺乏症、手足搐搦症、骨质软化症、佝偻病等。④肾脏疾病：如急性或慢性肾衰竭、肾病综合征等。⑤急性坏死性胰腺炎。⑥代谢性碱中毒等。

［常考考点］血清钙测定参考值及临床意义。

（五）血清磷测定

1. 参考值 0.97～1.61mmol/L。

2. 临床意义

（1）血清磷增高：①磷排出减少：如肾衰竭、甲状旁腺功能减退症时肾脏排磷减少。②吸收增加：如维生素 D 中毒时，小肠磷吸收增加，肾小管对磷的重吸收增加。③磷从细胞内释出：如酸中毒、急性肝坏死或白血病、淋巴瘤等化疗后。④多发性骨髓瘤及骨折愈合期等血磷升高。

（2）血清磷减低：①摄入不足：如慢性酒精中毒、长期腹泻、长期静脉营养而未补磷等。②吸收减少和排出增加：如维生素 D 缺乏，肠道吸收磷减少而肾脏排磷增加。③磷丢失过多：如甲状旁腺功能亢进症时，磷从肾脏排出增多。血液透析、肾小管性酸中毒及应用噻嗪类利尿剂等。

［常考考点］血清磷测定参考值及临床意义。

要点四　血清铁及其代谢物测定

（一）血清铁测定

血清铁即与转铁蛋白（Tf）结合的铁，受血清中铁含量和 Tf 含量的影响。

1. 参考值 男性 10.6～36.7μmol/L，女性 7.8～32.2μmol/L，儿童 3～32.2μmol/L。

2. 临床意义

（1）血清铁增高：①铁利用障碍：如再生障碍性贫血、铁粒幼细胞性贫血、铅中毒等。②铁释放增多：如溶血性贫血、急性肝炎、慢性活动性肝炎等。③铁蛋白增多：如反复输血、白血病、含铁血黄素沉着症。④摄入过多：如铁剂治疗过量。

（2）血清铁减低：①铁缺乏：如缺铁性贫血。②慢性失血：如月经过多、消化性溃疡、慢性炎症、恶性肿瘤。③需铁增加：如生长发育期的婴幼儿、青少年，生育期、妊娠期及哺乳期的妇女等，机体需铁量增多而摄入不足。

［常考考点］血清铁测定的参考值及临床意义。

（二）血清转铁蛋白饱和度（Tfs）测定

血清转铁蛋白饱和度（Tfs，简称铁饱和度），可以反映达到饱和铁结合力的转铁蛋白（Tf）所结合的铁量，以血清铁占总铁结合力（TIBC）的百分率表示。

1. 参考值 33% ～ 55%。

2. 临床意义

（1）Tfs 增高：①铁利用障碍：如再生障碍性贫血、铁粒幼细胞性贫血。②血色病：Tfs > 70% 为诊断血色病的可靠指标。

（2）Tfs 减低：①缺铁或缺铁性贫血：Tfs < 15% 并结合病史即可诊断缺铁或缺铁性贫血，其准确性仅次于铁蛋白，但较血清铁和 TIBC 灵敏。②慢性感染性贫血。

［常考考点］血清转铁蛋白饱和度（Tfs）测定的参考值及临床意义。

（三）血清铁蛋白（SF）测定

铁蛋白（SF）是铁的贮存形式，其含量变化可作为判断是否缺铁或铁负荷过量的指标。

1. 参考值 男性 15 ～ 200μg/L，女性 12 ～ 150μg/L。

2. 临床意义

（1）SF 增高：①体内贮存铁释放增加：如急性肝细胞损害、坏死性肝炎等。②铁蛋白合成增加：如炎症、肿瘤、甲状腺功能亢进症。③贫血：如溶血性贫血、再生障碍性贫血、恶性贫血。④铁的吸收率增加，如血色沉着症、含铁血黄素沉着症、反复输血或肌内注射铁剂引起急性中毒症等。

（2）SF 减低：①体内贮存铁减少：如缺铁性贫血、大量失血、长期腹泻、营养不良。②铁蛋白合成减少：如维生素 C 缺乏等。

［常考考点］血清铁蛋白（SF）测定的参考值及临床意义。

【知识纵横比较】

血液电解质正常值以及异常的常见原因

电解质	参考值	增高	降低
钾	3.5 ～ 5.3mmol/L	①肾脏排钾减少，如急性或慢性肾衰竭少尿期、肾上腺皮质功能减退症； ②摄入或注射大量钾盐，超过肾脏排钾能力； ③严重溶血或组织损伤； ④组织缺氧或代谢性酸中毒时大量细胞内的钾转移至细胞外	①钾盐摄入不足，如长期低钾饮食、禁食或厌食。 ②钾丢失过多，如严重呕吐、腹泻或胃肠减压，应用排钾利尿剂及肾上腺皮质激素
钠	137 ～ 147mmol/L	过多输入含钠盐的溶液、肾上腺皮质功能亢进、脑外伤或急性脑血管病	①胃肠道失钠：如幽门梗阻、呕吐、腹泻，胃肠道、胆道、胰腺手术后造瘘、引流； ②尿钠排出增多：见于严重肾盂肾炎、肾小管严重损害、肾上腺皮质功能不全、糖尿病及应用利尿剂治疗
钙	2.2 ～ 2.7mmol/L	①摄入钙过多及静脉用钙过量； ②溶骨作用增强，如甲状旁腺功能亢进症、多发性骨髓瘤、骨转移癌及骨折后	①钙摄入不足和吸收不良； ②成骨作用增加：甲状旁腺功能减退症； ③钙吸收障碍：维生素 D 缺乏； ④肾脏疾病：慢性肾炎累及肾小管时影响钙的吸收，血磷升高而血钙降低
血清氯	96 ～ 108mml/L	①过量补充 NaCl 等含氯溶液； ②高钠血症性脱水； ③肾功能不全、尿路梗阻或心力衰竭等所致的肾脏排氯减少	①大量损失胃液时，失氯为主而失钠很少； ②大量丢失肠液时，失钠甚多而失氯较少； ③大量出汗、长期应用利尿剂引起氯离子丢失过多

细目七　酶学检查

【考点突破攻略】

要点一　血、尿淀粉酶测定

1. 参考值　碘－淀粉比色法：血清 800 ～ 1800U/L，尿液 1000 ～ 12000U/L。

2. 临床意义　淀粉酶（AMS）活性增高见于以下几种情况：

（1）急性胰腺炎：发病后 2 ～ 3 小时血清 AMS 开始增高，12 ～ 24 小时达高峰，2 ～ 5 天后恢复正常。如达 3500U/L 应怀疑此病，超过 5000U/L 即有诊断价值。尿 AMS 于发病后 12 ～ 24 小时开始增高，尿中 AMS 活性可高于血清中的 1 倍以上，多数患者 3 ～ 10 天后恢复到正常。

（2）其他胰腺疾病：如慢性胰腺炎急性发作、胰腺囊肿、胰腺癌早期、胰腺外伤等。

（3）非胰腺疾病：急性胆囊炎、流行性腮腺炎、胃肠穿孔、胆管梗阻等。

［常考考点］血、尿淀粉酶测定及临床意义。

要点二　心肌损伤常用酶检测

心肌酶包括血清肌酸激酶（CK）及其同工酶（CK–MB）、乳酸脱氢酶（LDH）及其同工酶。

（一）血清肌酸激酶（CK）测定

CK 主要存在于骨骼肌、心肌，其次存在于脑、平滑肌等细胞的胞质和线粒体中。正常人血清中 CK 含量甚微，当上述组织受损时血液中的 CK 含量可明显增高。

1. 参考值　酶偶联法（37℃）：男性 38 ～ 174U/L，女性 26 ～ 140U/L。

2. 临床意义　CK 活性增高见于以下几种情况：

（1）急性心肌梗死（AMI）：CK 在发病后 3 ～ 8 小时开始增高，10 ～ 36 小时达高峰，3 ～ 4 天后恢复正常，是 AMI 早期诊断的敏感指标之一。在 AMI 病程中，如 CK 再次升高，提示心肌再次梗死。

（2）心肌炎和肌肉疾病：病毒性心肌炎时 CK 明显增高。各种肌肉疾病，如进行性肌营养不良、多发性肌炎、骨骼肌损伤、重症肌无力时 CK 明显增高。

（二）血清肌酸激酶同工酶测定

CK 有 3 种同工酶，其中 CK–MB 主要存在于心肌，CK–MM 主要存在于骨骼肌和心肌，CK–BB 主要存在于脑、前列腺、肺、肠组织中。正常人血清中以 CK–MM 为主,CK–MB 少量,CK–BB 极少。CK–MB 对 AMI 的诊断具有重要意义。

1. 参考值　CK–MM：94% ～ 96%。CK–MB：＜ 5%。CK–BB 极少。

2. 临床意义　CK–MB 增高见于以下几种情况：

（1）AMI：CK–MB 对 AMI 早期诊断的灵敏度明显高于 CK，且具有高度的特异性，阳性检出率达 100%。CK–MB 一般在 AMI 发病后 3 ～ 8 小时增高，9 ～ 30 小时达高峰，2 ～ 3 天恢复正常，因此对诊断发病较长时间的 AMI 有困难。

（2）其他心肌损伤：如心肌炎、心脏手术、心包炎、慢性心房颤动等 CK–MB 也可增高。

（三）乳酸脱氢酶（LDH）及其同工酶

乳酸脱氢酶（LDH）及其同工酶的详细内容见肝脏病实验室检查部分。

［常考考点］血清肌酸激酶（CK）及其同工酶（CK-MB）的测定及临床意义。

要点三　心肌蛋白检测

（一）心肌肌钙蛋白 T（cTnT）测定

1. 参考值　0.02 ～ 0.13μg/L；0.2μg/L 为诊断临界值；＞ 0.5μg/L 可诊断 AMI。

2. 临床意义

（1）诊断 AMI：cTnT 是诊断 AMI 的确定性标志物。AMI 发病后 3 ～ 6 小时开始增高，10 ～ 24 小时达高峰，10 ～ 15 天恢复正常。对诊断 AMI 的特异性优于 CK–MB 和 LDH；对亚急性及非 Q 波性心肌梗死或 CK–MB 无法诊断的心肌梗死患者更有诊断价值。

（2）判断微小心肌损伤：用于判断不稳定型心绞痛是否发生了微小心肌损伤，这种心肌损伤只有检测 cTnT 才能确诊。

（3）其他：对判断 AMI 后溶栓治疗是否出现再灌注，以及预测血液透析病人心血管事件的发生都有重要价值。

（二）心肌肌钙蛋白 I（cTnI）测定

1. 参考值 ＜0.2μg/L；1.5μg/L 为诊断临界值。

2. 临床意义

（1）诊断 AMI。

（2）用于判断是否有微小心肌损伤，如不稳定型心绞痛、急性心肌炎。

［常考考点］心肌肌钙蛋白 T（cTnT）和 I（cTnI）的测定参考值及临床意义。

要点四 脑钠肽测定

脑钠肽 (BNP) 主要由心肌细胞分泌的利尿钠肽家族的成员，又称 B 型利钠肽，具有排钠、排尿，舒张血管作用。心功能障碍能够极大地激活利钠肽系统，心室负荷增加导致 BNP 释放，形成 BNP 前体 (pro–BNP)，再裂解为无活性的、半衰期为 60～120 分钟的氨基末端 BNP 前体（NT–pro–BNP）和有活性的、半衰期仅为 20 分钟的 BNP 释放入血。BNP 的释放与心衰程度密切相关。

1. 参考值 BNP1.5～9.0pmol/L，判断值＞22pmol/L（100ng/L）；NT–pro–BNP＜125pg/mL。

2. 临床意义

（1）心衰的诊断、监测和预后评估：BNP 升高对心衰具有极高的诊断价值。临床上，NT–pro–BNP＞2000pg/mL，可以确定心衰。治疗有效时，BNP 水平可明显下降。若 BNP 水平持续升高或不降，提示心衰未得到纠正或进一步加重。

（2）鉴别呼吸困难：通过测定 BNP 水平可以准确筛选出非心衰患者（如肺源性）引起的呼吸困难，BNP 在心源性呼吸困难升高，肺源性呼吸困难不升高。

（3）指导心力衰竭的治疗：BNP 对心室容量敏感，半衰期短，可以用于指导利尿剂及血管扩张剂的临床应用；还可以用于心脏手术患者的术前、术后心功能的评价，帮助临床选择最佳手术时机。

［常考考点］脑钠肽测定的参考值及临床意义。

细目八 免疫学检查

【考点突破攻略】

要点一 血清免疫球蛋白及补体测定

（一）血清免疫球蛋白测定

1. 参考值 成人血清 IgG 7.0～16.0g/L；IgA 0.7～5.0g/L；IgM 0.4～2.8g/L；IgD 0.6～2mg/L；IgE 0.1～0.9mg/L。

2. 临床意义

（1）单克隆增高：表现为 5 种 Ig 中仅有某一种增高。见于以下几种情况：①原发性巨球蛋白血症：IgM 单独明显增高。②多发性骨髓瘤：可分别见到 IgG、IgA、IgD、IgE 增高，并以此分型。③各种过敏性疾病：如支气管哮喘、过敏性鼻炎、寄生虫感染时 IgE 增高。

（2）多克隆增高：表现为 IgG、IgA、IgM 均增高。见于各种慢性炎症、慢性肝病、肝癌、淋巴瘤及系统性红斑狼疮、类风湿关节炎等自身免疫性疾病。

（3）Ig 减低：见于各类先天性和获得性体液免疫缺陷、联合免疫缺陷以及长期使用免疫抑制剂的患者，血清中 5 种 Ig 均有降低。

［常考考点］血清免疫球蛋白测定参考值及临床意义。

（二）血清补体的测定

1. 总补体溶血活性（CH50）测定

（1）参考值：试管法 50～100kU/L。

（2）临床意义：①增高：见于各种急性炎症、组织损伤和某些恶性肿瘤。②减低：见于各种免疫复合物性疾病，如肾小球肾炎；自身免疫性疾病，如系统性红斑狼疮、类风湿关节炎、强直性脊柱炎以及同种异体移植排斥反应、血清病等；补体大量丢失，如外伤、手术、大失血；补体合成不足，如慢性肝炎、肝硬化等。

2. 补体 C_3 测定

（1）参考值：单向免疫扩散法 0.85 ～ 1.7g/L。

（2）临床意义：①增高：见于急性炎症、传染病早期、某些恶性肿瘤及排斥反应等。②减低：见于大部分急性肾炎、狼疮性肾炎、系统性红斑狼疮、类风湿关节炎等。

［常考考点］血清补体的测定参考值及临床意义。

要点二　感染免疫检测

（一）抗链球菌溶血素“O”（ASO）测定

1. 参考值　乳胶凝集法（LAT）：＜ 500U。

2. 临床意义　ASO 增高见于以下几种情况：

（1）活动性风湿热、风湿性关节炎、链球菌感染后急性肾小球肾炎、急性上呼吸道感染、皮肤或软组织感染等。

（2）曾有溶血性链球菌感染：在感染溶血性链球菌 1 周后 ASO 开始升高，4 ～ 6 周达高峰，可持续数月甚至数年。所以，ASO 升高不一定是近期感染链球菌的证据。若动态升高，且 C 反应蛋白阳性、血沉增快，有利于风湿热的诊断。

［常考考点］抗链球菌溶血素“O”（ASO）测定的参考值及临床意义。

（二）肥达反应

肥达反应是检测血清中有无伤寒、副伤寒沙门菌抗体的一种凝集试验。

1. 参考值　直接凝集法：伤寒“O”＜ 1∶80，“H”＜ 1∶160；副伤寒甲、乙、丙均＜ 1∶80。

2. 临床意义

（1）诊断伤寒副伤寒：血清抗体效价“O”＞ 1∶80、“H”＞ 1∶160，考虑伤寒；血清抗体效价“O”＞ 1∶80，副伤寒甲＞ 1∶80，考虑诊断副伤寒甲；血清抗体效价“O”＞ 1∶80，副伤寒乙＞ 1∶80，考虑诊断副伤寒乙；血清抗体效价“O”＞ 1∶80，副伤寒丙＞ 1∶80，考虑诊断副伤寒丙。

（2）“O”不高、“H”增高：可能曾接种过伤寒疫苗或既往感染过。

（3）“O”增高、“H”不高：可能为感染早期或其他沙门菌感染。

［常考考点］肥达反应的参考值及临床意义。

要点三　肿瘤标志物检测

（一）血清甲胎蛋白（AFP）测定

AFP 是人胎儿时期肝脏合成的一种特殊的糖蛋白，出生后 1 个月降至正常成人水平。在肝细胞或生殖腺胚胎组织恶变时，血中 AFP 含量明显升高，因此 AFP 测定常用于肝细胞癌及滋养细胞癌的诊断。

1. 参考值　放射免疫法（RIA）、化学发光免疫测定（CLIA）、酶联免疫吸附试验（ELISA）：血清＜ 25μg/L。

2. 临床意义

（1）原发性肝癌：AFP 是目前诊断原发性肝细胞癌最特异的标志物，血清中 AFP ＞ 300μg/L 可作为诊断阈值。

（2）病毒性肝炎、肝硬化：AFP 可有不同程度的增高，但常＜ 300μg/L。

（3）生殖腺胚胎肿瘤、胎儿神经管畸形：AFP 可增高。

［常考考点］血清甲胎蛋白（AFP）测定的参考值及临床意义。

（二）癌胚抗原（CEA）测定

CEA 是一种富含多糖的蛋白复合物，胚胎期主要存在于胎儿的消化管、胰腺及肝脏，出生后含量极低。CEA 测定有助于肿瘤的诊断及判断预后。

1. 参考值　RIA、CLIA、ELISA：血清＜ 5μg/L。

2. 临床意义

（1）用于消化器官癌症的诊断：CEA 增高见于结肠癌、胃癌、胰腺癌等，但无特异性。

（2）鉴别原发性和转移性肝癌：原发性肝癌 CEA 增高者不超过 9%，而转移性肝癌 CEA 阳性率高达 90%，且绝对值明显增高。

（3）其他：肺癌、乳腺癌、膀胱癌、尿道癌、前列腺癌等 CEA 也可增高。

［常考考点］癌胚抗原（CEA）测定的参考值及临床意义。

（三）血清癌抗原 125（CA125）测定

CA125 为一种糖蛋白性肿瘤相关抗原，存在于上皮性卵巢癌组织及患者的血清中。CA125 有助于卵巢癌的诊断及疗效观察。

1. 参考值 RIA、ELISA：男性及 50 岁以上女性血清＜ 2.5 万 U/L；20 ～ 40 岁女性＜ 4.0 万 U/L。

2. 临床意义

（1）卵巢癌：其对卵巢癌诊断有较大的临床价值，卵巢癌患者血清 CA125 明显增高。手术和化疗有效者，CA125 水平很快下降；若有复发时，CA125 增高先于临床症状出现之前，故 CA125 是观察疗效、判断有无复发的良好指标。

（2）其他癌症：如宫颈癌、乳腺癌、胰腺癌、肝癌、胃癌、结肠癌、肺癌等，也有一定的阳性率。

［常考考点］血清癌抗原 125（CA125）测定的参考值及临床意义。

（四）血清前列腺特异抗原（PSA）测定

PSA 是一种由前列腺上皮细胞分泌的单链糖蛋白，正常人血清中 PSA 含量极微。前列腺癌时血清 PSA 水平明显增高，临床上已广泛用于前列腺癌的辅助诊断。

1. 参考值 RIA、CLIA：血清＜ 4.0μg/L。

2. 临床意义

（1）前列腺癌：前列腺癌患者血清 PSA 明显增高，是前列腺癌诊断最有价值的肿瘤标志物。PSA 测定也是监测前列腺癌病情变化和疗效的重要指标。

（2）其他恶性肿瘤：如肾癌、膀胱癌、肾上腺癌、乳腺癌等，PSA 也可有不同程度的阳性率。

［常考考点］血清癌抗原 125（CA125）测定参考值及临床意义。

（五）糖链抗原 19-9（CA19-9）测定

CA19-9 又称为胃肠癌相关抗原（GICA），是一种糖蛋白，正常人唾液腺、前列腺、胰腺、乳腺、胃、胆管、胆囊的上皮细胞存在微量 CA19-9。检测血清 CA19-9 可作为胰腺癌、胆囊癌等恶性肿瘤的辅助诊断指标，对监测病情变化和复发有较大的价值。

1. 参考值 RIA、CLIA、ELISA：血清＜ 3.7 万 U/L。

2. 临床意义

（1）胰腺癌、胆囊癌、胆管癌等：血清 CA19-9 水平明显增高，尤其是诊断胰腺癌的敏感性和特异性较高，是重要的辅助诊断指标。

（2）胃癌、结肠癌、肝癌等：也有一定的阳性率。

［常考考点］糖链抗原 19-9（CA19-9）测定的参考值及临床意义。

【知识纵横比较】

肿瘤标志物检测小结

肿瘤标志物	肿瘤种类
血清甲胎蛋白（AFP）	原发性肝细胞癌最特异的标志物
癌胚抗原（CEA）	消化器官癌＋转移性肝癌
癌抗原 125（CA125）	卵巢癌
前列腺特异抗原（PSA）	前列腺癌
糖链抗原 19-9（CA19-9）	胰腺癌

要点四　自身抗体检查

（一）类风湿因子（RF）测定

RF 是变性 IgG 刺激机体产生的一种自身抗体，主要存在于类风湿关节炎患者的血清和关节液内。

1. 参考值 乳胶凝集法：阴性；血清稀释度＜ 1：10。

2. 临床意义

（1）类风湿关节炎：未经治疗的类风湿关节炎患者，RF 阳性率 80%，且滴度＞ 1：160。临床上动态观察滴定度变化，可作为病变活动及药物治疗后疗效的评价。

（2）其他自身免疫性疾病：如多发性肌炎、硬皮病、干燥综合征、系统性红斑狼疮等，RF 也可呈阳性。

（3）某些感染性疾病：如传染性单核细胞增多症、结核病、感染性心内膜炎等，RF 也可呈阳性。

［常考考点］类风湿因子（RF）测定的参考值及临床意义。

（二）抗核抗体（ANA）测定

ANA 是血清中存在的一组抗多种细胞核成分的自身抗体的总称，无器官和种族特异性。

1. 参考值 免疫荧光测定（IFA）：阴性；血清滴度＜1∶40。

2. 临床意义

（1）ANA 阳性：①多见于未经治疗的系统性红斑狼疮（SLE），阳性率可达 95% 以上，但特异性较差。②药物性狼疮、混合性结缔组织病、原发性胆汁性肝硬化、全身性硬皮病、多发性肌炎等患者的阳性率也较高。③其他自身免疫性疾病：如类风湿关节炎、桥本甲状腺炎等也可呈阳性。

（2）荧光类型：根据细胞核染色后的荧光类型，ANA 可分为均质型、边缘型、颗粒型、核仁型 4 种。

［常考考点］抗核抗体（ANA）测定参考值及临床意义。

（三）抗 Sm 抗体、抗 SSA 抗体测定

抗可提取性核抗原多肽（ENA）抗体是针对细胞核中可提取性核抗原的自身抗体，包括抗核糖核蛋白抗体、抗酸性核蛋白（Sm）抗体、抗 SSA 抗体等。对这些自身抗体的检测，可用于自身免疫性疾病的诊断和鉴别诊断。

1. 参考值 免疫印迹试验（IBT）：阴性。

2. 临床意义

（1）抗 Sm 抗体阳性：抗 Sm 抗体为 SLE 所特有，疾病特异性达 99%，但敏感性低。

（2）抗 SSA 抗体阳性：干燥综合征中阳性率最高，敏感性达 96%；在亚急性皮肤性狼疮、新生儿狼疮等疾病中也有很高的阳性率；还可见于类风湿关节炎、SLE 等。

［常考考点］抗 Sm 抗体、抗 SSA 抗体测定测定参考值及临床意义。

（四）抗双链 DNA（dsDNA）抗体测定

抗 dsDNA 抗体的靶抗原是细胞核中 DNA 的双股螺旋结构。测定抗 dsDNA 抗体对 SLE 的诊断有重要意义。

1. 参考值 间接免疫荧光法：阴性。

2. 临床意义 抗 dsDNA 抗体阳性见于 SLE 活动期，阳性率达 70% ～ 90%，特异性达 95%。类风湿性关节炎、慢性肝炎、干燥综合征等也可呈阳性。

［常考考点］抗双链 DNA（dsDNA）抗体测定参考值及临床意义。

细目九　尿液检查

【考点突破攻略】

要点一　一般性状检查

1. 尿量 正常成人尿量为 1000 ～ 2000mL/24h。

（1）多尿：尿量＞ 2500mL/24h。病理性多尿见于糖尿病、尿崩症、有浓缩功能障碍的肾脏疾病（如慢性肾炎、慢性肾盂肾炎等）及精神性多尿等。

（2）少尿或无尿：尿量＜ 400mL/24h 或＜ 17mL/h 为少尿；尿量＜ 100mL/24h 为无尿。见于以下几种情况：①肾前性少尿：休克、脱水、心功能不全等所致的肾血流量减少。②肾性少尿：急性肾炎、慢性肾炎急性发作、急性肾衰竭少尿期、慢性肾衰竭终末期等。③肾后性少尿：尿道结石、狭窄、肿瘤等引起的尿道梗阻。

2. 颜色 正常新鲜的尿液清澈透明，呈黄色或淡黄色。

（1）血尿：每升尿液中含血量＞ 1mL，即可出现淡红色，称为肉眼血尿。血尿见于泌尿系统炎症、结石、肿瘤、结核等；也可见于血液系统疾病，如血小板减少性紫癜、血友病等。

（2）血红蛋白尿呈浓茶色或酱油色，镜检无红细胞，但隐血试验为阳性。见于蚕豆病、阵发性睡眠性血红蛋白尿、恶性疟疾和血型不合的输血反应等。

（3）胆红素尿：见于肝细胞性黄疸和阻塞性黄疸。

（4）乳糜尿：见于丝虫病。

（5）脓尿和菌尿：见于泌尿系统感染，如肾盂肾炎、膀胱炎等。

3. 气味 正常尿液的气味来自尿中挥发酸的酸性物质，久置后可出现氨味。排出的新鲜尿液即有氨味，提示慢性膀胱炎及尿潴留。糖尿病酮症酸中毒时尿呈烂苹果味。有机磷中毒时尿带蒜臭味。

4. 比重 正常人在普通膳食的情况下，尿比重为 1.015 ～ 1.025。

（1）增高：见于急性肾炎、糖尿病、肾病综合征及肾前性少尿等。

（2）减低：见于慢性肾炎、慢性肾衰竭、尿崩症等。

［常考考点］尿液一般性状。

要点二 化学检查

1. 尿蛋白 健康成人经尿排出的蛋白质总量为 0 ～ 80mg/24h。尿蛋白定性试验阳性或定量试验> 150mg/24h 称为蛋白尿。

（1）生理性蛋白尿：见于剧烈运动、寒冷、精神紧张等，为暂时性，尿中蛋白含量少。

（2）病理性蛋白尿：①肾小球性蛋白尿：见于肾小球肾炎、肾病综合征等。②肾小管性蛋白尿：见于肾盂肾炎、间质性肾炎等。③混合性蛋白尿：见于肾小球肾炎或肾盂肾炎后期、糖尿病、系统性红斑狼疮等。④溢出性蛋白尿：见于多发性骨髓瘤、巨球蛋白血症、严重骨骼肌创伤、急性血管内溶血等。⑤组织性蛋白尿：肾组织破坏或肾小管分泌蛋白增多所致的蛋白尿，多为低分子量蛋白尿，肾脏炎症、中毒时排出量增多。

2. 尿糖 正常人尿内可有微量葡萄糖，定性试验为阴性；定量为 0.56 ～ 5.0mmol/24h 尿。当血糖增高超过肾糖阈值 8.89mmol/L 或血糖正常而肾糖阈值降低时，则定性检测尿糖呈阳性，称为糖尿。

（1）暂时性糖尿：见于强烈精神刺激、全身麻醉、颅脑外伤、急性脑血管病等，可出现暂时性高血糖和糖尿（应激性糖尿）。

（2）血糖增高性糖尿：糖尿病最常见；还可见于其他使血糖增高的内分泌疾病，如甲状腺功能亢进症、库欣综合征、嗜铬细胞瘤等。

（3）血糖正常性糖尿：又称肾性糖尿，见于慢性肾炎、肾病综合征、间质性肾炎、家族性糖尿等。

3. 尿酮体 正常人定性检查尿酮体为阴性。尿酮体阳性见于糖尿病酮症酸中毒、妊娠剧吐、重症不能进食等脂肪分解增强的疾病。

［常考考点］尿蛋白、尿糖、尿酮体的参考值及临床意义。

要点三 显微镜检查

（一）细胞

1. 红细胞

（1）参考值：玻片法 0 ～ 3/HP（高倍视野），定量检查 0 ～ 5/μL。

（2）临床意义：尿沉渣镜检红细胞> 3/HP，称镜下血尿。见于急性肾炎、急进性肾炎、慢性肾炎、急性膀胱炎、肾结核、肾盂肾炎、肾结石、泌尿系肿瘤等。

2. 白细胞和脓细胞

（1）参考值：玻片法 0 ～ 5/HP，定量检查 0 ～ 10/μL。

（2）临床意义：尿沉渣镜检白细胞或脓细胞> 5/HP，称镜下脓尿。多为泌尿系统感染，见于肾盂肾炎、膀胱炎、尿道炎及肾结核等。

3. 上皮细胞

（1）扁平上皮细胞：成年女性尿中多见，临床意义不大。尿中大量出现或片状脱落且伴有白细胞、脓细胞，见于尿道炎。

（2）大圆上皮细胞：偶见于正常人尿内，大量出现见于膀胱炎。

（3）尾形上皮细胞：见于肾盂肾炎、输尿管炎。

（4）小圆上皮细胞（肾小管上皮细胞）：提示肾小管病变，常见于急性肾炎，成堆出现表示有肾小管坏死，也可见于肾移植术后急性排斥反应。

［常考考点］尿中细胞检查的正常值及意义。

（二）管型

1. 透明管型 偶见于健康人；少量出现见于剧烈运动、高热等；明显增多提示肾实质病变，如肾病综合征、慢性肾炎等。

2. 细胞管型

（1）红细胞管型：见于急性肾炎、慢性肾炎急性发作、狼疮性肾炎、肾移植术后急性排斥反应等。

（2）白细胞管型：提示肾实质感染性疾病，见于肾盂肾炎、间质性肾炎。

（3）肾小管上皮细胞管型：提示肾小管病变，见于急性肾小管坏死、慢性肾炎晚期、肾病综合征等。

3. 颗粒管型

（1）粗颗粒管型：见于慢性肾炎、肾盂肾炎、药物毒性所致的肾小管损害。

（2）细颗粒管型：见于慢性肾炎、急性肾炎后期。

4. 蜡样管型 提示肾小管病变严重，预后不良。见于慢性肾炎晚期、慢性肾衰竭、肾淀粉样变性。

5. 脂肪管型 见于肾病综合征、慢性肾炎急性发作、中毒性肾病。

6. 肾衰竭管型 常出现于慢性肾衰竭少尿期，提示预后不良；急性肾衰竭多尿早期也可出现。

［常考考点］尿中常见管型及临床意义。

（三）菌落计数

无菌操作取清洁中段尿，做尿液直接涂片镜检或细菌定量培养是尿液中病原体的主要检测手段。尿细菌定量培养，尿菌落计数≥ 10^5/mL 为尿菌阳性，提示尿路感染；菌落计数＜ 10^4/mL 为污染（称假阳性）；菌落计数在 10^4 ～ 10^5/mL 者不能排除感染，应复查或结合临床判断。

［常考考点］尿中菌落的计数。

要点四　尿沉渣计数

尿沉渣计数，指 1 小时尿细胞计数。

1. 参考值 红细胞：男性＜ 3×10^4/h，女性＜ 4×10^4/h。白细胞：男性＜ 7×10^4/h，女性＜ 14×10^4/h。

2. 临床意义 白细胞数增多见于泌尿系感染，如肾盂肾炎及急性膀胱炎；红细胞数增多见于急慢性肾炎。

［常考考点］尿沉渣计数参考值及临床意义。

【知识纵横比较】

尿液的一般性状及原因

尿液的性状	常见疾病
血尿	泌尿系统的炎症、结核、结石、肿瘤及出血性疾病
血红蛋白尿（浓茶色或酱油色）	蚕豆病、阵发性睡眠性血红蛋白尿、血型不合的输血反应及恶性疟疾
胆红素尿	肝细胞性黄疸及阻塞性黄疸
乳糜尿	丝虫病
脓尿和菌尿	泌尿系统感染，如肾盂肾炎、膀胱炎

细目十　粪便检查

【考点突破攻略】

要点一　粪便标本采集

1. 粪便标本应新鲜，盛器要洁净干燥，不可混入尿液、消毒液或其他杂物。

2. 一般检查留取指头大小的粪便即可，如孵化血吸虫毛蚴最好留取全份粪便。采集标本应选取黏液、脓血部位。

3. 检查痢疾中的阿米巴滋养体时，应于排便后立即取材送检，寒冷季节标本注意保温。

4. 对某些寄生虫及虫卵的初筛检测，应三送三检，以提高检出率。检查蛲虫卵需用透明胶纸拭子，于清晨排便前自肛周皱襞处拭取标本镜检。

5. 无粪便而又必须检查时，可经肛门指诊或采便管获取粪便。

要点二　一般性状检查

1. 量　正常成人每日排便 1 次，100 ～ 300g。胃肠、胰腺病变或其功能紊乱时，粪便次数及粪量可增多或减少。

2. 颜色及性状　正常成人的粪便为黄褐色圆柱状软便，婴儿粪便呈金黄色。

大便颜色或性状的改变及提示的疾病

大便颜色或性状	提示疾病
水样或粥样稀便	腹泻，如急性胃肠炎、甲状腺功能亢进症
米泔样便	霍乱
黏液脓样或黏液脓血便	痢疾、溃疡性结肠炎、直肠癌
暗红色果酱样	阿米巴痢疾
冻状便	肠易激综合征、慢性菌痢
鲜血便	肠道下段出血
柏油样便	上消化道出血
灰白色便	阻塞性黄疸
细条状便	直肠癌
绿色粪便	乳儿消化不良
羊粪样便	老年人及经产妇排便无力者

3. 气味

（1）恶臭味：见于慢性肠炎、胰腺疾病、结肠或直肠癌溃烂。

（2）腥臭味：见于阿米巴痢疾。

（3）酸臭味：见于脂肪和碳水化合物消化或吸收不良。

［常考考点］粪便的一般性状。

要点三　显微镜检查

1. 细胞

（1）红细胞：见于下消化道出血、痢疾、溃疡性结肠炎、结肠或直肠癌、痔疮、直肠息肉等。

（2）白细胞：正常粪便中不见或偶见，大量出现见于细菌性痢疾、溃疡性结肠炎。

（3）巨噬细胞：见于细菌性痢疾、溃疡性结肠炎。

2. 寄生虫　肠道有寄生虫时可在粪便中找到相应的病原体，如虫体或虫卵、原虫滋养体及其包囊。

要点四　化学检查

1. 隐血试验　正常为阴性。阳性见于消化性溃疡活动期、胃癌、钩虫病、消化道炎症、出血性疾病等。消化道癌症呈持续阳性，消化性溃疡呈间断阳性。

2. 胆色素检查

（1）粪胆红素检查：正常粪便中无胆红素。乳幼儿或成人于应用大量抗生素后，胆红素定性试验阳性。

（2）粪胆原及粪胆素检查：正常粪便中可有粪胆原及粪胆素。阻塞性黄疸时含量明显减少或缺如，粪便呈淡黄色或灰白色；溶血性黄疸时含量增多，粪色加深。

要点五　细菌学检查

肠道致病菌的检测主要通过粪便直接涂片镜检和细菌培养，用于菌痢、霍乱等的诊断。

［常考考点］粪便隐血试验的临床意义。

细目十一　痰液检查

【考点突破攻略】

要点一　痰液标本的收集方法

1. 留痰前应先漱口，用力咳出气管深处的痰液，以清晨第一口痰为宜，注意避免混入唾液和鼻咽分泌物。
2. 做细菌培养时，需用无菌容器留取并及时送检。
3. 做浓集结核菌检查时，需留 24 小时痰液送检。
4. 做痰液脱落细胞学检查时，最好收集上午 9 ～ 10 点的痰液立即送检。
5. 做细菌培养或脱落细胞学检查时，一般连续检查 3 次，必要时可以重复进行。

要点二　一般性状检查

1. 痰量　正常人无痰或仅有少量无色黏液样痰。痰量增多见于肺脓肿、慢性支气管炎、支气管扩张症、肺结核等。

2. 颜色

痰颜色	可能的疾病
红色痰	肺结核、支气管扩张症、肺癌
粉红色泡沫痰	急性肺水肿
铁锈色痰	肺炎球菌性肺炎
咖啡色痰	阿米巴肺脓肿
黄色痰	呼吸道化脓性感染
黄绿色痰	绿脓杆菌感染、干酪性肺炎

3. 性状

（1）黏液性痰：见于支气管炎、肺炎早期及支气管哮喘等。

（2）浆液性痰：见于肺水肿、肺淤血。

（3）脓性痰：见于支气管扩张症、肺脓肿。

（4）血性痰：见于肺结核、支气管扩张症、肺癌等。

4. 气味

（1）血腥味：血性痰带有血腥气味，见于肺结核、肺癌等。

（2）恶臭味：见于晚期肺癌、支气管扩张症、肺脓肿等，往往有厌氧菌感染。

［常考考点］痰液的颜色、性状和气味。

要点三　显微镜检查

1. 直接涂片检查　正常人痰液内可有少量白细胞及上皮细胞。

（1）白细胞：中性粒细胞（或脓细胞）增多，见于呼吸道感染；嗜酸性粒细胞增多，见于支气管哮喘、过敏性支气管炎、肺吸虫病等；淋巴细胞增多，见于肺结核。

（2）红细胞：呼吸道疾病及出血性疾病，痰中可见大量红细胞。

（3）上皮细胞：鳞状上皮细胞增多，见于急性喉炎和咽炎；柱状上皮细胞增多，见于支气管炎、支气管哮喘等。

2. 染色涂片检查　主要用于检查癌细胞和细菌。

要点四　病原体检查

疑为呼吸道感染性疾病时，可分别做细菌、真菌、支原体等培养。

细目十二　浆膜腔穿刺液检查

【考点突破攻略】

要点一　浆膜腔积液分类及常见原因

浆膜腔包括胸腔、腹腔和心包腔。根据浆膜腔积液的形成原因及性质不同，可分为漏出液和渗出液。

1. 漏出液　漏出液为非炎症性积液。形成的原因主要有：①血浆胶体渗透压降低：如肝硬化、肾病综合征、重度营养不良等。②毛细血管内压力增高：如慢性心力衰竭、静脉栓塞等。③淋巴管阻塞：常见于肿瘤压迫或丝虫病引起的淋巴回流受阻。

2. 渗出液　渗出液为炎性积液。形成的主要原因有：①感染性：如胸膜炎、腹膜炎、心包炎等。②化学因素：如血液、胆汁、胃液、胰液等化学性刺激。③恶性肿瘤。④风湿性疾病及外伤等。

要点二　漏出液与渗出液的鉴别要点

渗出液与漏出液的鉴别

	漏出液	渗出液
原因	非炎症所致	炎症、肿瘤或物理、化学刺激
外观	淡黄，浆液性	不定，可为黄色、脓性、血性、乳糜性
透明度	透明或微混	多混浊
比重	＜1.015	＞1.018
凝固	不自凝	能自凝
黏蛋白定性（Rivalta）	阴性	阳性
蛋白质定量	25g/L 以下	30g/L 以上
葡萄糖定量	与血糖相近	常低于血糖水平
细胞计数	常＜100×10^6L	常＞500×10^6L
细胞分类	以淋巴细胞为主	根据不同的病因，分别以中性粒细胞或淋巴细胞为主，恶性肿瘤患者可找到癌细胞
细菌检查	阴性	可找到致病菌
乳酸脱氢酶	＜200U/L	＞200U/L

[常考考点] 漏出液与渗出液的鉴别要点。

细目十三　脑脊液检查

【考点突破攻略】

要点一　脑脊液检查的适应证、禁忌证

1. 适应证

（1）有脑膜刺激症状需明确诊断者。

（2）疑有颅内出血。

（3）疑有中枢神经系统恶性肿瘤。

（4）有剧烈头痛、昏迷、抽搐及瘫痪等表现而原因未明者。

（5）中枢神经系统手术前的常规检查。

2. 禁忌证

（1）颅内压明显增高或伴显著视乳头水肿者。

（2）有脑疝先兆者。

（3）处于休克、衰竭或濒危状态者。

（4）局部皮肤有炎症者。

（5）颅后窝有占位性病变者。

［常考考点］脑脊液检查的适应证和禁忌证。

要点二　常见中枢神经系统疾病的脑脊液特点

常见中枢神经系统疾病的脑脊液特点，见下表。

常见中枢神经系统疾病的脑脊液特点

	压力（mmH_2O）	外观	细胞数（$\times10^6/L$）及分类	蛋白质定性	蛋白质定量（g/L）	葡萄糖（mmol/L）	氯化物（mmol/L）	细菌
正常	侧卧位 80 ～ 180	无色透明	0 ～ 8，多为淋巴细胞	阴性	0.15 ～ 0.45	2.5 ～ 4.5	120 ～ 130	无
化脓性脑膜炎	↑↑↑	混浊，脓性，可有脓块	显著增加，以中性粒细胞为主	+++ 以上	↑↑↑	↓↓↓	↓	有致病菌
结核性脑膜炎	↑↑	微浊，毛玻璃样，静置后有薄膜形成	增加，以淋巴细胞为主	++	↑↑	↓↓	↓↓↓	抗酸染色可找到结核杆菌
病毒性脑膜炎	↑	清晰或微浊	增加，以淋巴细胞为主	+	↑	正常	正常	无
蛛网膜下腔出血	↑	血性为主	增加，以红细胞为主	+ ～ ++	↑	正常	正常	无
脑脓肿（未破裂）	↑↑	无色或黄色微浊	稍增加，以淋巴细胞为主	+	↑	正常	正常	有或无
脑肿瘤	↑↑	黄色或无色	正常或稍增加，以淋巴细胞为主	± ～ +	↑	正常	正常	无

［常考考点］常见中枢神经系统疾病的脑脊液特点。

【例题实战模拟】

A1 型题

1. 血白细胞总数增多，可见于

A. 伤寒杆菌感染　B. 再生障碍性贫血　C. 急性失血

D. 使用氯霉素的影响　E. 脾功能亢进

2. 下列可引起中性粒细胞生理性增多的是

A. 睡眠　B. 妊娠末期　C. 休息　D. 缺氧　E. 情绪激动

3. 下列疾病，可以出现凝血时间缩短的是

A. 先天性凝血酶原缺乏症　B. 纤维蛋白原缺乏症　C. DIC 早期

D. 血小板减少性紫癜　E. 严重肝病

4. 血清总胆红素、结合胆红素、非结合胆红素均中度增加，可见于

A. 蚕豆病　B. 胆石症　C. 珠蛋白生成障碍性贫血　D. 急性黄疸性肝炎　E. 胰头癌

5. 下列关于内生肌酐清除率的叙述，正确的是

A. 肾功能严重损害时，开始升高　B. 高于 80mL 预后不良

C. 肾功能损害愈重，其清除率愈低　D. 肾功能损害愈重，其清除率愈高

E. 其测定与肾功能损害程度无关

6. 下列关于血尿素氮的改变及临床意义的叙述，正确的是
A. 上消化道出血时，血尿素氮减少　B. 大面积烧伤时，血尿素氮减少
C. 严重的肾盂肾炎，血尿素氮减少　D. 血尿素氮对早期肾功能损害的敏感性差
E. 血尿素氮对早期肾功能损害的敏感性强
7. 下列检查结果中，最能反映慢性肾炎患者肾实质严重损害的是
A. 尿蛋白明显增多　B. 尿中白细胞明显增多　C. 尿中红细胞明显增多
D. 尿中出现管型　E. 尿比重固定于 1.010 左右
8. 成人血清钠的正常值是
A. 110 ～ 120mmol/L　B. 121 ～ 130mmol/L　C. 137 ～ 147mmol/L
D. 150 ～ 155mmol/L　E. 156 ～ 160mmol/L
9. 下列除哪项外，均可引起血清钾增高
A. 急、慢性肾功能衰竭　B. 静脉滴注大量钾盐　C. 严重溶血
D. 代谢性酸中毒　E. 代谢性碱中毒
10. 下列不是引起病理性血糖升高原因的疾病是
A. 甲状腺功能亢进症　B. 嗜铬细胞瘤　C. 糖尿病
D. 肾上腺皮质功能亢进症　E. 胰岛细胞瘤
11. 对心肌缺血与心内膜下梗死的鉴别，最有意义的是
A. 淀粉酶　B. 血清转氨酶　C. γ－谷氨酰转肽酶
D. 肌酸磷酸激酶　E. 血清碱性磷酸酶
12. 下列关于急性胰腺炎酶学检查的叙述，正确的是
A. 血清淀粉酶多在发病 1 ～ 2 小时开始增高　B. 尿淀粉酶多在发病 3 ～ 4 小时开始增高
C. 胰腺广泛坏死时，尿淀粉酶可增高不明显　D. 尿淀粉酶的增高多早于血清淀粉酶
E. 尿、血淀粉酶常同时开始增高
13. 病理性蛋白尿，可见于
A. 剧烈活动后　B. 严重受寒　C. 直立性蛋白尿　D. 妊娠中毒　E. 精神紧张
14. 下列情况不出现尿酮体阳性的是
A. 饥饿状态　B. 暴饮暴食　C. 妊娠剧烈呕吐　D. 糖尿病酮症酸中毒　E. 厌食症
15. 粪便中查到巨噬细胞，多见于
A. 阿米巴痢疾　B. 细菌性痢疾　C. 急性胃肠炎　D. 血吸虫病　E. 霍乱
16. 出现大便隐血试验阳性，其上消化道出血量至少达到
A. 5mL　B. 10mL　C. 20mL　D. 50mL　E. 60mL
17. 下列符合漏出液特点的是
A. 外观呈血性　B. 比重＞ 1.018　C. 能自凝　D. 白细胞计数＞ 0.5×10^9/L　E. 无病原菌
A2 型题
18. 患者，男，50 岁。乙肝病史 6 年，呕血 1 天。检查：腹壁静脉曲张。肝肋未触及，脾肋下 3cm，腹水征（+）。HBsAg（+），白蛋白降低，A/G ＜ 1，丙氨酸转氨酶升高。其诊断为
A. 慢性肝炎　B. 肝硬化合并上消化道出血　C. 消化性溃疡合并上消化道出血
D. 白血病　E. 原发性肝癌
B1 型题
A. HBsAg（+）　B. 抗 –HBs（+）　C. HBeAg（+）　D. 抗 –HBe（+）　E. 抗 –HBc（+）
19. 表明机体获得对 HBV 免疫力及乙型肝炎患者痊愈的指标是
20. HBV 感染进入后期与传染减低的指标是

A. 淀粉酶　B. 血清转氨酶　C. 谷氨酰转肽酶　D. 血清碱性磷酸酶　E. 肌酸磷酸激酶
21. 对诊断骨质疏松最有意义的是
22. 对诊断心肌梗死最有意义的是

A. 红细胞管型 B. 白细胞管型 C. 上皮细胞管型 D. 透明管型 E. 蜡样管型

23. 正常人尿中可见

24. 主要见于肾盂肾炎的管型是

【参考答案】

1. C 2. B 3. C 4. D 5. C 6. D 7. E 8. C 9. E 10. E 11. D 12. C 13. D 14. B 15. B 16. A 17. E 18. B 19. B 20. D 21. D 22. E 23. D 24. B

第五单元 心电图诊断

细目一 心电图基本知识

【考点突破攻略】

要点一 常用心电图导联

（一）肢体导联

包括标准肢体导联Ⅰ、Ⅱ、Ⅲ及加压肢体导联。标准肢体导联为双极肢体导联，反映两个肢体之间的电位差。加压肢体导联为单极导联，基本上代表检测部位的电位变化。

1. 标准肢体导联

Ⅰ导联：正极接左上肢，负极接右上肢。

Ⅱ导联：正极接左下肢，负极接右上肢。

Ⅲ导联：正极接左下肢，负极接左上肢。

2. 加压肢体导联

（1）加压右上肢导联（aVR）：探查电极置于右上肢并与心电图机正极相连，左上、下肢连接构成无关电极并与心电图机负极相连。

（2）加压左上肢导联（aVL）：探查电极置于左上肢并与心电图机正极相连，右上肢与左下肢连接构成无关电极并与心电图机负极相连。

（3）加压左下肢导联（aVF）：探查电极置于左下肢并与心电图机正极相连，左、右上肢连接构成无关电极并与心电图机负极相连。

（二）胸导联

胸导联属单极导联，包括 V_1 ～ V_6 导联。将负极与中心电端连接，正极与放置在胸壁一定位置的探查电极相连。

V_1：胸骨右缘第 4 肋间。

V_2：胸骨左缘第 4 肋间。

V_3：V_2 与 V_4 两点连线的中点。

V_4：左锁骨中线与第 5 肋间相交处。

V_5：左腋前线 V_4 水平处。

V_6：左腋中线 V_4 水平处。

临床上为诊断后壁心肌梗死，需加做 V_7 ～ V_9 导联；诊断右心病变，需加做 V_3R ～ V_6R 导联。

要点二 心电图各波段的意义

每个心动周期在心电图上可表现为四个波（P 波、QRS 波群、T 波和 U 波）、三个段（PR 段、ST 段和 TP 段）、两个间期（PR 间期和 QT 间期）和一个 J 点（即 QRS 波群终末与 ST 段起始的交接点）。

P 波：为心房除极波，反映左、右心房除极过程中的电位和时间变化。

PR 段：是电激动过程在房室交界区以及希氏束、室内传导系统所产生的微弱电位变化，一般呈零电位，显示为等电位线（基线）。

PR 间期：自 P 波的起点至 QRS 波群的起点，反映激动从窦房结发出后经心房、房室交界、房室束、束支及普肯耶纤维网传到心室肌所需要的时间。

QRS 波群：为左、右心室除极的波，反映左、右心室除极过程中的电位和时间变化。

ST 段：从 QRS 波群终点至 T 波起点的一段平线，反映心室早期缓慢复极的电位和时间变化。

T 波：为心室复极波，反映心室晚期快速复极的电位和时间变化。

QT 间期：从 QRS 波群的起点至 T 波终点，代表左、右心室除极与复极全过程的时间。

U 波：为 T 波后的一个小波，产生机制未明。

细目二　心电图测量，正常心电图及临床意义

要点一　心率计算及各波段测量

1. 心率计算　心率（次 / 分钟）= 60/R–R（或 P–P）间期的秒数（s）。心律不齐者，取 5 ~ 10 个 R–R 或 P–P 间距的平均值，然后算出心率。

2. 心电图各波段测量

（1）测量时间：一般规定，测量各波时距应自波形起点的内缘测至波形终点的内缘。

（2）测量振幅（电压）：测量正向波形的高度，以基线上缘至波形顶点之间的垂直距离为准；测量负向波形的深度，以基线的下缘至波形底端的垂直距离为准。

（3）测量 R 峰时间：从 QRS 波群起点量到 R 波顶点与等电位线的垂直线之间的距离。有切迹或 R′波，则以切迹第二峰或 R′波顶点为准。一般只测 V_1 和 V_5。

（4）测量间期：① PR 间期：应选择有明显 P 波和 Q 波的导联（一般多选 Ⅱ 导联），自 P 波的起点量至 QRS 波群起点。② QT 间期：选择 T 波比较清晰的导联，测量 QRS 波起点到 T 波终点的间距。

（5）ST 段移位的测量：ST 段是否移位，一般应与 TP 段相比较；如因心动过速等原因而 TP 段不明显时，可与 PR 段相比较；亦可以前后两个 QRS 波群起点的连线作为基线与之比较。斜行向上的 ST 段，以 J 点作为判断 ST 段移位的依据；斜行向下的 ST 段，以 J 点后 0.06 ~ 0.08s 处作为判断 ST 段移位的依据。① ST 段抬高：从等电位线上缘垂直量到 ST 段上缘。② ST 段下移：从等电位线下缘垂直量到 ST 段下缘。

要点二　心电轴测定

1. 测量方法　平均 QRS 心电轴（简称心电轴）是心室除极过程中全部瞬间综合向量形成的总向量。心电轴的测量方法有目测法、振幅法、查表法 3 种。

（1）目测法：根据 Ⅰ、Ⅲ 导联 QRS 波群的主波方向进行判断。如果 Ⅰ、Ⅲ 导联 QRS 波群的主波方向均向上，则电轴不偏；若 Ⅰ 导联 QRS 波群的主波方向向上，而 Ⅲ 导联 QRS 波群的主波方向向下，则心电轴左偏；若 Ⅰ 导联 QRS 波群的主波方向向下，而 Ⅲ 导联 QRS 波群的主波方向向上，则为心电轴右偏；如果 Ⅰ、Ⅲ 导联 QRS 波群的主波方向均向下，则为心电轴极度右偏或不确定电轴。

（2）振幅法：分别测算出 Ⅰ、Ⅲ 导联 QRS 波群振幅的代数和（R 波为正，Q 与 S 波为负），然后将其标记于六轴系统中 Ⅰ、Ⅲ 导联轴的相应位置，并由此分别做出与 Ⅰ、Ⅲ 导联轴的垂直线，两垂直线相交点与电偶中心点的连线即为所求之心电轴。测出该连线与 Ⅰ 导联轴正侧段的夹角即为心电轴的度数。

（3）查表法：根据计算出来的 Ⅰ、Ⅲ 导联 QRS 振幅的代数和直接查表，即可得出心电轴的度数。

2. 临床意义　正常心电轴一般在 0° ~ +90°。心电轴在 +30° ~ +90°，表示电轴不偏。0° ~ +30° 为电轴轻度左偏，0° ~ −30° 为中度左偏，−30° ~ −90° 为电轴显著左偏，+90° ~ +120° 为电轴轻度或中度右偏，+120° ~ +180° 为电轴显著右偏，−90° ~ −180° 为不确定性电轴。心电轴轻度、中度左偏或右偏不一定是病态。心电轴轻度左偏，可见于妊娠、肥胖、大量腹水、横位心脏等；左前分支阻滞、左心室肥大等，可使心电轴显著左偏。心电轴轻度右偏，可见于正常婴幼儿、垂位心脏等；左后分支阻滞、右心室肥大、广泛心肌梗死等，可使心电轴显著右偏。

要点三　心电图各波段正常范围及其变化的临床意义

1. P 波　正常 P 波在多数导联呈钝圆形，有时可有切迹，但切迹双峰之间的距离＜ 0.04s。窦性 P 波在 aVR 导联倒置，Ⅰ、Ⅱ、aVF、V_3 ～ V_6 导联直立，其余导联（Ⅲ、aVL、V_1、V_2）可直立、低平、双向或倒置。正常 P 波的时间≤ 0.11s；电压在肢导联＜ 0.25mV，胸导联＜ 0.2mV。

P 波在 aVR 导联直立，Ⅱ、Ⅲ、aVF 导联倒置时，称为逆行型 P′波，表示激动起源于房室交界区或心房下部。P 波时间＞ 0.11s，有切迹，且切迹双峰间的距离≥ 0.04s，提示左心房异常；P 波电压在肢导联≥ 0.25mV、胸导联≥ 0.2mV，常表示右心房异常；P 波低平无病理意义。

2. PR 间期　正常成年人心率为正常范围时，PR 间期为 0.12 ～ 0.20s。PR 间期受年龄和心率的影响，年龄小或心率快时 PR 间期较短，老年人或心动过缓时较长，但一般不超过 0.22s。

PR 间期固定且超过 0.20s（老年人＞ 0.22s），见于一度房室传导阻滞。PR 间期＜ 0.12s，而 P 波形态、方向正常，见于预激综合征；PR 间期＜ 0.12s，同时伴有逆行型 P′波，见于房室交界区心律。

3. QRS 波群

（1）时间：正常成人 QRS 波群时间为 0.06 ～ 0.10s，V_1 导联 R 峰时间≤ 0.03s，V_5 导联 R 峰时间≤ 0.05s。QRS 波群时间或 R 峰时间延长，见于心室肥大、心室内传导阻滞及预激综合征。

（2）形态与电压：正常人 V_1、V_2 导联为 rS 型，R/S ＜ 1、R_{V_1} ＜ 1.0mV，如超过此值提示右心室肥大。V_3、V_4 导联为过渡区图形，呈 RS 型，R/S 比值接近于 1。V_5、V_6 导联呈 qR、qRs、Rs 型，R/S ＞ 1、R_{V_5} ＜ 2.5mV，如超过这些值提示左心室肥大。正常人的胸导联，自 V_1 至 V_5，R 波逐渐增高至最大，S 波逐渐变小。如果过渡区图形出现于 V_1、V_2 导联，表示心脏有逆钟向转位；如果过渡区图形出现在 V_5、V_6 导联，表示心脏有顺钟向转位。

如果 6 个肢体导联中，每个 QRS 波群中向上及向下波电压的绝对值之和都小于 0.5mV 或（和）每个胸导联 QRS 波群中向上及向下波电压的绝对值之和都小于 0.8mV 称为低电压，多见于肺气肿、心包积液、全身水肿、心肌梗死、心肌病、黏液性水肿、缩窄性心包炎等，也见于少数正常人。个别导联的 QRS 波群振幅很小，无病理意义。

（3）Q 波：正常人除 aVR 导联可呈 QS 或 QR 型外，其他导联 Q 波的振幅不得超过同导联 R 波的 1/4，时间＜ 0.04s。正常情况下，V_1、V_2 导联不应有 q 波，但可呈 QS 型，V_3 导联极少有 q 波。超过正常范围的 Q 波称为异常 Q 波，常见于心肌梗死。

4. J 点　QRS 波群的终末与 ST 段起始的交接点称为 J 点。J 点大多在等电位线上，通常随着 ST 段的偏移而发生移位。

5. ST 段　正常情况下，ST 段表现为一等电位线。在任何导联，ST 段下移不应超过 0.05mV；ST 段抬高在 V_2、V_3 导联男性不超过 0.2mV，女性不超过 0.15mV，其他导联均不应超过 0.1mV。

ST 段水平型及下垂型压低见于心肌缺血；ST 段压低也见于低血钾、洋地黄作用、心室肥厚及室内传导阻滞等。相邻 ST 段上抬超过正常范围且弓背向上，见于急性心肌梗死、变异型心绞痛、室壁瘤；弓背向下的抬高见于急性心包炎。

6. T 波　正常 T 波是一个不对称的宽大而光滑的波，前支较长，后支较短；T 波的方向与 QRS 波群主波方向一致；在 R 波为主的导联中，T 波电压不应低于同导联 R 波的 1/10。

在 QRS 波群主波向上的导联中，T 波低平、双向或倒置见于心肌缺血、心肌损害、低血钾、低血钙、洋地黄效应、心室肥厚及心室内传导阻滞等。T 波高耸见于急性心肌梗死早期和高血钾。

7. QT 间期　QT 间期的正常范围为 0.32 ～ 0.44s。通常情况下，心率越快，QT 间期越短，反之越长。QT 间期延长见于心肌损害、心肌缺血、心室肥大、心室内传导阻滞、心肌炎、心肌病、低血钙、低血钾、QT 间期延长综合征以及药物（如奎尼丁、胺碘酮）作用等；QT 间期缩短见于高血钙、高血钾、洋地黄效应。

8. U 波　在胸导联上（尤其 V_3），U 波较清楚，方向与 T 波方向一致。U 波增高常见于低血钾。

［常考考点］心电图各波段正常范围及其变化的临床意义。

细目三　常见异常心电图及临床意义

要点一　心房、心室肥大

1. 心房肥大的心电图表现　正常 P 波的前 1/3 为右房除极，中 1/3 为左、右心房同除极，后 1/3 为左房除极。在 V_1 导联上，首先见到右房除极的低幅度的正向波，其高度与宽度的乘积称为起始 P 波指数（IPI），正常＜ 0.03mm · s；随后见到左房除极的负向波，其深度与宽度的乘积称为 P 波终末电势（Ptf），正常≥ –0.02mm · s。

（1）左心房肥大：心电图表现为P波增宽，时间> 0.11s，常呈双峰型，双峰间期≥ 0.04s，以Ⅰ、Ⅱ、aVL导联上最为显著；在V_1导联上，Ptf ≤ –0.04mm·s。上述P波改变多见于二尖瓣狭窄，故称“二尖瓣型P波”，也可见于各种原因引起的左心衰竭、心房内传导阻滞等。

（2）右心房肥大：心电图表现为P波高尖，其幅度≥ 0.25mV，以Ⅱ、Ⅲ、aVF导联表现最为明显。常见于慢性肺源性心脏病，故称“肺型P波”，也可见于某些先天性心脏病。

2. 心室肥大的心电图表现

（1）左心室肥大的心电图表现：①QRS波群电压增高：胸导联R_{V5}或R_{V6} > 2.5mV，R_{V5}或$R_{V6}+S_{V1}$ > 4.0mV（男）或> 3.5mV（女）；肢体导联$R_Ⅰ$ > 1.5mV，R_{aVL} > 1.2mV，R_{aVF} > 2.0mV，$R_Ⅰ+S_Ⅱ$ > 2.5mV；Comell标准：$R_{aVL}+S_{V3}$ > 2.8mV（男）或> 2.0mV（女）。②心电轴轻、中度左偏。③QRS波群时间延长到0.10～0.11s，V_5或V_6导联R峰时间> 0.05s。④ST–T改变：以R波为主的导联中，ST段下移≥ 0.05mV，T波低平、双向或倒置。左心室肥大常见于高血压心脏病、二尖瓣关闭不全、主动脉瓣病变、心肌病等。

上述左心室肥大的指标中，以QRS波群高电压最为重要，是诊断左心室肥大的基本条件。若仅有QRS波群电压增高表现而无其他阳性指标者，称为左室高电压，可见于左心室肥大或经常进行体力锻炼者；而仅有V_5导联或以R波为主的导联ST段下移> 0.05mV，T波低平、双向或倒置者，为左心室劳损；同时有QRS波群电压增高及ST–T改变者，称为左室肥大伴劳损。

（2）右心室肥大的心电图表现：①QRS波群形态改变：V_1R/S > 1，V_5R/S < 1，V_1或V_3R的QRS波群呈RS、rSR′、R或qR型。②心电轴右偏≥ +90°，重症可> +110°。③$R_{V1}+S_{V5}$ > 1.05mV（重症> 1.2mV），aVR导联的R/Q或R/S > 1，R_{aVR} > 0.5mV。④V_1或V_3R等右胸导联ST段下移> 0.05mV，T波低平、双向或倒置。⑤V_1导联R峰时间> 0.03s。右心室肥大常见于慢性肺源性心脏病，风心病二尖瓣狭窄、先天性心脏病等。

［常考考点］心房、心室肥大心电图的特点。

要点二　心肌梗死与心肌缺血

（一）心肌梗死

1. 基本图形

（1）缺血型T波改变：缺血发生于心内膜上，T波高而直立；若发生于心外膜面，出现对称性T波倒置，称“冠状T波”。

（2）损伤型ST段改变：面向损伤心肌的导联出现ST明显抬高，可形成单向曲线。

（3）坏死型Q波改变：出现面向坏死区的导联出现异常Q波（宽度≥ 0.04s，深度≥ 1/4R）或者呈QS波。

2. ST段抬高型心肌梗死的图形演变及分期

（1）进展期：心肌梗死数分钟后出现T波高耸，ST段斜行上移或弓背向上抬高，时间在6小时以内。

（2）急性期：心肌梗死后数小时或数日，可持续6小时至7天。ST段逐渐升高呈弓背型，并可与T波融合成单向曲线，此时可出现异常Q波，继而ST段逐渐下降至等电位线，直立的T波开始倒置，并逐渐加深。此期坏死型Q波、损伤型ST段抬高及缺血性T波倒置可同时并存。

（3）愈合期：心肌梗死后7～28天，抬高的ST段基本恢复至基线，坏死型Q波持续存在，缺血型T波由倒置较深逐渐变浅，直到恢复正常或趋于恒定不变的下波倒置。

（4）陈旧期：急性心肌梗死后数月或数年。以异常图形稳定不变为进入陈旧期的标志。ST段和T波不再变化，常遗留下坏死的Q波持续存在终生，亦可能逐渐缩小。

3. 心肌梗死的定位诊断　根据坏死图形（异常Q波或QS波）出现于哪些导联而作出定位诊断，见下表。

心肌梗死的心电图定位诊断

部位	特征性ECG改变导联	对应性改变导联
前间壁	V_1～V_3	
前壁	V_3～V_5	
广泛前壁	V_1～V_6	
下壁	Ⅱ、Ⅲ、aVF	Ⅰ、aVL
右室	V_3R～V_6R	多伴下壁梗死

4. 非 ST 段抬高型心肌梗死 常见于急性心内膜下心肌梗死、小灶性心肌梗死等。心电图常表现为只有 ST 段压低和（或）T 波倒置或无 ST-T 异常。

［常考考点］心肌梗死的典型心电图特点及定位诊断。

（二）心肌缺血

1. 稳定型心绞痛 面对缺血区的导联上出现 ST 段水平型或下垂型下移≥ 0.1mV，T 波低平、双向或倒置，时间一般小于 15 分钟。

2. 变异型心绞痛 常于休息或安静时发病，心电图可见 ST 段抬高，常伴有 T 波高耸，对应导联 ST 段下移。

3. 慢性冠状动脉供血不足 在以 R 波为主的导联上，ST 段呈水平型或下垂型压低≥ 0.05mV；T 波低平、双向或倒置而呈现"冠状 T 波"。

［常考考点］心肌缺血心电图的特点。

要点三　心律失常

1. 房性期前收缩的心电图表现

（1）提前出现的异位 P′波，形态与窦性 P 波不同。

（2）P′ R 间期≥ 0.12s。

（3）异位 P′波后有正常形态的 QRS 波群。

（4）代偿间歇不完全。

2. 室性期前收缩的心电图表现

（1）提前出现宽大畸形的 QRS 波群，其前无相关的 P 波或 P′波。

（2）QRS 波群时限常≥ 0.12s。

（3）T 波方向与 QRS 波群主波方向相反。

（4）有完全性代偿间歇。

3. 交界性期前收缩的心电图表现

（1）提前出现的 QRS 波群，形态基本正常。

（2）出现逆行 P′波，可在 QRS 波群之前（P′ R ＜ 0.12s），或 QRS 波群之后（RP′＜ 0.20s），或与 QRS 波群相重叠。

（3）常有完全性代偿间歇。

4. 阵发性室上性心动过速的心电图表现

（1）相当于一系列连续出现的房性或交界性期前收缩，QRS 波频率为 150 ～ 250 次 / 分，节律规则。

（2）QRS 波群形态基本正常，时间≤ 0.10s。

（3）ST-T 可无变化，或呈继发性 ST 段下移和 T 波倒置。

5. 心房颤动的心电图表现

（1）P 波消失，代之以大小不等、间距不均、形状各异的心房颤动波（f 波），频率为 350 ～ 600 次 / 分，以 V_1 导联最为明显。

（2）RR 间距绝对不匀齐，即心室律绝对不规则。

（3）QRS 波群形态通常正常，当心室率过快时，发生室内差异性传导，QRS 波群增宽畸形。

6. 房室传导阻滞的心电图表现

（1）一度房室传导阻滞：①窦性 P 波规律出现，其后均有 QRS 波群。② PR 间期延长≥ 0.21s（老年人＞ 0.22s）。

（2）二度Ⅰ型房室传导阻滞：①窦性 P 波规律出现。② PR 间期进行性延长，直至出现一次 QRS 波群脱落（P 波后无 QRS 波群），其后 PR 间期又趋缩短，之后又逐渐延长，直至 QRS 波群再次脱落，周而复始。③ QRS 波群脱落所致的最长 RR 间期，短于任何两个最短的 RR 间期之和。④ QRS 波群时间、形态大多正常。

（3）二度Ⅱ型房室传导阻滞：①窦性 P 波规律出现，PR 间期恒定（正常或延长）。②部分 P 波后无 QRS 波群（发生心室漏搏）。③房室传导比例一般为 3 : 2、4 : 3 等。

（4）三度房室传导阻滞（完全性房室传导阻滞）：① P 波和 QRS 波群无固定关系，PP 与 RR 间距各有其固定的规律性。②心房率＞心室率。③ QRS 波群形态正常或宽大畸形。

7. 预激综合征 目前认为，预激综合征的发生是由于在正常房室传导系统外还存在着"房室旁路"，主要有 3 种旁路：Kent 束；James 束；Mahaim 纤维。

经典型预激综合征的心电图表现如下：① PR 间期＜ 0.12s，P 波一般为窦性。② QRS 波群增宽，QRS 波群时间≥ 0.12s。③ QRS 波群起始部粗钝，形成预激波（Delta 波），此为心室预激在心电图上的主要表现。④可有继发性 ST–T 改变。

［常考考点］心律失常（房早、室早、房室交界性早搏、房颤和房室传导阻滞）心电图的特点。

要点四　血钾异常

1. 高钾血症的心电图表现

（1）早期出现 QT 时间缩短，T 波高尖，双支对称，基底部变窄，即“帐篷状”T 波。

（2）随着高钾血症的加重，可出现 QRS 波增宽，幅度下降，P 波形态逐渐消失，可出现“窦性传导”。

（3）ST 段下降≥ 0.05mV。

（4）严重高血钾时，可出现房室传导阻滞、室内传导阻滞、窦性停搏、室速、室扑、室颤及心脏停搏等。

2. 低钾血症的心电图表现

（1）ST 段压低，T 波低平或倒置。

（2）U 波增高，以 V_2、V_3 导联上最明显，可＞ 0.1mV。U 波振幅可与 T 波等高，呈驼峰状，或 U ＞ T，或 T、U 波融合。

（3）T 波与 U 波融合时，QU 间期明显延长。

（4）严重低血钾时，可出现各种心律失常，如房室传导阻滞，频发、多源室性期前收缩、甚至室速和尖端扭转性室速等。

要点五　心电图的临床应用价值

1. 分析与鉴别各种心律失常。心电图是诊断心律失常最简单、最经济的方法，不但可确诊体格检查中所发现者，且可确诊体格检查无法发现者。

2. 确诊心肌梗死及急性冠状动脉供血不足。心电图可明确心肌梗死的病变部位、范围、演变及分期；确定有无心肌缺血、部位及持续时间。

3. 协助诊断慢性冠状动脉供血不足、心肌炎及心肌病。

4. 判定有无心房、心室肥大，从而协助某些心脏病的诊断，如风湿性、肺源性、高血压性及先天性心脏病等。

5. 协助诊断心包疾病，包括急性及慢性心包炎。

6. 观察某些药物对心肌的影响，包括治疗心血管病的药物（如强心苷、抗心律失常药物）及对心肌有损害的药物。

7. 对某些电解质紊乱（如血钾、血钙的过高或过低）不仅有助于诊断，还对治疗有重要参考价值。

8. 心电图监护已广泛应用于心脏外科手术、心导管检查、人工心脏起搏、电击复律、心脏复苏及其他危重病症的抢救，以便及时发现心律和心率的变化、心肌供血情况，从而做出相应的处理。

但心电图检查也存在其局限性，表现在以下几个方面：①心电图对心脏病的病因不能作出诊断。②心电图正常也不能排除有心脏病变存在，如轻度的心脏瓣膜病或某些心血管疾病的早期可能病变未达一定程度而心电图正常，双侧心室肥大时因电力互相抵消而心电图正常。③心电图不正常也不能肯定有心脏病，因为影响心电图改变的原因很多，如内分泌失调、电解质紊乱、药物作用等都可引起心电图异常，偶发早搏亦常见于健康人。④某些心电图改变并无特异性，故只能提供诊断参考，如左心室肥大可见于高血压心脏病、主动脉瓣疾病、二尖瓣关闭不全，亦可见于冠心病。⑤心电图亦不能反映心脏的储备功能。

【例题实战模拟】

A1 型题

1. 反映左、右心房电激动过程的是

A. P 波　B. PR 段　C. QRS 波群　D. ST 段　E. T 波

2. 下列属于典型心绞痛的心电图改变的是

A. 面对缺血区导联 ST 段水平压低≥ 0.1mV，T 波倒置

B. 面对缺血区导联 ST 段抬高，T 波高尖

C. 面对缺血区导联 Q 波加深，深度≥ R 波的 1/4

D. 面对缺血区导联 Q 波加宽，宽度> 0.04s

E. QRS 波群宽大畸形

A2 型题

3. 患者，男，70 岁。今日胸痛发作频繁，2 小时前胸痛再次发作，含化硝酸甘油不能缓解。检查：血压 90/60mmHg，心律不齐。心电图Ⅱ、Ⅲ、aVF 导联 ST 段抬高呈弓背向上的单向曲线。应首先考虑的是

A. 心绞痛　B. 急性心包炎　C. 急性前间壁心肌梗死

D. 急性下壁心肌梗死　E. 急性广泛前壁心肌梗死

B1 型题

A. P 波　B. QRS 波群　C. ST 段　D. T 波　E. QT 间期

4. 代表心室除极和复极总时间的是

5. 代表心房除极波形的是

【参考答案】

1. A　2. A　3. D　4. E　5. A

第六单元　影像诊断

细目一　超声诊断

【考点突破攻略】

要点一　超声诊断的临床应用

1. 检测实质性脏器（如肝、肾、脾、胰腺、子宫及卵巢等）的大小、形态、边界及脏器内部回声等，帮助判断有无病变及病变情况。

2. 检测某些囊性器官（如胆囊、膀胱、胃等）的形态、走向及功能状态。

3. 检测心脏、大血管和外周血管的结构、功能及血流动力学状态，包括对各种先天性和后天性心脏病、血管畸形及闭塞性血管病等的诊断。

4. 鉴别脏器内局灶性病变的性质，是实质性还是囊性，还可鉴别部分病例的良、恶性。

5. 检测积液（如胸腔积液、腹腔积液、心包积液、肾盂积液及脓肿等）的存在与否，对积液量的多少作出初步估计。

6. 对一些疾病的治疗后动态随访。如急性胰腺炎、甲状腺肿块、子宫肌瘤等。

7. 介入性诊断与治疗。如超声引导下进行穿刺，或进行某些引流及药物注入治疗等。

要点二　二尖瓣、主动脉瓣病变声像图及心功能评价

1. 二尖瓣狭窄的异常声像图及功能评价

（1）二维超声心动图表现：①二尖瓣增厚，回声增强，以瓣尖为主，有时可见赘生物形成的强光团。②二尖瓣活动僵硬，运动幅度减小。③二尖瓣口面积缩小（正常二尖瓣口面积约 4cm^2，轻度狭窄时，瓣口面积 1.5 ～ 2.0cm^2；中度狭窄时，瓣口面积 1.0 ～ 1.5cm^2；重度狭窄时，瓣口面积< 1.0cm^2）。④腱索增粗缩短，乳头肌肥大。⑤左心房明显增大，肺动脉高压时则右心室增大，肺动脉增宽。

（2）M 型超声心动图表现：①二尖瓣曲线增粗，回声增强。②二尖瓣前叶曲线双峰消失，呈城墙样改变，EF 斜率减低。③二尖瓣前、后叶呈同向运动，后叶曲线套入前叶。④左心房增大。

（3）多普勒超声心动图表现：①彩色多普勒血流量显像：二尖瓣口见五彩镶嵌的湍流信号。②频谱多普勒：二尖瓣频谱呈单峰宽带充填形，峰值血流速度大于 1.5m/s，可达 6 ～ 8m/s。

2. 主动脉瓣关闭不全的异常声像图及心功能评价

（1）二维超声心动图：表现在左室长轴及主动脉根部短轴切面上，可见主动脉瓣反射增强、舒张期主动脉瓣闭合不

良、左室容量负荷过重的表现。

（2）M 型超声心动图表现：①心底部探查，主动脉根部前后径增宽，运动幅度增大，舒张期闭合线呈双线，距离＞2mm。若闭合线出现扑动现象，是血液反流的有力证据。②左室探查，可见左室容量负荷过重的改变，表现为左心室内径扩大，流出道增宽，室间隔和左室后壁呈反向运动。

（3）多普勒超声心动图表现：舒张期可见五彩反流束自主动脉瓣口流向左室流出道。

［常考考点］二尖瓣、主动脉瓣膜病变声像图及功能评价。

要点三　胆囊结石、泌尿系结石的异常声像图

1. 胆囊结石的异常声像图　典型胆囊结石的特征如下：①胆囊内见一个或数个强光团、光斑，其后方伴声影或彗星尾。②强光团或光斑可随体位改变而依重力方向移动。但当结石嵌顿在胆囊颈部，或结石炎性粘连在胆囊壁中（壁间结石）时，看不到光团或光斑随体位改变。不典型者如充填型胆结石，胆囊内充满大小不等的结石，声像图上看不见胆囊回声，胆囊区见一条强回声弧形光带，后方伴直线形宽大声影。

2. 泌尿系结石的异常声像图　泌尿系结石超声可见结石部位有强回声光团或光斑，后伴声影或彗星尾征。输尿管结石多位于输尿管狭窄处；膀胱结石可随体位依重力方向移动。膀胱结石的检出率最高，肾结石次之，输尿管结石因腹腔内肠管胀气干扰而显示较差。肾结石、输尿管结石时，可伴有肾盂积水。

［常考考点］胆囊结石、泌尿系结石的异常声像图。

要点四　脂肪肝、肝硬化的异常声像图

1. 脂肪肝的异常声像图

（1）弥漫性脂肪肝的声像图表现：整个肝均匀性增大，表面圆钝，边缘角增大；肝内回声增多增强，前半细而密，呈一片云雾状改变。彩色多普勒超声显示肝内血流的灵敏度降低，尤其对于较深部位的血管，血流信号较正常减少。

（2）局限性脂肪肝的声像图表现：通常累及部分肝叶或肝段，超声表现为脂肪浸润区部位的高回声区与正常肝组织的相对低回声区，两者分界较清，呈花斑状或不规则的片状。彩色多普勒超声可显示不均匀回声区内无明显彩色血流，或正常肝内血管穿入其中。

2. 肝硬化的异常声像图　①肝体积缩小，逐步向右上移行。②肝包膜回声增强，呈锯齿样改变；肝内光点增粗增强，分布紊乱。③脾肿大。④胆囊壁增厚毛糙，有腹水时可呈双边。⑤可见腹水的无回声暗区。⑥门静脉内径增宽＞1.3cm，门静脉血流信号减弱，血流速度常在 15 ～ 25cm/s 以下；可见脐静脉重新开放。⑦癌变时在肝硬化基础上出现肝癌声像图特征，以弥漫型为多见。

［常考考点］脂肪肝、肝硬化的异常声像图表现。

细目二　放射诊断

【考点突破攻略】

要点一　X 线的特性及成像原理

1. X 线的特性

（1）穿透性：X 线的波长很短，具有很强的穿透力，能穿透一般可见光不能穿透的各种不同密度的物质。X 线的穿透力与 X 线管电压密切相关，电压越高，所产生的 X 线波长越短，穿透力就越强；反之，电压越低，所产生的 X 线波长越长，其穿透力就越弱。另一方面，X 线的穿透力还与被照物体的密度和厚度相关。密度高、厚度大的物体吸收的 X 线多，通过的 X 线少。X 线穿透性是 X 线成像的基础。

（2）荧光效应：荧光效应是进行透视检查的基础。

（3）感光效应：感光效应是 X 线摄影的基础。

（4）电离效应：X 线通过任何物质都可产生电离效应。X 线进入人体，可产生电离作用，使人体产生生物学方面的改变，即生物效应。它是放射防护学和放射治疗学的基础。

2. X 线的成像原理　X 线之所以能使人体组织在荧光屏上或胶片上形成影像，一是基于 X 线的穿透性、荧光和感光效应，二是基于人体组织之间有密度和厚度的差别。当 X 线穿过人体后，由于人体各部组织的密度和厚度不同，在荧光

屏和X线片上显出黑白阴影，相互间形成明显的对比。这样才使我们有可能通过X线检查来识别各种组织，并根据阴影的形态和黑白变化来分析它们是否正常。由此可见，组织结构和器官密度、厚度的差别是产生影像对比的基础，是X线成像的基本条件。人体组织结构和器官形态不同，厚度也不一样，厚的部分吸收X线多，透过的X线少，薄的部分则相反，于是在X线片和荧光屏上显示出黑白对比和明暗差别的影像。

要点二　X线检查方法

1. 普通检查　普通检查包括透视和摄影。

（1）透视：这是常用的检查方法，除可观察内脏的解剖形态和病理改变外，还可观察人体器官的动态，如膈肌的呼吸运动、心脏大血管的搏动、胃肠道的蠕动和排空功能等。透视的缺点是不能显示细微病变，不能留下永久记录，不便于复查对比。

（2）X线摄影（又称平片）：这是目前最常用的X线检查方法。优点是影像清晰，对比度及清晰度均较好，可使密度与厚度较大或密度差异较小部位的病变显影，并可留作客观记录，便于复查对比。其缺点是不能观察人体器官的动态功能改变。

2. 特殊检查

（1）软X线摄影：用钼作靶面的X线管所产生的X线波长较长，穿透力较弱，称之为软X线。主要用以检查软组织（如乳腺）。

（2）其他特殊检查：如放大摄影、荧光摄影等。

3. 造影检查　指将密度高于或低于受检器官的物质引入需要检查的体内器官，使之产生对比，以显示受检器官的形态与功能的办法。引入的物质称为对比剂或造影剂，常用的造影剂有：①高密度造影剂：常用的为钡剂和碘剂。钡剂主要用于食管和胃肠造影。碘剂分离子型和非离子型，非离子型造影剂性能稳定，毒性低，适用于血管造影、CT增强；离子型如泛影葡胺，用于肾盂及尿路造影。②低密度造影剂：如空气、二氧化碳、氧等，常用于关节囊、腹腔造影等。

要点三　CT、磁共振成像（MRI）的临床应用

1. CT的临床应用　随着CT成像技术的不断改进，其影像学效果越来越好，许多过去靠普通X线检查难以发现的疾病，目前通过CT检查多可以明确诊断，尤其是癌症及微小病变的早期发现和诊断，因此，在临床被广泛运用。CT对头颅病变、脊椎与脊髓、纵隔、肺脏、肝、胆、胰、肾与肾上腺及盆部器官的疾病诊断都有良好的运用价值。双源CT下的冠脉造影，可以帮助判断冠状动脉有无狭窄及狭窄程度，指导临床治疗；CT对中枢神经系统疾病的诊断价值更高，对颅内肿瘤、脓肿与肉芽肿、寄生虫病、外伤性血肿与脑损伤、脑梗死与脑出血、椎管内肿瘤等疾病诊断效果很好，结果可靠；对脊椎病变及椎间盘脱出也有良好的诊断价值；对眶内占位病变、鼻窦早期癌、中耳小的胆脂瘤、听骨破坏与脱位、内耳骨迷路的轻微破坏以及早期鼻咽癌的发现都有帮助；对肺癌、纵隔肿瘤以及腹部及盆部器官肿瘤的早期发现也有重要意义。

2. MRI诊断的临床应用　与CT相比，MRI检查具有无X线辐射、无痛苦、无骨性伪影的特点，非常适用于多次随访检查。MRI高度的软组织分辨能力，不用对比剂就能清楚显示心脏、血管、体内腔道、肌肉、韧带以及脏器之间的关系等，是颅脑、体内脏器、脊髓、骨与关节软骨、肌肉、滑膜、韧带等部位病变的首选检查方法，临床适应证广泛。

但MRI对钙化与颅骨病变的诊断能力较差；难以发现新鲜出血，不能显示外伤性蛛网膜下腔出血；MRI检查时间长，容易产生运动伪影；体内有金属植入物或金属异物者（如安装有心脏起搏器的病人），以及身体带有监护仪的病人不能做MRI检查。

要点四　呼吸系统常见病的影像学表现

1. 慢性支气管炎　早期X线可无异常发现。典型慢支表现为两肺纹理增多、增粗、紊乱，肺纹理伸展至肺野外带。

2. 支气管扩张症　确诊主要靠胸部CT检查，尤其是高分辨力CT（HRCT）。柱状扩张时可见"轨道征"或"戒指征"；囊状扩张时可见葡萄串样改变；扩张的支气管腔内充满黏液栓时，可见"指状征"。

3. 大叶性肺炎

（1）X线检查：①充血期：X线无明显变化，或仅可见肺纹理增粗。②实变期：肺野出现均匀性密度增高的片状阴影，病变范围呈肺段性或大叶性分布，在大片密实阴影中常可见到透亮的含气支气管影，即支气管充气征。③消散期：X线可见实变区密度逐渐减退，表现为散在性的斑片状影，大小不等，继而可见到增粗的肺纹理，最后可完全恢复正常。

（2）CT 检查：①充血期：即可见病变区磨玻璃样阴影，边缘模糊。②实变期：可见呈肺段性或大叶性分布的密实阴影，支气管充气征较 X 线检查更为清楚。

4. 支气管肺炎（小叶性肺炎） 常见于两中下肺野的中、内带，X 线表现为沿肺纹理分布的、散在密度不均的小斑片状阴影，边界模糊。CT 见两中下肺支气管血管束增粗，有大小不等的结节状及片状阴影，边缘模糊。

5. 间质性肺炎 病变常同时累及两肺，以中、下肺最为显著。X 线表现为两肺门及两中下肺纹理增粗、模糊，可呈网状，并伴有小点状影，肺门影轻度增大，轮廓模糊，密度增高。

病变早期 HRCT 可见两侧支气管血管束增粗、不规则，伴有磨玻璃样阴影。较重者可有小叶性实变导致的小斑片影，肺门、纵隔淋巴结可增大。

6. 肺脓肿 急性肺脓肿 X 线可见肺内大片致密影，边缘模糊，密度较均匀，可侵及一个肺段或一叶的大部。在致密的实变区中可见含有液面的空洞，内壁不规整。慢性肺脓肿可见空洞壁变薄，周围有较多紊乱的纤维条索状阴影。多房性空洞则显示为多个大小不等的透亮区。CT 较平片能更早、更清楚地显示肺脓肿，因此，有利于早期诊断和指导治疗。

7. 肺结核

（1）原发性肺结核：表现为原发综合征及胸内淋巴结结核。①原发综合征：是由肺内原发灶、淋巴管炎及淋巴结炎三者组成的哑铃状双极现象。②胸内淋巴结结核：表现为肺门和（或）纵隔淋巴结肿大而突向肺野。

（2）血型播散型肺结核：①急性粟粒型肺结核：X 线可见两肺大小、密度、分布都均匀一致的粟粒状阴影，正常肺纹理显示不清。②亚急性与慢性血型播散型肺结核：X 线可见以两上、中肺野为主的大小不一、密度不同、分布不均的多种性质（渗出、增殖、钙化、纤维化、空洞等）病灶。

（3）继发性肺结核：包括浸润型肺结核（成人最常见）、慢性纤维空洞型肺结核。病变多在肺尖和锁骨下区开始，X 线可见渗出、增殖、播散、纤维和空洞等多种性质的病灶同时存在。慢性纤维空洞型肺结核 X 线主要表现为两肺上部多发厚壁的慢性纤维病变及空洞，周围有广泛的纤维索条影及散在的新老病灶，常伴有明显的胸膜增厚，病变的肺因纤维化而萎缩，出现肺不张征象，上叶萎缩使肺门影向上移位，下肺野血管纹理牵引向上及下肺叶的代偿性肺气肿，使膈肌下降、平坦，肺纹理被拉长呈垂柳状。

（4）结核性胸膜炎：多见于儿童与青少年，可单独存在，或与肺结核同时出现。少量积液时 X 线可见患侧肋膈角变钝，大量积液时 X 线可见患侧均匀的密度增高阴影，阴影上方呈外高内低状，积液随体位变化而改变。后期可引起胸膜增厚、粘连、钙化。

肺结核的 CT 表现与平片相似，但可更早、更细微地显示病变情况，发现平片难以发现的病变，有助于鉴别诊断。

8. 肺肿瘤 肺肿瘤分原发性与转移性两类。原发性肿瘤有良性与恶性之分。良性少见，恶性中 98% 为原发性支气管肺癌，少数为肺肉瘤。

（1）原发性支气管肺癌（肺癌）：按发生部位可分为三型。①中心型：早期局限于黏膜内时 X 线无异常发现，引起管腔狭窄时可出现阻塞性肺气肿、阻塞性肺炎、阻塞性肺不张三种肺癌的间接征象；肿瘤同时向腔外生长或（和）伴肺门淋巴结转移时形成肺门肿块影，肺门肿块影是肺癌的直接征象。发生于右上叶的肺癌，肺门肿块及右肺上叶不张连在一起可形成横行“S”状下缘。有时肺癌发展迅速，中心可坏死形成内壁不规则的偏心性空洞。CT 可见支气管壁不规则增厚，管腔狭窄；分叶状或不规则的肺门肿块，可同时伴有阻塞性肺炎、肺不张；肺门、纵隔淋巴结肿大等。MRI 更有利于明确肿瘤与支气管、纵隔血管的关系，以及肺门、纵隔淋巴结有无转移等。②周围型：X 线表现为密度增高，轮廓模糊的结节状或球形病灶，逐渐发展可形成分叶状肿块；发生于肺尖的癌称为肺沟癌。HRCT 有利于显示结节或肿块的形态、边缘、周围状况以及内部结构等，可见分叶征、毛刺征、胸膜凹陷征、空泡征或支气管充气征（直径小于 3cm 以下的癌，肿块内见到的小圆形或管状低密度影），同时发现肺门或纵隔淋巴结肿大更有助于肺癌的诊断。增强 CT 能更早发现肺门、纵隔淋巴结转移。③细支气管肺泡癌（弥漫型肺癌）：表现为两肺广泛的细小结节，边界不清，分布不对称，进一步发展可融合成大片肿块，形成癌性实变。

CT 可见两肺不规则分布的 1cm 以下结节，边缘模糊，常伴有肺门、纵隔淋巴结转移；融合后的大片实变影中靠近肺门处可见支气管充气征，实变区密度较低呈毛玻璃样，其中可见到高密度的隐约血管影是其重要特征。

（2）转移性肿瘤：X 线可见在两肺中、下肺野外带，密度均匀、大小不一、轮廓清楚的棉絮样低密度影。血供丰富的肿瘤发生粟粒状转移时，可见两中、下肺野轮廓光滑、密度均匀的粟粒影。淋巴转移至肺的肿瘤，则主要表现为肺门和（或）纵隔淋巴结肿大。CT 发现肺部转移较平片敏感；HRCT 对淋巴转移的诊断具有优势，可见肺门及纵隔淋巴结肿大、支气管血管束增粗、小叶间隔增厚以及沿两者分布的细小结节影。

9. 胸膜病变

（1）胸腔积液：①游离性胸腔积液：当积液达 250mL 左右时，站立位 X 线检查可见外侧肋膈角变钝；中等量积液时，患侧胸中、下部呈均匀性致密影，其上缘形成自外上斜向内下的凹面弧形，同侧膈和心缘下部被积液遮蔽；大量积液时，除肺尖外，患侧全胸呈均匀的致密增高阴影，与纵隔连成一片，患侧肋间隙增宽，膈肌下降，气管纵隔移向健侧。②包裹性胸腔积液：X 线表现为圆形或半圆形密度均匀影，边缘清晰。包裹性积液局限在叶间裂时称为叶间积液。

（2）气胸及液气胸：气胸时 X 线显示胸腔顶部和外侧高度透亮，其中无肺纹理，透亮带内侧可见被压缩的肺边缘。液气胸时，立位检查可见上方为透亮的气体影，下方为密度增高的液体影，且随体位改变而流动。

（3）胸膜增厚、粘连、钙化：胸膜轻度增厚时，X 线表现为肋膈角变钝或消失，沿胸壁可见密度增高或条状阴影，还可见膈上幕状粘连，膈运动受限。广泛胸膜增厚则呈大片不均匀性密度增高影，患侧肋间隙变窄或胸廓塌陷，纵隔向患侧移位，膈肌升高，活动减弱，严重时可见胸部脊柱向健侧凸起。胸膜钙化的 X 线表现为斑块状、条状或片状高密度钙化影，切线位观察时，可见其包在肺的外围。

[常考考点] 呼吸系统常见病的影像学表现。

要点五　循环系统常见病的影像学表现

1. 风湿性心脏病

（1）单纯二尖瓣狭窄：X 线表现为左心房及右心室增大，左心耳部凸出，肺动脉段突出，主动脉结及左心室变小，心脏呈梨形。

（2）二尖瓣关闭不全：典型患者的 X 线表现是左心房和左心室明显增大。

（3）主动脉瓣狭窄：X 线可见左心室增大，或伴左心房增大，升主动脉中段局限性扩张，主动脉瓣区可见钙化。

（4）主动脉瓣关闭不全：左心室明显增大，升主动脉、主动脉弓普遍扩张，心脏呈靴形。

2. 高血压性心脏病　X 线表现为左心室扩大，主动脉增宽、延长、迂曲，心脏呈靴形。

3. 慢性肺源性心脏病　病 X 线表现为右下肺动脉增宽≥ 15mm，右心室增大等。

4. 心包积液　300mL 以下者，X 线难以发现。中等量积液时，后前位可见心脏形态呈烧瓶形，上腔静脉增宽，心缘搏动减弱或消失等。

[常考考点] 循环系统常见病的影像学表现。

要点六　消化系统疾病影像学检查及常见疾病的影像学表现

（一）消化系统疾病影像学检查方法

1. 普通 X 线检查　包括透视和腹部平片，常用于急腹症的诊断。

2. 造影

（1）食管吞钡，观察食管黏膜、轮廓、蠕动和食管扩张度及通畅性。

（2）上消化道钡餐（气钡双重造影）检查，包括食管、胃、十二指肠和上段空肠。

（3）小肠系钡剂造影。

（4）结肠钡剂灌肠造影等。

3. 肝、胆、胰的影像检查方法

（1）肝脏：① CT 平扫。② CT 增强扫描：增加正常肝组织与病灶之间的密度差，显示平扫不能发现的或可疑的病灶，帮助鉴别病灶的性质。③ MRI 检查。

（2）胆道系统：① X 线平片检查：可观察有无不透 X 线的结石、胆囊壁钙化或异常的气体影。②造影检查：如口服胆囊造影、静脉胆道造影以及内镜逆行性胆胰管造影（ERCP）。③ CT 检查。④ MRI 检查。

（3）胰腺检查：① X 线平片可了解胰腺有无钙化、结石。ERCP 对诊断慢性胰腺炎、胰头癌和壶腹癌有一定的帮助。② CT 检查可显示胰腺的大小、形态、密度和结构，区分病变属囊性或实性，是胰腺疾病最重要的影像学检查方法。③ MRI 检查。

（二）消化系统常见病的影像学表现

1. 食管静脉曲张　X 线钡剂造影可见：食管中、下段的黏膜皱襞明显增宽、迂曲，呈蚯蚓状或串珠状充盈缺损，管壁边缘呈锯齿状。

2. 食管癌　X 线钡剂造影可见：①黏膜皱襞改变：由于肿瘤破坏黏膜层，使正常皱襞消失、中断、破坏，形成表面杂乱的不规则影像。②管腔狭窄。③腔内充盈缺损。④不规则的龛影，早期较浅小，较大者表现为长径与食管长轴一致的长形龛影。⑤受累食管呈局限性僵硬。

3. 消化性溃疡

（1）胃溃疡：上消化道钡剂造影检查的直接征象是龛影，多见于胃小弯；龛影口周围有一圈黏膜水肿造成的透明带，这种黏膜水肿带是良性溃疡的特征性表现。胃溃疡引起的功能性改变包括：①痉挛性改变。②分泌增加。③胃蠕动增强或减弱。

（2）十二指肠溃疡：绝大部分发生在球部，溃疡易造成球部变形；球部龛影或球部变形是十二指肠溃疡的直接征象。间接征象有：①激惹征。②幽门痉挛，开放延迟。③胃分泌增多和胃张力及蠕动方面的改变。④球部固定压痛。

4. 胃癌 上消化道钡剂造影检查可见：①胃内形态不规则的充盈缺损，多见于蕈伞型癌。②胃腔狭窄，胃壁僵硬，多见于浸润型癌。③形状不规则、位于胃轮廓之内的龛影，多见于溃疡型癌。④黏膜皱襞破坏、消失或中断。⑤肿瘤区蠕动消失。CT 或 MRI 检查可直接观察肿瘤侵犯胃壁、周围浸润及远处转移情况，其影像表现直接反映了胃癌的大体形态，但检查时需用清水或对比剂将胃充分扩张。

5. 溃疡性结肠炎 气钡双重对比造影检查可见：病变肠管结肠袋变浅、消失，黏膜皱襞多紊乱，粗细不一，其中可见溃疡龛影。晚期病例 X 线表现为肠管从下向上呈连续性的向心性狭窄，边缘僵直，同时肠管明显缩短，肠腔舒张或收缩受限，形如硬管状。

6. 结肠癌 结肠气钡双重对比造影可见：①肠腔内肿块，形态不规则，黏膜皱襞消失。病变处肠壁僵硬，结肠袋消失。②较大的龛影，形状不规则，边缘不整齐，周围有不同程度的充盈缺损和狭窄，肠壁僵硬，结肠袋消失。③肠管狭窄，肠壁僵硬。

7. 胃肠道穿孔 最多见于胃或十二指肠穿孔，立位 X 线透视或腹部平片可见：两侧膈下有弧形或半月形透亮气体影。若并发急性腹膜炎则可见肠管充气积液膨胀，肠壁间隔增宽，在腹平片上可见腹部肌肉与脂肪层分界不清。

8. 肠梗阻 典型 X 线表现为：梗阻上段肠管扩张，积气、积液，立位或侧卧位水平位摄片可见肠管扩张，呈阶梯状气液平，梗阻以下的肠管闭合，无气体或仅有少量气体。CT（尤其是螺旋 CT）适用于一些危重患者、不能配合检查者以及肥胖者，有助于发现腹腔包裹性或游离性气体、液体及肠坏死，帮助判断梗阻部位及病因。

［常考考点］消化系统常见病的影像学表现。

要点七　泌尿系统常见病的影像学表现

1. 泌尿系结石 X 线平片可显示的结石称为阳性结石，约占 90%。疑为肾或输尿管结石时，首选腹部平片检查；必要时，选用 CT。

（1）肾结石：发生于单侧或双侧，可单个或多个，主要位于肾盂或肾盏内。阳性结石 X 线平片可见圆形、卵圆形或桑椹状致密影，密度高而均匀或浓淡不等，或呈分层状。阴性结石平片不能显影，造影可见肾盂内圆形或卵圆形密度减低影或充盈缺损，还可引起肾盂、肾盏积水扩张等。阳性结石需与腹腔内淋巴结钙化、肠内粪石、胆囊或胰腺结石鉴别，肾结石时腹部侧位片上结石与脊柱影重叠。CT 检查表现基本同平片。

（2）输尿管结石：阳性结石平片或 CT 可见输尿管走行区域内米粒大小的高密度影，CT 可见结石上方输尿管、肾盂积水扩张；静脉肾盂造影可见造影剂中止在结石处，其上方尿路扩张。

（3）膀胱结石：多为阳性，X 线平片可见耻骨联合上方圆形或卵圆形致密影，边缘光滑或毛糙，密度均匀或不均匀，可呈层状，大小不一。结石可随体位而改变位置，但总是在膀胱最低处。阴性结石排泄性尿路造影可见充盈缺损影。CT 可见膀胱内致密影。MRI 检查呈非常低的信号。

2. 肾癌 较大肾癌 X 线平片可见肾轮廓局限性外突；尿路造影可见肾盏伸长、狭窄、受压变形，或肾盏封闭、扩张。CT 可见肾实质内肿块，密度不定，可略高于周围肾实质，也可低于或接近于周围肾实质，肿块较大时可突向肾外，少数肿块内可有钙化影；增强扫描早期肿块有明显、不均一的强化，之后表现为相对低密度。

［常考考点］泌尿系统常见病的影像学表现。

要点八　骨与关节常见病的影像学表现

1. 长骨骨折 X 线检查是诊断骨折最常用、最基本的方法，可见骨皮质连续性中断、骨小梁断裂和歪曲，有边缘光滑锐利的线状透亮阴影，即骨折线。根据骨折程度把骨折分为完全性骨折和不完全性骨折。完全性骨折时，骨折线贯穿骨全径；不完全性骨折时，骨折线不贯穿骨全径。根据骨折线的形状和走行，将骨折分为横行、斜行和螺旋形。

CT 不是诊断骨折的常规检查方法，但对解剖结构比较复杂部位（如骨盆、髋关节、肩关节、脊柱、面部等）骨折的诊断、诊断骨折碎片的数目等较普通 X 线有优势。

MRI 显示骨折不如 CT，但可清晰显示骨折周围软组织的损伤情况以及骨折断端出血、水肿等。

2. 脊柱骨折 主要发生在胸椎下段和腰椎上段，以单个椎体损伤多见。多因受到纵轴性暴力冲击而发生椎体压缩性骨折。X 线可见骨折椎体压缩呈楔形，前缘骨皮质嵌压。由于断端嵌入，所以不仅不见骨折线，反而可见横行不规则的线状致密影。有时，椎体前上方可见分离的骨碎片，上、下椎间隙保持正常。严重时并发脊椎后突成角、侧移，甚至发生椎体错位，压迫脊髓而引起截瘫；常并发棘突间韧带撕裂，使棘突间隙增宽，或并发棘突撕脱骨折，也可发生横突骨折。

CT 对脊椎骨折的定位、骨折类型、骨折片移位程度以及椎管有无变形、狭窄等的诊断优于普通平片。

MRI 对脊椎骨折及有无椎间盘突出、韧带撕裂等有较高的诊断价值。

3. 椎间盘突出 青壮年多发，下段腰椎最容易发生。

（1）X 线平片：①椎间隙变窄或前窄后宽。②椎体后缘唇样肥大增生、骨桥形成或游离骨块。③脊柱生理曲度变直或侧弯。Schmorl 结节表现为椎体上或下面的圆形或半圆形凹陷，其边缘有硬化线，常对称见于相邻椎体的上、下面且常累及数个椎体。

（2）CT 检查：根据椎间盘变形的程度，分为椎间盘变性、椎间盘膨出、椎间盘突出 3 种，以椎间盘突出最为严重，其 CT 直接征象是：椎间盘后缘变形，有局限性突出，其内可有钙化。间接征象是：①硬膜外脂肪层受压、变形甚至消失，两侧硬膜外间隙不对称。②硬膜囊受压变形和移位。③一侧神经根鞘受压。

（3）MRI 检查：能很好地显示各部位椎间盘突出的图像，是诊断椎间盘突出的最好方法。在矢状面可见突出的椎间盘向后方或侧后方伸出；横断面上突出的椎间盘局限突出于椎体后缘；可见硬膜外脂肪层受压、变形甚至消失和神经根鞘受压图像。

4. 急性化脓性骨髓炎

（1）X 线表现：①发病后 2 周内，可见肌间隙模糊或消失，皮下组织与肌间分界模糊等。②发病 2 周后可见骨改变，开始在干骺端骨松质中出现骨质疏松，进一步出现骨质破坏，破坏区边缘模糊；骨质破坏逐渐向骨干延伸，小的破坏区可融合形成大的破坏区，骨皮质也受到破坏，皮质周围出现骨膜增生，表现为一层密度不高的新生骨，新生骨广泛时可形成包壳；骨皮质供血障碍时可发生骨质坏死，出现沿骨长轴形成的长条形死骨，有时可引起病理性骨折。

（2）CT 表现：能较清楚地显示软组织感染、骨膜下脓肿以及骨破坏和死骨，尤其有助于发现平片不能显示的小的破坏区和死骨。

（3）MRI 检查：对显示骨髓腔内改变和软组织感染优于平片和 CT。

5. 慢性化脓性骨髓炎

（1）X 线表现：X 线可见明显的修复，即在骨破坏周围有骨质增生硬化现象；骨膜的新生骨增厚，并同骨皮质融合，呈分层状，外缘呈花边状；骨干增粗，轮廓不整，骨密度增高，甚至骨髓腔发生闭塞；可见骨质破坏和死骨。

（2）CT 表现与 X 线表现相似，并容易发现 X 线不能显示的死骨。

6. 骨关节结核 多继发于肺结核，儿童和青年多见，发病部位以椎体、骺和干骺端为多，X 线主要表现为骨质疏松和骨质破坏，部分可出现冷脓肿。

（1）长骨结核：①好发于骺和干骺端。X 线早期可见骨质疏松；在骨松质中可见局限性类圆形、边缘较清楚的骨质破坏区，邻近无明显骨质增生现象；骨质破坏区有时可见碎屑状死骨，密度不高，边缘模糊，称之为“泥沙”状死骨；骨膜反应轻微；病变发展易破坏骺而侵入关节，形成关节结核，但很少向骨干发展。② CT 检查可显示低密度的骨质破坏区，内部可见高密度的小斑片状死骨影，病变周围软组织发生结核性脓肿，密度低于肌肉。

（2）关节结核：分为继发于骺、干骺端结核的骨型关节结核和结核菌经血行累及关节滑膜的滑膜型结核。①骨型关节结核的 X 线表现较为明显，即在原有病变征象的基础上，又有关节周围软组织肿胀、关节间隙不对称性狭窄或关节骨质破坏等。滑膜型结核以髋关节和膝关节较为常见，早期 X 线表现为关节囊和关节软组织肿胀，密度增高，关节间隙正常或增宽，周围骨骼骨质疏松；病变进展侵入关节软骨及软骨下骨质时，X 线可见关节面及邻近骨质模糊及有虫蚀样不规则破坏，这种破坏多在关节边缘，而且上下两端相对应存在；晚期发生关节间隙变窄甚至消失，关节强直。② CT 检查可见肿胀的关节囊、关节周围软组织和关节囊内积液，骨关节面毛糙，可见虫蚀样骨质缺损；关节周围冷脓肿密度较低，注射对比剂后可见边缘强化。③ MRI 检查：滑膜型结核早期可见关节周围软组织肿胀，肌间隙模糊。依据病变组织密度不同而显示不同的信号。

（3）脊椎结核：好发于腰椎，可累及相邻的两个椎体，附件较少受累。① X 线表现：病变椎体骨松质破坏，发生塌陷变形或呈楔形变，椎间隙变窄或消失，严重时椎体互相嵌入融合而难以分辨；病变椎体旁因大量坏死物质流入而形成冷脓肿，表现为病变椎体旁软组织梭形肿胀，边缘清楚；病变部位脊柱后突畸形。② CT 对显示椎体及其附件的骨质破坏、死骨、冷脓肿均优于平片。③ MRI 对病变部位、大小、形态和椎管内病变的显示优于平片和 CT。

7. 骨肿瘤 骨肿瘤分为原发性和转移性两种，转移性骨肿瘤在恶性骨肿瘤中最为常见。原发性骨肿瘤分为良性与恶性。X 线检查不仅可以发现骨肿瘤，还可帮助鉴别肿瘤的良恶以及是原发还是转移。一般原发性骨肿瘤好发于长骨，转移性骨肿瘤好发于躯干骨与四肢近侧骨的近端。原发性骨肿瘤多为单发，转移性骨肿瘤常为多发。良性骨肿瘤多无骨膜增生，恶性骨肿瘤常有骨膜增生，并且骨膜新生骨可被肿瘤破坏，形成恶性骨肿瘤的特征性 X 线表现——Codman 三角。

（1）骨巨细胞瘤（破骨细胞瘤）：多见于 20 ～ 40 岁的青壮年，股骨下端、胫骨上端以及桡骨远端多发，良性多见。① X 线平片：在长骨干骺端可见到偏侧性的膨胀性骨质破坏透亮区，边界清楚。多数病例破坏区内可见数量不等的骨嵴，将破坏区分隔成大小不一的小房征，称为分房型；少数破坏区无骨嵴，称为溶骨型。当肿瘤边缘出现筛孔状或虫蚀状骨破坏，骨嵴残缺紊乱，环绕骨干出现软组织肿块影时，提示恶性骨巨细胞瘤。② CT 平扫可见骨端的囊性膨胀性骨破坏区，骨壳基本完整，骨破坏与正常骨小梁的交界处多没有骨增生硬化带。骨破坏区内为软组织密度影，无钙化和骨化影。增强扫描肿瘤组织有较明显的强化，而坏死囊变区无强化。

（2）骨肉瘤：多见于 11 ～ 20 岁的男性，好发于股骨下端、胫骨上端及肱骨上端的干骺端。① X 线主要表现为骨髓腔内不规则的骨破坏和骨增生，骨皮质破坏，不同形式的骨膜增生和骨膜新生骨的再破坏，可见软组织肿块以及其中的云絮状、斑块状肿瘤骨形成等，肿瘤骨存在是诊断骨肉瘤的重要依据。根据 X 线表现的不同，骨肉瘤分为溶骨型、成骨型和混合型三种类型，混合型最为多见。溶骨型骨肉瘤以骨质破坏为主要表现，破坏偏于一侧，呈不规则斑片或大片状溶骨性骨质破坏，边界不清；可见骨膜增生被破坏形成的骨膜三角。成骨型骨肉瘤以肿瘤骨形成为主要的 X 线表现，可见大片致密的骨质硬化改变，称为象牙质变；骨膜增生明显；软组织肿块中多有肿瘤骨形成。混合型骨肉瘤兼有以上两者的骨质改变。② CT 表现为松质骨的斑片状缺损，骨皮质内表面的侵蚀或全层的虫蚀状、斑片状破坏或大片缺损。骨质增生表现为松质骨内不规则斑片状高密度影和骨皮质增厚。软组织肿块围绕病变骨骼生长或偏于一侧，边缘模糊，与周围正常组织界限不清，其内常见大小不等的坏死囊变区；CT 发现肿瘤骨较平片敏感，并能显示肿瘤与邻近结构的关系。③ MRI 能清楚地显示骨肿瘤与周围正常组织的关系，以及肿瘤在髓腔内的情况等；但对细小、淡薄的骨化或钙化的显示不如 CT。一般典型骨肉瘤平片即可诊断，而判断骨髓病变 MRI 更好。

（3）转移性骨肿瘤：乳腺癌、甲状腺癌、前列腺癌、肾癌、肺癌及鼻咽癌等癌细胞通过血行可转移至胸椎、腰椎、肋骨、股骨上段，以及髋骨、颅骨和肱骨等处。①根据 X 线表现的不同将其分为溶骨型、成骨型和混合型三种，以溶骨型最为多见。② CT 显示骨转移瘤不仅比普通平片敏感，而且还能清楚显示骨外局部软组织肿块的范围、大小、与相邻脏器的关系等。③ MRI 对骨髓中的肿瘤组织及其周围水肿非常敏感，比 CT 能更早地发现骨转移瘤，从而为临床诊断、治疗等提供更早而可靠的依据。

8. 颈椎病 X 线表现为颈椎生理曲度变直或向后反向成角，椎体前缘唇样骨质增生或后缘骨质增生、后翘，相对关节面致密，椎间隙变窄，椎间孔变小，钩突关节增生、肥大、变尖，前、后纵韧带及项韧带钙化。CT、MRI 对颈椎病的诊断优于普通 X 线平片，尤其对平片不能确诊的颈椎病，MRI 诊断更具有优势。

9. 类风湿关节炎 X 线表现为：早期手、足小关节多发对称性梭形软组织肿胀，关节间隙可因积液而增宽，出现软骨破坏后关节间隙变窄；发生在关节边缘的关节面骨质侵蚀（边缘性侵蚀）是类风湿关节炎的重要早期征象；进一步发展可见骨性关节面模糊、中断，常有软骨下囊性病灶，呈多发、边缘不清楚的小透亮区（血管翳侵入所致）；骨质疏松早期发生在受累关节周围，以后可累及全身骨骼；晚期可见四肢肌肉萎缩，关节半脱位或脱位，指间、掌指间关节半脱位明显，常造成手指向尺侧偏斜、畸形。

10. 退行性骨关节病 依靠普通平片就可诊断。

（1）四肢关节（髋与膝关节）退行性骨关节病的 X 线表现：由于关节软骨破坏，而使关节间隙变窄，关节面变平，边缘锐利或有骨赘突出。软骨下骨质致密，关节面下方骨内出现圆形或不规整形透明区。晚期还可见关节半脱位和关节内游离骨体，但多不造成关节强直。

（2）脊椎关节病（脊椎小关节和椎间盘退行性变）的 X 线表现：脊椎小关节改变包括上下关节突变尖、关节面骨质硬化和关节间隙变窄。椎间盘退行性变表现为椎体边缘出现骨赘，相对之骨赘可连成骨桥；椎间隙前方可见小骨片，但不与椎体相连，为纤维环及邻近软组织骨化后形成；髓核退行性变则出现椎间隙变窄，椎体上下骨缘硬化。

［常考考点］骨和关节常见病的影像学表现。

要点九　常见中枢神经系统疾病的影像学表现

（一）脑血管病

1. 脑出血　高血压性脑出血是最常见的病因，出血部位多为基底节、丘脑、脑桥和小脑。根据血肿演变分为急性期、吸收期和囊变期。CT、MRI 可以确诊。

CT 表现：①急性期血肿呈圆形、椭圆形或不规则形均匀密度增高影，边界清楚；周围有环形密度减低影（水肿带）；局部脑室受压移位；血液进入脑室或蛛网膜下腔时，可见脑室或蛛网膜下腔内有积血影。②吸收期（发病后 3 ～ 7 天）可见血肿缩小、密度降低，小的血肿可以完全吸收，血肿周围变模糊，水肿带增宽。③发病 2 个月后进入囊变期，较大的血肿吸收后常留下大小不等的囊腔，同时伴有不同程度的脑萎缩。

2. 蛛网膜下腔出血　CT 表现为脑沟、脑池、脑裂内密度增高影，脑沟、脑裂、脑池增大，少数严重病例周围脑组织受压移位。出血一般 7 天左右吸收，此时 CT 检查无异常发现，但 MRI 仍可见高信号出血灶痕迹。

3. 脑梗死　常见的原因有脑血栓形成、脑栓塞、低血压和凝血状态等。病理上分为缺血性脑梗死、出血性脑梗死、腔隙性脑梗死。

（1）CT 表现：①缺血性脑梗死：发病 12 ～ 24 小时之内，CT 无异常所见；少数病例在血管闭塞 6 小时即可显示大范围低密度区，其部位、范围与闭塞血管供血区一致，皮质与髓质同时受累，多呈三角形或扇形，边界不清，密度不均，在等密度区内散在较高密度的斑点影代表梗死区内脑质的相对无损害区；2 ～ 3 周后，病变处密度越来越低，最后变为等密度而不可见；1 ～ 2 个月后可见边界清楚的低密度囊腔。②出血性脑梗死：在密度减低的脑梗死灶内，见到不规则斑点状或片状高密度出血灶影；由于占位，脑室轻度受压，中线轻度移位；2 ～ 3 周后，病变处密度逐渐变低。③腔隙性脑梗死：发病 12 ～ 24 小时之内，CT 无异常所见；典型者可见小片状密度减低影，边缘模糊；无占位效应。

（2）MRI 检查：MRI 对脑梗死灶发现早、敏感性高，发病后 1 小时即可见局部脑回肿胀，脑沟变浅。

（二）脑肿瘤

影像检查的目的在于确定肿瘤的有无，并对其作出定位、定量乃至定性诊断。颅骨平片的诊断价值有限，CT、MRI 是主要的诊断手段。

（三）颅脑外伤

1. 脑挫裂伤　CT 可见低密度脑水肿区内散在斑点状高密度出血灶，伴有占位效应。有的表现为广泛性脑水肿或脑内血肿。

2. 颅内出血　包括硬膜外、硬膜下、脑内、脑室和蛛网膜下腔出血等。CT 可见相应部位的高密度影。

［常考考点］中枢神经系统常见病的影像学表现。

细目三　放射性核素诊断

要点　体外竞争放射分析

1. 甲状腺激素测定

（1）原理：主要是测定血液中有活性的四碘甲状腺原氨酸（T_4）和三碘甲状腺原氨酸（T_3）。正常情况下血液循环中的 T_4 绝大部分与蛋白相结合，只有 0.04% 呈游离状态，称为游离 T_4（FT_4），血液中总的 T_4 含量称为总 T_4（TT_4）。血液中的 T_4 均由甲状腺分泌而来，其浓度比 T_3 大 60 ～ 80 倍，但生物活性较 T_3 低。血液中的 T_3 只有 20% 是甲状腺分泌的，其余 80% 由 T_4 转化而来。与 T_4 一样，血液循环中绝大部分的 T_3 与蛋白结合，只有 0.3% ～ 0.5% 呈游离状态，称为游离 T_3（FT_3）。血液中总的 T_3 含量称为总 T_3（TT_3）。只有游离的甲状腺激素才能在靶细胞中发挥生物效应。因此，测定 FT_3、FT_4 能更准确地反映甲状腺的功能。

（2）临床意义：TT_3、TT_4 联合测定对甲状腺功能的判定有重要意义。FT_3、FT_4 对诊断甲亢或甲减更加准确和敏感，其诊断价值依次是 $FT_3 > FT_4 > TT_3 > TT_4$。

2. 血清促甲状腺激素（TSH）测定

（1）原理：TSH 是垂体前叶腺细胞分泌的一种糖蛋白激素。它一方面受下丘脑分泌的促甲状腺激素释放激素（TRH）的促进性影响，另一方面又受到 T_3、T_4 反馈性的抑制性影响，二者互相拮抗，它们组成下丘脑 - 腺垂体 - 甲状腺轴。正常情况下，下丘脑分泌的 TRH 量，决定腺垂体甲状腺轴反馈调节的水平。TRH 分泌多，则血中 T_3、T_4 水平的调定点高；当血中 T_3、T_4 超过此调定水平时，则反馈性抑制腺垂体分泌 TSH，并降低腺垂体对 TRH 的敏感性，从而使血中 T_3、T_4

水平保持相对恒定。TSH 分泌有昼夜节律性，清晨 2 ～ 4 时最高，以后渐降，至下午 6 ～ 8 时最低。

（2）临床意义：TSH 增高见于甲状腺功能减退症；TSH 降低主要见于甲状腺功能亢进症。

3. C 肽测定

（1）原理：胰岛 β 细胞分泌胰岛素的同时，还分泌等分子的 C 肽。也就是说，分泌几个胰岛素分子，就同时分泌几个 C 肽分子。因此，测定血清 C 肽可以帮助了解胰岛细胞的功能，间接反映血清胰岛素的浓度。C 肽不受肝脏酶灭活，主要通过肾脏排泄。

（2）临床意义：①帮助糖尿病分型，了解糖尿病患者胰岛 β 细胞的功能。②鉴别糖尿病患者发生低血糖的原因：是胰岛素使用过量，还是进食不足。③了解移植后胰岛 β 细胞的分泌功能。④了解肝、肾功能：肝炎或肝硬化时，肝脏对胰岛素摄取减少，血中胰岛素水平有升高趋势，而 C 肽受其影响小，血中 C 肽与胰岛素比值降低；发生肾病时，C 肽降解减慢，血中 C 肽水平升高，C 肽与胰岛素比值明显高于正常。⑤胰岛素瘤的诊断及手术的效果评定：若术后血中 C 肽水平仍很高，说明胰岛素组织有残留。若在随访中，C 肽水平不断上升，提示肿瘤复发或转移的可能性大。

4. 胰岛素测定

（1）原理：血清胰岛素是由胰岛 β 细胞分泌的一种可以降低血糖的激素，其生理功能就是与生长激素、胰高血糖素一起调控血糖的浓度。因此，测定血清胰岛素有助于了解血糖升高与降低的原因，帮助糖尿病的诊断与鉴别诊断等。

（2）临床意义：①血清胰岛素水平降低：见于 1 型糖尿病患者，空腹胰岛素水平低于参考值，口服葡萄糖后无高峰出现。②血清胰岛素水平正常或稍高：见于 2 型糖尿病患者，口服葡萄糖后高峰延迟至 2 ～ 3 小时出现。

［常考考点］甲状腺激素、促甲状腺激素、C 肽和胰岛素测定的临床意义。

【例题实战模拟】

A1 型题

1. 对腹部实质性脏器病变，最简便易行的检查方法是

A. X 线摄片　B. CT 扫描　C. 同位素扫描　D. B 型超声波检查　E. 纤维内窥镜检查

2. 对二尖瓣狭窄程度的判定最有价值的检查是

A. 听诊　B. 胸部 X 线片　C. 心电图检查　D. 胸部 CT 扫描　E. 二维超声心动图检查

3. 主动脉瓣关闭不全时，左心室扩大，心影外形应是

A. 梨形　B. 靴形　C. 里横位　D. 烧瓶形　E. 心腰部突出

4. 下列疾病，立位 X 线透视可见膈下游离气体影的是

A. 急性胃穿孔　B. 肠梗阻　C. 肠套叠　D. 肝破裂　E. 结肠肿瘤

5. 下列疾病，立位 X 线透视可见阶梯状气液平的是

A. 急性胃穿孔　B. 肠梗阻　C. 肠套叠　D. 肝破裂　E. 结肠肿瘤

【参考答案】

1. D　2. E　3. B　4. A　5. B

第七单元　病历与诊断方法

【考点突破攻略】

要点一　病历书写的格式和内容

（一）门诊病历

1. 门诊病历首页要逐项填写，要注明科别，如有错误或遗漏应予更正及补充。

2. 每次诊疗均写明年、月、日。必要时注明时刻。

3. 初诊病历的书写要注意以下事项：

（1）病史内容连贯书写，不必冠以“主诉”等字。病历重点为主诉、现病史，而对既往史、家族史等仅扼要记录与此次发病有关的内容。

（2）系统体格检查（一般状况、心、肺、肝、脾、四肢、神经反射等），逐项简要记载，对病人的阳性体征及有关的阴性体征，应重点记载。对专科情况，应详细记载。

（3）辅助检查应根据病情而选择进行。

（4）结合病史、体检、辅助检查，提出初步诊断。

（5）处理包括所有药品（品名、剂量、用法及所给总量），特殊治疗，生活注意点，休息方式及期限，预约诊疗日期及随访要求等。

4. 复诊病历重点记录上次就诊后病情变化、药物疗效与反应及送检结果。复查上次曾发现的阳性体征及有无新的变化。诊断无改变者不再填写。最后为复诊后的处理。

5. 每次记录医师均需签署全名。

（二）住院病历

1. 主要内容包括以下几个方面：

（1）一般情况，如姓名、性别、年龄、婚姻、民族、职业、住址（工作单位）、出生地、入院日期、记录日期、病史陈述者、可靠程度。

（2）病史，包括主诉、现病史、既往史、个人史、婚姻史、月经生育史、家族史。

（3）体格检查。

（4）实验室及其他检查。

（5）病历摘要。

（6）初步诊断。

（7）记录者签名。

2. 入院记录的内容同住院病历，但应简明、重点突出。

3. 病程记录。

4. 会诊记录。

5. 转科记录。

6. 出院记录。

7. 死亡记录。

要点二　确立诊断的步骤及原则

建立正确的诊断，一般要经过“调查研究、搜集资料”“综合分析、初步诊断”和“反复实践、验证诊断”3个步骤。

1. 调查研究，搜集临床资料。正确诊断来源于周密的调查研究。包括询问病史、体格检查、实验室及其他检查等，了解和搜集资料，并做到真实、全面、系统。

2. 分析整理，得出初步诊断。在分析、判断和推理过程中必须注意：现象与本质、局部与整体、共性与个性、动态的观点等思维方法。

3. 反复实践、验证诊断。

要点三　诊断内容及书写

1. 诊断内容　完整的诊断应能反映病人所患的全部疾病，其内容应包括病因诊断、病理解剖诊断和病理生理诊断。如同时患多种疾病，则应分清主次，顺序排列，主要疾病排在前面，次要疾病则根据其重要性依次后排。原发疾病的进一步发展或是在原发病的基础上产生和导致机体脏器的进一步损害称为并发症，列于主要疾病之后。与主要疾病无关而同时存在的疾病称为伴发病，应依序后排。一般本科疾病在前，他科疾病在后。

2. 病历书写的基本要求

（1）病历编写必须态度认真，实事求是地反映病情和诊治经过。

（2）病历编写应内容确切，系统完确，条理清楚，重点突出，层次分明，词句精练，标点正确，字迹清楚，不得随意涂改和剪贴。

（3）各项、各次记录要注明记录日期，危、急、重病人的病历还应注明记录时间。记录结束时须签全名并易辨认。凡修改和补充之处，应用红色墨水书写并签全名。

（4）病历摘要必须简练，有概括性与系统性，能确切反映病情的特点，无重要遗漏或差错，可作为初步诊断和鉴别诊断的依据。

【例题实战模拟】

A1 型题

1. 下列除哪项外，均是采录既往史所要求的内容
   A. 过去健康情况　B. 预防接种情况　C. 传染病史
   D. 过敏史　E. 是否到过传染病的流行地区
2. 下列除哪项外，均属于现病史的内容
   A. 起病情况　B. 主要症状及伴随症状　C. 诊疗经过
   D. 病程中的一般情况　E. 家族成员患同样疾病的情况
3. 下列各项，最符合主诉书写要求的是
   A. 患高血压病 3 年　B. 心绞痛反复发作 3 年　C. 3 年前开始多饮、多食、多尿
   D. 吞咽困难，进行性加重 1 月余　E. 某医院确诊为肺癌，介绍患者来诊

【参考答案】

1. E　2. E　3. D

药 理 学

【本章通关攻略】

药理学是中西医结合专业一门重要的基础课程，为中西医结合临床内、外、妇、儿各科的治疗用药提供了理论支撑，在中西医结合执业医师资格考试中平均每年出题 30 道，约占 30 分。

该科目重点考查拟胆碱药、抗胆碱药、拟肾上腺素药、抗肾上腺素药、镇静催眠药、抗癫痫药、抗精神失常药、镇痛药、抗组胺药、利尿药、抗高血压药、抗心律失常药、抗慢性心功能不全药、血液系统药、消化系统药、呼吸系统药、糖皮质激素、降糖药、合成抗菌药和抗生素等。

复习中注意掌握各类重点药物的药理作用及应用，关注其不良反应，并联系内、外、妇、儿各科的临床实际，采取理解记忆、比较记忆、图表记忆、对比记忆、歌诀记忆等方法，力求达到事半功倍的效果。

第一单元　药物作用的基本规律

细目一　药物效应动力学

【考点突破攻略】

要点一　药物作用与药理效应（选择性、量－效关系）

药物进入体内后与机体细胞上的靶位结合时引起的初始反应称为药物的作用（action）。药理效应（effect）是药物作用的结果，是机体生理生化机能或形态变化的表现。药物作用是药物对机体的初始作用，是动因。药理效应是药物作用的结果，是机体反应的表现。如阿托品对眼的作用是阻断虹膜环状肌上的 M 受体，其效应是阻断受体后产生的环状肌松弛及瞳孔扩大。

（一）药物作用的选择性

药物作用的选择性（selectivity）是指多数药物在适当剂量时，只对少数器官或组织产生明显作用，而对其他器官或组织的作用较小或不产生作用。如碘主要作用于甲状腺，对其他器官或组织影响很小。选择性高的药物大多药理活性较强，使用针对性强；选择性低的药物，应用时针对性不强，不良反应较多，但作用范围广。选择性是相对的，与剂量密切相关。一般药物在较小剂量或常用量时选择性较高，随着剂量增大，选择性降低，中毒量时可产生更广泛的作用（包括严重的中毒反应）。如苯巴比妥随着剂量增加，可依次产生镇静、催眠、抗惊厥、抗癫痫、麻醉作用，最后麻痹中枢，可引起死亡。

［常考考点］药物选择性的概念：多数药物在适当剂量时，只对少数器官或组织产生明显作用，而对其他器官或组织的作用较小或不产生作用。

（二）药物作用的量－效关系

药物作用的量－效关系（dose-effect relationship）是指剂量与效应之间的关系。药物的效应在一定范围内随着剂量的增加（变化）而增强（变化）。

1. 剂量与反应

（1）剂量（dose）：一般是指药物每天的用量，是决定血药浓度和药物效应的主要因素。包括：①无效量，指不出现效应的剂量。②最小有效量或称阈剂量，指刚引起药理效应的剂量。③治疗量或称常用量，比阈剂量大而又小于极量的剂量，临床使用时对大多数病人有效而又不会出现中毒。④最小中毒量，指刚引起中毒的剂量。⑤致死量，指达到导致死亡的剂量。⑥最大有效量或称极量，指引起最大效应而不出现中毒的剂量，极量有一次量、一日量、疗程总量及单位时间内用药量之分。《中国药典》对剧毒药的极量有明确规定，用药时一般不得超过极量，否则可能发生医疗事故，医护人员对此应负法律责任。

（2）反应（效应）：按性质可分为量反应和质反应两种。①量反应是指药物效应的强弱可用具体数量表示的反应，如血压、心率、血脂、平滑肌收缩或舒张程度等。②质反应也称全或无反应，是指药物效应的强弱用阳性或阴性反应率来表示的反应，如死亡与不死亡、惊厥与不惊厥等。

2. 量 – 效曲线（dose–effect curve） 是以药物的效应为纵坐标，剂量（或血药浓度）为横坐标所作的曲线图。分量反应量 – 效曲线和质反应量 – 效曲线。通过量 – 效曲线，可获得下列药效学参数。

（1）效价强度（potency）：指药物作用强弱的程度。常用一定效应所需的剂量或一定剂量产生的效应来表示。能引起同等效应的两个药物的剂量称“等效剂量”，等效剂量大者效价强度小，等效剂量小者效价强度大。

（2）效能（efficacy）：指药物产生的最大效应。此时已达最大有效量，若再增加剂量，效应不再增加。效能常用药物效应指标的最大数值来表示，如氢氯噻嗪的每日最大排钠量为150mmol。

药物的强度和效能不一定一致，如环戊氯噻嗪、氢氯噻嗪和呋塞米都是利尿剂，等效剂量分别为0.6、30、90mg，强度之比为1∶0.02∶0.0067，环戊氯噻嗪的强度约为后两药的50、150倍，但前两药的最大效应只能达到每日排钠150mmol，后者可达到250mmol，说明呋塞米的效能最高。临床应用时，要综合考虑同类药的强度和效能，强度高的药用量小，而效能高的药物效应强，效能高的药物可取得更强的治疗效果。

（3）量 – 效变化速度：是以曲线的斜率（slope）来表示，斜率大的药物剂量稍有增减，效应即有明显变化，斜率小的药物效应较温和。

3. 半数效应量 表示在一定范围内药物效应随着剂量的变化而变化的规律，药理效应可以是治疗作用、毒性反应或致死。S形曲线在效应50%处的剂量为半数效应量。如效应为疗效，则称为半数有效量（median effective dose，ED_{50}），即引起50%最大反应强度或引起50%实验对象出现阳性反应时的药物剂量；如效应为中毒反应，则为半数中毒剂量（median toxic dose，TD_{50}）；如效应为死亡，则为半数致死量（median lethal dose，LD_{50}）。

4. 治疗指数（therapeutic index，TI） 表示药物安全性的指标，$TI=LD_{50}/ED_{50}$ 或 $TI=TD_{50}/ED_{50}$。此数值越大，表示有效剂量与致死剂量（或中毒剂量）间距离越大，越安全。TI只适用于治疗效应和致死效应的量 – 效曲线相互平行的药物。*TI*是粗略的、相对的理论参数，不能完全反映药物的医疗价值。评价药物的安全性时，还应参考安全指数（safety index，SI），$SI=LD_1/ED_{99}$，或安全范围（margin of safety）即 ED_{95} 与 LD_5 之间的距离。

［常考考点］半数有效量的概念：引起50%最大反应强度或引起50%实验对象出现阳性反应时的药物剂量。

要点二 药物的不良反应

药物不良反应（adverse reaction）是指药物产生的不符合用药目的或对病人不利的反应。

1. 副作用（side reaction） 指药物在治疗剂量时产生与治疗目的无关的作用。由于药物的选择性低，副作用可随治疗目的而改变。当某一作用作为治疗作用时，其他作用则成为副作用。如阿托品治疗胃肠痉挛时出现的口干为副作用，用于麻醉时可减少呼吸道腺体分泌是治疗作用。治疗剂量下与治疗作用同时发生的药物固有的作用，通常不可避免，可给病人带来不适或痛苦，大多是可自行恢复的功能性变化。

2. 毒性反应（toxic reaction） 指药物剂量过大或用药时间过长引起的机体损害性反应，一般较严重，是可以预知的。毒性反应主要是对神经、消化、血液、循环系统及肝、肾等重要器官造成功能性或器质性的损害，甚至可危及生命。因剂量过大而立即发生，称为急性毒性；或因长期使用而逐渐发生，称为慢性毒性。试图用增加剂量或疗程来增强疗效，其有效性有限，甚至是很危险的。

3. 变态反应（allergic reaction） 也称过敏反应（anaphylaxis），是指少数人对某些药物产生的病理性免疫反应。只发生于少数过敏体质者，与原药理作用、使用剂量及疗程无明显关系，在远远低于治疗量或第一次治疗应用时也可发生严重反应。变态反应通常分为4种类型，即速发型变态反应、细胞毒型变态反应、免疫复合体型变态反应和迟发型变态反应。临床表现有药热、皮疹、哮喘、溶血性贫血、类风湿关节炎等，严重时也可引起过敏性休克。

4. 后遗效应（residual effect） 是指停药后血药浓度已降至阈浓度以下时仍残存的药理效应。如服用巴比妥类催眠药后，次晨仍有困倦、头昏、乏力等反应。

5. 继发反应（secondary reaction） 是指药物发挥治疗作用所引起的不良后果，又称治疗矛盾。如长期服用广谱抗生素后，肠道内一些敏感的细菌被抑制或杀灭，使肠道菌群的共生平衡状态遭到破坏，而一些不敏感的细菌如耐药葡萄球菌、白色念珠菌等大量繁殖，导致葡萄球菌性肠炎或白色念珠菌病等。

6. 致畸作用（teratogenesis）、致癌作用（carcinogenesis）、致突变作用（mutagenesis） 有些药物能影响胚胎正常发育而引起畸胎，在怀孕的头 3 个月内（胚胎发育分化很快）尽量以不用药为宜；某些药物可能有致癌作用、致突变作用，应予警惕。

7. 特异质反应（idiocrasy） 是指少数患者对某些药物特别敏感，其产生的作用性质可能与常人不同。但其反应性质与药物的固有药理作用相关，且严重程度与剂量成正比。目前认为，这是一类先天性遗传异常所致的反应。如红细胞葡萄糖 -6- 磷酸脱氢酶缺损者服用伯氨喹时可发生严重的溶血性贫血；维生素 K 环氧化物还原酶变异者对华法林的抗凝血作用耐受；先天性血浆胆碱酯酶缺乏者在使用骨骼肌松弛药时可产生呼吸肌麻痹、严重窒息的特异质反应。这些都是遗传因素决定的异常。

8. 药物依赖性（drug dependence） 是指病人连续使用某些药物以后，产生的一种不可停用的渴求现象。可分为生理依赖性和精神依赖性。

（1）生理依赖性（physiological dependence）：也称躯体依赖性或成瘾性，是指反复使用某些药物后造成的一种身体适应状态。其特点是一旦中断用药，即可出现强烈的戒断症状，如剧烈疼痛、严重失眠等，使患者变得身不由己，甚至为获取这些药物而不顾一切，走向严重犯罪。其原因可能是机体已产生了某些生理生化的变化。

（2）心理依赖性（psychological dependence）：也称精神依赖性或习惯性，是指使用某些药物以后可产生快乐满足的感觉，并在精神上形成周期性不间断使用的欲望。其特点是一旦中断使用，不产生明显的戒断症状，可出现身体多处不舒服的感觉，但可以自制。其原因可能只是一种心理渴求，是主观精神上的渴望，机体无生理生化改变。

根据国际禁毒公约规定，依赖性药物分为三大类：①麻醉药品（包括阿片类、可卡因类、大麻类，可产生生理依赖性）。②精神药品（包括镇静催眠药和抗焦虑药、中枢兴奋药、致幻剂）。③其他（包括烟草、酒精等，可产生心理依赖性）。我国对前两类药品的生产、供应和使用均有严格规定，严禁滥用。

［常考考点］药物不良反应的概念及类型。

要点三　药物作用的主要机制（受体激动药与拮抗药的基本概念）

药物作用的主要机制主要分为受体机制和非受体机制两大类。

（一）受体机制

大多数药物是通过和生物机体的大分子成分的相互作用而产生药理学作用的。这些相互作用改变了所作用的相关大分子的功能，从而引发生物化学和生理学变化，导致药物的特异性效应。这些和药物发生相互作用的大分子即是受体。因此，受体是大多数药物的作用靶点，它与药物的相互作用是大多数药物产生药理作用的机制。

1. 受体（receptor） 是存在于细胞膜或细胞内的一种能选择性地同相应的递质、激素、自体活性物质或药物等相结合，并能产生特定生理效应的大分子物质（主要为糖蛋白或脂蛋白，也可以是核酸或酶的一部分）。

2. 受体激动药与拮抗药 药物是否和特异性受体有亲和力是能否激活或阻断受体的前提。但和受体结合后能产生多大的效应则决定于药物激活受体的能力，即内在活性大小。根据药物的内在活性，可把作用于受体的药物分为激动药、拮抗药和部分激动药三类。

（1）激动药（agonist）：是指对受体既有亲和力又有很强的内在活性，因而能有效激活受体，产生激动效应。根据内在活性大小，又分完全激动药及部分激动药。如吗啡是阿片受体完全激动药，能发挥强大镇痛效应。但有的药物虽对其特异性受体有亲和力，能和受体结合，但内在活性弱，最大效应低于激动药，这类药物称为部分激动药（partial agonist）。这类药物单独应用可产生效应，但与同一受体的激动药合用时，能拮抗激动药的效应。如喷他佐辛是阿片受体的部分激动药，单独应用有较强的镇痛作用，但与吗啡合用时，则减弱吗啡单用时的镇痛作用。

（2）拮抗药（antagonist）：又称阻滞药（blockers），是指具有较强的亲和力，而无内在活性的药物。这些药物与受体结合后不能产生该受体兴奋的效应，却占据了受体而拮抗激动药兴奋该受体的作用。如阿托品与 M 受体结合后，拮抗乙酰胆碱及毛果芸香碱的作用，表现出胃肠平滑肌松弛等。拮抗药按作用性质分为竞争性拮抗药和非竞争性拮抗药两类。

1）竞争性拮抗药（competitive antagonist）：可与激动药竞争相同受体，拮抗激动药的作用，且其拮抗作用可随增大激动药浓度而逆转，而激动药仍可达到与其单用时相同的最大效应，故拮抗作用是可逆的。一定量的竞争性拮抗药存在时，再测定激动药的累计浓度效应曲线，可见量 - 效曲线平行右移，斜率和最大效应不变。

2）非竞争性拮抗药（noncompetitive antagonist）：能不可逆地作用于某些部位而妨碍激动药与受体结合，并拮抗激动药的作用。其拮抗作用也可通过增大激动药浓度而逆转，但激动药不断提高浓度仍不能达到与其单独使用时相同的最大效应。一定量的非竞争性拮抗药存在时，再测定激动药的累计浓度效应曲线，可见量－效曲线下移，斜率降低，最大效应降低。

（二）非受体机制

除了作用于受体外，某些药物还可通过其他机制产生药理学效应，如影响酶活性、影响离子通道、影响细胞的代谢、影响免疫功能及通过简单的理化作用等。

［常考考点］激动药和拮抗药的概念。

细目二 药物代谢动力学

【考点突破攻略】

要点一 药物的吸收、分布、转化、排泄及其影响因素

（一）吸收

吸收（absorption）指药物由给药部位进入血液循环的过程。静脉注射和静脉滴注，药物直接进入血液，没有吸收过程。不同给药途径吸收快慢依次为：吸入＞肌内注射＞皮下注射＞舌下＞口服＞直肠＞皮肤。常用的给药途径有：

1. 消化道给药

（1）口服给药（oral administration）：是常用的给药途径，吸收部位为胃肠道。影响吸收的主要因素有药物理化性质（脂溶性、解离度等），剂型（包括赋形剂），溶出度（包括崩解度）；消化道稳定性；胃肠功能（蠕动功能、血流量）；首过消除；其他（如胃肠内 pH、食物、肠内细菌对药物的代谢等）。

首过消除（first-pass elimination）或首过效应（first pass effect），是指药物在胃肠道吸收后都要先经门静脉进入肝脏，再进入体循环，其在肠黏膜和肝脏中极易被代谢灭活，使进入体循环的药量减少的现象。首过消除明显的药物不宜口服给药（如硝酸甘油，首过消除约 95%）。但首过消除现象也有饱和性，若剂量加大，口服仍可使血中药物浓度明显升高。

小肠是绝大多数药物吸收的主要场所，这是因为小肠 pH 范围较广（pH 4.8 ～ 8.2），能满足绝大多数药物吸收对 pH 值的要求；小肠黏膜表面有丰富的绒毛，绒毛上皮细胞为单细胞，吸收面积大（约 $300m^2$）；药物在小肠中移动速度较慢（4 ～ 5 小时才达回盲部）而停留时间长，故吸收充分。一般情况下，非解离型药物的吸收率远较解离型的为高；因胃黏膜表面积小（约 $1m^2$）、表层有较厚的黏液膜、药物在胃中停留时间短，故吸收较少；即使药物在肠内完全解离，小肠吸收的量也比非解离型药物在胃内吸收的量多。大肠黏膜无环形皱襞和绒毛，主要功能是贮存食物残渣和吸收水分及无机盐，与药物吸收关系不大。

（2）舌下给药（sublingual）：吸收面积较小，但因血流丰富，吸收较快。药物经舌下静脉，不经肝脏而直接进入体循环，在一定程度上可避免首过消除。特别适合口服吸收时易于被破坏或首过消除明显的药物，如硝酸甘油。

（3）直肠给药（per rectum）：优点是防止药物对上消化道的刺激性。因吸收表面积很小，肠腔液体量少，pH 约 8.0，对许多药物溶解不利，吸收反不如口服给药迅速和规则。

2. 注射给药

（1）皮下注射（subcutaneous injection）、肌内注射（intramuscular injection）：是最常用的两种注射给药途径，特点是吸收迅速而完全。注射后药物可沿结缔组织迅速扩散，再经毛细血管及淋巴内皮细胞进入血液循环。该处毛细血管壁的细胞间隙宽大（600 ～ 1200nm），一般药物均可直接通过，按膜孔扩散或脂溶扩散方式迅速吸收。

（2）与口服给药相比，注射给药具有以下特点：①适用于在胃肠中易破坏或不易吸收的药物，如青霉素 G、庆大霉素。②适用于肝脏首过消除明显的药物，如利多卡因。③吸收速度取决于局部血液循环。

3. 吸入给药 即一些气体及挥发性药物经呼吸道直接由肺泡表面吸收的给药方式。由于肺泡表面积大（约 $200m^2$），与血液只隔肺泡上皮及毛细血管内皮各一层，血流量大，药物只要能到达肺泡，吸收极其迅速。气体及挥发性药物（如吸入麻醉药及亚硝酸异戊酯等）可直接进入肺泡被迅速吸收；液体药物及固体药物则需要经过雾化以后成极细颗粒方能有效吸收（颗粒直径 3 ～ 5μm 的药物可达细支气管，小于 2μm 才可进入肺泡）；较大雾粒的喷雾剂只能用于鼻咽部或气管的局部治疗（如抗菌、消炎、祛痰、通鼻塞等）。

4. 经皮给药 完整皮肤吸收较差，仅脂溶性极强的有机溶剂和有机磷酸酯类可以经皮吸收而发生中毒。一些皮肤较

单薄部位（如耳后、胸前区、阴囊皮肤部位）或有炎症等病理改变的皮肤，不少药物仍能经皮吸收。儿童的皮肤含水量高，经皮肤吸收速度比成年人快。特别是当药物中加入了促皮吸收药如氮酮、二甲基亚砜、月桂酸等制成贴皮药或软膏，经皮给药（transdermal）后都可到达局部或全身，如硝苯地平、雌二醇、芬太尼等制成的贴皮剂。

[常考考点] 首过消除的概念：口服给药时，有些药物在进入体循环之前首先在胃肠道、肠黏膜细胞和肝脏被灭活代谢，导致进入体循环的药量减少，药效降低。

（二）分布

药物分布（distribution）指药物吸收后随血液循环到各组织器官的过程。各组织器官药物的分布是不均匀和动态变化的。药物作用的快慢和强弱，主要取决于药物分布进入靶器官的速度和浓度。而药物消除的快慢，则主要取决于药物分布进入代谢和排泄器官（肝脏、肾脏）的速度。

影响药物分布的因素

（1）血浆蛋白结合率：药物吸收后都可不同程度地与血浆蛋白结合，不同药物的结合率差异较大。药物与血浆蛋白结合后，不能透出血管到达靶器官，也不会到达代谢器官被代谢，暂时失去活性，可视为药物在体内的一种暂时贮存形式，只有游离型的药物才有药理活性。药物与血浆蛋白的结合是疏松可逆的，当血液中游离型药物减少时，结合型药物又可转化为游离型，透出血管，恢复其药理活性。游离和非游离型药物在血管中始终处于一种动态变化过程。

由于血浆蛋白总量和结合能力有限，药物与血浆蛋白的结合是非特异性的（即多种药物均可竞争性地与血浆蛋白结合）。当同时使用两种或两种以上的药物时，因相互间竞争与血浆蛋白结合，使其中某些药物游离型增加，药理作用或不良反应明显增强。如口服抗凝药香豆素类与解热镇痛药阿司匹林合用时，将导致抗凝过度，发生出血倾向。对于血浆蛋白结合率高、分布容积小、消除慢或治疗指数低的药物，临床上应注意调整剂量；当血液中血浆蛋白过少（如慢性肾炎、肝硬化）或变质（如尿毒症）时，可与药物结合的血浆蛋白减少，也容易发生药物作用的增强或中毒。

（2）体内屏障

①血脑屏障（blood-brain barrier）：指脑的血液与脑细胞外液及脑脊液间的屏障。对药物的通过具有重要屏障作用，有利于维持中枢神经系统内环境的相对稳定。脑内的毛细血管内皮细胞间连接紧密，间隙较小，基底膜外还有一层星状胶质细胞包围，药物一般很难进入脑脊液和脑细胞内。只有脂溶性高、分子量较小及少数水溶性药物可以通过血脑屏障。治疗流行性脑脊髓膜炎应选用易进入脑脊液的药物磺胺嘧啶。

②胎盘屏障（placental barrier）：指胎盘绒毛与子宫血窦间的屏障，能将母体与胎儿的血液隔开。但对药物而言，其通透性和毛细血管无明显区别，几乎所有药物都能穿过胎盘屏障进入胎儿体内，只是程度和快慢不同。妊娠期间应特别注意某些药物进入胎儿循环的毒性作用和妊娠早期引起畸胎的危险。

（3）体液 pH 值：药物的 pK_α 及体液的 pH 是决定药物分布的另一因素。细胞内液 pH（约 7.0）略低于细胞外液（约 7.4），一般弱碱性药物在细胞内浓度较高，而弱酸性药物则在细胞外液中浓度高。弱酸性药物苯巴比妥中毒时，用碳酸氢钠碱化血液及尿液不仅可使脑细胞中药物迅速向血浆转移，并可减少药物在肾小管中的重吸收，加速自尿中的排泄，使病人迅速脱离危险。

（4）器官血流量：肝、肾、脑、肺等高血流量器官，药物分布快且含量较多，皮肤、肌肉等低血流量器官，药物分布慢且含量较少。有些药物首先向血流量大的器官分布，然后向血流量少的组织转移，如静注硫喷妥钠后，先在血流量丰富的脑中迅速发挥麻醉效应，然后迅速向体内血流较少的脂肪组织转移，使其麻醉作用在数分钟内又迅速消失。此现象称为药物的再分布。其他如局部器官的血流量及药物与某些组织器官的亲和力（如碘可集中分布于甲状腺组织中）等因素也会影响药物的分布。

[常考考点] 血脑屏障和胎盘屏障的作用。

（三）转化

药物的转化或生物转化（biotransformation）是指药物作为外源性活性物质在体内发生的化学结构改变。体内能够使药物发生转化的器官主要是肝脏，其次是肠、肾、肺等组织。

1. 药物转化的方式与步骤 转化过程一般分两个时相：第Ⅰ时相是氧化、还原、水解过程，该过程使药物分子结构中引入或暴露出极性基团，如产生羟基、羧基、巯基、氨基等；第Ⅱ时相是结合过程，该过程在药物分子结构中暴露出的极性基团与体内的化学物质如葡萄糖醛酸、硫酸、甘氨酸、谷胱甘肽等经共价键结合。

2. 药物转化的意义 绝大多数药物经过转化后，药理活性都减弱或消失，称为灭活（inactivation）。但也有极少数药物经转化后才出现药理活性，称为活化（activation），如阿司匹林（乙酰水杨酸钠）只有在体内脱去乙酰基，转化为水杨酸才具有药理活性。大多数脂溶性药物经过转化生成易溶于水且极性高的代谢物，以利迅速排出体外。

3. 药物转化酶系统 药物在体内的转化必须在酶的催化下才能进行。催化酶分为两类：①专一性酶，如胆碱酯酶、单胺氧化酶等，分别转化乙酰胆碱和单胺类等一些特定的药物或物质。②非专一性酶，是混合功能氧化酶系统，一般称为肝脏微粒体细胞色素 P_{450} 酶系统（简称肝微粒体酶），因存在于肝细胞内质网上而又称“肝药酶”。细胞色素 P_{450}（cytochrome P_{450}，CYP）酶系是一个超家族，包含多种异构酶，能催化数百种药物的转化，现已在人体中分离出几十种具有功能活性的 P_{450} 酶系。根据氨基酸序列的同一性分为 17 个家族和许多亚型。肾上腺、肾、肺、胃肠黏膜及皮肤等组织中也有少量存在。肝药酶系统主要由 3 部分组成：血红蛋白类（包括细胞色素 P_{450}、细胞色素 b_5）、黄素蛋白类（包括还原型辅酶Ⅱ－细胞色素 P_{450} 还原酶、还原型辅酶Ⅰ－细胞色素 b_5 还原酶）、磷脂类（主要是磷脂酰胆碱）。其中最关键的酶为细胞色素 P_{450}。

4. 药酶诱导药和抑制药 肝药酶是药物在机体内转化的主要酶系统，特点是：①选择性低，能同时催化多种药物。②变异性较大，常因遗传、年龄、营养状态、机体状态、疾病的影响，而出现明显的个体差异。③药酶活性易受药物的影响而出现增强或减弱。凡能够增强药酶活性的药物称为药酶诱导药（enzyme inducer）；能够减弱药酶活性的药物称为药酶抑制药（enzyme inhibitor）。常见药酶诱导剂有：苯巴比妥、保泰松、苯妥英钠等；常见药酶抑制剂有：异烟肼、双香豆素，西咪替丁等。药酶诱导药和药酶抑制药不仅可增强或减弱药物自身的转化，导致药物本身效应强弱的变化。当合并使用其他药物时，药酶诱导药和抑制药还可使其他药物的效应比单用时增强或减弱。

［常考考点］肝药酶的特点。药酶诱导药和药酶抑制药的概念。

（四）排泄及其影响因素

药物的排泄（excretion）是指药物及其代谢物被排出体外的过程。排泄是药物最后被彻底消除的过程。肾脏是最主要的排泄器官，非挥发性药物主要由肾脏随尿排出；气体及挥发性药物则主要由肺随呼气排出；某些药物还可从胆汁、乳腺、汗腺、唾液腺及泪腺等排出体外。

1. 肾脏 药物及其代谢产物经肾脏排泄主要决定于肾小球滤过、肾小管被动重吸收和肾小管主动分泌。肾小球毛细血管的基底膜通透性较大，绝大多数游离型药物及其代谢产物均可滤过进入肾小管腔内。其中脂溶性高、非解离型的药物和代谢产物又可经肾小管上皮细胞重吸收入血。尿液 pH 值影响药物的解离度从而影响排泄。当苯巴比妥、水杨酸等弱酸性药物中毒时，碱化尿液可使药物的重吸收减少、排泄增加而解救药物中毒。

少数药物经肾小管主动分泌排泄，属于主动转运过程。肾小管上皮细胞有两类转运系统，分别转运弱酸性或弱碱性药物。分泌机制相同的两类药合用并经同一载体转运时，可发生竞争性抑制，如丙磺舒可抑制青霉素的主动分泌，依他尼酸可抑制尿酸的主动分泌等。肾脏排泄药物的多少，还与药物和血浆蛋白的结合率及肾血流量等因素有关。

2. 胆汁 某些药物经肝脏转化为极性较强的水溶性代谢产物，也可自胆汁排泄，由胆汁排入肠腔并随粪便排出。有些药物可经肠黏膜上皮细胞吸收，经门静脉、肝脏重新进入体循环。这种小肠、肝脏、胆汁间的循环过程称为肝－肠循环（hepato-enteral circulation）。某些肝－肠循环明显的药物（如洋地黄毒苷、地高辛、地西泮），其药物的作用时间会延长。

3. 其他途径 药物还可通过唾液、乳汁、汗液、泪液等排泄。乳汁 pH 略低于血浆，弱碱性药物（如吗啡、阿托品）可以较多地自乳汁排泄，哺乳婴儿可能因此受影响。由于药物可自唾液排泄，现在临床上可用唾液代替血液标本进行血药浓度的监测。

［常考考点］非挥发性药物主要由肾脏随尿排出；气体及挥发性药物则主要由肺随呼气排出。

要点二　半衰期和连续多次给药的药－时曲线

1. 半衰期（half-life time，$t_{1/2}$） 一般是指血药浓度下降一半所需要的时间，也称血浆半衰期。绝大多数药物在体内属一级动力学消除，$t_{1/2}$ 是固定值，即 $t_{1/2}=0.693/K_e$。K_e 是消除速率常数，指单位时间内药物消除的百分率。它反映了药物消除的快慢，K_e 值大，说明消除速率快。

$t_{1/2}$ 的意义在于反映药物消除快慢的程度。按 $t_{1/2}$ 长短将药物分为 5 类：超短效 $t_{1/2} \leq 1$ 小时，短效为 1 ～ 4 小时，中效为 4 ～ 8 小时，长效为 8 ～ 24 小时，超长效＞ 24 小时。肝肾功能不良者，绝大多数药物 $t_{1/2}$ 延长，通过测定病人肝肾功能调整用药剂量或给药间隔。

2. 连续多次用药的药－时曲线 临床上连续多次给药，若每隔 1 个 $t_{1/2}$ 用药一次，则经过 4 ～ 6 个 $t_{1/2}$ 后体内药量可达稳态水平的 93.5% ～ 98.4%。这个相对稳态的水平称为稳态血药浓度（steady-state plasma concentration，C_{ss}），也称坪值（plateau）。此时给药量与消除量达到相对的动态平衡。若能将坪值控制在治疗血药浓度范围内是最理想的状况，如每隔一个 $t_{1/2}$ 给药一次，采用首次剂量加倍的方法可迅速达到稳态血药浓度。

［常考考点］半衰期的概念：指血药浓度下降一半所需要的时间。

细目三　影响药物效应的因素

【考点突破攻略】

要点　药物因素（药动学因素、药效学因素和特殊人群因素）

药物在体内的相互作用包括药动学因素、药效学因素及特殊人群因素。影响药物作用的因素有药物因素与机体因素。药物因素中，除药物的剂型、剂量和给药方式等因素外，临床联合用药往往会发生相互影响，其中药动学因素与药效学因素是主要方面；儿童、老年人和女性则是机体因素的主要人群。

（一）药动学因素

1. 妨碍吸收

（1）改变胃肠道 pH：如抗酸药可增加弱酸性药物如磺胺类、氨苄青霉素的解离度，因而吸收减少，但可促进某些弱碱性药物的吸收。

（2）吸附、络合或结合：①氢氧化铝凝胶可吸附氯丙嗪。②考来烯胺能与洋地黄、性激素、甲状腺素、四环素、保泰松、苯巴比妥、口服抗凝血药、噻嗪类利尿药等结合；③四环素类与钙、镁或铝等离子能形成不溶性络合物。④浓茶中含大量鞣酸，可与铁制剂或生物碱发生沉淀，因而阻碍吸收。

（3）影响胃排空和肠蠕动：多数药物主要在小肠上段吸收，抗胆碱药能延缓胃排空，减慢肠蠕动，使同服的对乙酰氨基酚吸收减慢，也可使部分在胃肠道破坏的左旋多巴吸收量大大减少。

（4）改变肠壁功能：如细胞毒类药物会损伤肠黏膜，减少其他药的吸收。

2. 竞争血浆蛋白结合　许多药物能与血浆蛋白呈可逆性结合，酸性药物与血浆蛋白的结合要比碱性药物的结合更强。如乙酰水杨酸、对乙酰氨基酚与血浆蛋白结合力强，可将双香豆素类从血浆蛋白结合部位置换出来，抗凝血作用增强。早产儿或新生儿服用磺胺类或水杨酸类，由于药物与血浆蛋白结合，可将胆红素从血浆蛋白结合部位置换出来，引起核黄疸。

3. 影响生物转化

（1）影响肝药酶：许多药物诱导或抑制肝药酶而影响其他药物在体内的生物转化，从而使其半衰期、药理作用及不良反应等发生改变。如异烟肼能抑制肝药酶，可使同时合用的甲苯磺丁脲的药理作用和毒性增加；别嘌呤醇能抑制黄嘌呤氧化酶，使 6- 巯基嘌呤及硫嘌呤的代谢减慢、毒性增加。

（2）影响非微粒体酶：改变受此酶代谢的药物生物转化，如单胺氧化酶抑制药可延缓单胺类药物代谢，使这些药物的升压作用和毒性反应增加。

4. 影响药物排泄

（1）影响尿液 pH：有些药物影响尿液 pH，从而影响药物的解离度，尿液呈酸性时可使弱碱性药解离型增多，使抗组胺药等在肾小管的重吸收减少，排出量增加。同样，尿液呈碱性时可使弱酸性药排出量增多。

（2）竞争转运载体：许多弱酸性药物及其代谢产物可从肾近曲小管主动转运分泌，如水杨酸类、丙磺舒、噻嗪类、乙酰唑胺、呋塞米、对氨基水杨酸、青霉素、头孢噻啶等。当这些药物合用时，排泄均可减少，使作用或毒性增加。

［常考考点］药动学因素。

（二）药效学因素

1. 协同作用（synergism）　<u>指药物合用后原有作用或毒性增加</u>，可分为 3 种情况。

（1）相加作用（additive effect，summation）：两药合用后的作用是两药分别作用的代数和，如阿司匹林与对乙酰氨基酚合用时，解热镇痛作用相加；链霉素、庆大霉素、卡那霉素或新霉素之间联合用药时，对听神经和肾脏的毒性反应相加。

（2）增强作用（potentiation）：两药合用后的作用大于它们分别作用的代数和，如磺胺甲唑与甲氧苄啶合用，使抗菌作用增加数倍至数十倍，甚至出现杀菌作用。

（3）增敏作用（sensitization）：指一种药可使组织或受体对另一种药的敏感性增强，如可卡因可抑制交感神经末梢对去甲肾上腺素的再摄取，使去甲肾上腺素或肾上腺素作用增强。

2. 拮抗作用（antagonism）　<u>指药物合用后原有作用或毒性减弱</u>。根据其产生机制可分为 4 种情况，即药理性、生理性、生化性、化学性拮抗，前两种情况较重要。

（1）药理性拮抗（pharmacological antagonism）：即一种药物与特异性受体结合，阻止激动药与此种受体结合，如纳洛酮可拮抗吗啡的作用，普萘洛尔可拮抗异丙肾上腺素的作用。

（2）生理性拮抗（physiological antagonism）：即两个激动药分别作用于生理作用相反的两个特异性受体，如组胺可作用于 H_1 受体，引起支气管平滑肌收缩；肾上腺素可作用于 β 受体，使支气管平滑肌松弛。

（3）化学性拮抗（chemical antagonism）：如重金属或类金属可与二巯基丙醇结合成络合物而排泄，中毒时可用其解救；肝素是抗凝血药，带强大负电荷，过量可引起出血，此时可静脉注射鱼精蛋白，后者是带强正电荷的蛋白，能与肝素形成稳定的复合物，使肝素的抗凝血作用迅速消失。

（4）生化性拮抗（biochemical antagonism）：即拮抗作用通过生化反应而产生，如苯巴比妥能诱导肝药酶，使苯妥英钠等药的代谢加速，作用减弱。

［常考考点］药物的协同作用和拮抗作用。

（三）特殊人群因素

1. 儿童 人体的许多生理功能、体液或脂肪与体重的比例、血浆蛋白含量、代谢酶的活性等，因年龄不同可出现较大差异，从而影响药物的药效学和药动学。

①药物的吸收：新生儿胃液的 pH 较低，胃内容物的排出也比较需要时间，药物的吸收比较慢。但 β－内酰胺类抗生素药物也因此在胃内的分解减少，吸收反而较成人为好。②药物的分布：新生儿的血浆蛋白低于成年人，因此当给予蛋白质结合率高的药物时，游离型药物的浓度会增加，易引起毒性反应。③药物的代谢：新生儿期肝脏功能尚未完全发育好，但随后一年内即可发育成熟，而其肝脏的重量占体重的比例较成人为高（1～2岁最高），因此对某些药物来说（如茶碱类），婴儿期以后的肝脏代谢功能按体重计算，则相对较成人为高。新生儿期的硫酸结合功能与成人无异，但甘氨酸和葡萄糖醛酸的结合功能还比较差，因此新生儿对胆红素、氯霉素结合代谢不足，易发生高胆红素血症和灰婴综合征。④药物的排泄：新生儿的肾小球滤过率和肾小管分泌功能都比较差，因此对氨基糖苷类和青霉素类的清除率比较低，需要 6 个月才能达到成人水平。

2. 老年人 老年人由于生理功能逐渐减退，血浆蛋白浓度降低，肝血流和肝药酶的活性降低，肾血流、肾小球滤过和肾小管功能减弱而使药物的消除减慢，虽然对药物的吸收功能也降低，但综合结果是血中的游离型药物浓度增多，作用或毒性增强。

3. 女性 女性有月经、妊娠、分娩、哺乳期等特点，用药时应注意。月经期和妊娠期禁用剧泻药和抗凝血药，以免月经过多、流产、早产或出血不止。有些药物能通过胎盘进入胎儿体内，对胎儿生长发育和活动造成影响，严重的可导致畸胎，故妊娠期用药应十分慎重。临产前禁用吗啡，以免抑制胎儿的呼吸。哺乳期用药应注意某些药物从乳汁排出影响乳儿。

［常考考点］特殊人群药物代谢的特点。

【例题实战模拟】

A1 型题

1. 药物在适当剂量时只对少数器官或组织产生明显作用，这种特性称为

A. 安全性　B. 有效性　C. 耐受性　D. 选择性　E. 敏感性

2. 下列关于药物不良反应的叙述，错误的是

A. 治疗量时出现的与治疗目的无关的反应　B. 难以避免，停药后可恢复　C. 常因剂量过大引起
D. 常因药物作用选择性低引起　E. 副作用与治疗目的是相对的

3. 机体对青霉素最易产生的不良反应是

A. 后遗效应　B. 停药反应　C. 特异质反应　D. 副反应　E. 变态反应

4. 下列有关胎盘屏障的叙述，错误的是

A. 是胎盘绒毛与子宫血窦间的屏障　B. 通透性与一般毛细血管相同　C. 几乎所有药物均可通过
D. 可阻止药物从母体进入胎儿血循环中　E. 妊娠妇女原则上应禁用一切影响胎儿发育的药物

5. 某药半衰期为 5 小时，1 次用药后从体内基本消除（消除 95% 以上）的最短时间是

A. 10 小时左右　B. 1 天左右　C. 2 天左右　D. 5 天左右　E. 10 天左右

6. 下列关于药物代谢的说法，正确的是

A. 只有排出体外才能消除其活性　　B. 药物代谢后肯定会增加水溶性
C. 肝脏代谢和肾脏排泄是两种主要消除途径　　D. 药物代谢后肯定会减弱其药理活性
E. 药物只有分布到血液外才会消除效应

7. 血脑屏障的作用是
A. 阻止所有细菌进入大脑　B. 使药物不易穿透，保护大脑　C. 阻止药物进入大脑
D. 阻止外来物进入脑组织　E. 只有脂溶性低、分子量较大及少数水溶性药物可以通过血脑屏障

8. 半数有效量是指
A. 引起 50% 动物死亡的剂量　B. 达到 50% 有效血浓度的剂量　C. 引起 50% 动物产生阳性反应的剂量
D. 和 50% 受体结合的剂量　E. 引起 50% 动物中毒的剂量

9. 血浆药物浓度下降一半所需的时间指的是
A. 生物利用度　B. 血浆半衰期　C. 稳态血浓度　D. 治疗指数　E. 坪值

10. 副作用是指
A. 与治疗目的无关的作用　B. 用药量过大或用药时间过久引起的　C. 用药后给病人带来的不舒适反应
D. 停药后，残存药物引起的反应　E. 在治疗剂量出现与治疗目的无关的作用

11. 酸性药物过量中毒，为加速排泄，可以
A. 碱化尿液，减少重吸收　B. 酸化尿液，促进吸收　C. 碱化尿液，促进肾小管重吸收
D. 酸化尿液，减少吸收　E. 以上都不对

12. 下列给药途径存在首过效应的是
A. 口服　B. 静脉注射　C. 直肠给药　D. 肌内注射　E. 舌下给药

【参考答案】

1. D　2. C　3. E　4. D　5. B　6. C　7. B　8. C　9. B　10. E　11. A　12. A

第二单元　拟胆碱药

细目一　M 受体兴奋药

【考点突破攻略】

M 受体兴奋（激动）药，又称节后拟胆碱药，主要激动 M 受体，产生 M 样作用，如毛果芸香碱。

要点　毛果芸香碱的作用、应用、不良反应

毛果芸香碱（pilocarpine，匹罗卡品）是从美洲毛果芸香属植物叶中提取的生物碱，现已能人工合成。

1. 作用　对眼和腺体的选择性较高。

（1）缩瞳、降低眼内压和调节痉挛

①缩瞳：虹膜内有两种平滑肌，一是瞳孔括约肌（受动眼神经的副交感神经纤维—胆碱能神经支配），二是瞳孔扩大肌（受肾上腺素能神经支配）。毛果芸香碱可激动瞳孔括约肌的 M 胆碱受体，使瞳孔括约肌收缩，瞳孔缩小。

②降低眼内压：房水是由睫状体上皮细胞分泌及血管渗出而产生，由眼后房经瞳孔流入前房，使眼球内具有一定压力（即眼内压）。房水回流障碍可使眼内压升高，导致青光眼。毛果芸香碱使瞳孔括约肌收缩，虹膜向眼球中心方向拉紧，虹膜根部变薄，从而使处在虹膜周围部分的前房角间隙扩大，房水易于通过巩膜静脉窦进入循环，房水回流通畅，使眼内压下降。

③调节痉挛：眼睛能使晶状体聚焦以适应近视或远视的需要，称为调节。这种调节功能主要取决于晶状体的曲度变化。悬韧带受睫状肌控制，睫状肌由环状和辐射状两种平滑肌纤维组成，其中以胆碱能神经（动眼神经）支配的环状肌纤维为主。动眼神经兴奋时，环状肌向瞳孔中心方向收缩，结果使悬韧带松弛，晶状体变凸，屈光度增加，调节于近视。毛果芸香碱作用于睫状肌 M 受体，使远物难以清晰地成像于视网膜上，故看近物清楚，看远物模糊，这一作用称为调节

痉挛。

（2）促进腺体分泌：尤以增加汗腺和唾液腺的分泌最为明显，对泪腺、胃腺、胰腺、小肠腺体和呼吸道腺体分泌也有增加作用。

（3）兴奋平滑肌：能兴奋肠道平滑肌，支气管平滑肌，子宫、膀胱及胆道平滑肌。

2. 应用

（1）青光眼：分为闭角型和开角型两种，主要特征是由于眼内压升高而引起头痛、视力减退，严重时可致失明。闭角型为急性或慢性充血性青光眼，表现为前房角狭窄，房水回流受阻而使眼内压升高。毛果芸香碱能使前房角间隙扩大，房水回流通畅，眼内压迅速降低，因而主要用于治疗闭角型青光眼。开角型为慢性单纯性青光眼，主要是因小梁网本身及巩膜静脉窦发生变性或硬化，阻碍了房水循环，引起眼内压升高。毛果芸香碱对此型疗效较差，其机制可能是通过扩张巩膜静脉窦周围的小血管及收缩睫状肌，使小梁网结构发生改变而使眼内压下降。

临床常配成 1% ～ 2% 溶液滴眼。滴眼后易透过角膜进入眼前房，作用迅速，10 分钟起效，0.5 小时缩瞳作用达高峰，降低眼内压作用可维持 4 ～ 8 小时，调节痉挛作用在 2 小时左右消失。作用温和而短暂，用药间隔时间宜短。水溶液比较稳定，易于保存。

（2）虹膜睫状体炎：与扩瞳药交替使用，使瞳孔时扩时缩，可防止虹膜与晶状体粘连。

（3）其他：口服可用于缓解放疗后的口腔干燥，但增加唾液分泌同时也会增加汗腺分泌。

3. 不良反应 过量或吸收较多，可引起全身性反应，如流涎、出汗、恶心、呕吐等。主要由于其 M 样作用所致，可用阿托品拮抗。滴眼时应压迫眼内眦，避免药液流入鼻腔后被吸收。

［常考考点］毛果芸香碱对眼睛的调节作用是缩瞳、降低眼内压、调痉挛；主要适应证是闭角型青光眼。

细目二　抗胆碱酯酶药

【考点突破攻略】

抗胆碱酯酶药是指通过抑制胆碱酯酶，使胆碱能神经末梢所释放的 Ach 水解减少，造成突触间隙 Ach 浓度增高而发挥间接拟胆碱的作用。根据与胆碱酯酶结合形成复合物后水解速度的快慢分两类：①易逆性抗胆碱酯酶药，如新斯的明等。②难逆性抗胆碱酯酶药，如有机磷酸酯类。

要点　新斯的明的作用、应用、不良反应

新斯的明（neostigmine）是人工合成品，属二甲氨基甲酸酯类。脂溶性低，口服吸收少且不规则，一般口服剂量为皮下注射量的 10 倍以上。不易透过血脑屏障，无明显的中枢作用。不易透过角膜进入前房，对眼的作用较弱。

1. 作用 抑制胆碱酯酶活性。其特点为对骨骼肌作用最强，对胃肠道和膀胱平滑肌作用较强，对心血管、腺体、眼和支气管平滑肌的作用较弱。

（1）兴奋骨骼肌：抑制神经肌肉接头处胆碱酯酶活性，还能直接兴奋骨骼肌运动终板上的 N_2 胆碱受体以及促进运动神经末梢释放 Ach。

（2）兴奋平滑肌：收缩胃肠道和膀胱等平滑肌。新斯的明可与 Ach 竞争与胆碱酯酶的结合，结合后形成的复合物可进一步裂解为二甲氨基甲酰化胆碱酯酶，其水解速度较乙酰化胆碱酯酶慢，故酶被抑制的时间较长，使作用维持时间延长，但较有机磷酸酯类短，属易逆性类药。

2. 应用

（1）重症肌无力：是一种自身免疫性疾病，体内产生抗 N_2 受体的抗体，使神经肌肉传递功能障碍，骨骼肌呈进行性收缩无力。表现为眼睑下垂、肢体无力、咀嚼和吞咽困难，严重者呼吸困难。皮下或肌内注射新斯的明后，15 分钟即可使症状减轻，维持 2 ～ 4 小时。除紧急情况需注射外，一般口服给药，因需经常、反复给药，应掌握好剂量，以免引起“胆碱能危象”，反使肌无力症状加重。

（2）手术后腹气胀及尿潴留：能增加胃肠蠕动和膀胱张力，从而促进排气、排尿。

（3）阵发性室上性心动过速：通过拟胆碱作用使心室频率减慢，多用于压迫眼球或颈动脉窦等兴奋迷走神经措施无效时的阵发性室上性心动过速。

（4）肌松药过量的解救：用于非去极化型骨骼肌松弛药（如筒箭毒碱）过量时的解救。

3. 不良反应 治疗量时较小，过量时可引起“胆碱能危象”，产生恶心、呕吐、腹痛、心动过缓、肌肉震颤和肌无力加重等，甚至呼吸衰竭死亡。其中M样症状可用阿托品对抗。禁用于机械性肠梗阻、支气管哮喘、尿路阻塞等。

[常考考点] 新斯的明治疗重症肌无力的机制是抑制胆碱酯酶和兴奋骨骼肌 N_2 胆碱受体。

【例题实战模拟】

A1 型题

1. 毛果芸香碱的主要适应证是

A. 青光眼 B. 角膜炎 C. 结膜炎 D. 视神经水肿 E. 晶状体混浊

2. 毛果芸香碱对眼睛作用的表现是

A. 松弛瞳孔括约肌、降低眼内压、收缩睫状肌 B. 收缩瞳孔括约肌、降低眼内压、松弛睫状肌
C. 松弛瞳孔括约肌、升高眼内压、松弛睫状肌 D. 收缩瞳孔括约肌、升高眼内压、松弛睫状肌
E. 收缩瞳孔括约肌、降低眼内压、收缩睫状肌

3. 新斯的明治疗重症肌无力的机制是

A. 兴奋大脑皮质 B. 激动骨骼肌 M 胆碱受体 C. 促进乙酰胆碱合成
D. 抑制胆碱酯酶和激动骨骼肌 N_2 胆碱受体 E. 促进骨骼肌细胞 Ca^{2+} 内流

A2 型题

4. 患者，男，45 岁。双眼睑下垂 6 ～ 7 天，逐渐加重，近一两天四肢或活动无力，晨起轻，下午重，休息后减轻，活动后加重。诊断：重症肌无力。治疗该病人最适宜的药物是

A. 毛果芸香碱 B. 毒扁豆碱 C. 新斯的明 D. 阿托品 E. 加兰他敏

B1 型题

A. 青光眼 B. 阵发性室上性心动过速 C. 有机磷酸酯类中毒
D. 琥珀胆碱过量中毒 E. 房室传导阻滞

5. 毛果芸香碱可治疗

6. 新斯的明可治疗

【参考答案】

1. A 2. E 3. D 4. C 5. A 6. B

第三单元 有机磷酸酯类中毒与胆碱酯酶复活药

细目 有机磷酸酯类中毒与胆碱酯酶复活药

【考点突破攻略】

有机磷酸酯类（organophosphates）为难逆性、持久性抗胆碱酯酶药，多易挥发，脂溶性高，与胆碱酯酶结合牢固，不易水解，使酶的活性很难恢复，造成体内 Ach 大量、持久地堆积引起中毒，作用强大而持久，可经呼吸道、消化道黏膜，甚至完整的皮肤吸收而中毒。在农业生产使用过程中，皮肤吸收是主要的中毒途径。

[常考考点] 有机磷酸酯类中毒产生 M 样症状的原因是胆碱能神经递质破坏减少。

要点一 药物解救原则

1. 急性中毒 轻度中毒以 M 样症状为主；中度中毒时除 M 样症状加重外，还出现 N 样症状；严重中毒者除 M 样和 N 样症状外，还出现中枢神经系统症状。死亡原因主要是呼吸麻痹。

除按一般的急性中毒解救原则处理外，要及早、足量、反复地使用阿托品及氯解磷定等胆碱酯酶复活药。

（1）消除毒物：将患者移离毒物现场。经皮肤中毒者，立即用温水、肥皂水清洗皮肤；经口中毒者，先抽出胃液和毒物，并用微温的 1% 盐水、1∶5000 高锰酸钾或 2% ～ 5%$NaHCO_3$ 洗胃至不再有农药味，然后再用硫酸镁导泻。敌百虫

中毒时，不宜用肥皂及碱性溶液洗胃，以免转化为敌敌畏而增加毒性；对硫磷中毒时不可用高锰酸钾洗胃，以防氧化成毒性更强的对氧磷。

（2）对症治疗：吸氧、人工呼吸、输液、用升压药及抗惊厥药等。

（3）使用解毒药物：①阿托品为特异性、高效能解毒药物，能迅速对抗体内 Ach 的 M 样作用，大剂量能解除一部分中枢症状，并兴奋呼吸中枢，故应尽早、大剂量给药。先用阿托品 2 ～ 4mg 静脉或肌内注射；如无效，每隔 5 ～ 10 分钟注射 2mg，直至 M 样症状消失或出现阿托品轻度中毒症状（阿托品化）。第 1 天用量常超过 200mg，维持 48 小时。② AchE 复活药是一类能使被有机磷酸酯类抑制的 AchE 恢复活性的药物。不但能使单用阿托品所不能控制的严重中毒病例得以解救，也可显著缩短一般中毒的病程。常用药物有氯解磷定和双复磷。中度及重度中毒时，阿托品常与胆碱酯酶复活药合用，以彻底消除病因与症状。但胆碱酯酶复活后，机体可恢复对阿托品的敏感性，易发生阿托品过量中毒，因此应适当减少阿托品的剂量。

2. 慢性中毒 可发生于长期接触农药的工人或农民。主要表现为头痛、头晕、失眠、乏力等神经衰弱症状和腹胀、多汗，偶有肌束颤动及瞳孔缩小。

目前尚缺乏有效的治疗措施，阿托品及胆碱酯酶复活药治疗都不满意。只有定期测定血中胆碱酯酶活性，如下降达 50%，应暂时避免与有机磷酸酯类接触，加强防护，对症治疗。在慢性中毒的基础上，一次稍大剂量的吸收，即可能引起急性毒性发作。

［常考考点］抢救有机磷农药中毒的常用药物为阿托品与胆碱酯酶复活药。

要点二 胆碱酯酶复活药的作用

胆碱酯酶复活药有氯解磷定、碘解磷定、双复磷等，以氯解磷定为首选药。碘解磷定为最早应用的 AchE 复活药，不良反应较多，作用较弱。双复磷（obidoxime chloride）作用与氯解磷定相似，作用较强而持久，且较易进入血脑屏障，对 M、N 样及中枢症状都有一定疗效，对大多数有机磷酸酯中毒有效。

氯解磷定（pralidoxime chloride，PAM–Cl）溶解度大，溶液稳定，无刺激性，制成注射剂供肌内或静脉注射，不良反应少，价格低廉，为首选药。

氯解磷定进入有机磷酸酯类中毒者体内，分子中带正电荷的季铵氮与被磷酰化的胆碱酯酶的阴离子以静电引力相结合，肟基以共价键与中毒酶的磷酰基相结合，所形成的复合物经裂解形成无毒的磷酰化氯解磷定从尿中排出，使胆碱酯酶游离出来而恢复水解 Ach 的活性。氯解磷定还能与体内游离的有机磷酸酯类直接结合，形成磷酰化氯解磷定由尿排出，从而阻止其继续与胆碱酯酶结合，避免了中毒过程的发展。

要点三 氯解磷定的应用

主要用于中度和重度有机磷酸酯类中毒的解救。对酶复活的效果随不同的有机磷酸酯类而异，对内吸磷、马拉硫磷和对硫磷中毒的疗效较好；对敌百虫、敌敌畏中毒的疗效稍差；对乐果中毒无效，因乐果中毒时所形成的磷酰化胆碱酯酶比较稳定，酶活性不易恢复，加之乐果乳剂还含有苯，可能同时有苯中毒。

氯解磷定恢复酶活性作用在骨骼肌的神经肌肉接头处最为明显，可使肌束颤动消失或明显减轻；因不易透过血脑屏障，需较大剂量才对中枢中毒症状有一定疗效；不能直接对抗体内已积聚的 Ach，必须与阿托品合用。对中毒过久“老化”的磷酰化胆碱酯酶解毒效果差，应及早使用。生物半衰期约 1.5 小时，抢救时需反复用药。不良反应较少，但剂量过大，可直接与胆碱酯酶结合而抑制其活性，加剧中毒。

［常考考点］氯解磷定的优点及药理作用。

【例题实战模拟】

A1 型题

1. 有机磷酸酯类中毒时，产生 M 样症状的原因是

A. 胆碱能神经递质释放增加　B. M 胆碱受体敏感性增强　C. 直接兴奋 M 受体
D. 胆碱能神经递质破坏减少　E. 抑制 Ach 摄取

2. 可使磷酰化胆碱酯酶复活的药物是

A. 阿托品　B. 毒扁豆碱　C. 毛果芸香碱　D. 新斯的明　E. 氯解磷定

3. 抢救有机磷酸酯类中毒时，下列描述不正确的是

A. 及时带离中毒现场　　B. 配合注射新斯的明　　C. 及早、足量注射阿托品
D. 清洗皮肤　　E. 使用胆碱酯酶复活药

4. 有机磷农药中毒的抢救措施是

A. 阿托品 +AchE 复活剂　　B. 毛果芸香碱 +AchE 抑制剂　　C. 阿托品 +AchE 抑制剂
D. 毛果芸香碱 +AchE 复活剂　　E. 单用阿托品

A2 型题

5. 患者，女，40 岁。2 小时前口服 50% 敌敌畏 60mL，大约 10 分钟后出现呕吐、大汗，随后昏迷，急送入院。检查：呼吸急促，32 次 / 分，血压 18.7/13.3kPa（140/100mmHg），心律失常，肠鸣音亢进，双侧瞳孔 1 ～ 2mm，有肌颤，全血 AchE 活力为 30%。病人入院后，除给洗胃和氯解磷定治疗外，还应立即注射的抢救药物是

A. 阿托品　B. 普萘洛尔　C. 氯丙嗪　D. 毛果芸香碱　E. 新斯的明

【参考答案】

1. D　2. E　3. B　4. A　5. A

第四单元　抗胆碱药

细目一　阿托品类生物碱

【考点突破攻略】

本类药物从茄科植物中提取，有阿托品、山莨菪碱、东莨菪碱及樟柳碱等，化学结构均相似，能选择性地阻断节后胆碱能神经所支配的效应器细胞膜上的 M 胆碱受体，产生抗 M 样作用。主要用于内脏绞痛，又称平滑肌解痉药。

要点一　阿托品的作用、应用、不良反应、禁忌证

1. 作用　阻断 M 受体，较大剂量阻断神经节 N_1 受体。对各种 M 受体亚型的选择性低，作用广泛。

（1）松弛平滑肌：能松弛多种内脏平滑肌，对过度活动或痉挛的平滑肌作用更明显。可抑制胃肠道平滑肌蠕动的幅度和频率，对膀胱逼尿肌也有解痉作用，对胆管、输尿管和支气管平滑肌的作用较弱，对子宫平滑肌影响较小。

（2）抑制腺体分泌：对唾液腺与汗腺的作用最为明显，小剂量阿托品（0.3 ～ 0.5mg）即能引起口干和皮肤干燥，同时引起泪腺及呼吸道分泌大为减少。较大剂量阿托品可减少胃液分泌，但对胃酸的分泌影响较小，因为胃酸分泌主要受胃泌素等调节。

（3）扩瞳、升高眼内压和调节麻痹

①扩瞳：阻断瞳孔括约肌上的 M 受体，环状肌松弛，退向四周边缘，瞳孔扩大。

②升高眼内压：瞳孔扩大后虹膜退向周围边缘，根部增厚，前房角间隙变窄，房水回流受阻，房水积聚而升高眼内压。

③调节麻痹：睫状肌松弛退向外缘，悬韧带向周围拉紧，晶状体变扁，屈光度降低，不能将近距离的物体清晰地成像于视网膜上，看近物模糊不清，只适于看远物，这种作用称调节麻痹。

（4）兴奋心脏、扩张小血管

①兴奋心脏：阿托品对心脏的作用是加快心率。但治疗量 0.4 ～ 0.6mg 可使部分病人心率轻度短暂减慢，是因为阻断了副交感神经节后纤维上的 M_1 受体（即突触前膜 M_1 受体）抑制负反馈，使 Ach 释放增加所致。较大剂量 1 ～ 2mg 时，可通过阻断外周 M 胆碱受体，解除了迷走神经对窦房结的抑制而加快心率。心率加快的程度取决于迷走神经的张力，迷走神经张力高的青壮年，心率加快较明显。

②扩张小血管：多数血管缺乏胆碱能神经支配。阿托品较大剂量能解除外周及内脏小血管痉挛，尤其以皮肤血管的扩张最显著，表现为皮肤潮红和温热。当微循环的小血管痉挛时，能改善微循环，增加组织的血流灌注量。此作用机制尚未完全阐明，但与抗胆碱作用无关。

（5）兴奋中枢：较大剂量 1 ～ 2mg 可轻度兴奋大脑和延脑；2 ～ 5mg 则中枢兴奋明显加强，出现烦躁不安、谵语等；

中毒剂量（10mg 以上）产生幻觉、定向障碍甚至惊厥。严重中毒则易由兴奋转入抑制，出现昏迷及呼吸麻痹而死亡。

2. 应用

（1）内脏绞痛：能迅速缓解胃肠绞痛，对胆绞痛及肾绞痛疗效较差，常需与阿片类镇痛药如哌替啶合用。对遗尿症及膀胱刺激症状有较好疗效。

（2）腺体分泌过多：用于全身麻醉前给药，以减少呼吸道腺体的分泌，防止分泌物阻塞呼吸道而引起的窒息或吸入性肺炎。也可用于严重的盗汗和流涎症。

（3）眼科

①虹膜睫状体炎：0.5% ～ 1% 阿托品滴眼可使瞳孔括约肌及睫状肌松弛，得以充分休息，有利于炎症的消退。同时还可预防虹膜与晶状体的粘连，常与缩瞳药交替应用。

②检查眼底：阿托品滴眼扩瞳作用维持 1 ～ 2 周，调节麻痹作用维持 2 ～ 3 天，视力恢复较慢。目前常以作用时间较短的后马托品代替。

③验光配眼镜：阿托品使睫状肌的调节功能充分麻痹，晶状体固定，可准确检验出晶状体的屈光度。由于视力恢复较慢，现已少用，但儿童验光仍需应用阿托品，因为儿童的睫状肌调节机能较强，需用阿托品发挥其充分的调节麻痹作用。

（4）缓慢型心律失常：临床上常用于迷走神经过度兴奋所致的窦房阻滞、房室阻滞等缓慢型心律失常，也用于窦房结功能低下而出现的室性异位节律。

（5）休克：在补充血容量的前提下，大剂量阿托品通过解除血管痉挛、扩张外周血管、改善微循环作用而使回心血量及有效循环血量增加，血压回升，用于治疗暴发型流行性脑脊髓膜炎、中毒型菌痢、中毒性肺炎等所致的感染性休克。当休克伴有心率过速或高热时一般不用。

（6）解救有机磷酸酯类中毒：见“第三单元”。

3. 不良反应 因作用广泛，副作用较多。①常见口干、视力模糊、心悸、便秘、皮肤潮红、体温升高、眩晕等，停药后消失。②剂量过大或误服颠茄果、曼陀罗果、洋金花及莨菪的根茎时可出现中毒，出现烦躁不安、多言、谵妄、幻觉及惊厥等中枢兴奋症状，严重中毒可由兴奋转入抑制而出现昏迷、呼吸麻痹而致死。中毒的解救主要是对症处理。用镇静药或抗惊厥药对抗中枢兴奋症状，如呼吸已转入抑制，则采用人工呼吸和吸氧；同时使用毛果芸香碱、毒扁豆碱对抗其外周作用。毒扁豆碱为非季铵类，能透过血脑屏障对抗其中枢症状，故效果比新斯的明好。

4. 禁忌证 前列腺肥大、青光眼患者禁用。前者因阿托品可能使尿道括约肌收缩而加重排尿困难。

［常考考点］阿托品对眼睛的调节作用是扩瞳、升高眼内压、调节麻痹。

【知识纵横比较】

毛果芸香碱与阿托品的作用比较

药品名称		毛果芸香碱	阿托品
药物种类		拟胆碱药	抗胆碱药
作用机制		激动 M 受体	阻断 M 受体
作用	瞳孔	使瞳孔括约肌收缩，瞳孔缩小	环状肌松弛，瞳孔扩大
	眼压	降低眼内压	升高眼内压
	眼睛调节	调节痉挛	调节麻痹
	腺体	促进腺体分泌（汗腺、唾液腺）	抑制腺体分泌（唾液腺、汗腺）
	平滑肌	兴奋平滑肌（肠道、支气管）	松弛平滑肌（胃肠道、膀胱）

要点二　东莨菪碱的作用、应用

东莨菪碱（scopolamine）是洋金花的主要成分，对中枢抑制作用最强，小剂量就有明显的镇静作用，较大剂量催眠。尚有欣快作用，易造成药物滥用。

1. 作用 中枢镇静和抑制腺体分泌作用强于阿托品，有中枢抗胆碱作用，防晕防吐。

2. 应用 麻醉前给药、帕金森病、晕动病。

要点三　山莨菪碱的作用、应用

山莨菪碱（anisodamine）是从茄科植物山莨菪（唐古特莨菪）中分离出的一种生物碱。目前常用其人工合成品654–2。

1. 作用　解痉作用选择性高，可改善微循环，抑制唾液分泌、扩瞳作用较阿托品弱。

2. 应用　感染性休克、内脏平滑肌绞痛、血管神经性头痛、眩晕症。

［常考考点］山莨菪碱的作用及应用。

细目二　阿托品的人工合成代用品

【考点突破攻略】

阿托品用于眼科因作用持久而视力恢复太慢，用作解痉药时副作用较多。通过化学结构改造，合成了选择性较高的代用品，如合成扩瞳药（后马托品）、合成解痉药（溴丙胺太林、胃复康等）。

要点一　合成散瞳药

后马托品（homatropine）扩瞳和调节麻痹作用比阿托品快、短暂，但调节麻痹作用不如阿托品完全。用于一般眼科检查、验光。不良反应较阿托品轻微。

要点二　合成解痉药

1. 溴丙胺太林（普鲁本辛，propantheline bromide） 对胃肠平滑肌解痉作用强而持久，抑制胃液分泌。不易透过血脑屏障，中枢作用弱。用于胃及十二指肠溃疡、胃肠痉挛、胃炎、胰腺炎、多汗症及妊娠呕吐。

2. 贝那替秦（胃复康，benactyzine） 具有解痉、抑制胃液分泌、中枢安定作用。用于兼有焦虑症的溃疡病，也用于胃酸过多、肠蠕动亢进、膀胱刺激症状。

【例题实战模拟】

A1 型题

1. 阿托品滴眼可引起

A. 扩瞳、升高眼内压、调节麻痹　B. 扩瞳、升高眼内压、调节痉挛　C. 扩瞳、降低眼内压、调节麻痹

D. 缩瞳、降低眼内压、调节麻痹　E. 缩瞳、降低眼内压、调节痉挛

2. 阿托品对下列疾病疗效最好的是

A. 支气管哮喘　B. 胃肠绞痛　C. 胆绞痛　D. 肾绞痛　E. 胃幽门括约肌痉挛

3. 阿托品对胆碱受体的作用是

A. 对 M、N 胆碱受体有同样阻断作用

B. 对 N_1、N_2 胆碱受体有同样阻断作用

C. 对 M 胆碱受体具有高度选择性的阻断作用，大剂量也阻断 N 胆碱受体

D. 对 N 胆碱受体具有高度选择性的阻断作用，大剂量也阻断 M 胆碱受体

E. 对 M 胆碱受体具有高度选择性的阻断作用，对 N 胆碱受体无影响

4. 阿托品禁用于

A. 膀胱刺激征　B. 中毒性休克　C. 青光眼　D. 房室传导阻滞　E. 麻醉前给药

5. 山莨菪碱可用于治疗

A. 青光眼　B. 晕动病　C. 感染中毒性休克　D. 麻醉前给药　E. 震颤麻痹

A2 型题

6. 患者，男，20 岁。急性上腹部剧烈疼痛，临床诊断为“急性胃痉挛”。其解痉药物应选用

A. α 受体阻断剂　B. β 受体阻断剂　C. H_1 受体阻断剂　D. M 受体阻断剂　E. N 受体阻断剂

【参考答案】

1. A　2. B　3. C　4. C　5. C　6. D

第五单元　拟肾上腺素药

细目一　去甲肾上腺素、间羟胺

【考点突破攻略】

去甲肾上腺素、间羟胺均为 α 受体激动药。拟肾上腺素药是一类化学结构和药理作用与肾上腺素、去甲肾上腺素相似的胺类药物，又称拟交感胺类。

要点一　去甲肾上腺素的作用、应用、不良反应

去甲肾上腺素（noradrenaline，NA；norepinephrine，NE）是去甲肾上腺素能神经末梢释放的主要递质。药用的是人工合成品，化学性质不稳定，见光易失效，在中性尤其在碱性溶液中迅速氧化变为粉红色乃至棕色而失效。

1. 作用　对 α 受体有强大激动作用，对 β_1 受体作用较弱，对 β_2 受体几乎无作用。

（1）收缩血管：激动血管的 α_1 受体，使血管收缩，主要是小动脉和小静脉收缩。以皮肤、黏膜血管收缩最明显，其次是肾脏血管。此外脑、肝、肠系膜甚至骨骼肌的血管也都呈收缩反应。小动脉收缩使外周阻力增加，血流量减少。冠状血管舒张，主要是由于心脏兴奋，心肌的代谢产物增加，从而舒张血管；同时因血压升高，提高了冠状血管的灌注压力，故冠脉流量增加。

（2）兴奋心脏：兴奋心脏 β_1 受体，作用较弱。在整体情况下，由于血压升高，反射性兴奋迷走神经，可使心率减慢。同时由于血管收缩，外周阻力增加，心输出量不变或稍降。过大剂量可提高自律性，出现心律失常，但较肾上腺素少见。

（3）升高血压：作用强。小剂量静脉滴注血管收缩作用尚不十分剧烈，由于心脏兴奋收缩压升高，而舒张压升高不明显，脉压加大。较大剂量时血管剧烈收缩，外周阻力明显增高，脉压变小。

（4）其他：对平滑肌及代谢的作用较弱，仅在较大剂量时才出现血糖升高；对孕妇可增加子宫收缩频率。

2. 应用

（1）休克：休克的关键是微循环血流灌注不足和有效血容量下降。休克的治疗主要在于补充血容量，改进重要器官的血液供应，改善微循环。本药能使休克病人血管收缩，心脏兴奋，血压升高，脑及冠脉血流量增加，在短时间内保证重要脏器的血液供应。但忌长期大量应用，因为血管强烈收缩，外周阻力显著增高，心脏负担加重，心肌耗氧量增加，心输出量反而减少，组织缺血缺氧更加严重；且很多休克病人本来就血管痉挛，应用后只会进一步减少微循环的血流灌注。故仅用于各种休克（出血性休克禁用）早期血压骤降时，小剂量短时间静脉滴注以保证心、脑等主要器官的血液供应。

（2）药物中毒性低血压：中枢抑制药中毒可引起低血压，用去甲肾上腺素静脉滴注，可使血压回升，维持正常水平。特别是当氯丙嗪中毒时应选用去甲肾上腺素，而不可选用肾上腺素。

（3）上消化道出血：食道静脉曲张破裂出血或胃出血时，取本品 1 ～ 3mg，适当稀释后口服，可收缩食道或胃局部黏膜血管，产生止血效果。

3. 不良反应

（1）局部组织缺血坏死：静脉滴注时浓度过大、时间过长或渗漏出血管外，可引起局部缺血坏死。如发现外漏或注射部位苍白，应停止注射或更换注射部位，进行热敷，或用 0.25% 普鲁卡因 10 ～ 20mL 局部封闭；或用 α 受体阻断剂酚妥拉明 5mg 溶于生理盐水中皮下浸润注射，以对抗其收缩血管作用。

（2）急性肾功能衰竭：滴注时间过长或剂量过大，可使肾脏血管强烈收缩，产生少尿、无尿和肾实质损伤，故用药期间尿量至少保持在每小时 25mL 以上。

（3）停药后的血压下降：长期静滴突然停药，可引起血压骤降，这是由于长期处于收缩状态的静脉在停药后迅速扩张所致，应逐渐减少滴注剂量后再停药。

［常考考点］去甲肾上腺素的作用：收缩血管、兴奋心脏、升高血压。

要点二 间羟胺的作用、应用

间羟胺（metaraminol）又名阿拉明（aramine），性质较稳定。

1. 作用 直接兴奋 α 受体，对 $β_1$ 受体作用较弱。除对受体的直接作用外，还可被肾上腺素能神经末梢摄取入囊泡，通过置换作用促使囊泡中的去甲肾上腺素释放而间接发挥作用。不易被单胺氧化酶（MAO）破坏，作用较持久。短时间内连续应用使囊泡内 NA 递质减少而产生快速耐受性，效应逐渐减弱。由于升压作用持久，对肾血管收缩作用较 NA 弱，且较少引起心律失常及少尿等不良反应，可肌内注射。

2. 应用 临床上可代替 NA 用于各种休克早期等。

［常考考点］间羟胺是去甲肾上腺素的良好代用品，代替 NA 用于各种休克早期。

细目二 肾上腺素

【考点突破攻略】

要点 肾上腺素的作用、应用、不良反应

肾上腺素（adrenaline，epinephrine，AD）是肾上腺髓质的主要递质，可从家畜肾上腺提取或人工合成。口服后在碱性肠液、肠黏膜和肝内破坏，吸收很少，不能达到有效血药浓度。皮下注射能收缩血管，吸收缓慢，维持时间长，约 1 小时。肌内注射吸收较快，作用强但维持时间短，为 30 分钟。一般以皮下注射为宜。

1. 作用 激动 α、β 受体。

（1）兴奋心脏：作用于心肌、传导系统和窦房结的 $β_1$ 受体，加强心肌收缩性，加速传导，加快心率，增加心输出量，还能舒张冠状血管，改善心肌的血液供应，是一个快速而强效的心脏兴奋剂。不利的方面是提高心肌代谢，使心肌耗氧量增加，加之心肌兴奋性提高，如剂量大或静脉注射过快，可引起心律失常，出现期前收缩，甚至心室纤颤。

（2）收缩血管：肾上腺素主要影响小动脉及毛细血管前括约肌，能同时激动血管上的 α 和 $β_2$ 受体，激动 α 受体产生缩血管作用，激动 $β_2$ 受体则产生扩血管作用。皮肤、肾和胃肠道等器官的血管 α 受体占优势，故皮肤黏膜血管收缩最为强烈。内脏血管尤其是肾血管也显著收缩。对脑和肺血管收缩作用则十分微弱，有时由于血压升高反而被动地舒张。骨骼肌和肝脏的血管 $β_2$ 受体占优势，小剂量的肾上腺素可使这些血管舒张。肾上腺素也能舒张冠状血管，除可激动冠脉 $β_2$ 受体外，其他机制同去甲肾上腺素。

（3）升高血压：肾上腺素对血压的影响因剂量和给药途径而异。治疗量或慢速静脉滴注时（10μg/min），心脏兴奋，心输出量增加，收缩压升高。由于 $β_2$ 受体比 α 受体对低浓度肾上腺素更敏感，骨骼肌血管的扩张抵消或超过皮肤黏膜血管的收缩作用，外周总阻力不变或降低，舒张压不变或下降，脉压加大，身体各部位的血液重新分配，有利于满足紧急状态下机体能量供应的需要。大剂量或快速静滴时，除了强烈兴奋心脏外，因 α 受体的作用占优势，皮肤、黏膜以及内脏血管的强烈收缩，超过了对骨骼肌血管的扩张作用，外周总阻力明显升高，收缩压和舒张压均升高。

肾上腺素静脉注射的典型血压变化是双向反应，即给药后迅速出现明显的升压作用，而后出现微弱的降压作用，后者作用持续时间较长。如事先给予 α 受体阻断药，则 α 受体的作用被阻断，$β_2$ 受体作用占优势，肾上腺素的升压作用可被翻转，呈现明显的降压反应。

（4）舒张平滑肌：激动支气管平滑肌的 $β_2$ 受体而使支气管平滑肌舒张；作用于支气管黏膜层和黏膜下层肥大细胞上的 $β_2$ 受体，抑制肥大细胞释放组胺和其他过敏介质；还可激动支气管黏膜血管的 α 受体，使之收缩，降低毛细血管的通透性，有利于消除支气管黏膜水肿。

（5）促进代谢：治疗剂量时可使耗氧量升高 20% ～ 30%。在人体，由于 α 受体和 $β_2$ 受体兴奋都可使肝糖原分解，而肾上腺素兼具 α、β 作用，故其升高血糖作用较去甲肾上腺素显著。此外，其尚可降低组织对葡萄糖的摄取，部分原因与抑制胰岛素的释放有关。还能激活甘油三酯酶加速脂肪分解，使血液中游离脂肪酸升高，可能与兴奋 β 受体有关。

2. 应用

（1）心脏骤停：用于溺水、麻醉和手术意外、药物中毒、传染病和心脏传导阻滞等引起的心脏骤停。在进行心脏按摩、人工呼吸时，应用肾上腺素做心室内注射，具有起搏作用。对电击引起的心搏骤停，应配合使用除颤器及利多卡因等抗心律失常药物。

（2）过敏性休克：药物或输液等可引起过敏性休克，表现为心肌收缩力减弱，小血管扩张和毛细血管通透性增强，

循环血量降低，血压下降，同时伴有支气管痉挛及黏膜水肿，出现呼吸困难等症状。肾上腺素激动 α 受体，收缩小动脉和毛细血管，消除黏膜水肿，激动 β 受体，改善心功能，升高血压，缓解支气管痉挛，减少过敏介质释放，可迅速缓解过敏性休克的临床症状，为治疗过敏性休克的首选药。应用时一般皮下或肌内注射给药，严重病例亦可用生理盐水稀释后缓慢静脉注射，但需注意速度和用量，以免发生血压剧升和心律失常等危险。

（3）支气管哮喘：能解除哮喘时的支气管平滑肌痉挛，还可以抑制组织和肥大细胞释放过敏介质，并且通过对支气管黏膜血管的收缩作用，减轻支气管水肿和渗出，从而使支气管哮喘的急性发作缓解。皮下或肌内注射数分钟内奏效。

（4）与局麻药配伍及局部止血：肾上腺素加入局麻药注射液中可延缓局麻药的吸收，减少吸收中毒的可能性，同时又可延长局麻药的麻醉时间。一般局麻药中肾上腺素的浓度为 1∶250000，一次用量不超过 0.3mg。当鼻黏膜和齿龈出血时，可将浸有 0.1% 盐酸肾上腺素的纱布填塞出血处。

3. 不良反应 主要表现为心悸、烦躁、头痛和血压升高等，有诱发脑溢血的危险，可引起心律失常，甚至心室纤颤。

［常考考点］肾上腺素的作用及应用。过敏性休克抢救时首先选用肾上腺素。

细目三 异丙肾上腺素

【考点突破攻略】

要点 异丙肾上腺素的作用、应用、不良反应

异丙肾上腺素（isoprenaline）是人工合成品，药用其盐酸盐，是经典的 $β_1$、$β_2$ 受体兴奋剂。口服无效，气雾剂吸入或注射给药，均易吸收。

1. 作用 对 β 受体有很强的激动作用，对 $β_1$ 和 $β_2$ 受体选择低。对 α 受体几乎无作用。

（1）兴奋心脏：对 $β_1$ 受体具有强大的激动作用，表现为正性肌力和正性频率作用。与肾上腺素比较，加快心率及加速传导的作用较强，对正位起搏点的作用比异位强，而肾上腺素则对正位及异位的作用都强，故较肾上腺素不易引起心律失常。

（2）影响血压：激动血管平滑肌的 $β_2$ 受体，骨骼肌血管明显扩张，肾和肠系膜血管和冠状血管不同程度扩张，外周总阻力下降。因其对心脏和血管的作用，导致收缩压升高而舒张压下降，脉压明显加大，器官的血液灌注量增加。大剂量静脉注射也使静脉强烈扩张，有效血容量下降，回心血量减少，心输出量减少，导致血压下降，此时收缩压与舒张压均降低。

（3）舒张支气管：激动支气管平滑肌的 $β_2$ 受体，有强大的舒张支气管平滑肌作用，支气管平滑肌处于痉挛状态时，效果尤为显著，此作用强于肾上腺素；也可抑制组胺等过敏性介质释放。但对支气管黏膜血管无收缩作用，故消除黏膜水肿作用不如肾上腺素，久用可产生耐受性。

（4）促进代谢：激动 β 受体，促进糖和脂肪的分解，增加组织耗氧量。升高血糖作用比肾上腺素弱。

2. 应用

（1）支气管哮喘：用于控制支气管哮喘急性发作，舌下或喷雾给药，起效快，作用强。

（2）房室传导阻滞：治疗二、三度房室传导阻滞，舌下含药或静脉滴注给药。

（3）心脏骤停：适用于心室自身节律缓慢，高度房室传导阻滞或窦房结功能衰竭而并发的心搏骤停，常与去甲肾上腺素或间羟胺合用作心室内注射。

3. 不良反应 以心悸、头晕、皮肤潮红等常见。支气管哮喘病人已有缺氧状态，如用量过大，心肌耗氧量加大容易产生心律失常，严重者可引起室性心动过速及室颤而死亡。禁用于冠心病、心肌炎和甲状腺功能亢进病人。

［常考考点］异丙肾上腺素为 β 受体激动药。其作用及应用。

细目四　多巴胺

【考点突破攻略】

要点　多巴胺的作用、应用

多巴胺（dopamine，DA）是去甲肾上腺素生物合成的前体，药用的是人工合成品。与肾上腺素相似，在体内迅速被儿茶酚氧位甲基转移酶（COMT）与MAO代谢破坏，代谢产物3，4–二羟苯乙酸和3–甲氧四羟苯乙酸由尿排出，作用短暂。不易透过血脑屏障，几无中枢作用。

1. 作用　主要激动 α、β 受体及多巴胺受体。

（1）兴奋心脏：激动心脏 β_1 受体，还可促进去甲肾上腺素递质的释放，使心肌收缩力加强，心输出量增加；一般剂量对心率影响不大，大剂量加快心率。

（2）影响血管：小剂量激动血管多巴胺受体，肾脏、肠系膜、冠脉血管舒张，其他血管阻力微升，总外周阻力变化不大。收缩压因心输出量的增加而升高，舒张压不变，脉压增大。大剂量时激动血管 α 受体，血管收缩，外周阻力加大，血压升高。

（3）影响肾脏：激动血管多巴胺受体，扩张肾血管，肾血流量和肾小球滤过率增加。尚有排钠利尿作用，可能是其直接作用于肾小管多巴胺受体的结果。大剂量时激动肾血管的 α 受体，可使肾血管明显收缩，肾血流量减少。

2. 应用　主要用于治疗各种休克，如心源性休克、感染性休克和出血性休克等，尤其适用于伴有心肌收缩力减弱、尿量减少而血容量已补足的休克。此外，还可与利尿药等合用治疗急性肾功能衰竭。

［常考考点］多巴胺的作用机制及应用。

【例题实战模拟】

A1 型题

1. 多巴胺最适用于治疗的是

A. 伴有心肌收缩力减弱、尿量减少而血容量已补足的休克病人　B. 青霉素 G 引起的过敏性休克
C. 心源性哮喘　D. 支气管哮喘　E. 缓慢型心律失常

2. 多巴胺舒张肾血管的机制是兴奋了

A. β 受体　B. α 受体　C. DA 受体　D. M 受体　E. H 受体

3. 大剂量静脉注射可引起心率减慢的是

A. 肾上腺素　B. 去甲肾上腺素　C. 异丙肾上腺素　D. 多巴胺　E. 间羟胺

4. 用药剂量过大或时间过长时，可引起急性肾功能衰竭的拟肾上腺素药是

A. 肾上腺素　B. 去甲肾上腺素　C. 异丙肾上腺素　D. 间羟胺　E. 多巴胺

5. 间羟胺临床主要用于

A. 急性心衰　B. 休克晚期　C. 高血压危象　D. 窦性心动过缓　E. 低血压

6. 不属于肾上腺素对心脏作用的是

A. 收缩力增强　B. 传导加快　C. 自律性增加　D. 耗氧量增加　E. 减少心肌血供

7. 主要兴奋 β 受体的拟肾上腺素药是

A. 去甲肾上腺素　B. 肾上腺素　C. 间羟胺　D. 异丙肾上腺素　E. 多巴胺

8. 可治疗支气管哮喘的拟肾上腺素药是

A. 氨茶碱　B. 去甲肾上腺素　C. 甲氧明　D. 异丙肾上腺素　E. 多巴胺

9. 异丙肾上腺素不宜用于

A. 房室传导阻滞　B. 心脏骤停　C. 支气管哮喘　D. 冠心病　E. 感染性休克

A2 型题

10. 患者，男，18 岁。因寒战、高热经细菌培养确诊为肺炎球菌性肺炎，来诊时青霉素皮试阴性，但静滴青霉素几分钟后即出现头昏、面色苍白、呼吸困难、血压下降等症状。诊断为青霉素过敏性休克，对该病人首选的抢救药物是

A. 多巴胺　B. 异丙嗪　C. 地塞米松　D. 肾上腺素　E. 去甲肾上腺素

【参考答案】

1.A 2.C 3.B 4.B 5.E 6.E 7.D 8.D 9.D 10.D

第六单元　抗肾上腺素药

细目一　α 受体阻滞药

【考点突破攻略】

α 受体阻滞药能选择性地与 α 受体结合，阻断神经递质或拟肾上腺素药与 α 受体的结合，从而产生抗肾上腺素作用。对 α_1 受体和 α_2 受体的选择性低，分为短效类（如酚妥拉明）与长效类（如酚苄明）。

要点　酚妥拉明的作用、应用

酚妥拉明（phentolamine）又名立其丁，属人工合成品，药用其磺酸盐。口服生物利用度低，效果仅为注射给药的20%。常作肌内或静脉注射，静脉注射后 2～5 分钟起效，作用维持 10～15 分钟。口服 30 分钟后血药浓度达高峰，作用维持 1.5 小时。

1. 作用

（1）舒张血管、兴奋心脏：通过阻断 α_1 受体以及对血管的直接作用而使血管扩张，血压下降。而血管扩张、血压下降可反射性兴奋交感神经，同时由于阻断了突触前膜 α_2 受体，去甲肾上腺素释放增加，故心脏兴奋，心率加快，心输出量增加。

（2）其他：有拟胆碱作用，胃肠平滑肌张力增加；有拟组胺样作用，胃酸分泌增加，皮肤潮红等。

2. 应用

（1）外周血管痉挛性疾病：如肢端动脉痉挛性疾病及血栓闭塞性脉管炎。

（2）静滴 NA 药液外漏：当静脉滴注去甲肾上腺素发生外漏时，可用本品 5～10mg 溶于 10～20mL 生理盐水中做局部浸润注射，防止组织坏死。

（3）急性心肌梗死和顽固性充血性心力衰竭：能解除心功能不全时小动脉和小静脉的反射性收缩，降低心脏前、后负荷和左心室充盈压，增加心输出量，使肺水肿和全身性水肿得以改善。通过减轻心脏负荷，降低左室舒张末期压力，增加冠脉血供，可改善急性心绞痛的心肌供血。

（4）休克：酚妥拉明能扩张血管，降低外周阻力，增加心输出量，故可改善休克时的内脏血液灌注，解除微循环障碍，并能降低肺循环阻力，防止肺水肿的发生，但用药前必须补足血容量。目前主张与 NA 合用，以对抗 NA 兴奋 α 受体的收缩血管作用，保留其 β_1 受体兴奋心脏、增加血输出量的作用，也可防止酚妥拉明扩张血管过度，血压过低。

（5）诊断嗜铬细胞瘤：也用于骤发高血压危象的治疗以及手术前的准备。做鉴别诊断试验时有致死报道，应慎用。

［常考考点］酚妥拉明的作用及应用。

细目二　β 受体阻滞药

【考点突破攻略】

β 受体阻滞药是一类能选择性地和 β 受体结合，竞争性阻断神经递质或拟肾上腺素药物 β 受体效应的药物。

要点　β 受体阻滞药的分类、作用、应用、不良反应

1. 分类　根据对 β_1 和 β_2 受体选择性的不同，可分为非选择性（β_1、β_2 受体阻滞药）和选择性（β_1 受体阻滞药）两类。常用药物有普萘洛尔、美托洛尔等。有些药物除具有 β 受体阻断作用外，还具有一定的内在拟交感活性，如美托洛尔，因此又可将药物分为有内在拟交感活性和无内在拟交感活性两类。

2. 作用

（1）β 受体阻断作用

①抑制心脏：阻断心脏 β_1 受体，使心率减慢、心肌收缩力减弱、心输出量减少、心肌耗氧量下降、血压稍降低。还能减慢心房和房室结的传导。因对血管 β_2 受体的阻断作用，使 α 受体作用占优势，加上心脏抑制后反射性兴奋交感神经，所以血管收缩，外周阻力增加，肝、肾和骨骼肌等血流量减少。

②收缩支气管：阻断支气管 β_2 受体而使支气管平滑肌收缩，呼吸道阻力增加。对正常人表现较弱，但对支气管哮喘的病人，可诱发或加重哮喘的急性发作。

③减慢代谢：人类脂肪的分解主要与激动 α_2、β_1、β_2 受体有关，而肝糖原的分解与激动 α_1 和 β_2 受体有关。因此 β 受体阻滞药可通过阻断 β 受体而抑制交感神经兴奋所引起的脂肪分解，当与 α 受体阻滞药合用时可拮抗肾上腺素升高血糖的作用，可减少组织耗氧量。本类药物不影响正常人的血糖水平，也不影响胰岛素降低血糖的作用，但能延缓用胰岛素后血糖水平的恢复，可能是其抑制了低血糖引起儿茶酚胺释放所致的糖原分解。β 受体阻滞药往往还会掩盖低血糖症状如心悸等，从而延误低血糖的及时发觉。

④抑制肾素释放：通过阻断肾小球旁器细胞的 β_1 受体而抑制肾素的释放，这可能是其降血压作用的原因之一。

（2）内在拟交感活性（ISA）：是指有些 β 肾上腺受体阻滞药与 β 受体结合后除能阻断受体外，还对 β 受体具有部分激动作用。由于这种作用较弱，一般被其 β 受体阻断作用所掩盖。如预先给予利血平以耗竭体内儿茶酚胺，再用 β 受体阻滞药，其激动受体的作用便可表现出来，可致心率加快，心输出量增加。ISA 较强的药物其抑制心肌收缩力、减慢心率和收缩支气管作用一般较不具 ISA 的药物弱。

（3）膜稳定作用：有些 β 受体阻滞药具有局部麻醉作用和奎尼丁样作用，与其降低细胞膜对离子的通透性有关。但对人离体心肌细胞的膜稳定作用在高于临床有效浓度几十倍时才能发挥，而且无膜稳定性作用的 β 受体阻滞药也有抗心律失常的作用。因此认为这一作用在常用量时与其治疗作用的关系不大。

3. 应用

（1）心律失常：用于快速型心律失常，如窦性心动过速等（见抗心律失常药）。

（2）心绞痛和心肌梗死：对心绞痛有良好的疗效。心肌梗死者长期应用可降低复发和猝死率。

（3）高血压：对 1、2 级高血压有良好的疗效，伴有心率减慢（见抗高血压药）。

（4）充血性心力衰竭：在心肌状况严重恶化之前早期应用。

（5）其他：偏头痛、嗜铬细胞瘤和肥厚型心肌病及甲状腺功能亢进症的辅助治疗等。噻吗心安可用于青光眼。

4. 不良反应 严重的表现为心功能不全、诱发或加重支气管哮喘。选择性 β_1 受体阻滞药及具有内在拟交感活性的药物上述不良反应较轻，但哮喘病人仍应慎用。另外长期应用 β 受体阻滞药如突然停药，可引起原来病情加重，即反跳现象。其机制与受体向上调节有关，应逐渐减量停药。偶见眼 – 皮肤黏膜综合征及幻觉、失眠和抑郁症状。

［常考考点］β 受体阻滞药的作用及应用。

【例题实战模拟】

A1 型题

1. 下列适用于诊断嗜铬细胞瘤的药物是

A. 阿托品 B. 肾上腺素 C. 酚妥拉明 D. 普萘洛尔 E. 山莨菪碱

2. 酚妥拉明可用于治疗顽固性充血性心力衰竭的主要原因是

A. 兴奋心脏，增强心肌收缩力，使心率加快、心输出量增加 B. 抑制心脏，使其得到休息

C. 扩张肺动脉，减轻右心后负荷 D. 扩张外周小动脉，减轻心脏后负荷

E. 扩张外周小静脉，减轻心脏前负荷

3. 下列不属于酚妥拉明作用的是

A. 竞争性阻断 α 受体 B. 扩张血管，降低血压 C. 抑制心肌收缩力，心率减慢

D. 具有拟胆碱作用 E. 具有组胺样作用

4. β 肾上腺素受体阻断药能引起

A. 房室传导加快 B. 脂肪分解增加 C. 肾素释放增加

D. 心肌细胞膜对离子通透性增加 E. 心肌耗氧量下降

5. β 受体阻断药治疗心律失常疗效最好的是

A. 心房颤动　　B. 心房扑动　　C. 窦性心动过速
D. 室性心动过速　　E. 阵发性室上性心动过速

6. 下列不是肾上腺素受体阻断药适应证的是
A. 心绞痛　　B. 甲状腺功能亢进症　　C. 窦性心动过速
D. 高血压　　E. 支气管哮喘

A2 型题

7. 患者，男，50 岁。右下肢跛行 5 年，诊断为雷诺综合征。首选的治疗药物为
A. 间羟胺　B. 阿拉明　C. 酚妥拉明　D. 普萘洛尔　E. 多巴胺

【参考答案】

1. C　2. D　3. C　4. E　5. C　6. E　7. C

第七单元　镇静催眠药

细目　苯二氮䓬类

【考点突破攻略】

要点一　苯二氮䓬类药物的分类及常用药

苯二氮䓬类（benzodiazepine，BDZ）根据作用时间的长短分为三类。长效类：地西泮（diazepam）、氟西泮（flurazepam）。中效类：硝西泮（nitrazepam）、艾司唑仑（estazolam）、劳拉西泮（lorazepam）。短效类：三唑仑（triazolam）、奥沙西泮（oxazepam）。

要点二　地西泮的作用、应用、不良反应

1. 作用

（1）抗焦虑：选择性地缓和焦虑患者的精神紧张、忧虑、恐惧等症状。小于镇静剂量即可产生此作用。

（2）镇静：催眠随着剂量增加，依次出现镇静及催眠作用。可明显缩短入睡时间，延长睡眠持续时间，减少觉醒次数。特点是基本不影响非快动眼睡眠（NREMS）时相和快动眼睡眠（REMS）时相出现的频率，具有缩短深睡期而延长浅睡期的倾向，因此可减少发生于此期的夜惊和夜游症。本类药物的优点包括：①对 REMS 影响较小，停药后“反跳”现象较轻。②安全范围大，对呼吸影响小，进一步增加剂量不引起全身麻醉作用。③无肝药酶诱导作用，不影响其他药物的代谢。④依赖性和戒断症状较轻，醒后无明显后遗效应。

（3）抗惊厥和抗癫痫：缓解、消除惊厥或癫痫症状。

（4）中枢性肌松弛：抑制脊髓多突触反射而呈现中枢性肌松弛作用。

2. 应用

（1）焦虑症：急性焦虑状态。

（2）失眠：睡眠持续障碍者宜选用中、长效药物，入睡困难者一般选择短效药物。

（3）麻醉前给药：减轻患者对手术的恐惧情绪，减少麻醉药用量，增强麻醉药的作用。

（4）惊厥和癫痫：用于小儿高热、破伤风、子痫和药物中毒所致惊厥的辅助治疗。地西泮起效快，安全性大，静脉注射为癫痫持续状态首选。

（5）肌痉挛：缓解由中枢神经系统病变引起的肌张力增强，缓解由局部病变如腰肌劳损所致的肌肉痉挛和内窥镜检查所致的肌肉痉挛。

3. 不良反应　常规用量下少有严重不良反应。常见有服药次日出现头昏、嗜睡、乏力等“宿醉”现象。长期使用可产生耐受性，亦可产生依赖性，突然停药可出现反跳或戒断症状如失眠、焦虑、震颤等。过量中毒时的特效拮抗药为氟马西尼。

［常考考点］地西泮的作用及应用。

【例题实战模拟】

A1 型题

1. 地西泮的镇静催眠作用机制
   A. 作用于 DA 受体　B. 作用于 GABA 受体　C. 作用于 5-HT 受体
   D. 作用于 M 受体　E. 作用于 α_2 受体
2. 地西泮的药理作用不包括
   A. 抗焦虑　B. 镇静催眠　C. 抗惊厥　D. 中枢性肌肉松弛　E. 抗晕动
3. 癫痫持续状态的首选药物是
   A. 苯巴比妥钠　B. 戊巴比妥钠　C. 异戊巴比妥钠　D. 苯妥英钠　E. 地西泮
4. 不属于地西泮不良反应的是
   A. "宿醉"现象　B. 耐药性　C. 心脏骤停　D. 依赖性　E. 戒断症状

【参考答案】

1. B　2. E　3. E　4. C

第八单元　抗癫痫药

细目　抗癫痫药

【考点突破攻略】

要点一　苯妥英钠的作用、应用

1. 作用　抗癫痫。不能抑制癫痫病灶的高频放电，但可阻止高频放电向病灶周围正常脑组织的扩散。

此外，尚有镇痛作用和抗心律失常作用。

2. 应用

（1）癫痫：治疗癫痫强直－阵挛性发作首选药。起效慢，故常先用苯巴比妥等作用较快的药物控制发作后，长期使用本药。

（2）外周神经痛：三叉神经、舌咽神经和坐骨神经等的疼痛。

（3）室性心律失常：对强心苷中毒所致室性心律失常疗效显著。

［常考考点］苯妥英钠治疗癫痫强直－阵挛性发作。

要点二　常见抗癫痫药的应用

1. 苯巴比妥（phenobarbital） 是催眠镇静药，具有抗癫痫作用。对除小发作以外的各型癫痫，包括癫痫持续状态都有效。因中枢抑制作用明显，一般不作首选。

2. 卡马西平（carbamazepine） 是一种有效的广谱抗癫痫药，对精神运动性发作疗效较好，对强直－阵挛性发作和单纯部分性发作也有效。对小发作效果较差。卡马西平对外周神经痛的疗效优于苯妥英钠。

3. 乙琥胺（ethosuximide） 是治疗小发作的首选药。

4. 丙戊酸钠（sodium valproate） 为广谱抗癫痫药，对各种类型的癫痫都有一定疗效。对小发作疗效优于乙琥胺，但由于肝毒性，一般不作为首选药物。对强直－阵挛性发作有效，但不及苯妥英钠和卡马西平。对精神运动性发作的疗效近似卡马西平。对其他药物未能控制的顽固性癫痫有时也可能奏效。

5. 苯二氮䓬类（benzodiazepine，BZD） 地西泮是治疗癫痫持续状态的首选药，静脉注射显效快，且较其他药物安全。硝西泮主要用于小发作、肌阵挛性发作及幼儿阵挛性发作。氯硝西泮对癫痫小发作疗效比地西泮好，静脉注射也可治疗癫痫持续状态；对肌阵挛性发作、幼儿阵挛性发作也有很好疗效。

［常考考点］不同类型癫痫的常用药物。

【知识纵横比较】

不同类型癫痫的首选药物比较

首选药物	癫痫类型
苯妥英钠	大发作
卡马西平	精神运动发作
乙琥胺	小发作
丙戊酸钠	大+小（混合型）
地西泮	癫痫持续状态

【例题实战模拟】

A1 型题

1. 苯妥英钠是哪种癫痫发作的首选药

A. 单纯部分性发作　B. 癫痫大发作　C. 复杂部分性发作　D. 癫痫持续状态　E. 失神小发作

2. 治疗三叉神经痛疗效最好的药物是

A. 苯妥英钠　B. 卡马西平　C. 苯巴比妥　D. 乙琥胺　E. 阿司匹林

3. 治疗癫痫复杂部分性发作最有效的药物是

A. 苯妥英钠　B. 苯巴比妥　C. 卡马西平　D. 丙戊酸钠　E. 氯硝西泮

4. 治疗癫痫失神发作的首选药物是

A. 苯妥英钠　B. 卡马西平　C. 苯巴比妥　D. 乙琥胺　E. 阿司匹林

【参考答案】

1. B　2. B　3. C　4. D

第九单元　抗精神失常药

细目一　抗精神分裂症药

【考点突破攻略】

要点一　抗精神分裂症药物的分类及常用药

抗精神病药按照化学结构将该类药物分为吩噻嗪类（phenothiazines）、硫杂蒽类（thioxanthene）、丁酰苯类（butyrophenone）及其他药物等。常用药物如下：

吩噻嗪类：氯丙嗪（chlorpromazine，冬眠灵，wintermine），硫利达嗪（thioridazine，甲硫达嗪），三氟拉嗪（trifluoperazine），氟奋乃静（fluphenazine），奋乃静（perphenazine）。

硫杂蒽类：氯普噻吨（chlorprothixene，泰尔登）。

丁酰苯类：氟哌啶醇（haloperidol）。

其他类：舒必利（sulpiride）、氯氮平（clozapine）。

要点二　氯丙嗪的作用、应用、不良反应

1. 作用

（1）中枢神经系统

①镇静：表现为安定、镇静、感情淡漠，对周围事物不感兴趣，有嗜睡感，在安静环境中易诱导入睡，但易觉醒。

②抗精神病：使精神分裂症的躁狂、幻觉、妄想等症状逐渐消失，理智恢复，情绪安定，生活自理。但其作用一般需连续用药6周至6个月才能充分显效。氯丙嗪抗精神病作用主要通过阻断中脑-边缘系统和中脑皮质系统多巴胺（DA）通路的 D_2 受体，抑制该通路的功能亢进。

③镇吐：可以抑制延髓的催吐化学感受区（CTZ）和呕吐中枢，而呈现镇吐作用。但不能对抗前庭刺激引起的呕吐。

④影响体温调节：抑制下丘脑的体温调节中枢，从而抑制机体随环境温度变化而调节体温的能力，使体温随环境温度的变化而升降。能降低发热者的体温，也能降低正常人的体温。配合物理降温可使体温降低至34℃甚至更低。反过来，在高温环境中，则可使体温升高。

⑤加强中枢抑制药的作用：与全身麻醉药、镇静催眠药、镇痛药有协同作用，因此，在与上述药物合用时，应减少后者的用量，避免对中枢神经系统的过度抑制。

（2）自主神经系统

① α 受体阻断：可使肾上腺素的升压作用翻转；能抑制血管运动中枢或直接舒张血管平滑肌，使血管扩张、外周阻力降低而产生降压作用。

②阿托品样作用：大剂量氯丙嗪可阻断M受体，出现口干、视物模糊、尿潴留及便秘等副作用。

（3）内分泌：氯丙嗪能阻断结节-漏斗通路的 D_2 样受体，使垂体内分泌的调节受到抑制。如抑制下丘脑催乳素抑制因子的分泌而使腺垂体分泌催乳素增加等。

2. 应用

（1）精神分裂症：用于Ⅰ型精神分裂症，对急性患者疗效好，但并无根治作用，必须长期用药。

（2）呕吐：治疗多种疾病（如癌症、放射病等）及药物所引起的呕吐，但对刺激前庭或胃肠道所引起的晕动性呕吐无效。氯丙嗪还可制止顽固性呃逆。

（3）低温麻醉及人工冬眠：配合物理降温（如冰浴等），用于低温麻醉，降低心、脑等重要生命器官的耗氧量，以利于某些手术的实施。常与其他中枢抑制药合用，使患者深睡，体温、代谢及组织耗氧量均降低，进入人工冬眠状态，有利于机体渡过危险的缺氧缺能阶段，争取时间进行其他有效地对因治疗。例如氯丙嗪、异丙嗪和哌替啶合用，组成冬眠合剂，用于严重感染、高热惊厥及休克等病症的辅助治疗。

3. 不良反应

（1）一般反应：嗜睡、困倦、视物模糊、口干、鼻塞、心悸、便秘及尿潴留等。少数患者注射给药时，可出现体位性低血压，注射后应卧床1～2小时。

（2）锥体外系反应：系长期大量使用氯丙嗪治疗精神分裂症时最常见的副作用。表现为：①帕金森综合征：主要表现为肌张力增高、面容呆板、动作迟缓、肌肉震颤、流涎等。②急性肌张力障碍：一般出现于用药后1～5天，表现为强迫性张口、伸舌、斜颈、呼吸运动障碍及吞咽困难等。③静坐不能：表现为坐立不安、反复徘徊等。上述3种反应的发生率与药物的剂量、疗程及个体因素有关。可通过减少药量、停药来减轻或消除，也可用中枢抗胆碱药来治疗。④迟发性运动障碍：部分患者长期服用氯丙嗪后可出现一种特殊而持久的运动障碍，表现为口面部不自主的吸吮、舔舌、咀嚼等刻板运动以及广泛性舞蹈样手足徐动症，停药后仍长期不消失。

（3）内分泌：长期用药可致乳房肿大及泌乳、排卵延迟、闭经及生长减慢等。

［常考考点］氯丙嗪的作用、应用及不良反应。

细目二 抗抑郁症药

【考点突破攻略】

要点一 抗抑郁药物的分类、常用药

常用的药物主要有三环类抗抑郁药、选择性 NA 再摄取抑制剂、选择性 5-HT 再摄取抑制剂、单胺氧化酶抑制剂等。三环类抗抑郁药：丙咪嗪（imipramine）、阿米替林（amitriptyline）。选择性 NA 抑制剂：马普替林（maprotiline）。选择性 5-HT 抑制剂：氟西汀（fluoxetine，百忧解）、帕罗西汀（paroxetine）、舍曲林（sertraline）等。单胺氧化酶抑制剂：吗氯贝胺（moclobemide）。

要点二 氟西汀、丙咪嗪的作用、应用、不良反应

1. 氟西汀（fluoxetine，百忧解） 属于选择性 5-HT 再摄取抑制剂，升高突触间隙 5-HT 的浓度而发挥抗抑郁作用。

（1）应用：用于抑郁症，能明显改善抑郁心情及伴随的焦虑症状，提高睡眠质量。也可用于强迫症和贪食症。

（2）不良反应：主要有口干、食欲减退、恶心、失眠、乏力等，少数患者可见焦虑、头痛。肝肾功能不良者应慎用。禁止合用单胺氧化酶抑制剂。

2. 丙咪嗪（imipramine） 为三环类抗抑郁药，属于非选择性单胺摄取抑制剂，通过抑制神经元对 NA 和 5-HT 的再摄取而产生抗抑郁作用。抑郁症患者连续服用 2 ～ 3 周后，则可明显地改善患者抑郁症状，情绪提高、精神振奋。

（1）应用：用于内源性抑郁症，伴有躁狂状态的抑郁症；也可用于反应性抑郁症、酒精依赖症、慢性疼痛、遗尿症等，但对精神分裂症的抑郁状态疗效较差。本药起效缓慢，一般需连续服用 2 ～ 3 周才能显效，故不能作为应急时使用。

（2）不良反应：包括同时阻断组胺受体、M 受体及 α_1 受体，故有镇静、抗胆碱作用及心血管作用。某些患者用药后可自抑郁状态转为躁狂，剂量过大时尤易发生，应予以注意。极少数患者可出现皮疹、粒细胞减少及黄疸等。

［常考考点］氟西汀和丙咪嗪的作用及应用。

【例题实战模拟】

1. 用于人工冬眠的药物是

A. 吗啡 B. 丙咪嗪 C. 氯丙嗪 D. 苯海索 E. 左旋多巴

2. 下列对氯丙嗪的叙述，错误的是

A. 可对抗阿扑吗啡的催吐作用 B. 抑制呕吐中枢 C. 能阻断 CTZ 的 DA 受体
D. 可治疗各种原因所致的呕吐 E. 制止顽固性呃逆

3. 氯丙嗪抗精神病的作用机制是

A. 阻断中枢 DA_2 受体 B. 激动中枢 DA_1 受体 C. 阻断肾上腺素受体
D. 阻断 GABA 受体 E. 激动 GABA 受体

4. 不属于氯丙嗪作用的是

A. 调节体温 B. 阻断 M 受体 C. 镇静、安定 D. 激动 α 受体 E. 减少生长激素分泌

5. 氯丙嗪不用于

A. 低温麻醉 B. 抑郁症 C. 人工冬眠 D. 精神分裂症 E. 尿毒症呕吐

6. 氯丙嗪长期大剂量应用最严重的不良反应是

A. 胃肠道反应 B. 体位性低血压 C. 中枢神经系统反应 D. 锥体外系反应 E. 变态反应

【参考答案】

1. C 2. D 3. A 4. D 5. B 6. D

第十单元　治疗中枢神经系统退行性疾病药

细目一　抗帕金森病药

【考点突破攻略】

要点一　左旋多巴的作用、应用

左旋多巴（levodopa，L-dopa）是多巴胺（DA）递质合成的前体物质。

1. 作用　左旋多巴在脑内多巴胺脱羧酶的作用下生成 DA，补充纹状体 DA 不足，产生抗帕金森病作用。

2. 应用

（1）帕金森病：用药 1 ～ 6 个月后出现体征的明显改善，获得最大疗效；一般对轻症及年轻患者疗效较好，而对重症及年老患者疗效较差；对肌肉强直及运动困难者疗效较好，而对肌肉震颤者疗效较差。

（2）左旋多巴对吩噻嗪类抗精神病药引起的锥体外系症状无效，因吩噻嗪类药物阻断了中枢 DA 受体，使 DA 无法发挥作用。

（3）用于急性肝功能衰竭所致的肝昏迷辅助治疗。左旋多巴在脑内转化成 DA，并进一步转化成 NA，与伪递质相竞争，纠正神经传导功能的紊乱，使患者由昏迷转为苏醒。

［常考考点］左旋多巴治疗帕金森的机制是补充纹状体多巴胺。

要点二　卡比多巴的作用、应用

1. 作用　卡比多巴（carbidopa）有较强的脱羧酶抑制作用，和左旋多巴合用，可减少左旋多巴在外周组织的脱羧作用，使较多的左旋多巴进入中枢而发挥作用。不仅可减少左旋多巴的用量和提高左旋多巴的疗效，加快左旋多巴起效时间，还可明显减轻和防止左旋多巴外周的副作用。

2. 应用　单独应用卡比多巴无治疗作用。临床上卡比多巴是左旋多巴治疗帕金森病的重要辅助药，它常与左旋多巴合用，按剂量比 1∶10 组成复方多巴制剂。

［常考考点］卡比多巴治疗帕金森的机制是减少左旋多巴在外周组织的脱羧作用，使较多的左旋多巴进入中枢，从而增强左旋多巴的疗效。

要点三　苯海索的作用、应用

1. 作用　苯海索（trihexyphenidyl）又称安坦（artane）。阻断胆碱受体而减弱黑质－纹状体通路中 Ach 的作用。

2. 应用　抗震颤效果好，也能改善运动障碍和肌肉强直。外周抗胆碱作用为阿托品的 1/10 ～ 1/3。闭角型青光眼、前列腺增生者慎用。

细目二　治疗阿尔茨海默病药

【考点突破攻略】

要点一　石杉碱甲的作用、应用、不良反应

石杉碱甲（huperzine A，哈伯因，huperzine）是我国学者于 1982 年从中药千层塔中分离得到的一种生物碱，1994 年被卫生部批准为治疗早老性痴呆症的药。

1. 作用　属于高选择性、强效、可逆性中枢 AChE 抑制药，使 ACh 代谢减少，具有强的拟胆碱活性，能显著改善衰老性记忆障碍及老年痴呆患者的记忆和认知能力。

2. 应用　用于各型痴呆的治疗。

3. 不良反应 恶心、头晕、多汗、腹痛、视物模糊等。严重心动过缓、低血压、心绞痛、哮喘、肠梗阻病人慎用。

要点二 美金刚的作用、应用、不良反应

美金刚（memantine）是第一个 FDA 批准用于治疗 AD 的药物。

1. 作用 属于非竞争性 NMDA 受体拮抗药，能改善中度至重度 AD 患者的认知能力和日常生活能力。

2. 应用 用于治疗中晚期重症 AD。

3. 不良反应 轻微眩晕、不安、头重、口干等。

［常考考点］石杉碱甲和美金刚的作用、应用。

【例题实战模拟】

A1 型题

1. 左旋多巴抗帕金森病的机制是

A. 抑制多巴胺的再摄取　B. 激动中枢胆碱受体　C. 阻断中枢胆碱受体

D. 补充纹状体中多巴胺的不足　E. 直接激动中枢的多巴胺受体

2. 治疗肝昏迷的抗帕金森药是

A. 左旋多巴　B. 苯海索　C. 溴隐亭　D. 金刚烷胺　E. 司来吉兰

3. 卡比多巴与左旋多巴合用的理由是

A. 提高脑内多巴胺的浓度，增强左旋多巴的疗效　B. 减慢左旋多巴由肾脏排泄，增强左旋多巴的疗效

C. 卡比多巴直接激动多巴胺受体，增强左旋多巴的疗效　D. 抑制多巴胺的再摄取，增强左旋多巴的疗效

E. 卡比多巴阻断胆碱受体，增强左旋多巴的疗效

4. 卡比多巴治疗帕金森病的机制是

A. 激动中枢多巴胺受体　B. 抑制外周多巴胺脱羧酶活性　C. 阻断中枢胆碱受体

D. 抑制多巴胺的再摄取　E. 使多巴胺受体增敏

5. 苯海索治疗帕金森病的机制是

A. 补充纹状体中多巴胺的不足　B. 激动多巴胺受体　C. 兴奋中枢胆碱受体

D. 阻断中枢胆碱受体　E. 抑制多巴脱羧酶活性

【参考答案】

1. D　2. A　3. A　4. B　5. D

第十一单元 镇痛药

细目一 吗啡

【考点突破攻略】

要点 吗啡的作用、应用、不良反应、禁忌证

吗啡（morphine）是阿片类镇痛药的经典代表。

1. 作用

（1）中枢作用

①镇痛、镇静：吗啡有强大的镇痛作用。皮下注射 5 ～ 10mg 能明显减轻和消除疼痛，作用大约持续 6 小时。此外，还有明显的镇静和欣快作用，能消除由疼痛所引起的焦虑、紧张、恐惧等情绪反应，提高疼痛的耐受力。随着疼痛缓解及对情绪的影响出现欣快感（euphoria）。在外界环境安静的情况下甚至可诱导入睡。但欣快感也是诱使病人反复使用，最终成瘾的原因之一。

②抑制呼吸：治疗剂量的吗啡明显降低呼吸中枢对 CO_2 的敏感性，使呼吸频率减慢，潮气量减小。呼吸抑制是吗啡急性中毒致死的主要原因。

③其他作用：治疗量吗啡抑制延髓咳嗽中枢产生强大的镇咳作用；兴奋支配瞳孔的副交感神经而缩瞳，中毒时瞳孔可缩小为针尖样；兴奋延髓催吐化学感受区而引起恶心和呕吐；抑制促性腺激素释放激素、促肾上腺皮质激素释放激素的释放；另一方面，催乳素、生长激素和抗利尿激素释放增加。

（2）外周作用

①胃肠道：治疗剂量吗啡兴奋胃肠道平滑肌，使胃窦张力增加，减慢胃排空速度；增加小肠和结肠的张力，使推进性蠕动减弱；同时因抑制胆汁、胰液和肠液分泌，加之对中枢的抑制作用，使便意迟钝，因而可引起便秘。吗啡还能兴奋胆道 Oddi's 括约肌，使胆道和胆囊内压增加，致上腹部不适，甚至诱发或加重胆绞痛，阿托品可部分缓解。

②心血管：吗啡可扩张全身血管，引起体位性低血压。抑制呼吸致 CO_2 积聚，可使脑血管扩张，颅内压增高。

③其他：治疗量吗啡能提高膀胱括约肌张力，导致尿潴留；也可使分娩期子宫肌张力、收缩频率和幅度减弱，而延长产程；大剂量还可收缩支气管。吗啡对细胞免疫和体液免疫均有抑制作用，使机体免疫功能低下，易患感染性疾病。

［常考考点］吗啡的作用。

2. 应用

（1）疼痛：吗啡可用于各种原因引起的疼痛，特别是对其他镇痛药无效的疼痛，如手术后伤口痛、骨折、严重创伤、烧伤和晚期恶性肿瘤疼痛等。对心肌梗死引起的剧痛，血压正常者也可用吗啡止痛；对胆绞痛和肾绞痛需加用解痉剂，如阿托品等；但对神经压迫性疼痛疗效较差，由于易成瘾，一般仅用于短期剧痛。

（2）心源性哮喘：心源性哮喘是因左心衰竭，引起突发性的急性肺水肿而导致的呼吸困难、气促和窒息感。临床常需进行综合性治疗（包括强心、利尿、扩张血管等）。静脉注射吗啡也是治疗的主要措施，这是因为：①吗啡具有镇静作用，可消除病人的紧张和恐惧情绪。②吗啡抑制呼吸中枢对 CO_2 敏感性，使呼吸由浅快变得深慢。③吗啡还能扩张外周血管，降低外周阻力，减少了回心血量，有利于左心衰竭的缓解和肺水肿的消除。但若病人伴有休克、昏迷、严重肺部疾患或痰液过多者应禁用。

［常考考点］吗啡的应用。

3. 不良反应

（1）一般反应：治疗量吗啡可有恶心、呕吐、呼吸抑制、嗜睡、眩晕、便秘、排尿困难等副作用。

（2）耐受性及依赖性：前者是指阿片类药物反复使用后，其药效逐渐减弱，需增加剂量和缩短给药间隔才可获得原来的作用。后者又分为躯体依赖性和精神依赖性。躯体依赖性表现为机体对药物产生适应性改变，一旦停药则可出现兴奋、失眠、流泪、流涕、出汗、震颤、呕吐、腹泻，甚至虚脱、意识丧失等戒断症状；若再给以治疗量吗啡，则上述症状立即消失。精神依赖性则使患者产生一种继续需求药物的病态心理。成瘾者为追求吗啡的欣快感及避免停药所致戒断症状的痛苦，常不择手段、千方百计来获取和使用药物，称为"强迫性觅药行为"，对社会造成极大的危害。

成瘾的治疗：临床观察发现，停用阿片类 7 天左右，可基本脱瘾。但停用期间病人的戒断症状较为严重，不用药物控制，很难坚持。因此成瘾的治疗常用"替代递减疗法"帮助患者脱瘾。"替代递减疗法"是指先使用依赖性程度较低以及作用较持久的阿片类药来代替成瘾性强的吗啡或海洛因，使成瘾者平稳渡过戒断症状发作期，然后递减替代药的剂量，直至完全撤除。如用半衰期长的阿片受体激动药美沙酮，治疗开始时每天 1 次口服 10 ～ 20mg，病情稳定后剂量逐渐递减，一般先递减 50%，至剂量达到每天 5mg 时，以每日 1mg 递减；也有人推荐每日递减 10% ～ 20% 直至结束。后期出现戒断症状可用地西泮、东莨菪碱和可乐定治疗。但美沙酮也有成瘾性。

（3）急性中毒：表现为昏迷、针尖样瞳孔（严重缺氧时则瞳孔可散大）、呼吸高度抑制、血压降低，甚至休克。呼吸麻痹是中毒致死的主要原因，需用吗啡拮抗药、人工呼吸、吸氧抢救。阿片受体拮抗剂纳洛酮能快速对抗阿片类药物过量中毒，对吗啡致呼吸抑制有显著效果，是最常用的抢救药物。

［常考考点］急性吗啡中毒的拮抗剂是纳洛酮。

4. 禁忌证 吗啡能通过胎盘进入胎儿体内或经乳汁分泌抑制新生儿呼吸，同时能对抗催产素对子宫的兴奋作用而延长产程，故分娩止痛及哺乳妇女止痛禁用。由于抑制呼吸和致支气管收缩，故支气管哮喘及肺心病患者禁用。因致颅内压增高，故颅脑损伤的患者禁用。肝功能严重减退患者亦禁用。

［常考考点］分娩止痛及哺乳妇女止痛禁用吗啡。

细目二　人工合成镇痛药

【考点突破攻略】

要点一　哌替啶的作用特点、应用

哌替啶（pethidine）又名度冷丁，药理作用与吗啡基本相同，主要激动μ型阿片受体，有镇痛、镇静、欣快、呼吸抑制、扩张血管和免疫抑制作用。镇痛效力弱于吗啡，常用量100mg与10mg吗啡的作用强度基本相似。亦能提高胃肠道张力和减少推进性蠕动，但因作用时间短，无明显止泻和引起便秘作用，也无明显中枢性止咳作用。可代替吗啡用于剧痛和心源性哮喘，还可用于麻醉前给药和人工冬眠。

［常考考点］哌替啶代替吗啡用于剧痛和心源性哮喘，还可用于麻醉前给药和人工冬眠。

要点二　其他常用镇痛药作用特点

1. 美沙酮（methadone） 镇痛效价强度与吗啡相当。但欣快作用不如吗啡，成瘾性产生亦较慢，戒断症状出现较迟，程度较轻。用于各种剧痛，亦用于吗啡和海洛因脱毒。

2. 芬太尼（fentanyl） 效价强度约为吗啡的80倍，也产生明显欣快、呼吸抑制和成瘾性，大剂量产生肌肉僵直。用于各种剧痛。与氟哌利多合用于神经松弛痛，帮助完成某些小手术或医疗检查，如烧伤换药、内窥镜检查等。

3. 喷他佐辛（pentazocine） 又名镇痛新，激动κ受体，为μ受体的部分激动剂，对μ受体有一定的拮抗作用。镇痛作用为吗啡的1/3，呼吸抑制作用为吗啡的1/2，无明显欣快感，成瘾性小，但可诱发吗啡等μ受体激动药成瘾者出现戒断症状。用于慢性疼痛，已列为非麻醉性镇痛药。

［常考考点］喷他佐辛成瘾性小，为非麻醉性镇痛药。

4. 二氢埃托啡（dihydroetorphine） 镇痛作用是吗啡的500～1000倍。用量小，一次20～40μg。镇痛作用短暂，约2小时。小剂量间断用药不易产生耐受性，大剂量持续用药则易出现耐受性和依赖性。

【例题实战模拟】

A1型题

1. 吗啡的外周作用是

A. 松弛胃肠道平滑肌　B. 促进肠道腺体分泌　C. 收缩膀胱括约肌
D. 收缩外周血管引起血压升高　E. 收缩脑血管引起颅内压降低

2. 缓解急性心肌梗死疼痛的最有效药物是

A. 硝酸异山梨醇酯（消心痛）　B. 硝酸甘油　C. 吗啡　D. 地西泮　E. 硝苯地平（心痛定）

3. 下列对阿片类药物的叙述，错误的是

A. 镇痛作用强大　B. 作用机制与激动阿片受体有关
C. 反复多次应用易产生耐受性及成瘾性　D. 镇痛的同时可产生意识丧失
E. 又称麻醉性镇痛药

4. 吗啡可用于治疗

A. 阿司匹林哮喘　B. 心源性哮喘　C. 支气管哮喘
D. 喘息型慢性支气管哮喘　E. 其他原因引起的过敏性哮喘

5. 急性吗啡中毒的拮抗剂是

A. 肾上腺素　B. 曲马朵　C. 可乐定　D. 阿托品　E. 纳洛酮

6. 下列有关吗啡与哌替啶的叙述，错误的是

A. 哌替啶的等效量效价强度是吗啡的1/10～1/7　B. 哌替啶等效量时对呼吸的抑制作用与吗啡基本相等
C. 吗啡的镇咳作用比哌替啶强　D. 吗啡的成瘾性比哌替啶强
E. 两药对平滑肌的作用相同，都可用于止泻

7. 下列成瘾性极小的镇痛药是

A. 哌替啶　B. 可待因　C. 美沙酮　D. 喷他佐辛　E. 芬太尼

8. 在药政管理上已列入非麻醉品的药是

A. 美沙酮　B. 哌替啶　C. 二氢埃托啡　D. 吗啡　E. 喷他佐辛

9. 哌替啶不用于慢性钝痛的最主要原因是

A. 维持时间短　B. 镇痛效果弱于吗啡　C. 抑制呼吸　D. 有成瘾性　E. 易导致便秘

10. 下列关于哌替啶各种临床应用的叙述，错误的是

A. 可用于支气管哮喘　B. 可用于麻醉前给药　C. 可代替吗啡用于各种剧痛

D. 可与氯丙嗪、异丙嗪组成冬眠合剂　E. 可用于治疗肺水肿

【参考答案】

1. C　2. C　3. D　4. B　5. E　6. E　7. D　8. E　9. D　10. A

第十二单元　解热镇痛抗炎药

细目一　阿司匹林

【考点突破攻略】

要点　阿司匹林的作用、应用、不良反应

阿司匹林（aspirin，乙酰水杨酸，acetylsalicylic acid），临床应用历史悠久。

1. 作用

（1）解热、镇痛：有较强的解热、镇痛作用，能有效降低发热患者的体温。

（2）抗炎作用：较强，且随剂量增加而增强。

（3）抗血栓形成：小剂量阿司匹林抑制环氧酶活性，从而减少血小板中血栓素 A_2（TXA_2）的生成，有抗血小板聚集和抗血栓形成作用。但较大剂量的阿司匹林可抑制血管内皮细胞中环氧酶活性，减少 PGI_2 的合成。PGI_2 是 TXA_2 的生理拮抗剂，它的合成减少可能促进血栓形成。

2. 应用

（1）疼痛：对钝痛特别是伴有炎症者效果较好，用于治疗头痛和短暂肌肉骨骼痛，也常用于牙痛、关节痛、神经痛及痛经等。

（2）发热：用于感冒发热，对体温过高、持久发热或小儿高热者可降低体温，缓解并发症。

（3）风湿性、类风湿关节炎：可使急性风湿热患者于 24 ～ 48 小时内退热，关节红、肿、疼痛缓解，血沉减慢，症状迅速减轻。对类风湿关节炎也可迅速镇痛，使关节炎症消退，减轻及延缓关节损伤的发展。剂量比一般解热镇痛用量大 1 ～ 2 倍，且疗效与剂量成比例增加，因此最好用至最大耐受剂量，但要注意防止中毒。一般成人每日 3 ～ 5g，分 4 次于饭后服。

（4）防止血栓形成：小剂量（50 ～ 100mg）阿司匹林用于预防冠状动脉及脑血管血栓形成。

［常考考点］阿司匹林解热镇痛的机制，抗血栓形成的机制。阿司匹林的适应证。

3. 不良反应

（1）胃肠道反应：最为常见。口服可直接刺激胃黏膜，引起上腹不适、恶心、呕吐，水杨酸钠尤易发生。血药浓度高则刺激延髓催吐化学感受区（CTZ），可致恶心、呕吐。较大剂量口服（抗风湿治疗）可加重、诱发溃疡，引起胃出血。其原因主要是阿司匹林对胃黏膜的直接刺激作用引起胃黏膜损害。另外，内源性 PG 有抑制胃酸分泌及增强胃黏膜屏障的作用。本药抑制胃黏膜 PG 合成，增加了胃酸分泌，削弱了屏障作用。饭后服药，将药片嚼碎，同服抗酸药，或服用肠溶片可减轻或避免上述反应。胃溃疡患者禁用。

（2）凝血障碍：能抑制血小板聚集，延长出血时间；大剂量（5g/d 以上）或长期服用，还能抑制凝血酶原形成，延长凝血酶原时间，维生素 K 可以预防。严重肝损害、低凝血酶原血症、维生素 K 缺乏等均应避免服用。手术前 1 周也应停用。

（3）水杨酸反应：剂量过大（5g/d 以上）或敏感者，可出现头痛、眩晕、恶心、呕吐、耳鸣以及视、听力减退，总称为水杨酸反应，是水杨酸类中毒的表现。严重者可出现高热、过度呼吸、酸碱平衡失调，甚至精神错乱，应立即停药，静脉滴入碳酸氢钠溶液碱化尿液，加速水杨酸盐自尿排泄。

（4）过敏反应：少数患者可出现荨麻疹、血管神经性水肿、过敏性休克等。某些哮喘患者服阿司匹林或其他解热镇痛药后可诱发哮喘，称为"阿司匹林哮喘"。其发病机制为阿司匹林抑制环氧酶，PG 合成受阻，使白三烯及其他脂氧酶代谢产物增多，内源性支气管收缩物质居于优势，导致支气管痉挛，诱发哮喘。故哮喘、鼻息肉及荨麻疹患者禁用。肾上腺素仅部分对抗阿司匹林所致的支气管收缩。可用抗组胺药和糖皮质激素治疗。

（5）瑞氏综合征（Reye's syndrome）：病毒感染性疾病伴有发热的儿童和青少年服用阿司匹林后，偶致瑞氏综合征，表现为肝损害和脑病，可致死。因此，病毒感染时应慎用，可用对乙酰氨基酚代替。

［常考考点］阿司匹林的不良反应。

细目二　其他解热镇痛药

【考点突破攻略】

要点　对乙酰氨基酚、布洛芬、塞来昔布、日夜百服宁的作用特点、应用

1. 对乙酰氨基酚（acetaminophen） 又名扑热息痛（paracetamol），解热镇痛作用缓和持久，解热作用与阿司匹林相似，镇痛作用较强，抗炎作用很弱，用于感冒发热、头痛、牙痛、神经痛、肌肉痛、关节痛、痛经等。

2. 布洛芬（ibuprofen，异丁苯丙酸） 抗炎镇痛比阿司匹林强 16～32 倍，用于风湿性及类风湿关节炎、疼痛、发热。

3. 塞来昔布（celecoxib） 选择性抑制 COX-2，在治疗剂量时对人体内 COX-1 无明显影响，也不影响 TXA_2 的合成，但可抑制 PGI_2 合成。主要用于风湿性、类风湿关节炎和骨关节炎，一般在用药 2 周后疼痛和关节功能状态明显改善；也用于手术后疼痛、牙痛、痛经等。

4. 日夜百服宁 是含有对乙酰氨基酚的复方解热镇痛药，主要用于减轻感冒发热、头痛、鼻塞、咳嗽等症状。

［常考考点］对乙酰氨基酚、布洛芬、塞来昔布、日夜百服宁的作用特点及应用。

【例题实战模拟】

A1 型题

1. 阿司匹林解热作用机制是
   A. 抑制环氧酶（COX），减少 PG 合成　B. 抑制下丘脑体温调节中枢
   C. 抑制各种致炎因子的合成　D. 药物对体温调节中枢的直接作用
   E. 中和内毒素
2. 小剂量阿司匹林预防血栓形成的作用机制是
   A. 抑制凝血酶原的形成　B. 直接抑制血小板聚集　C. 抑制 PGEs 的生成
   D. 抑制 TXA_2（血栓素）的合成　E. 直接溶解血栓
3. 最宜选用阿司匹林治疗的是
   A. 胃肠痉挛性绞痛　B. 月经痛　C. 心绞痛　D. 肾绞痛　E. 胆绞痛
4. 下列不属于阿司匹林不良反应的是
   A. 瑞氏（Reye）综合征　B. 荨麻疹　C. 水钠潴留，引起水肿
   D. 诱发胃溃疡和胃出血　E. 水杨酸反应
5. 临床常选用对乙酰氨基酚治疗的是
   A. 感冒发热　B. 急性痛风　C. 类风湿关节炎　D. 急性风湿热　E. 预防血栓形成

【参考答案】

1. B　2. D　3. B　4. C　5. A

第十三单元　抗组胺药

细目一　H_1 受体阻滞药

【考点突破攻略】

要点　常用 H_1 受体阻滞药的作用、应用

本类药物品种较多，第一代 H_1 受体阻滞药中枢抑制作用强，应用受到限制，尤其是异丙嗪和苯海拉明等。第二代 H_1 受体阻滞药有吡啶类、羟嗪类及其他类，如阿司咪唑、西替利嗪、氯雷他定等，多数药物不易透过血脑屏障，无中枢抑制作用或较弱，作用较持久，广泛用于临床。

1. 作用

（1）抗 H_1 受体：可完全对抗组胺引起的支气管、胃肠道平滑肌收缩。对组胺引起的局部毛细血管扩张和通透性增加有较强的抑制作用，可部分对抗组胺引起的血管扩张和血压降低，要完全对抗需同时应用 H_1 和 H_2 受体阻滞药。

（2）抑制中枢：多数药物可通过血脑屏障，产生不同程度的镇静、嗜睡等中枢抑制作用，以苯海拉明和异丙嗪最强；中枢抑制作用可能是由于中枢 H_1 受体被阻断，拮抗了内源性组胺介导的觉醒反应所致。第二代药物如阿司咪唑无中枢抑制作用。

（3）其他：多数药物具有较弱的阿托品样抗胆碱作用，苯海拉明、异丙嗪、布克利嗪和美克洛嗪止吐和防晕作用较强，可能与中枢抗胆碱作用有关。

2. 应用

（1）皮肤黏膜变态反应性疾病：对荨麻疹、花粉症、过敏性鼻炎等疗效较好，中枢抑制作用弱的第二代 H_1 受体阻滞药常作为首选药。对昆虫叮咬所致的皮肤瘙痒和水肿亦有良效。对血清病、药疹和接触性皮炎也有一定疗效。对变态反应性支气管哮喘效果差，但酮替芬能抑制肥大细胞和嗜碱性粒细胞释放组胺和白三烯，可用于支气管哮喘的预防性治疗。

（2）晕动病和呕吐：晕动病、放射病、妊娠等引起的呕吐，常用茶苯海明、苯海拉明、异丙嗪、布克利嗪和美克洛嗪等。

此外，有些抗组胺药可用于镇静、催眠及术前给药，或作为复方抗感冒药和复方镇咳平喘药的成分。

［常考考点］H_1 受体阻滞药的作用及应用。

细目二　H_2 受体阻滞药

【考点突破攻略】

要点　常用 H_2 受体阻滞药的作用、应用

H_2 受体阻滞药能选择性阻断胃壁细胞上 H_2 受体，抑制胃酸分泌作用强而持久。常用药物有西咪替丁、雷尼替丁、法莫替丁、尼扎替丁和罗沙替丁等。

1. 作用

（1）抑制胃酸分泌：选择性阻断胃壁细胞 H_2 受体，拮抗组胺引起的胃酸分泌。对基础胃酸、夜间胃酸和各种刺激引起的胃酸分泌均有抑制，还可减少胃蛋白酶分泌。对促胃液素、胰液、胆汁的分泌和胃的排空速率无影响。

（2）心血管系统：拮抗组胺对离体心脏的正性肌力和正性频率作用。整体实验中可部分对抗组胺的扩张血管和降压作用，与 H_1 受体阻滞药合用，可完全阻断组胺对心血管系统的作用。抑制胃酸分泌的剂量对心血管系统影响很小。

（3）调节免疫：组胺激动免疫活性细胞（特别是 T 细胞）上的 H_2 受体，使之产生一种组胺诱发抑制因子（histamine induced suppressor factor，HSF）。HSF 是组胺产生免疫抑制作用的主要原因。西咪替丁阻断 T 细胞上的 H_2 受体，减少 HSF 生成，从而逆转组胺的免疫抑制作用，增强免疫功能。

2. 应用 用于治疗胃和十二指肠溃疡，胃肠道出血，特别是胃肠黏膜糜烂引起的出血，多采用静脉滴注给药；治疗胃酸分泌过多症（卓－艾综合征，Zolinger-Ellison syndrome，ZES）和反流性食管炎，及各种原因引起的免疫功能低下或抗肿瘤的辅助治疗。

［常考考点］雷尼替丁治疗消化性溃疡的机制是阻断胃壁 H_2 受体，减少胃酸分泌。

【例题实战模拟】

A1 型题

1. H_1 受体阻断药疗效差的疾病是

A. 血管神经性水肿　B. 过敏性鼻炎　C. 过敏性皮炎　D. 过敏性哮喘　E. 荨麻疹

2. H_1 受体阻断药产生中枢抑制作用的机制是

A. 阻断中枢 H_1 受体　B. 兴奋中枢胆碱受体　C. 和奎尼丁样作用有关

D. 和中枢抗胆碱作用有关　E. 阻断中枢 5-HT 受体

3. 异丙嗪不具备的药理作用是

A. 镇静　B. 减少胃酸分泌　C. 抗胆碱作用　D. 局麻作用　E. 止吐

4. 雷尼替丁治疗十二指肠溃疡的作用机制是

A. 中和胃酸　B. 直接抑制胃蛋白酶活性　C. 阻断胃腺细胞的 H_2 受体，抑制胃酸分泌

D. 形成保护膜，覆盖溃疡面　E. 加速胃蛋白酶的分解

【参考答案】

1.D　2. A　3. B　4. C

第十四单元　利尿药、脱水药

细目一　利尿药

【考点突破攻略】

要点一　利尿药的分类和常用药

利尿药（diuretics）是一类直接作用于肾脏，影响尿生成过程，促进电解质和水的排出，增加尿量，消除水肿的药物。亦用于高血压、肾结石等的治疗。

常用利尿药按其效能及作用机制可分为以下 3 类：

1. 高效利尿药 即 Na^+-K^+-$2Cl^-$ 同向转运抑制剂，也称为髓袢利尿药，主要作用于髓袢升支粗段。减少 Na^+、Cl^- 重吸收，降低肾脏稀释功能；同时影响肾脏浓缩功能，减少对水的重吸收，从而产生强大的利尿作用。常用药物有呋塞米、依他尼酸、布美他尼、托拉塞米等。

2. 中效利尿药 即 Na^+-Cl^- 同向转运抑制剂，主要作用于近曲小管近端。减少 Na^+、Cl^- 的重吸收，影响肾脏的稀释功能而产生利尿作用，对尿液的浓缩过程无影响。常用药物为氢氯噻嗪、氢氟噻嗪等。

3. 低效利尿药 包括碳酸酐酶抑制药和 K^+-Na^+ 交换抑制药。前者主要有乙酰唑胺（醋唑磺胺），通过抑制近曲小管碳酸酐酶，抑制 H^+-Na^+ 交换，Na^+ 排出增多而产生利尿作用；后者主要有螺内酯和氨苯蝶啶，主要作用于远曲小管和集合管 Na^+ 通道，使 Na^+-K^+ 交换减少，排 Na^+ 增加而产生利尿，表现为留钾利尿。

［常考考点］利尿剂的分类，以及各类的代表药物及作用机制。

要点二　呋塞米的作用、应用、不良反应

呋塞米（furosemide，速尿） 作用于髓袢升支粗段，选择性地抑制 Na^+、Cl^- 的重吸收而产生强利尿作用。口服吸收迅速，约 30 分钟起效，1～2 小时达高峰，持续 6～8 小时；静脉注射 5～10 分钟起效，30 分钟达高峰，维持 4～6 小时。

反复给药不易蓄积。

1. 作用

（1）利尿：作用强大、迅速而短暂。利尿时 Na^+、K^+ 和 Cl^- 排出增多，可促进 Ca^{2+}、Mg^{2+} 排出，减少尿酸排出。

（2）扩张血管：能扩张肾血管，降低肾血管阻力，增加肾血流量，改变肾皮质内血流分布；扩张小静脉，降低左心室充盈压，减轻肺水肿。其机制可能与促进前列腺素 E 合成，抑制其分解有关。

2. 应用

（1）严重水肿：对心、肝、肾性各类水肿均有效，主要用于其他利尿药无效的顽固性水肿和严重水肿。

（2）急性肺水肿和脑水肿：静脉注射能迅速扩张容量血管，使回心血量减少，在利尿作用发生之前即可缓解急性肺水肿，是急性肺水肿快速有效的治疗药物。由于利尿，使血液浓缩，血浆渗透压增高，也有利于消除脑水肿，对脑水肿合并心衰者尤为适用。

（3）急慢性肾功能衰竭：通过扩张肾血管，增加肾血流量，从而改善急性肾衰早期的少尿及肾缺血；通过强大的利尿作用冲洗肾小管，防止萎缩和坏死，用于急性肾衰早期的防治。大剂量治疗慢性肾衰，使尿量增加。但禁用于无尿病人。

（4）药物中毒：配合输液使尿量在 1 天内达到 5L 以上，可加速毒物排泄。主要用于经肾排泄的药物中毒的抢救，如苯巴比妥、水杨酸类、溴化物、氟化物等急性中毒。

（5）高钾血症和高钙血症：可增加 K^+ 排出，抑制 Ca^{2+} 重吸收，降低血钾和血钙。

3. 不良反应

（1）水和电解质紊乱：长期用药、利尿过度可引起低血容量、低血钠、低血钾、低血镁及低氯性碱中毒。以低血钾最为常见，注意及时补钾，加服留钾利尿药有一定预防作用。

（2）耳毒性：眩晕、耳鸣、听力下降、暂时性耳聋。肾功能减退或大剂量静脉注射时易发生，应避免与有耳毒性的氨基糖苷类抗生素合用。

（3）胃肠道反应：恶心、呕吐、上腹不适及腹泻，大剂量可致胃肠道出血。

（4）高尿酸血症：长期用药竞争性抑制尿酸，减少尿酸排泄而致高尿酸血症。

（5）其他：过敏反应，偶致骨髓抑制。严重肝肾功能不全、糖尿病、痛风及小儿慎用，高氮质血症及孕妇忌用。

[常考考点] 呋塞米的作用机制及应用。

要点三　氢氯噻嗪的作用、应用、不良反应

1. 作用

（1）利尿：作用温和而持久。促进尿中 Na^+、Cl^- 排出，也促进 K^+、Mg^{2+} 及 HCO_3^- 排出；增强远曲小管对钙的重吸收，使 Ca^{2+} 从肾排出减少；减少尿酸排泄。

（2）抗利尿：能明显减少尿崩症患者的尿量，作用机制尚不明，可能是因排出 Na^+、Cl^-，使血浆渗透压下降，减轻病人渴感而减少饮水量，从而使尿量减少。

（3）降压：用药初期通过利尿作用减少血容量，后期因排钠较多，降低血管平滑肌对儿茶酚胺等加压物质的敏感性而降压。

2. 应用

（1）轻、中度水肿：是心性水肿的首选药；对肾性水肿的疗效与肾功能有关，肾功能不良者疗效差；对肝性水肿，与螺内酯合用可增效，避免血钾过低诱发肝昏迷，但因抑制碳酸酐酶，减少 H^+ 分泌，使 NH_3 排出减少，可致血氨升高，有加重肝昏迷的危险，应慎用。

（2）轻、中度高血压：单用或与其他利尿药合用。

（3）尿崩症：用于肾性尿崩症及加压素无效的垂体性尿崩症，轻症效佳，重症效差。

（4）特发性高钙尿症和肾结石：治疗量可显著降低正常人、原发性甲状旁腺功能亢进及高钙尿症病人尿钙，防止肾钙结石的形成。

[常考考点] 氢氯噻嗪的作用机制及应用。

3. 不良反应

（1）电解质紊乱：长期用药引起低血钾、低血镁、低氯性碱中毒及低钠血症。低钾血症较多见，表现为疲倦、软弱、眩晕，合用留钾利尿药可预防。

（2）代谢异常：①血糖升高，用药 2 ～ 3 个月后出现，停药后自行恢复，可能因其抑制胰岛素的分泌，减少组织利用葡萄糖。②高脂血症，升高 TG、TC 和 LDL，降低 HDL。糖尿病患者和高脂血症者慎用。

（3）高尿酸血症：因减少细胞外液容量，增加近曲小管对尿酸的重吸收，竞争性抑制尿酸从肾小管分泌，痛风者慎用。

（4）加重肾功能不良：降低肾小球滤过率，增高血尿素氮，肾功能不良者慎用。

（5）过敏：偶有过敏性皮炎、粒细胞减少、血小板减少等过敏反应。

要点四　螺内酯、氨苯蝶啶的作用、应用、不良反应

（一）螺内酯

1. 作用　具有排钠留钾的利尿作用。螺内酯结构与醛固酮相似，与醛固酮竞争远曲小管远端和集合管细胞浆内的醛固酮受体，产生与醛固酮相反的作用，作用特点为：①作用弱，起效慢，维持时间长。口服 1 天起效，2 ～ 3 天达高峰，停药后持续 2 ～ 3 天。②作用的发挥依赖于体内醛固酮的存在，对切除肾上腺的动物无效。

2. 应用　螺内酯配伍中、高效利尿剂，治疗伴有醛固酮升高的顽固性水肿，如肝硬化、充血性心衰、肾病综合征。

3. 不良反应　长期服用可致高血钾，肝肾功能不全及血钾过高者禁用。螺内酯因具类固醇结构而产生性激素样副作用，如男性乳房发育、性功能障碍，女性多毛、声音变粗、月经不调等，停药后消失。

［常考考点］螺内酯的作用特点：排钠保钾。螺内酯的适应证：治疗与醛固酮升高有关的顽固性水肿。

（二）氨苯蝶啶

1. 作用　具有排钠留钾的利尿作用。氨苯蝶啶通过抑制远曲小管和集合管的 Na^+ 通道，其保钾利尿作用不受醛固酮水平影响，对肾上腺切除的动物仍有作用。

2. 应用　氨苯蝶啶常与排钾利尿药合用治疗顽固性水肿。

3. 不良反应　长期服用可致高血钾，肝肾功能不全及血钾过高者禁用。氨苯蝶啶因抑制二氢叶酸还原酶，引起叶酸缺乏，肝硬化者可发生巨幼红细胞性贫血，与吲哚美辛合用可能引起急性肾衰竭。

［常考考点］氨苯蝶啶的作用机制及不良反应。

【知识纵横比较】

利尿药的作用机制及应用比较

药品	类别	作用机制	应用
呋塞米	高效利尿药	作用于髓袢升支粗段。减少 Na^+、Cl^- 重吸收，降低肾脏稀释功能；同时影响肾脏浓缩功能，减少对水的重吸收，从而产生强大的利尿作用	严重水肿；急性肺水肿和脑水肿；急慢性肾功能衰竭；药物中毒；高钾血症和高钙血症
氢氯噻嗪	中效利尿药	作用于近曲小管近端。减少 Na^+、Cl^- 的重吸收，影响肾脏的稀释功能而产生利尿作用，对尿液的浓缩过程无影响	轻、中度水肿；是心性水肿的首选药；轻、中度高血压；尿崩症；用于肾性尿崩症及加压素无效的垂体性尿崩症；特发性高钙尿症和肾结石
螺内酯	低效利尿药	与醛固酮竞争远曲小管远端和集合管细胞浆内的醛固酮受体，产生与醛固酮相反的作用	配伍中、高效利尿剂，治疗伴有醛固酮升高的顽固性水肿，如肝硬化、充血性心衰、肾病综合征
氨苯蝶啶	低效利尿药	抑制远曲小管和集合管的 Na^+ 通道，其保钾利尿作用不受醛固酮水平影响，对肾上腺切除的动物仍有作用	常与排钾利尿药合用治疗顽固性水肿

细目二　脱水药

【考点突破攻略】

脱水药（dehydrant agents）又称渗透性利尿药，是能提高血浆渗透压而使组织脱水的药物。

要点一　脱水药的特点及常用药

脱水药具备以下特点：①静脉注射后不易透过毛细血管，迅速提高血浆渗透压，对机体无毒性作用和过敏反应。②

易经肾小球滤过，但不易被肾小管重吸收。③在体内不易被代谢。④不易从血管透入组织液中。临床常用药为甘露醇、山梨醇、高渗葡萄糖等。

要点二　甘露醇的作用、应用、不良反应

甘露醇（mannitol）临床常用 20% 高渗溶液静脉注射。

1. 作用

（1）脱水：甘露醇口服不吸收，只发挥泻下作用；静脉注射因不易从毛细血管渗入组织，能迅速提高血浆渗透压，促使组织间液向血浆扩散，产生组织脱水作用，滴注后 20 分钟颅内压显著下降，2～3 小时达作用高峰，持续 6～8 小时。

（2）利尿：静脉注射后增加循环血量，提高肾小球滤过率；在肾小管内几乎不被吸收，使原尿渗透压升高，减少肾小管对水的重吸收；间接抑制 Na^+-K^+-$2Cl^-$ 同向转运体，使 Na^+、Cl^- 等重吸收减少而增加尿量。

2. 应用

（1）脑水肿及青光眼：是目前降低颅内压安全有效的首选药。因不易进入脑组织或眼前房等有屏障的特殊组织，易使之脱水，适用于脑瘤、颅脑外伤或组织缺氧等引起的脑水肿，以及青光眼病人手术前降低眼内压。

（2）预防急性肾功能衰竭：使肾小管发生渗透效应，阻止水分重吸收，维持足够尿流量，使肾小管内有害物质稀释，防止肾小管萎缩坏死；同时使血浆高渗，减轻肾间质水肿，增加血容量，改善肾血流。

3. 不良反应　静脉注射过快可引起一过性头痛、眩晕、视力模糊及注射部位疼痛。慢性心功能不全、尿闭者禁用。

［常考考点］甘露醇的适应证：脑水肿、青光眼、预防急性肾功能衰竭。

【例题实战模拟】

A1 型题

1. 呋塞米的不良反应，不包括
   A. 高血钾　B. 耳毒性　C. 胃肠道反应　D. 高尿酸血症　E. 低氯性碱中毒
2. 有关噻嗪类利尿药的叙述，错误的是
   A. 具有降压作用　B. 可升高血脂　C. 使尿酸排出增加　D. 可升高血糖　E. 可促进远曲小管对钙离子的重吸收
3. 通过竞争醛固酮受体而发挥利尿作用的药物
   A. 氨苯蝶啶　B. 乙酰唑胺　C. 阿米洛利　D. 布美他尼　E. 螺内酯
4. 下列利尿药的作用强度与肾上腺皮质功能有关的是
   A. 呋塞米　B. 螺内酯　C. 氨苯蝶啶　D. 阿米洛利　E. 氢氯噻嗪
5. 用于急性脑水肿脱水降颅压的是
   A. 氢氯噻嗪　B. 布美他尼　C. 甘露醇　D. 螺内酯　E. 乙酰唑胺
6. 下列病人不适宜使用脱水药的是
   A. 慢性心功能不全　B. 青光眼　C. 脑水肿　D. 肾功能衰竭　E. 肺水肿
7. 长期应用易使血钾升高的药物是
   A. 氢氯噻嗪　B. 呋塞米　C. 螺内酯　D. 乙酰唑胺　E. 脱水药
8. 高钾血症病人禁用的利尿药是
   A. 氢氯噻嗪　B. 苄氟噻嗪　C. 布美他尼　D. 氨苯蝶啶　E. 呋塞米
9. 下列疾病中，不属于氢氯噻嗪适应证的是
   A. 尿崩症　B. 轻度高血压　C. 心源性水肿　D. 糖尿病　E. 特发性高尿钙
10. 呋塞米的利尿作用机制是
    A. 抑制肾脏的稀释功能　B. 抑制肾脏的浓缩功能　C. 阻滞 Na^+ 重吸收　D. 对抗醛固酮的作用　E. 抑制肾脏的稀释和浓缩功能

B1 型题

A. 呋塞米　B. 螺内酯　C. 乙酰唑胺　D. 氨苯蝶啶　E. 氢氯噻嗪

11. 治疗急性肾功能衰竭早期少尿，应选用的是
12. 治疗高醛固酮型水肿，应选用的是

【参考答案】

1. A 2. C 3. E 4. B 5. C 6. A 7. C 8. D 9. D 10. E 11. A 12. B

第十五单元 抗高血压药

细目一 利尿降压药

【考点突破攻略】

利尿降压药是 WHO 推荐的一线药物，常作为治疗高血压的基础药物。许多其他降压药在长期使用过程中，可引起不同程度的水钠潴留。合用利尿药能消除水钠潴留，加强降压效果，以噻嗪类最为常用，代表药为氢氯噻嗪。

要点 氢氯噻嗪的降压作用、应用、不良反应

1. 作用 降压缓慢、温和、持久，对卧位和立位血压均能降低。排钠利尿，使血容量减少是利尿药初期的降压机制。长期应用降低血管张力而降低血压。不易发生耐受性，有增强其他降压药的作用。

2. 应用 单用于Ⅰ级（轻度）高血压，或与其他降压药合用治疗各型高血压，联合用药可增强降压作用，并防止其他药物引起的水钠潴留。

3. 不良反应 长期大剂量使用可致低血钾，引起血脂、血糖及尿酸升高等。

［常考考点］氢氯噻嗪初期的降压机制是排钠利尿，使血容量减少，长期使用通过降低血管张力而降低血压。

细目二 肾素 – 血管紧张素系统抑制药

【考点突破攻略】

肾素 – 血管紧张素系统在血压调节中起着重要的作用。作用于该系统的药物主要影响血管紧张素转化酶（ACE）、血管紧张素Ⅱ受体（AT）和肾素而产生降压作用。

要点一 肾素 – 血管紧张素系统（RAS）抑制药的种类、特点及常用药

1. RAS 抑制药分类 主要分为三类：①血管紧张素转化酶抑制剂：卡托普利、依那普利、赖诺普利、喹那普利等。②血管紧张素Ⅱ受体拮抗剂：氯沙坦、缬沙坦、厄贝沙坦等。③肾素抑制药：瑞米吉仑等。

2. 作用特点 ①降压时不伴有反射性心率加快，对心输血量无明显影响。②可防止或逆转高血压患者的血管壁和心室重构。③能增加肾血流量，保护肾脏。④能改善胰岛素抵抗，不引起电解质紊乱和脂质代谢改变。⑤久用不易产生耐受性。

要点二 卡托普利的作用、应用、不良反应

卡托普利（captopril）是第一个用于临床口服有效的含巯基 ACE 抑制药（1977 年）。

1. 作用 降低血压。通过抑制 ACE，使血管紧张素Ⅰ转化为血管紧张素Ⅱ减少，降低循环与血管组织 RAS 活性。主要作用机制：①抑制循环和血管局部 RAS 的 AngⅡ形成。②减少缓激肽降解，缓激肽是血管内皮 L– 精氨酸 –NO 途径的重要激活剂，可发挥强大的扩血管效应；刺激细胞膜磷脂游离出花生四烯酸（AA），促进前列腺素合成，增强扩血管效应。③减少肾脏组织中 AngⅡ的生成，使醛固酮分泌减少，促进水钠排泄。

2. 应用 ①各型高血压：如原发性高血压及肾性高血压，对血浆肾素活性高者疗效更好；Ⅱ、Ⅲ级高血压需合用利尿药。②充血性心力衰竭：基础治疗药物。

3. 不良反应 高血钾、低血压。ACEI 抑制激肽酶，使缓激肽、P 物质堆积，引起咳嗽及血管神经性水肿；久用降低血锌而出现皮疹、味觉及嗅觉改变及脱发等。高血钾者和妊娠初期禁用。

［常考考点］卡托普利的作用机制及应用。

要点三 厄贝沙坦的作用、应用、不良反应

厄贝沙坦（irbesartan）为长效、强效的 Ang Ⅱ受体拮抗药。作用比氯沙坦强约 10 倍，持续 24 小时以上。

1. 作用 降低血压。选择性地与 AT_1 受体结合，阻断 Ang Ⅱ引起的血管收缩及促进醛固酮分泌。长期用药还能抑制心肌肥厚和血管壁增厚。

2. 应用 各型高血压，也可用于高血压合并糖尿病肾病患者，能减轻肾损害。

3. 不良反应 头晕、高血钾和与剂量相关的体位性低血压。孕妇及哺乳期妇女禁用。

［常考考点］厄贝沙坦的作用机制及应用。

细目三 β 受体阻滞药

【考点突破攻略】

β 受体阻滞药除用于心律失常、心绞痛外，亦是疗效确切的抗高血压药。

要点 美托洛尔的降压作用、应用、不良反应

1. 作用 降低血压。作用机制可能是：①减少心输出量：本品为选择性 $β_1$ 受体阻断药，通过阻断心脏 $β_1$ 受体，使心肌收缩力减弱。②抑制肾素分泌：通过阻断肾小球旁器部位的 $β_1$ 受体，抑制肾素 – 血管紧张素系统。

2. 应用 用于高血压，对伴有心输出量偏高或血浆肾素活性增高者以及伴有冠心病者更适宜。

3. 不良反应 神经系统常见眩晕、精神抑郁等；心血管系统常见心率减慢、传导阻滞、心衰加重等。

［常考考点］美托洛尔的作用机制及应用。

细目四 钙通道阻滞药

【考点突破攻略】

该类药物的基本作用是抑制细胞外 Ca^{2+} 的内流，使血管平滑肌细胞内缺乏足够的 Ca^{2+}，导致血管平滑肌松弛、血管扩张、血压下降。

要点一 钙通道阻滞药的作用及常用药

钙通道阻滞药主要为 L 型钙通道阻滞剂，其中 L 型钙通道阻滞剂又分为二氢吡啶类和非二氢吡啶类。二氢吡啶类的常用药有：硝苯地平、尼卡地平、尼莫地平、拉西地平等；非二氢吡啶类的常用药有：维拉帕米、地尔硫䓬等。

作用特点：①降压时不减少心、脑、肾的血流，尼莫地平、尼索地平还能增加脑、冠脉血流。②逆转高血压患者的心肌肥厚，但效果不如 ACEI。③有排钠利尿作用，在降压时不引起水钠潴留。④一般不影响脂质代谢及葡萄糖耐量，伊拉地平、尼群地平还可轻度提高 HDL。

要点二 硝苯地平控释剂的降压作用、应用、不良反应

1. 作用 降低血压。通过抑制细胞外 Ca^{2+} 的内流，使血管平滑肌细胞内缺乏足够的 Ca^{2+}，导致血管平滑肌松弛、血管扩张、血压下降。控释剂可减少血药浓度波动，减轻迅速降压造成的反射性交感活性增加，降低不良反应的发生率，延长作用时间，减少用药次数。

2. 应用 各型高血压，尤以低肾素性高血压疗效好，可单用或与利尿药、β 受体阻滞药、ACEI 合用。

3. 不良反应 较轻，常见面部潮红、头痛、眩晕、心悸、踝部水肿。踝部水肿系毛细血管前血管扩张所致。本品短效制剂有可能加重心肌缺血，伴心肌缺血的高血压患者慎用。

［常考考点］硝苯地平的作用机制及应用。

细目五　α_1受体阻滞药

【考点突破攻略】

要点　哌唑嗪的降压作用、应用、不良反应

1. 作用　降低血压。通过选择性阻断突触后膜 α_1 受体，对具有负反馈作用的突触前膜 α_2 受体无影响，舒张小动脉和静脉血管平滑肌，使外周阻力下降，回心血量减少，产生中等偏强的降压作用。

2. 应用　Ⅰ、Ⅱ级高血压及伴有肾功能障碍者，Ⅲ级高血压需合用利尿药或 β 受体阻滞药；嗜铬细胞瘤；中、重度充血性心功能不全。

3. 不良反应　眩晕、疲乏、鼻塞、口干、尿频、头痛、嗜睡及胃肠道反应等。约 50% 患者发生“首剂现象”，长期用药能致水钠潴留，可加用利尿药。

［常考考点］哌唑嗪的作用机制及应用。

细目六　交感神经末梢阻滞药

【考点突破攻略】

要点　利血平的降压作用、应用、不良反应

1. 作用　降压，缓慢而持久。通过与交感神经末梢囊泡膜上的胺泵（Mg^{2+}–ATP 酶）呈难逆性结合，抑制其摄取具有升压作用的介质（去甲肾上腺素和多巴胺），耗竭递质而降压；还能通过直接松弛小动脉平滑肌，降低外周血管阻力而降压。

2. 应用　不单独使用，常与其他降压药一起合用于高血压。

3. 不良反应　倦怠、晕厥、头痛、阳痿、性欲减退、乏力、精神抑郁、注意力不集中、神经紧张、焦虑、多梦、梦呓或清晨失眠；少见有柏油样便、呕血、腹痛、心律失常、室性期前收缩、心动过缓、支气管痉挛、手指强硬颤动等。

细目七　中枢降压药

【考点突破攻略】

要点　可乐定的降压作用、应用、不良反应

1. 作用

（1）降低血压：中等偏强，对正常血压及高血压病患者均有降压作用。作用机制主要是：①激动血管运动中枢突触后膜 α_2 受体和延髓的 I_1– 咪唑啉受体，降低外周交感张力。②激动脑内阿片受体，促进内源性阿片肽的释放。③激动外周交感神经突触前膜 α_2 受体及其相邻的咪唑啉受体，通过负反馈抑制去甲肾上腺素的释放，从而产生降压。

（2）镇静：通过激动中枢 α_2 受体，延长巴比妥类的催眠作用时间。

（3）镇痛：通过激动脑内阿片受体，促进阿片肽释放。

2. 应用　较少单独使用，常用于其他降压药无效的中度高血压，对兼有溃疡病的高血压及肾性高血压尤为适宜，与利尿剂合用有协同作用。还可作为吗啡类镇痛药成瘾者的戒毒药。

3. 不良反应

（1）常见口干、嗜睡和便秘，其他如头痛、眩晕、腮腺肿痛、鼻黏膜干燥、阳痿、抑郁、浮肿、体重增加和心动过缓等。

（2）久用致水钠潴留，合用利尿药可减少水肿等现象。

（3）突然停药可引起交感神经亢进的停药综合征，表现为血压骤升、心悸、兴奋、震颤、腹痛、出汗等，应用可乐定或酚妥拉明可缓解或消除；需逐渐减量后再停药。

［常考考点］可乐定的降压机制及应用。

细目八　血管扩张药

【考点突破攻略】

要点　肼屈嗪、硝普钠的降压作用、应用、不良反应

1. 作用　降低血压。肼屈嗪直接扩张小动脉，降低外周阻力而降压，降压同时伴有反射性交感神经兴奋，使心率加快、心输出量增加，从而减弱其降压作用。硝普钠通过释放 NO 直接舒张小动脉和静脉，降压作用强、起效快、维持时间短。

2. 应用　肼屈嗪常与抗去甲肾上腺素神经药（利血平或普萘洛尔）或利尿药合用于中度高血压。硝普钠用于高血压急症、充血性心力衰竭；全麻时使用，使血压降低以减少手术中出血。

3. 不良反应　肼屈嗪有两类不良反应：①由血管扩张及反射性反应引起，产生头痛、面红、黏膜充血、心动过速，并可诱发心绞痛和心力衰竭。②由免疫反应引起，大剂量长期应用（6 个月以上）可产生红斑狼疮样综合征。硝普钠不良反应主要由过度扩张血管所致，出现头胀痛、面部潮红、恶心、呕吐、出汗和心悸等。

［常考考点］硝普钠治疗高血压的作用特点：硝普钠用于高血压急症、充血性心力衰竭。

细目九　抗高血压药物的合理应用

【考点突破攻略】

要点　抗高血压药物的选药、联合用药

1. 根据高血压程度选药　①Ⅰ级高血压：采用体育活动、控制体重、低盐、低脂肪饮食等措施未奏效时，首选作用温和的降压药，如噻嗪类利尿药、ACEI、二氢吡啶类钙拮抗药或 β 受体阻滞药等一种药物。②Ⅱ级高血压：采用两种药物联用，常用的四类一线降压药的任何两类均可。③Ⅲ级高血压：联合用药基础上，改用或加用作用更强的米诺地尔、直接血管扩张药、中枢性降压药等。④高血压危象：宜采用静脉滴注或肌注快速起效的药物，如硝普钠。

2. 根据病情特点及并发症选药　①伴有心绞痛者宜用硝苯地平。②伴有心力衰竭者宜用利尿药、ACEI、哌唑嗪等，不宜用 β 受体阻滞药。③伴有肾功能不全者宜用 ACEI、硝苯地平、α－甲基多巴等。④伴有消化性溃疡者，宜用可乐定，禁用利血平。⑤伴有心动过速者宜用美托洛尔等 β 受体阻滞药。⑥伴有支气管哮喘者不宜用 β 受体阻滞药。⑦伴有糖尿病及痛风者不宜用噻嗪类利尿药。⑧伴有精神抑郁者，不宜用利血平。

3. 联合用药　高血压病的治疗需要长期系统用药甚至终生用药，力求控制在 138/83mmHg（目标血压）以下，要注意平稳持续降压，以避免血压波动过大致靶器官损害。现有药物长期单用常引起耐受性，加大剂量又易致不良反应。联合用药可从不同环节协同降压，又能减轻不良反应，药物用量也相应减少。但要注意同类药物不宜合用。

【知识纵横比较】

抗高血压药物的种类、作用机制和应用比较

<table>
<tr><th colspan="2">种类</th><th>降压机制</th><th>应用</th><th>代表药物</th></tr>
<tr><td colspan="2">利尿降压药</td><td>初期排钠利尿，使血容量减少，长期应用降低血管张力而降低血压</td><td>Ⅰ级（轻度）高血压，或与其他降压药合用治疗各型高血压</td><td>氢氯噻嗪</td></tr>
<tr><td rowspan="2">肾素－血管紧张素系统抑制药</td><td>血管紧张素转化酶抑制剂</td><td>通过抑制 ACE，使血管紧张素Ⅰ转化为血管紧张素Ⅱ减少，降低循环与血管组织 RAS 活性</td><td>①各型高血压：如原发性高血压及肾性高血压，对血浆肾素活性高者疗效更好；Ⅱ、Ⅲ级高血压需合用利尿药。②充血性心力衰竭：基础治疗药物</td><td>卡托普利、依那普利、赖诺普利、喹那普利</td></tr>
<tr><td>血管紧张素Ⅱ受体拮抗剂</td><td>选择性地与 AT_1 受体结合，阻断 AngⅡ引起的血管收缩及促进醛固酮分泌</td><td>各型高血压，也可用于高血压合并糖尿病肾病患者，能减轻肾损害</td><td>氯沙坦、缬沙坦、厄贝沙坦</td></tr>
</table>

续表

种类		降压机制	应用	代表药物
β 受体阻滞药		①减少心输出量：通过阻断心脏 β_1 受体，使心肌收缩力减弱。②抑制肾素分泌：通过阻断肾小球旁器部位的 β_1 受体，抑制肾素－血管紧张素系统	用于高血压，对伴有心输出量偏高或血浆肾素活性增高者以及伴有冠心病者更适宜	美托洛尔
钙通道阻滞药	二氢吡啶类	抑制细胞外 Ca^{2+} 的内流，使血管平滑肌细胞内缺乏足够的 Ca^{2+}，导致血管平滑肌松弛、血管扩张、血压下降	各型高血压，尤以低肾素性高血压疗效好	硝苯地平、尼卡地平、尼莫地平、拉西地平
α_1 受体阻滞药		通过选择性阻断突触后膜 α_1 受体，舒张小动脉和静脉血管平滑肌，使外周阻力下降，回心血量减少，产生中等偏强的降压作用	Ⅰ、Ⅱ级高血压及伴有肾功能障碍者；Ⅲ级高血压需合用利尿药或 β 受体阻滞药；嗜铬细胞瘤；中、重度充血性心功能不全	哌唑嗪
交感神经末梢阻滞药		通过与交感神经末梢囊泡膜上的胺泵（Mg^{2+}-ATP 酶）呈难逆性结合，抑制其摄取具有升压作用的介质（去甲肾上腺素和多巴胺），耗竭递质而降压	不单独使用，常与其他降压药一起合用于高血压	利血平
中枢降压药		①激动血管运动中枢突触后膜 α_2 受体和延髓的 I_1- 咪唑啉受体，降低外周交感张力。②激动脑内阿片受体，促进内源性阿片肽的释放。③激动外周交感神经突触前膜 α_2 受体及其相邻的咪唑啉受体，通过负反馈抑制去甲肾上腺素的释放，从而产生降压	较少单独使用，常用于其他降压药无效的中度高血压；对兼有溃疡病的高血压及肾性高血压尤为适宜	可乐定
血管扩张药		肼屈嗪直接扩张小动脉，降低外周阻力而降压；硝普钠通过释放 NO 直接舒张小动脉和静脉，降压作用强、起效快、维持时间短	肼屈嗪常与抗去甲肾上腺素神经药（利血平或普萘洛尔）或利尿药合用于中度高血压；硝普钠用于高血压急症、充血性心力衰竭	肼屈嗪、硝普钠

抗高血压药物的选择

伴随疾病	抗高血压药物选择	不宜选用或禁用
心绞痛	硝苯地平	—
心力衰竭	利尿药、ACEI、哌唑嗪	不宜用 β 受体阻滞药
肾功能不全	ACEI、硝苯地平、α－甲基多巴	—
消化性溃疡	可乐定	禁用利血平
心动过速	美托洛尔等 β 受体阻滞药	—
支气管哮喘	—	不宜用 β 受体阻滞药
糖尿病及痛风	—	不宜用噻嗪类利尿药
精神抑郁	—	不宜用利血平

【例题实战模拟】

A1 型题

1. 高血压合并窦性心动过速的年轻患者宜首选的抗高血压药是

A. 硝普钠　B. 甲基多巴　C. 普萘洛尔　D. 可乐定　E. 氯沙坦

2. 下列有关硝苯地平降压时伴随状况的描述，正确的是

A. 心率不变　B. 心排血量下降　C. 血浆肾素活性增高　D. 尿量增加　E. 肾血流量降低

3. 哌唑嗪的主要不良反应是

A. 刺激性干咳　B. 心率减慢　C. 颜面潮红　D. 心率增快　E. 首剂现象

4. 大剂量应用可致红斑狼疮样综合征的药物是

A. 卡托普利　B. 可乐定　C. 哌唑嗪　D. 肼屈嗪　E. 米诺地尔

5. 普萘洛尔不适用于

A. 高血压伴心绞痛　　B. 高血压伴支气管哮喘　　C. 高血压伴心动过速

D. 高血压伴脑血管病　　E. 高血压伴心输出量下降

6. 有关血管紧张素转化酶抑制药（ACEI）的叙述，错误的是

A. 可增强醛固酮的生成　　B. 可抑制缓激肽降解　　C. 可减轻心室扩张

D. 可减少血管紧张素Ⅱ的生成　　E. 可降低心脏前、后负荷

7. 硝普钠主要用于

A. 高血压急症　　B. 中、重度高血压　　C. 重度高血压

D. 轻、中度高血压　　E. 中度高血压伴肾功能不全

8. 有关可乐定的叙述，错误的是

A. 可乐定是中枢性降压药　　B. 可乐定可用于治疗重度高血压　　C. 可乐定可用于治疗中度高血压

D. 可乐定可激动中枢 α_2 受体　　E. 可乐定别称氯压定

9. 长期应用氢氯噻嗪可引起的不良反应是

A. 升高血脂　　B. 升高血糖　　C. 升高血尿酸　　D. 增加血浆肾素活性　　E. 以上均是

10. 长期使用利尿药的降压机制是

A. 抑制醛固酮的分泌　　B. 降低血浆肾素活性　　C. 增加血浆肾素活性

D. 减少血管平滑肌细胞内 Na^+　　E. 排 Na^+、利尿、血容量减少

A2 型题

11. 患者，男，70 岁。高血压病史 20 年。近日出现上腹部疼痛，经钡餐检查诊断为胃溃疡。除应用抗消化性溃疡药外，其控制血压药物最好选用

A. 甲基多巴　　B. 可乐定　　C. 利血平　　D. 硝苯地平　　E. 氢氯噻嗪

【参考答案】

1. C　2. C　3. E　4. D　5. B　6. A　7. A　8. B　9. E　10. D　11. B

第十六单元　抗心律失常药

细目　抗心律失常药

【考点突破攻略】

心律失常是严重的心脏疾病，由于心肌自律性异常或冲动传导障碍引起心动频率或节律发生改变，并影响心脏的泵血功能。根据心率的快慢，心律失常分为缓慢性和快速性。临床上常将快速性心律失常简称为心律失常，主要包括室上性和室性早搏及心动过速、心房颤动和心房扑动、心室颤动等。

要点一　抗心律失常药的分类及常用药

依据药物对心肌电生理的影响，抗心律失常药分为四大类：

Ⅰ类　钠通道阻滞药分为 A、B、C 三个亚类。①Ⅰ A 类：适度阻滞钠通道：奎尼丁、普鲁卡因胺等。②Ⅰ B 类：轻度阻滞钠通道：利多卡因、苯妥英钠等。③Ⅰ C 类：重度阻滞钠通道：普罗帕酮等。

Ⅱ类　β 肾上腺素受体阻滞药普萘洛尔等。

Ⅲ类　延长动作电位时程药胺碘酮、溴苄铵等。

Ⅳ类　钙通道阻滞药维拉帕米、地尔硫䓬等。

【知识纵横比较】

抗心律失常药分类及作用

分类		作用	药物
Ⅰ类　钠通道阻滞药	ⅠA类	适度阻滞钠通道	奎尼丁、普鲁卡因胺等
	ⅠB类	轻度阻滞钠通道	利多卡因、苯妥英钠等
	ⅠC类	重度阻滞钠通道	普罗帕酮
Ⅱ类　β肾上腺素受体阻滞药		阻断β受体	普萘洛尔
Ⅲ类　延长动作电位时程药		延长APD及ERP	胺碘酮、溴苄铵
Ⅳ类　钙通道阻滞药		阻滞钙通道而抑制 Ca^{2+} 内流	维拉帕米、地尔硫䓬

要点二　奎尼丁的作用、应用

1. 作用　抗心律失常，与心肌细胞膜的钠通道蛋白结合而阻滞钠通道，适度抑制 Na^+ 内流，对 K^+ 外流和 Ca^{2+} 内流也有抑制作用。

（1）降低自律性：抑制 Na^+ 内流，使4相舒张期自动除极化速率减慢，坡度减小，使心房肌、心室肌和浦肯野纤维的自律性降低，其中对心房肌的作用更强。在治疗剂量下对正常窦房结的自律性影响较小，但在窦房结功能低下时，则可产生明显的抑制。

（2）减慢传导：抑制0相 Na^+ 内流，使0相上升的速率和振幅降低，从而使心房肌、心室肌、浦肯野纤维的传导减慢，对病理状态下部分除极的心肌细胞的传导有更强的抑制作用，使单向阻滞变为双向阻滞，消除折返激动。对 Ca^{2+} 内流也有一定的抑制作用，略减慢房室结的传导。

（3）延长有效不应期：减慢2相 Ca^{2+} 内流和3相 K^+ 外流，延长APD和ERP。对ERP的延长作用更明显，使ERP/APD比值加大，因此可使异位冲动或折返冲动落入ERP中而被消除。

（4）其他：竞争性地阻滞M受体，具有抗胆碱作用，对抗其抑制房室传导的作用；阻滞α受体，扩张血管，降低血压；对心房肌、心室肌有负性肌力作用。

2. 应用　心房颤动、心房扑动、室上性及室性早搏和心动过速。在治疗心房颤动、心房扑动时，应先用强心苷抑制房室传导，以控制心室率。

要点三　利多卡因、苯妥英钠的作用、应用

（一）利多卡因

1. 作用　抗心律失常。

（1）降低自律性：抑制4相 Na^+ 内流，促进 K^+ 外流，从而降低浦肯野纤维的自律性，提高心室肌的阈电位水平，提高其致颤阈。治疗剂量对心房肌和窦房结无明显影响。

（2）对传导的影响：治疗量对正常心肌的传导性影响小；但在低血钾或心肌受损而部分去极化时，促进 K^+ 外流，使舒张电位负值加大，提高0相除极化速率和幅度，从而促进病区的传导，消除单向阻滞而中止折返；在心肌缺血部位，也可因抑制 Na^+ 内流而减慢传导，变单向阻滞为双向阻滞，消除折返。大剂量时，因可明显抑制0相除极速率而使传导明显减慢，甚至出现完全性传导阻滞。

（3）相对延长有效不应期：促进 K^+ 外流，缩短心室肌和浦肯野纤维的APD和ERP，但缩短APD更为显著，使ERP/APD比值加大，相对延长ERP，有利于消除折返。

2. 应用　室性心律失常，特别适用于危急病例，是治疗急性心肌梗死引起的室性心律失常的首选药，对强心苷中毒所致者也有效。

（二）苯妥英钠

1. 作用　抗心律失常，作用与利多卡因相似。降低浦肯野纤维自律性，相对延长ERP，与强心苷竞争 Na^+-K^+-ATP酶，抑制强心苷中毒所致室性心律失常，改善被强心苷抑制的房室传导。

2. 应用　室性心律失常，对强心苷中毒所致室性心律失常疗效显著。

要点四 美托洛尔的作用、应用

1. 作用 抗心律失常，通过阻滞心脏的 $β_1$ 受体而发挥抗心律失常作用。

（1）降低自律性：对窦房结、心房内传导组织及浦肯野纤维，可减慢4相自动除极化速率，降低自律性，在运动和情绪激动时作用明显。也能抑制儿茶酚胺引起的滞后除极而防止触发活动。

（2）减慢传导：大剂量时，除β受体阻滞作用外，还有膜稳定作用，减慢0相 Na^+ 内流，使0相除极化速率降低，减慢房室结及浦肯野纤维的传导速度。

（3）延长房室结 ERP：明显延长房室结的 ERP，与减慢房室结传导的作用构成其抗室上性心律失常的作用基础。

2. 应用

（1）室上性心律失常，如心房颤动、心房扑动及阵发性室上性心动过速等。

（2）焦虑、甲状腺功能亢进等引起的窦性心动过速。

（3）室性心律失常，特别是对由于运动和情绪激动引起的疗效显著。

（4）急性心肌梗死，长期使用可减少心律失常的发生及再梗死率，从而降低病死率。

要点五 胺碘酮的作用、应用

1. 作用 抗心律失常。通过阻滞心肌细胞膜钾通道，阻滞钠通道和钙通道，并可轻度非竞争性地阻滞α受体和β受体。

（1）延长 ERP：明显延长房室结、心房肌、心室肌和浦肯野纤维的 APD 和 ERP。这一作用较其他类抗心律失常药为强，与其阻滞钾通道、抑制 K^+ 外流、明显抑制复极过程有关。

（2）降低自律性：降低窦房结和浦肯野纤维的自律性，与阻滞钠、钙通道和β受体有关。

（3）减慢传导：减慢房室结和旁路以及浦肯野纤维的传导速度，与阻滞钠、钙通道有关。

（4）拮抗 T_3、T_4 与受体结合。

（5）扩张血管：扩张冠状动脉，增加冠脉血流量，改善心肌营养；扩张外周血管，降低心脏做功，减少心肌耗氧量。

2. 应用 广谱抗心律失常药，用于各种室上性和室性心律失常，对心房扑动、心房颤动和室上性心动过速疗效好，对合并预激综合征者有效率达90%以上。因可减少心肌耗氧量，适用于冠心病并发的心律失常。

要点六 维拉帕米的作用、应用

1. 作用 抗心律失常，通过阻滞心肌细胞膜的钙通道，抑制 Ca^{2+} 内流，对属于慢反应细胞的窦房结和房室结具有以下作用：

（1）降低自律性：因4相自动除极化速率减慢而使自律性降低。也减少或取消后除极所引起的触发活动。

（2）减慢传导：因0相除极上升速率减慢、振幅减小而使冲动传导减慢，可变单向阻滞为双向阻滞，从而消除折返。终止房室结的折返激动，减慢心房颤动、心房扑动时的心室率。

（3）延长 APD 和 ERP：对房室结的作用明显，高浓度时也延长浦肯野纤维的 APD 和 ERP。

（4）抑制心肌收缩力、扩张冠脉、扩张外周血管。

2. 应用

（1）阵发性室上性心动过速，特别是房室交界区心动过速，常在静脉注射数分钟内停止发作。

（2）强心苷中毒引起的室性早搏。

（3）对冠心病、高血压伴发心律失常者尤其适用。

[常考考点] 抗心律失常药的种类及其不同药物的应用。

【知识纵横比较】

抗心律失常药的作用及应用比较

药物	作用	应用
奎尼丁	适度阻塞钠通道，同时也抑制 Ca^{2+} 内流和 K^+ 外流。①降低自律性；②减慢传导速度；③延长有效不应期；④外周抗胆碱作用	广谱的抗心律失常。对房性、室性及房室结性心律失常均有效，也可用于心房纤颤及心房扑动，但需先用强心苷抑制房室传导，控制心室率
利多卡因	轻度阻塞钠通道，并促进 K^+ 外流。①降低心室自律性；②相对延长有效不应期；③减慢传导	用于各种原因致危及生命的室性心律失常，是防治急性心肌梗死并发的室性心律失常的首选药。还可用于强心苷中毒引起的心律失常
苯妥英钠	抗心律失常作用与利多卡因相似，并可与强心苷竞争 Na^+–K^+–ATP 酶	主要用于室性心律失常，尤其适用于洋地黄中毒等所致的室性心律失常
美托洛尔	阻断心脏 β_1 受体，可降低自律性、减慢传导、延长房室结的有效不应期	适用于交感神经过度兴奋所致的各种心律失常，如窦性心动过速、心房纤颤、心房扑动及室性期前收缩
胺碘酮	抑制 K^+ 外流，延长动作电位时程和有效不应期	属广谱抗心律失常药，适用于各种室上性及室性心律失常
维拉帕米	钙通道阻滞药（钙拮抗药），抑制心肌细胞膜 Ca^{2+} 内流	主要用于室上性心律失常，是治疗阵发性室上性心动过速的首选药；强心苷中毒引起的室早；尤其适用于伴有冠心病、高血压伴有心律失常者

【例题实战模拟】

A1 型题

1. 阵发性室上性心动过速并发变异型心绞痛，治疗宜采用
   A. 奎尼丁　B. 利多卡因　C. 普鲁卡因胺　D. 维拉帕米　E. 普萘洛尔
2. 下列不能用于治疗心律失常的是
   A. 奎尼丁　B. 氢氯噻嗪　C. 维拉帕米　D. 普萘洛尔　E. 胺碘酮
3. 利多卡因治疗无效的心律失常是
   A. 心肌梗死致室性心律失常　B. 强心苷中毒致室性心律失常　C. 心室纤颤
   D. 室性早搏　E. 心房纤颤
4. 治疗强心苷中毒引起的快速型心律失常的最佳药物是
   A. 胺碘酮　B. 普萘洛尔　C. 苯妥英钠　D. 维拉帕米　E. 奎尼丁
5. 治疗阵发性室上性心动过速的最佳药物是
   A. 奎尼丁　B. 维拉帕米　C. 苯妥英钠　D. 普鲁卡因胺　E. 利多卡因
6. 某甲亢患者，出现窦性心动过速，用药时首选
   A. 普萘洛尔　B. 奎尼丁　C. 苯妥英钠　D. 胺碘酮　E. 美西律

【参考答案】

1. D　2. B　3. E　4. C　5. B　6. A

第十七单元　抗慢性心功能不全药

慢性心功能不全又称充血性心力衰竭（congestive heart failure，CHF），是多种病因所致心脏泵血功能降低，不能排出足够的血液以满足全身组织代谢需要的一种临床综合征。CHF 治疗目的：①缓解症状。②防止或延缓心肌重构，延缓病理进展。临床常用药物有增强心肌收缩力药（强心苷类及非强心苷类正性肌力药）、减轻心脏负荷药和血管紧张素 I 转化酶抑制药等。

细目一　强心苷类

【考点突破攻略】

强心苷类（cardiac glycosides）是一类主要作用于心脏，能增强心肌收缩力的苷类药物，用于治疗慢性心功能不全及某些心律失常，又称洋地黄类（digitalis）药物。

要点　强心苷类的常用药物、作用、应用、不良反应及其防治

强心苷类的常用药物有地高辛、去乙酰毛花苷（西地兰）、毒毛花苷 K（毒毛旋花子苷 K）等，以地高辛最为常用。

1. 作用

（1）心脏

①正性肌力：治疗剂量的强心苷选择性地直接作用于心脏，加强心肌收缩力，使心肌收缩更加敏捷，加快心肌收缩速度；增加衰竭心脏的心输出量；但因其收缩外周血管、增加心脏射血阻力，故对正常人心输出量增加并不明显。强心苷可使衰竭心脏的心率减慢及心室壁肌张力降低而降低心肌耗氧量，且这一作用的结果超过其正性肌力作用所增加的耗氧量，因而心肌总耗氧量减少；但对正常心脏因可使心肌收缩力增强而使耗氧量增加。

强心苷增强心肌收缩力的机制与增加心肌细胞内 Ca^{2+} 量有关。强心苷可与心肌细胞膜上的 Na^+–K^+–ATP 酶结合，抑制酶的活性使 Na^+–K^+ 交换减少，细胞内 Na^+ 增多，进而通过 Na^+–Ca^{2+} 交换而使细胞内 Ca^{2+} 量增加，从而使心肌收缩力增强。同时，导致心肌细胞内 K^+ 量减少，若剂量过大，则使心肌细胞的自律性提高，此为强心苷中毒时发生心律失常的机制之一。

②负性频率：强心苷减慢窦性频率的作用主要出现在心功能不全而心率加快的病人。心功能不全时，心率加快是心输出量减少，反射性兴奋交感神经而引起的一种代偿性反应。当心率加快超过一定限度，使舒张期过短，心室充盈不足，心输出量将更趋减少。治疗剂量的强心苷增强心肌收缩力，使心输出量增加，反射性兴奋迷走神经，从而减慢心率。

③对心肌电生理特性的影响：主要是负性传导、缩短心房不应期、提高浦肯野纤维的自律性等。治疗量强心苷增加心输出量，反射性兴奋迷走神经，从而延长房室结的有效不应期，减慢房室结的传导速度；中毒量强心苷则直接抑制房室结，减慢房室传导。缩短心房不应期的作用亦与反射性兴奋迷走神经有关。强心苷抑制心肌细胞膜的 Na^+–K^+–ATP 酶，致心肌细胞内缺钾，最大舒张电位（MDP）负值减小，浦肯野纤维自律性升高，并使其有效不应期缩短而易诱发心律失常。

④对心电图的影响：治疗量强心苷影响心肌电生理，引起的心电图改变有：T 波幅度变小、低平甚至倒置，此变化出现得最早；S–T 段降低呈鱼钩状（动作电位复极化 2 相缩短），此为临床上判断是否应用强心苷的依据之一；P–R 间期延长（房室传导减慢）；Q–T 间期缩短（心室 APD 缩短）及 P–P 间期延长（心率减慢）。强心苷中毒时，可出现各种心律失常的心电图变化。

（2）其他

①影响神经系统：主要是兴奋迷走神经、影响交感神经系统的兴奋性、兴奋中枢神经系统等。强心苷兴奋迷走神经，除与上述反射机制有关外，还参与多种作用机制，如兴奋迷走神经中枢、敏化窦弓压力感受器等，这些作用是强心苷治疗室上性心律失常的基础。治疗量强心苷降低交感神经兴奋性，部分是反射机制作用的结果，部分是直接抑制作用的结果；中毒量强心苷则通过对交感神经中枢及外周的作用，增强交感神经的兴奋性，这与中毒时心律失常的发生有关。中毒量强心苷可兴奋延脑催吐化学感受区而引起呕吐，引起中枢神经系统兴奋症状。

②抑制肾素 – 血管紧张素 – 醛固酮系统（RAAS）：血管紧张素Ⅱ收缩血管，醛固酮引起水钠潴留，两者都可加重心脏负荷。血管紧张素Ⅱ和醛固酮都有促进心肌细胞肥大、增殖，引起心室重构与肥厚，加剧心衰恶化的作用。强心苷可使血浆肾素活性降低，减少血管紧张素Ⅱ的生成及醛固酮的分泌，从而产生对心脏的保护作用。

③利尿：强心苷对 CHF 患者除能通过正性肌力作用，增加心输出量，使肾血流量、肾小球滤过率增加外，还通过抑制肾小管上皮细胞膜 Na^+–K^+–ATP 酶而抑制肾小管对 Na^+ 的重吸收，产生排 Na^+ 利尿作用。

［常考考点］强心苷类药物（地高辛）的作用特点。

2. 应用

（1）慢性心功能不全（CHF）：用于多种原因引起的 CHF。强心苷可通过增强心肌收缩力、增加心输出量、改善动脉系统供血及缓解静脉系统淤血而取得疗效。对不同原因所致CHF的疗效不同，对高血压、心脏瓣膜病、先天性心脏病所致者疗效好，对伴心房颤动且心室率过快者疗效更好；对继发于甲状腺功能亢进、重度贫血等疾病者，由于心肌能量代谢障碍而疗效较差；对肺源性心脏病、活动性心肌炎等有心肌缺氧和损害者，不仅疗效差，且易发生强心苷中毒，引起心律失常；对机械因素所致者，如缩窄性心包炎、严重二尖瓣狭窄等，因心室舒张和充盈受限而疗效很差或无效。

（2）某些心律失常

①心房颤动：由于心房异位节律点多源性快速去极化，引起心房发生大量细弱且不规则的冲动（350～600次/分）。过多的冲动传入心室，引起过快的心室率，妨碍心室的泵血功能，可导致严重的循环障碍。强心苷的作用不在于中止心房颤动，而是通过抑制房室传导，延长房室结的有效不应期，使过多的冲动不能穿过房室结下传到心室而隐匿在房室结中，减慢心室率，从而改善心室的泵血功能，增加心输出量，缓解和消除心房颤动时的血流动力学障碍。

②心房扑动：虽然其异位节律较心房颤动少且规则（250～350次/分），但却更容易穿过房室结传入心室，引起难以控制的过快的心室率。强心苷可缩短心房不应期，使心房扑动转为心房颤动，进而通过治疗心房颤动的机制产生疗效。部分病人停用强心苷后，可恢复窦性节律。

③阵发性室上性心动过速：包括房性、房室交界处阵发性心动过速，强心苷兴奋迷走神经而使其终止发作。但由强心苷本身引起的室上性心动过速禁用。

［常考考点］强心苷类药物的应用。

3. 不良反应及防治 安全范围小，一般治疗量已接近中毒量的60%。病人对强心苷的敏感性和耐受性个体差异大，诱发强心苷中毒的因素多（低血钾、低血镁、高血钙、心肌缺血缺氧、肾功能不全等），中毒发生率高。

（1）不良反应：①胃肠道反应：较常见，亦是中毒时的早期反应，可见厌食、恶心、呕吐、腹泻、腹痛等。应注意与强心苷用量不足、心衰未被控制、仍有胃肠道静脉淤血所引起的症状相区别。②中枢反应：眩晕、头痛、疲倦、失眠、幻觉等，偶见惊厥。③视觉障碍：表现为黄视、绿视及视物模糊，此为强心苷中毒的特征。④心脏反应：是强心苷中毒最严重的反应，临床所见的各种心律失常都有可能出现，如室性早搏、室性或室上性心动过速、房室传导阻滞、窦性心动过缓等。其中室性早搏最多见且早见；室性心动过速最为严重，应及时救治，以免发展为致命的室颤。

（2）预防：首先应注意避免并纠正上述诱发和加重强心苷中毒的因素，如使用排钾利尿药，应适当补钾以防加重毒性；对肾功能不全者应减小剂量以免体内药量蓄积而产生中毒。要密切观察中毒先兆和心电图变化，如出现一定数目的室性早搏、窦性心动过缓（低于60次/分）及视觉障碍，应及时停用强心苷及排钾利尿药和糖皮质激素。监测血药浓度，有助于中毒的预防和及早发现。

（3）治疗：轻度中毒停用强心苷和排钾利尿药等即可。对于快速型心律失常，如室性早搏、室性心动过速，应及时补钾，轻者可口服氯化钾，重者可在心电图及血钾监测下缓慢静脉滴注氯化钾（肾功能不全、高钾血症、严重房室传导阻滞者不宜用钾盐），并可选用苯妥英钠、利多卡因等抗心律失常药。静脉注射地高辛抗体Fab片段，可迅速有效地救治危及生命的强心苷中毒（每80mgFab片段能拮抗1mg地高辛）。对于缓慢型心律失常，如房室传导阻滞、窦性心动过缓等可用阿托品治疗。

［常考考点］强心苷类药物的不良反应及防治。

细目二　减负荷药

【考点突破攻略】

要点一　利尿药的作用特点、常用药物

1. 作用特点 CHF患者多有体内水钠潴留，血容量增加，加重了心脏的前负荷；血管壁平滑肌细胞内Na^+含量增加，通过Na^+-Ca^{2+}交换，增加了细胞内Ca^{2+}含量，使血管平滑肌张力升高，外周阻力加大，加重了心脏的后负荷。利尿药特点是可促进Na^+和水的排出，从而减轻心脏的负荷，改善CHF患者的心脏功能。

2. 常用药物 首选噻嗪类药物，如氢氯噻嗪等，必要时选用强效髓袢利尿药呋塞米等。注意补钾或与保钾利尿药合用。

［常考考点］利尿药治疗心衰的机制是既减轻前负荷，又减轻后负荷。

要点二　血管扩张药的作用特点、常用药物

1. 作用特点　能扩张小静脉或小动脉，减轻心脏前负荷或后负荷，改善心脏功能。各种血管扩张药对血管作用有所不同，根据患者血流动力学变化选用，应用于正性肌力药和利尿药无效的难治病例。

2. 常用药物　硝酸甘油、肼屈嗪、硝普钠、哌唑嗪等。硝酸甘油扩张静脉，适用于前负荷加重为主，肺淤血明显者；肼屈嗪扩张动脉，适用于后负荷加重为主，心输出量明显减少者，长期单独应用难以持续生效；硝普钠扩张静脉、动脉，适用于前后负荷均加重者，常用于急性心肌梗死及高血压时的 CHF；哌唑嗪扩张静脉、动脉，适用于前后负荷均加重者，因有快速耐受现象而难以长期有效。

［常考考点］血管扩张药物治疗心衰的机制是降低前、后负荷。

细目三　血管紧张素转化酶抑制药（ACEI）和血管紧张素Ⅱ受体（AT_1）阻滞药

【考点突破攻略】

要点　ACEI 制剂和 AT_1 阻滞药的作用特点

1. 作用特点　①通过抑制循环及局部组织中的 ACE，降低代偿性升高的肾素 – 血管紧张素系统的活性，扩张血管以减轻心脏负荷。②抑制 CHF 时的心肌重构，逆转心室肥厚，改善心肌的顺应性和舒张功能。

2. 临床疗效　表现为缓解或消除症状、提高患者运动耐力、改进生活质量、显著降低病死率。目前是治疗 CHF 的一线药物。常用药物有卡托普利等。

细目四　β 受体阻滞剂

【考点突破攻略】

要点　常用的 β 受体阻滞剂及其应用意义

1. 常用药物　美托洛尔、卡维地洛等。

2. 应用意义　通过阻断 β 受体，可以降低心肌耗氧量，抑制 RAAS 激活，上调 β 受体，恢复心肌对儿茶酚胺的敏感性，减少心室重构。

【例题实战模拟】

A1 型题

1. 下列不属于强心苷类药物药理作用的是
A. 减慢心率　B. 增加衰竭心脏的耗氧量　C. 增加衰竭心脏的心输出量
D. 缩短收缩期，相对延长舒张期　E. 抑制心肌细胞膜上的 Na^+–K^+–ATP 酶

2. 强心苷治疗慢性心功能不全的最基本作用是
A. 使已扩大的心室容积缩小　B. 增加心肌收缩力　C. 增加心室工作效率
D. 降低心率　E. 增加心率

3. 强心苷降低心房纤颤患者的心室率，是因为
A. 降低心室自律性　B. 改善心肌缺血状态　C. 降低心房自律性
D. 兴奋迷走神经和抑制房室传导　E. 抑制迷走神经

4. 强心苷主要用于治疗的疾病是
A. 完全性心脏传导阻滞　B. 心室纤维颤动　C. 心包炎　D. 二尖瓣重度狭窄　E. 充血性心力衰竭

5. 强心苷最严重的毒性反应是
A. 失眠　B. 心脏毒性　C. 黄视　D. 惊厥　E. 腹泻

6. 利尿药抗心衰的作用机制是

A. 只减轻前负荷　　B. 只减轻后负荷　　C. 既减轻前负荷又减轻后负荷

D. 改善心脏泵血功能　　E. 正性肌力作用

7. 抗心衰血管扩张药中属于直接扩张血管的是

A. 硝普钠　B. 卡托普利　C. 硝苯地平　D. 哌唑嗪　E. 普萘洛尔

8. 强心苷中毒最常见的早期症状是

A.Q–T 间期缩短　B. 胃肠道反应　C. 头痛　D. 房室传导阻滞　E. 低血钾

9. 有关强心苷中毒引起的快速型心律失常的治疗措施，错误的是

A. 停药　B. 给呋塞米　C. 用苯妥英钠　D. 给氯化钾　E. 给利多卡因

10. 对强心苷中毒引起的重症快速型心律失常，可用

A. 苯妥英钠　B. 利多卡因　C. 戊巴比妥　D. 地西泮　E. 阿托品

11. 下列有关强心苷药理作用的描述，正确的是

A. 正性频率作用　B. 利尿作用　C. 负性肌力作用　D. 兴奋交感神经中枢　E. 正性传导作用

12. 强心苷中毒引起的窦性心动过缓的治疗可选用

A. 阿托品　B. 氯化钾　C. 利多卡因　D. 肾上腺素　E. 吗啡

13. 血管扩张药治疗心衰的主要药理依据是

A. 扩张冠脉，增加心肌供氧　　B. 减少心肌耗氧　　C. 降低心输出量

D. 降低血压，反射性兴奋交感神经　　E. 减轻心脏的前、后负荷

【参考答案】

1. B　2. B　3. D　4. E　5. B　6. C　7. A　8. B　9. B　10. A　11. B　12. A　13. E

第十八单元　抗心绞痛药

心绞痛是由多种原因引起的暂时性心肌缺血所导致的一种症候群，表现为突发性心前区及胸骨后阵发性绞痛或闷痛。最常见的病因是冠状动脉粥样硬化性心脏病（简称冠心病）。

心绞痛分为三类：①劳累性心绞痛：特点是疼痛由体力劳累、情绪激动等增加心肌耗氧量的情况所诱发，包括稳定型心绞痛、初发型心绞痛、恶化型心绞痛。②自发性心绞痛：特点为疼痛发生与体力或脑力活动引起心肌耗氧量增加无明显关系，与冠状动脉血流贮备量减少有关。疼痛程度较重，时间较长。包括卧位型心绞痛、变异型心绞痛、急性冠状动脉功能不全、梗死后心绞痛。③混合性心绞痛：特点是在心肌耗氧量增加或无明显增加时均可发生，为冠状动脉狭窄使冠状动脉血流贮备量减少所致。

细目一　硝酸酯类

【考点突破攻略】

硝酸酯类代表药硝酸甘油于 1846 年合成，置于舌上可引起严重头痛；1847 年经舌下含服治疗多种疾病；1857 年采用吸入亚硝酸异戊酯（amylnitrite）治疗心绞痛可在 30 ～ 60 秒控制症状，但作用短暂、剂量难掌握；1879 年以舌下含服硝酸甘油替代亚硝酸异戊酯防治心绞痛，疗效显著。

要点一　硝酸酯类药物的常用药

硝酸酯类常用药物包括硝酸甘油（nitroglycerin）、硝酸异山梨酯（isosorbide dinitrate）、单硝酸异山梨酯（isosorbide mononitrate）、戊四硝酯（pentaerithrityl tetranitrate，硝酸戊四醇酯）。该类药物作用相似，显效快慢和维持时间有所不同，其中以硝酸甘油最为常用。此类药物舌下含服较口服吸收好，生物利用度高，起效快且用量小。

要点二　硝酸甘油的作用、应用、不良反应

1. 作用　抗心绞痛。作用机制与舒张血管作用有关，具体如下：

（1）降低心肌耗氧量：①扩张静脉，使回心血量减少（即降低心脏后负荷），降低心室壁张力，减少心肌耗氧量。②扩张动脉，降低心脏射血阻力（即降低心脏前负荷），减少心脏做功而降低心肌耗氧量。扩张血管后血压降低所致的反射性心率加快和心肌收缩力增加，可增加心肌耗氧量，心率加快所致的心脏舒张期冠脉灌流时间缩短不利于心绞痛治疗，合用 β 受体阻滞药可对抗之。

（2）改善缺血区心肌供血：①增加心内膜下的血液供应：心外膜血管垂直穿过心肌延伸成心内膜血管，故心内膜下区域的血液灌注易受心室壁张力及室内压的影响。心绞痛急性发作时，左心室舒张末期压力增高，使心内膜下区域缺血加重。硝酸酯类能扩张静脉使回心血量减少，扩张动脉降低心脏射血阻力而使排血充分，结果使心室容积或心室壁张力下降，减少了对心内膜下血管的压力，因而增加了心内膜下区域的血液供应。②选择性扩张心外膜较大的输送血管：因心肌缺血区小动脉受缺氧代谢产物腺苷等影响而高度扩张，而非缺血区血管阻力相对较高，本类药物能舒张较大的血管，增加对缺血区的血液灌注。③开放侧支循环：可刺激侧支生成或开放侧支循环，以增加缺血区的血液供应。

此外，硝酸酯类本身以及释放出的 NO 还能抑制血小板聚集和黏附，具有抗血栓形成的作用，有利于心绞痛的治疗。

［常考考点］硝酸甘油治疗心绞痛的机制：通过降低心肌耗氧量和改善缺血区心肌供血而缓解心绞痛，并可松弛血管平滑肌，扩张血管。

2. 应用

（1）心绞痛：用于治疗各类型心绞痛，为稳定型心绞痛的首选药。①预防发作，宜选用硝酸异山梨酯或单硝酸异山梨酯口服，也可选用硝酸甘油贴剂。②控制急性发作，应舌下含服或气雾吸入，如需多次含服可采用口服制剂，选用硝酸异山梨酯口服、单硝酸异山梨酯缓释片以及透皮制剂。③发作频繁的重症心绞痛患者，首选硝酸甘油静脉滴注，症状减轻后改为口服给药。

（2）急性心肌梗死：急性心肌梗死早期应用可缩小心室容积，降低前壁心肌梗死的病死率，减少心肌梗死并发症的发生。

（3）心功能不全：急性左心衰时采用静脉给药，慢性心功能不全可采用长效制剂，需与强心药物合用。

本类药物与 β 受体阻滞药比较，无加重心衰和诱发哮喘的危险；与钙通道阻滞药比较，无心脏抑制作用。

［常考考点］硝酸甘油的应用。

3. 不良反应　常见由血管扩张所继发的搏动性头痛、皮肤潮红、眼内压升高和颅内压增高。颅脑外伤、颅内出血者禁用，青光眼患者慎用。大剂量可见体位性低血压，低血容量者禁用。剂量过大使血压过度下降，可引起冠脉灌注压过低，且可反射性兴奋交感神经，使心率加快，心肌收缩力增加而增加心肌耗氧量，导致心绞痛加重。超剂量可引起高铁血红蛋白症。长期应用可出现耐受性。

［常考考点］硝酸甘油的不良反应。

细目二　β 受体阻滞药

【考点突破攻略】

要点　β 受体阻滞药抗心绞痛的作用、应用、常用药物

1. 作用

（1）降低心肌耗氧量：心绞痛发作时，交感神经活性增强，心肌局部和血液中儿茶酚胺的含量增高，激动 β 受体，增加心肌收缩力、加快心率和收缩血管，使心脏做功增加，其结果增加了心肌耗氧量。应用 β 受体阻滞药后，其 β_1 受体的阻断作用可使心率减慢，心脏舒张期延长而增加冠脉灌流时间；抑制心肌收缩力，减少心脏做功，降低心肌耗氧量而发挥抗心绞痛作用。但心肌收缩力减弱，使射血时间延长，心排血不完全，左室舒张末压升高，心室容积扩大又可增加心肌耗氧量，与硝酸酯类药物合用可提高疗效，减少不良反应。

（2）改善心肌代谢：心肌缺血时，肾上腺素分泌增加，使游离脂肪酸（FFA）增多。FFA 代谢消耗大量的氧而加重心肌缺氧。β 受体的阻断作用可使 FFA 的水平下降，减少心肌对其摄取，通过加强糖代谢，使心肌耗氧量降低。

（3）增加缺血区血液供应：β 受体阻滞药使非缺血区的血管阻力增高，而缺血区的血管则由于缺氧呈现代偿性扩张状态，促使血液更多地流向缺血区；减慢心率而延长心脏的舒张期，增加冠脉的灌注时间，有利于血液向缺血区流动。

（4）促进氧合血红蛋白解离：可增加全身组织包括心脏的供氧。

2. 应用 用于稳定型心绞痛和不稳定型心绞痛，可减少发作次数，对伴有高血压和快速性心律失常者效果更好。对变异型心绞痛，因本类药物阻断 β 受体后，使 α 受体作用占优势，易致冠脉痉挛，从而加重心肌缺血症状，不宜应用。心动过缓、低血压、严重心功能不全、哮喘或慢性阻塞性肺疾病患者禁用。

3. 常用药物 普萘洛尔、美托洛尔、阿替洛尔。

［常考考点］普萘洛尔治疗心绞痛的机制及应用。

细目三 钙通道阻滞药

【考点突破攻略】

要点 钙通道阻滞药抗心绞痛的作用、应用、常用药物

1. 作用 通过阻滞 Ca^{2+} 通道，抑制 Ca^{2+} 内流而舒张血管。

（1）降低心肌耗氧量：①阻滞 Ca^{2+} 流入血管平滑肌细胞，使外周血管扩张，外周阻力降低，减轻心脏后负荷。②阻滞 Ca^{2+} 流入心肌细胞，使心肌收缩力减弱，心率减慢；③阻滞 Ca^{2+} 进入神经末梢，抑制递质释放，从而对抗交感神经活性增高所引起的心肌耗氧量增加。上述三方面综合作用使心肌耗氧量降低。

（2）增加心肌供血：通过阻滞 Ca^{2+} 流入血管平滑肌细胞、直接松弛血管平滑肌和刺激血管内皮细胞合成和释放 NO，使冠脉舒张，以增加心肌血液供应；亦可通过开放侧支循环，增加对缺血区的血液灌注；拮抗心肌缺血时儿茶酚胺诱导的血小板聚集，有利于保持冠脉血流通畅。

（3）保护缺血心肌：心肌缺血或再灌注时细胞内"钙超载"可造成心肌细胞尤其是线粒体功能严重受损。钙通道阻滞药可由于阻滞 Ca^{2+} 内流而减轻"钙超载"，起到保护心肌细胞的作用。此外，有些药物还具有抑制交感神经末梢释放递质，对心绞痛治疗有利。

2. 常用药物与应用 常用钙通道阻滞药有硝苯地平（nifedipine）、维拉帕米（verapamil）、地尔硫䓬（diltiazem）、普尼拉明（prenylamine）及哌克昔林（perhexiline）等。

（1）硝苯地平：对变异型心绞痛最有效，对稳定型心绞痛也有效。对急性心肌梗死，能促进侧支循环，缩小梗死范围，与 β 受体阻滞药合用有协同作用。也用于高血压、心衰等。

（2）维拉帕米：对变异型和稳定型心绞痛都有较好的疗效。与 β 受体阻滞药类同，都能抑制心肌收缩性和传导性，合用时应慎重。也用于心律失常、高血压等。

（3）地尔硫䓬：适用于变异型、不稳定型、稳定型心绞痛，也用于心律失常、高血压、心肌梗死等。

（4）普尼拉明：还有儿茶酚胺递质耗竭作用，适用于各型心绞痛，也用于室性早搏、室性心动过速等。

（5）哌克昔林：还有一定的利尿和扩张支气管作用，适用于伴有心衰或支气管哮喘的心绞痛。

［常考考点］变异型心绞痛的首选药物为硝苯地平。

【例题实战模拟】

A1 型题

1. 心绞痛发作时，首选的速效药物是

A. 普萘洛尔（心得安） B. 硝苯地平（心痛定） C. 硝酸异山梨醇酯（消心痛）

D. 硝酸甘油 E. 阿司匹林

2. 下列关于硝酸甘油的叙述，错误的是

A. 扩张容量血管 B. 降低左心室舒张末期压力 C. 舒张冠状血管侧支血管

D. 改善心内膜供血作用较差 E. 能降低心肌耗氧量

3. 下列属于硝酸甘油常见不良反应的是

A. 皮肤湿冷 B. 搏动性头痛 C. 心率减慢 D. 室性期前收缩 E. 反射性血压增高

4. 关于普萘洛尔抗心绞痛的作用叙述，错误的是

A. 阻断 β 受体，抑制心脏活动，降低心肌耗氧量

B. 增大心室容积，延长射血时间，能相对增加心肌耗氧量，部分抵消其降低心肌耗氧量的有利作用
C. 促进氧合血红蛋白的解离，增加组织供氧
D. 抑制心肌收缩力，从而减小心室容积，缩短射血时间，降低心肌耗氧量
E. 改善缺血区心肌的供血

5. 变异型心绞痛，不宜使用
A. 硝酸甘油软膏　B. 硝酸甘油贴片　C. 普萘洛尔　D. 硝苯地平　E. 硝酸戊四醇酯

6. 变异型心绞痛最适宜选用的治疗药物是
A. 普萘洛尔　B. 吲哚洛尔　C. 硝苯地平　D. 硝酸异山梨酯　E. 洛伐他汀

A2 型题

7. 患者，女，55 岁。由于劳累、过度兴奋而突发心绞痛。其适宜的治疗药物是
A. 口服硫酸奎尼丁　B. 舌下含服硝酸甘油　C. 注射盐酸利多卡因
D. 口服盐酸普鲁卡因胺　E. 注射苯妥英钠

【参考答案】

1. D　2. D　3. B　4. D　5. C　6. C　7. B

第十九单元　血液系统药

细目一　抗贫血药

【考点突破攻略】

贫血是指循环血液中红细胞数量或血红蛋白含量低于参考值。临床常见贫血为缺铁性贫血、巨幼红细胞贫血和再生障碍性贫血，而再生障碍性贫血难以治疗。缺铁性贫血可补充铁剂治疗；巨幼红细胞贫血可用叶酸和维生素 B_{12} 治疗。

要点一　铁制剂的应用、不良反应

1. 应用　临床用于预防和治疗缺铁性贫血，尤其用于生长发育期需求增加和慢性失血而引起的贫血。常用口服铁剂有硫酸亚铁、琥珀酸亚铁等，注射用铁剂有右旋糖酐铁等。

2. 不良反应　口服铁剂常见胃肠道刺激症状，也可因铁与肠腔中硫化氢的结合减少了硫化氢对肠壁的刺激作用而引起便秘。注射用铁剂可出现注射局部刺激症状、皮肤潮红、头昏、荨麻疹、发热和关节痛等过敏反应，严重者可发生心悸、胸闷和血压下降。小儿误服铁剂 1g 以上可引起急性循环衰竭、休克和胃黏膜凝固性坏死。急救时可应用去铁胺（deferoxamine）灌胃或肌内注射以结合残存的铁。

［常考考点］铁制剂用于预防和治疗缺铁性贫血；口服铁剂有硫酸亚铁、琥珀酸亚铁；注射用铁剂有右旋糖酐铁。

要点二　叶酸、维生素 B_{12} 的作用、应用

（一）叶酸

叶酸（folic acid）属水溶性 B 族维生素，广泛存在于动、植物性食品中，少量由结肠细菌合成。人体必须从食物中获得叶酸。

1. 作用　促进红细胞的生成。叶酸对细胞的分裂生长及核酸、氨基酸、蛋白质的合成起着重要的作用。叶酸在体内以四氢叶酸的形式起作用，食物中的叶酸进入体内后，在二氢叶酸还原酶作用下形成具有活性的四氢叶酸，四氢叶酸在体内参与嘌呤核酸和嘧啶核苷酸的合成和转化。人体缺少叶酸可导致红细胞的异常，未成熟细胞的增加，贫血以及白细胞减少。叶酸是胎儿生长发育不可缺少的营养素。孕妇缺乏叶酸有可能导致胎儿出生时出现低体重、唇腭裂、心脏缺陷等。

2. 应用　①各种原因所致的巨幼红细胞贫血，尤其对营养性巨幼红细胞贫血、妊娠期和婴儿期巨幼红细胞贫血等疗效好。②对叶酸拮抗剂甲氨蝶呤、肝脏因素等造成二氢叶酸还原酶功能或产生障碍所致的巨幼红细胞贫血，应用一般叶

酸制剂无效，需直接选用亚叶酸钙（calcium folinate）治疗。③对恶性贫血、维生素 B_{12} 缺乏所致的巨幼红细胞贫血，应用叶酸治疗可改善血象，但不能减轻甚至可加重神经症状。

（二）维生素 B_{12}

维生素 B_{12}（vitamin B_{12}）富含于动物的肝、肾、心脏等以及蛋、乳类食物。人体所需维生素 B_{12} 必须从外界摄取。

1. 作用 ①促进红细胞的发育和成熟，使机体造血机能处于正常状态。②以辅酶的形式存在，促进四氢叶酸的循环利用，增加叶酸的利用率，改善叶酸代谢障碍。③保持神经系统功能健全，可消除 B_{12} 缺乏时合成的异常脂肪酸，维持正常神经鞘磷脂的合成，改善神经症状。

2. 应用 临床主要用于治疗恶性贫血及巨幼红细胞贫血，以及神经炎、神经萎缩等神经系统疾病。

［常考考点］叶酸和维生素 B_{12} 的应用。

细目二　止血药

【考点突破攻略】

止血药主要是用于治疗凝血因子缺乏、纤溶功能过强或血小板减少等原因所致凝血功能障碍的一类药物，按其作用机制可分为促进凝血因子活性的药物、凝血因子制剂和抗纤溶药等。

要点　维生素 K 的作用、应用

维生素 K（vitamin K）是一族具有甲萘醌基本结构的物质，其中 K_1 存在于绿色植物中，K_2 来自肠道细菌或腐败鱼粉，二者均为脂溶性维生素，需胆汁协助吸收；K_3（menadione sodium bisulfite，亚硫酸氢钠甲萘醌）、K_4（menadiol diacetate，醋酸甲萘氢醌）系人工合成品，为水溶性维生素，不需胆汁协助可直接吸收。

1. 作用 止血。凝血因子Ⅱ、Ⅶ、Ⅸ、Ⅹ是在肝脏内合成的，为依赖维生素 K 的凝血因子。维生素 K 是肝脏中羧化酶的辅酶，在肝脏合成的凝血因子Ⅱ、Ⅶ、Ⅸ、Ⅹ的前体物质，在氢醌型维生素 K 存在条件下，羧化酶使这些凝血因子前体物氨基末端谷氨酸残基 γ 羧化，成为凝血因子，与 Ca^{2+} 结合而具有凝血活性。氢醌型维生素 K 转变为环氧型维生素 K，后者又可经环氧还原酶（香豆素类可抑制此酶）的作用还原为氢醌型，继续参与羧化反应。

2. 应用 ①维生素 K 缺乏引起的出血：如口服抗凝血药过量、长期应用广谱抗生素、梗阻性黄疸、胆瘘、慢性腹泻和广泛肠段切除后因吸收不良所致的低凝血酶原血症，以及早产儿、新生儿因维生素 K 产生不足所致出血。可口服、肌内注射和静脉注射给药。但对先天性或严重肝病所致的低凝血酶原血症无效。②其他：维生素 K_1 或 K_3 肌注有解痉止痛作用，可用于胆道蛔虫所致的胆绞痛。大剂量维生素 K_1 可用于抗凝血类灭鼠药中毒的解救。

［常考考点］维生素 K 的应用。

细目三　抗凝血药

【考点突破攻略】

抗凝血药（anticoagulants）是指能通过干扰机体生理性凝血过程的某些环节而阻止血液凝固的药物，临床主要用于防止血栓的形成和阻止血栓的进一步发展。

要点一　肝素的作用、应用、不良反应

肝素（heparin）因首先源于动物肝脏而得名，现多自猪肠黏膜或牛肺脏中提取。肝素是一种带负电荷的硫酸化糖胺聚糖，因与硫酸和羧酸共价结合而具有酸性。

1. 作用

（1）抗凝：体内、体外均具有抗凝作用，作用迅速，能延长凝血酶原时间。带负电荷的肝素可与带正电荷的 AT Ⅲ的赖氨酸残基形成可逆性复合物，使 AT Ⅲ发生构型的改变，更充分地暴露出其活性中心，AT Ⅲ则以精氨酸残基迅速与丝氨酸蛋白酶活性中心的丝氨酸残基结合，从而加速 AT Ⅲ对凝血因子Ⅱa、Ⅸa、Ⅹa、Ⅺa 和Ⅻa 等的灭活。肝素可加速此过程达 1000 倍以上。

（2）抗血栓作用：肝素还具有抗血小板聚集的作用，能抑制由凝血酶诱导的血小板聚集。

2. 应用

（1）血栓栓塞性疾病：尤其适用于快速抗凝治疗，如静脉血栓、无明显血流动力学改变的肺栓塞和外周动脉血栓形成等。

（2）缺血性心脏病：不稳定型心绞痛一般可有冠脉内血栓形成，抗凝血药和抗血小板药有一定疗效。经皮冠状动脉成形术（PTCA）术中给予肝素能防止急性冠脉闭塞的发生。

（3）弥散性血管内凝血（DIC）：早期应用，可防止因纤维蛋白原和其他凝血因子耗竭所致的出血。

（4）体外抗凝：如心血管手术、血液透析和心导管检查时防止血栓形成。

3. 不良反应

（1）自发性出血：表现为皮肤瘀点或瘀斑、血肿、咯血、血尿、呕血、便血以及颅内出血等，严重出血需缓慢静脉注射硫酸鱼精蛋白解救。1mg 硫酸鱼精蛋白约中和 1mg 肝素，每次用量不能超过 50mg。

（2）其他：可引起皮疹、药热等过敏反应，孕妇使用可引起早产和胎儿死亡，长期应用可引起脱发、骨质疏松等。

［常考考点］体外循环抗凝宜选用肝素。肝素抗凝的作用机制：加速 AT Ⅲ对多种凝血因子特别是凝血酶（凝血因子Ⅱa）的灭活，并可抑制血小板聚集。

要点二　香豆素类药物的作用、应用、不良反应

香豆素类是一类含有 4- 羟基香豆素基本结构的口服抗凝血药，包括华法林（warfarin）、双香豆素（dicoumarol）和醋硝香豆素（acenocoumarol）等，其药理作用与应用基本相同。

1. 作用　抗凝，为维生素 K 的拮抗剂。

肝脏合成含谷氨酸残基的凝血因子Ⅱ、Ⅶ、Ⅸ、Ⅹ的前体物质，必须在氢醌型维生素 K 存在的条件下，经羧化酶作用，才能使谷氨酸的残基 γ 羧化而活化上述凝血因子。经过羧化反应，氢醌型维生素 K 转变为环氧型维生素 K，后者可经环氧还原酶作用还原为氢醌型，继续参与羧化反应。本类药物能抑制肝脏的维生素 K 环氧还原酶，阻止维生素 K 的环氧型向氢醌型的转变，从而阻碍维生素 K 的再利用，影响凝血因子Ⅱ、Ⅶ、Ⅸ、Ⅹ的 γ 羧化，阻止了其活化，产生抗凝作用。肝脏存在两种维生素 K 的环氧还原酶，而香豆素类只能抑制其中一种，故给予大剂量维生素 K，可使维生素 K 的转化继续进行，逆转香豆素类药物的作用。此外，本类药物还具有抑制凝血酶诱导的血小板聚集作用。

香豆素类无体外抗凝作用，只能抑制凝血因子的合成，对已经形成的凝血因子无抑制作用，需待凝血因子耗竭后才出现疗效，故起效缓慢，用药后 1 ～ 3 天作用达高峰；停药后凝血因子恢复正常水平尚需一定时间，故药物作用维持时间长，停药后作用可维持 2 ～ 5 天；维生素 K 可逆转其作用。

2. 应用　血栓性疾病，如静脉血栓栓塞、外周动脉血栓栓塞、心房纤颤伴有附壁血栓、肺栓塞、心脏外科手术和冠状动脉闭塞等；还可作为心肌梗死的辅助用药；亦可用于风湿性心脏病、髋关节固定术、人工置换心脏瓣膜手术后防止静脉血栓的发生。

3. 不良反应　过量可发生自发性出血，可给予维生素 K_1、输注新鲜血、血浆或凝血酶原复合物治疗；调整药物剂量，使凝血酶原时间控制在 25 ～ 30 秒（正常值 12 秒）可预防出血；亦有皮肤和软组织坏死 、胃肠道反应、粒细胞增多等。华法林可能引起肝脏损害，并有致畸作用。

细目四　纤维蛋白溶解药

【考点突破攻略】

纤维蛋白溶解药（fibrinolytics）可直接或间接激活纤溶酶原成为纤溶酶，促进纤维蛋白溶解，又称为溶栓药。特点是：①对血浆和血栓中纤溶酶原选择性低，溶解血栓同时可呈现全身纤溶状态而易引起出血。②作用时间短：$t_{1/2}$ 多在 25 分钟以下。③临床主要用于血栓栓塞性疾病。④对新形成的血栓疗效好，对陈旧性血栓溶解作用差。

要点　常用纤维蛋白溶解药的作用、应用

常用纤维蛋白溶解药有链激酶、尿激酶、组织型纤溶酶原激活剂、阿尼普酶、葡萄球菌激酶等。

（一）链激酶

链激酶（streptokinase，SK）从 C 组 β- 溶血性链球菌培养液分离或基因重组技术制备。与纤溶酶原结合形成 SK-

纤溶酶原复合物，促进纤溶酶原转变为纤溶酶。

1. 作用 具有促进体内纤维蛋白溶解系统活性作用。能使纤维蛋白溶酶原激活因子前体物转变为激活因子，后者再使纤维蛋白原转变为有活性的纤维蛋白溶酶，使血栓溶解。

2. 应用 用于治疗血栓栓塞性疾病，如深静脉栓塞、周围动脉栓塞、急性肺栓塞、血管外科手术后的血栓形成、导管给药所致血栓形成等。

（二）尿激酶

尿激酶（urokinase，UK）从胚胎肾细胞培养液分离或基因重组技术制备。使纤溶酶原从 Arg560–Val561 处断裂成纤溶酶。

1. 作用 可直接使纤维蛋白溶酶原转变为纤维蛋白溶酶，因而可溶解血栓。

2. 应用 用于急性心肌梗死、肺栓塞、脑血管栓塞、周围动脉或静脉栓塞等；也可用于眼部炎症、外伤性组织水肿、血肿等。

（三）组织型纤溶酶原激活剂

组织型纤溶酶原激活剂（tissue–type plasminogen activator，t–PA）从人胎盘中提取纯化或基因重组技术制备。使血栓中纤维蛋白发生构型改变，易于与纤溶酶原结合，激活纤溶酶原成为纤溶酶。

1. 作用 使血栓中纤维蛋白发生构型改变，易于与纤溶酶原结合，激活纤溶酶原成为纤溶酶，促使纤维蛋白血块溶解。

2. 应用 用于心肌梗死、肺栓塞。

［常考考点］链激酶、尿激酶和组织纤溶酶原激活剂的临床应用。

细目五　抗血小板药

【考点突破攻略】

要点　常用抗血小板药的作用、应用

抗血小板药物能抗血小板黏附性和聚集性，防止血栓形成，有助于防止动脉粥样硬化和心肌梗死。常用药物有阿司匹林、氯吡格雷、双嘧达莫、依前列醇等。

（一）阿司匹林（aspirin）

1. 作用 抑制环氧酶，减少 TXA_2 生成，抑制血小板聚集而防止血栓形成。

2. 应用 小剂量用于防治心脑血栓形成、心绞痛、心肌梗死、一过性脑缺血发作等。

（二）氯吡格雷（clopidogrel）

1. 作用 血小板聚集抑制剂。与血小板膜表面 ADP 受体结合，使纤维蛋白原无法与糖蛋白 GpⅡb/Ⅲa 受体结合，从而抑制血小板相互聚集。

2. 应用 用于防治心肌梗死、缺血性脑血栓、闭塞性脉管炎和动脉粥样硬化及血栓栓塞引起的并发症。

（三）双嘧达莫（dipyridamole，潘生丁）

1. 作用 具有抗血栓形成及扩张冠脉作用。抑制磷酸二酯酶，抑制腺苷摄取而激活腺苷酸环化酶，使血小板内 cAMP 升高，防止血小板黏附于血管壁损伤部位。

2. 应用 与口服抗凝药合用治疗血栓栓塞性疾病，如急性心肌梗死，防止心瓣膜置换术血栓形成。

（四）依前列醇（epoprostenol）

1. 作用 具有抗血小板和舒张血管作用。为 PGI_2 的制剂，激活腺苷酸环化酶，使血小板内 cAMP 升高，防止血小板聚集，舒张血管作用明显。

2. 应用 用于治疗某些心血管疾病以防高凝状态，防止血栓形成；也用于严重外周血管性疾病、缺血性心脏病、原发性肺动脉高压、血小板消耗性疾病等。

【例题实战练习】

A1 型题

1. 治疗慢性失血所致的贫血应选用

A. 枸橼酸铁胺　B. 硫酸亚铁　C. 叶酸　D. 维生素 B_{12}　E. 甲酰四氢叶酸钙

2. 体外循环抗凝血，宜选用

A. 肝素　B. 新抗凝　C. 华法林　D. 双香豆素　E. 新双香豆

3. 与华法林药合用应加大剂量的药物是

A. 阿司匹林　B. 四环素　C. 苯巴比妥　D. 吲哚美辛　E. 双嘧达莫

4. 下列对华法林作用的描述，错误的是

A. 防止静脉血栓栓塞　B. 可用于治疗脑出血　C. 防止外周动脉血栓栓塞

D. 防止心房纤颤伴有附壁血栓　E. 心肌梗死辅助用药

5. 链激酶用于治疗血栓性疾病，是由于

A. 扩张血管　B. 抑制凝血因子　C. 抑制血小板聚集

D. 促进纤溶酶原合成　E. 启动纤溶酶原

6. 阿司匹林的抗血小板作用机制为

A. 抑制血小板中 TXA_2 的合成　B. 抑制内皮细胞中 TXA_2 的合成

C. 启动环氧酶　D. 促进内皮细胞中 PGI_2 的合成

E. 促进血小板中 PGI_2 的合成

7. 肝素抗凝作用的主要机制是

A. 直接灭活凝血因子　B. 与血中 Ca^{2+} 结合　C. 抑制肝脏合成凝血因子

D. 激活纤溶酶原　E. 激活血浆中的 AT Ⅲ

8. 下列关于铁剂应用时的注意事项，不正确的是

A. 服用铁剂时，不宜喝浓茶　B. 维生素 C 可促进铁的吸收

C. 为了减轻胃肠道反应，宜与抗酸药同服　D. 服用铁剂时，不宜同服四环素类药物

E. 重度贫血病人，服用铁剂血红蛋白恢复正常后，不宜立即停药

A2 型题

9. 患者，男，52 岁。因突发心前区压榨样疼痛入院，经心电图检查诊断为急性心肌梗死，给予强心、利尿、扩血管及其他相关治疗，并每 3 小时静脉注射肝素钠 1000U。用药过程中发现患者出现口腔、皮肤黏膜多处出血点，此时应采取的措施是

A. 减少肝素用量　B. 加大肝素用量　C. 停用肝素，注射维生素 K

D. 停用肝素，注射鱼精蛋白　E. 停用肝素，注射氨甲苯酸

【参考答案】

1. B　2. A　3. C　4. B　5. E　6. A　7. E　8. C　9. D

第二十单元　消化系统药

细目一　抗消化性溃疡药

【考点突破攻略】

消化性溃疡发病是由于损伤胃肠黏膜的攻击因子增强或防御因子减弱所致。攻击因子包括胃酸、胃蛋白酶、幽门螺杆菌（Hp）、溶血卵磷脂、促胃液素、酒精和非类固醇抗炎药等；防御因子包括胃黏液与胃黏膜屏障、黏膜修复和前列腺素等。抗消化性溃疡药可通过减弱攻击因子的影响、增强防御因子的作用而促进溃疡愈合。常用的抗消化性溃疡药有抗酸药、抑制胃酸分泌药、黏膜保护药和抗幽门螺杆菌药。

要点一　抗酸药的作用及常用药物

抗酸药（antacids）是一类无机弱碱性药物，口服能中和胃酸，抑制胃蛋白酶活性，降低或消除胃酸、胃蛋白酶对胃、十二指肠黏膜的侵蚀和对溃疡面的刺激，缓解疼痛和促进溃疡面愈合。氢氧化铝、三硅酸镁、次硝酸铋等还能形成

胶状保护膜，覆盖在溃疡面上，有保护作用。本类药物当胃排空时才能更好发挥作用，合理用药为餐后 1.5 小时之后及临睡前服用。

理想的抗酸药应不产气，作用持久，不引起腹泻及便秘，并对溃疡面有保护、收敛作用，单一抗酸药很难达到满意效果，临床常用胃舒平（氢氧化铝、三硅酸镁、颠茄流浸膏）、胃得乐（次硝酸铋、碳酸镁、碳酸氢钠等）等复方制剂。常用抗酸药的作用特点见下表。

常用抗酸药的作用特点

药物	抗酸强度	显效时间	持续时间	收敛作用	产生 CO_2	碱血症	保护溃疡	排便情况
氢氧化镁	强	快	持久	–	–	–		轻泻
氧化镁	强	慢	持久	–	–	–		轻泻
氢氧化铝	中等	慢	持久	+	–	–	+	便秘
碳酸钙	较强	较快	较久	+	+	–	–	便秘
碳酸氢钠	较弱	最快	短暂	–	+	+	–	–
三硅酸镁	弱	慢	持久	–	–	–	+	轻泻

［常考考点］常用的抗酸药物：碳酸氢钠、氢氧化镁、三硅酸镁、氢氧化铝、碳酸钙的特点。

要点二　H_2 受体阻断药的作用、应用

H_2 受体阻断药的药理作用、应用相似，常用药物有西咪替丁（cimetidine，甲氰咪胍）、雷尼替丁（ranitidine）、法莫替丁（famotidine）、尼扎替丁（nizatidine）、罗沙替丁（roxatidine）等。

1. 作用

（1）抑制胃酸分泌：H_2 受体阻断药能选择性阻断壁细胞 H_2 受体，拮抗组胺引起的胃酸分泌。不仅能抑制基础胃酸分泌，对促胃液素、咖啡因、进食和刺激迷走神经等引起的胃酸分泌均有抑制作用。

（2）调节免疫；H_2 受体阻断药能拮抗组胺引起的免疫抑制，其机制为：阻断 T 细胞上的 H_2 受体，减少组胺诱生抑制因子（HSF）生成，使淋巴细胞增殖，促进淋巴因子如白细胞介素 -2、γ - 干扰素和抗体生成。

（3）其他：西咪替丁有抗雄性激素和药酶抑制作用，能延缓华法林、苯妥英钠、茶碱、苯巴比妥、地西泮、卡马西平、普萘洛尔等药物的代谢，合用时应调整合用药的剂量，雷尼替丁有弱的药酶抑制作用，法莫替丁、尼扎替丁不影响药酶活性。

2. 应用　消化性溃疡、胃肠道出血、胃酸分泌过多症（卓 – 艾综合征，Zolinger–Ellison syndrome）和食管炎等与胃酸分泌相关的疾病。本类药物抑制胃酸分泌作用较 M 胆碱受体阻断药强而持久，治疗溃疡病的疗程短，溃疡愈合率较高，且不良反应发生率低，但突然停药可引起胃酸分泌反跳性的增加。

［常考考点］H_2 受体阻断药的作用及应用。

要点三　常用质子泵抑制药的作用、应用

本类药物药理作用、应用相似，只是在药动学和抑制药酶等方面有所不同。常用药物有奥美拉唑（omeprazole，洛赛克）、兰索拉唑（lansoprazole）、泮托拉唑（pantoprazole）和雷贝拉唑（rabeprazole）等。

1. 作用

（1）抑制胃酸分泌：质子泵抑制药入壁细胞分泌小管并在酸性（$pH < 4$）环境中生成活性体次磺胺或环次磺胺，活性体的硫原子与 H^+–K^+–ATP 酶上的巯基不可逆地结合，使质子泵（H^+ 泵）失活，产生强大而持久的抑制胃酸分泌作用，同时胃蛋白酶分泌减少。由于胃酸分泌减少，胃窦 G 细胞分泌促胃液素增加，故用药 4 ～ 6 周后，血浆促胃液素成倍升高。

（2）抗 Hp：在体内有弱的抗 Hp 作用。

2. 应用

（1）消化性溃疡：用于胃、十二指肠溃疡，对其他药物无效的消化性溃疡患者能收到较好效果。合用抗菌药物能使幽门螺杆菌阳性患者转阴率达 90% 以上，明显降低复发率。

（2）其他：用于反流性食道炎等。

［常考考点］质子泵抑制药的作用及应用。

要点四 常用黏膜保护药的作用、应用

黏膜保护药能增强胃黏膜屏障功能，用于消化性溃疡的治疗。胃黏膜屏障包括细胞屏障和黏液 HCO_3^- 屏障。前者由胃黏膜细胞顶部的细胞膜和细胞间隙紧密连接组成；后者由胃黏膜细胞分泌的黏液和 HCO_3^- 结合，在胃黏膜表面形成具有保护作用的黏液不动层，防止胃酸与胃蛋白酶损伤胃黏膜。当胃黏膜屏障功能受损时，可导致溃疡发作。

常用黏膜保护药有前列腺素衍生物、硫糖铝和铋制剂等。

（一）前列腺素衍生物

在胃黏膜合成的前列腺素 E（PGE）和前列环素（PGI_2）均能抑制胃酸分泌，增强胃黏膜保护屏障，防止有害因子损伤胃黏膜。PGE 能预防化学刺激引起的胃黏膜出血、糜烂与坏死。常用的 PGE 衍生药物有米索前列醇、利奥前列素、依尼前列素、美昔前列素等，PGE_2 衍生药物有恩前列醇、阿巴前列素、曲莫前列素、诺氯前列素等。代表药物为米索前列醇（misoprostol）。

1. 作用 米索前列醇能抑制基础胃酸和组胺等多种刺激所致的胃酸与胃蛋白酶分泌，抑酸作用持续 3 ～ 5 小时。增加胃黏膜血流量；促进黏液和 HCO_3^- 盐分泌，增强黏液 HCO_3^- 屏障和黏膜细胞屏障；增强黏膜细胞对损伤因子的抵抗力；促进胃黏膜受损上皮细胞的重建和增殖。

2. 应用 能预防阿司匹林、乙醇等引起的胃出血、溃疡或坏死，用于胃、十二指肠溃疡及急性胃炎出血。

（二）硫糖铝

1. 作用 硫糖铝（sucralfate）在酸性环境中分解出八硫酸蔗糖阴离子复合物，可聚合成胶状膜保护溃疡面。还能促进 PGE_2 合成和释放，增加细胞和黏液 HCO_3^- 屏障；吸附表皮生长因子（EGF）在溃疡处浓集，促进溃疡愈合；有抗 Hp 作用，能降低 Hp 在黏膜中的密度。

2. 应用 主要用于消化性溃疡、慢性糜烂性胃炎、反流性食道炎。本品不能与抗酸药、抑制胃酸分泌药同用。

（三）铋制剂

1. 作用 枸橼酸铋钾（bismuth potassium citrate）、胶体果胶铋（colloidal bismuth pectin）等铋制剂均能在胃黏膜表面形成氧化铋胶体，促黏液分泌，并能抗 Hp。

2. 应用 主要用于慢性胃炎、胃及十二指肠溃疡。与抗菌药物合用，治疗 Hp 感染者。

要点五 抗幽门螺杆菌药的分类及常用药

幽门螺杆菌（Hp）为革兰阴性厌氧菌，是慢性胃窦炎的主要病原体，能产生有害物质如酶和细胞毒素，分解黏液，引起组织炎症，根除 Hp 可明显降低消化性溃疡的复发率。

常用的抗幽门螺杆菌药分为以下两类：

1. 抗菌药 阿莫西林、庆大霉素、甲硝唑、四环素、罗红霉素、克拉霉素和呋喃唑酮等在体内有抗 Hp 作用。

2. 抗溃疡病药 质子泵抑制药、铋制剂、硫糖铝等有弱的抗幽门螺杆菌作用，单用疗效较差。

临床常用 2 ～ 3 种抗菌药与 1 种质子泵抑制药或铋制剂联合组成三联或四联疗法，以增强疗效。如质子泵抑制药加克拉霉素、阿莫西林、甲硝唑或替硝唑中的任何 2 种，每日 2 次，连续 1 ～ 2 周，根除 Hp 达 90%。

［常考考点］抗幽门螺杆菌的常用药。

细目二 止吐药与胃肠推动药

【考点突破攻略】

要点一 止吐药分类和常用药物

呕吐是临床常见症状，多种疾病如胃肠道疾病、内耳眩晕症、手术后、妊娠、放射病等及某些药物均可引起恶心、呕吐。反复剧烈的呕吐可引起脱水、电解质紊乱。已知催吐化学感受区（CTZ）和孤束核内存在 5-HT_3 受体、多巴胺 D_2 受体、M 胆碱受体和组胺 H_1 受体，兴奋时产生呕吐。合理选用 5-HT_3 等受体阻断药，可产生良好的止吐作用。

常用止吐药可分为以下 5 类：

1. 抗胆碱药 东莨菪碱用于防治晕动病和内耳眩晕症。

2. 抗组胺药 常用药物有苯海拉明、茶苯海明、异丙嗪、美克洛嗪、羟嗪和布克利嗪等，主要用于晕动病，或内耳眩晕症、手术、妊娠呕吐。

3. 吩噻嗪类药物 氯丙嗪（chloropromazine）、硫乙拉嗪（thiethylperazine，吐来抗）能阻断 D_2 受体，对各种原因的呕吐有止吐作用，但对晕动病无效。

4. 胃肠促动力药 常用药物有多潘立酮（domperidone，吗丁啉）、甲氧氯普胺（metoclopramide，胃复安）和西沙必利（cisapride）等，其中甲氧氯普胺能阻断中枢 D_2 受体而止吐，阻断胃肠肌 D_2 受体而加强胃肠蠕动。西沙必利能激动胃肠平滑肌 5-HT_4 受体，促乙酰胆碱释放，促进胃肠蠕动。用于胃食管反流病，慢性功能性、非溃疡性消化不良，胃轻瘫及便秘等。

5. 5-HT_3 受体阻断药 如昂丹司琼（ondansetron，枢复宁）、格拉司琼（granisetron，康泉）、托烷司琼（tropisetron，呕必停）等能阻断中枢及迷走神经传入纤维的 5-HT_3 受体，止吐作用强大。对一些强致吐作用的化疗药（如顺铂、环磷酰胺、阿霉素等）引起的呕吐有迅速强大的预防和抑制作用，但对晕动病及阿扑吗啡引起的呕吐无效。

要点二　多潘立酮的作用、应用、不良反应

1. 作用 多潘立酮（domperidone，吗丁啉）为多巴胺受体阻断剂，能阻断胃肠 D_2 受体，加强胃肠蠕动，促进胃的排空，协调胃肠运动，防止食物反流，该药对结肠作用很弱。多潘立酮口服后吸收迅速，但生物利用度低，约 15%，且不易通过血脑屏障，与甲氧氯普胺相比少有中枢神经系统的药理作用。

2. 应用

（1）恶心、呕吐：用于手术、抗帕金森病药、肿瘤放化疗、胃炎、肝炎、胰腺炎、偏头痛、痛经、颅脑外伤、尿毒症、血液透析、胃镜检查等各种原因引起的恶心、呕吐，以及胃食管反流病等。

（2）胃轻瘫：可使胃潴留的症状消失，并缩短胃排空时间；对中度以上功能性消化不良（FD）的患者可使餐后上腹胀、上腹痛、嗳气及恶心、呕吐等症状完全消失或明显减轻。

（3）胃溃疡的辅助治疗：用以消除胃窦部潴留。

3. 不良反应

（1）中枢神经系统反应：偶见头痛、头晕、嗜睡、倦怠等，长期大量使用可引起锥体外系反应。

（2）内分泌紊乱：本品能促催乳素分泌，大剂量使用可引起泌乳和月经失调，一些更年期后妇女及男性患者能引起乳房胀痛。

（3）其他：偶见口干、便秘、腹泻、短时的腹部痉挛性疼痛以及皮疹或瘙痒等。

［常考考点］止呕药的种类及应用。多潘立酮的作用及应用。

【例题实战模拟】

A1 型题

1. 下列药物中，抑制胃酸分泌作用最强的是

A. 西咪替丁　B. 法莫替丁　C. 奥美拉唑　D. 碳酸氢钠　E. 丙谷胺

2. 下列药物具有抑制胃酸分泌作用的是

A. 碳酸钙　B. 三硅酸镁　C. 氢氧化铝　D. 西咪替丁　E. 氢氧化镁

3. 奥美拉唑治疗消化性溃疡的作用机制为

A. 抑制胃黏膜壁细胞上 Na^+-K^+-ATP 酶　B. 抑制胃黏膜壁细胞上 H^+-K^+-ATP 酶

C. 阻断胃黏膜壁细胞上胃泌素受体　D. 促进胃黏液的分泌

E. 杀灭幽门螺杆菌

4. 迅速减轻卓 - 艾综合征症状，应首选

A. 尼扎替丁　B. 法莫替丁　C. 奥美拉唑　D. 哌仑西平　E. 硫糖铝

5. 常用的抗幽门螺杆菌的药物是

A. 阿莫西林　B. 青霉素　C. 氯霉素　D. 红霉素　E. 先锋霉素

【参考答案】

1. C　2. D　3. B　4. C　5. A

第二十一单元　呼吸系统药

咳嗽、咳痰及哮喘是呼吸系统疾病的主要症状，三者往往互为因果，因此通常将祛痰药、镇咳药、平喘药配合使用。但这三类药物均为对症治疗，因此应合用抗感染、抗过敏等对因治疗的药物。

细目一　镇咳药

【考点突破攻略】

要点　镇咳药分类、常用药作用

镇咳药（antitussives）是一类能抑制咳嗽反射，减轻咳嗽频度和强度的药物。按其作用部位可分为中枢性镇咳药和外周性镇咳药，前者直接抑制延髓咳嗽中枢，后者可抑制咳嗽反射弧中的末梢感受器、传入神经或传出神经以及效应器中任一环节而镇咳。

常用镇咳药的特点见下表。

常用镇咳药的特点

药物		镇咳强度	作用和应用特点	耐受性	成瘾性	呼吸抑制	不良反应
中枢性镇咳药	可待因（甲基吗啡）（codeine）	约为吗啡的1/4	各种原因引起的剧烈干咳，尤其是其他药物无效者、胸膜炎干咳伴胸痛者	+	+	+	偶致恶心、呕吐、便秘；多痰者禁用；久用成瘾
	喷托维林（咳必清）（pentoxyverine）	为可待因的1/3	有镇咳、局麻及轻度阿托品样作用。用于呼吸道炎症引起的干咳、阵咳，尤宜于小儿百日咳	–	–	–	轻度头昏、口干、恶心、腹胀、便秘；青光眼禁用
中枢性镇咳药	氯哌斯汀（咳平）（cloperastine）	仅次于可待因	主要抑制咳嗽中枢，兼具组胺 H_1 受体阻断作用。用于急性上呼吸道炎症、慢性支气管炎、结核、肺癌所致的频繁无痰干咳				轻度口干、嗜睡
	右美沙芬（dextromethorphan）	与可待因相当	临床应用最广的镇咳药，用于干咳，常与抗组胺药合用	–	–	–	嗜睡、恶心、眩晕等；孕妇、哮喘、肝病及痰多者慎用，青光眼患者、有精神病史者禁用
外周性镇咳药	苯佐那酯（退嗽）（benzonatate）	略低于可待因	有较强的局麻作用，抑制牵张感受器及感觉神经末梢。用于干咳、阵咳、支气管镜检查	–	–	–	轻度嗜睡、头痛；服时勿嚼碎
	那可丁（narcotine）	与可待因相似	解除支气管平滑肌痉挛，用于干咳	–	–	–	偶见恶心、嗜睡、头痛
	苯丙哌林（咳快好）（benproperine）	为可待因的2～4倍	镇咳、祛痰及平滑肌解痉作用，应用同上	–	–	–	口干、嗜睡、头晕、厌食等；服用时勿嚼碎

细目二 祛痰药

【考点突破攻略】

要点 祛痰药分类、常用药作用

祛痰药（expectorants）是指能稀释痰液或溶解黏痰使之液化，或增加呼吸道黏膜纤毛运动，使痰液易于咳出的药物。常用祛痰药按其作用机制可分为两类：

1. 促进黏液分泌药 常用药物有氯化铵、愈创甘油醚、碘化钾、酒石酸锑钾等。本类药物口服后能刺激胃黏膜引起轻度恶心，反射性地促进支气管腺体分泌；另外碘离子还可以由呼吸道腺体排出，直接刺激呼吸道腺体分泌增加，使痰液稀释，易于咳出。由于剂量大可引起呕吐，故宜空腹服用。

2. 溶解黏痰药 常用药物有溴己新、糜蛋白酶、乙酰半胱氨酸、氨溴索、羧甲司坦、泰洛沙泊等。本类药物具有改变痰中黏性成分、降低痰的黏滞度使之易于咳出的作用，主要用于促进黏液分泌药无效者，如急、慢性呼吸系统疾病所致痰液稠厚或手术后咳痰困难等。

[常考考点] 祛痰药的作用机制。

细目三 平喘药

【考点突破攻略】

平喘药（antiasthmatics）是指具有预防、缓解或消除喘息症状的药物。常用药物有：①气道扩张药：如 β_2 受体激动药、茶碱类、M 受体阻断药、钙通道阻滞药等。各类药物通过不同的机制使支气管平滑肌细胞内的 cAMP/cGMP 比值升高，支气管平滑肌扩张，缓解哮喘。②抗炎抗过敏平喘药：如糖皮质激素、抗过敏平喘药和炎症介质拮抗药。

要点一 常用 β_2 受体兴奋药平喘作用特点、应用

1. β_2 受体激动药 分为选择性和非选择性两类，前者常用药物有沙丁胺醇、特布他林、氯丙那林、丙卡特罗、吡布特罗、克仑特罗、非诺特罗、沙美特罗等，能选择性地激动呼吸道 β_2 受体，已取代了非选择性药物用于支气管哮喘、喘息型支气管炎和伴有支气管痉挛的呼吸道疾病。后者有肾上腺素、异丙肾上腺素和麻黄碱，除激动 β_2 受体外还能激动 α、β_1 受体，不良反应较多。

2. 平喘作用特点、应用 β_2 受体广泛分布于呼吸道不同的效应细胞上，调节呼吸道多方面的功能，如呼吸道平滑肌上的 β_2 受体兴奋后能使平滑肌松弛；纤毛上皮细胞的 β_2 受体兴奋可增加纤毛的运动，加速黏液运送速度；肥大细胞上的 β_2 受体兴奋能抑制组胺、SRS-A 等过敏介质的释放。这些作用均有利于缓解或消除哮喘。

沙丁胺醇（salbutamol，舒喘灵）为中效 β_2 受体激动药，对 β_2 受体的选择性高。用药后支气管明显扩张，产生平喘效果。作用强度与异丙肾上腺素相近，持续时间明显延长。

特布他林（terbutaline，博利康尼，间羟舒喘灵）为中效 β_2 受体激动药，对 β_2 受体选择性高。支气管扩张作用弱于沙丁胺醇，吸入后 5 分钟内即能出现明显的支气管扩张作用，迅速缓解喘息，作用持续 4 ～ 6 小时。

克仑特罗（clenbuterol，氨哮素，克喘素）亦为中效 β_2 受体激动药。

福莫特罗（formoterol）、沙美特罗（salmeterol）为长效 β_2 受体激动药，作用可维持 8 ～ 12 小时，主要用于慢性哮喘与慢性阻塞性肺疾病，能缓解症状。

[常考考点] 常用 β_2 受体兴奋药的平喘作用特点、应用。

要点二 氨茶碱的作用、应用、不良反应

茶碱类为甲基黄嘌呤类的衍生物，代表药物是氨茶碱（aminophylline）。

1. 作用

（1）松弛支气管平滑肌：氨茶碱舒张支气管的作用机制有：①抑制磷酸二酯酶活性，升高气道平滑肌细胞内 cAMP 水平。②促进内源性儿茶酚胺类物质释放，但作用弱。③阻断腺苷受体，可预防腺苷诱发哮喘患者的呼吸道平滑肌收缩。

④干扰呼吸道平滑肌的钙离子转运，抑制细胞外 Ca^{2+} 内流和细胞内质网贮 Ca^{2+} 的释放。

（2）其他：本品还具有利尿、强心、兴奋中枢及促进胃酸分泌等药理作用。

2. 应用 用于各型哮喘以及急性心功能不全、肾性水肿、胆绞痛等。

3. 不良反应 常见有兴奋不安、失眠和消化道刺激反应，剂量过大可致心悸、心律失常等。

［常考考点］氨茶碱的作用、应用。

要点三 色甘酸钠平喘药的作用、应用

抗过敏平喘药通过稳定肥大细胞膜，抑制过敏介质释放而对速发型过敏反应具有明显保护作用。常用药物有色甘酸钠（sodium cromoglicate）、扎普司特（zaprinast）、酮替芬（ketotifen）等。

1. 作用 本类药物的平喘作用机制与下列因素有关：①与敏感的肥大细胞膜外侧的钙通道结合，阻止钙内流，抑制肥大细胞脱颗粒，减少组胺、慢反应物质、白三烯等多种炎症介质的释放。②降低病人过高的支气管反应性。抑制由二氧化硫、冷空气等刺激引起的支气管痉挛。

2. 应用 色甘酸钠对外源性哮喘疗效好，对内源性哮喘次之，需预防性给药，发作后给药无效。扎普司特较色甘酸钠强 20～50 倍，口服有效，对过敏性哮喘疗效较好，对过敏性鼻炎和皮炎有效。酮替芬既能抑制过敏介质释放，又有抗组胺和抗 5-HT 作用，还能上调 β 受体数量，疗效优于色甘酸钠，对儿童哮喘效果好。

［常考考点］色甘酸钠的作用特点：通过稳定肥大细胞膜，防止膜裂解和脱颗粒，从而抑制过敏介质的释放，防止哮喘的发作，对外源性哮喘疗效好。

要点四 糖皮质激素的平喘作用、应用及其主要不良反应

糖皮质激素类药物的药理作用广泛（详见第二十二单元），是目前治疗哮喘最有效的抗炎抗过敏药物。

1. 平喘作用 本类药物通过抑制哮喘时炎症反应多个环节，如：①抑制多种参与哮喘发病炎性细胞因子和黏附分子的生成。②抑制变态反应，减少过敏介质释放。③降低气道血管通透性，加强儿茶酚胺对腺苷酸环化酶的激活作用。④非特异的抗炎作用，能抑制气道高反应性。

2. 应用 由于长期全身使用糖皮质激素类药物能引起许多严重的不良反应。一些新型吸入用的糖皮质激素类药物，如曲安西龙（triamcinolone）、倍他米松（betamethasone）、二丙酸倍氯米松（beclometasone dipropionate）、布地奈德（budesonide）、曲安奈德（triamcinolone acetonide）、氟尼缩松（flunisolide）等用于临床，有强大的局部抗炎作用，主要用于气道扩张药不能有效控制的慢性支气管哮喘、反复发作的顽固性哮喘和哮喘持续状态。

3. 主要不良反应 本类药物吸入给药几无全身不良反应发生，可出现声音嘶哑等局部不良反应，但剂量较大或长期用药能引起全身不良反应。

［常考考点］目前治疗哮喘最有效的药物是糖皮质激素类药物。

【例题实战模拟】

A1 型题

1. 关于喷托维林的描述，正确的是

A. 中枢性镇咳 B. 久用成瘾 C. 镇咳作用与可待因相当 D. 具有胆碱能作用 E. 不具有外周镇咳作用

2. 能刺激胃黏膜，反射性引起呼吸道分泌，使痰液变稀，易于咳出的药物是

A. 溴己新 B. 氯化铵 C. 氨茶碱 D. 乙酰半胱氨酸 E. 可待因

3. 色甘酸钠预防哮喘发作的主要机制是

A. 直接松弛支气管平滑肌 B. 稳定肥大细胞膜，抑制过敏介质释放 C. 阻断 β_2 受体
D. 促进儿茶酚胺释放 E. 激动 β_2 受体

4. 对哮喘发作无效的药物是

A. 沙丁胺醇 B. 地塞米松 C. 色甘酸钠 D. 氨茶碱 E. 异丙托溴铵

5. 对反复发作的顽固性哮喘或哮喘持续状态疗效较好的药物是

A. 哌替啶 B. 异丙肾上腺素 C. 色甘酸钠 D. 氯化铵 E. 二丙酸倍氯米松

6. 下面关于氨茶碱药理作用的描述，错误的是

A. 拮抗腺苷的作用 B. 增加膈肌的收缩力 C. 促进肾上腺素释放

D. 抑制磷酸二酯酶的活性　　E. 增加腺苷酸环化酶的活性

7. 对支气管哮喘和心源性哮喘均有效的药物是

A. 氨茶碱　B. 哌替啶　C. 吗啡　D. 异丙肾上腺素　E. 沙丁胺醇

8. 预防过敏性哮喘发作的平喘药是

A. 沙丁胺醇　B. 特布他林　C. 氨茶碱　D. 色甘酸钠　E. 异丙肾上腺素

9. 茶碱类主要用于

A. 支气管哮喘　B. 支气管扩张　C. 气管炎　D. 肺不张　E. 慢性阻塞性肺疾病

A2 型题

10. 患者，男，21 岁。呼吸困难、咳嗽、汗出 1 小时而就诊。查体：端坐呼吸，呼吸急促，口唇微绀，心率 114 次/分，律齐，双肺满布哮鸣音。为迅速缓解症状，应立即采取的最佳治法是

A. 口服氨茶碱　B. 肌注氨茶碱　C. 喷吸沙丁胺醇　D. 口服泼尼松　E. 口服阿托品

【参考答案】

1. A　2. B　3. B　4. C　5. E　6. E　7. A　8. D　9. A　10. C

第二十二单元　糖皮质激素

细目　糖皮质激素

要点　糖皮质激素的药理作用、应用、不良反应、禁忌证

1. 作用

（1）物质代谢的影响：①升高血糖：能增加肝糖原、肌糖原含量并升高血糖。其机制为促进糖原异生，减慢葡萄糖分解，减少机体组织对葡萄糖的利用。②负氮平衡：能促进多种组织如胸腺、淋巴结、肌肉、皮肤、骨组织等蛋白质分解，大剂量抑制蛋白质合成，使血清氨基酸含量升高及尿氮排出量增加，引起负氮平衡。③促进脂肪分解及重新分布：促进脂肪分解，并抑制其合成，使大量游离脂肪酸进入肝组织氧化分解，对糖尿病患者可诱发酮症酸血症。长期大量应用，还能提高血清胆固醇含量，并能激活四肢皮下的酯酶，使四肢脂肪减少，脂肪重新分布在面、上胸、颈、背、腹部和臀部，形成向心性肥胖。④核酸代谢：通过影响敏感组织中的核酸代谢，实现其对各种代谢的影响。如氢化可的松可诱导某些特殊 mRNA 的合成，并转录出抑制细胞膜转运功能的蛋白质，从而抑制细胞对葡萄糖、氨基酸等物质的摄取，最终使细胞合成代谢受抑，分解代谢增强。同时亦能促进肝细胞中多种 RNA 及酶蛋白的合成，影响糖和脂肪代谢。⑤水钠潴留及低 K^+、Ca^{2+}：其影响与醛固酮相似但极弱，长期大量应用则作用明显。若与噻嗪类合用，易引起低钾血症。糖皮质激素还能促进肾脏对钙的排出，抑制小肠对钙的吸收，长期使用可引起低血钙，导致骨质疏松。

（2）抗炎：有强的非特异性的抗炎作用，对细菌、病毒等病原微生物无影响，但能抑制感染性炎症和非感染性（如物理性、化学性、机械性、过敏性）炎症。在急性炎症早期，可抑制局部血管扩张，降低毛细血管通透性，使血浆渗出减少、白细胞浸润及吞噬作用减弱，改善红、肿、热、痛等症状；对于慢性炎症或急性炎症的后期，能抑制毛细血管和成纤维细胞的增生及肉芽组织的形成，减轻炎症引起的瘢痕和粘连。但须注意，炎症反应是机体的一种防御功能，炎症后期的反应更是机体组织修复的重要过程。因此这种抗炎作用同时也降低了机体的防御功能，会引起感染扩散，伤口愈合迟缓。

糖皮质激素可通过以下机制产生抗炎作用：①抑制磷脂酶 A_2（PLA_2）：糖皮质激素可抑制 PLA_2 活性，使细胞膜上的磷脂不能释放出花生四烯酸及血小板活化因子（PAF），因而减少前列腺素类（PGs）和白三烯类（LTs）等炎症介质的生成。②稳定溶酶体膜：糖皮质激素可增加溶酶体膜的稳定性，使之不易破裂，阻止溶酶体内如组织蛋白酶、多种水解酶的释出，减轻细胞和组织的损伤性反应。③降低毛细血管通透性：糖皮质激素能提高血管对儿茶酚胺的敏感性，收缩血管；也能抑制透明质酸酶的活性，使毛细血管通透性降低，炎症减轻。④抑制吞噬细胞功能：糖皮质激素抑制巨噬细胞的趋化性和巨噬细胞移动抑制因子（MIF），故可抑制免疫反应，减轻炎症。⑤抑制炎症细胞功能：抑制中性粒细胞、单核细胞和巨噬细胞向炎症区域的聚集，减少其在炎症区域血管内皮细胞上的黏附和聚集。⑥抑制炎症后期肉芽组织的增

生：糖皮质激素可抑制成纤维细胞 DNA 的合成，也能抑制胶原蛋白及人结缔组织中黏多糖的合成，因而能阻碍细胞分裂和增生，减少胶原的沉积，抑制肉芽组织的形成。⑦抑制某些细胞因子及黏附分子的产生：糖皮质激素与其受体结合，能影响细胞因子如白介素 -1（IL-1）、白介素 -3（IL-3）、巨噬细胞集落刺激因子（M-CSF）、肿瘤坏死因子（TNF）等的转录，强烈抑制细胞因子介导的炎症反应。糖皮质激素还能在转录水平上直接抑制黏附分子如 E- 选择素和细胞间黏附分子（ICAM）等的表达，也能通过改变细胞对细胞因子的反应性而间接抑制黏附分子的表达，从而减轻由此介导的炎症反应。

（3）抑制免疫：糖皮质激素对免疫过程的许多环节都有抑制作用。可抑制巨噬细胞对抗原的吞噬和处理，阻碍淋巴母细胞的增殖，加速致敏淋巴细胞的破坏和解体，使血中淋巴细胞迅速降低。不影响淋巴因子的合成，但能抑制淋巴因子引起的炎症反应，故对皮肤迟发型变态反应和异体组织脏器移植的排斥反应具有抑制作用。小剂量主要抑制细胞免疫，大剂量也抑制 B 细胞转化为浆细胞，使抗体生成减少，抑制体液免疫。糖皮质激素可抑制抗原 – 抗体反应所致的肥大细胞脱颗粒现象，从而减少组胺、5- 羟色胺、慢反应物质（SRS-A）、缓激肽等过敏介质的释放，减轻过敏性症状。

（4）抗内毒素：能提高机体对细菌内毒素的耐受力，缓和机体对内毒素的反应，减轻细胞损伤，缓解败血症症状。但不能破坏内毒素，对细菌外毒素亦无效。

（5）抗休克：超大剂量的糖皮质激素常用于严重休克的抢救，对中毒性休克疗效尤好，对过敏性休克、心源性休克、低血容量性休克也有一定的疗效，但对其评价尚有争论。一般认为抗休克的机制除与它的抗炎、免疫抑制及抗内毒素作用有关外，还与下列因素相关：①降低血管对某些缩血管活性物质（如肾上腺素、去甲肾上腺素、加压素、血管紧张素）的敏感性，解除小血管痉挛，改善微循环。②稳定溶酶体膜，减少形成心肌抑制因子（MDF）的酶进入血液，从而阻止或减少 MDF 的产生。

（6）影响血液与造血系统：糖皮质激素能刺激骨髓造血功能，使血液中红细胞和血红蛋白含量增加，大剂量亦使血小板和纤维蛋白原增多，缩短凝血时间。刺激骨髓中的中性粒细胞释放入血而使嗜中性粒细胞增多，但降低其游走、吞噬等功能。亦可使淋巴组织退化，抑制淋巴细胞分裂，使血中淋巴细胞减少。此外，也能减少血中单核细胞和嗜酸性粒细胞，这可能是由于细胞转移至肺、脾、肠等组织的缘故。

（7）其他：①解热作用：对严重的中毒性感染如肝炎、伤寒、脑膜炎、急性血吸虫病、败血症及晚期癌症的发热，常具有迅速而良好的退热作用。可能与其能抑制体温中枢对致热原的反应、稳定溶酶体膜、减少内源性致热原的释放有关。但在发热诊断未明确之前，不可滥用糖皮质激素类药物，以免掩盖症状使诊断困难。②兴奋中枢：氢化可的松可减少脑中抑制性递质 γ – 氨基丁酸的浓度，提高中枢神经系统的兴奋性。用药后患者出现欣快、激动、失眠等，偶可诱发精神失常。大剂量对儿童可致惊厥或癫痫样发作。③促进消化：能使胃酸和胃蛋白酶分泌增多，增加食欲，促进消化。

［常考考点］糖皮质激素的药理作用。

2. 应用

（1）肾上腺皮质功能不全：小剂量替代疗法适用于腺垂体功能减退症、肾上腺皮质功能减退症（艾迪生病）、肾上腺危象和肾上腺次全切除术后。

（2）严重感染：大剂量突击疗法用于中毒性感染或同时伴有休克者，如中毒性菌痢、中毒性肺炎、严重伤寒、流行性脑脊髓膜炎、结核性脑膜炎及败血症等。可短期应用大剂量糖皮质激素作辅助治疗，利用其抗炎、抗内毒素、抗休克作用，迅速缓解症状，有助于病人度过危险期。但应用时必须合用有效而足量的抗菌药物，以免感染病灶扩散。待急性症状缓解后，先停用糖皮质激素，直至感染完全控制，再停用抗菌药物。严重传染性肝炎、流行性腮腺炎、乙型脑炎及麻疹等病毒性感染，糖皮质激素有缓解症状的作用。但一般病毒性感染不宜使用，因目前缺乏理想有效的抗病毒药物，用后可降低机体的防御功能，反使感染病灶扩散而恶化。

（3）休克：大剂量糖皮质激素对各种休克均有一定的疗效，是抢救休克的重要药物，但必须同时采用综合性治疗措施。对感染性休克，在有效足量的抗菌药物治疗下，及早大量突击使用糖皮质激素，产生效果后即可停药。对过敏性休克，因本药起效较慢，应先采用肾上腺素，随后合用糖皮质激素。对心源性休克，须结合病因治疗。对低血容量性休克，在补液、补电解质或输血后效果不显著者，可合用超大剂量的糖皮质激素。

大剂量突击治疗一般采用静脉滴注给药，疗程不超过 3 天。

（4）防止某些炎症的后遗症：某些炎症，如结核性脑膜炎、胸膜炎、腹膜炎、心包炎、风湿性心瓣膜炎、睾丸炎及烧伤等，早期使用糖皮质激素可减轻炎症渗出，减轻由于粘连及瘢痕形成而引起的功能障碍。

对于眼科炎症，如虹膜炎、角膜炎、视网膜炎、视神经炎等，有迅速消炎止痛、防止角膜混浊和瘢痕粘连的作用。对眼前部炎症，可局部用药；眼后部炎症需全身用药；急性炎症收效快，复发少，慢性炎症复发较多。有角膜溃疡者禁用。

（5）免疫性疾病、过敏性疾病和器官移植：一般剂量长期疗法用于：①免疫性疾病：如风湿性关节炎、类风湿关节炎、风湿热、风湿性心肌炎、系统性红斑狼疮、结节性动脉周围炎、皮肌炎、硬皮病、肾病综合征、自身免疫性贫血等，应用糖皮质激素可缓解症状，但不能根治。一般采用综合疗法，不宜单用，以免引起不良反应。②过敏性疾病：支气管哮喘、血清病、血管神经性水肿、过敏性鼻炎、严重输血反应、药物性皮炎、过敏性紫癜、顽固性荨麻疹及过敏性休克等用其他药物治疗无效者，加用糖皮质激素可缓解症状，达到治疗效果。③器官移植：异体器官移植手术后也可使用糖皮质激素抑制免疫性排斥反应，与环孢素等免疫抑制剂合用，疗效更好，并可减少两药的剂量。

一般采用起初口服泼尼松 10 ～ 20mg 或相应剂量的其他糖皮质激素制剂，每日 3 次，获效后逐渐减量至最小维持量，持续数月。

（6）血液病：一般剂量用于治疗急性淋巴细胞白血病、再生障碍性贫血、粒细胞减少症、血小板减少症和过敏性紫癜等，能改善症状，但停药后易复发。

（7）皮肤病：局部应用可治疗接触性皮炎、湿疹、银屑病、肛门瘙痒等，但对天疱疮及剥脱性皮炎等较严重的皮肤病仍需全身用药。

［常考考点］糖皮质激素的应用。

3. 不良反应

（1）医源性肾上腺皮质功能亢进症（库欣综合征）：长期大剂量应用糖皮质激素时可引起物质代谢和水盐代谢紊乱，表现为满月脸、水牛背、向心性肥胖、皮肤变薄、痤疮、多毛、浮肿、血钾降低、高血压、高血脂、高血糖等。一般不需特殊治疗，停药后可自行消退，必要时可对症治疗，如用降压药、降血糖药，并采用低盐、低糖、高蛋白饮食及加用氯化钾可减轻症状。高血压、动脉硬化、水肿、糖尿病、心及肾功能不全者禁用或慎用。

（2）诱发或加重感染：由于糖皮质激素抗炎不抗菌，且降低机体的防御功能，细菌易乘虚而入，诱发感染或促使体内原有病灶如结核、化脓性病灶等扩散恶化，必要时应合用抗菌药。抵抗力已经低下的白血病、再生障碍性贫血、肾病综合征及肝病患者则更易引起这一不良反应。

（3）消化系统反应：糖皮质激素可刺激胃酸和胃蛋白酶的分泌，抑制胃黏液分泌，降低胃肠黏膜对胃酸的抵抗力，可诱发或加重胃、十二指肠溃疡，甚至引起出血或穿孔。如与水杨酸类药物合用则更易发生。少数病人可诱发胰腺炎或脂肪肝。

（4）骨质疏松、延缓伤口愈合：糖皮质激素减少钙、磷在肠道的吸收并增加其排泄，且长期应用抑制骨细胞活力，造成骨质疏松。儿童、绝经期妇女、老年人较多见，严重者可引起自发性骨折，可补充维生素 D 和钙剂。大剂量应用糖皮质激素可引起股骨头坏死。由于糖皮质激素能抑制蛋白质合成，故可使伤口愈合迟缓。

（5）肾上腺皮质萎缩和功能不全（停药反应）：长期应用尤其是连日给药的病人，体内糖皮质激素浓度高，通过负反馈抑制下丘脑 – 垂体 – 肾上腺皮质轴，使 ACTH 分泌减少，引起肾上腺皮质萎缩和功能不全。突然停药或减量过快或停药后半年内遇到严重应激情况（如严重感染、创伤、出血），可发生肾上腺危象，表现为肌无力、低血压、低血糖，甚至昏迷或休克等症状。因此长期用药需缓慢减量，停药前加用 ACTH 或采用隔日给药法。在停药后可连续使用适量 ACTH，停药后半年内遇应激情况时，应及时给予足量的糖皮质激素。

由于糖皮质激素的分泌具有昼夜节律性，上午 8 ～ 10 时分泌最多。临床用药可配合这种生理的节律性，即对某些慢性病采用隔日疗法，即将 2 日的总量隔日上午 7 ～ 8 时一次服完，可减轻此不良反应。

（6）反跳现象：指患者症状基本控制后，突然停药或减量过快，引起原病复发或恶化的现象。其原因可能是患者对糖皮质激素产生依赖性或病情尚未完全控制所致。常需加大剂量再行治疗，待症状缓解后逐渐减量，直至停药。

（7）其他：由于糖皮质激素抑制生长激素分泌和造成负氮平衡，故可影响儿童生长发育。对孕妇偶可引起畸胎。个别患者可诱发精神病或癫痫；儿童大量应用可致惊厥。大剂量长期应用可引起前房角小梁网结构胶原束肿胀，诱发青光眼；还可致晶状体混浊引起白内障。局部及全身用药均可发生，用药期间应定期进行眼科检查。

［常考考点］糖皮质激素的不良反应。

4. 禁忌证　抗菌药物不能控制的病毒或真菌等感染、活动性结核病、胃或十二指肠溃疡、严重高血压、动脉硬化、糖尿病、角膜溃疡、骨质疏松、孕妇、创伤或手术修复期、骨折、肾上腺皮质功能亢进症、严重的精神病和癫痫、心或肾功能不全等禁用。当适应证与禁忌证并存时，应全面分析，权衡利弊，慎重决定。一般来说，当病情危急时，虽有禁忌证存在，仍可慎重使用，待危急情况过去后，尽早停药或减量。对慢性疾病，尤其需要长期大量应用激素时，则必须严格掌握禁忌证。

［常考考点］应用糖皮质激素的禁忌证。

【例题实战模拟】

A1 型题

1. 糖皮质激素抗炎作用的基本机制在于

A. 诱导血管紧张素转化酶而降解缓激肽　B. 可减少炎性介质白三烯等的生成

C. 抑制细胞因子介导的炎症　D. 抑制巨噬细胞中的一氧化氮合酶（NOS）

E. 与靶细胞浆内的糖皮质激素受体（GR）结合而影响参与炎症的一些基因转录

2. 下列有皮肤损害的疾病中，禁用糖皮质激素的是

A. 牛皮癣　B. 接触性皮炎　C. 天疱疮　D. 湿疹　E. 水痘

3. 下列可用糖皮质激素辅助治疗的是

A. 角膜溃疡　B. 真菌感染　C. 抗菌药不能控制的感染

D. 中毒性感染或同时伴有休克　E. 二重感染

4. 长期大剂量应用糖皮质激素可引起的不良反应是

A. 高血钾　B. 高血钙　C. 高血糖　D. 低血压　E. 以上均非

5. 应用糖皮质激素，与脂质代谢无关的不良反应是

A. 向心性肥胖　B. 四肢纤细　C. 水牛背　D. 满月脸　E. 高血压

A2 型题

6. 患者，女，60 岁。因全身关节疼痛，长期服用某药，昨日出现自发性骨折。导致该不良反应的药物是

A. 强的松　B. 阿司匹林　C. 消炎痛　D. 保泰松　E. 布洛芬

7. 患者，女，30 岁。患系统性红斑狼疮，长期大量服用糖皮质激素治疗。其不良反应是

A. 血糖降低　B. 血压降低　C. 红细胞数目减少　D. 淋巴细胞增多　E. 体内脂肪重新分布

8. 患儿，男，5 岁。突发高热、呕吐、惊厥，数小时后出现面色苍白、四肢厥冷、脉搏细速、血压下降至休克水平。经实验室检查诊断为暴发型流脑所致的感染中毒性休克，应采取的抗休克药物为

A. 肾上腺素　B. 右旋糖酐　C. 阿托品　D. 酚妥拉明　E. 糖皮质激素

B1 型题

A. 糖皮质激素大剂量冲击疗法　B. 糖皮质激素一般剂量长期疗法　C. 糖皮质激素小剂量替代疗法

D. 糖皮质激素大剂量长期疗法　E. 维持量疗法

9. 垂体前叶功能减退，治疗应选用

10. 肾病综合征，治疗应选用

11. 中毒型菌痢，治疗应选用

【参考答案】

1. E　2. E　3. D　4. C　5. E　6. A　7. E　8. E　9. C　10. B　11. A

第二十三单元　抗甲状腺药

细目　抗甲状腺药

【考点突破攻略】

抗甲状腺药是指能阻止或减少甲状腺激素的合成和（或）分泌，用于治疗甲状腺功能亢进症的药物。常用的有硫脲类、碘和碘化物、放射性碘、β－肾上腺素受体阻断药等。

要点　常用硫脲类药物作用、应用、不良反应

常用的硫脲类药物有：①硫氧嘧啶类，包括甲硫氧嘧啶（methylthiouracil）、丙硫氧嘧啶（propylthiouracil）。②咪唑

类，包括甲巯咪唑（thiamazole，他巴唑）、卡比马唑（carbimazole，甲亢平）。

1. 作用

（1）抗甲状腺：硫脲类具有抗甲状腺的作用，其主要作用机制是抑制过氧化物酶，从而阻止酪氨酸的碘化及耦联，而药物本身则作为过氧化物酶的底物被碘化。硫脲类并不抑制贮存在腺泡内的甲状腺激素的释放，也不能拮抗甲状腺激素的作用，故须待甲状腺内贮存的激素消耗到一定程度才能呈现疗效。丙硫氧嘧啶还能抑制周围组织内 T_4 脱碘生成 T_3 的过程，故作用较其他药物快。

（2）抑制免疫：甲亢的发病与异常免疫反应有关。硫脲类药物还有免疫抑制作用，能轻度抑制免疫球蛋白的生成，使血中甲状腺刺激性免疫球蛋白（TSI）减少，除能控制甲亢症状外，对病因也有一定的治疗作用。

［常考考点］丙硫氧嘧啶治疗甲状腺功能亢进症的机制是抑制甲状腺激素的合成。

2. 应用

（1）甲状腺功能亢进症：适用于轻症和不适宜手术或放射性碘治疗者。也可作为放射性碘治疗之辅助用药。若剂量适当，症状可望在 1 ～ 2 个月内得到控制，基础代谢基本恢复，此时可递减至维持量，继续用药 1 ～ 2 年。

（2）甲状腺手术前准备：对需做甲状腺部分切除手术的病人，宜先用硫脲类将甲状腺功能控制到正常或接近正常，以减少发生麻醉意外、手术并发症及甲状腺危象的可能。但由于用硫脲类后甲状腺增生充血，不利于手术进行，需在手术前两周左右加服碘剂。

（3）甲状腺危象的辅助治疗：感染、外伤、手术、情绪激动等应激诱因，可致大量甲状腺激素突然释放入血，使患者发生高热、心衰、肺水肿、水和电解质紊乱等，严重时可导致死亡，称为甲状腺危象。应立即给大量碘剂，阻止甲状腺激素释放，并采取其他综合措施消除诱因、控制症状。应用大量硫脲类（较一般用量增大 1 倍）作辅助治疗，首选丙硫氧嘧啶，大剂量应用一般不超过 1 周。

［常考考点］硫脲类药物的应用。

3. 不良反应 甲硫氧嘧啶不良反应较多，丙硫氧嘧啶和甲巯咪唑较少。

（1）过敏反应：常见的有皮疹、发热、荨麻疹等轻度过敏反应，多数情况下不需停药也可消失，少数发生剥脱性皮炎等严重反应，可用糖皮质激素处理。

（2）消化道反应：可有厌食、呕吐、腹痛、腹泻等消化道反应，曾报道有黄疸和肝炎。

（3）粒细胞减少：严重的不良反应是粒细胞缺乏症，发生率约 0.2%，老年人较易发生，应定期检查血象。甲状腺功能亢进症本身也可使白细胞数目偏低，须加鉴别。妊娠及哺乳期妇女禁用。

（4）甲状腺肿及甲状腺功能减退：药物过量可致甲状腺肿及甲状腺功能减退，一般多不严重，及时发现并停药常可自愈。

［常考考点］硫脲类药物的不良反应。

【例题实战模拟】

A1 型题

1. 丙硫氧嘧啶治疗甲状腺功能亢进症的机制是

A. 抑制食物中碘的吸收　B. 抑制甲状腺激素的合成　C. 抑制甲状腺激素的释放
D. 减少甲状腺激素的贮存　E. 对抗甲状腺激素的作用

2. 有关硫脲类药物临床应用的叙述，错误的是

A. 用于轻症和不宜手术的甲亢的治疗　B. 用于甲状腺次全切除手术病人的术前准备
C. 甲状腺危象的治疗　D. 用于甲状腺次全切除手术病人术前准备应与碘剂配合使用
E. 用于甲状腺危象治疗时不能使用碘剂

3. 下列不属于硫脲类药物临床应用不良反应的是

A. 过敏反应　B. 胃肠道反应　C. 粒细胞减少　D. 甲状腺危象　E. 甲状腺肿及甲状腺功能减退

A2 型题

4. 患者，女，43 岁。患甲状腺功能亢进症 3 年，经多方治疗病情仍难控制，需行甲状腺部分切除术。正确的术前准备应包括

A. 术前两周给予丙硫氧嘧啶 + 普萘洛尔　B. 术前两周给予丙硫氧嘧啶 + 小剂量碘剂
C. 术前两周给予丙硫氧嘧啶 + 大剂量碘剂　D. 术前两周给予丙硫氧嘧啶

E. 术前两周给予卡比马唑

【参考答案】

1. B 2. E 3. D 4. C

第二十四单元 降血糖药

细目一 降血糖药的分类

【考点突破攻略】

要点 降血糖药分类及常用药物

糖尿病是由于胰岛素绝对或相对不足所引起的以高血糖为主要表现的代谢紊乱性疾病。

常用的降血糖药主要有胰岛素和口服降血糖药两类，后者包括磺酰脲类、双胍类、α－葡萄糖苷酶抑制药、胰岛素增敏药等。口服降血糖药使用方便，但作用慢而弱，只适用于轻、中度糖尿病，不能完全代替胰岛素。

细目二 胰岛素

【考点突破攻略】

要点 胰岛素的常用制剂、作用、应用、不良反应

胰岛素（insulin）是酸性蛋白质，口服易被消化酶破坏而无效，必须注射给药，常用皮下注射。皮下注射吸收快，作用持续数小时。为延长作用时间，常加入碱性蛋白质（如精蛋白、珠蛋白）和锌，制成中、长效制剂。

常用的胰岛素制剂有短效（速效）类，如普通胰岛素（regular insulin）、半慢胰岛素锌混悬液（semilente insulin）；中效类，如低精蛋白锌胰岛素（isophane insulin）、珠蛋白锌胰岛素（globin zinc insulin）、慢胰岛素锌混悬液（lente insulin）；长效（慢效）类，如精蛋白锌胰岛素（protamine zinc insulin）、特慢胰岛素锌混悬液（ultralente insulin）等。

1. 作用

（1）降血糖：胰岛素主要通过两种途径降低血糖：①增加葡萄糖进入细胞，加速葡萄糖的有氧氧化和无氧酵解，促进糖原的合成和贮存，使血糖的去路增加。②抑制糖原分解和异生，使血糖来源减少。

（2）脂肪代谢：胰岛素促进脂肪合成，抑制脂肪分解，能减少游离脂肪酸和酮体的生成，防止酮症酸中毒的发生。

（3）正氮平衡：胰岛素增加氨基酸进入细胞而促进蛋白质合成，并能抑制蛋白质分解，所以对人体生长过程有促进作用。

（4）促钾转运：胰岛素促进 K^+ 进入细胞内，增加细胞内 K^+ 浓度，有利于纠正细胞缺钾症状。

（5）促生长：胰岛素样生长因子（IGF）由生长激素诱导生成，其中 IGF-1 与机体组织生长过程有关。胰岛素的结构与 IGF 相似，可激动 IGF-1 受体而发挥促细胞生长作用。

［常考考点］胰岛素的作用。

2. 应用

（1）糖尿病：胰岛素是治疗糖尿病的最主要药物，对各型糖尿病均有效。临床上主要用于：①1 型糖尿病，需终身用药。②糖尿病发生急性并发症者，如酮症酸中毒及高渗性高血糖状态。③合并有严重感染、高热、甲亢、妊娠、分娩、创伤及手术的各型糖尿病。因这种情况下，机体代谢增强，对胰岛素需要量增加，给药后应随时根据血糖、尿糖的变化，调整用量。④2 型糖尿病经饮食控制、口服降血糖药治疗效果不佳或对口服降糖药有禁忌而不能耐受者，需合用胰岛素治疗。

胰岛素治疗糖尿病时应注意：①治疗剂量因人而异，从小剂量开始逐渐增至血糖、尿糖控制满意。②1 型糖尿病需终身用药，不得自行停用。③熟悉胰岛素的种类、主要给药途径，以便根据病情选择合适的制剂及给药途径。④了解胰岛素主要不良反应的表现及其防治方法，将药物的有害作用降到最低。⑤坚持血糖监测，适时调整治疗方案，使糖尿病得到理想控制。

（2）其他：合用葡萄糖、氯化钾静滴可促进钾内流，纠正细胞内缺钾，同时提供能量，防治心肌梗死后的心律失常，降低病死率。胰岛素与 ATP、辅酶 A 组成能量合剂，用于心、肝、肾等疾病的辅助治疗。

［常考考点］胰岛素的应用。

3. 不良反应

（1）低血糖：最为常见，多因胰岛素过量，或未按时进餐，或运动过多等引起，多见于消瘦或病情严重者。患者出现饥饿感、头晕、出汗、心悸、烦躁、震颤等，严重者可出现昏迷、惊厥、休克甚至死亡。轻者可口服糖水或摄食，严重者应立即静脉注射 50% 葡萄糖。

（2）过敏反应：一般反应轻微而短暂，如注射部位瘙痒、肿胀、红斑，少数出现荨麻疹、血管神经性水肿，偶可引起过敏性休克。必要时用 H_1 受体阻断药或糖皮质激素处理。

（3）胰岛素耐受性：①急性抵抗性：常由于合并感染、创伤、手术、情绪激动等应激状态所致。此时血中抗胰岛素物质增多，妨碍了葡萄糖的转运和利用。治疗方法是消除诱因，并在短时间内给大量胰岛素，待诱因消除后应减少用量。②慢性抵抗性：指无并发症的糖尿病患者每日胰岛素用量在 200U 以上。产生的原因较为复杂，可能与体内产生了胰岛素抗体、靶细胞膜上胰岛素受体数目减少或靶细胞膜上葡萄糖转运系统失常等因素有关。处理方法是换用低抗原性、高纯度胰岛素或人胰岛素制剂，并适当调整剂量或加用口服降血糖药。

（4）局部反应：注射部位出现皮下硬结、脂肪萎缩与肥厚。换用高纯度胰岛素及经常更换注射部位可减少此反应。

［常考考点］胰岛素的不良反应。

细目三　口服降血糖药

【考点突破攻略】

要点一　常用磺酰脲类药物的作用、应用、不良反应

第一代的磺酰脲类药物有甲苯磺丁脲（tolbutamide）、氯磺丙脲（chlorpropamide），第二代药物有格列本脲（glibenclamide，优降糖）、格列吡嗪（glipizide，美吡达）、格列喹酮（gliquidone，糖适平）、格列齐特（gliclazide，达美康）、格列波脲（glibornuride）等。第二代药物的降血糖作用较第一代增强数十倍至数百倍。

1. 作用

（1）降血糖：直接作用于胰岛 β 细胞，刺激内源性胰岛素释放。可降低正常人和胰岛功能尚存患者的血糖，但对胰岛功能完全丧失或切除胰腺者无效。作用机制：与胰岛 β 细胞膜上特异性受体结合，抑制 ATP 敏感的钾通道，开放电压依赖性钙通道，使胞内钙浓度增加，直接刺激胰岛 β 细胞释放胰岛素。长期用药其降血糖作用与增加靶细胞膜上胰岛素受体的数目和亲和力，从而增强对胰岛素的敏感性和胰岛素的作用有关。磺酰脲类还能减少胰高血糖素的分泌，也有利于降血糖。

（2）抗利尿：格列本脲、氯磺丙脲能促进抗利尿激素分泌并增强其作用，从而发挥抗利尿作用。

（3）影响凝血功能：格列齐特可抑制血小板的黏附和聚集，刺激纤溶酶原的合成，恢复纤溶酶活力，并降低微血管对活性胺类（如去甲肾上腺素）的敏感性，改善微循环。对预防或减轻糖尿病微血管并发症有一定作用。

［常考考点］格列齐特不仅降血糖，还可抑制血小板的黏附和聚集。格列本脲、氯磺丙脲能促进抗利尿激素分泌并增强其作用，从而发挥抗利尿作用。

2. 应用

（1）糖尿病：用于胰岛功能尚存的 2 型糖尿病单用饮食控制无效者。产生胰岛素耐受性的患者用后可通过刺激内源性胰岛素分泌而减少胰岛素的用量。

（2）尿崩症：氯磺丙脲可使病人尿量减少，与氢氯噻嗪合用可提高疗效。

［常考考点］氯磺丙脲不仅降血糖，还有抗利尿作用，适用于尿崩症。

3. 不良反应

（1）胃肠道反应：胃肠不适、恶心、腹痛、腹泻等，减量或连续用药可消失。

（2）过敏反应：出现皮疹、粒细胞减少、血小板减少、胆汁淤积性黄疸及肝损害。多在用药后 1 ～ 2 个月内发生，

需定期查肝功能和血象。

（3）低血糖：可引起持久性的低血糖，造成不可逆性脑损伤，为较严重的不良反应。常因药物过量所致，尤以格列本脲和氯磺丙脲为甚。老人及肝肾功能不良者较易发生，新型磺酰脲类较少引起低血糖。

［常考考点］常用磺酰脲类药物的不良反应。

要点二　二甲双胍的作用、应用、不良反应

1. 作用　二甲双胍（metformin，降糖片）的降糖作用不依赖于胰岛 β 细胞的功能，可能机制包括：①增加肌肉组织中的无氧糖酵解。②促进组织对葡萄糖的摄取。③减少肝细胞糖异生。④减慢葡萄糖在肠道的吸收。⑤增加胰岛素与其受体结合。⑥降低血中胰高血糖素水平。此外，还可改善血脂代谢，降低 LDL 及 VLDL、甘油三酯及胆固醇水平。

2. 应用　用于单用饮食控制无效的轻、中度 2 型糖尿病，尤其肥胖且伴胰岛素抵抗者。常与磺酰脲类或胰岛素合用，如单用磺酰脲类无效者，加用本类药物常可获效。

3. 不良反应　二甲双胍的不良反应较磺酰脲类多见，如厌食、口苦、口腔金属味、胃肠刺激等胃肠道反应。低血糖症、维生素 B_{12} 和叶酸缺乏、乳酸血症及酮血症。慢性心、肝、肾疾病患者及孕妇禁用。

［常考考点］二甲双胍的药理作用、应用、不良反应。

要点三　常用 α－葡萄糖苷酶抑制药的作用、应用、不良反应

α－葡萄糖苷酶抑制药是一类新型口服降血糖药，药物有阿卡波糖（acarbose，拜糖平）及伏格列波糖（voglibose）。

1. 作用　本类药物的化学结构与碳水化合物相似，口服后吸收甚少，在小肠竞争性抑制 α－葡萄糖苷酶，阻止 1，4-糖苷键水解，使淀粉等碳水化合物水解产生葡萄糖速度减慢，从而延缓葡萄糖的吸收，降低餐后血糖峰值。

2. 应用　用于轻、中度 2 型糖尿病。对应用磺酰脲类或胰岛素效果不佳者，加用阿卡波糖能明显降低餐后血糖，使血糖波动减少，可减少磺酰脲类或胰岛素的用量。因阿卡波糖是通过抑制碳水化合物酶解起作用，故应与进食同步服药。服药期间应增加碳水化合物的比例，并限制单糖的摄入量，以提高疗效。

3. 不良反应　本品主要不良反应为胃肠道反应。由于碳水化合物在肠道滞留和酵解产气，出现腹胀、嗳气、肛门排气增多甚至腹泻，溃疡病、肠道炎症病人慎用。

［常考考点］α-葡萄糖苷酶抑制药的作用及应用。

要点四　常用胰岛素增效药的作用、应用

本类药物主要通过增加肌肉和脂肪组织对胰岛素的敏感性而发挥降低血糖功能。常用药物有罗格列酮（rosiglitazone）、环格列酮（ciglitazone）、吡格列酮（pioglitazone）、恩格列酮（englitazone）等。

1. 作用　胰岛素增效药的作用机制是通过竞争性刺激过氧化物酶增殖活化受体（PPAR γ）起作用。PPAR γ 是转录基因的一部分，被结合后可调节胰岛素反应性基因的转录，从而控制血糖的生成、转运和利用。另外还能纠正脂质代谢紊乱，增加高密度脂蛋白（HDL）水平等。

2. 应用　用于 2 型糖尿病，特别是有胰岛素抵抗者，可单用，也可与其他治疗糖尿病的药物合用。

［常考考点］胰岛素增效药的作用及应用。

【知识纵横比较】

口服降血糖药的作用及应用比较

药品类别	作用机制	应用	代表药物
磺酰脲类	①直接作用于胰岛 β 细胞，刺激内源性胰岛素释放；②格列本脲、氯磺丙脲能促进抗利尿激素分泌并增强其作用，从而发挥抗利尿作用；③格列齐特可抑制血小板的黏附和聚集，刺激纤溶酶原的合成，恢复纤溶酶活力，并降低微血管对活性胺类的敏感性，改善微循环	①糖尿病：用于胰岛功能尚存的 2 型糖尿病单用饮食控制无效者；②尿崩症：氯磺丙脲可使病人尿量减少，与氢氯噻嗪合用可提高疗效	第一代：甲苯磺丁脲、氯磺丙脲；第二代：格列本脲（优降糖）、格列吡嗪（美吡达）、格列喹酮（糖适平）、格列齐特（达美康）、格列波脲

续表

药品类别	作用机制	应用	代表药物
双胍类	①增加肌肉组织中的无氧糖酵解；②促进组织对葡萄糖的摄取；③减少肝细胞糖异生；④减慢葡萄糖在肠道的吸收；⑤增加胰岛素与其受体结合；⑥降低血中胰高血糖素水平	用于单用饮食控制无效的轻、中度 2 型糖尿病，尤其适用于肥胖且伴胰岛素抵抗者	二甲双胍
α－葡萄糖苷酶抑制药	在小肠竞争性抑制 α－葡萄糖苷酶，阻止 1，4－糖苷键水解，使淀粉等碳水化合物水解产生葡萄糖速度减慢，从而延缓葡萄糖的吸收，降低餐后血糖峰值	用于轻、中度 2 型糖尿病	阿卡波糖（拜糖平）及伏格列波糖
胰岛素增效药	通过竞争性刺激过氧化物酶增殖活化受体（PPARγ）起作用。PPARγ 是转录基因的一部分，被结合后可调节胰岛素反应性基因的转录，从而控制血糖的生成、转运和利用	用于 2 型糖尿病，特别是有胰岛素抵抗者，可单用，也可与其他治疗糖尿病的药物合用	罗格列酮、环格列酮、吡格列酮、恩格列酮

【例题实战模拟】

A1 型题

1. 下列哪种情况不首选胰岛素

A. 2 型糖尿病患者经饮食控制治疗无效　B. 1 型糖尿病　C. 糖尿病并发严重感染

D. 妊娠糖尿病　E. 酮症酸中毒

2. 罗格列酮的作用是

A. 促进肝糖原合成　B. 促进脂肪组织摄取葡萄糖　C. 增强靶组织对胰岛素的敏感性

D. 刺激胰岛 β 细胞释放胰岛素　E. 促进储存胰岛素释放

3. α－葡萄糖苷酶抑制药的作用机制是

A. 刺激胰岛 β 细胞释放胰岛素　B. 促进肝糖原合成　C. 增加肌肉组织中糖的无氧酵解

D. 增加肌肉组织中糖的有氧氧化　E. 与碳水化合物竞争水解碳水化合物的酶

A2 型题

4. 患者，男，68 岁。有糖尿病史多年，长期服用磺酰脲类降糖药。近日因血糖明显升高，口服降糖药控制不理想改用胰岛素，本次注射胰岛素后突然出现出汗、心悸、震颤，继而出现昏迷。此时应对该患者采取的抢救措施是

A. 加用一次胰岛素　B. 口服糖水　C. 静脉注射 50% 葡萄糖溶液

D. 静脉注射糖皮质激素　E. 心内注射肾上腺素

B1 型题

A. 甲苯磺丁脲　B. 格列本脲　C. 格列齐特　D. 格列吡嗪　E. 氯磺丙脲

5. 可用于治疗尿崩症的是

6. 可改变血小板功能，改善糖尿病病人血小板并发症的是

【参考答案】

1. A　2. C　3. E　4. C　5. E　6. C

第二十五单元　合成抗菌药

细目一　氟喹诺酮类药物

【考点突破攻略】

要点　常用氟喹诺酮类药物抗菌作用、应用、不良反应

1. 抗菌作用　氟喹诺酮类药物为广谱杀菌药。除对革兰阴性菌有良好的抗菌活性外，对金黄色葡萄球菌、肺炎链球菌、溶血性链球菌等革兰阳性球菌，衣原体，支原体，军团菌及结核菌均有较强活性；特别是提高了对厌氧菌如脆弱类杆菌、梭杆菌属、消化链球菌属和厌氧芽孢梭菌属等的抗菌活性。对于铜绿假单胞菌以环丙沙星的杀灭作用最强。还存在抗菌作用后效应，革兰阳性或阴性菌与药物接触后，未被立即杀灭的也在其后的 2 ～ 6 小时内失去繁殖能力。DNA 回旋酶是氟喹诺酮类抗革兰阴性菌的重要靶点。一般认为 DNA 回旋酶 A 亚基是喹诺酮类的作用靶点，通过形成 DNA 回旋酶 -DNA- 喹诺酮三元复合物，抑制酶的切口活性，阻碍细菌 DNA 复制而达到杀菌作用。拓扑异构酶Ⅳ是氟喹诺酮类抗革兰阳性菌的重要靶点。喹诺酮类通过对拓扑异构酶Ⅳ的抑制作用，干扰细菌 DNA 复制。

2. 应用　氟喹诺酮类具有抗菌谱广、抗菌活性强、口服吸收良好、与其他类别的抗菌药之间无交叉耐药等特点。但是临床存在滥用的倾向。

（1）呼吸系统感染：左氧氟沙星、莫西沙星与万古霉素合用，首选用于治疗青霉素高度耐药的肺炎链球菌感染。氟喹诺酮类（除诺氟沙星外）可代替大环内酯类用于肺炎支原体肺炎、肺炎衣原体肺炎、嗜肺军团菌引起的军团病。

（2）泌尿生殖道感染：环丙沙星、氧氟沙星与 β – 内酰胺类同为首选药。环丙沙星是铜绿假单胞菌性尿道炎的首选药。氟喹诺酮类对敏感菌所致的急、慢性前列腺炎以及复杂性前列腺炎，均有较好疗效。

（3）肠道感染与伤寒：首选用于治疗志贺菌引起的急、慢性菌痢和中毒型菌痢，以及鼠伤寒沙门菌、猪霍乱沙门菌、肠炎沙门菌引起的胃肠炎。对沙门菌引起的伤寒或副伤寒，应首选氟喹诺酮或头孢曲松。本类药物也可用于旅行性腹泻。

（4）对脑膜炎奈瑟菌具有强大的杀菌作用，其在鼻咽分泌物中浓度高，可用于鼻咽部带菌者的根除治疗。对其他抗菌药物无效的儿童重症感染可选用氟喹诺酮类；囊性纤维化患儿感染铜绿假单胞菌时，应选用环丙沙星。

3. 不良反应

（1）胃肠道反应：可见胃部不适、恶心、腹痛、腹泻等症状。一般不严重，患者可耐受。

（2）中枢神经系统毒性：轻症者表现失眠、头昏、头痛，重度可出现精神异常、抽搐、惊厥等。

（3）光敏反应（光毒性）：表现为光照部位皮肤出现瘙痒性红斑，严重者出现皮肤溃烂、脱落。

（4）心脏毒性：罕见但后果严重。可见 QT 间期延长、尖端扭转型室性心动过速（TdP）、室颤等。

（5）软骨损害：在软骨组织中，药物分子中 C–3 羧基以及 C–4 羰基与 Mg^{2+} 形成络合物，并沉积于关节软骨，造成局部 Mg^{2+} 缺乏而致软骨损伤。

（6）其他不良反应：包括跟腱炎、肝毒性、替马沙星综合征、过敏等反应。

［常考考点］氟喹诺酮类药物的作用、应用及不良反应。

细目二　磺胺类药物

【考点突破攻略】

要点　磺胺类药物的特点

磺胺类药物是第一类能有效防治全身性细菌感染的人工合成抗菌药物。常用药物有磺胺甲噁唑（SMZ）、磺胺异噁唑（SIZ）、磺胺嘧啶（SD）等。为广谱抑菌药，对多数革兰阳性菌和阴性菌、沙眼衣原体、疟原虫及放线菌有抑制作用。但对病毒、立克次体、支原体、螺旋体无效。细菌对磺胺类易产生耐药。

磺胺类药物的结构与对氨苯甲酸（PABA）相似，可与 PABA 竞争二氢叶酸合成酶，妨碍二氢叶酸的合成，进而妨碍四氢叶酸的合成，影响核酸的合成，从而抑制细菌的生长繁殖。

主要不良反应：①泌尿系统损害。②过敏反应。③血液系统反应。④肝损害：黄疸，肝功能减退，严重者可见急性肝坏死。⑤其他反应：如恶心、呕吐、头痛、头晕、乏力等，一般反应较轻，无须停药。

［常考考点］治疗流行性脑脊髓膜炎的首选药物之一是磺胺嘧啶。

细目三　甲氧苄啶（TMP）

【考点突破攻略】

要点　甲氧苄啶抗菌增效作用、复方制剂

甲氧苄啶（trimethoprim，TMP）又称抗菌增效剂，属二氢嘧啶类化合物。$t_{1/2}$ 为 10 ～ 12 小时，与 SMZ 相近。抗菌谱与磺胺类相似，抗菌作用较强，但单用易产生抗药性。其抗菌机制是干扰细菌叶酸代谢而影响细菌生长繁殖。TMP 主要是抑制细菌二氢叶酸还原酶，阻碍四氢叶酸合成。与磺胺合用可使细菌叶酸代谢受到双重阻断而使抗菌作用增加数倍至数十倍，甚至出现杀菌作用，而且可减少耐药性的产生，对已耐药菌亦有作用。TMP 还可以增强四环素、庆大霉素等多种抗生素的抗菌作用。

TMP 常与 SMZ 和（或）SD 制成复合片剂，以发挥协同抗菌作用，如复方甲噁唑片（复方新诺明、SMZ+TMP）、双嘧啶片（SD+TMP）、增效联磺片（SD+SMZ+TMP）；还与其他抗菌药合用，治疗呼吸道、泌尿道、软组织感染，败血症，脑膜炎，以及伤寒、副伤寒、菌痢等肠道感染。

［常考考点］甲氧苄啶能增强磺胺类药物的抗菌作用。

细目四　硝咪唑类

【考点突破攻略】

要点　甲硝唑、替硝唑的作用、应用、不良反应

1. 甲硝唑（metronidazole，灭滴灵） 是目前临床治疗各种厌氧菌感染的重要药物之一。

（1）应用：广泛用于敏感厌氧菌所致腹腔、盆腔感染，牙周脓肿，鼻旁窦炎，骨髓炎，脓毒性关节炎，脓胸，肺脓肿等；幽门螺杆菌所致消化性溃疡等；与广谱青霉素或氨基糖苷类合用预防术后厌氧菌感染；还可用于治疗肠内外阿米巴病及阴道滴虫病。

（2）不良反应：消化道不良反应多见，如口腔金属味、恶心、呕吐、厌食、腹泻、腹痛等；大剂量见头痛、头晕等神经系统症状，偶有感觉异常、肢体麻木、共济失调和多发性神经炎等；少数人发生荨麻疹、皮肤潮红、瘙痒等变态反应及排尿困难、黑尿。不良反应停药后均可自行消退。

2. 替硝唑　抗厌氧菌和原虫的活性较甲硝唑为强，临床应用与甲硝唑相同。

［常考考点］甲硝唑的应用和不良反应。

细目五　硝基呋喃类

【考点突破攻略】

要点　呋喃唑酮、呋喃妥因的应用

1. 呋喃妥因　又称呋喃坦啶（furadantin），酸性尿中抗菌活性增强，尿中浓度高，主要用于大肠埃希菌、肠球菌和葡萄球菌引起的泌尿道感染，如肾盂肾炎、膀胱炎、前列腺炎和尿道炎等。

2. 呋喃唑酮　又名痢特灵，口服很少吸收，主治菌痢、肠炎等消化道感染，栓剂可治阴道滴虫病。还可用于溃疡病。

【知识纵横比较】

呋喃唑酮、呋喃妥因的比较

	浓度高的部位	应用
呋喃唑酮（痢特灵）	肠道	肠炎、菌痢
呋喃妥因（呋喃坦啶）	尿中	泌尿道感染

【例题实战模拟】

A1 型题

1. 氟喹诺酮类药物的抗菌作用机制是

A. 抑制细菌二氢叶酸合成酶　B. 抑制细菌二氢叶酸还原酶　C. 抑制细菌细胞壁合成

D. 抑制细菌蛋白质合成　E. 抑制细菌 DNA 螺旋酶

2. 属治疗流行性脑脊髓膜炎首选药物之一的是

A. 磺胺甲噁唑　B. 磺胺嘧啶　C. 磺胺异噁唑　D. 甲氧苄啶　E. 磺胺米隆

3. 能增强磺胺类药物抗菌作用的药物

A. 呋喃唑酮　B. 甲氧苄啶　C. 氧氟沙星　D. 磺胺嘧啶　E. 甲硝唑

4. 能够抗阿米巴、抗滴虫的药物是

A. 青霉素　B. 红霉素　C. 四环素　D. 甲硝唑　E. 先锋霉素

5. 关于呋喃妥因的叙述，正确的是

A. 仅对革兰阴性菌有效　B. 细菌易产生耐药性　C. 尿中浓度高

D. 血药浓度高　E. 口服吸收少，主要经肠道排泄

【参考答案】

1. E　2. B　3. B　4. D　5. C

第二十六单元　抗生素

细目一　青霉素类

【考点突破攻略】

要点一　青霉素 G 的抗菌作用、应用、不良反应及过敏性休克的防治

1. 抗菌作用　青霉素对繁殖期敏感病菌有强大的杀菌作用，对宿主无明显毒性。抗菌谱为：①革兰阳性球菌：如对溶血性链球菌、肺炎链球菌、草绿色链球菌等作用强，但对肠球菌的作用较差。②革兰阳性杆菌：如白喉杆菌、炭疽杆菌及革兰阳性厌氧杆菌（如产气荚膜杆菌、破伤风梭菌、难辨梭菌、丙酸杆菌、真杆菌、乳酸杆菌等）均对青霉素敏感。③革兰阴性球菌：对脑膜炎球菌和淋球菌敏感，但易耐药。④其他：如对梅毒螺旋体、钩端螺旋体、回归热螺旋体、鼠咬热螺菌、放线杆菌等高度敏感。对真菌、立克次体、病毒和原虫无效。金葡菌、肺炎球菌、脑膜炎球菌和淋球菌对本品易耐药。其抗菌作用机制主要是作用于细菌细胞膜上的青霉素结合蛋白（PBPs），通过抑制菌体细胞壁的合成，使细菌失去渗透屏障而膨胀裂解。

［常考考点］青霉素抗菌作用机制主要是作用于细菌细胞膜上的青霉素结合蛋白（PBPs），通过抑制菌体细胞壁的合成，使细菌失去渗透屏障而膨胀裂解。

2. 应用　对敏感的革兰阳性球菌、阴性球菌、螺旋体感染，可作为首选治疗药。如溶血性链球菌引起的咽炎、扁桃体炎、猩红热、蜂窝织炎、败血症等；草绿色链球菌引起的心内膜炎；肺炎链球菌所致的大叶性肺炎、中耳炎等；脑膜

炎球菌引起的流行性脑脊髓膜炎；还可作为治疗放线菌病、钩端螺旋体病、梅毒、回归热等及预防感染性心内膜炎发生的首选药。亦可与抗毒素合用治疗破伤风、白喉等。

3. 不良反应

（1）变态反应：为青霉素类最常见的不良反应，在各种药物中居首位，各种类型的变态反应均可出现，以皮肤过敏（荨麻疹、药疹等）和血清病样反应多见。最严重的是过敏性休克。

（2）赫氏反应：青霉素在治疗梅毒、钩端螺旋体病、雅司、鼠咬热或炭疽时，可有症状加剧现象，称赫氏反应（Herxheimer reaction）或治疗矛盾。

（3）水电解质紊乱：钾、钠盐大量静脉注射易引起高血钾、高血钠症。

（4）其他：肌注局部可发生周围神经炎，钾盐肌注疼痛较钠盐明显；鞘内注射和全身大剂量应用可引起青霉素脑部疼痛。

4. 过敏性休克的防治

（1）详细询问病史，有过敏史者禁用。

（2）皮试，初次使用、用药间隔 3 天以上、药品批号或厂家改变时均应做皮试，阳性禁用。

（3）不在无急救药物（如肾上腺素）和抢救设备的条件下使用。

（4）避免滥用和局部用药。

（5）避免在饥饿时注射。

（6）注射液应当新鲜配制，立即使用。

（7）注射后观察 30 分钟；一旦休克发生，立即皮下或肌内注射肾上腺素 0.5 ～ 1.0mg，严重者静脉注射或心腔内注射，必要时可加用糖皮质激素和抗组胺药。

[常考考点] 青霉素最重要的不良反应是过敏性休克。青霉素治疗梅毒或钩端螺旋体病时易出现“赫氏反应”。

要点二　常用半合成青霉素抗菌作用、应用

1. 青霉素 V（penicillin V） 耐酸，口服吸收好，但不耐酶，抗菌谱与青霉素 G 相同，抗菌活性较青霉素弱，主要用于革兰阳性球菌引起的轻度感染，如化脓性链球菌引起的咽炎、扁桃体炎等上呼吸道感染，也常用于风湿热的预防。

2. 苯唑西林（oxacillin）、氯唑西林（cloxacillin）、双氯西林 G（dicloxacillin）和氟氯西林（flucloxacillin） 它们对革兰阳性细菌的作用不及青霉素，对革兰阴性肠道杆菌或肠道球菌也没有明显作用，主要用于耐青霉素的金黄色葡萄球菌感染的治疗。

3. 氨苄西林（ampicillin） 耐酸，可口服，对革兰阴性杆菌有较强的抗菌作用。如对伤寒沙门菌、副伤寒沙门菌、百日咳鲍特菌、痢疾志贺菌等均有较强的抗菌作用，对铜绿假单胞菌无效，对球菌、革兰阳性杆菌、螺旋体的抗菌作用不及青霉素 G，但对粪链球菌作用优于青霉素 G。临床用于治疗敏感菌所致的呼吸道感染、伤寒、副伤寒、尿路感染、胃肠道感染、软组织感染、脑膜炎、败血症、心内膜炎等。

4. 阿莫西林（amoxycillin，羟氨苄西林） 口服吸收好，抗菌谱与抗菌活性与氨苄西林相似，但对肺炎链球菌、肠球菌、沙门菌属、幽门螺旋杆菌的杀菌作用比氨苄西林强。主要用于敏感菌所致的呼吸道、尿道、胆道感染以及伤寒的治疗。此外也可用于活动性胃炎和消化性溃疡的治疗。

5. 羧苄西林（carbenicillin） 不耐酸，不能口服，抗菌谱与氨苄西林相似，对 G^- 杆菌作用强，尤其是对铜绿假单胞菌有特效，对耐氨苄西林的大肠埃希菌仍有效。常用于治疗烧伤继发铜绿假单胞菌感染。

[常考考点] 常用半合成青霉素的应用。

【知识纵横比较】

青霉素类药物的应用比较

药品名称	抗菌谱	应用
青霉素 G	G^+ 球菌、杆菌，G^- 球菌，对梅毒螺旋体、钩端螺旋体、回归热螺旋体、鼠咬热螺菌、放线杆菌等高度敏感	对敏感的革兰阳性球菌、阴性球菌、螺旋体感染，可作为首选治疗药。还可作为治疗放线菌病、钩端螺旋体病、梅毒、回归热等及预防感染性心内膜炎发生的首选药。亦可与抗毒素合用治疗破伤风、白喉等

续表

药品名称	抗菌谱	应用
青霉素V	同青霉素，但活性弱	主要用于革兰阳性球菌引起的轻度感染，如化脓性链球菌引起的咽炎、扁桃体炎等上呼吸道感染，也常用于风湿热的预防
苯唑西林、氯唑西林、双氯西林G和氟氯西林	对革兰阳性细菌的作用不及青霉素，对革兰阴性肠道杆菌或肠道球菌也没有明显作用	主要用于耐青霉素的金黄色葡萄球菌感染的治疗
氨苄西林	对革兰阴性杆菌有较强的抗菌作用，对粪链球菌作用优于青霉素G	临床用于治疗敏感菌所致的呼吸道感染、伤寒、副伤寒、尿路感染、胃肠道感染、软组织感染、脑膜炎、败血症、心内膜炎等
阿莫西林	抗菌谱与抗菌活性与氨苄西林相似	主要用于敏感菌所致的呼吸道、尿道、胆道感染以及伤寒的治疗。此外也可用于活动性胃炎和消化性溃疡的治疗
羧苄西林	抗菌谱与氨苄西林相似，对G^-杆菌作用强，尤其是对铜绿假单胞菌有特效，对耐氨苄西林的大肠埃希菌仍有效	常用于治疗烧伤继发铜绿假单胞菌感染

细目二　头孢菌素类

【考点突破攻略】

要点　常用头孢菌素类药物抗菌作用、应用、不良反应

1. 抗菌作用　第一代头孢菌素对革兰阳性菌抗菌作用较第二、三代强，但对革兰阴性菌作用弱。可被细菌产生的β-内酰胺酶所破坏。

第二代头孢菌素对革兰阳性菌作用略逊于第一代，对革兰阴性菌有明显作用，对厌氧菌有一定作用，但对铜绿假单胞菌无效。对多种β-内酰胺酶比较稳定。

第三代头孢菌素对革兰阳性菌的作用不及第一、二代，对革兰阴性菌包括肠杆菌类、铜绿假单胞菌及厌氧菌有较强的作用。对β-内酰胺酶有较高的稳定性。

第四代头孢菌素对革兰阳性菌、革兰阴性菌均有高效，对β-内酰胺酶高度稳定。

2. 应用

（1）第一代头孢菌素：主要用于革兰阳性菌所致呼吸道和尿路感染以及皮肤、软组织感染等。头孢唑啉肌注血药浓度最高，是第一代中应用最为广泛的品种之一。

（2）第二代头孢菌素：主要用于治疗革兰阴性杆菌，如大肠杆菌、克雷伯菌、肠杆菌、吲哚阳性变形杆菌等所致的肺炎、胆道感染、菌血症、尿路感染和其他组织器官感染。应用较多的是头孢呋辛及头孢孟多等。

（3）第三代头孢菌素：主要用于多种革兰阳、阴性菌所致的尿路感染及危及生命的败血症、脑膜炎、骨髓炎、肺炎等，均可获满意疗效；头孢他啶是目前临床上用于抗铜绿假单胞菌最强的抗生素；头孢曲松和头孢噻肟对肠杆菌科细菌的作用相仿；新生儿脑膜炎和肠杆菌科细菌所致的成人脑膜炎也可选用第三代头孢菌素。

（4）第四代头孢菌素：主要用于耐第三代头孢菌素的革兰阴性杆菌所致的严重感染和耐药金黄色葡萄球菌感染。主要有头孢匹罗、头孢吡肟等。

［常考考点］四代头孢菌素的应用特点。

3. 不良反应　不良反应较少，常见有：

（1）过敏反应：皮疹及荨麻疹、发热等，偶见过敏性休克，5%～10%与青霉素类抗生素有交叉过敏现象。

（2）肾脏毒性：第一代大剂量可出现肾近曲小管坏死，第二代肾脏毒性降低，第三代更低，第四代对肾脏基本无毒。

（3）神经系统：大剂量应用偶可发生头痛、头晕、抽搐、可逆性中毒性精神病反应等。

（4）血液系统：第二代的头孢孟多和第三代的头孢哌酮可有凝血酶原或血小板减少。

（5）二重感染：第三、四代头孢菌素偶见二重感染或肠球菌、铜绿假单胞菌和念珠菌的增殖现象。

（6）其他：静脉给药可发生静脉炎，口服可引起胃肠反应，大量静脉注射还应注意高钠血症的发生。

［常考考点］四代头孢菌素的不良反应。

【知识纵横比较】

四代头孢菌素的比较

头孢菌素	抗菌谱	应用	代表药物	肾毒性
第一代	革兰阳性菌	呼吸道和尿路感染，以及皮肤、软组织感染	头孢唑啉	肾近曲小管坏死
第二代	革兰阴性杆菌	肺炎、胆道感染、菌血症、尿路感染和其他组织器官感染	头孢呋辛 头孢孟多	肾脏毒性降低
第三代	多种革兰阳、阴性菌	尿路感染及危及生命的败血症、脑膜炎、骨髓炎、肺炎	头孢他啶 头孢曲松 头孢噻肟	基本无毒
第四代	耐第三代头孢菌素的革兰阴性杆菌	严重感染和耐药金黄色葡萄球菌感染	头孢匹罗 头孢吡肟	基本无毒

细目三　大环内酯类

【考点突破攻略】

要点一　大环内酯类药物的分类及常用药物

大环内酯类（macrolides）抗生素是一类含有 14 ～ 16 个碳骨架的内酯环结构化合物，具有相似抗菌作用。

大环内酯类抗生素按化学结构分为：

1. 14 元大环内酯类　包括红霉素（erythromycin）、竹桃霉素（oleandomycin）、克拉霉素（clarithromycin）、罗红霉素（roxithromycin）、地红霉素（dirithromycin）等。

2. 15 元大环内酯类　包括阿奇霉素（azithromycin）。

3. 16 元大环内酯类　包括麦迪霉素（medecamycin）、螺旋霉素（spiramycin）、交沙霉素（josamycin）等。

要点二　阿奇霉素的抗菌作用、应用、不良反应

阿奇霉素（azithromycin，阿奇红霉素）为第二代半合成大环内酯类抗生素。

1. 抗菌作用　抗菌谱较红霉素广，增加了对革兰阴性菌的抗菌作用，对红霉素敏感菌的抗菌活性与其相当，而对革兰阴性菌明显强于红霉素，对某些细菌表现为快速杀菌作用。口服吸收快、组织分布广、半衰期长。

2. 应用　临床上主要用于化脓性链球菌引起的急性咽炎、急性扁桃体炎以及敏感菌引起的急性支气管炎、慢性支气管炎急性发作，用于肺炎链球菌、流感杆菌以及肺炎支原体所致的肺炎，用于衣原体引起的泌尿道感染和宫颈炎，也用于敏感菌所致的皮肤软组织感染。

3. 不良反应　不良反应发生率较红霉素低，主要有胃肠道反应，偶见肝功能异常与外周白细胞下降等。

［常考考点］阿奇霉素的作用及不良反应。

细目四　林可霉素类

【考点突破攻略】

要点　林可霉素与克林霉素的抗菌作用、应用、不良反应

1. 林可霉素、克林霉素的抗菌作用　两药的抗菌谱与红霉素类似。克林霉素的抗菌活性比林可霉素强 4 ～ 8 倍。主要特点是对各类厌氧菌有强大的抗菌作用。对需氧革兰阳性菌有显著活性，对部分需氧革兰阴性球菌、人型支原体和沙眼衣原体也有抑制作用，但肠球菌、革兰阴性杆菌、MRSA、肺炎支原体对本类药物不敏感。

2. 林可霉素、克林霉素的应用　主要用于厌氧菌，包括脆弱类杆菌、产气荚膜梭菌、放线菌等引起的口腔、腹腔和

妇科感染。治疗需氧革兰阳性球菌引起的呼吸道、骨及软组织、胆道感染及败血症、心内膜炎等。对金黄色葡萄球菌引起的骨髓炎为首选药。

3. 林可霉素、克林霉素的不良反应

（1）胃肠道反应：表现为恶心、呕吐、腹泻。长期给药也可引起二重感染、伪膜性肠炎。

（2）过敏反应：轻度皮疹、瘙痒或药热，也可出现一过性中性粒细胞减少和血小板减少。

（3）其他：偶见黄疸及肝损伤。

［常考考点］林可霉素与克林霉素的应用及不良反应。

细目五　氨基糖苷类

【考点突破攻略】

要点　常用氨基糖苷类药物的抗菌作用、应用、不良反应

1. 抗菌作用　氨基糖苷类对各种需氧革兰阴性杆菌包括大肠埃希菌、铜绿假单胞菌、变形杆菌、克雷伯菌属、肠杆菌属、志贺菌属和枸橼酸杆菌属具有强大的抗菌活性；部分品种对分枝杆菌属等也有一定的抗菌作用；对淋球奈瑟菌、脑膜炎奈瑟菌等革兰阴性球菌作用较差；对革兰阳性球菌中各组链球菌作用微弱，对厌氧菌不敏感。抗菌机制主要是抑制细菌蛋白质合成，并能破坏细菌胞浆膜的完整性，为静止期杀菌剂。

［常考考点］氨基糖苷类对各种需氧革兰阴性杆菌具有强大的抗菌活性；其机制是抑制细菌蛋白质合成，并能破坏细菌胞浆膜的完整性，为静止期杀菌剂。

2. 应用　氨基糖苷类主要用于敏感需氧革兰阴性杆菌所致的全身感染，如脑膜、呼吸道、泌尿道、皮肤软组织、胃肠道、烧伤、创伤及骨关节感染等；但对于败血症、肺炎、脑膜炎等严重感染，需联合应用其他抗革兰阴性杆菌的抗菌药，如广谱半合成青霉素、第三代头孢菌素、氟喹诺酮等；口服可用于治疗消化道感染、肠道术前准备、肝性脑病，如新霉素；制成外用软膏或眼膏或冲洗液可治疗局部感染。此外，链霉素、卡那霉素可作为结核病治疗药物。

3. 不良反应

（1）耳毒性：由于药物在内耳蓄积，对前庭神经功能和耳蜗听神经有损害作用。对前庭神经功能的损害表现为头昏、视力减退、眼球震颤、眩晕、恶心、呕吐、共济失调。对耳蜗神经的损害表现为耳鸣、听力减退和永久性耳聋。氨基糖苷类的耳毒性直接与其在内耳淋巴液中较高药物浓度有关，可损害内耳柯蒂器内、外毛细胞的能量产生及利用，引起细胞膜上 Na^+–K^+–ATP 酶功能障碍，造成毛细胞损伤。

（2）肾毒性：氨基糖苷类可诱发药源性肾衰。通常表现为蛋白尿、管型尿、血尿等，严重者可导致无尿、氮质血症和肾衰。停药后一般可恢复。老年人及肾功能不全者慎用，忌与肾毒性药物合用。

（3）过敏反应：可见皮疹、发热、血管神经性水肿、口周发麻等过敏反应。接触性皮炎是局部应用新霉素最常见的反应。链霉素可引起过敏性休克，其发生率虽较青霉素低，但死亡率高，应引起警惕。

（4）神经肌肉阻断作用：常见于大剂量腹膜内或胸膜内应用后或静脉滴注剂量过大、速度过快，出现急性肌肉麻痹，四肢无力，甚至呼吸停止。可用钙剂或新斯的明等胆碱酯酶抑制剂治疗。临床用药时应避免合用肌肉松弛药、全麻药等。血钙过低、重症肌无力患者禁用或慎用该类药物。

［常考考点］氨基糖苷类的不良反应包括过敏反应、耳毒性、肾毒性、神经肌肉阻断作用。

细目六　四环素类及氯霉素

【考点突破攻略】

要点　四环素、氯霉素的抗菌作用特点及不良反应

1. 抗菌作用

（1）四环素：为广谱抗生素，能抑制敏感细菌的蛋白质合成。对革兰阳性菌的抑制作用强于阴性菌，但作用不如青霉素类和头孢菌素类；对革兰阴性菌的作用不如氨基糖苷类及氯霉素类。极高浓度时具有杀菌作用。对伤寒杆菌、副伤寒杆菌、铜绿假单胞菌、结核分枝杆菌、真菌和病毒无效。

（2）氯霉素：为广谱抗菌药，对革兰阴性菌的抑制作用强于革兰阳性菌，一般为抑菌药，但对流感嗜血杆菌、肺炎链球菌、脑膜炎奈瑟菌具有杀灭作用；氯霉素对伤寒杆菌、流感杆菌、副流感杆菌和百日咳杆菌的作用比其他抗生素强，对立克次体属、支原体、螺旋体和沙眼衣原体等也有抑制作用，但对革兰阳性球菌的作用不及青霉素和四环素，对结核分枝杆菌、真菌、原虫和病毒无效。

［常考考点］四环素和氯霉素对结核杆菌无效。

2. 不良反应

（1）四环素：①局部刺激：口服常引起消化道症状，饭后服用可减轻症状；肌内注射可致剧痛及局部坏死，禁用；易致静脉炎，应稀释后静脉滴注。②二重感染：常见的有白色念珠菌引起的鹅口疮、难辨梭菌引起的伪膜性肠炎等。③影响骨、牙的生长：四环素类能造成恒齿永久性棕色色素沉着，还可抑制婴幼儿的骨骼生长。孕妇、哺乳期妇女及 8 岁以下儿童禁用本类药物。④其他：长期大量（＞4g/d）静脉滴注可造成严重肝损害，亦可加剧原有的肾功能不全。偶见过敏反应。

（2）氯霉素的不良反应：①抑制骨髓造血功能：是氯霉素的主要毒性反应，包括可逆性的血细胞减少、再生障碍性贫血。用药期间应定期检查血象。②灰婴综合征：大剂量使用氯霉素易引起腹胀、呕吐、呼吸抑制乃至皮肤灰白、发绀，最后循环衰竭、休克，称灰婴综合征。③其他：胃肠道反应，长期应用也会引起二重感染。少数病人可出现神经炎、中毒性神经病或皮疹、药物热、血管神经性水肿等过敏反应。

【例题实战模拟】

A1 型题

1. 治疗梅毒、钩端螺旋体病的首选药物是
   A. 红霉素　B. 四环素　C. 氯霉素　D. 青霉素　E. 诺氟沙星
2. 机体对青霉素最易产生以下何种不良反应
   A. 后遗效应　B. 停药反应　C. 特异质反应　D. 副反应　E. 变态反应
3. 青霉素治疗何种疾病时可引起赫氏反应
   A. 大叶性肺炎　B. 梅毒或钩端螺旋体病　C. 草绿色链球菌心内膜炎　D. 回归热　E. 破伤风
4. 抗铜绿假单胞菌作用最强的头孢菌素是
   A. 头孢西丁　B. 头孢拉定　C. 头孢孟多　D. 头孢噻吩　E. 头孢呋辛
5. 不属于大环内酯类抗生素的是
   A. 阿奇霉素　B. 林可霉素　C. 克拉霉素　D. 罗红霉素　E. 螺旋霉素
6. 治疗急、慢性金黄色葡萄球菌骨髓炎的首选药物是
   A. 林可霉素　B. 乙酰螺旋霉素　C. 四环素　D. 阿奇霉素　E. 妥布霉素
7. 氨基糖苷类药物的抗菌作用机制是
   A. 增加胞质膜通透性　B. 抑制细菌蛋白质合成　C. 抑制胞壁粘肽合成酶
   D. 抑制二氢叶酸合成酶　E. 抑制 DNA 螺旋酶
8. 下列不属于氨基糖苷类药物不良反应的是
   A. 变态反应　B. 神经肌肉阻断作用　C. 肾毒性　D. 骨髓抑制　E. 耳毒性
9. 下列致病菌对链霉素敏感的是
   A. 鼠疫杆菌　B. 绿脓杆菌　C. 脑膜炎链球菌　D. 肺炎链球菌　E. 溶血性链球菌
10. 庆大霉素对下列哪种感染无效
    A. 大肠埃希菌致尿路感染　B. 肠球菌心内膜炎　C. 结核性脑膜炎
    D. 革兰阴性菌感染的败血症　E. 口服用于肠道感染或肠道术前准备
11. 对四环素不敏感的病原体是
    A. 革兰阳性球菌　B. 结核杆菌　C. 革兰阴性菌　D. 肺炎支原体　E. 立克次体
12. 治疗伤寒、副伤寒、流感杆菌脑膜炎，应首选
    A. 多西环素　B. 四环素　C. 链霉素　D. 氯霉素　E. 头孢菌素类

A2 型题

13. 患者，男，18 岁。因寒战、高热经细菌培养确诊为肺炎球菌性肺炎，来诊时青霉素皮试阴性，但静滴青霉素几分钟后即出现头昏、面色苍白、呼吸困难、血压下降等症状。诊断为青霉素过敏性休克，其首选的抢救药物是

A. 多巴胺　B. 异丙嗪　C. 地塞米松　D. 肾上腺素　E. 去甲肾上腺素

【参考答案】

1. D　2. E　3. B　4. B　5. B　6. A　7. B　8. D　9. A　10. C　11. B　12. D　13. D

第二十七单元　抗真菌药与抗病毒药

细目一　抗真菌药

【考点突破攻略】

要点　常用抗真菌药作用特点及应用

1. 两性霉素 B（amphotericin B，二性霉素，庐山霉素） 为广谱抗真菌药，对各种深部真菌如念珠菌、新隐球菌、荚膜组织胞浆菌及皮炎芽生菌等有强大抑制作用。高浓度有杀菌作用。两性霉素 B 可选择性地与真菌细胞膜上固醇类结合，在细胞膜上形成孔道，增加细胞膜通透性，导致细胞内核苷酸、氨基酸等重要物质外漏，使真菌死亡。细菌细胞膜不含类固醇，故对细菌无效。静脉滴注用于深部真菌感染，脑膜炎时还可配合鞘内注射。口服仅用于肠道真菌感染。局部应用可治疗浅部真菌感染。

2. 制霉菌素（nystatin） 对白色念珠菌及隐球菌有抑制作用。毒性大。局部用于防治皮肤、口腔及阴道念珠菌感染；口服用于胃肠道感染；可与广谱抗生素合用防止真菌引起的二重感染。

3. 咪康唑（miconazole，双氯苯咪唑） 为咪唑类广谱抗真菌药。对大多数真菌都有抑制作用，目前临床主要局部应用治疗五官、皮肤、阴道的念珠菌感染。

4. 特比萘芬（terbinafine） 是丙烯类广谱抗真菌药。对皮肤癣菌有杀菌作用，对念珠菌有抑菌作用。临床用于治疗由皮肤癣菌引起的甲癣、体癣、股癣、手癣及足癣。

5. 氟胞嘧啶（flucytosine） 为人工合成抗真菌药，抗菌谱窄，仅对酵母菌（新型隐球菌属）和酵母样菌（念珠菌属）有较强的抑制活性，另对着色霉菌、烟曲菌等也有抗菌作用。主要用于敏感菌引起的深部感染。

［常考考点］两性霉素 B 的抗菌机制是选择性地与真菌细胞膜上固醇类结合，在细胞膜上形成孔道，增加细胞膜通透性，导致细胞内核苷酸、氨基酸等重要物质外漏，使真菌死亡。

细目二　抗病毒药

【考点突破攻略】

要点一　抗病毒药物的分类

病毒包括 DNA 病毒、RNA 病毒和 DNA 或 RNA 逆转录病毒。抗病毒药物可根据所抑制病毒生物学类型分为广谱抑制剂（DNA、RNA 病毒均抑制）或窄谱抑制剂（仅抑制 DNA 或 RNA 病毒）。根据病毒所致疾病分为抗 AIDS（获得性免疫缺陷综合征，艾滋病）病毒药物、抗流感病毒药、抗疱疹病毒药和抗肝炎病毒药等。根据药物来源分为化学合成制剂、生物制剂。根据药物作用机制或靶点分为阻止吸附穿透药、干扰脱壳药、抑制核酸合成药、抑制蛋白质合成药、干扰蛋白质合成后修饰药、干扰组装药、抑制病毒释放药等。

要点二　阿昔洛韦、利巴韦林的作用、应用

（一）阿昔洛韦（aciclovir，ACV，无环鸟苷）

1. 作用　为核苷类抗 DNA 病毒药物。属广谱高效抗病毒药，其中对单纯疱疹病毒（HSV）的作用最强，对乙型肝炎病毒也有一定作用。阿昔洛韦在被感染的细胞内，在病毒腺苷激酶和细胞激酶的催化下，转化为三磷酸无环鸟苷，对病毒 DNA 多聚酶呈强大的抑制作用，阻止病毒 DNA 的合成。阿昔洛韦对 RNA 病毒无效。

2. 应用　治疗 HSV 感染的首选药。局部应用治疗 HSV 引起的皮肤和黏膜感染，如角膜炎、皮肤黏膜感染、带状疱疹病毒感染，口服或静注治疗生殖器疱疹、单纯疱疹脑炎等。对乙型肝炎有明显近期效果。

［常考考点］阿昔洛韦为抗病毒药的代表，属于核苷类抗 DNA 病毒药物。

（二）利巴韦林（ribavirin，病毒唑，三唑核苷）

1. 作用　属广谱抗病毒药，对多种 DNA、RNA 病毒有效，如 A 型流感病毒、B 型流感病毒、呼吸道合胞病毒、沙粒病毒、麻疹病毒、甲型肝炎病毒、流行性出血热病毒等。

2. 应用　临床用于治疗流感病毒引起的呼吸道感染、单纯疱疹性角膜炎、结膜炎、口腔炎、小儿病毒性肺炎等。对甲型肝炎也有一定疗效。

【例题实战模拟】

A1 型题

1. 氟康唑抗真菌的作用机制是

A. 阻止核酸合成　　B. 抑制细胞膜类固醇合成，使其通透性增加　　C. 抑制二氢叶酸合成酶
D. 抑制二氢叶酸还原酶　　E. 抑制蛋白质合成

2. 抗病毒药的代表药是

A. 克霉唑　B. 阿昔洛韦　C. 氟康唑　D. 酮康唑　E. 咪康唑

A2 型题

3. 患儿，男，6 岁。口腔黏膜、牙龈、舌及口唇周围皮肤黏膜充血，并出现成簇的小水疱。诊断为急性疱疹性口腔炎，治疗应首选的药物是

A. 阿昔洛韦　B. 利巴韦林　C. 金刚烷胺　D. 酮康唑　E. 灰黄霉素

【参考答案】

1. B　2. B　3. A

第二十八单元　抗菌药物的耐药性

细目　抗菌药物的耐药性

【考点突破攻略】

要点一　抗菌药耐药性产生的原因

耐药性又称抗药性，是指细菌与抗菌药物反复接触后对药物的敏感性降低甚至消失。由于细菌耐药性的产生，如耐药金黄色葡萄球菌、耐甲氧西林金黄色葡萄球菌（MRSA），耐万古霉素肠球菌（VRE）等，给感染性疾病的治疗造成极大的困难，这加快了临床对新抗菌药物的需求速度。细菌耐药性产生的主要方式有：

1. 产生灭活酶　通过产生灭活酶将药物灭活是微生物产生耐药性的重要机制。如细菌产生的 β－内酰胺酶可以水解破坏青霉素类和头孢菌素类的抗菌活性结构 β－内酰胺环，使他们失去杀菌活性。革兰阴性菌产生的乙酰转移酶可以使氨基糖苷类的抗菌必需结构—NH_2 乙酰化而失去对细菌的作用。

2. 靶位的修饰和变化　抗菌药物影响细菌生化代谢过程的某环节、某部位，从而抑制或杀灭细菌。该环节或部位即

为抗菌药作用的靶位。耐药菌可以通过多种途径影响靶位，从而产生耐药性，如：①降低靶蛋白与抗生素的亲和力。②增加靶蛋白的数量，使自身在药物存在的情况下仍有足够量的靶蛋白可以维系生存。③合成新的、敏感菌没有的、功能正常但与抗菌药亲和力低的靶蛋白。④产生靶位酶代谢拮抗物（对药物有拮抗作用的底物），通过这些方式抵御抗菌药的作用。如耐链霉素菌株的核蛋白体30S亚基上的P_{10}蛋白质（链霉素结合位点）发生结构改变后，链霉素与之结合力下降，作用减弱。又如耐喹诺酮类细菌由于基因突变引起自身DNA回旋酶A亚基变异，降低了喹诺酮类与DNA回旋酶的亲和力，使其失去杀菌作用。再如耐磺胺菌株经突变或质粒转移使二氢叶酸合成酶（靶位酶）与磺胺亲和力降低；金黄色葡萄球菌则增加自身产生对氨基苯甲酸（合成四氢叶酸的底物）的量，竞争性地与磺胺药竞争二氢叶酸合成酶，这两种耐药方式均使磺胺的抗菌作用降低甚至消失。

3. 降低外膜的通透性 耐药菌的这种改变使药物不易进入靶部位。如革兰阴性菌外膜孔蛋白的量减少或孔径减小，将减少经这些通道进入的物质的量。又如耐喹诺酮类细菌基因突变，使喹诺酮进入菌体的特异孔道蛋白的表达减少，使喹诺酮类不易进入菌体，在菌体内蓄积量减少。

4. 加强主动流出系统 大肠杆菌、金黄色葡萄球菌、铜绿假单胞菌和空肠弯曲杆菌等均有主动流出系统，流出系统由运输子、附加蛋白和外膜蛋白三个蛋白组成。三种蛋白的联合作用可将药物泵出细菌体外。细菌由于加强主动流出系统外排而致耐药的抗菌药物有四环素类、氯霉素、氟喹诺酮类、大环内酯类和β-内酰胺类，如耐四环素细菌由质粒编码的排出因子（泵蛋白）在细菌细胞膜上表达，介导了Mg^{2+}依赖性药物外排，使四环素不能在菌体内蓄积而产生耐药性。

［常考考点］抗菌药物耐药性的机制。

要点二　抗菌药的合理应用

由于抗菌药的广泛应用，各种抗菌药物的耐药发生率逐渐增加。为了减少和避免耐药性的产生，应严格控制抗菌药物的使用，合理使用抗菌药物；可用一种抗菌药物控制的感染绝不使用多种抗菌药联合；窄谱抗菌药可控制的感染不用广谱抗菌药物；严格控制抗菌药物预防应用、局部使用的适应证，避免滥用；医院内应对耐药菌感染的患者采取相应的消毒隔离措施，防止细菌的院内交叉感染；对抗菌药物要加强管理，使用或购买抗菌药物必须凭医生处方。

［常考考点］降低抗菌药耐药性的措施。

【例题实战模拟】

A1型题

1. 下列不属于抗菌药耐药性产生原因的是

A. 产生灭活酶　　B. 靶位的修饰和变化　　C. 降低外膜的通透性

D. 细菌的变异　　E. 加强主动流出系统

2. 下列不属于抗菌药的合理应用措施的是

A. 可用一种抗菌药物控制的感染绝不使用多种抗菌药联合

B. 感染性疾病尽早使用广谱抗菌药物，以求迅速控制感染

C. 严格控制抗菌药物预防应用、局部使用的适应证，避免滥用

D. 医院内应对耐药菌感染的患者采取相应的消毒隔离措施，防止细菌的院内交叉感染

E. 对抗菌药物要加强管理，使用或购买抗菌药物必须凭医生处方。

【参考答案】

1. A　2. B

第二十九单元　抗结核病药

细目　抗结核病药

【考点突破攻略】

要点一　抗结核病药物的分类及常用药物

目前临床上应用抗结核病药（antituberculous drugs）的品种较多，主要分为一线抗结核药和二线抗结核药两大类。前者包括异烟肼、利福平、链霉素、乙胺丁醇、吡嗪酰胺，以及近年开发的喹诺酮类的环丙沙星、氧氟沙星、利福喷汀、利福定和司帕沙星等；后者包括氨基水杨酸、乙硫异烟胺、卡那霉素、卷曲霉素、阿米卡星等药物。一线抗结核药的抗结核疗效高、不良反应较少，在治疗中首选。二线抗结核药毒性较大或疗效较低，主要用于对一线抗结核药产生耐药性时的替换治疗。

抗结核病药也可按作用机制的不同分为：①阻碍细菌细胞壁合成的药物，如环丝氨酸、乙硫异烟胺。②干扰结核杆菌代谢的药物，如对氨基水杨酸钠。③抑制 RNA 合成药，如利福平。④抑制结核杆菌蛋白合成药，如链霉素和紫霉素等。⑤多种机制共存或机制未明的药物，如异烟肼、乙胺丁醇。

［常考考点］各类抗结核药物的机制。

要点二　异烟肼的药动学特点、应用、不良反应

异烟肼（isoniazid，INH），又名雷米封，是治疗结核病的主要药物。

1. 药动学特点　口服吸收快而完全，吸收后迅速广泛分布于各种体液和组织中，易通过血脑屏障。异烟肼主要在肝内代谢为乙酰化异烟肼和异烟酸，代谢产物与少量原形药物由肾脏排出。

2. 应用　异烟肼是治疗各种类型结核病的首选药。除早期轻症肺结核或预防应用可单用外，均需与其他一线抗结核药合用，对急性粟粒型结核和结核性脑膜炎应加大剂量，必要时静脉滴注给药。

3. 不良反应

（1）神经系统反应：常见周围神经炎，表现为手脚震颤、麻木、步态不稳等。剂量过大时可引起中枢神经系统反应，出现头痛、头晕、惊厥、精神异常。同服维生素 B_6 可以防治。

（2）肝脏毒性：可引起药物性肝损害，可见转氨酶升高、黄疸，严重者可致死亡。

（3）其他：易发生胃肠反应，偶见过敏反应，如药物热、皮疹。

［常考考点］异烟肼是治疗各类结核病的首选药物，其抗菌机制是多种机制共存。

要点三　利福平的抗菌作用、应用

利福平（rifampicin）又名甲哌利福霉素，是人工半合成的利福霉素的衍生物。

1. 抗菌作用　具有广谱抗菌作用，对结核杆菌和麻风杆菌作用强，对繁殖期和静止期的结核杆菌都有效。由于穿透力强，对细胞内、外的结核杆菌均有作用。抗结核效力与异烟肼相当。此外，该药对多种革兰阳性和阴性球菌有强大抗菌作用；对革兰阴性菌如大肠杆菌、变形杆菌、流感杆菌等，以及沙眼衣原体和某些病毒也有抑制作用。利福平的抗菌作用机制是特异性抑制细菌依赖于 DNA 的 RNA 多聚酶，阻碍 mRNA 合成，但对动物细胞的 RNA 多聚酶无影响。

2. 应用　单用容易产生耐药性，故主要与其他抗结核药合用治疗各种结核病及重症患者。也可用于耐药金黄色葡萄球菌及其他敏感细菌所致的感染。还可用于治疗麻风病。此外利福平局部用药可用于沙眼、急性结膜炎及病毒性角膜炎的治疗。

［常考考点］利福平的抗菌机制是阻碍了 RNA 的合成。

要点四　链霉素的抗结核病作用特点

链霉素（streptomycin）是第一个有效的抗结核药物，抗结核作用仅次于异烟肼和利福平。其组织穿透力弱，不易渗

入细胞、纤维化、干酪化及厚壁空洞病灶。常与其他抗结核药合用于浸润性肺结核、粟粒性结核等，对急性渗出型病灶疗效好。本药易产生耐药性和严重的耳毒性，因此目前用于结核病的治疗已大为减少。

要点五　乙胺丁醇的应用、不良反应

乙胺丁醇（ethambutol）为人工合成的一线抗结核药。

1. 应用　选择性对结核杆菌有较强的抑制作用，对异烟肼或链霉素耐药的结核杆菌也有效，对其他细菌无效。本药不单独使用，常与异烟肼或利福平合用治疗各型结核病。

2. 不良反应　治疗剂量不良反应较少。长期大量应用可致球后视神经炎，表现为弱视、视野缩小、红绿色盲或分辨能力减退，偶见胃肠道反应、过敏反应和肝损伤。

［常考考点］乙胺丁醇的不良反应包括视神经炎、胃肠道反应、过敏反应和肝损伤。

要点六　抗结核病药的合理应用

合理化疗是指早期、适量、联合、规律及全程用药。

1. 早期用药　早期病灶内结核分枝杆菌生长旺盛，对药物敏感，病人抵抗力强，故早期用药可获得较好疗效。

2. 联合用药　根据不同病情和抗结核病药物的特点联合两种或两种以上药物以提高疗效、降低毒性、延缓耐药性，并可交叉消灭对其他药物耐药的菌株。

3. 适宜剂量　是指用药剂量要适当。药物用量不足，达不到治疗目的，且容易诱发细菌产生耐药性，导致治疗失败；剂量过大，不良反应多而严重，而使治疗难以继续。

4. 坚持全疗程规律用药　用药时用时停或随意变换剂量，是导致结核病化疗失败的主要原因，难以保证抗结核药效果，且容易产生耐药性或引起复发。因此，在强化治疗阶段联合应用作用强的药物，病情好转后，再继续使用两种抗结核药巩固治疗，减少复发。

［常考考点］合理化疗是指早期、适量、联合、规律及全程用药。

【例题实战模拟】

A1 型题

1. 下列不属于抗结核病药的合理应用原则的是

A. 早期　B. 足量　C. 联合　D. 规律　E. 全程用药

2. 异烟肼与利福平合用治疗结核病，应定期检查

A. 心电图　B. 肾功能　C. 肝功能　D. 血象　E. 骨髓象

3. 应用异烟肼抗结核，合用维生素 B_6 的目的是

A. 增强疗效　B. 延缓耐药性产生　C. 延长异烟肼的作用时间　D. 减轻神经系统不良反应　E. 预防过敏反应

4. 利福平的抗菌作用机制是

A. 抑制细菌分枝菌酸的合成　B. 抑制细菌叶酸的合成　C. 抑制细菌 DNA 螺旋酶　D. 抑制细菌依赖于 DNA 的 RNA 多聚酶　E. 抑制细菌蛋白质的合成

5. 属广谱抗生素，兼有抗结核和抗麻风病作用的药物是

A. 异烟肼　B. 利福平　C. 乙胺丁醇　D. 吡嗪酰胺　E. 对氨基水杨酸

6. 下列不属于异烟肼不良反应的是

A. 过敏反应　B. 胃肠道反应　C. 肝损害　D. 周围神经炎　E. 流感综合征

7. 乙胺丁醇的主要不良反应是

A. 结晶尿　B. 球后视神经炎　C. 周围神经炎　D. 肝脏损害　E. 耳毒性

【参考答案】

1. B　2. C　3. D　4. D　5. B　6. E　7. B

第三十单元　抗恶性肿瘤药

细目　抗恶性肿瘤药

【考点突破攻略】

要点一　抗恶性肿瘤药物的分类及常用药物

（一）根据药物的化学结构和来源分类

1. 烷化剂　又称烃化剂，是一类化学性质很活泼的化合物。它们具有活泼的烷化基团，能与细胞的多种功能成分起作用，从而影响肿瘤细胞的增殖。该类药属周期非特异性抗肿瘤药，能直接破坏 DNA 并阻止其复制。如氮芥类、乙烯亚胺类、亚硝脲类等。

2. 抗代谢药　多是模拟正常机体代谢物质的化学结构而合成的类似物。该类药属周期特异性抗肿瘤药，可阻止核酸代谢。如二氢叶酸还原酶抑制药、嘧啶类核苷酸拮抗药、嘌呤类核苷酸拮抗药。

3. 抗肿瘤抗生素　该类药主要干扰转录过程及阻止 RNA 合成，属周期非特异性抗肿瘤药。如蒽环类抗生素、普卡霉素类、放线菌素类。

4. 抗肿瘤植物药　该类药属周期特异性抗肿瘤药，影响蛋白质的合成。如鬼臼毒素类、长春碱类、喜树碱类。

5. 激素　该类药主要调节体内激素的水平。如肾上腺皮质激素、雌激素及其拮抗药、雄激素等激素。

6. 铂类配合物　该类药属周期非特异性抗肿瘤药，能阻止核酸代谢。如顺铂及卡铂等。

（二）根据细胞增殖周期分类

根据肿瘤细胞生长增殖特点，可将肿瘤细胞分为增殖细胞群和非增殖细胞群。前者能不断地按指数分裂繁殖，这些细胞与全部肿瘤细胞群之比称为生长比率（growth fraction，GF）。增长迅速的肿瘤细胞群的 GF 值较大（接近 1），对药物最敏感，药物疗效好；增长缓慢的肿瘤细胞群的 GF 值较小（0.01 ～ 0.5），对药物不敏感，药物治疗效果差。一般早期 GF 值大，对化学治疗药物敏感性高，疗效也较好。

肿瘤增殖细胞群中细胞生长繁殖周期分为 4 个时期：DNA 合成前期（G_1 期）、DNA 合成期（S 期）、DNA 合成后期（G_2 期）和有丝分裂期（M 期）。非增殖细胞群主要是静止（G_0 期）细胞，G_0 期细胞有增殖能力，但暂不进行分裂，当周期中细胞被药物大量杀灭时，G_0 期细胞即可进入增殖期，是肿瘤复发的根源。

1. 细胞周期非特异性药物（cell cycle nonspecific agents，CCNSA）　主要杀灭增殖期细胞，如烷化剂、抗肿瘤抗生素等。此类药物对恶性肿瘤细胞的作用较强，能迅速杀灭肿瘤细胞。

2. 细胞周期特异性药物（cell cycle specific agents，CCSA）　仅杀灭某一增殖周期细胞，对静止期细胞不敏感的药物，如抗代谢药物主要作用于 S 期，长春碱类主要作用于 M 期。此类药物的抗肿瘤作用一般较弱，需应用一段时间才能发挥杀伤作用。

［常考考点］主要作用于 M 期的抗癌药是长春新碱。

（三）根据抗恶性肿瘤药作用机制分类

1. 干扰核酸生物合成的药物　核酸的基本结构单位是核苷酸，其合成需要嘌呤、嘧啶类前体及其合成物。本类药物分别在核酸合成的不同环节阻止核酸合成，影响细胞分裂增殖。根据药物主要干扰的生化步骤可分为：

（1）二氢叶酸还原酶抑制剂（抗叶酸药），如甲氨蝶呤等。

（2）胸苷酸合成酶抑制药，如氟尿嘧啶等。

（3）嘌呤核苷酸互变抑制药，如巯基嘌呤。

（4）核苷酸还原酶抑制剂，如羟基脲等。

（5）DNA 多聚酶抑制剂，如阿糖胞苷等。

2. 破坏 DNA 结构与功能的药物　药物通过破坏 DNA 结构或抑制拓扑异构酶活性，影响 DNA 复制和修复功能。

（1）烷化剂，与细胞中的亲核基团发生烷化反应，破坏 DNA 的结构与功能，导致细胞分裂、增殖停止或死亡，如环磷酰胺等。

（2）铂类配合物，与 DNA 的碱基结合，破坏其结构与功能，如顺铂。

（3）丝裂霉素和博来霉素，前者作用机制与烷化剂相同，后者使 DNA 单链断裂。

（4）依托铂苷，抑制拓扑异构酶，使 DNA 不能修复，如喜树碱类。

3. 干扰转录过程和阻止 RNA 合成的药物 可嵌入 DNA 碱基对之间，干扰转录过程，阻止 mRNA 的形成，如柔红霉素、阿霉素、表阿霉素、吡喃阿霉素等蒽环类抗生素。

4. 干扰蛋白质合成与功能的药物 药物可干扰微管蛋白聚合功能、干扰核蛋白体的功能或影响氨基酸供应。

（1）影响纺锤丝形成和功能的药物，如长春碱类、紫杉醇等。

（2）干扰核蛋白体功能的药物，如三尖杉生物碱类。

（3）影响氨基酸供应的药物，如门冬酰胺酶，可降解血中门冬酰胺，使肿瘤细胞缺乏此氨基酸，干扰蛋白质合成。

5. 影响激素平衡的药物

（1）通过影响激素平衡从而抑制某些激素依赖性肿瘤，如糖皮质激素、雌激素、雄激素等激素类或其拮抗药可抑制某些肿瘤的生长。

（2）通过与芳香化酶结合，并阻断其将雄激素转化为雌激素，抑制肿瘤生长，如氨鲁米特、弗隆。

［常考考点］抗恶性肿瘤药物抗肿瘤的机制。

要点二　抗恶性肿瘤药物的主要不良反应

1. 骨髓抑制 大多数抗恶性肿瘤药物均有不同程度的骨髓抑制。寿命短的外周血细胞数量容易减少，通常先见白细胞减少，后出现血小板减少。

2. 消化道反应 恶心、呕吐是常见的毒性反应，系药物直接刺激胃肠道、作用于延脑呕吐中枢以及刺激呕吐化学感受区所致。

3. 脱发 正常人头发中的 10% ～ 15% 生发细胞处于静止期，其他大部分处于活跃生长期，因此多数抗恶性肿瘤药物都能引起不同程度的脱发。

4. 重要器官及神经系统损害 心脏毒性以阿霉素常见；博来霉素长期大量应用可引起肺纤维化；门冬酰胺酶、环磷酰胺等可引起肝损害；大剂量环磷酰胺可引起出血性膀胱炎；铂损害肾小管；长春碱类、顺铂有神经毒性。

5. 过敏反应 凡属于多肽类化合物或蛋白质类的抗恶性肿瘤药物如门冬酰胺酶、博来霉素等静脉注射后容易引起过敏反应。

6. 第二原发恶性肿瘤 烷化剂等抗恶性肿瘤药物具有致癌性、致突变性及免疫抑制作用，产生与化学治疗相关的第二原发恶性肿瘤。

7. 不育和致畸 烷化剂等抗恶性肿瘤药物可影响生殖细胞的产生和内分泌功能，产生不育和致畸作用。男性患者睾丸生殖细胞的数量明显减少，导致男性不育；女性患者可产生永久性卵巢功能障碍和闭经，孕妇则可引起流产或畸胎。

［常考考点］抗恶性肿瘤药物的不良反应。

【例题实战模拟】

A1 型题

1. 羟基脲的抗肿瘤作用机制是

A. 抑制二氢叶酸还原酶　B. 阻止嘧啶核苷酸生成　C. 阻止嘌呤核苷酸生成

D. 抑制核苷酸还原酶　E. 抑制 DNA 多聚酶

2. 甲氨蝶呤抗肿瘤的主要机制是

A. 抑制二氢叶酸合成酶　B. 抑制二氢叶酸还原酶　C. 破坏 DNA 结构和功能

D. 嵌入 DNA 干扰转录 RNA　E. 干扰蛋白质合成

3. 最容易引起出血性膀胱炎的抗癌药是

A. 氟尿嘧啶　B. 环磷酰胺　C. 争光霉素　D. 阿霉素　E. 紫杉醇

4. 主要作用于 M 期的抗癌药是

A. 氟尿嘧啶　B. 长春新碱　C. 环磷酰胺　D. 泼尼松龙　E. 柔红霉素

5. 主要作用于S期的抗癌药是

A. 烷化剂　B. 抗癌抗生素　C. 抗代谢药　D. 长春碱类　E. 激素类

【参考答案】

1. D　2. B　3. B　4. B　5. C

全面精讲班
传染病学

传染病学

【本章通关攻略】

传染病在中西医结合执业医师资格考试中占据重要地位，历年出题约20分，各单元均有涉及。然考题浅显，知识点容易理解、记忆，与临床结合紧密，故应在全面复习的基础上注重对传染病学总论、病毒感染、细菌感染所致各种疾病的传染源、传播途径、易感人群、流行病学特征、临床表现、诊断、治疗及预防等知识熟悉掌握。其中病毒性肝炎、流行性感冒、人感染高致病性禽流感、艾滋病、流行性出血热、狂犬病、流行性乙型脑炎、流行性脑脊髓膜炎、伤寒、细菌性痢疾、霍乱等应重点掌握。

第一单元 传染病学总论

细目一 感染与免疫

【考点突破攻略】

要点一 感染的概念

传染病是指由病原微生物，如朊粒、病毒、衣原体、立克次体，支原体、细菌、真菌、螺旋体和寄生虫（如原虫、蠕虫、昆虫）感染人体后产生的有传染性、在一定条件下可造成流行的疾病。感染性疾病是指由病原体感染所致的疾病，包括传染病和非传染性感染性疾病。

艾滋病（1981年）、传染性非典型肺炎（2003年）、中东呼吸综合征（2012年）、人感染H7N9禽流感（2013年）、埃博拉出血热（2014年）、新型冠状病毒肺炎（2019年）等新的传染病相继出现，不断给人类敲响着警钟。与此同时，登革热、结核病、疟疾及性传播疾病等原有传染病再度肆虐，严重影响世界经济发展和社会和谐。随着人们对感染性疾病认识的不断深入，“新发传染病”逐渐演变为“新发感染病”，不仅包括由新种或新型病原微生物引起的新发现的感染病，而且包括近年来导致地区性或国际性公共卫生问题的再发的原有感染病。新传染病的出现，原有传染病的复燃，病原体对抗菌药物耐药性的增加，构成了对人类健康的巨大威胁。世界卫生组织(WHO)及各国政府均高度重视传染病防控工作，不断推出全球性的疾病诊断和指南，并使得传染病研究工作更容易得到跨地区、跨部门、跨领域的合作，研究成果也能更快地分享全球。

传染病学是一门研究各种传染病在人体内外发生、发展、传播、诊断、治疗和预防规律的学科。

（一）概念

感染（infection）是病原体与人体相互作用的过程。病原体主要是病原微生物和寄生虫。病原微生物包括病毒、衣原体、立克次体、支原体、细菌、真菌、螺旋体、朊病毒等，寄生虫包括原虫和蠕虫等。有些微生物和寄生虫与人体宿主之间达到了相互适应、互不损害的共生状态。但当某些因素导致机体免疫功能受损或机械损伤使寄生物异位寄生时，则可引起宿主的损伤，称为机会性感染。

（二）分类

根据病原体感染的次数、时间先后和种数，感染可分为四种。

1. 首发感染（primary infection） 即初次感染某种病原体。

2. 重复感染（re–infection） 在感染某种病原体基础上再次感染同一病原体。

3. 混合感染（co–infection） 人体同时感染两种或两种以上的病原体。

4. 重叠感染（super infection） 在感染某种病原体基础上又被其他病原体感染。原发感染后出现的病原体感染称继发性感染（secondary infection）。

要点二 感染过程的表现

病原体经过不同途径进入人体就开始了感染过程。感染是否导致疾病取决于病原体的致病力和人体的抗病能力。在感染过程中出现的各种不同表现称为感染谱（infection spectrum），有五种表现形式。

1. 病原体被清除 由于正常情况下人体具有强大的防御体系，病原体在入侵部位即被消灭，或从鼻咽部、肠道、尿道及汗腺等通道排出体外，不出现病理损害和疾病的临床表现。主要方式有：①非特异性免疫屏障作用，如胃酸的杀菌作用。②特异性免疫清除，如从母体获得的特异性抗体、人工注射的抗体和通过预防接种或感染后获得的特异性免疫。

2. 隐性感染 又称亚临床感染，病原体只引起特异性免疫应答，不引起或只引起轻微的组织损伤，无临床症状，只能通过免疫学检查发现。

3. 显性感染 又称临床感染，即传染病发病。感染后不但引起机体免疫应答，还导致组织损伤，引起病理改变和临床表现。

4. 病原携带状态 病原体侵入机体后，存在于机体的一定部位，并生长、繁殖，虽可有轻度的病理损害，但不出现疾病的临床症状。携带者所具有的共性是不出现临床症状而能排出病原体。病原携带状态包括带病毒者、带菌者和带虫者。携带病原体超过 3 个月者为慢性携带者，发生于显性感染之后为恢复期携带者，发生于显性感染临床症状出现之前为潜伏期携带者。

5. 潜伏性感染 是指病原体侵入人体某些部位后，机体免疫系统将病原体局限化，但又不能清除病原体，机体免疫功能下降时潜伏的病原体才引起显性感染。

一般隐性感染者最多见，病原携带者次之，显性感染者比率最低，但一旦出现最易识别。仅少数传染病存在潜伏性感染者。

［常考考点］感染的五种形式及特点。

要点三 感染过程中病原体的作用

病原体侵入人体后能否引起疾病，取决于病原体的致病作用、宿主的免疫功能和外环境三个因素。病原体的致病作用包括以下四个方面：

1. 侵袭力 是指病原体侵入机体并在机体内生长、繁殖的能力。有些病原体可直接侵入人体，如钩端螺旋体、钩虫丝状蚴和血吸虫尾蚴等。有些病原体则需经消化道或呼吸道进入人体，先黏附于肠或支气管黏膜表面，再进一步侵入组织细胞，产生毒素，引起病变，如志贺菌、结核分枝杆菌等。病毒性病原体常通过与细胞表面的受体结合再进入细胞内。有些细菌的表面成分（如伤寒沙门菌的 Vi 抗原）有抑制吞噬作用的能力而促进病原体的扩散。引起腹泻的大肠埃希菌能表达受体和小肠细胞结合，称为定植因子（colonization factor）。有些病原体的侵袭力较弱，需经伤口进入人体，如破伤风杆菌、狂犬病病毒等。

2. 毒力 毒力是指病原体释放毒素和毒力因子的能力。毒素包括外毒素（exotoxin）和内毒素（endotoxin）。外毒素由革兰阳性菌产生，通过靶细胞上的受体而起作用。内毒素为革兰阴性菌的脂多糖，通过激活单核 – 吞噬细胞系统释放细胞因子，导致炎症和免疫损伤致病。其他毒力因子中，有些具穿透能力（如钩虫丝状蚴）、侵袭力（如痢疾杆菌）、溶组织能力（如溶组织内阿米巴）。一些细菌还能分泌抑制其他细菌生长的细菌素（bacteriocin），也是一种毒力因子。

3. 数量 相同病原体感染，致病力与病原体数量（quantity）成正比，但不同病原体最低致病量有很大的差别。如引起疾病的最低病原体数量，伤寒是 10 万个，而细菌性痢疾只需要 10 个就能致病。

4. 变异性 病原体在与宿主斗争过程中，通过抗原基因的变异、遗传信息的交换、耐药性的形成，逃避免疫系统的攻击，使机体对病原体的清除作用减低或消失，从而使疾病继续或慢性化。在人工培养多次传代的环境下，可使病原体的致病力减弱，如卡介苗；在宿主之间传播可使致病力增强，如肺鼠疫。

［常考考点］与病原体的致病力有关的因素：侵袭力、毒力、数量、变异性。

要点四　感染过程中免疫应答的作用

机体的防御机能和免疫反应在感染的发生与转归过程中起着重要作用。免疫反应分保护性免疫反应和变态反应，前者有利于机体抵抗病原体入侵与破坏，后者能促进病理生理过程和组织损伤。保护性免疫反应又可分为非特异性免疫与特异性免疫。变态反应都属特异性免疫。

（一）保护性免疫

1. 非特异性免疫　是机体对进入人体内的异物的一种清除机制，是生物个体先天遗传而来，对多种病原体均可引起的一种免疫反应，又称先天性免疫或自然免疫。其特点是不牵涉对抗原的识别，不存在二次免疫应答。对机体而言病原体也是一种异物，因而也属于非特异性免疫清除范围。

（1）天然屏障：①外部屏障包括皮肤和黏膜及其分泌物脂肪酸、汗腺分泌的乳酸、唾液中的溶菌酶、附属于气管黏膜的纤毛等。②内部屏障包括血脑屏障和胎盘屏障等。

（2）吞噬作用：主要由单核－吞噬细胞系统和粒细胞（特别是中性粒细胞）完成。当病原体突破皮肤或黏膜屏障进入组织、体液或血流中，被吞噬细胞吞噬，吞噬细胞内含大量溶酶体，可杀灭并消化被吞噬的病原体。

（3）体液因子：存在于体液中的补体、溶菌酶、纤维连接蛋白和各种细胞因子可直接或通过免疫调节作用清除病原体。细胞因子主要是单核－吞噬细胞系统和淋巴细胞激活后释放的一类有生物活性的肽类物质，如白细胞介素、肿瘤坏死因子、干扰素、粒细胞－巨噬细胞集落刺激因子等。细胞因子有利于病原体清除，也可以导致组织器官的炎症损伤。

2. 特异性免疫（specific immunity）　指宿主对抗原具有特异性识别能力并产生免疫应答反应，具有特异性及二次免疫应答，但不能遗传。包括细胞免疫（cell–mediated immunity）和体液免疫（humoral immunity）。

（1）细胞免疫：由 T 淋巴细胞介导。致敏 T 细胞与相应抗原再次相遇时，通过细胞毒性淋巴细胞和淋巴因子来杀伤、清除病原体及其所寄生的细胞。细胞内寄生的病原体主要依赖细胞免疫清除。T 细胞还具有调节体液免疫功能。

（2）体液免疫：由 B 淋巴细胞介导。致敏的 B 淋巴细胞受抗原刺激后，转化为浆细胞，并产生能与相应抗原结合的抗体，即免疫球蛋白（immunoglobulin，Ig）。由于不同抗体产生不同免疫应答，抗体又可分为抗毒素、抗菌性抗体、中和抗体、调理素等。抗体主要作用于细胞外的微生物，在化学结构上抗体可分为 IgG、IgA、IgM、IgD 和 IgE 五类，各具不同功能。IgM 抗体最先出现，是近期感染的标志，持续时间不长；IgG 为恢复期抗体，持续时间长，多用于回顾性诊断和流行病学调查；IgA 主要是在呼吸道、消化道局部产生的抗体；IgE 主要作用于原虫和蠕虫；IgD 的功能尚不十分明确。抗体与相应的抗原在体外结合发生反应，称血清免疫学反应，如凝集试验、沉淀反应和补体结合试验等。

（二）变态反应

病原体在侵入人体过程中，可引起机体出现异常免疫应答，表现出对人体不利的一面，即变态反应，是机体对某些抗原初次应答后，再次接受相同抗原刺激时，发生的一种以机体生理功能紊乱或组织细胞损伤为主的特异性免疫应答。变态反应有Ⅰ型变态反应（速发型）、Ⅱ型变态反应（细胞溶解型）、Ⅲ型变态反应（免疫复合物型）、Ⅳ型变态反应（迟发型）四型。其中Ⅰ型变态反应（速发型）是临床最常见的一种，可见于寄生虫感染时的过敏反应。Ⅳ型变态反应可见于细胞内细菌感染性疾病，如结核病、布鲁菌病等。

[常考考点] 病原体侵入机体后能否引起疾病取决于病原体的致病力与机体的免疫功能。

要点五　感染病的发病机制

（一）传染病的发生与发展

1. 入侵部位　只有入侵部位适当，病原体才能定植、生长、繁殖及引起病变。

2. 机体内定位　不同的病原体在机体内定位不同，各种传染病都有自己的规律性。病原体入侵人体后，或在入侵部位直接引起病变（如菌痢）；或在入侵部位繁殖并分泌毒素，在机体其他部位引起病变（如白喉）；或经血液循环，再定位某一靶器官，引起病变（如流脑）；或经过一系列生长阶段后定居于某一脏器（如蠕虫病）。

3. 排出途径　不同传染病的病原体排出途径不同，有的单一，有的多个。如痢疾杆菌只通过粪便排出，脊髓灰质炎病毒既通过粪便又通过飞沫排出。有些病原体存在于血液中，当有合适媒介时才传播，如当蚊子叮咬时才可传播疟疾、乙脑等。病原体排出体外的持续时间长短不一，不同的传染病有不同的传染期。

（二）组织损伤的发生机制

1. 直接损伤　有些病原体可借助机械运动及分泌的酶（如阿米巴病）直接破坏组织，或通过细胞病变使细胞溶解（如脊髓灰质炎），还可通过诱发炎症过程引起组织坏死（如鼠疫）。

2. 毒素作用 病原体能分泌毒力很强的外毒素，可选择性损伤靶器官或引起功能紊乱。如霍乱弧菌分泌霍乱肠毒素引起剧烈腹泻；肉毒杆菌分泌神经毒素选择性损害神经系统；革兰阴性杆菌裂解后释放内毒素，导致发热、微循环障碍及 DIC 等。

3. 免疫机制（immune mechanism） 病原体侵入机体，通过病原体本身或其代谢产物诱发机体免疫反应，引起组织损伤。有些病原体能抑制细胞免疫（如麻疹）或直接破坏 T 细胞（如 AIDS），更多的病原体通过变态反应导致组织损伤，以Ⅲ型（免疫复合物）反应（如流行性出血热）及Ⅳ型（细胞介导）反应（如结核病、血吸虫病）最为常见。

（三）重要病理生理变化

病原体侵入人体后，在与机体互相斗争过程中，导致多种病理生理变化，常见的主要有发热、代谢、内分泌改变等。

［常考考点］组织损伤的发生机制包括直接损伤、毒素作用和免疫机制。

细目二 传染病的流行过程

【考点突破攻略】

要点一 流行过程的基本条件

传染病的流行过程就是传染病在人群中发生、发展和转归的过程。流行过程的构成需要有三个基本条件，包括传染源、传播途径和易感人群。同时流行过程又受到社会因素和自然因素的影响。

（一）传染源

传染源（source of infection）指体内有病原体生长、繁殖并能排出体外的人和动物。传染源通过分泌物、体液、血液等排出病原体，引起病原体的传播。传染源包括下列 4 个方面。

1. 患者 急性患者通过咳嗽、呕吐、腹泻等传播病原体；轻型患者易被忽视，作为传染源的意义重大；慢性患者长期排出病原体，是重要的传染源。有些传染病，如麻疹、天花、水痘等，患者是唯一的传染源。

2. 隐性感染者 隐性感染者数量多，且不易被发现。对于某些传染病，如肠道病毒（脊髓灰质炎病毒、柯萨奇病毒、埃可病毒等）感染，隐性感染者是主要传染源。

3. 病原携带者 包括慢性病原携带者、恢复期病原携带者、潜伏期携带者等。病原携带者无临床症状而排出病原体，是重要的传染源。

4. 受感染的动物 以啮齿类动物最为常见，其次为家畜、家禽。传播疾病的动物为动物传染源。动物作为传染源传播的疾病，称为动物源性传染病，如狂犬病、布鲁菌病等。野生动物为传染源的传染病，称为自然疫源性传染病，如鼠疫、钩端螺旋体病、流行性出血热等。

［常考考点］常见的传染源。

（二）传播途径

病原体离开传染源到达另一个易感者所经过的途径称传播途径（route of transmission）。有些传染病只有单一传播途径（如伤寒），有些传染病有多种传播途径（如疟疾）。

1. 呼吸道传播 因吸入含有病原体的空气、飞沫或气溶胶引起，如肺结核、麻疹、传染性非典型肺炎、流行性脑脊髓膜炎、白喉等。

2. 消化道传播 被病原体污染的食物、水源或食具，在易患者进食时获得感染，如霍乱、伤寒、细菌性痢疾和一些寄生虫病（钩虫病、蛔虫病等）。食物传播可造成流行，水源传播可形成暴发或流行。

3. 接触传播 包括直接接触传播和间接接触传播。直接接触传播指传染源与易感者接触而未经任何外界因素所造成的传播，如性病、狂犬病、鼠咬热等；间接接触传播也称日常生活接触传播，是指易感者接触了被传染源的排泄物或分泌物污染的日常生活用品而造成的传播。例如，被污染了的手接触食品可传播痢疾、伤寒、霍乱、甲型肝炎；被污染的衣服、被褥可传播疥疮、癣等；儿童玩具可传播白喉、猩红热；用被污染的毛巾洗脸可传播沙眼、急性出血性结膜炎；动物的皮毛可传播炭疽、布鲁菌病等。

4. 虫媒传播 ①经节肢动物机械携带传播：苍蝇、蟑螂携带肠道传染病病原体，当它们接触食物、反吐或随其粪便将病原体排出体外时，使食物污染，人们吃了这种被污染的食物或使用这些食具时而感染。②经吸血节肢动物传播：如按蚊、人虱、鼠蚤、白蛉、蜱虫和恙螨等吸血节肢动物叮咬于菌血症、立克次体血症、病毒血症、原虫症的宿主，使病原体随宿主的血液进入节肢动物肠腔或体腔内，经过发育及（或）繁殖后，才能感染易感者。病原体在节肢动物体内有的经过繁殖，如乙脑病毒在蚊体内；有的经过发育，如丝虫病的微丝蚴在蚊体内数量上不增加，但需经过一定的发育阶段；有的既经发育又经繁殖，如疟原虫在按蚊体内。

5. 血液和体液传播 存在于血液或体液中的病原体通过输血、使用血制品、分娩、性交而传播，如疟疾、乙型病毒性肝炎、丙型病毒性肝炎、艾滋病、梅毒等。

6. 母婴传播 由母亲传给胎儿或婴儿，称母婴传播。母婴传播属于垂直传播（vertical transmission），其他途径称为水平传播（horizontal transmission）。出生前在宫内获得的感染称先天性感染，如梅毒等。母婴传播包括：①经胎盘传播：如风疹、AIDS、乙型肝炎、腮腺炎、麻疹、水痘、巨细胞病毒感染及虫媒病毒感染、梅毒等。②上行性传播：病原体经孕妇阴道通过子宫颈口到达绒毛膜或胎盘引起胎儿感染，称为上行性传播，如葡萄球菌、链球菌、大肠杆菌、肺炎球菌及白色念珠菌等。③分娩引起的传播：胎儿从无菌的羊膜腔穿出而暴露于母亲严重污染的产道内，经胎儿的皮肤、呼吸道、肠道感染，如孕妇产道存在淋球菌、结膜炎包涵体、乙肝病毒及疱疹病毒等，可能导致相应的感染。④哺乳传播：有些传染病的病原体可通过乳汁排出感染婴儿，如AIDS、乙型肝炎等。

7. 土壤传播 土壤被病原体污染（如人粪肥使肠道传染病病原体或寄生虫虫卵污染土壤，如钩虫卵、蛔虫卵等；某些细菌的芽孢可以长期在土壤中生存，如破伤风、炭疽、气性坏疽等若遇皮肤破损，可以引起感染。

8. 医源性感染 指在医疗工作中人为造成的某些传染病的传播。一类是指易感者在接受治疗、预防、检验措施时，由于所用器械受医护人员或其他工作人员的手污染而引起的传播，如乙型肝炎、丙型肝炎、艾滋病等；另一类是药品或生物制品受污染而引起的传播，如输注因子Ⅷ引起的艾滋病。

［常考考点］常见的传播途径。

（三）易感人群

对某一传染病缺乏特异性免疫力的人为易感者（susceptible person）。人群易感性（susceptibility of the crowd）指人群对某种传染病病原体的易感程度或免疫水平。

1. 人群易感性增高的因素 ①新生儿初生6个月以上未经人工免疫者、非流行区居民迁入流行区、免疫人群减少等。②许多传染病（包括隐性感染）流行或人工免疫后经一段时间，其免疫力逐渐降低，其患者又成为易感人群，因此传染病的流行常有周期性。③新的传染病出现或传入，如SARS、艾滋病，则人群普遍缺乏免疫力。

2. 降低人群易感性的因素 ①对易感人群按免疫程序实施计划免疫及必要时强化免疫接种，是降低人群易感性最重要的措施。人工自动免疫干预，可以阻止传染病的周期性流行，甚至可以消灭该传染病（如天花）。②传染病流行或隐性感染后免疫人口增加，在传染病流行后的一段时间内，人群对该病易感性降低。

［常考考点］传染病流行过程的基本条件：传染源、传播途径、易感染群。

要点二　影响流行过程的因素

1. 自然因素 自然环境的各种因素，包括地理、气象、生态环境等，对传染病的发生与发展影响极大。传染病的发生与季节性、区域性等自然因素有密切关系。如在夏季流行菌痢等肠道传染病、疟疾、流行性乙型脑炎；冬春季流行流脑等呼吸道感染性疾病；长江中下游地区有血吸虫病流行；我国北方有黑热病地方性流行区；洪涝灾害后由于水源和食物污染，肠道传染病发病率上升；全球气候变暖可带来更多的自然灾害和生物种群的改变，有利于某些病原体扩散和流行区域扩大。在一定自然生态环境下，某些传染病可在动物间传播，如鼠疫、钩端螺旋体病等，人类进入该地区易被感染，这类疾病称自然疫源性传染病或人畜共患病（zoonosis）。寄生虫病和虫媒传染病对自然环境的依赖更为显著。

2. 社会因素 社会制度、经济与生活条件、文化水平、人口密度等对传染病的流行过程有决定性影响。

3. 个人行为因素 人类自身不文明、不科学的行为和生活习惯，也有可能造成传染病的发生与传播，这些行为和习惯往往体现在旅游、打猎、集会、日常生活、豢养宠物等过程中。因此，个人旅游应有的防病准备、公共场合的卫生防范、居家卫生措施、自身健康教育均显示其重要性。

［常考考点］影响传染病流行的重要因素包括自然因素、社会因素和个人行为因素。

细目三　传染病的特征

【考点突破攻略】

要点一　基本特征

1. 病原体　每一种传染病都是由特异性病原体（pathogen）所引起的。病原体包括微生物与寄生虫。许多传染病都是先认识其临床表现和流行规律，而后才认识其病原体的。随着科学技术的发展，一些新的病原体还会不断被发现。病原学检查是传染病的确诊依据。

2. 传染性　传染性（infectivity）是传染病与非传染性疾病的最主要区别。传染性是指病原体能够通过特定途径感染给他人。不同传染病的传染性有很大差别，传染病患者有传染性的时期称为传染期。每一种传染病都有相对固定的传染期，是确定传染病患者隔离期的主要依据。

3. 流行病学特征　主要指传染病的流行性、季节性和地方性，还包括在不同人群（年龄、性别、职业等）中的分布特点。

（1）流行性：传染病在人群中连续发生造成不同程度蔓延的特性。①散发：某种传染病在某一地区的近几年发病率处于常年发病率的一般水平。②流行：某种传染病在某一地区的发病率高于一般水平。③大流行：某传染病流行范围广，甚至超过国界或洲界。④暴发：某种传染病病例的发病在某一地区或单位时间分布高度集中于一个短时间之内，多是同一传染源或传播途径导致的。

（2）季节性：传染病发病率在时间上的分布特点，如流行性乙型脑炎在夏秋季节流行。季节性的发病率变化与气温、湿度、传播媒介、人群流动等因素有关。

（3）地方性：传染病发病率在空间（地区分布）中的分布特点。某些传染病和寄生虫病只限于一定地区和范围内发生，自然疫源性疾病也只限于一定地区内发生，此等传染病因有其地区特征，又称为地方性传染病。

（4）外来性：是指在国内或地区内原来不存在，而从国外或外地通过外来人口或物品传入的传染病，如霍乱。

4. 感染后免疫　人体感染病原体后能产生不同程度的特异性免疫。不同传染病和不同个体，感染后获得的保护性免疫力水平不同，持续的时间长短也有很大差别。一些病毒性传染病（如麻疹、乙型脑炎等），感染后可获得持久的免疫力；一些细菌性传染病（如戊型肝炎、细菌性痢疾等），感染后保护性免疫仅为数月至数年；也有的感染后不产生保护性免疫或仅产生有限的保护性免疫，容易重复感染，如血吸虫病、蛔虫病等。

［常考考点］流行病学特征：传染性、流行性、季节性和地方性。

要点二　临床特征

（一）病程发展的阶段性

急性传染病的发生、发展和转归具有一定的阶段性，通常分为四期。

1. 潜伏期（incubation period）　是指从病原体侵入机体至开始出现临床症状为止的时期。传染病的潜伏期是相对固定的，是检疫工作者和传染病医师诊断、追溯传染源、确定检疫期、选择免疫方式的重要依据。潜伏期的长短与病原体种类、数量、毒力、免疫力有关。

2. 前驱期（prodromal period）　是从起病至症状明显开始为止的时期。前驱期的临床表现通常是非特异性的，如头痛、发热、乏力、肌肉及关节痛等，为很多传染病所共有，持续 1 ～ 3 日，起病急骤者前驱期可很短暂或无。

3. 症状明显期　在此期间患者表现出该传染病所特有的症状和体征，如特征性的皮疹、肝脾大和脑膜刺激征、黄疸、器官功能障碍或衰竭等。有些传染病（如乙型脑炎等）患者经过前驱期后，大多数患者很快进入恢复期，仅有少部分患者进入症状明显期；而有些传染病（如麻疹等）则大部分患者进入症状明显期。

4. 恢复期　机体免疫力增长到一定程度，体内病理生理过程基本终止，患者的症状及体征基本消失，临床上称为恢复期（convalescent period）。此期体内可能有残余病原体，病理改变和生化改变尚未完全恢复。一些患者还有传染性，血清中抗体效价逐渐升高，直至达到最高水平。

5. 复发与再燃　有些传染病患者进入恢复期后，已稳定退热一段时间，由于潜伏于组织内的病原体再度繁殖至一定程度，使发热等初发症状再度出现，称为复发。有些患者在恢复期，体温未稳定下降至正常，又再度升高，此为再燃。

6. 后遗症　在恢复期结束后机体功能仍长期不能恢复正常。

［常考考点］潜伏期是从病原体进入人体起，至开始出现临床症状为止的时期。最长潜伏期是确定检疫期的重要依据。

（二）常见的症状与体征

1. 发热 传染病的发热过程可分为三个阶段，即体温上升期、极期和体温下降期。以口腔温度为标准，根据发热程度将发热分为低热（37.3～37.9℃）、中度发热（38～38.9℃）、高热（39℃～40.9℃）和超高热（41℃及以上）。热型是传染病的重要特征之一，具有鉴别诊断意义。常见热型有：①稽留热（sustained fever）：指体温升高达39℃以上，24小时变化不超过1℃，如伤寒和斑疹伤寒症状明显期。②弛张热（remittent fever）：24小时体温相差超过2℃，但最低温度未达正常水平，如败血症、流行性出血热等。③间歇热（intermittent fever）：24小时之内体温波动于高热与正常体温之间，如疟疾和败血症。④回归热（relapsing fever）：高热骤起，持续数日后自行消退数日，后又再次出现，如回归热螺旋体所致回归热。登革热也可以见到类似发热。⑤波状热（undulant fever）：发热逐渐上升，达高峰后逐渐下降至低热或正常，此后又多次重复，可持续数月，如布鲁菌病。⑥不规则热（irregular fever）：指发热患者体温曲线没有规律，可见于败血症、流行性感冒等。

2. 发疹 许多传染病在病程中有皮疹出现，称为发疹性传染病。发疹包括皮疹（exanthem，外疹）和黏膜疹（enanthem，内疹）两大类。麻疹的口腔黏膜斑（科氏斑，Koplik spot）为常见的黏膜疹。

（1）皮疹的类型：①斑疹、丘疹、斑丘疹：斑疹（macula）局部皮肤发红，与皮肤表面相平，见于麻疹初起、斑疹伤寒等；丘疹（papule）略高于皮肤，可以孤立存在或相互融合，见于麻疹、猩红热等；斑丘疹（maculopapule）为在丘疹周围合并皮肤发红的皮疹，见于风疹、猩红热等。②出血疹（petechia）：亦称瘀点，为散在或相互融合成片（瘀斑）的皮下出血。多见于流行性出血热、登革热、流行性脑脊髓膜炎、流行性斑疹伤寒等。③疱疹（vesicle）：指表面隆起，内含浆液或脓液的皮疹。水痘、带状疱疹、单纯疱疹、金黄色葡萄球菌败血症、立克次体痘等在病程中可见疱疹。疱疹并发细菌感染可成为脓疱疹（pustule），已被消灭的天花可见脓疱疹。④荨麻疹（urticaria）：为不规则的片块状丘疹，见于血吸虫病、蠕虫移行症、丝虫病和血清病。

黏膜疹指体内黏膜的出疹现象，如麻疹的科氏斑。黏膜疹发生在体腔内，不易被发现。

（2）皮疹的意义：皮疹出现的时间、分布部位和先后顺序有一定的规律性，对诊断和鉴别诊断具有重要意义。如麻疹先见于耳后、面部，然后向躯干、四肢蔓延，直到手足心。水痘集中于躯干，呈向心性分布。伤寒玫瑰疹数量少，主要见于胸腹部。水痘、风疹多在病程的第1日出疹，猩红热于第2日、天花于第3日、麻疹于第4日、斑疹伤寒于第5日、伤寒于第6日出疹。

3. 毒血症状 病原体的代谢产物和毒素可引起全身中毒症状，如寒战、高热、乏力、全身酸痛、厌食、头痛、肌肉痛、关节骨骼疼痛，严重者可出现精神神经症状，有时还可引起肝、肾损害和多器官功能衰竭。

4. 单核－吞噬细胞系统反应 在病原体及其代谢产物的作用下，单核－吞噬细胞系统可出现充血、增生等反应，表现为肝、脾和淋巴结的肿大。

（三）临床类型

根据传染病临床过程的长短，可分为急性、亚急性和慢性传染病；根据病情的轻重，可分为轻型、中型、重型及暴发型传染病；根据临床特征，可分为典型和非典型传染病。典型相当于中型或普通型，是传染病中最常见的一型。

［常考考点］传染病的病程分期及常见临床症状。

细目四 传染病的诊断

【考点突破攻略】

要点一 流行病学资料

流行病学资料在传染病的诊断中占重要地位，包括：①传染病的地区分布：有些传染病局限在一定的地区范围，如黑热病、血吸虫病；有些传染病可由一些特定的动物为传染源或传播媒介，在一定条件下才能传染给人或家畜。②传染病的时间分布：不少传染病的发生有较强的季节性和周期性，如流行性乙型脑炎好发于夏、秋季。③传染病的人群分布：许多传染病的发生与年龄、性别、职业有密切关系，如百日咳和猩红热多发于1～5岁儿童，林业工人易被蚊虫叮咬而感染虫媒传播传染病（如森林脑炎、莱姆病等）。此外，了解传染病的接触史、预防接种史，也有助于建立诊断。

要点二 临床资料

1. 病史及症状 要全面准确了解患者病史，特别注意起病方式、特有的症状和体征，如潜伏期长短、起病的缓急与诱发因素、发热与皮疹的特点、中毒症状、特殊症状等，它们具有疾病鉴别意义。其中特殊症状意义重大，如菌痢的里急后重、脓血便，脊髓灰质炎的肢体弛缓性瘫痪，流行性出血热的"三痛"症等。

2. 体格检查 应认真检查，不要有遗漏，特殊体征应特别关注，如猩红热的红斑疹、麻疹的科氏斑（Koplik spot）、百日咳的痉咳、白喉的假膜、流行性脑脊髓膜炎的皮肤瘀斑、伤寒的玫瑰疹、狂犬病的"恐水"征等。

要点三 实验室检查及其他检查

（一）实验室检查

实验室检查对传染病的诊断具有特殊的意义，病原体的检出可直接确定诊断，而免疫学检查亦可为诊断提供重要根据。对许多传染病来说，一般实验室检查有助于诊断与判断病情变化及严重程度。

1. 常规检查 包括血、尿、粪常规检查和生化检查。血常规检查中白细胞计数与分类应用最广。

白细胞总数增高见于大多数细菌感染，尤其是球菌感染（如流行性脑脊髓膜炎、猩红热、金黄色葡萄球菌感染等）和少数病毒感染性传染病（如流行性乙型脑炎、狂犬病、流行性出血热、传染性单核细胞增多症等）。

外周血白细胞总数正常或减低主要见于：部分革兰阴性杆菌感染，如布鲁菌病、结核病、伤寒与副伤寒；多数病毒感染，如流行性感冒、传染性非典型肺炎、高致病性禽流感病毒感染、登革热等；原虫感染，如疟疾、黑热病等。

嗜酸性粒细胞增多见于蠕虫感染，如血吸虫病、钩虫病、并殖吸虫病等，而嗜酸性粒细胞减少则见于伤寒等。

血液生化检查有助于病毒性肝炎、流行性出血热等的诊断。尿常规检查有助于流行性出血热、钩端螺旋体病的诊断。大便常规检查有助于蠕虫感染和感染性腹泻的诊断。

2. 病原学检查

（1）病原体的直接检出或分离培养：病原体的直接检出或分离培养出病原体是传染病病原学诊断的"金指标"。一些病原体可采用患者的体液、组织、分泌物与排泄物直接检出，如血片或骨髓片找疟原虫或微丝蚴，涂片染色法检查各种细菌，大便检测寄生虫卵，直接免疫荧光法检测白喉杆菌和军团杆菌等。一些病原体可采用血液、尿液、粪便、脑脊液、痰、骨髓和皮疹内含物进行人工分离培养检出，如细菌、螺旋体、真菌采用人工培养基培养，立克次体采用动物接种或组织培养，病毒的分离采用细胞培养等。

（2）分子生物学检测：是传染病病原学诊断发展的方向。

①分子杂交技术：可用 DNA 印迹法（southern blot）、RNA 印迹法（northern blot）分别检测样品中病原体的 DNA 或 RNA，用原位杂交法检测组织中病原体核酸。

②聚合酶链反应（PCR）：用于检测病原体的 RNA 或 DNA。本方法有很高的特异性，在体外可大量扩增病原体核酸，增加了检测敏感性，但要防止标本污染。

3. 免疫学检测 应用已知的抗原、抗体检测患者血清或体液中相应的抗体或抗原，是最常用的免疫学检测方法。常用的方法有各种凝集试验、补体结合试验、酶联免疫吸附试验（ELISA）、放射免疫法（RIA）、荧光抗体技术（FAT）等。

（1）特异性抗原检测：一般在感染早期（相应抗体出现之前）或慢性感染状态下出现，特异性抗原是病原体存在的证据。如乙型肝炎病毒的表面抗原（HBsAg）、血吸虫循环抗原等。检测特异性抗原比特异性抗体更为可靠，但抗原大多容易被抗体中和；或慢性感染期抗原量少，达不到检测试剂的最低检测量，是抗原检测试剂研究的难点。

（2）特异性抗体检测：是临床常用的诊断方法。特异性 IgM 型抗体的检出有助于现存或近期感染的诊断。特异性 IgG 型抗体的检出，尤其是急性期和恢复期双份血清抗体效价增加 4 倍以上，才有助于诊断。

（二）其他检查

1. 内镜检查

（1）纤维胃镜、纤维结肠镜：常用于诊断消化系统传染病，如伤寒、阿米巴痢疾等。

（2）纤维支气管镜：常用于诊断支气管淋巴结核病、艾滋病合并肺孢子菌病。

2. 影像学检查 包括 B 型超声波检查，常用于肝炎、肝硬化、肝脓肿等的诊断或鉴别诊断；计算机断层扫描（CT）、磁共振成像（MRI），常用于诊断脑脓肿、脑囊虫病；肺 CT 常用于呼吸系统传染病，如传染性非典型肺炎、中东呼吸综合征、人感染 H7N9 禽流感、新型冠状病毒肺炎、肺结核等。

3. 活体组织检查 常用于各型肝炎、肝硬化、肺结核、艾滋病和各种寄生虫病的诊断与鉴别诊断。

[常考考点]病原体的直接检出或分离培养是传染病病原学诊断的"金指标"。

细目五　传染病的治疗

【考点突破攻略】

要点一　治疗原则

1. 综合治疗的原则　即治疗、护理与隔离、消毒并重，一般治疗、对症治疗与特效治疗结合。

2. 中医中药的治疗原则　积极参与。

要点二　治疗方法

（一）一般治疗

一般治疗（general treatment）包括隔离、护理、饮食及心理治疗等。患者的隔离按其传播途径和病原体排出方式及时间而异。隔离可分为空气隔离（黄色标志）、飞沫隔离（粉色标志）、接触隔离（蓝色标志）等，并应随时做好消毒工作。如保持病房及居室良好的卫生环境，做好口腔、皮肤护理，防止并发症的出现，密切观察患者的血压、呼吸、脉搏及一般情况，确保各项诊疗措施得以正确实施。医务人员良好的服务态度、工作作风可以增强患者战胜疾病的信心，对患者的恢复有着重要作用。

一般治疗还包括支持治疗。如保持足够的热量、足量维生素摄入，维持水、电解质平衡和酸碱平衡，必要时应用各种血液和免疫制品，这些均可增强患者体质和免疫功能。

（二）对症治疗

对症治疗（symptomatic treatment）包括降温、镇静、强心、改善微循环、纠正水电解质失衡及电解质紊乱、应用糖皮质激素以及血液透析和血浆置换等。对症治疗是一些传染病极期的常用治疗方法，能减轻病者的痛苦，减少机体的消耗，减轻重要脏器的负担，改善和稳定内环境，使机体的损伤降至最低，从而安全度过危险期。

（三）病原治疗

1. 抗菌治疗　抗菌药物治疗发展较快，临床应用广泛，且新的药物不断出现。主要用于细菌、立克次体、支原体、真菌、螺旋体等感染的治疗。应用抗菌药物应遵守以下原则：①严格掌握适应证，使用针对性强的药物。②病毒感染性疾病不宜使用抗菌药物。③不明原因发热患者，如果用多种抗菌药物治疗无效，应停用或改用适合的抗菌药物，避免继续使用带来的菌群失调和毒副反应。④应用抗菌药物前最好做病原体培养，按药敏试验结果用药。⑤预防性应用抗菌药物应有明确的目的。⑥对于免疫功能低下的患者和疑似细菌感染的患者，可试用抗菌药物治疗。

2. 抗寄生虫治疗　主要用于蠕虫病和原虫病的治疗。如吡喹酮治疗血吸虫病、并殖吸虫病和华支睾吸虫病，甲硝唑治疗阿米巴病，氯喹、奎宁治疗疟疾，锑剂治疗黑热病等。

3. 抗病毒治疗　目前有效的抗病毒药物尚不多，按病毒类型可分为三类：

（1）广谱抗病毒药物：如利巴韦林，可用于病毒性呼吸道感染、疱疹性角膜炎、肾综合征出血热以及丙型肝炎的治疗。

（2）抗 RNA 病毒药物：如奥司他韦（达菲），对甲型 H5N1 及 H1N1 流感病毒感染均有效。近年推出的直接抗病毒药物（Direct-acting antiviral agent，DAA）具有直接抑制病毒蛋白酶或其他位点的作用，可持续抑制病毒复制，使彻底治愈丙型病毒性肝炎成为可能。

（3）抗 DNA 病毒药物：如阿昔洛韦常用于疱疹病毒感染，更昔洛韦对巨细胞病毒感染有效；核苷（酸）类药物（如恩替卡韦、替诺福韦等）抑制病毒反转录酶活性，是目前常用的抗乙型肝炎病毒药物。

4. 血清免疫制剂治疗　有直接中和毒素和清除病原体的作用。如白喉和破伤风抗毒素、乙型肝炎免疫球蛋白、抗狂犬病血清、人丙种球蛋白等。使用抗毒素前必须做过敏试验，对过敏者应采用脱敏法注射。

（四）康复治疗

某些传染病（如脊髓灰质炎、脑炎和脑膜炎）可有肢体瘫痪和语言障碍等后遗症，需进行针灸治疗、理疗等康复治疗（rehabilitation therapy），以促进机体康复。

（五）中医药治疗

中医药（traditional Chinese medicine）在传染性疾病防治方面，尤其是病毒性疾病防治方面已显示出较好的疗效。中医药在减轻症状、缓解病情进展方面有显著的作用，如治疗传染性非典型肺炎、新型冠状病毒肺炎等新发感染病的疗效得到了世界卫生组织的承认，其精华为辨证论治。但对细菌感染和寄生虫病的病原体直接清除作用不理想，中医药宝库还有待进一步去探索和发掘，为世界医学的发展做出贡献。

［常考考点］传染病的常用治疗方法。

细目六　传染病的预防

【考点突破攻略】

要点一　管理传染源

1.《中华人民共和国传染病防治法》把传染病分为甲类、乙类和丙类，实行分类管理。甲类为强制管理传染病，包括鼠疫和霍乱两种；乙类为严格管理传染病，包括传染性非典型肺炎、艾滋病、病毒性肝炎、脊髓灰质炎、人感染高致病性禽流感、人感染 H7N9 禽流感、麻疹、流行性出血热、狂犬病、流行性乙型脑炎、登革热、炭疽、细菌性和阿米巴性痢疾、伤寒和副伤寒、流行性脑脊髓膜炎、百日咳、白喉、猩红热、布鲁菌病、淋病、梅毒、钩端螺旋体病、疟疾、肺结核、新生儿破伤风、血吸虫病，共 26 种；丙类属监测管理传染病，包括流行性感冒（含甲型 H_1N_1 流感）、流行性腮腺炎、风疹、急性出血性结膜炎、麻风病、流行性和地方性斑疹伤寒、黑热病、包虫病、丝虫病，除霍乱、细菌性和阿米巴性痢疾、伤寒和副伤寒以外的感染性腹泻病、手足口病等，共 11 种。

2. 甲类传染病属强制管理传染病，根据国务院卫生行政部门的规定，乙类传染病中传染性非典型肺炎、肺炭疽和脊髓灰质炎等按甲类传染病报告和管理。甲类传染病，要求发现后 2 小时内通过传染病疫情监测系统上报。乙类传染病，要求在诊断后 24 小时内通过疫情监测系统上报。

3. 传染病报告制度是预防、控制传染病的重要措施，必须严格遵守。疾病预防控制机构、医疗机构和采供血机构及其执行职务的人员发现法定的传染病疫情或者其他传染病暴发、流行以及突发原因不明的传染病时，应当遵循疫情报告属地管理原则，按照国务院规定的或者国务院卫生行政部门规定的内容、程序、方式和时限报告。所有公民均为义务报告人。

4. 对患者做到早发现、早诊断、早报告、早隔离、早治疗；对传染源的密切接触者，进行检疫、医学观察、药物预防和应急接种；对病原携带者应随访、治疗、管理、观察并适当调整工作；对患者或带病原体的动物给予隔离治疗、检疫，对有害动物（如鼠类、病犬等）则坚决捕杀。

［常考考点］甲、乙、丙三类传染病病种；乙类传染病中的传染性非典型肺炎（SARS）、肺炭疽和人感染高致病性禽流感按甲类传染病管理。

要点二　切断传播途径

对于各种传染病，尤其是消化道传染病、虫媒传染病和寄生虫病，切断传播途径通常是起主导作用的预防措施。其主要措施包括隔离和消毒。

（一）隔离

隔离是指将患者或病原携带者妥善地安排在指定的隔离单位，暂时与人群隔离，积极进行治疗、护理，并对具有传染性的分泌物、排泄物、用具等进行必要的消毒处理，防止病原体向外扩散的医疗措施。要特别重视医院内的标准预防。隔离的种类有以下几种：

1. 严密隔离　对传染性强、病死率高的传染病，如霍乱、鼠疫、狂犬病、SARS 等甲类或传染性强的乙类传染病等，应住单人病房，严密隔离。

2. 呼吸道隔离　对由患者的飞沫和鼻咽分泌物经呼吸道传播的疾病，如流感、流脑、麻疹、白喉、百日咳、肺结核等，应作呼吸道隔离。

3. 消化道隔离　对由患者的排泄物直接或间接污染食物、食具而传播的传染病，如伤寒、菌痢、甲型肝炎、戊型肝炎、阿米巴病等，最好能在一个病房中只收治一个病种，否则应特别注意加强床边隔离。

4. 血液 – 体液隔离　对于直接或间接接触感染的血液及体液而发生的传染病，如乙型肝炎、丙型肝炎、艾滋病、钩端螺旋体病等，在一个病房中只住由同种病原体感染的患者。

5. 接触隔离　对病原体经体表或感染部位排出，他人直接或间接与破损皮肤或黏膜接触感染引起的传染病，如破伤风、炭疽、梅毒、淋病和皮肤的真菌感染等，应作接触隔离。

6. 昆虫隔离 对以昆虫作为媒介传播的传染病，如乙脑、疟疾、斑疹伤寒、回归热、丝虫病等，应作昆虫隔离。病室应有纱窗、纱门，做到防蚊、防蝇、防螨、防虱和防鼠等。

7. 保护性隔离 对抵抗力特别低的易感者，如长期大量应用免疫抑制剂者、严重烧伤患者、早产婴儿和器官移植患者等，应作保护性隔离。在诊断、治疗和护理工作中，尤其应注意避免医源性感染。

（二）消毒

消毒是切断传播途径的重要措施。狭义的消毒是指消灭污染环境的病原体，广义的消毒则包括消灭传播媒介在内。消毒有疫源地消毒（包括随时消毒和终末消毒）及预防性消毒两大类。消毒方法包括物理消毒法和化学消毒法等，可根据不同的传染病选择采用。

［常考考点］隔离的种类和相关疾病。

要点三 保护易感人群

1. 提高非特异性免疫力 改善营养、锻炼身体等。在流行期间应避免同易感人群接触，必要时可进行潜伏期预防性服药。

2. 提高特异性免疫力 接种疫苗、菌苗、类毒素等可提高人群的主动性特异性免疫，接种抗毒素、丙种球蛋白或高效价免疫球蛋白可使机体获得被动特异性免疫。儿童计划免疫对传染病预防起关键性的作用。

［常考考点］主动性特异性免疫包括：接种疫苗、菌苗、类毒素。

【例题实战模拟】

A1 型题

1. 潜伏期是指

A. 自病原体侵入机体至典型症状出现　B. 自病原体侵入机体至排出体外
C. 自病原体侵入机体至临床症状开始出现　D. 自接触传染源至患者开始出现症状
E. 自接触传染源至典型症状出现

2. 传染病的基本特征为

A. 有传染性、免疫性和病原体　B. 有传染性、流行性、地方性和季节性
C. 有传染性、病原体、免疫性和流行性　D. 有传染性、传播途径和免疫性
E. 有传染性、免疫性和流行性

3. 下列不属于传染源的是

A. 患者　B. 病原携带者　C. 隐性感染者　D. 易感者　E. 受感染的动物

4. 传染病流行过程的基本条件是

A. 散发、流行、暴发流行　B. 病原体、人体、外环境　C. 自然因素、社会因素
D. 传染源、传播途径、易感人群　E. 患者、病原携带者、受感染的动物

5. 病原体侵入人体后，寄生在机体的某些部位，机体免疫功能使病原体局限化，但不足以将病原体清除，待机体免疫功能下降时，才引起疾病。此种表现属于

A. 病原携带状态　B. 潜伏性感染　C. 隐性感染　D. 显性感染　E. 机会性感染

6. 病原体侵入人体后能否引起疾病，主要取决于

A. 机体的保护性免疫　B. 机体的天然屏障作用　C. 病原体的毒力与数量
D. 病原体的侵入途径与特异性定位　E. 病原体的致病力与机体的免疫功能

7. 下列感染中，没有传染性的是

A. 隐性感染　B. 显性感染潜伏期　C. 显性感染症状明显期
D. 病原携带状态　E. 潜伏性感染

8. 下列制剂不属于主动免疫的是

A. 接种菌苗　B. 接种灭活死疫苗　C. 接种减毒活疫苗　D. 接种类毒素　E. 接种抗毒素

9. 对于肠道传染病起主导作用的预防措施是

A. 隔离患者　B. 治疗带菌者　C. 预防性服药　D. 预防接种　E. 切断传播途径

10. 检疫期确定是根据该传染病的

A. 隔离期　B. 传染期　C. 最长潜伏期　D. 最短潜伏期　E. 平均潜伏期

11. 病原体侵入机体后，引起机体发生免疫应答，同时通过病原体本身的作用或机体的变态反应，导致组织损伤，引起病理改变与临床表现。此种表现属于

A. 隐性感染　B. 显性感染　C. 重复感染　D. 潜伏性感染　E. 机会性感染

12. 病原体侵入人体后，仅引起机体发生特异性的免疫应答，而不引起或只引起轻微的组织损伤，临床上不显出任何症状、体征与生化改变，只能通过免疫学检查才能发现。此种表现属于

A. 病原体被清除　B. 隐性感染　C. 显性感染　D. 病原携带状态　E. 潜伏性感染

【参考答案】

1.C　2.C　3.D　4.D　5.B　6.E　7.E　8.E　9.E　10.C　11.B　12.B

第二单元　病毒感染

细目一　病毒性肝炎

【考点突破攻略】

病毒性肝炎（viral hepatitis）是由肝炎病毒引起的以肝脏炎性损害为主的一组全身性传染病。肝炎病毒是指侵入机体后主要感染肝脏并以引发肝脏炎性损害为主的病毒。目前已知的肝炎病毒有甲、乙、丙、丁、戊五型。其他如巨细胞病毒、EB 病毒、柯萨奇病毒、疱疹病毒等多种病毒有时也可引起肝脏炎性损害，但肝脏受累是其全身表现的一部分，故不属于肝炎病毒。

要点一　病原学

（一）甲型肝炎病毒

甲型肝炎病毒（hepatitis A virus，HAV）简称甲肝病毒，属微小 RNA 病毒科，人类嗜肝 RNA 病毒属。为直径 27 ～ 32nm 的正 20 面体球形颗粒，内含线型单股 RNA。HAV 基因组大约有 7478 个核苷酸，开放读码框架（open reading frame，ORF）分为 P1、P2 及 P3 3 个区，P1 编码衣壳蛋白，即 VP1、VP2、VP3 和 VP4，P2、P3 编码非结构蛋白。根据对其基因组的分析，目前认为 HAV 至少可以分为 7 个基因型，人类 HAV 为Ⅰ、Ⅱ、Ⅲ和Ⅶ型。各基因型亚型之间约有 7.5% 的碱基差异。HAV 的抗原性较稳定，仅有一个血清型。感染后早期产生 IgM 抗体，是近期感染的标志，一般持续 8 ～ 12 周，少数可持续 6 个月左右。IgG 抗体则是既往感染或免疫接种后的标志，可长期存在。

HAV 对外环境抵抗力较强，含有 HAV 的粪便 25℃放置 1 个月后仍有传染性。对有机溶剂如乙醚等有抵抗力，耐酸、耐碱。60℃ 1 小时不能完全灭活，100℃ 1 分钟可完全灭活，-20 ～ 70℃数年后仍有感染力。对紫外线照射、过氧乙酸、甲醛及氯类等消毒剂敏感。

（二）乙型肝炎病毒

乙型肝炎病毒（hepatitis B virus，HBV）简称乙肝病毒，属嗜肝 DNA 病毒。完整的乙肝病毒又称为 Dane 颗粒，直径 42nm，球形。外壳含有乙肝病毒表面抗原（hepatitis B surface antigen，HBsAg），核心内含有 HBV DNA 和 DNA 聚合酶（DNA polymerase，DNAP），核壳含有乙肝病毒核心抗原（hepatitis B core antigen，HBcAg）。HBV 感染者血清内除含有 Dane 颗粒外，电镜下还可见到直径 22nm 的小球形颗粒及长度不一的线状颗粒，后者经乙醚处理后可分散为小球形颗粒，它们只含有 HBsAg 成分而无核心成分，是 HBV 复制过程中产生的过剩病毒外壳。

HBV 核酸为双股不完全环状 DNA，长链（负链）约含 3200 个核苷酸。长度固定，缺口处为 DNAP，短链（正链）的长度不定。长链含有 4 个开放读码框架，可编码全部的病毒物质，分别为 S、C、P 及 X 区。S 区分为前 S_1、前 S_2 和 S 基因，分别编码产生前 S_1、前 S_2 和 S 三种抗原；C 区分为前 C 和 C 基因，编码产生 e 抗原（hepatitis B e antigen，HBeAg）和 HBcAg；P 基因编码参与 HBV 的复制；X 基因的产物是 x 抗原（hepatitis B x antigen，HBxAg）。HBV 复制时，HBV DNA 被修复为共价闭合环状 DNA（covalently closed circular DNA，cccDNA），并以此为模板进行 HBV 的转录与复制。

HBV 基因组易突变，大部分突变为沉默突变，无生物学意义。S 基因突变可引起 HBsAg 亚型改变或 HBsAg 阴性乙型肝炎。HBsAg“a”决定簇（aa124–aa147）可出现多种变异，其中出现频率最高的是 aa145R 变异株，对乙型肝炎疫苗的预防效果有一定影响。$PreS_2$ 区 5′端的缺失变异株，使病毒形态发生明显改变，Pre–S 区起始密码子变异株造成 M 蛋白缺失可能与疾病加重有关；前 C 区及 C 区启动子变异可引起 HBeAg 阴性 / 抗 –HBe 阳性乙型肝炎，Pre–C 区 1896 位核苷酸是最常发生变异的位点之一。乙型肝炎病毒基本核心启动子（BCP）变异可使前基因组 RNA 转录增强，病毒复制能力增加。C 区突变可导致抗 –HBc 阴性乙型肝炎。P 区突变可导致复制缺陷或复制水平的降低；同时，在核苷类药物治疗患者中，P 区突变株与耐药出现有密切关系。P 基因突变有两类：一类为 YMDD 基因序列中的甲硫氨酸密码子（M）突变为缬氨酸（U），简称 YMDD（rtM204V）变异；另一类为甲硫氨酸密码子（M）突变为异亮氨酸（I），简称 YIDD（rtM204I）变异。HBV 基因组变异除了影响血清学指标的检测外，还可能与疫苗接种失败、肝炎慢性化、抗病毒药物耐药、重型肝炎和肝细胞癌的发生等有关。

在 HBV 复制过程中，病毒 DNA 进入宿主细胞核，在 DNA 聚合酶的作用下，两条链的缺口均被补齐，形成超螺旋的共价、闭合、环状 DNA 分子（covalently closed circular DNA，cccDNA）。cccDNA 是乙肝病毒前基因组复制的原始模板，虽然基因含量较少，每个肝细胞内 5 ～ 50 个拷贝，但其存在对病毒复制以及感染状态的建立十分重要，cccDNA 从肝细胞核的清除，意味着 HBV 感染状态的中止。

1. HBsAg 与抗 –HBs 成人感染 HBV 后最早 1 ～ 2 周，最迟 11 ～ 12 周血中首先出现 HBsAg。急性自限性 HBV 感染时血中 HBsAg 大多持续 1 ～ 6 周，最长可达 20 周。无症状携带者和慢性患者 HBsAg 可持续存在多年，甚至终身携带。HBsAg 本身只有抗原性，无传染性。抗 –HBs 是一种保护性抗体，在急性感染后期，HBsAg 转阴后一段时间开始出现，在 6 ～ 12 个月内逐步上升至高峰，可持续多年，但滴度会逐步下降。约半数病例抗 –HBs 在 HBsAg 转阴后数月才可检出；少部分病例 HBsAg 转阴后始终不产生抗 –HBs。抗 –HBs 阳性表示对 HBV 有免疫力，见于乙型肝炎恢复期、既往感染及乙肝疫苗接种后。

2. HBeAg 与抗 –HBe HBeAg 是一种可溶性蛋白，一般仅见于 HBsAg 阳性血清。急性 HBV 感染时 HBeAg 的出现时间略晚于 HBsAg。HBeAg 的存在表示患者处于高感染低应答期。HBeAg 消失而抗 –HBe 产生称为 e 抗原血清转换（e antigen seroconversion）。每年约有 10% 的病例发生自发性血清转换。抗 –HBe 阳转后，病毒复制多处于静止状态，传染性降低。部分患者仍有病毒复制，肝炎活动。

3. HBcAg 与抗 –HBc 血液中 HBcAg 主要存在于 Dane 颗粒的核心，游离的 HBcAg 极少，故较少于临床常规检测。肝组织中 HBcAg 主要存在于受感染的肝细胞核内。HBcAg 有很强的免疫原性，HBV 感染者几乎均可检出抗 –HBc，除非 HBV 基因序列出现极少见的变异或感染者有免疫缺陷。抗 –HBc IgM 是 HBV 感染后较早出现的抗体，绝大多数出现在发病第 1 周，多数在 6 个月内消失，抗 –HBc IgM 阳性提示处于乙型肝炎急性期或慢性肝炎急性发作。抗 –HBc IgG 出现较迟，但可保持多年甚至终身存在。

HBV 对外环境抵抗力很强，在干燥或冰冻环境下能生存数月至数年，加热 60℃ 10 小时、100℃ 10 分钟、高压蒸汽消毒等可被灭活，0.2% 新洁尔灭及过氧乙酸等消毒剂敏感，对乙醇、紫外线不敏感。

（三）丙型肝炎病毒

丙型肝炎病毒（hepatitis C virus，HCV）简称丙肝病毒，属 RNA 病毒，黄病毒属，为含有脂质包膜的球形颗粒，直径 30 ～ 60nm。HCV 的基因编码区可分为结构区与非结构区两部分，编码区从 5′端依次为核心蛋白区（C 区）、包膜蛋白区（E 区）E1，E2/NS1 和非结构区（NS 区），后者又分为 NS1 ～ 5 等区。非结构区易发生变异。基因组 5′端由 241 ～ 324 个核苷酸组成，十分稳定，极少变异，临床上常据此区的基因序列设计 PCR 引物，检测 HCV RNA，检出率较高。

HCV 通过与肝细胞表面上的特异性受体结合进入肝细胞。肝细胞是 HCV 复制的主要场所，但也可在外周血单个核细胞内复制及存储。

HCV 基因易变异，可以产生不同的基因型、亚型和准种。核苷酸同源性小于 70% 的归于不同基因型，70% ～ 85% 归于基因亚型，大于 85% 归为统一株，即准种。基因型的命名按发现的先后用阿拉伯数字表示，目前有 6 型。亚型在基因型后用小写英文字母表示，如 1a、1b、1c、3a 等。HCV 基因型分布存在明显的地区差别，我国 1b 及 2a 基因型常见，多为 1b 基因型，个别地区存在 1a、2b 和 3b 基因型。基因型与病情的严重程度及干扰素治疗应答等有一定的相关性，也可用于流行病学调查。

1. HCAg 与抗 –HCV 血清中 HCAg 含量很低，检出率不高。抗 –HCV 不是保护性抗体，是 HCV 感染的标志。抗 –HCV 又分为 IgM 型和 IgG 型。抗 –HCV IgM 在发病后即可检测到，一般持续 1～3 月。如果抗 –HCV IgM 持续阳性，提示病毒持续复制，易转为慢性。

2. HCV RNA 感染HCV后第1周即可从血液或肝组织中用RT-PCR法检出HCV RNA。HCV RNA阳性是病毒感染和复制的直接标志。HCV RNA定量测定有助于了解病毒复制程度、抗病毒治疗选择及疗效评估等。HCV RNA基因分型在流行病学和抗病毒治疗方面有很大意义。

3. 基因分型 HCV1b和2a基因型在我国较为常见，其中以1b型为主（56.8%），其次为2型（24.1%）和3型（9.1%），未见基因4型和5型的报告，6型相对较少（6.3%）；在西部和南部地区，基因1型比例低于全国平均比例，西部基因2型和3型比例高于全国平均比例，南部（包括中国香港和澳门地区）和西部地区基因3型和6型比例高于全国平均比例。混合基因型少见（约21%），多为基因1型混合2型。

HCV对氯仿等有机溶剂敏感，100℃ 10分钟或60℃ 10小时或37℃ 96小时或1∶1000甲醛可被灭活。

（四）丁型肝炎病毒

丁型肝炎病毒（hepatitis D virus，HDV）简称丁肝病毒，是一种缺陷的负链RNA病毒，其生活周期需要HBV等嗜肝DNA病毒的帮助，为其提供外壳及在病毒侵入肝细胞、包装、成熟及释放等方面提供帮助。在临床上HBV与HDV可同时感染机体，即同时感染（co-infection），或在慢性HBV感染的基础上感染HDV，即重叠感染（super-infection）。成熟的HDV颗粒为球形，电镜下直径为35～37nm，外壳由HBV外壳蛋白组成，内含HDV RNA和丁肝病毒抗原（hepatitis D antigen，HDAg）。目前将HDV归类于代尔塔病毒属，该属暂不归属于任何科。

血清或肝组织中检出HDV RNA是诊断HDV感染的直接依据。

HDV比较耐热，但对各种灭活剂（如甲醛溶液、脂溶剂氯仿）较敏感。

（五）戊型肝炎病毒

戊型肝炎病毒（hepatitis E virus，HEV）简称戊肝病毒，病毒颗粒呈二十面对称圆球形，直径为27～34nm，无包膜，类似于杯状病毒，具有突起的表面结构。2005年国际病毒分类委员会将HEV单独归类于肝炎病毒科（Hepaviridae）肝炎病毒属（*Hepavirus*）。

HEV的基因组为单股正链RNA，基因组分为结构区和非结构区，含有3个部分重叠的开放读码框架（ORF），ORF-1编码非结构蛋白，ORF-2编码结构蛋白，ORF-3位于结构区的ORF-1与ORF-2之间，与它们均有部分重叠，编码部分核壳蛋白，为具有特异性的抗原蛋白——戊肝病毒抗原（hepatitis E antigen，HEAg）。

根据同源性可将HEV分为至少4个基因型，基因1型和2型只感染人。基因1型主要来自卫生条件较差的中亚、东南亚、中东等地区，包括我国新疆HEV流行株，可引起水源性流行，主要感染男性青壮年，孕妇感染后病死率高达20%。基因2型分布于墨西哥及少数非洲国家。基因3型和4型既可感染人，也可感染多种动物，可在人和动物之间传播，引起的戊型肝炎，已被认为是一种人兽共患病。其中基因3型广泛分布于欧美和日本。基因4型流行于亚洲，是我国人群及饲养的猪散发HEV感染的优势基因型，容易感染老年及免疫力低下的人群。

HEV不稳定，在4℃以下保存易被破坏，反复冻融也易使病毒降解，在高浓度盐溶液中不稳定，在碱性环境条件下较稳定，在镁和锰离子存在的情况下易于保持其完整性。HEV对常用消毒剂如过氧乙酸、氯类等敏感。

[常考考点] Dane颗粒是乙型肝炎病毒。甲型肝炎病毒的特点是只有一个血清型和一个抗原系统。

要点二 流行病学

（一）传染源

甲、戊型肝炎的传染源主要是急性期患者和亚临床感染者。病毒主要通过粪便排出体外，发病前2周至发病后2～3周内具有传染性，少数患者可延长至病后30天，而以发病前后各1周的传染性最强。

乙、丙、丁型肝炎的传染源是相应的急、慢性患者及病毒携带者。病毒存在于患者的血液及各种体液（阴道分泌物、精液、羊水、唾液、乳汁等）中。急性期患者自发病前2～3个月即有传染性，并持续于整个急性期。慢性感染者均具有传染性。

（二）传播途径

甲、戊型肝炎主要经粪-口途径传播。粪便中排出的病毒通过污染手、水、食物等经口感染。散发病例以日常生活接触传播为主要方式，如水源或食物（如贝类海产品等）被污染可引起局部暴发或流行。甲、戊型肝炎在潜伏期末及发病早期有短暂的病毒血症期，在极罕见的情况下也可通过输血或血制品等传播。

乙、丙、丁型肝炎病毒可通过传染源的各种体液排出体外，通过皮肤或黏膜的破损口（显性或隐性）进入易感者的体内而传播。传播途径包括：①输血及血制品以及使用污染的注射器或针刺器具等传播。②母婴传播（主要通过分娩时吸入羊水、接触产道血液等传播，也可经哺乳及密切接触传播，或通过胎盘造成宫内感染）。③性接触传播。④其他，如日常生活密切接触传播。

（三）易感人群

人类对各型肝炎普遍易感，各年龄组均可发病。

感染甲肝病毒后机体可产生持久的免疫力。感染 HBV 后如产生抗 -HBs，一般不会再次感染，但有部分感染者可演变为慢性。感染年龄越小演变为慢性的概率越高，新生儿感染后 90% 以上演变为慢性，成年人感染后演变为慢性者不足 10%。丙型肝炎的发病以成人多见，常与输血或使用血制品、药瘾注射、血液透析等有关，感染后 75% ～ 85% 演变为慢性。丁型肝炎的易感者为 HBsAg 阳性的急、慢性肝炎或无症状携带者。戊型肝炎发病以成年人为主，感染后可产生一定的免疫力。各型肝炎之间无交叉免疫，可重叠感染或先后感染。

（四）流行特征

病毒性肝炎遍及全世界，但在不同地区各型肝炎的感染率有较大差别。

1. 甲型肝炎　世界各地均有发生。在高发地区常呈周期性流行。全年均可发病，而以冬春季为发病高峰。在托幼机构、小学及部队中发病率较高，且可发生大的流行。如水源被污染或生吃污染水中养殖的贝壳类等食品，可在人群中引起暴发。

2. 乙型肝炎　①有地区性差异：按流行的严重程度分为低、中、高度三种流行地区。低度流行区 HBsAg 携带率 0.2% ～ 0.5%，以北美、西欧、澳大利亚为代表。中度流行区 HBsAg 携带率 2% ～ 7%，以东欧、地中海、日本、俄罗斯为代表。高度流行区 HBsAg 携带率 8% ～ 20%，以热带非洲、东南亚和中国为代表。②有性别差异：男性高于女性，男女比例约为 1.4 : 1。③无明显季节性。④以散发为主。⑤有家庭聚集现象，此现象与母婴传播及日常生活接触传播有关。⑥婴幼儿感染多见。

3. 丙型肝炎　见于世界各国，主要为散发，多见于成人，尤以输血与使用血制品者、静脉药瘾者、血液透析者、肾移植者、同性恋者等为多见，发病无季节性，易转为慢性。

4. 丁型肝炎　在世界各地均有发现，但感染率差异较大。主要聚集于意大利南部、南美北部、非洲部分地区、中东阿拉伯国家等。我国属 HDV 低地方性流行区，在 HBsAg 阳性人群中的流行率为 1.2%。

5. 戊型肝炎　存在流行和散发两种形式。病例主要来自流行区的移民或去过流行区的旅游者。在我国成人急性病毒性肝炎中，多数地区戊型肝炎已占首位，尤其是老年人戊型肝炎所占比例更高。戊型肝炎发病与饮水习惯及粪便管理有关。常以水媒流行形式出现，多发生于雨季或洪水泛滥之后。由水源一次污染者流行期较短（约持续数周），如水源长期污染，或通过污染环境或直接接触传播则持续时间较长；散发病例一年四季均可发生。发病者以青壮年为主，儿童多为亚临床型。男性发病多于女性，但孕妇感染后病情较重，病死率较高。

［常考考点］各型肝炎的流行病学特征。

【知识纵横比较】

各型肝炎的流行病学特征

肝炎类型	传染源	传播途径	易感人群
甲型肝炎	急性期患者和亚临床感染者	粪 – 口途径传播	儿童感染 HAV 已减少，成人感染 HAV 相对增多
乙型肝炎	急、慢性患者及病毒携带者	①输血及血制品，以及使用污染的注射器或针刺器具等传播；②母婴传播；③性接触传播；④密切接触传播	低发区高峰年龄为 20 ～ 40 岁；高发区高峰年龄为 4 ～ 8 岁
丙型肝炎	急、慢性患者及病毒携带者	同乙肝	成年人
丁型肝炎	急、慢性患者及病毒携带者	同乙肝	HBsAg 阳性的急、慢性肝炎或无症状携带者
戊型肝炎	急性期患者和亚临床感染者	同甲肝	成年人为主

要点三　发病机制与病理

（一）发病机制

病毒性肝炎的发病机制目前未能充分阐明。

1. 甲型肝炎　HAV 经口进入体内后，由肠道进入血流，引起短暂的病毒血症，约 1 周后进入肝细胞内复制，2 周后由胆汁排出体外。HAV 引起肝细胞损伤的机制尚未完全明了，目前认为在感染早期，由于 HAV 大量增殖，使肝细胞轻微破坏。随后细胞免疫起了重要作用，由于 HAV 抗原性较强，容易激活特异性 $CD8^+$T 淋巴细胞，通过直接作用和分泌细胞因子（如 γ 干扰素）使肝细胞变性、坏死。在感染后期体液免疫亦参与其中，抗 –HAV 产生后可能通过免疫复合物机制使肝细胞破坏。

2. 乙型肝炎　HBV 感染自然史：HBV 感染的自然病程是复杂和多变的，同时受到很多因素的影响，包括感染的年龄、病毒因素（HBV 基因型、病毒变异和病毒复制水平）、宿主因素（性别、年龄和免疫状态）和其他外源性因素（如同时感染其他嗜肝病毒和嗜酒等）。慢性 HBV 感染的自然病程一般可分为四个阶段。第一阶段为免疫耐受期：其特点是 HBV 复制活跃，血清 HBsAg 和 HBeAg 阳性，HBV DNA 滴度水平通常＞ 200000IU/mL，血清丙氨酸氨基转移酶（ALT）水平正常或轻度升高，无或仅有缓慢肝纤维化进展。第二阶段为免疫清除期：表现为 HBV DNA 载量＞ 2000IU/mL，ALT 持续或间接升高和肝组织学有中度或严重坏死炎症等表现，肝纤维化可快速进展，部分可发展为肝硬化或肝衰竭。第三阶段为低（非）复制期：这一阶段表现为 HBeAg 阴性，抗 –HBe 阳性，HBV DNA 低或检测不到（＜ 2000IU/mL），ALT 正常，肝细胞炎症轻微。第四阶段为再活跃期：低（非）复制期可持续终生，但也有部分患者可能随后出现自发的或免疫抑制等导致 HBV DNA 复制，伴或不伴 HBeAg 血清转换，HBV DNA 载量升高，ALT 持续或反复异常。并非所有 HBV 感染者都经过以上四个阶段，青少年或成年人感染 HBV，多无免疫耐受期而直接进入免疫清除期。

乙型肝炎的发病机制目前尚未完全明了。HBV 侵入人体后，未被单核 – 吞噬细胞系统清除的病毒到达肝脏或肝外组织，如胰腺、胆管、脾、肾、淋巴结、骨髓等。HBV 通过肝细胞膜上的受体（目前尚未确定，候选受体很多，其中肝脏胆汁酸转运体——Na^+– 牛磺胆酸共转运多肽为可能受体之一）进入肝细胞后即开始其复制过程。HBV DNA 进入细胞核形成共价闭合环状 DNA（covalently closed circular DNA，cccDNA），以 cccDNA 为模板合成前基因组 mRNA，前基因组 mRNA 进入胞质作为模板合成负链 DNA，再以负链 DNA 为模板合成正链 DNA，两者形成完整的 HBV DNA。其一是 HBV 复制过程非常特殊：细胞核内有稳定的 cccDNA 存在；其二是有一个 HBV mRNA 反转录为 HBV DNA 的步骤。肝细胞病变主要取决于机体的免疫应答，尤其是细胞免疫应答。免疫应答既可清除病毒，亦可导致肝细胞损伤，甚至诱导病毒变异。各种原因导致 HBV 复制增加均可启动机体免疫对 HBV 的应答反应。机体免疫反应不同，导致临床表现各异。当机体处于免疫耐受状态，不发生免疫应答，多成为无症状携带者；当机体免疫功能正常时，多表现为急性肝炎，成年感染 HBV 者常属于这种情况，大部分患者可彻底清除病毒。当机体免疫功能低下、不完全免疫耐受、自身免疫反应产生、HBV 基因突变逃避免疫清除等情况下，可导致慢性肝炎。重症肝炎（肝衰竭）的发生是基于机体处于超敏反应，大量抗原抗体复合物产生并激活补体系统，以及在肿瘤坏死因子（TNF）、IL–1、IL–6 等参与下形成的炎症风暴，使肝细胞遭受强烈免疫损伤打击（第一重打击），导致大片肝细胞坏死，发生重型肝炎。继之由炎症致肝细胞肿胀，血管改变导致肝细胞缺血、缺氧，形成二次打击。大量肝细胞变性、坏死，导致肝脏解毒功能下降，肠道菌异位，形成腹腔、胆道系统及肺部等感染，内毒素释放，引起第三重打击。免疫损伤、缺血、缺氧及内毒素损伤等“三重打击”是导致 HBV 所致肝衰竭的主要机制。

乙型肝炎的肝外损伤主要由免疫复合物引起。急性乙型肝炎早期偶尔出现的血清病样表现很可能是循环免疫复合物沉积在血管壁和关节腔滑膜并激活补体所致，此时血清补体滴度通常显著下降。慢性乙型肝炎时循环免疫复合物可沉积在血管壁，导致膜性肾小球肾炎伴发肾病综合征，在肾小球基底膜上可检出 HBsAg、免疫球蛋白和补体 3。免疫复合物也可导致结节性多动脉炎。

3. 丙型肝炎　丙型肝炎的慢性化率为 60% ～ 85%。一旦慢性丙型肝炎发生后，HCV RNA 滴度开始稳定，自发痊愈的病例很少见。除非进行有效的抗病毒治疗，否则 HCV RNA 很少发生自发清除。女性 HCV 感染者慢性化率低，特别是年轻女性。在感染 17 ～ 20 年后，只有 2% ～ 4% 发展为肝硬化。HCV 相关性肝细胞癌发生率在感染 30 年后平均为 1% ～ 3%，主要见于肝硬化和进展性肝纤维化患者。一旦发展成为肝硬化，肝癌的年发生率为 1% ～ 7%。

HCV 进入体内后，首先引起病毒血症，且病毒血症间断地出现于整个病程。第 1 周即可从血液或肝组织中用 PCR 法检出 HCV RNA。第 2 周开始，可检出抗 –HCV。少部分病例感染 3 个月后才检测到抗 –HCV。目前认为 HCV 致肝细胞损伤有下列因素的参与：① HCV 直接杀伤作用：HCV 在肝细胞内复制干扰细胞内大分子的合成，增加溶酶体膜的通透性，引起细胞病变。另外，HCV 表达产物（蛋白）对肝细胞有毒性作用。②宿主免疫因素：肝组织内存在 HCV 特异性细胞毒性 T 淋巴细胞（CD_8^+T 细胞），可攻击 HCV 感染的肝细胞。另外，CD_4^+T 细胞被致敏后分泌的细胞因子，在协助清除 HCV 的同时，也导致了免疫损伤。③自身免疫：HCV 感染者常伴有自身免疫改变，如胆管病理损伤，与自身免疫性肝炎相似。此外，常合并自身免疫性疾病，血清中可检出多种自身抗体，如抗核抗体、抗平滑肌抗体、抗单链 DNA 抗体、抗线粒体抗体等，均提示自身免疫机制的参与。④细胞凋亡：正常人肝组织无 Fas 分子的表达，HCV 感染肝细胞内有较大量 Fas 表达，同时，HCV 可激活 CTL 表达 FasL。Fas 和 FasL 是一对诱导细胞凋亡的膜蛋白分子，二者结合可导致细胞凋亡。

4. 丁型肝炎　HDV 的复制效率高，感染的肝细胞内含大量 HDV。丁型肝炎的发病机制还未完全阐明，目前认为 HDV 本身及其表达产物对肝细胞有直接作用，但尚缺乏确切证据。

5. 戊型肝炎　发病机制尚不清楚，可能与甲型肝炎相似。细胞免疫是引起肝细胞损伤的主要原因。HEV 经消化道侵入人体后，在肝脏复制，从潜伏期后半段开始，HEV 开始在胆汁中出现，随粪便排出体外，并持续至起病后 1 周左右，同时病毒进入血流导致病毒血症。

各型病毒性肝炎之间无交叉免疫。HDV 与 HBV 同时感染或重叠感染可加重病情，易发展为重型肝炎。HAV 或 HBV 重叠感染也可使病情加重，甚至可发展为重型肝炎。

（二）病理

各型肝炎的肝脏病理改变基本相似，常有以下改变：①肝细胞变性和坏死：肝细胞肿胀、胞质疏松和水样变、气球样变、嗜酸性变、嗜酸小体形成、点状和桥接坏死等。②炎症渗出反应：淋巴细胞、单核细胞等浸润，库普弗细胞（Kupffer cell）增生。③肝细胞再生。④纤维组织增生。各临床类型的病理改变如下。

1. 急性肝炎（acute hepatitis）　肝脏肿大，肝细胞气球样变和嗜酸性变，形成点、灶状坏死，汇管区炎症细胞浸润，坏死区肝细胞增生，网状支架和胆小管结构正常。黄疸型病变较非黄疸型重，有明显的肝细胞内胆汁淤积。急性肝炎如出现碎屑状坏死，提示极可能转为慢性。甲型和戊型肝炎，在汇管区可见较多的浆细胞；乙型肝炎汇管区炎症不明显；丙型肝炎有滤泡样淋巴细胞聚集和较明显的脂肪变性。

2. 慢性肝炎

（1）基本病变：小叶内除有不同程度肝细胞变性和坏死外，汇管区及汇管区周围炎症常较明显，常伴不同程度的纤维化，主要病变为：①炎症坏死：常见点、灶状坏死，融合坏死，碎屑坏死（piecemeal necrosis，PN）及桥接坏死（bridging necrosis，BN）。后两者与预后关系密切，是判断炎症活动度的重要形态学指标。②纤维化：肝内胶原形成与降解失衡而致纤维过多沉积。轻者仅汇管区、汇管区周围纤维化和局限窦周纤维化或小叶内纤维瘢痕，不影响小叶结构的完整性。重者肝实质广泛破坏，弥漫性纤维增生，被分隔的肝细胞团呈不同程度的再生及假小叶形成而出现早期肝硬化。

（2）病变的分级、分期：根据慢性肝炎肝组织炎症程度分为 1 ～ 4 级（Grade，G），根据肝纤维化程度分为 1 ～ 4 期（Stage，S）（见下表）。

慢性肝炎炎症活动度分级与纤维化程度分期标准

炎症活动度（G）			纤维化程度（S）	
级	汇管区级周围	小叶内	期	纤维化程度
0	无炎症	无炎症	0	无
1	汇管区炎症	变性及少数点、灶状坏死灶	1	汇管区扩大、纤维化，窦周及小叶内纤维化
2	轻度 PN	变性，点、灶状坏死，或嗜酸小体	2	汇管区周围纤维化，纤维间隔形成，小叶结构完整
3	中度 PN	变性、融合坏死重或见 BN	3	纤维间隔形成，小叶结构紊乱，无肝硬化
4	重度 PN	BN 范围广，累及多个小叶（多小叶坏死）	4	早期肝硬化

病理诊断与临床分型的关系：轻度慢性肝炎时，G1 ～ 2、S0 ～ 2；中度慢性肝炎时，G3、S1 ～ 3；重度慢性肝炎时，G4、S2 ～ 4。

3. 重型肝炎

（1）急性重型肝炎：肝细胞呈一次性坏死，可呈大块或亚大块状坏死，或桥接坏死，存活肝细胞严重变性，肝窦网状支架塌陷或部分塌陷。

（2）亚急性重型肝炎：肝组织呈新旧不等的亚大块状坏死或桥接坏死；较陈旧的坏死区网状纤维塌陷，或有胶原纤维沉积；残留肝细胞有程度不等的再生，并可见细、小胆管增生和胆汁淤积。

（3）慢加急性（亚急性）重型肝炎：在慢性肝病病理损害的基础上，发生新的程度不等的肝细胞坏死性病变。

（4）慢性重型肝炎：弥漫性肝脏纤维化及异常增生结节形成，可伴有分布不均的肝细胞坏死。

4. 淤胆型肝炎 有轻度急性肝炎的组织学改变，伴以明显的肝内淤胆现象：毛细胆管及小胆管内有胆栓形成，肝细胞浆内亦可见到胆色素淤滞。小胆管周围有明显的炎性细胞浸润。

5. 肝炎肝硬化 ①活动性肝硬化：肝硬化（弥漫性纤维组织增生及假小叶形成）伴明显炎症，包括纤维间隔内炎症，假小叶周围碎屑坏死及再生结节内炎症病变。②静止性肝硬化：假小叶周围边界清楚，间隔内炎性细胞少，结节内炎症轻。

［常考考点］各型肝炎的常见病理变化。

要点四 临床表现

各型肝炎的潜伏期长短不一，甲型肝炎为 2 ～ 6 周（平均 4 周），乙型肝炎为 4 ～ 24 周（平均 3 个月），丙型肝炎为 2 ～ 26 周（平均 7.4 周），丁型肝炎为 4 ～ 20 周，戊型肝炎为 2 ～ 9 周（平均 6 周）。

（一）急性肝炎

总病程一般为 2 ～ 4 个月，临床上根据有无黄疸分为以下两型。

1. 急性黄疸型肝炎 可分为 3 期。

（1）黄疸前期：多以发热起病，热型多为弛张热，可有恶寒。本期突出的症状是全身乏力及食欲不振、厌油、恶心、呕吐、上腹不适、腹胀、便溏等消化系统症状。本期末尿色逐渐加深，似浓茶色；肝功能检查示 ALT、AST 升高；体征可有右上腹叩击痛。本期持续数日至 2 周，平均 1 周。

（2）黄疸期：继尿色加深之后，巩膜首先出现黄染，继及皮肤，多于数日至 2 周达高峰，随后逐渐下降。黄疸初现时，发热很快消退，但乏力、胃肠道症状等可短期增剧，继而迅速缓解。黄疸多为肝细胞性，部分患者可短时表现为胆汁淤积性黄疸，如皮肤瘙痒、大便色浅等。体征除皮肤及巩膜黄染外，尚有肝大、触痛及肝区叩击痛，脾可轻度增大。本期持续 2 ～ 6 周。

（3）恢复期：黄疸消退，症状消失，肝功能正常，肿大的肝脏、脾脏逐渐恢复正常。本期约需数周至 4 个月，平均 1 个月。

2. 急性无黄疸型肝炎 此型较多见，约占全部急性肝炎的 70% ～ 90%。起病缓慢，临床症状较轻，主要表现为乏力，食欲不振，腹胀，肝区疼痛，有的患者可有恶心、呕吐、便溏或低热。体征可有肝大、压痛，脾也可轻度肿大。

甲、戊型肝炎以黄疸型多见；急性丙型肝炎临床表现较轻，以无黄疸型多见。部分患者无症状，仅有肝功能异常，为亚临床型感染。

［常考考点］急性黄疸型肝炎的临床分期及表现。

（二）慢性肝炎

慢性肝炎是指急性肝炎病程超过半年，或原有慢性乙型、丙型、丁型肝炎或慢性肝炎病毒携带史，本次又因同一病原再次出现肝炎症状、体征及肝功能异常者。发病日期不明或虽无肝炎病史，但肝组织病理学检查符合慢性肝炎改变，或根据症状、体征、实验室检查及影像学检查综合分析，亦可做出相应诊断。

为区分病情严重程度，临床上将慢性肝炎分为：

1. 轻度 临床症状、体征轻微或缺如，肝功能指标仅 1 或 2 项轻度异常。

2. 中度 症状、体征、实验室检查居于轻度和重度之间。

3. 重度 有明显或持续的肝炎症状，如乏力、食欲不振、腹胀、尿黄、便溏等，有肝病面容、肝掌、蜘蛛痣、脾大等体征，且无门脉高压表现者。实验室检查血清丙氨酸氨基转移酶（ALT）和（或）天门冬氨酸氨基转移酶（AST）反复或持续升高、白蛋白降低或 A/G 比值异常，丙种球蛋白明显升高，如发生 ALT 和 AST 大幅升高，胆红素超出正常值，提示重症化反向，可迅速向肝衰竭发展。

［常考考点］慢性肝炎的病情分度。

（三）重型肝炎

重型肝炎（肝衰竭）病因及诱因复杂，包括重叠感染（如乙型肝炎重叠其他肝炎病毒感染）、机体免疫状况、妊娠、HBV 前 C 区突变、过度疲劳、精神刺激、饮酒、应用肝损伤药物、合并细菌感染、有其他合并症（如甲状腺功能亢进症、糖尿病）等。表现为一系列肝衰竭综合征：极度乏力，严重消化道症状，神经、精神症状（嗜睡、性格改变、烦躁不安、昏迷等），有明显出血现象，凝血酶原时间显著延长（常用国际标准化比值 INR > 1.5）及凝血酶原活动度（PTA）< 40%。黄疸进行性加深，胆红素上升大于正常值的 10 倍，可出现中毒性鼓肠、肝臭、肝肾综合征等，可见扑翼样震颤及病理反射，肝浊音界进行性缩小，胆酶分离，血氨升高等。

1. 急性重型肝炎（急性肝衰竭，acute liver failure，ALF） 又称暴发型肝炎（fulminant hepatitis），特征是起病急，发病 2 周内出现以Ⅱ度以上肝性脑病为特征的肝衰竭综合征。发病多有诱因。本型病死率高，病程不超过 3 周。

2. 亚急性肝衰竭 起病较急，2 ～ 26 周出现以下表现者：①极度乏力，有明显的消化道症状；②黄疸迅速加深，血清 TBil > 10×ULN 或每日上升≥ 17.1μmol/L；③伴或不伴肝性脑病；④有出血表现，PTA ≤ 40%（或 INR ≥ 1.5）并排除其他原因者。

3. 慢加急性（亚急性）重型肝炎［慢加急性（亚急性）肝衰竭，acute-on-chronic liver failure，ACLF］ 是在慢性肝病基础上出现的急性或亚急性肝功能失代偿。

4. 慢性重型肝炎（慢性肝衰竭，chronic liver failure，CLF） 是在肝硬化基础上，肝功能进行性减退导致的以腹水或门脉高压、凝血功能障碍和肝性脑病等为主要表现的慢性肝功能失代偿。

根据病情的严重程度，各种类型的重型肝炎（肝衰竭）可分为早、中、晚三期。

（1）早期：患者有重型肝炎的表现，如严重乏力及消化道症状，黄疸迅速加深。血清胆红素大于正常值上限 10 倍或每日上升≥ 17.1μmol/L，30% < PTA ≤ 40%，或经病理学证实。但未发生明显的脑病，亦未出现腹水。

（2）中期：有Ⅱ度肝性脑病和（或）明显腹水或出血倾向（出血点或瘀斑），20% < PTA ≤ 30%。

（3）晚期：有难治性并发症如肝肾综合征、消化道大出血、严重出血倾向（注射部位瘀斑等）、严重感染、难以纠正的电解质紊乱或Ⅲ度以上肝性脑病、脑水肿，PTA ≤ 20%。

［常考考点］重型肝炎的分型及分期。

（四）淤胆型肝炎

以肝内胆汁淤积为主要表现的一种特殊类型。起病类似急性黄疸型肝炎，但自觉症状常较轻，皮肤瘙痒，大便灰白，常有明显肝脏肿大，肝功能检查血清胆红素明显升高，以直接胆红素为主，PTA > 60% 或应用维生素 K 肌内注射后 1 周可升至 60% 以上，血清胆汁酸、γ-谷氨酰转肽酶、碱性磷酸酶、胆固醇可明显升高，黄疸常持续 3 周以上，并除外其他原因引起的肝内外梗阻性黄疸者，可诊断为急性淤胆型肝炎。在慢性肝炎或肝硬化基础上发生前述临床表现者，可诊断为慢性淤胆型肝炎，预后差。

（五）肝炎肝硬化

早期肝硬化临床上常无特异性表现，很难确诊，须依靠病理诊断，B 超、CT 或 MRI 及腹腔镜等检查有辅助诊断意义。

凡慢性肝炎患者具有肯定的门静脉高压证据（如腹壁及食管静脉曲张、腹水），影像学检查肝脏缩小、脾脏增大、门静脉增宽，且除外其他引起门静脉高压原因者，均可诊断为肝炎肝硬化。

1. 肝炎肝纤维化 主要根据组织病理学检查结果诊断，B 超检查结果可供参考。肝纤维化的瞬时弹性扫描及血清学指标如透明质酸（HA）、Ⅲ型前胶原（PC-Ⅲ）、Ⅳ型胶原（Ⅳ-C）、层连蛋白（LN）等指标与肝纤维化有一定相关性，但不能代表肝组织纤维沉积的量，更不能代替肝穿刺活组织学检查。

2. 肝炎肝硬化 是慢性肝炎的发展结果，肝组织病理学表现为弥漫性肝纤维化及假小叶形成。

（1）代偿性肝硬化：指早期肝硬化，一般属 Child-Pugh A 级。虽可有轻度乏力、食欲减退或腹胀症状，但无明显肝功能衰竭表现。血清白蛋白降低，但仍≥ 35g/L，胆红素≤ 35μmol/L，PTA > 60%。血清 ALT 和 AST 轻度升高，AST 可高于 ALT，γ-谷氨酰转肽酶可轻度升高。可有门脉高压症，如轻度食管静脉曲张，但无腹水、肝性脑病或上消化道出血。

（2）失代偿性肝硬化：指中晚期肝硬化，一般属 Child-Pugh B、C 级。有明显肝功能异常及失代偿征象，如血清白蛋白< 35g/L，A/G < 1.0，黄疸明显，胆红素> 35μmol/L，ALT 和 AST 升高，凝血酶原活动度< 60%。患者可出现腹水、肝性脑病及门脉高压引起的食管、胃底静脉明显曲张或破裂出血。

根据肝脏炎症活动情况，可将肝硬化分为：①活动性肝硬化：慢性肝炎的临床表现依然存在，特别是 ALT 明显升高，黄疸，白蛋白水平下降，肝质地变硬，脾进行性增大，并伴有门脉高压症。②静止性肝硬化：无明显肝脏炎症活动的表现，肝质地硬，脾大，伴有门脉高压症，血清白蛋白水平低。

肝硬化的影像学表现：B 超检查可见肝脏缩小，肝表面明显凹凸不平，呈锯齿状或波浪状，肝边缘变钝，肝实质回声不均、增强，呈结节状，门静脉和脾静脉内径增宽，肝静脉变细，扭曲，粗细不均，腹腔内可见液性暗区。

（六）隐匿性慢性乙型肝炎

血清 HBsAg 阴性，但血清和（或）肝组织中 HBV DNA 阳性，并可有慢性肝炎的临床表现。除 HBV DNA 阳性外，

患者可有血清抗 –HBs、抗 –HBe 和（或）抗 –HBc 阳性，但约 20% 隐匿性慢性乙型肝炎患者的血清学标志均为阴性。诊断需排除其他病毒及非病毒因素引起的肝损伤。

（七）HBV 携带者

1. 慢性 HBV 携带者 多为处于免疫耐受期的慢性 HBV 感染者。血清 HBsAg 和 HBV DNA 阳性，HBeAg 或抗 –HBe 阳性，1 年内连续随访 3 次以上，血清 ALT 和 AST 均在正常范围，肝组织学检查无明显异常。

2. 非活动性 HBsAg 携带者 血清 HBsAg 阳性、HBeAg 阴性、抗 –HBe 阳性或阴性，HBV DNA（PCR）低于最低检测限，1 年内连续随访 3 次以上，ALT 均在正常范围，肝组织学检查病变轻微。

要点五 实验室检查与其他检查

（一）血常规

急性肝炎早期血白细胞正常或略高，黄疸期至恢复期白细胞正常或略低。急性重型肝炎白细胞和多个核细胞均可增加。慢性重型肝炎、肝炎肝硬化、脾大及脾功能亢进时可有不同程度的血小板、白细胞及红细胞减少。

（二）尿常规

出现黄疸的患者尿胆素及尿胆原常阳性，且有助于黄疸的鉴别。

（三）肝功能

1. 血清转氨酶 临床用于肝病诊断的转氨酶主要有两种，一是丙氨酸氨基转移酶（ALT），另一种是天门冬氨酸氨基转移酶（AST）。AST 存在于体内多种组织（如肝脏、心肌、骨骼肌、肾脏等）细胞中，心肌细胞含量最高，其次为肝细胞。这些组织受到损伤，大量的转氨酶逸出进入血液，引起血清转氨酶升高。在肝细胞中，ALT 主要存在于肝细胞浆中，易于释出，而 AST 在胞浆中仅占 20%，80% 存在于肝细胞线粒体内，因此在急性肝炎时 ALT 常常高于 AST。

肝病时转氨酶测定实际上是反映肝细胞损伤情况，且较敏感，ALT 为目前诊断肝炎最有价值的酶活力测定。急性肝炎在潜伏期末 ALT 即有升高，出现临床症状后即明显升高，于病程的 4 ～ 6 周可降至正常。如病程超过 3 个月转氨酶仍高，常提示有慢性化倾向。慢性肝炎、肝硬化时转氨酶的升高幅度常较急性肝炎低。ALT 升高幅度不能区别急性肝炎与重型肝炎。ALT 半寿期较短，当重型肝炎肝细胞大量坏死时，随着病程的延长，ALT 从高水平逐渐下降，与之相反，血清胆红素却不断上升，因而在病程的某一时期形成特有的“酶胆分离”现象。按病程估计，此现象于肝细胞大量坏死 10 日后较显著。AST/ALT 比值正常为 0.6 左右，急性肝炎时多＜ 1，重型肝炎时由于线粒体损害严重，AST 大量逸出，使 AST/ALT ＞ 1，提示病情危重。

［常考考点］转氨酶（ALT 和 AST）测定能反映肝细胞损伤情况，且较敏感。ALT 为目前诊断肝炎最有价值的酶活力测定。

2. 血清胆红素（Bil） 肝脏可产生和排泌胆汁，肝细胞损伤时，胆汁可进入血液，引起血清胆红素升高。因此，肝脏疾患如血清胆红素明显升高常表示肝脏损伤严重或有胆汁淤积。如急性肝炎患者胆红素长期持续异常则有慢性化可能，如胆红素在短期内剧增则提示病情恶化。

3. 蛋白质 白蛋白由肝脏产生，如肝脏损伤严重（中度、重度慢性肝炎，重型肝炎，肝硬化等）则白蛋白常减少，球蛋白常增加，A/G 比值下降或倒置。

4. 凝血酶原时间（PT）和凝血酶原活动度（PTA） 肝脏为多种凝血因子合成的场所，如果肝实质广泛而严重损伤时，凝血因子缺乏，PT 明显延长，PTA 下降。PTA ≤ 40% 为肝细胞大量坏死的肯定界限，为重型肝炎诊断及判断预后的重要指标，如 PTA ＜ 20% 则预后不良。现有采用国际标准化比值（international normal ratio，INR）表示此指标，INR 升高与 PTA 下降意义相同，INR ＞ 1.2 为异常。

［常考考点］PTA ≤ 40% 为肝细胞大量坏死的肯定界限，为重型肝炎诊断及判断预后的重要指标。

5. 血胆固醇（Ch） 血中的胆固醇 60% ～ 80% 来自肝脏，严重肝损伤时，肝脏合成胆固醇减少，故而血胆固醇明显减少常提示肝病病情严重。淤胆型肝炎、胆道梗阻时胆固醇常有升高。

6. 转肽酶（γ–GT，GGT） 此酶灵敏度高，特异性差。肝炎时常增高，持续增高者提示可能迁延不愈；在慢性肝炎中 γ–GT 上升幅度与病情严重程度有一定关系；淤胆型肝炎时常明显升高；肝癌、阻塞性黄疸、心肌梗死、胰腺炎、酗酒等患者也可增高或明显增高。

7. 碱性磷酸酶（ALP/AKP） 骨骼疾患及肝胆疾患如淤胆型肝炎、肝内胆汁淤积及肝外阻塞性黄疸者可明显升高。肝细胞性黄疸时仅轻度增高。生长发育期儿童亦明显增高。

8. 甲胎蛋白（AFP） 是胚胎期肝细胞和卵黄囊产生的一种蛋白，出生后 1 周即消失，当肝细胞癌变后又可获得合成此蛋白的能力（称返祖现象）。孕妇、新生儿、部分睾丸或卵巢胚胎性癌及部分慢性肝损伤、肝硬化患者可轻度升高。AFP 明显升高或进行性升高提示有肝细胞癌（HCC）发生。重型肝炎有大量肝细胞坏死后的肝细胞再生，AFP 也常升高，则与预后相关。临床上应注意观察 AFP 升高的幅度、持续时间、动态变化、与转氨酶的关系，并需结合患者临床表现、影像学检查结果等进行综合分析。

（四）病原学检查

1. HAV

（1）抗 –HAV IgM：是新近感染的证据，出现较早，一般在病后 1 周黄疸出现时即可测出，2 周时达高峰，1 ～ 2 个月滴度开始下降，3 ～ 6 个月转阴，为甲型肝炎早期诊断最常用而简便的可靠指标。

（2）抗 –HAV IgG：在急性肝炎后期和恢复早期出现（IgM 开始下降时），于 2 ～ 3 个月达到高峰可在体内长期存在。如恢复期抗体滴度比急性期增高 4 倍以上有诊断意义，常用于测定人群免疫水平。

（3）其他检测：潜伏末期及急性初期患者粪便标本中的 HAV RNA、HAAg、HAV 颗粒等，阳性可确诊为 HAV 感染。一般不用于临床，主要用于研究。

2. HBV

（1）血清 HBV 标志物检测：HBV 的抗原复杂，其外壳中有表面抗原，核心成分中有核心抗原和 e 抗原，感染后可诱发机体产生相应的抗体。

① HBsAg：是感染 HBV 后最早出现的血清学标志，感染后 2 周血清中开始出现，而后出现 ALT 升高及症状、体征等。HBsAg 是 HBV 现症感染指标之一，可见于急性乙型肝炎潜伏期、急性期患者以及各种慢性 HBV 感染者（慢性 HBV 携带者、非活动性慢性 HBsAg 携带者、慢性乙型肝炎患者和与 HBV 感染相关的肝硬化及肝癌患者）。

②抗 –HBs：是感染 HBV 后机体产生的唯一保护性抗体，对 HBV 具有中和作用。一般在 HBsAg 消失后隔一段时间才出现，这段时间称为空窗期，此时 HBsAg 及抗 –HBs 均阴性。抗 –HBs 阳性一般是 HBV 感染恢复的标志，见于乙肝恢复期、HBV 既往感染者和乙肝疫苗接种后。

③ HBcAg：HBcAg 为 HBV 核心蛋白的组成部分，血液中一般无游离的 HBcAg。只有用去垢剂处理 Dane 颗粒后，方可释放出 HBcAg，所以临床上一般不检测 HBcAg。如血清 HBcAg 阳性表示血液内含有 HBV，患者传染性强，HBV 复制活跃。

④抗 –HBc：此为 HBcAg 刺激机体产生的，为感染 HBV 后最早出现的抗体，属非中和性抗体，可持续存在多年。故抗 –HBc 是 HBV 感染的标志，可能为现症感染或既往感染。抗 –HBc 包括抗 –HBc IgM 和抗 –HBc IgG。感染 HBV 后先是抗 –HBc IgM 阳性（6 个月内），随后出现抗 –HBc IgG。高滴度的抗 –HBc IgM 阳性或抗 –HBc IgM 阳性而抗 –HBc IgG 阴性为 HBV 急性或近期感染的标志。在部分慢性乙型肝炎、肝硬化、肝癌、慢性 HBV 携带者中抗 –HBc IgM 也可出现低滴度阳性，而抗 –HBc IgG 高滴度阳性，表示体内有 HBV 复制且传染性强。

⑤ HBeAg 和抗 –HBe：感染 HBV 后，HBeAg 可与 HBsAg 同时或稍后出现于血清中，其消失则稍早于 HBsAg。HBeAg 与 HBV DNA 有着良好的相关性，是病毒复制活跃、传染性强的标志。急性乙型肝炎患者若 HBeAg 持续阳性 10 周以上，可能转为慢性感染。抗 –HBe 的出现预示着病毒复制减少或终止，传染性减弱。HBeAg 消失前 / 后出现抗 –HBe，这一时期称为（e 抗原）血清转换期，其标志是 HBV 感染者 HBeAg 和抗 –HBe 同时阳性或同时阴性。HBV 前 C 区变异的慢性乙型肝炎患者 HBeAg 阴性，抗 –HBe 阳性或阴性，但 HBV DNA 阳性。

（2）HBV DNA：常采用 PCR 检测，是 HBV 存在和复制最可靠的直接证据，反映病毒复制程度及传染性强弱，也常用来监测抗病毒药物的疗效。

3. HCV

（1）抗 –HCV：抗 –HCV 阳性可诊断为 HCV 感染。一般认为抗 –HCV 是感染的标志（包括既往感染和现症感染）。抗 –HCV IgM 阳性更多见于现症感染者。抗 –HCV 在 HCV 感染后 4 ～ 6 周或更久出现，慢性患者抗 –HCV 可持续阳性。

（2）HCV RNA：HCV RNA 的出现较抗 –HCV 早，阳性表示体内有 HCV 复制，有传染性，可用于 HCV 感染的早期诊断及疗效评估。HCV 的基因分型检测对流行病学研究及指导慢性丙型肝炎治疗有重要意义。

4. HDV

（1）HDAg：感染 HDV 后 HDAg 较早在血清中出现，且持续时间短（1 ～ 2 周）。HDAg 阳性是急性 HDV 感染的直接证据。

（2）抗 –HDV：抗 –HDV IgM 阳性是 HDV 现症感染的标志。急性 HDV 感染者抗 –HDV IgM 一过性升高；慢性 HDV 感染者抗 –HDV IgM 升高多为持续性，并有高滴度的抗 –HDV IgG 阳性。持续性高滴度抗 –HDV 或抗 –HDV IgG 是慢性 HDV 感染的证据。

（3）HDV RNA：血清或肝组织中 HDV RNA 是 HDV 现症感染的直接证据，急性 HDV 感染一过性阳性，慢性 HDV 感染则持续阳性。

5. HEV

（1）抗 –HEV：发病 1 ～ 2 周后抗 –HEV 转阳性，3 ～ 5 周后达高峰，然后逐渐下降。抗 –HEV 转阳性或滴度由低到高，或抗 –HEV 滴度＞ 1：20，或抗 –HEV IgM 阳性对急性戊型肝炎有诊断意义。

（2）其他：血清和（或）粪便 HEAg 或 HEV RNA 阳性或粪便标本中找到 HEV 颗粒可明确诊断。

（五）肝穿刺活组织学检查

肝活检对病毒性肝炎的诊断和分型十分重要，可依据一般的病理形态进行诊断及鉴别诊断，了解炎症活动度及纤维化分期，估计预后，随访其演变及评估疗效。近年来应用电镜、免疫电镜、免疫组化、核酸分子杂交等技术，可进一步研究发病机制、确定病因、确定病毒复制状态及指导治疗。

（六）影像学检查

1. 超声波检查 急性肝炎时行此检查的目的是排除肝脏的其他病变，如肝占位性病变、梗阻性病变等。B 型超声检查对肝硬化、肝大块坏死、肝癌、脂肪肝等有一定的诊断意义。

2. 电子计算机断层扫描（CT）及磁共振成像（MRI）检查 对出血坏死、脂肪变化及鉴别肝占位性病变优于超声检查。

［常考考点］各型肝炎的病原学检测结果。

要点六 诊断与鉴别诊断

（一）诊断

1. 急性肝炎 起病较急，常有畏寒、发热、乏力、食欲缺乏、恶心、呕吐等急性感染症状。肝大，质偏软，ALT 显著升高。黄疸型肝炎血清胆红素正常或＞ 17.1μmol/L，尿胆红素阳性。黄疸型肝炎可有黄疸前期、黄疸期、恢复期三期经过，病程不超过 6 个月。

2. 慢性肝炎 病程超过半年或发病日期不明确而有慢性肝炎症状、体征、实验室检查改变者。常有乏力、厌油、肝区不适等症状，可有肝病面容、肝掌、蜘蛛痣、胸前毛细血管扩张、肝大质偏硬、脾大等体征。根据病情轻重及实验室指标改变等可综合评定为轻、中、重三度。

3. 重型肝炎（肝衰竭） 主要有肝衰竭综合征表现。急性黄疸型肝炎病情迅速恶化，2 周内出现Ⅱ度以上肝性脑病或其他重型肝炎表现者，为急性肝衰竭；15 天至 26 周出现上述表现者为亚急性肝衰竭；在慢性肝病基础上出现的急性肝功能失代偿为慢加急性（亚急性）肝衰竭。在肝硬化基础上出现的重型肝炎为慢性肝衰竭。

4. 淤胆型肝炎 起病类似急性黄疸型肝炎，黄疸持续时间长，症状轻，有肝内梗阻的表现。

5. 肝炎肝硬化 多有慢性肝炎病史。有乏力、腹胀、尿少、肝掌、蜘蛛痣、脾大、腹水、双下肢水肿、胃底 – 食管下段静脉曲张、白蛋白下降、A/G 倒置等肝功能受损和门脉高压表现。

（二）鉴别诊断

1. 各型病毒性肝炎之间的鉴别 主要根据流行病学、临床表现（甲、戊型肝炎为急性，黄疸型较多见；乙、丙、丁型肝炎可演变为慢性，无黄疸型多见）及实验室检查进行鉴别。确诊有赖于病原学检查结果。

2. 传染性单核细胞增多症 系 EB 病毒感染，可有肝脾大、黄疸、肝功能异常。但消化道症状轻，常有咽炎、淋巴结肿大、血白细胞增多、异常淋巴细胞 10% 以上、嗜异凝集反应阳性、抗 EB 病毒抗体 IgM 早期阳性（4 ～ 8 周）等。

3. 药物性或中毒性肝炎 有服用损害肝脏药物或接触有毒物质史，病毒性肝炎病原学检查常阴性。

4. 酒精性肝炎 有长期嗜酒史，病毒性肝炎病原学检查常阴性。

5. 非酒精性脂肪性肝炎（NASH） 患者形体肥胖，体重指数常超标，血生化检查甘油三酯多增高，B 超检查有相应改变，病毒性肝炎病原学检查常阴性。

6. 自身免疫性肝病 主要有自身免疫性肝炎（autoimmune hepatitis，AIH）、原发性胆汁性胆管炎（primary biliary cirrhosis，PBC）、原发性硬化性胆管炎（primary sclerosing cholangitis，PSC）及自身免疫性胆管炎（autoimmune cholangitis，AIC）等。常有肝脏炎性损害或胆汁淤积的表现，血清 IgG 或 γ 球蛋白明显升高，相应的自身抗体阳性，而病毒性肝炎病原学检查常阴性。

要点七　治疗

病毒性肝炎临床类型复杂，表现多样，治疗要根据不同的病原、临床类型及组织学改变区别对待。

（一）急性肝炎

1. 休息　早期应住院卧床休息，症状和黄疸消退后可起床活动，并随着病情的好转逐渐增加活动量，一般以不感到疲劳为度。

2. 饮食　应进食易消化、富含维生素的清淡饮食。如果食欲明显下降且有呕吐者，可静脉注射 10% ～ 20% 葡萄糖注射液和维生素 C 等。避免其他对肝脏不利的因素，避免使用肝毒性药物，禁止饮酒。

3. 药物治疗　恶心呕吐者可予以胃动力药；黄疸持续不退者可考虑中医中药治疗，或用门冬氨酸钾镁溶液等。保肝药物种类繁多，可酌情选用 1 ～ 2 种，不可滥用，以防加重肝脏负担。

急性病毒性肝炎多为自限性，一般不需抗病毒治疗。但急性丙型肝炎若发现 HCV RNA 阳性，尽快开始抗病毒治疗可治愈。

（二）慢性肝炎

慢性病毒性肝炎的治疗应根据患者的具体情况采用综合性治疗方案，主要包括一般及对症治疗、抗病毒、免疫调节、保肝、抗肝纤维化等治疗措施。抗病毒治疗是慢性乙型肝炎和丙型肝炎的关键治疗，只要有适应证，且条件允许，就应进行规范的抗病毒治疗。

1. 休息　应适当休息。病情活动时应卧床休息；病情稳定时应注意锻炼身体，以活动后不感到疲乏为度。

2. 饮食　宜进蛋白质及维生素含量丰富的饮食，以维持平衡为宜，防止发生脂肪肝、糖尿病等。忌酒。

3. 抗病毒治疗　目的是清除或持续抑制体内的肝炎病毒，减轻肝细胞炎症坏死及肝纤维化，延缓和阻止疾病进展，减缓和防止肝脏失代偿、肝硬化、HCC 及其并发症的发生，从而改善生活质量和延长存活时间。

（1）慢性乙型肝炎：抗病毒治疗的适应证：血清 HBV DNA 阳性的慢性 HBV 感染者，若其 ALT 持续异常（＞ ULN）且排除其他原因导致的 ALT 升高，均应考虑开始抗病毒治疗；存在肝硬化的客观依据，不论 ALT 和 HBeAg 状态，只要可检测到 HBV DNA，均建议进行积极的抗病毒治疗；对于失代偿期肝硬化者，若 HBV DNA 检测不到，但 HBsAg 阳性，建议行抗病毒治疗。

血清 HBV DNA 阳性、ALT 正常的患者，如有以下情形之一，则疾病进展风险较大，建议行抗病毒治疗：①肝组织学存在明显的肝脏炎症（G ≥ 2）或纤维化（S ≥ 2）；② ALT 持续正常（每 3 个月检查 1 次，持续 12 个月），但有肝硬化或肝癌家族史且年龄＞ 30 岁；③ ALT 持续正常（每 3 个月检查 1 次，持续 12 个月），无肝硬化或肝癌家族史，但年龄＞ 30 岁，建议行肝纤维化无创诊断技术检查或肝组织学检查，发现存在明显肝脏炎症或纤维化；④ ALT 持续正常（每 3 个月检查 1 次，持续 12 个月），有 HBV 相关的肝外表现（肾小球肾炎、血管炎、结节性多动脉炎、周围神经病变等）。

目前常用的抗 HBV 药物有两大类：核苷酸类似物（NAs）、干扰素（IFN）。

HBeAg 阳性慢性感染者采用恩替卡韦、TDF 或 TAF 治疗：治疗 1 年若 HBV DNA 低于检测下限、ALT 复常和 HBeAg 血清学转换后，再巩固治疗至少 3 年（每隔 6 个月复查 1 次）仍保持不变，可考虑停药，延长疗程可减少复发。

HBeAg 阳性 CHB 患者采用 Peg–IFN– α 抗病毒治疗：治疗 24 周时，若 HBV DNA 下降＜ 2lg IU/mL 且 HBsAg 定量＞ 20000IU/mL，建议停用 Peg–IFN– α 治疗，改为 NAs 治疗。有效患者治疗疗程为 48 周，可以根据病情需要延长疗程，但不宜超过 96 周。

HBeAg 阴性慢性感染者采用恩替卡韦、TDF 或 TAF 治疗：建议 HBsAg 消失且 HBV DNA 检测不到后停药随访。

HBeAg 阴性 CHB 患者采用 Peg–IFN– α 抗病毒治疗：治疗 12 周时，若 HBV DNA 下降＜ 2lg IU/mL，或 HBsAg 定量下降＜ 1lg IU/mL，建议停用 Peg–IFN– α 治疗，改为 NAs 治疗。有效患者治疗疗程为 48 周，可以根据病情需要延长疗程，但不宜超过 96 周。

对于代偿期乙型肝炎肝硬化患者，推荐采用恩替卡韦、TDF 或 TAF 进行长期抗病毒治疗，或采用 Peg–IFN– α 治疗，但需密切监测相关不良反应。

对于失代偿期乙型肝炎硬化患者，推荐采用恩替卡韦或 TDF 长期治疗，禁用 IFN 治疗，若必要可以应用 TAF 治疗。

Peg–IFN– α 治疗的禁忌证：①绝对禁忌证：妊娠或短期内有妊娠计划、精神病史（具有精神分裂症或严重抑郁症等病史）、未能控制的癫痫、失代偿期肝硬化、未控制的自身免疫病、严重感染、视网膜疾病、心力衰竭、慢性阻塞性肺疾病等基础疾病。②相对禁忌证：甲状腺疾病，既往抑郁症史，未控制的糖尿病、高血压、心脏病。

（2）丙型肝炎：所有慢性丙型肝炎患者即使血清 ALT 正常或轻度升高，HCV RNA 阳性者均应考虑抗病毒治疗，

HCV RNA 阳性的急性丙型肝炎一经确诊也应开始抗病毒治疗，以防转为慢性。在临床具体应用时，还应考虑患者肝组织损伤程度、有无肝功能失代偿、产生应答的可能性、有无合并症存在、潜在的严重不良反应等因素的影响。

①干扰素 + 利巴韦林（PR）：PR 治疗的适应证：在 DAA 上市之前，PR 方案是我国 HBV 感染者接受抗病毒治疗的主要方案，可应用于所有基因型 HBV 现症感染，同时无治疗禁忌证的患者。

②首选泛基因型 DAA 方案：自从首个泛基因型直接抗病毒药物（DAA）——索磷布韦 / 维帕他韦在 2018 年 5 月 23 日上市以来，我国在丙型肝炎治疗领域也紧随国际步伐迈入了泛基因治疗时代。结合国内外的循证医学证据，最新发布的中国指南将泛基因型 DAA 作为治疗丙肝的首选方案。

临床常用泛基因型直接抗病毒药物

类别	药品	规格	使用剂量
NS5A 抑制剂	达拉他韦	30mg 或 60mg，片剂	1 片，每日 1 次（早上服用）
NS5B 聚合酶核苷类似物抑制剂	索磷布韦	400mg，片剂	1 片，每日 1 次（早上服用）
NS5B 聚合酶核苷类似物抑制剂 / NS5A 抑制剂	索磷布韦 + 维帕他韦	400mg 索磷布韦和 100mg 维帕他韦，片剂	1 片，每日 1 次
NS3/4A 蛋白酶抑制剂 /NS5A 抑制剂	格卡瑞韦 + 哌仑他韦	100mg 格卡瑞韦和 40mg 哌仑他韦，片剂	3 片，每日 1 次（随食物服用）

4. 调节免疫疗法 对不能耐受或不愿接受 IFN 或核苷（酸）类药物治疗的慢性乙型肝炎患者，如有条件，可试用胸腺肽 α_1。

5. 抗肝纤维化治疗 抗病毒治疗是抗纤维化治疗的基础。γ 干扰素及中药冬虫夏草、丹参、桃仁等制剂有一定的抗肝纤维化作用。

（三）重型肝炎

目前的治疗原则是在密切观察病情、早期诊断的基础上，以支持和对症疗法为主，同时进行多环节阻断肝细胞坏死、促进肝细胞再生，积极防治各种并发症，必要时可采用人工肝支持系统，争取进行肝移植。

1. 一般治疗及支持治疗 患者应绝对卧床休息，进行重症监护，密切观察病情变化，控制蛋白质的摄入，减少肠道氨的来源，补足每日必需的热量、液体、维生素等，适当补充新鲜血浆、白蛋白、免疫球蛋白、富含支链氨基酸的多种氨基酸，纠正水、电解质及酸碱平衡紊乱等。酌情应用免疫调节剂胸腺肽 α_1 等。禁用对肝、肾有害的药物。注意隔离，防止发生医院感染。

2. 病因治疗 由 HBV 引起的重型肝炎应及早给予核苷类似物抗病毒治疗，以减轻或阻止免疫病理损伤。不宜使用干扰素。

3. 促进肝细胞再生 常用的治疗措施有：①促肝细胞生长因子（HGF）。②前列腺素 E_1（PGE_1）。③还原型谷胱甘肽等。

4. 抗内毒素血症 间歇应用广谱抗菌药物，抑制肠道菌内毒素释放；口服乳果糖等，促进肠道内毒素排泄。

5. 防治并发症 积极防治肝性脑病、脑水肿、上消化道出血、继发感染、肝肾综合征、代谢紊乱等并发症。

6. 人工肝支持系统和肝细胞移植 有条件者可采用人工肝支持系统以清除血中有毒物质，补充生物活性物质，降低胆红素，升高 PTA。人工肝支持系统对早期重型肝炎有较好的疗效，可为晚期患者争取时间进行肝移植。肝细胞移植既是一种支持疗法，也可起到肝移植的桥梁作用。

7. 肝移植 可显著提高终末期肝病患者生存率。

[常考考点] 乙肝和丙肝抗病毒治疗的适应证及常用药物。

要点八　预防

（一）管理传染源

病毒性肝炎属我国法定管理传染病种中的乙类传染病，发现后应及时做好疫情报告并隔离患者。急性甲型及戊型肝炎自发病之日起隔离 3 周。乙型及丙型肝炎隔离至病情稳定后可以出院。各型肝炎应分室住院治疗，对患者的分泌物、排泄物、血液以及污染的医疗器械、物品等均应进行消毒处理。对急性甲型或戊型肝炎患者的接触者可进行医学观察 45

日。肝功能异常或HBsAg阳性或抗-HCV阳性者不得献血、组织或器官。HBsAg携带者不得献血，可照常工作和学习，但要定期随访，注意个人卫生、经期卫生以及行业卫生，防止血液及其他体液污染并感染他人；不共用食具、刮刀、修面用具、洗漱用品等。

对HBV感染育龄期及妊娠期妇女的管理：

1. 有生育要求的CHB患者，若有治疗适应证，应尽量在孕前应用IFN或NAs治疗。如意外怀孕，应用IFN-α者应终止妊娠；应用NAs者，应选择替诺福韦（TDF）或替比夫定（LdT）抗病毒治疗。

2. 妊娠中、后期如果患者HBV DNA载量＞$2×10^6$IU/mL，在与患者充分沟通、知情同意的基础上，于妊娠24～28周开始予TDF、LdT抗病毒治疗，产后停药，可母乳喂养。应用TDF时，母乳喂养不是禁忌证。

3. 男性育龄期患者应用IFN-α治疗应在停药后6个月方可生育，应用NAs治疗对生育的影响及传播意义尚无证据表明利弊。

（二）切断传播途径

提高个人卫生水平，加强饮食卫生管理、水源保护、环境卫生管理以及粪便无害化处理。加强托幼机构、各服务业卫生管理。

各级医疗卫生单位应加强消毒及防护措施。各种医疗及预防注射应实行一人一针一管，各种医疗器械及用具应实行一人一用一消毒（如针灸针、手术器械、探针、各种内镜以及口腔科钻头等），尤其应严格对带血污染物的消毒处理。对血液透析病房应加强卫生管理。

（三）保护易感人群

1. 甲型肝炎 甲肝减毒活疫苗或灭活疫苗均有较好的预防效果，高危易感人群应接种；人血丙种球蛋白及甲肝疫苗于HAV暴露后2周内注射均有一定程度的保护作用。

2. 乙型肝炎

（1）乙肝免疫球蛋白（HBIG）：主要用于阻断HBV的母婴传播及意外暴露的被动免疫，应在出生后或暴露后的24小时内（时间越早越好）注射。

（2）乙型肝炎疫苗：主要用于新生儿和高危人群的乙肝预防。对HBsAg阳性产妇所生婴儿，与乙肝免疫球蛋白联合使用可提高保护率。

［常考考点］甲肝减毒活疫苗或灭活疫苗、乙肝免疫球蛋白及乙型肝炎疫苗的适用人群。

【例题实战模拟】

A1型题

1. Dane颗粒是
   A. 丁型肝炎病毒　B. 乙型肝炎病毒　C. 甲型肝炎病毒
   D. 戊型肝炎病毒　E. 丙型肝炎病毒

2. 下列属于甲型肝炎病毒特点的是
   A. 脱氧核糖核酸（DNA）病毒　B. 黑猩猩和绒猴易感，但不能传代
   C. 甲型肝炎病毒感染后易成慢性携带者　D. 在细胞培养中HAV引起细胞病变
   E. 只有一个血清型和一个抗原抗体系统

3. 甲型肝炎病程中，传染性最强的阶段是
   A. 潜伏期　B. 黄疸前期　C. 黄疸期　D. 恢复期　E. 慢性期

4. 下列乙肝病毒标记物中反映HBV有活动性复制和传染性的是
   A. 表面抗原（HBsAg）　B. 表面抗体（抗-HBs）　C. e抗原（HBeAg）
   D. e抗体（抗-HBe）　E. 核心抗体（抗-HBc）

5. 对乙肝病毒感染具有保护作用的是
   A. 抗-HBe　B. 抗-HBs　C. DNA聚合酶　D. 抗核抗体　E. 抗-HBc

6. 血清中常规检查检测不到的HBV标志物是
   A. HBsAg　B. HBeAg　C. HBcAg　D. 抗-HBe　E. 抗-HBc

7. 下列关于急性甲型肝炎的治疗，最主要的是
   A. 休息　B. 保肝　C. 降酶　D. 抗病毒　E. 调节免疫

8. 下列指标对诊断重型病毒性肝炎最有意义的是

A. 血清胆红素明显升高　B. 酶胆分离　C. 凝血酶原活动度明显降低

D. A/G 比值倒置　E. 血清转肽酶活性明显升高

9. 有明显出血倾向的肝炎是

A. 急性黄疸型肝炎　B. 急性无黄疸型肝炎　C. 淤胆型肝炎　D. 重型肝炎　E. 慢性肝炎

10. 甲型肝炎最有效的预防措施是

A. 隔离患者　B. 搞好“三管一灭”　C. 注射甲肝疫苗

D. 注射丙种球蛋白　E. 流行期间服用板蓝根

11. 下列有关重型肝炎的描述，正确的是

A. 重型肝炎的病死率一般不高

B. 急性重型肝炎的病程一般不超过 14 天

C. 急性重型肝炎和亚急性重型肝炎的主要区别是后者肝性脑病出现较早

D. 慢性重型肝炎是指重型肝炎的病程超过 24 周

E. 在我国以 HBV 感染所致重型肝炎最常见

12. 下列有关丙型肝炎的叙述，正确的是

A. 丙型肝炎病毒只能通过输血传播

B. 抗 –HCV 属于保护性抗体

C. 丙型肝炎黄疸发生率较高

D. 丙型肝炎极易演变为慢性

E. 急性丙型肝炎的治疗不应使用干扰素

13. 对病毒性肝炎的临床分型最有意义的依据是

A. 病程的长短　B. 病情的轻重　C. 血清转氨酶检查　D. 病原学检查　E. 肝穿刺

14. 下列有关肝炎病毒血清学标志物的描述，不正确的是

A. 慢性 HBV 感染抗 –HBc IgM 也可阳性　B. 抗 –HAV IgM 阳性可诊断为急性 HAV 感染

C. HBsAg 阳性表明患者有传染性　D. 抗 –HCV 阳性为 HCV 既往感染

E. 抗 –HBs 是保护性抗体

15. 诊断病毒性肝炎最可靠的根据是

A. 发病季节　B. 起病方式　C. 症状及体征　D. 接触史　E. 病原学及肝功检查

16. 预防 HBeAg 阳性母亲所生的新生儿 HBV 感染最有效的措施是

A. 丙种球蛋白　B. 高效价乙肝免疫球蛋白　C. 乙肝疫苗

D. 高效价乙肝免疫球蛋白 + 乙肝疫苗　E. 乙肝疫苗 + 丙种球蛋白

A2 型题

17. 患者，男，20 岁。一次体检中发现 HBsAg 阳性，当时无症状及体征，肝功正常。次年 5 月，因突然乏力、恶心、厌食、尿黄而入院。化验：ALT 500U/L，血清总胆红素 85μmol/L，抗 –HAV IgM（+）。该患者诊断为

A. 乙型肝炎，慢性迁延型，既往感染过甲型肝炎

B. 乙型肝炎，慢性活动型，既往感染过甲型肝炎

C. 急性甲型黄疸型肝炎，乙型肝炎病毒携带者

D. 急性乙型肝炎合并甲型肝炎

E. 急性黄疸型肝炎，甲、乙型肝炎病毒混合感染

【参考答案】

1.B　2.E　3.B　4.E　5.B　6.C　7.A　8.C　9.D　10.C　11.E　12.D　13.E　14.D　15.E　16.D　17.C

细目二　流行性感冒

【考点突破攻略】

流行性感冒（influenza）简称流感，是由流感病毒引起的急性呼吸道传染病，主要通过飞沫传播，潜伏期短，传染性强，传播迅速。主要临床特点为起病急，高热、头痛、乏力、全身酸痛和轻微的呼吸道症状。已多次引起世界范围的大流行，造成数十亿人发病，数千万人死亡。

要点一　病原学

流感病毒属正黏病毒科，直径 80 ～ 120nm，呈球形或丝状，由核心和包膜组成。核心由分节段的单股负链 RNA、与其结合的核蛋白（nucleoprotein，NP）和 RNA 多聚酶组成，流感病毒核酸分节段的结构特点使其具有较高的基因重配频率，因而其抗原性容易发生变异，并导致新亚型病毒的出现。包膜分为两层，包膜内层为基质蛋白 1（matrix protein，M1），包膜外层主要来自宿主细胞的脂质双层膜，表面分布着两种刺突——血凝素（hemagglutinin，HA）和神经氨酸酶（neuraminidase，NA），成分为糖蛋白，具有亚型和株的特异性。此外，病毒包膜外层上还分布有基质蛋白 2（M2），数量少，属于离子通道蛋白，有助于病毒进入感染细胞。针对 HA 的抗体为中和抗体，可预防流感的传染，抗 NA 抗体能在一定程度上限制病毒的复制，但不能中和流感病毒。

根据病毒 NP 和 M1 抗原性的不同，流感病毒分为甲（A）、乙（B）和丙（C）三型，甲型流感病毒再根据 HA 和 NA 的抗原性不同分为若干亚型，HA 可分为 H1 ～ H18 亚型，NA 可分为 N1 ～ N11 亚型，人类流感主要与 H1、H2、H3 和 N1、N2 亚型有关。甲型流感病毒宿主广泛，易发生变异，曾多次引起世界性大流行；乙型流感病毒变异较少，通常只引起局部暴发；丙型流感病毒稳定，多为散发，主要侵犯婴幼儿和免疫力低下的人群；乙型、丙型相对较少，主要感染人类。

流感病毒容易发生变异，最常发生于甲型，主要形式有两种：①抗原漂移（antigen drift），变异幅度小，属于量变，不会引起流感的大规模流行，出现频率较高，且有逐渐积累效应。②抗原转换（antigen shift），变异幅度大，属于质变，形成新的病毒亚型，由于人群对抗原转换后出现的新亚型缺少免疫力，往往会引起流感的全球性大流行，发生频率较低，且缓慢。

流感病毒不耐热，100℃ 1 分钟或 56℃ 30 分钟灭活，对常用消毒剂（甲醛、过氧乙酸、含氯消毒剂等）、紫外线敏感，耐低温和干燥，真空干燥或 -20℃以下仍可存活。

［常考考点］流感病毒分为甲、乙、丙三型的依据是 NP 和 M1 抗原性的不同。

要点二　流行病学

1. 传染源　主要为流感患者和隐性感染者。潜伏期即有传染性，发病 3 日内传染性最强。动物可能为重要储存宿主和中间宿主。

2. 传播途径　经呼吸道 - 空气飞沫传播，也可通过直接接触或病毒污染物品间接接触传播。

3. 易感人群　普遍易感，感染后获得对同亚型病毒免疫力，但维持时间短，各型及亚型之间无交叉免疫。

4. 流行特征　流感病毒具较强的传染性，加之呼吸道飞沫传播，易引起流行和大流行。一般散发，多发于冬春季，我国北方每年流感活动高峰一般发生在当年 11 月底至次年的 2 月底，而南方除冬春季外，还有一个活动高峰（5 ～ 8 月份），大流行可发生于任何季节。根据世界上已发生的 4 次大流行情况分析，一般 10 ～ 15 年发生一次大流行。流感在流行病学上最显著的特点为：突然暴发，迅速蔓延，波及面广，具有一定的季节性，一般流行 6 ～ 8 周后会自然停止（世界性大流行通常有 2 ～ 3 个流行波），流感后人群获得一定的免疫力，流感于每次流行后，在人群中总要造成不同数量的死亡，死者多为年迈体衰、年幼体弱或合并有慢性疾病的患者。甲型流感常引起暴发流行，乙型流感呈局部流行或散发，亦可大流行，丙型以散发为主。

［常考考点］流感的传染源、传播途径、易感人群和流行特征。

要点三　发病机制与病理

1. 发病机制　流感病毒经呼吸道吸入后，通过血凝素与呼吸道表面纤毛柱状上皮细胞的唾液酸受体结合而进入细胞，在细胞内进行复制，引起上呼吸道症状，并在上皮细胞变性坏死后排出较多量的病毒，随呼吸道分泌物排出引起传播，上皮细胞变性、坏死、溶解或脱落后，产生炎症反应，从而产生发热、头痛、肌痛等全身症状。单纯流感病变主要损害呼吸道上部和中部黏膜，一般不破坏呼吸道基底膜，不引起病毒血症。若病毒不局限，侵袭全部呼吸道，可致流感病毒性肺炎，易继发细菌性肺炎，老年人、婴幼儿、慢性病患者及免疫力低下者较易发生。

2. 病理 单纯型流感病变主要发生在上、中呼吸道，表现为纤毛柱状上皮细胞的变性、坏死和脱落，黏膜充血、水肿和单核细胞浸润。流感病毒性肺炎的病理特征为肺充血、水肿，支气管黏膜坏死，气道内有血性分泌物，黏膜下层灶性出血，肺泡内含有渗出液，严重时有肺透明膜形成。

要点四 临床表现

潜伏期通常为 1 ～ 3 日，最短数小时。起病多急骤，主要以全身中毒症状为主，呼吸道症状轻微或不明显。发热通常持续 3 ～ 4 日。

1. 单纯型流感 最常见，骤起畏寒、发热，体温可达 39 ～ 40℃，头痛、全身酸痛、咽干、乏力及食欲减退等全身症状明显；咳嗽、流涕、鼻塞、咽痛等呼吸道症状较轻；少数患者有恶心、呕吐、腹泻、腹痛等消化道症状。

2. 肺炎型流感 较少见，可以由单纯型转为肺炎型，或直接表现为肺炎型，多发生在 2 岁以下的小儿、老人、孕妇或原有慢性基础疾病者。特点是在发病后 24 小时内出现高热、烦躁、呼吸困难、咳血痰和明显发绀，可进行性加重，应用抗菌药物无效，可因呼吸循环衰竭在 5 ～ 10 日内死亡。两肺可有呼吸音减低、湿啰音或哮鸣音，但无肺实变体征。X 线胸片可见双肺广泛小结节性浸润，近肺门较多，肺周围较少。婴儿流感的临床症状往往不典型，可见高热、惊厥。部分患儿表现为喉、气管、支气管炎症，严重者出现气道梗阻现象。新生儿流感虽少见，但一旦发生常呈败血症表现，如嗜睡、拒奶、呼吸暂停等，常伴有肺炎，病死率高。

3. 其他类型 较少见。中毒型主要表现为高热、循环障碍、血压下降、休克及 DIC 等；胃肠型主要表现为恶心、呕吐、腹痛、腹泻；脑炎型主要表现为谵妄、惊厥、意识障碍、脑膜刺激征。

4. 并发症 呼吸道并发症：细菌性气管炎、细菌性支气管炎、细菌性肺炎；肺外并发症、瑞氏（Reye）综合征、中毒性休克、骨骼肌溶解、心肌炎、心包炎。

本病预后一般良好，常于短期内自愈。婴幼儿、老年人和合并有慢性基础疾病者，预后较差。

［常考考点］流感的典型临床表现及常见并发症。

要点五 实验室检查与其他检查

1. 血液检查 白细胞计数正常或降低，淋巴细胞相对增加。重症患者多有白细胞总数及淋巴细胞下降。合并细菌感染时白细胞和中性粒细胞可增多，重者可有乳酸脱氢酶（LDH）、肌酸磷酸激酶（CK）等增高。

2. 病毒分离 将起病 3 日内患者的含漱液或上呼吸道分泌物接种于鸡胚或组织培养，进行病毒分离。灵敏度高，但实验要求高、费时。

3. 血清学检查 急性期（发病后 7 日内采集）和恢复期（间隔 2 ～ 3 周采集）双份血清进行补体结合试验或血凝抑制试验，后者抗体滴度与前者相比有 4 倍或以上升高，有助于确诊（回顾性诊断）。灵敏度、特异性均较差。

4. 病毒特异抗原及其核酸检查 取患者呼吸道标本或肺标本，采用免疫荧光或酶联免疫法检测甲、乙型流感病毒型特异的核蛋白（NP）或基质蛋白（M1）及亚型特异的血凝素蛋白。还可用 RT-PCR 检测编码上述蛋白的特异基因片段。

5. 快速诊断法 取患者鼻黏膜压片染色找到包涵体，免疫荧光检测抗原。

6. 胸部影像学检查 重症患者胸部 X 线检查可显示单侧或双侧肺炎，少数可伴有胸腔积液等。

［常考考点］流感的血清学检测和病毒特异抗原及其核酸检查的阳性结果。

要点六 诊断与鉴别诊断

（一）诊断

一般冬春季节，在同一地区，短时间之内出现大量流感样病例，应考虑流感。诊断分为两类：

1. 疑似病例 流行病学史、临床表现。

2. 确诊病例 流行病学史、临床表现、实验室病原学检查。

（二）鉴别诊断

1. 普通感冒 多为散发，起病较慢，可由多种呼吸道病毒感染引起。除流行病学资料外，通常流感全身症状比普通感冒重，而普通感冒呼吸道局部症状更突出。

2. 传染性非典型肺炎（SARS） 是由 SARS 冠状病毒引起的一种具有明显传染性，可累及多个脏器、系统的特殊肺炎。临床上以发热、乏力、头痛、肌肉关节疼痛等全身症状和干咳、胸闷、呼吸困难等呼吸道症状为主要表现，配合 SARS 病原学检测阳性，可做出 SARS 的诊断。

3. 其他 钩端螺旋体病、流行性脑膜炎、急性细菌性扁桃体炎、链球菌性咽炎、肺炎支原体肺炎等，确诊需依据实验室检查，如病原体分离、血清学检查和核酸检测。

［常考考点］流感与普通感冒、SARS 的鉴别。

要点七 治疗

（一）治疗原则

1. 隔离患者 流行期间对公共场所加强通风和空气消毒。

2. 及早应用抗流感病毒药物治疗 只有早期（起病 1 ～ 2 日内）使用才能取得最佳疗效。

3. 加强支持治疗和防治并发症 卧床休息，多饮水，饮食要易于消化。密切观察和监测并发症，抗菌药物仅在明确或有充分的证据提示有继发细菌感染时才考虑应用。

4. 合理应用对症治疗药物 应用解热药、缓解鼻黏膜充血药物、止咳祛痰药物等对症治疗。儿童忌用阿司匹林或含阿司匹林药物，以免诱发致命的瑞氏（Reye）综合征。

（二）抗流感病毒药物治疗

1. 离子通道 M2 阻滞剂 金刚烷胺和甲基金刚烷胺。可阻断病毒吸附于宿主细胞，抑制病毒复制，早期应用可减少病毒的排毒量，缩短排毒期，但只对甲型流感病毒有效。推荐用量为成人每日 200mg，老年人每日 100mg，小儿每日 4 ～ 5mg/kg，分两次口服，疗程 3 ～ 4 日。在过去的十几年内流感病毒对此类药物的耐药性已普遍存在。

2. 神经氨酸酶抑制剂 奥司他韦（oseltamivir）是目前最为理想的抗病毒药物，发病初期使用，能特异性抑制甲、乙型流感病毒的神经氨酸酶，从而抑制病毒的释放。推荐口服剂量是，成人每次 75mg，每日 2 次，连用 5 日。儿童体重 15kg 者推荐剂量 30mg，15 ～ 23kg 为 45mg，24 ～ 40kg 为 60mg，大于 40kg 者可用 75mg，1 岁以下儿童不推荐使用。扎那米韦（zanamivir）通过抑制流感病毒的神经氨酸酶发挥作用，适用于成年患者和 12 岁以上的青少年患者，治疗甲型和乙型流感，对金刚烷胺、金刚乙胺耐药的病毒株也起抑制剂作用。推荐用量为每日 20mg，间隔 12 小时，分两次吸入，连用 5 日。

［常考考点］抗流感病毒药物治疗常用神经氨酸酶抑制剂——奥司他韦。

要点八 预防

（一）控制传染源

早发现、早报告、早隔离、早治疗，隔离时间为 1 周或热退后 2 日。

（二）切断传播途径

流感流行期间，尽量少去公共场所，注意通风，加强对公共场所进行消毒。医务人员在工作期间戴口罩，勤洗手，防止交叉感染。流感患者的用品要彻底消毒。

（三）保护易感人群

1. 接种流感疫苗 在流感好发季节，给易感的高危人群和医务人员接种疫苗。高危人群包括：年龄超过 65 岁；有慢性肺或心血管系统疾病（包括哮喘）的成人和 6 个月以上的儿童；肾功能障碍者；免疫功能抑制（包括药物性）者；妊娠中期以上孕妇等。接种时间为每年流感流行季节前，每年接种 1 次，约 2 周可产生有效抗体。用法为皮下注射，成人 1mL，学龄前儿童 0.2mL，学龄儿童 0.5mL。主要有以下几种：减毒活疫苗、细胞培养的流感疫苗、DNA 疫苗、通用疫苗。减毒活疫苗主要采用鼻腔喷雾接种，两侧鼻腔各喷 0.25mL。

2. 应用抗流感病毒药物预防 明确或怀疑某部门流感暴发时，对所有非流感者和未进行疫苗接种的医务人员给予金刚烷胺、金刚乙胺或奥司他韦进行预防性治疗。

【例题实战练习】

A1 型题

1. 下列关于流行性感冒的叙述，错误的是

A. 甲型流感病毒易发生变异　B. 由流行性感冒病毒引起
C. 临床表现以上呼吸道症状较重　D. 发热及全身中毒症状较重
E. 少数患者有恶心、呕吐、腹痛、腹泻等消化道症状

2. 下列关于流行性感冒的叙述，正确的是
A. 流行性感冒病毒属副黏病毒　B. 分甲、乙、丙三型　C. 甲型不变异
D. 乙型及丙型可感染人类及多种动物　E. 丙型主要侵犯婴幼儿和免疫力低下的人群

3. 流行性感冒确诊的主要依据是
A. 发病季节　B. 呼吸道症状轻微而全身中毒症状重　C. 病毒分离
D. 血凝抑制试验　E. 发热、咳嗽、流涕、鼻塞等呼吸道症状

4. 下列有关流行性感冒的叙述，错误的是
A. 全身中毒症状　B. 上呼吸道卡他症状较轻或不明显　C. 肺炎型流感较少见
D. 年老患者或免疫力低下的患者感染流感，病情可持续发展　E. 肺外合并症多见

5. 下列有关流感的预防措施，错误的是
A. 对流感患者进行隔离及治疗
B. 流感流行前，给所有易感人群使用金刚烷胺进行药物预防
C. 流感流行前接种流感疫苗
D. 减少公众集会活动
E. 流感患者的用品要彻底消毒

6. 下列关于流行性感冒流行病学特征的叙述，错误的是
A. 流感患者及隐性感染者为主要传染源　B. 动物亦可能为主要的储存宿主和中间宿主
C. 呼吸道经空气飞沫传播　D. 丙型以散发为主　E. 乙型流感均为散发

7. 将流行性感冒病毒分为甲、乙、丙三型的依据是
A. 所致疾病的临床特征　B. 流行特征　C. 病毒 NP 和 M1 抗原性的不同
D. 表面抗原血凝素　E. 流感病毒的变异

8. 下列有关流行性感冒治疗的叙述，错误的是
A. 早期应用抗流感病毒药物治疗　B. 加强支持治疗和防治并发症
C. 合理应用对症治疗药物　D. 抗菌药物仅在有继发细菌感染时才考虑应用
E. 儿童及早应用阿司匹林制剂

【参考答案】

1.C　2.B　3.C　4.E　5.B　6.E　7.C　8.E

细目三　人感染高致病性禽流感

【考点突破攻略】

人感染高致病性禽流感（highly pathogenic avian influenza）简称人禽流感，是由甲型禽流感病毒引起的人、禽、畜共患的急性呼吸道传染病。目前有 H5、H7、H9 及 H10 亚型病毒中的一些毒株感染人类的报道。人禽流感的主要表现有高热、咳嗽、呼吸困难，严重者可出现休克、多脏器功能衰竭等表现。

要点一　病原学

禽流感病毒属于正黏病毒科，属甲型流感病毒，包括其全部亚型。根据其致病性，禽流感病毒可分为高致病性、低致病性和非致病性三大类，其中 H5 和 H7 亚型为高致病型，又以 H5N1 致病性最强。目前感染人类的禽流感病毒亚型主要有 H5N1、H9N2、H7N9、H7N7、H7N2、H7N3 等。其中感染 H5N1 亚型、H7N9、患者病情重，死亡率高，可感染人、禽和其他哺乳类动物如猪。1997 年 5 月，香港 1 例 3 岁儿童死于不明原因的多器官功能衰竭，经美国疾病控制中心及 WHO 鉴定为禽甲型流感病毒 H5H1 引起的，是世界上首次证实禽甲型流感病毒 H5H1 感染人类。2003 年 3 月，我国首次发现人感染 H7N9 禽流感病例。

禽流感病毒容易被稀酸、乙醚等有机溶剂和碘剂、含氯石灰灭活。禽流感病毒没有超常的稳定性，病毒可在加热、极端的pH、非等渗和干燥的条件下灭活，对低温抵抗力强，在有甘油保护的情况下可保持活性1年以上。在野外条件下，禽流感病毒常从病禽的鼻腔分泌物和粪便中排出，病毒受到这些有机物的保护极大地增加了抗灭活能力。此外，禽流感病毒可以在自然环境中，特别是凉爽和潮湿的条件下存活很长时间。粪便中病毒的传染性在4℃条件下可以保持30～50日，20℃时为7日。

［常考考点］人禽流感属于乙类传染病，按甲类传染病管理。

要点二　流行病学

1. 传染源　主要为病禽、带毒的禽。野禽在自然传播中发挥了重要作用，特别是感染H5N1亚型病毒的鸡、鸭。病毒污染的羽毛和粪便是重要传染物，其病毒含量高而且存活时间长。其他禽类和野禽也有可能成为传染源。

2. 传播途径　主要经呼吸道传播，通过密切接触感染的禽类及其分泌物、排泄物，受污染的水及直接接触病毒株感染。目前尚无人与人之间直接传播的确切证据。

3. 易感人群　人类对禽流感病毒普遍不易感，缺乏免疫力。发病与年龄、性别无关，12岁以下的儿童病情重。

4. 发病季节　禽流感一年四季均可发生，但冬、春季节多暴发流行。夏季发病较少，多呈散发，症状也较轻。

［常考考点］人禽流感的传染源、传播途径。

要点三　发病机制与病理

（一）发病机制

1. 禽流感病毒的致病性　①大多流感暴发与病毒株亚型H5和H7有关。目前仅发现H5N1、H9N2和H7N7能直接感染人，H5N1具有高致病性。②家禽体内一些酶类也可增加流感病毒的毒力。

2. 致病性的分子生物学基础　①病毒的基因及其产物，如血凝素、神经氨酸酶和多聚酶是决定毒力的关键。②血凝素蛋白重链和轻链连接肽及附近糖基化的位点也影响其毒力。

3. 禽流感病毒可触发免疫“风暴”　人一旦感染了H5N1、H7N9流感病毒，其支气管和肺泡上皮的促炎细胞因子和趋化因子水平明显增高，造成“细胞因子风暴”，可引起反应性噬血细胞综合征（reactive hemophagocytic syndrome），导致各器官严重的病理损伤。

（二）病理

病理改变以肺部最明显，可见到肺泡和支气管黏膜损伤严重，肺实质出血和坏死，肺泡内大量淋巴细胞浸润，肺泡内有透明膜形成，有严重的弥漫性损伤，并伴有间隔纤维形成。少数病例发现广泛肝小叶中心坏死、急性肾小管坏死、淋巴细胞功能衰竭。

要点四　临床表现

潜伏期一般为1～7日，通常为2～4日。

急性起病，早期表现类似流感。主要为发热，体温大多持续在39℃以上，热程1～7日，一般为3～4日，可伴有眼结膜炎、流涕、鼻塞、咳嗽、咽痛、头痛和全身不适。部分患者可有恶心、腹痛、腹泻、稀水样便等消化道症状。重症患者病情发展迅速，可出现肺炎、急性呼吸窘迫综合征（ARDS）、肺出血、胸腔积液、全血细胞减少、肾衰竭、败血症、休克及Reye综合征等多种并发症，严重者可致死亡，且病死率高达50%。体征可见眼结膜轻度充血，咽部充血，肺部有干啰音等，半数患者有肺部实变体征。H7N9患者病情发展迅速，常快速进展为急性呼吸窘迫综合征、感染性休克和多器官功能障碍综合征；仅少数患者表现为轻症。病例早期发病无特异性表现，后期重症病例治疗效果差，病死率高。H7亚型感染者症状较轻，H9N2和H10N7感染者仅出现一过性流感症状。

［常考考点］人禽流感的典型临床表现。

要点五　实验室检查与其他检查

（一）血常规检查

多数患者外周血白细胞、淋巴细胞和血小板不同程度减少。

（二）骨髓穿刺检查

骨髓穿刺检查示细胞增生活跃，见反应性组织细胞增生伴出血性吞噬现象。

（三）血生化检查

部分患者肝功能异常，表现为 ALT、AST 升高，亦可出现 BUN 的升高。

（四）病原及血清学检查

1. 病毒抗原及基因检测 取患者呼吸道标本，采用免疫荧光法（或酶联免疫法）检测甲型流感病毒核蛋白抗原（NP）及禽流感病毒 H 亚型抗原。还可用快速核酸模板等温扩增技术（NASBA）或 RT-PCR 检测禽流感病毒亚型特异性 H 抗原基因。

2. 病毒分离 从患者呼吸道标本（如鼻咽分泌物、口腔含漱液、气管吸出物或呼吸道上皮细胞）中分离禽流感病毒。

3. 血清学检查 以微粒中和法或特异的酶联免疫吸附试验（ELISA）检测抗体，发病初期和恢复期双份血清抗禽流感病毒抗体滴度有 4 倍或以上升高，有助于回顾性诊断。

（五）其他检查

重症患者胸部 X 线检查可显示单侧或双侧肺炎，严重者呈"白肺"，少数可伴有胸腔积液等。

［常考考点］人禽流感的病原及血清学检测。

要点六　诊断与鉴别诊断

（一）诊断

根据流行病学资料、临床症状和病原分离而确诊。

1. 医学观察病例 1 周内有流行病学接触史者，出现流感样症状，对其进行 7 日医学观察。

2. 疑似病例 有流行病学史和临床表现，患者呼吸道分泌物标本采用甲型流感病毒和 H5 型单克隆抗体抗原检测阳性者。

3. 临床诊断病例 被诊断为疑似病例，且与其有共同暴露史的人被诊断为确诊病例者。

4. 确诊病例 临床诊断病例呼吸道分泌物标本中分离出特定病毒或采用 RT-PCR 检测到禽流感病毒基因，且发病初期和恢复期双份血清抗禽流感病毒抗体滴度 4 倍或以上升高。

（二）鉴别诊断

注意与流感、普通感冒、细菌性肺炎、传染性非典型肺炎（SARS）、传染性单核细胞增多症、巨细胞病毒感染、衣原体肺炎、支原体肺炎等疾病进行鉴别诊断。确诊需依据实验室检查，如病原体分离、血清学检查和核酸检测。

要点七　治疗

（一）一般治疗

对疑似和确诊患者应进行隔离治疗。加强支持治疗，预防并发症。注意休息，多饮水，加强营养，饮食易消化。

（二）对症治疗

可应用解热药、缓解鼻黏膜充血药、止咳祛痰药等。儿童忌用阿司匹林或含阿司匹林的药物，避免引起儿童 Reye 综合征。

（三）抗流感病毒治疗

应在发病 48 小时内试用抗流感病毒药物。

1. 神经氨酸酶抑制剂 试验研究表明，奥司他韦（oseltamivir）对禽流感病毒 H5N1、H7N9 和 H9N2 有抑制作用。成人每日 150mg，儿童每日 3mg/kg，分 2 次口服，5 日为一疗程。WHO 在 2006 年颁布的《关于人感染禽流感病毒（H5N1）的药物学管理的快速建议指南》中认为，对确诊或高度怀疑的患者给予奥司他韦治疗，具有较高的预防疾病恶化的价值。扎那米韦（zanamivir）是第一个新型抗流感病毒的神经氨酸酶抑制剂，对病毒的各种变异株均有作用，是一种雾化吸入剂，每次 10mg，每日 2 次。现已批准用于治疗无并发症的、年龄满 7 岁的急性流感患者。

2. 离子通道 M2 阻滞剂 金刚烷胺（amantadine）和金刚乙胺（rimantadine）可抑制禽流感病毒株的复制，早期应用可阻止病情发展，减轻病情，改善预后。金刚烷胺成人每日 100～200mg，儿童每日 5mg/kg，分 2 次口服，5 日为一疗程。治疗过程中应注意中枢神经系统和胃肠道副作用。肾功能受损者酌减剂量。有癫痫病史者忌用。

（四）抗生素治疗

在明确或有充分证据提示继发细菌感染时使用，可选用氟喹诺酮类或大环内酯类抗生素。

（五）重症患者的治疗

对出现呼吸障碍者给予吸氧及其他呼吸支持，防治继发细菌感染，必要时进行免疫调节治疗，如糖皮质激素、胸腺肽、干扰素、丙种球蛋白等。

[常考考点]抗流感病毒治疗要求在48小时内使用神经氨酸酶抑制剂（奥司他韦）或离子通道M2阻滞剂（金刚烷胺或金刚乙胺）。

要点八 预防

（一）管理传染源

加强禽类疾病的监测，一旦发现禽流感疫情，动物防疫部门应立即按有关规定进行处理。加强对密切接触禽类人员的监测。当接触禽类人员中出现流感样症状时，应立即进行流行病学调查，采集患者标本并送至指定实验室检测，以进一步明确病原，同时采取相应的防治措施。

（二）切断传播途径

一旦发生疫情，对病禽群进行严格隔离、封锁、捕杀、销毁。接触人禽流感患者应戴口罩、戴手套、穿隔离衣。接触后应洗手。要加强检测标本和实验室禽流感病毒毒株的管理，严格执行操作规范，防止医院感染和实验室的感染及传播。

（三）保护易感人群

注意饮食卫生，不喝生水，不吃未熟的肉类及蛋类等；勤洗手，养成良好的个人卫生习惯。目前尚无人用H5N1疫苗。对密切接触者必要时可试用抗流感病毒药物或按中医理论辨证施防。

【知识纵横比较】

流感和人禽流感的鉴别

	流行性感冒	人感染高致病性禽流感
传染源	流感患者和隐性感染者	患禽流感或携带禽流感病毒的鸡、鸭、鹅等家禽
传播途径	经呼吸道-空气飞沫传播，也可通过直接接触或病毒污染物品间接接触传播	呼吸道传播，也可通过密切接触感染的禽类及其分泌物、排泄物，日常接触受病毒污染的物品和水，以及实验室直接接触病毒毒株被感染
易感人群	普遍易感	人对禽流感病毒不易感。高危人群：12岁以下儿童、与家禽（尤其是病死禽）密切接触人群、与病人密切接触者（包括医务人员）
流行特征	发病率高和流行过程短，无明显季节性，散发于冬春季	四季均可发生，但冬春季节多暴发流行。夏季发病较少，多呈散发
临床表现	潜伏期通常为1～3日，最短数小时。起病多急骤，主要以全身中毒症状为主，呼吸道症状轻微或不明显。可分为单纯型流感和肺炎型流感	潜伏期一般为1～7日，通常在2～4日以内。早期类似普通感冒，可伴消化道症状，重症患者高热不退，病情发展迅速。可出现急性肺损伤、急性呼吸窘迫综合征（ARDS）、肺出血、胸腔积液，全血细胞减少、多脏器功能衰竭、休克及瑞氏（Reye）综合征等多种严重并发症，病死率高达50%。体征可见眼结膜充血、咽部充血、肺部干啰音，半数患者有肺部实变体征
抗病毒治疗	离子通道M2阻滞剂金刚烷胺、甲基金刚烷胺，或神经氨酸酶抑制剂奥司他韦	神经氨酸酶抑制剂奥司他韦，或离子通道M2阻滞剂金刚烷胺、金刚乙胺

【例题实战模拟】

A1型题

1. 人感染高致病性禽流感的主要传播途径是

A. 消化道　B. 呼吸道　C. 皮肤　D. 血液　E. 接触感染的禽类及其分泌物

2. 下列有关人感染高致病性禽流感的表述中，正确的是

A. 属于乙类传染病，按甲类传染病管理　B. 属于乙类传染病，按乙类传染病管理

C. 属于甲类传染病，按甲类传染病管理　D. 属于丙类传染病，按乙类传染病管理

E. 属于丙类传染病，按甲类传染病管理

3. 不属于人感染高致病性禽流感患者应用抗病毒药物的目的是

A. 预防再次感染　　B. 抑制病毒复制　　C. 减轻病情　　D. 缩短病程　　E 改善预后

4. 人感染高致病性禽流感多暴发流行的季节是

A. 春夏　　B. 夏秋　　C. 冬春　　D. 秋冬　　E 全年

5. 目前感染人类的禽流感病毒亚型中，感染后病情重、死亡率高的亚型是

A. H5N1　　B. H9N2　　C. H7N7　　D. H7N3　　E. H7N2

6. 下列人感染高致病性禽流感的临床表现中，叙述不正确的是

A. 早期表现类似流感　　B. 可伴有眼结膜炎　　C. 可有恶心、腹痛、腹泻等消化道症状

D. 发热、鼻塞、咳嗽　　E. 无肺炎表现

7. 禽流感的传染源主要是病禽、健康带毒的禽，特别是

A. 鸡　　B 鸭　　C. 鹅　　D. 野禽　　E. 其他禽类

【参考答案】

1.B　2.A　3.A　4.C　5.A　6.E　7.A

细目四　艾滋病

【考点突破攻略】

艾滋病是获得性免疫缺陷综合征（acquired immunodeficiency syndrome，AIDS）的简称，是由人免疫缺陷病毒（Human immunodeficiency virus，HIV）引起的以侵犯辅助性 T 淋巴细胞（CD_4^+T lymphocytes，Th）为主，造成细胞免疫功能缺损为基本特征的传染性疾病，最后继发各种严重机会性感染（opportunistic infection）和恶性肿瘤。

要点一　病原学

HIV 分为 HIV-1 型和 HIV-2 型，两者均为 RNA 病毒，属于反转录病毒科（retroviridae）慢病毒属（*Lentivirus*）。HIV 呈球形，直径 100 ～ 120nm，由包膜和核心组成。包膜表面有糖蛋白棘突，其中嵌有糖蛋白 gp120 和 gp41，内含多种宿主蛋白。核心包括两条单股正链 RNA、反转录酶、整合酶和蛋白酶等。核心与膜之间由基质蛋白 p17 构成。

根据包膜蛋白基因（env）核酸排列的不同，HIV-1 分为 M、O、N 3 个亚型组 13 个亚型：M 亚型组包括 A、B、C、D、E、F、G、H、I、J 和 K 共 11 个亚型，N 亚型组只有 N 亚型，O 亚型组只有 O 亚型。HIV-2 有 A、B、C、D、E、F、G 共 7 个亚型。HIV-1 是引起艾滋病的主要毒株，中国已发现的有 A、B（欧美 B）、B′（泰国 B）、C、D、E、F 和 G 共 8 个亚型。HIV-2 主要在西非和西欧流行。

HIV 的基因组包括 9 个可识别基因，分为三类：一类为结构基因，包括组特异性抗原基因（gag）、多聚酶基因（pol）和包膜蛋白基因（env）。另一类为调节基因，包括反式激活基因（tat）、病毒蛋白调节因子（rev）。第三类为辅助基因，包括病毒颗粒感染因子（vif）、负调节因子（nrf）、病毒蛋白 R 基因（vpr）。HIV-1 与 HIV-2 两型病毒的核苷酸序列差异超过 40%。HIV 的反转录酶无校正功能导致 HIV 基因频繁变异。

HIV 进入人体后可刺激机体产生抗体，但中和抗体少，作用极弱。血清同时存在抗体和病毒时仍有传染性。HIV 主要感染 CD_4^+T 细胞，也感染单核 - 吞噬细胞、小神经胶质细胞和骨髓干细胞等，有嗜淋巴细胞性和嗜神经性。

HIV 对热敏感，对甲醛、紫外线和 γ 射线不敏感。56℃ 30 分钟能使 HIV 在体外对人的 T 淋巴细胞失去感染性；100℃ 20 分钟能使 HIV 完全灭活；75% 乙醇、0.2% 次氯酸钠、2% 戊二醛及 0.1% 漂白粉 5 ～ 10 分钟能使 HIV 灭活。

［常考考点］HIV 为 RNA 病毒。HIV-1 是引起艾滋病的主要毒株。HIV 基因频繁变异。HIV 对热敏感，对甲醛、紫外线和 γ 射线不敏感。

要点二　流行病学

（一）传染源

艾滋病患者和无症状 HIV 感染者是本病的传染源，尤其后者。HIV 主要存在于传染源的血液、精液、阴道分泌物、胸腹水、脑脊液、羊水和乳汁等体液中。

（二）传播途径

1. 性接触传播　是本病主要传播途径。

2. 血源传播 通过输血、器官移植、药瘾者共用针具等方式传播。

3. 母婴传播 感染 HIV 的孕妇可以通过胎盘、产程中及产后血性分泌物、哺乳等传给婴儿。HIV 阳性孕妇中 11% ～ 60% 会发生母婴传播。

4. 其他途径 接受 HIV 感染者的人工授精，医务人员被 HIV 污染的针头刺伤或皮肤破损处受污染等。目前尚无证据证明一般日常生活接触、食物、水、昆虫能够传播本病。

（三）易感人群

人群普遍易感。儿童和妇女感染率逐年上升。静脉注射吸毒者、性工作者、同性恋、性乱者、血友患者、多次接受输血或血制品者是感染的高危人群。

（四）流行特征

1981 年美国首次报道艾滋病。联合国艾滋病规划署估计，截至 2017 年底，全球现存活 HIV/AIDS 患者 3690 万例，当年新发 HIV 感染者 180 万例，有 2170 万例正在接受高效联合抗反转录病毒治疗（highly active antiretroviral therapy，HAART，俗称“鸡尾酒疗法”，又称抗反转录病毒治疗）。在继续推行综合、强化的干预措施基础上，提出“90–90–90 策略”，即存活的 HIV/AIDS 患者 90% 被检测出，诊断的 HIV/AIDS 患者 90% 接受规范的 HAART，治疗的 HIV/AIDS 患者 90% 达到病毒被抑制。并规划到 2020 年，将年新发感染人数控制在 50 万以下。我国 2018 版指南在 ART（抗反转录病毒治疗）启动时机上首次提出：一旦确诊 HIV 感染，无论 CD_4^+T 淋巴细胞水平高低，均建议立即开始治疗。HIV 的孕妇不论其 CD_4^+T 淋巴细胞计数多少或临床分期如何，均应终生接受 ART；HIV 感染母亲所生新生儿应在出生后尽早（6 ～ 12 小时）服用抗病毒药物。截至 2017 年底，我国报告的现存活 HIV/AIDS 患者 758610 例，当年新发现 HIV/AIDS 患者 134512 例（其中 95% 以上均是通过性途径感染），当年报告死亡 30718 例。

［常考考点］艾滋病的传染源、传播途径、易感人群和流行特征。

要点三 发病机制与病理

（一）发病机制

艾滋病的发病机制主要是 HIV 侵犯和破坏 CD_4^+T 淋巴细胞，因为此类细胞表面表达 HIV 的受体 CD_4 分子及辅助受体 CCR5 与 CXCR4 趋化因子，其他免疫细胞也不同程度地受损，最终并发各种机会性感染和恶性肿瘤。

1. HIV 在人体细胞内的感染复制过程 HIV 进入人体后，在 24 ～ 28 小时到达局部淋巴结，5 天左右在外周血中可以检测到病毒成分，继而产生病毒血症，导致急性感染，以 CD_4^+T 淋巴细胞数量短期内一过性迅速减少为特点。HIV 借助 gp120 与靶细胞的 CD_4 受体结合，gp120 构象改变与 gp41 分离，与宿主细胞膜融合进入细胞。病毒 RNA 在反转录酶作用下，形成负链 DNA，在 DNA 聚合酶（DNAP）作用下形成双股 DNA，在整合酶的作用下，新形成的非共价结合的双链 DNA 整合入宿主细胞染色体 DNA 中。这种整合的病毒双链 DNA 即前病毒 DNA，可被激活，转录和翻译成新 HIV RNA 和病毒蛋白质，在细胞膜装配成新 HIV 后芽生释出，再感染并破坏其他细胞。HIV 感染宿主免疫细胞后以每日产生 10^9 ～ 10^{10} 个病毒颗粒的速度复制，并直接使 CD_4^+T 细胞破坏。

2. 机体免疫细胞数量减少和功能障碍 HIV 在 CD_4^+T 淋巴细胞内大量复制，导致 CD_4^+T 淋巴细胞溶解和破坏。T 细胞数量减少和功能丧失，导致免疫功能缺陷，使 AIDS 患者易发生各种感染。

单核 – 吞噬细胞表面也有 CD_4 分子和辅助受体等，单核 – 吞噬细胞可成为 HIV 贮存场所，并可携带 HIV 透过血 – 脑脊液屏障，进一步感染小神经胶质细胞和脑部巨噬细胞，引起神经细胞损伤，导致痴呆等中枢神经系统症状。B 淋巴细胞表面也存在低水平 CD_4 分子表达，可被 HIV 感染。另外，HIV 感染者早期即有自然杀伤细胞（NK 细胞）数量减少，HIV 同时能抑制 NK 细胞的监视功能。

（二）病理

艾滋病累及全身多系统器官，病理变化复杂。淋巴结可出现反应性病变，如滤泡增生性淋巴结肿。胸腺可有萎缩、退行性或炎性病变。中枢神经系统有神经胶质细胞灶性坏死、血管周围炎及脱髓鞘等。

要点四 临床表现

（一）急性 HIV 感染期

少数急性感染（感染后平均 2 ～ 4 周）者有临床症状，通常持续数日到数周后自然消失，平均为 1 ～ 2 周，以发热最为常见，可伴有头痛、咽痛、恶心、呕吐、腹泻、皮疹、关节痛、淋巴结肿大以及神经系统症状。一般只有在对高危人群，如静脉吸毒或同性恋者的随访中才能发现，随后进入长期无症状感染期。

（二）无症状感染期

无症状感染，可由原发感染或急性感染症状消失后延伸而来，持续时间一般为 6 ～ 8 年，短可数月，长可达 15 年。临床无明显症状，但血中可检出病毒及抗体，有传染性。

（三）艾滋病期

为感染 HIV 后的最终阶段。患者 CD_4^+T 淋巴细胞计数明显下降，多少于 200/μL。HIV 血浆病毒载量明显升高。此期主要表现为持续 1 个月以上的发热、盗汗、腹泻，体重减轻 10% 以上。部分患者可表现为神经精神症状，如记忆力减退、精神淡漠、性格改变、头痛、癫痫及痴呆等，另外还可出现持续性全身性淋巴结肿大。

（四）并发症

艾滋病期可并发各系统的各种机会性感染及恶性肿瘤。

1. 呼吸系统 肺孢子菌肺炎（pneumocystis pneumonia，PCP）最为常见。该病起病隐匿或呈亚急性，干咳，气短，活动后加重，可有发热、发绀，严重者出现呼吸窘迫，动脉血氧分压（PaO_2）降低。肺部阳性体征少，或可闻及少量散在的干湿啰音。胸部 X 线检查显示间质性肺炎。确诊依靠病原学检查。此外，巨细胞病毒、结核杆菌、鸟分枝杆菌、念珠菌及隐球菌等常引起肺部感染。

2. 中枢神经系统 如隐球菌脑膜炎、结核性脑膜炎、弓形体脑病、各种病毒性脑膜脑炎等。

3. 消化系统 念珠菌（假丝酵母菌）食管炎，巨细胞病毒性食管炎、肠炎，沙门菌、痢疾杆菌、空肠弯曲菌及隐孢子虫性肠炎。其中肠道隐孢子虫感染较为常见，表现为慢性持续性腹泻，水样便可达数月之久；隐孢子虫、巨细胞病毒、鸟分枝杆菌、结核杆菌及药物等可引起肉芽肿性肝炎，急、慢性肝炎，脂肪肝及肝硬化，同性恋患者常见肛周疱疹病毒感染和疱疹性直肠炎，大便检查和内镜检查有助于诊断。

4. 口腔 可见鹅口疮、舌毛状白斑、复发性口腔溃疡、牙龈炎等。

5. 皮肤 可见带状疱疹、传染性软疣、尖锐湿疣、真菌性皮炎和甲癣。

6. 眼部 可见巨细胞病毒性和弓形体性视网膜炎，表现为快速视力下降，眼底絮状白斑。

7. 肿瘤 可见恶性淋巴瘤、卡波西肉瘤等。卡波西肉瘤是艾滋病患者最常见的肿瘤，由人疱疹病毒 8 型感染所致，病变不仅累及皮肤，而且累及内脏，依次为肺、淋巴结、胃肠道、肝、泌尿生殖系统，甚至少数累及肾上腺、心和脾。皮肤卡波西肉瘤呈红色或紫红色，早期为平坦的斑点，进而发展为隆起的斑块，最终形成结节，并可发生糜烂、溃疡。

[常考考点] 艾滋病的分期及各期的临床表现和常见并发症。

要点五 实验室检查与其他检查

（一）常规检查

不同程度的贫血和白细胞计数降低。尿蛋白常阳性。血清转氨酶、肌酐、尿素氮可升高。

（二）免疫学检查

T 淋巴细胞绝对计数下降；CD_4^+T 淋巴细胞减少，$CD_4^+/CD_8^+ < 1.0$；链激酶、植物血凝素等迟发型变态反应性皮试常阴性。

（三）病原学检测

1. 抗体检测 抗体检测是感染诊断的“金标准”。包括筛查试验和确认试验。HIV 抗体筛查检测方法包括酶联免疫试验（ELISA）、快速检测（快速试纸条和明胶颗粒凝集试验）等，其阳性率可达 99%。HIV 抗体确认试验常用的方法是蛋白质印迹法（Western blotting，WB）。

2. 抗原检测 用 ELISA 法测血清 p24 抗原，采用流式细胞技术（flow cytometry，FCM）检测血或体液中 HIV 特异性抗原。

3. 病毒载量测定 病毒载量测定常用方法有 RT-PCR、核酸序列依赖性扩增法（NASBA）、支链 DNA（bDNA）信号放大系统。

4. 蛋白质芯片 能同时检测 HIV、HBV、HCV 联合感染者血中 HIV 和相应的抗体，应用前景较好。

（四）其他检查

X 线检查有助于了解肺部并发肺孢子菌、真菌、结核杆菌感染及卡波西肉瘤等情况。

要点六　诊断与鉴别诊断

（一）诊断标准

1. 急性期　患者近期内有流行病学史和临床表现，结合实验室 HIV 抗体由阴性转为阳性即可诊断，或仅实验室检查 HIV 抗体由阴性转为阳性即可诊断。

2. 无症状期　有流行病学史，HIV 抗体阳性即可诊断，或仅实验室检查 HIV 抗体阳性即可诊断。

3. 艾滋病期　有流行病学史，实验室检查 HIV 抗体阳性，加下述各项中的任何一项即可诊断，淋巴细胞数 CD_4^+T ＜ 200/μL 也可诊断。

（1）原因不明的不规则发热，体温高于 38℃持续 1 个月以上。

（2）慢性腹泻（每日＞ 3 次）持续 1 个月以上。

（3）体重在 6 个月内下降 10% 以上。

（4）反复发作的口腔念珠菌感染。

（5）反复发作的单纯疱疹病毒、带状疱疹病毒感染。

（6）卡氏肺孢子菌肺炎。

（7）反复发生的细菌性肺炎。

（8）活动性结核或非结核分枝杆菌病。

（9）深部真菌感染。

（10）中枢神经系统占位性病变。

（11）中青年人出现痴呆。

（12）活动性巨细胞病毒感染。

（13）弓形体病。

（14）马尔尼菲青霉菌感染。

（15）反复发生的败血症。

（16）皮肤黏膜或内脏的卡波西肉瘤、淋巴瘤。另外，CD_4^+T 淋巴细胞计数＜ 200/μL 也可帮助诊断。

［常考考点］艾滋病各期的诊断标准。

（二）鉴别诊断

艾滋病急性期应与传染性单核细胞增多症相鉴别，淋巴结肿大要注意与血液系统疾病相鉴别，还要注意和原发性 CD_4^+T 淋巴细胞减少症、继发性 CD_4^+T 淋巴细胞减少相鉴别。除流行病学史外，病原学检查是主要鉴别方法。

要点七　预防

（一）管理传染源

做好疫情报告工作，积极开展抗艾滋病病毒治疗，对高危人群进行普查，患者的血、排泄物和分泌物应进行消毒，加强国境检疫。

（二）切断传播途径

加强宣传教育，加强血液制品管理。推广使用一次性注射器。严格消毒医疗器械。提倡高危人群使用安全套。注意对 HIV 感染孕妇的产科干预防治。暴露后预防均采用三联药物治疗，推荐的首选方案为替诺福韦（TDF）/ 恩曲他滨（FTC）+ 整合酶抑制剂（INSTIs）。不共用牙具、剃须刀等。

（三）保护易感人群

目前尚无成功应用于易感者的疫苗。

【例题实战模拟】

A1 型题

1. 艾滋病患者肺部机会性感染最常见的病原体是

A. 白色念珠菌　B. 结核杆菌　C. 疱疹病毒　D. 巨细胞病毒　E. 肺孢子虫

2. 下列有关 HIV 病原学特点的描述，不正确的是

A. 有 HIV-1、HIV-2 两型　B. 为 RNA 病毒　C. 属反转录病毒科

D. 主要侵犯 CD_8^+T 淋巴细胞　　E. 慢病毒亚科

3. 下列有关 CD_4^+T 淋巴细胞受损方式及表现的描述，不正确的是

A. HIV 在细胞内复制直接使细胞破裂

B. 已受感染 CD_4^+T 淋巴细胞与未感染的形成融合细胞引起破坏

C. 游离的 gp120 与未感染 CD_4^+T 细胞结合成为靶细胞，遭受免疫损伤

D. HIV 感染骨髓干细胞，使 CD_4^+T 细胞产生减少

E. CD_4^+T 细胞可被巨噬细胞吞噬

4. 下列不符合艾滋病 4 期叙述的是

A. 急性感染期　　B. 前驱期　　C. 无症状感染期

D. 持续性全身淋巴结肿大综合征　　E. 艾滋病期

5. 下列有关艾滋病高危人群的描述，错误的是

A. 体重下降 10% 以上　　B. 慢性咳嗽或腹泻 1 个月以上　　C. 间歇或持续发热 1 个月以上

D. 双侧腹股沟淋巴结肿大　　E. 反复出现疱疹或慢性播散性单纯疱疹感染

6. 下述不属于艾滋病的主要传播途径的是

A. 性接触　　B. 注射及输血和血制品　　C. 母婴传播　　D. 器官移植　　E. 消化道传播

7. 下列消毒措施对 HIV 不敏感的是

A. 高压蒸气消毒法　　B. 75% 乙醇　　C. 0.2% 次氯酸钠　　D. 焚烧　　E. 紫外线

A2 型题

8. 患者，男，40 岁。因反复机会性感染入院，检查发现患者伴发卡波西肉瘤。诊断应首先考虑

A. 先天性胸腺发育不全　　B. 腺苷脱氨酶缺乏症　　C. X– 连锁低丙种球蛋白血症

D. 艾滋病　　E. 选择性 IgA 缺乏症

【参考答案】

1.E　2.D　3.E　4.B　5.D　6.E　7.E　8.D

细目五　流行性出血热

【考点突破攻略】

流行性出血热（epidemic hemorrhagic fever，EHF）又称肾综合征出血热（hemorrhagic fever with renal syndrome，HFRS），是由汉坦病毒（Hantavirus，HV）引起的一种自然疫源性急性传染病。临床上以发热、低血压休克和肾损害为主要表现。

要点一　病原学

汉坦病毒属于布尼亚病毒科汉坦病毒属（Hantavirus，HV），为单股负链 RNA 病毒，圆形或卵圆形，直径平均为 122nm（70 ～ 210nm）。有双层包膜，外膜上有微突。其基因组分为大（L）、中（M）、小（S）三个不同片段。S 基因编码核蛋白，M 基因编码膜蛋白（G_1、G_2），L 基因编码聚合酶。核蛋白是病毒主要结构蛋白之一，G_1 和 G_2 糖蛋白构成病毒的包膜。汉坦病毒的核蛋白有较强的免疫原性和稳定的抗原决定簇。核蛋白中含补体结合抗原，不含中和抗原。膜蛋白中含中和抗原和血凝抗原，膜蛋白具有血凝活性，对病毒颗粒黏附于受染宿主的细胞表面及随后病毒脱衣壳进入胞浆起重要作用。

由于抗原结构的差异，汉坦病毒目前至少有 23 个以上血清型，WHO 认定的有Ⅰ～Ⅳ型。由于病毒型别不同，对人类的致病性亦不同。Ⅰ型汉滩病毒（野鼠型）引起的病情较重；Ⅱ型汉城病毒（家鼠型）病情中等；Ⅲ型普马拉病毒（PUUV）主要宿主是欧洲棕背鼠，病情较轻；Ⅳ型希望山病毒（田鼠型）迄今未见致病；Ⅴ型辛诺柏病毒（鹿鼠型）为汉坦病毒肺综合征（Hantavirus pulmonary syndrome，HPS）的病原，又称为 HPS 病毒。在我国流行的主要是Ⅰ型、Ⅱ型，近年来发现有Ⅲ型。

汉坦病毒对乙醚、氯仿、丙酮等脂溶剂和去氧胆酸盐敏感，不耐热和不耐酸，高于 37℃及 pH5.0 以下易被灭活，56℃ 30 分钟或 100℃ 1 分钟可被灭活。对紫外线、乙醇和碘酒等消毒剂敏感。

要点二　流行病学

（一）传染源

汉坦病毒具有多宿主性和动物源性，其中以鼠类为主要传染源，在我国是黑线姬鼠（野鼠型）、褐家鼠（家鼠型）等。虽然患者早期的血、尿中携带病毒，但人不是主要的传染源。

（二）传播途径

病毒通过鼠等宿主动物的血及唾液、尿、粪便等排出，主要传播途径有：

1. 呼吸道传播　含出血热病毒的鼠排泄物污染尘埃后形成的气溶胶颗粒经呼吸道吸入感染。

2. 消化道传播　进食被染毒鼠排泄物污染的食物后感染。

3. 接触传播　被鼠类咬伤或破损伤口接触带病毒的鼠类排泄物或血液而感染。

4. 垂直传播　孕妇患病后可经胎盘感染胎儿。

5. 虫媒传播　寄生于鼠类身上的革螨或恙螨可通过叮咬人而传播。

（三）易感人群

人群普遍易感。感染后多显性发病，隐性感染率较低，野鼠型为 3% ～ 4%，家鼠型隐性感染率稍高，为 5% ～ 16%。青壮年发病率高。病后可获持久免疫。

（四）流行特征

1. 地区性　本病流行广泛，主要分布在欧亚两大洲，我国疫情最重，发病人数占全球的 90%。本病好发于我国海拔 500 米以下的地区，主要分布在丰水带、多水带和过渡带的农业区。我国于 20 世纪 30 年代初开始流行于黑龙江下游两岸，以后逐渐向南、向西蔓延，近年来几乎遍及全国各地。

2. 季节性和周期性　全年均有散发，但有明显的季节高峰。野鼠型发病以秋冬季为多，高峰在 11 月份～次年 1 月份，部分地区 5 ～ 7 月份有小高峰。家鼠型发病以春夏季为多，高峰在 3 ～ 5 月份。本病的发病率有一定的周期性波动，以姬鼠为主要传染源的疫区，一般相隔数年有一次较大流行。

3. 人群分布　各年龄组均可发病，发病的多少与接触传染源的机会多少有关。发病以青壮年为主，儿童极少见，男性多于女性，野外工作人员及农民发病率高。

［常考考点］流行性出血热的传染源、传播途径、易感人群和流行特征。

要点三　发病机制与病理

（一）发病机制

发病机制尚未完全阐明，一般认为病毒感染是发病的始动环节，一方面导致受感染的细胞功能和结构损害，另一方面诱发机体的异常免疫反应引起组织损伤。

1. 病毒直接作用　在病毒血症期，几乎所有的脏器组织中均可检出汉坦病毒抗原。病毒对人体呈泛嗜性感染，侵入人体后可随血流侵袭全身的小血管、毛细血管内皮细胞及血小板、单核细胞，并在其中繁殖，造成小血管和毛细血管的损伤，导致多器官病理损害和功能障碍。

2. 免疫损伤作用　病毒释放的抗原与机体产生的特异性抗体结合形成大量的免疫复合物，沉积于肾、血管壁等处，在补体的参与下引起相应器官和组织的炎症和损伤；细胞因子和介质（IL-1、TNF、前列腺素、内皮素等）也可引起组织损伤。

病程的 3 ～ 7 日，由于全身小血管和毛细血管广泛受损，通透性增加，血浆大量外渗使血容量下降引起的低血压休克，称原发性休克。以后在肾衰竭期间，因水盐平衡失调，继发感染和内脏大出血等，可引起继发性休克。HFRS 患者出血的原因在不同时期有不同因素，发热期出血是由于毛细血管损伤、血小板减少和功能异常所致。低血压休克期至多尿期，主要是弥散性血管内凝血（DIC）导致凝血机制异常。此外，血小板减少和功能障碍、肝素类物质增加和尿毒症等亦能导致出血。本病的肾脏损害与肾血流量不足、免疫复合物沉积、肾间质水肿致使肾小管被压受阻、肾素、血管紧张素Ⅱ的激活等因素有关，致使肾小球滤过率下降，肾小管重吸收功能受损。

（二）病理

流行性出血热的基本病理变化为全身小血管和毛细血管变性、坏死。以肾脏病变最明显，其次是心、肝、脑等脏器。由于广泛性小血管病变和血浆外渗，使周围组织水肿、出血，引起各重要脏器实质损害和功能障碍，其中以肾髓质、右心房内膜、脑垂体和肾上腺皮质最明显。

［常考考点］流行性出血热早期休克的主要原因是血浆外渗。流行性出血热早期出血的原因主要为血管脆性增加及血小板减少。

要点四　临床表现

本病潜伏期为 4 ～ 46 日，一般为 7 ～ 14 日。

典型患者的临床经过可分为发热期、低血压休克期、少尿期、多尿期及恢复期五期。非典型和轻型病例可出现越期或不典型表现，而重症患者则可出现发热期、休克期和少尿期之间的重叠。

1. 发热期　主要表现为感染中毒症状、毛细血管损伤和肾脏损害。

起病急骤，突然畏寒、发热，体温在 1 ～ 2 日内可达 39 ～ 40℃，热型多为弛张热或稽留热，一般持续 3 ～ 7 日。同时出现全身中毒症状，高度乏力，周身酸痛，常有典型的“三痛”（头痛、腰痛、眼眶痛），常伴较突出的胃肠道症状。

毛细血管损伤主要表现为“三红”征：颜面、颈部及上胸部呈弥漫性潮红，酒醉貌。颜面和眼睑浮肿，眼结膜充血，球结膜水肿。发病 2 ～ 3 日软腭充血明显，两腋下、上胸部、颈及肩部等皮肤有散在、簇状或搔抓样、条索状出血点，束臂试验常阳性，少数患者有鼻出血、咯血、黑便等。如皮肤迅速出现大片瘀斑或腔道出血，表示病情严重，可能并发 DIC。

发病 1 ～ 2 日即可出现肾脏损害，表现为蛋白尿、血尿和少尿倾向，有时尿中可见膜状物。

2. 低血压休克期　主要为低血容量休克的表现。一般发生于病程第 4 ～ 6 日，迟者可于 8 ～ 9 日出现。热退后病情反而加重是本期的特点。体温开始下降或退热后不久，患者出现低血压，重者发生休克。可引起 DIC、心力衰竭、水及电解质平衡失调、脑水肿、呼吸窘迫综合征、急性肾衰竭（多脏衰）等。本期多不超过 24 小时，时间越长，病情越重。

3. 少尿期　少尿期与低血压休克期常无明显界限，两者经常重叠或接踵而至，也可由发热期直接进入少尿期。少尿期多发生于病程第 5 ～ 8 日，持续时间一般为 2 ～ 5 日。24 小时尿量少于 400mL 为少尿，少于 50mL 为无尿。可引起尿毒症、酸中毒和水电解质紊乱，重者可出现高血容量综合征和肺水肿。可并发内脏出血或原有出血加重、感染等。患者常有厌食、恶心、呕吐、腹胀、腹泻、头晕、头痛、烦躁不安、嗜睡、抽搐、甚至昏迷等表现。

4. 多尿期　多尿期一般出现在病程第 9 ～ 14 日，持续时间一般为 7 ～ 14 日，短者 1 日，长者可达数月之久。根据尿量和氮质血症情况可分以下三期：

（1）移行期：每天尿量由 400mL 增至 2000mL，此期虽尿量增加，但血尿素氮和肌酐等反而升高，症状加重，不少患者因并发症而死于此期，宜特别注意观察病情。

（2）多尿早期：每天尿量超过 2000mL，氮质血症未见改善，症状仍重。

（3）多尿后期：尿量每天超过 3000mL，并逐日增加，氮质血症逐步下降，精神食欲逐日好转，此期每天尿量可达 4000 ～ 8000mL，少数可达 15000mL 以上。此期若水和电解质补充不足或继发感染，可发生继发性休克，亦可发生低血钠、低血钾等症状。

5. 恢复期　一般在病程的 3 ～ 4 周开始，随着肾功能的恢复，每日尿量逐渐恢复至 2000mL 以内。症状逐渐消失，精神及食欲好转，完全康复尚需 1 ～ 3 个月。

临床分型：根据发热高低、中毒症状轻重和出血、休克、肾功能损害严重程度的不同，临床上可分为 5 型：①轻型：体温 39℃以下，中毒症状轻，除出血点外无其他出血现象，肾损害轻，无休克和少尿。②中型：体温 39 ～ 40℃，中毒症状较重，有明显球结膜水肿，病程中收缩压低于 90mmHg 或脉压小于 30mmHg，有明显出血和少尿期，尿蛋白（+++）。③重型：体温＞ 40℃，中毒症状及渗出体征严重，可出现中毒性精神症状，并出现休克，有皮肤瘀斑和腔道出血，休克和肾损害严重，少尿持续 5 天以内或无尿 2 天以内。④危重型：在重型基础上合并出现以下情况之一者：难治性休克；有重要脏器出血；少尿超过 5 天或无尿 2 天以上，BUN 超出 42.84mmol/L（120mg/dL）；出现心力衰竭、肺水肿；出现脑水肿、脑出血或脑疝等中枢神经合并症；严重继发感染。⑤非典型：发热 38℃以下，皮肤黏膜可有散在出血点，尿蛋白（±），血、尿特异性抗原或抗体阳性者。

［常考考点］流行性出血的临床分期及各期的特点。

要点五　实验室检查与其他检查

（一）一般检查

1. 血常规

（1）白细胞计数：第 3 病日后逐渐升高，可达（15 ～ 30）$\times 10^9$/L，少数重症患者可达（50 ～ 100）$\times 10^9$/L。

（2）白细胞分类：发病早期中性粒细胞增多，核左移，有中毒颗粒。重症患者可见幼稚细胞，呈类白血病反应。第 1 ～ 2 病日后出现异型淋巴细胞，4 ～ 6 病日达高峰。

（3）血红蛋白和红细胞：发热后期至低血压休克期血红蛋白和红细胞数升高，可达 150g/L 和 5.0×10^{12}/L 以上。

（4）血小板：从第 2 病日起开始减少，一般在（50 ～ 80）$\times10^{9}$/L 左右，休克期与少尿期最低，并可见异型血小板。

2. 尿常规

（1）尿蛋白：第 2 病日即可出现，第 4 ～ 6 病日尿蛋白常达（+++）或（++++），如突然出现大量尿蛋白则有助于诊断。部分病例尿中出现膜状物，这是大量尿蛋白与红细胞和脱落上皮细胞相混合的凝聚物。

（2）显微镜检：可见红细胞、白细胞和管型。此外尿沉渣中可发现巨大的融合细胞，其中可检出流行性出血热病毒抗原。

3. 血液生化检查

（1）血尿素氮及肌酐：多数患者在低血压休克期，少数患者在发热后期，尿素氮和肌酐开始升高，多尿移行期末达高峰，多尿后期开始下降。

（2）血酸碱度：发热期血气分析以呼吸性碱中毒多见，休克期和少尿期以代谢性酸中毒为主。

（3）电解质：血钠、氯、钙在本病各期中多数降低；血磷、镁等则增高；血钾在少尿期多升高，其他期多降低。

（4）肝功能：约 50% 的患者血清转氨酶升高，少数患者血清胆红素升高。

4. 凝血功能检查 发热期开始血小板减少及功能异常。若出现 DIC，血小板常减少至 50×10^{9}/L 以下。DIC 的高凝期出现凝血时间缩短，消耗性低凝血期则纤维蛋白原降低、凝血酶原时间延长和凝血酶时间延长，进入纤溶亢进期则出现纤维蛋白降解物（FDP）升高。

5. 其他检查

（1）心电图：可出现窦性心动过缓或过速、传导阻滞等心律失常和心肌受损表现。高血钾时出现 T 波高尖，低血钾时出现 U 波等。

（2）眼压和眼底：部分患者眼压增高，眼压明显增高者常预示为重症。脑水肿患者可见视乳头水肿。

（3）胸部 X 线：约 30% 的患者有肺水肿、淤血表现，约 20% 的患者出现胸腔积液和胸膜反应。

（二）血清学检查

特异性抗体检测：发病第 2 日即能检出特异性 IgM 抗体 1∶20 为阳性，为临床常用的早期诊断依据。IgG 抗体 1∶40 为阳性或 1 周后两次抗体滴度上升 4 倍或以上有诊断意义。发病早期血清、白细胞内可检出病毒抗原，有诊断意义。

（三）病原学检查

应用 RT-PCR 检测汉坦病毒 RNA，敏感性高，有早期诊断价值。

要点六 诊断与鉴别诊断

（一）诊断

1. 流行病学资料 在流行地区、流行季节，最长潜伏期内有疫区逗留史或直接、间接与鼠类或其粪便有接触史。

2. 临床表现 包括发热、出血、肾损害三大主症，“三红”，“三痛”，热退病情反而加重，有临床五期经过等。

3. 实验室检查 外周血 WBC 增多，早期出现异型淋巴细胞（$>7\%$）与血小板减少；尿蛋白于短期内急剧增加，如见膜状物及包涵体更有助于诊断。血清特异性 IgM 抗体阳性，血或尿标本病毒抗原或病毒 RNA 阳性可确定诊断。

（二）鉴别诊断

发热期应与上呼吸道感染、流感、流行性脑脊髓膜炎、钩端螺旋体病、败血症等疾病相鉴别；低血压休克期应与中毒性菌痢、休克型肺炎等相鉴别；少尿期应与急性肾小球肾炎及其他原因引起的急性肾衰竭相鉴别；出血明显者需与消化性溃疡出血、血小板减少性紫癜及其他原因所致 DIC 等鉴别；腹痛为主要表现者应与外科急腹症相鉴别。

要点七 治疗

早发现，早休息，早治疗和少搬动（“三早一少”）是关键。治疗以综合疗法为主，早期可应用抗病毒治疗。治疗中要注意防治休克、出血、肾衰竭和继发感染。

（一）发热期

1. 抗病毒 发病 3 日内可给予利巴韦林，每日 1g，静脉滴注，疗程 3 ～ 5 日，可抑制病毒，减轻病情和缩短病程。

2. 减轻外渗 应早期卧床休息。为降低血管通透性，可给予芦丁、维生素 C、输注平衡盐液等。发热后期给予 20%

甘露醇 125 ～ 250mL，以提高血浆渗透压，减轻外渗和组织水肿。

3. 改善中毒症状 高热以物理降温为主，慎用发汗退热药，以防大汗进一步丧失血容量；中毒症状重者可给予地塞米松 5 ～ 10mg，静脉注射；呕吐频繁者给予甲氧氯普胺 10mg，肌内注射。

4. 预防 DIC 给予低分子右旋糖酐或丹参注射液静脉滴注，以降低血液黏滞度。

（二）低血压休克期

主要是抗休克，力争稳定血压，预防重要脏器衰竭。

1. 补充血容量 宜早期、快速和适量。争取 4 小时内稳定血压，但要适量，以防引起肺水肿、心衰。液体应晶胶结合，以平衡盐液为主。对休克较重者，可用双渗平衡盐液（即每升各种电解质含量加一倍）以达到快速补充血容量的目的。常用的胶体溶液有低分子右旋糖酐、甘露醇、血浆和白蛋白等。

2. 纠正酸中毒 休克引起组织器官血液灌注不足，无氧酵解增加，乳酸生成增多，导致代谢性酸中毒，且易诱发 DIC，降低心肌收缩力和血管对血管活性物质的反应性，不利于休克的纠正。常用 5% 碳酸氢钠，可根据血气分析或 CO_2CP 结果分次给予，或根据病情，每次 60 ～ 80mL，每日 1 ～ 4 次。由于 5% 碳酸氢钠注射液渗透压为血浆的 4 倍，故既能纠酸，亦有扩容作用。

3. 使用血管活性药 经补液、纠酸后，升高的血红蛋白已恢复正常，但血压仍不升高或不稳定者，可应用血管活性药物如多巴胺、间羟胺等，多巴胺 100 ～ 200mg/L 静脉滴注，具有扩张内脏血管和增强心肌收缩作用。山莨菪碱具有扩张微血管，解除血管痉挛作用，可应用 0.3 ～ 0.5mg/kg，静脉滴注。

4. 应用糖皮质激素 糖皮质激素具有降低毛细血管通透性、减少外渗、降低外周血管阻力、改善微循环作用，还可稳定细胞膜及溶酶体膜，减轻休克时器官实质细胞损害，常用地塞米松 10 ～ 20mg 静脉滴注。

5. 强心 有心衰者可给予强心剂。

（三）少尿期

治疗以稳定机体内环境，促进利尿，导泻和透析治疗为主。

1. 稳定机体内环境

（1）维持水、电解质、酸碱平衡：由于部分患者少尿期与休克期重叠，因此少尿早期需与休克所致的肾前性少尿相鉴别。肾性少尿应严格控制输入量，每日补液量为前 1 日的出量加 500 ～ 700mL。此期极易出现高血钾，应注意监测血钾和心电图。

（2）减少蛋白分解，控制氮质血症：给予高糖、高维生素和低蛋白饮食。不能进食者，每日静脉输入高渗葡萄糖 200 ～ 300g，并加入适量胰岛素。

（3）维持酸碱平衡：患者常有代谢性酸中毒，可根据血气分析结果或 CO_2CP 检测结果，用 5% 碳酸氢钠溶液纠正。

2. 促进利尿 少尿的原因之一是肾间质水肿压迫肾小管，少尿初期可应用 20% 甘露醇 125mL 静脉注射，以减轻肾间质水肿。用后若利尿效果明显可重复应用 1 次，但不宜大量应用。常用利尿剂为呋塞米，从小量开始，可逐步加大每次 100 ～ 300mg，4 ～ 6 小时重复静脉滴注。亦可试用血管扩张剂如酚妥拉明或山莨菪碱等。

3. 导泻和放血疗法 为预防高血容量综合征和高血钾，无消化道出血者可进行导泻，以通过肠道排出体内多余的水分和钾离子等。常用甘露醇 25g，2 ～ 3 次 / 日，口服。亦可用 50% 硫酸镁溶液 40mL 或中药口服。患者如出现高血容量综合征可紧急放血。

4. 透析疗法 目前常用腹膜透析和血液透析，以血液透析效果更佳。透析指征为少尿持续 4 日以上或无尿 24 小时以上，并存在以下情况之一者：①尿素氮＞ 28.56mmol/L。②高分解状态，尿素氮每日升高＞ 7.14mmol/L。③血钾＞ 6mmol/L，心电图有 T 波高耸等高血钾表现。④高血容量综合征或伴肺水肿者。⑤极度烦躁不安或伴脑水肿者。根据血尿素氮情况，每 2 ～ 3 日透析一次，每次 5 ～ 6 小时。如尿量达每日 2000mL 以上，尿素氮下降，高血容量综合征或脑水肿好转后，可以停止透析。

（四）多尿期

移行期和多尿早期的治疗同少尿期。多尿后期主要是维持水和电解质平衡，防治继发感染。

1. 维持水与电解质平衡 给予半流质和富含钾的食物。补充水分以口服为主，不能进食者可以静脉补液。

2. 防治继发感染 由于免疫功能下降，本期极易发生呼吸道和尿路感染，因此需注意口腔卫生，必要时对室内空气进行消毒。应及时发现和治疗继发感染，禁用肾毒性药物。

（五）恢复期

应注意补充营养，适当休息，逐步恢复活动量。出院后仍应休息 1 ～ 2 个月。定期复查肾功能、血压和垂体功能。

（六）积极防治并发症

病程中应积极防治腔道大出血、心衰、肺水肿、急性呼吸窘迫综合征及各种继发感染等。

［常考考点］流行性出血热各期的治疗原则和措施。

要点八　预防

1. 控制传染源　防鼠、灭鼠是预防本病的关键措施。

2. 切断传播途径　注意食品卫生，防止食品被鼠类污染；注意个人防护，不用手接触鼠及其排泄物；注意灭螨。

3. 保护易感人群　疫区内高危人群可接种疫苗。

【例题实战模拟】

A1 型题

1. 肾综合征出血热的“三大”主症是

A. 发热、休克、少尿　B. 出血、休克、肾损害　C. 发热、出血、肾损害　D. 发热、出血、“三痛”　E. 休克、少尿、“三痛”

2. 肾综合征出血热早期休克的主要原因是

A. 病毒血症　B. 血浆外渗　C. 心肌损害　D. 微血管痉挛　E. 电解质紊乱

3. 肾综合征出血热早期出血的原因主要是

A. 弥散性血管内凝血　B. 尿毒症所致的凝血障碍　C. 肝素类物质增加　D. 血管脆性增加及血小板减少　E. 凝血因子不足

4. 下列不属于肾综合征出血热早期外周血象改变的是

A. 白细胞计数增高　B. 类白血病样反　C. 嗜酸性粒细胞减少以至消失　D. 异型淋巴细胞增多　E. 血小板减少

5. 肾综合征出血热休克期，不宜首先使用的药物是

A. 平衡盐　B. 碳酸氢钠　C. 低分子右旋糖酐　D. 血管活性药物　E. 高渗葡萄糖

6. 有关肾综合征出血热少尿期的治疗原则，描述错误的是

A. 稳定内环境　B. 高蛋白饮食　C. 促进利尿　D. 导泻和放血　E. 透析

A2 型题

7. 患者，男，29 岁，农民。突起发热，伴头痛，眼眶痛，腰痛。病程第 4 日就诊时热已退，血压偏低，球结膜水肿、出血，胸背部见条索点状瘀点，前日 24 小时尿量 300mL。该病例最可能的诊断是

A. 败血症　B. 血小板减少性紫癜　C. 肾综合征出血热　D. 钩端螺旋体病　E. 流行性感冒

8. 患者，女，27 岁。突起寒战，高热，恶心，呕吐，腰痛已 6 天。体检：重病容，眼睑浮肿，球结膜及胸部皮肤充血，腋下见少许点状出血点，血压 75/55mmHg，怀疑肾综合征出血热。本例必须首先考虑的治疗措施是

A. 慎用升压药　B. 补充血容量　C. 纠正酸中毒　D. 小剂量肝素抗 DIC　E. 选用抗病毒治疗

【参考答案】

1.C　2.B　3.D　4.C　5.D　6.B　7.C　8.B

细目六　狂犬病

【考点突破攻略】

狂犬病（rabies）又称恐水病（hydrophobia），是由狂犬病毒（Rabies virus）引起的以侵犯中枢神经系统为主的人畜共患急性传染病。人多因被病兽咬伤而感染。临床表现为恐水、怕风、狂躁、恐惧不安、流涎和咽肌痉挛，最终发生瘫痪而危及生命。病死率几乎 100%。

要点一 病原学

狂犬病毒属弹状病毒科拉沙病毒属。病毒形似子弹，由核衣壳和包膜组成。核衣壳是由单股负链 RNA 及其外面包裹的 N 蛋白构成。狂犬病毒有两种主要抗原。一种为病毒外膜上的糖蛋白，能与乙酰胆碱受体结合，使病毒具有神经毒性，并使体内产生中和抗体及血凝抑制抗体。另一种为内层的核蛋白，可使体内产生补体结合抗体和沉淀素，无保护作用。从患者和病兽体内所分离的病毒称野毒株或街毒株（street virus），其特点是毒力强，经多次兔脑连续传代后成为固定株（fixed virus）。固定株毒力降低，对人和犬失去致病力，但仍然保持其免疫原性，可供制作疫苗。

狂犬病毒易被紫外线、甲醛、70% 乙醇、汞和季胺类化合物（如苯扎溴铵）等灭活。不耐热，100℃加热 2 分钟可灭活。在冰冻干燥条件下可保存数年。

要点二 流行病学

（一）传染源

带狂犬病毒的动物是本病的传染源。我国由病犬传播的狂犬病占 80% ～ 90%，其次为猫、猪、牛、马等家畜和狼。发达国家野生动物（如狐狸、蝙蝠、臭鼬和浣熊等）逐渐成为重要传染源。患病动物唾液中含有多量的病毒，于发病前数日即具有传染性。隐性感染的犬、猫等兽类亦有传染性。一般来说狂犬病的患者不是传染源，因其唾液所含病毒量较少。

（二）传播途径

本病主要通过被患病动物咬伤传播。黏膜和发肤也是病毒的重要侵入门户，少数可在宰杀病犬过程中被传染。此外，亦有经呼吸道及角膜移植传播的报道。

（三）易感人群

人群普遍易感。人被病犬咬伤后发病率为 15% ～ 20%，被病兽咬伤后是否发病与下列因素有关：①咬伤部位：头、面、颈、手指处被咬伤后发病机会多。②咬伤的严重性：创口深而大者发病率高。③局部处理情况：咬伤后迅速彻底清洗者发病机会少。④及时、全程、足量注射狂犬疫苗和免疫球蛋白者发病率低。⑤被咬伤者免疫功能低下或免疫缺陷者发病机会多。

［常考考点］狂犬病的主要传染源是病犬，主要传播途径是被患病动物咬伤。

要点三 发病机制与病理

1. 发病机制 狂犬病病毒经皮肤或黏膜破损处进入机体后，对神经组织有很强的亲和力，沿末梢神经和神经周围间隙的体液进入与咬伤部位相当的背根节和脊髓段，然后沿脊髓上行至脑，并在脑组织中繁殖。发病机制分为三个阶段：①局部组织内小量繁殖期。病毒自咬伤部位入侵后，在伤口附近肌细胞内缓慢繁殖，在 4 ～ 6 日内侵入周围神经，此时患者可无任何自觉症状。②侵入中枢神经期。病毒沿周围传入神经迅速上行，到达背根神经节后大量繁殖，然后侵入脊髓和中枢神经系统，主要侵犯脑干及小脑等处的神经元，亦可在扩散过程中终止于某部位，形成特殊的临床表现。③从中枢神经向各器官扩散期。病毒自中枢神经再沿传出神经侵入各组织与器官，如唾液腺和舌浆液腺等。由于迷走神经核、舌咽神经核和舌下神经核受损，可以发生呼吸肌、吞咽肌痉挛，出现恐水、呼吸困难、吞咽困难等症状。交感神经受刺激，使唾液分泌和出汗增多。迷走神经节、交感神经节和心脏神经节受损时，可发生心血管系统功能紊乱或猝死。

2. 病理 病理变化主要为急性播散性脑脊髓炎，脑膜多正常，脑实质和脊髓充血、水肿及微小出血灶。病毒从受伤部位传入神经，经背根神经节、脊髓入脑，故咬伤部位相应的背根神经节、脊髓段病变一般比较严重，延髓、海马、脑桥、小脑等处受损也较显著。镜下：在肿胀或变性的神经细胞浆中可见到一至数个圆形或卵圆形直径 3 ～ 10nm 的嗜酸性包涵体，即内氏小体（Negri body），HE 染色后呈樱桃红色，常见于海马及小脑浦肯野等细胞中。内氏小体为病毒集落，是本病特异且具有诊断价值的病变。

［常考考点］内氏小体是狂犬病特异且具有诊断价值的病变。

要点四 临床表现

潜伏期长短不一，短的 5 日，最长可达 10 年以上，一般 1 ～ 3 个月。儿童、头面部咬伤、伤口深者潜伏期短。此外，与入侵病毒的数量、毒力及宿主的免疫力也有关。典型病例临床表现分为三期。

（一）前驱期

常有发热、头痛、乏力、纳差、恶心、周身不适等症状。对痛、声、风、光等刺激开始敏感，并有咽喉紧缩感。50% ～ 80% 患者伤口部位及其附近有麻木、发痒、刺痛或虫爬、蚁走感，由于病毒刺激周围神经元引起。本期持续 2 ～ 4 日。

（二）兴奋期

患者高度兴奋，表现为极度恐惧、恐水、恐风。恐水是本病的特殊症状，但不一定每例都出现，典型表现在饮水、见水、听流水声或谈及饮水时，可引起严重咽喉肌痉挛。患者渴极而怕饮水，饮而不能下咽，常伴有声嘶和脱水。因声带痉挛，吐字不清，声音嘶哑，甚至失音。怕风亦是本病常见的症状，微风、吹风、穿堂风等可引起咽肌痉挛。

由于自主神经功能亢进，患者出现大汗流涎，体温可达 40℃以上，心率快，血压升高，瞳孔扩大，但患者神志大多清醒，部分患者可出现精神失常、定向力障碍、幻觉、谵妄等。病程进展很快，多在发作中死于呼吸或循环衰竭。本期持续 1 ～ 3 日。

（三）麻痹期

痉挛减少或停止，患者逐渐安静，出现弛缓性瘫痪，尤以肢体软瘫为多见。呼吸变慢及不整，心搏微弱，神志不清，最终因呼吸麻痹和循环衰竭而死亡。本期持续 6 ～ 18 小时。

本病全程一般不超过 6 日。除上述狂躁型外，尚有以脊髓或延髓病变为主的麻痹型（静型），但较为少见，临床上无兴奋期、无恐水。常见高热、头痛、呕吐、肢体软瘫、腱反射消失、共济失调和大小便失禁，呈横断性脊髓炎或上行性麻痹等症状，最终因瘫痪死亡。

[常考考点] 狂犬病的临床分期及各期典型的临床表现。

要点五　实验室检查

（一）血、尿常规和脑脊液检查

白细胞总数（10 ～ 20）$\times10^9$/L 不等，中性粒细胞多在 80% 以上。尿常规可发现轻度蛋白尿，偶见透明管型。脑脊液压力正常或轻度升高，蛋白稍升高，细胞数低于 200×10^6/L，以淋巴细胞为主，糖和氯化物正常。

（二）病原学检查

抗原检查，可取患者的脑脊液或唾液直接涂片、角膜印片，或咬伤部位皮肤组织或脑组织通过免疫荧光法检测抗原，阳性率可达 98%。此外，还可使用快速狂犬病酶联免疫吸附法检测抗原。

用患者唾液、脑脊液或死后脑组织混悬液接种动物，分离病毒；用死者脑组织印压涂片或做病理切片，用染色镜检及直接免疫荧光法检查内氏小体，阳性率为 70% ～ 80%；用 RT-PCR 检测狂犬病毒核酸；取角膜印片或有神经元纤维的皮肤切片，用免疫荧光抗体染色检查狂犬病毒抗原。以上任何一项阳性时可确诊。

（三）病毒抗体检测

可采用间接免疫荧光法进行检测，缺少早期诊断价值，主要用于流行病学调查或证实狂犬病诊断。

要点六　诊断与鉴别诊断

（一）诊断

根据患者过去被病兽或可疑病兽咬伤、抓伤史及典型的临床症状，如恐水、恐风、咽喉肌痉挛等，即可做出临床诊断。但在疾病早期，儿童及咬伤不明确者易误诊。确诊有赖于病原学检测或尸检发现脑组织内氏小体。

（二）鉴别诊断

本病应与病毒性脑炎、破伤风、吉兰 - 巴雷综合征、脊髓灰质炎等疾病相鉴别，流行病学资料和特殊症状是鉴别要点。

要点七　治疗

狂犬病是所有传染病中最凶险的疾病，一旦发病，预后极差。目前无特效治疗方法，强调在咬伤后及时预防性治疗，对发病后患者以对症综合治疗为主。包括：严格隔离患者，防止唾液等污染；病室要避光、安静，没有噪音和流水声；注意营养、水及电解质的平衡；对狂躁者可用镇静剂，如苯巴比妥或地西泮；有心动过速、高血压时，可用 β 受体阻滞剂；有脑水肿时给予脱水治疗；采取一切措施维护患者心血管系统和呼吸系统功能。呼吸衰竭是死亡的主要原因，必要时采用气管切开、人工呼吸机等措施维持呼吸，纠正呼吸衰竭。

［常考考点］强调在咬伤后及时预防性治疗。对发病后患者以对症综合治疗为主。

要点八　预防

目前狂犬病尚无有效的治疗方法，病死率接近100%，必须加强预防工作。

1. 控制传染源　家养的犬，应进行登记，定期进行预防接种。发现野犬、狂犬立即捕杀，尸体应深埋，不准食用。对疑似狂犬者，应设法捕获，并隔离观察10日。如死亡或出现症状，应取脑组织检查，深埋或焚毁。

2. 伤口的处理　对刚被咬伤者，要及时治疗。在咬伤的当时，先局部挤压、针刺使其尽量出血，再用20%肥皂水充分冲洗创口，后用5%碘酊反复涂拭。除非伤及大血管需紧急止血外，伤口一般不予缝合或包扎，以便排血引流。如有抗狂犬病免疫球蛋白或免疫血清，则在伤口底部和周围行局部浸润注射。此外，要注意预防破伤风及细菌感染。

［常考考点］狂犬咬伤的伤口处理方法。

3. 预防接种

（1）疫苗接种：可用于暴露后预防，也可用于暴露前预防。我国是狂犬病流行地区，凡是被犬咬伤或被其他动物咬伤、抓伤者或医务人员的皮肤破损处被狂犬病患者唾液沾染时，均需作暴露后预防接种。暴露前预防主要用于高危人群，即兽医、山洞探险者、从事狂犬病毒的研究人员和动物管理人员。国内主要采用VERO细胞疫苗和地鼠肾细胞疫苗，暴露后预防：共接种5次，每次2mL肌注，在0、3、7、14、28日各注射1次。严重咬伤者，可于0～6日，每日注射疫苗1针，以后分别于10、14、30、90日各注射1次，常可取得防治效果。暴露前预防：共接种3次，每次2mL肌注，于0、7、28日进行，1～3年加强注射一次。

（2）免疫球蛋白注射：常用马或人源性抗狂犬病毒免疫球蛋白和免疫血清，以人狂犬免疫球蛋白（HRIG）为佳，按照20U/kg计算，特别严重的可加倍计算，总量的一半在创伤处作浸润性注射，剩余剂量在臂部作肌内注射。过敏者可以脱敏注射。

［常考考点］狂犬病的疫苗预防接种方法。

【例题实战模拟】

A1型题

1. 狂犬病的主要传染源是
   A. 病犬　B. 猫　C. 狼　D. 狐狸　E. 蝙蝠
2. 狂犬病的主要传播途径是
   A. 黏膜侵入　B. 呼吸道吸入　C. 角膜移植　D. 被患病动物咬伤　E. 眼结膜接触病兽唾液
3. 裸露的皮肤被轻咬，出现无出血的轻微抓伤，正确的处置方法是
   A. 无须处理伤口，立即接种狂犬病疫苗　B. 无须进行处置　C. 立即消毒被抓伤的部位即可
   D. 处理伤口，立即接种狂犬病疫苗　E. 注射消炎药物
4. 狂犬病病理变化中特异的且具有诊断价值的病变为
   A. 急性播散性脑脊髓炎　B. 脑膜多正常　C. 脑实质和脊髓充血水肿
   D. 内氏小体　E. 脊髓段病变一般比较严重
5. 右耳被咬破，且致伤动物不能确定健康时，正确的处置方法是
   A. 消毒后，立即接种狂犬病疫苗即可
   B. 立即注射消炎药物，不处理伤口
   C. 立即处理伤口，注射狂犬病被动免疫制剂，并接种狂犬病疫苗
   D. 立即处理伤口，并注射狂犬病被动免疫制剂即可
   E. 处理伤口，并立即注射消炎药物
6. 左小腿部被咬破，且致伤动物不能确定健康时，下列处置错误的是
   A. 用20%的肥皂水和一定压力的流动清水交替彻底清洗、冲洗伤处至少15分钟
   B. 彻底冲洗后用2%～3%碘酒、碘伏或者75%酒精涂擦伤口
   C. 彻底冲洗后用75%酒精涂擦伤口
   D. 就诊时如伤口已结痂也应对伤口进行处理
   E. 在伤口局部行浸润注射抗狂犬病免疫球蛋白即可

7. 下列关于狂犬病疫苗接种的描述，错误的是

A. 上臂三角肌肌内注射或臀部注射

B. 2 岁以下婴幼儿可在大腿前外侧肌内注射

C. 首次暴露后的狂犬病疫苗接种应当越早越好

D. 可用于暴露后预防

E. 也可用于暴露前预防

8. 关于狂犬病疫苗接种程序的描述，正确的是

A. 一般咬伤者于 0、3、7、14 和 28 日各注射狂犬病疫苗 1 个剂量

B. 注射当天剂量加倍，第 3、7、14 和 28 日各注射狂犬病疫苗 1 个剂量

C. 于 0、4、8、16 和 28 日各注射狂犬病疫苗 1 个剂量

D. 2 岁以下的儿童每针次均接种 0.5 个剂量

E. 暴露前预防适用于所有人群

9. 狂犬病典型病例临床表现分为三期，下列正确的是

A. 前驱期、兴奋期、麻痹期　B. 潜伏期、前驱期、兴奋期　C. 前驱期、兴奋期、恢复期

D. 兴奋期、麻痹期、恢复期　E. 潜伏期、前驱期、麻痹期

10. 狂犬病最具特征性的临床表现是

A. 发热、头痛、乏力、周身不适　B. 咽喉紧缩感　C. 伤口部位及周围有麻木、发痒、刺痛感

D. 恐水、恐风　E. 弛缓性瘫痪

【参考答案】

1.A　2.D　3.D　4.D　5.C　6.D　7.A　8.A　9.A　10.D

细目七　流行性乙型脑炎

【考点突破攻略】

流行性乙型脑炎（epidemic encephalitis B）亦称日本脑炎（Japanese encephalitis），简称乙脑，是经蚊虫传播乙型脑炎病毒而引起的以脑实质炎症为主要病变的中枢神经系统急性传染病。临床上以高热、意识障碍、抽搐、病理反射及脑膜刺激征为特征。重症患者常出现呼吸衰竭，病死率高，部分可留有严重后遗症。

要点一　病原学

乙型脑炎病毒（encephalitis B virus）属虫媒病毒乙组的黄病毒科，直径 40 ～ 50nm，球形，核心为单股正链 RNA，包被有单股多肽的核衣壳蛋白，外层为脂质包膜，镶嵌有糖基化蛋白（E 蛋白）和非糖基化蛋白（M 蛋白）。E 蛋白是病毒的主要抗原成分，可诱导机体产生中和抗体和血凝抑制抗体，有助于临床诊断和流行病学调查。

乙脑病毒对热、乙醚和酸等常用消毒剂敏感，100℃ 2 分钟、56℃ 30 分钟即可灭活，但耐低温和干燥，用冰冻干燥法在 4℃冰箱中可保存数年。在蚊虫体内繁殖的适宜温度为 25 ～ 30℃。

要点二　流行病学

（一）传染源

乙脑是人畜共患的自然疫源性疾病，人和动物感染乙脑病毒后可发生病毒血症，成为传染源。人感染后病毒血症期短暂，血中病毒含量少，不是主要的传染源。家畜、家禽和鸟类均可感染乙脑病毒。猪的感染率高，感染后血中病毒含量多，病毒血症期长，且猪的饲养范围广，更新快，是本病主要的传染源。蝙蝠可作为本病的长期储存宿主和传染源。一般在人类乙脑流行前 1 ～ 2 个月，先在家禽、家畜中流行，故检测猪的乙脑病毒感染率可预测当年在人群中的流行趋势。

（二）传播途径

乙脑主要通过蚊虫叮咬而传播。在国内传播乙脑病毒的蚊种有 26 种，三带喙库蚊是主要的传播媒介，其次是东方伊蚊和中华按蚊。蚊虫叮咬感染乙脑病毒的动物后，乙脑病毒先在蚊虫肠内增殖，然后移行至唾液腺，在唾液中保持较高

浓度，并通过叮咬将病毒传给人或其他动物，再由动物感染更多蚊虫，形成蚊－动物（猪）－蚊循环。蚊虫亦是乙脑病毒的长期储存宿主，可带病毒越冬，并通过蚊卵传代。被感染的候鸟、蝙蝠等也可作为乙脑病毒的越冬宿主。

（三）易感人群

人群对乙脑病毒普遍易感。感染乙脑病毒后多为隐性感染，显性或隐性感染之比为 1:（300 ～ 2000）。感染后可获得持久的免疫力。母亲传递的抗体对婴儿具有保护作用。

四、流行特征

东南亚和西太平洋地区是乙脑的主要流行区，我国除东北北部、青海、新疆、西藏外均有乙脑流行。热带地区全年均可发病，温带和亚热带地区主要集中在 7 ～ 9 月份，这主要与蚊虫繁殖、气温、雨量及人口流动（如大学新生入学、新兵入伍）、交通状况、卫生措施（防蚊灭蚊）等因素有关。发病人群以 10 岁以下儿童为主，尤以 2 ～ 6 岁儿童发病率为高。近年由于儿童和青少年广泛接种疫苗，发病率已明显下降，成人和老年人的发病率相对增加。由于感染病毒后绝大多数为隐性感染或亚临床型，乙脑呈高度散发性，家庭成员中多人同时发病少见。

［常考考点］乙脑的病原体、传染源、传播途径和易感人群。

要点三　发病机制与病理

（一）发病机制

人被带有乙脑病毒的蚊虫叮咬后，乙脑病毒进入体内，经淋巴管或毛细血管侵入单核－吞噬细胞内繁殖，达一定量后进入血流，引起病毒血症。病毒可通过血－脑屏障进入中枢神经系统，引起脑实质病变。乙脑病毒进入机体后是否发病以及病情的严重程度，一方面与感染病毒的数量与毒力有关，另一方面则取决于机体的免疫力。如机体免疫功能强时，感染后只发生短暂的病毒血症，病毒迅速被清除，不侵入中枢神经系统，仅表现为隐性感染或轻型病例，并可获得持久免疫力。若机体免疫功能低下，侵入机体的病毒数量多且毒力强时，则乙脑病毒可侵入中枢神经系统引起脑实质损害。脑寄生虫感染（如脑囊虫病）、癫痫、高血压、脑外伤及脑血管病等可使乙脑病毒较易侵入中枢神经系统。

乙脑患者脑组织损伤主要与乙脑病毒对神经组织的直接侵袭有关，可致神经细胞坏死、胶质细胞增生及炎性细胞浸润。此外，乙脑病毒可诱发机体产生免疫攻击，导致小血管和毛细血管损伤，可引起脑组织循环障碍及坏死。

（二）病理

本病为全身性感染，但主要病变在中枢神经系统。乙脑患者的脑组织病变范围较广，以大脑皮质、间脑和中脑病变最为严重，可累及脊髓。部位越低，损伤越轻。主要病理变化包括神经细胞肿胀、变性及坏死，可液化形成镂空筛网状软化灶；脑实质淋巴细胞和单核细胞浸润，胶质细胞弥漫性增生；脑实质及脑膜血管充血扩张，大量浆液渗出，形成脑水肿。

［常考考点］乙脑病变最严重的部位是大脑皮质、脑干及基底核。

要点四　临床表现

乙脑潜伏期为 4 ～ 21 日，一般为 10 ～ 14 日。人感染乙脑病毒后，大多数患者不产生任何临床症状，部分患者仅出现发热、头痛，少数患者表现出高热、头痛、呕吐、颈项强直、惊厥、意识障碍、呼吸衰竭等典型乙型脑炎表现。典型患者可分为 4 期。

（一）初期

病程的 1 ～ 3 日。起病急骤，发热，体温在 1 ～ 2 日内达到 39 ～ 40℃，伴头痛、食欲不振、呕吐，多有嗜睡和精神倦怠。少数患者可有颈项强直。头痛是乙脑最常见和最早出现的症状，疼痛部位不定。

（二）极期

病程的 4 ～ 10 日，具有诊断意义的症候多在此期出现，多为脑实质损害的表现。

1. 高热　此期发热达顶点，可达 40℃以上，一般持续 7 ～ 10 日，重者可达 3 周。病情与体温成正比，发热越高，持续时间越长，病情越重。

2. 意识障碍　表现可轻可重，可见嗜睡、谵妄、昏迷或定向力障碍等。意识障碍最早可见于病程的 1 ～ 2 日，以 3 ～ 8 日多见，一般持续 1 周左右，重者可长达 1 个月以上。昏迷的深浅、持续时间的长短与病情的严重性和预后有关。

3. 惊厥或抽搐　多于病程第 2 ～ 5 日出现，发生率 40% ～ 60%，是病情严重的表现。可由脑实质炎症、脑缺氧、脑水肿及高热等原因引起。可见局部或全身性、阵发性或强直性抽搐，历时数分钟或数十分钟不等，可反复发生，并伴有意识障碍，重者伴有呼吸暂停、发绀、痰鸣声。

4. 呼吸衰竭 为本病最严重的表现之一，也是最主要的死亡原因（占 70% ～ 80%），多见于深度昏迷的患者。主要为中枢性呼吸衰竭。由于脑实质炎症、缺氧、脑水肿、颅内高压、脑疝和低血钠脑病等所致，其中以脑实质病变，尤其延脑呼吸中枢病变为主要原因。表现为呼吸浅表、节律不整、双吸气、叹息样呼吸、潮式呼吸、下颌呼吸，甚至呼吸停止。脑疝引起的呼衰多发生于第 5 ～ 6 病日内，发展很快，可迅速出现呼吸停止，同时伴有瞳孔变化、血压升高、肌张力增强。有时可出现周围性呼吸衰竭，多由脊髓病变导致膈肌或肋间肌麻痹或呼吸道痰阻、肺部感染等所致，表现为呼吸困难、呼吸先快后慢，胸式或腹式呼吸减弱，发绀，但呼吸节律基本整齐。一般以中枢性呼吸衰竭为主，或两者皆有之。

5. 颅内高压及脑膜刺激征 患者多有不同程度的颅内压增高，表现为剧烈的头痛、喷射性呕吐、血压增高、脉搏变慢。同时可伴有脑膜刺激征，如颈项强直、凯尔尼格征和布鲁津斯基征阳性。婴幼儿囟门未闭常表现为前囟隆起而脑膜刺激征缺如。重者可出现脑疝，以颞叶疝（小脑幕切迹疝）较多见，表现为昏迷突然加深，呼吸节律异常，疝侧瞳孔散大和上睑下垂，对侧肢体瘫痪和锥体束征阳性。双侧瞳孔不等大是脑水肿所致钩回疝的早期表现。由于脑水肿和钩回疝使脑干错位，进一步可发生小脑扁桃体疝（枕骨大孔疝），表现为极度躁动、面色苍白、眼球固定、瞳孔散大或对光反射消失、呼吸节律异常，或血压下降、呼吸骤停而死亡。

6. 其他神经系统症状和体征 乙脑的神经系统表现多在病程 10 天内出现，第 2 周后较少出现新的神经症状和体征。常有浅反射先减弱后消失，膝、跟腱反射等深反射先亢进后消失，锥体束征阳性。昏迷时，除浅反射消失外，可有肢体强直性瘫痪、偏瘫或全瘫，伴肌张力增高，还可伴膀胱和直肠麻痹（大、小便失禁或尿潴留）。此外，根据病变部位不同，可出现颅神经损伤或自主神经功能紊乱的表现。

高热、抽搐和呼吸衰竭是乙脑极期的严重表现，三者相互影响，互为因果。

（三）恢复期

病程的 8 ～ 12 日，患者体温逐渐下降，于 2 ～ 5 日内降至正常，神经系统症状和体征逐日好转，一般于 2 周左右可完全恢复。重症患者可留有神志迟钝、痴呆、失语、多汗、吞咽困难、颜面瘫痪、四肢强直性瘫痪或扭转痉挛等。经积极治疗后大多数患者可于 6 个月内恢复。

（四）后遗症期

发病半年后，5% ～ 20% 重症患者仍有意识障碍、痴呆、失语、肢体瘫痪、扭转痉挛和精神失常等，称为后遗症。经积极治疗及耐心的护理可有不同程度的恢复。癫痫后遗症可持续终生。

（五）并发症

以支气管肺炎最常见，多因昏迷患者呼吸道分泌物不易咳出，或应用人工呼吸器后引起。其次为肺不张、败血症、尿路感染、褥疮等。重型患者可因应激性溃疡致上消化道大出血。

（六）临床分型

1. 轻型 体温 39℃以下，神志始终清楚，有轻度头痛、恶心呕吐、嗜睡等，无抽搐，脑膜刺激征不明显。病程 5 ～ 7 日。

2. 普通型 体温 39 ～ 40℃，嗜睡或浅昏迷，偶有抽搐及病理反射阳性，脑膜刺激征明显。病程 7 ～ 14 日，多无后遗症。

3. 重型 体温 40℃以上，昏迷，反复或持性续抽搐，病理反射阳性，浅反射先消失，深反射先亢进后消失。可有肢体瘫痪或呼吸衰竭。病程多在 2 周以上，恢复期常有精神异常、瘫痪、失语等，部分患者留有不同程度后遗症。

4. 极重型（暴发型） 起病急骤，体温于 1 ～ 2 日内升至 40℃以上，常反复或持续性抽搐，深度昏迷，迅速出现脑疝及中枢性呼吸衰竭等。多于 3 ～ 5 日内死亡，幸存者多有严重后遗症。

流行期间以轻型和普通型多见。

［常考考点］乙脑的临床分期及极期的临床表现。

要点五 实验室检查

（一）血象

白细胞总数增高，多为（10 ～ 20）$\times 10^9$/L，中性粒细胞 80% 以上，嗜酸性粒细胞常减少。部分患者血象始终正常。

（二）脑脊液

脑脊液压力增高，外观清或微混，白细胞计数多为（50 ～ 500）$\times 10^9$/L，个别可达 1000$\times 10^9$/L 以上，分类早期以中性粒细胞稍多，以后以单核细胞为主，糖及氯化物正常，蛋白质轻度升高。部分病例于病初脑脊液检查正常。

（三）血清学检查

1. 特异性 IgM 抗体测定 目前多用此法进行早期诊断。一般在病后 3 ～ 4 天即可出现，脑脊液中最早在病程第 2 天测到，两周达高峰。检测方法有酶联免疫吸附试验（ELISA）、间接免疫荧光法、2- 巯基乙醇（2-ME）耐性试验。

2. 血凝抑制试验 血凝抑制抗体出现较早，一般在病后 4 ～ 5 天出现，2 周达高峰，抗体水平维持数年，可用于临床诊断及流行病学调查。

3. 补体结合试验 为 IgG 抗体，多在发病后 2 周出现，5 ～ 6 周达高峰，1 年后消失。主要用于回顾性诊断或流行病学调查。

[常考考点] 特异性 IgM 抗体对乙脑有早期诊断价值。

（四）病原学检查

1. 病毒分离 病程第 1 周内死亡病例的脑组织中可分离到病毒（一般采用小白鼠脑内接种法），但脑脊液和血中不易分离到病毒。

2. 病毒抗原或核酸检测 在组织、血液或其他体液中采用直接免疫荧光或 RT-PCR 法检测。

要点六 诊断与鉴别诊断

（一）诊断

1. 流行病学资料 严格的季节性（7 ～ 9 月），10 岁以下儿童多见。但近年来成人病例有增加趋势。

2. 临床特征 起病急、高热、头痛、呕吐、意识障碍、抽搐、病理征及脑膜刺激征阳性等。

3. 实验室检查 外周血白细胞及中性粒细胞均增高；脑脊液压力高，细胞数轻度增高，蛋白稍高，糖及氯化物正常；血清特异性 IgM 抗体或脑脊液抗原检测阳性可作出早期诊断；根据血凝抑制试验或补体结合试验可作出回顾性诊断。

[常考考点] 乙脑的诊断依据。

（二）鉴别诊断

1. 中毒性菌痢 本病与乙脑均多发生于夏秋季，10 岁以下儿童多见，但起病较乙脑更急，常在发病 24 小时内迅速出现高热、抽搐、意识障碍和循环衰竭。脑膜刺激征常阴性，脑脊液多正常。肛拭子取便或生理盐水灌肠镜检，可见大量白细胞或脓细胞。

2. 结核性脑膜炎 发病无季节性，多有结核病史或接触史。起病缓慢，病程长，脑膜刺激征明显。脑脊液检查呈毛玻璃样，氯化物与糖降低，蛋白增高明显，放置后可见网状物及薄膜产生，其薄膜涂片或培养可见抗酸杆菌。胸部 X 片、眼底及结核菌素试验等有助于诊断。

3. 化脓性脑膜炎 患者脑膜刺激征显著，脑脊液外观混浊，细胞数常在 1000×10^9/L 以上，中性粒细胞占 90% 以上，蛋白明显升高，糖明显降低，脑脊液及血液细菌学检查可找到相应的病原菌。脑膜炎球菌所致者，多发生于冬春季，皮肤黏膜常有瘀点、瘀斑。其他化脓菌所致者多可找到原发病灶。

4. 其他病毒性脑炎 如单纯疱疹病毒、腮腺炎病毒、肠道病毒等均可引起脑炎，临床表现与乙脑相似，鉴别困难。确诊有赖于血清学检查或病毒分离。

[常考考点] 乙脑与中毒性菌痢、结核性脑膜炎、化脓性脑膜炎的鉴别。

要点七 治疗

目前在病原学治疗方面尚无特效的抗病毒药物，早期可试用利巴韦林、干扰素等。主要是采取积极对症治疗、支持治疗和护理。重点处理好高热、抽搐和呼吸衰竭等危重症候，降低病死率和防止后遗症的发生。

（一）一般治疗

患者应住院隔离于有防蚊和降温设备的病室，控制室温在 30℃以下。昏迷患者要注意口腔及皮肤清洁，定时翻身、拍背、吸痰，防止继发肺部感染和褥疮发生。注意保护角膜。昏迷及抽搐患者应设床栏以防坠床，并防止舌被咬伤。注意水及电解质平衡，重症患者应输液，成人每日 1500 ～ 2000mL，小儿每日 50 ～ 80mL/kg，并酌情补充钾盐，纠正酸中毒，但输液量不宜过多，以防脑水肿。昏迷者可予鼻饲。

（二）对症治疗

高热、抽搐及呼吸衰竭是危及患者生命的三大症候，且可互为因果，形成恶性循环，必须及时处理。

1. 降温 以物理降温为主，药物降温为辅，同时降低室温，使肛温控制在 38℃左右。

（1）物理降温：可用冰敷额、枕部和体表大血管部位（腋下、颈部及腹股沟等），酒精擦浴，冷盐水灌肠等。

（2）药物降温：适当应用退热药，防止过量退热药物致大量出汗而引起虚脱。

（3）亚冬眠疗法：适于高热伴抽搐者，以氯丙嗪和异丙嗪每次各 0.5 ～ 1mg/kg 肌内注射，每 4 ～ 6 小时 1 次，并配合物理降温。疗程 3 ～ 5 天。用药过程要密切观察患者生命体征变化，注意保持呼吸道通畅。

2. 止痉 包括去除病因及镇静解痉。①高热所致者以降温为主。②脑水肿所致者以脱水降低颅内压为主，可用 20% 甘露醇快速静脉滴注或推注（20 ～ 30 分钟内），每次 1 ～ 2g/kg，根据病情可每 4 ～ 6 小时重复应用一次，同时可合用糖皮质激素、呋塞米、50% 高渗葡萄糖注射液等。③因脑实质病变引起的抽搐，可使用镇静剂，首选地西泮，成人每次 10 ～ 20mg，小儿每次 0.1 ～ 0.3mg/kg（每次不超过 10mg），肌内注射或缓慢静脉注射；水合氯醛鼻饲或灌肠，成人每次 1 ～ 2g，小儿每次 60 ～ 80mg/kg（每次不超过 1g）。巴比妥钠可用于预防抽搐，成人每次 0.1 ～ 0.2g，小儿每次 5 ～ 8mg/kg，肌内注射。

3. 防治呼吸衰竭 积极降温、控制颅内压以防止呼吸衰竭的发生。根据引起呼吸衰竭的原因给予相应的治疗：①氧疗。可选用鼻导管或面罩给氧，纠正患者缺氧状态。②由脑水肿所致者应用脱水剂。③中枢性呼吸衰竭有呼吸表浅、节律不整或发绀时，可用呼吸兴奋剂，首选山梗菜碱，成人每次 3 ～ 9mg，小儿每次 0.5 ～ 0.2mg/kg，静脉注射或静脉滴注，亦可用尼可刹米、山梗菜碱、二甲弗林等交替使用。若缺氧明显时，可经鼻导管使用高频呼吸器治疗（送氧压力 0.4 ～ 0.8kg/cm^2，频率 80 ～ 120 次 / 分）。④呼吸道分泌物梗阻所致者，吸痰和加强翻身引流。若痰液黏稠，可雾化吸入 α 糜蛋白酶 5mg，伴支气管痉挛可用 0.25% ～ 0.5% 异丙肾上腺素雾化吸入，并适当用抗菌药物防治细菌感染。为保持呼吸道通畅，必要时可行气管插管或气管切开。⑤改善微循环，减轻脑水肿，可用血管扩张剂，如东莨菪碱，成人每次 0.3～0.5mg，小儿每次 0.02～0.03mg/kg，稀释于葡萄糖注射液中静注或静滴，15～30 分钟重复使用一次，时间 1～5 天。此外，尚可用酚妥拉明、山莨菪碱等。

［常考考点］乙脑的对症治疗措施。

（三）糖皮质激素的应用

目前对糖皮质激素应用意见不一。有学者认为其有抗炎、退热、降低毛细血管通透性和渗出、减轻脑水肿等作用。也有学者认为其有抑制免疫功能，增加继发感染机会，且疗效不明显，不主张使用。对于重症患者，可早期、短程应用。

（四）恢复期及后遗症处理

细心护理，防止褥疮和感染的发生；进行功能训练，包括吞咽、语言和肢体功能锻炼；理疗、针灸、按摩、体疗、高压氧、中药治疗等对智力、语言和运动功能的恢复有一定疗效。

要点八　预防

以防蚊、灭蚊及预防接种为预防乙脑的关键。

1. 控制传染源 隔离患者和疑似患者至体温正常。本病主要传染源是家畜，尤其是未经流行季节的幼猪，故应加强对家畜的管理，搞好饲养场所的环境卫生，人畜居地分开。流行季节前可对幼猪进行疫苗接种，减少猪群的病毒血症，能有效控制人群乙脑的流行。

2. 切断传播途径 防蚊、灭蚊为主要措施，包括灭越冬蚊和早春蚊，消灭蚊虫孳生地。可用蚊帐、驱蚊剂等防蚊。

3. 保护易感人群 预防接种是保护易感人群的关键措施。目前我国使用的是地鼠肾细胞灭活疫苗和减毒活疫苗，接种后抗体阳转率达 85% ～ 98%。接种对象以 6 ～ 12 个月的婴幼儿为主，初种两次，每次 0.5mL，两次间隔 1 ～ 2 周，接种后 2 年和 6 ～ 10 周岁时分别加强注射一次。对于初次进入流行区的人员，可按初种方法，接种两次。疫苗接种应在乙脑开始流行前一个月完成。应注意不能与伤寒三联菌苗同时注射，有中枢神经系统疾患和慢性酒精中毒者禁用。

［常考考点］以防蚊、灭蚊及预防接种为预防乙脑的关键。

【例题实战模拟】

A1 型题

1. 乙脑与流脑的临床鉴别，最重要的是

A. 意识障碍的出现与程度　B. 生理反射异常及出现病理反射　C. 抽搐发作的程度

D. 皮肤瘀点及瘀斑　E. 颅内压升高程度，呼吸衰竭的出现

2. 乙脑病程中最早出现的抗体是

A. 中和抗体　B. 血凝抑制抗体　C. 补体结合抗体　D. 特异性 IgM 抗体　E. Vi 抗体

3. 乙型脑炎三大严重症状是

A. 高热、抽搐和昏迷　B. 高热、昏迷和呼吸衰竭　C. 高热、脑膜刺激征和呼吸衰竭
D. 高热、抽搐和呼吸衰竭　E. 高热、失语和呼吸衰竭

4. 鉴别中毒性菌痢与乙型脑炎的重要依据是
A. 高热、昏迷、惊厥　B. 季节性　C. 肠道症状　D. 脑脊液常规　E. 传染性

5. 下列不是乙脑的常见后遗症的是
A. 失语　B. 强直性瘫痪　C. 弛缓性瘫痪　D. 扭转痉挛　E. 精神失常

6. 下列不属于乙脑极期的临床表现特点的是
A. 高热惊厥　B. 意识障碍如嗜睡、昏睡、昏迷
C. 颅高压表现及呼吸衰竭　D. 瘫痪多不对称，肢体松弛，肌张力减退，腱反射消失
E. 脑膜刺激征及病理征阳性

7. 下列不是乙脑病理特征的是
A. 中枢神经系统小血管内皮细胞肿胀、坏死、脱落
B. 神经细胞变性与坏死
C. 胶质细胞增生和炎症细胞浸润
D. 神经组织出现局灶性坏死，形成软化灶
E. 大脑两半球表面及颅底的软脑膜充血，浆液性及纤维蛋白性渗出

8. 下列不属于流行性乙型脑炎的流行特征的是
A. 乙脑主要分布于亚洲
B. 温、热带地区流行高峰常在 7 ～ 9 月，与本地区蚊虫密度高峰相一致
C. 气温在 35℃以上，雨量多便可出现流行
D. 呈高度散发，家庭成员中很少多人同时发病
E. 发病以 10 岁以下儿童居多，以 2 ～ 6 岁最常见

9. 下列不属于乙脑中枢性呼吸衰竭的原因的是
A. 延髓呼吸中枢损害　B. 脑水肿　C. 低血钠性脑病
D. 脑疝形成　E. 脊髓前角细胞病变致呼吸肌麻痹

10. 乙脑病变最严重的部分是
A. 大脑皮质　B. 脊髓　C. 间脑　D. 中脑　E. 大脑皮质、间脑和中脑

A2 型题

11. 患者，男，8 岁。确诊为乙脑，住院第 3 日血压明显升高，瞳孔大小不等，颈强直，有呼吸暂停。应首先采取的急救措施是
A. 糖皮质激素　B. 镇静，镇痉　C. 呋塞米　D. 吸氧　E.20% 甘露醇降颅压

12. 某地区近年来每逢夏季就有一种传染病流行，且多发生于儿童，主要表现为发热、头痛、呕吐，第 3 ～ 4 天出现意识障碍，严重者伴抽搐及呼吸异常，经治疗后多数人于病程 2 周后痊愈，5% ～ 20% 的重症病人留有神经系统后遗症，病死率为 3% ～ 10%。为预防该病再度流行，在其综合性预防措施中，应以下列哪项为主
A. 控制和管理好病人　B. 控制和管理好病猪　C. 防蚊和灭蚊
D. 注射丙种球蛋白　E. 防蚊灭蚊和预防接种

【参考答案】

1.D　2.D　3.D　4.D　5.C　6.D　7.E　8.C　9.E　10.E　11.E　12.E

第三单元 细菌感染

细目一 流行性脑脊髓膜炎

【考点突破攻略】

流行性脑脊髓膜炎（epidemic cerebrospinal meningitis）简称流脑，是由脑膜炎奈瑟菌（Neisseria meningitidis）引起的一种急性化脓性脑膜炎，以突发高热、头痛、呕吐、皮肤黏膜瘀点和脑膜刺激征为主要临床表现。本病经呼吸道传播，冬春季多见，全球分布，呈散发或流行，儿童易患。部分患者暴发起病，可迅速致死。

要点一 病原学

脑膜炎奈瑟菌属奈瑟菌属，革兰染色阴性双球菌，呈肾形或卵圆形，有荚膜，无芽孢。依据表面特异性荚膜多糖抗原的不同，目前将本菌分为A、B、C、D、X、Y、Z、29E、W135、H、I、K、L共13个菌群，其中以A、B、C三群最常见。在我国长期流行的菌群90%以上为A群，B群和C群散发，但随着A群菌苗的广泛预防接种，近年B群在有些地区有上升趋势，C群流行也增多，毒力较强，可致暴发型流脑。该菌仅存在于人体，可从带菌者鼻咽部及患者的血液、脑脊液、皮肤瘀点中检出，专性需氧，对营养要求较高。细菌裂解后可释放内毒素，具有强烈致病性，是重要的致病因子。

该菌在体外能形成自溶酶，易死亡，对寒冷、干燥、阳光、紫外线及一般消毒剂均敏感。

要点二 流行病学

1. 传染源 患者和带菌者是本病的传染源，流行期间人群带菌率高达50%，感染后细菌寄生于正常人鼻咽部，人是唯一宿主，患者易于被发现和隔离，而带菌者不易被发现，因此带菌者作为传染源的意义更重要。流行期间以A群为主，B和C群以散发为主。

2. 传播途径 病原菌主要通过咳嗽、喷嚏、说话等由飞沫借空气经呼吸道传播。因病原菌在体外的生活能力极弱，间接传播机会很少，但密切接触，如同睡、怀抱、喂乳、亲吻等对2岁以下婴幼儿造成传播。

3. 人群易感性 人群普遍易感。但新生儿有来自母体的特异性抗体，成人则从多次流行过程中隐性感染获得免疫，故发病以15岁以下少年儿童多见，尤以6个月至2岁的婴幼儿高发。人群感染后60%～70%呈无症状带菌者，绝大多数不治而愈，发病者仅占1%。感染后对同种菌群可获持久免疫力，非同种菌群间有一定交叉免疫，但不持久。

4. 流行特征 本病遍及全世界，我国各地区均有病例发生。本病全年散发，但以冬春季高发，一般发病集中在11月至来年5月，3、4月份为高峰。我国曾先后发生多次全国性大流行，流行菌株以A群为主，带菌率达50%以上。自1985年开展A群疫苗接种以来，发病率持续下降，未再出现全国性大流行。近几年有上升趋势，尤其是B群和C群有增多的趋势，在个别省份先后发生了C群的局部流行。

［常考考点］流脑的传染源、传播途径、易感人群。

要点三 发病机制与病理

（一）发病机制

病原菌自鼻咽部侵入人体。脑膜炎奈瑟菌不同菌株的侵袭力不同，最终是否发病以及病情的轻重取决于细菌和宿主间的相互作用。

内毒素是重要的致病因素，内毒素通过刺激内皮细胞、吞噬细胞等释放大量细胞因子，导致血管痉挛、内皮细胞损伤，引起局部出血、坏死、细胞浸润及栓塞，还可致微循环障碍，有效循环血量减少，引起感染性休克。脑膜炎奈瑟菌内毒素较其他内毒素更易激活凝血系统，在休克早期便出现弥散性血管内凝血（DIC）及继发性纤溶亢进，进一步加重微循环障碍、出血和休克，最终造成多器官功能衰竭。

一旦病原菌随血流突破血脑屏障，进入脑脊液，即引起脑膜和脊髓膜化脓性炎症，严重者还可延及脑实质，引起颅内压增高。严重脑水肿时脑疝形成，患者可因呼吸衰竭而迅速死亡。

（二）病理

败血症期，主要病变为血管内皮损害，血管壁炎症、坏死和血栓形成及血管周围出血。皮肤、皮下组织、黏膜和浆膜等可出现局灶性出血，肺、心、胃肠道和肾上腺亦可有广泛出血。

脑膜炎期的病变在软脑膜和蛛网膜。早期主要以血管充血、少量浆液性渗出及局灶性小出血多见，进一步发展则见大量纤维蛋白、中性粒细胞及血浆外渗，脑脊液混浊，呈化脓性改变。颅底由于化脓性炎症的直接侵袭和炎症后粘连，可引起视神经、展神经、动眼神经、面神经、听神经等颅神经损害。暴发型脑膜脑炎型的病变主要在脑实质，脑细胞有明显充血和水肿。颅内压明显增高者易形成枕骨大孔疝和天幕裂孔疝。少数慢性患者由于脑室孔阻塞和脑脊液循环障碍而发生脑积水。

要点四　临床表现

潜伏期 1 ～ 7 日，一般为 2 ～ 3 日。

（一）普通型

约占全部病例的 90%。可分为以下各期：

1. 前驱期（上呼吸道感染期） 多数患者无症状，少数患者有低热、咽痛、轻咳、鼻咽分泌物增多等上呼吸道感染症状，持续 1 ～ 2 天。此期传染性最强。

2. 败血症期 多数患者起病后迅速出现寒战、高热、头痛、呕吐、全身乏力、肌肉酸痛及精神萎靡等症状。幼儿则见哭闹拒乳、烦躁不安、皮肤感觉过敏及惊厥等。此期重要的体征是皮疹，约 70% 的患者可有皮肤黏膜的瘀点、瘀斑。病情严重者瘀点、瘀斑可迅速扩大，甚至可因血栓形成而发生皮肤大片坏死。此外，约 10% 的患者可出现唇周及其他部位单纯疱疹，少数患者伴脾脏肿大，关节疼痛。多数患者于 1 ～ 2 日内发展为脑膜炎期。

3. 脑膜炎期 此期患者高热及毒血症持续，中枢神经系统症状加重。患者头痛欲裂，喷射性呕吐，血压增高，脉搏减慢，烦躁或谵妄，脑膜刺激征阳性；严重者可出现呼吸或循环衰竭。婴儿脑膜刺激征可缺如，前囟隆起有助诊断。此期持续 2 ～ 5 日。

4. 恢复期 此期患者体温渐降至正常，症状好转，瘀斑、瘀点消失，神经系统检查正常，一般 1 ～ 3 周痊愈。

［常考考点］流脑普通型的分期及各期的临床表现。

（二）暴发型

此型病势凶险，病死率高，如不及时抢救，常于 24 小时内危及生命，儿童高发。

1. 休克型 急骤起病，寒战高热。严重者体温上升，头痛呕吐，精神萎靡，常于短期（12 小时）内出现遍及全身的瘀点、瘀斑，且迅速扩大融合成片，伴中央坏死。继而出现面色苍灰，唇指发绀，皮肤花斑，肢端厥冷，呼吸急促，尿少，脉搏细速，血压下降等急性循环衰竭的症状，易发生 DIC。脑膜刺激征大多缺如，脑脊液大多澄清，细胞数正常或轻度增加，血培养多为阳性。

2. 脑膜脑炎型 主要以中枢神经系统症状为主。患者除高热、剧烈头痛、喷射样呕吐外，意识障碍加深，且迅速陷入昏迷，频繁惊厥，锥体束征阳性，血压可持续升高，视盘可见水肿，严重者可发生脑疝而致呼吸衰竭。

3. 混合型 兼有上述两型的临床表现，是本病最严重的一型，病死率最高。

［常考考点］流脑暴发型的分型。

（三）轻型

多发生于本病流行后期。病变轻微，热势不高，可有轻度头痛、咽痛等，皮肤黏膜可见少数出血点。

（四）慢性型

极少见，多为成人，以间歇发热、皮疹及关节疼痛为特征，诊断主要依据发热期反复多次的血培养阳性。

要点五　实验室检查

（一）血象

白细胞明显增加，一般在 20×10^9/L 左右，中性粒细胞比例为 80% ～ 90%。

（二）脑脊液检查

明确诊断的重要方法，初起或休克型患者脑脊液多无改变。其他型可见脑脊液压力升高，外观混浊，白细胞明显增高，蛋白质增高，而糖及氯化物明显降低。但流脑初期或经抗菌药物治疗后，脑脊液改变可以不典型。

（三）细菌学检查

1. 涂片 刺破皮肤瘀点，挤出少量组织液，或脑脊液沉淀涂片，革兰染色后查找病原体，阳性率可达 60% ～ 80%，因此为早期诊断本病的重要方法。

2. 细菌培养 取患者血液、瘀斑组织液、脑脊液、骨髓等做病原菌培养，阳性者可确诊，但阳性率低。应在使用抗菌药物前采集标本。

（四）血清学检查

1. 特异性抗原检测 应用对流免疫电泳法、乳胶凝集试验、酶联免疫吸附试验、放射免疫法等，检测血、脑脊液中的脑膜炎奈瑟菌抗原，具有灵敏度高、特异性强、快捷等优点。主要用于早期诊断，阳性率 90% 以上。

2. 特异性抗体检测 应用间接血凝法、杀菌抗体测定等。如恢复期血清效价大于急性期 4 倍以上，则有诊断价值，阳性率可达 70%。但因抗体多在发病 1 周后才开始升高，故无早期诊断价值。

（五）分子生物学检查

应用 PCR 技术检测血清和脑脊液中的脑膜炎奈瑟菌 DNA，敏感性、特异性高。

［常考考点］流脑的实验室（脑脊液、血清学、细菌学）阳性检查结果。

要点六 诊断与鉴别诊断

（一）诊断

1. 流行病学资料 冬春季发病，当地有本病发生或流行，或与患者密切接触。

2. 临床表现 突起高热、头痛、呕吐，皮肤黏膜瘀点、瘀斑，脑膜刺激征。

3. 实验室检查 白细胞及中性粒细胞明显升高，脑脊液呈化脓性改变，尤其是细菌学培养阳性及流脑特异性血清免疫检测阳性为确诊的主要依据。

［常考考点］流脑的诊断依据。

（二）鉴别诊断

1. 其他化脓性脑膜炎 常继发于其他感染、颅脑外伤、手术等，例如肺炎、中耳炎、皮肤疖肿、颅脑手术、腰穿、麻醉、手术造影等。无季节性，确诊有赖于细菌学检测。

2. 流行性乙型脑炎 有严格季节性，在 7～9 月间流行。无皮肤黏膜瘀点，脑脊液澄清，白细胞数很少超过 1.0×10^9/L，以淋巴细胞为主，糖和氯化物正常。血清或脑脊液特异性 IgM 抗体检测有诊断价值。

3. 结核性脑膜炎 起病缓，病程长，有结核病史或密切接触史，有低热、盗汗、消瘦等结核常见症状，无皮肤瘀点，无季节性。脑脊液呈毛玻璃状，白细胞在 0.5×10^9/L 以下，以淋巴细胞为主。脑脊液涂片可检出抗酸杆菌。

4. 虚性脑膜炎 败血症、伤寒、肺炎等全身性感染常因有高毒血症而发生脑膜刺激征。脑脊液除压力增高外，其余一般正常。

5. 中毒型细菌性痢疾 夏秋季高发，脑脊液检查阴性，粪便常规检查及细菌培养有助于鉴别。

［常考考点］流脑与乙脑和结脑的鉴别。

要点七 治疗

（一）普通型流脑的治疗

1. 一般治疗 早诊断、早隔离，保证液体量、热量及电解质供应。密切观察病情变化，加强护理，防止褥疮、呼吸道感染及其他并发症。

2. 病原治疗 一旦高度怀疑流脑，应在 30 分钟内给予抗菌治疗。

（1）青霉素：为首选药，较大剂量青霉素能使脑脊液内药物达到有效浓度，从而获得满意疗效。成人剂量为 800 万 U，每 8 小时一次。儿童剂量为 20 万～ 40 万 U/kg，分 3 次加入 5% 葡萄糖液内静脉滴注，疗程 5 ～ 7 天。对青霉素过敏者禁用。

（2）头孢菌素类：第三代头孢菌素对脑膜炎奈瑟菌抗菌活性高，易通过血脑屏障。C 群菌株可作为首选。头孢噻肟，成人 2g，儿童 50mg/kg，每 6 小时 1 次。头孢曲松，成人 2g，儿童 50 ～ 100mg/kg，每 12 小时静脉滴注 1 次，疗程 7 天。

（3）氯霉素：对脑膜炎奈瑟菌敏感，脑脊液中药物浓度高。因其有骨髓抑制作用，故不作首选。成人剂量为 800 万 U，每 8 小时一次。儿童剂量为 20 万～ 40 万 U/kg，分 3 次加入 5% 葡萄糖液内静脉滴注，疗程 5 ～ 7 天。对青霉素过敏者禁用。

（4）磺胺类药：磺胺嘧啶或复方磺胺甲噁唑脑脊液中药物浓度高，但因其副作用多、耐药菌株增多，故已较少选用。

以上各种抗菌药物的疗程均为 5 ～ 7 日。用药 1 ～ 2 日病情不见缓解或加重者，应调整抗菌治疗方案。

3. 对症治疗 高热时可用物理及药物降温；惊厥时可用地西泮；颅内高压时应予脱水剂。

［常考考点］流脑的病原治疗首选青霉素，其次为第三代头孢菌素。

（二）暴发型流脑的治疗

1. 休克型

（1）病原治疗：首选第三代头孢菌素或青霉素，用法同前。还可联合用药。

（2）抗休克治疗：①扩充血容量及纠正酸中毒治疗：最初 1 小时内成年人 1000mL，儿童 10 ～ 20mL/kg，快速静脉滴注。输注液体为 5% 碳酸氢钠液 5mL/kg 和低分子右旋糖酐液。此后酌情使用晶体液和胶体液，24 小时输入液量为 2000 ～ 3000mL，儿童为 50 ～ 80mL/kg，其中含钠液体应占 1/2 左右，补液量应视具体情况而定，原则为"先盐后糖、先快后慢"。用 5% 碳酸氢钠液纠正酸中毒。②血管活性药物应用：在扩充血容量和纠正酸中毒基础上，使用血管活性药物。常用药物为莨菪类，首选不良反应较小的山莨菪碱（654–2），每次 0.3 ～ 0.5mg/kg，重者可用 1mg/kg，隔 10 ～ 15 分钟静脉注射 1 次，见面色转红、四肢温暖、血压上升后，减少剂量，延长给药时间，一般需维持 6 小时，待病情稳定后逐渐停药。阿托品可替代山莨菪碱。

（3）DIC 的治疗：高度怀疑有 DIC 宜尽早应用肝素，剂量为 0.5 ～ 1.0mg/kg，以后可 4 ～ 6 小时重复给药一次。应用肝素时，用凝血时间监测，要求凝血时间维持在正常值的 2.5 ～ 3 倍为宜。多数患者应用 1 ～ 2 次即可见效而停用。高凝状态纠正后，应输入新鲜血液、血浆及应用维生素 K，以补充血容量。

（4）肾上腺皮质激素的使用：适应证为毒血症症状明显的患者。地塞米松，成人每天 10 ～ 20mg，儿童 0.2 ～ 0.5mg/（kg · d），分 1 ～ 2 次静脉滴注；或用氢化可的松，成人每天 300 ～ 500mg，儿童 8 ～ 10mg/（kg · d）静脉滴注，一般不超过 3 天。

（5）保护重要脏器功能：注意心、肾功能，根据情况对症治疗。

2. 脑膜炎型

（1）病原治疗：同休克型。

（2）脑水肿治疗：用 20% 甘露醇及时脱水可以减轻脑水肿，剂量每次 1 ～ 2g/kg，静脉推注或快速滴注，每 4 ～ 6 小时一次；重症患者可用高渗葡萄糖与甘露醇交替应用，直至颅内高压症状好转为止。亦可同时应用糖皮质激素。

（3）呼吸衰竭的处理：及时吸氧、吸痰，保持呼吸道通畅。给予呼吸兴奋剂洛贝林、尼可刹米交替静脉注射，并视病情做气管插管，并进行心肺监护。

（4）对症治疗：高热及惊厥者应予物理及药物降温，必要时行亚冬眠疗法。

［常考考点］休克型流脑的抗休克治疗。脑膜炎型脑水肿和呼吸衰竭的处理。

（三）慢性型的治疗

本型主要以病原治疗为主。

要点八　预防

（一）控制传染源

早发现、早隔离、早治疗。患者一般隔离至症状消失后 3 日，密切接触者应医学观察 7 日。

（二）切断传播途径

搞好环境卫生，注意室内通风，流行期间避免到拥挤的公共场所，外出应戴口罩。

（三）保护易感人群

1. 菌苗注射 最佳免疫方案是在预测区域流行到来之前，对易感人群进行一次普种，要求覆盖率达 85% 以上，对 6 个月～ 2 岁的婴幼儿隔年再加强免疫一次，共两次。我国多年来应用 A 群多糖菌苗，接种后保护率达 90% 左右。但近年 C 群流行增多，我国已开始接种 A+C 结合菌苗，也有较好的免疫效果。

2. 药物预防 对密切接触者可用复方磺胺甲噁唑预防，成人每日 2g，儿童每日 50 ～ 100mg/kg，分 2 次口服，连服 3 日。另外，头孢曲松、氧氟沙星等也能起到良好的预防作用。

［常考考点］流脑预防的主要措施是菌苗的普种。

【例题实战模拟】

A1 型题

1. 确诊流行性脑脊髓膜炎最可靠的根据是

A. 高热、头痛、呕吐　B. 皮肤有瘀点及瘀斑　C. 脑膜刺激征阳性　D. 脑脊液符合化脓性脑膜炎改变　E. 血或脑脊液中的脑膜炎奈瑟菌抗原阳性

2. 下列有关暴发型流脑休克型的治疗，错误的是

A. 控制感染　B. 控制 DIC　C. 纠正休克　D. 冬眠疗法　E. 禁用肾上腺皮质激素

3. 下列有关流脑休克型的治疗中，不妥当的是

A. 积极扩容治疗　B. 纠正酸中毒　C. 及时治疗 DIC　D. 大剂量抗生素控制感染　E. 积极用脱水剂预防脑疝

4. 下列不属于暴发型流脑（休克型）的典型表现的是

A. 高热，中毒症状重　B. 迅速扩大的全身瘀点、瘀斑　C. 脑脊液“米汤样”，糖、氯减少　D. 脑膜刺激征　E. 血培养脑膜炎双球菌阳性

A2 型题

5. 男性，8 岁。发热、头痛 3 天，伴神志不清 6 小时，入院。既往体健。体检：体温 39.9℃，血压 110/70mmHg，浅昏迷，双侧瞳孔等大正圆，球结膜水肿，四肢可见散在的瘀点，颈抵抗（+），克氏征（+）。血 WBC 20×10^9/L，中性粒细胞 92%，淋巴细胞 8%，Hb 157g/L。腰穿脑脊液检查：压力 250mmH_2O，WBC 2600×10^6/L，多核细胞 88%，单核细胞 12%，蛋白 3.3g/L，糖 0.8mmol/L，氯化物 91mmol/L。最可能的诊断是

A. 败血症　B. 中毒性菌痢　C. 肾综合征出血热　D. 流行性乙型脑炎　E. 流行性脑脊髓膜炎

【参考答案】

1.E　2.E　3.E　4.C　5.E

细目二　伤寒

【考点突破攻略】

伤寒（typhoid fever）是由伤寒沙门菌（Salmonella typhi）经消化道传播引起的急性肠道传染病。临床特征为持续发热、表情淡漠、相对缓脉、玫瑰皮疹、肝脾肿大和白细胞少等，有时可出现肠出血、肠穿孔等严重并发症。

要点一　病原学

伤寒沙门菌属沙门菌属 D 群，革兰染色阴性，大小（2 ～ 3.0）μm×（0.6 ～ 1.0）μm，短杆状，有鞭毛，能活动，不产生芽孢和荚膜。含有菌体 O、鞭毛 H、表面 Vi 抗原。O 抗原和 H 抗原的抗原性较强，可刺激机体产生相应的特异性、非保护性 IgM 和 IgG 抗体，临床可用于血清凝集试验（肥达反应）。Vi 抗原的抗原性较弱，随伤寒沙门菌的清除其抗体也随之消失，可用于慢性带菌者的调查及疗效评价。伤寒沙门菌产生内毒素，对伤寒的发病起着较重要作用。伤寒沙门菌能在普通培养基上生长，在含有胆汁的培养基上生长更好。

伤寒沙门菌在自然界中的生存力较强，在自然水中可存活 2 ～ 3 周，在粪便中能存活 1 ～ 2 个月，在肉、蛋、牛奶中如温度适宜还可繁殖。耐低温，在冰冻环境中可存活数月。对光、热、干燥的抵抗力较弱。加热 60℃ 15 分钟或煮沸后即刻死亡。对常用化学消毒剂敏感。

要点二　流行病学

（一）传染源

患者和带菌者是本病唯一传染源。患者自潜伏期开始即从粪便中排菌，发病后 2 ～ 4 周排菌量最多，传染性最强。少数患者病后可成为长期带菌者，持续带菌超过 3 个月者称为慢性带菌者。

（二）传播途径

主要经粪 – 口途径传播。病菌常随被粪便污染的食物和水进入体内，可引起暴发性流行，在发展中国家的地方性流行中，水源污染常起关键性作用，卫生条件差的地区还可通过污染的手、苍蝇或其他昆虫（如蟑螂等）等媒介可机械性携带伤寒杆菌引起传播。散发流行多经日常生活接触传播。

（三）易感人群

人对伤寒普遍易感，病后可获得持久免疫力。预防接种可获得一定的免疫力，使发病机会减少，病情减轻。

（四）流行特征

世界各地均有发病，亚热带、热带地区及卫生条件较差的地区多见，我国发病率已明显下降。但在 2004—2014 年平均每年报告 10 起暴发疫情。全年均可有散发，夏秋季高发。发病以学龄儿童和青年多见。

［常考考点］伤寒的传染源、传播途径和易感人群。

要点三　发病机制与病理

（一）发病机制

人体摄入伤寒沙门菌后是否发病取决于所摄入细菌的数量、致病性以及宿主的防御能力。例如，当胃酸的 pH 值小于 2 时伤寒沙门菌很快被杀灭。伤寒沙门菌摄入量达 10^5 以上才能引起发病，超过 10^7 或更多时将引起伤寒的典型疾病。而非特异性防御机制异常，如胃内胃酸减少和原先有幽门螺杆菌感染等有利于伤寒沙门菌的定位和繁殖，此时引起发病的伤寒沙门菌数量也相应降低。

未被胃酸杀灭的部分伤寒沙门菌将到达回肠下段，穿过黏膜上皮屏障，侵入回肠集合淋巴结（Peyer' s Patches）的单核 – 吞噬细胞内繁殖形成初发病灶，进一步侵犯肠系膜淋巴结经胸导管进入血液循环，形成第一次菌血症。此时，临床上处于潜伏期。伤寒沙门菌被单核 – 巨噬细胞系统吞噬、繁殖后再次进入血液循环，形成第二次菌血症。伤寒沙门菌向肝、脾、胆、骨髓、肾和皮肤等器官组织播散，肠壁淋巴结出现髓样肿胀、增生、坏死，临床上处于初期和极期（相当于病程的第 1 ～ 3 周）。在胆道系统内大量繁殖的伤寒沙门菌随胆汁排到肠道，一部分随粪便排出体外；另一部分经肠道黏膜再次侵入肠壁淋巴结，使原先致敏的淋巴组织发生更严重的炎症反应，可引起溃疡形成，临床上处于缓解期（相当于病程的第 3 ～ 4 周）。在极期和缓解期，当坏死或溃疡病变累及血管时，可引起肠出血（intestinal bleeding）；当溃疡侵犯小肠的肌层和浆膜层时，可引起肠穿孔（enteric perforation）。随着机体免疫力的增强，伤寒沙门菌在血液和各个脏器中被清除，肠壁溃疡愈合，临床上处于恢复期。伤寒沙门菌释放脂多糖内毒素可激活单核 – 吞噬细胞释放白细胞介素 –1 和肿瘤坏死因子等细胞因子，引起持续发热、表情淡漠、相对缓脉、休克和白细胞减少等表现。

（二）病理

伤寒的病理改变主要为全身单核 – 吞噬细胞系统的炎性增生反应，镜下见以巨噬细胞为主的细胞浸润，吞噬细胞内可见被吞噬的淋巴细胞、红细胞、伤寒沙门菌及坏死组织碎屑，称为"伤寒细胞"，是本病的特征性病变。若伤寒细胞聚积成团，则称为"伤寒结节"。主要病变部位在回肠末段肠壁的集合淋巴结和孤立淋巴滤泡。病程第一周，淋巴组织增生、肿胀，呈纽扣样突起，第二周淋巴组织坏死，第三周坏死组织开始脱落，形成溃疡，第四周以后溃疡组织逐渐愈合，一般不留瘢痕。若病灶波及血管，可引起肠出血，若溃疡深达浆膜层，可导致肠穿孔。

肠系膜淋巴结也有类似病变，脾脏充血肿大，镜下可见红髓明显充血，也可见到灶性坏死。肝脏肿大，肝细胞局灶性坏死，镜下可见肝细胞混浊肿胀、变性，吞噬细胞聚集，形成伤寒结节。部分重症可引起肾脏、心肌、支气管、肺、胆囊等组织器官病变。

［常考考点］"伤寒细胞"，是本病的特征性病变。主要病变部位在回肠末段肠壁的集合淋巴结和孤立淋巴滤泡。

要点四　临床表现

潜伏期 3 ～ 60 日，通常 1 ～ 2 周。

（一）典型伤寒

1. 初期（侵袭期） 病程第 1 周。缓慢起病，发热是最早出现的症状，体温呈弛张热，逐渐上升，于 3 ～ 7 日内达 39℃或以上。常伴有头痛、全身不适、乏力、食欲减退、腹部不适等症。部分患者出现便秘或腹泻。病程第一周末肝脾可及。

2. 极期 病程第 2 ～ 3 周。

（1）高热：持续性高热达 39 ～ 40℃，多为稽留热，少数为弛张热或不规则热型，一般持续 10 ～ 14 日，免疫功能低下者可持续 2 ～ 3 个月之久。

（2）消化系统表现：食欲不振，腹部隐痛、便秘或腹泻，可有便血，腹部压痛，以右下腹明显。

（3）神经系统表现：神经系统表现的轻重与病情轻重成正比。呈特殊的中毒面容，表情淡漠、反应迟钝、听力减退，重者可有谵妄、抓空、昏迷或出现脑膜刺激征（虚性脑膜炎），儿童可出现抽搐。

（4）循环系统表现：可有相对缓脉、重脉，并发中毒性心肌炎时，相对缓脉不明显。病情严重者可有脉搏细速、血压下降、循环衰竭等表现。

（5）肝脾大：多数患者于起病 1 周左右可有脾大，质软或有轻压痛。部分患者肝脏亦大，重者可出现黄疸、肝功能异常，提示有中毒性肝炎存在。

（6）皮疹：部分患者于病程第 7 ～ 14 日皮肤出现暗红色小斑丘疹，称为玫瑰疹，散在分布于前胸和上腹部，2 ～ 4mm 大小，压之褪色，数目不多，6 ～ 10 个，分批出现，多在 2 ～ 4 日内消失。

此期极易出现肠出血和肠穿孔等并发症。

3. 缓解期 相当于病程第 4 周。人体对伤寒沙门菌的抵抗力逐渐增强，病情开始好转，体温波动性下降，食欲逐渐好转，腹胀逐渐消失。本期仍有肠出血或肠穿孔的危险。

4. 恢复期 病程第 5 周。体温已恢复正常，症状和体征消失，食欲好转，常有饥饿感。约需 1 个月左右康复。

［常考考点］典型伤寒的分期以及极期的表现和常见并发症（肠出血和肠穿孔）。

（二）不典型伤寒

近年来由于预防注射和抗菌药物的广泛应用，典型的伤寒病例逐渐减少，不典型或轻型患者增多。

1. 轻型 症状较轻，体温多在 38℃左右，病程短，1 ～ 2 周即可痊愈。多见于儿童，或早期接受抗菌药物治疗，或已接受过伤寒菌苗注射者。目前临床上较多见，易漏诊或误诊。

2. 暴发型 起病急，进展迅速，病情重。表现为突发超高热或体温不升，中毒症状重，血压下降，常并发中毒性脑病、中毒性心肌炎、中毒性肝炎、休克、DIC、肠麻痹等，皮疹多显著。预后凶险。

3. 迁延型 起病与典型伤寒相同，由于机体免疫功能低下，发热持续时间长，热程可达 5 周以上。常见于合并有慢性血吸虫病和慢性肝炎等患者，患者热程可达数月之久。

4. 逍遥型 发热及毒血症症状轻微，可照常工作。部分患者以肠出血或肠穿孔就医始被发现。

5. 小儿伤寒 不同的年龄阶段发病特点不同，年龄越小，临床表现越不典型。学龄儿童多为轻型，表现与成人相近。婴幼儿的临床表现不典型，起病急，中毒症状重，发热多呈不规则热型，腹痛、腹泻、呕吐等胃肠道症状明显，肝脾大常见，玫瑰疹和相对缓脉少见，白细胞计数常增多。儿童患者病情较轻，病程短，易并发支气管肺炎，较少并发肠出血、肠穿孔，病死率低。

6. 老年人伤寒 临床表现常不典型。发热不很高，但持续时间长，虚弱明显，常并发支气管肺炎、中毒性心肌炎或心力衰竭、持续性胃肠功能紊乱，病程长，恢复慢，病死率高。

（三）再燃与复发

伤寒缓解期患者，体温开始下降，但尚未达到正常时，又再度升高，持续 5 ～ 7 日后退热，称再燃。患者进入恢复期，体温正常 1 ～ 3 周后，发热等临床症状再度出现，称为复发。不论是再燃还是复发，都是病灶内伤寒沙门菌未被完全消灭，当机体免疫力不足时再度繁殖并侵入血流，此时血培养也可阳性。多见于抗菌疗程过短的患者。

（四）慢性带菌者

常在伤寒患者随访时发现，但也有无伤寒病史者，可能当时症状较轻，未引起注意。成年女性多见，儿童少见。多为胆囊带菌，胆囊造影可发现胆石或胆囊功能障碍，有时可发展为急性胆囊炎。慢性泌尿道带菌者少见。

（五）并发症

由于抗菌药物的应用，病变可得到及时控制，所以伤寒并发症已明显减少，但由于临床表现不典型，延误诊断，致肠出血、肠穿孔才确诊者也不少见。常见的并发症有肠出血、肠穿孔、中毒性肝炎、中毒性心肌炎、肺炎、胆囊炎、骨髓炎、肾盂肾炎等。

［常考考点］伤寒的常见并发症。

要点五 实验室检查

（一）常规检查

1. 血液 白细胞计数减少或正常，中性粒细胞减少；嗜酸粒细胞计数减少或消失，此有助于诊断和判断病情；血小板也可减少。

2. 尿液 可有少量蛋白尿或管型。

3. 粪便 可有便血或粪便隐血试验阳性。当病变侵及结肠黏膜时，患者可有黏液便，甚或脓血便。

（二）血清学检查

伤寒血清凝集试验又称为肥达反应（Widal reaction）。对可疑伤寒或副伤寒患者用已知的菌体抗原及鞭毛抗原检测患者血清中相应抗体的凝集效价。菌体抗原“O”为伤寒沙门菌、副伤寒甲、乙杆菌的共同抗原，可刺激机体产生抗体IgM，出现早，但维持时间短。鞭毛抗原刺激机体产生的抗体为IgG，出现晚，但维持时间长。检测时所用的抗原有伤寒沙门菌菌体“O”抗原，鞭毛“H”抗原、副伤寒甲、乙、丙鞭毛抗原5种。对伤寒有辅助诊断价值，常在病程第1周末出现阳性，第3～4周阳性率可达90%，其效价随病程的演变而递增，第4～5周达高峰，至恢复期应有4倍以上升高。

肥达反应的临床意义：

（1）正常人血清中可能有低效价凝集抗体存在，通常“O”效价≥1∶80，“H”效价≥1∶160，或者“O”抗体效价有4倍以上升高，才有诊断价值。

（2）每周检查1次，如凝集效价逐次递增，则更具诊断意义。

（3）只有“O”抗体效价的升高，可能是疾病的早期。

（4）仅有“H”抗体效价增高，而“O”抗体效价不高，可能是患过伤寒，或接种过伤寒、副伤寒菌苗的回忆反应。

（5）“O”抗体效价增高只能推断为伤寒类感染，不能区别伤寒或副伤寒，诊断时需依鞭毛抗体凝集效价而定。

（6）若肥达反应阴性，不能排除伤寒。有少数伤寒患者肥达反应始终呈阴性，其原因可能有：①感染轻，特异性抗体产生少。②早期应用有效抗菌药物或接受糖皮质激素治疗者，特异性抗体的形成受到影响。③患者过于衰弱，免疫反应低下，或患丙种球蛋白缺乏症，不能产生特异性抗体。

[常考考点]肥达反应的临床意义。

（三）病原学检查

细菌培养是确诊伤寒的主要手段。

1. 血培养 病程第1周阳性率最高，可达80%～90%，以后阳性率逐渐下降，至第4周常转为阴性，复发或再燃时可又呈阳性。

2. 骨髓培养 阳性率较血培养为高，可达90%。阳性率受病程及应用抗菌药的影响小，已开始抗菌治疗者仍可获阳性结果。

3. 粪便培养 整个病程中均可阳性，第3～4周阳性率最高，可达75%。粪便培养阳性表示大便排菌，有传染性，除外慢性胆囊带菌者，对伤寒有诊断意义。

4. 尿培养 早期常为阴性，病程3～4周阳性率约25%。

[常考考点]细菌培养（血、骨髓、尿、粪便）是确诊伤寒的主要手段。

要点六　诊断与鉴别诊断

（一）诊断

1. 流行病学资料 流行季节，当地有伤寒流行，与伤寒患者有密切接触史等。

2. 临床表现 持续性发热1周以上、特殊中毒面容、相对缓脉、玫瑰疹、肝脾大等典型表现，出现肠出血和肠穿孔等并发症，均高度提示伤寒的可能。

3. 实验室检查 外周血白细胞减少、嗜酸粒细胞减少或消失，肥达反应阳性。确诊有赖于血或骨髓培养检出伤寒沙门菌。

[常考考点]伤寒的诊断要点。

（二）鉴别诊断

1. 病毒感染 上呼吸道和消化道病毒感染均可出现较长时间的发热、腹部不适、白细胞减少等类似于伤寒的表现。但病毒感染起病较急，常伴有明显上呼吸道症状或肠道症状，多无特殊中毒面容、玫瑰疹、相对缓脉等伤寒特征性表现，肥达反应及细菌培养均阴性。

2. 斑疹伤寒 流行性斑疹伤寒多见于冬春季，地方性斑疹伤寒多见于夏秋季。一般起病较急，脉搏快，多有明显头痛。第5～6病日出现皮疹，数量多，且可有出血性皮疹。外斐反应阳性。治疗后退热快。

3. 败血症 部分革兰阴性杆菌败血症白细胞计数不高，可与伤寒混淆。败血症患者常有胆道、泌尿道、肠道等处原发感染病灶，热型多不规则或为弛张热，中性粒细胞常增高及核左移，血培养可分离出相应致病菌。

4. 急性血行播散性肺结核 患者多有结核病史，常伴盗汗、脉搏快，胸部X线检查可见两肺分布均匀的粟粒样病灶。

5. 钩端螺旋体病 钩端螺旋体病的流感伤寒型在夏秋季流行期间常见，发热与伤寒相似，但有疫水接触史，起病急，伴畏寒，眼结膜充血，全身酸痛，尤以腓肠肌疼痛与压痛为著，见腹股沟淋巴结肿大等。外周血白细胞增高。病原学、血清学检查可确诊。

6. 恶性组织细胞增生病 有不规则发热、进行性贫血和出血、肝脾大明显、淋巴结肿大，病情进展迅速，抗菌治疗无效。全血细胞减少，骨髓穿刺可发现恶性组织细胞。

[常考考点] 伤寒与病毒感染和斑疹伤寒的鉴别。

要点七 治疗

（一）一般治疗

1. 隔离与休息 给予消化道隔离，临床症状消失后每周1次，连续2次粪便培养阴性方可解除隔离。发热期患者必须卧床休息。

2. 护理 注意皮肤及口腔的护理，密切观察体温、脉搏、血压、腹部、大便等变化。

3. 饮食 给予高热量、高维生素、易消化、低糖、低脂肪的无渣饮食。退热后，食欲增强时，仍应继续进食一段时间无渣饮食，以防诱发肠出血和肠穿孔。注意维持水、电解质平衡。

（二）对症治疗

1. 高热 适当应用物理降温，慎用解热镇痛类药，以免虚脱。

2. 便秘 可用开塞露或用生理盐水低压灌肠，禁用泻剂和高压灌肠。

3. 腹泻 可用收敛药，忌用鸦片制剂。

4. 腹胀 可用松节油腹部热敷及肛管排气，禁用新斯的明类药物。

5. 激素的应用 对毒血症症状明显和高热患者，如无禁忌，可在足量有效抗菌治疗下短期使用糖皮质激素，疗程1～3日。

（三）病原治疗

1. 氟喹诺酮类 是治疗伤寒的首选药物。抗菌谱广，杀菌作用强，能抑制细菌DNA旋转酶，阻碍DNA复制，口服吸收完全，体内分布广，胆囊浓度高，副作用少，不易产生耐药。目前常用的药物有氧氟沙星、左氧氟沙星、环丙沙星等。疗程14日。孕妇、儿童、哺乳期妇女慎用。

2. 头孢菌素类 第三代头孢菌素在体外对伤寒沙门菌有强大抗菌活性，体内分布广，胆汁浓度高，不良反应少，尤其适用于孕妇、儿童、哺乳期妇女等患者。常用的有头孢曲松、头孢噻肟、头孢哌酮等，疗程14日。

3. 氯霉素 耐药率及复发率高，且毒副作用大，现已很少使用。

4. 其他抗菌药 有氨苄西林或阿莫西林、复方磺胺甲噁唑等也可酌情选用。

[常考考点] 氟喹诺酮类是治疗伤寒的首选药物。

（四）带菌者的治疗

成人带菌者可用氨苄西林、阿莫西林、氧氟沙星、环丙沙星等治疗，疗程4～6周。伴有胆囊炎或胆石症者，可行胆囊切除术，术前术后均需抗菌治疗。

（五）并发症的治疗

1. 肠出血 绝对卧床休息，禁食，密切观察血压、脉搏、神志变化及粪便情况；如患者烦躁不安，可给予镇静剂；禁用泻剂及灌肠。注意水电解质的补充，应用止血药，必要时酌情输血。经积极内科治疗仍出血不止者，应考虑手术治疗。

2. 肠穿孔 禁食，胃肠减压，静脉补充液体，保证热量供给和水电解质平衡。加强抗菌特别是抗革兰阴性菌及厌氧菌的抗菌药。必要时可考虑外科手术治疗。

3. 中毒性心肌炎 卧床休息，注意输液量和速度，营养心肌治疗。必要时应用糖皮质激素。有心衰者，可酌情使用小剂量毛花苷C等强心剂。

[常考考点] 肠出血和肠穿孔的处理措施。

要点八　预防

1. 控制传染源　患者应及早隔离治疗，体温正常15日后，大便培养每周1次，连续2次阴性方可解除隔离。患者及带菌者的排泄物、用具等应严格消毒。

2. 切断传播途径　是预防伤寒的关键措施。搞好“三管一灭”（管理饮食、水源、粪便，消灭苍蝇），养成良好的个人卫生习惯。

3. 保护易感人群　对高危人群可进行预防接种。常用伤寒、副伤寒甲、乙三联疫苗，也可口服伤寒沙门菌Ty21a活菌苗。以上疫苗仅有部分免疫作用。

[常考考点] 切断传播途径是预防伤寒的关键措施。搞好“三管一灭”（管理饮食、水源、粪便，消灭苍蝇）。

【例题实战模拟】

A1 型题

1. 能使伤寒不断传播或流行的传染源是
   A. 伤寒的极期病人　B. 潜伏期末的病人　C. 恢复期带菌者　D. 缓解期带菌者　E. 慢性带菌者
2. 伤寒病理学的主要特点是
   A. 小血管内皮细胞肿胀　B. 心肌坏死　C. 骨髓受抑制
   D. 全身单核－巨噬细胞系统的增生性反应　E. 肝细胞广泛坏死
3. 伤寒最具特征性的病变部位在
   A. 肝、胆囊　B. 肠系膜淋巴结　C. 结肠
   D. 回肠下段集合淋巴结与孤立淋巴滤泡　E. 乙状结肠
4. 伤寒患者肥达反应阳性常开始于病程的
   A. 第1周　B. 第2周　C. 第3周　D. 第4周　E. 第5周
5. 确诊伤寒最可靠的依据是
   A. 发热、中毒症状、白细胞减少　B. 血培养阳性　C. 粪便培养阳性
   D. 胆汁培养阳性　E. 肥达反应阳性
6. 伤寒最严重的并发症是
   A. 肠出血　B. 肠穿孔　C. 中毒性心肌炎　D. 血栓性静脉炎　E. 肺炎
7. 下列关于伤寒的描述，不正确的是
   A. 起病急，开始以高热为表现　B. 病程第2～4周传染性大　C. 复发时症状轻，并发症少
   D. 肥达反应在病程第4～5周阳性率最高　E. 再燃时症状加重

A2 型题

8. 患者，男，29岁。发热7天，食欲减退，乏力，腹泻，腹胀。起病后曾先后自服氨苄西林及氟喹诺酮类药，发热仍不退。体检：腹部胀气，脾肋下1cm。血白细胞 2.6×10^9/L。高度怀疑伤寒，为进一步确诊应检查
   A. 血培养　B. 骨髓培养　C. 粪便培养　D. 尿培养　E. 肥达反应

【参考答案】

1.E　2.D　3.D　4.B　5.B　6.B　7.A　8.B

细目三　细菌性痢疾

【考点突破攻略】

细菌性痢疾（bacillary dysentery）简称菌痢，是由志贺菌感染引起的肠道传染病。菌痢主要通过消化道传播，终年散发，夏秋季可引起流行。其主要病理变化为直肠、乙状结肠的炎症与溃疡。主要表现为腹痛、腹泻、排黏液脓血便以及里急后重等，可伴有发热及全身毒血症状，严重者可出现感染性休克和（或）中毒性脑病。由于志贺菌各组及各血清型之间无交叉免疫，且病后免疫力差，故可反复感染。一般为急性，少数迁延成慢性。

要点一 病原学

志贺菌属于肠杆菌科，为革兰阴性杆菌，菌体短小，无荚膜和芽孢，有菌毛，为兼性厌氧菌，在有氧和无氧条件下均能生长。最适生长温度为37℃，最适 pH 为 7.2 ～ 7.4。在普通培养基上生长良好。根据生化反应和菌体 O 抗原不同，可将志贺菌分为 A、B、C、D 四群，分别相当于痢疾志贺菌、福氏志贺菌、鲍氏志贺菌、宋内志贺菌，共有 40 个血清型（其中 A 群 15 个，B 群 6 个，C 群 18 个，D 群 1 个）及多个亚型。痢疾志贺菌感染病情较重，福氏志贺菌感染易转为慢性，宋内志贺菌感染病情轻，多不典型。我国的优势血清型为福氏 2a、宋内、痢疾Ⅰ型，其他血清型相对比较少见。宋内志贺菌抵抗力最强，福氏志贺菌次之，痢疾志贺菌最弱。

志贺菌可产生内毒素及外毒素。内毒素可引起全身反应，如发热、毒血症及休克等。外毒素，即志贺毒素（shiga toxin），有肠毒性、神经毒性和细胞毒性，甚至可使部分患者发生溶血性尿毒综合征等严重表现。痢疾志贺菌产生外毒素的能力最强。

志贺菌存在于患者和带菌者的粪便中，抵抗力弱，加热 60℃ 10 分钟可被杀死，对酸和一般消毒剂敏感。在粪便中数小时内死亡，在污染物品及瓜果、蔬菜上可存活 10 ～ 20 日。

要点二 流行病学

（一）传染源

主要是急、慢性菌痢患者和带菌者。非典型患者、慢性患者及带菌者容易误诊或漏诊，且难于管理，在流行病学中具有重要意义。

（二）传播途径

主要经粪 – 口途径传播。志贺菌随感染者粪便排出后，通过污染食物、水、手及生活用品等经口感染，也可经苍蝇或其他昆虫（如蟑螂等）媒介传播。食物或饮用水被污染可引起暴发或流行。

（三）人群易感性

人群普遍易感。病后可获得一定的免疫力，但持续时间短，且不同菌群及血清型间无交叉免疫，故易反复或重复感染。

（四）流行特征

菌痢主要集中发生在发展中国家，尤其是医疗条件差且水源不安全的地区。全球每年志贺菌感染人次估计为 1.67 亿，其中绝大部分在发展中国家。2015 年的数据表明，志贺菌感染是全世界腹泻死亡的第二大原因，是 5 岁以下儿童腹泻死亡的第三大原因。我国目前菌痢的发病率仍显著高于发达国家，但总体看发病率有逐年下降的趋势。各地菌痢发生率差异不大，终年散发，有明显的季节性。本病夏秋季发病率高可能和降雨量多、苍蝇密度高以及进食生冷瓜果食品机会有关。

［常考考点］菌痢的传染源、传播途径、易感人群。

要点三 发病机制与病理

（一）发病机制

志贺菌进入机体后是否发病，取决于三个要素：细菌数量、致病力和人体抵抗力。志贺菌进入消化道后，大部分被胃酸杀死，少数进入下消化道的细菌也可因正常菌群的拮抗作用、肠道分泌型 IgA 的阻断作用而不能致病。致病力强的志贺菌即使 10 ～ 100 个细菌进入人体也可引起发病。当人体抵抗力下降时，少量细菌也可致病。

志贺菌经口进入体内，在结肠黏膜上皮细胞和固有层中繁殖、释放毒素，引起炎症反应和小血管循环障碍，致肠黏膜炎症、坏死及溃疡，出现腹痛、腹泻，黏液脓血便等。

志贺菌的主要致病物质是内毒素。内毒素吸收入血后，不但可以引起发热和毒血症，还可直接作用于肾上腺髓质、交感神经系统和单核 – 吞噬细胞系统，释放各种血管活性物质，引起微循环障碍，进而引起感染性休克、DIC 及重要脏器功能衰竭，临床上表现为中毒性菌痢。

志贺菌的外毒素具有细胞毒性，可导致肠黏膜上皮细胞损伤，神经毒性可引起神经系统症状，肠毒素类似霍乱肠毒素，可导致水样泻，甚至可引起出血性结肠炎和溶血性尿毒综合征。

［常考考点］志贺菌进入机体后是否发病，取决于三个要素：细菌数量、致病力和人体抵抗力。

（二）病理

菌痢的主要病变部位是乙状结肠和直肠，严重者可以波及整个结肠甚至回肠末端。急性期肠黏膜的基本病理变化是弥漫性纤维蛋白渗出性炎症，典型病变过程为初期的急性卡他性炎症，随后出现特征性假膜性炎症和浅溃疡形成，经1周病变逐渐愈合，不留瘢痕。

急性中毒性菌痢肠道病变轻微，多数仅见充血水肿，个别病例结肠有浅表溃疡，突出的病理改变为大脑及脑干水肿，神经细胞可有变性。部分病例肾上腺充血，皮质萎缩。

慢性菌痢肠黏膜水肿和肠壁增厚，肠黏膜溃疡不断形成和修复，可有瘢痕和息肉形成，少数病例甚至发生肠腔狭窄。

［常考考点］细菌性痢疾的主要病变部位是乙状结肠和直肠。

要点四　临床表现

潜伏期一般为1～4日，短者可为数小时，长者可达7日。

临床表现因志贺菌的型别、感染的轻重、机体的状态、病变的范围及程度而各异。根据病程长短和病情严重程度可以分为2期6型。

（一）急性菌痢

根据毒血症及肠道症状轻重，可分为3型。

1. 典型菌痢　起病急，有发热（体温可达39℃或更高）、腹痛、腹泻、里急后重、黏液或脓血便，并有头痛、乏力、食欲减退等全身中毒症状。腹泻多先为稀水样便，1～2日转为黏液样脓血便，每日十余次至数十次，粪便量少，伴有里急后重。体征有肠鸣音亢进，左下腹压痛等。自然病程为10～14日，少数转为慢性。

2. 轻型菌痢　全身中毒症状轻微，可无发热或有低热。腹泻水样或稀糊便，每日10次以内，可有黏液，但无脓血，腹痛较轻，可有左下腹压痛，里急后重较轻或缺如，易被误诊为肠炎。病程3～7日，少数也可转为慢性。

3. 重型菌痢　多见于老年、体弱和营养不良的患者。急起发热，腹泻每天30次以上，为稀水脓血便，偶尔排出片状假膜，甚至大便失禁，腹痛、里急后重明显。后期可出现严重腹胀及中毒性肠麻痹，常伴呕吐，严重失水可引起外周循环衰竭。部分病例以中毒性休克为突出表现者，则体温不升，常有酸中毒和水、电解质平衡紊乱。少数患者可出现心、肾功能不全。

4. 中毒性菌痢　多见于2～7岁儿童，成人偶有发生。起病急骤、发展快、病势凶险。突起畏寒、高热，全身中毒症状重，可有烦躁、嗜睡、昏迷或抽搐等，数小时内可迅速发生循环衰竭和呼吸衰竭。肠道症状不明显或缺如。按临床表现不同可分为下列3型。

（1）休克型（周围循环衰竭型）：较为常见，以感染性休克为主要表现。面色苍白、四肢厥冷、皮肤出现花斑、发绀、脉搏细速等，血压下降，救治不及时可出现心、肾功能不全和意识障碍。重型病例不易逆转，可致多脏器功能损伤与衰竭，危及生命。

（2）脑型（呼吸衰竭型）：以中枢神经系统表现为主。由于脑血管痉挛，脑缺血、缺氧，出现脑水肿、颅内压增高甚至脑疝。患者表现为剧烈头痛、频繁呕吐、烦躁、惊厥、昏迷、瞳孔不等大、对光反射减弱或消失等，严重者可出现中枢性呼吸衰竭。此型病情严重，病死率高。

（3）混合型：兼有上述两型的表现，病情最为凶险，病死率最高（90%以上）。该型实质上包括循环系统、呼吸系统及中枢神经系统等多脏器功能损害与衰竭。

［常考考点］典型菌痢的临床表现以及中毒性菌痢的特点。

（二）慢性菌痢

急性菌痢反复发作或迁延不愈达2个月以上者即为慢性菌痢。菌痢慢性化的原因有：原有营养不良、胃肠道慢性疾病、肠道分泌型IgA减少等机体抵抗力低下，或急性期治疗不当；福氏志贺菌感染；耐药菌株感染等。根据临床表现不同，慢性菌痢可分为3型。

1. 慢性迁延型　急性菌痢病情迁延不愈，时轻时重，反复出现腹痛、腹泻，大便常有黏液及脓血。长期腹泻可致营养不良、贫血等。

2. 急性发作型　有慢性菌痢史，常因进食生冷食物或受凉、劳累等因素诱发，出现急性发作，表现类似急性菌痢，但发热等中毒症状较轻。

3. 慢性隐匿型　有急性菌痢史，无明显症状，但粪便培养可检出志贺菌，结肠镜检可发现黏膜有炎症或溃疡等病变。

慢性菌痢中以慢性迁延型最为多见，慢性隐匿型最少。

［常考考点］慢性菌痢中以慢性迁延型最为多见。

要点五　实验室检查与其他检查

1. 大便常规　粪便外观为黏液、脓血便，镜检可见白细胞（≥15个/高倍视野）、脓细胞和少数红细胞，如见到吞噬细胞则更有助于诊断。

2. 血常规　急性菌痢白细胞总数增多，可达（10～20）$\times 10^9$/L，以中性粒细胞为主。慢性患者可有贫血。

3. 细菌培养　粪便培养出志贺菌是确诊的主要依据。应在使用抗菌药物前采集新鲜标本，取脓血部分及时送检，早期多次送检有助于提高阳性率。

4. 特异性核酸检测　采用核酸杂交或PCR可直接检查粪便中的志贺菌核酸，具有灵敏度高、特异性强、对标本要求低等优点。

5. X线钡灌肠　慢性期可见肠道痉挛，动力改变，结肠袋消失，肠腔狭窄，肠黏膜增厚等。

6. 结肠镜检查　慢性患者可发现肠壁病变，病变部位刮取分泌物培养可提高志贺菌检出率，且有助于鉴别诊断。

［常考考点］粪便培养出志贺菌是确诊的主要依据。

要点六　诊断与鉴别诊断

（一）诊断

细菌性痢疾应依据流行病学资料、临床表现及实验室检查等进行综合诊断，确诊需依据病原学检查结果。

1. 流行病学资料　夏秋季有不洁饮食或与菌痢患者有接触史。

2. 临床表现　急性期表现有发热、腹痛、腹泻、黏液或脓血便、里急后重。慢性菌痢患者常有急性菌痢史，病程超过2个月。中毒性菌痢以儿童多见，有高热、惊厥、意识障碍，以及呼吸、循环衰竭，起病时肠道症状轻微或无，常需盐水灌肠或肛拭子取便行粪便检查方可诊断。

3. 实验室检查　粪便镜检有大量白细胞或脓细胞（≥15个/高倍视野），可见红细胞。确诊需粪便培养志贺菌阳性。

［常考考点］菌痢的诊断要点。

（二）鉴别诊断

菌痢应与各种腹泻类疾病相鉴别。

1. 急性菌痢的鉴别诊断

（1）急性阿米巴痢疾：鉴别要点见下表。

细菌性痢疾与阿米巴痢疾的鉴别

鉴别要点	急性细菌性痢疾	阿米巴痢疾
病原	志贺菌	溶组织内阿米巴原虫
流行方式	散发或流行或暴发	散发
潜伏期	1～7日	数周至数月
全身症状	起病急，全身中毒症状重，多有发热	起病缓，全身中毒症状轻或无，多无发热
腹部表现	腹痛、腹泻明显，便次频繁，左下腹压痛	腹痛轻，便次少，右下腹轻度压痛
里急后重	明显	不明显
粪便检查	量少，黏液或脓血便，镜检可见大量白细胞、少量红细胞及吞噬细胞，粪培养志贺菌阳性	量多，呈暗红色果酱样，有腥臭味，红细胞多于白细胞，可见夏科－雷登结晶，可找到溶组织内阿米巴滋养体或包囊
结肠镜检查	病变以乙状结肠及直肠为主，肠黏膜弥漫性充血、水肿、浅表溃疡	病变主要在结肠回盲部及升结肠，见散发潜行溃疡，周围红晕，溃疡间肠黏膜正常

（2）其他细菌性肠道感染：大肠埃希菌、空肠弯曲菌、气单胞菌等细菌引起的肠道感染也可出现痢疾样表现，鉴别有赖于粪便病原菌的培养检出。

（3）细菌性食物中毒：因进食被沙门菌、金黄色葡萄球菌、副溶血弧菌、大肠埃希菌等病菌或毒素污染的食物引起。有共同进食者集体发病，大便镜检白细胞常不超过5个/高倍视野。确诊有赖于从可疑食物及患者呕吐物或粪便中检出同一致病菌或毒素。

（4）其他：还需与急性肠套叠、急性坏死出血性小肠炎等相鉴别。

［常考考点］细菌性痢疾与阿米巴痢疾的鉴别。

2. 中毒性菌痢的鉴别诊断 流行性乙型脑炎（乙脑）多发生于夏秋季，常有高热、惊厥、昏迷等表现，需与中毒性菌痢相鉴别。乙脑起病与进展相对缓慢，循环衰竭少见，意识障碍及脑膜刺激征明显，脑脊液可有蛋白及白细胞增高，粪便检查多无异常，乙脑病毒特异性抗体 IgM 阳性可资鉴别。

3. 慢性菌痢的鉴别诊断 慢性菌痢需与直结肠癌、慢性血吸虫病及非特异性溃疡性结肠炎等疾病相鉴别，特异性病原学检查、病理和结肠镜检可资鉴别。

［常考考点］中毒性菌痢与乙脑的鉴别。

要点七　治疗

急性期以抗菌治疗为主，慢性期除抗菌治疗外还应改善肠道功能，中毒性菌痢应及时针对病情采取综合性措施救治。

（一）急性菌痢

1. 一般治疗及对症治疗 隔离至消化道症状消失，大便培养连续两次阴性。中毒症状重者应卧床休息。饮食以流质易消化饮食为主，忌食多渣、生冷、油腻及刺激性食物。腹泻明显可予口服补液盐（ORS），必要时可同时静脉补液，以维持水、电解质及酸碱平衡。高热者以物理降温为主，必要时适当使用退热药；腹痛剧烈者可予颠茄片或阿托品解痉止痛。

2. 病因治疗 抗菌治疗可缩短病程、减轻病情和缩短排菌期，防止转为慢性或带菌者。志贺菌对抗菌药物的耐药率逐年增长，并呈多重耐药，因此，应根据当地志贺菌耐药情况、个体差异、大便培养及药敏试验结果选择敏感抗菌药物，避免滥用。疗程为 3 ～ 5 日。

（1）氟喹诺酮类药物：为首选，但儿童、孕妇及哺乳期患者应慎用。常用的有环丙沙星、左氧氟沙星、加替沙星等，不能口服者也可静脉滴注。

（2）二线药物：主要为第三代头孢菌素。可选用匹美西林（pivmecillinam）、头孢曲松（ceftriaxone）及头孢哌酮等，也可用阿奇霉素（azithromycin）。二线药物只有在志贺菌株对环丙沙星等耐药时才考虑应用。给予有效抗菌治疗 48 小时内症状会有改善，否则提示有耐药可能。

（3）小檗碱（黄连素）：有减少肠道分泌的作用，在使用抗菌药物的同时使用，每次 0.1 ～ 0.3g，每日 3 次，7 日为一疗程。

［常考考点］急性菌痢病因治疗首选氟喹诺酮类药物。

（二）中毒性菌痢

中毒性菌痢病情凶险，应及时采取以对症治疗为主的综合救治措施。

1. 对症治疗

（1）降温止惊：高热可致惊厥，加重脑缺氧及脑水肿，应积极给予物理降温，必要时给予退热药，将体温降至 38.5℃以下；高热伴烦躁、惊厥者，可采用亚冬眠疗法，予氯丙嗪和异丙嗪各 1 ～ 2mg/kg 肌注；反复惊厥者，可用地西泮、苯巴比妥钠等肌注后，再用水合氯醛灌肠。

（2）休克型：①迅速扩充血容量及纠正酸中毒。快速给予低分子右旋糖酐、葡萄糖生理盐水及 5% 碳酸氢钠等液体，补液量及成分视脱水情况而定，休克好转后则应继续静脉输液维持。②由于属低排高阻型休克，可予抗胆碱类药物改善微循环障碍，如山莨菪碱，成人每次 10 ～ 20mg，儿童 0.3 ～ 0.5mg/kg，根据病情每 10 ～ 30 分钟静脉注射 1 次，直至面色红润、皮肤转暖、尿量增多及血压回升可减量渐停。疗效不佳者，可改用酚妥拉明、多巴胺或间羟胺等，以改善重要脏器血流灌注。③短期使用糖皮质激素。④保护心、脑、肾等重要脏器功能。⑤有早期 DIC 者可予肝素抗凝治疗。

（3）脑型：①减轻脑水肿，可给予 20% 甘露醇，每次 1 ～ 2g/kg，快速静脉滴注，每 4 ～ 6 小时一次。应用血管活性药物以改善脑组织微循环，给予糖皮质激素有助于改善病情。②防治呼吸衰竭，保持呼吸道通畅，及时吸痰、吸氧。如出现呼吸衰竭可使用呼吸兴奋剂，必要时应用人工辅助呼吸。

2. 抗菌治疗 药物选择基本与急性菌痢相同，但宜采用静脉给药，成人可用环丙沙星、左旋氧氟沙星等氟喹诺酮类或第三代头孢菌素。儿童首选头孢曲松等第三代头孢菌素。

［常考考点］中毒性菌痢的治疗措施。

（三）慢性菌痢

由于慢性菌痢病情复杂，应采取以抗菌治疗为主的综合性措施。

1. 一般治疗 注意生活规律，进食易消化的食物，忌食生冷、油腻及刺激性食物，积极治疗肠道寄生虫病及其他慢性消化道疾患。

2. 病原治疗 根据病原菌药敏试验结果选用有效抗菌药物，通常联合或交替使用两种不同类型的抗菌药物，延长疗程，必要时可多疗程治疗。也可用0.3%小檗碱液、5%大蒜素液、2%磺胺嘧啶银悬液等灌肠液保留灌肠，每次100～200mL，每晚一次，10～14日为一疗程。灌肠液中可添加小剂量糖皮质激素以提高疗效。

3. 对症治疗 有肠道功能紊乱者可采用镇静或解痉药物。有菌群失调者可予微生态制剂。

要点八　预防

菌痢的预防应采用以切断传播途径为主的综合预防措施。

1. 管理传染源 急、慢性患者和带菌者应隔离或定期进行随访，并给予彻底治疗，直至大便培养阴性。对餐饮人员、水源管理人员、托幼人员等应定期粪检，发现患者或带菌者应立即调离原工作岗位，并给予彻底治疗。

2. 切断传播途径 养成良好的个人卫生习惯，特别是注意饮食和饮水卫生。

3. 保护易感人群 目前尚无获准生产的可有效预防志贺菌感染的疫苗。我国采用口服活菌苗，如F2a型"依链"株可刺激肠道产生分泌型IgA等，有一定的保护作用，而对其他类型菌痢的流行可能无保护作用，免疫期可维持6～12个月。

【例题实战模拟】

A1 型题

1. 痢疾杆菌的致病性主要取决于

A. 内毒素　B. 外毒素　C. 能对抗肠黏膜局部免疫力，分泌性 IgA

D. 对肠黏膜上皮细胞具有侵袭力　E. 有对抗肠黏膜正常菌群的能力

2. 中毒性菌痢的发病原理可能是

A. 细菌侵入量多　B. 细菌毒力强　C. 细菌侵入数量多且毒力强

D. 特异性体质对细菌毒素呈强烈过敏反应　E. 特异性体质对细菌的强烈过敏反应

3. 细菌性痢疾的病变部位主要是

A. 乙状结肠、直肠　B. 空肠　C. 回肠　D. 十二指肠　E. 盲肠

A_2 型题

4. 患者，女，33岁。昨晚吃街边烧烤后，于今晨3时突然畏寒、高热、呕吐、腹痛、腹泻，腹泻共4次，开始为稀水样便，继之便中带有黏液和脓血。在未做实验室检查的情况下，该患者可能的诊断是

A. 轻型菌痢　B. 典型菌痢　C. 中毒性菌痢

D. 慢性菌痢急性发作　E. 慢性迁延型菌痢急性发作

5. 患者，男性，10岁。因发热，伴惊厥1天，于8月1日入院。发病当天曾到小摊买饮料。既往体健。体检：T 35℃，BP 110/75mmHg，神志清楚，球结膜水肿，四肢抽搐，心肺（－），腹软，脐周压痛（＋），反跳痛（－），颈无抵抗，布氏征（－）。化验：血 WBC 27×10^9/L，中性粒细胞90%，淋巴细胞10%。其最可能的诊断是

A. 败血症　B. 中毒性菌痢脑型　C. 中毒性菌痢休克型

D. 流行性乙型脑炎　E. 流行性脑脊髓膜炎

【参考答案】

1.D　2.D　3.A　4.B　5.B

细目四　霍乱

【考点突破攻略】

霍乱（cholera）是由霍乱弧菌（vibrio cholerae）引起的烈性肠道传染病，为我国甲类传染病，也是国际检疫传染病。通过污染的水或食物传染。在亚洲、非洲、拉丁美洲等地为高发的感染性腹泻病因之一。霍乱患者典型的临床表现为：起病急，腹泻剧，多伴呕吐，并可由此导致脱水、肌肉痉挛，严重者可发生循环衰竭和急性肾衰竭。

要点一 病原学

（一）分类

根据霍乱弧菌O抗原的特异性和致病性不同将其分为三群：

1. O_1 群霍乱弧菌 为霍乱的主要致病菌。依其生物学性状可分为古典生物型（classical biotype）和埃尔托生物型（El-Tor biotype）。据O抗原的A、B、C抗原成分不同，O_1 群霍乱弧菌又可分为3个血清型，即稻叶型（原型，含A、C抗原）、小川型（异型，含A、B抗原）和彦岛型（中间型，含A、B、C三种抗原）。目前我国流行的霍乱弧菌以埃尔托生物型、异型为主。

2. 不典型 O_1 群霍乱弧菌 可被多价 O_1 群血清凝集，但不产生肠毒素，无致病性。

3. 非 O_1 群霍乱弧菌 不能被 O_1 群霍乱弧菌多价血清凝集，统称为不凝集弧菌。血清型从 O_2 编排至 O_{220} 以上，一般无致病性。但其中的 O_{139} 群霍乱弧菌可产生霍乱肠毒素，能引起流行性腹泻，与 O_1 群无交叉免疫。WHO要求将 O_{139} 群霍乱弧菌引起的腹泻与 O_1 群霍乱同等对待。

（二）形态

霍乱弧菌属弧菌科弧菌属，菌体短小稍弯曲，呈弧形或逗点状，革兰染色阴性，无芽孢和荚膜（O_{139} 群霍乱弧菌有荚膜），长1.5～3.0μm，宽0.3～0.4μm。菌体的一端有一较长的鞭毛，运动极活泼。粪便涂片普通显微镜下呈鱼群样排列，暗视野显微镜下悬滴检查宛如夜空中的流星一闪而过。

（三）抗原结构

霍乱弧菌具有耐热的菌体O抗原和不耐热的鞭毛H抗原。各群霍乱弧菌H抗原相同，而O抗原不同。O抗原有群特异性和型特异性两种抗原，是霍乱弧菌分群和分型的基础。

（四）毒素

霍乱弧菌可产生内毒素和外毒素。内毒素为多糖体，可诱发机体免疫反应，是制作菌苗产生抗菌免疫的主要成分。霍乱外毒素即霍乱肠毒素（cholera toxin，CT），是霍乱的主要致病物质。霍乱肠毒素有抗原性，可刺激机体产生中和抗体。

（五）培养特性

霍乱弧菌属兼性厌氧菌，在普通培养基中生长良好，耐碱不耐酸，在pH 8.4～8.6碱性蛋白胨水或碱性琼脂平板上生长良好。

（六）抵抗力

古典生物型对外环境抵抗力较弱，埃尔托生物型抵抗力较强，在水体中可存活1～3周，在藻类、贝壳类食物上存活1年以上。霍乱弧菌对热、干燥、日光、化学消毒剂和酸等均很敏感，耐低温，耐碱。湿热55℃ 15分钟，100℃即刻，水中加0.5ppm氯15分钟可被杀死。在正常胃酸中能存活4分钟。

要点二 流行病学

自1817年以来，全球共发生了七次世界性霍乱大流行。一般认为前六次是由古典生物型霍乱弧菌引起的。第七次大流行始于1961年，是由埃尔托生物型所致，至今已流行50余年。

1992年印度和孟加拉国等地先后发生了 O_{139} 群霍乱的暴发流行，专家预测，如果其成为今后霍乱流行的主要病原菌，则预示第八次世界霍乱大流行已经开始，但目前尚难下此结论。

1820年霍乱传入我国，历次世界大流行我国均被波及。新中国成立后，古典生物型霍乱得到了有效控制。1961年第七次世界霍乱大流行开始时埃尔托生物型便传入我国沿海地区，目前除西藏无病例报告外，其余各省（市、区）均有疫情发生。1993年开始，O_{139} 群霍乱在我国部分地区也相继发生了局部暴发与流行。目前霍乱在我国呈多菌群（型）混合流行的局面。

（一）传染源

患者和带菌者是传染源。典型患者频繁泻吐，发病期一般可连续排菌5天，也有2周以上者，是重要传染源。轻型患者及带菌者不易被发现，作为传染源的意义更大。

（二）传播途径

主要通过粪－口途径传播。患者吐泻物和带菌者粪便污染水源及食物，特别是水源被污染后易引起局部暴发。日常生活接触和苍蝇等媒介传播也是重要的传播途径。

（三）易感人群

人群普遍易感。感染后肠道局部免疫和体液免疫的联合作用可产生一定的免疫力，但持续时间短（至少3年），可再次感染。

（四）流行季节与地区

在我国霍乱流行季节为夏秋季，以7～10月为多。流行地区主要是沿海一带，如广东、广西、浙江、江苏、上海等省市为多。

（五）O_{139} 群霍乱的流行特征

病例无家庭聚集性，发病以成人为主，男性多于女性，主要经水和食物传播。O_{139} 群是首次发现的新流行株，人群普遍易感。在霍乱地方性流行区，人群对 O_1 群霍乱弧菌有免疫力，但不能保护免受 O_{139} 群霍乱弧菌的感染。现有的霍乱菌苗对 O_{139} 群霍乱无保护作用。

［常考考点］霍乱的病原体、传染源、传播途径和易感人群。O_{139} 群霍乱的流行特征。

要点三　发病机制与病理

（一）发病机制

霍乱弧菌经口进入体内，是否发病取决于机体的免疫力及弧菌的致病性。正常胃酸可杀灭霍乱弧菌。只有在一次食入大量霍乱弧菌（如超过 $10^{8\sim9}$ 个）时才会发病。但胃大部切除后、胃酸缺乏或被稀释均降低对霍乱弧菌的抵抗力。肠道的分泌型 IgA 以及血清中特异性凝集抗体、杀弧菌抗体及抗毒素抗体等也有一定的免疫保护作用。

霍乱弧菌到达肠道后，穿过肠黏膜表面的黏液层，黏附于小肠上段黏膜上皮细胞刷状缘并大量繁殖，在局部产生大量霍乱肠毒素导致发病。

霍乱肠毒素有 A、B 两个亚单位。A 亚单位具有毒素活性。B 亚单位可与肠黏膜上皮细胞刷状缘细胞膜的受体（神经节苷脂，GM_1）结合，介导 A 亚单位进入细胞内，激活腺苷酸环化酶，促使三磷酸腺苷（ATP）变成环磷酸腺苷（cAMP）。大量的环磷酸腺苷积聚在肠黏膜上皮细胞内，刺激隐窝细胞过度分泌水、氯化物和碳酸盐等，同时抑制绒毛细胞对氯和钠等离子的吸收。由于肠黏膜分泌增强，吸收减少，大量肠液聚集在肠腔内，形成霍乱特征性的剧烈水样腹泻。

霍乱肠毒素还能促使肠黏膜杯状细胞分泌黏液增加，使腹泻的水样便中含有大量黏液。腹泻导致的失水使胆汁分泌减少，所以腹泻物呈“米泔水”样。

（二）病理

剧烈腹泻和呕吐，导致体内水和电解质大量丢失，迅速出现脱水、电解质紊乱、代谢性酸中毒，严重者可出现循环衰竭。若不及时纠正，由循环衰竭造成的肾缺血，以及低钾和毒素对肾脏的直接作用，可引起急性肾衰竭。

本病病理特点主要是严重脱水导致的一系列改变，而组织器官器质性损害轻微。

［常考考点］霍乱患者吐泻的原因是霍乱肠毒素。

要点四　临床表现

潜伏期1～3日，短者数小时，长者7日。突然起病，少数在发病前1～2日有头昏、疲乏、腹胀、轻度腹泻等前驱症状。古典生物型与 O_{139} 群霍乱弧菌引起者症状较重，埃尔托型所致者多为轻型或无症状者。

（一）典型表现

典型病例病程分为3期：

1. 泻吐期　多以剧烈腹泻开始，病初大便尚有粪质，迅速成为黄色水样便或米泔水样便或洗肉水样血便，无粪臭，每日可达数十次，甚至失禁。一般无发热和腹痛（O_{139} 群除外），无里急后重。呕吐多在腹泻数次后出现，常呈喷射状。呕吐物初为胃内容物，后为水样，严重者亦可为米泔水样，轻者可无呕吐。本期持续数小时至2～3日。

O_{139} 型霍乱的特征为发热、腹痛较常见（达40%～50%），且可并发菌血症等肠道外感染。

2. 脱水期　由于频繁的腹泻和呕吐，大量水和电解质丧失，患者迅速出现脱水和循环衰竭。表情淡漠，或烦躁不安，甚至昏迷。声音嘶哑、眼窝凹陷、口唇干燥、皮肤弹性差或消失、手指皱瘪，脉搏细速或不能触及，血压低甚至休克，少尿或无尿。酸中毒者呼吸增快，甚至呈深大呼吸（Kussmaul 呼吸）。低钠可引起肌肉痉挛，多见于腓肠肌和腹直肌。低血钾可致肌张力减弱，腱反射减弱或消失，肠胀气，心律失常等。此期一般为数小时至1～2日。

3. 恢复期或反应期　患者脱水如能得到及时纠正，多数症状迅速消失。少数患者有反应性发热，可能为循环改善后毒素吸收增加所致，一般持续1～3日后可自行消退。

［常考考点］霍乱的临床分期和各期的临床表现。

（二）临床分型

根据脱水程度，临床上可分为轻、中、重 3 型。具体见下表。

霍乱临床分型

临床表现	轻型	中型	重型
脱水程度（体重 %）	小于 5%	5% ～ 10%	10% 以上
每日腹泻次数	小于 10 次	10 ～ 20 次	大于 20 次
精神状态	正常	呆滞或不安	轻度烦躁或静卧不动，甚至昏迷
音哑	无	轻度	音哑失声
皮肤	正常或略干，弹性略差	干燥，缺乏弹性	弹性消失
发绀	无	可有	明显
口唇	正常或稍干	干燥	极度干裂
眼窝、囟门凹陷	无或略陷	明显下陷	深凹，闭目不紧
指腹	正常	皱瘪	干瘪
腓肠肌痉挛	无	有	严重
脉搏	正常	细速	微弱而速或无
收缩压	正常	70 ～ 90mmHg	70mmHg 以下或测不出
每日尿量	正常或略减少	小于 500mL	小于 50mL
血浆比重	1.025 ～ 1.030	1.030 ～ 1.040	大于 1.040

另外，还有一型称为暴发型，亦称中毒型或干性霍乱，非常罕见。此型起病急骤，进展迅速，不待出现泻吐症状即可因循环衰竭而亡。

［常考考点］霍乱的临床分型及各型的临床表现。

（三）并发症

1. 肾衰竭 是霍乱最常见的严重并发症，也是常见的死因。表现为尿量减少和氮质血症，严重者可因尿毒症而死亡。多发生于病后 7 ～ 9 天。

2. 急性肺水肿 代谢性酸中毒可导致肺循环高压，后者又因补充大量不含碱的盐水而加重。

3. 其他 如低钾综合征、心律失常等。

［常考考点］肾衰竭是霍乱最常见的严重并发症，也是常见的死因。

要点五 实验室检查与其他检查

（一）一般检查

1. 血液检查 脱水致血液浓缩，外周血红细胞、白细胞和血红蛋白均增高；血清尿素氮、肌酐升高；钠、氯化物和碳酸氢盐降低，血 pH 下降；当酸中毒纠正后，钾离子移入细胞内，可出现血清钾明显降低。

2. 尿液检查 部分患者尿中可有少量蛋白、红白细胞及管型。

3. 粪便常规 可见黏液或少许红、白细胞。

（二）血清学检查

抗菌抗体中的抗凝集素抗体在病后第 5 日出现，1 ～ 3 周达高峰。若双份血清抗凝集素抗体滴度增长 4 倍以上，有诊断意义。主要用于流行病学调查、回顾性诊断或粪便培养阴性可疑患者的诊断。

（三）病原学检查

1. 粪便涂片染色 取粪便或早期培养物涂片做革兰染色镜检，可见革兰阴性、稍弯曲的弧菌。

2. 悬滴检查 将新鲜粪便做悬滴暗视野显微镜检查，可见运动活泼呈穿梭状的弧菌，此为动力试验阳性。加入 O_1 群抗血清后，若运动停止，或凝集成块，为制动试验阳性，表示标本中含有 O_1 群霍乱弧菌；如细菌仍活动，还应加 O_{139} 群血清做制动试验。此检查可用于快速诊断。

3. 增菌培养 所有疑为霍乱的患者，除做粪便显微镜检外，均应进行增菌培养。一般用 pH 8.4 的碱性蛋白胨水，36～37℃增菌培养 6～8 小时后表面可形成菌膜。此时应进一步用庆大霉素（对大肠杆菌有明显的抑菌作用）琼脂平皿或碱性琼脂平板分离培养 18～24 小时，对可疑菌落进行悬滴检查，可提高检出率和早期诊断。

4. PCR 可快速诊断及进行群与型的鉴别。

5. 快速辅助检测 目前使用较多的是霍乱弧菌胶体金快速检测法。该方法主要用于检测 O_1 群和 O_{139} 群霍乱弧菌的抗原成分，操作简单。应用纯化的弧菌外膜蛋白抗血清，采用 ELISA 方法，可快速检测粪便中的弧菌抗原，用于快速诊断。

[常考考点] 霍乱的检测方法。

要点六 诊断与鉴别诊断

（一）诊断

1. 疑似霍乱诊断标准 具有下列两项之一者诊断为疑似霍乱。

（1）凡有典型临床症状，如剧烈腹泻，水样便（黄水样、清水样、米泔样或血水样），伴有呕吐，迅速出现脱水，循环衰竭及肌肉痉挛（特别是腓肠肌）的首发病例，在病原学检查尚未肯定前，应诊断为疑似霍乱。

（2）霍乱流行期间有明确接触史（如同餐、同住或护理者等），并发生泻吐症状，而无其他原因可查者。

疑似病例未确诊之前按霍乱处理，大便培养每日 1 次，连续 2 次阴性可否定诊断。

2. 临床诊断 霍乱流行期间的疫区内，凡有霍乱典型症状，粪便培养 O_1 群及 O_{139} 群霍乱弧菌阴性，但无其他原因可查者。

3. 确定诊断 具有下列三项之一者可诊断为霍乱。

（1）凡有腹泻症状，粪便培养 O_1 群或 O_{139} 群霍乱弧菌阳性。

（2）在流行期间的疫区内有腹泻症状，做双份血清抗体效价测定，如血清凝集试验呈 4 倍以上或杀弧菌抗体呈 8 倍以上增长者。

（3）在疫源检查中，首次粪便培养检出 O_1 群或 O_{139} 群霍乱弧菌，前 5 日内有腹泻症状者。

4. 带菌者 指无腹泻或呕吐等临床症状，但粪便中检出 O_1 群或（和）O_{139} 群霍乱弧菌。

[常考考点] 霍乱的诊断依据。

（二）鉴别诊断

本病应与其他病原体所引起的腹泻相鉴别，如其他弧菌（非 O_1 群及非 O_{139} 群）感染性腹泻、急性细菌性痢疾、大肠埃希菌性肠炎、空肠弯曲菌肠炎、细菌性食物中毒和病毒性胃肠炎等，确诊有赖于病原学检查结果。

要点七 治疗

本病的处理原则是严格隔离，迅速补充水及电解质，以纠正脱水、电解质平衡紊乱和酸中毒，辅以抗菌治疗及对症治疗。

（一）一般治疗

可给予流质饮食，但剧烈呕吐者应禁食，恢复期逐渐增加饮食，重症患者应注意保暖、给氧、监测生命体征。

（二）补液治疗

及时足量补液是治疗本病的关键。补液的原则是早期、快速、足量，先盐后糖，先快后慢，纠酸补钙，见尿补钾。

1. 静脉补液 多采用与患者丧失液体电解质浓度相似的 5 : 4 : 1 溶液，即每升液体含氯化钠 5g、碳酸氢钠 4g、氯化钾 1g，另加 50% 葡萄糖注射液 20mL 以防止低血糖。小儿由于肾脏排钠功能较差，其比例调整为每升液体含氯化钠 2.65g，碳酸氢钠 3.75g，氯化钾 1g，葡萄糖 10g。

补液量与速度应根据患者的失水程度、血压、脉搏、尿量和血浆比重等决定，最初 24 小时总入量按临床分型的轻、中、重分别给 3000～4000mL、4000～8000mL、8000～12000mL。儿童补液量按年龄或体重计算，一般轻度脱水 120～150mL/kg，中度脱水 150～200mL/kg，重度脱水 200～250mL/kg。24 小时后的补液量及速度依据病情调整。快速补液过程中应注意防止发生心功能不全和肺水肿，还应给液体适当加温，并监测血钾的变化。

2. 口服补液 轻、中型脱水的患者可予口服补液。口服补液可减少静脉补液量，预防静脉补液的副作用及医源性电解质紊乱，故也可用于重型患者。WHO 推荐使用口服补液盐（Oral Rehydration Salts，ORS），其配方为葡萄糖 20g（可用蔗糖 40g 或米粉 40～60g 代替）、氯化钠 3.5g、枸橼酸钠 2.9g（或碳酸氢钠 2.5g）和氯化钾 1.5g，溶于 1000mL 可饮用水内，配方中各电解质浓度均与患者排泄液的浓度相似。新的低渗口服补液盐（口服补液盐Ⅲ）尤适用于儿童，其组成成分为：每包含氯化钠为 0.65g，枸橼酸钠 0.725g，氯化钾 0.375g，无水葡萄糖 3.375g，溶于 250mL 温开水中口服。

成人轻、中型脱水在最初 6 小时内每小时服 750mL，体重不足 20kg 的儿童每小时服 250mL，然后依泻吐量调整，一般按排出量的 1.5 倍计算补液量。呕吐不一定是口服补液的禁忌，只是速度要慢一些，呕吐量也要计入补液量。

（三）抗菌治疗

早期应用抗菌药物有助于缩短腹泻和排菌时间，减少腹泻次数及排泄量，降低病后带菌率等，但不能代替补液。目前常用药物为氟喹诺酮类，如环丙沙星，成人每次 250 ～ 500mg，每日 2 次口服，或每日 400mg 静脉滴注；或多西环素，成人每次 100mg，每日 2 次口服。疗程均为 3 日。也可采用四环素、氨苄西林、红霉素或阿奇霉素、复方磺胺甲噁唑等。

（四）对症治疗

重症患者在补足液体后，若血压仍较低，提示可能存在中毒性休克，可给予糖皮质激素和血管活性药物。出现心衰、肺水肿者应调整输液速度，酌情使用利尿剂及强心剂。在补液过程中如出现低钾综合征，可口服氯化钾或静脉滴注氯化钾。急性肾衰竭患者应及时纠正酸中毒，维持水、电解质平衡，必要时实施血液透析。小檗碱有抗肠毒等作用，临床应用可减轻腹泻。

［常考考点］霍乱的补液治疗和抗菌治疗。

要点八　预防

1. 控制传染源　建立健全腹泻病门诊，及时检出患者，按甲类传染病予以隔离治疗，直至症状消失。停用抗菌药物后大便培养每日一次，连续 3 次阴性方可解除隔离。对密切接触者应严密检疫 5 日，并进行粪便悬滴检查及培养和服药预防。做好国境卫生检疫和国内交通检疫。

2. 切断传播途径　改善环境卫生，加强饮水和食品管理。养成良好的个人卫生习惯。对患者和带菌者的排泄物进行彻底消毒。消灭苍蝇、蟑螂等传播媒介。

3. 保护易感人群　国内、外学者对霍乱疫苗的研究工作已经开展 100 多年了。随着对其致病机制以及对人群免疫反应的研究深入，现已认识到肠道黏膜免疫在霍乱免疫保护中起主要作用，霍乱疫苗的研制已转向口服疫苗方向。口服菌苗可使肠道产生特异性 IgM、IgG 和 IgA 抗体，亦能阻止弧菌黏附于肠壁而免于发病。目前，此类疫苗主要用于保护地方性流行区的高危人群。2017 年 10 月，由 50 多个联合国机构、学术和非政府组织等组成的多元化的技术合作网络——全球霍乱控制任务小组（Global Task Force on Cholera Control）发布《结束霍乱：2030 年全球路线图》（Ending Cholera–A Global Roadmap to 2030），制定了在未来 10 年让霍乱致死人数减少 90% 的目标，将帮助多达 20 个国家在相同的时间框架内根除霍乱传播。

【例题实战模拟】

A1 型题

1. 引起霍乱泻吐的原因是

A. 内毒素　B. 肠毒素　C. 细菌的侵袭力　D. 菌群失调　E. 细菌的直接作用

2. 霍乱的典型临床表现是

A. 先泻后吐　B. 先吐后泻　C. 只泻不吐　D. 腹泻伴腹痛　E. 吐泻同时发生

3. 下列临床检查对判断霍乱脱水程度最有意义的是

A. 皮肤黏膜弹性　B. 血压　C. 血细胞比容　D. 血钠　E. 血浆比重

4. 霍乱大流行最重要的传播形式是

A. 食物污染　B. 苍蝇传播　C. 接触患者　D. 水源污染　E. 接触带菌者

5. 治疗霍乱首选的抗菌药物是

A. 青霉素　B. 黄连素　C. 诺氟沙星　D. 复方磺胺甲噁唑　E. 庆大霉素

6. 重型霍乱患者治疗的关键是

A. 大量口服补液　B. 有效抗菌治疗　C. 短期应用糖皮质激素　D. 禁食　E. 快速静脉补液

7. 下列关于霍乱弧菌的描述，正确的是

A. 革兰染色阳性，有芽孢、荚膜和鞭毛　B. 革兰染色阴性，有鞭毛，运动极为活跃

C. 需氧，耐酸，不耐碱　D. 古典生物型比埃尔托生物型的抵抗力强

E. 产生的内毒素是重要的致病因子

8. 霍乱最主要的病理生理改变是

A. 急性肾功能衰竭　　B. 微循环障碍　　C. 急性心功能不全

D. 脑功能障碍　　E. 大量水分及电解质丧失

9. 霍乱患者静脉补液，不适宜的是

A. 早期、快速、足量　　B. 先盐后糖　　C. 先快后慢　　D. 积极补钾　　E. 及时补碱

【参考答案】

1.B　2.A　3.E　4.D　5.C　6.E　7.B　8.E　9.D

细目五　结核病

【考点突破攻略】

结核病（tuberculosis）是结核分枝杆菌（Mycobacterium tuberculosis）引起的慢性感染性疾病，可累及全身多个脏器，以肺结核（pulmonary tuberculosis）最为常见，占各器官结核病总数的 80% ～ 90%，是最主要的结核病类型。痰中排菌者称为传染性肺结核病，除少数可急起发病外，临床上多呈慢性过程。

要点一　病原学

结核分枝杆菌在分类学上属于放线菌目（*Actinomycete*）、分枝杆菌科、分枝杆菌属（*Mycobacterium*）。分枝杆菌属包含结核分枝杆菌、非结核分枝杆菌和麻风分枝杆菌。分枝杆菌所致感染中，结核分枝杆菌感染的占 90%。结核分枝杆菌再分为人结核分枝杆菌、牛结核分枝杆菌、非洲分枝杆菌和田鼠分枝杆菌等类型。其中人结核分枝杆菌为人类结核病的病原体，而免疫接种常用的卡介苗（bacillus Calmette–Guérin vaccine, BCG vaccine）则来源于牛结核分枝杆菌，利用人结核分枝杆菌与牛结核分枝杆菌的抗原交叉免疫原性提供免疫保护。

结核分枝杆菌细长而稍弯，约 0.4μm×40μm，两端微钝，不能运动，无鞭毛或芽孢。不易染色，但经品红加热染色后不能被酸性乙醇脱色，故称抗酸杆菌。

结核分枝杆菌是专性需氧菌，最适宜生长的温度为 37℃。结核分枝杆菌对营养要求较高，在特殊的培养基中才能生长，常用的培养基为罗氏培养基。结核分枝杆菌培养生长缓慢，增殖周期为 15 ～ 20 小时，至少需要 2 ～ 4 周才有可见菌落。培养是确诊结核病的重要手段，但往往耗时过长，给临床工作带来了较大影响。

结核分枝杆菌细胞的结构十分复杂，它含有许多结合成大分子复合物的不同蛋白质、糖类和脂类。结核分枝杆菌的脂质成分中磷脂、索状因子、蜡质 D 和硫酸脑苷脂与感染疾病特点密切相关。除脂质外，荚膜和蛋白质亦是致病性物质。

要点二　流行病学

（一）传染源

开放性肺结核患者的排菌是结核传播的主要来源。

（二）传播途径

1. 呼吸道传播　主要为患者与健康人之间经空气传播。患者咳嗽排出结核分枝杆菌悬浮在飞沫中，当被人吸入后即可引起感染。

2. 消化道传播　饮用带菌生奶经消化道感染。

3. 垂直传播　患病孕妇经胎盘引起母婴间传播。

4. 其他途径传播　经皮肤伤口感染和上呼吸道直接接种。

2、3、4 传播途径均极罕见。

（三）易感人群

生活贫困、居住拥挤、营养不良等因素是社会经济落后地区人群结核病高发的原因。免疫抑制状态患者尤其好发结核病。

（四）流行特征

世界卫生组织《2017 年全球结核病报告》指出：目前罹患结核病的人数不断下降，但全球的结核病负担仍然很重，2016 年全年新发病例 1040 万，167 万人死于结核病，估计仍有 40% 的患病者未获得诊断和治疗。艾滋病与结核病共感染

以及耐药结核病是目前威胁全球结核病防控的两大主要问题。

据世界卫生组织估计，目前我国结核病的年发患者约为 90 万，占全球年发病患者病例数的 8.6%，仅次于印度和印度尼西亚，居世界第三位。我国每年新发生的耐药结核病患者数仅次于印度，高耐药率是我国结核病难以控制的原因之一。我国虽不属于艾滋病高发地区，但耐多药结核（MDR–TB）问题日益产重。2016 年我国新发肺结核患者中 MDR–TB 比例为 7.1%，而复治肺结核患者中 MDR–TB 比例高达 24%。

［常考考点］结核病的传染源、传播途径、易感人群。

要点三　发病机制与病理

（一）发病机制

吸入肺泡的结核分枝杆菌可被吞噬细胞吞噬和杀灭。巨噬细胞与树突状细胞吞噬结核分枝杆菌后可以提呈结核抗原，并且释放细胞因子，引起局部免疫反应。结核分枝杆菌可以继续感染新的吞噬细胞并逐渐深入肺泡上皮。此后炎症细胞被募集至病灶处，巨噬细胞逐渐分化并最终形成分层结构的结核结节或结核肉芽肿（tuberculous granuloma）。随着肉芽肿外周的纤维致密化，进入肉芽肿的血管消失，加剧了巨噬细胞的泡沫化，形成干酪样坏死（caseous necrosis），大部分感染者体内的结核分枝杆菌可以处于静止状态持续存活，处于结核潜伏感染状态。

结核感染的发病机制中，由 T 细胞介导的细胞免疫（cell mediated immunity，CMI）对结核病发病、演变及转归产生决定性影响。迟发性变态反应（delay type hypersensitivity，DTH）则是宿主对结核分枝杆菌形成免疫应答的标志。DTH 是德国微生物学家 Robot Koch 在 1830 年观察到的重要现象，故而称为 Koch 现象。

（二）病理

结核病是一种慢性病变，其基本病变包括：

1. 渗出型病变　常常是病变组织内菌量多、致敏淋巴细胞活力高和变态反应强的反映。

2. 增生型病变　当病灶内菌量少而致敏淋巴细胞数量多，则形成结核病的特征性病变——结核结节。中央为巨噬细胞衍生而来的朗汉斯巨细胞，周围由巨噬细胞转化来的类上皮细胞成层排列包绕。增生型病变的另一种表现是结核性肉芽肿，是一种弥漫性增生型病变。

3. 干酪样坏死　为病变进展的表现。坏死区域逐渐出现肉芽组织增生，最后成为纤维包裹的纤维干酪性病灶。

上述三种基本病理改变可以相互转化、交错存在，很少有单一病变独立存在，而以某一种病理改变为主。

［常考考点］结核病的基本病理变化是渗出、增生和干酪样坏死。

要点四　临床表现

原发性结核感染后结核分枝杆菌可向全身传播，可累及肺脏、胸膜以及肺外器官。免疫功能正常的宿主往往将病灶局限在肺脏或其他单一的脏器，而免疫功能较弱的宿主往往造成播散性结核病或者多脏器受累。除结核病患者外，一般人群中的结核病约 80% 的病例表现为肺结核，15% 表现为肺外结核，而 5% 则两者均可累及。

（一）肺结核的症状和体征

1. 全身症状　发热为肺结核最常见的全身中毒性症状，多数为长期低热，每于午后或傍晚开始，次晨降至正常，可伴有倦怠、乏力、夜间盗汗，或无明显自觉不适。有的患者表现为体温不稳定，于轻微劳动后体温略见升高，虽经休息半小时以上仍难平复。妇女于月经期前体温增高，月经后亦不能迅速恢复正常。当病灶急剧进展扩散时则出现高热，呈稽留热或弛张热，可有恶寒，但很少有寒战。

2. 呼吸系统症状　浸润性病灶患者咳嗽轻微，干咳或仅有少量黏液痰。有空洞形成时痰量增加，若伴继发感染，则痰呈脓性。合并支气管结核则咳嗽加剧，可出现刺激性呛咳，伴局限性哮鸣或喘鸣。1/3 ～ 1/2 患者在不同病期内有咯血。此外，重度毒血症状和高热可引起气急，广泛肺组织破坏、胸膜增厚和肺气肿时也常发生气急，严重者可并发肺心病和心肺功能不全。少数患者可伴有结核性超敏感症候群，包括结节性红斑，疱疹性结膜炎、角膜炎等。儿童肺结核还可表现为发育迟缓。儿童原发性肺结核可因气管或支气管旁淋巴结肿大压迫气管或支气管，或发生淋巴结支气管瘘，而出现喘息症状。当合并有肺外结核时，可出现相应累及脏器的症状。

3. 体征　取决于病变性质、部位、范围或程度。粟粒性肺结核偶可并发急性呼吸窘迫综合征，表现为严重呼吸困难和顽固性低氧血症。病灶以渗出型病变为主的肺实变，且范围较广或为干酪性肺炎时，叩诊呈浊音，听诊闻及支气管呼吸音和细湿啰音。继发性肺结核好发于上叶尖后段，故听诊于肩胛间区闻及细湿啰音，有较大提示性诊断价值。空洞性肺结核病变位置浅表而引流支气管通畅时有支气管呼吸音或伴湿啰音；巨大空洞可闻及带金属调的空瓮音。慢性纤维空洞性肺结核的体征有患侧胸廓塌陷、气管和纵隔移位、叩诊音浊、听诊呼吸音降低或闻及湿啰音，以及肺气肿征象。支气管结核患者可闻及局限性哮鸣音，于呼气或咳嗽末较为明显。

（二）肺外结核的临床类型和表现

肺结核是结核病的主要类型，其他如淋巴结结核、骨关节结核、消化系统结核、泌尿系统结核病、生殖系统结核以及中枢神经系统结核构成整个结核病的疾病谱。腹腔内结核病变，包括肠结核、肠系膜淋巴结结核及输卵管结核等，在发展过程中往往涉及其邻近腹膜而导致局限性腹膜炎。肾结核（Renal tuberculosis）占肺外结核的15%，系结核分枝杆菌由肺部等原发病处经血行播散至肾脏所引起，起病较为隐匿，多在原发性结核感染后5～20年才发病，多见于成年人，儿童少见。女性生殖系统结核则可在出现不明原因的月经异常、不孕等情况下发现。结核性脑膜炎则可表现为头痛、喷射性呕吐、意识障碍等中枢神经系统感染症状。总之，结核病是一个全身性的疾病，肺结核仍是结核病的主要类型，但其他系统的结核病亦不能忽视。

［常考考点］肺结核的典型临床表现。

要点五　实验室检查与其他检查

（一）细菌学检查

痰结核分枝杆菌检查是确诊肺结核最特异性的方法。

1. 涂片抗酸染色镜检　快速简便。在我国非结核分枝杆菌尚属少数，因此抗酸杆菌阳性则肺结核诊断基本成立。

2. 细菌培养　在未治疗的胸结核患者痰菌培养的敏感性和特异性均高于涂片检查，涂片阴性或诊断有疑时培养尤其重要。

3. 分子生物学检测　聚合酶链反应（PCR）技术可以将标本中微量的结核菌DNA加以扩增。结核病近年来出现了突破，其标志就是以Xpert MTB/RIF为代表的盒式诊断技术。该技术可直接从患者新鲜痰液或冻存痰液中检测结核分枝杆菌并判定其对利福平的耐药性，全程约2小时即科获得结果。由于95%以上的利福平耐药菌株有基因rpoB突变，而大部分利福平耐药菌株同时对异烟肼耐药，因此Xpert MTB/RIF不仅可鉴定是否为利福平耐药菌株，又可在一定程度上判断是否为MDR-TB菌株。Xpert MTB/RIF的灵敏度为92.2%，特异度为99.2%。

（二）影像学检查

X线影像表现取决于病变类型和性质。原发性肺结核的典型表现为肺内原发灶、淋巴管炎和肿大的肺门或纵隔淋巴结组成的哑铃状病灶。急性血行播散型肺结核在X线胸片上表现为散布于两肺野、分布较均匀、密度和大小相近的粟粒状阴影。继发性肺结核的X线表现复杂多变，成云絮片状，或斑点（片）结节状。干酪样病变密度偏高而不均匀，常有透亮区或空洞形成。胸部CT有助于发现隐蔽区病灶和孤性结节的鉴别诊断。X线影像学检查对于诊断肠道结核、泌尿系统结核、生殖系统结核以及骨关节结核亦具重要价值。

（三）免疫学检查

1. 结核菌素试验（TST）　目前我国推广的方法系国际通用的结核菌素纯蛋白衍化物（purified protein derivative，PPD）皮内注射法。将PPD 5IU（0.1mL）注入左前臂内侧上、中1/3交界处皮内，使局部形成皮丘。48～96小时（一般为72小时）观察反应，结果判断以局部硬结直径为依据：＜5mm阴性反应，5～9mm一般阳性反应，10～19mm中度阳性反应，≥22mm或不足20mm，但有水疱或坏死为强阳性反应。然而，即使PPD与卡介苗（BCG）存在交叉反应，在接种卡介苗的人群中无结核感染亦可出现PPD皮试阳性，因此特异性低。

2. 特异性结核抗原　近年来，在临床上应用更多的是以T细胞为基础的γ干扰素释放试验（interferon-γ release assays），比结核菌素试验有更高的敏感性与特异性，可以反映机体是否存在结核感染。试验阳性反应患者体内存在结核分枝杆菌特异的效应T细胞，结合临床上是否存在结核感染的症状和病灶，可辅助诊断潜伏性结核感染或活动性结核感染。

［常考考点］痰结核分枝杆菌检查是确诊肺结核最特异的方法。

要点六　诊断与鉴别诊断

（一）诊断

1. 病史和临床表现　凡遇下列情况者应高度警惕结核病的可能性：①反复发作或迁延不愈的咳嗽咳痰，或呼吸道感染经抗感染治疗3～4周仍无改善。②痰中带血或咯血。③长期低热或所谓“发热待查”。④体检肩胛间区有湿啰音或局限性哮鸣音。⑤有结核病诱因或好发因素，尤其是糖尿病、免疫功能低下疾病或接受胰岛素和免疫抑制剂治疗者。⑥关节疼痛和皮肤结节性红斑等变态反应性表现。⑦有渗出性胸膜炎、肛瘘、长期淋巴结肿大、既往史以及有家庭开放性肺结核密切接触史者。

2. 潜伏性结核感染（LTBI）的诊断 潜伏性结核感染是宿主感染结核分枝杆菌后尚未发病的一种特殊状态，以皮肤结核菌素试验或 γ 干扰素释放试验阳性而无活动性结核的临床表现和影像学改变为特征。

3. 活动性结核的诊断 肺结核分确诊病例、临床诊断病例和疑似病例。

（1）确诊病例：包括干酪样坏死、仅培养阳性肺结核和仅病理学提示为结核病变者三类。其中涂阳肺结核病例需符合下列三项之一：①2份痰标本直接涂片抗酸杆菌镜检阳性。②1份痰标本直接涂片抗酸杆菌镜检阳性加肺部影像学检查符合活动性肺结核影像学表现。③1份痰标本直接涂片抗酸杆菌镜检阳性加1份痰标本结核分枝杆菌培养阳性。培养阳性肺结核需同时符合下列两项：①痰涂片阴性。②肺部影像学检查符合活动性肺结核影像学表现加1份痰标本结核分枝杆菌培养阳性。

（2）临床诊断病例：亦称为涂阴肺结核，即三次痰涂片阴性，同时需符合下列条件之一者：①胸部影像学检查显示与活动性肺结核相符的病变且伴有咳嗽、咳痰、咯血等肺结核可疑症状。②肺部影像学检查显示与活动性肺结核相符的病变且结核菌素试验强阳性或 γ 干扰素释放试验阳性。③胸部影像学检查显示与活动性肺结核相符，且肺外病灶的组织病理学检查提示为结核病变者。④三次痰涂片阴性的疑似肺结核病例经诊断性治疗或随访观察可排除其他肺部疾病者。

（3）疑似病例：以下两种情况属于疑似病例：①5岁以下儿童，有肺结核可疑症状同时有与涂阳肺结核患者密切接触史。②仅胸部影像学检查显示与活动性肺结核相符的病变。

4. 肺外结核的诊断 肺外结核累及的系统、脏器、部位及病变类型多样，确诊需要病变部位的浆膜腔积液及活检标本中获得细菌学证据，因上述标本获取过程困难，同时结核分枝杆菌阳性率较痰标本低，因此肺外结核较难实现病原学确诊。为提高早期诊断率，通常需结合病史、临床表现、实验室及其他检查、诊断性抗结核治疗效果综合诊断。

5. 结核病的诊断分类 在诊断中应同时确定类型和按记录程序正确书写。目前我国肺结核分类法（按病变部位）见下表。

中国肺结核分类法（按病变部位）分类

分类	分类标准
原发性肺结核（代号：Ⅰ型）	为原发结核感染所致的临床病症，包括原发复合征及胸内淋巴结结核
血行播散型肺结核（代号：Ⅱ型）	包括急性血行播散型肺结核（急性粟粒型肺结核）及亚急性、慢性血行播散型肺结核
继发性肺结核（代号：Ⅲ型）	肺结核中的一个主要类型，包括浸润性、纤维空洞性及干酪性肺炎等
气管、支气管结核（代号：Ⅳ型）	包括气管、支气管黏膜及黏膜下层的结核病
结核性胸膜炎（代号：Ⅴ型）	临床上已排除其他原因引起的胸膜炎，包括结核性干性胸膜炎、结核性渗出性胸膜炎、结核性脓胸

（二）鉴别诊断

1. 肺癌 中央型肺癌常有痰中带血，肺门附近有阴影，与肺门淋巴结结核相似。周围型肺癌可呈球状、分叶状阴影，需与结核球鉴别。肺癌多见于40岁以上男性，多有刺激性咳嗽、胸痛和进行性消瘦。胸片上结核球周围可有卫星灶、钙化，而肺癌病灶边缘常有切迹、毛刺。胸部CT对鉴别有帮助。结合痰结核菌、脱落细胞检查及纤维支气管镜检查和活检等能及时鉴别。肺癌和肺结核可有并存，需注意发现。

2. 肺炎 肺门淋巴结结核不明显或原发灶周围存在大片渗出，病变波及整个肺叶并将肺门掩盖时，以及继发性肺结核主要表现为渗出性病变或干酪性肺炎时，需与细菌性肺炎鉴别。细菌性肺炎起病急，伴高热、寒战、胸痛、气急，X线片上病变常局限于一个肺叶或肺段，血白细胞总数、中性粒细胞增多，抗生素治疗有效可协助鉴别。肺结核还须与其他病原体肺炎鉴别，如肺炎支原体肺炎，关键是病原学检测是重要的鉴别证据。

3. 肺脓肿 空洞多见于肺下叶，脓肿周围的炎症浸润较严重，空洞内常有液平面。肺结核空洞则多发生在肺上叶，空洞壁较薄，洞内很少有液平面或仅见浅液平。此外，肺脓肿起病急，高热，大量痰，痰中无结核杆菌，但有多种其他细菌，血白细胞总数和中性粒细胞数增高，抗菌药物治疗有效。慢性纤维空洞合并感染时易与慢性肺脓肿混淆，后者痰结核菌试验阴性，鉴别不难。

4. 支气管扩张 有慢性咳嗽、咳脓痰及反复咯血史，需与继发性肺结核鉴别。X线胸片多无异常发现或仅见局部肺纹理增粗或卷发状阴影，CT有助于确诊。应当警惕化脓性支气管扩张症可引发结核感染，细菌学检测时应考虑到结核感染的可能。

5. 非结核分枝杆菌肺病 非结核分枝杆菌（nontuberculous mycobacteria，NTM）指结核和麻风分枝杆菌以外的所有分枝杆菌，其中 NTM 肺病临床和 X 线表现类似肺结核。鉴别诊断依据菌种鉴定。

6. 其他疾病 伤寒、白血病、纵隔淋巴瘤等与结核病有诸多相似之处，具体需要结合患者临床表现、体征及辅助检查加以鉴别。

[常考考点] 肺结核与肺癌和肺炎的鉴别。

要点七 预防

1. 建立防治系统 根据我国结核病疫情，为搞好防治工作，仍须强调建立、健全和稳定各级防痨机构，负责组织施治、管、防、查的系统和全程管理，按本地区疫情和流行病学特点，制订防治规划，并开展防痨宣传，教育群众养成良好的文明卫生习惯，培训防痨业务技术人员，推动社会力量参与和支持防痨事业。

2. 早期发现和彻底治疗患者 从当地疫情实际出发，对服务性行业、学校、托幼机构及儿童玩具工作人员等定期健康检查 1～2 年 1 次。在疫情已经控制的地区可开展重点线索调查，而主要应该是门诊因症就诊病例的发现和诊断，避免漏诊和误诊。查出必治，治必彻底，只有彻底治疗患者，大幅度降低传染源密度，才能有效降低感染率和减少发病。

3. 疫苗 结核是慢性感染性疾病，化学治疗很难治愈而不复发，因此采用疫苗预防是最好的策略。但目前尚无理想的结核病疫苗。广泛使用的疫苗是卡介苗，是一种无毒牛结核分枝杆菌活菌疫苗，自 1921 年用于预防结核病以来，虽被积极推荐和推广，但迄今对它的作用和价值仍有争论。目前比较普遍的看法是 BCG 尚不足以预防感染，但可以显著降低儿童发病及其严重性，特别是结核性脑膜炎等严重结核病减少，并可减少此后内源性恶化的可能性。WHO 已将 BCG 列入儿童扩大免疫计划。我国结核病感染率和发病率仍高，推行 BCG 接种仍有现实意义。由于疫苗的预防价值有限，根据我国结核病疫情，建立完善的防治系统至关重要。各级防治系统着眼于早期发现和彻底治疗患者，查出必治，治必彻底，及时正确治疗，防止耐药慢性病例的形成和积累，不仅是临床治疗的目标，亦是预防工作的中心环节。

【例题实战模拟】

A1 型题

1. 继发性肺结核常见临床表现不包括

A. 咳嗽、咳痰　B. 咯血　C. 胸痛　D. 高热　E. 呼吸困难

2. 继发性肺结核的好发部位是

A. 右中叶　B. 右下叶　C. 上叶尖后段　D. 左舌叶　E. 上叶

3. 判断肺结核有传染性最主要的依据是

A. 结核菌素试验阳性　B. 痰结核分枝杆菌检查阳性　C. 血沉增快

D. 胸部 X 线检查发现空洞　E. 反复咯血

4. 结核菌的主要传播途径为

A. 呼吸道　B. 消化道　C. 泌尿道　D. 生殖道　E. 破损的皮肤、黏膜

5. 为预防肺结核的发生和流行，下列措施中最为关键的一环是

A. 自出生后开始定期接种卡介苗　B. 隔离排菌结核患者　C. 合理化疗治愈排菌患者

D. 加强营养，锻炼身体，增强抵抗力　E. 为易感者及密切接触者预防性投药

A2 型题

6. 患者，男，25 岁。乏力、咳嗽、低热月余，胸片示右上肺后段炎性阴影，其中可见透光区，血沉 35mm/h。其最可能的诊断是

A. 肺脓肿　B. 浸润型肺结核　C. 慢性纤维空洞型肺结核　D. 葡萄球菌肺炎　E. 肺癌

【参考答案】

1.C　2.C　3.B　4.A　5.A　6.B

细目六　布鲁菌病

【考点突破攻略】

布鲁菌病（brucellosis）又称波状热，是布鲁菌（Brucella）感染引起的自然疫源性疾病。临床上以长期发热、多汗、乏力、肌肉和关节疼痛，肝、脾及淋巴结肿大为主要特点。

要点一　病原学

布鲁菌属是一组革兰阴性短小杆菌，兼性细胞内寄生，没有鞭毛，不形成芽孢或荚膜。根据储存宿主、生化、代谢和免疫学的差异分类，布鲁菌属至少包括 6 个种 19 个生物型：牛种（流产布鲁菌，B.abortus）、猪种（B.suis）、羊种（马耳他布鲁菌，B.melitensis）、犬种（B.canis）、绵羊附睾种（B.ovis）及沙林鼠种（B.neotomae）。其中前四种对人类致病，其致病力有所差异，近年来不断发现新的生物种。

布鲁菌含 20 余种蛋白抗原和脂多糖，其中脂多糖在致病中起重要作用。该菌在自然环境中生存力较强，在乳及乳制品、皮毛中能生存数月，在病畜的分泌物、排泄物及死畜的脏器中能生存 4 个月左右。对常用的物理消毒方法和化学消毒剂敏感，湿热 60℃或紫外线照射 20 分钟即死亡。

要点二　流行病学

（一）传染源

目前已知有 60 多种家畜、家禽、野生动物是布鲁菌的宿主。与人类有关的传染源主要是羊、牛及猪，其次是犬、鹿、马、骆驼等。布鲁菌病首先在染菌动物间传播，造成带菌或发病，然后波及人类。

（二）传播途径

1. 经皮肤及黏膜接触传染　直接接触病畜或其排泄物、阴道分泌物、娩出物。在饲养、挤奶、剪毛、屠宰以及加工皮、毛、肉等过程中没有注意防护，可经受损的皮肤或眼结膜感染；也可间接接触病畜污染的环境及物品而感染。

2. 经消化道传染　食用含菌的乳类、水和食物而受到感染。

3. 经呼吸道传染　病菌污染环境后形成气溶胶，可经呼吸道感染。

4. 其他　如苍蝇携带、蜱虫叮咬也可传播本病。人与人之间罕有传播。

（三）易感人群

人群普遍易感，病后可获较强免疫力，因此再次感染者很少。疫区居民可因隐性感染而获免疫。

（四）流行特征

该病为全球性疾病，来自 100 多个国家每年上报 WHO 的布鲁菌病超过 50 万例，实际发病数远高于上报数。我国于 20 世纪 60 年代至 70 年代曾进行了大规模的动物布鲁菌感染的防治，使发病率显著降低，但自 20 世纪 90 年代中期起疫情持续快速上升，布鲁菌病成为报告发病率上升速度最快的传染病之一。2016 年报告 47139 例，主要流行于西北、东北、青藏高原及内蒙古等牧区。变化趋势体现为由牧区向半牧半农区甚至农区转变，聚集暴发向散在发病转变。每年该病发病高峰位于春夏之间，与动物产仔季节有关。我国以牛种菌和羊种菌为主要的病原体。

［常考考点］布鲁菌病的传染源、传播途径和易感人群。

要点三　发病机制与病理

本病的发病机制较为复杂，细菌、毒素以及变态反应均不同程度地参与疾病的发生和发展过程。

布鲁菌自皮肤或黏膜侵入人体，随淋巴液到达淋巴结，细菌在胞内生长繁殖，形成局部原发病灶。细菌在吞噬细胞内大量繁殖导致吞噬细胞破裂，随之大量细菌进入淋巴液和血液循环形成菌血症。在血液里细菌又被血流中的单核细胞吞噬，并随血流带至全身，在肝、脾、淋巴结、骨髓等处的单核 - 吞噬细胞系统内繁殖，形成多发性病灶。在机体各因素的作用下，病原菌释放出内毒素及菌体其他成分，可造成临床上的菌血症、毒血症和败血症。内毒素在病理损伤、临床症状方面起着重要作用。机体免疫功能正常，通过细胞免疫及体液免疫清除病菌而获痊愈。如果免疫功能不健全，或感染的菌量大、毒力强，则部分细菌被吞噬细胞吞噬带入各组织器官形成新感染灶，感染灶的细菌生长繁殖再次入血，导致疾病复发，如此反复成为慢性感染。此外，变态反应可引起病理损伤。

本病的病理变化极为广泛，几乎所有组织器官均可被侵犯，其中以单核－吞噬细胞系统最为常见。在急性期常有弥漫性细胞增生；慢性期则可出现由上皮细胞、巨噬细胞、浆细胞及淋巴细胞组成的肉芽肿。其他如心血管系统、运动系统、生殖系统、神经系统等均常有轻重不等的病变。

要点四　临床表现

潜伏期一般为 1 ～ 3 周，平均 2 周，也可长至数月甚至 1 年以上。临床上可分为急性感染和慢性感染，病程 6 个月以内为急性感染，超过 6 个月则为慢性感染。

（一）急性感染

多缓慢起病，主要症状为发热、多汗、乏力、肌肉和关节疼痛、睾丸肿痛等。发热多为不规则热，仅有 5% ～ 20% 的患者出现典型波状热。波状热的热型特点为：发热 2 ～ 3 周后，间歇数天至 2 周，发热再起，反复多次，故本病又被称为“波状热”。多汗亦为本病突出的症状之一，常于夜间或凌晨热退时大汗淋漓。几乎全部病例都有乏力症状。肌肉和关节痛常较剧烈，为全身肌肉和多发性、游走性大关节疼痛，也可表现为滑膜炎、腱鞘炎、关节周围炎。部分患者脊柱受累，以腰椎为主，主要表现为腰痛。另外，布鲁菌病可累及泌尿生殖系统，男性表现为睾丸炎及附睾炎。女性可为卵巢炎。睾丸肿痛具特征性，占男性患者的 20% ～ 40%，多为单侧。肝、脾、淋巴结肿大常见。其他尚可有头痛、神经痛、皮疹等。

（二）慢性感染

可由急性期发展而来，也可无急性期病史而直接表现为慢性。本期表现更是多种多样，基本上可分两类：一类是全身性非特异性症状，类似神经症和慢性疲劳综合征；另一类是器质性损害，其中以骨骼－肌肉系统最为常见，如大关节损害、肌腱挛缩等。神经系统病变也较常见，如周围神经炎、脑膜炎等。泌尿生殖系统病变也可见到，如睾丸炎、附睾炎、卵巢炎等。此外，布鲁菌病可以局限在几乎所有的器官，最常局限在骨、关节、中枢神经系统，表现为相应的临床症状和体征，如脊柱炎、肝脓肿、脾脓肿、肺炎、肾小球肾炎、胸膜炎等，胸腔积液的改变类似结核性胸膜炎。

（三）并发症和后遗症

1. 血液系统　可见贫血、白细胞和血小板减少、血小板减少性紫癜、再生障碍性贫血以及噬血细胞综合征。

2. 眼睛　可见葡萄膜炎、视神经炎、视神经盘水肿及角膜损害，多见于慢性布鲁菌病。

3. 神经及精神系统　3% ～ 5% 的患者可出现脑膜炎、脑膜脑炎、脊髓炎、多发性神经根神经病等神经系统并发症。部分患者还可出现精神症状。

4. 心血管系统　主要为心内膜炎，病死率较高。此外，偶可见心肌炎、心包炎、主动脉炎等。

5. 运动系统　部分患者表现为关节疼痛、畸形和功能障碍等，骨骼肌肉持续不定的钝痛，反反复复，迁延不愈，有的发展成为关节强直、肌肉挛缩、畸形和瘫痪等。

6. 其他　妊娠妇女罹患布鲁菌病如不进行抗菌治疗，流产、早产、死产均可发生。

[常考考点] 布鲁菌病的典型临床表现及并发症。

要点五　实验室检查及其他检查

（一）外周血象

白细胞计数正常或偏低。淋巴细胞相对或绝对增加，可出现少数异型淋巴细胞。红细胞沉降率在急性期加快，慢性期则正常或偏高，持续增高提示有活动性。

（二）病原学检查

取血液、骨髓、组织、脑脊液等做细菌培养，急性期培养阳性率高。

（三）免疫学检查

1. 平板凝集试验　虎红平板凝集试验（RBPT）或平板凝集试验（PAT）结果为阳性，用于初筛。

2. 试管凝集试验（SAT）　滴度为 1∶100（++）及以上；或病程 1 年以上，滴度 1∶50（++）及以上；或半年内有布鲁菌疫苗接种史，滴度达 1∶100（++）及以上者为阳性。

3. 补体结合试验（CFT）　滴度 1∶10（++）及以上为阳性。

4. 抗人球蛋白试验　滴度 1∶400（++）及以上为阳性。

5. 酶联免疫吸附试验（ELISA）　1∶320 为阳性，可分别定量检测特异性 IgG、IgM 和 IgA 型抗体水平，灵敏性和特异性均较好。

（四）特殊检查

并发骨关节损害者可行 X 线、CT、MRI 等影像学检查。有心脏损害可查心电图和心肌酶。有肝损伤可做肝功能检查。对于肿大的淋巴结必要时可做淋巴结活检。有脑膜或脑实质病变者可做脑脊液及脑电图检查。脑膜炎时脑脊液的变化类似结核性脑膜炎：脑脊液中淋巴细胞增多，蛋白质增多，葡萄糖轻度减少，细菌培养及抗体检测均可出现阳性。

要点六　诊断与鉴别诊断

（一）诊断

急性感染可通过流行病学史、临床表现和实验室检查诊断：

①流行病学接触史：有传染源密切接触史或疫区生活接触史。

②具有该病临床症状和体征并排除其他疑似疾病。

③实验室检查：病原分离、试管凝集试验、ELISA 等检查阳性。

凡具备①、②项和第③项中的任何一项检查阳性即可确诊为布鲁菌病。慢性感染者和局灶性感染者诊断有时相当困难，获得细菌培养结果最为可靠。

[常考考点] 布鲁菌病的诊断标准。

（二）鉴别诊断

本病急性感染应与长期发热性疾病进行鉴别，特别是同时有多汗、关节疼痛、肝脾肿大者，如伤寒、结核、类风湿关节炎、淋巴瘤、胶原病等。慢性感染则需与慢性骨关节病、神经症、慢性疲劳综合征等进行鉴别。

要点七　治疗

（一）急性感染

1. 对症和一般治疗　注意休息，在补充营养的基础上，给予对症治疗。高热者可用物理方法降温，持续不退者可用退热剂；合并睾丸炎者，可短期加用小剂量糖皮质激素；合并脑膜炎者需给予脱水治疗。

2. 病原治疗　应选择能进入细胞内的抗菌药物，并且治疗原则为早期、联合、规律、适量、全程，必要时延长疗程，防止复发和慢性化，减少并发症的发生。

（1）成人及 8 岁以上儿童：WHO 推荐首选多西环素（又称强力霉素）（每次 100mg，每天 2 次，口服 6 周）联合利福平（每次 600 ～ 900mg，每天 1 次，口服 6 周）；或多西环素（每次 100mg，每天 2 次，口服 6 周）联合链霉素（每次 1000mg，每天 1 次，肌内注射 2 ～ 3 周）。如果不能使用上述的药物或效果不佳，可采用多西环素联合复方新诺明治疗，也可采用利福平联合氟喹诺酮类药物。

（2）8 岁以下儿童：可采用利福平联合复方新诺明治疗，也可采用利福平联合氨基糖苷类药物治疗。

（3）孕妇：可采用利福平联合复方新诺明治疗。如果在妊娠 2 周内发生布鲁菌病，选用三代头孢菌素类药物联合复方新诺明治疗，可减少妊娠中断的发生。药物治疗对孕妇存在潜在危险性，应权衡利弊使用。

（4）并发症：存在并发症者一般可考虑应用三联或三联以上药物治疗，并需适当延长疗程。合并中枢神经系统并发症者，需采用易于透过血－脑屏障的药物，可应用多西环素、利福平联合复方新诺明或头孢曲松治疗；合并心内膜炎，也可采用上述治疗方案，但常需同时采取瓣膜置换术，疗程也应适当延长；合并脊柱炎，可采用多西环素、利福平联合链霉素（2 ～ 3 周）或庆大霉素（1 周），总疗程至少 3 个月或以上，必要时需外科手术治疗。

（二）慢性感染

治疗较为复杂，包括病原治疗、脱敏治疗及对症治疗。

1. 病原治疗　与急性感染的治疗相同，必要时需要重复治疗几个疗程。

2. 脱敏治疗　采用少量多次注射布鲁菌抗原的方式，避免引起剧烈的组织损伤，又可起到一定的脱敏作用。

3. 对症治疗　根据患者的具体情况采取相应的治疗方法。

[常考考点] 布鲁菌病的治疗原则。

要点八　预防

对疫区的传染源进行检疫，治疗或捕杀病畜，加强畜产品的消毒和卫生监督，做好高危职业人群的劳动防护和菌苗接种。对流行区家畜普遍进行菌苗接种可防止本病流行。必要时可用药物预防。

【例题实战模拟】

A1 型题

1. 对于布鲁菌病人群易感性的描述，正确的是

A. 老人和儿童　B. 青壮年　C. 男性　D. 女性　E. 人群普遍易感

2. 对于布鲁菌病的传播途径描述，错误的是

A. 可通过呼吸道吸入传播　B. 可通过消化道食入传播　C. 可以通过体表皮肤黏膜接触传播

D. 人与人之间传播　E. 蚊虫叮咬传播

3. 布鲁菌病诊断的“金标准”是

A. 试管凝集试验　B. 平板凝集试验　C. 荧光定量 PCR

D. 分离培养布鲁菌　E. 补体结合试验

4. 关于布鲁菌病临床特征的描述，正确的是

A. 发热并伴有寒战　B. 血压升高　C. 关节、肌肉疼痛

D. 乏力，多汗，疲劳不堪　E. 咳嗽

5. 关于布鲁菌病治疗原则的描述，正确的是

A. 中药对布鲁菌病几乎没有作用　B. 早期用药，彻底治疗　C. 合理选用药物及用药途径

D. 采用综合疗法　E. 对症治疗

【参考答案】

1.E　2.D　3.D　4.C　5.B

第四单元　消毒与隔离

细目一　消毒

【考点突破攻略】

要点一　消毒的概念

消毒（disinfection）是指用物理、化学、生物学的方法清除或杀灭体外环境中的病原微生物，使其达到无害化程度的过程。传染病消毒是用物理或化学方法消灭停留在不同传播媒介物上的病原体，借以切断传播途径，阻止和控制传染的发生。如患者使用过的各种检查或治疗器械及各种被污染的物品，用物理和化学方法进行处理，杀死或灭活病原体，避免再感染和交叉感染。用于消毒的药物称为消毒剂。灭菌是一个绝对的概念，是指用物理或化学方法除去或杀灭全部微生物的过程，包括致病微生物和非致病微生物，也包括细菌芽孢和真菌孢子，灭菌后的物品必须是完全无菌的。达到灭菌效果的消毒方法是最彻底的消毒法。

要点二　消毒的目的

在医疗过程中常可遇到各种类型传染病患者，包括未明确诊断的传染病患者。传染病病原体大多极易从患者体内排出而传播，如肺结核患者的痰液，伤寒和菌痢患者的粪便等。一些病原体（如性病、狂犬病等）可通过与传染源直接接触而传播。被病原体污染的用品、食物等也是传播病原体的媒介。为了防止传染病的传播，避免患者被其他病原体感染，防止并发症，发生交叉感染，保护医护等人员免受感染，必须严格执行消毒制度。杀灭由传染源排到外界环境中的病原体，可防止传染病的发生和蔓延。

仅靠消毒措施还不足以达到以上目的。须同时进行必要的隔离措施和工作中的无菌操作，才能达到控制传染的目的。

不同的传播机制引起的传染病，消毒的效果有所不同。消化道传染病，病原体随排泄物或呕吐物排出体外，污染范围较为局限，如能及时正确地进行消毒，切断传播途径，中断传播的效果较好。呼吸道传染病，病原体随呼吸、咳嗽、

喷嚏等排出，再通过飞沫和尘埃播散，污染范围不确切，消毒效果难以掌控。须同时采取空间隔离，才能中断传染。虫媒传染病则需采取杀虫灭鼠等方法。

要点三　消毒的种类

（一）预防性消毒

预防性消毒指未发现传染源的情况下，对可能受病原体污染的场所、物品和人体进行的消毒措施。如日常卫生消毒、饮水消毒、餐具消毒、粪便垃圾无害化处理、饭前便后的洗手、公共场所消毒、运输工具消毒等。医院中手术室消毒，免疫缺陷患者（如骨髓移植患者）层流病房属预防性消毒。预防性消毒能控制或减少未被发现或未被管理的传染源污染所引起的传染病传播。

（二）疫源地消毒

疫源地消毒指对目前或曾经存在的传染源地区进行消毒。可分为终末消毒与随时消毒。

1. 随时消毒　指在传染源仍然存在的疫源地内，对传染源的排泄物、分泌物及其污染过的物品进行的及时性消毒处理。如患者住院时的卫生处理（沐浴、更衣等）；对患者呕吐物、痰液、尿液、粪便及卫生敷料的消毒处理；对病室空气、地面、家具的消毒和接触患者或其污染物品脱手套后的洗手等。不同的传染病，由于病原体的排出途径不同，随时消毒的范围、对象与采用的方法也不同。如肠道传染病应及时对排出的粪便消毒，还要定时对可能被粪便或被手污染的衣服、床单、日用品、门把手、家具等消毒。随时消毒是防止交叉感染的重要措施之一。

2. 终末消毒　指传染源离开疫源地（如转送、痊愈出院或死亡后），对其曾经产生的含有病原体的排泄物、分泌物以及排泄物、分泌物所污染的物品及场所进行的最后一次彻底消毒。终末消毒包括患者的终末处理和原居住地或病室单位的终末处理。

（1）患者的终末处理：患者转科或出院前个人用品须消毒后方能带离隔离区。死亡患者应用消毒液浸湿的棉球塞住口、鼻、肛门及阴道，尸体用消毒液浸湿的尸单包裹，放入有“传染”标记字样的不透水袋子内送火葬。

（2）病室单位的终末处理：被服放入污物袋，消毒后再清洗；将棉被展开，床垫、枕芯竖放，打开抽屉、柜门，紧闭门窗，然后用紫外线灯或消毒剂熏蒸消毒。消毒后打开门窗通风，用消毒液擦拭家具、墙面及地面。

终末消毒的目的是完全杀灭和清除患者所播散遗留的病原体。终末消毒应在患者离开后立即进行。

要点四　消毒方法

（一）消毒方法的分类

根据消毒杀灭微生物的种类和强弱，将各种物理和化学消毒方法分为灭菌法和高、中、低效消毒法四大类。

1. 灭菌法　可以杀灭包括细菌芽孢的一切微生物。该类消毒方法有热力、电离辐射、微波等物理方法和甲醛、戊二醛、过氧乙酸、环氧乙烷等化学灭菌剂。

2. 高效消毒法　能杀灭一切细菌繁殖体（包括分枝杆菌）、病毒、真菌及其孢子，并对细菌芽孢有显著杀灭作用。主要有紫外线消毒法和臭氧、含氯消毒剂、过氧化氢等。

3. 中效消毒法　能杀灭除细菌芽孢以外的各种微生物。主要有超声波消毒法和中效消毒剂如醇类、碘类、酚类消毒剂等。

4. 低效消毒法　只能消灭细菌繁殖体、部分真菌和亲脂性病毒。物理低效消毒方法有通风换气、冲洗和洗手等；化学低效消毒剂有氯己定（洗必泰）、苯扎溴铵（新洁尔灭）等。

（二）物理消毒法

物理消毒法是利用物理因素作用于病原微生物，将之清除或杀灭。常用的有热力、光照、微波、辐射、过滤除菌等方法。

1. 热力消毒法　利用热力破坏微生物的蛋白质、核酸、细胞壁和细胞膜，从而导致其死亡，是应用最早、效果可靠、使用最广泛的方法。

（1）煮沸消毒：本方法主要适用于食物、器皿、衣物及金属器械等。在 100℃水中煮沸 10 分钟左右即可杀死细菌繁殖体，但不能杀灭细菌芽孢。煮沸法杀死芽孢需要数十分钟甚至数小时。对于被乙肝病毒等病毒污染的物品，煮沸的时间也应该延至 15 ～ 20 分钟。

（2）高压蒸汽灭菌：效果可靠，既可杀灭细菌的繁殖体，也可杀灭细菌的芽孢。本方法适用于一切耐热、耐潮物品的消毒。通常压力为 98kPa，温度为 121 ～ 126℃，时间 15 ～ 20 分钟。

（3）真空压力蒸汽灭菌：即先机械抽为真空使灭菌器内形成负压，再导入蒸汽，蒸汽压力达 205.8kPa（2.1kg/cm^2），温度达 132℃，2 分钟内能杀灭芽孢。

（4）火烧消毒：对被细菌芽孢污染的器具，先用 95% 乙醇火烧后再行高压蒸汽灭菌消毒，以防止细菌芽孢污染的扩散。

（5）巴氏消毒法：即利用热力灭菌与蒸汽消毒，温度 65 ～ 75℃，10 ～ 15 分钟，能杀灭细菌繁殖体，但不能杀死芽孢。

2. 光照消毒法 又称辐射消毒法，主要利用紫外线的杀菌作用，使菌体蛋白质发生光解、变性而致细菌死亡。此法穿透力差，对真菌孢子、细菌芽孢效果差，对 HIV 等无效，可以造成对人体的损伤，如皮肤红斑、紫外线眼炎和臭氧中毒等。包括：①日光暴晒法。②紫外线灯管消毒法。③臭氧灭菌灯消毒法。

3. 电离辐射灭菌法 利用放射性核素 ^{60}Co 发射高能 γ 射线或电子加速器产生的高能电子束进行辐射灭菌。适用于不耐热的物品灭菌，多用于精密医疗器械、生物医学制品（人工器官、移植器官等）和一次性医用品等灭菌。其设备昂贵，对人及物品有一定的损害。

4. 微波消毒灭菌法 靠微波产热灭菌。常用于食物及餐具的消毒、医疗药品及耐热非金属材料器械的消毒灭菌。

5. 过滤除菌 医院内常用过滤除菌来清除空气及液体中的微生物。如空气过滤是通过三级空气过滤器，选用合理的气流方式，除掉空气中 0.5 ～ 5μm 的尘埃，达到洁净空气的目的。

（三）化学消毒法

化学消毒法是采用各种化学消毒剂清除或杀灭微生物的方法。化学消毒剂种类繁多，分为灭菌剂和高、中、低效消毒剂（参见前述消毒方法的分类）。

（1）含氯消毒剂：常用的有漂白粉、次氯酸钠、氯胺及二氯异氰尿酸钠等。这类消毒剂在水中产生次氯酸，有杀菌作用强、杀菌谱广、作用快、余氯毒性低及价廉等特点，但对金属制品有腐蚀作用。适用于餐（茶）具、环境、水、疫源地等的消毒。

（2）氧化消毒剂：如过氧乙酸、过氧化氢、臭氧、高锰酸钾等。主要靠其强大的氧化能力灭菌，其杀菌谱广、速效，但对金属、织物等有较强腐蚀性与刺激性。

（3）醛类消毒剂：常用的有甲醛和戊二醛等，有广谱、高效、快速杀菌作用。戊二醛对橡胶、塑料、金属器械等物品无腐蚀性，适用于精密仪器、内镜的消毒，但对皮肤黏膜有刺激性。

（4）杂环类气体消毒剂：主要有环氧乙烷、环氧丙烷等，为广谱高效消毒剂，杀灭芽孢能力强，但对一般物品无损害。常用于电子设备、医疗器械、精密仪器及皮毛类等的消毒。有时可将惰性气体和二氧化碳加入环氧乙烷中混合使用，以减少其燃爆危险。

（5）碘类消毒剂：常用 2% 碘酊及 0.5% 碘伏，有广谱、快速杀菌作用。碘伏是碘与表面活性剂、灭菌增效剂经独特工艺络合而成的一种高效、广谱、无毒、稳定性好的新型消毒剂。该产品对有害细菌及繁殖体等具有较强的杀灭作用，并对创伤具有消炎、止血、加快黏膜再生的功能，对皮肤及黏膜无刺激性、易脱碘。碘伏适用于手术前手消毒，手术及注射部位的清洗，皮肤烧伤、烫伤、划伤等伤口的清洗消毒，还包括妇产科黏膜冲洗、感染部位消毒、器皿消毒等。

（6）醇类消毒剂：主要有 75% 乙醇及异丙醇。乙醇可迅速杀灭细菌繁殖体，但对 HBV 及细菌芽孢作用较差。异丙醇杀菌作用大于乙醇，但毒性较大。

（7）其他消毒剂：①酚类：如来苏、苯酚等。②季铵盐类：为阳离子表面活性剂，如新洁尔灭、消毒净等。③氯己定：可用于手、皮肤、医疗器械等的消毒。这些消毒剂均不能杀灭细菌芽孢，属低效消毒剂。

[常考考点] 消毒的分类和常用的消毒方法。

要点五　消毒方法的监测

消毒效果是评价消毒方法是否合理、可靠的最重要指标。常用的消毒效果监测方法有：

1. 物理测试法 通过仪表来测试消毒时的温度、压力及强度等。

2. 化学指示剂测试法 利用其颜色变化指示灭菌时所达到的温度。

3. 生物指示剂测试法 利用非致病菌芽孢作为指示菌以测定灭菌效果。

4. 自然菌采样测定法 用于表面消毒效果检测。

5. 无菌检查法 检测样品中的需氧菌、厌氧菌和真菌，除阳性对照外，其他均不得有菌生长。

细目二　隔离

【考点突破攻略】

要点一　隔离的概念

隔离（isolation）是将传染期内的传染病患者或病原携带者置于不能传染给他人的条件之下，暂时避免与周围人群接触，防止病原体扩散，便于管理和消毒，同时也使患者得到及时的治疗。对于不明原因的突发传染病，有效的隔离措施对控制其播散往往起决定性作用。根据不同的传染病病原学和流行病学特点，采取的隔离措施和隔离检疫期限也有所不同。一般应将传染源隔离至不再排出病原体为止。

患者在隔离期间，应严格遵守传染病医院或隔离病房的消毒隔离制度，自觉地接受医护人员的管理。患者应在规定的场所内活动，不能随意离开隔离范围；不能随意会客；不能将使用的物品或剩余食品到处乱丢；应在指定的厕所大小便或消毒处理排泄物等。

要点二　隔离的种类

根据传播途径不同，隔离分为以下几种：

（一）严密隔离（strict isolation）

适用于经飞沫、分泌物、排泄物直接或间接传播的烈性传染病及传播途径不明的传染病，如鼠疫（肺鼠疫）、肺炭疽、传染性非典型肺炎、霍乱等的隔离。凡传染性强、病死率高的传染病均需采取严密隔离。

（1）患者住单间病室，同类患者可同住一室，关闭门窗，禁止陪伴和探视患者。

（2）进入病室的医务人员戴口罩、帽子，穿隔离衣，换鞋，注意手清洗与消毒，必要时戴手套。

（3）患者分泌物、排泄物、污染物品、敷料等严格消毒。

（4）室内采用单向正压通气，室内的空气及地面定期喷洒消毒液或用紫外线照射。

（二）呼吸道隔离（respiratory isolation）

适用于以空气中的飞沫传播为主的传染病，如肺结核、流脑、百日咳、麻疹、腮腺炎等的隔离。

（1）同类患者可同住一室，关闭门窗。

（2）室内喷洒消毒液或用紫外线照射进行定期消毒。

（3）患者口鼻、呼吸道分泌物应消毒。

（4）进入病室的医务人员戴口罩、帽子，穿隔离衣。

（三）肠道隔离（enteric precaution）

适用于以粪－口途径传播为主的传染病，如伤寒、细菌性痢疾、甲型和戊型肝炎、肠道病毒感染（如脑炎、脑膜炎、心肌炎、脊髓灰质炎等）、感染性腹泻或胃肠炎（大肠杆菌、沙门菌、空肠弯曲菌、阿米巴原虫、耶尔森菌、轮状病毒等）等的隔离。通过隔离可切断粪－口传播途径。

（四）接触隔离（contact isolation）

适用于经体表或伤口直接或间接接触而感染的疾病，如破伤风、气性坏疽、金黄色葡萄球菌感染、A 群链球菌肺炎、狂犬病等的隔离。

（五）血液－体液隔离（blood body fluid precaution）

主要用于预防直接或间接接触传染性血液或体液的传染性疾病，如乙型肝炎、丙型肝炎、艾滋病、弓形体感染、梅毒、疟疾、钩端螺旋体病、回归热、登革热、黑热病等的预防。

（六）虫媒隔离（arthropods isolation）

适用于以昆虫为媒介而传播的疾病，如乙型脑炎、流行性出血热、疟疾、斑疹伤寒、回归热等的隔离。

（七）保护性隔离（protection isolation）

适用于抵抗力低或极易感染的患者，如严重烧伤、早产儿、白血病、脏器移植及免疫缺陷患者等的隔离。

［常考考点］隔离的种类和适用病种。

要点三　隔离的期限

隔离期是根据传染病的最长传染期而确定的，同时应根据临床表现和微生物检验结果来决定是否可以解除隔离。某些传染病患者出院后尚应追踪观察。

［常考考点］根据传染病的最长传染期确定隔离期。

细目三　医院感染

【考点突破攻略】

要点一　医院感染的概念

（一）定义

WHO 2002 年对医院感染的定义为：是患者在医院获得的不同于入院病因的感染，这种感染在入院时不存在，也不处于潜伏期，而是发生在医院或其他医疗保健机构内，入院 48 小时后发生的感染。在医院获得而出院后才发病的感染及医疗保健机构工作人员的职业性感染也属于医院感染。

医院感染（healthcare associated infection）有广义和狭义之分。广义医院感染是指任何人员在医院活动期间遭受病原体侵袭而引起的感染。广义医院感染的内涵：①明确了医院感染必须发生在医院范围内，包括在医院内感染出院后发病的，但不包括在入院时处于感染潜伏期者。②感染与发病是在不同阶段产生的，其顺序是感染→潜伏期→发病。因此潜伏期是判断感染发生时间与地点的重要依据。③感染对象包括一切在医院内活动的人群，即患者（住院、门诊）、医院工作人员、访客、陪客和探视者等。

由于就诊患者、访客、陪客和探视者在医院的时间短暂，获得感染的因素多而复杂，常难以确定感染是否来自医院，故实际上医院感染的对象主要是住院患者和医院工作人员，即狭义的医院感染，也就是我们通常所指的医院感染。

医院感染是指住院患者在医院内获得的感染，包括在住院期间发生的感染和在医院内获得出院后发生的感染，但不包括入院前已开始或者入院时已处于潜伏期的感染。医院工作人员在医院内获得的感染也属医院感染。

（二）诊断标准

依据 2001 年卫生部《医院感染诊断标准（试行）》，下列情况属于医院感染：

1. 无明确潜伏期的感染，规定入院 48 小时后发生的感染为医院感染；有明确潜伏期的感染，自入院起超过平均潜伏期后发生的感染为医院感染。

2. 本次感染直接与上次住院有关。

3. 在原有感染基础上出现其他部位新的感染（除外脓毒血症迁徙灶），或在原感染已知病原体基础上又分离出新的病原体（排除污染和原来的混合感染）的感染。

4. 新生儿在分娩过程中和产后获得的感染。

5. 由于诊疗措施激活的潜在性感染，如疱疹病毒、结核杆菌等的感染。

6. 医务人员在医院工作期间获得的感染。

下列情况不属于医院感染：

1. 皮肤黏膜开放性伤口只有细菌定殖而无炎症表现。

2. 由于创伤或非生物性因子刺激而产生的炎症表现。

3. 新生儿经胎盘获得（出生后 48 小时内发病）的感染，如单纯疱疹、弓形体、水痘等。

4. 患者原有的慢性感染在医院内急性发作。

5. 潜在感染激活（如带状疱疹、梅毒、结核）。

［常考考点］医院感染的诊断标准。

（三）临床常见的医院感染

虽然医院感染发生的部位不同，病原体亦有多种，但严重影响患者医疗安全、有措施可以控制的常见医院感染主要包括四种：①中心导管相关血流感染（central line associated blood stream infection，CLABSI）；②呼吸机相关肺炎（ventilator associated pneumonia，VAP）；③尿管相关尿路感染（catheter associated urinary tract infection，CAUTI）；④手术部位感染（surgical site infection，SSI）。此处主要介绍 CLABSI、VAP、CAUTL、SSI 四个重点部位医院感染的诊断标准。

1. 中心导管相关血流 感染血流感染包括原发血流感染和继发血流感染。原发血流感染指有细菌学证据的血流感染，而没有明确的其他部位感染。CLABSI 特指留置中心导管大于 2 天，留置期间或拔除导管 48 小时内发生的原发血流感染。

原发血流感染的诊断标准：

标准 1：患者有 1 个或多个血培养检出致病菌，且与其他部位感染无关。

标准 2：患者具备以下症状或体征之一：发热（＞38℃）、寒战、低血压，且上述症状、体征以及实验室阳性结果与其他部位感染无关，并具备以下标准之一：不同时间（48 小时内）采集的 2 次或以上血培养发现常见皮肤污染菌，如类白喉杆菌、芽孢杆菌、丙酸杆菌属、凝固酶阴性葡萄球菌（包括表皮葡萄球菌）、草绿色链球菌、气球菌属、微球菌属。

2. 呼吸机相关肺炎 呼吸道感染一直占我国医院感染的首位，但呼吸机相关肺炎（VAP）的具体发病率尚不清楚。由于机械通气显著增加了患者发生肺炎的机会，因此欧美等国家对 VAP 进行了主动监测。美国国家医疗安全网络（National Health care Safety Network，NHSN）报告，2012 年共监测到 VAP 3957 例，感染率为 0.0 ～ 4.4/ 千置管日，且多数病原菌为耐药细菌。因此，临床对 VAP 应高度重视。

肺炎的诊断依赖于影像学、临床和实验室检查结果。VAP 特指气管插管患者机械通气超过 2 天，患者插管期间或拔除插管 48 小时内发生的肺炎。呼吸机相关肺炎的诊断标准：

（1）症状、体征、实验室证据：至少符合下列之一：①发热（＞38℃），无其他已知的原因；②白细胞增多（＞12×10^9/L）或白细胞减少（＜4×10^9/L）；③年龄≥ 70 岁者，精神状态改变，无其他已知的原因。且至少具备以下 2 项：①新出现的脓痰，或痰的性质改变，呼吸道分泌物增加，或吸痰增加；②新发或加重的咳嗽、呼吸困难、呼吸急促；③啰音或支气管呼吸音；④换气恶化（如氧饱和度降低、需氧量增加或通气需求增加）。

（2）影像学证据：2 套或多套胸片，至少符合下列之一：①新发或进行性或持续性浸润、实变、空洞形成；②若患者无心肺基础疾病（如呼吸窘迫综合征、肺水肿、慢性阻塞性肺疾病），一次确定的胸片即可。

3. 尿管相关尿路感染 尿管相关尿路感染是常见的医院感染之一，尿路感染处理不及时，常导致膀胱炎、肾盂肾炎、革兰阴性菌血症、前列腺炎、附睾炎、睾丸炎等并发症。因此，我们必须充分重视尿管相关尿路感染，特别是有尿路操作时，应采取有效措施，预防感染发生。CAUTI 特指留置导尿管＞ 2 天，留置期间或拔出导尿管 48 小时内发生的尿路感染。

4. 手术部位感染 手术部位感染是指发生在切口或手术深部器官或腔隙的感染，如切口感染、器官脓肿、腹膜炎等，不包括术后与手术操作无关的感染，如术后肺炎、尿路感染等。手术部位感染分为表浅切口感染、深部切口感染和器官 / 腔隙感染。手术部位感染是外科常见的并发症，美国 NHSN2014 年监测数据显示，SSI 总体感染率为 0.743%，我国学者报道的感染率因手术部位不同而呈现显著不同。虽然手术室空气层流技术、灭菌技术、保护屏障、手术技巧、围术期抗菌药物使用等控制措施不断改善，但 SSI 依然是重要的医院感染，造成的发病率、病死率仍是外科面临的难题。

［常考考点］临床常见医院感染的诊断标准。

要点二　医院感染的防护原则

为保障医疗安全，做好医院感染的防控，要求所有医务人员在工作中必须采取标准预防（Standard Precautions），即医院所有的患者均被视为具有潜在传染的患者，即认定患者的血液、体液、分泌物（不包括汗液）、排泄物等均具有传染性，须进行隔离。不论是否有明显的血迹污染或是否接触非完整的皮肤与黏膜，接触上述物质者，必须采取防护措施。根据传播途径采取空气、飞沫、接触隔离。这是预防医院感染的有效措施。标准预防是针对医院所有患者和医务人员采取的一组预防医院感染措施，包括手卫生，根据预期可能的暴露选用手套、隔离衣、口罩、护目镜或防护面屏，以及安全注射，也包括穿戴合适的防护用品处理患者环境中污染的物品与医疗器械等。

（一）标准预防基本特点

1. 强调双向防护，既要防止疾病从患者传至医护人员，又要防止疾病从医护人员传至患者。

2. 既要防止血源性疾病的传播，也要防止非血源性疾病的传播。

3. 根据疾病的主要传播途径，采取相应的隔离措施，包括接触隔离、空气隔离和飞沫隔离。

（二）标准预防操作原则

1. 标准预防针对所有为患者实施诊断、治疗、护理等操作的全过程。不论患者是否为传染病患者，都要采取标准预防。

2. 标准预防技术包括洗手、戴手套、穿隔离衣、戴防护眼镜和面罩等基本措施。

3. 医务人员进行有可能接触患者体液、血液的诊疗和护理操作时必须戴手套。操作完毕，脱去手套后应立即洗手，必要时进行手消毒。

4. 在诊疗、护理操作过程中，有可能发生血液、体液飞溅到医务人员面部时，医务人员应当戴具有防渗透性能的口罩、防护眼镜；有可能发生血液、体液大面积飞溅或者有可能污染医务人员身体时，还应当穿戴具有防渗透性能的隔离衣或者围裙。

5. 医务人员手部皮肤发生破损，在进行有可能接触患者血液、体液的诊疗和护理操作时必须戴双层手套。戴手套操作过程中，要避免已经污染的手套触摸清洁区域或物品。

6. 医务人员在进行侵袭性诊疗、护理操作过程中，要保证充足的光线，并特别注意防止被针头、缝合针、刀片等锐器刺伤或划伤。

7. 使用后的锐器应当直接放入耐刺、防渗漏的锐器盒，或者利用针头处理设备进行安全处置，也可以使用具有安全性能的注射器、输液器等医用锐器，以防刺伤。

8. 立即清洁污染的环境。

9. 禁止将使用后的一次性针头重新套上针头套。禁止用手直接接触使用后的针头、刀片等锐器。

10. 保证废弃物的正确处理。要求运输废弃物的人必须戴厚质乳胶清洁手套，处理体液废弃物必须戴防护眼镜。

（三）隔离措施

由于标准预防的基本措施中不能有效预防经由空气、飞沫、接触途径传播的感染性疾病。因此，还需要根据疾病的传播途径采取相应的接触隔离、空气隔离和飞沫隔离措施。

1. 接触隔离 接触传播指病原微生物通过手、媒介物直接或间接接触导致的传播，是医院感染主要而常见的传播途径，包括直接接触传播和间接接触传播。

已诊断或怀疑是接触传播的疾病或因患者环境中有接触传播的严重疾病，除实施标准预防之外，还要实施接触隔离。接触隔离技术主要有：

（1）设置隔离单元。

（2）洗手和手套。

（3）隔离衣。

（4）对患者和探视者进行隔离规定宣教，使之配合遵守。

（5）必须转运患者时，患者及运送人员都要防护。

（6）可重复使用的物品，应彻底清洁和适当地消毒灭菌。

（7）正确处置医疗废物。

（8）使用隔离标识等。

2. 空气隔离 空气传播是指病原微生物（如 SARS-CoV）经由悬浮在空气中的微粒 – 气溶胶（微粒直径≤ 5μm）携带通过空气流动导致的传播。这种微粒能在空气中悬浮时间长，并可随气流漂浮到远处，可造成多人感染，甚至导致医院感染暴发。

已诊断或怀疑由空气传播的疾病除实施标准预防的基本措施之外，还要实施空气隔离。空气隔离技术主要有：

（1）单人房间、专门的空气处理系统和通风设备以防止空气传播。

（2）医务人员和进入该环境的人员应使用呼吸道保护装置、帽子、防护服。

（3）如病情容许，患者应戴外科口罩并定期更换。

3. 飞沫隔离 飞沫传播又称微粒传播，是指经由带有病原微生物的较大飞沫微粒（微粒直径＞ 5μm）在空气中短距离移动而发生的传播。飞沫微粒在空气中悬浮的时间不长，喷射的距离一般不超过 1 米。

已诊断或怀疑是由飞沫传播的疾病除实施标准预防之外，还应实施飞沫隔离。飞沫隔离技术主要有：

（1）最好将患者安置在单独隔离室。

（2）相同病原体感染的患者同用一隔离室时，每床间距应不少于 1 米，不需要专用的空气处理设备，房间门可以保持开放。

（3）在近距离（1 米之内）接触患者时应戴口罩。

（4）限制患者的活动和外出；如果必须外出，患者必须戴口罩。

【例题实战模拟】

A1 型题

1. 下列有关标准预防，叙述错误的是

A. 既要防止血源性疾病的传播，也要防止非血源性疾病的传播
B. 强调双向防护
C. 所有的患者均被视为潜在感染者
D. 要根据疾病的主要传播途径采取相应的隔离措施
E. 脱去手套后可以不洗手

2. 下列有关隔离的描述，错误的是
A. 是控制传染病流行的重要措施
B. 便于管理传染源
C. 可防止病原体向外扩散给他人
D. 根据传染病的平均传染期来确定隔离期限
E. 某些传染病患者解除隔离后尚应进行追踪观察

3. 下列有关消毒的叙述，正确的是
A. 消毒是针对有确定传染源存在的场所进行的
B. 对传染病死亡患者的尸体按规定处理也属消毒
C. 对传染病住院患者污染过的物品可待其出院后集中消毒
D. 对有病原体携带者（没有发病）存在的场所可以不消毒
E. 饭前便后的洗手不属消毒的范畴

4. 下列有关消毒的描述，错误的是
A. 是切断传播途径，防止传染发生的重要措施
B. 可保护医护人员免受感染
C. 可防止患者再被其他病原体感染
D. 即使有了强有力的消毒措施，医护人员也必须采取防护措施
E. 对不同的传染病消毒效果相似

5. 下列哪项不属于医院感染
A. 无明显潜伏期的感染，在入院 48 小时后发生的感染
B. 本次感染直接与上次住院有关
C. 有明确潜伏期的感染，自入院时算起没有超过其平均潜伏期的感染
D. 新生儿经产道时获得的感染
E. 肿瘤患者住院化疗期间出现带状疱疹

6. 下列有关医院感染的概念，错误的是
A. 指在医院内获得的感染
B. 出院之后的感染有可能是医院感染
C. 与上次住院有关的感染是医院感染
D. 入院时处于潜伏期的感染一定不是医院感染
E. 婴幼儿经胎盘获得的感染属医院感染

【参考答案】

1.E 2.D 3.B 4.E 5.C 6.E

医学人文

医学伦理学

【本章通关攻略】

医学伦理学在中西医结合执业医师资格考试中权重较小，平均每年出题 10 ～ 15 道，占 10 分左右（综合笔试总分 600 分）。其题型多样，要点分散，涵盖面广，但试题较简单，与实际工作生活联系密切。常识性知识可在应试中发挥重要作用。

学习本科目应在全面复习的基础上重点掌握医学伦理学的基本观念、医学道德的基本原则和规范体系、医患关系道德、临床科研道德要求及医学道德评价等重点内容。学习中力求联系实际，重在理解；观其大略，不需精确；运用多样记忆，重视解题技巧。

第一单元　医学伦理学与医学目的、医学模式

细目一　医学伦理学

【考点突破攻略】

要点一　伦理学、医学伦理学、医学道德

1. 伦理学　亦称道德哲学，是关于道德现象及其理论的学科。道德是人们在社会生活实践中形成，由经济基础决定，用善恶标准评价，以社会舆论、内心信念和传统习俗来调节的人与人、人与社会、人与自然之间关系的原则和规范的总和。

2. 医学伦理学　是伦理学与医学相互交融的一门学科，是应用伦理学的理论、方法研究医学活动中的道德的科学。医学伦理学的主要目的，是为医疗实践及其相关领域的活动，提供价值标准和行为规范。

3. 医学道德　是医务人员的职业道德，简称医德，是医务人员处理与患者、与社会关系的原则和规范。医务人员的道德品质对人民健康和医疗质量具有保障作用，对医疗卫生事业具有促进作用，对社会文明具有推动作用。

要点二　医学伦理学的研究对象、研究内容

1. 医学伦理学的研究对象　是医学活动中的道德现象和道德关系。医学活动中的道德现象包括：医德意识现象、医德规范现象和医德活动现象。医学活动中的道德关系包括：医务人员与患者、患者家属的关系，医务人员之间的关系，医务人员与社会的关系，医务人员与医学发展的关系。

2. 医学伦理学的研究内容　是医学道德理论、医学道德规范体系、医学道德实践。医学道德理论包括：医学道德的起源、本质、特点、发生发展规律、社会作用；医学历史中的医学道德；医学伦理学的基本理论，医学伦理学的发展趋势。医学道德规范体系包括：医德的原则、规范、范畴。医学道德实践包括：医学道德教育和修养，医德评价的标准和方法，医学临床、卫生保健、医学研究、医学发展中问题的道德研究。

细目二　医学目的、医学模式

【考点突破攻略】

要点一　医学目的的内涵

1. 医学目的是为满足社会需求而确定的目标，体现了对医务人员的理想和愿望。医学目的激励着医务人员的行为，引领着医学技术的发展方向。

2. 自医学产生之日起，人们就将医学目的确定为“救死扶伤”“克服疾病”“延长生命”“避免死亡”。这一崇高的目标激励着一代代的医学工作者不断努力。随着社会和医学的发展，医学目的也在完善。现代医学目的是，致力于预防疾病，减少发病率，促进和维护健康；治疗疾病，解除由疾病引起的痛苦；照料患者，维护患者尊严，延长寿命，追求安详死亡；提高生命质量，优化生存环境，增进身心健康。

［常考考点］医学的目的。

要点二　医学模式的类型

1. 神灵主义医学模式　原始的与巫术交织的医学模式，将人的生命和健康看作是神灵所赐，将疾病归因为天谴神罚或鬼魂附体，维护健康和治疗疾病依靠求神问卜、祈祷神灵。

2. 自然哲学医学模式　以古代朴素的唯物论和辩证法为指导，根据经验、直觉或思辨推理进行医疗活动的医学模式。中国传统医学中的阴阳五行学说和“六淫”“七情”病因学说，古希腊医学家希波克拉底的“四体液”学说，都是这一模式的典型代表。它结束了在原始医学中长期巫医不分的状态，驱逐了医学中的鬼神成分，开始将零散的医学知识综合和条理化。

3. 机械论医学模式　在西方经验哲学和现代物理学的影响下发展起来的医学模式。16—17 世纪，欧洲文艺复兴运动带来了工业革命，推动了科学进步，也影响了医学。把人比作机器，用机械观解释一切人体现象，把疾病看作人体某部分零件失灵。这种医学模式忽视了生命的生物复杂性和社会复杂性。

4. 生物医学模式　以 19 世纪以来细菌学、生理学、病理学、免疫学、遗传学等生物学科发展为基础的医学模式，认为疾病的发生是外界特定的生物或理化因素，作用于人体的细胞、组织或器官上，导致形态学或化学上的变化和功能障碍，这种变化可以测量，治疗疾病就是消除和调整这些特定的生物或理化因素。

生物医学模式通过实验观察认识生命现象、疾病过程和原因，使医学彻底摆脱了宗教神学和唯心主义观念的束缚，对人体的形态结构、生理病理、发病机制进行深入的研究，形成了比较完整的科学体系，奠定了现代医学的基础。这种医学模式的缺点是忽视了社会环境、个体行为、生活方式、心理因素等对人体健康和疾病的影响。

5. 生物 - 心理 - 社会医学模式　1977 年，由美国罗彻斯特大学精神病学和内科学教授恩格尔提出，强调个体心理、生活方式、生物遗传、社会环境等因素对健康的重要影响，认为人的心理与生理、精神与躯体、机体内外环境是相互作用的，心理、社会因素与疾病的发生、发展、转化有着密切的联系。认识人类的健康和疾病，既要考虑生物学因素，又要重视心理、社会因素的影响。维护人的健康、治疗人的疾病需应用生物、心理、社会诸多学科、技术的方法。

生物 - 心理 - 社会医学模式是对生物医学模式的发展和完善，使医学从自然科学、技术科学发展到自然科学与社会科学、人文科学结合、交叉，对医疗卫生事业的各个领域都产生了重大而深远的影响，在医学实践中落实生物 - 心理 - 社会医学模式是医务工作者的任务。

［常考考点］医学模式的 5 种类型。

【例题实战模拟】

A1 型题

1. 医学伦理学是一门

A. 研究人与人之间关系的科学　　B. 研究人与社会之间关系的科学
C. 研究医学活动中道德关系和道德现象的科学　　D. 研究道德的形成、本质及其发展规律的科学
E. 道德科学或道德哲学

2. 医学伦理学主要研究医学领域中的

A. 医疗行为　B. 医学道德　C. 科研方法　D. 法律规范　E. 行为方式

3. 医学道德的作用不包括

A. 对医院人际关系的调节作用　B. 对经济效益的保障作用　C. 对医疗质量的保证作用

D. 对医学科学的促进作用　E. 对社会文明的推动作用

4. 下列不属于现代医学目的的是

A. 治疗疾病，解除由疾病引起的疼痛和疾苦　B. 治疗和照料患者，照料那些不能治愈的人

C. 追求长命百岁，塑造不死之身　D. 优化生存环境，增进身心健康

E. 预防疾病，减少发病率，促进和维护健康

5. 未来医学模式的发展方向是

A. 神灵主义医学模式　B. 自然哲学医学模式　C. 机械论医学模式

D. 生物医学模式　E. 生物－心理－社会医学模式

【参考答案】

1. C　2. B　3. B　4. C　5. E

第二单元　中国医学的道德传统

细目一　中国古代医学家的道德境界

【考点突破攻略】

一、张仲景

汉代著名医学家。生活在社会动乱之际，豪强混战，烧杀抢掠，烈性传染病到处流行，百姓死亡无数。他以“救人活命”为己任，用高超的医术为百姓解除痛苦。他反对“孜孜汲汲，惟名利是务”的不良风气，救治病人不分贵贱贫富，“上以疗君亲之疾，下以救贫贱之厄”。他任长沙太守时，仍不忘为百姓诊治疾病。鉴于当时朝廷规定，太守不能进入民众屋舍，不能外出给百姓看病，他便每逢初一、十五大开衙门，不问政事，而让患病的百姓入堂，在公堂上为患者诊治疾病，被尊称为“坐堂大夫”。

二、孙思邈

唐代著名医学家，视病人如亲人，无欲无求，普同一等，先发大慈恻隐之心，不管昼夜寒暑，饥渴疲劳，一心救助。在《备急千金要方》中，他设专篇论述医德与医术的关系，对医生在为患者诊治疾病中的道德要求做出了详细说明。如“论大医习业”“论大医精诚”提出的医德原则和医德规范是中国传统医德的重要内容，成为后世医家行为的规范，成为激励后世医家践行医德的精神力量。

［常考考点］中国古代医学家张仲景和孙思邈的道德境界。

细目二　中国现代医学家的道德境界

【考点突破攻略】

一、张孝骞

被尊为“医圣”“协和泰斗”“湘雅轩辕”，对患者极端负责，以诊治疑难病症闻名内科学界。他说：“每一个病例都是一个研究课题。”他格外重视搜集、分析临床第一手资料，有用记录本记录疑难病例的习惯，详细记录患疑难疾病患者的姓名、年龄、病案号、病情、各种检查、初步诊断、医学界有关文献和逐步确诊的过程。协和医院图书馆保存着他诊治疑难病症写下的56本记录。他将“戒、慎、恐、惧”作为自己的座右铭，教导学生：“我们诊治病人就要有‘如临深渊，

如履薄冰’的态度，一定要认真仔细，避免误诊漏诊、延误病情。病人以性命相托，我们怎能不诚惶诚恐？”他的临床思维和诊治模式是“和病人在一起”，他说：“在患者面前，我们永远是个小学生。”

二、林巧稚

著名妇产科专家。她看病的最大特点是：不论患者是高级干部还是贫苦农民，都同样认真，同样负责，一丝不苟。她将一件件善事，做在一位位患者身上。她深入农村，针对妇女的疾病进行调查研究，组织全国性的滴虫阴道炎的防治和大规模的宫颈癌的普查工作。她一生没有结婚，却亲自接生了50 000多个婴儿，被尊称为“万婴之母”。她说：“生平最爱听的声音，就是婴儿出生后的第一声啼哭。”1984年，逝世前，她留下遗嘱，将毕生积蓄3万元人民币捐给协和医院托儿所。

［常考考点］中国现代医学家张孝骞和林巧稚的道德境界。

细目三　中国当代医学家的道德境界

【考点突破攻略】

一、屠呦呦

共和国勋章、诺贝尔生理学或医学奖、联合国教科文组织生命科学研究金奖等许多殊荣获得者，为人类健康事业做出了巨大贡献。她六十多年潜心中医药科技创新，勇于克服困难，在研究发现青蒿素的过程中经历了190次失败。在动物实验成功后的关键环节，她和助手在自己身上做试验，成为青蒿素人体试验的首批志愿者。青蒿素应用于临床，挽救了千百万人的生命。她说：“这是中医中药走向世界的一项荣誉，它属于科研团队中的每一个人，属于中国科学家群体。”已年近90岁高龄的屠呦呦仍不懈努力，解决了青蒿素药物治疗疟疾中出现的耐药难题，并探索出了青蒿素药物新的适应证。

二、钟南山

我国“公共卫生事件应急体系建设的重要推动者”。2003年初春，传染性非典型性肺炎疫情严峻，在广州专门接纳“非典”患者的医院不堪重负的情况下，钟南山带领呼吸病研究所的医务人员挺身而出，要求“把重病人都送到我这里来”。他亲临一线，直接面对“非典”患者，率先摸索出一套有效防治“非典”的方案，使广东卫生行政部门及时制定救治方案提供了决策依据，使广东成为全球“非典”患者治愈率最高、死亡率最低的地区之一。这一方案被世界卫生组织认为对全世界抗击“非典”有指导意义，成为通用的救治方案。如今84岁的钟南山院士，仍坚守在临床一线，参与门诊、会诊、查房工作。2020年，在抗击新冠肺炎的战斗中，钟南山院士是国家专家组组长，从疫情发生到中国防控疫情取得重大战略性成果，始终奔波在防控疫情前线。

［常考考点］中国当代医学家屠呦呦和钟南山的道德境界。

【例题实战模拟】

A1型题

1. 将“戒、慎、恐、惧”作为自己的座右铭的医家是

A. 张仲景　B. 孙思邈　C. 张孝骞　D. 林巧稚　E. 屠呦呦

B1型题

A. 张仲景　B. 孙思邈　C. 张孝骞　D. 林巧稚　E. 屠呦呦

2. 主张“上以疗君亲之疾，下以救贫贱之厄”的医家是

3. 撰写“论大医习业”和“论大医精诚”专篇的医家是

A. 钟南山　B. 孙思邈　C. 张孝骞　D. 林巧稚　E. 屠呦呦

4. 发现青蒿素，获得诺贝尔生理学或医学奖的医学家是

5. 抗击非典，被誉为“公共卫生事件应急体系建设的重要推动者“的医学家是

【参考答案】

1. C 2. A 3. B 4. E 5. A

第三单元 医学伦理学的理论基础

细目一 生命论

【考点突破攻略】

要点一 生命神圣论

是指人的生命至高无上，神圣不可侵犯。

要点二 生命质量论

1. 生命质量的标准 包括主要质量（个体的身体或智力状态）、根本质量（生命的意义和目的，与其他人在社会和道德上的相互作用）和操作质量（如智商，用来测知智能方面的质量）。

2. 生命质量论的意义 有利于提高人口素质；有利于控制人口增长；有利于人类自我认识的飞跃。为医务人员对某些不同生命质量的病人，采取相应的治疗原则、方法和手段提供了理论依据，对于合理、公正地分配卫生资源也具有重要的意义。

要点三 生命价值论

1. 生命价值论 是生命神圣与生命质量统一的理论。判断生命价值高低或大小，主要有两个因素：一是生命的内在价值，即体力和智力，是生命价值判断的前提和基础；二是生命的外在价值，即对他人、社会的贡献，是生命价值的目的和归宿。

2. 生命价值论的意义 生命价值论将生命的内在价值和外在价值统一起来，可以避免用个体生命的某一阶段或某个时期来判断生命的价值。

［常考考点］生命论包括生命神圣论、生命质量论、生命价值论。

细目二 人道论

【考点突破攻略】

要点一 医学人道主义的含义

医学人道主义是人道主义思想在医学领域中的具体体现，是将人道主义的标准和准则贯彻在医学实践领域所产生的医学价值标准和行动准则。

医学人道主义的内涵包括：在关于人的价值标准问题上，认为人的生命是宝贵的，人的生命和尊严具有最高的价值，应当受到尊重。在如何行动的问题上，医学人道主义要求医务人员应当同情、关心、尊重和爱护患者，努力为患者免除疾病的痛苦，维护患者的身体健康。

要点二 医学人道主义的核心内容

1. 尊重病人的生命。
2. 尊重病人的人格。
3. 尊重病人的权利。

［常考考点］医学人道主义的内涵及核心内容。

细目三　美德论

【考点突破攻略】

要点一　美德论

美德论，是研究和探讨人应该具有什么样的美德和品格的理论。

要点二　医德品质

医德品质是指医务人员在长期的职业行为中形成和表现出来的稳定的医学道德气质、习惯和特征。医德品质是医德认识、医德情感和医德意志的统一。

医德品质的内容是：

1. 仁爱　以人道主义的精神关心爱护患者，尊重患者的权利，同情患者的痛苦，全身心地为患者服务。

2. 严谨　严肃认真的工作作风，精勤不倦的科学精神。

3. 诚挚　忠诚医学科学，潜心医学事业，对患者讲诚信，具有宽厚、诚挚的人格品德。

4. 公正　对待患者一视同仁，在医疗资源分配等问题上公平公正。

5. 奉献　以患者和社会的利益为重。为维护患者和社会利益，敢于牺牲自身利益。

［常考考点］医德品质的内容。

细目四　功利论

【考点突破攻略】

要点一　功利论的含义

功利论，是以“功利”作为道德标准的学说。功利论继承发展了历史上幸福论和快乐主义的伦理传统，认为人的本性就是追求快乐和幸福。由于利益是幸福和快乐的基础，所以追求利益就成为了道德的标准。

要点二　医德功利的特征

1. 在疾病的预防、诊断、治疗、康复上建功立业；对病人所患疾病做出正确的诊断和有效的治疗，使病人尽早康复。

2. 具有明确的为病人解除病痛的动机，做出正确的诊断，达到显著的治疗康复效果。

细目五　道义论

【考点突破攻略】

要点一　道义论的含义

强调人的责任、义务。人与人之间的相互尊重、关心、帮助成为社会道义。

要点二　医学道义论

强调医务人员的责任和义务。尊重病人，理解病人的疾苦，为病人提供及时有效的诊治是医务人员应承担的社会道义。

【例题实战模拟】

1. 生命价值论是（　）统一的理论

A. 生命神圣与人道论　B. 生命神圣与生命质量　C. 美德论与义务论

D. 生命质量与生命价值　　E. 义务论与公益论

2. 下列有关医德品质的叙述，不正确的是

A. 仁爱　　B. 严谨　　C. 诚挚　　D. 公正　　E. 幸福

3. 下列不属于生命质量论意义的是

A. 有利于提高人口素质　　B. 有利于控制人口增长

C. 有利于人类自我认识的飞跃　　D. 有利于合理、公正地分配卫生资源

E. 有利于区别对待不同生命质量的病人

4. 下列有关医学人道主义的叙述，错误的是

A. 认为人的生命是宝贵的　　B. 人的名誉和尊严具有最高的价值

C. 医务人员应当同情、关心、尊重和爱护病人　　D. 努力为病人免除疾病的痛苦，维护病人的身体健康

E. 尊重病人的人格、生命和权利

【参考答案】

1. B　2. E　3. E　4. B

第四单元　医学道德的规范体系

细目一　医学道德原则

【考点突破攻略】

要点一　尊重

在医疗活动中，同情、关心、体贴患者，尊重患者的人格，尊重患者的自主决定权，尊重患者的隐私，尊重患者家属。

要点二　无伤

从患者的利益出发，为患者提供最佳的诊治、护理，努力避免对患者造成不应有的伤害，不做过度检查，不做过度治疗。

要点三　公正

在医疗服务中一视同仁，公平对待每一位患者，公正分配医疗卫生资源，公正对待患者，有利于患者心理平衡，有利于医患关系和谐，有利于提高医疗效果，有利于维护社会公正环境。

［常考考点］医学道德的原则是尊重、无伤和公正。

细目二　医学道德规范

【考点突破攻略】

要点一　医学道德规范的含义

医学道德规范是医务人员在各种医学活动中应遵守的行为准则，是医学道德基本原则的具体体现。

要点二　医学道德规范的内容

1988 年，国家卫生部颁布了《医务人员医德规范及其实施办法》，将医学道德规范概括为：救死扶伤，忠于医业；钻研医术，精益求精；一视同仁，平等待患；慎言守密，礼貌待人；廉洁奉公，遵纪守法；互学互尊，团结协作。

［常考考点］医学道德规范的内容。

细目三 医学道德范畴

【考点突破攻略】

要点一 权利与义务

1. 患者权利是指患者在患病就医期间所拥有的权利和应该享受的利益，也称患者权益。患者权利包括：平等享有医疗的权利，获得自己所患疾病真实情况、共同参与诊断和医疗方案的制订和实施等知情同意的权利，监督医疗过程的权利，对个人隐私保密的权利，拒绝治疗、拒绝参加临床试验的权利。

2. 医务人员权利是维护、保证患者普遍、平等医疗权利的实现，促进患者的身心健康，是以履行义务为前提的。在有利于患者疾病诊治的前提下，医务人员的权利具有一定的自主性。自主性包括：有权对患者的疾病做出判断，采取必要的治疗措施；有权根据病情的需要开具诊断证明；有权要求患者或患者家属配合诊治。在特殊情况下，医师享有干涉权。如患者的自主选择意向违背社会利益、他人利益、自身根本利益时，医师可干涉患者的权利，使患者的自主选择无效。

3. 医务人员的义务和责任是一致的，包括：为患者诊治疾病，尽最大努力为患者服务；为患者解除躯体痛苦和精神上的痛苦；向患者、患者家属说明病情、诊断、治疗和预后；面对疫情和重大自然灾害，进入疫区、灾区抢救伤员，保护群众健康。

［常考考点］医生和患者的权力。

要点二 情感与良心

1. 医学道德情感 医学道德情感是医务人员对患者、对医疗卫生工作的职业态度和内心体验，是建立在对患者的生命和健康高度负责基础上的。医务人员的情感有三个特点：医学职业的特殊性、理智性、纯洁性。

医务人员情感的内容包括：①同情感：见到患者的遭遇和不幸，在自己的情感上产生怜悯之情，产生愿为其解除病痛的感觉；②责任感；③事业感。

2. 医学道德良心 医学道德良心是医务人员道德情感的深化，是医务人员在履行义务的过程中形成的道德责任感和自我评价能力。医德良心的特点：存在于医务人员意识之中的对患者和社会负责的强烈的道德责任，在内心进行自我评价的能力。医德良心的作用：医疗行为前的选择作用，医疗行为中的监督作用，医疗行为后的评价作用。

［常考考点］医务人员情感的特点及内容。医德良心的作用。

要点三 审慎与保密

1. 审慎 审慎即周密谨慎，指医务人员在医疗行为之前的周密思考和医疗过程中的谨慎认真，是医务人员在世代相袭的职业传统中形成的稳定的职业心理和习惯。坚持审慎的医疗作风，才能提高医疗质量，防止医疗差错、误诊和医疗事故。审慎的道德要求：医务人员在医疗实践的各个环节，自觉地做到认真负责、谨慎小心、一丝不苟；不断提高业务水平，在技术上做到精益求精。

2. 保密 保密的道德要求：询问病史、查体从诊断疾病的需要出发，不有意询问患者的隐私；对在诊疗中知晓的患者隐私，为患者保守秘密；对于某些可能给患者带来沉重精神打击的诊断和预后，积极与患者家属、亲友配合，避免泄露患者的危重病情。

要点四 荣誉与幸福

1. 医务人员的荣誉 是履行了对患者、对社会的责任、义务后，得到赞许、表扬、奖励，是个人荣誉与集体荣誉的统一。

2. 医务人员的幸福 是物质生活和精神生活的统一，既包含物质生活的改善和提高，又包含精神生活的充实。医务人员只有为患者精心治疗，使患者恢复健康，才能获得幸福感。

【例题实战模拟】

A1 型题

1. 下列有关医务人员情感的叙述，错误的是

A. 医学职业的特殊性、理智性、纯洁性　B. 同情感　C. 责任感　D. 事业感　E. 荣誉感

2. 下列不属于医学道德规范内容的是

A. 救死扶伤，忠于医业　B. 钻研医术，精益求精　C. 了解患者，考虑贫富

D. 慎言守密，礼貌待人　E. 廉洁奉公，遵纪守法

3. 下列不属于医师义务和权利的是

A. 保证治疗效果　B. 保证病人平等医疗权　C. 保证病人医疗权的实现

D. 保证病人身心健康　E. 履行自己的义务

4. 下列不属于患者权力的是

A. 平等享有医疗的权利

B. 获得自己所患疾病真实情况、共同参与诊断和医疗方案的制订和实施等知情同意的权利

C. 监督医疗过程的权利

D. 有要求对个人隐私保密的权利

E. 患者的自主选择意向违背他人利益时，应该尊重患者的权力

5. 患者的权利不包括

A. 平等的医疗权　B. 病人的经济免责权　C. 知情同意权

D. 诉讼权与获得赔偿权　E. 要求保护隐私权和免除一定社会责任权

【参考答案】

1. E　2. C　3. A　4. E　5. B

第五单元　处理与患者关系的道德要求

细目一　医患关系的特点

【考点突破攻略】

要点一　医患关系

医患关系是医疗活动中首要的关系，是医学伦理学的核心问题和主要研究对象。狭义的医患关系是指行医者与患者的关系。广义的医患关系是指以医务人员为一方的群体与以患者及其家属等为一方的群体之间的医疗人际关系。

医患关系的内容可分为技术方面的关系和非技术方面的关系两部分。

1. 医患间技术方面的关系　是指医患间因诊疗方案、措施的制定和实施而产生的关系。

2. 医患间非技术方面的关系　是指医患交往过程中在社会、法律、道德、心理、经济等方面建立起来的人际关系，如医患间的道德关系、经济关系、价值关系、法律关系等。

[常考考点] 医患之间技术方面和非技术方面的关系。

要点二　医患关系的模式

主动–被动型，指导–合作型，共同参与型。

要点三　影响医患关系的主要因素

影响医患关系的因素主要存在于医务人员、患者及其家属、管理和社会方面。

1. 医生方面 医生的医疗观、道德修养、服务态度和责任感等。

2. 病人方面 是否遵守就医道德、对医务人员是否信任等。

3. 管理、社会方面 医院管理制度是否科学完备、卫生法规是否健全、社会风气的影响。

［常考考点］影响医患关系的因素。

要点四 处理与患者关系的道德原则

1. 以患者利益为本。
2. 尊重患者权利。
3. 一视同仁。

细目二 与患者沟通的道德要求

【考点突破攻略】

医务人员与患者沟通是处理医患关系基本的、重要的方法。医务人员在医患沟通中起主导作用。医务人员应确立与患者沟通的理念，坚持与患者沟通的基本原则，掌握与患者沟通的方法。

要点一 与患者沟通的原则、方法

1. 与患者沟通的原则

（1）尊重原则：尊重患者是与患者沟通的前提。只有尊重患者，才能得到患者所患疾病的信息，进而对患者的疾病做出正确的诊断、治疗。医务人员应和蔼地与患者打招呼，不可生硬地直呼其名，更不可用门诊号、床位号呼叫患者，对年长者应用尊称。同情是尊重的基础，理解是尊重的前提。医务人员之间的相互尊重是与患者沟通的重要保障。医务人员上下级之间，同级医务人员之间，不同科室、部门之间，院内、院外医务人员之间都要相互尊重。

（2）自律原则：医务人员严格自律是与患者沟通的基础。温柔典雅，谦虚恭逊，举止合乎礼节，动作文明轻柔，不装腔作势，不妄自尊大。

（3）科学原则：与患者沟通的目的是正确诊断、及时治疗，必须严谨、规范、有序。明代名医张景岳的“十问歌”就是与患者科学沟通的坚实载体。

2. 与患者沟通的方法

（1）认真、仔细地倾听：对门诊初诊患者，要通过全面沟通，对患者病情做出准确的判断、制定治疗方案；对复诊患者要重点沟通治疗效果，掌握病情变化，及时调整治疗方案；对住院患者要在系统检查中深入沟通；患者出院，要以叮嘱的方式沟通；回访患者，要以关切的问候方式沟通；对重症患者更要细致沟通，及时对患者家属讲清危险，研究、协商救治方案；对急症患者要快沟通，忙而不乱，快速把握疾病的症状和性质。

（2）有针对性地说明：与患者沟通要从诊断、治疗的实际出发，针对患者、患者家属受教育程度、认知水平、工作情况、年龄差异，做出认真、客观、通俗地说明。老年患者感官能力降低，思维不够敏捷，言语迟缓，医务人员尤其要耐心、细致。对婴幼儿的诊治要与监护人沟通。与需要手术治疗的患者家属沟通，要充分说明手术的意义、风险，既要有语言的沟通，还要以签署手术知情同意书的方式确认沟通的结果。在与患预后不良疾病患者的沟通中，要认真考虑患者的心理承受水平，要与其家属沟通决定怎样告知患者病情。

（3）在沟通中深入分析、及时判断：与患者沟通，不仅要听和说，而且要分析，在对沟通中获得的信息做出全面深入分析的基础上，对患者疾病做出正确判断。与患者沟通的过程，就是医务人员将患者、患者家属的诉说条理化，与医学知识、医生经验比照，形成对患者所患疾病判断的过程。与患者沟通的本质是分析，是由此及彼、由表及里、去粗取精、去伪存真，切忌主观先入、以偏概全。

［常考考点］与患者沟通的原则和方法。

要点二 医患冲突的防范

1. 理解患者、患者家属的紧张焦虑心情，避免误解。
2. 发现矛盾，及时沟通化解。
3. 出现纠纷，尽快向上级和有关部门报告，有效处置。

【例题实战模拟】

A1 型题

1. 下列除哪项外，均属于影响医患关系的因素
A. 医生的医疗观、道德修养　B. 医生的服务态度和责任感　C. 患者对医务人员是否信任
D. 医院管理制度是否科学完备　E. 患者是否遵纪守法

2. 医患关系的模式包括
A. 主动 – 被动型　B. 指导 – 合作型　C. 共同参与型　D. 以上都是　E. 以上都不是

3. 医患之间非技术方面的关系是
A. 同事关系　B. 道德关系　C. 上下级关系　D. 陌生人关系　E. 竞争关系

4. 医患之间非技术关系，不包括
A. 道德关系　B. 经济关系　C. 价值关系　D. 法律关系　E. 合作关系

5. 下列有关医患沟通的叙述，错误的是
A. 医患沟通应遵循尊重原则　B. 医患沟通应遵循自律原则
C. 医患沟通应遵循科学原则　D. 医患沟通中要听取重点，不可浪费过多时间
E. 医患沟通要有针对性地说明

【参考答案】

1. E　3. D　3. B　4. E　5. D

第六单元　处理医务人员之间关系的道德要求

细目一　正确处理医务人员之间关系的意义

【考点突破攻略】

要点一　有利于提高医疗服务水平

现代医疗服务是一个系统，各个岗位上的医务人员互相配合、共同努力才能完成诊断、治疗等工作。良好的医务人员之间关系可以提高诊断、治疗水平。医务人员之间关系不和谐会贻误患者疾病的诊治，甚至造成不可挽回的后果。

要点二　有利于医务人员成才

青年医务人员职业素养、知识技能的提高离不开高年资医务人员的悉心指导，传帮带。

细目二　正确处理医务人员之间关系的道德原则

【考点突破攻略】

要点一　互相尊重

医务人员之间虽然在职务上有上级和下级之别，在专业分工上有差异，但为患者服务的目标是一致的，在政治地位、民主权利、人格尊严上是平等的。

要点二　互相支持

分工明确、相互依赖是现代医疗活动的鲜明特点。医务人员只有互相支持，形成合力，才能实现正确诊断、有效治疗。

要点三　互相监督

在医疗活动中，任何疏忽、差错，都会危及患者的健康和生命。医务人员互相监督，可以避免疏忽，防范差错和事故。

要点四　互相学习

医务人员的资历、专业、技能、经验不尽相同，虚心向他人学习，取他人之长补己之短，是医学职业的美德。

［常考考点］正确处理医务人员之间关系的道德原则。

【例题实战模拟】

A1 型题

下列不属于正确处理医务人员之间关系的道德原则的是

A. 互相学习　B. 互相防范　C. 互相监督　D. 互相支持　E. 互相尊重

【参考答案】

B

第七单元　临床诊疗的道德要求

细目一　临床诊疗的道德原则

【考点突破攻略】

要点一　临床诊疗的道德内涵

临床诊疗道德是指医务人员在诊疗过程中处理好各种关系的行为准则和特殊医德要求，是医德原则、规范在临床医疗实践中的具体运用。

要点二　临床诊疗的道德原则

1. 最优化原则　在临床诊疗中，以最小的代价获得最大效益的决策原则，也叫最佳方案原则。其内容为：疗效最佳，安全无害，痛苦最小，耗费最少。最优化原则是最普通、最基本的治疗原则。

2. 知情同意原则　患者或者患者家属有权知晓患者的病情，有权对医务人员采取的诊治措施决定取舍。知情同意原则是临床诊疗工作中基本的伦理准则之一。

3. 保密原则　医务人员在防病、治病中应当保守医疗秘密，不得随意泄露病人的疾病情况等个人隐私，以防对病人造成伤害。

4. 生命价值原则　尊重人的生命，注重人的生命质量。生命价值原则是医疗行为选择的重要伦理依据。

［常考考点］临床诊疗的道德原则。

细目二　临床诊断的道德要求

【考点突破攻略】

要点一　中医四诊的道德要求

1. 安神定志　《素问·征四失论》指出“精神不专，志意不理”是医生失误的重要原因之一。为了排除医生主观因素的干扰，中医诊断疾病非常强调安神定志。

2. 实事求是 是忠实反映症状的客观真实性。四诊所获得的症状是否客观，直接影响到辨病、辨证的正确与否。对四诊收集的资料进行综合分析，得到关于疾病的特点、规律的概括和对疾病当前阶段病位病性的正确认识，进而影响到治法的正确与否。

要点二 体格检查的道德要求

1. 全面系统，认真细致。
2. 关心体贴，减少痛苦。
3. 尊重病人，心正无私。

要点三 辅助检查的道德要求

1. 目的明确，诊治需要。
2. 知情同意，尽职尽责。
3. 综合分析，切忌片面。
4. 密切联系，加强协作。

[常考考点] 辅助检查的道德要求。

细目三 临床治疗的道德要求

【考点突破攻略】

要点一 诊治急症病人的道德要求

1. 诊治急症患者，随机性强，时间性强，协作性强。
2. 争分夺秒，全力抢救，及时与家属沟通，敢于承担风险，与相关科室医务人员密切配合。

要点二 中医治疗的道德要求

1. 帮助患者建立对中医治疗的认知。治疗前，讲解中医治疗的目的、方法，会出现的感觉，征得患者同意后，方可实施治疗。

2. 中医治疗大多是一位医生为一位患者服务，医生要尊重患者的隐私。

3. 尽量减轻患者痛苦。由于针灸、推拿、刮痧、刺络、拔罐均在非麻醉条件下进行，而患者对中医治疗的认知、对疼痛的耐受存在个体差异，医生在操作中态度要和蔼、手法要精准、动作要轻。

4. 确保安全。对饥饿、疲劳、精神高度紧张的患者，应在其进食、休息、解除紧张心理后再施行针灸、刮痧、刺络、拔罐等治疗。当个别患者出现“晕针”“晕血”的反应时，切忌慌乱，应及时采取有效措施，最大限度地解除患者的不良反应。

要点三 药物治疗的道德要求

1. 对症下药，剂量安全 首先明确疾病的诊断和药物的性能、适应证和禁忌证，然后选择治本或标本兼治的药物。剂量要因人而异，既要看到近期效果，也要注意远期效果、不良影响。

2. 合理配伍，细致观察 要掌握药物的配伍禁忌。在用药过程中，不管是联合还是单独用药，都应细致观察，了解药物的疗效和毒副作用，并随着病情的变化调整药物种类、剂量，以取得较好的治疗效果和防止药源性疾病的发生。

3. 节约费用，公正分配 在确保疗效的前提下尽量节约患者的费用。进口药、贵重药的使用要根据病情的轻重缓急等进行全面考虑，做到公正分配，秉公处方。

[常考考点] 药物治疗的道德要求。

要点四 手术治疗的道德要求

1. 手术前，严格掌握手术指征，征得病人知情同意，认真做好术前准备。
2. 手术中，关心病人，体贴入微；态度严肃，作风严谨；精诚团结，密切协作。

3. 手术后，严密观察，精心护理，减轻患者痛苦，促进患者康复。

[常考考点] 手术治疗的道德要求。

要点五　心理治疗的道德要求

1. 掌握和运用心理治疗的知识、技巧，给病人以心理支持。
2. 以健康、稳定的心理状态去影响和帮助病人。
3. 为病人的隐私保密。

要点六　康复治疗的道德要求

1. 理解病人，热爱康复工作。康复不仅是临床治疗的延续和扩展，而且是防止疾病复发的重要方法。
2. 躯体康复与心理康复并重。重视康复期病人的躯体痛苦与心理创伤。针对病人的情况，制定躯体与心理共同康复的综合康复治疗方案。对有自卑、焦虑、悲观情绪的病人进行心理疏导。
3. 密切合作。康复医生、护理、技术人员密切合作；与病人家属配合；与社会工作者、特殊教育人员协作。

要点七　临终关怀的道德要求

1. 尊重患者的人格、权利。
2. 照护为主，缓解患者的疼痛。
3. 给患者以心理支持。
4. 给患者家属以安慰。

[常考考点] 临终关怀的道德要求。

细目四　新技术临床应用的道德要求

【考点突破攻略】

要点一　实施人类辅助生殖技术的伦理原则

1. 有利于患者的原则。
2. 夫妻双方自愿和知情同意的原则。
3. 确保后代健康的原则。
4. 维护社会公益的原则。
5. 互盲和保密的原则。
6. 严防精子、卵子商品化的原则。
7. 伦理监督原则。

[常考考点] 实施人类辅助生殖技术的伦理原则。

要点二　人体器官移植的伦理原则

1. 知情同意原则　器官捐献者和器官接受者都出于自愿，必须做到知情同意。

2. 尊重原则　从事人体器官移植的医疗机构及其医务人员应当履行的道德义务：捐献者知情同意；不损害活体器官捐献人正常的生理功能，尊重死亡捐献者的尊严；摘取器官完毕后，尽可能恢复尸体原貌等道德义务。

3. 效用原则　应恪守不伤害原则，使接受治疗者所获的利益必须远远大于风险，获得新生的机会。

4. 禁止商业化原则　任何组织或者个人不得以任何形式买卖人体器官，不得从事与买卖人体器官有关的活动。

5. 保密原则　从事人体器官移植的医务人员应当对人体器官捐献人、接受人体器官移植手术患者的资料保密。

6. 伦理审查原则。

[常考考点] 人体器官移植的伦理原则。

要点三　人类胚胎干细胞研究和应用的伦理原则

1. 尊重原则　珍惜、尊重胚胎，只允许对 14 天内的人体胚胎开展研究。

2. 知情同意原则　只允许使用自愿捐献的生殖细胞或辅助生殖多余的胚胎；供者必须是自愿捐献，知情同意。

3. 安全和有效原则　在使用人类胚胎干细胞治疗疾病时，必须经动物实验有效，并设法避免给病人带来伤害。不允许将捐献胚胎重新植入妇女子宫，不允许将人类配子与动物配子结合。

4.防止商品化原则　禁止买卖人体胚胎，避免妇女故意制造胚胎。

［常考考点］人类胚胎干细胞研究和应用的伦理原则。

要点四　基因诊断和基因治疗的伦理原则

1. 尊重与平等原则　无论携带有何种基因都应受到尊重，都应得到公正对待。反对基因决定论，防止基因歧视。

2.知情同意原则　对人体进行的基因检测和基因治疗，都必须遵守知情同意的原则，尊重患者的自主权，不能因为经济的、政治的、宗教的及情感的因素使患者做出违背其本人真实意愿的决定。

3.保护隐私原则　基因诊断的结果属于个人所有，禁止公布。

4. 以治疗为目的原则　基因治疗的研究和应用只能是为了更有效地预防和治疗疾病，挽救人类生命，维护和增进人类健康。

［常考考点］基因诊断和基因治疗的伦理原则。

【例题实战模拟】

A1 型题

1. 下列有关临床诊疗的道德原则，错误的是
   A. 最优化原则　B. 利益最大化原则　C. 知情同意原则
   D. 保密原则　E. 生命价值原则
2. 下列有关辅助检查的道德要求，错误的是
   A. 目的明确，诊治需要　B. 知情同意，尽职尽责　C. 综合分析，切忌片面
   D. 密切联系，加强协作　E. 全面系统，认真细致
3. 下列不属于人体器官移植的伦理原则的是
   A. 伦理审查原则　B. 保密原则　C. 确保后代健康的原则
   D. 尊重原则　E. 知情同意原则
4. 下列不属于人类胚胎干细胞研究和应用的伦理原则的是
   A. 伦理审查原则　B. 安全和有效原则　C. 防止商品化原则
   D. 尊重原则　E. 知情同意原则
5. 下列有关基因诊断和基因治疗的伦理原则，错误的是
   A. 尊重与平等原则　B. 知情同意原则　C. 保护隐私原则
   D. 以治疗为目的原则　E. 伦理审查原则

【参考答案】

1. B　2. E　3. C　4. A　5. E

第八单元　医学研究的道德要求

细目一　医学科研工作的基本道德要求

【考点突破攻略】

要点　医学研究的基本道德要求

1. 道德准则　实事求是，真诚协作。

2. 工作作风　严肃的治学态度，严格的工作作风，严密的科学手段。

细目二　人体试验的道德要求

【考点突破攻略】

要点一　人体试验

人体试验是以健康人或患者为受试者，用人为的试验手段有控制地对受试者进行观察和研究，以判断相关假说的真理性的过程。

要点二　人体试验的道德原则

1. 知情同意原则　受试者本人或家属知晓研究的目的、过程、可能承担的风险后同意参加试验是人体试验的必要前提。《中华人民共和国执业医师法》第37条第八款规定：未经患者或其家属同意，对患者进行实验性临床医疗的，要承担法律责任。

2. 维护病人利益原则　人体试验必须以维护病人利益为前提，不能只顾及医学研究而牺牲病人的根本利益。受试者利益第一，医学利益第二。

3. 医学目的原则　人体试验的目的只能是为了提高医疗水平，改进预防、诊断、治疗、康复措施，加深对发病机理的了解，更好地为维护、增进人类健康。

4. 伦理审查与科学审查统一原则　保障受试者安全，维护受试者权益，必须注重对研究内容科学性的审查，强化对研究项目创新点、技术路线、试验设计的审查。在中医药研究伦理审查中，要注重审查项目的临床基础，注重对项目落实整体观念、辨证论治的审查，要在伦理审查中弘扬中医药文化。

［常考考点］人体试验的道德原则。

【例题实战模拟】

A1 型题

1. 下列不属于医学研究的基本道德要求的是

A. 实事求是　　B. 真诚协作　　C. 严肃的治学态度

D. 严格的工作作风　　E. 严密的设计方案

2. 知情同意的内容不包括

A. 如实向受试者讲明试验的目标、方法　　B. 向受试者讲明预期好处、潜在危险及试验中的不适

C. 受试者无权退出试验　　D. 受试者可以随时退出试验

E. 退出试验后不影响合理的治疗

3. 一位眼科医生，因急于为患者进行角膜移植，但一时找不到角膜供体，所以私自到太平间盗用死者的角膜，后被死者的家属发现。该医生的做法

A. 符合医德的要求　B. 违反医德原则　C. 说不清楚，动机好，效果差
D. 符合维护病人利益原则　E. 符合医学目的原则

4. 人体试验必须坚持的原则中，不正确的是
A. 知情同意原则　B. 经济利益原则　C. 伦理审查与科学审查统一原则
D. 医学目的原则　E. 维护病人利益原则

【参考答案】

1. E　2. C　3. B　4. B

第九单元　医学道德的评价与良好医德的养成

细目一　医学道德评价

【考点突破攻略】

要点一　医学道德评价的标准

1. 疗效标准　医疗行为是否有利于病人疾病的缓解、痊愈和保障生命的安全。这是评价和衡量医务人员医疗行为是否符合道德及道德水平高低的重要标志。

2. 社会标准　医疗行为是否有利于人类生存环境的保护和改善。

3. 科学标准　医疗行为是否有利于促进医学科学的发展和社会的进步。

要点二　医学道德评价的依据

1. 动机与效果统一　既从效果上去检验动机，又要从动机上去看待效果，对医务人员的行为做具体分析。

2. 目的和手段统一　目的决定手段，手段服从目的。同时，没有一定的手段相助，目的也是无法实现的。在评价医务人员的医德行为时，不仅要看其目的是否正确，还要看其是否选择了恰当的手段。

要点三　医学道德评价的方式

1. 内心信念　内心信念是指医务人员发自内心地对道德义务的深刻认识、真诚信仰和强烈的责任感，是医务人员对自己行为进行善恶评价的内在动力，是医德品质构成的基本要素，也是医德评价的重要方式。内心信念是通过职业良心发挥作用的，一个具有高尚医德品质的医务工作者，能通过内心自律调整自己的医疗行为，能自觉地正确对待来自社会的评价和监督。

2. 社会舆论　社会舆论是指公众对某种社会现象、行为和事件的看法和态度，即公众的认识。社会舆论可以形成一种强大的精神力量，调整人们的行为，指导人们的道德生活，是医德评价中最普遍、最具有影响力的方式，在医德评价中起着重要作用。

3. 传统习俗　传统习俗是指人们在长期的社会生活中逐步积累和形成的一种普遍的、稳定的、世代相传的行为方式、行为规范和道德风尚。传统习俗被社会广泛承认，并根深蒂固地存在于人们的观念之中。医德传统是传统习俗的一个组成部分，体现着医学职业特点的价值观。

［常考考点］医学道德评价的标准、依据和方式。

细目二 医学道德教育

【考点突破攻略】

要点一 医学道德教育的意义

1. 有助于形成医务人员的内在品质，把医学道德原则和规范转化为内心信念。
2. 有助于医务人员对病人的尊重、理解、关爱，形成良好的医德医风。
3. 有助于医疗服务水平的提高，促进卫生健康事业发展。

要点二 医学道德教育的方法

1. 提高医德认识。
2. 培养医德情感。
3. 养成医德行为和习惯。

［常考考点］医学道德教育的方法。

细目三 医学道德修养

【考点突破攻略】

要点一 医学道德修养的意义

医德修养是指医务人员在医德品质、情感、意志、习惯等方面按照一定的医德原则和规范进行自我学习、自我锻炼、自我培养的过程和要达到的医德境界。医德修养通过医务人员的情操、举止、语言、品行表现。良好的医德修养是医务人员的职业特征，是社会对医务人员的期望，是医疗卫生事业发展的保障。

要点二 医学道德修养的途径

医德修养是在学习医学和医疗活动中确立、巩固、提高的。

1. 以历史上的现实医疗活动优秀医师为榜样，确立医德修养。
2. 在医疗活动中不断反思自己的言行，巩固医德修养。
3. 伴随着医学的发展，在提高医疗水平的过程中提高医德修养。

【例题实战模拟】

A1 型题

1. 下列有关医学道德评价，说法错误的是

A. 医学道德评价应遵循疗效标准　B. 医学道德评价应遵循效益标准
C. 医学道德评价应遵循科学标准　D. 医学道德评价要做到动机与效果的统一
E. 医学道德评价要做到目的与手段的统一

2. 医学道德评价的方式有

A. 内心信念　B. 社会舆论　C. 传统习俗　D. 以上都是　E. 以上都不是

3. 下列不属于医学道德教育方法的是

A. 提高医德认识　B. 培养医德情感　C. 养成医德行为
D. 养成医德习惯　E. 培养公德意识

【参考答案】

1. B　2. D　3. E

第十单元　医学伦理学文献

细目一　国外文献

【考点突破攻略】

要点一　《赫尔辛基宣言》(涉及人类受试者医学研究的伦理准则)(2000年修订)

①必须保护受试者准则。②必须符合医学目的准则。③必须经受试者知情同意准则。④必须接受伦理审查准则。

要点二　生命伦理学《吉汉宣言》(2000年)

主张科技必须考虑公共利益。意识到生物学与医学的巨大进展，保证人权的迫切需要，滥用这个进展可能给人权带来的危险。

要点三　《国际性研究中的伦理与政策问题：发展中国家的临床试验》(2001年)

①对临床试验伦理行动的基本要求。②提供已确定的有效治疗作为对照。③公平对待和尊重参加者。④获得试验后利益。⑤在国际性临床试验中确保保护研究参加者。

要点四　国际人类基因组组织(HUGO)伦理委员会关于人类基因组数据库的声明(2002年)

建议：①人类基因组数据库是全球的公共财产。②个人、家庭、社群、商业实体、机构和政府应促进这项公共财产。③应该鼓励数据的自由流动以及从使用数据库研究中所获利益的公平和公正的分配。④应尊重个人、家庭与社群的选择和隐私。⑤应保护个人、家庭与社群，防止歧视和侮辱。⑥研究人员、机构与商业实体有权为数据库做出智力和财政贡献而获得公平回报。

要点五　国际医学科学组织委员会《人体生物医学研究国际道德指南》(2002年8月修订)

本指南由21条指导原则组成，旨在规范各国的人体生物医学研究政策，根据各地情况应用伦理标准，以及确立和完善伦理审查机制。

细目二　国内文献

【考点突破攻略】

要点一　《突发公共卫生事件应急条例》(2003年5月9日国务院375号令)

包括：①总则。②预防与应急准备。③报告与信息发布。④应急处理。⑤法律责任。⑥附则。

要点二　中华人民共和国卫生部《人类辅助生殖技术和人类精子库伦理原则》(2003年)

包括：①有利于患者的原则。②知情同意的原则。③保护后代的原则。④社会公益原则。⑤保密原则。⑥严防商业化的原则。⑦伦理监督的原则。

要点三　中华人民共和国科技部、卫生部《人胚胎干细胞研究伦理指导原则》(2003年)

该文件明确了人胚胎干细胞的来源定义、获得方式、研究行为规范等，并再次申明中国禁止进行生殖性克隆人的任何研究，禁止买卖人类配子、受精卵、胚胎或胎儿组织。

要点四　中华人民共和国国家中医药管理局《中医药临床研究伦理审查管理规范》(2010)

该文件对开展中医药临床研究的医疗机构、科研院所、高等院校的伦理委员会建设作出了规定，对在中药临床研究中受试者安全作出了具体要求。

要点五　中华人民共和国卫生与计划生育委员会《涉及人的生物医学研究伦理审查办法》(2016)

该文件进一步明确了医疗卫生伦理委员会的职责和任务，补充了伦理审查的原则、规程、标准和跟踪审查的相关内容，进一步阐述了知情同意的基本内容和操作规程。

【例题实战模拟】

A1 型题

下列不属于《赫尔辛基宣言》中人类受试者医学研究的伦理准则的是

A. 必须保护受试者准则　B. 必须符合医学目的准则　C. 必须经受试者知情同意准则

D. 必须接受伦理审查准则　E. 必须达到效益最大化准则

【参考答案】

E

卫生法规

【本章通关攻略】

卫生法规在中西医结合执业医师资格考试中权重较小，平均每年出题约15道。其题型多样，要点分散，涵盖面广，但试题较简单，最易拿分。所考内容主要是一些常用的法条、法规，法条有的内容就是要点，法条没有的内容就是错误选项。

历年重点分值分布在《执业医师法》《传染病防治法》《药品管理法》《突发公共卫生事件应急条例》《医疗纠纷预防和处理条例》等章节。学习本科目应力求联系实际，重在理解；观其大略，不需精确；运用多样记忆，重视解题技巧。

第一单元　卫生法概述

细目一　卫生法的概念和渊源

【考点突破攻略】

要点一　卫生法的概念

卫生法是由国家制定或认可的，并以国家强制力保证实施的，调整在卫生活动过程中所发生的社会关系的法律规范的总称。

要点二　卫生法的渊源

卫生法的渊源是指卫生法的各种具体表现形式。

1.《宪法》《宪法》是国家的根本大法，是法律的母法，是国家最高权力机关——全国人民代表大会依照法定程序制定的具有最高法律效力的规范性法律文件，是各部门法的立法依据和基准。我国《宪法》中有关保护公民生命健康的医疗卫生方面的条款，就是我国卫生法的渊源之一，是制定卫生法的重要依据，并在卫生法律体系中具有最高的法律效力。

《宪法》第二十一条规定，国家发展医疗卫生事业，发展现代医药和我国传统医药，鼓励和支持农村集体经济组织、国家企业事业组织和街道组织举办各种医疗卫生设施，开展群众性的卫生活动，保护人民健康。

2. 法律　法律作为卫生法的渊源，包括由全国人民代表大会制定的基本法律和由全国人民代表大会常务委员会制定的非基本法律，其法律效力仅次于《宪法》。

现行的由全国人民代表大会常务委员会制定的卫生法律有十多部：《食品安全法》《药品管理法》《执业医师法》《国境卫生检疫法》《传染病防治法》《红十字会法》《母婴保健法》《献血法》《职业病防治法》《人口与计划生育法》《基本医疗卫生与健康促进法》等。

3. 卫生行政法规　国务院根据宪法和法制订行政法规，由总理签署国务院令颁布。如《医疗机构管理条例》《麻醉药品和精神药品管理条例》《中华人民共和国中医药条例》等。卫生行政法规的法律效力低于法律而高于地方性法规。

4. 地方性卫生法规　地方性卫生法规在卫生法法源中也占有重要地位。它是由省、直辖市、自治区人民代表大会及其常务委员会制定的规范性文件。这些规范性文件只能在制定机关管辖范围内有效。

5. 卫生规章　国务院卫生行政部门单独或者与国务院有关部门联合制定发布的规范性文件，称为卫生部门规章。如

《医疗机构管理条例实施细则》《医师资格考试暂行办法》《抗菌药物临床应用管理办法》《中医诊所备案管理暂行办法》等。省、自治区、直辖市的人民政府，可以根据法律、行政法规和本省、自治区、直辖市地方性法规，制定地方政府卫生规章。规章不得与《宪法》、法律、行政法规相抵触。

6. 卫生标准 卫生标准是指以技术标准形式发布的与卫生相关的规范性文件。由于卫生法具有技术控制和法律控制的双重性质，因此卫生标准、卫生技术规范和操作规程就成为卫生法渊源的重要组成部分。

7. 卫生国际条约 卫生国际条约是指我国与外国缔结或者我国加入并生效的国际法规性文件，是卫生法的一种特殊法源。如《国际卫生条例》《麻醉品单一公约》《精神药物公约》等。一旦生效，除声明保留的条款外，一律适用于我国的国家机关和公民。

［常考考点］卫生法的 8 种渊源。

细目二 卫生法的基本原则和作用

【考点突破攻略】

要点一 卫生法的基本原则

卫生法的基本原则是指反映卫生法立法精神、适用于卫生法律关系的基本原则。主要有以下五个方面：

1. 卫生保护原则 卫生保护原则有两方面的内容：第一，人人有获得卫生保护的权利。第二，人人有获得有质量的卫生保护的权利。卫生法在制定和实施过程中，都必须时刻将保护公民生命健康权益放在首位。

2. 预防为主原则 预防为主是我国卫生工作的基本方针和政策，也是卫生法必须遵循的基本原则。实行预防为主原则是由卫生工作的性质和我国经济发展所决定的。

3. 公平原则 公平原则就是以利益均衡作为价值判断标准来配置卫生资源，协调卫生保健活动，以便每个社会成员普遍能得到卫生保健。

4. 保护社会健康原则 保护社会健康原则，本质上是协调个人利益与社会健康利益的关系，它是世界各国卫生法公认的目标。

5. 患者自主原则 患者自主原则是指患者经过深思熟虑就有关自己疾病的医疗问题作出合理的、理智的并负责的自我决定权。维护患者权利、尊重患者自主意识也是卫生法的基本原则之一。

［常考考点］卫生法的基本原则。

要点二 卫生法的作用

我国卫生法的作用概括为三个方面：

1. 维护社会卫生秩序。
2. 保障公共卫生利益。
3. 规范卫生行政行为。

【例题实战模拟】

1. 以下不属于卫生法概念的内容的是

A. 由国家制定或认可的 B. 由国家强制力保证实施的 C. 由全国人大及其常委会制定的
D. 由全国人大授权的国家机关制定的 E. 由全国政协提案的

2. 卫生法的最高宗旨和卫生工作的最终目的是

A. 预防为主 B. 中西医并重 C. 保护公民健康 D. 动员全社会参与 E. 卫生工作法制化

3. 以下不是由全国人大常委会制定的专门卫生法律的是

A.《医疗事故处理条例》 B.《食品安全法》 C.《药品管理法》 D.《献血法》 E.《执业医师法》

4. 我国卫生法律是由哪一级机构制定和颁布的

A. 卫生部 B. 国务院 C. 最高人民法院 D. 全国人大常委会 E. 地方人民政府

5.《医疗机构管理条例》《医疗事故处理条例》等规范性文件，在我国卫生法律体系属

A. 卫生行政法规 B. 卫生专门法律 C. 卫生法律 D. 基本法律 E. 卫生部门

6. 我国卫生法的基本原则，不包括

A. 保护公民身体健康　B. 患者自主　C. 预防为主　D. 兼顾经济与社会效益　E. 公平原则

7. 下列不属于我国卫生法律体系范畴的是

A. 宪法　B. 卫生法律、规章　C. 技术性法规　D. 卫生国际条约　E. 卫生行政法规

【参考答案】

1. E　2. C　3. A　4. D　5. A　6. D　7. D

第二单元　卫生法律责任

卫生法中的法律责任可分为卫生民事责任、卫生行政责任和卫生刑事责任 3 种。

细目一　卫生民事责任

【考点突破攻略】

要点一　卫生民事责任的概念及其特征

1. 卫生民事责任的概念　卫生法中的民事责任主要是指医疗机构和卫生工作人员或从事与卫生事业有关的机构违反法律规定侵害公民的健康权利时，应向受害人承担损害赔偿责任。

2. 卫生民事责任的特征

（1）主要是财产责任；

（2）是一方当事人对另一方的责任；

（3）是补偿当事人的损失；

（4）在法律允许的条件下，民事责任可以由当事人协商解决。

要点二　卫生民事责任的构成

构成损害赔偿的民事责任，要同时具备下列四个条件：

1. 损害的事实存在；

2. 行为的违法性；

3. 行为人有过错；

4. 损害事实与行为人的过错有直接的因果关系。

要点三　卫生民事责任的承担方式

《民法典》规定承担民事责任的方式有：停止侵害；排除妨碍；消除危险；返还财产；恢复原状；修理、重作、更换；继续履行；赔偿损失；支付违约金；消除影响、恢复名誉；赔礼道歉。

卫生法所涉及的民事责任以“赔偿损失”为主要形式。

[常考考点] 卫生法所涉及的民事责任以“赔偿损失”为主要形式。

细目二　卫生行政责任

【考点突破攻略】

要点一　卫生行政责任的概念及其种类

卫生行政责任是指卫生行政法律关系主体违反卫生行政法律规范，尚未构成犯罪所应承担的法律后果。

根据我国现行卫生行政管理法规的规定，卫生行政责任主要包括行政处罚和行政处分两种。

要点二　卫生行政处罚的概念及其种类

卫生行政处罚是指卫生行政机关或者法律法规授权组织在职权范围内对违反卫生行政管理秩序而尚未构成犯罪的公民、法人和其他组织实施的一种卫生行政制裁。

行政处罚的种类主要有警告、罚款、没收非法财物、没收违法所得、责令停产停业、暂扣或吊销有关许可证等。

要点三　卫生行政处分的概念及其种类

卫生行政处分是指有管辖权的国家机关或企事业单位的行政领导对所属一般违法失职人员给予的一种行政制裁。

行政处分的种类主要有警告、记过、记大过、降级、撤职、开除等形式。

［常考考点］卫生行政处罚和行政处分的种类。

细目三　卫生刑事责任

【考点突破攻略】

要点一　卫生刑事责任的概念

卫生刑事责任是指违反卫生法的行为侵害了《刑法》所保护的社会关系，构成犯罪所应承担的法律后果。

要点二　实现刑事责任的方式

根据我国《刑法》规定，实现刑事责任的方式是刑罚。刑罚包括主刑和附加刑。主刑有管制、拘役、有期徒刑、无期徒刑、死刑。它们只能单独适用。附加刑有罚金、剥夺政治权利、没收财产。附加刑是补充主刑适用的刑罚方法，既可以独立适用，也可以附加适用。

要点三　违反卫生法的刑事责任

我国《刑法》规定了十余个与违反卫生法有关的罪名。

1. 生产、销售假药、劣药罪；
2. 生产、销售不符合安全标准的食品罪；
3. 生产、销售不符合保障人体健康标准的医疗器械、医用卫生材料罪；
4. 非法行医罪。未取得医师执业资格的人非法行医。
5. 妨害传染病防治罪。违反《传染病防治法》的规定，引起甲类传染病传播或者有传播严重危险；
6. 非法采集、供应血液罪或者制作、供应血液制品罪；
7. 妨害国境卫生检疫罪。违反国境卫生检疫规定，引起检疫传染病传播或有传播严重危险；
8. 传染病菌种、毒种扩散罪；
9. 医疗事故罪。医务人员由于严重不负责任，造成就诊人死亡或严重损害就诊人身体健康。

另外，法律还规定了玩忽职守的犯罪、危害环境的犯罪等。

［常考考点］卫生刑事责任的形式是刑罚。主刑和附加刑的内容及适用情况。

【例题实战模拟】

1. 根据违法行为的性质和危害程度的不同，卫生法中的法律责任分为

A. 赔偿责任、补偿责任、刑事责任　B. 经济责任、民事责任、刑事责任

C. 行政处分、经济补偿、刑事责任　D. 行政处罚、经济赔偿、刑事责任

E. 民事责任、行政责任、刑事责任

2. 我国卫生法相关规定中民事责任的主要承担方式是

A. 恢复原状　B. 赔偿损失　C. 停止侵害　D. 消除危险　E. 支付违约金

3. 下列各项中属于我国刑罚种类的是

A. 罚款　B. 罚金　C. 撤职　D. 没收非法财物　E. 赔偿损失

4. 下列不属于刑事责任的是

A. 管制　B. 拘役　C. 有期徒刑　D. 死刑　E. 没收违法所得

5. 行政责任追究机关的行政行为

A. 具有强制性　B. 具有讨论性　C. 具有义务性　D. 可以协商解决　E. 可以剥夺人身自由

6. 下列属于行政处罚的是

A. 赔礼道歉　B. 降级　C. 撤职　D. 罚款　E. 赔偿损失

【参考答案】

1. E　2. B　3. B　4. E　5. A　6. D

第三单元 《中华人民共和国执业医师法》

细目一　执业医师的概念及职责

【考点突破攻略】

要点一　执业医师的概念

医师是指依法取得执业医师资格或者执业助理医师资格，经注册在医疗、预防、保健机构中执业的专业医务人员。

要点二　执业医师的职责

医师应当具备良好的职业道德和医疗执业水平，发扬人道主义精神，履行防病治病、救死扶伤、保护人民健康的神圣职责。

细目二　医师资格考试制度

【考点突破攻略】

要点一　执业医师资格考试的条件

具有下列条件之一的，可以参加执业医师资格考试：

1. 具有高等学校医学专业本科以上学历，在执业医师指导下，在医疗、预防、保健机构中试用期满一年的。

2. 取得执业助理医师执业证书后，具有高等学校医学专科学历，在医疗、预防、保健机构中工作满二年的。具有中等专业学校医学专业学历，在医疗、预防、保健机构中工作满五年的。

3. 以师承方式学习传统医学满三年或者经多年实践医术确有专长的，经县级以上人民政府卫生行政部门确定的传统医学专业组织或者医疗、预防、保健机构考核合格并推荐。

要点二　执业助理医师资格考试的条件

1. 具有高等学校医学专科学历或者中等专业学校医学专业学历，在执业医师指导下，在医疗、预防、保健机构中试用期满一年的，可以参加执业助理医师资格考试。

2. 以师承方式学习传统医学满三年或者经多年实践医术确有专长的，经县级以上人民政府卫生行政部门确定的传统医学专业组织或者医疗、预防、保健机构考核合格并推荐。

［常考考点］执业（助理）医师资格考试的条件。

细目三　医师执业注册制度

【考点突破攻略】

要点一　执业医师注册的条件及办理

取得医师资格的，可以向所在地县级以上人民政府卫生行政部门申请注册。

受理申请的卫生行政部门应当自收到申请之日起三十日内准予注册，并发给由国务院卫生行政部门统一印制的医师执业证书。

医疗、预防、保健机构可以为本机构中的医师集体办理注册手续。

医师经注册后，可以在医疗、预防、保健机构中按照注册的执业地点、执业类别、执业范围执业，从事相应的医疗、预防、保健业务。

未经医师注册取得执业证书，不得从事医师执业活动。

［常考考点］执业医师注册的办理机构。

要点二　不予注册的情形

有下列情形之一的．不予注册：

1. 不具有完全民事行为能力的；
2. 因受刑事处罚，自刑罚执行完毕之日起至申请注册之日止不满二年的；
3. 受吊销医师执业证书行政处罚，自处罚决定之日起至申请注册之日止不满二年的；
4. 有国务院卫生行政部门规定不宜从事医疗、预防、保健业务的其他情形的。

受理申请的卫生行政部门对不符合条件不予注册的，应当自收到申请之日起三十日内书面通知申请人，并说明理由。申请人有异议的，可以自收到通知之日起十五日内，依法申请复议或者向人民法院提起诉讼。

［常考考点］执业医师不予注册的常见情形。

细目四　执业医师的权利、义务和执业规则

【考点突破攻略】

要点一　执业医师的权利

1. 在注册的执业范围内，进行医学诊查、疾病调查、医学处置、出具相应的医学证明文件，选择合理的医疗、预防、保健方案；
2. 按照国务院卫生行政部门规定的标准，获得与本人执业活动相当的医疗设备基本条件；
3. 从事医学研究、学术交流，参加专业学术团体；
4. 参加专业培训，接受医学继续教育；
5. 在执业活动中，人格尊严、人身安全不受侵犯；
6. 获取工资报酬和津贴，享受国家规定的福利待遇；
7. 对所在机构的医疗、预防、保健工作和卫生行政部门的工作提出意见和建议，依法参与所在机构的民主管理。

要点二　执业医师的义务

1. 遵守法律、法规，遵守技术操作规范；
2. 树立敬业精神，遵守职业道德，履行医师职责，尽职尽责为患者服务；
3. 关心、爱护、尊重患者，保护患者的隐私；
4. 努力钻研业务，更新知识，提高专业技术水平；
5. 宣传卫生保健知识，对患者进行健康教育。

要点三　医师执业规则

1. 医师实施医疗、预防、保健措施，签署有关医学证明文件，必须亲自诊查、调查，并按照规定及时填写医学文书，不得隐匿、伪造或者销毁医学文书及有关资料。医师不得出具与自己执业范围无关或者与执业类别不相符的医学证明文件。

2. 对急危患者，医师应当采取紧急措施及时进行诊治，不得拒绝急救处置。

3. 医师应当使用经国家有关部门批准使用的药品、消毒药剂和医疗器械。除正当治疗外，不得使用麻醉药品、医疗用毒性药品、精神药品和放射性药品。

4. 医师应当如实向患者或者其家属介绍病情，但应注意避免对患者产生不利后果。医师进行实验性临床医疗，应当经医院批准并征得患者本人或者其家属同意。

5. 医师不得利用职务之便，索取、非法收受患者财物或者牟取其他不正当利益。

6. 遇有自然灾害、传染病流行、突发重大伤亡事故及其他严重威胁人民生命健康的紧急情况时，医师应当服从县级以上人民政府卫生行政部门的调遣。

7. 医师发生医疗事故或者发现传染病疫情时，应当依照有关规定及时向所在地机构或者卫生行政部门报告。医师发现患者涉嫌伤害事件或者非正常死亡时，应当按照有关规定向有关部门报告。

8. 执业助理医师应当在执业医师的指导下，在医疗、预防、保健机构中按照其执业类别执业。在乡、民族乡、镇的医疗、预防、保健机构中工作的执业助理医师，可以根据医疗诊治的情况和需要，独立从事一般的执业活动。

[常考考点] 执业医师的权利和义务。

细目五　《执业医师法》规定的法律责任

【考点突破攻略】

要点一　民事责任

医师在医疗、预防、保健工作中造成事故的，依照法律或者国家有关规定处理。未经批准擅自开办医疗机构行医或者非医师行医的，除按规定承担行政责任外，给患者造成损害的，依法承担赔偿责任。

要点二　行政责任

1. 以不正当手段取得医师执业证书的，由发给证书的卫生行政部门吊销执业证书；对负有直接责任的主管人员和其他直接责任人，依法给予行政处分。

2.《执业医师法》第三十七条规定，医师在执业活动中有下列行为之一的，由县级以上人民政府卫生行政部门给予警告或者责令暂停六个月以上一年以下执业活动；情节严重的，吊销其医师执业证书：

（1）违反卫生行政规章制度或者技术操作规范，造成严重后果的；

（2）由于不负责任延误急危病重患者的抢救和诊治，造成严重后果的；

（3）造成医疗责任事故的；

（4）未经亲自诊查、调查，签署诊断、治疗、流行病学等证明文件或者有关出生、死亡等证明文件的；

（5）隐匿、伪造或者擅自销毁医学文书及有关资料的；

（6）使用未经批准使用的药品、消毒药剂和医疗器械的；

（7）不按照规定使用麻醉药品、医疗用毒性药品、精神药品和放射性药品的；

（8）未经患者或者其家属同意，对患者进行实验性临床医疗的；

（9）泄露患者隐私，造成严重后果的；

（10）利用职务之便，索取、非法收受患者财物或者牟取其他不正当利益的；

（11）发生自然灾害、传染病流行、突发重大伤亡事故以及其他严重威胁人民生命健康的紧急情况时，不服从卫生行政部门调遣的；

（12）发生医疗事故或者发现传染病疫情，患者涉嫌伤害事件或者非正常死亡，不按照规定报告的。

3. 未经批准擅自开办医疗机构行医或者非医师行医的，由县级以上人民政府卫生行政部门予以取缔，没收其违法所得及其药品、器械，并处十万元以下的罚款；对医师吊销其执业证书。

4. 卫生行政部门工作人员或者医疗、预防、保健机构工作人员违反本法有关规定，弄虚作假、玩忽职守、滥用职权、徇私舞弊，尚不构成犯罪的，依法给予行政处分。

要点三　刑事责任

1. 违反《执业医师法》规定，有第三十七条规定所列12项违法行为之一，情节严重，造成严重后果，构成犯罪的，依照《刑法》第335条、第383条、第385条等追究刑事责任。

2. 未经批准擅自开办医疗机构或者非医师行医，构成犯罪的，依照《刑法》第336条追究刑事责任。

3. 卫生工作人员严重不负责任，弄虚作假、玩忽职守、滥用职权、徇私舞弊，构成犯罪的，依照《刑法》第397条、第409条等追究刑事责任。

4. 在执业活动中，违反《药品管理法》规定，构成犯罪的，依法追究刑事责任。

［常考考点］执业医师的行政责任和刑事责任。

【例题实战模拟】

A1型题

1. 下列属于执业医师必须具备的完整条件的是

A. 依法取得执业医师资格

B. 依法取得执业医师资格或者执业助理医师资格的专业医务人员

C. 依法取得执业医师资格或者执业助理医师资格，在医疗机构中执业的专业医务人员

D. 依法取得执业医师资格或者执业助理医师资格，在医疗、预防、保健机构中执业的专业医务人员

E. 依法取得执业医师资格或者执业助理医师资格，经注册在医疗、预防、保健机构中执业的专业医务人员

2. 准备从事诊疗活动的人员，经国家医师资格考试合格后，还需

A. 执业准入　B. 执业证书　C. 执业注册　D. 执业医师　E. 执业资格

3. 具有高等学校医学专业本科以上学历，如申请参加执业医师资格考试，需满足在医疗、预防、保健机构中的试用期限是

A. 满6个月　B. 满18个月　C. 满1年　D. 满2年　E. 满3年

4. 在《执业医师法》颁布之日前已获得医学专业技术职称和职务的人员，需报请哪一个行政部门认定才可取得相应的医师资格

A. 县级以上人民政府劳动人事部门　B. 县级以上人民政府工商行政部门

C. 县级以上人民政府卫生行政部门　D. 各级医师协会　E. 各级政府

5. 医疗机构执业医师违反卫生行政管理的法律、法规应承担的行政责任中不属于“行政处罚”的是

A. 警告　B. 罚款　C. 降职　D. 吊销执业医师证书　E. 没收违法所得

6. 除下列哪项外，医师在执业活动中，有下列行为之一的，予以警告或责令暂停6个月以上1年以下执业活动，情节严重的，吊销其执业证书，构成犯罪的，追究其刑事责任

A. 发生医疗纠纷的

B. 未经病人或者其家属同意，对病人进行实验性临床医疗的

C. 泄露病人隐私，造成严重后果的

D. 利用职务之便，索取、非法收受病人财物或者牟取其他不正当利益的

E. 发生自然灾害、突发重大伤亡事故等紧急情况时，不服从卫生行政部门调遣的

7. 除下列哪项外，未经批准擅自开办医疗机构行医的，承担以下法律责任

A. 警告　B. 没收其违法所得及其药品、器械，并处十万元以下罚款

C. 对医师吊销其执业证书　D. 给病人造成损害的，承担赔偿责任

E. 构成犯罪的，追究刑事责任

8. 非医师行医的，除由县级以上卫生行政部门予以取缔外，还应

A. 停产停业整顿　B. 吊销执业证书　C. 给予行政处分　D. 没收违法所得并罚款　E. 追究刑事责任

A2型题

9. 林某，医学专科学校毕业，2000年取得执业助理医师执业证书。他要参加执业医师资格考试，根据《执业医师法》

规定，应在取得执业助理医师执业证书后，在医疗机构中工作满

A. 6 年　B. 5 年　C. 4 年　D. 3 年　E. 2 年

10. 王某，2009 年 7 月 1 日，向卫生行政部门申请医师执业注册。该卫生行政部门最迟应于何日作出准予注册或不予注册的书面答复

A. 7 月 11 日　B. 7 月 16 日　C. 7 月 31 日　D. 8 月 1 日　E. 8 月 15 日

11. 某医科大学医学专业本科生王某，1999 年 7 月毕业后被分配到三级医院从事临床工作，同年 8 月其开设个体诊所独立行医。依照《执业医师法》的规定，其行为属于

A. 未取得医师资格非法行医　B. 执业医师行医　C. 执业助理医师行医

D. 个体行医　E. 未办理审批手续非法行医

【参考答案】

1. E　2. C　3. C　4. C　5. A　6. A　7. A　8. D　9. E　10. C　11. A

第四单元　《中华人民共和国药品管理法》

细目一　概述

【考点突破攻略】

要点一　《药品管理法》的立法目的

为加强药品监督管理，保证药品质量，保障公众用药安全和合法权益，保护和促进公众健康，特制定本法。

要点二　药品的法定含义

药品是指用于预防、治疗、诊断人的疾病，有目的地调节人的生理机能并规定有适应证或者功能主治、用法和用量的物质，包括中药、化学药和生物制品等。

要点三　药品必须符合法定要求

1. 必须是《中华人民共和国药品管理法》（以下简称《药品管理法》）明确规定的药品含义中所包括的内容。

2. 必须符合《药品管理法》有关规定要求：

（1）药品生产、经营的主体具有合法资质。从事药品生产活动，应当经所在地省、自治区、直辖市人民政府药品监督管理部门批准，取得药品生产许可证，无药品生产许可证的，不得生产药品。从事药品批发活动，应当经所在地省、自治区、直辖市人民政府药品监督管理部门批准，取得药品经营许可证。从事药品零售活动，应当经所在地县级以上地方人民政府药品监督管理部门批准，取得药品经营许可证。无药品经营许可证的，不得经营药品。

（2）在中国境内上市的药品，应当经国务院药品监督管理部门批准，取得药品注册证书。

（3）药品必须符合国家药品标准。国务院药品监督管理部门颁布的《中华人民共和国药典》和药品标准为国家药品标准。

细目二　禁止生产（包括配制）、销售假药与劣药

【考点突破攻略】

要点一　禁止生产（包括配制）、销售假药

有下列情形之一的，为假药：

1. 药品所含成分与国家药品标准规定的成分不符；

2. 以非药品冒充药品或者以他种药品冒充此种药品；

3. 变质的药品；
4. 药品所标明的适应证或者功能主治超出规定范围。

要点二 禁止生产（包括配制）、销售劣药

有下列情形之一的，为劣药：
1. 药品成分的含量不符合国家药品标准；
2. 被污染的药品；
3. 未标明或者更改有效期的药品；
4. 未注明或者更改产品批号的药品；
5. 超过有效期的药品；
6. 擅自添加防腐剂、辅料的药品；
7. 其他不符合药品标准的药品。
［常考考点］属于假/劣药的情形。

细目三 特殊药品的管理

【考点突破攻略】

要点一 特殊药品的分类

特殊药品包括麻醉药品、精神药品、医疗用毒性药品、放射性药品等，国家对其实行特殊管理。
［常考考点］特殊药品包括麻醉药品、精神药品、医疗用毒性药品、放射性药品。

要点二 麻醉药品和精神药品管理的相关规定

1.《麻醉药品和精神药品管理条例》的相关规定 《麻醉药品和精神药品管理条例》第四条规定：国家对麻醉药品药用原植物以及麻醉药品和精神药品实行管制。

第三十条规定：麻醉药品和第一类精神药品不得零售。禁止使用现金进行麻醉药品和精神药品交易，但是个人合法购买麻醉药品和精神药品的除外。

第三十二条规定：第二类精神药品零售企业应当凭执业医师出具的处方，按规定剂量销售，并将处方保存 2 年备查；禁止超剂量或者无处方销售第二类精神药品，不得向未成年人销售第二类精神药品。

第三十八条规定：医疗机构应当按照国务院卫生主管部门的规定，对本单位执业医师进行有关麻醉药品和精神药品使用知识的培训、考核，经考核合格的，授予麻醉药品和第一类精神药品处方资格。执业医师取得麻醉药品和第一类精神药品的处方资格后，方可在本医疗机构开具麻醉药品和第一类精神药品处方，但不得为自己开具该种处方。

医疗机构应当将具有麻醉药品和第一类精神药品处方资格的执业医师名单及其变更情况，定期报送所在地设区的市级人民政府卫生主管部门，并抄送同级药品监督管理部门。

医务人员应当根据国务院卫生主管部门制定的临床应用指导原则，使用麻醉药品和精神药品。

第三十九条规定：具有麻醉药品和第一类精神药品处方资格的执业医师，根据临床应用指导原则，对确需使用麻醉药品或者第一类精神药品的患者，应当满足其合理用药需求。在医疗机构就诊的癌症疼痛患者和其他危重患者得不到麻醉药品或者第一类精神药品时，患者或者其亲属可以向执业医师提出申请。具有麻醉药品和第一类精神药品处方资格的执业医师认为要求合理的，应当及时为患者提供所需麻醉药品或者第一类精神药品。

第四十二条规定：医疗机构抢救病人急需麻醉药品和第一类精神药品而本医疗机构无法提供时，可以从其他医疗机构或者定点批发企业紧急借用；抢救工作结束后，应当及时将借用情况报所在地设区的市级药品监督管理部门和卫生主管部门备案。

第四十四条规定：医务人员为了医疗需要携带少量麻醉药品和精神药品出入境的，应当持有省级以上人民政府药品监督管理部门发放的携带麻醉药品和精神药品证明。海关凭携带麻醉药品和精神药品证明放行。

2.《处方管理办法》的相关规定 《处方管理办法》第二十三条规定：为门（急）诊患者开具的麻醉药品注射剂，每张处方为一次常用量；控缓释制剂，每张处方不得超过 7 日常用量；其他剂型，每张处方不得超过 3 日常用量。

第一类精神药品注射剂，每张处方为一次常用量；控缓释制剂，每张处方不得超过 7 日常用量；其他剂型，每张处方不得超过 3 日常用量。哌甲酯用于治疗儿童多动症时，每张处方不得超过 15 日常用量。

第二类精神药品一般每张处方不得超过 7 日常用量；对于慢性病或某些特殊情况的患者，处方用量可以适当延长，医师应当注明理由。

第二十四条规定：为门（急）诊癌症疼痛患者和中、重度慢性疼痛患者开具的麻醉药品、第一类精神药品注射剂，每张处方不得超过 3 日常用量；控缓释制剂，每张处方不得超过 15 日常用量；其他剂型，每张处方不得超过 7 日常用量。

第二十六条规定：对于需要特别加强管制的麻醉药品，盐酸二氢埃托啡处方为一次常用量，仅限于二级以上医院内使用；盐酸哌替啶处方为一次常用量，仅限于医疗机构内使用。

第五十条规定：处方由调剂处方药品的医疗机构妥善保存。普通处方、急诊处方、儿科处方保存期限为 1 年，医疗用毒性药品、第二类精神药品处方保存期限为 2 年，麻醉药品和第一类精神药品处方保存期限为 3 年。

［常考考点］麻醉药品和精神药品管理的相关规定。

要点三 《医疗用毒性药品管理办法》的相关规定

《医疗用毒性药品管理办法》第九条规定：医疗单位供应和调配毒性药品，凭医师签名的正式处方，每次处方剂量不得超过 2 日极量。

［常考考点］医疗用毒性药品的管理规定。

细目四 《药品管理法》及相关法规、规章对医疗机构及其人员的有关规定

【考点突破攻略】

要点一 医疗机构药品使用的管理规定

医疗机构购进药品，应当建立并执行进货检查验收制度，验明药品合格证明和其他标识，不符合规定要求的，不得购进和使用。

医疗机构应当坚持安全有效、经济合理的用药原则，遵循药品临床应用指导原则、临床诊疗指南和药品说明书等合理用药，对医师处方、用药医嘱的适宜性进行审核。

依法经过资格认定的药师或者其他药学技术人员调配处方，应当进行核对，对处方所列药品不得擅自更改或者代用。对有配伍禁忌或者超剂量的处方，应当拒绝调配；必要时，经处方医师更正或者重新签字，方可调配。

医疗机构配制的制剂，应当是本单位临床需要而市场上没有供应的品种，并应当经所在地省、自治区、直辖市人民政府药品监督管理部门批准。但是，法律对配制中药制剂另有规定的除外。医疗机构配制的制剂应当按照规定进行质量检验；合格的，凭医师处方在本单位使用。经国务院药品监督管理部门或者省、自治区、直辖市人民政府药品监督管理部门批准，医疗机构配制的制剂可以在指定的医疗机构之间调剂使用。

医疗机构配制的制剂不得在市场上销售。

要点二 处方的管理规定

《处方管理办法》第二条规定：处方是指由注册的执业医师和执业助理医师（以下简称医师）在诊疗活动中为患者开具的、由取得药学专业技术职务任职资格的药学专业技术人员（以下简称药师）审核、调配、核对，并作为患者用药凭证的医疗文书。处方包括医疗机构病区用药医嘱单。

第四条规定：医师开具处方和药师调剂处方应当遵循安全、有效、经济的原则。处方药应当凭医师处方销售、调剂和使用。

第十七条规定：医师开具处方应当使用经药品监督管理部门批准并公布的药品通用名称、新活性化合物的专利药品名称和复方制剂药品名称。医师开具院内制剂处方时应当使用经省级卫生行政部门审核、药品监督管理部门批准的名称。医师可以使用由卫生部公布的药品习惯名称开具处方。

第十九条规定：处方一般不得超过 7 日用量。急诊处方一般不得超过 3 日用量。对于某些慢性病、老年病或特殊情

况，处方用量可适当延长，但医师应当注明理由。

第三十七条规定：药师调剂处方时必须做到“四查十对”：查处方，对科别、姓名、年龄；查药品，对药名、剂型、规格、数量；查配伍禁忌，对药品性状、用法用量；查用药合理性，对临床诊断。

要点三　关于禁止药品购销中账外暗中给予、收受回扣或者其他利益的规定

《药品管理法》第八十八条规定：禁止药品上市许可持有人、药品生产企业、药品经营企业和医疗机构在药品购销中给予、收受回扣或者其他不正当利益；禁止药品上市许可持有人、药品生产企业、药品经营企业或者代理人以任何名义给予使用其药品的医疗机构的负责人、药品采购人员、医师、药师等有关人员财物或者其他不正当利益。禁止医疗机构的负责人、药品采购人员、医师、药师等有关人员以任何名义收受药品上市许可持有人、药品生产企业、药品经营企业或者代理人给予的财物或者其他不正当利益。

［常考考点］处方一般不得超过 7 日用量。急诊处方一般不得超过 3 日用量。

细目五　《药品管理法》规定的法律责任

【考点突破攻略】

要点一　民事责任

1. 药品上市许可持有人、药品生产企业、药品经营企业或者医疗机构违反本法规定，给用药者造成损害的，依法承担赔偿责任。

2. 因药品质量问题受到损害的，受害人可以向药品上市许可持有人、药品生产企业请求赔偿损失，也可以向药品经营企业、医疗机构请求赔偿损失。接到受害人赔偿请求的，应当实行首负责任制，先行赔付；先行赔付后，可以依法追偿。

3. 生产假药、劣药或者明知是假药、劣药仍然销售、使用的，受害人或者其近亲属除请求赔偿损失外，还可以请求支付价款十倍或者损失三倍的赔偿金。增加赔偿的金额不足一千元的，为一千元。

要点二　行政责任

1. 生产、销售假药的，没收违法生产、销售的药品和违法所得，责令停产停业整顿，吊销药品批准证明文件，并处违法生产、销售的药品货值金额十五倍以上三十倍以下的罚款；货值金额不足十万元的，按十万元计算。情节严重的，吊销药品生产许可证、药品经营许可证或者医疗机构制剂许可证，十年内不受理其相应申请。药品上市许可持有人为境外企业的，十年内禁止其药品进口。

2. 生产、销售劣药的，没收违法生产、销售的药品和违法所得，并处违法生产、销售的药品货值金额十倍以上二十倍以下的罚款。违法生产、批发的药品货值金额不足十万元的，按十万元计算。违法零售的药品货值金额不足一万元的，按一万元计算。情节严重的，责令停产停业整顿直至吊销药品批准证明文件、药品生产许可证、药品经营许可证或者医疗机构制剂许可证。生产、销售的中药饮片不符合药品标准，尚不影响安全性、有效性的，责令限期改正，给予警告，可以处十万元以上五十万元以下的罚款。

3. 药品使用单位使用假药、劣药的，按照销售假药、零售劣药的规定处罚，情节严重的，法定代表人、主要负责人、直接负责的主管人员和其他责任人员有医疗卫生人员执业证书的，还应当吊销执业证书。

4. 医疗机构违反本法规定，将其配制的制剂在市场上销售的，责令改正，没收违法销售的制剂和违法所得，并处违法销售制剂货值金额二倍以上五倍以下的罚款；情节严重的，并处货值金额五倍以上十五倍以下的罚款；货值金额不足五万元的，按五万元计算。

要点三　刑事责任

违反本法规定，构成犯罪的，依法追究刑事责任。

要点四　有关单位或者个人在药品购销中违法给予、收受回扣应承担的法律责任

医疗机构的负责人、药品采购人员、医师、药师等有关人员收受药品上市许可持有人、药品生产企业、药品经营企业或者代理人给予的财物或者其他不正当利益的，由卫生健康主管部门或者本单位给予处分，没收违法所得；情节严重的，还应当吊销其执业证书。

［常考考点］《药品管理法》规定的法律责任。

【例题实战模拟】

A1 型题

1.《药品管理法》是具体规定药品研制、生产、经营、使用、监督检验规范的法律总和，其监督管理的核心是

A. 药品配置技术　B. 药品生产工艺　C. 药品经营过程　D. 药品使用情况　E. 药品质量

2. 下列不属于药品范畴的是

A. 生化药　B. 诊断药品　C. 中药饮片　D. 运动药　E. 中药材

3. 下列除哪项外，均被视为假药

A. 超过有效期的药品　B. 药品所含成分的名称不符合国家药品标准

C. 未取得批准文号生产的药品　D. 变质不能药用的　E. 以非药品冒充药品

4. 根据《药品管理法》的规定，如果某药品所含成分的名称与国家药品标准或者省、自治区、直辖市药品标准规定不符合，则称此药品为

A. 劣药　B. 假药　C. 特殊药品　D. 保健药品　E. 非处方用药

5. 生产、销售假药、劣药的，可作以下行政处罚，除了

A. 没收违法所得　B. 承担损害赔偿责任　C. 罚款

D. 责令停产、停业　E. 吊销生产、经营许可证

【参考答案】

1. E　2. D　3. A　4. B　5. B

第五单元 《中华人民共和国传染病防治法》

细目一 概述

【考点突破攻略】

要点一 《传染病防治法》的立法目的

为了预防、控制和消除传染病的发生与流行，保障人体健康和公共卫生，制定本法。

要点二 我国对传染病防治实行的方针

国家对传染病防治实行预防为主的方针，防治结合、分类管理、依靠科学、依靠群众。

要点三 法定传染病的分类

《传染病防治法》根据传染病的传播方式、速度及对人类危害程度的不同，将其分为甲类、乙类和丙类三类。

甲类传染病是指：鼠疫、霍乱。

乙类传染病是指：传染性非典型肺炎、艾滋病、病毒性肝炎、脊髓灰质炎、人感染高致病性禽流感、麻疹、流行性出血热、狂犬病、流行性乙型脑炎、登革热、炭疽、细菌性和阿米巴性痢疾、肺结核、伤寒和副伤寒、流行性脑脊髓膜炎、百日咳、白喉、新生儿破伤风、猩红热、布鲁菌病、淋病、梅毒、钩端螺旋体病、血吸虫病、疟疾。

丙类传染病是指：流行性感冒、流行性腮腺炎、风疹、急性出血性结膜炎、麻风病、流行性和地方性斑疹伤寒、黑热病、包虫病、丝虫病。除霍乱、细菌性和阿米巴性痢疾、伤寒和副伤寒以外的感染性腹泻病。

上述规定以外的其他传染病，根据其暴发、流行情况和危害程度，需要列入乙类、丙类传染病的，由国务院卫生行政部门决定并予以公布。

对乙类传染病中传染性非典型肺炎、炭疽中的肺炭疽和脊髓灰质炎，采取本法所称甲类传染病的预防、控制措施。其他乙类传染病和突发原因不明的传染病需要采取本法所称甲类传染病的预防、控制措施的，由国务院卫生行政部门及时报经国务院批准后予以公布、实施。

省、自治区、直辖市人民政府对本行政区域内常见、多发的其他地方性传染病，可以根据情况决定按照乙类或者丙类传染病管理并予以公布，报国务院卫生行政部门备案。

2020 年 1 月，经国务院批准，中华人民共和国国家卫生健康委员会发布公告，将新型冠状病毒感染的肺炎纳入《中华人民共和国传染病防治法》规定的乙类传染病，并采取甲类传染病的预防、控制措施。

[常考考点] 甲、乙、丙三类传染病的病种及管理规定。

细目二　传染病预防与疫情报告

【考点突破攻略】

要点一　国家建立传染病预防的相关制度

1. 国家实行有计划的预防接种制度。国务院卫生行政部门和省、自治区、直辖市人民政府卫生行政部门，根据传染病预防、控制的需要，制定传染病预防接种规划并组织实施。用于预防接种的疫苗必须符合国家质量标准。

国家对儿童实行预防接种证制度。国家免疫规划项目的预防接种实行免费。医疗机构、疾病预防控制机构与儿童的监护人应当相互配合，保证儿童及时接受预防接种，具体办法由国务院制定。

2. 国家建立传染病监测制度。国务院卫生行政部门制定国家传染病监测规划和方案，省、自治区、直辖市人民政府卫生行政部门根据国家传染病监测规划和方案，制定本行政区域的传染病监测计划和工作方案。各级疾病预防控制机构对传染病的发生、流行以及影响其发生、流行的因素进行监测；对国外发生、国内尚未发生的传染病或者国内新发生的传染病，进行监测。

3. 国家建立传染病预警制度。国务院卫生行政部门和省、自治区、直辖市人民政府根据传染病发生、流行趋势的预测，及时发出传染病预警，根据情况予以公布。

县级以上地方人民政府应当制定传染病预防控制预案，报上一级人民政府备案。

地方人民政府和疾病预防控制机构接到国务院卫生行政部门或者省、自治区、直辖市人民政府发出的传染病预警后，应当按照传染病预防、控制预案，采取相应的预防、控制措施。

4. 国家建立传染病菌种、毒种库，对可能导致甲类传染病传播的以及国务院卫生行政部门规定的菌种、毒种和传染病检测样本，确需采集、保藏、携带、运输和使用的，须经省级以上人民政府卫生行政部门批准。

要点二　各级医疗机构和疾病预防控制机构在传染病预防控制中的职责

1. 各级医疗机构必须严格执行国务院卫生行政部门规定的管理制度、操作规范，防止传染病的医源性感染和医院感染。应当确定专门的部门或者人员，承担传染病疫情报告、本单位的传染病预防、控制以及责任区域内的传染病预防工作；承担医疗活动中与医院感染有关的危险因素监测、安全防护、消毒、隔离和医疗废物处置工作。

疾病预防控制机构应当指定专门人员负责对医疗机构内传染病预防工作进行指导、考核，开展流行病学调查。

2. 各级疾病预防控制机构在传染病预防控制中履行下列职责：

①实施传染病预防控制规划、计划和方案；

②收集、分析和报告传染病监测信息，预测传染病的发生、流行趋势；

③开展对传染病疫情和突发公共卫生事件的流行病学调查、现场处理及其效果评价；

④开展传染病实验室检测、诊断、病原学鉴定；

⑤实施免疫规划，负责预防性生物制品的使用管理；

⑥开展健康教育、咨询，普及传染病防治知识；

⑦指导、培训下级疾病预防控制机构及其工作人员开展传染病监测工作；

⑧开展传染病防治应用性研究和卫生评价，提供技术咨询；

国家、省级疾病预防控制机构负责对传染病发生、流行以及分布进行监测，对重大传染病流行趋势进行预测，提出预防控制对策，参与并指导对暴发的疫情进行调查处理，开展传染病病原学鉴定，建立检测质量控制体系，开展应用性研究和卫生评价。

设区的市和县级疾病预防控制机构负责传染病预防控制规划、方案的落实，组织实施免疫、消毒、控制病媒生物的危害，普及传染病防治知识，负责本地区疫情和突发公共卫生事件监测、报告，开展流行病学调查和常见病原微生物检测。

3. 疾病预防控制机构、医疗机构的实验室和从事病原微生物实验的单位，应当符合国家规定的条件和技术标准，建立严格的监督管理制度，对传染病病原体样本按照规定的措施实行严格监督管理，严防传染病病原体的实验室感染和病原微生物的扩散。

4. 疾病预防控制机构、医疗机构使用血液和血液制品，必须遵守国家有关规定，防止因输入血液、使用血液制品引起经血液传播疾病的发生。

要点三　传染病疫情报告

疾病预防控制机构、医疗机构和采供血机构及其执行职务的人员发现本法规定的传染病疫情或者发现其他传染病暴发、流行以及突发原因不明的传染病时，应当遵循疫情报告属地管理原则，按照国务院规定的或者国务院卫生行政部门规定的内容、程序、方式和时限报告。

任何单位和个人发现传染病病人或者疑似传染病病人时，应当及时向附近的疾病预防控制机构或者医疗机构报告。

要点四　传染病疫情的通报和公布

县级以上地方人民政府卫生行政部门应当及时向本行政区域内的疾病预防控制机构和医疗机构通报传染病疫情以及监测、预警的相关信息。接到通报的疾病预防控制机构和医疗机构应当及时告知本单位的有关人员。动物防疫机构和疾病预防控制机构，应当及时互相通报动物间和人间发生的人畜共患传染病的疫情以及相关信息。

国家建立传染病疫情信息公布制度。国务院卫生行政部门定期公布全国传染病疫情信息。省、自治区、直辖市人民政府卫生行政部门定期公布本行政区域的传染病疫情信息。

传染病暴发、流行时，国务院卫生行政部门负责向社会公布传染病疫情信息，并可以授权省、自治区、直辖市人民政府卫生行政部门向社会公布本行政区域的传染病疫情信息。

公布传染病疫情信息应当及时、准确。

细目三　传染病疫情控制措施及医疗救治

【考点突破攻略】

要点一　医疗机构发现传染病时应采取的措施

1. 医疗机构发现甲类传染病时，应当及时采取下列措施：

（1）对病人、病原携带者，予以隔离治疗，隔离期限根据医学检查结果确定；

（2）对疑似病人，确诊前在指定场所单独隔离治疗；

（3）对医疗机构内的病人、病原携带者、疑似病人的密切接触者，在指定场所进行医学观察和采取其他必要的预防措施。

拒绝隔离治疗或者隔离期未满擅自脱离隔离治疗的，可以由公安机关协助医疗机构采取强制隔离治疗措施。

2. 医疗机构发现乙类或者丙类传染病病人，应当根据病情采取必要的治疗和控制传播措施。

3. 医疗机构对本单位内被传染病病原体污染的场所、物品以及医疗废物，必须依照法律、法规的规定实施消毒和无害化处置。

［常考考点］医疗机构发现传染病时应采取的措施。

要点二　疾病预防控制机构发现或接到传染病疫情报告时应采取的措施

1. 对传染病疫情进行流行病学调查，根据调查情况提出划定疫点、疫区的建议，对被污染的场所进行卫生处理，对密切接触者，在指定场所进行医学观察和采取其他必要的预防措施，并向卫生行政部门提出疫情控制方案。

2. 传染病暴发、流行时，对疫点、疫区进行卫生处理，向卫生行政部门提出疫情控制方案，并按照卫生行政部门的要求采取措施。

3. 指导下级疾病预防控制机构实施传染病预防、控制措施，组织、指导有关单位对传染病疫情的处理。

［常考考点］疾病预防控制机构发现或接到传染病疫情时应采取的措施。

要点三　各级政府部门在传染病发生时应采取的紧急措施

1. 传染病暴发、流行时，县级以上地方人民政府应当立即组织力量，按照预防、控制预案进行防治，切断传染病的传播途径。必要时，报经上一级人民政府决定。可以采取下列紧急措施并予以公告：

（1）限制或者停止集市、影剧院演出或者其他人群聚集的活动；

（2）停工、停业、停课；

（3）封闭或者封存被传染病病原体污染的公共饮用水源、食品以及相关物品；

（4）控制或者扑杀染疫野生动物、家畜家禽；

（5）封闭可能造成传染病扩散的场所。

上级人民政府接到下级人民政府关于采取前款所列紧急措施的报告时，应当即时作出决定。

紧急措施的解除，由原决定机关决定并宣布。

2. 甲类、乙类传染病暴发、流行时，县级以上地方人民政府报经上一级人民政府决定，可以宣布本行政区域部分或者全部为疫区；国务院可以决定并宣布跨省、自治区、直辖市的疫区；省、自治区、直辖市人民政府可以决定对本行政区域内的甲类传染病疫区实施封锁。但是，封锁大、中城市的疫区或者封锁跨省、自治区、直辖市的疫区，以及封锁疫区导致中断干线交通或者封锁国境的，由国务院决定。疫区封锁的解除，由原决定机关决定并宣布。

［常考考点］各级政府部门在传染病发生时应采取的紧急措施。

要点四　医疗救治

医疗机构应当对传染病病人或者疑似传染病病人提供医疗救护、现场救援和接诊治疗，实行传染病预检、分诊制度；对传染病病人、疑似传染病病人，应当引导至相对隔离的分诊点进行初诊；书写病历记录以及其他有关资料，并妥善保管。

医疗机构不具备相应救治能力的，应当将患者及其病历记录复印件一并转至具备相应救治能力的医疗机构。

细目四　相关机构及其人员违反《传染病防治法》有关规定应承担的法律责任

【考点突破攻略】

要点一　民事责任

《传染病防治法》规定：单位和个人违反本法，导致传染病传播、流行，给他人人身、财产造成损害的，应依法承担民事责任。

要点二　行政责任

医疗机构违反本法规定的下列情形之一的，由县级以上人民政府卫生行政部门责令改正，通报批评，给予警告；造成传染病传播、流行或者其他严重后果的，对负有责任的主管人员和其他直接责任人员，依法给予降级、撤职、开除的处分，并可以依法吊销有关责任人员的执业证书；构成犯罪的，依法追究刑事责任。

1. 未按照规定承担本单位的传染病预防、控制工作，医院感染控制任务和责任区域内的传染病预防工作的；

2. 未按照规定报告传染病疫情，或者隐瞒、谎报、缓报传染病疫情的；

3. 发现传染病疫情时，未按照规定对传染病病人、疑似传染病病人提供医疗救护、现场救援、接诊、转诊的，或者拒绝接受转诊的；

4. 未按照规定对本单位内被传染病病原体污染的场所、物品以及医疗废物实施消毒或者无害化处置的；

5. 未按照规定对医疗器械进行消毒，或者对按照规定一次使用的医疗器具未予销毁，再次使用的；

6. 在医疗救治过程中未按照规定保管医学记录资料的；

7. 故意泄露传染病病人、病原携带者、疑似传染病病人、密切接触者涉及个人隐私的有关信息、资料的。

疾病预防控制机构违反本法规定，有下列情形之一的，由县级以上人民政府卫生行政部门责令限期改正，通报批评，给予警告；对负有责任的主管人员和其他直接责任人员，依法给予降级、撤职、开除的处分，并可以依法吊销有关责任人员的执业证书；构成犯罪的，依法追究刑事责任：

1. 未依法履行传染病监测职责的；
2. 未依法履行传染病疫情报告、通报职责，或者隐瞒、谎报、缓报传染病疫情的；
3. 未主动收集传染病疫情信息，或者对传染病疫情信息和疫情报告未及时进行分析、调查、核实的；
4. 发现传染病疫情时，未依据职责及时采取本法规定的措施的；
5. 故意泄露传染病病人、病原携带者、疑似传染病病人、密切接触者涉及个人隐私的有关信息、资料的。

要点三　刑事责任

单位和个人违反本法，构成犯罪的，依法追究刑事责任。

[常考考点] 违反《传染病防治法》应承担的行政责任。

【例题实战模拟】

A1 型题

1. 医疗机构及其人员违反《中华人民共和国传染病防治法》规定的情形，由其所在单位对直接责任人员
   A. 追究民事责任　B. 追究刑事责任　C. 吊销执业证书
   D. 给予行政处分　E. 给予行政处罚
2. 医疗机构发现甲类传染病时，对病源携带者、疑似病人的密切接触者，应依法及时采取的措施是
   A. 在指定场所进行医学观察　B. 进行医学观察　C. 采取预防措施
   D. 予以隔离治疗　E. 确诊前在指定场所进行单独隔离治疗
3. 根据《传染病防治法》规定，传染病暴发、流行时，当地政府应首先采取的措施是
   A. 立即组织力量进行防治，切断传染病的传播途径　B. 限制或者停止集市、集会
   C. 停业、停工、停课　D. 临时征用房屋、交通工具　E. 宣布疫区
4. 《中华人民共和国传染病防治法》明确规定的传染病防治方针是
   A. 防治结合　B. 预防为主　C. 依靠科学　D. 分类管理　E. 控制为主
5. 国家实行预防接种制度的对象是
   A. 儿童　B. 在校学生　C. 未成年人　D. 成年人　E. 全体社会公民
6. 下列乙类传染病中应依法采取甲类传染病的预防控制措施的是
   A. 病毒性肝炎　B. 伤寒和副伤寒　C. 淋病、梅毒
   D. 淋病、艾滋病　E. 肺炭疽、传染性非典型性肺炎
7. 单位和个人违反《中华人民共和国传染病防治法》，导致传染病传播、流行，给他人人身造成损害的，应依法
   A. 恢复原状　B. 进行治疗　C. 承担社会责任　D. 承担民事责任　E. 承担道德责任
8. 对传染病实施医疗救治活动，医疗机构应当实行传染病
   A. 检疫制度　B. 预警制度　C. 监测制度　D. 情况通报制度　E. 预检、分诊制度
9. 由县级以上人民政府报经上一级政府决定可以在传染病流行时采取的紧急措施是
   A. 隔离治疗　B. 强制隔离　C. 在指定场所进行医学观察
   D. 停工、停业、停课　E. 实施交通检疫
10. 对已经发生甲类传染病病例的场所，所在地的县级以上地方人民政府可以
   A. 采取强制隔离措施　B. 实施消毒和无害化处理　C. 采取必要的预防措施
   D. 予以隔离治疗　E. 在指定场所进行医学观察
11. 《中华人民共和国传染病防治法》规定，国家建立传染病疫情
   A. 预防接种制度　B. 全民预防措施　C. 信息公布制度
   D. 菌种运输管理制度　E. 鉴定制度
12. 《中华人民共和国传染病防治法》的立法目的是为了预防、控制和消除传染病的发生与流行

A. 保证社会发展　　B. 保障人体健康　　C. 保证正常的社会秩序
D. 保障人体健康和公共卫生　　E. 保障公共卫生秩序

【参考答案】

1. D　2. A　3. A　4. B　5. A　6. E　7. D　8. E　9. D　10. B　11. C　12. D

第六单元 《突发公共卫生事件应急条例》

细目一 概述

【考点突破攻略】

要点一 突发公共卫生事件的概念

本条例所称突发公共卫生事件（以下简称突发事件），是指突然发生，造成或者可能造成社会公众健康严重损害的重大传染病疫情、群体性不明原因疾病、重大食物和职业中毒以及其他严重影响公众健康的事件。

要点二 突发公共卫生事件应急工作的方针及原则

突发事件应急工作，应当遵循预防为主、常备不懈的方针，贯彻统一领导、分级负责、反应及时、措施果断、依靠科学、加强合作的原则。

［常考考点］突发公共卫生事件应急工作方针与原则。

细目二 突发公共卫生事件的预防与应急准备

【考点突破攻略】

要点一 突发公共卫生事件应急预案制定与预案的主要内容

1. 突发事件应急预案的制定：国务院卫生行政主管部门按照分类指导、快速反应的要求，制定全国突发事件应急预案，报请国务院批准。

省、自治区、直辖市人民政府根据全国突发事件应急预案，结合本地实际情况，制定本行政区域的突发事件应急预案。

2. 全国突发事件应急预案应包括的主要内容：

（1）突发事件应急处理指挥部的组成和相关部门的职责；

（2）突发事件的监测与预警；

（3）突发事件信息的收集、分析、报告、通报制度；

（4）突发事件应急处理技术和监测机构及其任务；

（5）突发事件的分级和应急处理工作方案；

（6）突发事件预防、现场控制，应急设施、设备、救治药品和医疗器械以及其他物资和技术的储备与调度；

（7）突发事件应急处理专业队伍的建设和培训。

要点二 突发公共卫生事件预防控制体系

1. 国家建立统一的突发事件预防控制体系。

2. 县级以上人民政府建立和完善突发事件监测与预警系统。

3. 县级以上人民政府卫生行政主管部门指定机构负责开展突发事件的日常监测。

4. 县级以上地方人民政府卫生行政主管部门，应当定期对医疗卫生机构和人员开展突发事件应急处理相关知识、技能的培训，定期组织医疗卫生机构进行突发事件应急演练，推广最新知识和先进技术。

[常考考点]突发公共卫生事件的日常监测工作由县级以上人民政府卫生行政主管部门指定机构负责。

细目三 突发公共卫生事件的报告与信息发布

【考点突破攻略】

要点一 突发公共卫生事件应急报告制度与报告情形

1. 国家建立突发事件应急报告制度 国务院卫生行政主管部门制定突发事件应急报告规范，建立重大、紧急疫情信息报告系统。

2. 突发事件的报告情形和报告时限要求 突发事件监测机构、医疗卫生机构和有关单位发现有下列情形之一的，应当在2小时内向所在地县级人民政府卫生行政主管部门报告。接到报告的卫生行政主管部门应当在2小时内向本级人民政府报告，并同时向上级人民政府卫生行政主管部门和国务院卫生行政主管部门报告。县级人民政府应当在接到报告后2小时内向设区的市级人民政府或者上一级人民政府报告。设区的市级人民政府应当在接到报告后2小时内向省、自治区、直辖市人民政府报告。省、自治区、直辖市人民政府应当在接到报告1小时内，向国务院卫生行政主管部门报告：

（1）发生或者可能发生传染病暴发、流行的；

（2）发生或者发现不明原因的群体性疾病的；

（3）发生传染病菌种、毒种丢失的；

（4）发生或者可能发生重大食物和职业中毒事件的。

国务院卫生行政主管部门对可能造成重大社会影响的突发事件，应当立即向国务院报告。

任何单位和个人对突发事件不得隐瞒、缓报、谎报或者授意他人隐瞒、缓报、谎报。

[常考考点]突发公共卫生事件的报告情形和报告时限要求。

要点二 突发公共卫生事件的信息发布

国家建立突发事件的信息发布制度。国务院卫生行政主管部门负责向社会发布突发事件的信息。必要时，可以授权省、自治区、直辖市人民政府卫生行政主管部门向社会发布本行政区域内突发事件的信息。

信息发布应当及时、准确、全面。

细目四 突发公共卫生事件的应急处理

【考点突破攻略】

要点一 应急预案的启动

突发事件发生后，卫生行政主管部门应当组织专家对突发事件进行综合评估，初步判断突发事件的类型，提出是否启动突发事件应急预案的建议。在全国范围内或者跨省、自治区、直辖市范围内启动全国突发事件应急预案，由国务院卫生行政主管部门报国务院批准后实施。省、自治区、直辖市启动突发事件应急预案，由省、自治区、直辖市人民政府决定，并向国务院报告。

要点二 应急预案的实施

1. 医疗卫生机构、监测机构和科学研究机构，应当服从突发事件应急处理指挥部的统一指挥，相互配合、协作，集中力量开展相关的科学研究工作。

2. 根据突发事件应急处理的需要，突发事件应急处理指挥部有权紧急调集人员、储备的物资、交通工具以及相关设施、设备。必要时，对人员进行疏散或者隔离，并可以依法对传染病疫区实行封锁。

3. 参加突发事件应急处理的工作人员，应当按照预案的规定，采取卫生防护措施，并在专业人员的指导下进行工作。

4. 医疗卫生机构应采取的措施。医疗卫生机构应当对因突发事件致病的人员提供医疗救护和现场救援；对就诊病人必须接诊治疗，并书写详细、完整的病历记录；对需要转送的病人，应当按照规定将病人及其病历记录的复印件转送至接诊的或者指定的医疗机构。

医疗卫生机构内应当采取卫生防护措施，防止交叉感染和污染。

医疗卫生机构应当对传染病病人密切接触者采取医学观察措施。

医疗机构收治传染病病人、疑似传染病病人，应当依法报告所在地的疾病预防控制机构。

5. 有关部门、医疗卫生机构应当对传染病做到早发现、早报告、早隔离、早治疗，切断传播途径，防止扩散。

6. 在突发事件中需要接受隔离治疗、医学观察措施的病人、疑似病人和传染病病人密切接触者在卫生行政主管部门或者有关机构采取医学措施时应当予以配合；拒绝配合的，由公安机关依法协助强制执行。

细目五 《突发公共卫生事件应急条例》规定的法律责任

【考点突破攻略】

要点一 医疗机构违反《突发公共卫生事件应急条例》规定应追究的法律责任

医疗卫生机构有下列行为之一的，由卫生行政主管部门责令改正、通报批评、给予警告；情节严重的，吊销医疗机构执业许可证，对主要负责人、负有责任的主管人员和其他直接责任人员依法给予降级或者撤职的纪律处分；造成传染病传播、流行或者对社会公众健康造成其他严重危害后果，构成犯罪的，依法追究刑事责任：

1. 未依照本条例的规定履行报告职责，隐瞒、缓报或者谎报的；
2. 未依照本条例的规定及时采取控制措施的；
3. 未依照本条例的规定履行突发事件监测职责的；
4. 拒绝接诊病人的；
5. 拒不服从突发事件应急处理指挥部调度的。

要点二 在突发事件处理工作中有关单位和个人未履行职责应承担的法律责任

在突发事件应急处理工作中，有关单位和个人未依照本条例的规定履行报告职责，隐瞒、缓报或者谎报，阻碍突发事件应急处理工作人员执行职务，拒绝国务院卫生行政主管部门或者其他有关部门指定的专业技术机构进入突发事件现场，或者不配合调查、采样、技术分析和检验的，对有关责任人员依法给予行政处分或者纪律处分；触犯《中华人民共和国治安管理处罚条例》构成违反治安管理行为的，由公安机关依法予以处罚；构成犯罪的，依法追究刑事责任。

要点三 在突发事件发生期间扰乱公共秩序应追究的法律责任

在突发事件发生期间，散布谣言、哄抬物价、欺骗消费者，扰乱社会秩序、市场秩序的，由公安机关或者工商行政管理部门依法给予行政处罚；构成犯罪的，依法追究刑事责任。

【例题实战模拟】

A1 型题

1. 下列属于《突发公共卫生事件应急条例》规定的突发事件工作应遵循的方针的是
   A. 完善并建立监测与预警手段　B. 预防为主，常备不懈　C. 积极预防，认真报告
   D. 及时调查，认真处理　E. 监测分析，综合评价
2. 突发公共卫生事件的工作原则，不包括
   A. 统一领导　B. 分级负责　C. 措施果断　D. 依靠科学　E. 加强分工
3. 全国突发事件应急预案内容，不包括
   A. 突发事件的监测与预警
   B. 突发事件信息的收集、分析、报告、通报制度
   C. 突发事件的分级和应急处理工作方案
   D. 突发事件应急处理指挥部的组成和相关部门的职责
   E. 突发事件的持续时间
4. 承担突发公共卫生事件日常监测工作的机关或机构是

A. 国务院卫生行政部门　　B. 省、自治区、直辖市人民政府
C. 省、自治区、直辖市人民政府卫生行政部门　　D. 县级人民政府
E. 县级以上人民政府卫生行政部门指定的机构

5. 对流动人口中的传染性非典型肺炎病人、疑似病人处理的原则是
A. 就地控制、就地治疗、就地康复　　B. 就地隔离、就地治疗、就地康复
C. 就地控制、就地观察、就地治疗　　D. 就地隔离、就地观察、就地治疗
E. 就地观察、就地治疗、就地康复

【参考答案】

1. B　2. E　3. E　4. E　5. D

第七单元 《医疗纠纷预防和处理条例》

细目一　概述

【考点突破攻略】

要点一　医疗纠纷的概念

本条例所称医疗纠纷，是指医患双方因诊疗活动引发的争议。

要点二　医疗纠纷的处理原则

处理医疗纠纷，应当遵循公平、公正、及时的原则，实事求是，依法处理。

[常考考点] 医疗纠纷的处理原则是公平、公正、及时。

要点三　医疗纠纷的合作共治中的部门责任

县级以上人民政府应当加强对医疗纠纷预防和处理工作的领导、协调，将其纳入社会治安综合治理体系，建立部门分工协作机制，督促部门依法履行职责。

卫生主管部门负责指导、监督医疗机构做好医疗纠纷的预防和处理工作，引导医患双方依法解决医疗纠纷。

司法行政部门负责指导医疗纠纷人民调解工作。

公安机关依法维护医疗机构治安秩序，查处、打击侵害患者和医务人员合法权益以及扰乱医疗秩序等违法犯罪行为。

财政、民政、保险监督管理等部门和机构按照各自职责做好医疗纠纷预防和处理的有关工作。

[常考考点] 医疗纠纷的处理原则及各部门的责任。

细目二　医疗纠纷的预防

【考点突破攻略】

要点一　预防医疗纠纷的原则

国家建立医疗质量安全管理体系，深化医药卫生体制改革，规范诊疗活动，改善医疗服务，提高医疗质量，预防、减少医疗纠纷。在诊疗活动中，医患双方应当互相尊重，维护自身权益，应当遵守有关法律、法规的规定。

医疗机构及其医务人员在诊疗活动中应当以患者为中心，加强人文关怀，严格遵守医疗卫生法律、法规、规章和诊疗相关规范、常规，恪守职业道德。

要点二　医疗机构的职责

医疗机构应当对其医务人员进行医疗卫生法律、法规、规章和诊疗相关规范、常规的培训，并加强职业道德教育。

医疗机构应当加强医疗风险管理，完善医疗风险的识别、评估和防控措施，定期检查措施落实情况，及时消除隐患。

医疗机构应当制定并实施医疗质量安全管理制度，设置医疗服务质量监控部门或者配备专（兼）职人员，加强对诊断、治疗、护理、药事、检查等工作的规范化管理，优化服务流程，提高服务水平。

医疗机构应当按照国务院卫生主管部门制定的医疗技术临床应用管理规定，开展与其技术能力相适应的医疗技术服务，保障临床应用安全，降低医疗风险；采用医疗新技术的，应当开展技术评估和伦理审查，确保安全有效、符合伦理。开展手术、特殊检查、特殊治疗等具有较高医疗风险的诊疗活动，医疗机构应当提前预备应对方案，主动防范突发风险。

医疗机构应当依照有关法律、法规的规定，严格执行药品、医疗器械、消毒药剂、血液等的进货查验、保管等制度。禁止使用无合格证明文件、过期等不合格的药品、医疗器械、消毒药剂、血液等。

医疗机构应当建立健全医患沟通机制，对患者在诊疗过程中提出的咨询、意见和建议，应当耐心解释、说明，并按照规定进行处理；对患者就诊疗行为提出的疑问，应当及时予以核实、自查，并指定有关人员与患者或者其近亲属沟通，如实说明情况。

医疗机构应当建立健全投诉接待制度，设置统一的投诉管理部门或者配备专（兼）职人员，在医疗机构显著位置公布医疗纠纷解决途径、程序和联系方式等，方便患者投诉或者咨询。

［常考考点］医疗结构的职责。

要点三　医务人员的责任

医务人员在诊疗活动中应当向患者说明病情和医疗措施。需要实施手术，或者开展临床试验等存在一定危险性、可能产生不良后果的特殊检查、特殊治疗的，医务人员应当及时向患者说明医疗风险、替代医疗方案等情况，并取得其书面同意；在患者处于昏迷等无法自主作出决定的状态或者病情不宜向患者说明等情形下，应当向患者的近亲属说明，并取得其书面同意。紧急情况下不能取得患者或者其近亲属意见的，经医疗机构负责人或者授权的负责人批准，可以立即实施相应的医疗措施。

医疗机构及其医务人员应当按照国务院卫生主管部门的规定，填写并妥善保管病历资料。因紧急抢救未能及时填写病历的，医务人员应当在抢救结束后 6 小时内据实补记，并加以注明。任何单位和个人不得篡改、伪造、隐匿、毁灭或者抢夺病历资料。

［常考考点］医务人员的职责。

要点四　患者的权利与义务

患者有权查阅、复制其门诊病历、住院志、体温单、医嘱单、化验单（检验报告）、医学影像检查资料、特殊检查同意书、手术同意书、手术及麻醉记录、病理资料、护理记录、医疗费用以及国务院卫生主管部门规定的其他属于病历的全部资料。

患者要求复制病历资料的，医疗机构应当提供复制服务，并在复制的病历资料上加盖证明印记。复制病历资料时，应当有患者或者其近亲属在场。医疗机构应患者的要求为其复制病历资料，可以收取工本费，收费标准应当公开。

患者死亡的，其近亲属可以依照规定，查阅、复制病历资料。

患者应当遵守医疗秩序和医疗机构有关就诊、治疗、检查的规定，如实提供与病情有关的信息，配合医务人员开展诊疗活动。

细目三　医疗纠纷的处理

【考点突破攻略】

要点一　医疗纠纷的处理途径

发生医疗纠纷，医患双方可以通过下列途径解决：

1. 双方自愿协商；

2. 申请人民调解；
3. 申请行政调解；
4. 向人民法院提起诉讼；
5. 法律、法规规定的其他途径。

［常考考点］医疗纠纷的处理途径。

要点二　医疗纠纷中患者的权利

发生医疗纠纷，医疗机构应当告知患者或者其近亲属下列事项：
1. 解决医疗纠纷的合法途径；
2. 有关病历资料、现场实物封存和启封的规定；
3. 有关病历资料查阅、复制的规定；

患者死亡的，还应当告知其近亲属有关尸检的规定。

要点三　病历资料、现场实物等的封存与处理

发生医疗纠纷需要封存、启封病历资料的，应当在医患双方在场的情况下进行。封存的病历资料可以是原件，也可以是复制件，由医疗机构保管。病历尚未完成需要封存的，对已完成病历先行封存；病历按照规定完成后，再对后续完成部分进行封存。医疗机构应当对封存的病历开列封存清单，由医患双方签字或者盖章，各执一份。病历资料封存后医疗纠纷已经解决，或者患者在病历资料封存满 3 年未再提出解决医疗纠纷要求的，医疗机构可以自行启封。

疑似输液、输血、注射、用药等引起不良后果的，医患双方应当共同对现场实物进行封存、启封，封存的现场实物由医疗机构保管。需要检验的，应当由双方共同委托依法具有检验资格的检验机构进行检验；双方无法共同委托的，由医疗机构所在地县级人民政府卫生主管部门指定。疑似输血引起不良后果，需要对血液进行封存保留的，医疗机构应当通知提供该血液的血站派员到场。现场实物封存后医疗纠纷已经解决，或者患者在现场实物封存满 3 年未再提出解决医疗纠纷要求的，医疗机构可以自行启封。

患者死亡，医患双方对死因有异议的，应当在患者死亡后 48 小时内进行尸检；具备尸体冻存条件的，可以延长至 7 日。尸检应当经死者近亲属同意并签字，拒绝签字的，视为死者近亲属不同意进行尸检。不同意或者拖延尸检，超过规定时间，影响对死因判定的，由不同意或者拖延的一方承担责任。尸检应当由按照国家有关规定取得相应资格的机构和专业技术人员进行。医患双方可以委派代表观察尸检过程。

［常考考点］病历资料、现场实物等的封存、处理及时限要求。

要点四　医疗纠纷的人民调解

申请医疗纠纷人民调解的，由医患双方共同向医疗纠纷人民调解委员会提出申请；一方申请调解的，医疗纠纷人民调解委员会在征得另一方同意后进行调解。申请人可以以书面或者口头形式申请调解。书面申请的，申请书应当载明申请人的基本情况、申请调解的争议事项和理由等；口头申请的，医疗纠纷人民调解员应当当场记录申请人的基本情况、申请调解的争议事项和理由等，并经申请人签字确认。

医疗纠纷人民调解委员会获悉医疗机构内发生重大医疗纠纷，可以主动开展工作，引导医患双方申请调解。医疗纠纷人民调解委员会调解医疗纠纷，不得收取费用。

当事人已经向人民法院提起诉讼并且已被受理，或者已经申请卫生主管部门调解并且已被受理的，医疗纠纷人民调解委员会不予受理；已经受理的，终止调解。

医疗纠纷人民调解委员会应当自受理之日起 30 个工作日内完成调解。需要鉴定的，鉴定时间不计入调解期限。因特殊情况需要延长调解期限的，医疗纠纷人民调解委员会和医患双方可以约定延长调解期限。超过调解期限未达成调解协议的，视为调解不成。

医患双方经人民调解达成一致的，医疗纠纷人民调解委员会应当制作调解协议书。调解协议书经医患双方签字或者盖章，人民调解员签字并加盖医疗纠纷人民调解委员会印章后生效。达成调解协议的，医疗纠纷人民调解委员会应当告知医患双方可以依法向人民法院申请司法确认。

要点五 医疗损害鉴定

医疗纠纷人民调解委员会、卫生主管部门调解医疗纠纷，需要进行医疗损害鉴定以明确责任的，由医患双方共同委托医学会或者司法鉴定机构进行鉴定，也可以经医患双方同意，由医疗纠纷人民调解委员会、卫生主管部门委托鉴定。

医学会或者司法鉴定机构接受委托从事医疗损害鉴定，应当由鉴定事项所涉专业的临床医学、法医学等专业人员进行鉴定；医学会或者司法鉴定机构没有相关专业人员的，应当从规定的医疗损害鉴定专家库中抽取相关专业专家进行鉴定。

医疗损害鉴定专家库由设区的市级以上人民政府卫生、司法行政部门共同设立。专家库应当包含医学、法学、法医学等领域的专家。

鉴定费预先向医患双方收取，最终按照责任比例承担。

医学会或者司法鉴定机构开展医疗损害鉴定，应当执行规定的标准和程序，尊重科学，恪守职业道德，对出具的医疗损害鉴定意见负责，不得出具虚假鉴定意见。

要点六 医疗纠纷的行政调解

医患双方申请医疗纠纷行政调解的，应当参照人民调解的规定向医疗纠纷发生地县级人民政府卫生主管部门提出申请。

卫生主管部门应当自收到申请之日起 5 个工作日内作出是否受理的决定。当事人已经向人民法院提起诉讼并且已被受理的，或者已经申请医疗纠纷人民调解委员会调解并且已被受理的，卫生主管部门不予受理；已经受理的，终止调解。

卫生主管部门应当自受理之日起 30 个工作日内完成调解。需要鉴定的，鉴定时间不计入调解期限。超过调解期限未达成调解协议的，视为调解不成。

医患双方经卫生主管部门调解达成一致的，应当签署调解协议书。

细目四 法律责任

【考点突破攻略】

要点一 医疗机构的法律责任

医疗机构篡改、伪造、隐匿、毁灭病历资料的，对直接负责的主管人员和其他直接责任人员，由县级以上人民政府卫生主管部门给予或者责令给予降低岗位等级或者撤职的处分，对有关医务人员责令暂停 6 个月以上 1 年以下执业活动；造成严重后果的，对直接负责的主管人员和其他直接责任人员给予或者责令给予开除的处分，对有关医务人员由原发证部门吊销执业证书；构成犯罪的，依法追究刑事责任。

医疗机构及其医务人员有下列情形之一的，由县级以上人民政府卫生主管部门责令改正，给予警告，并处 1 万元以上 5 万元以下罚款；情节严重的，对直接负责的主管人员和其他直接责任人员给予或者责令给予降低岗位等级或者撤职的处分，对有关医务人员可以责令暂停 1 个月以上 6 个月以下执业活动；构成犯罪的，依法追究刑事责任：

1. 未按规定制定和实施医疗质量安全管理制度；
2. 未按规定告知患者病情、医疗措施、医疗风险、替代医疗方案等；
3. 开展具有较高医疗风险的诊疗活动，未提前预备应对方案防范突发风险；
4. 未按规定填写、保管病历资料，或者未按规定补记抢救病历；
5. 拒绝为患者提供查阅、复制病历资料服务；
6. 未建立投诉接待制度、设置统一投诉管理部门或者配备专（兼）职人员；
7. 未按规定封存、保管、启封病历资料和现场实物；
8. 未按规定向卫生主管部门报告重大医疗纠纷；
9. 其他未履行本条例规定义务的情形。

［常考考点］医疗机构的法律责任。

要点二　医务人员的法律责任

参见“要点一医疗机构的法律责任”。

要点三　鉴定机构、尸检机构的法律责任

医学会、司法鉴定机构出具虚假医疗损害鉴定意见的，由县级以上人民政府卫生、司法行政部门依据职责没收违法所得，并处5万元以上10万元以下罚款，对该医学会、司法鉴定机构和有关鉴定人员责令暂停3个月以上1年以下医疗损害鉴定业务，对直接负责的主管人员和其他直接责任人员给予或者责令给予降低岗位等级或者撤职的处分；情节严重的，该医学会、司法鉴定机构和有关鉴定人员5年内不得从事医疗损害鉴定业务或者撤销登记，对直接负责的主管人员和其他直接责任人员给予或者责令给予开除的处分；构成犯罪的，依法追究刑事责任。

尸检机构出具虚假尸检报告的，由县级以上人民政府卫生、司法行政部门依据职责没收违法所得，并处5万元以上10万元以下罚款，对该尸检机构和有关尸检专业技术人员责令暂停3个月以上1年以下尸检业务，对直接负责的主管人员和其他直接责任人员给予或者责令给予降低岗位等级或者撤职的处分；情节严重的，撤销该尸检机构和有关尸检专业技术人员的尸检资格，对直接负责的主管人员和其他直接责任人员给予或者责令给予开除的处分；构成犯罪的，依法追究刑事责任。

［常考考点］鉴定机构、尸检机构的法律责任。

要点四　医疗纠纷人民调解员的法律责任

医疗纠纷人民调解员有下列行为之一的，由医疗纠纷人民调解委员会给予批评教育、责令改正；情节严重的，依法予以解聘：

1. 偏袒一方当事人；
2. 侮辱当事人；
3. 索取、收受财物或者牟取其他不正当利益；
4. 泄露医患双方个人隐私等事项。

要点五　卫生行政机关及人员的法律责任

县级以上人民政府卫生主管部门和其他有关部门及其工作人员在医疗纠纷预防和处理工作中，不履行职责或者滥用职权、玩忽职守、徇私舞弊的，由上级人民政府卫生等有关部门或者监察机关责令改正；依法对直接负责的主管人员和其他直接责任人员给予处分；构成犯罪的，依法追究刑事责任。

【例题实战模拟】

A1 型题

1. 医疗纠纷的处理原则是
   A. 公开、公平、公正　B. 公平、公正、及时　C. 公开、公正、及时
   D. 公开、公平、及时　E. 公平、公开、按时
2. 在医疗纠纷处理中，县级以上人民政府的责任是
   A. 领导、协调　B. 指导、监督　C. 指导纠纷调解
   D. 依法维护医疗机构治安秩序　E. 打击违法犯罪行为
3. 下列有关医疗机构职责的叙述，错误的是
   A. 应当对其医务人员加强职业道德教育
   B. 加强医疗风险管理，完善医疗风险的识别、评估和防控措施
   C. 应当制定并实施医疗质量安全管理制度
   D. 严格执行药品、医疗器械、消毒药剂、血液等的进货查验、保管等制度
   E. 对于投诉的处理，无需设置统一的投诉管理部门
4. 下列不属于医疗纠纷处理途径的是
   A. 双方自愿协商　B. 申请人民调解　C. 通过哭闹等手段对院方施压

D. 申请行政调解　　E. 向人民法院提起诉讼

5. 患者死亡，医患双方对死因有异议的，进行尸检的时间是

A. 应当在患者死亡后 48 小时内　　B. 应当在患者死亡后 72 小时内

C. 应当在患者死亡后 2 天内　　D. 应当在患者死亡后 3 天内

E. 应当在患者死亡后 7 天内

6. 下列除哪项外，均是医学会、司法鉴定机构出具虚假医疗损害鉴定意见应负的法律责任

A. 没收违法所得

B. 处 5 万元以上 10 万元以下罚款

C. 责令暂停 3 个月以上 1 年以下医疗损害鉴定业务

D. 对直接负责的主管人员和其他直接责任人员给予或者责令给予降低岗位等级或者撤职的处分

E. 该医学会、司法鉴定机构和有关鉴定人员 3 年内不得从事医疗损害鉴定业务或者撤销登记

【参考答案】

1. B　2. A　3. E　4. C　5. A　6. E

第八单元　《中华人民共和国中医药法》

细目一　概述

【考点突破攻略】

要点一　《中医药法》制定目的、适用范围

1. 制定目的　继承和弘扬中医药，保障和促进中医药事业发展，保护人民健康。

2. 适用范围　适用的对象范围：本法所称中医药，是包括汉族和少数民族医药在内的我国各民族医药的统称，是反映中华民族对生命、健康和疾病的认识，具有悠久历史传统和独特理论及技术方法的医药学体系。适用的时间范围：自2017 年 7 月 1 日起施行。

要点二　发展中医药事业的原则、方针

中医药事业是我国医药卫生事业的重要组成部分。国家大力发展中医药事业，实行中西医并重的方针，建立符合中医药特点的管理制度，充分发挥中医药在我国医药卫生事业中的作用。

特别强调发展中医药事业应当遵循中医药发展规律，坚持继承和创新相结合，保持和发挥中医药特色和优势，运用现代科学技术，促进中医药理论和实践的发展。鼓励中医、西医相互学习，相互补充，协调发展，发挥各自优势，促进中西医结合。

［常考考点］发展中医药事业的方针是中西医并重。

细目二　中医药服务

【考点突破攻略】

要点一　中医药服务体系和能力建设

县级以上人民政府应当将中医医疗机构建设纳入医疗机构设置规划，举办规模适宜的中医医疗机构，扶持有中医药特色和优势的医疗机构发展。合并、撤销政府举办的中医医疗机构或者改变其中医医疗性质，应当征求上一级人民政府中医药主管部门的意见。

政府举办的综合医院、妇幼保健机构和有条件的专科医院、社区卫生服务中心、乡镇卫生院，应当设置中医药科室。

县级以上人民政府应当采取措施，增强社区卫生服务站和村卫生室提供中医药服务的能力。

国家支持社会力量举办中医医疗机构。社会力量举办的中医医疗机构在准入、执业、基本医疗保险、科研教学、医务人员职称评定等方面享有与政府举办的中医医疗机构同等的权利。

要点二　中医诊所、中医医师的准入管理制度

举办中医医疗机构应当按照国家有关医疗机构管理的规定办理审批手续，并遵守医疗机构管理的有关规定。

举办中医诊所的，将诊所的名称、地址、诊疗范围、人员配备情况等报所在地县级人民政府中医药主管部门备案后即可开展执业活动。中医诊所应当将本诊所的诊疗范围、中医医师的姓名及其执业范围在诊所的明显位置公示，不得超出备案范围开展医疗活动。

从事中医医疗活动的人员应当依照《中华人民共和国执业医师法》的规定，通过中医医师资格考试取得中医医师资格，并进行执业注册。中医医师资格考试的内容应当体现中医药特点。

以师承方式学习中医或者经多年实践，医术确有专长的人员，由至少两名中医医师推荐，经省、自治区、直辖市人民政府中医药主管部门组织实践技能和效果考核合格后，即可取得中医医师资格，按照考核内容进行执业注册后，即可在注册的执业范围内，以个人开业的方式或者在医疗机构内从事中医医疗活动。国务院中医药主管部门应当根据中医药技术方法的安全风险拟订本款规定人员的分类考核办法，报国务院卫生行政部门审核、发布。

[常考考点] 中医诊所、中医医师的准入管理制度。

要点三　保持中医药服务的特色

开展中医药服务，应当以中医药理论为指导，运用中医药技术方法，并符合国务院中医药主管部门制定的中医药服务基本要求。

中医医疗机构配备医务人员应当以中医药专业技术人员为主，主要提供中医药服务。经考试取得医师资格的中医医师按照国家有关规定．经培训、考核合格后，可以在执业活动中采用与其专业相关的现代科学技术方法。在医疗活动中采用现代科学技术方法的，应当有利于保持和发挥中医药特色和优势。

社区卫生服务中心、乡镇卫生院、社区卫生服务站以及有条件的村卫生室应当合理配备中医药专业技术人员，并运用和推广适宜的中医药技术方法。

要点四　中医药服务的政策支持、保障

县级以上人民政府应当发展中医药预防、保健服务，并按照国家有关规定将其纳入基本公共卫生服务项目统筹实施。

县级以上人民政府应当发挥中医药在突发公共卫生事件应急工作中的作用，加强中医药应急物资、设备、设施、技术与人才资源储备。

医疗卫生机构应当在疾病预防与控制中积极运用中医药理论和技术方法。

要点五　中医医疗广告管理

医疗机构发布中医医疗广告，应当经所在地省、自治区、直辖市人民政府中医药主管部门审查批准；未经审查批准，不得发布。发布的中医医疗广告内容应当与经审查批准的内容相符合，并符合《中华人民共和国广告法》的有关规定。

要点六　中医药服务的监督

县级以上人民政府中医药主管部门应当加强对中医药服务的监督检查，并将下列事项作为监督检查的重点：

1. 中医医疗机构、中医医师是否超出规定的范围开展医疗活动；
2. 开展中医药服务是否符合国务院中医药主管部门制定的中医药服务基本要求；
3. 中医医疗广告发布行为是否符合本法的规定。

中医药主管部门依法开展监督检查，有关单位和个人应当予以配合，不得拒绝或者阻挠．。

细目三　中药保护与发展

【考点突破攻略】

要点一　中药材质量管理制度

国家制定中药材种植养殖、采集、贮存和初加工的技术规范、标准，加强对中药材生产流通全过程的质量监督管理，保障中药材质量安全。

国家鼓励发展中药材规范化种植养殖，严格管理农药、肥料等农业投入品的使用，禁止在中药材种植过程中使用剧毒、高毒农药，支持中药材良种繁育，提高中药材质量。

国家建立道地中药材评价体系，支持道地中药材品种选育，扶持道地中药材生产基地建设，加强道地中药材生产基地生态环境保护，鼓励采取地理标志产品保护等措施保护道地中药材。

国务院药品监督管理部门应当组织并加强对中药材质量的监测，定期向社会公布监测结果。国务院有关部门应当协助做好中药材质量监测有关工作。

采集、贮存中药材以及对中药材进行初加工，应当符合国家有关技术规范、标准和管理规定。

国家鼓励发展中药材现代流通体系，提高中药材包装、仓储等技术水平，建立中药材流通追溯体系。药品生产企业购进中药材应当建立进货查验记录制度。中药材经营者应当建立进货查验和购销记录制度，并标明中药材产地。

要点二　中药饮片管理制度

国家保护中药饮片传统炮制技术和工艺，支持应用传统工艺炮制中药饮片，鼓励运用现代科学技术开展中药饮片炮制技术研究。

对市场上没有供应的中药饮片，医疗机构可以根据本医疗机构医师处方的需要，在本医疗机构内炮制、使用。医疗机构应当遵守中药饮片炮制的有关规定，对其炮制的中药饮片的质量负责，保证药品安全。医疗机构炮制中药饮片，应当向所在地设区的市级人民政府药品监督管理部门备案。

根据临床用药需要，医疗机构可以凭本医疗机构医师的处方对中药饮片进行再加工。

要点三　促进中药制剂发展管理制度

生产符合国家规定条件的来源于古代经典名方的中药复方制剂，在申请药品批准文号时，可以仅提供非临床安全性研究资料。具体管理办法由国务院药品监督管理部门会同中医药主管部门制定。古代经典名方，是指至今仍广泛应用、疗效确切、具有明显特色与优势的古代中医典籍所记载的方剂。具体目录由国务院中医药主管部门会同药品监督管理部门制定。

国家鼓励医疗机构根据本医疗机构临床用药需要配制和使用中药制剂，支持应用传统工艺配制中药制剂，支持以中药制剂为基础研制中药新药。

医疗机构配制中药制剂，应当依照《中华人民共和国药品管理法》的规定取得医疗机构制剂许可证，或者委托取得药品生产许可证的药品生产企业、取得医疗机构制剂许可证的其他医疗机构配制中药制剂。委托配制中药制剂，应当向委托方所在地省、自治区、直辖市人民政府药品监督管理部门备案。医疗机构对其配制的中药制剂的质量负责；委托配制中药制剂的，委托方和受托方对所配制的中药制剂的质量分别承担相应责任。

医疗机构配制的中药制剂品种，应当依法取得制剂批准文号。但是，仅应用传统工艺配制的中药制剂品种，向医疗机构所在地省、自治区、直辖市人民政府药品监督管理部门备案后即可配制，不需要取得制剂批准文号。

细目四　中医药人才培养与科学研究、中医药传承与文化传播

【考点突破攻略】

要点一　完善学历教育

国家完善中医药学校教育体系，支持专门实施中医药教育的高等学校、中等职业学校和其他教育机构的发展。中医

药学校教育的培养目标、修业年限、教学形式、教学内容、教学评价及学术水平评价标准等，应当体现中医药学科特色，符合中医药学科发展规律。

要点二 增强人才培养的针对性

中医药教育应当遵循中医药人才成长规律，以中医药内容为主，体现中医药文化特色，注重中医药经典理论和中医药临床实践、现代教育方式和传统教育方式相结合。

要点三 鼓励中医药师承教育

国家发展中医药师承教育，支持有丰富临床经验和技术专长的中医医师、中药专业技术人员在执业、业务活动中带徒授业，传授中医药理论和技术方法，培养中医药专业技术人员。

要点四 鼓励中医药科学研究

国家鼓励科研机构、高等学校、医疗机构和药品生产企业等，运用现代科学技术和传统中医药研究方法，开展中医药科学研究，加强中西医结合研究，促进中医药理论和技术方法的继承和创新。

国家采取措施支持对中医药古籍文献、著名中医药专家的学术思想和诊疗经验以及民间中医药技术方法的整理、研究和利用。国家鼓励组织和个人捐献有科学研究和临床应用价值的中医药文献、秘方、验方、诊疗方法和技术。

国家采取措施，加强对中医药基础理论和辨证论治方法，常见病、多发病、慢性病和重大疑难疾病、重大传染病的中医药防治，以及其他对中医药理论和实践发展有重大促进作用的项目的科学研究。

要点五 中医药传承

对具有重要学术价值的中医药理论和技术方法，省级以上人民政府中医药主管部门应当组织遴选本行政区域内的中医药学术传承项目和传承人，并为传承活动提供必要的条件。传承人应当开展传承活动，培养后继人才，收集整理并妥善保存相关的学术资料。属于非物质文化遗产代表性项目的，依照《中华人民共和国非物质文化遗产法》的有关规定开展传承活动。

国家建立中医药传统知识保护数据库、保护名录和保护制度。中医药传统知识持有人对其持有的中医药传统知识享有传承使用的权利，对他人获取、利用其持有的中医药传统知识享有知情同意和利益分享等权利。

要点六 中医药文化传播

县级以上人民政府应当加强中医药文化宣传，普及中医药知识，鼓励组织和个人创作中医药文化和科普作品。

开展中医药文化宣传和知识普及活动，应当遵守国家有关规定。任何组织或者个人不得对中医药作虚假、夸大宣传，不得冒用中医药名义牟取不正当利益。

广播、电视、报刊、互联网等媒体开展中医药知识宣传，应当聘请中医药专业技术人员进行。

细目五 保障措施与法律责任

【考点突破攻略】

要点一 中医药事业发展的政策支持与条件保障

县级以上人民政府应当为中医药事业发展提供政策支持和条件保障，将中医药事业发展经费纳入本级财政预算。

县级以上人民政府及其有关部门制定基本医疗保险支付政策、药物政策等医药卫生政策，应当有中医药主管部门参加，注重发挥中医药的优势，支持提供和利用中医药服务。

县级以上人民政府及其有关部门应当按照法定价格管理权限，合理确定中医医疗服务的收费项目和标准，体现中医医疗服务成本和专业技术价值。

县级以上地方人民政府有关部门应当按照国家规定，将符合条件的中医医疗机构纳入基本医疗保险定点医疗机构范围，将符合条件的中医诊疗项目、中药饮片、中成药和医疗机构中药制剂纳入基本医疗保险基金支付范围。

要点二　中医药标准体系

国家加强中医药标准体系建设，根据中医药特点对需要统一的技术要求制定标准并及时修订。中医药国家标准、行业标准由国务院有关部门依据职责制定或者修订，并在其网站上公布，供公众免费查阅。

要点三　中医药行政部门的法律责任

县级以上人民政府中医药主管部门及其他有关部门未履行本法规定的职责的，由本级人民政府或者上级人民政府有关部门责令改正；情节严重的，对直接负责的主管人员和其他直接责任人员，依法给予处分。

要点四　中医医疗机构的法律责任

违反本法规定，中医诊所超出备案范围开展医疗活动的，由所在地县级人民政府中医药主管部门责令改正，没收违法所得，并处一万元以上三万元以下罚款；情节严重的，责令停止执业活动。

中医诊所被责令停止执业活动的，其直接负责的主管人员自处罚决定作出之日起五年内不得在医疗机构内从事管理工作。医疗机构聘用上述不得从事管理工作的人员从事管理工作的，由原发证部门吊销执业许可证或者由原备案部门责令停止执业活动。

要点五　中医医师（考核取得）的法律责任

违反本法规定，经考核取得医师资格的中医医师超出注册的执业范围从事医疗活动的，由县级以上人民政府中医药主管部门责令暂停六个月以上一年以下执业活动，并处一万元以上三万元以下罚款；情节严重的，吊销执业证书。

［常考考点］中医医师的法律责任。

【例题实战模拟】

A1 型题

1. 举办中医诊所，应该报备的主管部门是
   A. 国务院中医药主管部门　　B. 省、自治区、直辖市中医药主管部门
   C. 县级人民政府中医药主管部门　　D. 省政府　　E. 镇政府
2. 下列对中医药制剂的管理规定，说法错误的是
   A. 医疗机构配制的全部中药制剂品种，均应当依法取得制剂批准文号
   B. 委托配制的中药制剂，应当向委托方所在地省、自治区、直辖市人民政府药品监督管理部门备案
   C. 医疗机构配制中药制剂，应当依照《中华人民共和国药品管理法》的规定取得医疗机构制剂许可证
   D. 医疗机构可以委托取得药品生产许可证的药品生产企业配制中药制剂
   E. 医疗机构可以委托取得医疗机构制剂许可证的其他医疗机构配制中药制剂
3. 下列属于中医医师超出注册的执业范围从事医疗活动应负的法律责任的是
   A. 县级以上人民政府中医药主管部门责令暂停三个月以上六个月以下执业活动
   B. 处三万元以上十万元以下罚款
   C. 吊销执业证书
   D. 没收非法所得
   E. 情节最严重，应负刑事责任

【参考答案】

1. C　2. A　3. C

第九单元 《医疗机构从业人员行为规范》

【考点突破攻略】

要点一 总则

第一条 为规范医疗机构从业人员行为，根据医疗卫生有关法律法规、规章制度，结合医疗机构实际，制定本规范。

第二条 本规范适用于各级各类医疗机构内所有从业人员，包括：

(一)管理人员。指在医疗机构及其内设各部门、科室从事计划、组织、协调、控制、决策等管理工作的人员。

(二)医师。指依法取得执业医师资格或执业助理医师资格，经注册在医疗机构从事医疗、预防、保健及临床、科研、教学等工作的人员。

(三)护士。指经执业注册取得护士执业证书，依法在医疗机构从事护理工作的人员。

(四)医技人员。指医疗技术人员，主要包括医疗机构内各种检验检查科室技术人员、口腔技师、康复理疗师、医学物理工程师和医疗器械检验、维护人员等。

(五)药学技术人员。指依法取得药学专业技术职称，在医疗机构从事药学工作的药师及技术人员。

(六)其他人员。指除以上五类人员外，在医疗机构从业的其他人员，主要包括物资、总务、设备、信息、统计、财务、基本建设、后勤等部门工作人员。

第三条 医疗机构从业人员，既要遵守本文件所列基本行为规范，又要遵守与职业相对应的分类行为规范。

[常考考点]《医疗机构从业人员行为规范》适用于管理人员、医师、护士、医技人员、药学技术人员等。

要点二 医疗机构从业人员基本行为规范

第四条 以人为本，践行宗旨。坚持救死扶伤、防病治病的宗旨，以病人为中心，全心全意为人民健康服务。

第五条 遵纪守法，依法执业。自觉遵守国家法律法规，遵守医疗卫生行业规章和纪律，严格执行所在医疗机构各项制度规定。

第六条 尊重患者，关爱生命。遵守医学伦理道德，尊重患者的知情同意权和隐私权，为患者保守医疗秘密，维护患者合法权益；尊重患者被救治的权利，不因种族、宗教、地域、贫富、地位、残疾、疾病等歧视患者。

第七条 优质服务，医患和谐。言语文明，举止端庄，认真践行医疗服务承诺，加强与患者的交流与沟通，自觉维护行业形象。

第八条 廉洁自律，恪守医德。弘扬高尚医德，严格自律，不索取和非法收受患者财物，不利用执业之便谋取不正当利益；不收受医疗器械、药品、试剂等生产、销售企业或人员以各种名义、形式给予的回扣、提成，不参与其提供的各类娱乐活动；不违规参与医疗广告宣传和药品医疗器械促销，不倒卖号源。

第九条 严谨求实，精益求精。热爱学习，钻研业务，努力提高专业素养，抵制学术不端行为。

第十条 爱岗敬业，团结协作。忠诚职业，尽职尽责，正确处理同行同事间关系，互相尊重，互相配合，和谐共事。

第十一条 乐于奉献，热心公益。积极参加上级安排的指令性医疗任务和社会公益性的扶贫、义诊、助残、支农、援外等活动，主动开展公众健康教育。

[常考考点]医疗机构从业人员基本行为规范。

要点三 管理人员行为规范

第十二条 牢固树立科学的发展观和正确的业绩观，坚持医疗机构的社会公益性，加强制度建设和文化建设，与时俱进，创新进取，努力提升医疗质量、保障医疗安全、提高服务水平。

第十三条 认真履行管理职责，努力提高管理能力，依法承担管理责任，不断改进工作作风，切实服务临床一线。

第十四条 坚持依法、科学、民主决策，正确行使权力，遵守决策程序，推进院务公开，自觉接受监督，尊重员工民主权利。

第十五条 遵循公平、公正、公开原则，严格人事招录、评审、聘任制度，不在人事工作中谋取不正当利益。

第十六条 严格落实医疗机构各项内控制度，加强财物管理，合理调配资源，遵守国家采购政策，不违反规定干预和插手药品、医疗器械采购和基本建设等工作。

第十七条 加强医疗质量管理，建立健全医疗风险管理机制。

第十八条 尊重人才，鼓励公平竞争和学术创新，建立完善科学的人员考核、激励、惩戒制度，不从事或包庇学术造假等违规违纪行为。

第十九条 恪尽职守，勤勉高效，严格自律，发挥表率作用。

要点四 医师行为规范

第二十条 遵循医学科学规律，不断更新医学理念和知识，保证医疗技术应用的科学性、合理性。

第二十一条 规范行医，严格遵循临床诊疗规范和技术操作规范，使用适宜诊疗技术和药物，因病施治，合理医疗，不隐瞒、误导或夸大病情，不过度医疗。

第二十二条 认真执行医疗文书制度，规范书写、妥善保存病历材料，不隐匿、伪造或违规涂改、销毁医学文书及有关资料，不违规签署医学证明文件。

第二十三条 按规定履行医疗事故、传染病疫情和涉嫌伤害事件或非正常死亡报告职责。

第二十四条 认真履行医师职责，强化责任安全意识，积极防范和控制医疗责任差错事件。

第二十五条 开展医疗新技术时，保障患者及家属在充分知情条件下对诊疗决策的决定权，不违规进行试验性医疗。

要点五 护士行为规范

第二十六条 提高综合素质，尊重关心爱护患者，为患者提供专业医学照顾，注重沟通，体现人文关怀。

第二十七条 全面履行护理职责，正确执行疾病护理常规和临床护理技术规范，严格落实各项规章制度，为患者提供优质的护理服务。

第二十八条 竭诚协助医生诊治，密切观察患者病情。发现患者病情危急，应立即通知医师；在紧急情况下为抢救垂危患者生命，应及时实施必要的紧急救护。

第二十九条 严格执行医嘱，发现医嘱违反法律、法规、规章或者诊疗技术规范，应及时与医师沟通。

第三十条 按照《病历书写基本规范》要求，及时准确、完整规范书写护理病历，认真管理，不伪造、隐匿或违规涂改、销毁护理病历。

要点六 医技人员行为规范

第三十一条 爱护仪器设备，遵守各类操作规范，发现患者的检查项目不符合医学常规的，应及时与医师沟通。

第三十二条 正确运用医学术语，及时、准确出具检查、检验报告，不谎报数据，不伪造报告。发现检查检验结果达到危急值时，应及时提示医师注意。

第三十三条 指导和帮助患者配合检查，耐心帮助患者查询结果，对接触传染性物质或放射性物质的相关人员，进行告知并给予必要的防护。

第三十四条 合理采集、使用、保护、处置标本，不得违规买卖标本，谋取不正当利益。

要点七 药学技术人员行为规范

第三十五条 严格执行药品管理法律法规，科学指导用药，保障用药合理、安全。

第三十六条 认真履行处方审核调配职责，坚持查对制度，不得对处方所列药品擅自更改或代用。

第三十七条 配合医师做好患者用药使用禁忌、不良反应、注意事项和使用方法的解释说明，详尽解答用药疑问。

第三十八条 严格执行药品采购、验收、保管、供应等各项制度规定，不得私自销售、使用非正常途径采购的药品。

第三十九条 加强药品不良反应监测，自觉执行药品不良反应报告制度。

要点八 其他人员行为规范

第四十条 热爱本职工作，认真履行岗位职责，增强为临床服务的意识，保障医疗机构正常运营。

第四十一条 刻苦学习，钻研技术，熟练掌握本职业务技能，认真执行各项具体工作制度和技术操作常规。

第四十二条 严格执行财务、物资、采购等管理制度，认真做好设备和物资的计划、采购、保管、报废等工作，廉洁奉公，不谋私利。

第四十三条 严格执行医疗废物处理规定，不得随意丢弃、倾倒、堆放、使用、买卖医疗废物。

第四十四条 严格执行信息安全和医疗数据保密制度，不得随意泄露、买卖医学信息。

第四十五条 勤俭节约，爱护公物，保持环境卫生，为患者提供清洁整齐、舒适便捷、秩序良好的就医环境。

要点九　实施与监督

第四十六条 医疗机构行政领导班子负责本规范的贯彻实施。主要责任人要以身作则，模范遵守本规范，同时抓好本单位的贯彻实施。

第四十七条 医疗机构相关职能部门协助行政领导班子抓好本规范的落实，纪检监察纠风部门负责对实施情况进行监督检查。

第四十八条 各级卫生行政部门要加强对辖区内各级各类医疗机构及其从业人员贯彻执行本规范的监督检查。

第四十九条 医疗机构及其从业人员实施和执行本规范的情况，应列入医疗机构校验管理和医务人员年度考核、定期考核和医德考评的重要内容，作为医疗机构等级评审、医务人员职称晋升、评先评优的重要依据。

第五十条 医疗机构从业人员违反本规范的，由所在单位视情节轻重，给予批评教育、通报批评、取消当年评优评职资格或缓聘、解职待聘、解聘。其中需要追究党纪、政纪责任的，由有关纪检监察部门按照党纪政纪案件的调查处理程序办理；需要给予行政处罚的，由有关卫生行政部门依法给予警告、暂停执业或吊销执业证书。涉嫌犯罪的，移送司法机关依法处理。

【例题实战模拟】

A1 型题

1. 根据医疗卫生有关法律法规、规章制度，结合医疗机构实际所制定的规范是
   A. 药品管理规定　B. 实施医师资格考试　C. 进行医师技术考核
   D. 医药卫生体制改革　E. 医疗机构从业人员行为规范
2. 下列不属于医疗机构从业人员行为规范的是
   A. 为病人保守医疗秘密　B. 尊重病人的权利与人格　C. 减少病人的经济负担
   D. 以病人为中心　E. 遵守医学伦理道德
3. 《医疗机构从业人员行为规范》适用于
   A. 管理人员　B. 医师、护士　C. 药学技术人员　D. 医技人员　E. 以上都有
4. 下列不属于医师行为规范要求的是
   A. 遵循医学科学规律　B. 不隐瞒、误导或夸大病情，不过度医疗
   C. 积极防范和控制医疗责任差错　D. 不违规进行试验性医疗
   E. 为满足病人需求签署医学证明文件

【参考答案】

1. E　2. C　3. E　4. E

第十单元 《中华人民共和国基本医疗卫生与健康促进法》

细目一　概述

要点一 《基本医疗卫生与健康促进法》立法目的、适用范围

立法目的：为了发展医疗卫生与健康事业，保障公民享有基本医疗卫生服务，提高公民健康水平，推进健康中国建设。

适用范围：从事医疗卫生、健康促进及其监督管理活动，适用本法。本法自 2020 年 6 月 1 日起施行。

［常考考点］《基本医疗卫生与健康促进法》自 2020 年 6 月 1 日起施行。

要点二　发展医疗卫生与健康事业的原则、方针

医疗卫生与健康事业应当坚持以人民为中心，为人民健康服务。医疗卫生事业应当坚持公益性原则。

国家加强医学基础科学研究，鼓励医学科学技术创新，支持临床医学发展，促进医学科技成果的转化和应用，推进医疗卫生与信息技术融合发展，推广医疗卫生适宜技术，提高医疗卫生服务质量。国家发展医学教育，完善适应医疗卫生事业发展需要的医学教育体系，大力培养医疗卫生人才。

国家大力发展中医药事业，坚持中西医并重、传承与创新相结合，发挥中医药在医疗卫生与健康事业中的独特作用。

国家合理规划和配置医疗卫生资源，以基层为重点，采取多种措施优先支持县级以下医疗卫生机构发展，提高其医疗卫生服务能力。

国家加大对医疗卫生与健康事业的财政投入，通过增加转移支付等方式重点扶持革命老区、民族地区、边疆地区和经济欠发达地区发展医疗卫生与健康事业。

国家鼓励和支持公民、法人和其他组织通过依法举办机构和捐赠、资助等方式，参与医疗卫生与健康事业，满足公民多样化、差异化、个性化健康需求。公民、法人和其他组织捐赠财产用于医疗卫生与健康事业的，依法享受税收优惠。

国家鼓励和支持医疗卫生与健康促进领域的对外交流合作。开展医疗卫生与健康促进对外交流合作活动，应当遵守法律、法规，维护国家主权、安全和社会公共利益。

［常考考点］医疗卫生事业应当坚持公益性原则。

要点三　尊重、保护公民的健康权

国家和社会尊重、保护公民的健康权。

国家实施健康中国战略，普及健康生活，优化健康服务，完善健康保障，建设健康环境，发展健康产业，提升公民全生命周期健康水平。国家建立健康教育制度，保障公民获得健康教育的权利，提高公民的健康素养。

国家建立基本医疗卫生制度，建立健全医疗卫生服务体系，保护和实现公民获得基本医疗卫生服务的权利。

细目二　基本医疗卫生服务

要点一　基本医疗卫生服务的含义和组成

基本医疗卫生服务，是指维护人体健康所必需、与经济社会发展水平相适应、公民可公平获得的，采用适宜药物、适宜技术、适宜设备提供的疾病预防、诊断、治疗、护理和康复等服务。

基本医疗卫生服务包括基本公共卫生服务和基本医疗服务。基本公共卫生服务由国家免费提供。

［常考考点］基本医疗卫生服务包括基本公共卫生服务和基本医疗服务。

要点二　基本公共卫生服务相关管理制度

县级以上人民政府通过举办专业公共卫生机构、基层医疗卫生机构和医院，或者从其他医疗卫生机构购买服务的方式提供基本公共卫生服务。

国家建立健全突发事件卫生应急体系，制定和完善应急预案，组织开展突发事件的医疗救治、卫生学调查处置和心理援助等卫生应急工作，有效控制和消除危害。

国家建立传染病防控制度，制定传染病防治规划并组织实施，加强传染病监测预警，坚持预防为主、防治结合，联防联控，群防群控，源头防控，综合治理，阻断传播途径，保护易感人群，降低传染病的危害。任何组织和个人应当接受、配合医疗卫生机构为预防、控制、消除传染病危害依法采取的调查、检验、采集样本、隔离治疗、医学观察等措施。

国家实行预防接种制度，加强免疫规划工作。居民有依法接种免疫规划疫苗的权利和义务。政府向居民免费提供免疫规划疫苗。

国家建立慢性非传染性疾病防控与管理制度，对慢性非传染性疾病及其致病危险因素开展监测、调查和综合防控干预，及时发现高危人群，为患者和高危人群提供诊疗、早期干预、随访管理和健康教育等服务。

国家加强职业健康保护。县级以上人民政府应当制定职业病防治规划，建立健全职业健康工作机制，加强职业健康

监督管理，提高职业病综合防治能力和水平。用人单位应当控制职业病危害因素，采取工程技术、个体防护和健康管理等综合治理措施，改善工作环境和劳动条件。

国家发展妇幼保健事业，建立健全妇幼健康服务体系，为妇女、儿童提供保健及常见病防治服务，保障妇女、儿童健康。国家采取措施，为公民提供婚前保健、孕产期保健等服务，促进生殖健康，预防出生缺陷。

国家发展老年人保健事业。国务院和省、自治区、直辖市人民政府应当将老年人健康管理和常见病预防等纳入基本公共卫生服务项目。

国家发展残疾预防和残疾人康复事业，完善残疾预防和残疾人康复及其保障体系，采取措施为残疾人提供基本康复服务。县级以上人民政府应当优先开展残疾儿童康复工作，实行康复与教育相结合。

国家建立健全院前急救体系，为急危重症患者提供及时、规范、有效的急救服务。卫生健康主管部门、红十字会等有关部门、组织应当积极开展急救培训，普及急救知识，鼓励医疗卫生人员、经过急救培训的人员积极参与公共场所急救服务。公共场所应当按照规定配备必要的急救设备、设施。急救中心（站）不得以未付费为由拒绝或者拖延为急危重症患者提供急救服务。

国家发展精神卫生事业，建设完善精神卫生服务体系，维护和增进公民心理健康，预防、治疗精神障碍。国家采取措施，加强心理健康服务体系和人才队伍建设，促进心理健康教育、心理评估、心理咨询与心理治疗服务的有效衔接，设立为公众提供公益服务的心理援助热线，加强未成年人、残疾人和老年人等重点人群心理健康服务。

［常考考点］县级以上人民政府提供基本公共卫生服务。

要点三　基本医疗服务相关管理制度

基本医疗服务主要由政府举办的医疗卫生机构提供。鼓励社会力量举办的医疗卫生机构提供基本医疗服务。

国家推进基本医疗服务实行分级诊疗制度，引导非急诊患者首先到基层医疗卫生机构就诊，实行首诊负责制和转诊审核责任制，逐步建立基层首诊、双向转诊、急慢分治、上下联动的机制，并与基本医疗保险制度相衔接。县级以上地方人民政府根据本行政区域医疗卫生需求，整合区域内政府举办的医疗卫生资源，因地制宜建立医疗联合体等协同联动的医疗服务合作机制。鼓励社会力量举办的医疗卫生机构参与医疗服务合作机制。

国家推进基层医疗卫生机构实行家庭医生签约服务，建立家庭医生服务团队，与居民签订协议，根据居民健康状况和医疗需求提供基本医疗卫生服务。

［常考考点］基本医疗服务相关管理制度由政府举办的医疗卫生机构提供。

要点四　公民接受医疗卫生服务时的权利与义务

公民接受医疗卫生服务，对病情、诊疗方案、医疗风险、医疗费用等事项依法享有知情同意的权利。需要实施手术、特殊检查、特殊治疗的，医疗卫生人员应当及时向患者说明医疗风险、替代医疗方案等情况，并取得其同意；不能或者不宜向患者说明的，应当向患者的近亲属说明，并取得其同意。法律另有规定的，依照其规定。开展药物、医疗器械临床试验和其他医学研究应当遵守医学伦理规范，依法通过伦理审查，取得知情同意。

公民接受医疗卫生服务，应当受到尊重。医疗卫生机构、医疗卫生人员应当关心爱护、平等对待患者，尊重患者人格尊严，保护患者隐私。

公民接受医疗卫生服务，应当遵守诊疗制度和医疗卫生服务秩序，尊重医疗卫生人员。

［常考考点］公民接受医疗卫生服务时的权利与义务。

细目三　医疗机构

要点一　医疗卫生服务体系

国家建立健全由基层医疗卫生机构、医院、专业公共卫生机构等组成的城乡全覆盖、功能互补、连续协同的医疗卫生服务体系。

国家加强县级医院、乡镇卫生院、村卫生室、社区卫生服务中心（站）和专业公共卫生机构等的建设，建立健全农村医疗卫生服务网络和城市社区卫生服务网络。

要点二 各类医疗机构提供的主要服务

基层医疗卫生机构主要提供预防、保健、健康教育、疾病管理，为居民建立健康档案，常见病、多发病的诊疗以及部分疾病的康复、护理，接收医院转诊患者，向医院转诊超出自身服务能力的患者等基本医疗卫生服务。

医院主要提供疾病诊治，特别是急危重症和疑难病症的诊疗，突发事件医疗处置和救援以及健康教育等医疗卫生服务，并开展医学教育、医疗卫生人员培训、医学科学研究和对基层医疗卫生机构的业务指导等工作。

专业公共卫生机构主要提供传染病、慢性非传染性疾病、职业病、地方病等疾病预防控制和健康教育、妇幼保健、精神卫生、院前急救、采供血、食品安全风险监测评估、出生缺陷防治等公共卫生服务。

各级各类医疗卫生机构应当分工合作，为公民提供预防、保健、治疗、护理、康复、安宁疗护等全方位全周期的医疗卫生服务。

各级人民政府采取措施支持医疗卫生机构与养老机构、儿童福利机构、社区组织建立协作机制，为老年人、孤残儿童提供安全、便捷的医疗和健康服务。

[常考考点] 各类医疗机构提供的主要服务种类。

要点三 举办医疗机构的条件

举办医疗机构，应当具备下列条件，按照国家有关规定办理审批或者备案手续：

（一）有符合规定的名称、组织机构和场所；

（二）有与其开展的业务相适应的经费、设施、设备和医疗卫生人员；

（三）有相应的规章制度；

（四）能够独立承担民事责任；

（五）法律、行政法规规定的其他条件。

医疗机构依法取得执业许可证。禁止伪造、变造、买卖、出租、出借医疗机构执业许可证。

各级各类医疗卫生机构的具体条件和配置应当符合国务院卫生健康主管部门制定的医疗卫生机构标准。

[常考考点] 举办医疗机构的条件。

要点四 医疗卫生机构的分类管理

国家对医疗卫生机构实行分类管理。

医疗卫生服务体系坚持以非营利性医疗卫生机构为主体、营利性医疗卫生机构为补充。政府举办非营利性医疗卫生机构，在基本医疗卫生事业中发挥主导作用，保障基本医疗卫生服务公平可及。

以政府资金、捐赠资产举办或者参与举办的医疗卫生机构不得设立为营利性医疗卫生机构。

医疗卫生机构不得对外出租、承包医疗科室。非营利性医疗卫生机构不得向出资人、举办者分配或者变相分配收益。

政府举办的医疗卫生机构应当坚持公益性质，所有收支均纳入预算管理，按照医疗卫生服务体系规划合理设置并控制规模。

国家鼓励政府举办的医疗卫生机构与社会力量合作举办非营利性医疗卫生机构。

政府举办的医疗卫生机构不得与其他组织投资设立非独立法人资格的医疗卫生机构，不得与社会资本合作举办营利性医疗卫生机构。

国家采取多种措施，鼓励和引导社会力量依法举办医疗卫生机构，支持和规范社会力量举办的医疗卫生机构与政府举办的医疗卫生机构开展多种类型的医疗业务、学科建设、人才培养等合作。

社会力量举办的医疗卫生机构在基本医疗保险定点、重点专科建设、科研教学、等级评审、特定医疗技术准入、医疗卫生人员职称评定等方面享有与政府举办的医疗卫生机构同等的权利。

社会力量可以选择设立非营利性或者营利性医疗卫生机构。社会力量举办的非营利性医疗卫生机构按照规定享受与政府举办的医疗卫生机构同等的税收、财政补助、用地、用水、用电、用气、用热等政策，并依法接受监督管理。

要点五 医疗卫生技术临床应用的分类管理

国家对医疗卫生技术的临床应用进行分类管理，对技术难度大、医疗风险高，服务能力、人员专业技术水平要求较高的医疗卫生技术实行严格管理。

医疗卫生机构开展医疗卫生技术临床应用，应当与其功能任务相适应，遵循科学、安全、规范、有效、经济的原则，并符合伦理。

［常考考点］医疗卫生技术临床应用的分类管理应遵循科学、安全、规范、有效、经济的原则，并符合伦理。

要点六　发生突发事件时医疗卫生机构和人员管理

发生自然灾害、事故灾难、公共卫生事件和社会安全事件等严重威胁人民群众生命健康的突发事件时，医疗卫生机构、医疗卫生人员应当服从政府部门的调遣，参与卫生应急处置和医疗救治。对致病、致残、死亡的参与人员，按照规定给予工伤或者抚恤、烈士褒扬等相关待遇。

［常考考点］发生突发事件时，医疗卫生机构、医疗卫生人员应当服从政府部门的调遣，参与卫生应急处置和医疗救治。

细目四　医疗卫生人员

要点一　医疗卫生人员培养规划

国家制定医疗卫生人员培养规划，建立适应行业特点和社会需求的医疗卫生人员培养机制和供需平衡机制，完善医学院校教育、毕业后教育和继续教育体系，建立健全住院医师、专科医师规范化培训制度，建立规模适宜、结构合理、分布均衡的医疗卫生队伍。

国家加强全科医生的培养和使用。全科医生主要提供常见病、多发病的诊疗和转诊、预防、保健、康复，以及慢性病管理、健康管理等服务。

要点二　医疗卫生人员的执业活动管理

国家对医师、护士等医疗卫生人员依法实行执业注册制度。医疗卫生人员应当依法取得相应的职业资格。

医疗卫生人员应当弘扬敬佑生命、救死扶伤、甘于奉献、大爱无疆的崇高职业精神，遵守行业规范，恪守医德，努力提高专业水平和服务质量。医疗卫生行业组织、医疗卫生机构、医学院校应当加强对医疗卫生人员的医德医风教育。

医疗卫生人员应当遵循医学科学规律，遵守有关临床诊疗技术规范和各项操作规范以及医学伦理规范，使用适宜技术和药物，合理诊疗，因病施治，不得对患者实施过度医疗。

医疗卫生人员不得利用职务之便索要、非法收受财物或者牟取其他不正当利益。

［常考考点］国家对医师、护士等医疗卫生人员依法实行执业注册制度。

要点三　医疗卫生人员的人事、薪酬、奖励制度

国家建立健全符合医疗卫生行业特点的人事、薪酬、奖励制度，体现医疗卫生人员职业特点和技术劳动价值。

对从事传染病防治、放射医学和精神卫生工作以及其他在特殊岗位工作的医疗卫生人员，应当按照国家规定给予适当的津贴。津贴标准应当定期调整。

对在医疗卫生与健康事业中做出突出贡献的组织和个人，按照国家规定给予表彰、奖励。

要点四　医疗卫生人员定期到基层和艰苦边远地区从事医疗卫生工作制度

国家建立医疗卫生人员定期到基层和艰苦边远地区从事医疗卫生工作制度。

国家采取定向免费培养、对口支援、退休返聘等措施，加强基层和艰苦边远地区医疗卫生队伍建设。

执业医师晋升为副高级技术职称的，应当有累计一年以上在县级以下或者对口支援的医疗卫生机构提供医疗卫生服务的经历。

对在基层和艰苦边远地区工作的医疗卫生人员，在薪酬津贴、职称评定、职业发展、教育培训和表彰奖励等方面实行优惠待遇。

国家加强乡村医疗卫生队伍建设，建立县乡村上下贯通的职业发展机制，完善对乡村医疗卫生人员的服务收入多渠道补助机制和养老政策。

要点五　医疗卫生人员执业环境保障

全社会应当关心、尊重医疗卫生人员，维护良好安全的医疗卫生服务秩序，共同构建和谐医患关系。

医疗卫生人员的人身安全、人格尊严不受侵犯，其合法权益受法律保护。禁止任何组织或者个人威胁、危害医疗卫生人员人身安全，侵犯医疗卫生人员人格尊严。

国家采取措施，保障医疗卫生人员执业环境。

细目五　药品供应保障

要点一　国家基本药物制度

国家实施基本药物制度，遴选适当数量的基本药物品种，满足疾病防治基本用药需求。

国家公布基本药物目录，根据药品临床应用实践、药品标准变化、药品新上市情况等，对基本药物目录进行动态调整。

基本药物按照规定优先纳入基本医疗保险药品目录。

国家提高基本药物的供给能力，强化基本药物质量监管，确保基本药物公平可及、合理使用。

要点二　药品追溯制度和供求监测体系

国家建立健全药品研制、生产、流通、使用全过程追溯制度，加强药品管理，保证药品质量。

国家建立健全药品供求监测体系，及时收集和汇总分析药品供求信息，定期公布药品生产、流通、使用等情况。

细目六　健康促进

要点　健康知识的宣传和普及

各级人民政府应当加强健康教育工作及其专业人才培养，建立健康知识和技能核心信息发布制度，普及健康科学知识，向公众提供科学、准确的健康信息。

医疗卫生、教育、体育、宣传等机构、基层群众性自治组织和社会组织应当开展健康知识的宣传和普及。医疗卫生人员在提供医疗卫生服务时，应当对患者开展健康教育。新闻媒体应当开展健康知识的公益宣传。健康知识的宣传应当科学、准确。

细目七　资金保障、监督管理与法律责任

要点一　发展医疗卫生与健康事业的资金保障

各级人民政府应当切实履行发展医疗卫生与健康事业的职责，建立与经济社会发展、财政状况和健康指标相适应的医疗卫生与健康事业投入机制，将医疗卫生与健康促进经费纳入本级政府预算，按照规定主要用于保障基本医疗服务、公共卫生服务、基本医疗保障和政府举办的医疗卫生机构建设和运行发展。

县级以上人民政府通过预算、审计、监督执法、社会监督等方式，加强资金的监督管理。

要点二　医疗保障体系

国家建立以基本医疗保险为主体，商业健康保险、医疗救助、职工互助医疗和医疗慈善服务等为补充的、多层次的医疗保障体系。国家鼓励发展商业健康保险，满足人民群众多样化健康保障需求。国家完善医疗救助制度，保障符合条件的困难群众获得基本医疗服务。

国家建立健全基本医疗保险经办机构与协议定点医疗卫生机构之间的协商谈判机制，科学合理确定基本医疗保险基金支付标准和支付方式，引导医疗卫生机构合理诊疗，促进患者有序流动，提高基本医疗保险基金使用效益。

基本医疗保险基金支付范围由国务院医疗保障主管部门组织制定，并应当听取国务院卫生健康主管部门、中医药主管部门、药品监督管理部门、财政部门等的意见。省、自治区、直辖市人民政府可以按照国家有关规定，补充确定本行

政区域基本医疗保险基金支付的具体项目和标准，并报国务院医疗保障主管部门备案。国务院医疗保障主管部门应当对纳入支付范围的基本医疗保险药品目录、诊疗项目、医疗服务设施标准等组织开展循证医学和经济性评价，并应当听取国务院卫生健康主管部门、中医药主管部门、药品监督管理部门、财政部门等有关方面的意见。评价结果应当作为调整基本医疗保险基金支付范围的依据。

要点三　医疗卫生综合监督管理体系

国家建立健全机构自治、行业自律、政府监管、社会监督相结合的医疗卫生综合监督管理体系。

县级以上人民政府卫生健康主管部门对医疗卫生行业实行属地化、全行业监督管理。

县级以上地方人民政府卫生健康主管部门应当建立医疗卫生机构绩效评估制度，组织对医疗卫生机构的服务质量、医疗技术、药品和医用设备使用等情况进行评估。评估应当吸收行业组织和公众参与。评估结果应当以适当方式向社会公开，作为评价医疗卫生机构和卫生监管的重要依据。

县级以上人民政府卫生健康主管部门、医疗保障主管部门应当建立医疗卫生机构、人员等信用记录制度，纳入全国信用信息共享平台，按照国家规定实施联合惩戒。

县级以上地方人民政府卫生健康主管部门及其委托的卫生健康监督机构，依法开展本行政区域医疗卫生等行政执法工作。

县级以上人民政府卫生健康主管部门应当积极培育医疗卫生行业组织，发挥其在医疗卫生与健康促进工作中的作用，支持其参与行业管理规范、技术标准制定和医疗卫生评价、评估、评审等工作。

国家保护公民个人健康信息，确保公民个人健康信息安全。任何组织或者个人不得非法收集、使用、加工、传输公民个人健康信息，不得非法买卖、提供或者公开公民个人健康信息。

要点四　医疗卫生机构的法律责任

违反本法规定，未取得医疗机构执业许可证擅自执业的，由县级以上人民政府卫生健康主管部门责令停止执业活动，没收违法所得和药品、医疗器械，并处违法所得五倍以上二十倍以下的罚款，违法所得不足一万元的，按一万元计算。

违反本法规定，伪造、变造、买卖、出租、出借医疗机构执业许可证的，由县级以上人民政府卫生健康主管部门责令改正，没收违法所得，并处违法所得五倍以上十五倍以下的罚款，违法所得不足一万元的，按一万元计算；情节严重的，吊销医疗机构执业许可证。

违反本法规定，有下列行为之一的，由县级以上人民政府卫生健康主管部门责令改正，没收违法所得，并处违法所得二倍以上十倍以下的罚款，违法所得不足一万元的，按一万元计算；对直接负责的主管人员和其他直接责任人员依法给予处分：

（一）政府举办的医疗卫生机构与其他组织投资设立非独立法人资格的医疗卫生机构；

（二）医疗卫生机构对外出租、承包医疗科室；

（三）非营利性医疗卫生机构向出资人、举办者分配或者变相分配收益。

违反本法规定，医疗卫生机构等的医疗信息安全制度、保障措施不健全，导致医疗信息泄露，或者医疗质量管理和医疗技术管理制度、安全措施不健全的，由县级以上人民政府卫生健康等主管部门责令改正，给予警告，并处一万元以上五万元以下的罚款；情节严重的，可以责令停止相应执业活动，对直接负责的主管人员和其他直接责任人员依法追究法律责任。

［常考考点］医疗卫生机构的法律责任。

要点五　医疗卫生人员的法律责任

违反本法规定，医疗卫生人员有下列行为之一的，由县级以上人民政府卫生健康主管部门依照有关执业医师、护士管理和医疗纠纷预防处理等法律、行政法规的规定给予行政处罚：

（一）利用职务之便索要、非法收受财物或者牟取其他不正当利益；

（二）泄露公民个人健康信息；

（三）在开展医学研究或提供医疗卫生服务过程中未按照规定履行告知义务或者违反医学伦理规范。

前款规定的人员属于政府举办的医疗卫生机构中的人员的，依法给予处分。

［常考考点］医疗卫生人员的法律责任。

【例题实战模拟】

1.《基本医疗卫生与健康促进法》开始施行的日期是

A. 2020 年 1 月 1 日　　B. 2020 年 5 月 1 日　　C. 2020 年 6 月 1 日

D. 2020 年 10 月 1 日　　E. 2020 年 12 月 1 日

2. 医疗卫生事业应当坚持的原则是

A. 公益性原则　　B. 效应性原则　　C. 公平性原则　　D. 服务性原则　　E. 合理性原则

3. 下列不属于基本公共卫生服务相关管理制度的是

A. 传染病防控制度　　B. 预防接种制度　　C. 慢性非传染性疾病防控与管理制度

D. 职业健康保护　　E. 分级诊疗制度

4. 下列不属于举办医疗机构条件的是

A. 有符合规定的名称、组织机构和场所

B. 有与其开展的业务相适应的经费、设施、设备和医疗卫生人员

C. 注册地点在县级以上城市

D. 能够独立承担民事责任

E. 有相应的规章制度

5. 未取得医疗机构执业许可证擅自执业的，其处罚机构是

A. 国家卫生健康委员会　　B. 省级以上人民政府卫生健康主管部门

C. 地市级以上人民政府卫生健康主管部门　　D. 县级以上人民政府卫生健康主管部门

E. 所在地人民政府卫生健康主管部门

【参考答案】

1. C　2. A　3. E　4. C　5. D